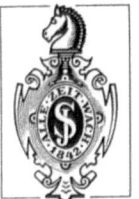

Emil A. Tanagho   Jack W. McAninch (Hrsg.)

SMITHS UROLOGIE

Übersetzt von U. Bürgel und P. Bürgel

Geleitwort von H. Rübben

Mit 343 Abbildungen und 51 Tabellen

Springer-Verlag
Berlin Heidelberg New York London Paris
Tokyo Hong Kong Barcelona Budapest

Herausgeber

Emil A. Tanagho, MD
Professor and Chairman of Department of Urology
University of California School of Medicine
San Francisco, USA

Jack W. McAninch, MD
Professor and Vice Chairman of Department of Urology
University of California School of Medicine, San Francisco
Chief of Urology, San Francisco General Hospital, San Francisco

Übersetzer

Dr. med. Ulrich Bürgel
Ärztlicher Direktor des Marien-Hospitals, W-4370 Marl

Dr. med. Peter Bürgel
Robert-Koch-Straße 14, W-4370 Marl
Bundesrepublik Deutschland

Titel der amerikanischen Originalausgabe:
Smith's General Urology, 12th Edition
© 1988 by Appleton & Lange, East Norwalk, Connecticut 06855, USA

ISBN-13: 978-3-642-76108-9   e-ISBN-13: 978-3-642-76107-2
DOI: 10.1007/978-3-642-76107-2

Die Deutsche Bibliothek – CIP-Einheitsaufnahme
Tanagho, Emil A.: Smiths Urologie: mit 51 Tabellen / Emil A. Tanagho; Jack W. McAninch. Übers. von U. Bürgel und P. Bürgel. Geleitw. von H. Rübben. – Berlin; Heidelberg; New York; London; Paris; Tokyo; Hong Kong; Barcelona; Budapest: Springer, 1992
Einheitssacht.: Smith's general urology <dt.>
NE: McAninch, Jack W.:

Dieses Werk ist urheberrechtlich geschützt. Die dadurch begründeten Rechte, insbesondere die der Übersetzung, des Nachdrucks, des Vortrags, der Entnahme von Abbildungen und Tabellen, der Funksendung, der Mikroverfilmung oder der Vervielfältigung auf anderen Wegen und der Speicherung in Datenverarbeitungsanlagen, bleiben, auch bei nur auszugsweiser Verwertung, vorbehalten. Eine Vervielfältigung dieses Werkes oder von Teilen dieses Werkes ist auch im Einzelfall nur in den Grenzen der gesetzlichen Bestimmungen des Urheberrechtsgesetzes der Bundesrepublik Deutschland vom 9. September 1965 in der jeweils geltenden Fassung zulässig. Sie ist grundsätzlich vergütungspflichtig. Zuwiderhandlungen unterliegen den Strafbestimmungen des Urheberrechtsgesetzes.

© Springer-Verlag Berlin Heidelberg 1992
Softcover reprint of the hardcover 1st edition 1992

Produkthaftung: Für Angaben über Dosierungsanweisungen und Applikationsformen kann vom Verlag keine Gewähr übernommen werden. Derartige Angaben müssen vom jeweiligen Anwender im Einzelfall anhand anderer Literaturstellen auf ihre Richtigkeit überprüft werden.

Die Wiedergabe von Gebrauchsnamen, Handelsnamen, Warenbezeichnungen usw. in diesem Werk berechtigt auch ohne besondere Kennzeichnung nicht zu der Annahme, daß solche Namen im Sinne der Warenzeichen- und Markenschutz-Gesetzgebung als frei zu betrachten wären und daher von jedermann benutzt werden dürfen.

Reproduktion der Abbildungen: Gustav Dreher GmbH, Stuttgart

24/3130-5 4 3 2 1 0 – Gedruckt auf säurefreiem Papier

Geleitwort

„General Urology" in seiner 12. Auflage von Tanagho und McAninch bedarf im Grunde keines Geleitwortes. Seit mehr als 30 Jahren hat dieses Standardwerk bei Klinikern, niedergelassenen Urologen und Studenten anhaltende Beachtung gefunden. Das Interesse, das dem Werk entgegengebracht wird, schlägt sich auch in den spanischen, portugiesischen, polnischen und japanischen Übersetzungen nieder. Deshalb lag es nahe, auch deutschsprachigen Interessenten die „Allgemeine Urologie" wieder in ihrer Muttersprache zugänglich zu machen, da die letzte deutsche Auflage mehr als 20 Jahre zurückliegt.

Es ist den Übersetzern in hervorragender Weise gelungen, den Inhalt der amerikanischen Ausgabe in eine verständliche deutsche Sprache zu übertragen. Das Werk ist sehr systematisch gegliedert; der Inhalt wird in kurzgehaltenen Kapiteln dargestellt und erlaubt dem Leser, auch in kurzer Zeit ausreichende Informationen über ein urologisches Teilgebiet zu erhalten. Erwähnenswert ist, daß die Neuauflage zu einer Aufarbeitung des urologischen Basiswissens geführt hat und neuen Entwicklungen Rechnung trägt, wie vor allem der Endourologie, den Fertilitätsstörungen, der erektilen Dysfunktion oder immunologischen Fragestellungen.

Die bewährt hervorragende Ausstattung des Buches durch den Springer-Verlag hat dafür gesorgt, daß die deutsche Ausgabe nicht nur inhaltlich, sondern auch in bezug auf die übersichtliche Darstellung und die Qualität der Abbildungen in keiner Weise der Vorlage nachsteht.

Es bleibt zu wünschen, daß der Übersetzung die Beachtung geschenkt wird, welche diese prägnante Darstellung des urologischen Basiswissens verdient.

Prof. Dr. med. Herbert Rübben
Direktor der Urologischen Klinik und Poliklinik
Medizinische Einrichtungen der Universität-GHS-Essen

*Meinem Kollegen Helmut Möllhoff
für langjährige freundschaftliche
Zusammenarbeit gewidmet*

U. Bürgel

Vorwort der Übersetzer

Das Buch *General Urology* von Donald Smith ist seit 1957 in Amerika Standardwerk der Urologie für Studenten sowie für klinisch und praktisch arbeitende Urologen. Es wurde 1968 von E. Schmied und H. Frohmüller erstmals ins Deutsche übersetzt. Spätere Auflagen – die 12. ist inzwischen in den USA erschienen – waren leider nur noch in englischer Sprache erhältlich.

Der Springer-Verlag hat nun dankenswerterweise angeregt, dieses amerikanische Standardwerk, das sich auch an deutschen Hochschulen bei Klinikern und niedergelassenen Urologen großer Beliebtheit erfreut, erneut ins Deutsche übersetzen zu lassen. Obwohl in Deutschland zahlreiche gute, kurzgefaßte wie auch umfangreiche Lehrbücher vorhanden sind, ist „der Blick über den Zaun" für Studenten und Urologen interessant und lehrreich. Die *Urologie* von Smith vermittelt in didaktisch kluger und leicht verständlicher Art diagnostische und therapeutische Methoden der amerikanischen Urologie. Das umfangreiche Literaturverzeichnis gibt eine gute Übersicht über den Stand der Urologie in den USA. Wie bei allen Lehrbüchern von „Lange Medical Publications" wird auf die Klinik besonderer Wert gelegt. Da dieses Buch aber kein deutsches urologisches Lehrbuch ersetzen soll, wurde auf eine Überarbeitung oder Ausrichtung auf deutsche Belange verzichtet.

Den Mitarbeitern des Springer-Verlages sei für die stets gute Zusammenarbeit, die zahlreichen Anregungen und für die hervorragende Ausstattung des Buches herzlich gedankt. Dank gebührt auch unserer Sekretärin Frau Pollmeier und unseren Ehefrauen Gunhild und Afsoon, die uns bei unserer Arbeit immer verständnisvoll und hilfreich unterstützt haben.

Ulrich Bürgel
Peter Bürgel

Vorwort

Seit Donald Smith 1957 die erste Ausgabe von General Urology schrieb, ist dieses Buch zu einem Standardwerk für Medizinstudenten und Urologen geworden. Als neue Herausgeber dieser 12. Auflage möchten wir in Anerkennung der großen Verdienste von Dr. Smith das Buch weiterhin mit *Smith General Urology* betiteln.

Das Buch ist in der jetzigen Auflage gründlich überarbeitet und auf den neuesten Stand gebracht worden; es enthält die folgenden neuen oder vollständig neugeschriebenen Kapitel:

Perkutane antegrade Endourologie
Retrograde Instumentation des Harntrakts (einschließlich Laser und Lithotripsie)
Sexuell übertragbare Erkrankungen beim Mann
Immunologie von Urogenitaltumoren
Hauterkrankungen des äußeren Genitales
Männliche Infertilität
Sexuelle Dysfunktionen
Radionukleiddarstellung (mit Abbildungen, die die neuesten Techniken zeigen)
Neurogene Blasenstörungen

Die übrigen Kapitel des Buches wurden überarbeitet und auf den neuesten Stand gebracht. Besonderer Wert wurde auf die Ergänzung und Erneuerung der Literaturverzeichnisse gelegt; die mehr als 100 Abbildungen wurden weiter modernisiert und verbessert, einschließlich vieler exakter anatomischer Zeichnungen und Beispiele modernster Darstellungstechniken.

Dem Studenten wird dieses Buch aufgrund seines prägnanten, leicht verständlichen Aufbaus und seiner Fülle an Informationen eine Hilfe sein. Sowohl für Krankenhausärzte als auch für niedergelassene Urologen oder Allgemeinmediziner ist es ein effizientes und modernes Nachschlagewerk, da besonders viel Wert auf Diagnostik und Behandlung gelegt wurde.

Da sich viele urologische Teilgebiete in den letzten Jahren entscheidend weiterentwickelten, lud Dr. Smith anerkannte Experten zur Mitarbeit an diesem Buch ein. In den folgenden neuen oder deutlich erweiterten Kapiteln folgen wir dieser Tradition:

Perkutane und retrograde Instrumentation von Joachim Thüroff
Radionukleiddarstellungen von Berry Kogan und Robert Hattner
Sexuell übertragbare Erkrankungen beim Mann von Bruce Mayer
und Richard Berger
Immunologie von Urogenitaltumoren von Perinchery Narayan
Hauterkrankungen des äußeren Genitales von Timothy Berger
Männliche Infertilität von Dale McClure
Sexuelle Dysfunktion von Tom Lue

General Urology gibt es gegenwärtig in japanischer, polnischer, portugiesischer und spanischer Auflage. Für Blinde ist das Buch in englischer Sprache auch auf

Tonkassetten aufgenmmen worden. (Zu beziehen sind diese Tonkassetten von Recording for the Blind, Inc., 20 Roszel Road, Princeton, NJ 08540).

Es ist unsere Absicht, in prägnanter Form die für das Verständnis, die Diagnostik und Behandlung von Krankheiten notwendigen Informationen zu geben. Es war unser erklärtes Ziel, das Buch auf dem neuesten Stand, präzise und lesbar zu halten. Von unschätzbarer Hilfe war uns dabei der große Sachverstand von Jack Lange. Für seine Ratschläge und sein Feingefühl sind wir ihm sehr dankbar.

San Francisco, Januar 1988　　　　　　　　　　Emil A. Tanagho · Jack W. McAninch

Inhaltsverzeichnis

**1 Anatomie des Urogenitaltraktes
(E. A. Tanagho)** 1

    Nebennieren 1
    Nieren 1
    Kelche, Nierenbecken, Ureter 7
    Blase 8
    Prostata 9
    Samenblasen 12
    Samenstrang 13
    Nebenhoden 13
    Hoden 14
    Skrotum 15
    Penis und männliche Harnröhre 15
    Weibliche Harnröhre 16
    Literatur 16

**2 Embryologie des Genitalsystems
(E. A. Tanagho)** 18

Nephrogenes System 18
    Mißbildungen des nephrogenen Systems 20
Die vesikourethrale Einheit 21
    Prostata 24
    Mißbildungen der vesikourethralen Einheit . . . 24
Gonaden 24
    Gonadale Mißbildungen 27
System der genitalen Gänge 27
    System der genitalen Gänge beim Mann 28
    System der genitalen Gänge bei der Frau . . . 28
    Mißbildungen des gonadalen Gangsystems . . . 29
Äußere Genitalien 29
    Männliche äußere Genitalien 29
    Weibliche äußere Genitalien 30
    Mißbildungen des äußeren Genitalsystems . . . 30
    Literatur 30

**3 Krankheitssymptome des Urogenitaltraktes
(J. W. McAninch)** 33

Allgemeine Krankheitssymptome 33
    Örtlicher und fortgeleiteter Schmerz 33
    Gastrointestinale Symptome urologischer
      Erkrankungen 38
    Miktionsbeschwerden 38
    Andere objektive Krankheitserscheinungen . . . 42
    Beschwerden durch sexuelle Probleme 43
    Literatur 43

**4 Die klinische Untersuchung des Urogenitaltraktes
(E. A. Tanagho)** 45

    Untersuchung der Nieren 45
    Untersuchung der Harnblase 47
Untersuchung der äußeren männlichen Genitalorgane 47
    Penis 47
    Skrotum 48
    Hoden 48
    Nebenhoden 49
    Samenblasen und Samenstrang 49
    Hodenhüllen und Anhangsgebilde 49
Vaginale Untersuchung 49
Rektale Untersuchung des Mannes 50
    M. sphincter ani externus und unterer Mastdarm . 50
    Prostata 50
    Samenblasen 52
    Lymphknoten 53
Neurologische Untersuchung 53
    Literatur 53

**5 Urologische Laboruntersuchungen
(R. D. Williams)** 55

Urinuntersuchung 55
Untersuchung von Harnröhrenausfluß
    und Vaginalsekret 65
Nierenfunktionstest 66
Untersuchung von Blut, Serum und Plasma . . . 67
Literatur 68

**6 Bildgebende Verfahren bei der Untersuchung
des Harntraktes (A. J. Palubinskas)** 70

Röntgenuntersuchungen des Harntraktes 70
Abdomenübersichtsaufnahme 72
Urogramm 73
Zystogramm und Miktionszystogramm 80
Urethrogramm 83
Vasographie 83
Lymphangiographie 83
Angiographie 87
Subtraktionsangiographie 99
Sonographie 101
Computertomographie 105
NMR-Tomographie 109
Vergleich der bildgebenden Verfahren 116
Literatur 118

7 Interventionelle Uroradiologie (E. K. Lang) 123

Kontrollierte Nierenpunktion und Punktion renaler Zysten 123
Geführte Feinnadelbiopsie 124
Anterograde Urographie 125
Whitaker-Test 126
Perkutane Zystourethrographie 126
Perkutane Steinauflösung 127
Lithotripsie und perkutane Steinextraktion 128
Extrakorporale Stoßwellenlithotripsie 129
Perkutane Eingriffe am Urether 129
Katheterembolisation bei Nierenkarzinom 132
Katheterembolisation bei Blutungen, arteriovenösen Mißbildungen und Nierenfisteln 134
Katheterembolisation bei der Behandlung von unstillbaren Blutungen aus Nierenbecken und Blase 136
Transluminale Angioplastie 136
Literatur 138

8 Perkutane anterograde Endourologie (J. W. Thüroff) 140

Bildgebende Verfahren – Punktionstechniken 140
Anterograde Pyelographie, Druck- und Perfusionsstudien 144
Perkutane Nephrostomie 145
Chemolitholyse von Nierensteinen durch Perfusion 147
Intrarenale Endoskopie 148
Perkutane Aspiration und Biopsie 151
Literatur 155

9 Radionuklide als bildgebendes System (B. A. Kogan und R. S. Hattner) 160

Niere 161
Obstruktion des oberen Harntraktes 162
Chronische Pyelonephritis 164
Nierentransplantation 165
Renovaskuläre Hypertension 165
Messung der Nierenfunktion 166
Raumfordernde Nierenveränderungen 167
Blase 167
Hoden 167
Szintigraphie der Nebenniere 168
Knochenszintigraphie 170
Szintigraphische Untersuchung bei unklaren Entzündungen 171
Zukunftsaussichten 171
Literatur 172

10 Retrograde Untersuchung des Harntraktes (J. W. Thüroff) 174

Katheterisierung der Harnröhre 174
Kalibrierung und Dilatation der Harnröhre 178
Urethroskopie und endoskopische Endourethrotomie 178
Urethrozystoskopie 178
Transurethrale und transrektale Sonographie 179
Transurethrale Operationen: Elektroresektion, Laserkoagulation, Lithotripsie 180
Harnleiterkatheterisierung 181
Ureterorenoskopie 184
Suprapubische Zystostomie 186
Prostatabiopsie 187
Literatur 188

11 Harnabflußstörung und Harnstauung (E. A. Tanagho) 191

12 Vesikoureteraler Reflux (E. A. Tanagho) 207

Anatomie der Harnleitermündung 207
Physiologie der Harnleitermündung 208
Vesikoureteraler Reflux 210
Ursachen 210
Komplikationen 214
Häufigkeit des Refluxes 217
Klinische Symptome 217
Differentialdiagnose 220
Therapie 220
Prognose 222
Literatur 222

13 Unspezifische Infektionen des Urogenitaltraktes (E. M. Meares) 225

Unspezifische Infektion der Nieren 232
Akute Pyelonephritis 232
Chronische Pyelonephritis 236
Xanthogranulomatöse Pyelonephritis 240
Bakteriämie und septischer Schock 241
Interstitielle Nephritis und Papillennekrose 247
Nierenabszeß (Nierenkarbunkel) 251
Perinephritischer Abszeß 254
Nicht-spezifische Infektionen des Harnleiters 257
Nicht-spezifische Infektionen der Blase 257
Akute Zystitis 257
Akutes urethrales Syndrom bei Frauen 259
Chronische Zystitis 260
Nicht-spezifische Infektionen der Prostata 261
Akute bakterielle Prostatitis 261
Prostataabszeß 263
Chronisch-bakterielle Prostatitis 264
Abakterielle Prostatitis 267
Prostatopathie 268
Nicht-spezifische granulomatöse Prostatitis 268
Nicht-spezifische Infektionen der Samenblasen 268
Nicht-spezifische Entzündungen der männlichen Harnröhre 269
Nicht-spezifische Infektionen des Nebenhodens 269
Akute Epididymitis 269
Chronische Epididymitis 271
Nicht-spezifische Infektionen des Hodens und des Skrotums 272
Akute Orchitis 272

Antibiotikabehandlung von Harnwegsinfektionen . . 274
   Systemisch wirkende Antibiotika 278
   Urinantiseptika 284
   Literatur 286

14 Spezifische Infektionen des Urogenitaltraktes (E. A. Tanagho) 291

   Tuberkulose 291
   Abakterielle Zystitis 299
   Candidosis 301
   Aktinomykose 302
   Schistosomiasis (Bilharziose) 302
   Filariosen 307
   Echinokokkose (Hydatidose) 308
   Literatur 309

15 Sexuell übertragbare Krankheiten bei Männern (B. M. Mayer und R. E. Berger) 312

   Urethritis gonorrhoica 312
   Urethritis non gonorrhoica 315
   Trichomoniase 318
   Syphilitischer Primärkomplex 319
   Schankroid 321
   Lymphogranuloma venereum 322
   Granuloma inguinale 323
   Herpesinfektionen des Genitales 324
   Hepatitis- und Darminfektionen 325
   Aids 325
   Literatur 326

16 Harnsteine (J. P. Spirnak und M. I. Resnick) 328

   Diagnostische Beurteilung 329
   Kalziumsteine 334
   Hyperkalziurie 335
   Normokalziurie 338
   Andere Stoffwechselstörungen mit Bildung
      von Kalziumsteinen 338
   Hyperoxalurie 339
   Hyperurikosurie 341
   Leichte Hyperzystinurie (heterozygote Zystinurie) 341
   Hypozitraturie 342
   Zystinsteine (schwere Hyperzystinurie,
      homozygote Zystinurie) 342
   Infektsteine (Struvitsteine) 343
   Harnsäuresteine 346
   Harnsteine in der Schwangerschaft 348
Behandlung der Harnsteine 349
   Chirurgische Behandlung von Nierensteinen . . . 349
   Perkutane Steinentfernung 351
   Behandlung von Nierensteinen mit der extra-
      korporalen Stoßwellenlithotripsie (ESWL) . . 351
   Behandlung von Harnleitersteinen 352
   Blasensteine 354
   Harnröhrensteine 355
   Literatur 356

17 Verletzungen des Urogenitaltraktes (J. W. McAninch) 361

   Notfalldiagnostik und Notfalltherapie 361
   Verletzungen der Niere 363
   Verletzungen des Harnleiters 369
   Verletzungen der Blase 371
   Verletzungen der Harnröhre 374
   Verletzungen der hinteren Harnröhre 375
   Verletzungen der vorderen Harnröhre 378
   Verletzungen des Penis 380
   Verletzungen des Skrotoms 380
   Verletzungen des Hodens 380
   Literatur 381

18 Immunologie der Tumoren des Urogenitaltraktes (P. Narayan) 383

   Komponenten des Immunsystems 383
   Immunologische Konzepte der Onkogenese . . . 385
   Immunologische Methoden der Tumordiagnostik . 388
   Immuntherapie und Biotherapie 389
   Immuntherapie 390
   Biotherapie (biologische Immunstimulanzien) . . 391
   Zusammenfassung 394
   Literatur 395

19 Tumoren des Urogenitaltraktes (D. E. Johnson, D. A. Swanson und A. C. von Eschenbach) 398

   Manifestationen von Neoplasmen
      des Urogenitaltraktes 398
   Symptome und klinische Zeichen bei Metastasen . 400
Tumoren des Nierenparenchyms 400
   Benigne Tumoren 400
   Adenokarzinom der Niere (Nierenzellkarzinom) . 403
   Nephroblastom (Wilms-Tumor) 417
   Nierensarkom 422
Tumoren des Nierenbeckens 422
Harnleitertumoren 428
Blasentumoren 431
Tumoren der Prostata 438
   Benigne Prostatahyperplasie (Hypertrophie) . . . 439
   Prostatakarzinom 446
   Prostatasarkom 465
Tumoren der prostatischen Ausführungsgänge . . . 465
   Karzinom der Ausführungsgänge 465
   Übergangszellkarzinome 466
Tumoren der Samenblasen 466
Tumoren der Harnröhre 466
   Tumoren der weiblichen Harnröhre 466
   Tumoren der männlichen Harnröhre 468
Tumoren des Samenstranges und des Nebenhodens . 470
Hodentumoren 470
   Keimzelltumoren des Hodens 471
   Nicht-germinative Tumoren des Hodens
      (Tumoren des gonadalen Stromas) 482
   Sekundäre Tumoren des Hodens 483
Extragonadale Keimzelltumoren 484

Tumoren des Nebenhodens 484
Penistumoren 485
Skrotumtumoren 489
Retroperitoneale extrarenale Tumoren 489
Chemotherapie maligner urologischer Erkrankungen
   (S. D. Spivack) 491
   Klassifikation der Tumoren 491
   Ätiologische Faktoren bei der Tumorentstehung . 491
   Wert des Grading und Staging bei malignen
      Erkrankungen 493
Therapie maligner Erkrankungen 494
   Chirurgie 494
   Radiotherapie 494
   Immunologie und Immuntherapie maligner
      Tumoren 494
   Chemotherapie 495
   Chemotherapeutika 499
   Operative Unterstützung der Chemotherapie . . 508
   Spätkomplikationen der Chemotherapie 508
   Infusions- und Perfusionstherapie 508
   Kombinierte Chemotherapie 509
   Nicht bewiesene Methoden bei der Krebstherapie 509
   Beurteilung und Behandlung von Patienten
      mit unbekannten Primärtumoren 509
   Paraneoplastische Syndrome 510
   Chemotherapie spezifischer urologischer
      maligner Tumoren 510
   Schmerzlinderung bei Krebs 515
   Linderung des Erbrechens bei Chemotherapie . . 515
   Bakterielle Sepsis bei Krebspatienten 516
   Behandlung von Medikamentenextravasationen . 516
   Behandlung lokaler Tumorkomplikationen . . . 517
   Ernährung bei Krebspatienten 519
   Psychologische Unterstützung von Patienten
      mit Tumorerkrankungen 519
   Die häusliche Versorgung von Patienten
      mit fortgeschrittenem Karzinom 519
   Literatur 520

20 Neurogene Blasenerkrankungen
(E. A. Tanagho und R. A. Schmidt) 536

Normale Blasenfunktion 536
   Anatomie 536
   Urodynamische Untersuchungen 538
   Neurophysiologie 539
   Physiologie 540
Störungen der Blasenfunktion 542
   Einteilung neurogener Blasenentleerungsstörungen 542
   Spinaler Schock und Normalisierung der Blasen-
      funktion nach einer Rückenmarkverletzung . . 544
   Diagnose der neurogenen Blase 545
   Differentialdiagnose neurogener Blasen-
      entleerungsstörungen 549
   Komplikationen bei neurogener Blase 550
   Behandlung der neurogenen Blase 552
   Behandlung der Komplikationen einer
      neurogenen Blase 557
   Prognose 558
   Literatur 558

21 Urodynamische Untersuchungen
(E. A. Tanagho) 560

   Indikationen und Arten urodynamischer
      Untersuchungsverfahren 560
Physiologische und hydrodynamische Untersuchungen 561
   Harnflußrate 561
   Blasenfunktion 565
   Sphinkterfunktion 570
   Bedeutung von Simultanaufzeichnungen 576
   Literatur 580

22 Krankheiten der Nebennieren
(P. H. Forsham) 583

   Nebennierenblutung beim Neugeborenen 584
   Nebennierenzyste 584
   Fernmetastasen 584
   Nebennierenmyelolipom 584
Erkrankungen der Nebennierenrinde (NNR) 584
   Cushing-Syndrom 584
   Androgene Syndrome der Nebenniere 592
   Kongenitale, bilaterale, androgene Nebennieren-
      hyperplasie 593
   Nebennierenrindentumoren 595
   Hypertonie-Hypokaliämie-Syndrom
      (primärer Hyperaldosteronismus) 596
Erkrankungen des Nebennierenmarks 598
   Phäochromozytom 598
   Neuroblastom 602
   Literatur 605

23 Mißbildungen der Niere
(J. W. McAninch) 608

Kongenitale Anomalien der Niere 608
   Nierenaplasie 608
   Hypoplasie 608
   Überzählige Nieren 609
   Nierendysplasie und multizystische Nierendysplasie 609
   Polyzystische Nierendegeneration beim
      Erwachsenen 609
   Solitärzysten 613
   Verschmelzungsnieren 619
   Die ektopische Niere 623
   Rotationsanomalien 623
   Markschwammniere (zystische Dilatation
      der renalen Sammelrohre) 623
   Angeborene Nierengefäßveränderungen 625
Erworbene Veränderungen der Niere 625
   Aneurysma der Nierenarterie 625
   Niereninfarkte 627
   Nierenvenenthrombose 627
   Arteriovenöse Fisteln 628
   Arteriovenöse Aneurysmen 629
   Nieren-Darm-Fistel 629
   Renobronchiale Fistel 629
   Literatur 629

24 Diagnostik nephrologischer Nierenerkrankungen (M. A. Krupp) 632

Glomerulonephritis 634
Poststreptokokkennephritis 635
Chronische Glomerulonephritis 638
Latente Glomerulonephritis 638
IgA-Nephritis (idiopathische benigne Hämaturie, primäre Hämaturie) 638
Antibasalmembrannephritis (Goodpasture-Syndrom) 639
Nephrotisches Syndrom 639
Nierenbeteiligung bei Kollagenosen 641
Erkrankungen der Nierentubuli und des Interstitiums 642
Hereditäre Nierenerkrankungen 643
Literatur 646

25 Oligurie, akutes Nierenversagen (W. J. C. Amend jr. und F. G. Vincenti) 648

Prärenales Nierenversagen 648
Vaskuläres Nierenversagen 650
Renale Erkrankungen, renales akutes Nierenversagen 650
Postrenales akutes Nierenversagen 652
Literatur 653

26 Chronisches Nierenversagen und Dialyse (W. J. C. Amend jr. und F. G. Vincenti) 654

Literatur 657

27 Nierentransplantationen (O. Salvatierra und N. J. Feduska) 658

Literatur 664

28 Erkrankungen des Harnleiters und des Harnleiterabgangs (B. A. Kogan) 665

Angeborene Mißbildungen des Harnleiters 665
Harnleiteratresie 665
Doppelureter 665
Ureterozele 666
Ektopisches Harnleiterostium 669
Abnormitäten des Harnleiterverlaufs 669
Obstruktion des Harnleiterabgangs 672
Megaureter mit Obstruktionen 674
Dilatation des oberen Harntrakts ohne Obstruktion 675
Erworbene Harnleitererkrankungen 675
Retroperitoneale Fibrose (retroperitoneale Fasziitis, chronische retroperitoneale Fibroplasie, Ormond-Syndrom) 677

Sekundäre Harnleiterobstruktion infolge einer malignen Erkrankung 677
Literatur 678

29 Erkrankungen der Blase, der Prostata und der Samenblasen (E. A. Tanagho) 680

Angeborene Mißbildungen der Blase 680
Blasenekstrophie 680
Persistierender Urachus 681
Blasenhalsstenose 682
Erworbene Erkrankungen der Blase 682
Interstitielle Zystitis (Hunner-Ulkus, submuköse Fibrose) 682
Äußere Blasenhernie 685
Innere Blasenhernie 685
Streßinkontinenz 685
Harninkontinenz 687
Enuresis 687
Fremdkörper in Blase und Harnröhre 690
Allergische Reaktionen der Blase 690
Blasendivertikel 690
Blasenfisteln 691
Perivesikale Lipomatose 693
Strahlenzystitis 693
Nicht-infektiöse härmorrhagische Zystitis 694
Blasenempyem 694
Angeborene Mißbildungen der Prostata und der Samenblasen 694
Blutige Ejakulation 694
Literatur 695

30 Erkrankungen des Penis und der männlichen Harnröhre (J. W. McAninch) . 699

Angeborene Mißbildungen des Penis 699
Penisagenesie 699
Megalopenis 699
Mikropenis 699
Angeborene Mißbildungen der Harnröhre 700
Urethra duplex 700
Harnröhrenstriktur 700
Hintere Harnröhrenklappen 700
Vordere Harnröhrenklappen 703
Urethrorektale und vesikorektale Fisteln 703
Hypospadie 703
Chorda ohne Hypospadie 706
Epispadie 706
Erworbene Erkrankungen und Veränderungen des Penis und der männlichen Harnröhre 706
Priapismus 706
Peyronie-Krankheit (Induratio penis plastica) . . 707
Phimose 708
Paraphimose 708
Zirkumzision 708
Harnröhrenstriktur 708
Urethrale Condylomata acuminata (spitze Kondylome der Harnröhre) 711
Meatusstenose 712

Thrombophlebitis des Penis und lymphatischer
  Verschluß 712
Literatur 712

31 Erkrankungen der weiblichen Harnröhre (E. A. Tanagho) 716

Angeborene Mißbildungen 716
  Distale Harnröhrenstenose im Säuglings- und
    Kindesalter (Spasmus des M. sphincter urethrae) 716
  Synechien der Labien 717
Erworbene Erkrankungen 718
  Akute Urethritis 718
  Chronische Urethritis 718
  Senile Urethritis 719
  Harnröhrenkarunkel 720
  Thrombose der Harnröhrenvene 720
  Harnröhrenprolaps 720
  Harnleiter-Scheiden-Fisteln 720
  Harnröhrendivertikel 720
  Harnröhrenstriktur 722
  Literatur 722

32 Erkrankungen des Hodens, des Skrotums und des Samenstrangs (J. W. McAninch) 725

Erkrankungen des Skrotums 725
Angeborene Mißbildungen des Hodens 725
  Zahlenmäßige Veränderungen 725
  Hypogonadismus 725
  Ektopie und Kryptorchismus 726
Angeborene Mißbildungen des Nebenhodens 730
Erkrankungen des Samenstrangs 730
  Spermatozele 730
  Varikozele 730
  Hydrozele 730
  Torsion des Samenstrangs 730
  Torsion der Appendices von Hoden
    und Nebenhoden 733
  Literatur 733

33 Hauterkrankungen des äußeren Genitales (T. G. Berger) 736

Entzündliche Dermatosen 736
  Kontaktdermatitis 736
  Neurodermitis circumscripta
    (Lichen simplex chronicus circumscriptus) . . . 736
  Eczema atopicum 736
  Intertrigo 736
  Arzneimittelexantheme 737
  Psoriasis 737
  Dermatitis seborrhoica 737
  Lichen ruber planus 737
  Lichen sclerosus et atrophicus 737
Häufige oberflächliche Infektionen 738
  Arthropoden 738
  Mykosen (Tinea cruris) 738
  Candidosis 738
  Bakterielle Infektionen (Pyodermie) 739
  Virusinfektionen 739
  Literatur 740

34 Störungen der Geschlechtsdifferenzierung (F. A. Conte und M. M. Grumbach) 741

Normale Geschlechtsdifferenzierung 741
  Testikuläre und ovarielle Differenzierung 745
  Psychosexuelle Entwicklung 748
Anomale Geschlechtsdifferenzierung 750
  Dysgenesie der Tubuli seminiferi contorti:
    Chromatin-positives Klinefelter-Syndrom
    und seine Varianten 750
  Syndrom der Gonadendysgenesie:
    Das Turner-Syndrom und seine Varianten . . . 752
  XX- und XY-Gonadendysgenesie 755
  Echter Hermaphroditismus 756
  Weiblicher Pseudohermaphroditismus 757
  Androgen- und Gestageneinnahme der Mutter . 760
  Männlicher Pseudohermaphroditismus 760
  Nicht-klassifizierte Formen einer abnormen
    Geschlechtsentwicklung bei Männern 767
  Nicht-klassifizierte Formen einer abnormen
    Geschlechtsentwicklung bei Frauen 768
  Behandlung von Patienten mit intersexuellen
    Problemen 768
  Literatur 770

35 Renovaskuläre Hypertonie (R. E. Sosa und E. D. Vaughan jr.) 771

Literatur 780

36 Infertilität des Mannes (R. D. McClure) 782

Physiologie der männlichen Fertilität 782
  Hypothalamus-Hypophysen-Gonaden-System . . 782
  Hoden 783
  Hormonkontrolle der Spermatogenese 787
  Transport – Reifung – Speicherung von Spermien 788
  Befruchtung 788
Männliche Infertilität 789
  Klinische Befunde 789
  Ursachen der Infertilität 799
  Therapie 808
  Literatur 813

37 Sexualstörungen beim Mann (T. F. Lue) 817

Physiologie der Peniserektion 817
Sexuelle Funktionsstörungen beim Mann 821
  Pathogenese 822
  Diagnose und Behandlung 825
  Sexualstörungen bei der Emission,
    der Ejakulation und dem Orgasmus 832
  Literatur 833

Sachverzeichnis 839

List of Authors 851

1 Anatomie des Urogenitaltrakts

E. A. Tanagho

Zur Urologie gehören die Erkrankungen und Störungen des männlichen Urogenital- und des weiblichen Harntraktes. Hinzu kommen die chirurgischen Erkrankungen der Nebennieren. Die Organsysteme sind in Abb. 1.1 und 1.2 dargestellt.

Nebennieren

Makroskopisches Bild

Anatomie

Oberhalb jeder Niere liegt je eine Nebenniere, wobei beide Organe durch die perirenale Faszie umschlossen sind. Jede Nebenniere wiegt etwa 5 g. Die rechte Nebenniere hat eine etwa dreieckige, die linke eine halbmondähnliche Form. Jede Drüse besteht aus einer Rinde, die hauptsächlich von der Hypophyse beeinflußt wird, und dem Mark, das aus chromaffinem Gewebe besteht.

Topographie

Die Abb. 1.2 zeigt die Lage der Nebennieren zu anderen Organen: Die rechte liegt zwischen Leber und V. cava, die linke an der Aorta, sie wird in ihrem unteren Anteil vom Pankreas bedeckt. Oben und lateral grenzt sie an die Milz.

Histologie

Die Nebennierenrinde setzt sich aus 3 unterschiedlichen Schichten zusammen: der äußeren Zona glomerulosa, einer mittleren Zona fasciculata und einer inneren Zona reticularis. Das zentral liegende Mark besteht aus polyedrischen Zellen, die eosinophiles, granuläres Zytoplasma enthalten. Diese chromaffinen Zellen werden von Ganglien und kleinen, runden Zellen begleitet.

Blutversorgung

Arteriell

Zu jeder Nebenniere führen 3 Arterien. Eine aus der A. phrenica inferior, eine aus der Aorta und eine aus der A. renalis.

Venös

Das Blut aus der Nebenniere fließt in eine sehr kurze Vene ab, die in die V. cava mündet. Die linke Nebennierenvene endet in der linken V. renalis.

Lymphgefäße

Die lymphatischen Gefäße begleiten die V. suprarenalis und fließen in die lumbalen Lymphknoten.

Nieren

Makroskopisches Bild

Anatomie

Die Nieren liegen beiderseits dem Psoas an und sind daher etwas schräg gestellt. Die rechte Niere befindet sich – bedingt durch ihre Lage unterhalb der Leber – tiefer als die linke (Abb. 1.2 und 1.3). Jede Niere eines Erwachsenen wiegt etwa 150 g.

Durch das von der Fascia perirenalis eingeschlossene Fett, durch den Nierengefäßstiel, durch den Tonus der Bauchmuskulatur und der Bauchorgane werden die Nieren in ihrer Lage gehalten. Veränderungen dieser Faktoren bewirken eine Änderung der Beweglichkeit der Nieren. Bei Inspiration oder aufrechter Körperhaltung senken sie sich durchschnittlich etwa 4–5 cm. Eine eingeschränkte Beweglichkeit deutet auf eine ungewöhnliche Fixation (z. B. Perinephritis) hin. Dagegen ist eine übermäßige Beweglichkeit nicht unbedingt pathologisch.

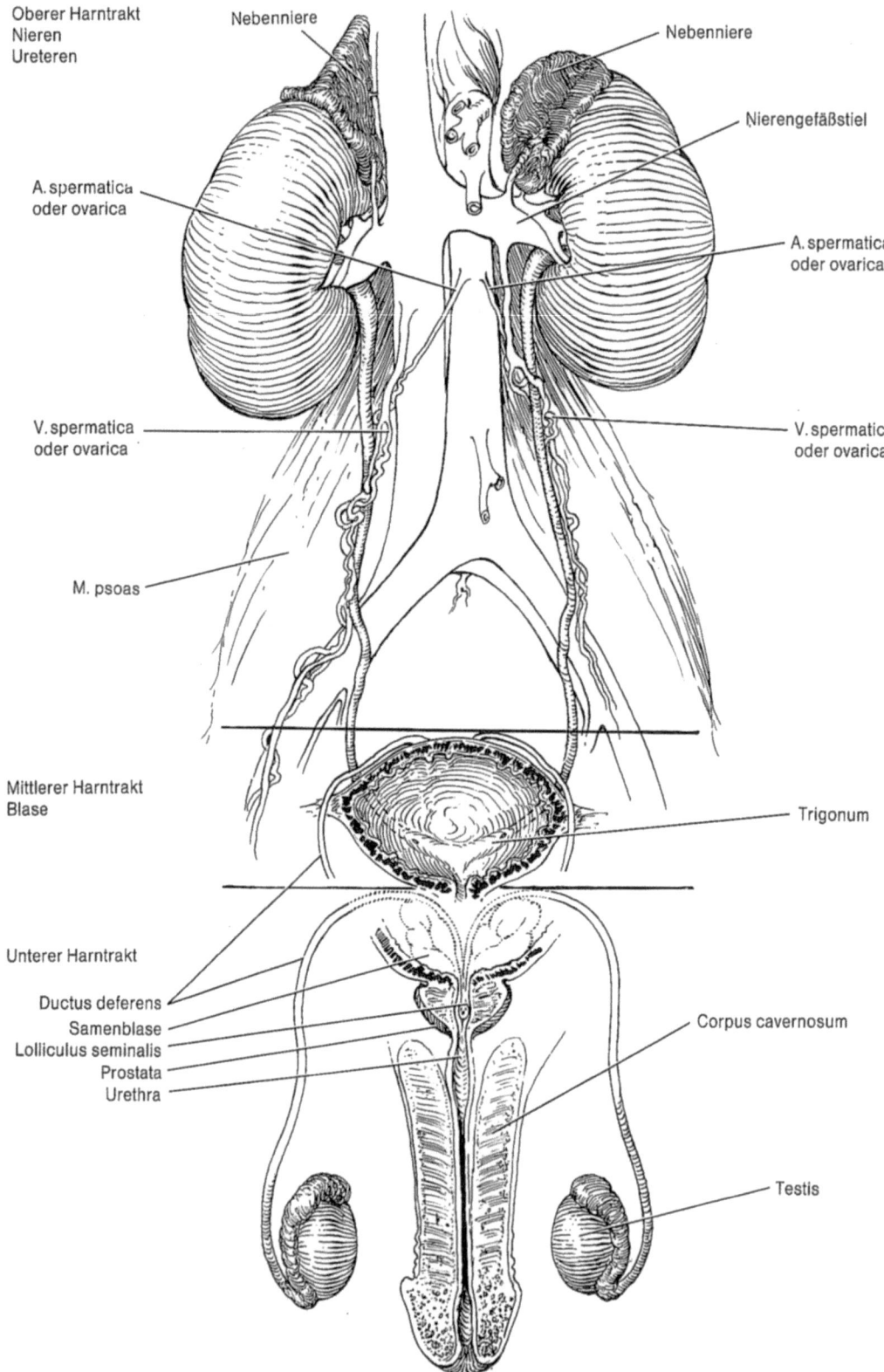

Abb. 1.1. Anatomie des männlichen Urogenitaltraktes. Der *obere* und *mittlere* Teil besteht nur aus den harnbildenden und -ableitenden Anteilen, der *untere* Teil besteht aus Harn- und Geschlechtsorganen

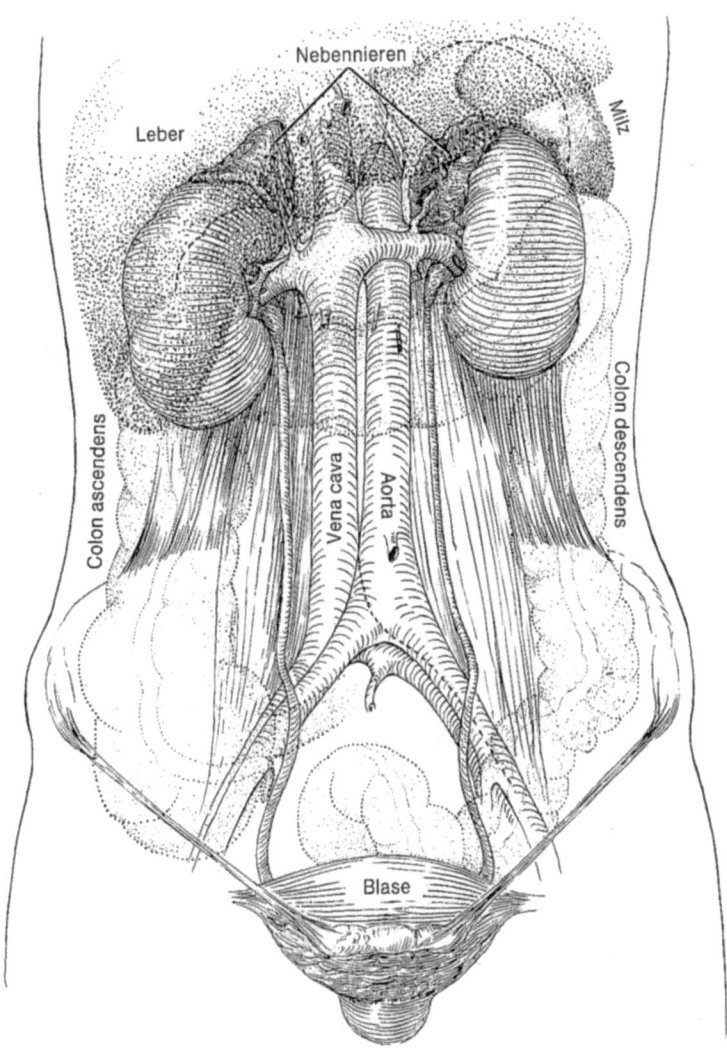

Abb. 1.2. Topographie von Niere, Harnleiter und Blase (von vorne)

In einem Längsschnitt (Abb. 1.4) sieht man, daß sich die Niere aus einer äußeren Rinde, dem zentralen Mark, dem Kelchsystem und dem Nierenbecken zusammensetzt. Die Rinde sieht homogen aus. Teile der Rinde, die man als Columnae renales bezeichnet, erstrecken sich zwischen den Pyramiden bis zum Nierenbecken. Das Mark setzt sich aus zahlreichen Pyramiden zusammen, die aus konvergierenden Sammelröhren gebildet werden und in die kleineren Kelche münden.

Topographie

Die Abb. 1.2 und 1.3 zeigen die Lage der Nieren zu den angrenzenden Organen. Ihre Nähe zu den intraperitoneal gelegenen Organen, die gemeinsame Innervation mit diesen, erklärt einige der gastrointestinalen Symptome, die bei Erkrankungen des Urogenitaltraktes auftreten können.

Histologie

Nephron

Das Nephron ist die funktionelle Einheit der Nieren und vereinigt in sich sowohl sekretorische als auch exkretorische Funktionen (Abb. 1.4). Der sekretorische Teil ist größtenteils in der Rinde lokalisiert und besteht aus den Nierenkörperchen und dem sekretorischen Anteil des Nierentubulus. Der exkretorische Teil liegt im Nierenmark. Das Nierenkörperchen selbst besteht aus einem vaskulären Gefäßknäuel

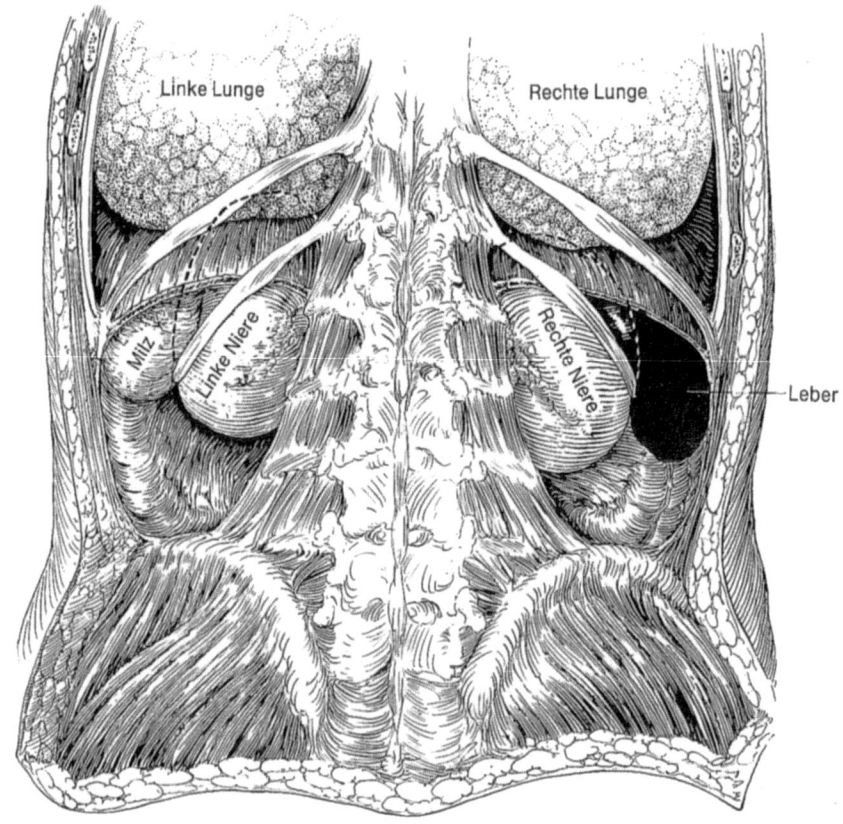

Abb. 1.3. Topographie der Nieren (von hinten). Die *gestrichelte* Linie stellt die Nierenkontur dar, wo sie von anderen Strukturen verdeckt wird

(Glomerulus), das in der Bowman-Kapsel liegt, die in die proximalen Tubuli renales contorti übergeht. Der sekretorische Teil des Nierentubulus setzt sich aus dem proximalen Tubulusanteil, der Henle-Schleife und den distalen Tubuli renales contorti zusammen.

Den exkretorischen Teil des Nephrons bilden Sammelrohre, die mit dem distalen Ende des aufsteigenden Schenkels in Verbindung stehen. Sie entleeren ihren Inhalt durch eine pyramidenähnlich geformte Papille in die kleinen Kelche.

Stützgewebe

Das Nierenstroma setzt sich aus lockerem Bindegewebe zusammen und enthält Blutgefäße, Kapillaren, Nerven und Lymphgefäße.

Blutversorgung (Abb. 1.2, 1.4 und 1.5)

Arteriell

Normalerweise findet sich eine Arterie, die – ausgehend von der Aorta – zwischen dem Nierenbecken, das normalerweise dorsal liegt, und der V. renalis in den Nierenhilus eintritt. Die Arterie kann sich vor der Niere teilen, so daß 2 oder mehrere Arterienäste entstehen. Bei einer Doppelniere hat jedes Nierensegment gewöhnlich seine eigene arterielle Versorgung.

Die A. renalis teilt sich gewöhnlich in einen vorderen und einen hinteren Ast. Der hintere Ast versorgt das mittlere Segment der dorsalen Oberfläche. Der vordere Ast versorgt den oberen und unteren Nierenpol sowie die gesamte vordere Oberfläche. Die Nierenarterien sind alle Endarterien.

Die A. renalis verzweigt sich dann weiter in interlobäre und interlobuläre Äste, die in den Columnae renales zwischen den Pyramiden aufsteigen, um von dort bogenförmig zur Basis der Pyramiden zu ziehen (Aa. arcuatae). Von diesen Gefäßen führen kleinere (afferente) Zweige zu den Glomeruli. Vom Glomerulus laufen die Vasa efferentia dann zu den Nierentubuli im Stroma.

Venös

Die Nierenvenen verlaufen zusammen mit den Arterien, aber jeder Ast von ihnen könnte – wenn andere

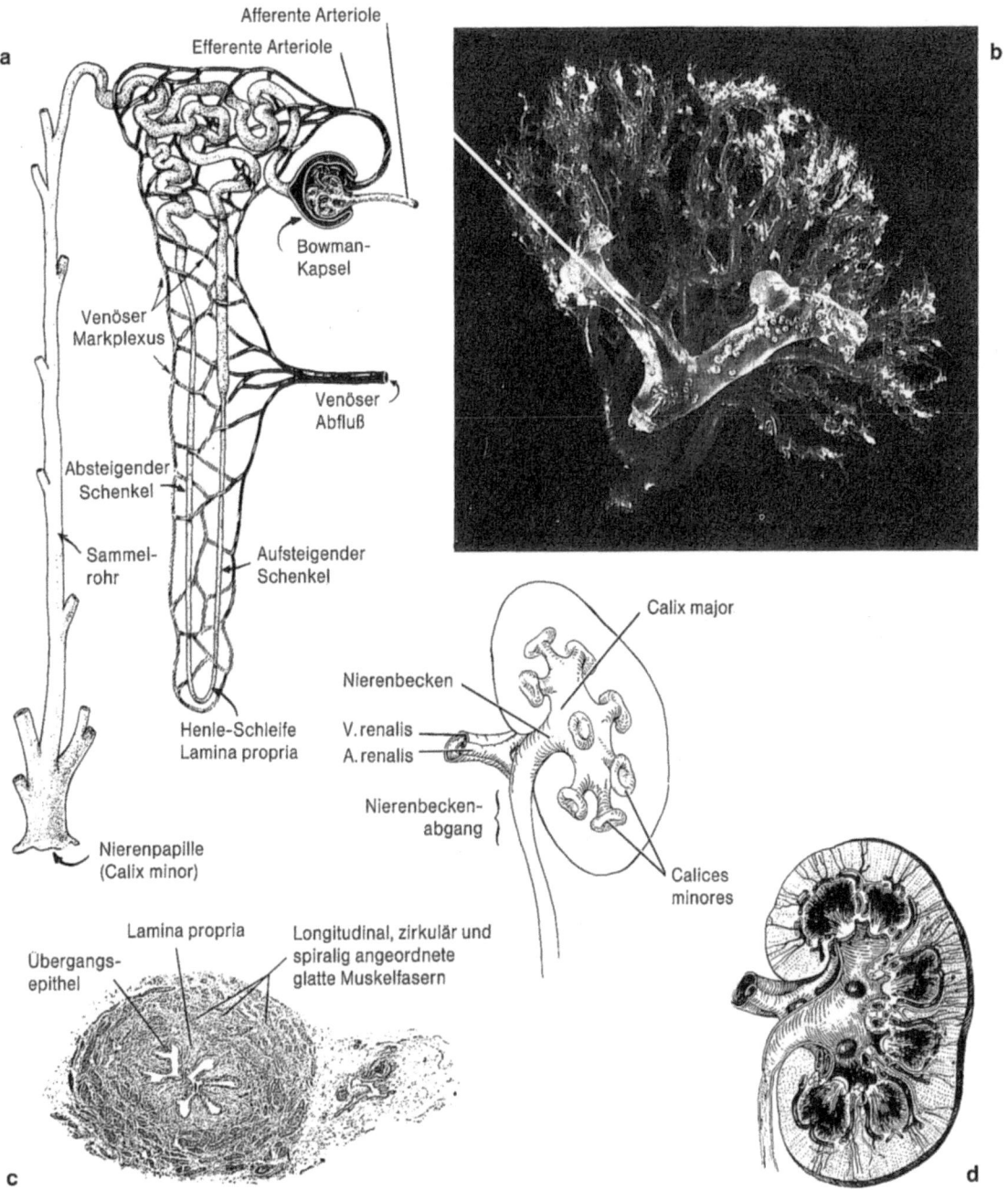

Abb. 1.4a–d. Anatomie und Histologie von Niere und Harnleiter. **a** Ein Nephron und seine Blutversorgung. **b** Kelchsystem, Nierenbecken und Ureter (Ansicht von dorsal). **c** Histologie des Harnleiters. Die glatten Muskelbündel sind zirkulär und longitudinal angeordnet. **d** Ein Längsschnitt durch die Niere zeigt das Kelchsystem, das Nierenbecken, den Harnleiter und die renale Blutversorgung (Ansicht von dorsal)

abgebunden sind – den Blutausfluß aus der ganzen Niere ermöglichen. Obwohl die Nierenarterie und Vene gewöhlich die einzigen Blutgefäße der Niere sind, finden sich häufig aberrierende Gefäße. Sie können von klinischer Bedeutung sein, wenn sie durch ihre Lage den Harnleiter komprimieren und zu einer Hydronephrose der Niere führen.

Nervenversorgung

Die Nerven der Niere kommen aus dem Nierenplexus und begleiten die renalen Gefäße über das ganze Nierenparenchym.

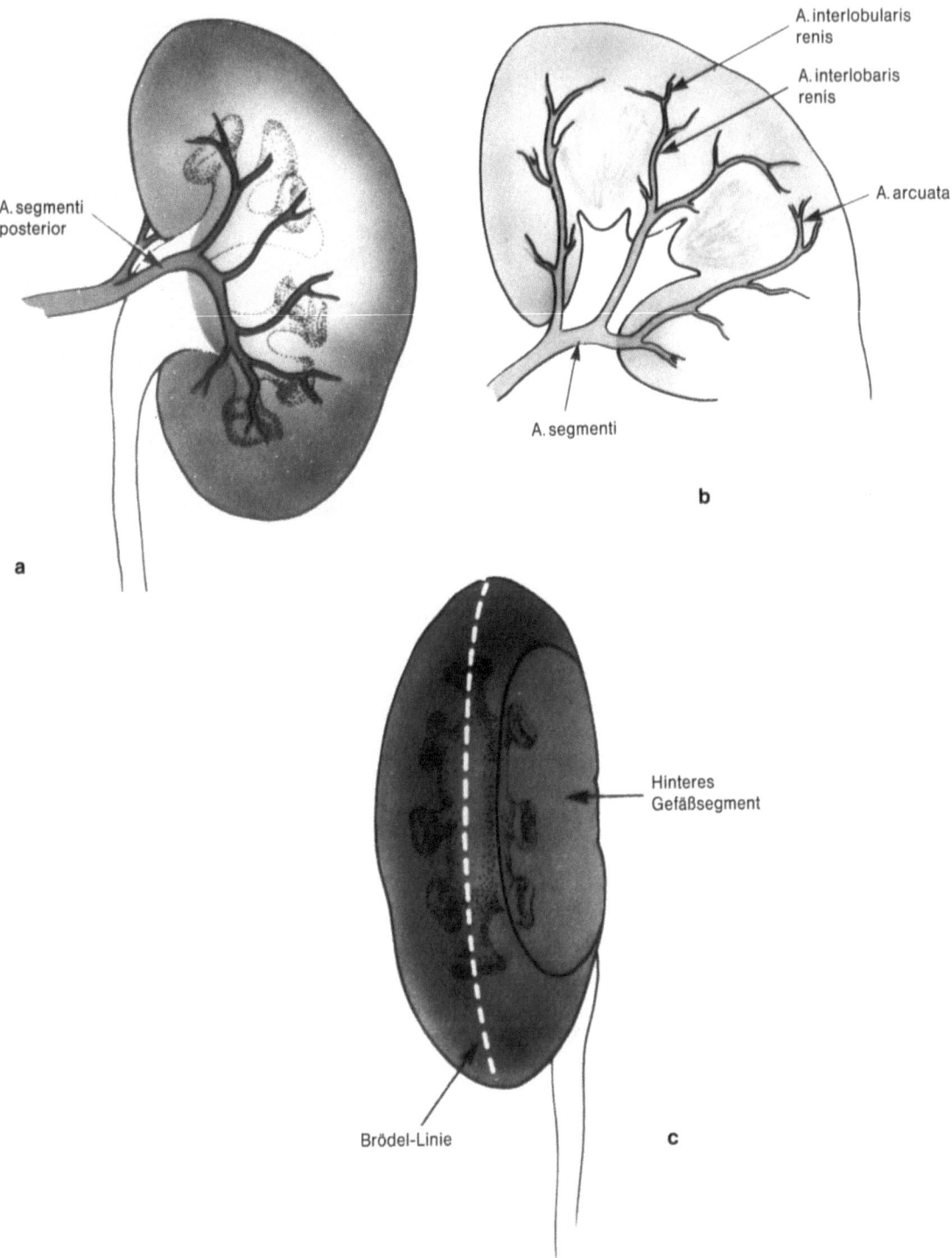

Abb. 1.5. a Der hintere Ast der A. renalis und seine Verzweigungen zum zentralen Segment der hinteren Nierenoberfläche. **b** Äste der vorderen Verzweigung der A. renalis, die sowohl die gesamte vordere Oberfläche der Niere, wie auch den oberen und unteren Pol des vorderen und hinteren Nierenanteils versorgen. Die segmentalen Äste führen zu den Aa. arcuatae und den Aa. interlobulares renis. **c** Seitlicher Konvexrand der Niere. Die Brödel-Linie, die 1 cm vom Konvexrand entfernt ist, markiert einen blutarmen Bereich, der durch die Aufteilung des hinteren Anteils der A. renalis zustande kommt

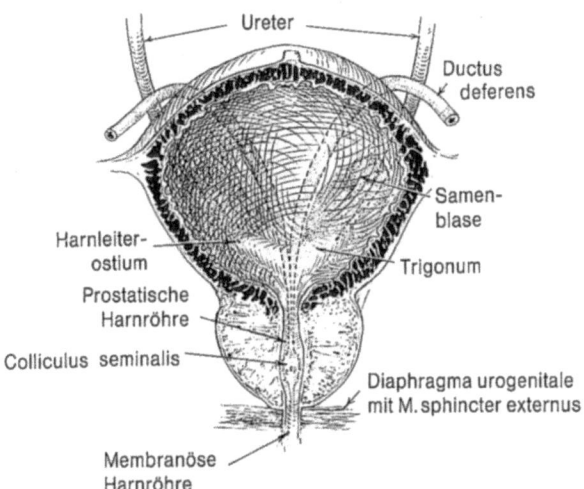

Abb. 1.6. Anatomie und Topographie der Harnleiter, der Blase, der Prostata, der Samenblasen und der Samenleiter (Ansicht von ventral)

Lymphgefäße

Die Lymphgefäße der Nieren fließen in die lumbalen Lymphknoten (Abb. 19.1 und 19.2).

Kelche, Nierenbecken, Ureter

Makroskopisches Bild

Anatomie

Kelche

8–12 kleinere Kelche, die ihre Form durch die pyramidenähnlichen Papillen erhalten, bilden zu zweit oder dritt jeweils eine größere Kelchgruppe, die dann ins Nierenbecken übergeht.

Nierenbecken

Das Nierenbecken kann völlig intrarenal oder auch teils intra-, teils extrarenal liegen. Nach kaudal läuft es trichterförmig zu, und geht in den Ureter über.

Ureter

Der Harnleiter eines Erwachsenen ist etwa 30 cm lang, kann jedoch in Abhängigkeit von der Körpergröße variieren. Er verläuft leicht S-förmig. Die Ureterengen befinden sich am Nierenbeckenabgang, an der Kreuzungsstelle des Harnleiters mit den iliakalen Gefäßen und beim Eintritt des Ureters in die Blase.

Topographie

Kelche

Die Kelche liegen intrarenal und haben einen engen Bezug zum Nierenparenchym.

Nierenbecken

Handelt es sich um ein extrarenales Nierenbecken, so legt es sich dem Rand des M. psoas und dem M. quadratus lumborum an. Der Gefäßstiel zieht ventral über das Nierenbecken. Das linke Nierenbecken liegt etwa in Höhe des 2. oder 3. Lendenwirbels, das rechte steht etwas tiefer.

Ureter

Betrachtet man den Verlauf von kranial nach kaudal, so liegen die Ureteren dem M. psoas an, laufen dann nach medial zu den Sakroiliakalgelenken und ziehen bogenförmig an den Sitzbeinhöckern vorbei; von dort verlaufen sie nach medial und münden in den Blasenboden (Abb. 1.2). Bei Frauen liegen die Aa. uterinae in unmittelbarer Nähe der juxtavesikalen Harnleiteranteile. Die Ureteren werden vom dorsalen Peritonealblatt bedeckt. Die unteren Abschnitte sind fest mit diesem verwachsen, während die juxtavesikalen Ureterbereiche in gefäßreiches Fettgewebe eingebettet sind.

Die Samenleiter verlaufen vom inneren Leistenring entlang der lateralen Beckenwände nach vorne zu den Ureteren (Abb. 1.6). Sie liegen medial von ihnen, wenn sie neben den Samenblasen in den Logenboden der Prostata eintreten und in den Ductus ejaculatorius münden.

Histologie (Abb. 1.4)

Die Wände der Kelche, des Nierenbeckens und der Harnleiter zeigen 3 Schichten. Innen findet sich Übergangsepithel, darunter liegt eine Schicht aus lockerem elastischem Bindegewebe (Lamina propria), dann folgt eine Schicht aus zirkulären und longitudinalen glatten Muskelfasern. Diese sind nicht in deutlichen Schichten voneinander getrennt. Die äußere Tunica adventitia besteht aus fibrösem Bindegewebe.

Blutversorgung

Arteriell

Die Nierenkelche, das Nierenbecken und die oberen Teile des Harnleiters erhalten ihre Blutversorgung aus den Nierenarterien. Der mittlere Teil des Harnleiters wird durch die A. spermatica interna (bzw. A. ovarica) versorgt. Den unteren Teil des Harnleiters versorgen die Äste der A. iliaca communis, der A. iliaca interna und die Blasenarterien.

Venös

Die Venen der Nierenkelche, des Nierenbeckens und der Harnleiter verlaufen gemeinsam mit den Arterien.

Lymphgefäße

Die Lymphgefäße der oberen Harnleiteranteile und auch die der Nierenkelche und des Nierenbeckens münden in die lumbalen Lymphknoten. Die Lymphgefäße des mittleren Harnleiters laufen zu den Lymphknoten der A. iliaca communis und interna. Die Lymphgefäße des unteren Harnleiterabschnitts laufen in die vesikalen und hypogastrischen Lymphknoten (Abb. 19.1 und 19.2).

Blase

Makroskopisches Bild

Die Blase ist ein muskulöses Hohlorgan, das als Urinreservoir dient. Bei der Frau sind die hintere Blasenwand und das Blasendach durch den Uterus eingedellt. Das Fassungsvermögen der Harnblase beträgt beim Erwachsenen etwa 350–450 ml.

Anatomie

Die Blase eines Erwachsenen liegt im Becken hinter der Symphyse. Bei Säuglingen und Kleinkindern liegt sie etwas höher. Die gefüllte Harnblase steigt hinter der Symphyse empor und kann leicht palpiert und perkutiert werden. Ist sie infolge einer akuten oder chronischen Harnverhaltung überdehnt, kann sie das Abdomen deutlich nach vorne vorwölben.

Vom Blasendach schiebt sich ein fibröser Strang bis zum Bauchnabel, das Lig. umbilicale mediale, das dem obliterierten Urachusgang entspricht. Die beiden Harnleiter treten am Blasenboden von hinten schräg in etwa 5 cm Abstand in die Blase ein (Abb. 1.6). Die beiden Ostien liegen an den Enden der leicht gebogenen Interureterenleiste, dem proximalen Rand des Trigonums. Sie sind etwa 2,5 cm voneinander entfernt. Das Trigonum selbst erstreckt sich von der Interureterenleiste bis zum Blasenhals.

Der M. sphincter internus, auch Blasenhals genannt, ist kein wirklicher zirkulärer Schließmuskel, sondern ein Wulst von verschlungenen und konvergierenden Muskelfasern des Blasendetrusors. Hier laufen die Muskelfasern nach distal und gehen in die glatte Muskulatur der Harnröhre über.

Topographie

Bei Männern liegen die Samenbläschen, Samenleiter, Harnleiter und das Rektum der hinteren Blasenwand an (Abb. 1.8 und 1.9). Bei Frauen sind Uterus und Vagina zwischen Blase und Rektum gelagert (Abb. 1.10). Das Blasendach und die hinteren Blasenanteile sind mit Peritoneum überzogen. Daher liegt die Blase in dieser Region eng dem Dünndarm und dem Sigmoid an. Sowohl bei Männern als auch bei Frauen grenzt die Blase an die Rückseite der Symphyse. Im gefüllten Zustand bekommt sie Kontakt mit dem unteren Anteil der Bauchwand.

Histologie (Abb. 1.7)

Die Tunica mucosa der Blase ist aus Übergangsepithel aufgebaut. Darunter liegt eine gut entwickelte Submukosa, die hauptsächlich aus Bindegewebe und elastischem Gewebe besteht. Darüber finden sich die glatten Muskelfasern des M. detrusor, die in longitudinaler, zirkulärer und spiralig laufender Art angeordnet sind, ohne daß jedoch eine besondere Schichtenbildung oder feste Ordnung vorliegt. Nur in der Nähe des Blasenhalses weist der M. detrusor eine deutliche Dreischichtung auf: eine innere longitudinale, eine mittlere zirkuläre und eine äußere longitudinale Schicht.

Blutversorgung

Arteriell

Die Blase wird durch die oberen, mittleren und unteren Blasenarterien mit Blut versorgt, die aus dem vorderen Stamm der A. iliaca interna entspringen. Außerdem beteiligen sich an der Blutversorgung noch kleinere Äste der A. obturatoria und Seitenäste der A. glutaealis inferior. Bei Frauen wird die Blasenwand auch noch durch Äste der A. uterina und der A. vaginalis mitversorgt.

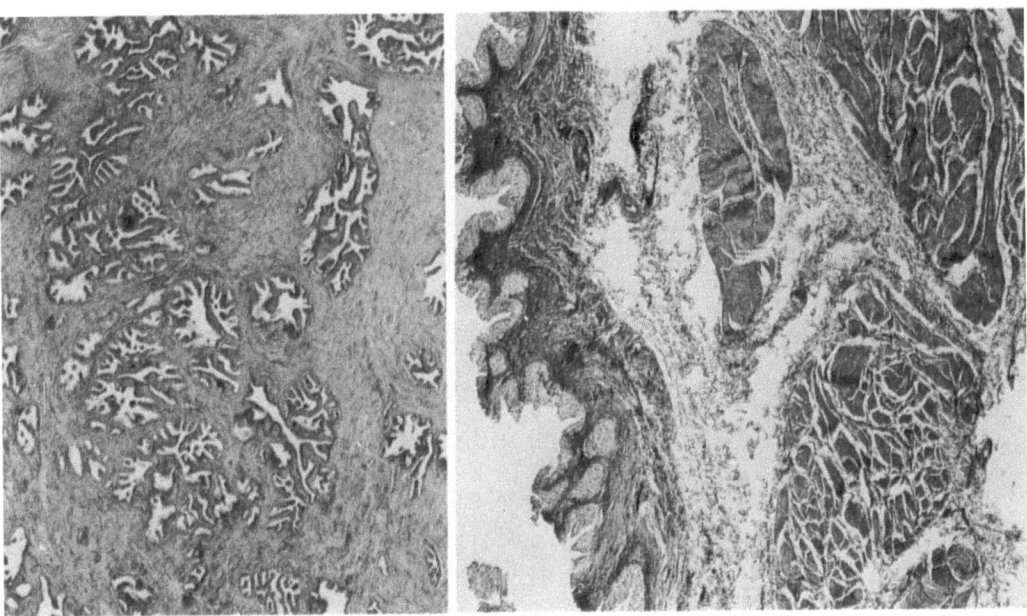

Abb. 1.7. a Histologie der Prostata. Die epithelialen Drüsen sind in Bindegewebe, elastisches Gewebe und glatte Muskulatur eingebettet. **b** Histologie der Blase. Die Mukosa besteht aus Übergangsepithel und liegt auf einer gut entwickelten submukösen Schicht aus Bindegewebe. Der M. detrusor setzt sich aus miteinander verflochtenen longitudinalen, zirkulären und spiralig angeordneten glatten Muskelbündeln zusammen

Venös

Um die Blase liegt ein dichter Venenplexus, der das Blut in die V. iliaca interna abfließen läßt.

Lymphgefäße

Die Lymphgefäße der Harnblase münden in die vesikalen Lymphknoten, die Lymphknoten der A. iliaca interna, externa und communis (Abb. 19.1 und 19.2).

Prostata

Makroskopisches Bild

Anatomie

Die Prostata ist ein fibromuskuläres Drüsenorgan, das direkt unter der Blase liegt (Abb. 1.6 und 1.8). Die normale Prostata wiegt etwa 20 g und umschließt die hintere Harnröhre, die etwa 2,5 cm lang ist. Ventral wird sie durch die Ligg. puboprostatica, kaudal durch das Diaphragma urogenitale fixiert (Abb. 1.6). Die Ductuli ejaculatorii treten von hinten schräg in die Prostata ein und ziehen oberhalb des äußeren Blasenschließmuskels zum Colliculus seminalis. Hier münden sie in die Harnröhre (Abb. 1.11).

Nach der Einteilung von Lowsley besteht die Prostata aus 5 Lappen, einem vorderen, einem hinteren, einem mittleren sowie einem rechten und einem linken Seitenlappen. Nach McNeal (1972) lassen sich an der Prostata eine periphere Zone, eine zentrale Zone, eine Übergangszone, ein vorderes Segment und eine präprostatische Sphinkterzone abgrenzen (Abb. 1.12). Der Harnröhrenteil, der durch die Prostata zieht, wird als prostatische Harnröhre bezeichnet. Er ist von einer inneren longitudinalen Muskelschicht (die der Schicht der Blasenwand ähnelt) umgeben. In der Prostata finden sich reichlich glatte Muskelfasern, die primär aus der externen longitudinalen Blasenmuskelschicht stammen. Diese Muskulatur bildet bei Männern den unwillkürlich arbeitenden internen Schließmuskel.

Die Prostataadenome entwickeln sich aus den periurethralen Drüsen am Rand des Mittellappens oder der Seitenlappen. Im hinteren Lappenbereich ist eine Karzinombildung möglich.

Topographie

Die Prostata liegt hinter der Symphyse. An der hinteren Fläche finden sich die Vasa deferentia und die Samenblasen (Abb. 1.8). Vom Rektum ist sie dorsal durch 2 Lagen des Septumrektoprostatikums und durch die Serosarudimente des Douglas-Raums ge-

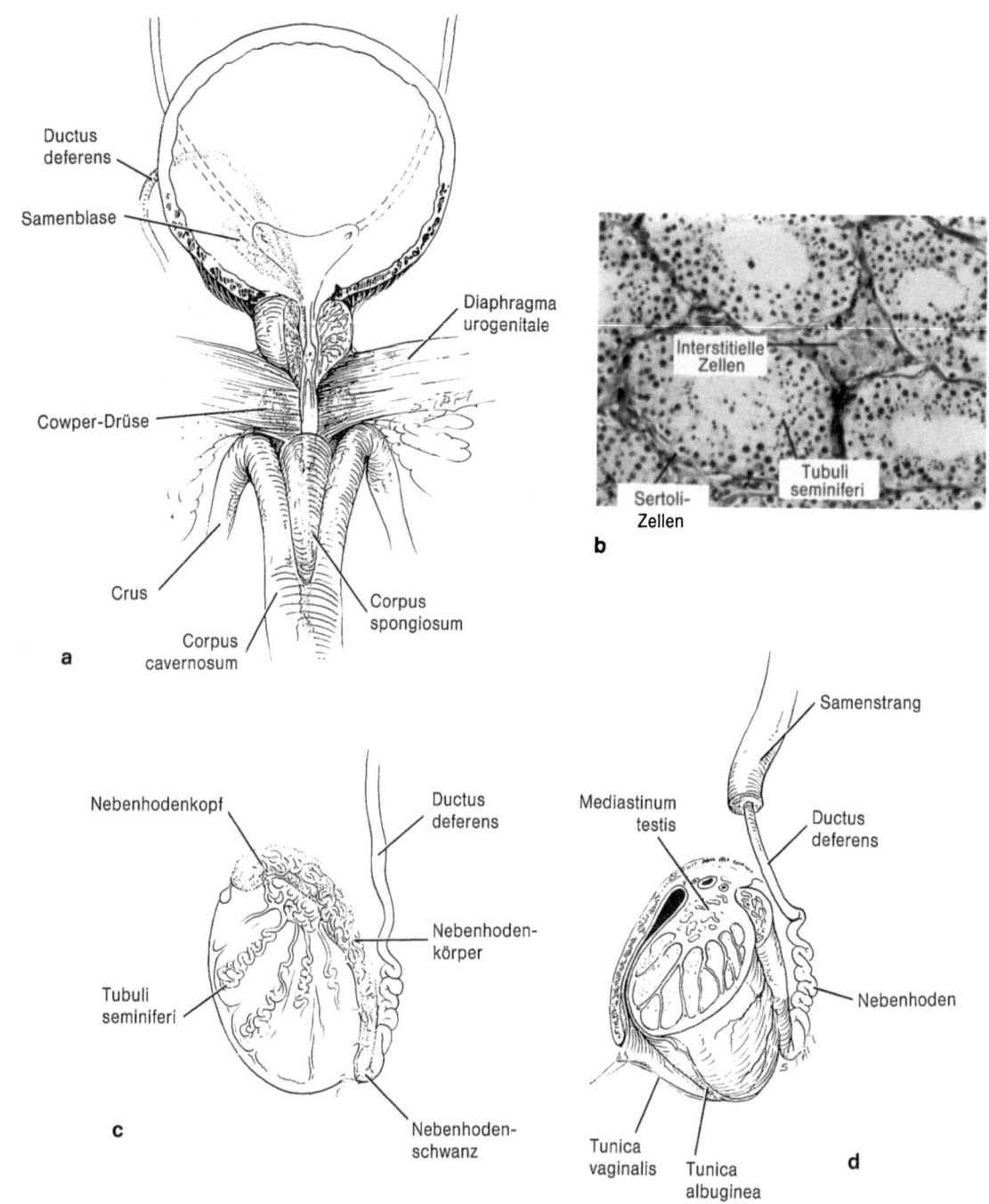

Abb. 1.8. a Topographie von Blase, Prostata, membranöser Harnröhre und Penis. **b** Histologie des Hodens. Tubuli seminiferi mit der Stützmembran für die Sertoli-Zellen und Spermiozyten. Die letzteren befinden sich in verschiedenen Entwicklungsstadien. **c** Längs- und **d** Querschnitt durch Hoden und Nebenhoden. (**a, c**: Aus Tanagho 1986)

trennt. Diese erstreckten sich früher bis zum Diaphragma urogenitale (Abb. 1.9).

Histologie (Abb. 1.7)

Die Prostata ist von einer dünnen fibrösen Kapsel umgeben, unter der zirkulär angeordnete glatte Muskelfasern und kollagenes Bindegewebe, das die Urethra umschließt, liegen (unwillkürlicher Schließmuskel). Darunter liegt das Prostatastroma, das sich aus Binde- und elastischem Gewebe sowie glatten Muskelfasern zusammensetzt, in die die epithelialen Drüsen eingebettet sind. Diese Drüsen münden in größere exkretorische Ausführungsgänge (etwa 25), die

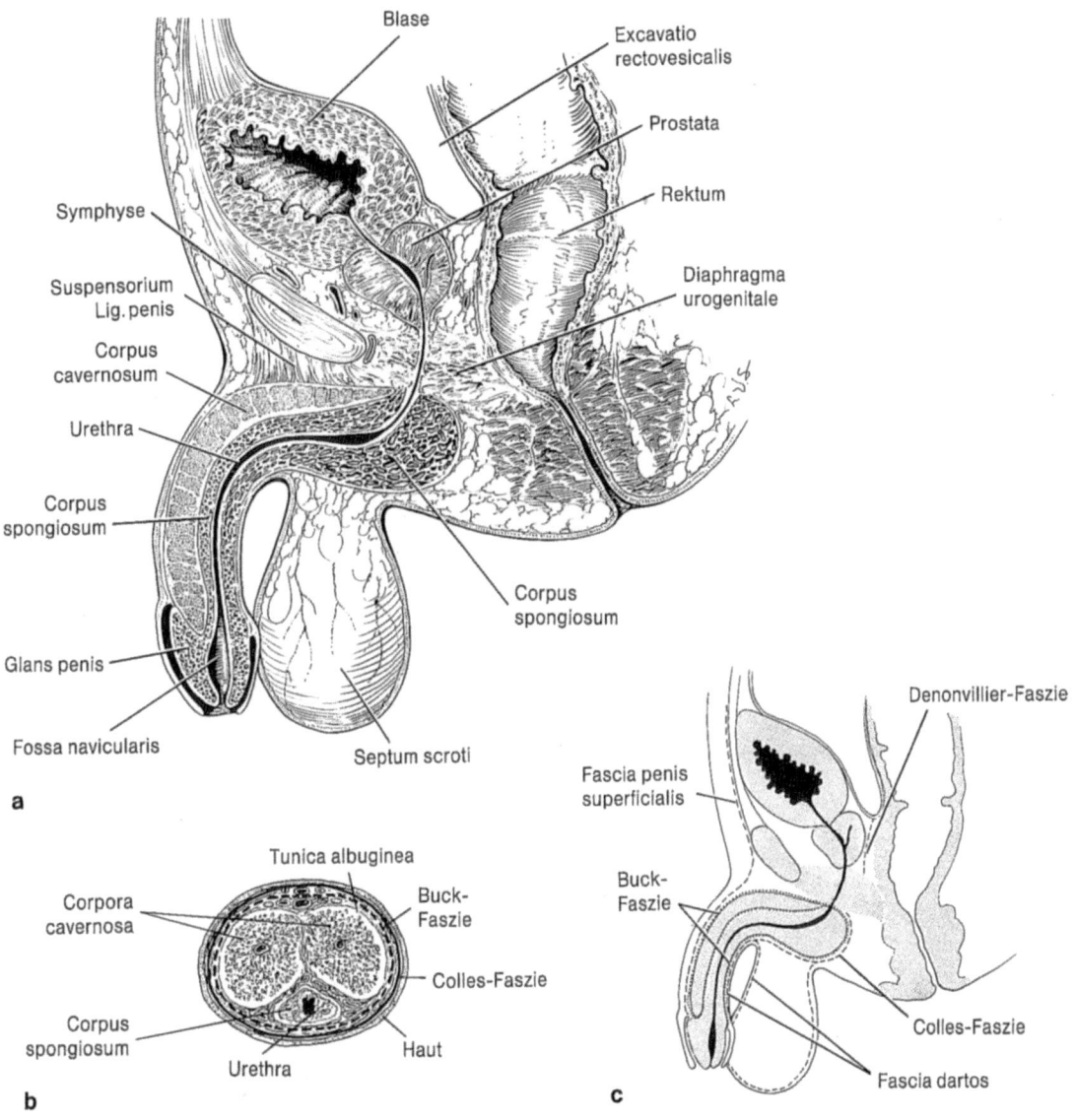

Abb. 1.9. a Topographie der Blase, der Prostata, der Samenblasen, des Penis, der Harnröhre und des Skrotalinhaltes. **b** Querschnitt durch den Penis. Die paarig angelegten *oberen* Strukturen sind die Corpora cavernosa. Die einzelne darunterliegende Struktur, die die Harnröhre umgibt, ist das Corpus spongiosum. **c** Faszienverläufe im unteren Urogenitaltrakt. (Nach Wesson)

hauptsächlich in das distale Ende der prostatischen Harnröhre münden. Unter dem Übergangsepithel der prostatischen Harnröhre liegen die periurethralen Drüsen.

Blutversorgung

Arteriell

Die arterielle Blutversorgung kommt aus den Aa. vesicalis inferioris, pudenda interna und Aa. rectalis medialis.

Venös

Die Prostatavenen münden in den periprostatischen Plexus, der Verbindung zu den tiefen dorsalen Venen des Penis und den Vv. iliacae internae hat.

Innervation

Die Prostata wird durch sympathische und parasympathische Nervenplexus versorgt.

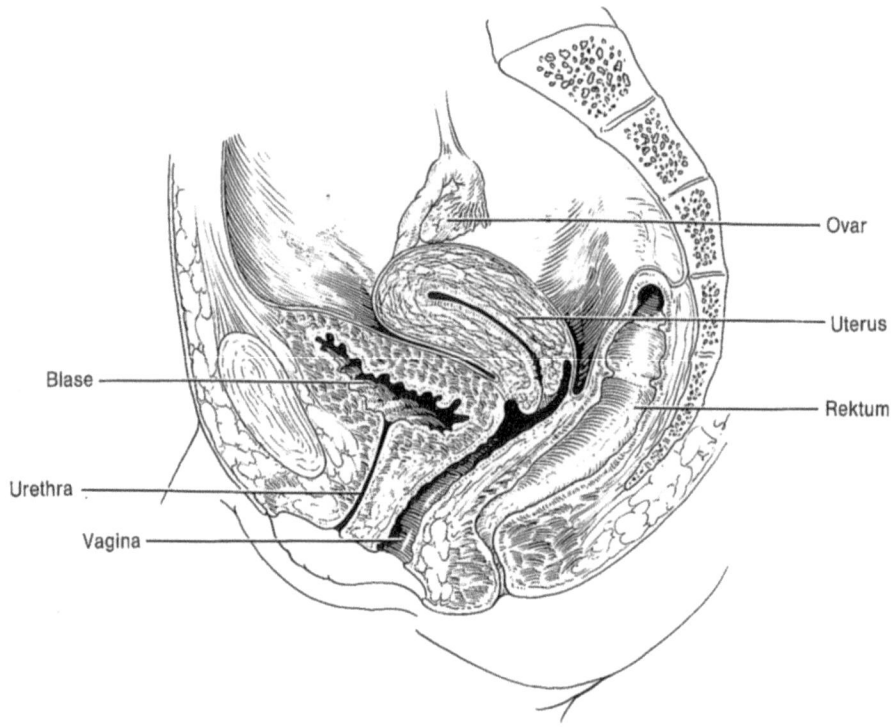

Abb. 1.10. Anatomie und Topographie der Blase, der Urethra, des Uterus, der Ovarien, der Vagina und des Rektums

Lymphgefäße

Die Lymphgefäße der Prostata münden in die sakralen und vesikalen Lymphknoten und in die Lymphknoten der Aa. iliacae internae und externae (Abb. 19.1 und 19.2).

Samenblasen

Makroskopisches Bild

Die Samenblasen liegen am Blasenboden oberhalb der Prostata (Abb. 1.6 und 1.8). Sie sind etwa 6 cm lang und von weicher Konsistenz. Sie verbinden sich jeweils mit dem entsprechenden Ductus deferens und bilden so den Ductus ejaculatorius. Medial von den Samenblasen verlaufen die Ureteren, mit ihrem dorsalen Anteil berühren die Samenblasen das Rektum.

Histologie

Die Schleimhaut zeigt eine Pseudoschichtung; die Submukosa besteht aus dichtem Bindegewebe, das mit einer dünnen Muskelschicht bedeckt ist, welche wiederum von Bindegewebe umschlossen wird.

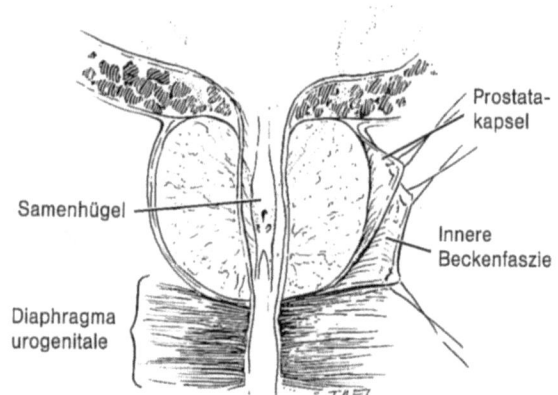

Abb. 1.11. Schnitt durch die Prostata. Man erkennt den prostatischen Anteil der Urethra, den Samenhügel, die Crista urethralis, außerdem den geöffneten prostatischen Utrikel und die Mündungen der beiden Ductuli ejaculatorii. Die Prostata ist von der prostatischen Kapsel umgeben, diese wird von der inneren Beckenfaszie eingehüllt. Die Prostata ruht auf dem Diaphragma urogenitale. (Aus: Tanagho 1986)

Blutversorgung

Die Blutversorgung erfolgt ähnlich wie bei der Prostata.

Nebenhoden

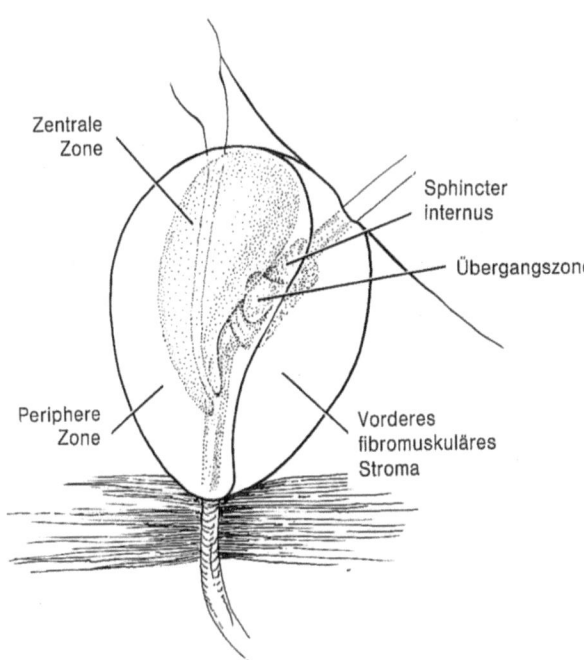

Abb. 1.12. Anatomie der Prostata (nach McNeal). (Aus: Tanagho 1986)

Innervation

Die Nervenversorgung kommt vornehmlich aus dem sympathischen Nervenplexus.

Lymphgefäße

Die Lymphgefäße der Samenblase sind dieselben wie bei der Prostata (Abb. 19.1 und 19.2).

Samenstrang

Makroskopisches Bild

Die 2 Samenstränge erstrecken sich von den inneren Leistenringen aus durch den Leistenkanal bis zu den Hoden (Abb. 1.8). Jeder Samenstrang enthält einen Ductus deferens, die A. spermatica interna und externa, die A. ductus deferentis, den venösen Plexus pampiniformis (der hauptsächlich die V. spermatica bildet), Lymphgefäße und Nerven. Alle oben beschriebenen Strukturen sind in bindegewebige Schichten einer dünnen Faszie eingeschlossen. Einige Fasern des M. cremaster fügen sich im Leistenkanal in den Samenstrang ein.

Histologie

Die Faszie, die den Samenstrang bedeckt, besteht aus lockerem Bindegewebe, in dem Arterien, Venen und Nerven verlaufen. Der Ductus deferens ist eine kleine dickwandige Röhre, die aus einer inneren Mukosa und Submukosa besteht, die von 3 gut sichtbaren Schichten glatter Muskulatur umgeben wird. Sie werden von einer fibrösen Gewebeschicht umhüllt. Der Samenleiter verläuft im Hodenbereich gestreckt, die proximalen 4 cm sind oft geschlängelt.

Blutversorgung

Arteriell

Die A. spermatica externa, ein Ast der A. epigastrica inferior, versorgt den Bindegewebeanteil des Samenstrangs; die A. spermatica interna läuft durch den Samenstrang zum Hoden; die A. ductus deferentis liegt dem Ductus eng an.

Venös

Die Venen des Hodens und die Hüllen des Samenstrangs bilden den Plexus pampiniformis, der sich am inneren Leistenring vereinigt, um die V. spermatica zu bilden.

Lymphgefäße

Die Lymphgefäße des Samenstranges münden in die iliakalen Lymphknoten ein (Abb. 19.1 und 19.2).

Nebenhoden

Makroskopisches Bild

Anatomie

Der obere Teil des Nebenhodes (Nebenhodenkopf) steht mit dem Hoden über eine Anzahl von Ductuli deferentes in Verbindung (Abb. 1.8). Der Nebenhoden besteht aus einem deutlich gewundenen Gang, der an seinem unteren Pol (Nebenhodenschwanz) in den Ductus deferens übergeht. Im Bereich des Nebenhodenkopfes findet sich oft die Appendix epididymis, ein zystisches Gebilde, das manchmal gestielt, manchmal aber auch ungestielt vorkommt.

Topographie

Der Nebenhoden liegt dem Hoden dorsolateral an. Der Nebenhodenkopf ist mit dem Hoden fest, der Nebenhodenschwanz nur durch lockeres Bindegewebe verbunden. Der Ductus deferens verläuft dorsomedial vom Nebenhoden.

Histologie

Der Nebenhoden ist von Serosa überzogen. Der Ductus epidymis ist in seiner ganzen Länge mit pseudogeschichteten Zylinderepithelien ausgekleidet.

Blutversorgung

Arteriell

Die arterielle Versorgung des Nebenhodens kommt aus der A. spermatica interna und der A. ductus deferentis.

Venös

Das venöse Blut fließt in den Plexus pampiniformis ab, der zur V. spermatica wird.

Lymphgefäße

Die Lymphgefäße fließen in die Lymphknoten der A. iliaca externa und interna ab (Abb. 19.1 und 19.2).

Hoden

Makroskopisches Bild

Anatomie

Der normale Hoden hat etwa eine Größe von 4 × 3 × 2,5 cm (Abb. 1.8). Er wird von einer derben Faszie eingehüllt, der Tunica albuginea testis; sie setzt sich dorsal in den Hoden fort und bildet dort das Mediastinum testis. Von diesem fibrösen Mediastinum strahlen bindegewebige Septen in den Hoden aus, die ihn in ungefähr 250 Lobuli unterteilen.

Der Hoden ist vorn und lateral mit dem viszeralen Blatt der serösen Tunica vaginalis bedeckt. Sie setzt sich in das parietale Blatt fort, das den Hoden von der Skrotalwand trennt.

Am oberen Pol des Hodens findet sich die Appendix testis, ein kleiner gestielter oder ungestielter Fortsatz, der der Appendix epididymidis ähnelt.

Topographie

Der Hoden ist dorsal eng mit dem Nebenhoden verbunden, besonders im Bereich des oberen und unteren Pols.

Histologie (Abb. 1.8)

Jeder Lobus enthält 1–4 deutlich gewundene Tubuli seminiferi, die etwa 60 cm lang sind. Diese Gänge laufen am Mediastinum testis zusammen und verbinden sich mit den Ductuli efferentes, die in den Nebenhoden führen.

Die Tubuli seminiferi besitzen eine Basalmembran, die Bindegewebe und elastisches Gewebe enthält. Diese umschließen die Zellen des Hodens:

1. die Sertoli-Zellen
2. die samenbildenden Zellen

Das Stroma zwischen den Tubuli seminiferi enthält Bindegewebe, in dem die interstitiellen Leydig-Zwischenzellen liegen.

Blutversorgung

Entwicklungsgeschichtlich ist die Blutversorgung der Nieren und der Hoden gleichen Ursprungs.

Arteriell

Die zum Hoden führenden Arterien (Aa. spermaticae) entspringen direkt unterhalb der Nierenarterien aus der Aorta und laufen mit den Samensträngen zum Hoden, wo sie mit den Arterien der Vasa deferentia anastomosieren (Äste der A. iliaca interna).

Venös

Das Blut des Hodens kehrt in den Plexus pampiniformis des Samenstranges zurück. Am inneren Leistenring bildet der Plexus pampiniformis die V. spermatica. Die rechte V. spermatica tritt genau unter der rechten Nierenvene in die V. cava ein. Die linke V. spermatica läuft in die linke Nierenvene.

Lymphgefäße

Die Lymphgefäße vom Hoden laufen zu den lumbalen Lymphknoten, die wiederum mit den mediastinalen Lymphknoten verbunden sind (Abb. 19.1 und 19.2).

Skrotum

Makroskopisches Bild

Unter der faltigen Haut des Skrotums liegt die muskuläre Tunica dartos. Hieran schließen sich 3 Bindegewebeschichten an, die während des Deszensus des Hodens ihren Ausgang von den einzelnen Bauchwandschichten genommen haben. Darunter liegt das parietale Blatt der Tunica vaginalis (Periorchium).

Das Skrotum ist durch ein bindegewebiges Septum in 2 Hälften geteilt. Es stützt den Hoden und gewährleistet durch Kontraktion und Erschlaffung der Muskelschichten die Einhaltung der für den Hoden adäquaten Temperatur.

Histologie

Unter der Haut des Skrotums liegt die glatte Muskulatur der Tunica dartos. Die darunter befindliche Schicht besteht aus Bindegewebe.

Blutversorgung

Arteriell

Die Arterien, die zum Skrotum führen, entspringen aus den Aa. femoralis, pudenda interna und epigastrica inferior.

Venös

Die Venen verlaufen gemeinsam mit den Arterien.

Lymphgefäße

Die Lymphgefäße laufen zu den oberflächlichen inguinalen und subinguinalen Lymphknoten (Abb. 19.1 und 19.2).

Penis und männliche Harnröhre

Makroskopisches Bild

Der Penis besteht aus den beiden Corpora cavernosa und einem Corpus spongiosum, in dem die Harnröhre (Durchmesser 8–9 mm) verläuft. Die Schwellkörper werden distal von der Glans penis bedeckt. Jeder Schwellkörper ist von einer Faszie, der Tunica albuginea, umschlossen. Die 3 Schwellkörper sind wiederum von einer fibrösen Bindegewebeschicht umgeben (Buck-Faszie). Darüber findet sich eine fettlose weiche Hautschicht. Die Glans penis wird vom Präputium eingehüllt.

Unter der Haut des Penis und Skrotums liegt die Colles-Faszie, die sich von der Eichel bis zum Diaphragma urogenitale erstreckt und sich bis in die Fascia scapa der unteren Bauchwand fortsetzt (Abb. 1.9).

Proximal entspringen die Corpora cavernosa oberhalb der Sitzbeinhöcker am Schambein. In einer ventral der Corpora cavernosa gelegenen Vertiefung, etwa auf der Mittellinie, liegt das Corpus spongiosum, das proximal mit der Unterseite des Diaphragma urogenitale in Verbindung steht. Dieser Teil des Corpus spongiosum wird vom M. bulbocavernosus umgeben. Sein distaler Teil bildet die Glans penis.

Das Lig. suspensorium penis entspringt von der Linea alba und der Symphyse und geht in die Faszien der Corpora cavernosa über.

Histologie

Schwellkörper und Glans penis

Die Corpora cavernosa, das Corpus spongiosum und die Glans penis setzen sich aus Septen glatter Muskulatur und erektilem Gewebe zusammen, die vaskuläre Hohlräume umschließen.

Harnröhre

Die Mukosa der Harnröhre im Bereich der Glans penis besteht aus Plattenepithel. Proximal davon findet sich in der Harnröhre vorwiegend Übergangsepithel. Unter der Mukosa liegt die Submukosa, die Bindegewebe, elastisches Gewebe und glatte Muskulatur enthält. Hier finden sich auch zahlreiche Littre-Drüsen, deren Ausführungsgänge in das Urethralumen münden.

Die Harnröhre wird von dem vaskulären Corpus spongiosum und der Glans penis umgeben.

Blutversorgung

Arteriell

Penis und Harnröhre werden durch die Aa. pudendae internae versorgt. Jede Arterie teilt sich in eine tiefe Penisarterie (die die Corpora cavernosa versorgt), eine A. dorsalis penis und eine bulbourethrale Arterie. Diese Äste versorgen das Corpus spongiosum, die Glans penis und die Harnröhre.

Venös

Die V. dorsalis superficialis liegt außerhalb der Buck-Faszie. Darunter liegen die Vv. dorsalis profundae, die mit dem Plexus pudendus in die V. pudenda interna münden.

Lymphgefäße

Die Lymphgefäße der Penishaut führen zu den oberflächlichen inguinalen und subinguinalen Lymphknoten. Die Lymphgefäße der Glans penis münden in die subinguinalen und die äußeren Iliakallymphknoten. Die Lymphgefäße der proximalen Harnröhre fließen in die Lymphknoten im Bereich der Iliaca interna und Iliaca communis (Abb. 19.1 und 19.2).

Weibliche Harnröhre

Die Harnröhre der Frau ist etwa 4 cm lang und hat einen Durchmesser von etwa 8 mm. Sie verläuft leicht bogenförmig unter der Symphyse, direkt vor der Vagina.

Im distalen Teil ist sie mit Plattenepithel, in den übrigen Abschnitten mit Übergangsepithel ausgekleidet. Die Submukosa besteht aus Bindegewebe, elastischem Gewebe und Venengeflechten. Dazwischen liegen zahlreiche periurethrale Drüsen, die nach distal hin an Zahl zunehmen. Die größten werden nach Skene als periurethrale Drüsen benannt, sie münden dicht oberhalb der äußeren Harnröhrenmündung in die Urethra.

Um die Submukosa liegt eine glatte Muskelschicht, die sich von der Blase auf die Harnröhre fortsetzt. Sie wird von einer kräftigen Schicht zirkulärer glatter Muskelfasern umgeben, die von der äußeren glatten Muskelschicht der Blasenwand ausgehen. Diese bilden den unwillkürlichen Blasenschließmuskel. Extern davon liegt dann der zirkuläre Sphinkter quergestreifter Muskulatur (willkürlich), der das mittlere Drittel der Harnröhre umgibt. Dieser bildet das wichtigste Element in der Harnröhrenmuskulatur.

Die arterielle Versorgung der weiblichen Harnröhre stammt aus den Aa. vesicalis inferior, vaginalis und pudenda interna. Das Blut fließt aus der Harnröhre in die Vv. pudendae internae ab.

Der Lymphabfluß aus dem externen Teil der Harnröhre gelangt zu den inguinalen und subinguinalen Lymphknoten. Der Lymphabfluß der proximalen Harnröhre mündet in die Lymphknoten der A. iliaca interna (Abb. 19.1 und 19.2).

Innervation der Organe des Urogenitaltraktes

(S. Abb. 3.2, 3.3 und 20.1).

Literatur

Nebennieren

Ivemark B, Ekström T, Lagergren C: The vasculature of the developing and mature human adrenal gland. Acta Paediatr Scand 1967; 56:601

Johnstone FRC: The surgical anatomy of the adrenal glands with particular reference to the suprarenal vein. Surg Clin North Am 1964; 44:1315

Nieren

Barger AC, Herd JA: The renal circulation. N Engl J Med 1971; 284:482

Cockett ATK: Lymphatic network of kidney. 1. Anatomic and physiologic considerations. Urology 1977; 9:125

Fetterman GH et al: The growth and maturation of human glomeruli and proximal convolutions from term to adulthood. Pediatrics 1965; 35:601

Fine H, Keen EN: Some observations on the medulla of the kidney. Br J Urol 1976; 48:161

Graves FT: The arterial anatomy of the congenital abnormal kidney. Br J Surg 1969; 56:533

Hegedüs V: Arterial anatomy of the kidney: A three-dimensional angiographic investigation. Acta Radiol [Diagn] (Stockh) 1972; 12:604

Hodson J: The lobar structure of the kidney. Br J Urol 1972; 44:246

Layton JM: The structure of the kidney from the gross to the molecular. J Urol 1963; 90:502

Mayerson HS: The lymphatic system with particular reference to the kidney. Surg Gynecol Obstet 1963; 116:259

Meyers MA: The reno-alimentary relationships. Anatomic-roentgen study of their clinical significance. Am J Roentgenol 1975; 123:386

Potter EL: Development of the human glomerulus. Arch Pathol 1965; 80:241

Resnick MI, Pounds DM, Boyce WH: Surgical anatomy of the human kidney and its applications. Urology 1981; 17:367

Roddie IC: Modern views of physiology. 20. The kidney. Practitioner 1970; 205:242

Vordermark JS II: Segmental anatomy of the kidney. Urology 1981; 17:521

Zamboni L, DeMartino C: Embryogenesis of the human renal glomerulus. 1. A histologic study. Arch Panthol 1968; 86:279

Kelche, Nierenbecken, Harnleiter

Cussen LJ: The structure of the normal human ureter in infancy and childhood. Invest Urol 1967; 5:179

Elbadawi A, Amaku EO, Frank IN: Trilaminar musculature of submucosal ureter: Anatomy and functional implications. Urology 1973; 2:409

Hanna MK et al: Ureteral structure and ultrastructure. 1. Normal human ureter. J Urol 1976; 116:718

Osathanondh V, Potter EL: Development of human kidney shown by microdissection. 2. Renal pelvis, calyces, and papillae. 3. Formation and interrelationships of collecting tubules and nephrons. 4. Formation of tubular portions of nephrons. 5. Development of vascular pattern of glomerulus. Arch Pathol 1963; 76:277, 290 and 1966; 82:391, 403

Rizzo M et al: Ultrastructure of the urinary tract muscle coat in man: Calices, renal pelvis, pelviureteric junction and ureter. Eur Urol 1981; 7:171

Sykes D: The morphology of renal lobulations and calyces, and their relationship to partial nephrectomy. Br J Surg 1964; 51:294

Tanagho EA: The ureterovesical junction: Anatomy and physiology. Pages 394–404 in: Scientific Foundations of Urology. Chisholm GD, Williams DI (editors). Heinemann, 1982

Weiss RM, Bassett AL, Hoffman BF: Adrenergic innervation of the ureter. Invest Urol 1978; 16:123

Blase, Harnröhre

Elbadawi A: Ultrastructure of vesicourethral innervation. 1. Neuroeffector and cell junctions in male internal sphincter. J Urol 1982; 128:180

Elbadawi A, Schenk EA: A new theory of the innervation of bladder musculature. 2. Innervation of the vesicourethral junction and external urethral sphincter. J Urol 1974; 111:613

Fletcher TF, Bradley WE: Neuroanatomy of the bladder-urethra. J Urol 1978; 119:153

Gosling JA, Dixon DS: The structure and innervation of smooth muscle in the wall of the bladder neck and proximal urethra. Br J Urol 1975; 47:549

Hakky SI: Ultrastructure of the normal human urethra. Br J Urol 1979; 51:304

Hodges CV: Surgical anatomy of the urinary bladder and pelvic ureter. Surg Clin North Am 1964; 44:1327

Hutch JA: Anatomy and Physiology of the Bladder, Trigone and Urethra. Appleton-Century-Crofts, 1972

Hutch JA: The internal urinary sphincter: A double loop system. J Urol 1971; 105:375

Olesen KP, Grau V: The suspensory apparatus of the female bladder neck. Urol Int 1976; 31:33

Tanagho EA: Anatomy of the lower urinary tract. Chap 1, pp 46–74, in: Campbell's Urology, 5th ed. Vol 1. Walsh PC et al (editors). Saunders, 1986

Tanagho EA, Miller ER: Functional considerations of urethral sphincteric dynamics. J Urol 1973; 109:273

Tanagho EA, Pugh RCB: The anatomy and function of the ureterovesical junction. Br J Urol 1963; 35:151

Tanagho EA, Schmidt RA, de Araujo CG: Urinary striated sphincter: What is its nerve supply? Urology 1982; 20:415

Tanagho EA, Smith DR: The anatomy and function of the bladder neck. Br J Urol 1966; 38:54

Tanagho EA et al: Observations in the dynamics of the bladder neck. Br J Urol 1966; 38:72

Prostata

Bruschini H, Schmidt RA, Tanagho EA: The male genitourinary sphincter mechanism in the dog. Invest Urol 1978; 15:284

Hutch JA, Rambo ON Jr: A study of the anatomy of the prostate, prostatic urethra and the urinary system. J Urol 1970; 104:443

McNeal JE: The prostate and prostatic urethra: A morphologic study. J Urol. 1972; 107:1008

Vaalsti A, Hervonen A: Autonomic innervation of the human prostate. Invest Urol 1980; 17:293

Wein AJ, Benson GS, Jacobowitz D: Lack of evidence for adrenergic innervation of external urethral sphincter. J Urol 1979; 121:324

Samenstrang

Ahlberg NE, Bartley O, Chidekel N: Right and left gonadal veins: An antomical and statistical study. Acta Radiol [Diagn] (Stockh) 1966; 4:593

Bergman LL: The regional anatomy of the inguinal canal. GP (Oct) 1962; 26:114

Hoden

Busch FM, Sayegh ES: Roentgenographic visualization of human testicular lymphatics: A preliminary report. J Urol 1963; 89:106

Weibliche Harnröhre

Lindner HH, Feldman SE: Surgical anatomy of the perineum. Surg Clin North Am 1962; 42:877

Zacharin RF: The anatomic supports of the female urethra. Obstet Gynecol 1968; 32:754

2 Embryologie des Genitalsystems

E. A. Tanagho

Bei der Geburt sind Genital- und Harntrakt nur noch durch einige gemeinsame Ausführungsgänge verbunden. Embryologisch gesehen sind sie jedoch eng miteinander verwandt. Wegen der komplexen Beziehung der embryonalen Phasen beider Systeme werden sie im Folgenden in 5 Gruppen abgehandelt: das nephrogene System, die vesikoureterale Einheit, die Gonaden, das Genitalsystem und die äußeren Genitalien.

Nephrogenes System

Das nephrogene System entwickelt sich aus 3 verschiedenen Formen: dem Pronephros, dem Mesonephros und dem Metanephros.

Pronephros (Vorniere)

Das Pronephros ist die früheste Entwicklungsstufe im nephrogenen System des Menschen. Es entspricht dem ausgereiften System der meisten primitiven Vertebraten. Es erstreckt sich vom 4. bis zum 14. Somiten und besteht aus 6–10 Tubulipaaren. Diese münden in ein paar Primärgänge, die sich auf gleicher Höhe entwickeln. Sie erstrecken sich nach kaudal und münden schließlich in die Kloake ein. Die Vorniere degeneriert bis zur 4. Embryonalwoche vollständig (Abb. 2.1).

Mesonephros (Urniere)

Das embryonale Mesonephros entspricht dem voll entwickelten Ausscheidungsorgan der höheren Fi-

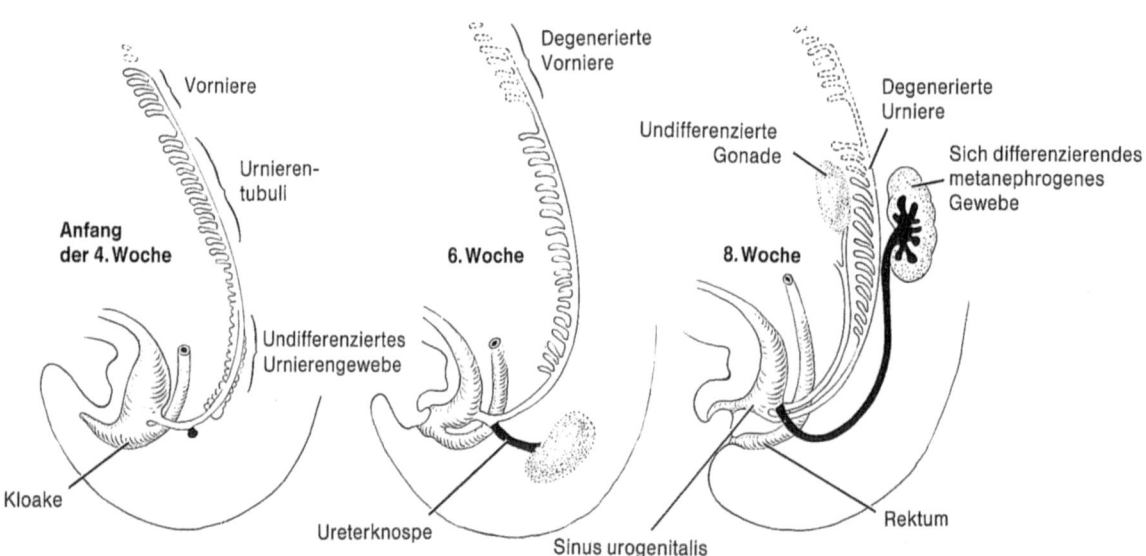

Abb. 2.1. Schematische Darstellung der Embryonalentwicklung des Urogenitaltraktes. Zu Beginn der 4. Woche erkennt man nur wenige Tubuli der Vorniere, während sich das Urnierengewebe nach und nach mit dem Urnierengang vereinigt. Es kommt zur Aussprossung der Ureterknospe aus dem Urnierengang. Nach 6 Wochen ist das Pronephros vollständig degeneriert, bei den Urnierentubuli setzt die Degeneration ein. Die Ureterknospe wächst nach dorsokranial und ist bereits von einer metanephrogenen Kapsel umgeben. Nach 8 Wochen beginnt die nach kranial gerichtete Wanderung der sich differenzierenden Nachniere. Das kraniale Ende der Ureterknospe dehnt sich aus, und man erkennt multiple aufeinanderfolgende Ausstülpungen. (Aus mehreren Quellen übernommen)

sche und Amphibien. Es ist das Hauptausscheidungsorgan in der frühen Embryonalentwicklung (4–8 Wochen). Es degeneriert allmählich, obwohl Teile seines Gangsystems sich mit den männlichen Fortpflanzungsorganen verbinden. Die Tubuli des Mesonephros entwickeln sich aus dem intermediären Mesoderm unterhalb des Pronephros, kurz bevor das Pronephros degeneriert. Die Tubuli des Mesonephros unterscheiden sich von denen des Pronephros folgendermaßen: Sie entwickeln eine kelchförmige Struktur, in die sich ein Kapillarknoten eindrückt. Man bezeichnet dies als Bowman-Kapsel und den Kapillarknäuel als Glomerulus. Während ihres Wachstums erreichen die mesonephrogenen Tubuli den primär-nephrogenen Gang und stellen mit ihm eine Verbindung her. Dieser wächst nun nach kaudal und mündet in die Kloake ein (s. Abb. 2.1). Der primärnephrogene Gang wird jetzt als mesonephrogener Gang bezeichnet. Nach der Verbindung mit dem nephrogenen Gang verändern sich die primordialen Tubuli und breiten sich S-förmig aus. Durch die Verlängerung der Tubuli kommt es durch sekundäre Verzweigungen zu einer Vergrößerung der Kontaktoberfläche und damit steigt die Fähigkeit, Material mit dem Blut in den angrenzenden Kapillaren auszutauschen. Wenn das Blut den Glomerulus verläßt, wird es über ein oder mehrere efferente Gefäße transportiert, die dann in einen ausgeprägten kapillaren Plexus münden. Dieser ist eng mit den mesonephrogenen Tubuli verbunden. Das Mesonephros, das schon früh in der 4. Woche entsteht, erreicht seine maximale Größe gegen Ende des 2. Monats.

Metanephros (Nachniere)

Die Nachniere, die die letzte Entwicklungsphase des nephrogenen Systems darstellt, hat ihren Ursprung sowohl im intermediären Mesoderm als auch im mesonephrogenen Gang. Die Entwicklung beginnt beim 5–6 mm großen Embryo mit einem knospenähnlichen Auswuchs aus dem mesonephrogenen Gang. Dieser krümmt sich und mündet in die Kloake. Diese Ureterknospe wächst kopfwärts und umgibt sich an der Spitze mit Mesoderm aus dem nephrogenen Strang des intermediären Mesoderms. Dieses Mesoderm mit der metanephrogenen Kappe bewegt sich nun zusammen mit der wachsenden Ureterknospe vom Ursprungsort aus mehr und mehr kopfwärts. Während dieser Wanderung nach oben wird die metanephrogene Kappe größer und es kommt zu einer raschen internen Differenzierung. Inzwischen dehnt sich das kraniale Ende der Ureterknospe innerhalb des wachsenden metanephrogenen Gewebes aus, um das Nierenbecken zu bilden (s. Abb. 2.1). Zahlreiche Auswüchse aus der Nierenbeckendilatation drücken sich radial in das wachsende Gewebe ein und bilden Gänge, die sich während ihres Wachstums zur Peripherie hin verzweigen. Sie bilden die primären Sammelröhren der Niere. Mesodermale Zellen ordnen sich in kleinen vesikulären Massen an, die dem blinden Ende der Sammelrohre eng anliegen. Jeder dieser vesikulären Haufen bildet einen Tubulus, der in ein naheliegendes Sammelrohr einmündet. Während des Wachstums der Niere entsteht in ihrer Peripherie eine zunehmende Zahl von Tubuli. Die vesikulären Anteile bilden in ihren Zentren eine Höhle und werden S-förmig. Ein Ende des S vereinigt sich mit dem terminalen Teil der Sammeltubuli, so daß ein durchgehender Kanal entsteht. Der proximale Teil des S entwickelt sich in die distal und proximal gewundenen Tubuli und in die Henle-Schleife. Das distale Ende entwickelt sich zum Glomerulus und zur Bowman-Kapsel. In diesem Stadium sind das undifferenzierte Mesoderm und die noch nicht ausgereifte Glomeruli bei der mikroskopischen Untersuchung schon deutlich zu erkennen (Abb. 2.2). Die Glomeruli sind bis zur 36. Woche oder wenn der Fetus 2.500 g wiegt, voll entwickelt (Osathanondh u. Potter 1964). Das Metanephros entsteht gegenüber dem 28. Somiten (4. lumbales Segment). Bis zur Geburt ist es bis zum 1. lumbalen oder sogar bis zum 12. thorakalen Wirbel aufgestiegen. Dieser Aufstieg der Niere ist nicht nur auf die eigentliche Wanderung nach oben, sondern auch auf das Wachstum im Bereich des unteren Körpers zurückzuführen. Während der frühen Phase des Aufstiegs gleitet die Niere über die Arterienbifurkation und rotiert um 90°. Die konvexe Seite zeigt jetzt nach lateral und nicht nach dorsal. Der weitere Aufstieg vollzieht sich dann langsamer, bis die Niere ihre endgültige Position erreicht hat.

Gewisse Merkmale dieser 3 Entwicklungsphasen müssen hervorgehoben werden: 1) Die 3 aufeinander folgenden Einheiten des Systems entwickeln sich aus dem intermediären Mesoderm. 2) Die Tubuli sind in jeder Höhe als unabhängige Primordia vorhanden und nur sekundär mit dem Gangsystem verbunden. 3) Der nephrogene Gang entwickelt sich aus der Verbindung der Enden der vorderen pronephrogenen Tubuli. 4) Dieser pronephrogene Gang fungiert anschließend als mesonephrogener Gang der den Ursprung des Harnleiters bildet. 5) Der nephrogene Gang erreicht die Kloake durch eigenständiges kaudales Wachstum. 6) Der embryonale Harnleiter ist ein Auswuchs des nephrogenen Ganges; die Nierentubuli differenzieren sich aus angrenzendem nephrogenen Blastem.

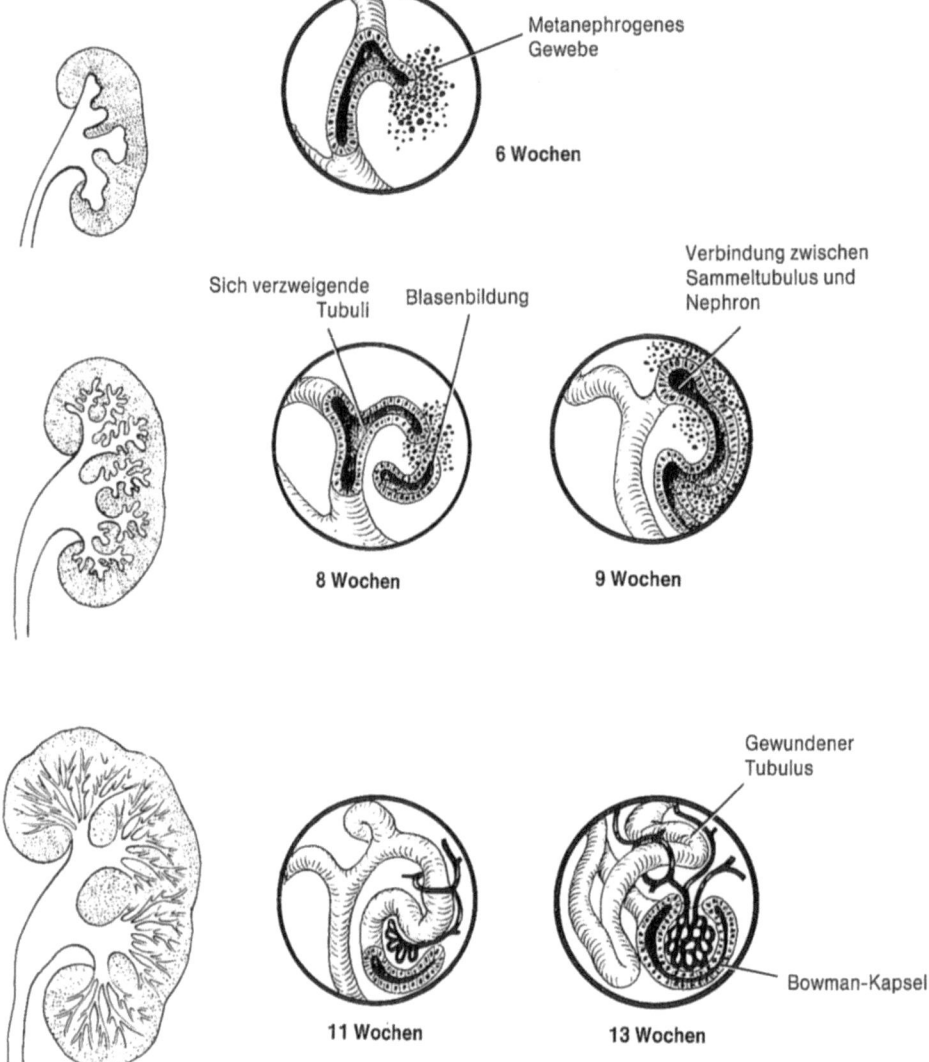

Abb. 2.2. Die Stadien der Differenzierung des Nephrons und die Vereinigung der sich verzweigenden Sammeltubuli. Ein kleines Stück des metanephrogenen Gewebes ist mit jedem terminalen Anteil eines Sammeltubulus verbunden. Die sich bildenden Bläschen lagern sich zusammen und entwickeln sich zu einem urinführenden Tubulus, der in einen nahegelegenen Gang abfließt. An einem Ende differenzieren sich die Bowman-Kapsel und der Glomerulus. Das andere Ende bildet die Verbindung mit den nahegelegenen Sammeltubuli

Mißbildungen des nephrogenen Systems

Steigt das Metanephros nicht auf, so kommt es zu einer ektopischen Niere. Eine ektopische Niere kann auf der richtigen Seite, aber zu tief (einfache Ektopie) oder auch auf der gegenüberliegenden Seite (gekreuzte Ektopie) mit oder ohne Fusion lokalisiert sein. Kommt es während des Aufstiegs nicht zur Rotation der Niere, entsteht eine malrotierte Niere.

Eine Fusion der gepaarten metanephrogenen Gewebeanteile kann verschiedene Mißbildungen zur Folge haben – am häufigsten die Hufeisenniere.

Die Harnleiterknospe aus dem mesonephrogenen Gang kann sich aufzweigen und auf verschiedenen Höhen zu einem zweigeteilten Harnleiter führen. Aus dem mesonephrogenen Gang kann sich auch eine zusätzliche Harnleiterknospe entwickeln, so daß ein Doppelureter entsteht, der gewöhnlich in den selben metanephrogenen Gewebeanteil mündet. Nur selten hat jede Knospe ihr eigenes metanephrogenes Gewebe, so daß überzählige Nieren entstehen.

Wenn die beiden Harnleiterknospen auf dem mesonephrogenen Gang übereinander liegen, münden sie mit nur sehr geringem Abstand voneinander in

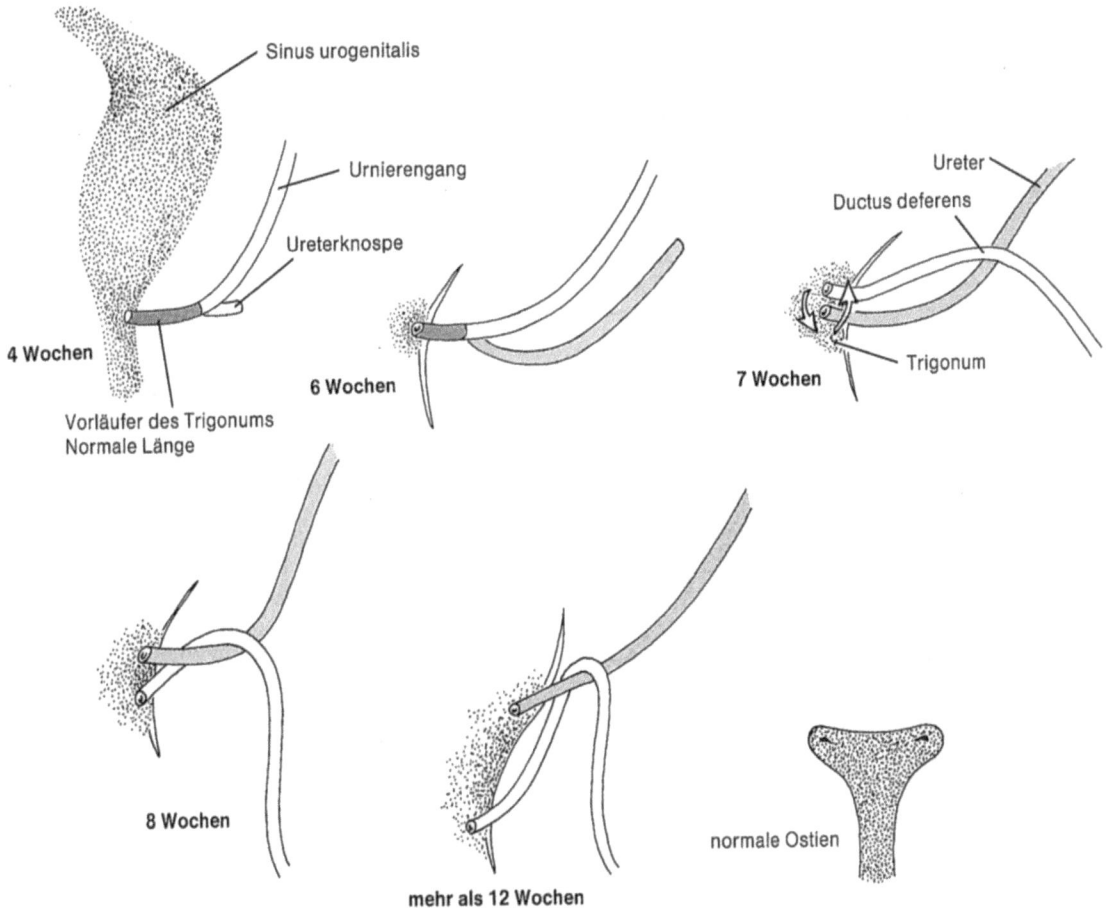

Abb. 2.3. Die Entwicklung der Ureterknospe aus dem Urnierengang und ihre Beziehung zum Sinus urogenitalis. Die Ureterknospe bildet sich in der 4. Woche. Der distal dieser Ureterknospe gelegene Urnierengang wird allmählich in den Sinus urogenitalis absorbiert. Dies führt zu getrennten Mündungen von Harnleiter und Urnierengang. Das Urnierengewebe, das in den Sinus urogenitalis aufgenommen wird, dehnt sich aus und bildet das Trigonum

die Blase. In diesem Fall erreicht die Hauptharnleiterknospe, die als erste erscheint und auf den mesonephrogenen Gängen mehr kaudal liegt, zuerst die Blase. Sie beginnt dann nach kranial und lateral zu wachsen, wobei ihr die zweite zusätzliche Knospe nachfolgt, wenn sie den Sinus urogenitalis erreicht. Die Hauptharnleiterknospe, die jetzt auf dem Urogenitalsinus mehr kranial liegt, versorgt den unteren Teil der Niere. Die 2 Harnleiterknospen haben auf ihrer Wanderung vom mesonephrogenen Gang zum Urogenitalsinus ihre Lage zueinander umgekehrt. Aus diesem Grunde kreuzen sich die Doppelureter stets (Weigert-Meyer-Gesetz). Wenn die beiden Harnleiterknospen auf dem mesonephrogenen Gang weit voneinander entfernt liegen, erscheint die zusätzliche Knospe mehr proximal und mündet mit einem ektopischen Ostium, das unterhalb des normalen liegt, in die Blase. Dieses ektopische Ostium kann noch in der Blase selber, in der Nähe des Blasenausgangs, in der Harnröhre, oder sogar im Genitalsystem lokalisiert sein (Abb. 2.3). Eine einzelne Harnleiterknospe, die auf dem mesonephrogenen Gang höher als normal entspringt, kann in ähnlicher Weise ektopisch münden.

Bleibt die Entwicklung der Harnleiterknospe aus, so entsteht eine Solitärniere mit einem Hemitrigonum.

Die vesikourethrale Einheit

Das blinde Ende des Hinterdarms, das unterhalb der Allantois liegt, dehnt sich aus, um die Kloake zu bilden. Sie ist nach außen durch eine dünne Gewebeplatte (die Kloakenmembran) geschützt und liegt in einer ektodermalen Senke, dem Proktodäum. Im 4-mm-Stadium teilt sich die Kloake in 2 Komparti-

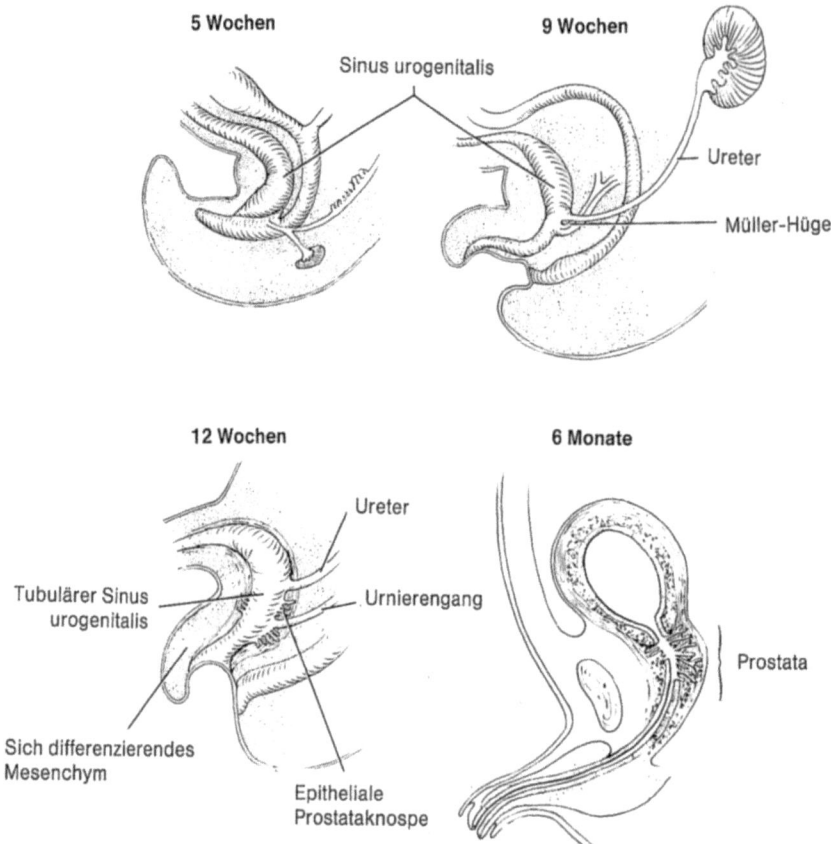

Abb. 2.4. Die Differenzierung des Sinus urogenitalis beim Mann. In der 5. Woche trennt das zunehmend wachsende urorektale Septum den Sinus urogenitalis vom Rektum. In den Sinus urogenitalis münden der Urnierengang und die Ureterknospe. Er behält seine tubuläre Struktur bis zur 12. Woche. Dann beginnt das umgebende Mesenchym sich in Muskelfasern zu differenzieren, die diese gesamte Struktur umgeben. Die Prostata entwickelt sich in Form multipler epithelialer Auswüchse direkt ober- und unterhalb des Urnierenganges. Während des 3. Monats dehnt sich der ventrale Anteil des Sinus urogenitalis aus, um die eigentliche Blase zu bilden. Der pelvine Anteil bleibt eng und tubulär und bildet einen Teil der Harnröhre. (Aus: Tanagho u. Smith 1969)

mente. Dies beginnt am Kopfteil der Kloake, wo sich Allantois und Darm treffen. Durch kaudales Wachstum entsteht eine halbmondförmige Falte, die Urorektalfalte. Die 2 Ränder dieser Falte stülpen sich an jeder Seite in das Lumen der Kloake ein, treffen sich schließlich und verschmelzen. Die Trennung der Kloake in einen ventralen Teil (Urogenitalsystem) und einen dorsalen Teil (Rektum) ist in der 7. Woche vollendet. Während der Entwicklung des urorektalen Septums unterzieht sich die Kloakenmembran einer Umkehrrotation, so daß die ektodermale (Ober-)Fläche nicht mehr zur vorderen Bauchwand weist, sondern sich allmählich nach kaudal und leicht nach posterior wendet. Diese Veränderung erleichtert die Teilung der Kloake und wird hauptsächlich durch die Entwicklung des infraumbilikalen Anteils der vorderen Bauchwand und der Regression des Schwanzanteils vollzogen. Das Mesoderm, das um die kloakale Membran herum bis zur kaudalen Anheftung des umbilikalen Stranges reicht, proliferiert, wächst und formt eine Oberflächenerhöhung, das genitale Tuberculum. Weiteres Wachstum des infraumbilikalen Teils der Bauchwand trennt den umbilikalen Strang und das genitale Tuberculum zunehmend. Die Teilung der Kloake ist bereits beendet, bevor die kloakale Membran rupturiert. Aus diesem Grund haben beide Teile getrennte Öffnungen. Der ventrale Teil ist der primitive urogenitale Sinus, der die Form eines elongierten Zylinders hat und nach kranial in die Allantois übergeht. Seine externe Öffnung ist das progenitale Ostium. Der dorsale Teil ist der Rektum und seine externe Öffnung der Anus.

Der Urogenitalsinus nimmt die mesonephrogenen Gänge auf. Das kaudale Ende des mesonephrogenen

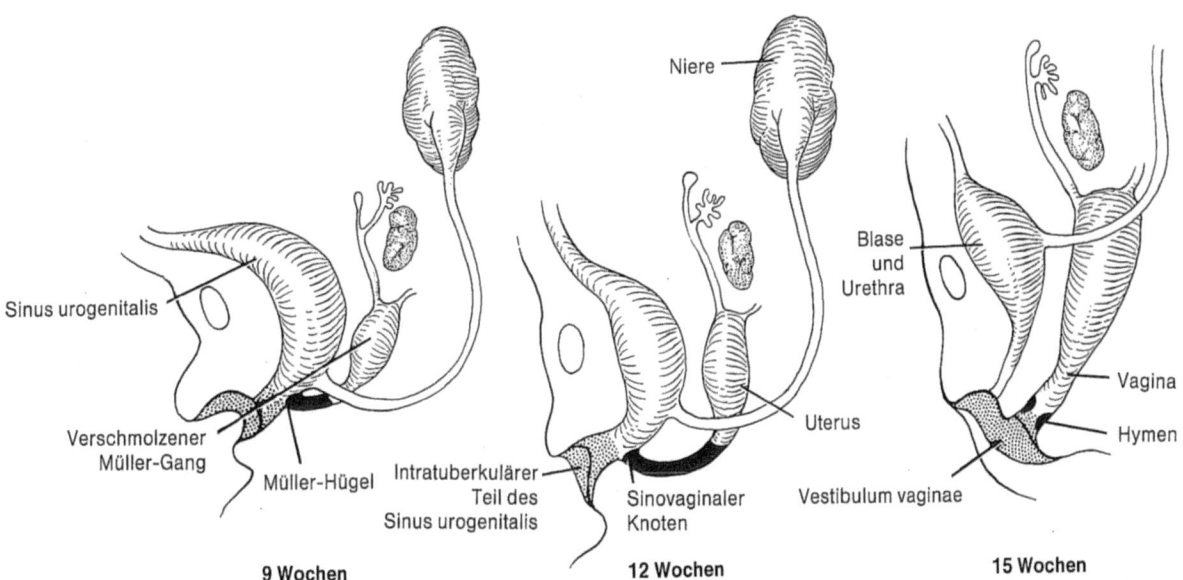

Abb. 2.5. Die Differenzierung des Sinus urogenitalis und der Müller-Gänge beim weiblichen Embryo. Nach 9 Wochen münden die verschmolzenen Müller-Gänge und der Sinus urogenitalis am massiv mit Zellen angereicherten Müller-Hügel (sinovaginaler Knoten). Wenn (nach 15 Wochen) der distal des Müller-Hügels gelegene Anteil des Sinus urogenitalis weiter und flacher wird, bilden die Harnröhre und der verschmolzene Müller-Gang getrennte Öffnungen. Der distale Anteil des Sinus urogenitalis bildet das Vestibulum vaginae und das untere Fünftel der Vagina *(gepunktet)*. Aus dem über dem Müller-Hügel gelegenen Teil entstehen die Harnblase und die gesamte weibliche Harnröhre. Die verschmolzenen Müller-Gänge bilden den Uterus und die oberen ⅘ der Vagina. Das Hymen entsteht an der Übergangsstelle zwischen sinovaginalem Knoten und Sinus urogenitalis

Ganges distal der Harnleiterknospe wird progredient in den Urogenitalsinus absorbiert. In der 7. Woche haben mesonephrogener Gang und Harnleiterknospe voneinander unabhängige Öffnungen. Hierdurch entsteht eine Insel aus mesodermalem Gewebe inmitten des umgebenden Endoderms des Urogenitalsinus. Bei fortschreitender Entwicklung wandert die Öffnung des mesonephrogenen Ganges (der zum Ductus ejaculatorius wird) nach kaudal und medial. Die Öffnung der Harnleiterknospe (die zum Harnleiterostium wird) wandert nach kranial und lateral. Das absorbierte Mesoderm des mesonephrogenen Ganges dehnt sich bei dieser Wanderung aus und nimmt die Position ein, die durch die endgültige Lage dieser Rohre eingegrenzt wird (s. Abb. 2.3).

Es differenziert sich später zur trigonalen Struktur, die der einzige mesodermale Einschluß in der endodermalen vesikoureteralen Einheit ist.

Der Urogenitalsinus kann in 2 Hauptsegmente unterteilt werden. Die Trennlinie, d.h. die Verbindung zwischen den vereinigten Müller-Gängen und der dorsalen Wand des Urogenitalsinus, ist eine Erhebung, die als Müller-Tuberculum bezeichnet wird. Dieses ist der fixierte Bezugspunkt in der gesamten Struktur und wird später besprochen. Die beiden Segmente sind: 1) Der ventrale und pelvine Teil, aus dem die Blase, ein Teil der männlichen Harnröhre und die gesamte weibliche Harnröhre gebildet wird. Hier mündet der Harnleiter ein. 2) Der urethrale oder phallische Teil, der die mesonephrogenen und fusionierten Müller-Gänge empfängt. Dies ist ein Teil der männlichen Harnröhre und bildet das untere Fünftel der Vagina und das vaginale Vestibulum bei der Frau.

Während des 3. Monats beginnt der ventrale Teil des Urogenitalsystems sich auszudehnen und formt eine epitheliale Aussackung, deren Apex in einem elongierten verengten Urachus spitz zuläuft. Der pelvine Teil bleibt eng und tubulär und formt die gesamte weibliche Harnröhre und den supramontanalen Teil der prostatischen Harnröhre beim Mann. Das Splanchnikusmesoderm, das den ventralen und pelvischen Teil des Urogenitalsinus umgibt, beginnt sich in sich kreuzende glatte Muskelfasern und einen äußeren fibrösen Bindegewebemantel zu differenzieren. In der 12. Woche sind die für die Harnröhre und Blase des Erwachsenen charakteristischen Gewebeschichten erkennbar (Abb. 2.4).

Der kaudal der Öffnung des Müller-Ganges gelegene Teil des Urogenitalsinus formt das vaginale Vestibulum und trägt zur Bildung des unteren Fünftels der weiblichen Vagina bei (Abb. 2.5). Beim Mann entsteht hieraus der inframontanale Teil der prostatischen Harnröhre und die membranöse Harnröhre. Die penile Harnröhre wird durch Verschmelzung der urethralen Falten auf der Vorderseite des genitalen Tuberculums gebildet. Bei der Frau bleiben die urethralen Falten voneinander getrennt und bilden die Labia minora. Die glanduläre Harnröhre beim Mann entsteht durch Kanalisierung der urethralen Platte. Die Blase reicht ursprünglich bis zum Umbilicus, wo sie mit der Allantois verbunden ist, die sich in den umbilikalen Strang ausdehnt. Bis zur 15. Woche ist die Allantois gewöhnlich in Höhe des Umbilicus obliteriert. Von der 18. Woche an beginnt die Blase dann zu deszendieren. Während des Deszensus wird ihr Apex gedehnt und verengt sich, und sie übt einen Zug auf die schon obliterierte Allantois, die jetzt als Urachus bezeichnet wird, aus. In der 20. Woche ist die Blase deutlich vom Umbilicus getrennt und der gedehnte Urachus wird zum Lig. umbilicale medianum.

Prostata

Die Prostata entwickelt sich in Form multipler solider Auswüchse des urethralen Epithels sowohl oberhalb als auch unterhalb des Eingangs des mesonephrogenen Ganges. Die Entwicklung dieser einfachen tubulären Auswüchse in 5 bestimmten Gruppen beginnt gegen Ende der 11. Woche und ist in der 16. Woche abgeschlossen (112-mm-Stadium). Die tubulären Auswüchse verzweigen und vereinigen sich wieder, was schließlich zu einem komplexen Gangsystem führt. Dieses vereinigt sich mit den sich differenzierenden mesenchymalen Zellen im Bereich des Urogenitalsinus. Ab der 16. Woche beginnen diese mesenchymalen Zellen sich um die Tubuli herum zu entwickeln. Zur Peripherie hin verdichten sie sich zur Prostatakapsel. In der 22. Woche ist das muskuläre Stroma schon deutlich entwickelt. Es wächst bis zur Geburt progredient weiter.

Aus den 5 Gruppen epithelialer Knospen entstehen schließlich 5 Lappen: ein Vorder-, ein Hinter-, ein Mittel- und 2 Seitenlappen. Anfangs sind diese Lappen weit voneinander getrennt. Später rücken sie jedoch näher zusammen, wobei keine definitiven Septen zwischen ihnen erkennbar sind. Die Tubuli jedes Lappens vereinigen sich nicht miteinander, sondern liegen Seite an Seite nebeneinander.

Die Tubuli des Vorderlappens entwickeln sich gleichzeitig mit denen der anderen Prostatalappen. Auch wenn die Tubuli des Vorderlappens in den frühen Entwicklungsstadien groß sind und multiple Verzweigungen aufweisen, kontrahieren sie sich allmählich und verlieren die meisten der Verzweigungen. Sie schrumpfen kontinuierlich, so daß sie bei der Geburt kein Lumina mehr aufweisen und als kleine solide embryonale epitheliale Auswüchse erscheinen. Im Gegensatz dazu sind die Tubuli des hinteren Lappens zahlenmäßig geringer, aber relativ größer und weisen extensive Verzweigungen auf. Während des Wachstums dehnen sich diese Tubuli nach posterior zu den sich entwickelnden Mittel- und Seitenlappen aus und bilden den hinteren Teil der Prostata, den man rektal palpieren kann.

Mißbildungen der vesikourethralen Einheit

Ein Ausbleiben der Kloakenteilung ist selten. Sie führt zu einer persistierenden Kloake. Häufiger kommt eine unvollständige Trennung vor. Dies hat rektovesikale, rektourethrale oder rektovestibuläre Fisteln zur Folge (gewöhnlich mit einem Anus imperforatus oder einer Analatresie vergesellschaftet.

Wenn sich die Blase nicht senkt oder ein unvollständiger Deszensus auftritt, können folgende Mißbildungen auftreten; urinale umbilikale Fistel (urethrale Fistel), Urachuszyste oder Urachusdivertikel, je nach Stadium und Grad des Maldeszensus. Entwickeln sich die Genitalien primordial in einer Region, die mehr kaudal liegt als normalerweise, so können die Corpora cavernosa kaudal des Ausgangsystems des Urogenitalsinus entstehen, wobei die urethrale Furche auf der Rückseite liegt. Dieser Defekt führt je nach Schweregrad zu einer vollständigen oder unvollständigen Epispadie. Ein extensiver Defekt hat eine Blasenekstrophie zur Folge. Verschmelzen die urethralen Falten nicht, so treten unterschiedliche Grade einer Hypospadie auf. Dieser Defekt erstreckt sich niemals nach proximal bis zur bulbösen Harnröhre, im Gegensatz zur Epispadie, die gewöhnlich die gesamte Harnröhre bis zum internen Meatus involvieren kann.

Gonaden

Die meisten Strukturen des embryonalen Genitalsystems sind von anderen Organsystemen übernommen worden. Ihre Anpassung an die Geschlechtsfunktion ist eine sekundäre und relativ späte Phase in der Entwicklung. Die frühe Differenzierung solcher Strukturen ist deshalb geschlechtsunabhängig. Darüber hinaus ist jeder Embryo ursprünglich morphologisch bisexuell, da er alle notwendigen Strukturen für die Bildung beider Geschlechter besitzt. Die Ent-

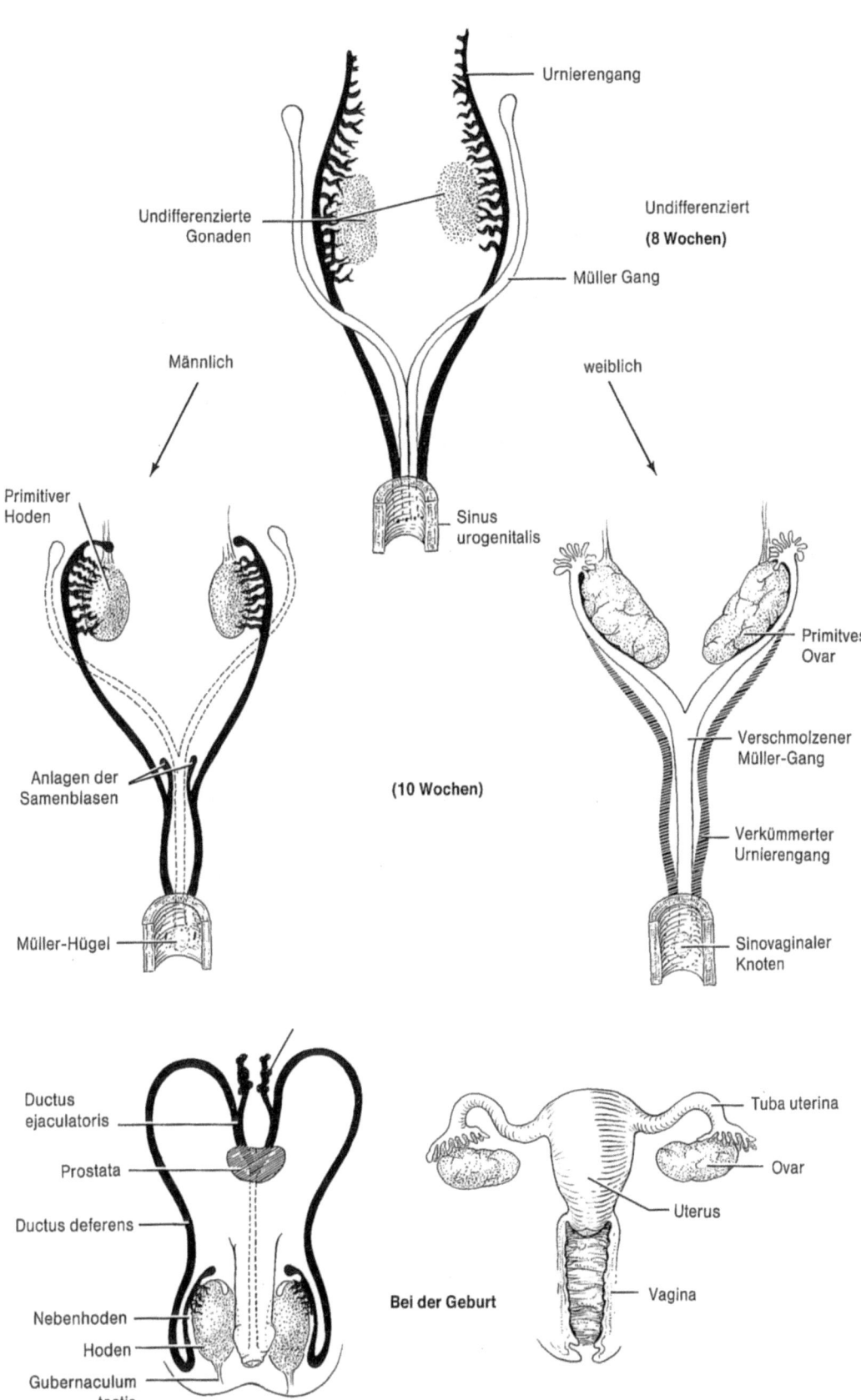

Abb. 2.6. Transformation des undifferenzierten Genitalsystems zu den endgültigen männlichen und weiblichen Geschlechtsorganen

wicklung zu einer bestimmten Art von Geschlechtsanlagen und, die allmähliche Rückbildung der anderen wird durch das Geschlecht der Gonaden festgelegt.

Die sexuell undifferenzierten Gonaden sind eine zusammengesetzte Struktur. Männliche und weibliche Anlagen sind durch spezifische histologische Elemente (Mark und Rinde), die unterschiedliche Rollen bei der Gonadogenese spielen, vertreten. Eine normale Differenzierung beinhaltet die allmähliche Dominanz einer Komponente.

Die primitiven Geschlechtsdrüsen treten während der 5. und 6. Woche innerhalb einer umschriebenen Region, die man als urogenitalen Kamm bezeichnet, auf (sie enthalten sowohl die nephrogenen wie auch die primordialen Genitalformen. Von der 6. Woche an besteht die Gonade aus einem oberflächlichen Keimepithel und einem inneren Blastem. Das Blastem besteht hauptsächlich aus einem proliferativ einwachsenden Oberflächenepithel, das sich von seiner Basalmembran löst.

Während der 7. Woche beginnt die Gonade die Eigenschaften eines Hodens oder eines Ovars anzunehmen. Die Differenzierung des Ovars vollzieht sich etwas später als die des Hodens.

Wenn sich die Gonade zu einem Hoden entwickelt, nimmt die Drüse an Größe zu und verkürzt sich zu einem kompakten Organ. Gleichzeitig verlagert sie sich mehr nach kaudal. Ihre breite Befestigung an das Mesonephros wird zu einem gonadalen Mesenterium umgebildet, das man als Mesorchium bezeichnet. Die Zellen des Keimepithels wachsen in das zugrundeliegende Mesenchym und bilden strangähnliche Gewebemassen. Diese sind radiär angeordnet und konvergieren in Richtung auf das Mesorchium, wo ein großer Teil der Gewebemassen des Blastems als Primordium der Rete testis zum Vorschein kommt. Schon bald bildet sich ein Netzwerk aus, das in die Hodenstränge übergeht. Diese wiederum teilen sich in 3–4 Tochterstränge auf. Hieraus entstehen dann schließlich die Tubuli seminiferi contorti, die für die Bildung der Spermatozoen verantwortlich sind. Die Rete testis vereinigen sich mit den mesonephrogenen Komponenten, die, wie später besprochen, die männlichen Geschlechtsorgane formen (Abb. 2.6).

Entwickelt sich die Gonade zu einem Ovar, so enthält dieses (genau wie der Hoden) ein Mesenterium (Mesoovarium) und siedelt sich etwas mehr kaudal an. In der 9. Woche differenziert sich das interne Blastem zu einer primären Rinde unterhalb des Keimepithels und einem losen primären Mark. Eine kompakte zelluläre Gewebemasse erstreckt sich vom Mark in das Mesovarium und stellt die primitive Rete ovarii dar. Nach 3–4 Lebensmonaten wird die innere Zellmasse zur jungen Eizelle. Sowohl aus dem Keimepithel als auch aus dem Blastem entsteht eine neue definitive Rinde in Form bestimmter zellulärer Stränge (Pflüger-Röhren). Außerdem wird ein permanentes Mark gebildet. Die Rinde differenziert sich zu Ovarfollikeln, die die Eizellen enthalten.

Deszensus der Gonaden

Der Hoden

Zusätzlich zu seiner frühen Migration nach kaudal verläßt der Hoden später die Bauchhöhle und steigt ins Skrotum ab. Während des 3. Monats des fetalen Lebens ist der Hoden retroperitoneal im Becken lokalisiert. Ein fibromuskuläres Band (das Gubernaculum) erstreckt sich vom unteren Pol des Hodens durch die sich entwickelnden Muskelschichten der vorderen Bauchwand zum Subkutangewebe der skrotalen Anschwellung. Das Gubernaculum hat auch mehrere andere Hilfsbänder, die mit den angrenzenden Regionen in Verbindung stehen. Genau unterhalb des unteren Hodenpols verläuft das Peritoneum als Divertikel entlang der Vorderseite des Gubernaculums und erreicht schließlich den Skrotalsack durch die vorderen Bauchmuskeln (Processus vaginalis). Der Hoden verbleibt bis zum 7. Monat am abdominellen Ende des Leistenkanals. Er wandert dann durch den Leistenkanal hinter den Processus vaginalis (den er jedoch einstülpt). Normalerweise erreicht er den Skrotalsack gegen Ende des 8. Monats.

Das Ovar

Zusätzlich zum früheren internen Deszensus wird das Ovar durch das Gubernaculum an den Geweben der Genitalfalte befestigt. Es heftet sich dann selber an den sich entwickelnden uterovaginalen Kanal, an der Verbindungsstelle mit den Eileitern an. Dieser Teil des Gubernaculums zwischen Ovar und Uterus wird zum ovariellen Ligament. Der Teil zwischen Uterus und den Labia minora wird zum Lig. rotundum des Uterus. Diese Ligamente verhindern einen extraabdominellen Deszensus, so daß das Ovar nur bis ins Becken eintreten kann. Es liegt schließlich hinter dem Eileiter auf der Oberseite des urogenitalen Mesenteriums, das mit dem Ovar abgestiegen ist und nun das Lig. latum uteri formt. Es bildet sich ein kleiner Processus vaginalis, der in Richtung der labialen Schwellung verläuft, aber gewöhnlich bis zur Geburt obliteriert ist.

Gonadale Mißbildungen

Eine fehlende Gonadenentwicklung wird als gonadale Agenesie bezeichnet. Eine unvollständige Entwicklung mit Stillstand in einer bestimmten Phase nennt man Hypogenesie. Überzählige Gonaden sind selten. Die häufigsten Mißbildungen betreffen den Deszensus der Gonaden, besonders der Hoden. Ein Verbleiben der Hoden im Abdomen oder eine Unterbrechung des Deszensus an irgend einem Punkt der natürlichen Abstiegsroute wird als Kryptorchismus, der einseitig oder beidseitig auftreten kann, bezeichnet. Wenn der Hoden nicht dem Gubernaculum folgt, sondern einem seiner Hilfsbänder, so liegt er schließlich in anomaler Position. Man spricht dann von einem ektopen Hoden.

Eine ausbleibende Vereinigung von Rete testis und Mesonephros führt zu einem Hoden, der von den Nebenhodenkanälchen abgetrennt ist.

System der genitalen Gänge

Seite an Seite mit den indifferenten Gonaden existieren in der Embryonalentwicklung schon früh 2 unterschiedliche, jedoch eng miteinander verwandte Gänge. Der eine ist primär ein nephrogener Gang (Wolff-Gang), obwohl er als Geschlechtsgang fungiert, wenn sich der Embryo zu einem männlichen Wesen entwickelt. Der andere (Müller-Gang) ist primär von Beginn an eine geschlechtsbildende Struktur.

Tabelle 2.1. Männliche und weibliche homologe Strukturen

Embryonale Strukturen	Männlich	Weiblich
Urnierengang	Nebenhoden Vas deferens, Samenblasen Ductus ejaculatorii Appendix epididymidis Ureter, Nierenbecken Trigonum	Eileiter Gartner-Gang Appendix vesicularis Ureter, Nierenbecken Trigonum
Müller-Gang	Appendix testis Utriculus prostaticus	Tuben Uterus Vagina (obere 4/5)
Müller-Knoten	Colliculus seminalis	Sitz des Hymens

Sinovaginaler Knoten
  aus dem Urogenitalsinus
	Ein Teil des Utriculus
	  prostaticus
		Unteres 1/5 der Vagina

Vereinigung des sinovaginalen Knotens
  mit dem Urogenitalsinus
	Bildet sich normalerweise zurück
	  (wahrscheinlich bilden sich hieraus
	  die hinteren Harnröhrenklappen)
		Hymen

Urogenitalsinus,
  ventraler und pelviner Teil
	Harnblase (außer Trigonum)
	Supramontanaler Teil der
	  prostatischen Harnröhre
		Harnblase (außer Trigonum)
		Gesamte Harnröhre

Phallischer oder urethraler Anteil	Inframontanaler Anteil der prostatischen Harnröhre Membranöse Harnröhre	Vestibulum vaginae
Genitalhöcker	Penis	Klitoris
Genitalfalten	Penile Harnröhre	Labia minora
Genitalwülste	Skrotum	Labia majora
Gubernaculum	Gubernaculum testis	Lig. ovarii proprium Lig. rotundum uteri
Genitaldrüsen	Hoden	Ovar
Keimstränge	Tubuli seminiferi	Pflüger-Tube

Beide Gänge wachsen nach kaudal, um in den primitiven Urogenitalsinus zu münden. Der Wolff-Gang (im 4-mm-Stadium, bekannt als pronephrogener Gang) mündet in den ventralen Teil der Kloake, der später der Urogenitalsinus sein wird. Aus einer Region in der Nähe des kaudalen Endes dieses Ganges entspringt die Ureterknospe. Die Ureterknospe wächst nach kranial und trifft sich mit metanephrogenem Gewebe. Der Teil jedes mesonephrogenen Gangs, der unterhalb der Ureterknospe lokalisiert ist, wird in die Wand des primitiven Urogenitalsystems absorbiert, so daß mesonephrogener Gang und Ureter unabhängig voneinander münden. Dies wird im 15-mm-Stadium (7. Woche) erreicht. Während dieses Zeitraums – ab dem 10-mm-Stadium – beginnt die Entwicklung der Müller-Gänge. Sie erreichen den Urogenitalsinus relativ spät – im 30-mm-Stadium (9. Woche). Die teilweise verschmolzenen blinden Enden sind für die Entstehung des Müller-Hügels verantwortlich. Der Müller-Hügel ist der konstanteste und verläßlichste Bezugspunkt des ganzen Systems.

Entwickelt sich die Gonade zu einem Hoden (17-mm-Stadium, 7. Woche), beginnt der Wolff-Gang sich zu einem männlichen Gangsystem zu differenzieren, wodurch Nebenhoden, Vas deferens, Samenblasen und die Ductuli ejaculatorii entstehen. Zu diesem Zeitpunkt schreitet die Entwicklung des Müller-Ganges weiter voran bis zur Vereinigung mit dem Urogenitalsinus. Der Gang beginnt dann zu degenerieren. Nur sein oberes und unteres Ende persistieren. Das obere als Appendix des Testis und das untere als Teil des utriculus prostaticus.

Wenn die Gonade sich zu einem Ovar entwickelt (22-mm-Stadium, 8. Woche), bildet das Müller-Gangsystem die Eileiter, den Uterus und den größten Teil der Vagina. Die Wolff-Gänge bleiben, abgesehen von ihrem Anteil zur Bildung des Urogenitalsinus, rudimentär.

System der genitalen Gänge beim Mann

Nebenhoden

Da sich die differenzierenden Gonaden und der nephrogene Gang in enger Nachbarschaft befinden, werden einige der meso-nephrogenen Tubuli als Ductuli efferentes erhalten. Die Lumina gehen in die Rete testis über. Diese Tubuli werden zusammen mit dem Teil des mesonephrogenen Gangs, in den sie münden, den Nebenhoden bilden. Jeder dieser gewundenen Ductuli entwickelt sich zu einem kegelförmigen Gewebe, das man als Nebenhodenläppchen bezeichnet. Das kraniale Ende des mesonephrogenen Ganges ist stark geschlängelt, wodurch die Bildung des Nebenhodens vervollständigt wird. Dies ist ein Beispiel für den direkten Einschluß einer nephrogenen Struktur in das Genitalsystem. Andere mesonephrogene Tubuli, die kranialer und kaudaler liegen, bleiben als rudimentäre Strukturen bestehen, d.h. als Appendix des Nebenhodens und als Paradidymis.

Vas deferens, Samenblasen und Ductuli ejaculatorii

Der Teil des mesonephrogenen Gangs, der unterhalb des nebenhodenbildenden Anteils liegt, ist für die Bildung des Vas deferens verantwortlich. Kurz bevor sich dieser Gang mit der Harnröhre verbindet (Urogenitalsinus), entwickelt sich eine lokalisierte Erweiterung (Ampulle), und die gewundene Struktur, die die Samenblasen bilden wird, stülpt sich aus ihrer Wand. Der Teil des mesonephrogenen Ganges, der sich zwischen der Samenblase und der Harnröhre befindet, bildet den Ductus ejaculatorius. Der gesamte mesonephrogene Gang erhält seine charakteristische kräftige Ummantelung aus glatter Muskulatur, wobei das Lumen fast über die gesamte Länge hin sehr eng ist.

Sowohl oberhalb als auch unterhalb der Eintrittsstelle des mesonephrogenen Ganges in die Harnröhre, induzieren multiple Auswüchse des urethralen Epithels den Beginn der Prostatabildung. Während diese epithelialen Knospen wachsen, treffen sie mit den sich entwickelnden Muskelfasern um den Urogenitalsinus zusammen. Einige dieser Fasern verbinden sich mit den sich verzweigenden Tubuli der wachsenden Prostata und werden in sie inkorporiert, wodurch das muskuläre Stroma entsteht (s. Abb. 2.4).

System der genitalen Gänge bei der Frau

Die Müller-Gänge, die paarig angelegt sind, liegen Seite an Seite mit dem mesonephrogenen Gang. Es ist nicht bekannt, ob sie direkt aus den mesonephrogenen Gängen oder getrennt als eine Einstülpung des Zölomepithels in das Parenchym lateral des oberen Endes des mesonephrogenen Gangs entstehen. Man gibt der 2. Theorie den Vorzug. Die Müller-Gänge entwickeln sich und verlaufen lateral des mesonephrogenen Ganges. Die Öffnung in die Zölomhöhle und das peritoneale Ostium des Eileiters persistieren (später entwickeln sich Fimbrien). Das andere Ende wächst als solide Spitze nach kaudal und kreuzt dann am unteren Ende des Mesonephrons vor dem mesonephrogenen Gang. Es setzt sein Wachstum in kaudomedialer Richtung fort, bis es mit dem Müller-Gang der anderen Seite zusammentrifft und verschmilzt. Die Verschmelzung läuft erst nur partiell ab, so daß zwischen den Seiten vorübergehend ein Septum existiert. Dieses bildet sich später zurück, so daß eine Höhle übrig bleibt, die den uterovaginalen Kanal bildet. Das Lumen des vaginalen Kanals ist vollständig mit Zellen ausgekleidet. Die Spitze dieses Strangs drückt das Epithel des Urogenitalsinus nach außen, wodurch der Müller-Hügel entsteht (33-mm-Stadium, 9. Woche). Tatsächlich verschmelzen die Müller-Gänge erst im 63-mm-Stadium (13. Woche) und bilden dann den sinovaginalen Knoten, der einen begrenzten Teil des Urogenitalsystems enthält (dieser Teil bildet das untere Fünftel der Vagina).

Der urogenitale Sinus, der distal des Müller-Hügels liegt und ursprünglich eng und tief war, verkürzt sich und erweitert sich so, daß er den Boden der pudendalen oder urethralen Spalte bildet. Dies führt zu getrennten Öffnungen von Vagina und Urethra und bringt das vaginale Orificium in seine endgültige Position näher an die Oberfläche. Zur selben Zeit nimmt das vaginale Segment deutlich an Länge zu. Das Vestibulum vaginae stammt aus dem intratuberkulären Segment des urogenitalen Sinus (beim Mann ist dieses Segment für die Bildung des inframontanalen Teils der prostatischen Harnröhre und der membranösen Harnröhre verantwortlich). Die Labia minora werden aus den urethralen Falten gebildet (beim Mann entsteht hieraus die Pars pendulans der Harnröhre). Das Hymen ist das Rudiment des Müller-Hügels. Das untere Fünftel der Vagina entstammt dem Teil des Urogenitalsinus, der sich mit dem sinovaginalen Knoten verbindet. Die übrige Vagina und der Uterus entstehen aus dem unteren, verschmolzenen Drittel der Müller-Gänge. Die Eileiter haben ihren Ursprung in den oberen 2/3 der Müller-Gänge (s. Abb. 2.6).

Mißbildungen des gonadalen Gangsystems

Es kommt vor, daß Rete testis und Ductuli efferentes sich nicht vereinigen. Kommt dies auf beiden Seiten vor, resultieren Azoospermie und Sterilität. Wenn sich die Müller-Gänge nicht nähern oder vollständig fusionieren, kann eine unterschiedlich stark ausgeprägte Duplikation der Genitalgänge auftreten. Eine angeborene Atresie einer oder beider Eileiter oder des Uterus oder der Vagina sind selten.

Entwickelt sich das intratuberkuläre Segment des Urogenitalsinus nicht weiter, so besitzen Vagina und Harnröhre einen gemeinsamen Ausführungsgang.

Äußere Genitalien

Während der 8. Woche setzt die externe sexuelle Differenzierung ein. Es dauert jedoch mindestens 3 Monate, bis sich die progressiv entwickelnden äußeren Genitalien charakteristisch ausbilden. Sie ermöglichen die Unterscheidung zwischen männlicher und weiblicher Entwicklung. Während des indifferenten Stadiums der Sexualentwicklung erscheinen 3 kleine Protuberanzen auf der externen Seite der kloakalen Membran. Vorne liegt das genitale Tuberculum und an jeder Seite der Membran die genitalen Schwellungen.

Mit dem Untergang der urogenitalen Membran (17-mm-Stadium, 7. Woche) erhält der primitive Urogenitalsinus an der Unterseite des genitalen Tuberculums eine getrennte Mündung.

Männliche äußere Genitalien

Die Mündung des Urogenitalsinus erstreckt sich über dem ventralen Teil des genitalen Tuberculums und die urethrale Falte. Das primitive urogenitale Orificium und die urethrale Furche sind auf beiden Seiten durch die urethralen Falten begrenzt. Das genitale Tuberculum verlängert sich und bildet so den Phallus. Die Corpora cavernosa werden in der 7. Woche innerhalb des Penisschaftes als gepaarte mesenchymale Säulen erkennbar. Ab der 10. Woche beginnen die urethralen Falten von der Öffnung des Urogenitalsinus aus in Richtung Phallusspitze zu verschmelzen. In der 14. Woche ist die Verschmelzung abgeschlossen und führt zur Bildung der penilen Harnröhre. Das Corpus spongiosum penis entsteht durch die Differenzierung der mesenchymalen Gewebe um die gebildete penile Harnröhre.

Die Glans penis wird durch Ausbildung eines zirkulären Sulcus coronarius um den distalen Phallusteil erkennbar. Die urethrale Furche und die verschmelzenden Falten erstrecken sich nur bis zum Sulcus coronarius. Die glanduläre Harnröhre entwickelt sich als Folge der Kanalisierung eines ektodermalen epithelialen Stranges, der durch die Glans penis gewachsen ist. Diese Kanalisierung kommuniziert nun mit dem distalen Ende der schon vorher gebildeten penilen Harnröhre. Während des 3. Monats beginnt eine Hautfalte an der Basis der Glans penis nach distal zu wachsen. 2 Monate später umgibt sie die Glans penis. Hierdurch entsteht das Präputium. Gleichzeitig verlagern sich die Genitalien und Schwellungen nach kaudal und sind nun als skrotale Schwellungen nachweisbar. Sie treten zusammen und verschmelzen. Dies führt zur Bildung des Skrotums, das aus 2 Kompartimenten besteht, die durch ein mittleres Septum und eine Raphe getrennt sind (Zeichen der Verschmelzungslinie).

Weibliche äußere Genitalien

Bis zur 8. Woche gleicht das Aussehen der weiblichen äußeren Genitalien sehr stark dem der männlichen. Der einzige Unterschied liegt in der kürzeren urethralen Furche. Das genitale Tuberculum, das sich nach kaudal verbiegt und sich verzögert entwickelt, wird zur Klitoris. Wie beim Mann (wenn auch in geringerem Ausmaß) differenzieren sich mesenchymale Säulen zu den Corpora cavernosa, und ein Sulcus coronarius läßt sich als Glans clitoridis nachweisen. Der am tiefsten gelegene Teil des Urogenitalsinus verkürzt und weitet sich und bildet das vaginale Vestibulum. Die urethralen Falten verschmelzen nicht, sondern bleiben als Labia minora von einander getrennt. Die genitalen Schwellungen treffen vor dem Anus zusammen und bilden die hintere Kommissur. Die Schwellungen als Ganzes vergrößern sich und bleiben auf beiden Seiten des Vestibulums voneinander getrennt. Hierdurch entstehen die Labia majora.

Mißbildungen des äußeren Genitalsystems

Ein Fehlen oder eine Verdoppelung des Penis oder der Klitoris sind sehr selten. Häufiger besteht ein rudimentärer Penis oder es kann eine Hypertrophie der Klitoris auftreten. Dies kann alleine oder in Verbindung mit einem Pseudohermaphroditismus beobachtet werden. Eine Transposition von Penis und Skrotum sind seltene Mißbildungen.

Eine fehlende oder unvollständige Verschmelzung der urethralen Falte führt zur Hypospadie (s. oben). Die Penisentwicklung verläuft bei Epispadie und Ekstrophie (s. oben) ebenfalls anomal.

Literatur

Allgemeines

Allan FD: Essentials of Human Embryology. Oxford Univ Press, 1960

Arey LB: Developmental Anatomy: A Textbook and Laboratory Manual of Embryology, 6th ed. Saunders, 1954

Blechschmidt E: The Stages of Human Development Before Birth: An Introduction to Human Embryology. Saunders, 1961

Corliss CE: Patten's Human Embryology, 4th ed. McGraw-Hill, 1976

D'Albertson A et al: Prevalence of urinary tract abnormalities in large series of patients with uterovaginal atresia. J Urol 1981; 126:623

Frazer JES, Baxter JS: Manual of Embryology: The Development of the Human Body, 3rd ed. Williams & Wilkins, 1953

Keith A: Human Embryology and Morphology, 6th ed. Williams & Wilkins, 1948

Kjellberg SR, Ericsson NO, Rudhe U: The Lower Urinary Tract in Childhood: Some Correlated Clinical and Roentgenologic Observations. Year Book, 1957

Marshall FF: Embryology of the lower genitourinary tract. Urol Clin North Am 1978; 5:3

Stephens FD: Congenital Malformations of the Urinary Tract. Praeger, 1983

Stephens FD: Embryopathy of malformations. J Urol 1982; 127:13

Tanagho EA: Developmental anatomy and urogenital abnormalities. Pages 3–11 in: Female Urology. Raz S (editor). Saunders, 1983

Tanagho EA: Embryologic development of the urinary tract. Pages 1–8 in: AUA Update Series. Ball TP (editor). American Urological Association, 1982

Vaughan ED Jr, Middleton GW: Pertinent genitourinary embryology: Review for practicing urologist. Urology 1975; 6:139

Anomalien des nephrogenen Systems

Akhtar M, Valencia M: Horseshoe kidney with unilateral renal dysplasia. Urology 1979; 13:284

Ayalon A et al: A familial congenital anaomaly. Urology 1979; 13:551

Carrion H et al: Retrocaval ureter: Report of 8 cases and surgical management. J Urol 1979; 121:514

Correa RJ Jr, Paton RR: Polycystic horseshoe kidney. J Urol 1976; 116:802

Cowinn JL, Landry BW: Cystic diseases of the kidney in infants and children. Radiol Clin North Am 1968; 6:191

Douglas LL, Pott GA: Congenital ureteral diverticulum and solitary kidney. J Urol 1979; 122:401

Evans WP et al: Association of crossed fused renal ectopia and multicystic kidney. J Urol 1979; 122:821

Feldman SL, Lome LG: Renal dysplasia in horseshoe kidney. Urology 1982; 20:74

Gribetz ME, Leiter E: Ectopic ureterocele, hydroureter, and renal dysplasia: An embryogenic triad. Urology 1978; 11:131

Johnson DK, Perlmutter AD: Single system ectopic ureteroceles with anomalies of heart, testis and vas deferens. J Urol 1980; 123:81

Koyanagi T et al: Everting ureteroceles: Radiographic and endoscopic observation, and surgical management. J Urol 1980; 123:538

Leiter E: Persistent fetal ureter. J Urol 1979; 122:251

Lockhard JL, Singer AM, Glenn JF: Congenital megaureter. J Urol 1979; 122:310

Maatman TJ, DeOreo GA Jr, Kay R: Solitary pseudocrossed renal ectopia. J Urol 1983; 129:128

Magee MC: Ureteroceles and duplicated systems: Embryologic hypothesis. J Urol 1980; 123:605

Magee MC: Ureteroceles in single versus duplicated systems: An embryologic hypothesis. Urology 1981; 18:365

Maizels M, Simpson SB Jr: Primitive ducts of renal dysplasia induced by culturing ureteral buds denuded of condensed renal mesenchyme. Science 1983; 219:509

Mandell J et al: Ureteral ectopia in infants and children. J Urol 1981; 125:219

Murphy WK, Palubinskas AJ, Smith DR: Sponge kidney: Report of 7 cases. J Urol 1961; 85:866

Osathanondh V, Potter EL: Pathogenesis of polycystic kidneys: Survey of results of microdissection. Arch Pathol 1964; 77:510

Osathanondh V, Potter EL: Pathogenesis of polycystic kidneys: Type 4 due to urethral obstruction. Arch Pathol 1964; 77:502

Scott JES: The single ectopic ureter and the dysplastic kidney. Br J Urol 1981; 53:300

Soderdahl DW, Shiraki IW, Schamber DT: Bilateral ureteral quadruplication. J Urol 1976; 116:255

Tanagho EA: Development of the ureter. Pages 1–12 in: The Ureter, 2nd ed. Bergman H (editor). Springer-Verlag, 1981

Tanagho EA: Ureteroceles: Embryogenesis, pathogenesis and management. J Cont Educ Urol (Feb) 1979; 18:13

Tokunaka S et al: Morphological study of ureterocele: Possible clue to its embryogenesis as evidenced by locally arrested myogenesis. J Urol 1981; 126:726

Traut HF: The structural unit of the human kidney. Contribution to Embryology, No. 76, Carnegie Inst Pub No. 332. 1923; 15:103

Anomalien der vesikourethralen Einheit

Amar AD, Hutch JA: Anomalies of the ureter. Page 98 in: Malformations. Vol 7 of: Encyclopedia of Urology. Springer, 1968

Ansell JS: Surgical treatment of extrophy of bladder with emphasis on neonatal primary closure: Personal experience with 28 consecutive cases treated at University of Washington Hospitals from 1962 to 1977. Techniques and results. J Urol 1979; 121:650

Begg RC: The urachus, its anatomy, hostology and development. J Anat 1930; 64:170

Browne D: Some congenital deformities of the rectum, anus, vagina and urethra. (Hunterian Lecture). Ann R Coll Surg Engl 1951; 8:173

Chwalle R: The process of formation of cystic dilatations of the vesical end of the ureter and of diverticula at the ureteral ostium. Urol Cutan Rev 1927; 31:499

Crooks KK: Protean aspects of posterior urethral valves. J Urol 1981; 126:763

Cullen TS: Embryology, Anatomy and Diseases of the Umbilicus Together With Diseases of the Urachus. Saunders, 1916

Das S, Amar AD: Extravesical ureteral ectopia in male patients. J Urol 1981; 125:842

Das S, Brosman SA: Duplication of male urethra. J Urol 1977; 117:452

Eagle JR Jr, Barrett GS: Congenital deficiency of abdominal musculature with associated genitourinary abnormalities: A syndrome. Report of nine cases. Pediatrics 1950; 6:721

Ericsson NO: Ectopic ureterocele in infants and children: A clinical study. Acta Chir Scand [Suppl] 1954; 197:1 [Entire issue]

Escham W, Holt HA: Complete duplication of bladder and urethra. J Urol 1980; 123:773

Haralson IP: Double bladder and urethra with imperforate anus and ureterorenal reflux: Case presentation with review of literature. J Urol 1980; 123:776

Hinman F Jr: Microphallus: Distinction between anomalous and endocrine types. J Urol 1980; 123:412

Hinman F Jr: Microphallus: Distinction between anomalous and endocrine types. Trans Am Assoc Genitourin Surg 1979; 71:159

Hinman F Jr: Surgical disorders of the bladder and umbilicus or urachal origin. Surg Gynecol Obstet 1961; 113:605

Kroovand RL, Al-Ansari RM, Perlmutter AD: Urethral and genital malformations in prune belly syndrome. J Urol 1982; 127:94

Landes RR, Melnick I, Klein R: Vesical exstrophy with epispadias: Twenty-year follow-up. Urology 1977; 9:53

Lattimer JK: Congenital deficiency of the abdominal musculature and associated genitourinary anomalies: A report of 22 cases. J Urol 1958; 79:343

Lattimer JK et al: Delayed development of scrotum in exstrophy. J Urol 1979; 121:339

Lattimer JK et al: Long-term follow-up after exstrophy closure: Late improvement and good quality of life. J Urol 1978; 119:664

Lenaghan D: Bifid ureters in children: An anatomical, physiological and clinical study. J Urol 1962; 87:808

Lowe FC, Jeffs RD: Wound dehiscence in bladder exstrophy: An examination of the etiologies and factors for initial failure and subsequent success. J Urol 1983; 130:312

Lowsley OO: Persistent cloaca in the female: Report of two cases corrected by operation. J Urol 1948; 59:692

Mackie GG: Abnormalities of the ureteral bud. Urol Clin North Am 1978; 5:161

Meyer R: Normal and abnormal development of the ureter in the human embryo: A mechanistic consideration. Anat Rec 1946; 96:355

Morgan RJ, Williams DI, Pryor JP: Müllerian duct remnants in the male. Br J Urol 1979; 51:481

Randall A, Campbell EW: Anomalous relationship of the right ureter to the vena cava. J Urol 1935; 34:565

Sellers BB et al: Congenital megalourethra associated with prune belly syndrome. J Urol 1976; 116:814

Shima H et al: Developmental anomalies associated with hypospadias. J Urol 1979; 122:619

Sohrabi A et al: Duplication of male urethra. Urology 1978; 12:704

Stephens FD: Congenital Malformations of the Rectum, Anus and Genitourinary Tracts. Livingstone, 1963

Stephens FD: The female anus, perineum and vestibule: Embryogenesis and deformities. J Obstet Gynaecol Br Commonw 1968; 8:55

Tanagho EA: Embryologic basis for lower ureteral anomalies: A hypothesis. Urology 1976; 7:451

Tanagho EA, Smith DR: Mechanismus of urinary continence, 1. Embryologic, anatomic, and pathologic considerations. J Urol 1969; 100:640

Uehling DT: Posterior urethral valves: Functional classification. Urology 1980; 15:27

Wainstein ML, Persky L: Superior vesical fistula: An unusual form of exstrophy of the urinary bladder. Am J Surg 1968; 115:397

Wespes E et al: Blind ending bifid and double ureters. Urology 1983; 21:586

Gonadenanomalien

Bartone FF, Schmidt MA: Cryptorchidism: Incidence of chromosomal anomalies in 50 cases. J Urol 1982; 127:1105

Brosman SA: Mixed gonadal dysgenesis. J Urol 1979; 121:344

Elder JS, Isaacs JT, Walsh PC: Androgenic sensitivity of gubernaculum testis: Evidence for hormonal/mechanical interactions in testicular descent. J Urol 1982; 127:170

Fallon B, Welton M, Hawtrey C: Congenital anomalies associated with cryptorchidism. J Urol 1982; 127:91

Honoré LH: Unilateral anorchism: Report of 11 cases with discussion of etiology and pathogenesis. Urology 1978; 11:251

Job J-C et al: Hormonal therapy of cryptorchidism with human chorionic gonadotrophin (HCG). Urol Clin North Am 1982; 9:405

Jones IRG, Young ID: Familial incidence of cryptorchidism. J Urol 1982; 127:508

Marshall FF, Shermeta DW: Epididymal abnormalities associated with undescended testis. J Urol 1979; 121:341

Marshall FF, Weissman RM, Jeffs RD: Cryptorchidism: Surgical implications of nonunion of epididymis and testis. J Urol 1980; 124:560

Pujol A et al: The value of bilateral biopsy in unilateral cryptorchidism. Eur Urol 1978; 4:85

Raiffer J, Walsh PC: Testicular descent: Normal and abnormal. Urol Clin North Am 1978; 5:22

Walsh PC: The differential diagnosis of ambiguous genitalia in the newborn. Urol Clin North Am 1978; 5:213

3 Krankheitssymptome des Urogenitaltraktes

J. W. McAninch

Für die Behandlung jedes Kranken ist die Vorgeschichte von besonderer Bedeutung, das gilt ganz besonders in der Urologie. Wir wollen hier nur die Symptome diskutieren, die der Kranke selbst dem Arzt angibt. Es ist nicht nur wichtig zu wissen, ob eine Krankheit akut oder chronisch ist, sondern auch ob sie rezidivierend auftritt, da wiederkehrende Symptome auch eine akute Verschlimmerung einer chronischen Krankheit anzeigen können.

Die Kunst, eine gute Anamnese zu erheben, hängt von der Geschicklichkeit und der Methode ab, die man anwendet, um Informationen zu erhalten. Die Anamnese ist stets nur so zuverlässig wie die Fähigkeit des Patienten, die Symptome zu beschreiben. Diese subjektive Information ist für eine richtige Diagnose außerordentlich wichtig.

Allgemeine Krankheitssymptome

Fieber und Gewichtsverlust sind als Symptome wichtig. Tritt Fieber in Verbindung mit anderen Symptomen einer Harnwegsinfektion auf, so kann dies ein Hinweis auf den Ursprung der Infektion sein. Eine unkomplizierte akute Zystitis verläuft i. a. ohne Fieber. Eine akute Pyelonephritis oder Prostatitis verursachen aber hohe Temperaturen bis 40°C, wobei häufig auch Schüttelfröste auftreten können. Bei Kindern mit akuter Pyelonephritis finden sich oft hohe Temperaturen ohne andere Symptome, die Hinweise auf eine Lokalisierung der Infektion geben könnten. Bei diesem klinischen Befund muß immer eine bakteriologische Untersuchung des Urins vorgenommen werden. Unklare Fieberschübe, auch wenn sie schon mehrere Jahre zurückliegen, können durch eine sonst asymptomatische Pyelonephritis bedingt sein. Auch die Nierenkarzinome können manchmal Fieber über 39°C verursachen. Das Fehlen von Fieber darf nicht dazu verleiten, eine renale Infektion auszuschließen, da die chronische Pyelonephritis ohne Fieber verläuft.

Im fortgeschrittenen Stadium einer Krebserkrankung kommt es meist zum Gewichtsverlust. Das gleiche Symptom tritt aber auch auf, wenn eine Obstruktion oder Infektion der Harnwege zu einer Niereninsuffizienz führt. Bei Kindern, die schlecht gedeihen, die untergewichtig sind und für ihr Alter ein zu niedriges Körpergewicht aufweisen, sollte man an eine chronische Obstruktion oder Infektion der Harnwege oder an beides denken. Eine Verschlechterung des Allgemeinzustandes findet sich bei Tumoren, chronischer Pyelonephritis oder Niereninsuffizienz. Bei AIDS (s. Kap. 15) sind viele dieser allgemeinen Symptome zu beobachten.

Örtlicher und fortgeleiteter Schmerz

Zwei Schmerzarten treten im Bereich der Urogenitalorgane auf: der lokale und der fortgeleitete Schmerz, von denen der fortgeleitete häufiger vorkommt.

Der örtliche Schmerz wird entweder im erkrankten Organ selbst oder in der benachbarten Körperregion wahrgenommen. Deshalb spürt man den Schmerz einer erkrankten Niere (Th 10–12, L 1) im kostovertebralen Winkel und in der Flanke im Bereich der 12. Rippe. Bei einer akuten Orchitis schmerzt dagegen nur der betreffende Hoden.

Der fortgeleitete Schmerz entsteht im kranken Organ, wird aber immer an einer anderen Stelle wahrgenommen. Die durch einen hochsitzenden Harnleiterstein bedingte Ureterkolik (Abb. 3.1) kann zu starken Schmerzen im Hoden auf der gleichen Seite führen. Dies ist durch die gemeinsame Innervation beider Organe zu erklären (Th 11–12). Ein Stein im unteren Harnleiteranteil kann zu Schmerzen im Skrotum führen, wobei in diesem Fall der Hoden selbst nicht überempfindlich ist. Der brennende Schmerz beim Wasserlassen, der eine akute Zystitis begleitet, wird beim Mann im hinteren, bei der Frau im vorderen Harnröhrenanteil wahrgenommen (S 2–3).

Mißbildungen im Urogenitaltrakt können zu Beschwerden in anderen Organsystemen führen (z. B. im Magen-Darm-Trakt oder in den weiblichen Geni-

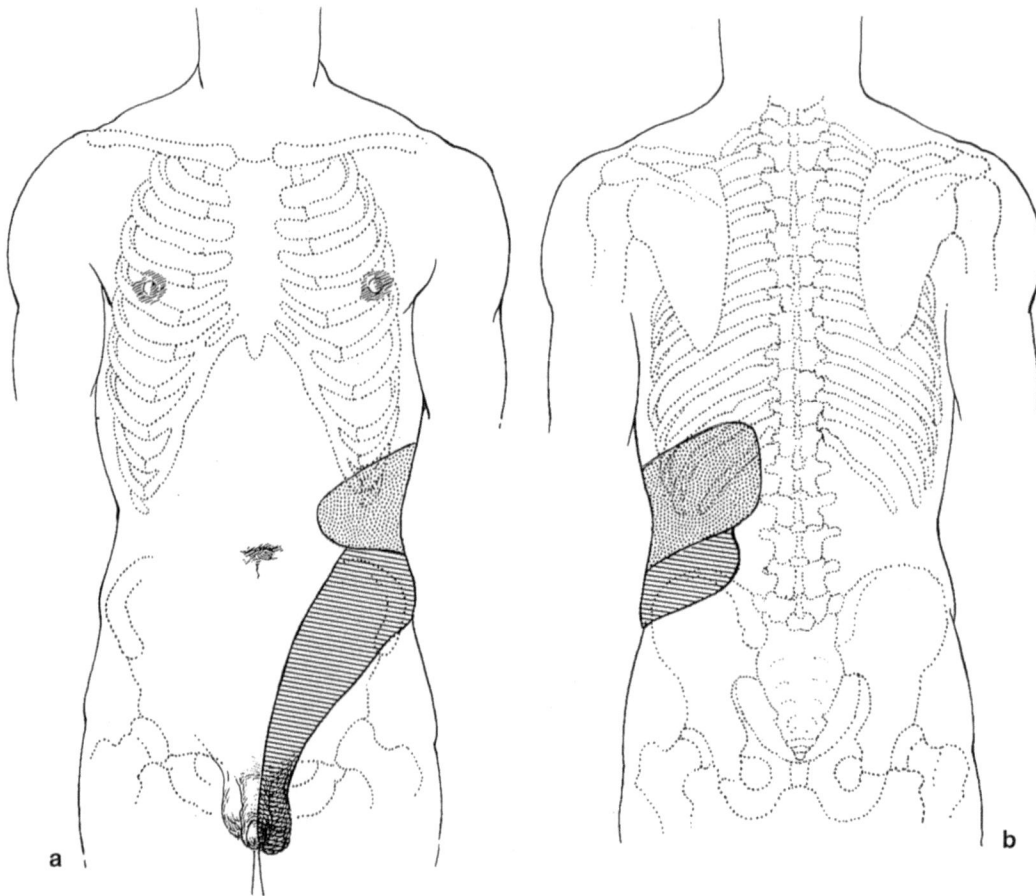

Abb. 3.1a, b. Fortgeleiteter Schmerz aus der Niere *(punktiert)* und dem Harnleiter *(schraffiert)*

talorganen), da sie die gleiche sensible Versorgung haben (Abb. 3.2 und 3.3).

Nierenschmerzen (s. Abb. 3.1)

Der typische Nierenschmerz ist gewöhnlich dumpf und anhaltend und tritt im Lendenbereich seitlich des M. sacrospinalis unterhalb der 12. Rippe auf. Dieser Schmerz kann oft subkostal bis zum Nabel oder in den Unterbauch ausstrahlen. Derartige Beschwerden treten immer dann auf, wenn die Nierenkapsel überdehnt wird. Eine typische Ursache dieser Schmerzen sind: akute Pyelonephritis (mit einer schnell auftretenden Schwellung) und ein akuter Harnleiterverschluß (mit einem plötzlichen Anstieg des Drucks im Hohlraumsystem). Es muß jedoch darauf hingewiesen werden, daß viele Nierenerkrankungen schmerzlos sind, da ihr langsames Fortschreiten nicht zu einer plötzlichen Überdehnung der Nierenkapsel führt. Hierzu gehören Nierentumoren, chronische Pyelonephritis, Ausgußsteine, Tuberkulose und Hydronephrose mit teilweiser Ureterobstruktion.

Pseudorenale Schmerzen (Radikulitis)

Mechanische Reizungen der kostovertebralen oder kostotransversalen Gelenke können eine Irritation oder einen Druck auf die Kostalnerven hervorrufen. Diese Störungen finden sich häufig in der zervikalen oder Thoraxregion, besonders oft in Höhe von Th 10–12 (Smith u. Raney 1976). Eine Reizung dieser Nerven führt zu einem kostovertebralen Schmerz, der oft bis in den Unterbauch dieser Seite ausstrahlt. Dieser Schmerz ist meistens gleichbleibend. Er tritt gewöhnlich akut auf, oft nach Anheben eines schweren Gegenstandes, nach einem Schlag in die kostovertebrale Region oder einem Fall aus größerer Höhe. Er ist beim morgendlichen Aufstehen gering und nimmt im Laufe des Tages zu. Er verschlimmert sich bei schwerer körperlicher Arbeit und bei Autofahrten über eine holprige Strecke. Er kann einen Patienten aus dem Schlaf aufwecken, wenn er in einer bestimmten Position gelegen hat (z. B. auf der rechten Seite). Er vermindert sich jedoch bei Lageveränderung. Eine Radikulitis kann Ureterkoliken oder Nie-

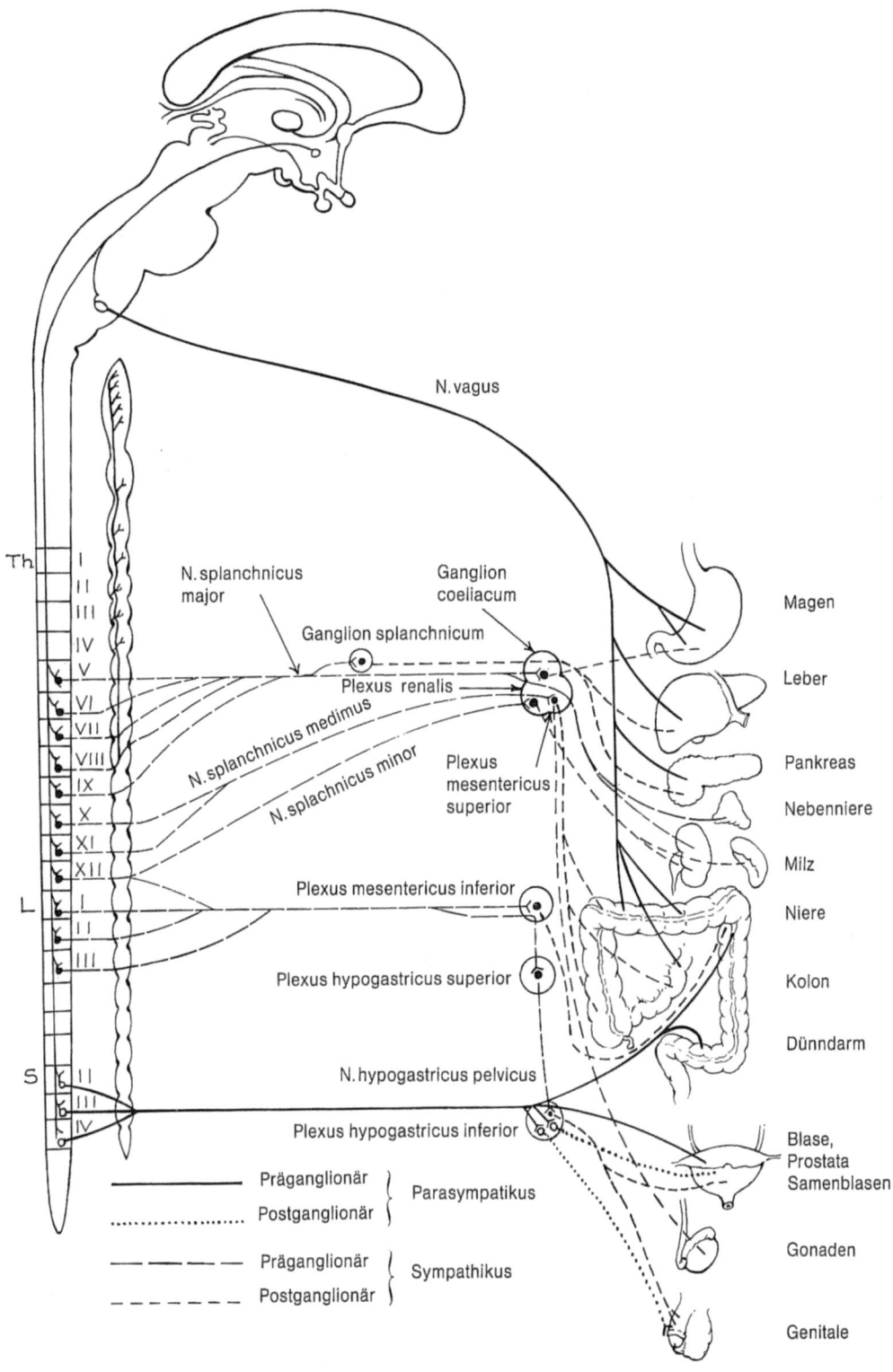

Abb. 3.2. Schematische Darstellung der autonomen Nervenversorgung des gastrointestinalen und Urogenitaltraktes

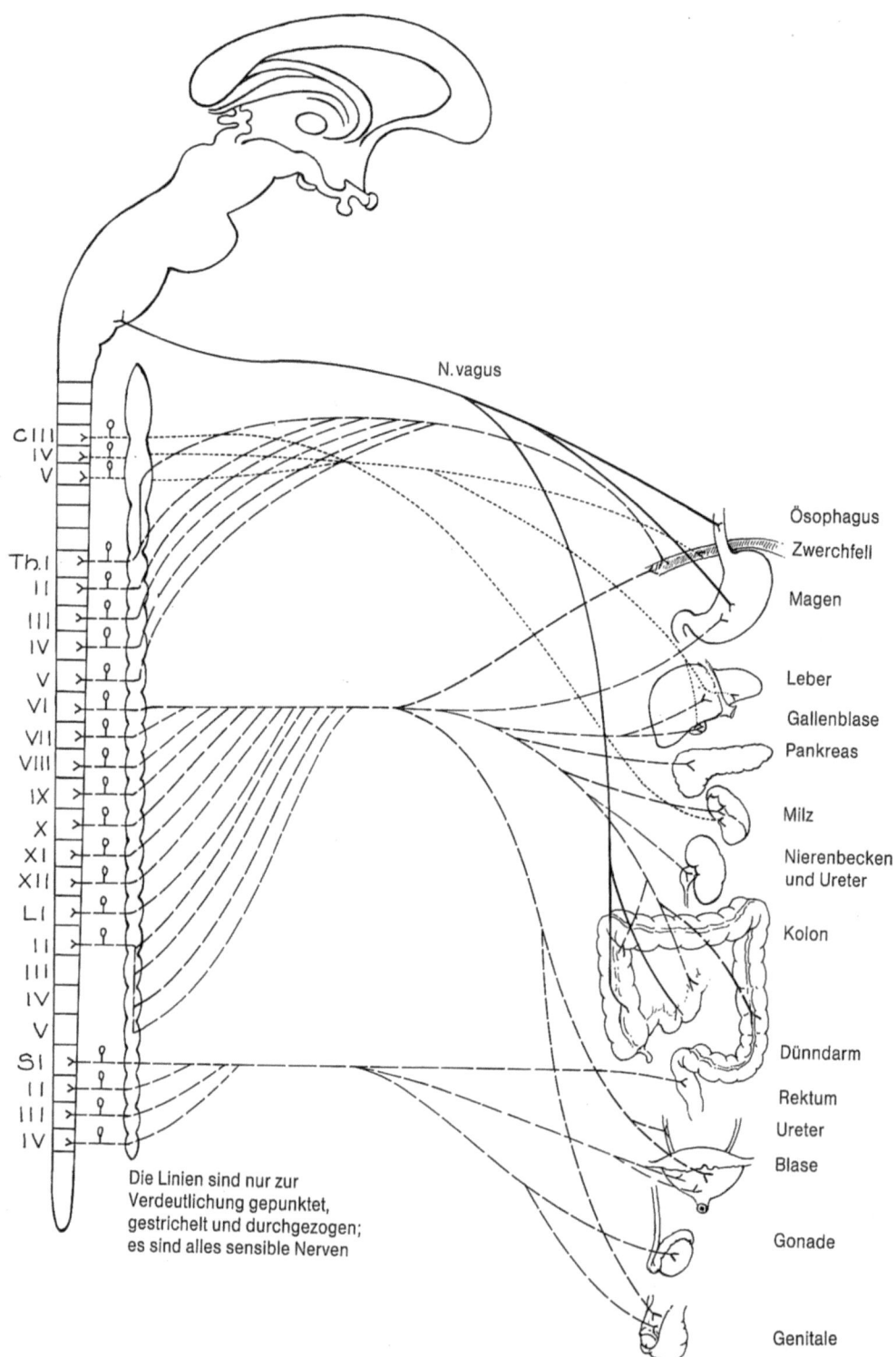

Abb. 3.3. Schematische Darstellung der sensorischen Nervenversorgung des Gastrointestinal- und Urogenitaltraktes

renschmerzen vortäuschen. Echte Nierenkoliken können durch Bewegungen des Rückens nicht beeinflußt werden.

Ureterschmerzen (s. Abb. 3.1)

Der typische Ureterschmerz wird durch eine akute Obstruktion (Stein oder Blutgerinnsel) ausgelöst. Durch Überdehnung der Nierenkapsel kommt es zu Rückenschmerzen, die zusammen mit schweren Koliken (durch Spasmen des Nierenbeckens und der Uretermuskulatur) vom Lendendreieck, dem Ureterverlauf entsprechend, bis zum Unterbauch ausstrahlen. Bei Männern tritt der Schmerz auch in der Blase, im Skrotum oder den Hoden auf. Bei Frauen strahlt er bis in die Vulva aus. Die Schwere und der kolikartige Charakter dieser Schmerzen wird durch die starke Peristaltik und durch die Spasmen der glatten Muskulatur des Ureters verursacht, wenn dieser versucht, den Fremdkörper auszutreiben oder die Obstruktion zu überwinden. Man muß daran erinnern, daß eine Radikulitis Ureterschmerzen vortäuschen kann.

Aufgrund der Schmerzanamnese und der Schmerzausstrahlung kann der Arzt oft die Lage des Steins im Ureter beurteilen. Befindet sich ein Stein im oberen Ureteranteil, so strahlt der Schmerz bis in die Hoden aus, deren Innervation der der Niere und des oberen Ureteranteils entspricht (Th 11–12). Steine im mittleren Harnleiteranteil führen rechts zu Schmerzen, die bis zum McBurney-Punkt ausstrahlen und eine Appendizitis vortäuschen können. Tritt der Schmerz auf der linken Seite auf, kann er eine Divertikulitis oder andere Krankheit des Colon descendens oder Sigmoids vortäuschen (Th 12, L 1). In Blasennähe kann der Stein zu einer Entzündung oder einem Ödem des Ureterostiums führen und Symptome einer Blasenreizung bewirken. Es ist wichtig zu wissen, daß eine leichte Harnleiterobstruktion, wie man sie bei angeborenen Stenosen findet, weder Nieren- noch Harnleiterschmerzen hervorruft.

Blasenschmerzen

Eine überdehnte Harnblase bei akuter Harnverhaltung führt zu qualvollen Schmerzen im Bereich der suprapubischen Region. Dagegen sind anhaltende suprapubische Schmerzen, die nicht mit der Miktion zusammenhängen, nicht urologischen Ursprungs. Die relativ selten vorkommende interstitielle Zystitis und die Blasenulzera, bedingt durch Tuberkulose oder Schistosomiasis, führen zu suprapubischen Schmerzen bei gefüllter Blase und klingen ab, wenn die Blase entleert wird.

Bei einem Patienten mit chronischer Harnverhaltung infolge einer Blasenhalsobstruktion oder einer neurogenen Blasenentleerungsstörung treten oft keinerlei suprapubische Schmerzen auf, selbst wenn der Blasenscheitel in Nabelhöhe steht. Die häufigste Ursache für Blasenschmerzen ist die Harnwegsinfektion. Diese Schmerzen werden gewöhnlich nicht im Blasenbereich lokalisiert, sondern treten im distalen Harnröhrenanteil und besonders bei der Miktion auf. Der terminale Miktionsschmerz kann bei schwerer Zystitis die meisten Beschwerden machen.

Prostataschmerzen

Schmerzen im Bereich der Prostata treten selten auf. Gelegentlich verspürt der Patient bei einer akuten Entzündung der Prostata ein unangenehmes Druckgefühl im rektalen oder Dammbereich (S 2–4). Lumbosakrale Schmerzen können von der Prostata ausgehen, sind jedoch kein häufiges Symptom der Prostatitis. Eine Entzündung der Prostata führt oft zur Dysurie, Pollakisurie und vermehrtem Harndrang.

Hodenschmerzen

Trauma, Infektion oder Hodentorsion führen zu sehr heftigen Schmerzen, die im Hoden selbst lokalisiert sind. Sie können im Verlauf des Samenleiters bis in den Unterbauch und in die Lendengegend ausstrahlen. Nicht infizierte Hydrozelen, Spermatozelen oder auch Hodentumoren verursachen normalerweise keinerlei Schmerzen. Eine Varikozele kann zu einem dumpfen Schmerz im Hoden führen, der sich bei körperlicher Arbeit verstärkt. Hodenschmerzen können auch ein Frühsymptom einer indirekten Leistenhernie sein. Auch ein Stein im unteren Harnleiterdrittel führt zu Schmerzen, die bis in den Hoden ausstrahlen können.

Nebenhodenschmerzen

Die akute Nebenhodenentzündung ist die einzige Krankheit, die zu Schmerzen in diesem Organ führt. Sie tritt häufig auf. Der Entzündungsprozeß kann jedoch auch auf den Hoden übergehen und die Beschwerden erheblich verstärken. Im Anfangsstadium der Nebenhodenentzündung verspürt man den Schmerz zuerst in der Leistengegend und im Unterbauch. Ist der Schmerz auf der rechten Seite lokalisiert, kann er eine Appendizitis vortäuschen. Dabei kann es sich um fortgeleitete Schmerzen handeln, es kann aber auch eine Entzündung des Ductus deferens vorliegen. Die Beschwerden bei der Nebenhodenentzündung können bis in die Lendengegend ausstrahlen und in seltenen Fällen einen Harnleiterstein vortäuschen.

Schmerzen im Bereich des Rückens und der Beine

Wenn Kreuzschmerzen in die Beine ausstrahlen und zusammen mit Symptomen einer Blasenhalsobstruktion auftreten, deuten sie bei älteren Männern meist auf Beckenmetastasen beim Prostatakarzinom hin.

Gastrointestinale Symptome urologischer Erkrankungen

Bei Erkrankungen der Niere oder des Ureters, ob mit oder ohne Schmerz, treten fast immer gastrointestinale Symptome auf. Ein Patient mit akuter Pyelonephritis klagt nicht nur über Rückenschmerzen, Symptome einer Reizblase, Schüttelfröste und Fieber, sondern auch über Schmerzen im Bauchbereich und über Meteorismus. Ein wandernder Harnleiterstein verursacht nicht nur Nieren- und Harnleiterkoliken, sondern führt neben einer Hämaturie auch zu heftiger Übelkeit, Erbrechen und Meteorismus. Die Schmerzen im Bereich der Harnwege überdecken jedoch die gastrointestinalen Symptome häufig so stark, daß diese unbeachtet bleiben. Eine unbeabsichtigte Überdehnung des Nierenbeckens (z. B. bei retrograder Kontrastmittelinjektion) kann zu Übelkeit und Erbrechen führen, wobei der Patient zusätzlich über krampfartige Schmerzen im Bauch klagt. Hier wird der renointestinale Reflex sichtbar, der zu einer verwirrenden Symptomatik führen kann. Bei den oft latent verlaufenden Krankheiten des Harntraktes treten häufig gastrointestinale Symptome auf, die den Arzt dazu verleiten, die Ursache der Beschwerden in einer Erkrankung der Bauchorgane zu suchen.

Ursachen für Fehldiagnosen

Renointestinale Reflexe

Sie sorgen meistens für Verwirrung und sind durch die gemeinsame autonome und sensorische Innervation dieser Systeme bedingt (s. Abb. 3.2 und 3.3). Afferente Reize, die von der Nierenkapsel oder der Muskulatur des Nierenbeckens ausgehen, können einen Pylorospasmus (Symptome eines Ulcus ventriculi) oder Änderungen des Muskeltonus des Magen-Darm-Traktes und seiner Anhangsgebilde hervorrufen.

Störungen durch Nachbarorgane

Die rechte Niere steht in enger Verbindung zur rechten Kolonflexur, dem Duodenum, dem Pankreaskopf, sowie dem Gallengang, der Leber und der Gallenblase (s. Abb. 1.3). Die linke Niere liegt hinter der linken Kolonflexur und steht in enger Beziehung zu Magen, Pankreas und Milz. Entzündungen oder Tumoren im Retroperitonealraum können leicht zu den intraperitonealen Organen vordringen oder diese verdrängen, so daß eine entsprechende Symptomatik ausgelöst wird.

Peritoneale Reizung

Die Vorderflächen der Nieren sind vom Peritoneum bedeckt. Daher kann eine Entzündung der Nieren eine Bauchfellreizung verursachen, die zu einer Abwehrspannung der Bauchdecken führt.

Die Symptome chronischer Nierenerkrankungen (z. B. nicht infizierte Hydronephrose, Ausgußsteine, Karzinom oder chronische Pyelonephritis) führen häufig lediglich zu Magen- und Darmbeschwerden und täuschen damit Magengeschwüre, eine Gallenblasenerkrankung, eine Appendizitis oder auch andere weniger typische gastrointestinale Erkrankungen vor. Ergibt eine genaue Untersuchung des Magen-Darm-Traktes keinen Anhalt für eine entsprechende Erkrankung, so sollte an Krankheiten des Urogenitaltraktes gedacht werden.

Miktionsbeschwerden

Die Symptome einer Zystitis können verschiedenste Ursachen haben. Hierzu gehören Infektionen der Blase, chemische oder radiologische Irritationen, interstitielle Zystitis, Prostatitis, Psychoneurosen, die Torsion oder Ruptur einer Ovarialzyste und Fremdkörper in der Blase. Bei chronischer Zystitis verspürt der Patient oft keinerlei Beschwerden. Chemische Stoffe, die reizen, oder Seife können an der Harnröhrenmündung zu ähnlichen Symptomen wie bei einer Zystitis führen (Dysurie, Pollakisurie, Strangurie). Man beobachtete dies besonders häufig bei jungen Mädchen, die vermehrt Schaumbäder nahmen.

Miktionsfrequenz, Nykturie und Harndrang

Die normale Kapazität der Harnblase beträgt etwa 400 ml. Eine Pollakisurie kann durch eine Restharnbildung bedingt sein, die die funktionelle Blasenkapazität einschränkt. Bei Entzündungen der Mukosa, der Submukosa und auch des Muskelgewebes (z. B. durch Infektion, Fremdkörper, Steine oder Tumoren) kann die Kapazität der Blase erheblich eingeschränkt sein. Die Verringerung der Blasenkapazität ist durch 2 Faktoren bedingt: 1) durch den Schmerz, der bei leichter Dehnung der Blasenwand entsteht; 2) durch einen Elastizitätsverlust der Blase bei entzündlichen Ödemen. Bei gesunder Blase kann die Blasenentleerung – falls nötig – erheblich hinausgezögert werden. Das ist bei akuter Zystitis unmöglich. Wenn die dann erheblich verringerte Blasenkapazität erreicht ist, führt eine weitere Dehnung zu starken Schmerzen. Falls der Patient nicht sofort seine Blase entleert, kommt es zum unfreiwilligen Urinabgang. Bei einer schweren Infektion besteht ständiger Harndrang, obwohl nur wenige ml Urin ausgeschieden werden. Eine Pollakisurie ohne Nykturie, die nur wenige Stunden andauert, ist fast immer auf eine nervöse Übererregbarkeit zurückzuführen.

Krankheiten, die zu einer Fibrose der Blase führen, rufen meist eine Pollakisurie hervor. Dazu gehören die Tuberkulose, die Strahlenzystitis, die interstitielle Zystitis und die Schistosomiasis. Auch Steine oder Fremdkörper rufen Blasenbeschwerden hervor, wobei aber fast immer eine Begleitinfektion besteht.

Die Nykturie ist oft ein Symptom einer Nierenfunktionseinschränkung, da die Konzentrationsfähigkeit der Niere verlorengeht. Sie kann auch bei gesunden Personen auftreten, die abends noch sehr große Flüssigkeitsmengen trinken. Besonders Kaffee und alkoholische Getränke sind aufgrund ihres diuretischen Effektes für eine Nykturie verantwortlich, gerade wenn sie kurz vor dem Schlafengehen getrunken werden. Bei älteren Menschen können sich Ödeme durch eine leichte Herzinsuffizienz oder Varikosis entwickeln. Diese Flüssigkeit wird nachts im Liegen mobilisiert und führt zur Nykturie.

Ein sehr hoher oder niedriger Urin-pH-Wert kann zu einer Blasenreizung und Pollakisurie führen. Bei chronisch-obstruktiven Lungenerkrankungen steigt der CO_2-Partialdruck an. Zur Kompensation wird vermehrt Chlorid ausgeschieden, was zu einem niedrigen pH-Wert führt (Farcon u. Morales 1972). Durch Hyperventilation wird der Urin stark alkalisch.

Dysurie

Eine schmerzhafte Miktion tritt gewöhnlich bei akuter Entzündung von Blase, Urethra oder Prostata auf. Die Schmerzen werden gelegentlich als „Brennen" beim Wasserlassen beschrieben und sind beim Mann gewöhnlich im distalen Harnröhrenanteil spürbar. Frauen empfinden die Schmerzen meistens in der ganzen Harnröhre. Die Beschwerden treten nur beim Wasserlassen auf und lassen nach der Miktion nach. Manchmal kommen am Ende der Miktion auch heftigere Schmerzen in der Blase vor. Sie deuten darauf hin, daß eine Entzündung der Blase die Ursache ist. Die Schmerzen treten häufiger am Anfang oder während der Miktion auf. Die Dysurie ist oft das erste Symptom einer Harnwegsinfektion. Sie ist oft mit Pollakisurie und vermehrtem Harndrang verbunden.

Enuresis

Wörtlich bedeutet Enuresis nächtliches Bettnässen. Dies ist während der ersten 2–3 Lebensjahre physiologisch. Später wird es insbesondere von den Eltern als sehr lästig empfunden. Die Enuresis kann funktionell oder durch eine verspätete neuromuskuläre Reifung der urethrovesikalen Region bedingt sein, aber sie kann auch ein Symptom einer organischen Krankheit sein (z. B. Infektion, Meatusstenose bei Mädchen, Harnröhrenklappen bei Jungen oder neurogene Blase). Eine urologische Untersuchung ist immer notwendig, wenn das Einnässen auch während des Tages auftritt, andere urologische Symptome vorliegen oder eine Enuresis noch über das 5. oder 6. Lebensjahr hinaus besteht. Bei Erwachsenen kann statt der Enuresis eine Nykturie auftreten, für die man keine organische Ursache findet.

Symptome bei Blasenentleerungsstörungen
(s. auch Kap. 11 und 19)

Verzögerter Miktionsbeginn

Eine Verzögerung des Miktionsbeginns ist eines der ersten Symptome bei Blasenentleerungsstörungen. Nimmt die Blasenhalsobstruktion zu, wird die Miktion zunehmend erschwert und der Patient muß zur Harnentleerung stark pressen. Prostataadenom und

Harnröhrenstriktur sind üblicherweise die Ursachen dieser Symptomatik.

Nachlassen des Harnstrahls

Bei zunehmendem Harnröhrenwiderstand lassen Stärke und Durchmesser des Harnstrahls trotz erhöhten Pressens merklich nach. Dies kann man durch Messung der Harnflußrate nachweisen. Sie soll bei voller Blase um 20 ml/s liegen.

Nachträufeln des Urins

Es tritt mit zunehmender Obstruktion immer stärker auf und gehört zu den unangenehmen Symptomen.

Harndrang

Ein heftiger, plötzlicher Harndrang wird durch erhöhten Tonus und Irritation der Blase hervorgerufen. Als Ursache kommen Obstruktionen, Entzündungen oder neurogene Blasenerkrankungen in Frage. In den meisten Fällen kann der Patient den plötzlichen Harndrang vorübergehend beherrschen, aber kleine Urinportionen können spontan abgehen (Urge-Inkontinenz).

Akute Harnverhaltung

Tritt eine plötzliche Harnsperre auf, so verspürt der Patient bei starkem Harndrang einen zunehmenden quälenden suprapubischen Schmerz. Es kommt zu tropfenweisem Urinabgang.

Chronische Harnverhaltung

Sie führt beim Patienten nur zu geringen Beschwerden, obwohl eine erhebliche Verzögerung des Miktionsbeginns besteht und der Harnstrahl kraftlos und dünn ist. Es kann zu tropfenweisem Urinabgang kommen (Ischuria paradoxa). Man kann dies mit einem Damm vergleichen, der überläuft.

Unterbrechung des Harnstrahls

Eine plötzliche Unterbrechung des Harnstrahls kann zu heftigen Schmerzen führen, die bis in die Harnröhre ausstrahlen. Dies ist ein typisches Symptom für einen Blasenstein.

Das Gefühl ungenügender Blasenentleerung

Hier hat der Patient das Gefühl, daß nach der Miktion noch Urin in der Blase ist.

Zystitis

Treten wiederholt Blasenentzündungen auf, so muß man an eine Restharnbildung denken.

Inkontinenz (s. auch Kap. 21)

Für eine Inkontinenz gibt es viele Gründe, die man meist schon aus der Vorgeschichte erkennen kann.

Echte Inkontinenz

Der unfreiwillige Urinabgang kann ein konstantes oder nur gelegentlich auftretendes Symptom sein. Er tritt immer auf bei Blasenekstrophie, Epispadie, Blasenscheidenfisteln und ektopischer Harnleitermündung. Verletzungen des äußeren Blasenschließmuskels können durch eine Prostatektomie oder durch eine Geburt hervorgerufen werden. Angeborene oder erworbene neurogene Krankheiten können zu Funktionsstörungen der Blase und damit zur Inkontinenz führen.

Streßinkontinenz

Liegt nur eine leichte Schwächung des Blasenverschlußmechanismus vor, so kann es bei körperlicher Anspannung zu spontanem Urinabgang kommen (z.B. beim Lachen, Husten und Aufstehen vom Stuhl). Die Streßinkontinenz findet sich gewöhnlich bei Mehrgebärenden durch die Muskelschwäche am Blasenboden und der Urethra. Manchmal führt auch eine neurogene Blasenentleerungsstörung zur Streßinkontinenz. Im Liegen, z.B. bei Bettruhe, sind die Patienten trocken.

Urge-Inkontinenz

Hierbei tritt der Harndrang so plötzlich und so heftig auf, daß es zu unbeabsichtigtem Urinabgang kommt. Die Urge-Inkontinenz tritt besonders bei akuter Blasenentzündung bei Frauen auf, die anatomisch gesehen einen schwachen Schließmuskel der Blase haben. Auch bei bestimmten neurogenen Blasenstörungen wird ein imperativer Harndrang häufig beobachtet. Sie wird auch bei übernervösen angespannten Frauen beobachtet, auch wenn keine Infektion vorliegt.

Überlaufblase (Ischuria paradoxa)

Hierbei kommt es zu einem unwillkürlichen Urinabgang aufgrund einer chronischen Harnverhaltung oder einer Blasenatonie. Der intravesikale Druck überwindet schließlich den Druck des Schließmuskels, es kommt zu ständigem tropfenweisem Urinabgang.

Oligurie und Anurie

Oligurie und Anurie können durch akutes Nierenversagen aufgrund eines Schocks oder einer Dehydratation, durch Störungen im Elektrolythaushalt oder durch beidseitige Harnleiterobstruktion bedingt sein.

Pneumaturie

Wird mit dem Urin gleichzeitig Luft ausgeschieden, so deutet dies auf eine Fistel zwischen Harntrakt und Darm hin. Die Fistelbildung liegt meistens im Blasen- oder Harnröhrenbereich, kann jedoch auch im Harnleiter oder im Nierenbecken vorkommen. Die meisten Blasenfisteln werden durch Karzinome des Sigmoids, durch Divertikulitis mit Abszeßbildung, regionale Enteritis oder durch Traumen hervorgerufen. Bei Harnröhrenfisteln sind meistens angeborene Anomalien der Grund. In seltenen Fällen können Bakterien durch einen Gärungsprozeß Gas bilden.

Trüber Urin

Wenn Patienten eine Trübung im Urin feststellen, so liegt das meist an einem Phosphatniederschlag, der durch einen alkalischen pH-Wert verursacht wird. Auch Infektionen können trüben und übelriechenden Urin verursachen. Durch eine Urinuntersuchung kann die Ursache der Trübung sofort geklärt werden.

Chylurie

Beim Auftreten von Lymphflüssigkeit beobachtet der Patient milchweißen Urin. Das spricht für eine Fistel zwischen den Lymph- und Harnwegen. Am häufigsten wird dies durch eine Verstopfung der renalen Lymphbahnen hervorgerufen, die zu einer Fornixruptur mit Leckage führen. Die Ursachen hierfür sind Filariose, Traumata, Tuberkulose und retroperitoneale Tumoren.

Blutiger Urin

Die Hämaturie ist ein Warnzeichen, das immer ernst genommen werden muß. Dabei ist es wichtig, ob bei der Miktion Schmerzen auftreten, bei einer Hämaturie Anzeichen für eine Blasenreizung vorliegen, und ob der gesamte oder nur ein Teil des Urins blutig ist. Bei manchen Menschen tritt (besonders wenn gleichzeitig eine Anämie vorliegt) eine Rotfärbung des Urins auf, wenn sie rote Rüben gegessen oder phenolphthaleinhaltige Abführmittel eingenommen haben. In diesen Fällen ist der Urin jedoch meist klar und enthält keine Erythrozyten. Da Rhodamin B als Farbstoff in Keksen, Kuchen, kalten Getränken und Fruchtsäften verwendet wird, haben Kinder häufig nach Genuß dieser Nahrungsmittel roten Urin. Man nennt dies „monday morning disorder". Auch eine Hämoglobinurie, die beim hämolytisch-urämischen Syndrom auftritt, kann für roten Urin verantwortlich sein.

Ursachen und Symptome der Hämaturie

Tritt eine Hämaturie in Verbindung mit Nierenkoliken auf, so deutet dies meist auf einen Harnleiterstein hin, obwohl auch ein Koagulum aus einem blutenden Nierentumor die selben Schmerzen hervorrufen kann. Häufig tritt eine Hämaturie bei einer unspezifischen Blasenentzündung oder bei einer tuberkulösen oder schistosomalen Infektion der Blase auf. Manchmal besteht nur eine terminale Hämaturie (Blasenhals oder Prostata). Oft kommt es auch während der gesamten Miktion in der Blase oder den oberen Harnwegen zur Hämaturie. Führen Steine in der Blase zu einer Hämaturie, so liegen meist auch Zeichen einer Infektion, einer Blasenhalsobstruktion, einer neurogenen Blasenentleerungsstörung oder einer Zystozele vor. Bei einem zerfallenden Blasentumor kommt es ebenfalls mehrfach zu Infektionen und Blutungen. Deshalb sollte man bei Symptomen einer Blasenentzündung oder einer Hämaturie immer an einen Tumor denken.

Am Blasenausgang können sich infolge einer Prostatavergrößerung stark dilatierte Venen ausbilden, die platzen können, wenn der Kranke beim Wasserlassen stark pressen muß.

Eine schmerzlose Hämaturie gilt so lange als Symptom eines Blasen- oder Nierentumors, bis das Gegenteil bewiesen ist. Die Tumorblutung steht oft spontan und tritt manchmal monatelang nicht auf. Ein Sistieren einer solchen Blutung darf aber niemals als gutes Zeichen gewertet werden. Seltene Gründe für eine schmerzlose Hämaturie sind Ausgußsteine, polyzystische Nierendegenerationen, solitäre Nierenzysten, Sichelzellenanämie und eine Hydronephrose. Eine schmerzlose Blutung tritt auch bei akuter Glomerulonephritis häufig auf. Rezidivierende Blutungen werden gelegentlich bei Kindern beobachtet, die an einer Herdnephritis leiden.

Richie u. Kerr (1979) wiesen darauf hin, daß auch bei weißen Patienten eine Sichelzellenanämie vorkommen kann. Bei Joggern treten häufig flüchtige Proteinurien oder Makro- oder Mikrohämaturien auf (Boileau et al. 1980).

Dauer der Hämaturie

Um den Ursprung der Blutung festzustellen, ist es wichtig zu wissen, ob die Hämaturie partial (initial, terminal) oder total (während der ganzen Miktion) auftritt. Eine initiale Hämaturie deutet auf eine Erkrankung der vorderen Harnröhre hin (z. B. Urethritis, Striktur oder Meatusstenose bei Jungen). Die terminale Hämaturie kommt meist aus der hinteren Harnröhre, dem Blasenhals oder dem Trigonum. Die häufigsten Gründe hierfür sind die Urethritis posterior sowie Polypen und Tumoren des Blasenhalses.

Ist die gesamte Urinmenge blutig, liegt die Ursache in der Blase selbst oder in den oberen Harnwegen (z. B. Steine, Tumoren, Tuberkulose, Nephritis).

Andere objektive Krankheitserscheinungen

Beschwerden im Bereich der Harnröhre

Beschwerden im Bereich der Harnröhre sind bei Männern eine der häufigsten Klagen in der Urologie. Am häufigsten sind hierfür Infektionen durch Gonokokken oder Chlamydia trachomatis verantwortlich. Die Beschwerden äußern sich meist als Brennen bei der Miktion oder als Jucken im Bereich der Harnröhre (s. Kap. 15).

Hautveränderungen im Bereich des äußeren Genitale
(s. Kap. 15 und 33)

Eine Ulzeration am Schaft oder der Glans penis kann ein syphilitischer Primäraffekt, ein Ulcus molle, ein Herpes simplex oder auch ein Hautkarzinom sein. Spitze Kondylome im Penisbereich sind häufig.

Sichtbare oder tastbare Verdickungen

Wenn der Patient einen sichtbaren oder palpablen Tumor im Oberbauch feststellt, kann es sich um einen renalen Tumor, eine Hydronephrose oder eine polyzystische Nierendegeneration handeln. Vergrößerte Lymphknoten im Bereich des Halses können Metastasen von Prostata- oder Hodentumoren sein. Schwellungen in der Leistenregion können durch ein Peniskarzinom, durch eine Lymphadenitis bei Ulcus molle oder Syphilis oder durch ein Granuloma venereum bedingt sein. Schmerzlose Tumoren im Skrotum sind häufig. Es handelt sich meist um Spermatozelen, Varikozelen, Hydrozelen sowie chronische Nebenhodenentzündung, Hernien oder Hodentumoren.

Ödeme

Beinödeme resultieren oft aus einer Kompression der iliakalen Venen durch Lymphmetastasen eines Prostatatumors. Ödeme der Genitalien deuten meist auf eine Filariose oder chronischen Aszites hin.

Blutige Ejakulation

Entzündungen von Prostata oder Samenblasen können eine Hämospermie verursachen.

Gynäkomastie

Die Gynäkomastie ist oft idiopathisch. Sie tritt oft bei älteren Männern auf, die zur Behandlung des Prostatakrebses Östrogene einnehmen. Man beobachtet sie auch beim Chorionkarzinom oder bei Zwischenzell- oder Sertoli-Zelltumoren der Hoden. Auch endokrinologische Erkrankungen, wie z.B. das Klinefelter-Syndrom, können eine Gynäkomastie hervorrufen.

Größe des Penis bei Kleinkindern und Kindern

Der Mikropenis ist wahrscheinlich auf einen fetalen Testosteronmangel zurückzuführen. Der Magalopenis wird durch eine Überfunktion der Nebennierenrinde hervorgerufen und wird auch bei Zwischenzelltumoren des Hodens gesehen.

Unfruchtbarkeit (s. Kap. 36)

Viele Männer kommen wegen einer Fertilitätsuntersuchung zum Urologen. Der Urologe muß die sexuellen Gewohnheiten des Patienten kennenlernen, sich über Krankheiten und Störungen informieren, die zu einer Schädigung von Hoden und Nebenhoden führen (z.B. Mumps, Samenstrangtorsion, Nebenhodenentzündung), und auf mögliche Schäden des Hodens achten (z.B. Röntgenstrahlung).

Beschwerden durch sexuelle Probleme

Viele Menschen geben Beschwerden im Urogenitalbereich an, die rein psychogen oder emotionaler Natur sind. Bei anderen führen seelische Spannungen zur Verschlimmerung organisch bedingter Symptome. Man sollte deshalb auf Hinweise achten, die auf emotionalen Streß schließen lassen.

Bei Frauen sollte man an die Beziehung zwischen Menstruation und Blasen- sowie Ureterschmerzen denken, da die Menses sowohl organische als auch funktionelle Blasen- und Nierenbeschwerden verschlimmern können.

Viele Patienten, besonders Frauen, haben oft selbst schon festgestellt, daß ihr nervlicher Zustand einen direkten Einfluß auf die Symptome hat. Sie wissen, daß ihre Blasenbeschwerden besonders nach spannungs- oder angstproduzierenden Ereignissen in ihrer persönlichen Umgebung verstärkt werden.

Sexuelle Schwierigkeiten bei Männern

Manche Männer sprechen ihre sexuellen Schwierigkeiten offen aus. Oft sind sie jedoch über den Verlust ihrer sexuellen Potenz so verschämt, daß sie es selbst einem Arzt nicht erzählen. Sie kommen mit ihren „Prostatabeschwerden" zum Arzt und hoffen, daß er ihre sexuellen Probleme versteht und sie dementsprechend behandelt. Die häufigsten sexuellen Symptome sind die verminderte Erektionsfähigkeit, vorzeitige Erschlaffung des Gliedes, fehlende Ejakulation beim Orgasmus, vorzeitige Ejakulation und der Libidoverlust.

Sexuelle Schwierigkeiten bei der Frau

Frauen, die an einem Reizblasensydrom leiden, geben fast immer sexuelle Schwierigkeiten an. Bei ihnen treten am Tag nach einem nicht befriedigenden Sexualakt oft vaginal-urethrale Schmerzen auf. Viele wissen, daß die Störungen in ihren sexuellen Beziehungen die Ursachen für ihre urologischen Beschwerden sein können; sehr oft vergißt der Arzt nach solchen wichtigen Erscheinungen zu fragen oder ignoriert sie, falls die Patientin diese Information freiwillig gibt.

Sexuelle Schwierigkeiten, die psychosomatisch bedingt sind

Bei der Behandlung derartiger Schwierigkeiten muß der Arzt folgende Faktoren erforschen: die Kindheit des Patienten, die Jugend (sexuelle Erziehung und Erfahrungen), Eheprobleme, Beziehungen zu Verwandten und Arbeitskollegen. Aber auch wenn entsprechend der Anamnese ein erheblicher Verdacht auf eine psychosomatische Krankheit besteht, muß eine gründliche klinische Untersuchung einschließlich der notwendigen Laboruntersuchungen vorgenommen werden. Psyche und Körper können in Mitleidenschaft gezogen sein, aber man sollte dem Patienten immer klarmachen, daß keine ernste organische Erkrankung vorliegt. Obwohl sexuelles Interesse und Aktivität mit zunehmendem Alter nachlassen, können psychisch gesunde Männer und Frauen bis zu ihrem 80. und 90. Lebensjahr sexuell aktiv sein.

Literatur

Lokaler und fortgeleiteter Schmerz

Delaere KP, Debruyne FM, Moonen WA: Extended bladder neck incision for outflow obstruction in male patients. Br J Urol 1983; 55:225

DeWolf WC, Fraley EE: Renal pain. Urology 1975; 6:403

Dowd JB: Flank pain in nonurologic disease. Med Clin North Am 1963; 47:437

Eisenberg RL et al: Evaluation of plain abdominal radiographs in the diagnosis of abdominal pain. Ann Intern Med 1982; 97:257

Nicholls AJ et al: Loin pain and haematuria in young women: Diagnostic pitfalls. Br J Urol 1982; 54:209

Smith DR, Raney FL Jr: Radiculitis distress as a mimic of renal pain. J Urol 1976; 116:269

Symptome bei der Miktion

Abuelo JG: Evaluation of hematuria. Urology 1983; 21:215

Bartholomew TH: Neurogenic voiding: Function and dysfunction. Urol Clin North Am 1985; 12:67

Boileau M et al: Stress hematuria: Athletic pseudonephritis in marathoners. Urology 1980; 15:471

Copley JB: Isolated asymphomatic hematuria in the adult. Am J Med Sci 1986; 291:101

Elzouki AY, Mir NA, Jeswal OP: Symptomatic urinary tract infection in pediatric patients: A developmental aspect. Int J Pediatr Nephrol 1985; 6:267

Fritz GK, Armbrust J: Enuresis and encopresis. Psychiatr Clin North Am 1982; 5:283

Jensen KM et al: Abdominal straining in benign prostatic hyperplasia. J Urol 1982; 129:44

Jensen KM et al: Uroflowmetry in neurologically normal children with voiding disorders. Scand J Urol Nephrol 1985; 19:81

Jones KW, Schoenberg HW: Comparison of the incidence of bladder hyperreflexia in patients with benign prostatic hypertrophy and age-matched female controls. J Urol 1985; 133:425

Koehler PR, Kyaw MM: Hematuria. Med Clin North Am 1975; 59:201

Kunin CM: Genitourinary infections in the patient at risk: Extrinsic risk factors. Am J Med 1984; 76:131

Levin S: Red urine: The Monday morning disorder of children. Pediatrics 1965; 36:134

Manoliu RA: Urethral calibre measurements on micturition cystourethrograms in adult males. 2. Subvesical obstruction. Eur J Radiol 1982; 2:293

Millard RJ: The clinical significance of bladder speed. Br J Urol 1984; 56:165

Resnick NM, Yalla SV: Management of urinary incontinence in the elderly. N Engl J Med 1985; 313:800

Richie JP, Kerr WS Jr: Sickle cell trait: Forgotten cause of hematuria in white patients. J Urol 1979; 122:134

Seeds JW, Mandell J: Congenital obstructive uropathies: Pre- and postnatal treatment. Urol Clin North Am 1986; 13:155

Shenoy UA: Current assessment of microhematuria and leukocyturia. Clin Lab Med 1985; 5:317

Tapp AJ, Cardozo L: The postmenopausal bladder. Br J Hosp Med 1986; 35:20

Thon W, Altwein JE: Voiding dysfunctions. Urology 1984; 23:323

Warshaw BL, Hymes LC, Woodard JR: Long-term outcome of patients with obstructive uropathy. Pediatr Clin North Am 1982; 29:815

Wiggelinkhuizen J, Landman C, Greenberg E: Chyluria. Am J Dis Child 1972; 124:99

4 Die klinische Untersuchung des Urogenitaltraktes

E. A. Tanagho

Aufgrund der Anamnese läßt sich i. allg. entscheiden, ob eine vollständige oder nur teilweise Untersuchung notwendig ist. So erfordert ein Harnröhrenausfluß nicht unbedingt eine komplette Durchuntersuchung, während eine schmerzlose Hämaturie immer eine sorgfältige Untersuchung des Urogenitaltraktes erforderlich macht. Im folgenden sollen die urologischen Aspekte der klinischen Untersuchung dargestellt werden.

Ungewöhnliche Befunde bei der allgemeinen klinischen Untersuchung

Gynäkomastie

Dieses Symptom kommt häufig vor, hat jedoch keine besondere Bedeutung. Williams (1963) fand bei 447 Autopsien in 40% eine Gynäkomastie. Als Ursache fanden sich östrogenbehandelte Prostatakarzinome, Hodenveränderungen, Nebennierenrindenhyperplasien, Nebennierenrindentumoren, interstitielle Zelltumoren des Hodens, bestimmte Krankheiten der Leber und Schilddrüse, Leberzirrhose und Diabetes. Bei jungen Männern mit Gynäkomastie muß man an ein Chorionkarzinom des Hodens oder an ein Klinefelter-Syndrom denken.

Anschwellung im Bereich einer Flanke

Hennessy et al. untersuchten Tumorbildungen im Bauchbereich, bei denen dieses Phänomen auftrat. Sie fanden bei 7 Patienten 3 Wilms-Tumoren, 2 Nebennierentumoren und 1 Neuroblastom. Saypol u. Laudone (1983) haben die Literatur zu diesem Thema neu bearbeitet.

Hinweise auf renale Anomalien

Ein Kind mit deutlicher Deformation des Ohres und einer Fehlentwicklung der Gesichtsknochen auf der gleichen Seite wird wahrscheinlich auch eine angeborene Anomalie der Niere auf dieser Seite haben. Das Auftreten von lateral sitzenden Brustwarzen wird mit einer beiderseitigen renalen Hypoplasie in Verbindung gebracht. Renale Anomalien wurden auch bei angeborenen Skoliosen und Kyphosen sowie bei der Analatresie beobachtet.

Andere Befunde

Hinweise auf endokrinologische Veränderungen sollten beachtet werden, z. B. Hypertrophie der äußeren Genitalien, Hirsutismus usw. Eine Hypertonie kann Zeichen eines Phäochromozytoms oder einer renovaskulär bedingten Hypertonie sein.

Untersuchung der Nieren

Äußere Untersuchung

Gelegentlich kann eine Anschwellung in der Oberbauchgegend schwer zu palpieren sein, zumal wenn sie weich ist, wie z. B. bei einer Hydronephrose. Eine Resistenz in der Lendengegend kann durch eine bösartige Geschwulst, z. B. ein Neuroblastom (bei Kindern), oder einen paranephritischen Prozeß bedingt sein. Finden sich beim Liegen auf faltigen Bettüchern konstante Eindellungen der Haut, so können diese Ödeme auf einen paranephritischen Abszeß hindeuten. Falls ein solcher Verdacht besteht, sollte man den Patienten eine Zeit lang auf ein rauhes Tuch legen und die hierdurch entstandenen Hautimpressionen beobachten.

Palpation

Da die Nieren ziemlich hoch unter dem Zwerchfell und den unteren Rippen liegen, sind sie gut vor Verletzungen geschützt. Die rechte Niere liegt, bedingt durch die Leber, tiefer als die linke. Die Nieren sind bei Männern schwerer zu palpieren, weil zum einen der Bauchmuskeltonus höher ist und die Nieren bei Männern stärker fixiert sind als bei Frauen. Sie verschieben sich deshalb bei Änderung der Körperhal-

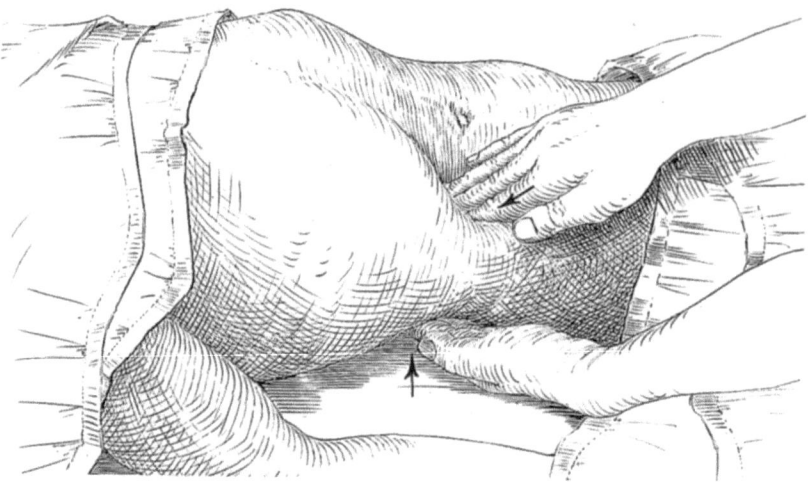

Abb. 4.1. Die Palpation der Niere. Die untere Hand hebt die Niere an, die obere palpiert die Niere. Der Patient wird dann aufgefordert, tief einzuatmen; dadurch senkt sich die Niere. Während der Inspiration werden die Finger der oberen Hand unterhalb des Rippenbogens nach innen und oben gedrückt. Wenn die Niere beweglich oder vergrößert ist, kann sie zwischen beiden Händen palpiert werden

tung oder bei der Atmung nur wenig. Gelegentlich kann der untere Pol der rechten Niere palpiert werden. Die linke Niere ist meist nur dann zu tasten, wenn sie stark vergrößert oder nach kaudal verlagert ist.

Man kann die Nieren am besten palpieren, wenn der Patient in Rückenlage auf einer harten Unterlage liegt (Abb. 4.1). Dabei wird die Niere mit einer Hand im kostovertebralen Winkel angehoben. Bei tiefer Einatmung wandert die Niere nach unten; hat die Niere die tiefste Stelle erreicht, drückt man die andere Hand fest und tief unter den Rippenrand, um die Niere an dieser Stelle zu erreichen. Ist das erfolgreich, so kann die vordere Hand die Größe, Form und Konsistenz des Organs palpieren, bevor es in seine ursprüngliche Lage zurückgleitet. Gelegentlich kann man die Niere besser palpieren, wenn der Untersucher direkt hinter dem sitzenden Patienten steht. In Seitenlage kann eine hochliegende Niere nach medial unten absinken und so leichter palbabel sein.

Perlman u. Williams (1976) haben eine gute Methode beschrieben, um Nierenanomalien bei Neugeborenen festzustellen. Die Finger werden dabei ins Lendendreieck gelegt und die Palpation mit dem vorne liegenden Daumen durchgeführt. Mit dieser Technik können etwa 95% der Nieren palpiert werden. Anomalien wurden in 0,5% der Untersuchungen an 11.000 Neugeborenen nachgewiesen.

Eine vergrößerte Niere deutet auf eine kompensatorische Hypertrophie (wenn die andere Niere fehlt oder atrophiert ist), eine Hydronephrose, einen Tumor, eine Zyste oder eine polyzystische Nierendegeneration hin. Bei einer Schwellung in diesem Bereich kann es sich jedoch auch um einen retroperitonealen Tumor, eine Veränderung der Milz, eine Darmerkrankung (z. B. Tumor oder Abszeßbildung), ein Gallenblasenleiden oder eine Pankreaszyste handeln. Tumoren können die Konsistenz des normalen Gewebe haben, aber auch knotig sein. Hydronephrosen können von harter oder auch weicher Konsistenz sein. Zystennieren sind gewöhnlich höckerig und hart. Bei akuter Pyelonephritis ist die Niere druckempfindlich. Wegen der meist starken Abwehrspannung der Muskulatur ist diese Diagnose aber oft nur sehr schwer zu stellen.

Da auch normale Nieren druckempfindlich sein können, ist dieses Zeichen nicht immer zuverlässig. Obwohl Nierenschmerzen meist diffus im Rücken empfunden werden, liegt eine Druckschmerzhaftigkeit gewöhnlich lateral des M. sacrospinalis direkt unter der 12. Rippe (kostovertebraler Winkel). Dieser Druckschmerz kann durch Palpation oder noch präziser durch Klopfen mit der Faust in diesem Gebiet nachgewiesen werden.

Perkussion

Gelegentlich kann auch eine stark vergrößerte Niere nicht palpiert werden, insbesondere wenn sie weich ist, z. B. bei einer Hydronephrose. Solche Vergrößerungen lassen sich durch Perkussion sowohl von vorne wie von hinten abgrenzen. Diese Art der Untersuchung sollte man grundsätzlich durchführen. Die Perkussion ist von ganz besonderem Wert bei Abgrenzung einer zunehmenden Schwellung in der Flanke nach einem Nierentrauma, da Druckschmerzhaftigkeit und Muskelspannung hier eine Palpation unmöglich machen.

Durchleuchtung

Diese Untersuchungsmethode kann besonders bei Kindern unter 1 Jahr hilfreich sein, bei denen eine Tumorbildung suprapubisch oder in der Flanke besteht. Hierzu eignet sich ein Blitzlichtgerät mit 2 oder 3 Zellen, auf das ein Flansch-ähnlicher lichtundurchlässiger Adapter aufgesetzt wird. Das Gerät muß senkrecht auf die Bauchdecke aufgesetzt werden. Auch ein Lichtleitkabel, das man üblicherweise für endoskopische Instrumente verwendet, ist eine hierzu geeignete Lichtquelle. Ein abgedunkelter Raum ist erforderlich. Eine gefüllte Blase oder ein zystischer Tumor sind diaphanoskopisch positiv, ein solider Tumor dagegen nicht. Auch Tumorbildungen im Flankenbereich kann man darstellen, indem man von dorsal durchleuchtet.

Unterscheidung von Nieren- und radikulären Schmerzen

Radikuläre Schmerzen (s. S. 34) werden häufig in der kostovertebralen oder subkostalen Region wahrgenommen. Sie können in Richtung des Ureters ausstrahlen und sind der häufigste Grund der sog. Nierenschmerzen. Jeder Kranke, der über Flankenschmerzen klagt, sollte auf radikuläre Reizzustände hin untersucht werden. Häufige Gründe für diese Beschwerden sind: eine schlechte Haltung (Kyphosen, Skoliosen), entzündliche Veränderungen der Kostovertebral- oder Kostotransversalgelenke, Druck einer Rippe auf einen Subkostalnerven, Hypertrophie der kostovertebralen Bänder mit Nervenkompression und Bandscheibenerkrankungen (Smith u. Raney 1976). Radikuläre Schmerzen können auch als Folge eines Flankenschnittes auftreten, wobei durch Verlagerung einer Rippe ein Kostalnerv gegen ein Ligament gedrückt werden kann (Krauss et al. 1977). Sind bei einem Herpes zoster die Segmente Th 11 und L 2 betroffen, so können die auftretenden Schmerzen noch vor Auftreten der Hautveränderungen renale Schmerzen vortäuschen. Eine Radikulitis verursacht gewöhnlich eine Überempfindlichkeit des Hautbezirkes, der durch den gereizten peripheren Nerven versorgt wird. Die Hyperästhesie kann durch Kneifen oder durch Nadelstiche der betroffenen Hautpartien im Bereich des Abdomens oder der Flanke festgestellt werden. Drückt man mit dem Daumen in den kostovertebralen Winkel, so wird an der Stelle ein Druckschmerz auftreten, an der der betroffene periphere Nerv austritt.

Auskultation

Ist bei der Auskultation der Lenden- oder der Oberbauchregion ein systolisches Geräusch zu hören, so muß man an eine Nierenarterienstenose oder an ein Aneurysma der Nierenarterien denken. Geräusche über den Oberschenkelarterien deuten auf ein Leriche-Syndrom hin, das die Ursache einer Impotenz sein kann.

Untersuchung der Harnblase

Die Blase kann nur palpiert werden, wenn sie gefüllt ist. Ist sie palpierbar, so enthält sie beim Erwachsenen mindestens 150 ml Urin. Bei akuter oder chronischer Harnverhaltung kann die Blase bis zum Nabel (oder sogar noch höher) reichen. In diesem Fall ist sie sichtbar vorgewölbt und kann gut palpiert werden (bei chronischer Harnverhaltung, bei der die Blasenwand schlaff ist, kann eine Palpation der Blase schwierig sein. In diesem Fall hilft die Perkussion weiter).

Beim männlichen Säugling oder Kleinkind deutet die Palpation eines derben Tumors in Beckenmitte auf eine verdickte, hypertrophe Blase, wie sie nach einer Obstruktion durch eine hintere Harnröhrenklappe hervorgerufen werden kann.

Falls ein Leistenbruch auch einen Teil der Blasenwand enthält, so kann dies bei voller Blase diagnostiziert werden, indem man das Skrotum komprimiert, wobei sich die Blase deutlich weiter vorwölbt.

In einigen Fällen wurden Ödeme der Beine durch Kompression der Beckengefäße infolge einer überfüllten Harnblase hervorgerufen. Mit Hilfe der bimanuellen (abdominorektalen oder abdominovaginalen) Untersuchung kann die Ausdehnung eines Blasentumors festgestellt werden. Für eine zuverlässige Beurteilung ist völlige Entspannung (Narkose) notwendig.

Untersuchung der äußeren männlichen Genitalorgane

Penis

Äußere Untersuchung

Wenn der Patient nicht beschnitten wurde, sollte die Vorhaut zurückgezogen werden. Eine Tumorbildung oder Vorhautentzündung kann der Grund für eitrigen Ausfluß sein. Wenn man die Vorhaut infolge einer Phimose nicht zurückstreifen kann, ist eine operative Korrektur (Zirkumzision) notwendig.

Ein schlaffer Harnstrahl ist ein wichtiges Symptom. Bei Neugeborenen muß man an eine neurogene Blasenlähmung oder an eine Urethralklappe im Bereich der hinteren Harnröhre denken. Bei Männern kann eine Harnröhrenstriktur oder eine Prostataobstruktion vorliegen.

Ein wichtiger Hinweis können die Narben nach einer abgeheilten Syphilis sein. Ein frisches Ulkus verlangt nach bakteriologischer oder histologischer Abklärung (z.B. Schanker, Epitheliom). Oberflächliche Ulzerationen oder Bläschen können durch einen Herpes simplex hervorgerufen sein. Sie werden vom Patienten oft als gefährliche Geschlechtskrankheit angesehen, z.B. als Syphilis. Oft finden sich auch Kondylome.

Beim männlichen Kleinkind sind Meatusstenosen ein häufiger Grund für leichte Blutungen. In seltenen Fällen kann eine hochgradige Meatusstenose eine zunehmende beiderseitige Hydronephrose hervorrufen. Diese Störung kann leicht durch eine Meatotomie beseitigt werden.

Die Lage der Harnröhrenmündung sollte genau beachtet werden. Sie kann entweder an der Rückseite (Epispadie) oder an der Vorderseite des Penis (Hypospadie) proximal der Penisspitze liegen. In beiden Fällen besteht auch eine anomale Krümmung des Penis, die bei der Epispadie nach hinten und bei der Hypospadie nach vorne auftritt. Oft ist die Harnröhrenmündung bei Hypospadie verschlossen.

Manchmal ist das Glied auch zu klein oder zu groß.

Palpation

Bei der Palpation der Dorsalseite des Penisschaftes kann ein derber Strang im Bereich der Schwellkörperfaszien festgestellt werden. Dieser Befund ist typisch für eine Induratio penis plastica. Druckschmerzhafte Verhärtungen entlang der Harnröhre können auf eine Periurethritis bei Harnröhrenstriktur hindeuten.

Harnröhrenausfluß

Im Bereich der männlichen Geschlechtsorgane gehört der Harnröhrenausfluß zu den häufigsten Symptomen. Gonorrhoischer Eiter ist gewöhnlich flüssig und gelb oder grau-braun. Nichtgonorrhoischer Ausfluß kann zwar ähnlich aussehen, ist jedoch meist dünner, schleimähnlich und spärlicher; obwohl eine Gonorrhö als Ursache immer ausgeschlossen werden muß, wird ein hoher Prozentsatz dieser Beschwerden durch Chlamydien hervorgerufen. Patienten mit Harnröhrenausfluß sollten aber auch immer auf andere Geschlechtskrankheiten untersucht werden, da Mehrfachinfektionen nicht selten sind.

Blutiger Harnröhrenausfluß deutet auf einen Fremdkörper in der Harnröhre (männlich oder weiblich), eine Harnröhrenstriktur oder einen Tumor hin.

Der Harnröhrenausfluß muß immer vor der Miktion untersucht werden.

Skrotum

Infektionen und Entzündungen der Skrotalhaut sind selten. Kleine Atherome oder bösartige Tumoren kommen nur gelegentlich vor. Bei skrotaler oder perinealer Hydospadie ist der Hodensack gespalten.

Die Elephantiasis des Skrotums ist durch eine Verlegung der Lymphgefäße bedingt. Sie tritt in den Tropen endemisch auf und beruht auf der Filariasis. Die Elephantiasis kann außerdem auch Folge einer radikalen Lymphknotenresektion im Bereich der Leistenbeuge sein. Dabei wird auch die Haut des Penis mitbetroffen. Kleine Hämangiome der Haut treten häufig auf und können zu spontanen Blutungen führen.

Hoden

Die Hoden sollten mit den Fingern beider Hände vorsichtig palpiert werden. Ein verhärteter Bereich im Hoden gilt so lange als maligner Tumor, bis das Gegenteil bewiesen ist. Eine Diaphanoskopie sollte grundsätzlich durchgeführt werden. Dabei wird das Skrotum in einem dunklen Raum mit einem Glasfiberkabel oder einem starken Blitzlichtgerät durchleuchtet. Bei einer Hydrozele schimmert der Skrotalinhalt rot durch. Ein fester Tumor dagegen ist für Licht undurchdringlich. Die Tumoren können palpatorisch weich, aber auch knotig sein. Subjektiv wird der betroffene Hoden als schwer empfunden. Ist der Hoden durch einen Tumor verdrängt oder durch ein Gumma zerstört, so besteht keine Druckempfindlichkeit mehr. Das sonst auftretende Übelkeitsgefühl bei starkem Druck tritt nicht auf. Etwa 10% der Hodentumoren führen zu einer Hydrozele, die erst abpunktiert werden muß, bevor man die eigentliche Palpation sicher vornehmen kann.

Ist das Skrotum leer, kann ein Pendelhoden oder ein echter Kryptorchismus vorliegen. Ein Leistenhoden kann durch Palpation des Leistenkanals nachgewiesen werden.

Der atrophische Hoden (postoperativ nach Orchipexie, nach Mumpsorchitis oder Samenstrangtorsion) ist gewöhnlich weich und oft überempfindlich. Die Produktion von Androgenen bleibt im Gegensatz zur Spermatogenese meist intakt.

Nebenhoden

Der Nebenhoden ist manchmal mit dem Hoden fest verbunden, kann aber auch frei beweglich sein. Bei der Palpation sollte man auf Größe und Konsistenz achten. Eine Verhärtung deutet meistens auf eine Infektion hin, da primäre Tumoren extrem selten sind. Im akuten Stadium einer Epididymitis sind Hoden und Nebenhoden palpatorisch nicht voneinander zu unterscheiden. Sie können mit der entzündlich veränderten Skrotalwand fest verwachsen sein. Fast immer bestehen heftige Schmerzen. Von wenigen Ausnahmen abgesehen, sind Neisseria Gonorrhoeae, Chlamydien oder Escherichia coli die Erreger. Über längere Zeit bestehende schmerzlose Verhärtungen deuten auf Tuberkulose oder Schistosomiasis hin, obwohl auch eine unspezifische chronische Nebenhodenentzündung möglich ist. Für eine Tuberkulose des Urogenitaltraktes sprechen außerdem „sterile" Pyurie, verdickte Samenblase, eine knotige Prostata und perlschnurartige Veränderungen des Vas deferens.

Samenblasen und Samenstrang

Eine Schwellung im Samenstrang kann zystisch (z.B. Hydrozele oder Hernie) oder solide (z.B. Bindegewebetumor) sein, wobei der letzte Befund selten auftritt. Die Lipome in der Samenstrangumhüllung können Hernien vortäuschen. Eine diffuse Schwellung und Verhärtung des Samenstranges kann durch eine Funikulitis hervorgerufen werden.

Eine vorsichtige Palpation des Samenleiters kann eine Verdickung (z.B. bei chronischer Infektion), eine spindelförmige Vergrößerung (durch Tuberkulose hervorgerufene „Rosenkranzbildung") oder sogar eine Aplasie des Samenleiters ergeben. Letztere kommt selten vor, spielt aber bei der Abklärung der männlichen Infertilität eine große Rolle. Eine Varikozele, die aus einem Bündel dilatierter Venen hinter oder oberhalb des Hodens besteht, kann am besten bei der Untersuchung im Stehen festgestellt werden. Die Dilatation geht im Liegen zurück und kann durch den Valsalva-Versuch gesteigert werden. Die Infertilität des Mannes ist eine häufige Folge einer Varikozele (s. Kap. 36).

Hodenhüllen und Anhangsgebilde

Hydrozelen sind gewöhnlich prall-elastisch, können aber gelegentlich auch so hart sein, daß sie sich wie solide Tumoren anfühlen. Die Diaphanoskopie ermöglicht die differentialdiagnostische Abklärung. Die Hydrozele kann sich als Folge einer akuten oder spezifischen (tuberkulösen) Epididymitis, eines Traumas oder eines Hodentumors entwickeln. An einen Hodentumor soll man besonders dann denken, wenn im Alter von 18–35 Jahren plötzlich eine Hydrozele entsteht. In diesem Fall sollte die Flüssigkeit abgesaugt werden, um eine zuverlässige Palpation zu ermöglichen.

Normalerweise ist der Hoden völlig von der Hydrozele umschlossen. Tastet man zystische Vergrößerungen oberhalb des Hodens, handelt es sich meist um Spermatozelen. Beim Absaugen erhält man eine dünnflüssige milchige Flüssigkeit, die Spermien enthält.

Vaginale Untersuchung

Da sich die Krankheiten des weiblichen Genitaltraktes auch auf die Harnorgane auswirken können, ist eine sorgfältige gynäkologische Untersuchung notwendig. Häufig treten eine Urethrozystitis bei Harnröhrendivertikel oder Zervixkatarrh, eine Pyelonephritis während der Schwangerschaft und eine Harnleiterobstruktion bei Metastasen oder fortgeschrittenem Zervixkarzinom gemeinsam auf.

Äußere Untersuchung

Besonders bei Neugeborenen und Kindern sollte der Introitus vaginae auf folgende Veränderungen untersucht werden: Auf nur eine Öffnung (meist ein Sinus urogenitalis), auf eine Verschmelzung der Labien, auf eine gespaltene Klitoris, eine ausgebliebene Verschmelzung der Geschlechtsfalten (Epispadie), auf eine Klitorishypertrophie und skrotale Umbildung der Labia majora (adrenogenitales Syndrom).

Die Harnröhrenöffnung kann gerötet, druckschmerzhaft und leicht verletzlich sein (Harnröhrenkarunkel) oder eine gerötete nach außen gekehrte hintere Lippe aufweisen, insbesondere bei seniler Urethritis und

Vaginitis. Wenn ein maligner Tumor nicht sicher ausgeschlossen werden kann, ist eine Biopsie notwendig. Die Diagnose einer senilen Vaginitis und Urethritis kann durch einen Vaginalabstrich (Färbung mit Lugol-Lösung) gesichert werden. Die mikroskopische Untersuchung muß sofort nach dem Abspülen der Farblösung durchgeführt werden, da der braune Farbstoff in den Zellen schnell verblaßt. Zellen, denen bei Östrogenmangel Glykogen fehlt, können den Farbstoff nicht wie normale Zellen aufnehmen.

Finden sich zahlreiche schmerzhafte kleine Ulzerationen oder Bläschen, so liegt wahrscheinlich eine Herpesvirusinfektion vom Typ II vor, die ernste Folgen haben kann.

Bei urethralem oder vaginalem Ausfluß sollten Abstriche und Kulturen angefertigt werden. Gonokokken sind relativ leicht zu identifizieren. Der Nachweis von Chlamydien verlangt Techniken, die dem Arzt selten zur Verfügung stehen.

Eine Entzündung der Skene-Gänge und Bartholini-Drüsen kann die Ursache einer ständigen Urethritis oder Zystitis sein. Die Beschaffenheit der Vaginalwand sollte beachtet werden. Bakteriologische Untersuchungen des Vaginalsekretes können hilfreich sein. Ureterozele und Zystozele führen oft zur Restharnbildung mit chronischer Blaseninfektion. Eine Vorwölbung in der vorderen Vaginalwand kann durch ein Harnröhrendivertikel hervorgerufen sein. Die Portio sollte immer eingestellt werden, um einen malignen Tumor oder eine Infektion auszuschließen, wobei Probeexzisionen oder die Anfertigung eines nach Papanicolaou gefärbten Ausstrichs erforderlich sein können.

Palpation

Gelegentlich sind die Harnröhre, der Blasenboden und die prävesikalen Harnleiterabschnitte druckempfindlich. Dieser Befund ist jedoch wenig aussagekräftig. Eine Verhärtung im Bereich der Harnröhre oder der Trigonums, oder eine Schwellung in diesem Bereich könnten durch einen Tumor bedingt sein. Eine weiche Schwellung in diesem Gebiet kann auf ein Harnröhrendivertikel hindeuten, wobei sich bei Palpation eitriger Ausfluß aus der Harnröhre entleert. Konkremente im unteren Harnleiteranteil können vaginal palpabel sein. Finden sich ein vergrößerter Uterus (z.B. durch Schwangerschaft oder Myome) oder Krankheiten und Entzündungen des Kolons oder der Adnexe, so können dies Ursachen für Krankheiten des Urogenitaltraktes sein (z.B. Kompression des Ureters durch einen bösartigen Ovarialtumor, Endometriose oder Divertikulitis im Sigmabereich bei gleichzeitigen Verwachsungen mit der Blase).

Ein Zervixkarzinom kann auf den Blasenboden übergreifen und zu Blasenbeschwerden und Hämaturie führen. Iliakale Lymphknotenmetastasen führen häufig zur Ureterkompression.

Oft hilft eine rektale Untersuchung weiter. Dies ist besonders bei Kindern und Virgines angebracht.

Rektale Untersuchung des Mannes

M. sphincter ani externus und unterer Mastdarm

Die Beurteilung des Sphinktertonus ist von großer Bedeutung. Ein schlaffer M. sphincter ani externus weist auf die gleiche Störung im Bereich des Blasenschließmuskels und des M. detrusor hin und kann Symptom einer neurogenen Erkrankung sein. Neben der digitalen Prostatauntersuchung sollte das ganze untere Rektum mitüberprüft werden, um Stenosen, innere Hämorrhoiden, Schleimhautentzündungen oder Polypen, Analfisteln und Rektumkarzinome auszuschließen. Eine perianale Sensibilitätsprüfung ist notwendig.

Prostata

Vor einer rektalen Untersuchung sollte routinemäßig eine Urinprobe abgegeben werden. Das ist deshalb von großer Bedeutung, da eine Prostatamassage (oder auch schon eine Palpation) zu einem Austritt von prostatischem Sekret in die hintere Harnröhre führt. Enthält dieses Sekret Eiter, würde eine Urinprobe nach rektaler Untersuchung durch diesen Eiter verunreinigt sein.

Größe

Die normale Prostata ist etwa 4 cm lang und genau so breit. Ihr größter Durchmesser liegt kranial in Höhe des Blasenhalses. Bei einer Vergrößerung der Prostata werden die lateralen Begrenzungsfurchen tiefer, der mittlere Sulkus verstreicht. Die Prostata kann auch an Länge zunehmen. Die klinische Bedeutung des Prostataadenoms wird nicht durch die Größe der Drüse bestimmt, sondern durch die Beschwer-

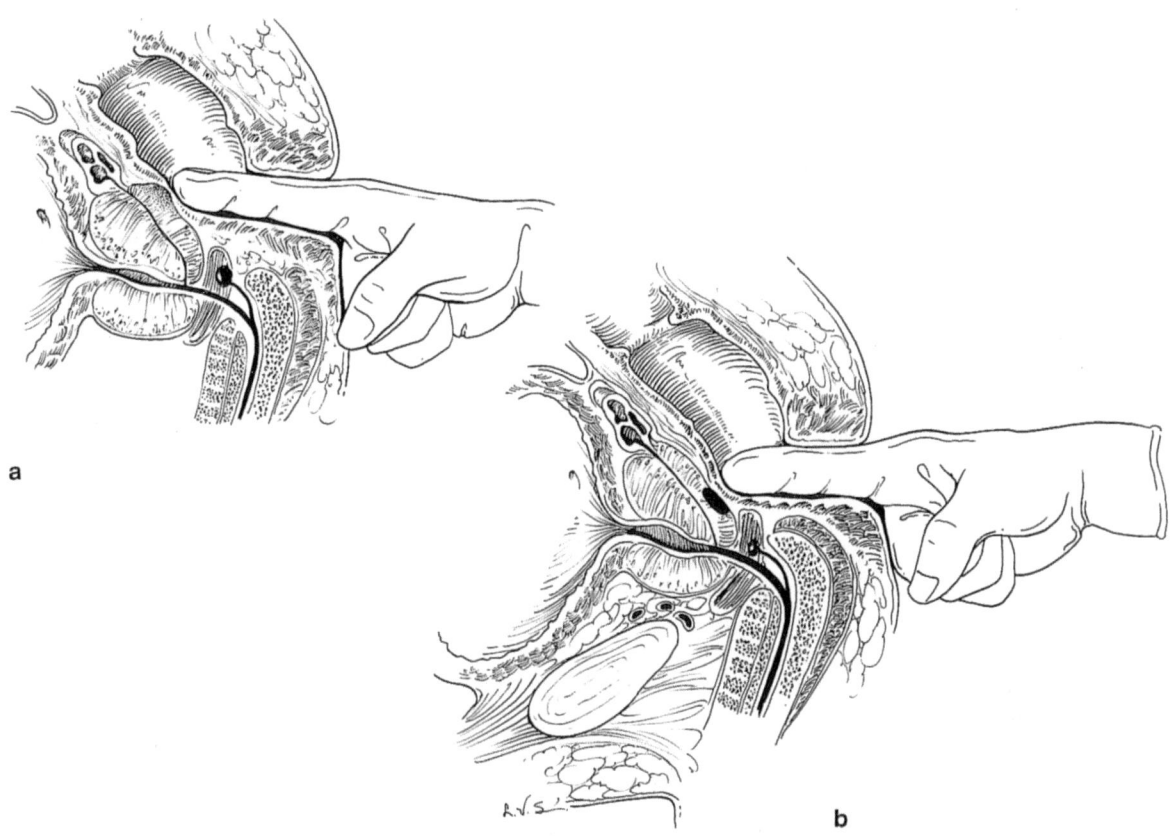

Abb. 4.2 a, b. Differentialdiagnose von Prostataknoten. **a** Der entzündete Bezirk überragt die Oberfläche der Prostata; zur Peripherie hin nimmt die Verhärtung allmählich ab. **b** Der Krebsknoten ist nicht prominent; an seinen Rändern tastet man eine scharf abgegrenzte Konsistenzänderung des Gewebes

den und die Menge des Restharns. So kann bei einem Patienten mit Harnverhaltung bei der rektalen Untersuchung eine normal große Prostata von gleichmäßiger Konsistenz vorliegen.

Konsistenz

Normalerweise kann die Konsistenz der Prostata mit der eines kontrahierten Daumenballens verglichen werden (z. B. wenn der Daumen den kleinen Finger berührt). Sie kann sich gummiartig anfühlen, weich sein durch Sekretstauung (z. B. nach langer sexueller Enthaltsamkeit, bei einer chronischen Infektion mit ungenügendem Sekretabfluß) und sie kann verhärtet sein (z. B. bei chronischer Infektion mit oder ohne Prostatasteinbildung). Sie kann auch steinhart sein (z. B. bei fortgeschrittenem Karzinom).

Die Differenzierung derber Prostataknoten kann sehr schwierig sein: Fibrose infolge unspezifischer Infektion, tuberkulöse Knotenbildung, Verhärtung infolge Prostatitis oder aufgrund von Prostatasteinen oder Prostatakarzinom im frühen Stadium. Infektionsbedingte Knoten ragen über die Oberfläche der Prostata hervor. An den Rändern nimmt die Verhärtung so weit ab, daß sie die normale Konsistenz des umgebenden Gewebes erreicht. Bei einem Karzinom dagegen überragt der verdächtige Bezirk die Oberfläche nicht. Er ist hart und setzt sich scharf von der Umgebung ab, d. h., man fühlt in diesem Bereich einen plötzlichen Konsistenzwechsel. Das Karzinom neigt dazu, auf die seitlichen Begrenzungsfurchen überzugehen (Abb. 4.2).

Eine Differenzierung dieser Befunde ist selbst für erfahrenste Ärzte oft schwierig. Besteht kein Anhalt für eine Tuberkulose und ist im Prostatasekret kein Eiter nachweisbar, so handelt es sich sehr wahrscheinlich um einen Prostatakrebs, besonders wenn im Röntgenbild keine Prostatasteine hinter oder oberhalb der Symphyse zu erkennen sind. Im Frühstadium des Prostatakarzinoms helfen die Bestimmung der sauren Phosphatase und die Anfertigung von Röntgenaufnahmen des Skelettsystems meistens nicht weiter.

Beweglichkeit

Die Mobilität der Drüse kann sehr unterschiedlich sein. Gelegentlich ist die Beweglichkeit sehr groß, manchmal nur sehr gering. Beim Prostatakarzinom ist die Drüse fixiert, wenn die Kapsel überschritten wird. Beim Erwachsenen sollte die Prostata routinemäßig massiert und das Sekret mikroskopisch untersucht werden. Man sollte eine Prostatamassage jedoch unterlassen bei akuter Urethritis, akuter Prostatitis oder Prostatazystitis. Das gleiche gilt bei drohender Harnverhaltung (weil die Massage die Verhaltung beschleunigen kann) oder auch bei Männern, bei denen ein Prostatakrebs nachgewiesen ist. Eine Massage ist aber auch notwendig, wenn keine Beschwerden vorliegen, da eine Prostatitis auch asymptomatisch verlaufen kann. Diagnose und Behandlung einer solchen „stillen Krankheit" sind aber wichtig, um das Auftreten einer Zystitis oder Epididymitis zu vermeiden.

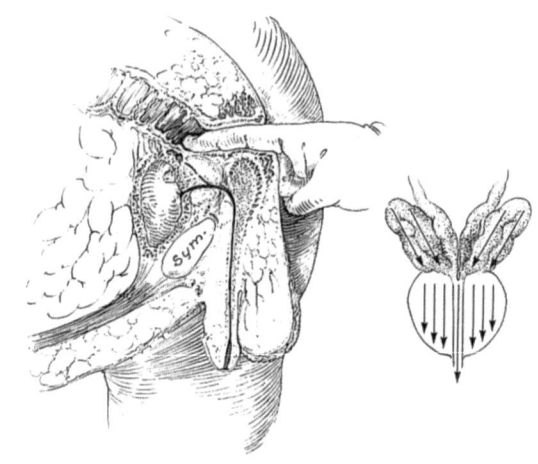

Abb. 4.3. Technik der Prostatamassage. Das Drüsengewebe wird von seinen Rändern in Richtung auf die in der Mitte liegende Urethra ausgedrückt (die Zeichnung *rechts* verdeutlicht die Druckrichtung). Anschließend werden die Samenblasen von oben nach unten entleert

Massagetechnik

Der Patient sollte sich über den Untersuchungstisch beugen, so daß der Körper horizontal liegt. Die Beine sollten gestreckt und die Füße etwas auseinandergestellt sein.

Die Massagemethoden sind unterschiedlich, aber normalerweise wird die Prostata mit der Zeigefingerkuppe vorsichtig massiert, damit etwas Sekret in die prostatische Harnröhre abgegeben wird. Die Massage sollte seitlich oben beginnen und zur Mitte führen. Eine rollende Bewegung des Fingers traumatisiert Prostata und Rektumschleimhaut weniger und verursacht dem Patienten so geringere Beschwerden. Schließlich sollten die Samenbläschen noch von oben nach unten und medial ausgedrückt werden (Abb. 4.3).

Bei manchen Prostatadrüsen kann man große Mengen, bei anderen dagegen nur sehr wenig oder gar kein Sekret gewinnen. Das hängt bis zu einem gewissen Grad auch von der Intensität ab, mit der die Massage durchgeführt wird. Erhält man kein Sekret, läßt man den Patienten ein paar Tropfen urinieren. Dieser Urin enthält die für die Untersuchung notwendige Menge an Sekret. Die mikroskopische Untersuchung wird bei schwacher Vergrößerung durchgeführt. Das normale Sekret enthält zahlreiche Lezithinkörper, die zwar den Erythrozyten ähneln, jedoch viel kleiner sind. Leukozyten findet man nur vereinzelt. Manchmal können auch Epithelzellen oder Corpora amylacea nachgewiesen werden. Oft sind Spermien zu sehen, ihr Fehlen ist jedoch ohne Bedeutung.

Große Mengen von Leukozyten sind pathologisch und deuten auf eine Prostatitis hin. Gefärbte Ausstriche sind gewöhnlich unbrauchbar, da die Fixation des Materials auf dem Objektträger schwierig ist und pathogene Keime im Ausstrich normalerweise nicht zu finden sind. Säurefeste Stäbchen können dagegen mit entsprechender Färbemethode nachgewiesen werden.

Gelegentlich ist es notwendig, bakteriologische Kulturen des Prostatasekretes anzulegen, um unspezifische Organismen, Tuberkelbakterien, Gonokokken oder Chlamydien nachzuweisen. Dann wird die Prostatamassage nach sorgfältiger Reinigung der Glans penis und Entleerung der Harnblase (zur mechanischen Reinigung der Harnröhre) ausgeführt. Die Sekrettropfen werden in einem sterilen Röhrchen mit entsprechendem Nährboden aufgefangen.

Samenblasen

Man sollte immer versuchen, die Samenblasen zu palpieren. Sie liegen unterhalb des Blasenbodens und verlaufen divergierend nach oben (s. Abb. 1.8 und 4.3). Normale Samenblasen sind gewöhnlich nicht palpabel, fühlen sich aber in überdehntem Zustand zystisch an. Bei einer chronischen Infektion (Tuberkulose und Schistosomiasis) oder bei einem fortgeschrittenen Prostatakarzinom können sie deutlich verhärtet sein. In Verbindung mit einer Prostatamassage sollte man die Samenblasen ausstreichen, da sie bei einer Prostatitis gewöhnlich auch infiziert sind. Primäre Samenblasentumoren sind sehr selten. Fühlt man eine zystische Vergrößerung in diesem Gebiet oder über der Prostata, so kann eine Zyste des Müller-Ganges oder des Utrikels vorliegen. Das Letztere tritt gelegentlich mit einer Hypospadie auf.

Lymphknoten (s. Abb. 19.1 und 19.2)

Es muß darauf hingewiesen werden, daß eine allgemeine Lymphknotenschwellung gewöhnlich als Frühzeichen bei AIDS auftritt (s. Kap. 15).

Inguinal- und Subinguinallymphknoten

Bei entzündlichen Veränderungen der Haut, des Penis, des Skrotums oder der Vulva können die inguinalen und subinguinalen Lymphknoten befallen sein. Man beobachtet dies auch beim Ulcus molle, beim Lymphogranuloma venereum und gelegentlich auch bei der Gonorrhö.

Bösartige Tumoren (z.B. Plattenepithelkarzinome), die vom Penis, der Glans penis, der Skrotalhaut oder vom distalen Harnröhrenanteil bei der Frau ausgehen, können in die inguinalen und subinguinalen Lymphknoten metastasieren. Hodentumoren verursachen keine Metastasen in diesen Lymphknoten, es sei denn, sie haben bereits die Skrotalhaut befallen, oder bei dem Patienten wurde schon früher eine Orchipexie durchgeführt.

Andere Lymphknoten

Hoden und Prostatatumoren können in die linken supraklavikulären Lymphknoten metastasieren. Blasen- und Prostatatumoren metastasieren gewöhnlich in die iliakalen und paraaortalen Lymphknoten, die jedoch nur gelegentlich so groß sind, daß man sie palpieren kann. Bei jungen Männern sind tastbare Tumoren im Oberbauch nahe der Mittellinie suspekt auf Hodentumor. Der Primätumor kann sehr klein und so mit dem Hodengewebe verwachsen sein, daß der Hoden normal erscheint.

Neurologische Untersuchung

Eine sorgfältige neurologische Untersuchung kann sensorische oder motorische Nervenstörungen aufdecken, die die Ursache einer Restharnbildung (neurogene Blase) oder Inkontinenz sein können. Da die Blase und ihr Schließmuskel aus dem 2. bis 4. Sakralsegment innerviert werden, können der Tonus des M. sphincter ani externus, die Sensibilität der perianalen Haut sowie der Achillessehnen- und Bulbocavernosusreflex sehr aufschlußreich sein. Dieser Reflex wird ausgelöst, indem man bei der rektalen Untersuchung die Glans penis oder die Klitoris komprimiert oder einen eingelegten Foley-Katheter ruckartig bewegt. Hierauf reagieren der M. sphincter ani externus und M. bulbocavernosus mit einem Kontraktionsreflex. Blaivas et al. (1981) führten die Prüfung des Blubocavernosusreflexes durch. Sie fanden heraus, daß die Druckkurven eine genaue Beurteilung der Funktion der Sakralnerven erlauben: Bei normaler Nervenfunktion waren die Druckkurven unauffällig und der Reflex konnte ausgelöst werden. Bei einer kompletten Schädigung des Sakralstranges waren das Zystogramm pathologisch und die Reflexe nicht auslösbar; bei einer nicht vollständigen Schädigung der Sakralnerven konnte jedoch bei der Hälfte der Patienten der Bulbocavernosusreflex ausgelöst werden, obwohl sich eine pathologische Blasendruckkurve fand.

Es ist ratsam, besonders bei Kindern, auf ein Grübchen über der lumbosakralen Region zu achten. Man muß das Os sacrum palpieren, um sicher zu gehen, daß es vorhanden und normal geformt ist. Bei einer Fehlanlage oder Entwicklungsstörung treten Ausfälle in S 2–4 auf. Bei pathologischen Befunden ist eine röntgenologische Untersuchung erforderlich.

Literatur

Untersuchung der Nieren

Hennessy WT, Cromie WJ, Duckett JW: Congenital hemihypertrophy and associated abdominal lesions. Urology 1981; 18:576

Hodges CV, Barry JM: Non-urologic flank pain: A diagnostic approach. J Urol 1975; 113:644

Koop CE: Abdominal mass in the newborn infant. N Engl J Med 1973; 289:569

Krauss DJ, Khonsari F, Lilien OM: Incapacitating flank pain of questionable origin. Urology 1977; 9:51

Marshall S, Lapp M, Schulte JW: Lesions of the pancreas mimicking renal disease. J Urol 1965; 93:41

Mofenson HC, Greensher J: Transillumination of the abdomen in infants. Am J Dis Child 1968; 115:428

Perlman M, Williams J: Detection of renal anomalies by abdominal palpation in newborn infants. Br Med J 1976; 3:347

Saypol DC, Laudone VP: Congenital hemihypertrophy with adrenal carcinoma and medullary sponge kidney. Urology 1983; 21:510

Smith DR, Raney FL Jr: Radiculitis distress as a mimic of renal pain. J Urol 1976; 116:269

Williams MJ: Gynecomastia: Its incidence, recognition and host characterization in 447 autopsy cases. Am J Med 1963; 34:103

Untersuchung der Blase

Boyarsky S, Goldenberg J: Detection of bladder distention by suprapubic percussion. NY State J Med 1962; 62:1804

Carlsson E, Garsten P: Compression of the common iliac vessels by dilatation of the bladder. Acta Radiol 1960; 53:449

Patil UB: Estimation of residual urine in bladder. Use of vesical "thrill" test. Urology 1974; 4:737

Äußeres Genitale der Frau

Redman JF, Bissada NK: How to make a good examination of the genitalia of young girls. Clin Pediatr 1976; 15: 907

Neurologische Untersuchung

Blaivas JG, Zayed AAH, Labib KB: The bulbocavernosus reflex in urology: A prospective study of 299 patients. J Urol 1981; 126:197

Bors E, Blenn KA: Bulbocavernosus reflex. J Urol 1959; 82:128

5 Urologische Laboruntersuchungen

R. D. WILLIAMS

Die Untersuchung von Urin, Blut oder Sekret aus dem Urogenitaltrakt ist oft richtungsweisend für weitere urologische Untersuchungen und kann häufig sogar eine Diagnose ermöglichen. Da schätzungsweise 20% aller Patienten, die die Praxis eines Arztes für Allgemeinmedizin aufsuchen, über urologische Beschwerden klagen, muß der Arzt ein fundiertes Wissen über die bei diesem Untersuchungsmaterial anzuwendenden Labortests haben. Eine sinnvolle Anwendung dieser Analysen ermöglicht eine genaue, schnelle und sparsame Sicherung der vermuteten Diagnose und kann daher für die richtige Behandlung des Patienten ausschlaggebend sein.

Urinuntersuchung

Die Urinuntersuchung ist ohne Zweifel eine der wichtigsten und hilfreichsten Untersuchungsmethoden, obwohl oft notwendige Details vernachlässigt und wichtige Informationen übersehen oder falsch interpretiert werden. Die Gründe für eine unzulängliche Urinanalyse sind:

1. Der Urin wird nicht sauber aufgefangen.
2. Die Probe wird nicht sofort untersucht.
3. Die Sedimentuntersuchung ist oft unvollständig (so wird in vielen Krankenhauslabors keine routinemäßige mikroskopische Untersuchung durchgeführt).
4. Mangelnde Erfahrung des Untersuchers.
5. Fehlerhafte Deutung der Befunde.

Uringewinnung

Zeitpunkt der Uringewinnung

Am sinnvollsten werden nur Urinproben untersucht, die in der Praxis gewonnen werden. So ist der Morgenurin besonders gut geeignet für die qualitative Untersuchung auf Eiweiß bei Patienten mit Verdacht auf eine orthostatische Proteinurie und bei der Beurteilung des spezifischen Gewichtes als einfachen Nierenfunktionstest bei Patienten mit leichten Nierenerkrankungen bei Diabetes mellitus oder Sichelzellenanämie oder bei Verdacht auf Diabetes insipidus. Urinproben, die der Patient direkt nach dem Essen abgibt oder die über den Zeitraum von einigen Stunden gestanden haben, werden alkalisch und können daher zu einer Zerstörung der Erythrozyten und einer Auflösung der Zylinder führen oder nachträglich gewachsene Bakterien enthalten. Deshalb ist ein frisch gelassener Urin, der einige Stunden nach dem Essen abgegeben wird, für die Diagnosestellung am zuverlässigsten. Auch der Hydratationsstatus des Patienten beeinflußt die Konzentration der im Urin enthaltenen Stoffe. Zur Beurteilung der Nierenfunktion oder einer Proteinurie sind zeitlich definierte Urinsammelperioden notwendig.

Uringewinnung

Die Art der Uringewinnung ist von großer Bedeutung. Dabei ist das sorgfältige Auffangen des Urins bei Patienten mit Proteinurie, Hämaturie oder bei Verdacht auf Harnwegsinfektionen besonders wichtig. Wird der Urin bei der Untersuchung hintereinander in verschiedenen Gläsern aufgefangen, so kann oft schon der Ausgangsort einer Hämaturie oder Harnwegsinfektion bestimmt werden (s. auch S. 60 u. 65). Zu Hause werden Urinproben meist nicht sehr sorgfältig gesammelt und sind unbrauchbar, weil zuviel Zeit durch den Transport zur Praxis oder zum Labor bis zur Durchführung der Analysen vergeht. Um eine zuverlässige und aussagekräftige Urinanalyse zu erhalten, muß der Urin stets nach einer einheitlichen Methode, am besten in der Praxis oder im Labor, aufgefangen werden. Die Probe sollte unbedingt vor einer rektalen oder vaginalen Untersuchung abgenommen werden, um eine Beimengung von Vaginal- oder Prostatasekret zu vermeiden. Auch Urin, den man mit Hilfe einer Sammelvorrichtung, z. B. einem Kondom oder einem Drainagebeutel, erhält, ist gewöhnlich nicht für eine Urinuntersuchung geeignet.

Männer

Beim Mann ist es normalerweise unproblematisch, Mittelstrahlurin zu gewinnen. Die erforderlichen

Anweisungen können dem Patienten als Informationsblatt ausgehändigt oder in der Toilette ausgehängt werden. Folgende Punkte sind zu beachten:

1. Zurückziehen der Vorhaut (eine häufige Quelle der Verunreinigung einer Urinprobe), Säuberung des Meatus externus.
2. Verwerfen der ersten 15–30 ml Urin.
3. Die folgenden 50–100 ml in einem sterilen Uringlas sammeln; das Glas wird danach verschlossen.
4. Komplette Blasenentleerung in die Toilette.

Ein Teil der Urinprobe wird sofort für die makroskopische und mikroskopische Untersuchung verwendet. Der Rest wird in einem sterilen Gefäß für evtl. später notwendig werdende Bakterienkulturen aufbewahrt.

Mit der hier beschriebenen Methode, Mittelstrahlurin sauber aufzufangen, ist die Gefahr einer Verunreinigung durch Sekrete der Urethra oder des Meatus erheblich reduziert, obwohl sie nicht ganz ausgeschlossen werden kann. Bei Männern ist es i. allg. nur selten notwendig, mit Hilfe eines Katheters Urin zu gewinnen, es sei denn, es besteht eine Harnverhaltung oder die Notwendigkeit, Restharn abzulassen.

Frauen

Für eine Frau ist es praktisch unmöglich, ohne fremde Hilfe eine zuverlässige Mittelstrahlurinprobe zu erhalten. Die Urinprobe einer unvorbereiteten Patientin kann nur verwendet werden, wenn sie keinen pathologischen Befund aufweist. Die beste Methode, einen zuverlässigen Mittelstrahlurin bei der Frau zu erhalten, ist folgende:

1. Die Patientin wird in Steinschnittlage auf den Untersuchungstisch gelagert.
2. Die Vulva und der Harnröhrenausgang werden gereinigt.
3. Die Schamlippen werden auseinander gehalten.
4. Die Patientin wird aufgefordert, in einen Behälter zu urinieren, der dicht an die Vulva gehalten wird. Die ersten 10–20 ml werden verworfen, die nächsten 50–100 ml in einem Behälter gesammelt, der sofort verschlossen wird.
5. Die Patientin soll anschließend die Blase vollständig entleeren.

Da diese Technik sehr aufwendig ist, kann die Patientin als erstes auch auf der Toilette eine Probe in einen nicht sterilen Behälter auffangen. Wenn die Ergebnisse dieser Urinanalyse normal sind, ist keine weitere Untersuchung notwendig. Liegt jedoch ein pathologischer Befund vor, so muß eine Urinprobe nach der eben beschriebenen exakten Methode gewonnen werden. In jedem Fall sollte die Probe jedoch sofort untersucht werden. Falls es nicht möglich ist, den Urin nach der oben beschriebenen Methode zu gewinnen, sollte man Katheterurin abnehmen, obwohl die suprapubische Blasenpunktion die einzige ganz sichere Methode ist, um Urin zu erhalten, der nicht durch urethrovaginale Sekrete oder durch perineal wachsende Keime verunreinigt ist. Eine Katheterisierung kann außerdem notwendig sein, um einen Restharn auszuschließen oder um nachzuweisen, daß eine Hämaturie nicht vaginalen Ursprungs ist. Bei sorgfältiger Durchführung tritt eine Blaseninfektion durch Katheterisierung sehr selten auf. Daher sollte sich niemand scheuen, auf diese Weise wichtige Informationen zu erhalten. Sehr gut geeignet sind im Handel erhältliche Zentrifugenröhrchen, die fest mit einem 8-Charr-Katheter verbunden sind.[1]

Kinder

Es kann schwierig sein, bei kleinen Kindern eine ausreichende Urinprobe zu erhalten. Man kann den Urin für eine normale Untersuchung – außer für Bakterienkulturen – gewinnen, indem man über dem gesäuberten Harnröhrenausgang einen Plastikbeutel anbringt. Bei Urinproben für Bakterienkulturen wird in den meisten Fällen eine Blasenkatheterisierung oder eine suprapubische Blasenpunktion erforderlich sein.

Bei Mädchen ist eine Katheterisierung mit einem dünnen Katheter, der mit einem Zentrifugenröhrchen verbunden ist, sinnvoll. Jungen sollten dagegen nicht routinemäßig katheterisiert werden. Oft ist aber bei Jungen und Mädchen die suprapubische Blasenpunktion am günstigsten. Dies gelingt am einfachsten, wenn der Patient viel getrunken hat, so daß die Blase gefüllt ist. Die Blasenpunktion wird folgendermaßen durchgeführt:

1. Die suprapubische Region wird mit Alkohol gereinigt.
2. Mit einer kleinen Menge Lokalanästhetikum wird subkutan eine Quaddel an der Mittellinie – etwa 1–2 cm über dem Schambein – erzeugt (bei kleinen Kindern liegt die Blase genau in dieser Höhe).
3. Eine 10-ml-Spritze wird mit einer 22-Gauge-Nadel versehen. Die Kanüle wird dann senkrecht durch die Quaddel in die Blasenwand vorgeschoben, wobei man ständig leicht ansaugt, so daß Urin aspiriert wird, sobald man in die Blase eingedrungen ist.

---

[1] Die in Deutschland übliche Einteilung nach Charrière (Charr) entspricht der französischen Einteilung French (F).
1 Charr = 1 F = 0,33 mm

Makroskopische Untersuchung

Die makroskopische Untersuchung kann bei schwierigen Diagnosen bereits Hinweise geben.

Farbe und Aussehen des Urins

Der Urin kann aufgrund von Medikamenten gefärbt sein. Phenazopyridine färben den Urin orange; Nitrofurantoin färbt ihn braun, L-Dopa, α-Methyldopa und Metronidazole färben ihn rot-braun. Roter Urin muß nicht immer eine Hämaturie bedeuten. Eine Rotfärbung ohne den Nachweis von Erythrozyten im Urin kann aus der Betazyanin-Exkretion nach Genuß von roten Beten, einer Myoglobinurie, nach einem Muskeltrauma oder einer Hämoglobinurie infolge einer Hämolyse auftreten. Falls roter Urin festgestellt wird, sollte auf jeden Fall eine Hämaturie mit Hilfe einer mikroskopischen Untersuchung ausgeschlossen werden. Häufig wird angenommen, daß trüber Urin auf eine Pyurie hindeutet. Meist ist die Trübung jedoch durch große Mengen von Phosphaten bedingt, die sich beim Zufügen von Säure wieder auflösen. Der Uringeruch hat kleine klinische Bedeutung, außer daß ein stechender Geruch anzeigt, daß die Urinprobe durch zu langes Stehen für eine Untersuchung nicht mehr verwendbar ist.

Spezifisches Gewicht

Das spezifische Gewicht (normal 1,003–1,030 g/ml) kann diagnostisch verwertet werden: Bei Patienten mit Schädel-Hirn-Trauma kann das spezifische Gewicht infolge eines Mangels an antidiuretischem Hormon (ADH, Vasopressin) sehr niedrig sein. Bei Patienten mit Diabetes insipidus liegt das spezifische Gewicht unter 1,010 g/ml, auch nach der nächtlichen Dehydratation. Bei Patienten mit schwerem akutem Tubulusschaden liegt das spezifische Gewicht konstant bei 1,010 g/ml. Niedriges spezifisches Gewicht kann ein Frühzeichen einer Nierenschädigung, z.B. bei Sichelzellenanämie sein. Außerdem ist die Bestimmung des spezifischen Gewichtes die einfachste und zeitsparendste Methode, um den Hydrationszustand bei Patienten nach einer Operation zu beurteilen. Das spezifische Gewicht des Urins kann die Resultate anderer Urintests beeinflussen: Im stark verdünnten Urin kann ein Schwangerschaftstest fälschlicherweise negativ sein: im konzentrierten Urin, in dem mit Hilfe des Streifenschnelltestes Eiweiß nachgewiesen wurde, können mit anderen quantitativen Untersuchungsmethoden nur geringe Mengen nachgewiesen werden. Das spezifische Gewicht des Urins ist fälschlicherweise erhöht, wenn Glukose, Eiweiß, Plasmaexpander oder Kontrastmittel im Urin vorhanden sind.

Das spezifische Gewicht des Urins kann in der Arztpraxis leicht mit einem Hydro- oder Refraktometer festgestellt werden. Beide Geräte müssen in regelmäßigen Intervallen geeicht und auf eine Standardtemperatur festgelegt werden. Gelegentlich ist eine Bestimmung der Osmolalität erforderlich, um die Ergebnisse der Messung des spezifischen Gewichtes zu bestätigen. Neuere Untersuchungen mit Teststreifen zur Messung des spezifischen Gewichtes haben im Vergleich mit Refraktometerwerten niedrigere Ergebnisse gezeigt. Die Teststreifen sind deshalb nicht zu empfehlen.

Chemische Tests

In den letzten Jahren ist eine Reihe von chemischen Streifentests entwickelt worden, mit denen gleichzeitig verschiedene chemische Untersuchungen durchgeführt werden können. Sie haben zahlreiche der früheren sehr speziellen Tests ersetzt. Diese Streifenschnelltests sind fast immer ausreichend genau und haben die Routineurinanalyse erheblich vereinfacht. Sie müssen jedoch durch entsprechende Kontrollen routinemäßig überprüft werden (Bradley et al. 1984). Gelegentlich sind anspruchsvollere chemische Tests notwendig, um diese Resultate zu bestätigen. Die Teststreifen sind aber nur dann zuverlässig, wenn sie vor ihrem Verfallsdatum benutzt werden, und wenn der zu untersuchende Urin etwa Zimmertemperatur hat.

pH-Wert

Der Urin-pH-Wert ist nur bei wenigen speziellen klinischen Fragestellungen von Bedeutung. Patienten mit Harnsäuresteinen haben nur selten einen Urin-pH-Wert über 6,5 (Harnsäure ist in alkalischem Urin löslich). Patienten mit Kalziumsteinen, einer Nephrokalzinose oder beiden Befunden, können eine tubuläre Azidose haben und den Urin-pH-Wert nicht unter 6 senken. Bei Harnwegsinfektionen durch harnstoffspaltende Bakterien (am häufigsten Proteus) liegt der pH-Wert i. allg. über 7. Es muß noch einmal darauf hingewiesen werden, daß Urin alkalisch ist, wenn er innerhalb von 2h nach einer reichlichen Mahlzeit abgegeben wird, oder wenn er bei Raumtemperatur über mehrere Stunden stehengelassen wird. Bei den meisten Teststreifen ist die pH-Anzeige sehr genau, trotzdem sollte gelegentlich eine Kontrolle mit einem pH-Meter vorgenommen werden.

Eiweiß

Teststreifen mit Bromphenolblau reichen zum Nachweis von Eiweiß im Urin aus. Bei anhaltenden Abweichungen muß jedoch eine quantitative Bestimmung des Eiweißes durchgeführt werden. Stark konzentrierter Urin kann zu falsch-positiven Resultaten führen, so daß man irrtümlicherweise annimmt, der Urin enthielte reichlich Leukozyten oder Vaginalsekret. Manche Patienten haben eine orthostatische Proteinurie. Dabei finden sich erhöhte Urineiweißwerte nach mehrstündigem Stehen, der Nachturin ist dagegen eiweißfrei. Länger anhaltendes Fieber und starke körperliche Belastung sind häufig die Ursache für eine vorübergehende Proteinurie.

Eine Proteinurie, die über einen längeren Zeitraum besteht, deutet stets auf eine ernste Erkrankung hin, z.B. eine Glomerulonephritis oder eine Krebserkrankung; in diesem Fall sollte man eine quantitative Eiweißbestimmung im Sammelurin oder eine Elektrophorese im Urin oder beides gleichzeitig durchführen, damit man die Art der Proteinurie feststellen kann. Ginsberg et al. (1983) stellten fest, daß man eine Proteinurie sehr genau einschätzen kann, wenn man das Protein-Kreatinin-Verhältnis im Morgen- oder Abendurin bestimmt. Sie fanden, daß eine Menge von 0,2 mg Eiweiß oder weniger pro mg Kreatinin normal ist. Ein Wert von 3,5 mg oder mehr deutet auf eine ernsthafte Proteinurie hin (mehr als 1 g Eiweiß wird in 24 h normalerweise ausgeschieden). Die Resultate, die man mit dieser Methode erhielt, stimmten sehr gut mit den Werten einer quantitativen Eiweißbestimmung im 24-h-Sammelurin überein. Diese neue Untersuchungsmethode ist besser als die zeitraubende und ungenaue Eiweißbestimmung im 24-h-Sammelurin (meist wird nicht der gesamte Urin gesammelt).

Glukose

Die Teststreifenuntersuchung auf Zucker mit Oxidase oder Peroxidase ist sehr genau und für Glukose im Urin spezifisch. Falsch-positive Resultate kann man erhalten, wenn der Patient vorher eine große Dosis Aspirin, Askorbinsäure oder Zephalosporine eingenommen hat. Manchmal beobachtet man Patienten mit einer Glukosurie, die einen Blutzuckerspiegel unter 180 mg/100 ml haben; dieses deutet auf eine niedrige renale Zuckerschwelle hin. Der größte Anteil der Patienten mit positiven Zuckertests leidet jedoch an einem Diabetes mellitus. Diese Erkrankung kann zu typischen Veränderungen im Bereich des Harntraktes führen, wie Papillennekrosen, rezidivierenden Harnwegsinfekten, neurogene Blasenentleerungsstörungen und Impotenz.

Hämoglobin

Die Hämoglobin-Teststreifenbestimmung ist nicht für den Nachweis von Erythrozyten spezifisch und sollte daher nur als Screeningverfahren benutzt werden mit anschließender mikroskopischer Untersuchung des Urinsedimentes. Freies Hämoglobin oder Myoglobin im Urin führen zu einem positiven Befund bei der Teststreifenuntersuchung; bei Anwesenheit von Askorbinsäure im Urin kann die Reaktion des Teststreifens gehemmt werden, so daß falsche Resultate auftreten können.

Mikroskopische Untersuchung

Die mikroskopische Untersuchung des Urinsedimentes ist ein wichtiger Teil der Urinanalyse. Um zuverlässige Resultate zu erhalten, sollte sie immer vom Arzt selbst durchgeführt werden. Am besten ist der Morgenurin dafür geeignet, und zwar sollte er innerhalb weniger Minuten untersucht werden; da dies aber kaum möglich ist, wenn die Probe zu Hause gesammelt wurde, ist es besser, den frischen Urin im Krankenhaus oder in der Praxis zur sofortigen Untersuchung abgeben zu lassen. Fast immer kann das Sediment folgendermaßen vorbereitet werden:

1. Eine 10-ml-Probe wird 5 min bei 2.000 U/min zentrifugiert;
2. Dekantieren des Überstandes;
3. Aufschütteln des Sedimentes (ca. 1 ml), wobei man mit dem Reagenzglas vorsichtig gegen eine Kante klopft;
4. 1 Tropfen des Gemisches auf einen Objektträger auftragen, mit einem Deckglas versehen und zuerst bei geringer Vergrößerung (10fach) später bei stärkerer Vergrößerung (40fach) untersuchen.

Um einen starken Kontrast der Sedimentbestandteile zu bekommen, sollte die Mikroskopblende fast ganz geschlossen werden. Wichtige Bestandteile, wie z.B. Bakterien, sind leichter zu erkennen, wenn der Objektträger mit Methylenblau gefärbt wird. Dies ist aber nicht unbedingt erforderlich. Die Abb. 5.1 zeigt typische Befunde im Harnsediment.

Färbeverfahren

Die Färbung mit Methylenblau kann die mikroskopische Untersuchung des Harnsedimentes erleichtern.

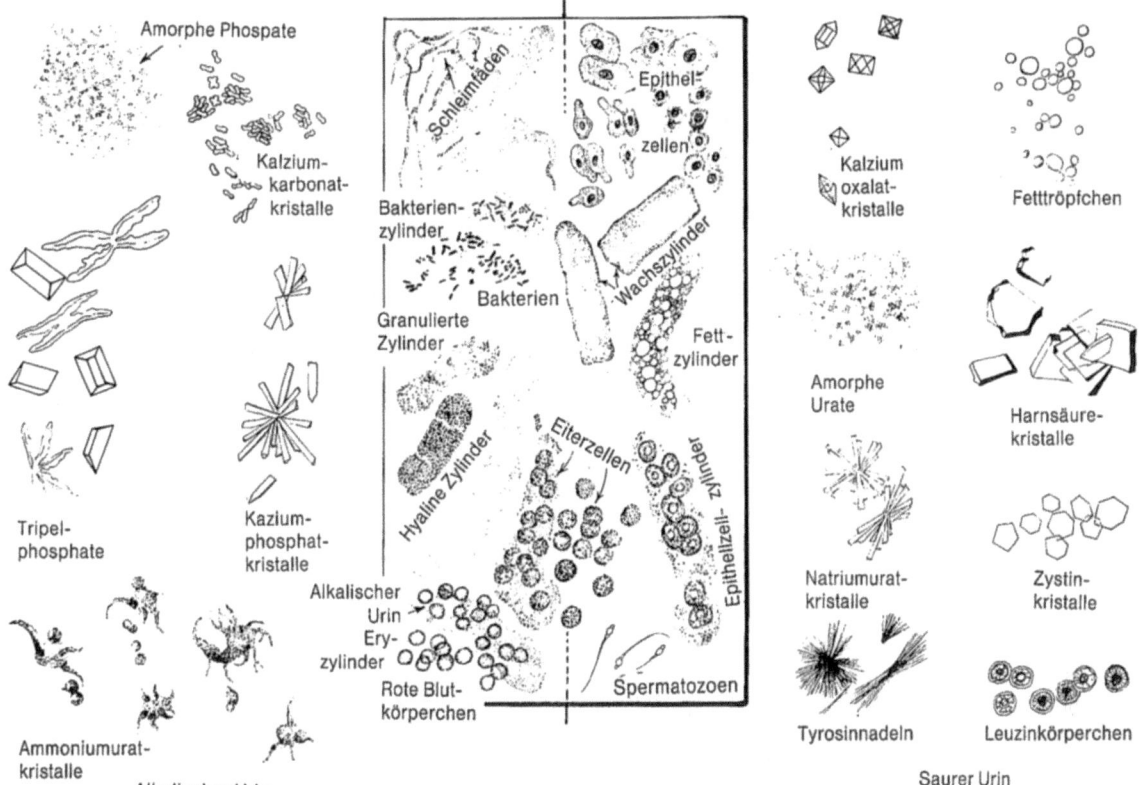

Abb. 5.1. Mikroskopische Untersuchung des Urinsedimentes. (Nach Todd-Sanford-Davidsohn)

Tabelle 5.1. Gram-Färbung (mod. nach Hucker)

1. Ausstrich durch Erhitzen fixieren
2. Mit Gentianaviolett für 1 min beschichten
3. Mit Wasser abspülen, nicht abwischen
4. Mit Lugol-Lösung 1 min beschichten
5. Mit Wasser abspülen, nicht abwischen
6. In einer Lösung aus Azeton (30 ml) und Alkohol (70 ml) 10–30 s vorsichtig entfärben
7. Mit Wasser abspülen, nicht abwischen
8. Für 10–30 s mit Safranin (2,5%ige Lösung in 95%igem Alkohol) beschichten
9. Mit Wasser abspülen und trocknen lassen

Das Urinsediment wird folgendermaßen angefertigt:

1. 1 Tropfen des zentrifugierten Sedimentes auf den Objektträger auftragen und durch langsames Erhitzen mit dem Bunsenbrenner fixieren.
2. Den Objektträger erkalten lassen und für 10–20 s mit Methylenblaulösung bedecken.
3. Den Farbüberschuß mit Leitungswasser abspülen und den Objektträger schonend trocknen.
4. Das Präparat ohne Deckglas (Ölimmersion) untersuchen.

Man kann das Präparat auch nach Gram färben (Tabelle 5.1). Dies ist jedoch umfangreicher und zeitintensiver. Der einzige Vorteil gegenüber der Methylenblaufärbung besteht darin, daß man die Gonokokken besser erkennen kann (gramnegative intrazelluläre Diplokokken).

Beurteilung des Sedimentes

Bakterien

Die Bedeutung von Bakterien im Harnsediment wird in einem späteren Kapitel diskutiert.

Leukozyten

Das Auftreten von Bakterien und Eiter im Urinsediment ist nicht immer ein sicheres Zeichen für eine Infektion. Die Art des Urinsammelns und der Hydratationsstatus des Patienten können die Befunde verändern. Bei Männern gilt ein Sediment aus sauberem Mittelstrahlurin als pathologisch, wenn man mehr als 5–8 Leukozyten bei starker Vergrößerung pro Gesichtsfeld findet (Pyurie). Bei Frauen muß der Urin für diese Untersuchung durch Katheterisieren oder suprapubische Blasenpunktion gewonnen werden. Hat der Patient die Symptome eines Harnwegsinfektes, einer Pyurie oder Bakteriurie, so ist eine Infektion anzunehmen und eine antibiotische Therapie einzuleiten. Eine neuere Studie (Komaroff 1984) zeigt, daß bei 61% der Patientinnen mit Pyurie eine Leukurie nachweisbar war ohne Bakterienwachstum im Blasenurin, wenn der Urin durch Katheterisierung oder suprapubische Blasenpunktion gewonnen wurde. Die alleinige Urinuntersuchung ist also für die Diagnosestellung einer Harnwegsinfektion unzuverlässig. Es ist notwendig, die Diagnose durch eine Urinkultur zu überprüfen.

Eine Nierentuberkulose kann der Grund für eine „sterile" Pyurie sein. Man muß sie auch bei denjenigen Patienten vermuten, bei denen eine anhaltende Pyurie bei negativen Bakterienkulturen im Urin auftritt. Eine spezielle Färbung des Urinsedimentes zum Nachweis säurefester Stäbchen (Ziehl-Neelsen-Färbung) kann beweisend sein; die Resultate von Einzelproben sind jedoch nur bei 50% der Patienten mit einer Nierentuberkulose positiv; im Sediment des 24-h-Sammelurins sind dagegen 70–80% positiv. Mycobacterium smegmatis kann bei nicht beschnittenen Männern im Urin vorkommen; dies kann fälschlicherweise zu positiven Resultaten bei Färbungen zum Nachweis säurefester Stäbchen führen.

Eine Pyurie kann auch bei einer Urolithiasis vorliegen. Deshalb sollte der Arzt bei Patienten mit anhaltender Pyurie eine Abdomenübersichtsaufnahme, möglicherweise auch ein i.v.-Urogramm veranlassen, damit eine Urolithiasis erkannt wird.

In älteren Arbeiten wurde darauf hingewiesen, daß Glitzerzellen im Urinsediment pathognomonisch für die Pyelonephritis seien. (Leukozyten mit sichtbarer Braun-Molekularbewegung der Granula im Zytoplasma); inzwischen hat man festgestellt, daß diese Zellen nicht nur bei Patienten mit Pyelonephritis auftreten.

Erythrozyten

Der Nachweis auch nur weniger Erythrozyten im Urin (Hämaturie) bedeutet immer einen pathologischen Befund und bedarf weiterer Abklärung. Ist für den Patienten eine Makrohämaturie alarmierend, so darf für den Arzt eine Mikrohämaturie nicht weniger alarmierend sein. Hämaturien können auch bei vaginalen Blutungen und Entzündungen der dem Harntrakt benachbarten Organe, z.B. bei Divertikulitis oder Appendizitis auftreten. Eine Hämaturie, die bei einer Zystitis oder Urethritis vorkommt, wird nach entsprechender Behandlung wieder abklingen. Eine anhaltende Hämaturie bei einem beschwerdefreien Patienten, gleich welchen Alters oder Geschlechts, weist stets auf eine ernste Erkrankung hin, die einer weiteren Abklärung bedarf.

Bei einer Mikrohämaturie kann die Dreigläserprobe wichtige Informationen über die Herkunft der Erythrozyten geben. Die Untersuchung wird folgendermaßen durchgeführt:

1. Der Patient erhält 3 Gläser, die mit 1, 2 oder 3 beschriftet sind (oder mit Beginn, Mitte und Ende).
2. Der Patient wird dahingehend informiert, die ersten 10–15 ml im 1. Gefäß, die mittleren 30–40 ml im 2. und die letzten 5–10 ml im 3. Glas zu sammeln.
3. Jede dieser 3 Proben wird einzeln zentrifugiert, die Urinsedimente mit oder ohne Färbung angefertigt und mikroskopisch untersucht.

Sind die Erythrozyten vorwiegend in der 1. Probe enthalten, so stammen sie gewöhnlich aus dem vorderen Harnröhrenabschnitt. Finden sie sich in der letzten Probe, so stammen sie meist aus dem Blasenhals oder dem hinteren Harnröhrenabschnitt. Sind in allen 3 Gläsern gleich viel Erythroyzten enthalten, so ist die Blutung oberhalb des Blasenhalses lokalisiert (Blase, Ureteren oder Nieren). Der Urin sollte, um irreführende Resultate zu vermeiden, vor der körperlichen Untersuchung abgegeben werden (insbesondere vor einer rektalen Untersuchung beim Mann).

Die Dreigläserprobe ist bei Patienten mit einer massiven Hämaturie überflüssig, da der Arzt erfragen kann, wann während der Miktion der dunkelste Urin auftritt (d.h., derjenige, der die meisten Erythrozyten enthält).

Mit dem Phasenkontrastmikroskop kann man Erythrozytenkonfigurationen besser beobachten. Dies weist meistens auf eine akute glomeruläre Krankheit hin (Abb. 5.2). Dies wurde von Fairley u. Birch (1982) und von Stamey u. Kindrachuk (1984) beschrieben. Man vermutet, daß diese Konfigurationen durch sehr starke Schwankungen der Osmolalität und durch die hohe Konzentration chemischer Substanzen, die auf die roten Blutkörperchen während der Passage durch die Nierentubuli einwirken, verursacht sind. Ein Arzt, der sich in der Morphologie der Erythrozyten gut auskennt, kann ihre atypischen Zellformen auch mit dem normalen Lichtmikroskop feststellen. Diese Entdeckung ist ein bedeutender Fortschritt in der Routineanalyse des Urins und kann dazu beitragen, den Ursprung einer Hämaturie bei

Patienten mit unbekannter Blutungsursache festzustellen.

Die Erythrozytenzylinder werden später abgehandelt.

Epithelzellen

Epithelzellen im Urinsediment sind auf eine Verunreinigung zurückzuführen, die beim Mann aus dem distalen Harnröhrenanteil und bei der Frau aus dem Introitus vaginae stammt. Die Epithelzellen haben keine pathognomonische Bedeutung. Nicht selten findet man im Urinsediment auch anomale Epithelzellen; z. B. wenn sie in großer Zahl oder geballt auftreten und histologisch ungewöhnliche Formen zeigen (z. B. große Kerne, viele Kernkörperchen und vermehrt Nukleoplasma im Vergleich zum Zytoplasma), so kann dies auf ein Urothelkarzinom hindeuten (Abb. 5.3). Bei Anfärbung des Urinsedimentes mit Methylenblau – wie oben beschrieben – können diese Zellen sichtbar gemacht werden. Die Diagnose kann nur durch einen erfahrenen Zytopathologen gestellt werden.

Zylinder

Die Zylinder werden in den distalen Tubuli und in den Sammelrohren geformt und treten im normalen Urinsediment selten auf; sie deuten gewöhnlich auf eine ernste Nierenerkrankung hin.

Bei einer Pyelonephritis können möglicherweise Leukozytenzylinder nachgewiesen werden. Sie sind aber kein ganz sicheres Anzeichen und sollten nicht als einziges Kriterium für die Diagnose herangezogen werden. Leukozytenzylinder muß man von Epithelzellenzylindern unterscheiden, da diese, wenn sie in kleiner Zahl auftreten, bedeutungslos sind. Man kann sie leicht voneinander unterscheiden, wenn man zur besseren Differenzierung eine kleine Menge Essigsäure unter das Deckgläschen gibt. Zahlreiche Epithelzellen- oder Leukozytenzylinder deuten auf eine Nierenerkrankung hin und es müssen weitere diagnostische Untersuchungen angeschlossen werden. Bei Transplantatempfängern kann eine wachsende Zahl von Epithelzellen oder Zylindern aus den Nierentubuli ein Frühzeichen für eine Abstoßungsreaktion sein.

Erythrozytenzylinder sind pathognomonisch für eine Glomerulonephritis oder Vaskulitis.

Hyaline Zylinder bestehen wahrscheinlich aus einem Gemisch aus Schleim und Globulin, das in den Tubuli entstanden ist. Vereinzelt auftretende hyaline Zylinder haben keine besondere Bedeutung. Sie finden sich häufig in Urinproben nach körperlicher Belastung oder in stark konzentriertem oder saurem Urin. Da sie in alkalischem Urin nur selten auftreten, sind sie in Urinproben, die über längere Zeit gestanden haben, nicht nachweisbar. Das gleiche gilt für Patienten, die den Urin nicht ansäuern können (z. B. im fortgeschrittenen Stadium einer chronischen Nierenerkrankung).

Granulierte Zylinder bestehen häufig aus Anteilen von Epithelzellen, Leukozyten oder Protein und können auf eine Tubuluserkrankung hindeuten.

Andere Befunde

Kristalle im Urin können gelegentlich diagnostisch wertvoll sein, ihr Nachweis allein hat jedoch keine pathognomonische Bedeutung. Kristalle bilden sich auch im normalen Urin bei Raumtemperatur. Zystin-, Leuzin-, Thyrosin-, Cholesterin-, Bilirubin-, Hämatoidin- und Sulfonamidkristalle sind pathologische Befunde mit unterschiedlicher Bedeutung. Verschiedene Kristallformen, die bei einer mikroskopischen Untersuchung des Urinsedimentes nachgewiesen werden, sind in der Abb. 5.1 dargestellt.

Finden sich Trichomonaden oder Schaumzellen in einem gefärbten oder nichtgefärbten Sediment einer sauber abgenommenen Urinprobe, so kann die Diagnose sofort gestellt und eine Behandlung eingeleitet werden.

Manchmal kann es jedoch schwierig sein, im Urin vorhandene Artefakte von wirklich pathologischen Anteilen zu unterscheiden. Schmutz, Zellulosefasern oder Haare lassen sich häufiger nachweisen, sehr oft finden sich als Artefakte auch Granula von Untersuchungshandschuhen.

Bakteriurie

Mikroskopische Untersuchung

Der Verdacht auf eine bakterielle Infektion kann schon aufgrund der mikroskopischen Sedimentuntersuchung geäußert werden. Die Bedeutung von Bakterien im Urinsediment hängt auch von der Art des Urinsammelns ab, vom spezifischen Gewicht und ob eine Färbung vorgenommen wurde. Lassen sich im Urinsediment bei starker mikroskopischer Vergrößerung verschiedene Bakterien nachweisen, so kann die Verdachtsdiagnose auf eine bakterielle Infektion gestellt und eine entsprechende Behandlung eingeleitet werden, vorausgesetzt, daß der Urin bei Frauen durch suprapubische Blasenpunktion oder

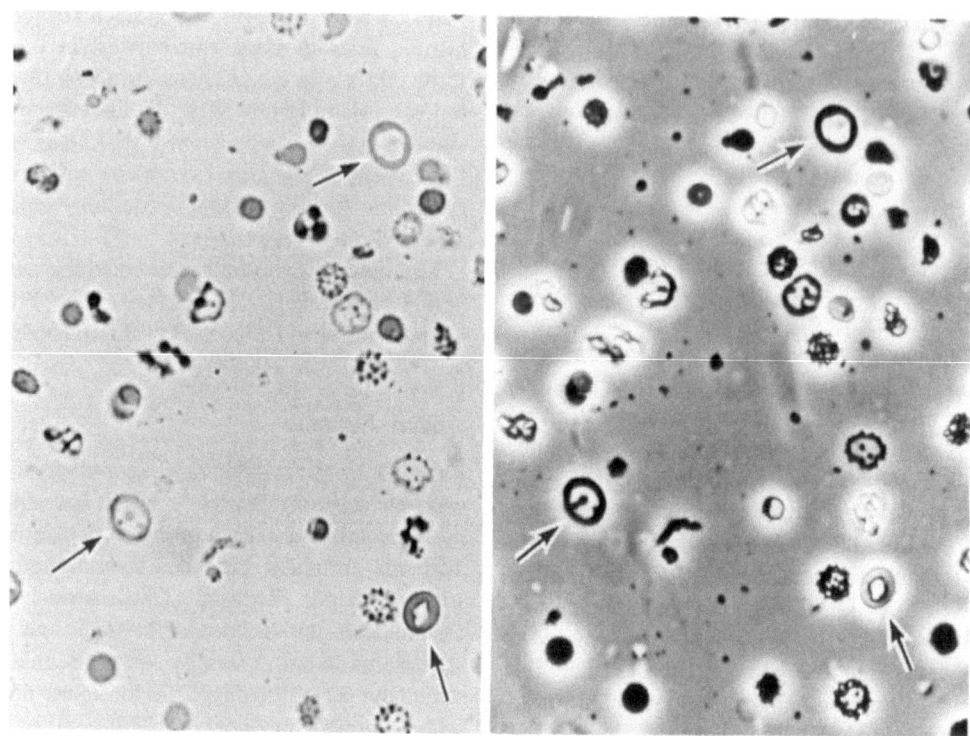

Abb. 5.2. a Dysmorphe Erythrozyten im Urin *(Pfeile)* unter dem Lichtmikroskop (400fache Vergrößerung). **b** Dysmorphe Erythrozyten im Urin (gleiches Gesichtsfeld) unter dem Phasenkontrastmikroskop. (Aus: Stamey u. Kindrachuk 1984)

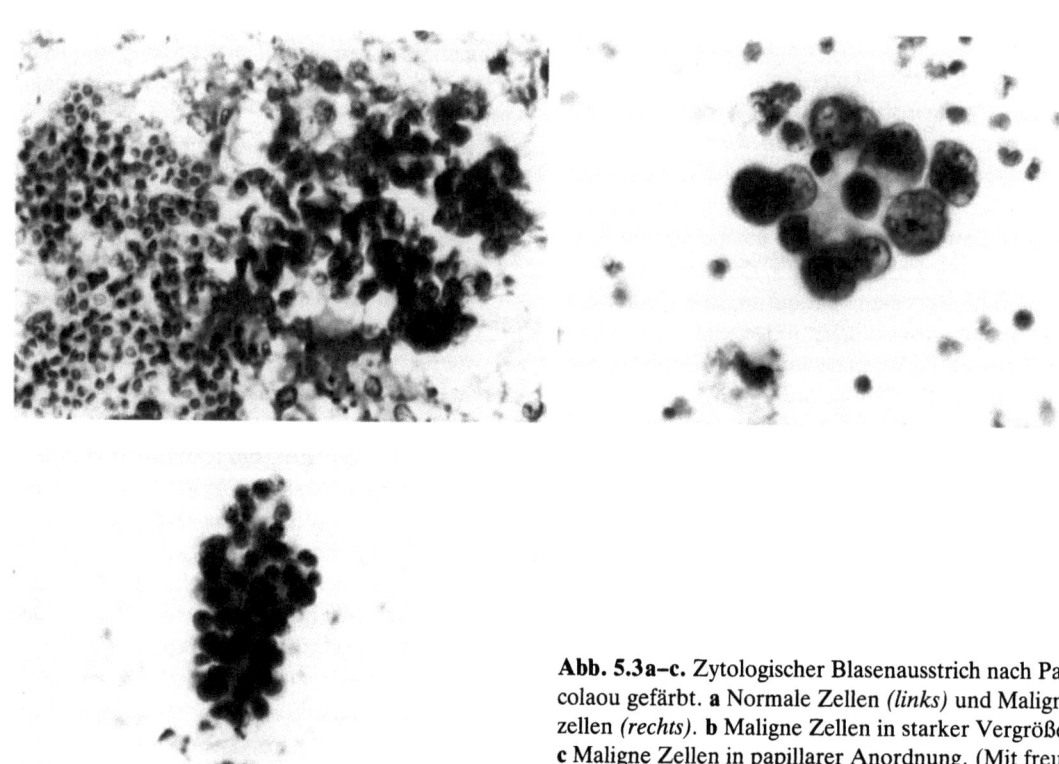

Abb. 5.3a–c. Zytologischer Blasenausstrich nach Papanicolaou gefärbt. **a** Normale Zellen *(links)* und Malignomzellen *(rechts)*. **b** Maligne Zellen in starker Vergrößerung. **c** Maligne Zellen in papillarer Anordnung. (Mit freundlicher Genehmigung von Larry Kluskens, MD, Cytopathology Laboratory, University of Iowa)

Katheterisieren, bei Männern als Mittelstrahlurin gewonnen wurde. Diese Befunde müssen durch das Anzüchten von Bakterienkulturen gesichert werden. Finden sich bei Frauen bei großer mikroskopischer Vergrößerung im Urinsediment des Spontanurins verschiedenartige Bakterien, so ist dies von geringer Bedeutung. Bei niedrigem spezifischem Gewicht kann die Zahl der Bakterien durch die starke Verdünnung zu niedrig erscheinen. Bei hohem spezifischem Gewicht ist es umgekehrt. Bakterien kann man einfacher zählen und differenzieren und Leukozyten sind besser von Epithelzellen zu unterscheiden, wenn eine Methylenblau-Färbung vorgenommen wird (s. oben).

Nachweis des Ursprungs einer Infektion

Leidet der Patient an einer Harnwegsinfektion, deren Ausgangsort unbekannt ist, sollten Tests mit antikörpermarkierten Bakterien durchgeführt werden. Obwohl in früheren Studien nachgewiesen werden konnte, daß die Anwesenheit von antikörpermarkierten Bakterien auf die Niere als Ursprung der Infektion hinweisen, können solche Befunde auch im Urin von Patienten mit neurogener Blase, Prostatitis und chronischer oder rezidivierender Zystitis vorliegen. Mit diesem Test kann jedoch der Ausgangspunkt einer rezidivierenden Bakteriurie (besonders bei Frauen) nachgewiesen werden, wenn Urinproben aus der Blase und beiden Ureteren aufgefangen werden. Eine weitere Methode, den Ausgangspunkt einer Bakteriurie oder Pyurie nachzuweisen, wird bei der Untersuchung von Harnröhrenausfluß besprochen.

Bakterienkulturen

Erhärtet die mikroskopische Untersuchung des Urinsedimentes den Verdacht auf eine bakterielle Infektion, so muß dieser Befund durch eine Bakterienkultur bestätigt werden.

Indikation und Beurteilung

Man kann mit Hilfe von Bakterienkulturen die Anzahl der Bakterien im Urin bestimmen (quantitative Kulturen), die Bakterien differenzieren und dabei austesten, welche Medikamente für die Behandlung einer Infektion am effektivsten sind. Besonders wichtig sind Bakterienkulturen bei rezidivierenden oder anhaltenden Infekten, bei Niereninsuffizienz oder Medikamentenallergien.

Die Zahl der im Urin vorhandenen Bakterien (Anzahl der Kulturen) hängt von der Art der Gewinnung der Urinprobe, dem Hydratationsstatus des Patienten und von einer evtl. schon bestehenden antibakteriellen Medikation ab. Diese Faktoren und die Symptome des Patienten müssen bei der Beurteilung einer Harnwegsinfektion berücksichtigt werden. Man kann nicht grundsätzlich davon ausgehen, daß nur dann eine Harnwegsinfektion vorliegt, wenn in einer Urinprobe mehr als 10^5 Bakterien pro ml enthalten sind. Auch eine niedrige Zahl schließt die Möglichkeit einer Infektion nicht aus, insbesondere bei entsprechenden Beschwerden. So kann ein Patient mit typischen Symptomen bei einem spezifischen Gewicht des Urins von 1,015 g/ml und einer Bakterienkoloniezahl unter 10^5/ml auch bei sauber abgenommenen Urin eine ernste Infektion haben. Eine deutliche Bakteriurie kann auch vorliegen, wenn im Katheterurin mehr als 10^3 Bakterien pro ml oder im Blasenpunktionsurin eine sogar noch niedrigere Zahl gefunden wird. Wachsen auf einer Kultur verschiedene Organismen, so liegt gewöhnlich eine Kontamination durch eine unsaubere Uringewinnung oder eine nicht sorgfältige Labortechnik vor. Der Nachweis von wenigen Organismen in einer Probe mit niedrigem spezifischem Gewicht ist wichtiger als der gleiche Befund in einer Probe mit hohem spezifischem Gewicht, da hier eine größere Verdünnung vorliegt. Alle diese Faktoren müssen bei der Beurteilung von Bakterienkulturen berücksichtigt werden.

Es ist nicht immer notwendig, den spezifischen Erreger einer Entzündung nachzuweisen, z. B. bei einer üblichen Infektion der ableitenden Harnwege; eine genaue Klassifizierung der Erreger ist jedoch bei Patienten mit rezidivierenden oder chronischen Infekten unbedingt notwendig. Einige Bakterien (z. B. Neisseriae, Brucellae, Mykobakterien und Anaerobiae) und Hefepilze wachsen nicht mit den üblichen Kulturverfahren, sondern nur auf Spezialnährböden.

Eine Resistenzbestimmung muß nicht immer durchgeführt werden. Escherichia coli als Ursache für etwa 85% der üblichen Harnwegsinfektionen, spricht auf zahlreiche oral zu verabfolgende Medikamente an. Bei Patienten mit Urosepsis, mit Niereninsuffizienz, Diabetes mellitus, Verdacht auf Proteus- oder Pseudomonasinfektion ist es wichtig, die Empfindlichkeit der Erreger auf Antibiotika auszutesten, damit eine wirkungsvolle Behandlung mit möglichst wenig Nebenwirkungen durchgeführt werden kann. Man sollte die Antibiotikaspiegel im Blut und Urin während der Behandlung kontrollieren, besonders bei schwerkranken Patienten und bei solchen, die hochtoxische Medikamente erhalten. Die Messungen können in den meisten Kliniklabors vorgenommen werden.

Bakterienschnelltests

Im allgemeinen sollten Bakterienkulturen von schwerkranken oder hospitalisierten Patienten mit einer Harnwegsinfektion nur von einem anerkannten bakteriologischen Labor vorgenommen werden. Jedoch stehen für die am häufigsten auftretenden Infektionen in der täglichen Praxis genügend zufriedenstellende und billige Testmethoden zur Verfügung.

Es gibt viele Schnelltests, mit denen man eine signifikante Bakteriurie nachweisen kann. Man benutzt neuerdings schmale Teststreifen, die mit Triphenyltetrazoliumchlorid beschichtet sind. Diese Streifen werden durch Bakterien im Urin rotgefärbt. Diese Teststreifen reagieren schnell und sind sehr kostengünstig, können jedoch nicht alle Bakterien erfassen. Bei bereits behandelten Patienten oder bei verfärbtem Urin können die Ergebnisse zweifelhaft sein. Neuerdings wird eine Filtermethode zum Nachweis von Bakterien und Leukozyten im Urin angegeben, bei der mit 96%iger Sicherheit positive Kulturen und mit 98%iger Sicherheit signifikante Pyurien nachgewiesen werden können.

Zuverlässige Ergebnisse erhält man mit schmalen Streifen oder Glasplättchen, die auf der einen Seite mit Eosin-Methylenblauagar und auf der anderen mit Nähragar beschichtet sind. Nach dem Eintauchen in die Urinprobe werden sie dann für 24 h inkubiert. Obwohl diese Methoden sehr einfach in der Durchführung sind, ergeben sich folgende Nachteile:

1. Nicht alle Bakterien werden mit dieser Methode erfaßt.
2. Die Zuverlässigkeit der Kolonieauszählung ist umstritten.

Besser wäre es (auch hier gibt es einige Nachteile), einen Plastikträger zu verwenden, der auf der einen Seite mit Blutagar, auf der anderen Seite mit Desoxicholatagar beschichtet ist. Jede Seite wird mit einem bekannten Volumen Urin beimpft, und die Kolonien werden nach 24–48 h ausgezählt. So kann die Zahl der Bakterien in 1 ml der Urinprobe genau bestimmt werden, indem man die Zahl der Kolonien mit dem aufgebrachten Volumen und evtl. einem Verdünnungsfaktor multipliziert. Wenn eine Resistenzbestimmung notwendig ist, können auf einem zusätzlichen Nährbodenträger kleine, mit Antibiotika imprägnierte Scheiben aufgelegt werden. Durch die Wachstumshemmung der Bakterien um diese Scheiben herum kann nach etwa 12–24 h die Wirksamkeit der Antibiotika abgelesen werden. Diese Bestimmungsmethoden sind für die Praxis ausreichend, obwohl einige Organismen (s. oben) spezielle Wachstumsbedingungen benötigen.

Kulturen auf Tuberkulose

Urinausstriche, die zum Nachweis säurefester Stäbchen gefärbt wurden (Ziehl-Neelsen-Färbung), können die Diagnose einer Nierentuberkulose erhärten. Unabhängig von dem Resultat des Ausstrichs sollten jedoch einige Urinkulturen angelegt werden, wenn eine Nierentuberkulose vermutet wird. Damit wird der Nachweis der Tuberkelbakterien gesichert und die Art der Bakterien bestimmt. Kürzlich wurden zahlreiche atypische Mykobakterien gefunden, die zu einer Nierentuberkulose geführt haben. Da diese nicht immer auf die üblichen Tuberkulostatika ansprechen, sollten stets Resistenztests durchgeführt werden. Da die Bearbeitung der Urinkulturen für Tuberkulosebakterien von einem zum anderen Labor unterschiedlich ist, sollte sich der Arzt bei dem entsprechenden Labor informieren. Da die Tuberkelbakterien langsam wachsen, können 6–8 Wochen oder mehr vergehen, ehe man die Kulturresultate erhält.

Weitere Urinuntersuchungen

Zahlreiche andere Urintests können zum Nachweis einer urologischen Erkrankung wichtig sein. Die im folgenden aufgeführten Tests werden nicht routinemäßig und deswegen nur selten in der Praxis durchgeführt.

Hormondiagnostik

Bei Verdacht auf Nebennierentumoren sind Tests besonders wichtig, die Änderungen in der Nebennierenhormonproduktion nachweisen. So können durch die Bestimmung der Vanillinmandelsäure (VMA) Phäochromozytome und Neurobastome nachgewiesen werden. Noch empfindlicher, besonders beim Phäochromozytom, sind die Urinspiegel von Amphetamin, Adrenalin und Noradrenalin. Hohe Aldosteronspiegel im Urin deuten gewöhnlich auf einen aldosteronsezernierenden Tumor hin, können aber bei medikamentöser Behandlung falsch-positiv oder -negativ sein. Andere Nebennierenrindentumoren können durch hohe 17-Ketosteroidspiegel im Urin nachgewiesen werden. Mittlerweile stehen spezifische Steroidtests zur Verfügung. Früher war die Bestimmung der Gonadotropine bei der Stadieneinteilung und als Verlaufsbeobachtung bei Patienten mit Hodentumoren oder gestationalen trophoblastischen Tumoren üblich. Heute führt man jedoch die Bestimmungen des α-Fetoproteins und des β-HCG bei den meisten dieser Patienten durch (Untersuchung von Blut, Serum und Plasma (s. S. 67).

Untersuchungen bei Steinbildnern

Bei Patienten mit rezidivierender Urolithiasis können bisher nicht bekannte Ausscheidungsstörungen von Kalzium, Harnsäure, Oxalaten, Magnesium oder Zitraten vorliegen. Hier muß der 24-h-Sammelurin untersucht werden, um zu hohe Konzentrationen dieser Stoffe nachzuweisen. Einige dieser Patienten können auch zu hohe Zystinpegel im Urin haben. Der Nitroprussidnatrium-Test, ein einfacher quantitativer Nachweis für Zystin, kann darauf hindeuten, daß eine quantitative Zystinbestimmung im Sammelurin notwendig ist. Ist ein Stein vorhanden, sollte eine chemische Steinanalyse durchgeführt werden.

Verschiedene Urinuntersuchungen

Urintests auf Laktatdehydrogenase (LDH), karzinoembryonales Antigen (CEA) oder andere Tumormarker (s. Kap. 18 und 19) sind unspezifisch und deshalb i. allg. nicht sehr aufschlußreich. Die Messung des Hydroxiprolinspiegels im Urin wurde kürzlich als hervorragender Test für den Nachweis von Knochenmetastasen und die Effizienz bei Behandlung von Patienten mit fortgeschrittenem Prostatakarzinom beschrieben. Bei Patienten mit Verdacht auf Fisteln zwischen Harn- und Darmtrakt (z.B. bei Kolonkarzinom, Divertikulitis, regionaler Ileitis) kann die Diagnose durch Verfärbung des Urins nach Einnahme eines schwachresorbierten Mittels, wie z.B. Phenolrot, bestätigt werden. Ein ähnlich guter Test zum Nachweis von Fisteln besteht darin, daß der Patient mit Kohle gefüllte Gelatinekapseln einnimmt. Untersucht man das Sediment einer ein paar Tage später abgegebenen Urinprobe, so finden sich, falls eine Fistel besteht, die typischen schwarzen Granula.

Untersuchung von Harnröhrenausfluß und Vaginalsekret

Harnröhrenausfluß

Die Untersuchung des Harnröhrensekretes kann bei Männern für die Diagnostik wichtig sein. Das folgende Vorgehen (wie beschrieben bei Stamey et al., s. Stamey 1980) sorgt für gute Resultate bei der Beurteilung des Ausgangsortes einer Bakteriurie oder Pyurie. 4 sterile Gläser werden mit U_1, U_2, PS und U_3 (U = Blasenurin; PS = Prostatasekret) beschriftet. Der Patient soll dann die Vorhaut zurückziehen, den Harnröhrenausgang mit Benzalkoniumchlorid oder Hexachlorophen desinfizieren und die Urinproben sammeln. Anschließend müssen die Behälter sofort mit einem Deckel verschlossen werden. Die ersten 10–15 ml Urin werden im Behälter U_1 gesammelt, die folgenden 15–30 ml in U_2. Danach wird die Prostata massiert und das Sekret im Glas PS aufgefangen. Die letzte Urinmenge ist für das Glas U_3 bestimmt. Von jeder Probe wird ein Teil zentrifugiert und das Sediment für die mikroskopische Untersuchung, wie bereits beschrieben, vorbereitet. Der Rest der Proben wird aufbewahrt, um evtl. später davon Bakterienkulturen anlegen zu können. Sind Leukozyten oder Bakterien (oder beide) nur in U_1 enthalten, so deutet dies auf eine Entzündung der vorderen Harnröhre hin; finden sie sich in allen 3 Blasenurinproben, so kann es sich um eine Blasenentzündung oder Infektion der oberen Harnwege handeln; sind sie nur in PS und U_3 enthalten, so kann die Prostata als Ursprungsort der Infektion angenommen werden. Auch quantitative Bakterienkulturen können ähnlich interpretiert werden. Bei positiven Resultaten ist eine entsprechende antibiotische Behandlung notwendig.

Deutet dickflüssiger gelblicher Eiter bei einem Patienten auf eine Gonorrhö hin, sollte das Sekret nach Gram gefärbt und auf gramnegative intrazelluläre Diplokokken untersucht werden. Es ist wichtig, daran zu erinnern, daß auch Smegmabakterien falschpositive Resultate verursachen können. Trotzdem sollte man bei positiven Resultaten sofort mit einer Behandlung beginnen und nicht abwarten, bis die Ergebnisse der beweisenden Kulturen vorliegen. Ein Objektträgertest auf Neisseria gonorrhoeae ist inzwischen erhältlich; obwohl er ebenso genau zu sein scheint wie ein gefärbter Ausstrich oder bakteriologische Kulturen (Felman u. William 1982), ist seine Zuverlässigkeit bis jetzt noch nicht eindeutig bewiesen. Deshalb wird eine Überprüfung der Resultate mit den üblichen Kulturen empfohlen.

Bei Patienten mit klarem oder weißlichem Ausfluß sollte entweder ein Ausstrich aus U_1 oder ein Harnröhrenabstrich mit Methylenblau oder nach Gram gefärbt und mikroskopisch untersucht werden. Bei Nachweis von Trichomonaden, Hefezellen oder Bakterien in einer sauber abgenommenen Probe, liegt eine entsprechende Krankheit und Behandlungsbedürftigkeit vor.

Auch bei einer akuten Epididymitis können Urinanalysen und Bakterienkulturen Aufschluß über die Ursache der Erkrankung geben. Eventuell muß durch

Punktion Sekret aus dem Nebenhoden zum Anzüchten einer Kultur entnommen werden. Berger et al. (1978) berichteten, daß Nebenhodenentzündungen bei jungen Männern meist durch Chlamydien, bei Männern über 35 Jahren durch Escherichia coli hervorgerufen werden. Da der kulturelle Nachweis von Chlamydien sehr zeitraubend und teuer ist, ist es gewöhnlich am besten, eine Therapie dem Alter des Patienten und dem klinischen Bild entsprechend einzuleiten.

Vaginalsekrete

Eine Untersuchung des Vaginalintroitus ist für die Beurteilung aller Symptome, die den unteren Harntrakt betreffen, unbedingt notwendig. Eine Vaginitis ist oft durch Viren, Hefen, Protozoen-Infektionen oder auch durch einen Fremdkörper (z.B. einen nicht entfernten Tampon) bedingt. Hier genügt schon eine einfache körperliche Untersuchung, um die Diagnose zu sichern.

Vaginalabstriche, die mit Hilfe eines Tupfers gewonnen werden, können gefärbt oder ungefärbt untersucht werden. Auf dem Objektträger wird 1 Tropfen der Probe mit 1 Tropfen Physiologischer Kochsalzlösung gut vermischt und mit einem Deckgläschen bedeckt. Bei der mikroskopischen Untersuchung – bei starker oder schwacher Vergrößerung – kann man Hefen oder Trichomonaden erkennen, die eine entsprechende Therapie des Patienten verlangen. Da normalerweise immer Bakterien in der Vagina vorkommen, sind sie in einem frischen Ausstrich bedeutungslos. Bakterielle Kulturen von Vaginalsekreten können aber aufschlußreich sein, um die Ursachen einer rezidiverenden Bakteriurie zu erkennen.

Nierenfunktionstests

Bei der Untersuchung auf urologische Krankheiten können die Ergebnisse von Nierenfunktionstests Hinweise auf die Diagnose geben. Sie können erklären, welche diagnostischen Schritte durchgeführt oder unterlassen werden sollten, und sind eine Hilfe bei der Wahl der therapeutischen Maßnahmen.

Spezifisches Gewicht des Urins

Wie schon oben beschrieben, ist die Bestimmung des spezifischen Gewichtes ein einfacher und reproduzierbarer Nierenfunktionstest. Bei eingeschränkter Nierenfunktion können die Nieren den Urin nicht mehr konzentrieren, so daß das spezifische Gewicht 1,006–1,010 g/ml nicht übersteigt. Die Fähigkeit, Urin zu verdünnen, kann aber bis zu einer schweren Nierenschädigung erhalten bleiben. Selbst bei einer Urämie, bei der die Konzentrationsfähigkeit der Nieren bis auf ein spezifisches Gewicht von 1,010 g/ml eingeschränkt ist, kann immer noch eine Urinverdünnung bis zu einem spezifischen Gewicht von 1,002–1,004 g/ml möglich sein. Zweifellos ist die Bestimmung der Osmolalität im Urin ein zuverlässigeres Maß für die Beurteilung der Nierenfunktion. Aber auch die Bestimmung des spezifisches Gewichtes allein kann schon eine Diagnosestellung ermöglichen.

Serumkreatinin

Kreatinin ist das Stoffwechselendprodukt des Kreatins aus dem Skelettmuskel und wird normalerweise über die Nieren ausgeschieden. Da die tägliche Kreatininausschüttung erstaunlich konstant ist, gilt der Kreatininspiegel im Blut als direktes Maß für die Nierenfunktion. Die Serumkreatininwerte betragen beim Erwachsenen 0,8–1,2 mg/100 ml bei Kindern 0,4–0,8 mg/100 ml. In dieser Spanne bleibt der Kreatininspiegel gleich hoch bis etwa schätzungsweise 50% der Nierenfunktion verlorengegangen sind. Anders als bei den Stoffen, die ausgeschieden werden, hängt der Serumkreatininspiegel nicht von der zugeführten Nahrung oder dem Hydratationsstatus des Patienten ab.

Endogene Kreatininclearance

Da der Kreatininspiegel konstant ist und das Kreatinin durch die Glomeruli filtriert wird (obwohl wahrscheinlich auch eine kleine Menge sezerniert wird), entspricht der Clearancewert im wesentlichen der glomerulären Filtrationsrate. So ist die endogene Kreatininclearance ein sehr genaues und verläßliches Maß für die Nierenfunktion, ohne daß man auf die Zufuhr exogener Substanzen, wie z.B. Inulin oder Radionukleide, zurückgreifen muß. Zur Bestimmung der Kreatininclearance muß das Kreatinin in einer über einen bekannten Zeitraum gesammelten Urinprobe (gewöhnlich über 24 h) und in einer Serumprobe gemessen werden. Die Clearance kann dann wie folgt ausgerechnet werden.

$$\text{Clearance} = \frac{UV}{P},$$

U = Kreatinin im Urin in mg/100 ml,
P = Kreatinin im Plasma in mg/100 ml,
V = ml Urin pro min oder in 24 h.

Das Ergebnis der Clearance wird in ml/min ausgedrückt, wobei der Normalwert bei 90–110 ml/min liegt.

Da die Muskelmasse von einem Menschen zum anderen divergiert, wird zur weiteren Standardisierung folgende Formel angegeben:

$$\frac{UV}{P} \cdot x \frac{1{,}73\,m^2}{\text{berechnete Körperoberfläche}} =$$

= korrigierte Clearance.

Ein korrigierter Clearancewert von 70–140 ml/min ist normal.

Obwohl die Kreatininclearance ein sehr verläßliches Maß für die Nierenfunktion ist, können fälschlicherweise zu niedrige Werte gemessen werden, wenn nur ein Teil des Urins über die vorgeschriebene Zeit gesammelt oder die Serumprobe nicht innerhalb dieser Zeit abgenommen wurde.

Harnstoff-Stickstoff im Blut

Harnstoff ist der primäre Metabolit des Eiweißkatabolismus und wird ausschließlich über die Nieren ausgeschieden. Der Harnstoff-Stickstoff-Spiegel ist deshalb von der glomerulären Filtrationsrate abhängig. Im Gegensatz zum Kreatinin wird er von der Eiweißzufuhr, dem Hydratationsstatus, von Blutungen im Magen-Darm-Trakt und von Harnwegsobstruktionen beeinflußt. Erst bei einer Einschränkung der Nierenfunktion von etwa 2/3 tritt ein deutlicher Anstieg des Harnstoff-Stickstoff-Spiegels auf. Deshalb ist dieses Maß weniger spezifisch für eine Niereninsuffizienz als ein erhöhter Kreatininspiegel. Das Verhältnis des Harnstoff-Stickstoff-Spiegels zum Kreatinin kann dagegen spezielle Informationen beinhalten; es beträgt normalerweise 10:1; bei dehydrierten Patienten, bei beidseitigen Harnwegsobstruktionen oder Urinextravasaten kann das Verhältnis von 20:1 auf 40:1 steigen; Patienten mit fortgeschrittener Leberinsuffizienz oder Überwässerung können einen niedrigen Harnstoff-Stickstoff-Spiegel und einen erniedrigten Harnstoff-Stickstoff-Kreatinin-Quotienten haben. Bei Niereninsuffizienz können extrem hohe Harnstoff-Stickstoff-Spiegel vorliegen, die jedoch durch Einschränkung der Eiweißzufuhr gesenkt werden können.

Untersuchung von Blut, Serum und Plasma

Einige wichtige Blut- und Serumtests, die in der Urologie von Bedeutung sind, werden oben beschrieben. Die folgenden Untersuchungen sind ebenfalls im urologischen Bereich nützlich.

Großes Blutbild

Eine normochrome Anämie wird bei chronischer Niereninsuffizienz häufig beobachtet. Ein chronischer Blutverlust infolge einer Mikrohämaturie führt nicht zur Anämie, eine Makrohämaturie kann eine Anämie zur Folge haben. Ein Anstieg der Erythrozytenzahlen, wie man sie gewöhnlich bei erhöhtem Hämoglobingehalt und erhöhten Hämatokritspiegeln findet, kann auf ein paraneoplastisches Syndrom bei Nierenzellkarzinom hindeuten. Die Zählung der weißen Blutkörperchen ist gewöhnlich unspezifisch, obwohl eine starke Erhöhung eine bestehende Leukämie anzeigen kann, die eine urologische Symptomatik verursacht. Hier ist eine weiterführende Diagnostik zur Sicherung der Diagnose unbedingt erforderlich, ehe spezifische urologische Maßnahmen eingeleitet werden.

Gerinnungsstatus

Gerinnungsuntersuchungen sind normalerweise nicht notwendig, es sei denn, daß tückische Krankheiten wie die Willebrand-Krankheit, Lebererkrankungen oder eine Überempfindlichkeit bei Salizylattherapie vermutet werden, insbesondere bei Patienten mit einer unklaren Hämaturie. Die Bestimmung der Prothrombin- und der Blutungszeit (und vielleicht der partiellen Thromboplastinzeit) ist gewöhnlich ausreichend. Ein kompletter Gerinnungsstatus ist gewöhnlich nur bei den Patienten notwendig, die eine Chemotherapie oder Strahlentherapie erhalten haben.

Serumelektrolyte

Die Bestimmung der Elektrolyte (Natrium und Kalium) im Serum kann bei Patienten von Bedeutung sein, die Diuretika oder Digitalispräparate eingenommen haben, oder bei denen kürzlich eine transurethrale Prostatektomie vorgenommen wurde. Die Kalziumbestimmung im Serum ist bei Patienten von Bedeutung, die an einer Kalziumurolithiasis leiden. Erhöhte Werte können gelegentlich auch ein Zeichen für ein paraneoplastisches Syndrom bei Patienten mit Hypernephrom sein. Zur genauen Beurteilung der Serumkalziumwerte sollten die Serumalbuminwerte gleichzeitig mitbestimmt werden.

Enzymuntersuchungen

Die saure Phosphatase im Serum ist immer noch der verläßlichste Test zum Nachweis von Prostatakrebs. Wenn die Werte anhaltend und deutlich erhöht sind, deuten sie auf das Vorhandensein von Metastasen hin. Die enzymatischen Tests (besonders der Thymolphthalein-Monophosphat-Test) sind ziemlich zuverlässig, obwohl ein Prostatainfarkt, eine Prostatamassage oder eine Hämolyse zu falsch-positiven Ergebnissen führen können. Radioimmunassays sind zwar empfindlicher, haben aber gegenüber den enzymatischen Methoden keine wesentlichen Vorteile. Neuerdings hat man festgestellt, daß das prostataspezifische Antigen (PSA) bei fast 60% der Patienten mit Prostatakarzinom erhöht ist. Es fällt bei erfolgreicher Behandlung ab und steigt bei Rezidiven frühzeitig an. Die alkalische Phosphatase wird zum Nachweis von Knochenmetastasen bei Prostatakarzinom verwendet.

Hormondiagnostik

Die Bestimmung des Parathormons ist zum Nachweis eines Nebenschilddrüsenadenoms bei Patienten mit Urolithiasis und erhöhten Serumkalziumwerten von Bedeutung. Die Messung des Parathormonspiegels ist als alleiniger Suchtest für Nebenschilddrüsenadenome nicht geeignet und sollte daher nicht routinemäßig bei allen Patienten mit Urolithiasis durchgeführt werden. Die Reninspiegel können bei Patienten mit renalem Hypertonus erhöht sein, obwohl zahlreiche Faktoren auch zu falsch-positiven Resultaten führen können. Die Untersuchung der Nebennierenrindenhormone (z.B. Aldosteron, Kortisol, Adrenalin, Noradrenalin) gibt Auskunft über die Nebennierenrindenfunktion oder kann auf Nebennierenrindentumoren hinweisen. Die Bestimmung der Serumspiegel von β-HCG und α-Fetoprotein sind bei der Nachbehandlung von Hodentumoren unbedingt erforderlich. Mehr als 85% der Patienten mit Hodentumoren (keine Seminome) zeigen einen Anstieg einer dieser Tumormarker. Dieser kann ein Weiterwachsen des Tumors schon Monate vor Nachweis klinischer Befunde anzeigen. Die Untersuchung des Testosteronspiegels im Serum zur Abklärung von Impotenz oder Infertilität ist sinnvoll.

Andere Untersuchungen

Treten bei Patienten mit urologischen Erkrankungen erhöhte Blutzuckerwerte auf, so kann ein Diabetes mellitus vorliegen, der wiederum die Ursache für eine Niereninsuffizienz, eine neurogene Blasenentleerungsstörung, Impotenz oder eine rezidivierende Harnwegsinfektion sein kann. Bei Patienten mit Harnsäuresteinen finden sich oft erhöhte Werte der Harnsäure im Serum. Erhöhte Werte von Komplement im Serum können auf eine Glomerulonephritis hindeuten.

Urologische Erkrankungen sind selten allein auf die urologischen Organe beschränkt. Sie können Krankheiten anderer Organsysteme bewirken oder aus ihnen resultieren.

Literatur

Abuelo JG: Proteinuria: Diagnostic principles and procedures. Ann Intern Med 1983; 98:186

Adams LJ: Evaluation of Ames Multistix-SG for urine specific gravity versus refractometer specific gravity. Am J Clin Pathol 1983; 80:871

Baum N, Dichoso CC, Carlton CE Jr: Blood urea nitrogen and serum creatinine: Physiology and interpretations. Urology 1975; 5:583

Berger RE et al: Chlamydia trachomatis as a cause of acute "idiopathic" epididymitis. N Engl J Med 1978; 298:301

Bradley M, Schumann GB, Ward PCJ: Examination of urine. Chap 18, pp 380–458, in: Todd-Sanford-Davidsohn's Clinical Diagnosis and Management by Laboratory Methods, 17th ed. Henry JB (editor). Saunders, 1984

Brody LH, Salladay JR, Armbruster K: Urinalysis and the urinary sediment. Med Clin North Am 1971; 55:243

Carlton CE Jr, Scardino PT: Initial evaluation. Chap 6, pp 276–285, in: Campbell's Urology, 5th ed. Vol 1. Harrison JH et al (editors). Saunders, 1986

Emanuel B, Aronson N: Neonatal hematuria. Am J Dis Child 1974; 128:204

Fairley KF, Birch DB: Hematuria: A simple method for identifying glomerular bleeding. Kidney Int 1982; 21:105

Felman YM, William DC: New 3-minute in vitro diagnostic test for gonorrhea in the male without use of conventional culture or gram stain. Urology 1982; 19:252

Friedman SA, Gladstone JL: The effects of hydration and bladder incubation time on urine colony counts. J Urol 1971; 105:428

Galambos JT, Herndon EG Jr, Reynolds GH: Specific gravity determination: Fact or fancy. N Engl J Med 1964; 270:506

Gavan TL: In vitro antimicrobial susceptibility testing: Clinical implications and limitations. Med Clin North Am 1974; 58:493

Gillenwater JY et al: Home urine cultures by the dip-strip method: Results in 289 cultures. Pediatrics 1976; 58:508

Ginsberg JM et al: Use of single voided urine samples to estimate quantitative proteinuria. N Engl J Med 1983; 309:1543

Gleckman R: A critical review of the antibody-coated bacteria test. J Urol 1979; 122:770

Gleckman R, Crowley M: Epididymitis as cause of antibody-coated bacteria in urine. Urology 1979; 14:241

Greenhill A, Gruskin AB: Laboratory evaluation of renal function. Pediatr Clin North Am 1976; 23:661

Hardy JD, Furnell PM, Brumfitt W: Comparison of sterile bag, clean catch and suprapubic aspiration in the diagnosis of urinary infection in early childhood. Br J Urol 1976; 48:279

Hendler ED, Kashgarian M, Hayslett JP: Clinicopathological correlations of primary haematuria. Lancet 1972; 1:458

Kampmann J et al: Rapid evaluation of creatinine clearance. Acta Med Scand 1974; 196:517

Kass EH: Asymptomatic infections of the urinary tract. Trans Assoc Am Phys 1956; 69:56

Kassirer JP, Gennou FJ: Laboratory evaluation of renal function. Pages 41–91 in: Diseases of the Kidney, 3rd ed. Strauss MB, Welt LG (editors). Little, Brown, 1979

Khanna OP, Son DL: Screening for urinary tract infection using Bac-T-Screen bacteriuria device. Urology 1986; 27:424

Komaroff AL: Acute dysuria in women. N Engl J Med 1984; 310:368

Kunin CM, DeGroot JE: Self-screening for significant bacteriuria: Evaluation of dip-strip combination nitrite/culture test. JAMA 1975; 231:1349

Kunin CM, DeGroot JE: Sensitivity of a nitrite indicator strip method in detecting bacteriuria in preschool girls. Pediatrics 1977; 60:244

Labovits ED et al: "Benign" hematuria with focal glomerulitis in adults. Ann Intern Med 1972; 77:723

Littlewood JM, Jacobs SI, Ramsden CH: Comparison between microscopical examination of unstained deposits of urine and quantitative culture. Arch Dis Child 1977; 52:894

Madaio MP, Harrington JT: The diagnosis of acute glomerulonephritis. N Engl J Med 1983; 309:1299

McLin PH, Tavel FR: Urine culture and direct drug disc sensitivity testing: A rapid simple method for use in the office. Clin Med (Dec) 1971; 78:16

Merritt JL, Keys TF: Limitations of the antibody-coated bacteria test in patients with neurogenic bladder. JAMA 1982; 247:1723

Nanji AA, Adam W, Campbell DJ: Routine microscopic examination of the urine sediment: Should we continue? Arch Pathol Lab Med 1984; 108:399

Nettleman MD et al: Cost-effectiveness of culturing for Chlamydia trachomatis: A study in a clinic for sexually transmitted diseases. Ann Intern Med 1986; 105:189

Pontes JE et al: Serum prostatic antigen measurement in localized prostatic cancer: Correlation with clinical course. J Urol 1982; 128:1216

Sanford JP et al: Evaluation of the "positive" urine culture: An approach to the differentiation of significant bacteria from contaminants. Am J Med 1956; 20:88

Stamey TA: Chap 1, pp 1–51, in: Pathogenesis and Treatment of Urinary Tract Infections. Williams & Wilkins, 1980

Stamey TA, Kindrachuk RW: Urinary Sediment and Urinalysis: A Practical Guide for the Health Professional. Saunders, 1984

Stamm WE et al: Diagnosis of coliform infection in acutely dysuric women. N Engl J Med 1982; 307:463

Unni Mooppan MM et al: Use of urinary hydroxyproline excretion as a tumor marker in diagnosis and follow-up of prostatic carcinoma. The Prostate 1983; 4:397

Wright DN, Saxon B, Matsen JM: Use of the Bac-T-Screen to predict bacteriuria from urine specimens held at room temperature. J Clin Microb 1986; 24:214

Wyatt RJ, McRoberts JW, Holland NH: Hematuria in childhood. Significance and management. J Urol 1977; 117:366

6 Bildgebende Verfahren bei der Untersuchung des Harntraktes

A. J. PALUBINSKAS

Die dynamische Entwicklung der bildgebenden Verfahren in der medizinischen Diagnostik bringt für die Patienten viele Vorteile mit sich. Die größten Fortschritte in der Technik der bildgebenden Verfahren hat die digitale Bildverarbeitung durch Computer und ihre Elektronik erbracht. Mit Hilfe der Computer wird die gewaltige Zahl von Einzeldaten der Röntgenuntersuchung, Sonographie, des Computertomogramms und der NMR-Tomographie (NMR: nuklear magnetic resonance) in einzelnen Bildpunkten elektronisch gespeichert, die mit der verschiedenen Dichte der ursprünglichen Information korrespondieren. Diese Einzelinformationen werden im Computer gespeichert, können wieder abgerufen, miteinander verbunden oder auf verschiedene Arten verändert werden, um entsprechend umgeformte, analoge Bilder zu erhalten. Kopien der gespeicherten Bilder können zum Zeitpunkt der Untersuchung angefertigt werden. Die Informationen können jedoch auch permanent digitalisiert gespeichert werden, um eine spätere Beurteilung oder Bildverarbeitung zu ermöglichen.

Das älteste bildgebende Verfahren in der Urologie ist die Röntgenuntersuchung mit Röntgenfilmen, mit der Wilhelm C. Röntgen bereits 1895 Steine im Harntrakt nachweisen konnte. Seitdem wurde das Verfahren in allen Fachbereichen der Medizin zunehmend angewandt und ist heute die am weitesten verbreitete Methode in der medizinischen Untersuchung. Noch nie haben bildgebende Verfahren (wie Szintigrapie, Sonographie, Computertomographie und NMR-Tomographie) alteingeführte uroradiologische Techniken im Vergleich so schnell ergänzt und zunehmend ersetzt.

Röntgenuntersuchung des Harntraktes

Röntgenstrahlen sind elektromagnetische Wellen mit Photonenenergien, die im Energiebereich zwischen der γ-Strahlung und der Ultraviolettstrahlung des elektromagnetischen Spektrums liegen. Die Röntgenuntersuchung nutzt den Effekt, daß alle Substanzen und Gewebe die sie durchdringenden Röntgenstrahlen unterschiedlich stark absorbieren. Zusätzlich sind Kontrastmittel notwendig, um Strukturen gleicher Dichte voneinander unterscheiden zu können und Röntgenbilder besser beurteilbar zu machen.

Unsachgemäße Anwendung von Röntgenstrahlen kann schädliche Auswirkungen haben, besonders an den Gonaden, beim Fetus und insbesondere zu Beginn der Schwangerschaft. Die Röntgenuntersuchungen sind aber ungefährlich, wenn sie sachgerecht und von geschultem Personal durchgeführt werden.

Obwohl neuere Techniken die Röntgenuntersuchungen in einigen Fällen ersetzen, bleibt die Radiographie das Rückgrat in der urologischen Praxis. Es ist häufig die erste und manchmal auch die einzige höchst effektive Untersuchungsmethode. Deshalb sollte der Urologe mit der üblicherweise verwendeten Röntgeneinrichtung und den uroradiologischen Techniken vertraut sein. Normalerweise werden folgende radiologische Untersuchungen angewandt: die Leeraufnahme der Nieren und abführenden Harnwege, die i.v.-Urogramme, die Zystourethrogramme, die Urethrogramme und die Angiographie. Die Verfahren der Subtraktionsangiographie werden in einem der folgenden Kapitel gesondert beschrieben. Einige radiologische Untersuchungen, die früher häufig durchgeführt wurden, sind heutzutage veraltet, wie z. B. die Röntgenuntersuchung mit retroperitonealer Luftinsuflation (zur Darstellung der Nieren und Nebennieren) und die Beckenpneumographie.

Die Basisröntgeneinrichtung und ihre Handhabung

Ausstattung

Röntgenaufnahmen

Die Grundausrüstung besteht aus einem Starkstromgenerator, einer Röntgenröhre, dem Röntgenfilm und einer Filmhalterung. Die Kassettenhalterungen werden in der Praxis in den verschiedensten Ausführungen angeboten: senkrechtstehend, in Tischen und schnellen Filmwechslern eingebaut.

Durchleuchtung

Schon kurz nach der Entdeckung der Röntgenstrahlen wurden die Röntgenbilder in einem verdunkelten Raum durch Fluoreszenz sichtbar gemacht, da die Röntgenstrahlen, die ein Objekt durchdrangen, einen strahlenempfindlichen Schirm zur Fluoreszenz brachten.

Röntgeneinrichtungen für Aufnahmen und Durchleuchtung

Moderne Röntgeneinrichtungen sind inzwischen erheblich verbessert worden und viel sicherer als die alten. Mit ihnen kann man sowohl Durchleuchtungen vornehmen, als auch Röntgenaufnahmen anfertigen. In Verbindung mit einem elektronischen Bildverstärker und einer Fernsehkette sind sie heute die Hauptausrüstung einer jeden diagnostischen radiologischen Abteilung.

Bildverstärker

Die elektronischen Bildverstärker kamen vor etwa 30 Jahren in Gebrauch und gehören heute zur Standardausrüstung des Röntgensystems. Sie verstärken elektronisch das früher dunkle Duchleuchtungsbild derart, daß es auch bei Tageslicht beurteilt werden kann. Bei modernen Röntgenanlagen mit Bildverstärkern sind Kameras eingebaut. So wird das verstärkte Bild auf Bildschirme übertragen, die entweder im Röntgenraum selbst oder in einem anderen Raum aufgestellt sind.

Bildaufzeichnung

Jedes einzelne elektronisch verstärkte Bild kann als Röntgenbild fixiert oder fortlaufend auf Videoband registriert werden, um später Einzelbilder oder Bildserien beurteilen zu können.

Datenübertragungssysteme

In zunehmendem Maße werden röntgenologische und andere Bilder vom Untersuchungsort in andere Räume im selben Gebäude oder auch zu entfernteren Empfängern übertragen, um eine Auswertung der Daten, unabhängig vom Untersuchungstisch, vornehmen zu können.

Vorbereitung des Patienten

Eine Dehydrierung der Patienten vor der Untersuchung ist heute für die Urographie nicht mehr notwendig. Man sollte sie besonders bei Kindern, Debilen, Diabetikern, Patienten mit Nierenversagen, Plasmozytom oder Hyperurikämie vermeiden. Eine gute Darmentleerung ist, außer bei Kindern unter 10 Jahren, als Vorbereitung für die Urografie wünschenswert. Man sollte sie genauso sorgfältig vornehmen wie für einen Kolonkontrasteinlauf. Hierzu gibt es zahlreiche Möglichkeiten, die individuell ausgesucht werden sollten.

Röntgenuntersuchungen mit Kontrastmitteln

Ein wichtiges Konzept, das in der diagnostischen Radiologie ausgiebig angewandt wird, besteht darin, daß man Röntgenbilder mit hohem Kontrastunterschied herstellt indem man Gewebe und Strukturen mit Kontrastmittel anreichert, so daß sie sich nun in ihrer Absorptionsfähigkeit von der der Röntgenstrahlen unterscheiden. Hierzu gehören Flüssigkeiten (fast alle enhalten Jod), Gele, feste Stoffe (Bariumpräparate) und Gase (Luft, Stickstoff und Kohlendioxid).

Einige Kontrastmittel eignen sich nur für spezielle Untersuchungen. Ihre Anwendungsmöglichkeiten für andere systemische bildgebende Verfahren sind begrenzt. So wird z.B. Barium fast ausschließlich für die Röntgenuntersuchung des Magen-Darm-Traktes verwendet. Andere wasserlösliche jodhaltige Präparate können, intravaskulär verabreicht, zur Untersuchung zahlreicher Organsysteme benutzt werden. Ihre Anwendung betrifft besonders die Urographie und die Angiographie.

Kontrastmittelzwischenfälle

Alle Verfahren, bei denen Kontrastmittel intravaskulär verabreicht werden, können Überempfindlichkeitsreaktionen hervorrufen. Die Häufigkeit liegt bei etwa 5%.

Die am häufigsten beobachteten Reaktionen sind nur geringfügig, z.B. Übelkeit, Brechreiz, Exanthem oder Hautrötung. Außer einer Überwachung erfordern sie gewöhnlich keine weitere Behandlung. Es können jedoch auch lebensbedrohliche oder sogar tödlich endende kardiopulmonale oder anaphylaktische Reaktionen ohne jede Vorwarnung auftreten. Aufgrund zahlreicher Veröffentlichungen liegt die Mortalitätsrate bei intravaskulärer Kontrastmittelgabe bei 1:10.000 bis 1:70.000, nach neuesten Berichten bei etwa 1:40.000.

Bei Allergikern kommen Abwehrreaktionen nach i.v.-Kontrastmittelgabe häufiger vor. Es gibt bis heute keine zuverlässigen Methoden, die Patienten vor der Untersuchung auf mögliche Abwehrreaktionen zu testen. Deshalb sollten die Risiken und Vorteile einer intravaskulären Kontrastmittelgabe vorher mit jedem Patienten sorgfältig besprochen werden. Die neuerdings entwickelten nicht-ionischen Kontrastmittel zeigen weniger Fieberreaktionen als die sonst gebräuchlichen ionischen Kontrastmittel höherer Osmolarität. Diese neuen nicht-ionischen Kontrastmittel werden trotz des höheren Preises zunehmend mehr eingesetzt, insbesondere bei Patienten, die bei den älteren ionischen Kontrastmitteln bereits Reaktionen gezeigt haben oder bei Patienten mit bekannter Allergie in der Anamnese.

Bei der Behandlung von Kontrastmittelzwischenfällen werden Antihistaminika, Kreislaufmittel, Plasmaexpander und Herzmittel, sowie andere unterstützende Maßnahmen je nach Schweregrad der Reaktion eingesetzt.

Manchmal müssen Darstellungstechniken mit Kontrastmitteln gewählt werden, obwohl die Anwendung des Kontrastmittels aufgrund der Krankengeschichte ernste Reaktionen befürchten läßt. Solchen Patienten kann man Kortikosteroide verabreichen, um einem Kontrastmittelzwischenfall vorzubeugen. Diese Vorsorge ist jedoch nicht immer erfolgreich.

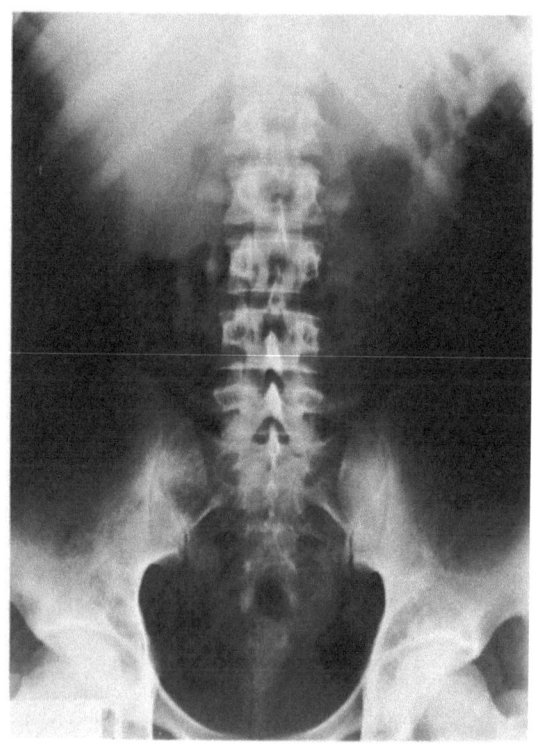

Abb. 6.1. 22jähriger gesunder, schlanker Mann mit Rückenschmerzen. Unauffällige Abdomenübersichtsaufnahme. Normaler Film, übliche Röntgentechnik, keine besondere Vorbereitung des Darmes. Die Konturen der Nieren sind wegen des geringen perinephritischen Fettes nur schwach erkennbar

Vor- und Nachteile

Anhand von Röntgenaufnahmen verfügt man über ausgezeichnete Bilder von nahezu jedem Körperteil. Die Kosten für die Ausrüstung und die Untersuchung sind im Vergleich zu anderen Darstellungsmethoden erträglich. Die übliche Röntgenausrüstung benötigt nicht allzuviel Platz, fahrbare Geräte sind für den Gebrauch in Spezialabteilungen, Operationsräumen und Intensivstationen verfügbar. Da es eine große Zahl röntgenologisch ausgebildeter Ärzte gibt, ist die Benutzung der Geräte nicht nur auf größere medizinische Zentren beschränkt. Der Hauptnachteil der Röntgentechnik ist, daß ionisierende Strahlen angewandt werden müssen.

Abdomenübersichtsaufnahme (Abb. 6.1–6.4)

Die Übersichtsaufnahme des Abdomens, häufig bezeichnet als Aufnahme der Nieren und ableitenden Harnwege, ist die einfachste uroradiologische Maßnahme, die bei jeder Untersuchung des Abdomens oder Harntraktes als erstes durchgeführt werden sollte. Es ist auch die erste Maßnahme bei weiteren radiologischen Untersuchungen des Harntraktes, wie z.B. des i.v.-Urogramms. Diese Aufnahme wird normalerweise in Rückenlage des Patienten vorgenommen. Sie kann, wenn nötig, jedoch auch in anderen Positionen angefertigt werden. Die Aufnahmen zeigen Veränderungen der Knochen, Nebennieren und anderer Strukturen, geben Informationen über die Niere und die extrarenalen Harnwege.

Meist kann man die Nierenumrisse auf der Abdomenübersichtsaufnahme (abgesehen von Patienten mit wenig perirenalem Fettgewebe) gut erkennen. Man kann die Größe, die Zahl und ihre Lage bestimmen. Dies sind bereits wichtige urologische Informationen. Findet man z.B. bei einer nicht abgeklärten Urämie auf der Leeraufnahme eher geschrumpfte als vergrößerte Nierenschatten bei einem Patienten, so kann man eine chirurgisch zu korrigierende beidseitige Harntraktobstruktion als Grund des Nierenversagens ausschließen.

Die normale Größe der Nieren ist individuell, je nach Alter, Geschlecht und Körperstatus sehr unterschiedlich. Meistens wird der Nierenlängsdurchmesser auf der Aufnahme ausgemessen. Die durchschnitt-

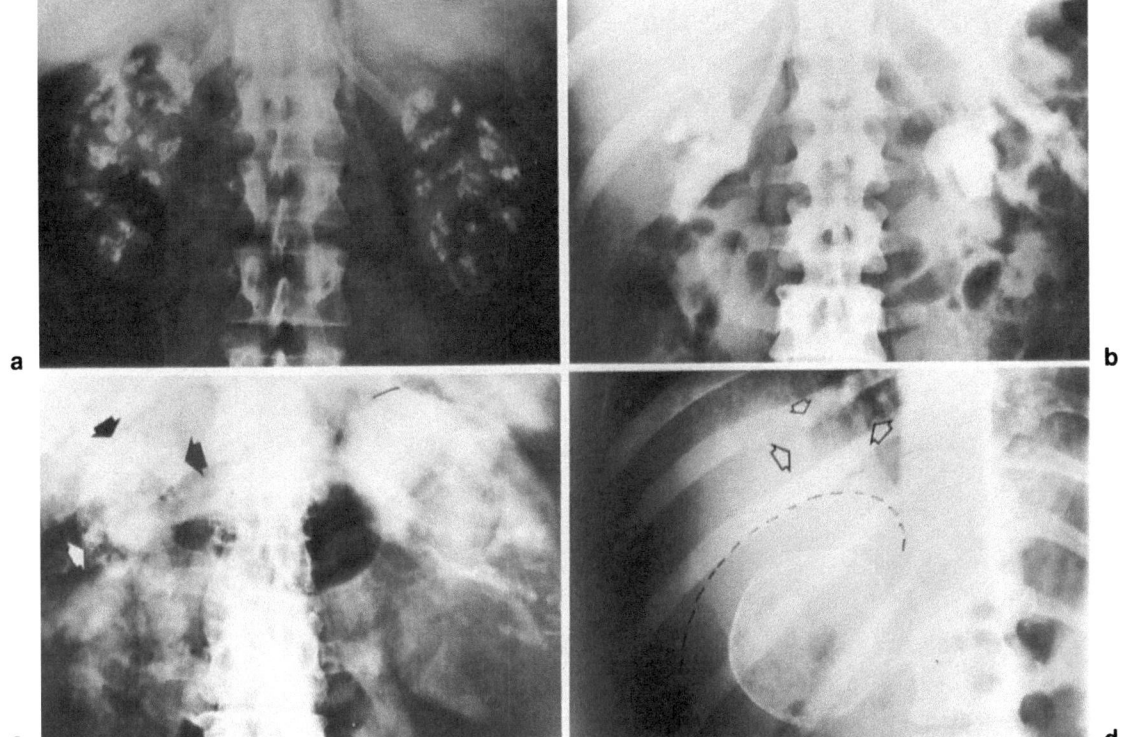

Abb. 6.2a–d. Abdomenübersichtsaufnahme mit pathologischen Verschattungen. **a** Bilaterale Nephrokalzinose; junger Mann mit renaler tubulärer Azidose. **b** Bilaterale Ausgußsteine; 37jährige Frau mit chronischer Pyelonephritis. Anamnestisch bereits Pyelolithotomie rechts bei Ausgußstein. **c** Nierentuberkulose. Geschrumpfte, autonephrektomierte und verkalkte tuberkulöse rechte Niere *(Pfeile)*. 74jähriger Mann mit anamnestisch renaler und thorakolumbaler spinaler Tuberkulose. **d** Papillares Adenokarzinom der rechten Niere. Deutlich sichtbare Verkalkungen der Tumoroberfläche, multiple Lungenmetastasen durch Nierentumor *(Pfeile)* (22jährige Frau mit schmerzhaftem raumforderndem Prozeß im Halsbereich)

liche Länge der Niere beträgt 12–14 cm, wobei die linke Niere gewöhnlich etwas länger ist als die rechte. Bei Kindern über 2 Jahren entspricht die Länge der Niere etwa dem Abstand zwischen dem oberen Rand des 1. und dem unteren Rand des 4. Lendenwirbelkörpers. Beim Erwachsenen ist die Niere etwa 3–4,5mal so lang wie die Höhe des 2. Lendenwirbelkörpers. Verkalkungen oder Steine im Harntrakt (s. Abb. 6.2 und 6.3) können auf spezifische Nierenerkrankungen hindeuten (so sind bei Nierentumoren gelegentlich Verkalkungen sichtbar). Auch andere primäre Erkrankungen – unabhängig von der Niere – können nachgewiesen werden (z. B. ein Hyperparathyreoidismus mit dem Bild einer Nephrokalzinose).

Urogramm (Abb. 6.5–6.11)

Die Hohlraumsysteme von Nieren, Harnleitern und Blase lassen sich radiologisch durch folgende Methoden darstellen:

Ausscheidungsurographie

Das Ausscheidungsurogramm (s. Abb. 6.5) – früher als i.v.-Pyelogramm bezeichnet – wird am häufigsten angefertigt. Ausscheidungsurogramme können eine große Zahl von Veränderungen im Urogenitaltrakt aufzeigen (s. Abb. 6.6 und 6.7), sind einfach durchzuführen und werden vom Patienten gut toleriert. Gelegentlich sind retrograde Urogramme notwendig, wenn beispielsweise die Ergebnisse des Ausscheidungsurogramms nicht ausreichend sind oder Kontrastmittelreaktionen bei den Patienten zu vermuten sind. Seit man für die i.v.-Urographie größere Kontrastmittelmengen benutzt und mit Harnleiterkompression arbeitet, ist die Zahl der retrograden Urogramme erheblich zurückgegangen. Statt des Urogramms benutzt man heute in vielen Fällen die Sonographie oder das CT. Auch durch den zunehmenden Einsatz der Kernspintomographie wird die Zahl der Urogramme weiter zurückgehen. Trotzdem bleibt die Urographie das beste, wenn nicht sogar das

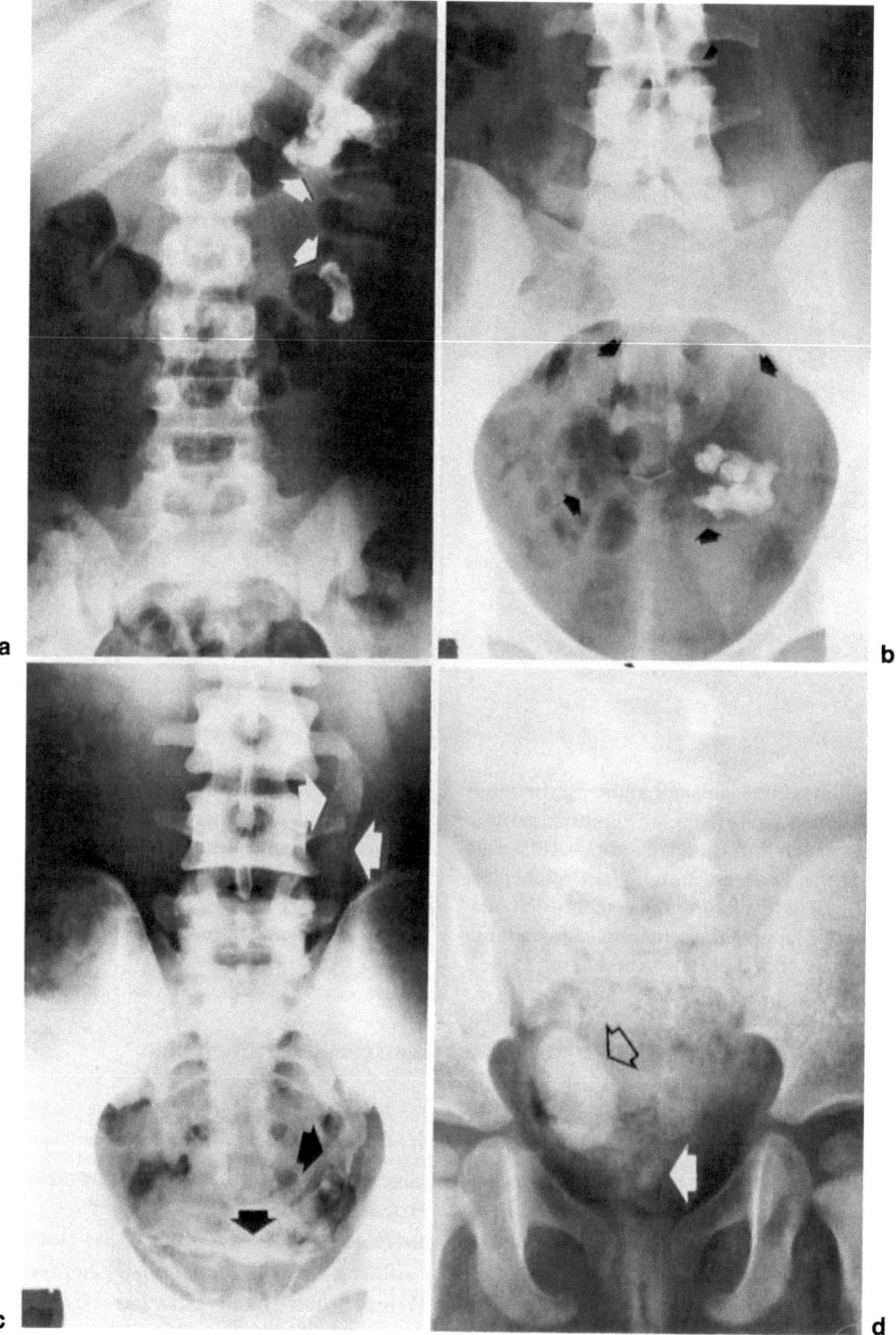

Abb. 6.3a–d. Übersichtsaufnahme des Abdomens mit pathologischen schattengebenden Befunden. a Benignes retroperitoneales Teratom mit Knochenstrukturen. 9jähriges asthmatisches Mädchen mit asymptomatischen infradiaphragmatischen Kalzifizierungen *(Pfeile)*, die bei einer Routinethoraxaufnahme entdeckt wurden. b Benignes zystisches Terratom des Ovars mit Zähnen. Die abgerundete Zyste enthält strahlendurchlässiges Fett und eine Gruppe gutgeformter Zähne. 22jährige Frau mit raumforderndem Prozeß im linken Becken. c Schistosomiasisverkalkung *(Pfeile)* in Blase und linkem Ureter. 19jähriger Mann aus Aden mit Gewichtsverlust und Hämaturie. d Großer Vaginolith *(schwarzer Pfeil)* und kleiner, kaum sichtbarer Blasenstein *(weißer Pfeil)*. 4jähriges Mädchen mit Sinus urogenitalis

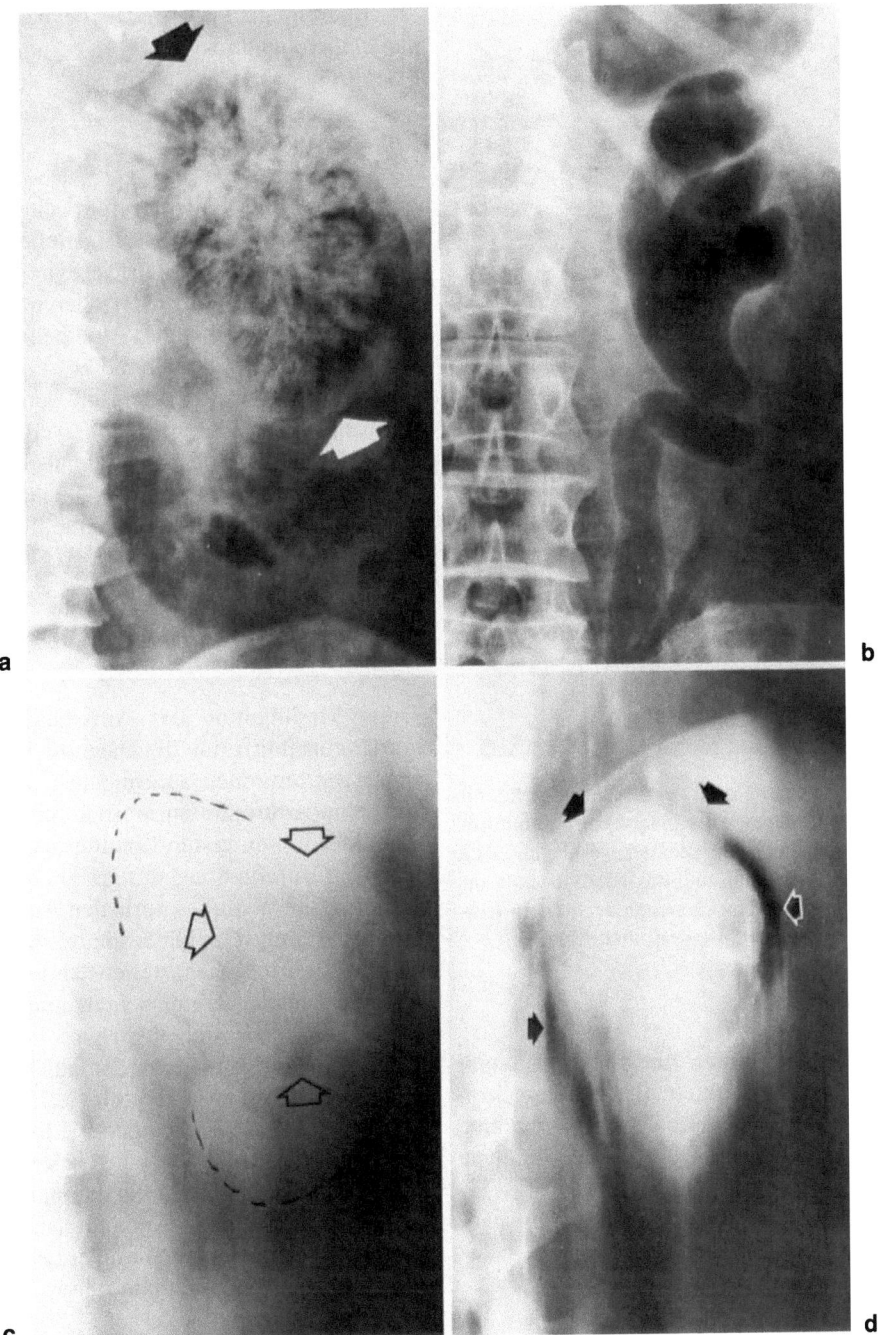

Abb. 6.4a–d. Abdomenübersichtsaufnahme mit nichtschattengebenden pathologischen Veränderungen. **a** Emphysematöse Pyelonephritis. Über der gesamten linken Niere interstitielles streifiges Muster aus strahlendurchlässigen Gasen. Ähnliche Veränderungen auch in der rechten Niere. 58jähriger Diabetiker mit Pyurie und septischem Schock. **b** Pyelogramm mit Gasfüllung. Das Gas ist nicht interstitiell, sondern nur in den dilatierten linken Nierenkelchen, im Nierenbecken und im Harnleiter nachweisbar. 50jährige Diabetikerin mit Sepsis und Infektion der oberen Harnwege links durch gasbildende Mikroorganismen. **c** Angiomyolipom der Niere. Die Schichtaufnahme zeigt einen fetthaltigen raumfordernden Prozeß in der linken Niere *(Pfeile)*. 69jährige Frau mit Gewichtsverlust und Flankenschmerzen links. **d** Kalzifizierte renale Echinokokkuszysten. Retroperitoneale Luftfüllung, Tomogramm, männlicher Erwachsener. Beachte, wie das röntgennegative Gas *(Pfeile)* das Retroperitoneum über den kalzifizierten Zysten im oberen Nierenpol abgegrenzt hat

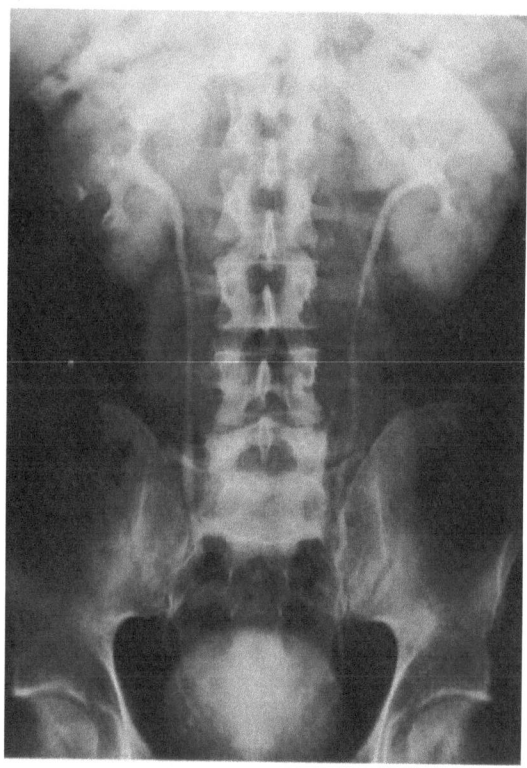

Abb. 6.5. Gesunder junger Mann, der als Nierenspender in Frage kommt. Unauffälliges Ausscheidungsurogramm mit hoher Kontrastmittelgabe. Nierenschatten, -größe und -lage sind normal, die Nierenkelche und das Nierenbecken unauffällig. Die Ureteren stellen sich wegen der starken Kontrastmittelfüllung gut dar. Die Blase ist unauffällig

einzige bildgebende Verfahren zum Nachweis feiner Veränderungen im Harntrakt (z.B. Papillennekrose, Markschwammniere, kleinere Urothelkarzinome, Pyeloureteritis cystica). Derartige Veränderungen kann man anders nicht nachweisen.

Normale Technik

Nach Anfertigen der Abdomenübersichtsaufnahme und Gabe des Kontrastmittels werden Röntgenbilder in bestimmten Zeitintervallen angefertigt. Das Kontrastmittel wird sofort durch die glomeruläre Filtration fast völlig ausgeschieden.

Die Menge und Geschwindigkeit der Kontrastmittelinjektion (Bolusgabe oder langsame Infusion), wie auch die Zahl der Röntgenbilder und die Art des Films hängen von der Fragestellung, vom Alter des Patienten, seiner körperlichen Verfassung und dem klinischen Problem ab. Zahlreiche Modifikationen der Standardtechnik haben zu einer Verbesserung der Beurteilung, insbesondere bei besonderen Krankheitsfällen, geführt.

Infusionsurographie

Bei den meisten Patienten führt die Gabe des Kontrastmittels in der vom Hersteller empfohlenen Menge zu diagnostisch auswertbaren Urogrammen. Bei Patienten mit normaler Nierenfunktion beträgt die üblicherweise benutzte Jodmenge etwa 300 mg/kg KG. Bei ausgewählten Fällen können größere Mengen des Kontrastmittels und damit auch größere Mengen Jod/kg KG notwendig werden. Sie können als Bolusinjektion oder langsam als Infusion injiziert werden. Die Bolustechnik ergibt kräftigere und in der Qualität bessere Urogramme als die Infusionsmethode.

Frühurogramm

Diese Modifikation des Ausscheidungsurogramms wurde eingeführt, um die Diagnose bei renovaskulären Hypertensionen zu ermöglichen. Im Gegensatz zum Standardurogramm werden hier mehrere Röntgenbilder in den ersten Minuten nach der Injektion des Kontrastmittels angefertigt. Hierdurch wurde der diagnostische Wert des normalen Ausscheidungsurogramms erhöht. Das gilt besonders bei Patienten mit Verdacht auf Nierenarterienstenose, wobei keine Verlängerung der Untersuchung und auch keine wesentlichen Mehrkosten entstehen.

Die Frühaufnahmen werden auf Anzeichen einer Nierenarterienstenose geprüft, z.B. Größenunterschiede der Nieren, verzögertes Eintreten des Kontrastmittels in eine Niere bei gleichzeitiger verzögerter Ausscheidung auf den Spätaufnahmen.

Das Frühurogramm war jahrelang sehr populär, man ist sich jedoch heute darüber einig, daß die Aussagekraft bei Verdacht auf renovaskulären Hochdruck eingeschränkt ist.

Andere Techniken

Es gibt außerdem noch andere Modifikationen des Standardurogramms. Bei der Tomographie werden bestimmte Schichten des Körpers röntgenologisch dargestellt. Hierbei kann man noch die Strukturen der Niere beurteilen, die bei Standardröntgenaufnahmen durch extrarenale Schatten, z.B. durch Knochen oder Fäzes, nicht zu erkennen sind (s. Abb. 6.8). Untersuchungen mit dem Bildverstärker erlau-

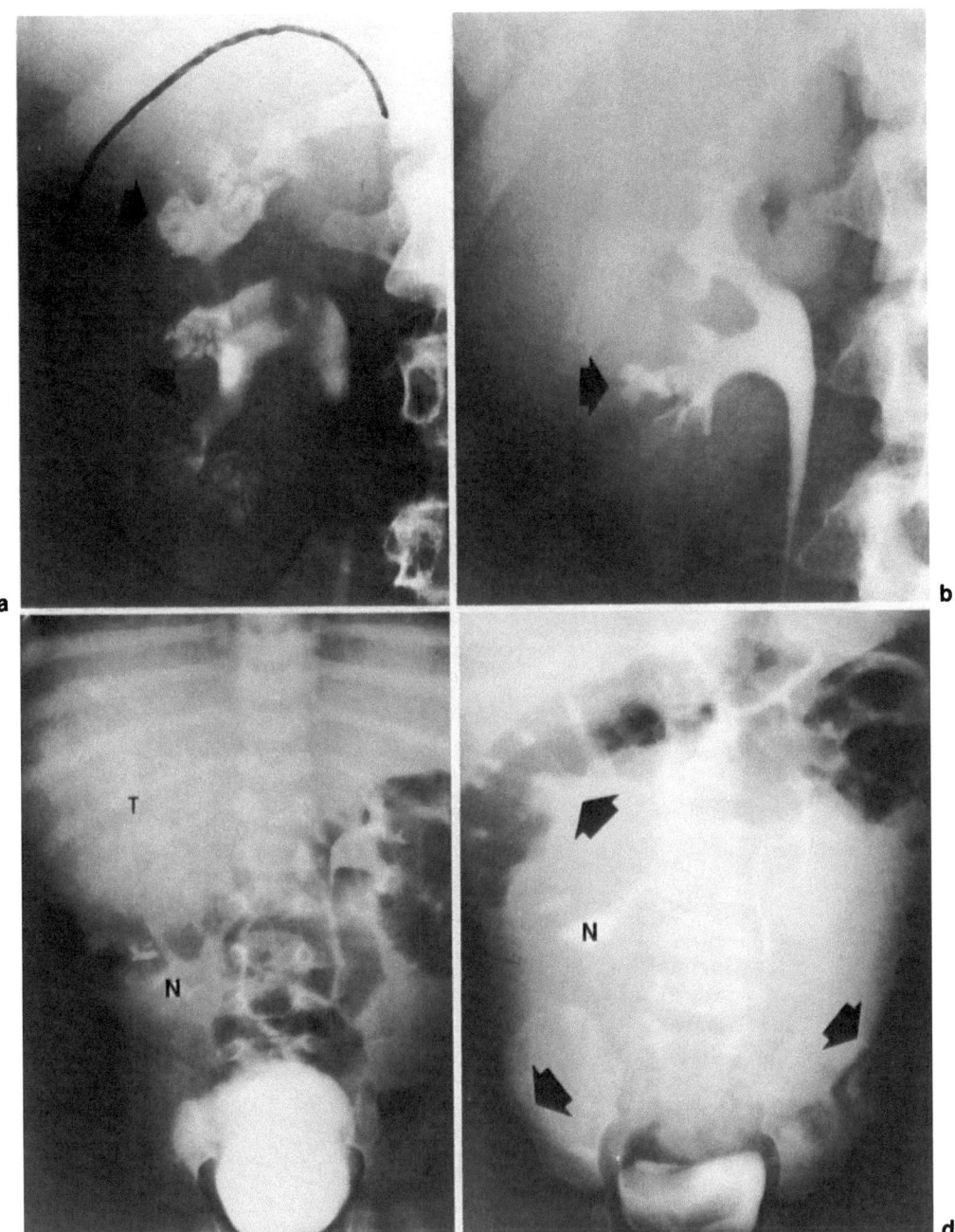

Abb. 6.6a–d. Pathologische Ausscheidungsurogramme. **a** Medulläre Schwammniere. Betonte medulläre tubuläre Ektasie *(Pfeile)* in der ganzen rechten Niere. Ähnliche, aber weniger ausgeprägte Befunde auch in den Pyramiden des oberen Pols der linken Niere. In beiden Nieren finden sich in einigen Bereichen kleine Steine in den erweiterten Tubuli. 34 Jahre alte Frau mit rezidivierendem Auftreten von Schüttelfrost, Fieber und Schmerzen in der linken Flanke. **b** Nierentuberkulose. Unregelmäßige destruierende Veränderung der Pyramide des unteren Nierenpols *(Pfeil)*. 22jährige Frau mit positivem Tuberkulosenachweis in der Urinkultur. **c** Adrenales Neuroblastom. Diffuse Verkalkungen in einer Neoplasie im rechten oberen Quadranten *(T)*, die zu einer Verdrängung der rechten Niere nach kaudal führte *(N)*. 12jähriges Mädchen mit Exophthalmus des rechten Auges und einem Abdominaltumor. **d** Wilms-Tumor. Riesiger Tumor der rechten Niere, der das gesamte Abdomen ausfüllt *(Pfeile)*, den Darm verdrängt und das Hohlraumsystem der rechten Niere *(N)* deformiert. Die linke Niere ist unauffällig. 21 Monate altes Mädchen mit großem abdominalem raumforderndem Prozeß

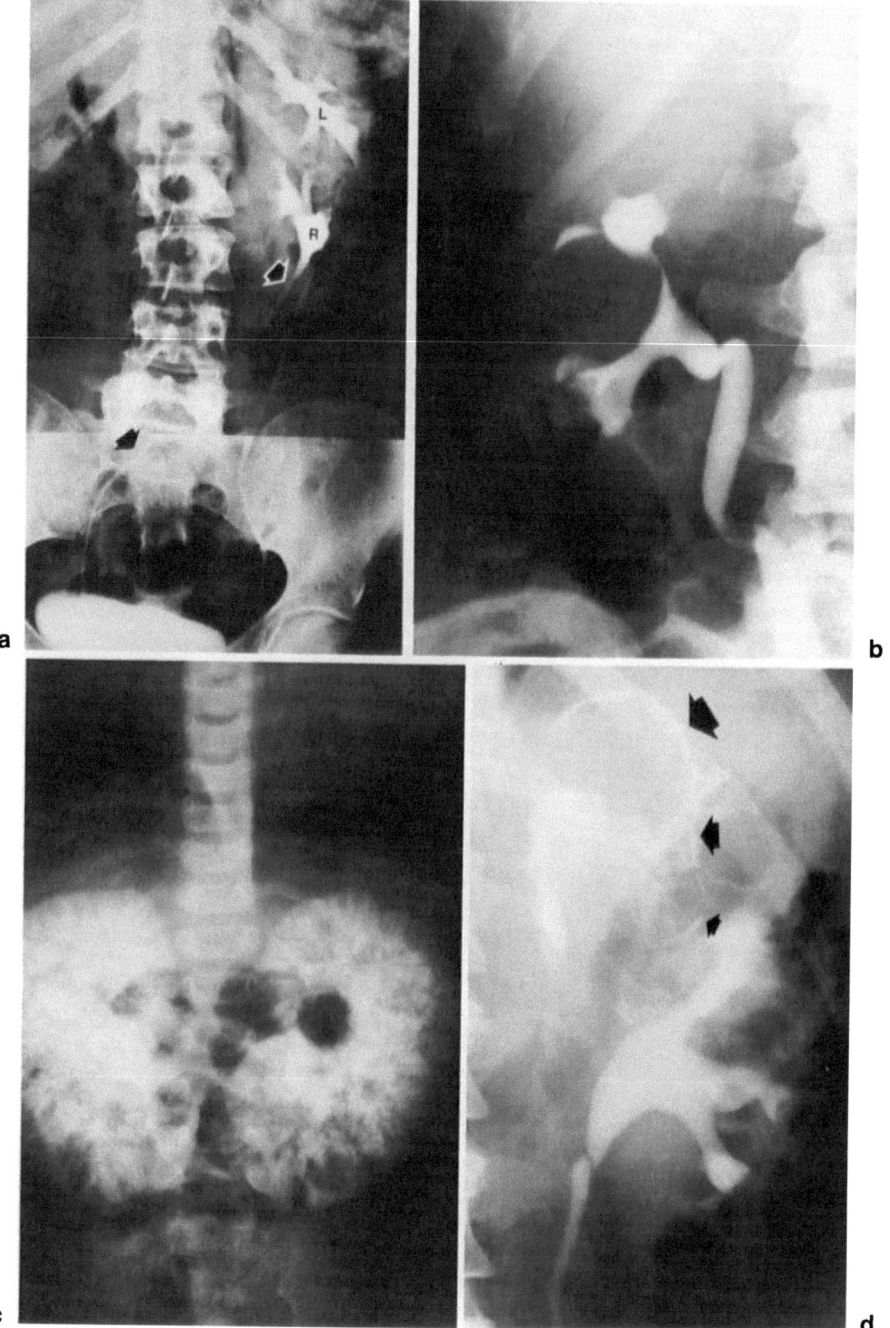

Abb. 6.7a–d. Pathologische Ausscheidungsurogramme. **a** Gekreuzte Nierendystopie mit Verschmelzungsniere. Die aneinandergelegten Aufnahmen des Ausscheidungsurogramms zeigen die ektopische rechte Niere *(R)*, die mit der linken Niere *(L)* verschmolzen ist. Der rechte Ureter *(Pfeile)* kreuzt die Mittellinie und mündet an normaler Stelle in die rechte Blasenhälfte. Gesunde 31jährige Frau, potentionelle Nierenspenderin. **b** Nierenarterienaneurysma. Das Hohlraumsystem der rechten Niere umgibt einen zentralen raumfordernden Prozeß (s. das dazugehörige Arteriogramm Abb. 6.22.b). 41jährige Frau mit Hypertonie und hörbarem Strömungsgeräusch im rechten Abdomen. **c** Infantile polyzystische Nierendegeneration, sehr große Nieren mit strahlendurchlässigem Speichenmuster, das bis in die Rinde reicht, 26 h nach i.v.-Kontrastmittelgabe. 4 Monate altes Mädchen mit bilateralem abdominalem raumforderndem Prozeß. **d** Nierenzellkarzinom. Ungewöhnliche zirkuläre und bogige eierschalenartige Kalzifizierung *(Pfeile)* im Tumorbereich. Hierdurch wird das Infundibulum komprimiert und die Kelche des oberen Nierenpols deformiert. 39jähriger Mann, bei dem 3 Jahre zuvor eine Zyste in der linken Niere abgetragen wurde

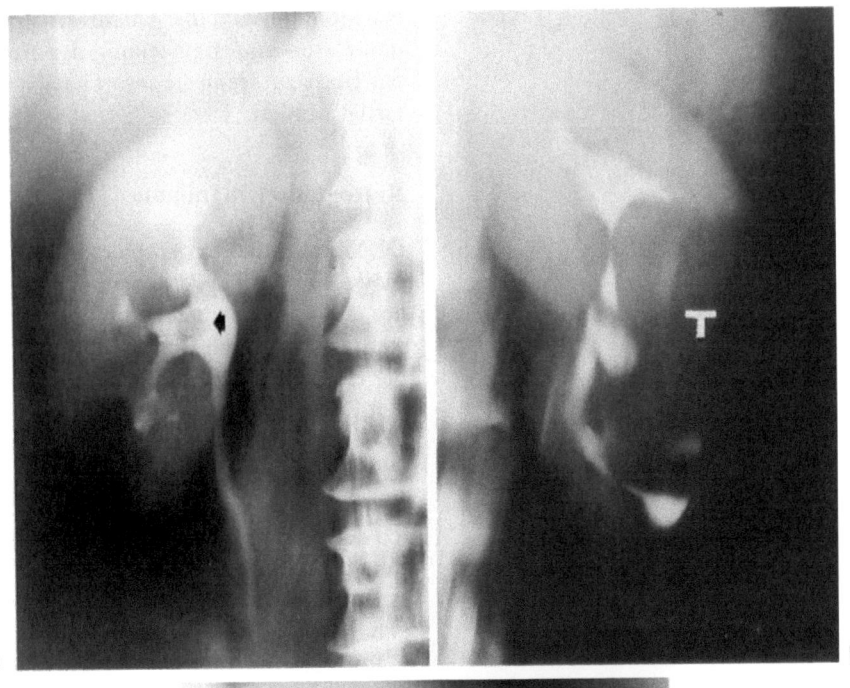
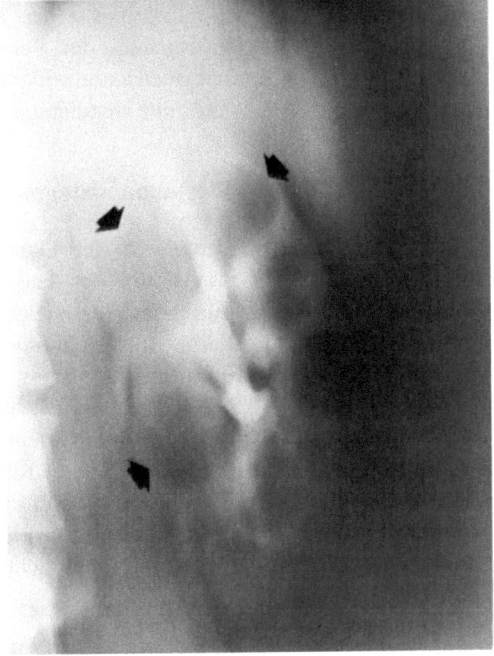

Abb. 6.8a–c. Tomographie: Man setzt die Tomographie zur Darstellung einzelner Körperschichten ein. Die Technik ist in der Uroradiologie von besonderer Bedeutung; mit ihr lassen sich häufig Veränderungen nachweisen, die sonst durch Weichteile oder Darmgase überlagert sind. **a** Urothelkarzinom. Der Tumor im Nierenbecken *(Pfeil)* ist wegen der fehlenden Darmgase deutlich auf der nicht-tomographischen Aufnahme erkennbar. 56jähriger Mann mit Nierensteinanamnese. **b** Nierenzellkarzinom *(T)*. Man erkennt eine Verdrängung des Hohlraumsystems im mittleren Nierenbereich sowie eine Parenchymaussparung. Dabei sind die störenden Schatten der stuhlgefüllten Flexeura lienalis des Dickdarms, die auf nicht tomographischen Bildern sichtbar wären, nicht dargestellt. 44jährige Frau mit Fieber, Gewichtsverlust und Anämie. In der Anamnese vor 15 Jahren: Nephrektomie der anderen Niere wegen eines Karzinoms. **c** Polyzystische Nierenerkrankung beim Erwachsenen. Die Schichtaufnahme der linken Niere ist so gewählt, daß eine Darmgasüberlagerung ausgeschlossen ist. Hierdurch lassen sich die zahlreichen strahlendurchlässigen Zysten *(Pfeile)* deutlicher erkennen. Ähnliche Befunde in der rechten Niere. 29jähriger Mann mit bekannter polyzystischer Nierendegeneration in der Familienanamnese

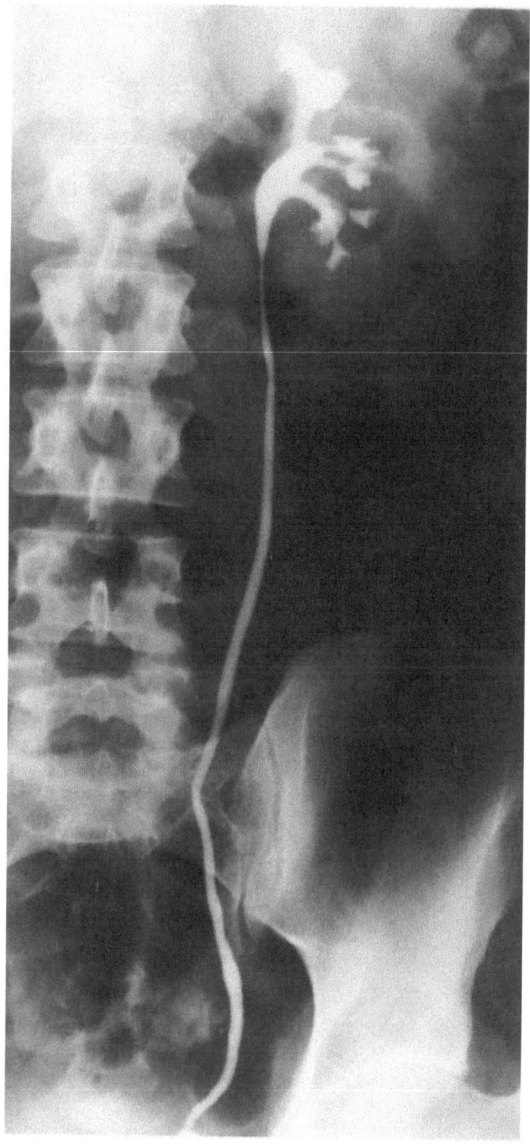

Abb. 6.9. Erwachsener Mann mit Mikrohämaturie, bei dem das Ausscheidungsurogramm technisch unzulänglich war. Unauffälliges retrogrades Urogramm. Intrarenales Kelchsystem, Nierenbecken und Harnleiter normal

ben auch eine Beurteilung der dynamischen Vorgänge im Harntrakt. Frühaufnahmen, die direkt nach Bolusgabe des Kontrastmittels „geschossen" werden, ergeben immer einen kräftigen nephrographischen Effekt und lassen eine gute Beurteilung der Nierenkontur zu. Vorübergehende Kompression während des Ausscheidungsurogramms führte zu einer vermehrten Kontrastmitteldichte im Hohlraumsystem. Die Spätaufnahmen, die am selben Tag oder auch am Tag nach der Kontrastmittelgabe aufgenommen werden, vermitteln oft noch wichtige urologische Informationen. Aufnahmen im Stehen zeigen die Mobilität und die Ablaufverhältnisse der Nieren und lassen eine Beurteilung der Restharnmenge in der Blase zu, wenn sie sofort nach der Miktion angefertigt werden.

Retrograde Urogramme

Die retrograde Urographie ist eine invasive Methode, bei der die Zystoskopie und das Einlegen eines Harnleiterkatheters in den Ureter notwendig werden. Nach dem Einspritzen von Kontrastmittel in die Harnleiter oder das Nierenhohlraumsystem werden Röntgenübersichtsaufnahmen angefertigt (s. Abb. 6.9–6.11). Die Untersuchung und Auswertung, die schwieriger ist als beim i.v.-Urogramm, muß vom Urologen vorgenommen werden. Verschiedene Arten der Lokal- oder allgemeinen Anästhesie sind notwendig, und dieses Vorgehen kann gelegentlich zu gesundheitlichen Störungen oder Harnwegsinfektionen führen.

Retrograde Urogramme werden notwendig, wenn die Ergebnisse des Ausscheidungsurogramms nicht ausreichen, der Patient eine Kontrastmittelallergie hat oder andere Darstellungsmethoden nicht verfügbar oder ausreichend sind.

Perkutane antegrade Urogramme

Diese Art der Darstellung des Nierenhohlraumsystems und des Harnleiters wird angewandt, wenn durch das Ausscheidungs- und retrograde Urogramm keine ausreichenden Ergebnisse erzielt werden konnten oder diese Untersuchungsmethoden kontraindiziert sind. Das gleiche gilt für die Darstellung des Hohlraumsystems bei liegendem Nephrostomiekatheter. Dabei wird das Kontrastmittel entweder direkt durch den Nephrostomiekatheter oder durch direkte Injektion des Kontrastmittels nach perkutaner Punktion eingebracht.

Perkutanes retrogrades Urogramm

Hierbei wird die Untersuchung des oberen Harntraktes durch retrograde Injektion des Kontrastmittels bei Harnleiterhaut- oder Nierenbeckenhautfistel eingespritzt. Es kann auch durch die Öffnung eines Conduits eingefüllt werden.

Zystogramm und Miktionszystogramm
(Abb. 6.12–6.15)

Auf dem Zystogramm werden die Umrisse der kontrastmittelgefüllten Blase sichtbar. Sie sind auch ein

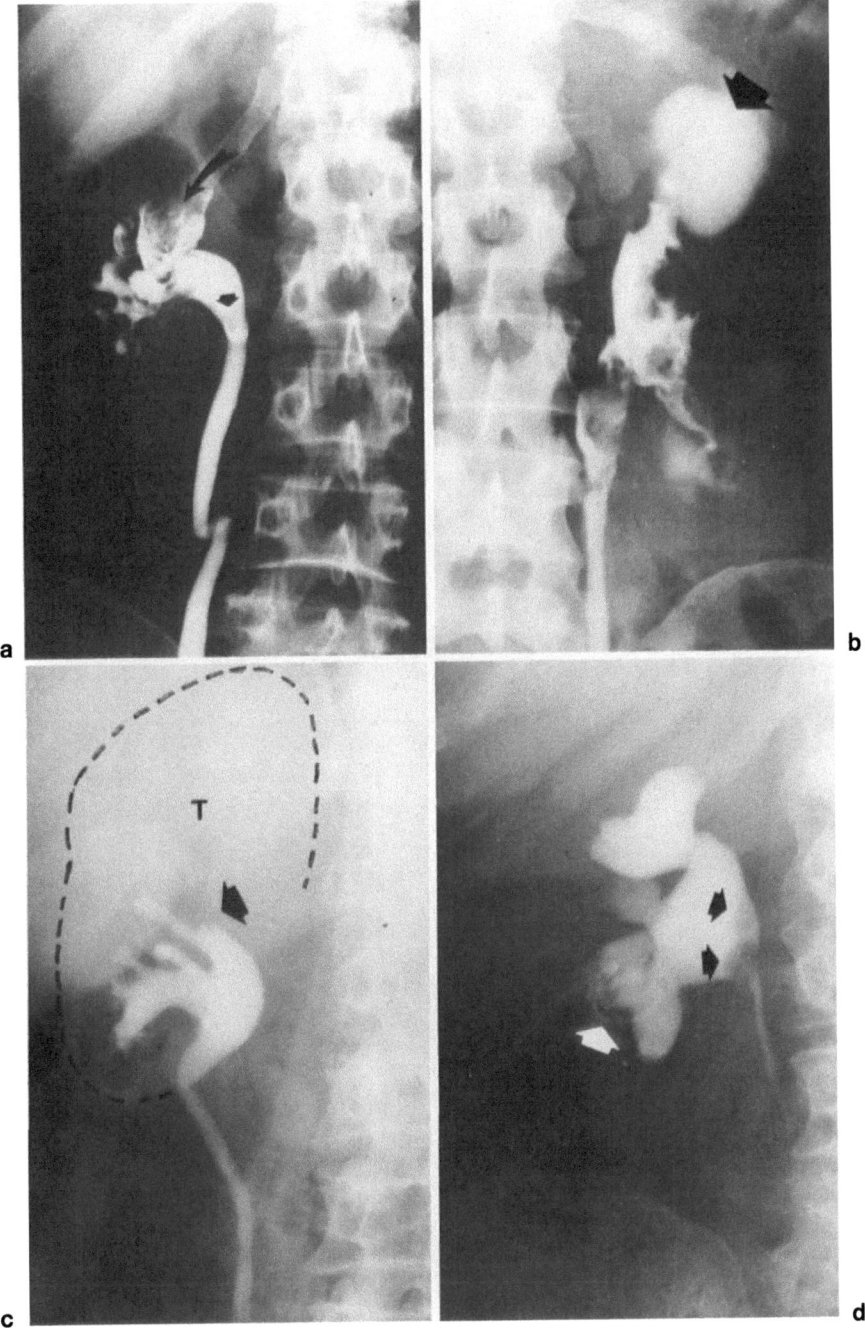

Abb. 6.10a–d. Pathologische retrograde Urogramme und Nephrostomogramme (Nierenfistelfüllung). Die unteren Harnleiterabschnitte sind nicht dargestellt. **a** Urothelkarzinom. Schwere Deformierung mit Füllungsdefekten in den Kelchen des rechten oberen Nierenpols *(langer Pfeil)* sowie Blutgerinnsel in den unteren Kelchen und am Harnleiterabgang *(kurzer Pfeil)*. 65jähriger Mann mit Makrohämaturie und rechtsseitigem Flankenschmerz. **b** Plattenepithelkarzinom. Deutlich unregelmäßige Füllungsdefekte in den Kelchen, dem Nierenbecken und dem proximalen Harnleiter mit kommunizierender Abszeßhöhle im oberen Nierenpol *(Pfeil)*. Die Niere zeigt auch eine Metaplasie des Plattenepithels und enthält Konkremente. 51jährige Frau mit seit 2 Wochen bestehender Zellgewebsentzündung in der linken Flanke und entsprechenden Schmerzen. **c** Nierenzellkarzinom. Raumfordernder Prozeß am rechten oberen Nierenpol *(T)*. Zerstörung der oberen Kelche und des Infundibulums *(Pfeil)*. 76jähriger Mann mit Lungenmetastasen. **d** Pilzknäuel. Das Nephrostomogramm zeigt 2 Füllungsdefekte *(Pfeile)* im Nierenbecken. Man konnte reichlich Pilzmaterial durch den Nephrostomiekatheter aspirieren. 65jährige Diabetikerin, links nephrektomiert mit perkutanem Nephrostomiekatheter *(weißer Pfeil)* wegen einer Nierenobstruktion rechts

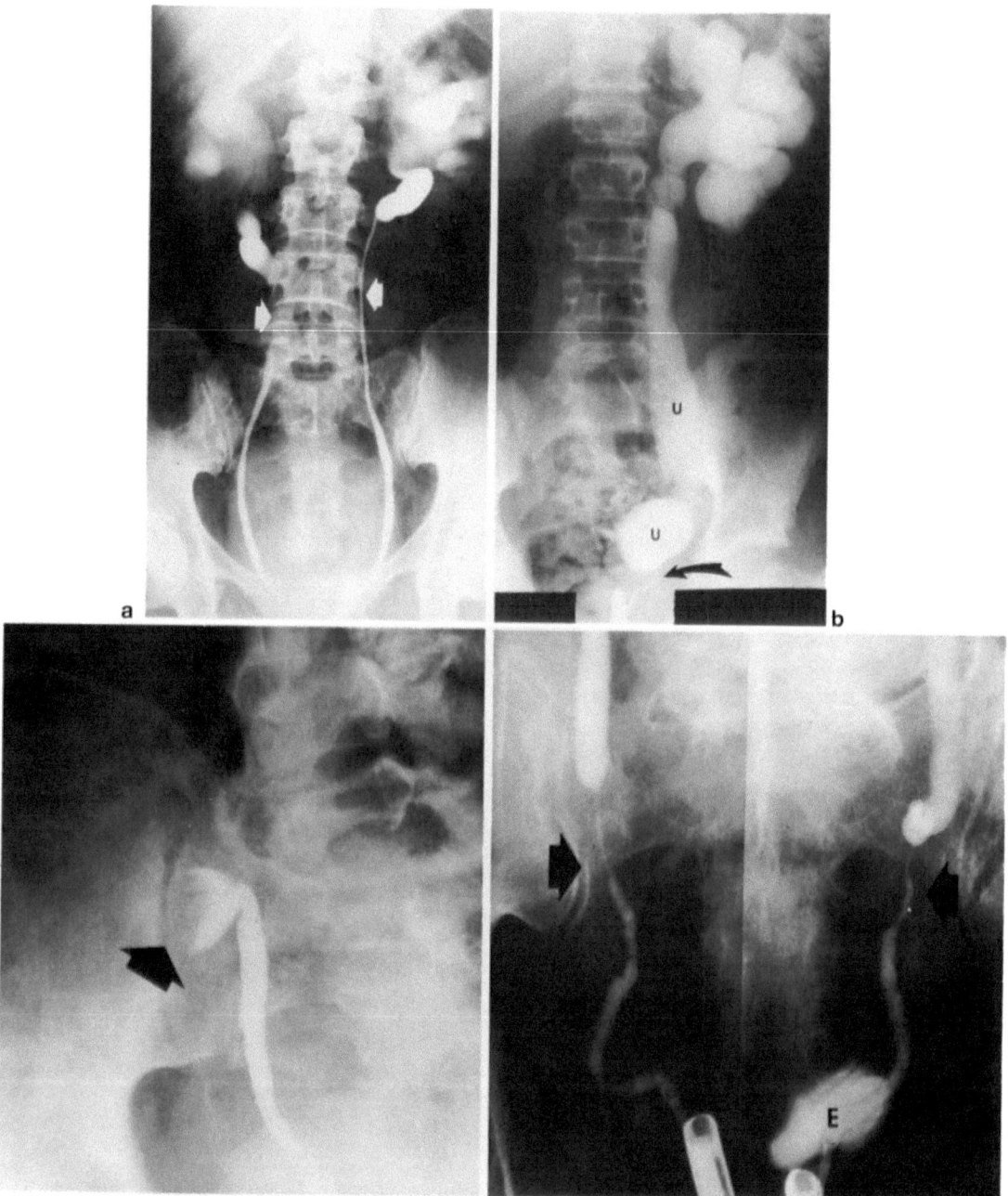

Abb. 6.11a–d. Pathologische retrograde Urogramme. **a** Idiopathische retroperitoneale Fibrose. Leichte Einengung beider Harnleiter im mittleren Drittel *(Pfeile)* mit bilateraler proximaler Erweiterung des Harnleiters und Hydronephrose. 51jährige Frau ohne Harnwegssymptome. **b** Funktionelle Ureterobstruktion. Die Obstruktion ist auf eine kongenitale Anomalie der Muskelanordnung in den betreffenden distalen Harnleiteranteilen *(gebogener Pfeil)* zurückzuführen. Deutliche Hydronephrose und Dilatation des Ureters proximal der kurzen Uretersegmente *(U)*. 13jähriger Junge mit rezidivierenden Harnwegsinfekten. **c** Urothelkarzinom des Harnleiters. Das Kontrastmittel kann den großen und ausgedehnten Tumor im rechten Harnleiter *(Pfeil)* nicht passieren. Die Erweiterung des Harnleiters unterhalb des Tumors ist typisch und wird manchmal als Champagnerglas-ähnlich beschrieben (in diesem Fall ist der seitliche Glasanteil abgeknickt). 76jähriger Mann mit funktionsloser rechter Niere. **d** Einschnürung des Harnleiters infolge eines ausgedehnten Kolonkarzinoms. Beidseitige Verengung in den distalen Ureteranteilen *(Pfeile)* mit Obstruktion des oberen Harntraktes. Das Bild besteht aus 2 getrennten retrograden Urogrammen. 76jähriger Mann mit Sigmakarzinom. *E* unbeabsichtigte Extravasation von Kontrastmittel in Höhe der Spitze des linken Harnleiterkatheters

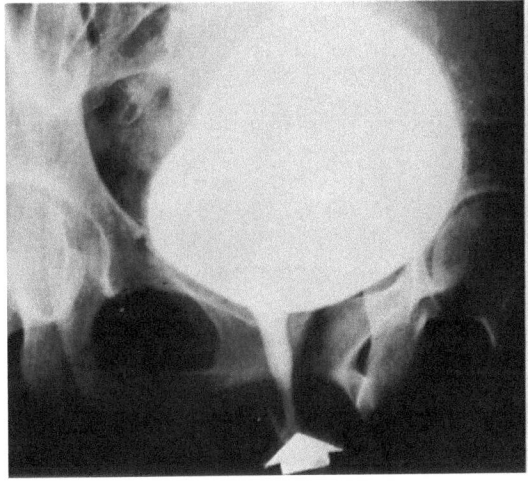 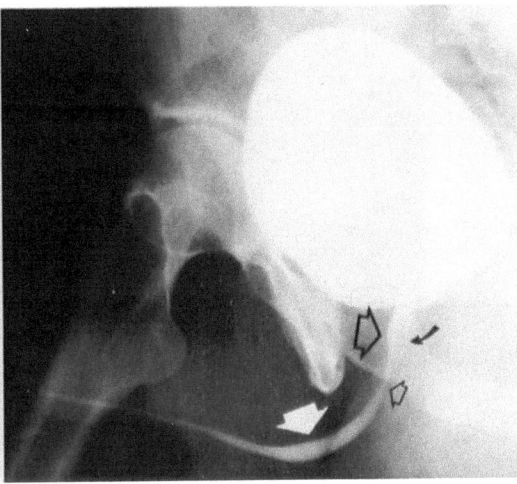

Abb. 6.12a, b. Unauffälliges Miktionszystourethrogramm. **a** Normale weibliche Blase und Harnröhre, der *Pfeil* deutet auf den Meatus externus der Harnröhre. 22jährige Frau mit Miktionsbeschwerden. **b** Normale männliche Blase und Harnröhre. 27jähriger Mann mit unbestimmten Schmerzen im rechten Unterbauch und Hoden. *Großer offener Pfeil* prostatische Harnröhre, *kleiner offener Pfeil* membranöse Harnröhre, *weißer Pfeil* Pars spongiosa urethrae, *gebogener Pfeil* Colliculus seminalis

Teil des gewöhnlichen Ausscheidungsurogramms. Bei den direkten Zystogrammen wird jedoch das Kontrastmittel in die Blase eingefüllt. Normalerweise wird das Kontrastmittel über einen transurethralen Katheter instilliert. Es kann aber auch, falls notwendig, über eine perkutane suprapubische Blasenpunktion eingefüllt werden. Die Bilder der kontrastmittelgefüllten Blase werden normalerweise mit einer Basisröntgenausrüstung aufgenommen. Gelegentlich werden auch einzelne Bilder während der Beobachtung unter Bildverstärkerkontrolle „geschossen".

Miktionszystogramme sind Aufnahmen der Blase und Urethra während der Miktion.

Zystogramme und Miktionszystogramme sind über die normale Darstellung von Harnröhre und Blase hinaus wichtige radiologische Techniken, um vesikoureterale Refluxe aufzudecken. Sie sind außerdem erforderlich zur Behandlung und Beurteilung von Patienten mit Streßinkontinenz.

Urethrogramm (Abb. 6.15–6.18)

Die Harnröhre kann durch retrograde Injektionen des Kontrastmittels oder in antegrader Form durch das Miktionszystogramm dargestellt werden. Die antegrade Technik wird insbesondere bei Veränderungen der hinteren Harnröhre angewandt, z. B. bei Verdacht auf Harnröhrenklappen. Die retrograde Technik ist besonders günstig bei Veränderungen der vorderen Harnröhre. Ein antegrades Urethrogramm erhält man auch, wenn man nach Beendigung der Ausscheidungsurographie bei kontrastmittelgefüllter Blase Röntgenbilder während der Miktion aufnimmt.

Vasographie (Abb. 6.19)

Die Darstellung des Samenleiters und der Samenblasen ist oft zur Untersuchung der Sterilität bei Männern notwendig. Dabei wird das Kontrastmittel direkt unter endoskopischer Sicht in den Ductus ejaculatorius gespritzt oder einfacher durch Injektion in das Vas deferens eingebracht, das durch einen kleinen Einschnitt am Skrotum operativ freigelegt wurde.

Lymphangiographie (Abb. 6.20)

Die Injektion eines üblichen Kontrastmittels in ein Lymphgefäß am Fuß führt zu einer Darstellung der inguinalen, der Becken- und der retroperitonealen Lymphsysteme. Dieses Verfahren wird hauptsächlich zum Nachweis metastatischer Infiltrationen der regionalen Lymphknoten vorgenommen und findet deshalb besonders bei Patienten mit Hoden-, Penis-, Blasen- und Prostatakrebs Anwendung.

Die Punktion der Lymphgefäße am Fuß verlangt sehr viel manuelle Geschicklichkeit, da die Lymph-

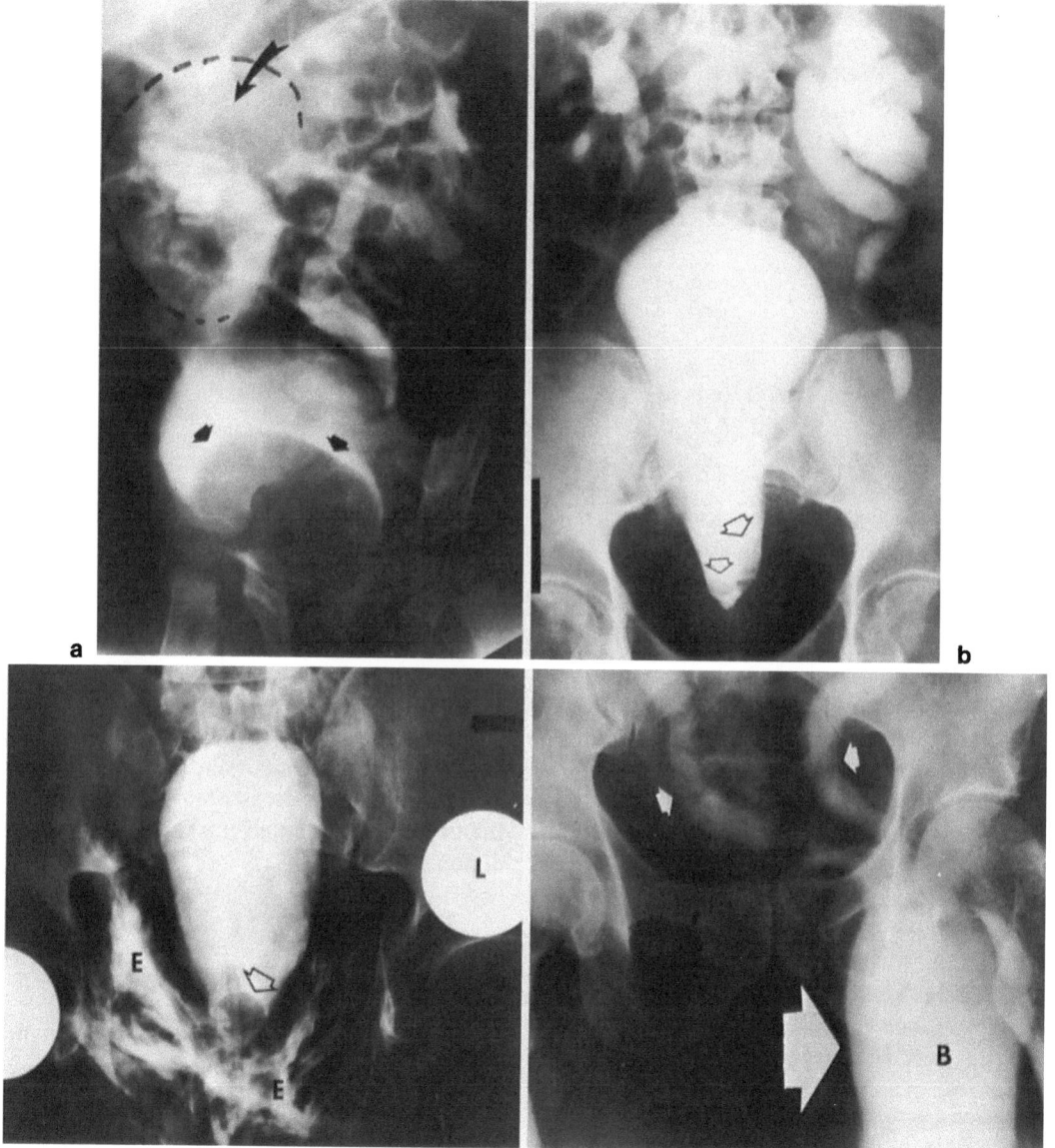

Abb. 6.13a–d. Pathologische Zystogramme: retrograde Zystogramme oder „Zystogramme" als Teil der Ausscheidungsurographie. **a** Ektopische Ureterozele. Riesige Ureterozele *(kleine Pfeile)* mit hydronephrotischem funktionslosem Teil *(langer Pfeil)* der rechten Doppelniere. 9 Monate altes Mädchen mit Harnwegsinfekten. **b** Lipomatosis pelvis. Birnenförmige Blase mit vermehrter Strahlendurchlässigkeit der Weichteilstrukturen im Beckenbereich infolge einer ausgedehnten Lipomatosis pelvis, die zu einer obstruktiven Dilatation des oberen Harntraktes geführt hat. Füllungsdefekte *(Pfeile)* am Blasenboden infolge einer Cystitis granularis. 62jähriger Mann mit intermittierenden linksseitigen Flankenschmerzen. **c** Ruptur der membranösen Harnröhre, birnenförmige Blase nach extraperitonealer Extravasation *(E)* und perivesikulärem Hämatom. 41jähriger nierentransplantierter Mann nach einem Motorradunfall mit Beckenfrakturen, Sprengung der Sakroiliakalgelenke und Dislokation der linken *(L)*, nicht aber der rechten Hüftendoprothese (der Patient besitzt an beiden Seiten Hüftgelenksprothesen). *(Pfeil)* aufgeblasener Ballon des Foley-Katheters. **d** Blasenhernie. Bilaterale obstruktive Ureterektasie *(kleine Pfeile)* infolge eines Vorfalls der gesamten Blase *(großer Pfeil, B)* in die Inguinalregion. 53jähriger Mann (112,5 kg, 1,65 m) mit einem bis zur Mitte des Oberschenkels reichenden Panniculus und Beschwerden bei der Miktion

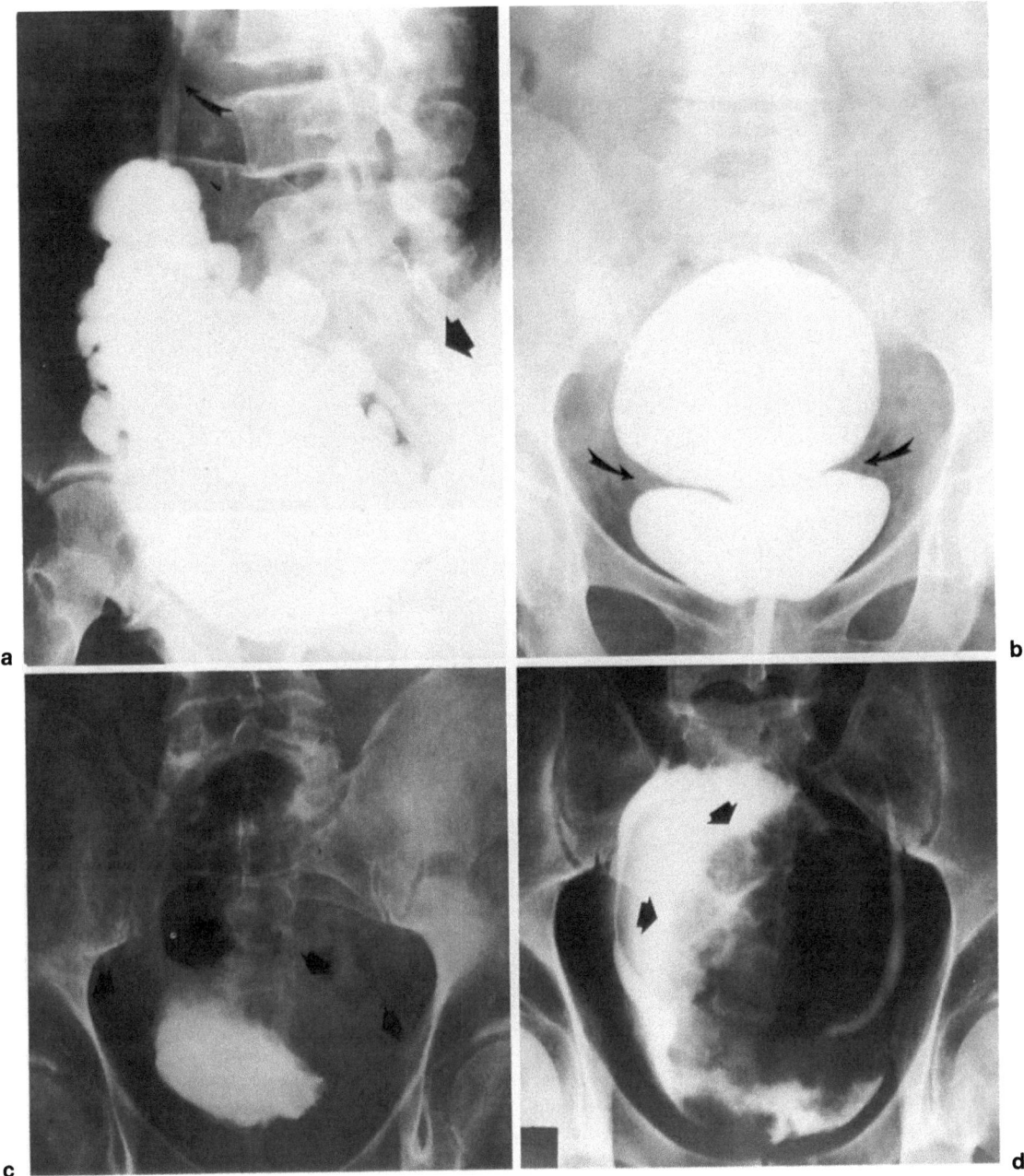

Abb. 6.14a–d. Pathologische Zystogramme: retrograde Zystogramme oder „Zystogramme" als Teil des Ausscheidungsurogramms. **a** Neurogene Blase. Diese neurogene Blase ist „christbaumförmig" konfiguriert mit deutlicher Trabekelbildung und zahlreichen Divertikeln. Restliches Kontrastmittel im Spinalkanal *(kurzer Pfeil)* nach Myelographie. Vesikoureteraler Reflux rechts *(langer Pfeil)*. 70jähriger Mann mit Harninkontinenz. **b** Kongenitale „Sanduhrblase". Horizontal verlaufende konzentrische Muskelbänder *(Pfeile)* trennen die oberen und unteren Blasensegmente voneinander, die sich jedoch gleichzeitig und vollständig bei der Miktion kontrahieren und entleeren. 66jährige Frau mit Streßinkontinenz. **c** Morbus Hodgkin der Blase. Globale Verdickung der Blase *(Pfeile)* deutlicher sichtbar auf der *linken* Seite. 54jähriger Mann mit generalisiertem Morbus Hodgkin. **d** Papilläres Übergangsepithelkarzinom der Blase. Riesiger (12 cm langer) blumenkohlartiger raumfordernder Prozeß *(Pfeile)*, der beinahe die ganze Blase ausfüllt. Die „Zystogrammaufnahme" des Ausscheidungsurogramms eines 40jährigen Mannes mit rezidivierendem Blasentumor

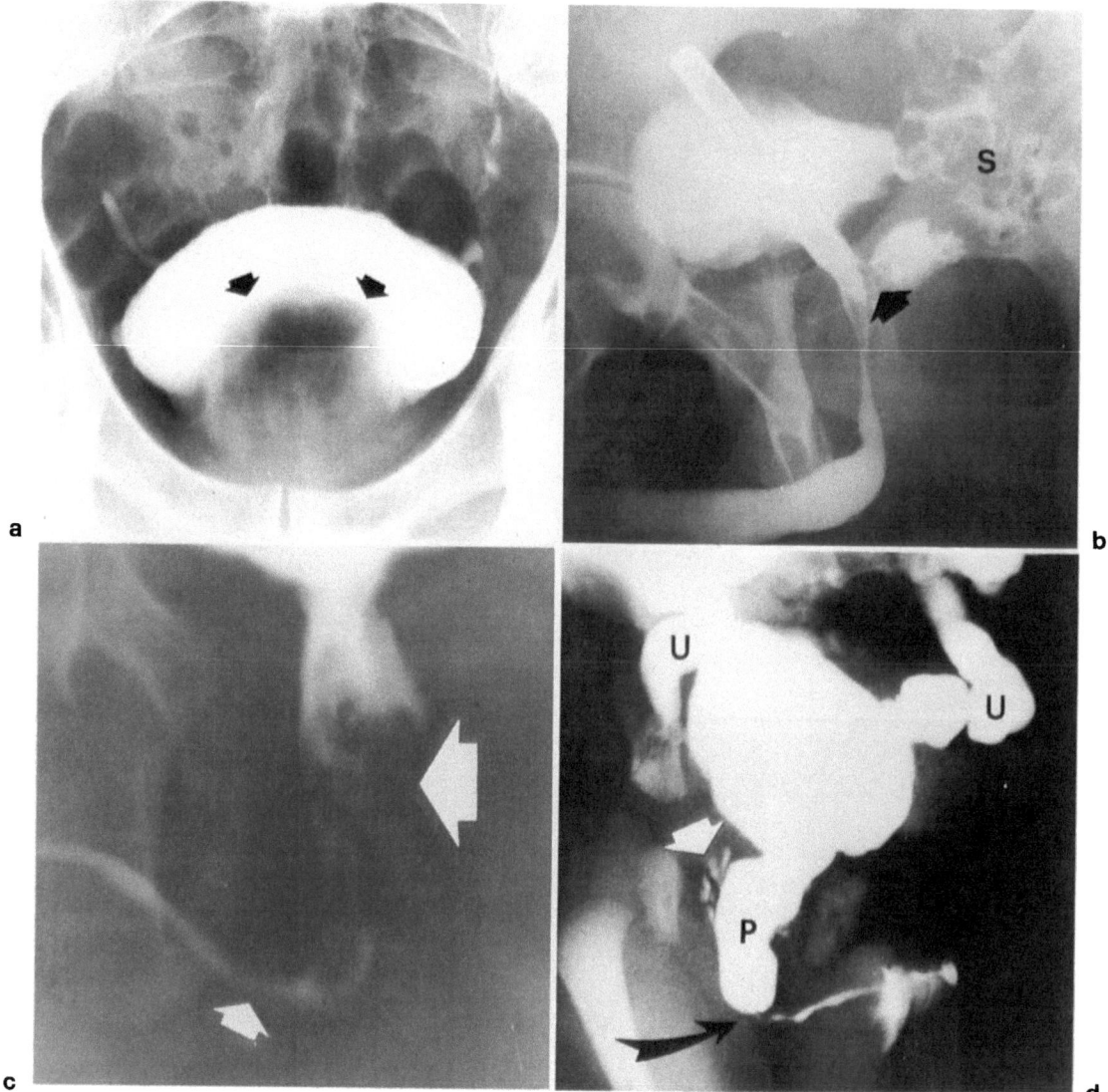

Abb. 6.15 a–d. Pathologische Veränderungen der Prostata und der hinteren Harnröhre: Zysto- und Urethrogramme. **a** Benigne Prostatahyperplasie. Deutliche Vergrößerung der Prostata, die zu einer sichtbaren Anhebung des Blasenbodens führt *(Pfeile)*. Die Blase zeigt kleine Divertikel und leichte Trabekelbildung. Es handelt sich um das Ausscheidungsurogramm (Zystogramm) eines 65jährigen Mannes, der in der Anamnese obstruktive Miktionssymptome angibt. **b** Fremdkörper (Hülse eines Augenbrauenstiftes) in Blase und prostatischen Harnröhre mit urethrorektaler Fistel. Das Kontrastmittel drückt sich aus der prostatischen Harnröhre durch die Fistel *(Pfeil)* in das Rektum und das Sigmoid *(S)*. Retrogrades Urogramm eines 43jährigen transsexuellen Mannes. **c** Rhabdomyosarkom der Prostata. Lobuläre Füllungsdefekte *(großer Pfeil)*, die in die erweiterte prostatische Harnröhre hineinreichen. Das Miktionszystourethrogramm eines 5jährigen Jungen mit Miktionsbeschwerden *(kleiner Pfeil Pars spongiosa urethrae)*. **d** Klappen in der hinteren Harnröhre. Deutliche Dilatation und Elongation der prostatischen Harnröhre *(P)* mit Reflux in die prostatischen Ausführungsgänge *(weißer Pfeil)* infolge hinterer Harnröhrenklappen *(schwarzer Pfeil)* mit bilateralem vesikoureteralem Reflux in die dilatierten Ureteren *(U)*. Miktionszystourethrogramm eines 10 Tage alten Jungen

angiographie sonst zu einer ermüdenden Prozedur werden kann. Obwohl man mit steigender Häufigkeit Computertomogramme anwendet, um nach Becken- und abdominalen Lymphknotenveränderungen zu suchen, sind viele Kollegen der Meinung, daß die Lymphangiogramme eine Tumorinfiltration bereits sichtbar machen können, die durch die Computertomogramme noch nicht nachweisbar ist. Dies gilt besonders für Lymphknoten, die krankhaft verändert, aber nicht vergrößert sind, da auf den CT-Bildern die Vergrößerung das primäre diagnostische Zeichen ist.

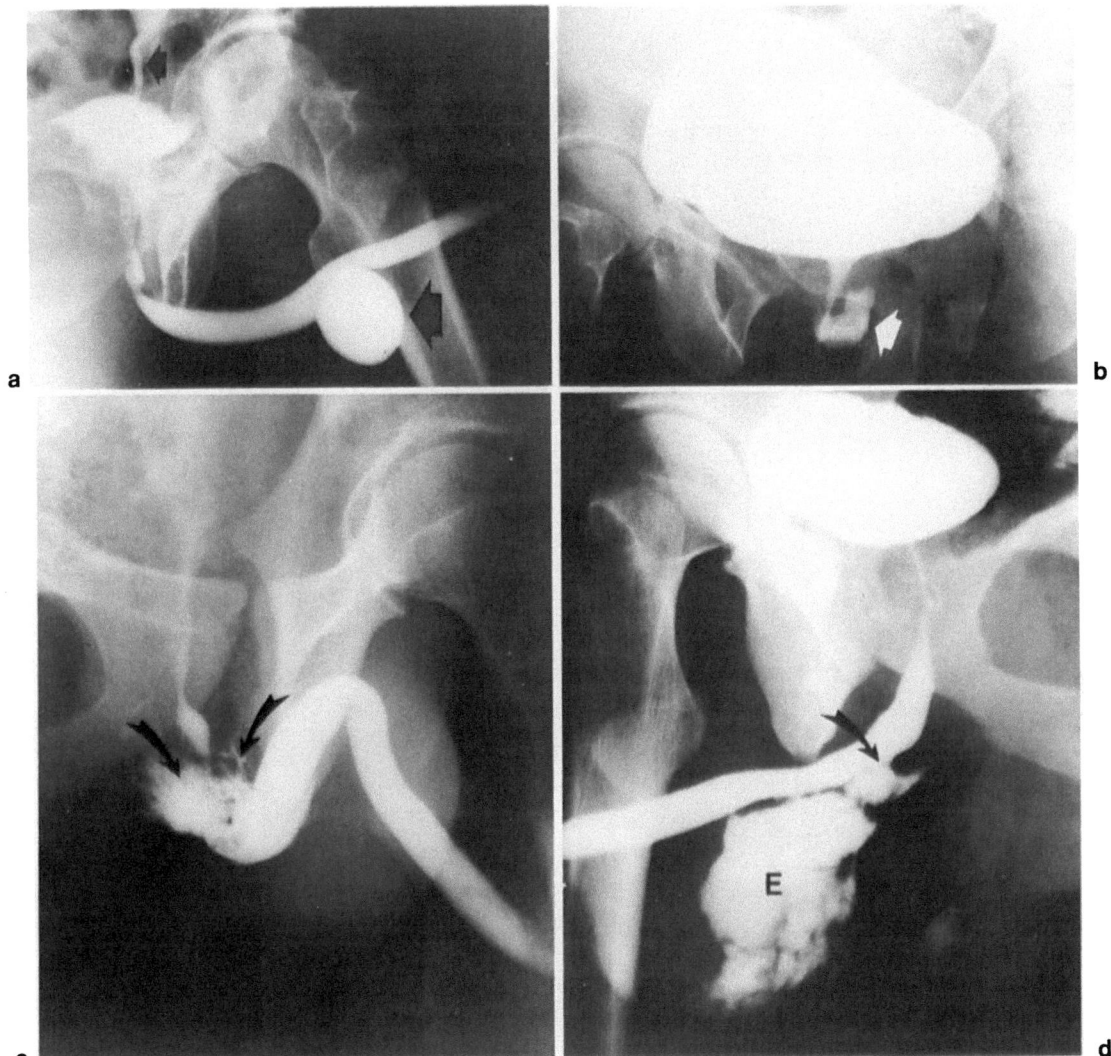

Abb. 6.16a–d. Pathologische Veränderungen der vorderen Harnröhre: Miktionszystourethrogramme und retrograde Urethrogramme. **a** Harnröhrendivertikel beim Mann. 4 cm großes Divertikel in der vorderen Harnröhre *(großer Pfeil)* und vesikoureteraler Reflux links *(kleiner Pfeil)*. Miktionszystourethrogramm eines 78jährigen Mannes mit anamnestisch bekanntem Harnröhrendivertikel unklarer Ätiologie. **b** Harnröhrendivertikel bei einer Frau. Großes unregelmäßiges Divertikel *(Pfeil)*. Miktionszystourethrogramm einer 51jährigen Frau mit Miktionsschwierigkeiten und Verdacht auf Harnröhrenstriktur. **c** Rupturierte Harnröhre. Extravasation von Kontrastmittel aus der bulbösen Harnröhre *(Pfeile)*. Retrogrades Urethrogramm eines 16jährigen Jungen, bei dem durch ein stumpfes perineales Trauma blutiger Harnröhrenausfluß und Harnverhaltung auftrat. **d** Urethroskrotale Fistel. Extravasation *(E)* von Kontrastmittel in das extraurethrale Gewebe aus einer Fistel in der bulbösen Harnröhre *(Pfeil)*. Retrogrades Urethrogramm eines 26jährigen Mannes nach End-zu-End-Harnröhrenplastik wegen einer Striktur

Angiographie (Abb. 6.21–6.27)

Bei der Angiographie werden die Blutgefäße durch die Anwendung von Kontrastmitteln sichtbar gemacht. Man benutzt die angiographischen Untersuchungsmethoden des Harntraktes besonders, um Strukturen in der Niere sichtbar zu machen. Die röntgenologische Darstellung der Blasen- oder Penisgefäße wird kaum vorgenommen und ist meist von geringem diagnostischem Wert. Obwohl die Angiographie eine etablierte Methode mit großer Aussagekraft und vertretbaren Komplikationsmöglichkeiten ist, bleibt sie eine eingreifende, teure und häufig den Krankenhausaufenthalt verlängernde Methode. Die zunehmende Bedeutung der Sonographie, des Computertomogramms und der digitalen Subtraktionsan-

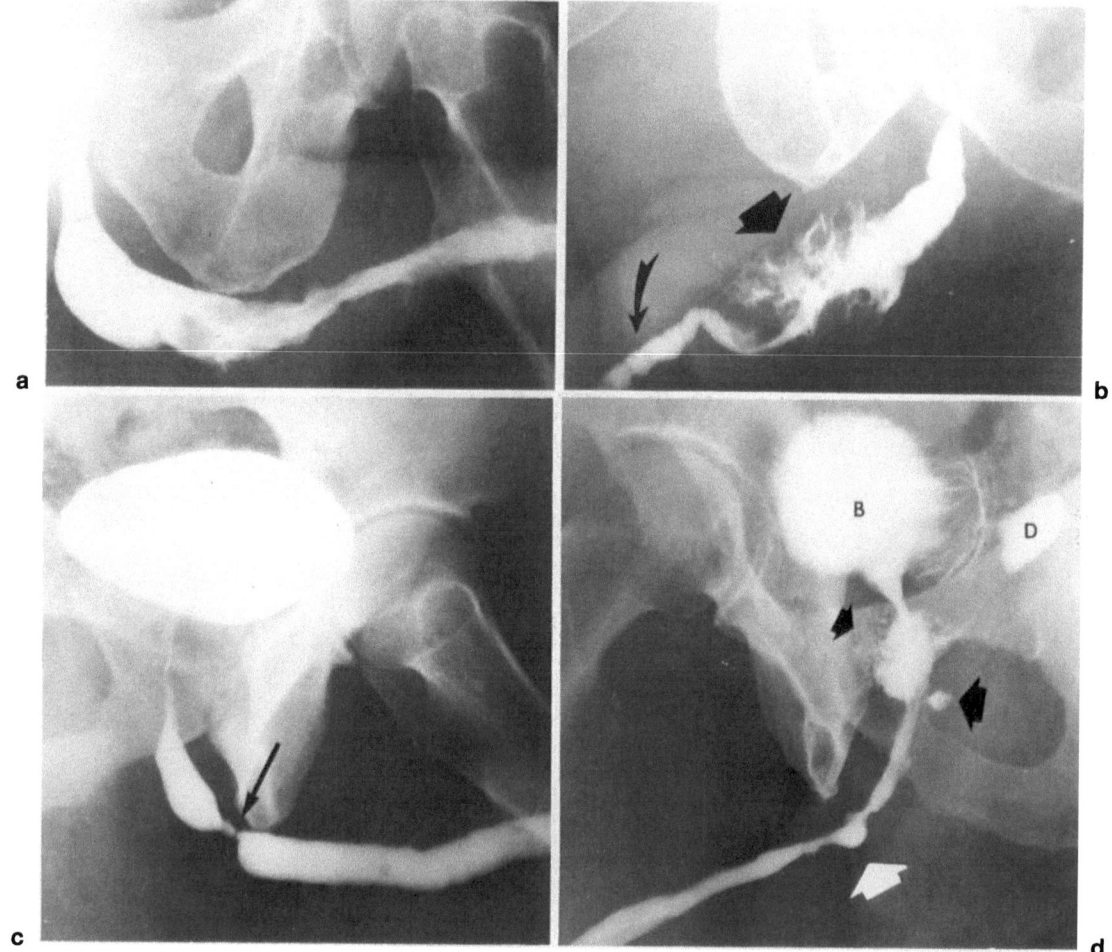

Abb. 6.17a–d. Pathologische Veränderungen der vorderen Harnröhre: retrograde Urethrogramme. **a** Harnröhrenkarzinom. Deutliche Unregelmäßigkeiten mit Füllungsdefekten im größten Anteil der penilen Harnröhre. Wenig differenziertes Karzinom der vorderen Harnröhre bei einem 59jährigen Mann mit obstruktiven Miktionssymptomen und inguinaler Adenopathie. **b** Harnröhrenkarzinom: Kontrastdarstellung unregelmäßiger Gänge und Kanäle bei einem großen epidermoiden Karzinom der bulbokavernösen Harnröhre *(grader Pfeil)*. Man erkennt multiple dünne Strikturen im Bereich der penilen Harnröhre *(gebogener Pfeil)*. 75jähriger Mann mit obstruktiven Miktionssymptomen und 30jähriger Anamnese von Harnröhrenstrikturen, die wiederholte Dilatationen erforderlich machten. **c** Fokale Harnröhrenstriktur *(Pfeil)*. Obstruktive Miktionssymptome bei einem Mann im mittleren Alter, der eine evtl. früher durchgemachte Urethritis verneinte. **d** Harnröhrenstriktur: multiple Strikturen in der bulbokavernösen Harnröhre *(unterer Pfeil)* mit Reflux in die Cowper-Drüse *(mittlerer Pfeil)* und prostatischen Ausführungsgänge *(oberer Pfeil)*. 62jähriger Mann mit 25jähriger Anamnese einer Harnröhrenstriktur, die häufige Dilatationen erforderlich machte. (*B* Blase, *D* Blasendivertikel)

giographie hat bei der Beurteilung urologischer Probleme dazu geführt, daß die Arteriographie nicht mehr so oft herangezogen wird.

Aortographie und selektive renale Arteriographie
(Abb. 6.21–6.23)

Die Darstellung der Nierenarterien wird fast ausschließlich durch perkutane Punktion oder Katheterisierung der A. femoralis oder seltener der A. axillaris durchgeführt. Nach der Injektion des Kontrastmittels in die Aorta, etwa in Höhe der Nierenarterien, werden Röntgenbilder in schneller Folge angefertigt (Aortogramm), oder es erfolgt eine Injektion des Kontrastmittels direkt in die Nierenarterie (selektive Gefäßdarstellung der Nieren).

In der urologischen Praxis wendet man Aortogramme und selektive Arteriogramme in folgenden Fällen an: bei Nierentumoren, Gefäßverletzungen der Niere, zur Beurteilung des Gefäßverlaufs vor

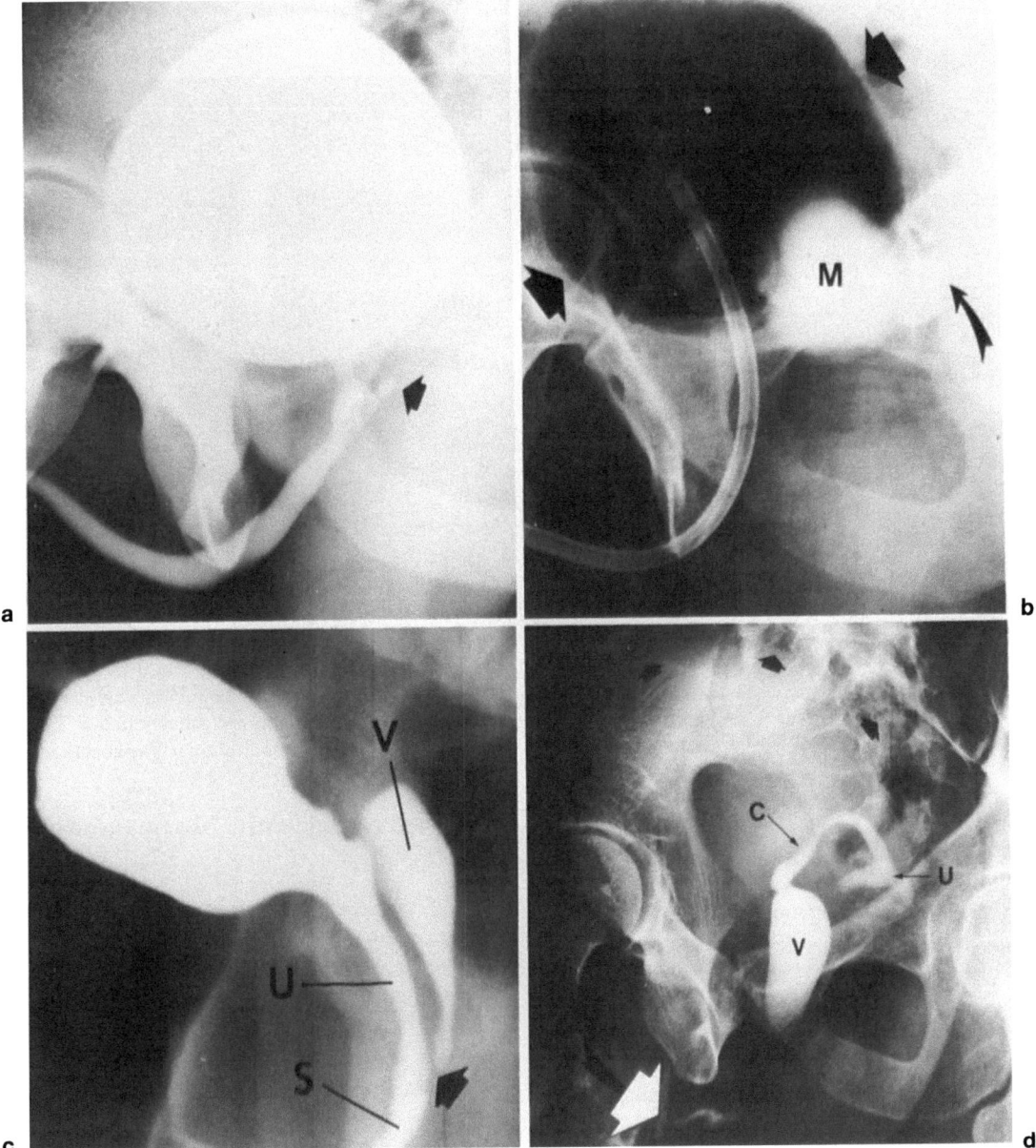

Abb. 6.18a–d. Kongenitale urogenitale Anomalien: Miktionszystogramme und retrograde Urethrogramme. **a** Utrikulus. In der Mitte des Colliculus seminalis zwischen den Ostien der Ductus ejaculatorii gelegene Aussackung der Harnröhre *(Pfeil)*. Dies entspricht einem Überrest des Müller-Ganges. Miktionszystourethrogramm eines 25jährigen Mannes mit Dysurie und wiederholten Harnwegsinfektionen. **b** Zyste des Müller-Ganges. Luftzystogramm kombiniert mit Kontrastmittelinjektion in den Utrikulus. Schrägaufnahme. *M* deutlich dilatierter Utrikulus (Zyste des Müller-Ganges); *gerade Pfeile* luftgefüllte Blase; *gebogener Pfeil* zufällige teilweise Füllung der linken Samenblase und des Ductus deferens. 34jähriger Mann mit Harndrang, Pollakisurie und auffälliger retrograder Ejakulation. **c** Typischer Sinus urogenitalis. Vagina *(V)* und Urethra *(U)* münden an der mit dem *Pfeil* bezeichneten Stelle in einen gemeinsamen Sinus urogenitalis *(S)* ein. Miktionszystourethrogramm eines 3 Wochen alten weiblichen Pseudohermaphroditen mit männlichen und weiblichen Genitalien und kongenitaler Nebennierenhyperplasie. **d** Männlicher Pseudohermaphrodit. Die Blase ist mit Urin gefüllt *(schwarze Pfeile)*. Das retrograde Urethrogramm über den Meatus einer Hypospadie ergibt zufällig eine selektive Kontrastmittelanreicherung in einen ausgedehnten Anteil des Müller-Gangs, bestehend aus Vagina *(V)*, Zervix und Zervikalkanal *(Z)* sowie eines retrovertierten Uterus *(U)*. Das restliche Kontrastmittel befindet sich in der hypoplastischen vorderen Harnröhre *(weißer Pfeil)*. 27jähriger Mann mit kleinen äußeren Genitalien, Hypospadie und perinealen Schmerzen

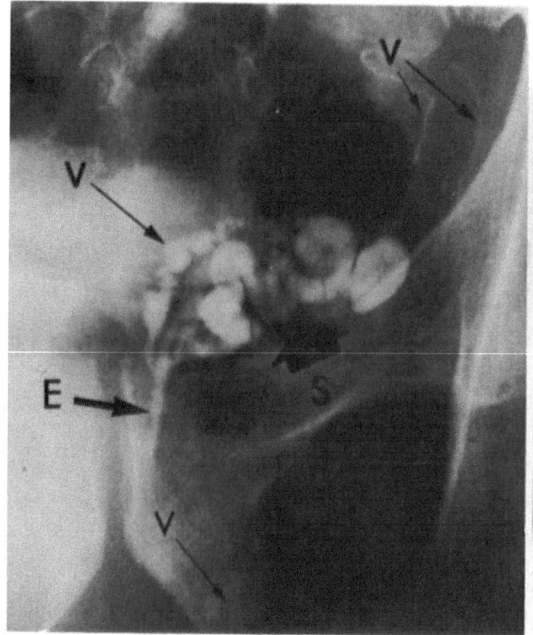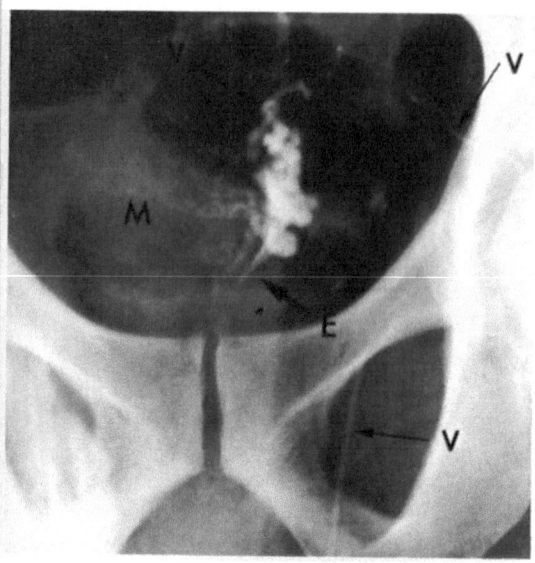

Abb. 6.19a, b. Vasoseminale Vesikulographie (Vasographie). **a** Normales vasoseminales Vesikulogramm links. 40jähriger Mann mit Hypospermie. **b** Seminale Vesikulitis. Bilaterales Vasogramm. Die durch die geschwollene, nicht dargestellte rechte Samenblase hervorgerufene Schwellung *(S)* führte zu einer Abdrängung beider Ductuli ejaculatorii *(E)* nach links und zu einer Impression des medialen Anteils der proximalen linken Samenblase und des Vas deferens *(V)*. 33jähriger Mann mit schmerzhaften Ejakulationen nach operativer Korrektur einer Varikozele rechts

größeren Eingriffen oder zur Beurteilung eines möglichen Nierenspenders.

Adenokarzinome der Nieren haben gewöhnlich eine anomale Gefäßversorgung und sind i. allg. hypervaskulär, während Übergangsepithelkarzinome normalerweise schlecht vaskularisiert und daher angiographisch nur schwer nachzuweisen sind. Nierenhämangiome sind durch die Angiographie häufig nicht von Adenokarzinomen zu unterscheiden, sie lassen sich jedoch aufgrund ihres Fettgehaltes durch die computertomographische Untersuchung abgrenzen.

Gutartige Nierenzysten sind gefäßarm, wobei eine Verdrängung der normalen Gefäße durch die scharfbegrenzte Zyste erkennbar wird. Nierenabszesse imponieren angiographisch wie Nierenzysten, obwohl gewöhnlich hyperämische Gefäße um den Abszeß nachweisbar sind.

Obwohl die Computertomogramme normalerweise die Art und das Ausmaß der meisten Nierentumoren aufzeigen, wünschen viele Operateure renale Angiogramme als „Gefäßkarte". Man kann die Gefäßgrenzen des Tumors feststellen, den Grad der Hypervaskularität nachweisen, eine atypische Blutversorgung neben den Nierenarterien erkennen (s. Abb. 6.21 unten rechts) und feststellen, ob Tumorthromben in den Nierenvenen vorhanden sind.

Kavographie und selektive Nierenvenendarstellung
(Abb. 6.24–6.26)

Die V. femoralis communis eignet sich besonders zur Katheterisierung und Einbringung des Kontrastmittels zur Darstellung der V. cava inferior und der Nierenvenen.

Bei der Kavographie (s. Abb. 6.24–6.25) kann man zwar kleine parakavale Veränderungen und kleine retroperitoneale Lymphknoten nicht erkennen, man sieht aber Veränderungen, die das Gefäß einengen, verdrehen oder abdrängen. Die Ausdehnung von Thromben oder Tumoren, die von der Nierenvene in die V. cava reichen, kann gut beurteilt werden. Tumoranteile oder Thromben in der Nierenvene, die nicht in die V. cava vorwachsen, können zwar nicht durch das Kavogramm, wohl aber durch die selektive Darstellung der Nierenvene erkannt werden (s. Abb. 6.26).

Sonographie und Computertomographie werden zunehmend für die Beurteilung von Veränderungen im Bereich der V. cava und der Nierenvenen herangezogen.

Gefäßdarstellung der Nebennierengefäße
(Abb. 6.22)

Angiogramme der Nebennierengefäße werden nur selten angefertigt. Sie sind technisch schwierig, da

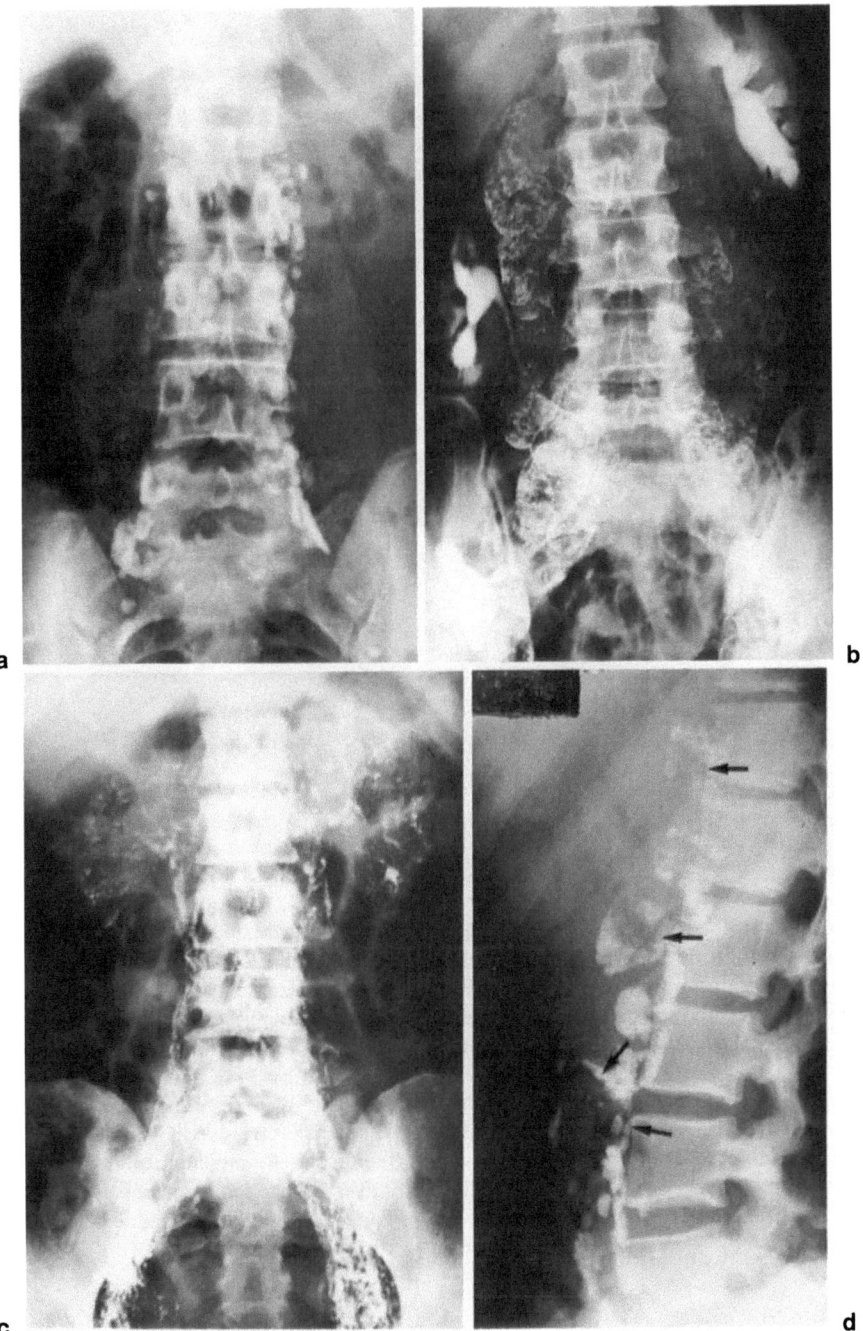

Abb. 6.20a–d. Lymphangiographie: **b** Normales abdominales Lymphangiogramm. Die Lymphknoten erscheinen normal. 15jähriges Mädchen mit Fieber unbekannter Ätiologie. **b** Morbus Hodgkin. Verdrängung von Niere und Ureter durch deutlich vergrößerte Bauch- und Beckenlymphknoten. 52jährige Frau mit Morbus Hodgkin im Stadium IV. **c** Filariose. Eindrucksvolles Bild dilatierter und gewundener Bauch-, Becken- und Nierenlymphgefäße, wobei durch Obstruktion der normalen Lymphwege ein umfangreiches Netz von Kollateralen entstanden ist. 42jähriger Eingeborener aus Okinawa mit 12jähriger Anamnese einer Chylurie. **d** Metastasierendes Chorionkarzinom des Hodens, vergrößerte thorakolumbale Lymphknoten, die teilweise schon durch metastasierendes Tumorgewebe zerstört sind *(Pfeile)*. 26jähriger Mann mit vergrößerten supraklavikulären Lymphknoten links nach Orchiektomie wegen eines Chorionkarzinoms

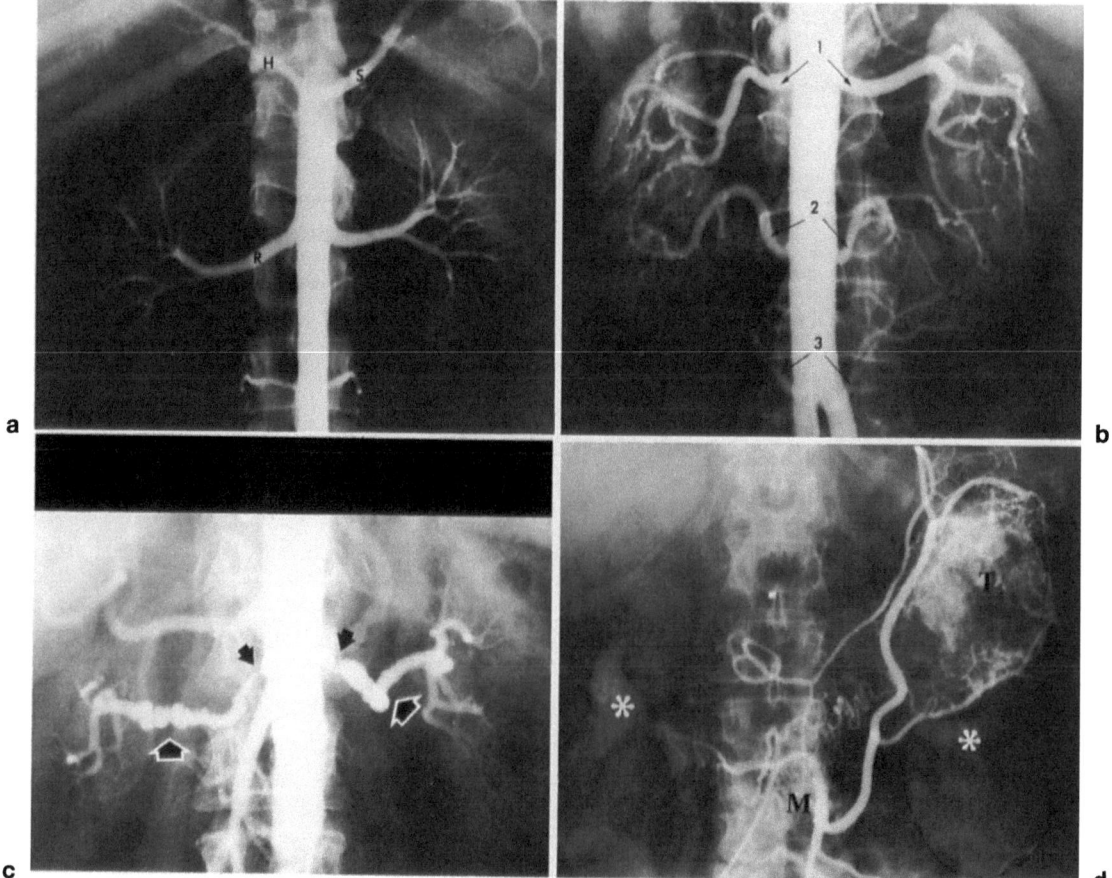

**Abb. 6.21a–d. Angiographie: aortorenale Arteriographie.
a** Normales abdominales Aortogramm. Der Aortenkatheter ist durch die mit Kontrastmittel angefüllte normale Aorta nicht sichtbar. Die rechten *(R)* und linken Nierenarterien und ihre Verzweigungen sind, ebenso wie die A. lienalis *(L)* und die A. hepatica *(H)*, die aus dem Truncus coeliacus kommen, gut erkennbar. Die A. mesenterica superior ist vom Aortenschatten überlagert und somit auf dieser Aufnahme nicht sichtbar. 28jährige gesunde Frau, die als mögliche Nierenspenderin in Frage kommt. **b** Multiple Nierenarterien, Hufeisenniere mit 3 Nierenarterien *(1–3)* auf jeder Seite, von denen die 2 untersten *(3)* den Nierenisthmus versorgen. 42jähriger Mann mit rezidivierender Steinerkrankung nach Pyelolithotomie links. **c** Bilaterale Nierenarterienstenose. Angiographisch typisches Aussehen und Lokalisation der Stenosen bei Arteriosklerose *(kleine Pfeile)* und fibromuskulärer Dysplasie *(große Pfeile)*. 58jährige Frau mit Abdominalströmungsgeräuschen und einer 16 Jahre bekannten Hypertonie. **d** Ausgeprägte Vaskularisierung durch Nierenkrebs. Selektives Arteriogramm der A. mesenterica inferior *(M)*, das die starke Blutversorgung eines hypervaskulären Adenokarzinoms *(T)* des oberen Nierenpoles zeigt. 69jährige Frau mit Polyzythämie. (* Nierenbecken)

---

die Nebennieren häufig durch zahlreiche Arterien versorgt werden, die Arterien eng und die Nebennierenvenen schwierig selektiv zu katheterisieren sind. Außerdem ist eine selektive Darstellung der Nebennierenvenen nicht ungefährlich; die Venen rupturieren leicht und es können Verletzungen der Nebenniere durch Eintritt von Kontrastmittel in das Nebennierenparenchym auftreten.

Die Notwendigkeit der Darstellung der Nebennierengefäße wird zunehmend eingeschränkt, da Ultraschalluntersuchung, Computertomogramm und Kernspintomographie in steigendem Maße eine gute Beurteilung der Nebennieren zulassen.

Andere angiographische Untersuchungen
(Abb. 6.27)

Obwohl die Angiographie bei der Untersuchung der Harnleiter, Blase und Prostata nur geringeren Aussagewert hat, kann sie bei besonderen klinischen Fragestellungen notwendig werden. In solchen Fäl-

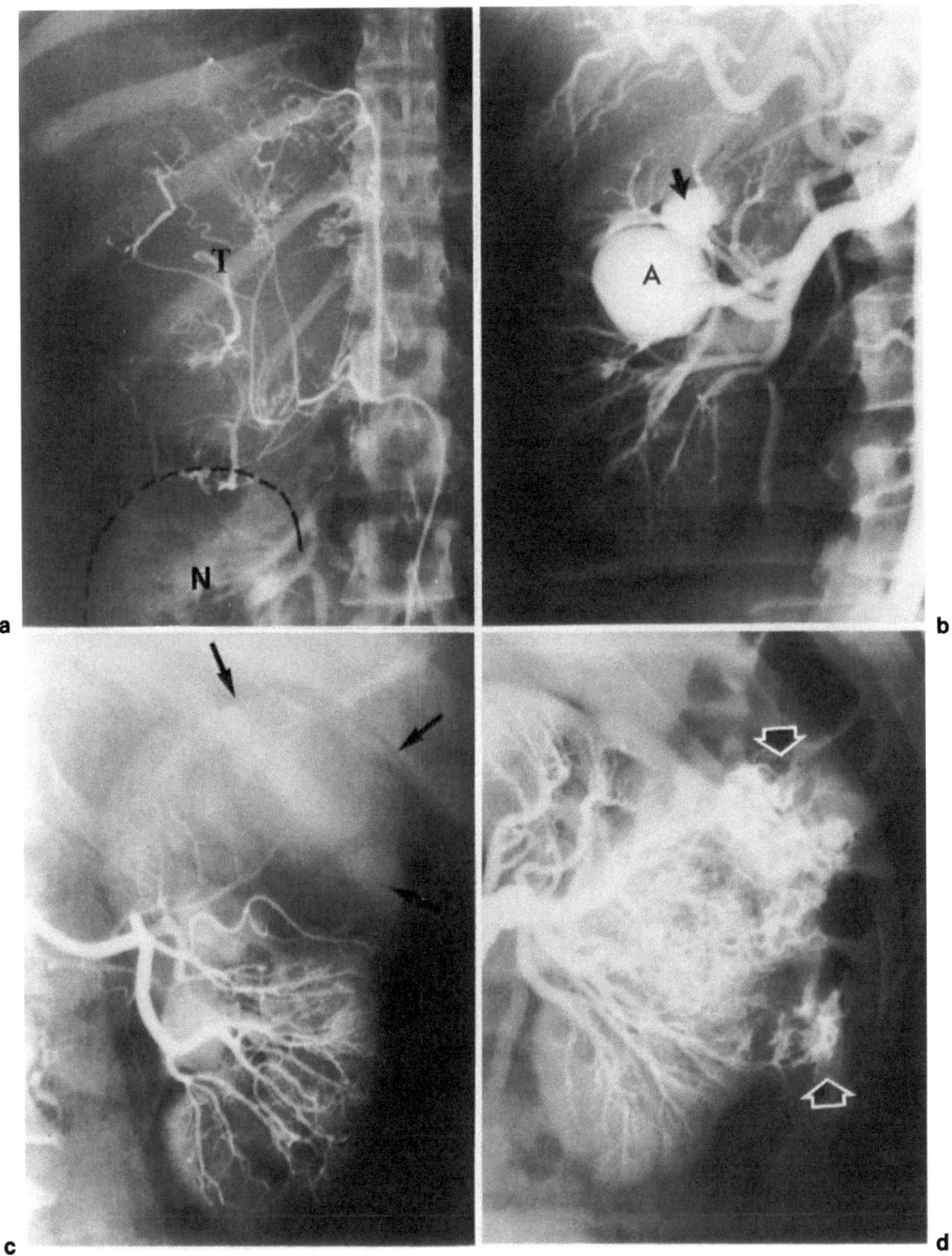

Abb. 6.22 a–d. Angiographie: selektive Nebennieren- und Nierenarteriographie. **a** Nebennierenkarzinom. Großer, mäßig vaskularisierter Nebennierentumor *(T)*, der die rechte Niere nach kaudal verdrängt *(N)*. Selektives Nebennierenarteriogramm einer 24jährigen Frau mit Gewichtszunahme und anfallsweisem Schwächegefühl, Schwitzen, Tachykardie und Hypoglykämie. **b** Nierenarterienaneurysma. Das Aneurysma *(A)* führt zu einer gewissen Obstruktion eines Kelches im oberen Nierenpol *(Pfeil)*. Das dazugehörige Ausscheidungsurogramm findet man in Abb. 6.7b. Aortorenales Arteriogramm einer 41jährigen Frau mit Hypertonie und Abdominalströmungsgeräuschen. **c** Einfache Nierenzyste. Das angiographische Bild eines total avaskulären raumfordernden Prozesses am oberen Nierenpol *(Pfeile)* ist diagnostisch nicht eindeutig und von anderen Veränderungen, inklusive eines avaskulären Malignoms, zu unterscheiden. 73jähriger Mann mit einer auf dem Ausscheidungsurogramm erkennbaren Neoplasie der linken Niere und der sonographischen Diagnose einer einfachen Zyste. **d** Nierenzellkarzinom. Großer hypervaskulärer raumfordernder Prozeß mit pathologischen Gefäßen, die sich über die Niere hinaus erstrecken *(Pfeile)*. 45jähriger Mann mit Schmerzen im linken Knie (infolge einer osteolytischen Femurmetastase)

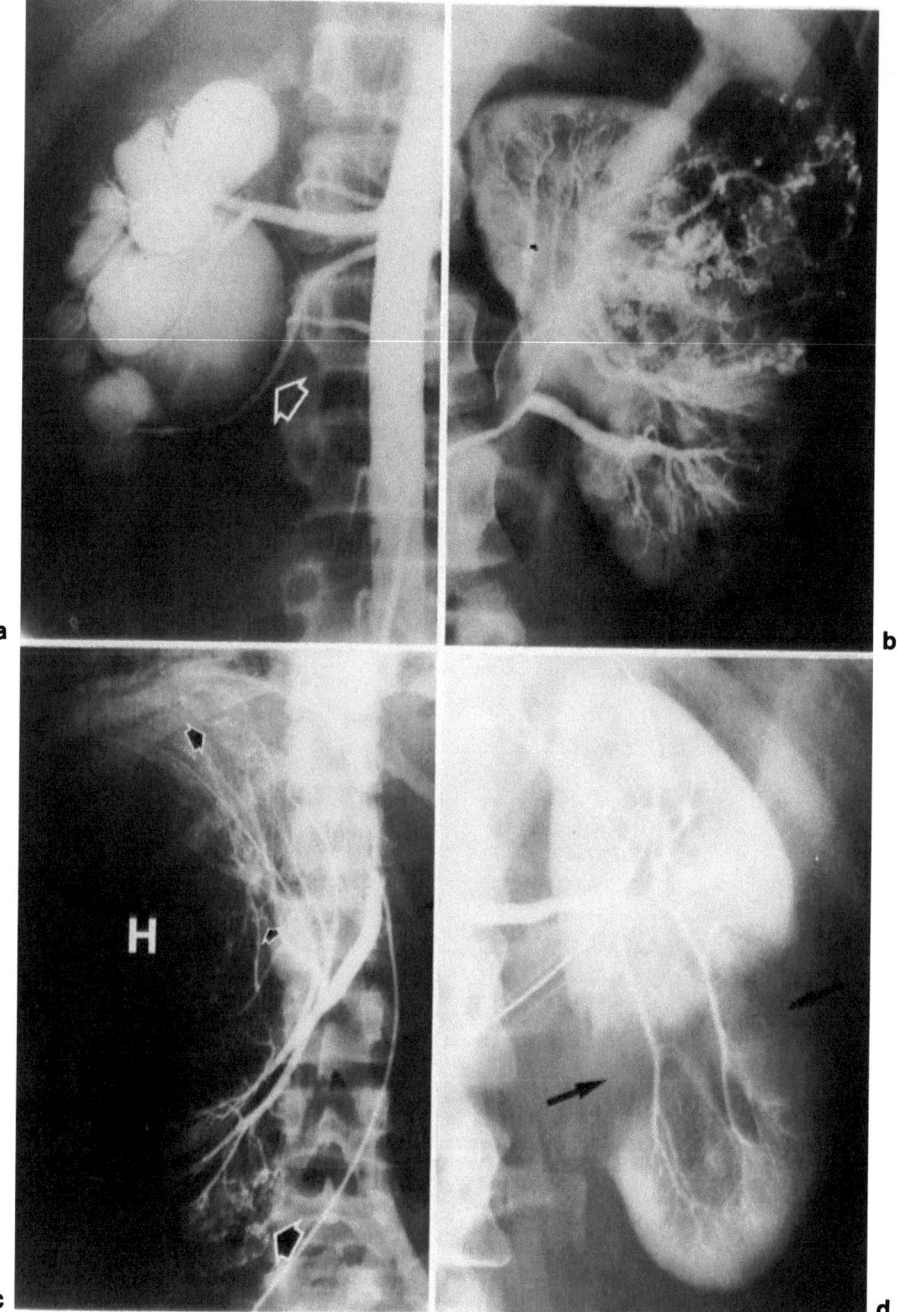

Abb. 6.23 a–d. Angiographie: selektive Nierenarteriographie. **a** Obstruktion des Harnleiterabgangs. Die Obstruktion wird durch die kreuzende Nierenarterie hervorgerufen *(Pfeil)*. 12jähriges Mädchen mit Hydronephrose rechts. **b** Nierenhamartom (Angiomyolipom). Hypervaskulärer raumfordernder Prozeß mit abnormaler Gefäßzeichnung. Hamartome sind angiographisch gewöhnlich nicht von Nierenzellkarzinomen zu unterscheiden. 13jähriger Junge mit tuberöser Sklerose und Neoplasie in beiden Nieren. **c** Intrarenales Hämatom. Die Nierenarterienäste umgeben ein großes intrarenales Hämatom *(H)*, das durch Blutungen aus einem oder mehreren Nierenangiomyolipomen *(Pfeile)* entstanden ist. 28jährige Frau mit tuberöser Sklerose, rechtsseitigen Flankenschmerzen, Makrohämaturie und abfallendem Hämatokrit. **d** Horizontale Nierenruptur *(Pfeile)*. Die beiden zum unteren Nierenpol verlaufenden Arterien sind noch intakt und versorgen das abgetrennte untere Fragment weiterhin mit Blut. 47jähriger Mann mit Makrohämaturie nach einem Motorradunfall

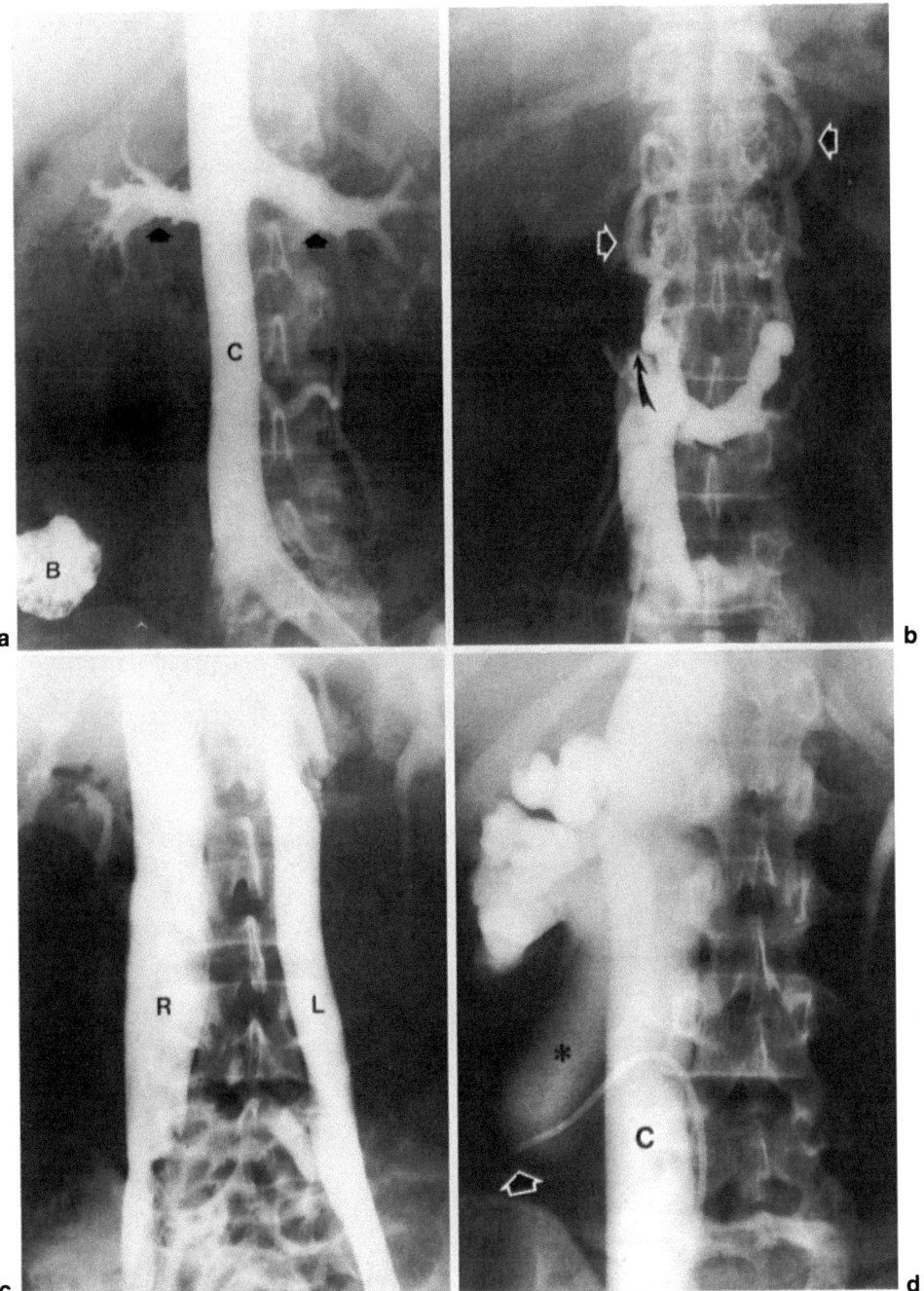

Abb. 6.24a–d. Angiographie: Venographie der V. cava inferior. **a** Unauffällige V. cava inferior *(C)*. Die ungewöhnliche retrograde Füllung der morphologisch normalen Nierenvenen *(Pfeile)* nach anterograder Kontrastmittelinjektion in die V. cava inferior ist wahrscheinlich auf einen verminderten venösen Abfluß aus den Nieren durch den Valsalva-Versuch des Patienten zurückzuführen. *B* zurückgebliebenes Kontrastmittel im Zökum nach einem vorausgegangenen Bariumkontrasteinlauf. Frau mit Nephrosklerose und Nierenversagen. **b** Obstruktion der V. cava inferior. Kompletter Verschluß der V. cava *(gebogener Pfeil)* durch Ausbreitung eines Tumorthrombus bei einem Nierenkarzinom rechts in die rechte Nierenvene. Man erkennt, daß der venöse Rückstau zum Herzen jetzt über die paralumbalen Venen erfolgt *(gerade Pfeile)*. 60jähriger Mann mit Makrohämaturie. **c** Doppelanlage einer V. cava inferior *(R, L)*. Persistierende suprakardinale Venenanomalie links. 23jähriger Mann nach Orchiektomie wegen eines testikulären Teratokarzinoms. **d** Retrokavaler Ureter. Hydronephrose und proximale Ureterektasie infolge des kongenital-abnormen Verlaufs des rechten Harnleiters hinter der V. cava inferior *(C)*. Ein Katheter liegt im rechten Ureter, wobei sich dessen Spitze *(Pfeil)* an der Biegung des nach unten verlaufenden dilatierten proximalen Harnleiters befindet (*). 17jähriges Mädchen mit der Anamnese einer Pyelonephritis

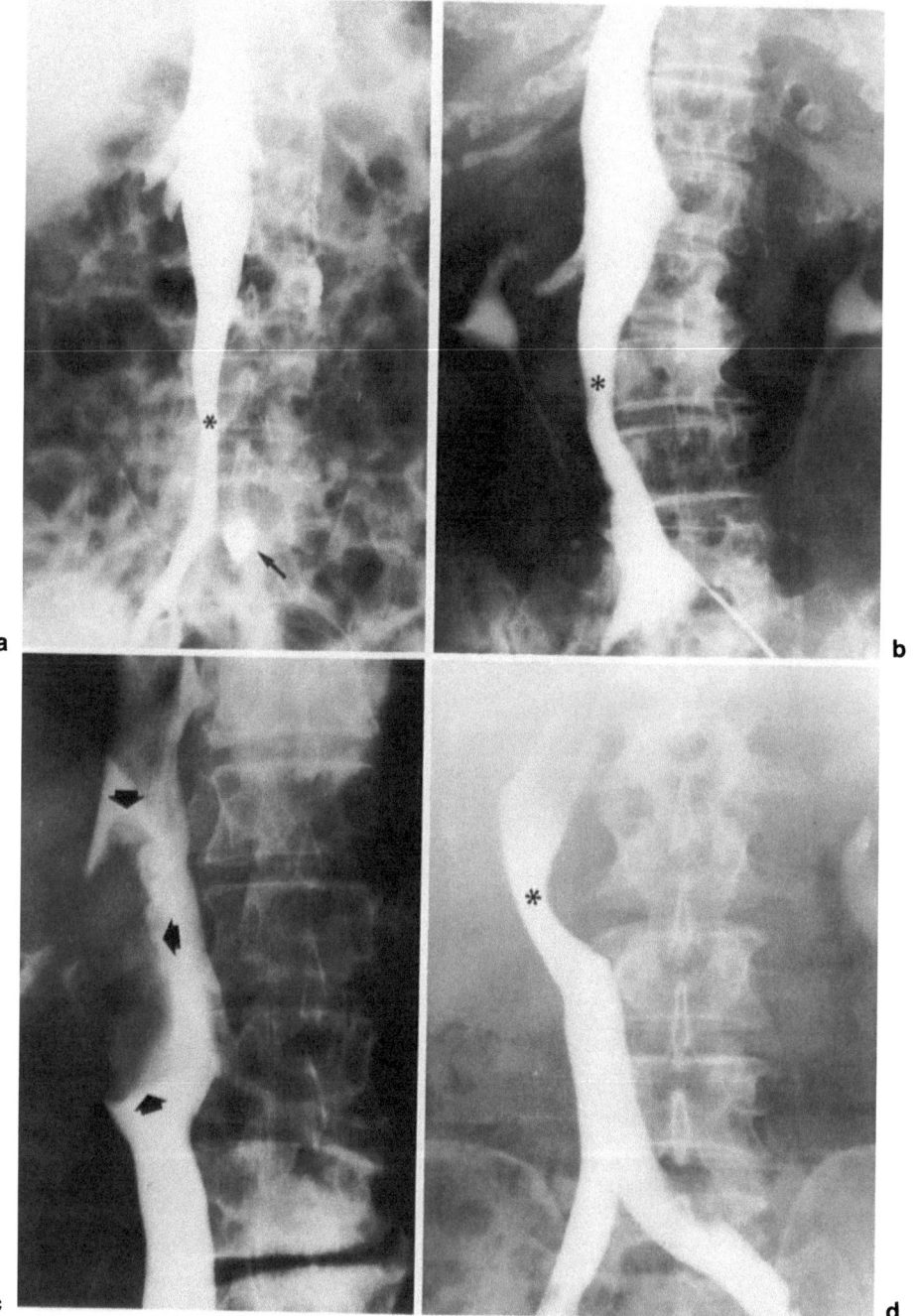

Abb. 6.25a–d. Angiographie. Venographie der V. cava inferior. **a** Idiopathische Retroperitonealfibrose. Einengung (*) der infrarenalen V. cava. 47jähriger Mann mit Proteinurie und rasch progredientem Nierenversagen. (*Pfeil* zurückgebliebenes Kontrastmittel im Spinalkanal nach vorausgegangenem Myelogramm). **b** Adenopathie infolge eines metastasierenden Blasenkarzinoms. Metastatische Lymphknoten, die eine Verdrängung und Einengung der V. cava inferior (*) im mittleren Drittel nach rechts bewirken. 81jähriger Mann mit einem Ödem im linken Bein bei Blasen- und Harnröhrenkarzinom. **c** Tumorthrombus. Nierenzellkarzinom der rechten Niere mit Füllungsdefekt des Tumorthrombus, der sich von der V. renalis in die V. cava erstreckt *(Pfeile)*. 62jähriger Mann mit Hämaturie. **d** Lymphom. Große lymphomatöse Knoten, die die V. cava inferior von hinten (*) in Höhe der Nieren einengen und deformieren. 58jähriger Mann mit Splenomegalie

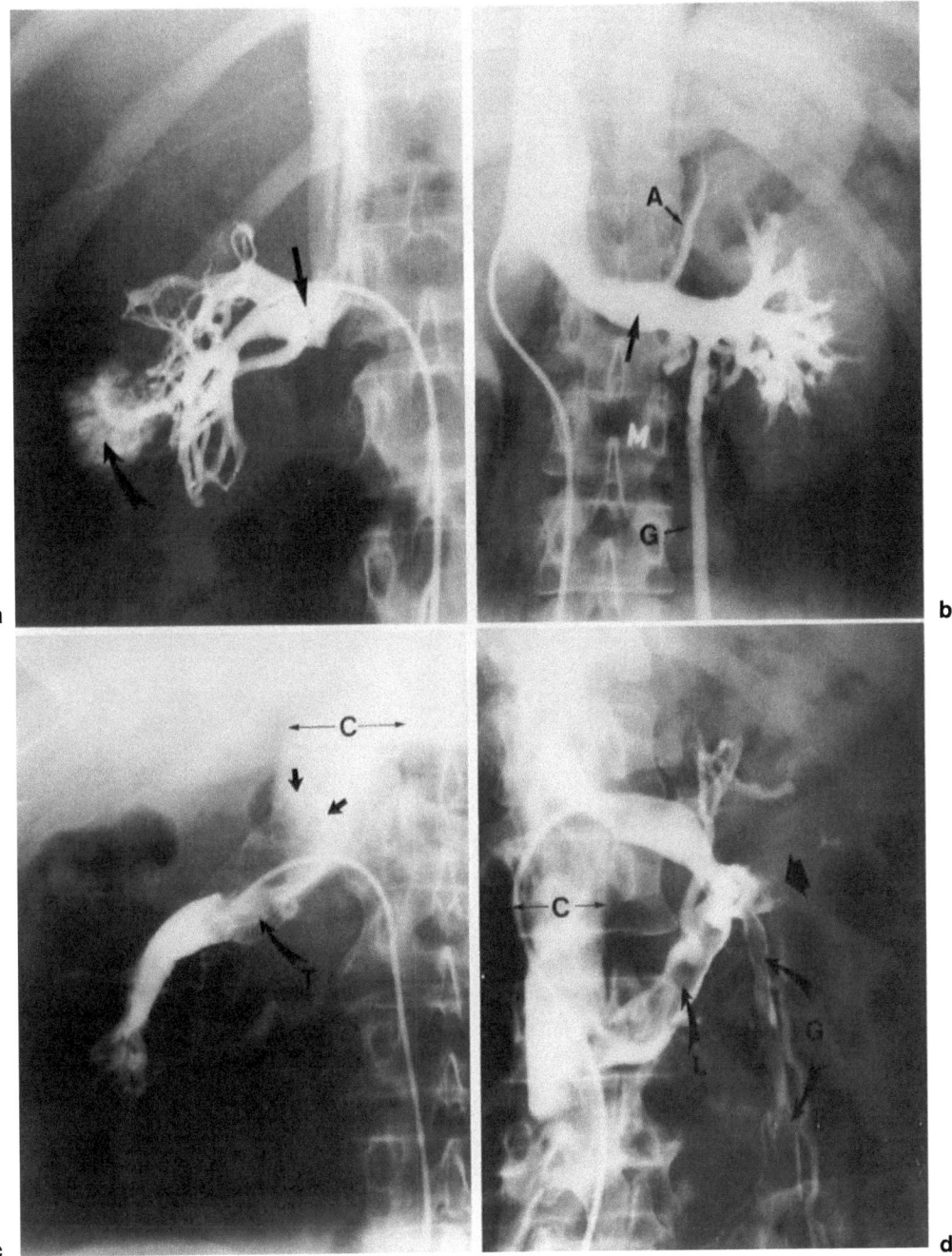

Abb. 6.26a–d. Angiographie: Nierenangiographie. **a** Normale rechte Nierenvene. Die rechte Nierenvene *(gerader Pfeil)* ist kurz. Hier münden, im Gegensatz zur linken Nierenvene, weder die V. suprarenalis noch die V. ovarica. Diese münden direkt in die V. cava inferior. *Gebogener Pfeil* segmentaler Einstrom von Kontrastmittel durch versehentliches Einbringen der Katheterspitze in eine kleine Vene während der Injektion. 19jähriger Mann mit Glomerulonephritis und nephrotischem Syndrom. **b** Normale linke Nierenvene. Auf der linken Seite münden die V. suprarenlias *(A)* und die V. ovarica *(G)* in die V. renalis *(Pfeil)*. Junge Frau mit Proteinurie. *(M* Röntgenologische Lokalisationsmarkierung). **c** Tumorthrombus. *Gerader Pfeil* Oberer Rand eines Füllungsdefektes durch den Nierenvenentumorthrombus *(T),* der sich bis in die V. cava *(C)* erstreckt. 68jähriger Mann mit Makrohämaturie infolge eines Adenokarzinoms der rechten Niere. **d** Zirkumaortale Nierenvenenthrombose links. Der Katheter liegt im intakten oberen Anteil der Vene. Man erkennt eine Thrombosierung der intrarenalen Vene *(gerader Pfeil)* mit Ausdehnung des Thrombus in den unteren Schenkel *(L)* der zirkumaortalen Nierenvene und in die V. spermatica *(G)*. 54jähriger Mann mit nephrotischem Syndrom und Ödemen in den Beinen und im Skrotum. *(C* V. cava inferior)

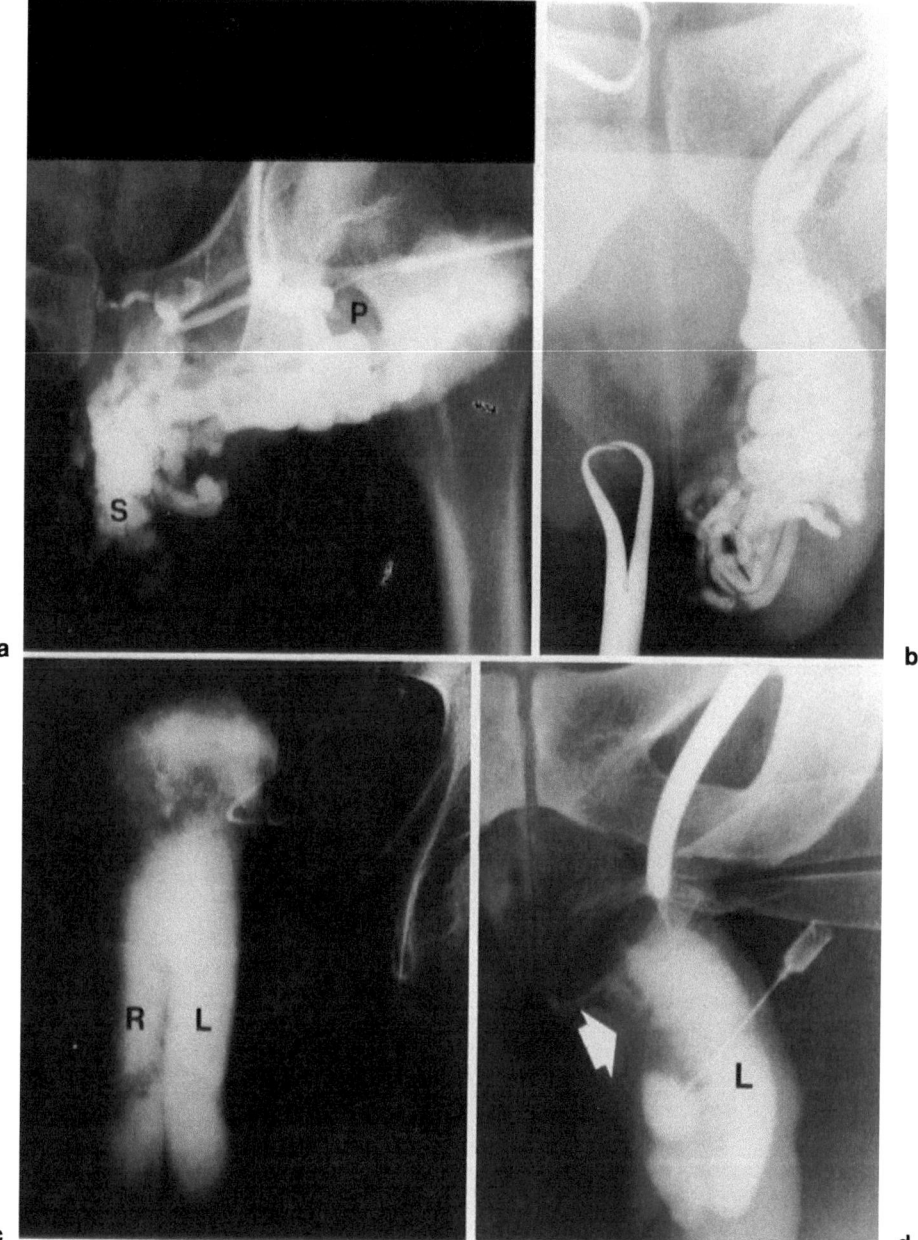

Abb. 6.27a–d. Angiographie: unterschiedliche urologische Venogramme. **a** Penoskrotale Varizenbildung. Venographie der Penisvenen. Viele gewundene Venen im Penis *(P)* und im Skrotalbereich *(S)*. 14jähriger Junge mit lange bestehenden Penis- und Skrotalvarizen sowie zahlreichen skrotalen Phlebolithen. **b** Varikozele. Venographie der V. spermatica. Dilatierte geschlängelte Varizen des Plexus pampiniformis im linken Skrotum. 31jähriger Mann mit rezidivierenden Skrotalschmerzen nach einer Varikozelenligatur. **c** Normales Kavernogramm. Injektion von Kontrastmittel in das linke Corpus cavernosum *(L)* mit normaler (wenn auch etwas geringer) Füllung des rechten Corpus cavernosum *(R)*. 57jähriger Mann mit Impotenz. **d** Penile Fibrose. Kavernogramm. Die Kontrastmittelinjektion in das rechte Corpus cavernosum führt nicht zur Darstellung des proximalen Corpus cavernosumanteiles *(Pfeil)*. Links normale Füllung *(L)*. 33jähriger Mann mit abgeknicktem Penis nach mißglückter Penisprothesenoperation

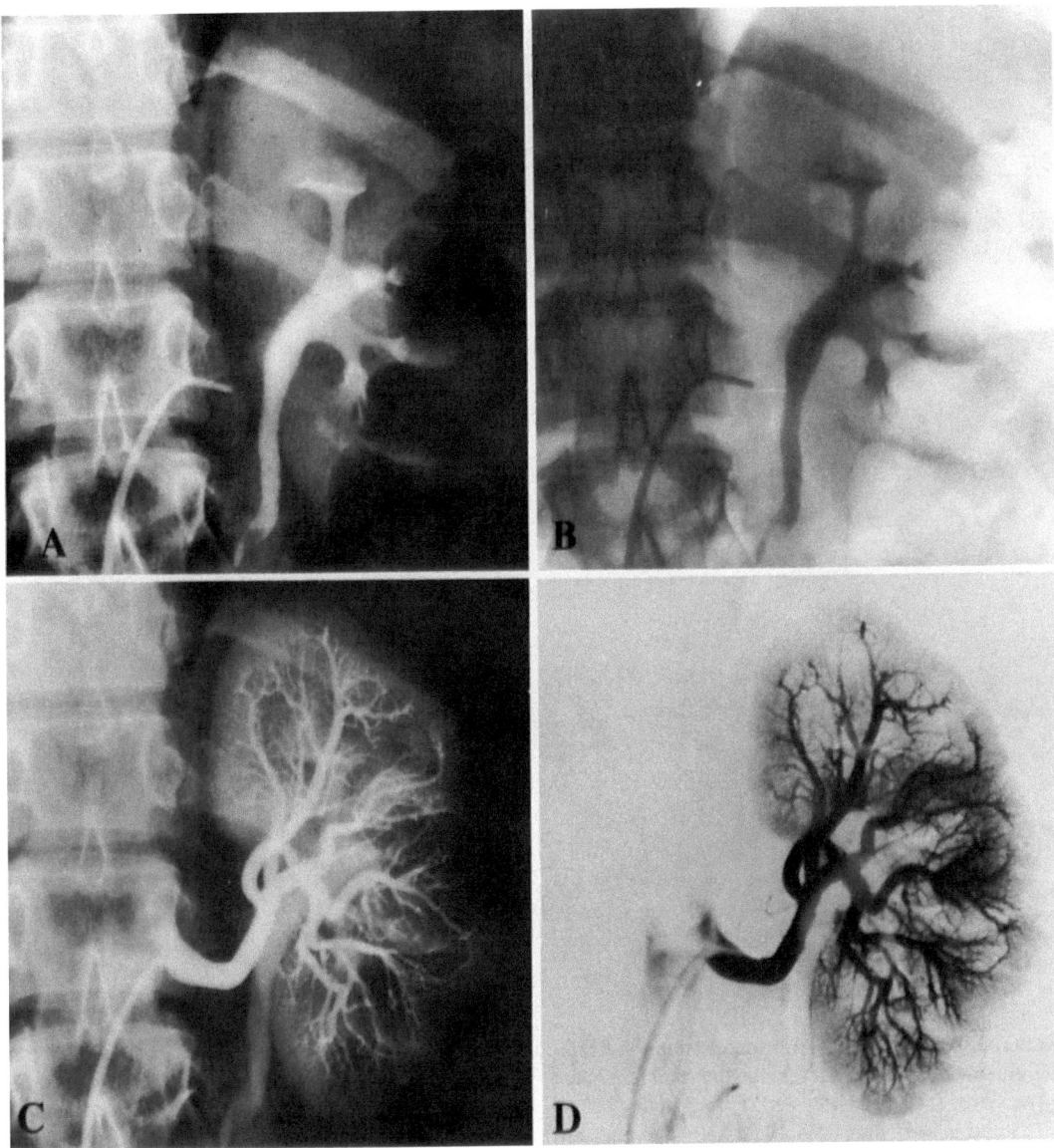

Abb. 6.28 A–D. Röntgenologische Subtraktionsdarstellung. Die Aufnahmen **A–D** zeigen die Theorie und die Schritte, die man unternehmen muß, um Subtraktionsaufnahmen manuell anzufertigen. Dieser mühsame manuelle Vorgang kann mittlerweile durch computergesteuerte digitale Subtraktionsaufnahmen (DSA) vorgenommen werden. **A** Urogramm der linken Niere mit angiographischem Katheter in der linken Nierenarterie. Die Niere scheidet noch Kontrastmittel von einem früheren aortorenalen Arteriogramm aus. **B** Erstellen der „Maske" durch Belichtung der Röntgenaufnahme a auf einen Subtraktionsfilm. **C** Renales Arteriogramm, das direkt nach Aufnahme a angefertigt wurde. **D** Subtraktionsaufnahme, die durch Belichtung der „Maskenaufnahme" (B) und des Arteriogramms (C) auf einem Subtraktionsfilm erhalten wird. Verdeckende Strukturen, wie Knochen, Darmgas und das Sammelsystem der Niere, können auf diese Weise fast vollständig beseitigt (subtrahiert) werden

len sind die Untersuchungen auf die spezielle Situation ausgerichtet.

Die röntgenologische Darstellung der Corpora cavernosa wird durch direkte Injektion des Kontrastmittels in die Schwellkörper erreicht. Sie kann bei der Induratio penis plastica, bei Impotenz, bei Priapismus oder traumatischen Penisverletzungen notwendig sein, wird jedoch i. allg. nur selten vorgenommen.

Subtraktionsangiographie

Auf den konventionellen Röntgenbildern werden alle Körperstrukturen, die die Röntgenstrahlen durch-

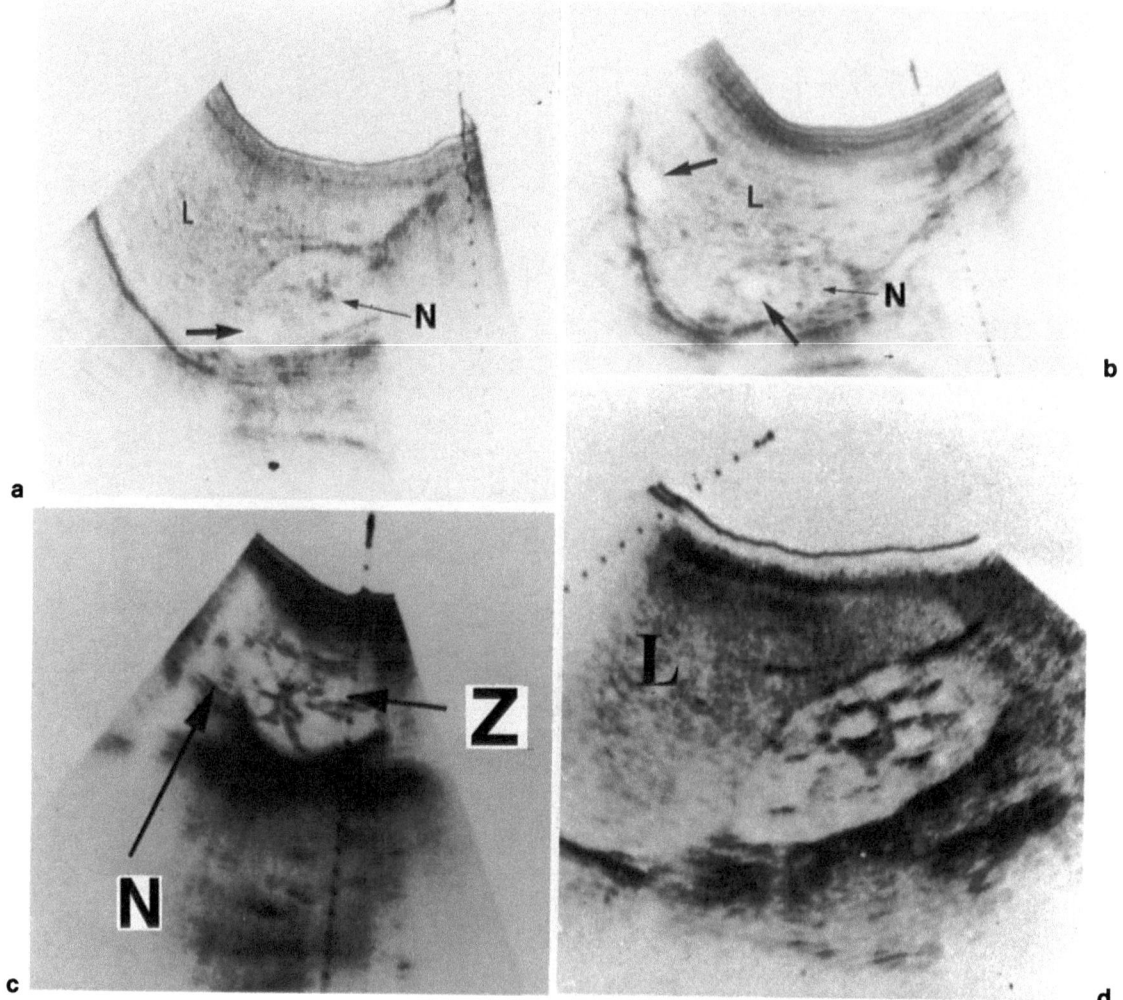

Abb. 6.29 a–d. Sonographie: Nierensonogramme. **a** Einfache Nierenzyste, echoloser Defekt in der rechten Niere *(Pfeil)* (*N* Niere, *L* Leber). **b** Zysten *(Pfeile)* in der Leberkuppe *(L)* und in der Niere *(N)*. Junger Erwachsener mit polyzystischer Nierenerkrankung. **c** Multilokuläre Zyste. Der longitudinale Scan zeigt echodichte Strähnen und Septen in einem sonst echoarmen raumfordernden Prozeß *(Z)* im unteren Pol der linken Niere *(N)*. 16 Monate altes Mädchen mit einem raumfordernden Prozeß in der linken Flanke. **d** Hydronephrose. Die dilatierten echoarmen Kelche sind gut zu erkennen. Erwachsener mit rechtsseitigen Flankenschmerzen (*L* Leber)

dringen, mitabgebildet. Dadurch werden klinisch bedeutsame Regionen von unwichtigen oder bedeutungslosen Strukturen überlagert. Mit der Subtraktionsangiographie kann man unwichtige Bereiche aus dem Röntgenbild eliminieren, so daß nur die gewünschten Gewebestrukturen dargestellt werden.

Früher war die radiologische Subtraktion ein zeitraubender manueller Prozeß (Abb. 6.28). Dann wurde das computerisierte Subtraktionsverfahren eingeführt. Diese Systeme bestehen aus einem Bildverstärker und einer digitalen Computeranlage, die das elektronische Bild des Bildverstärkers digital speichert. Die gespeicherten Bilder können automatisch verglichen, subtrahiert und so verändert werden, daß sofort ein subtrahiertes Bild bei der Untersuchung zur Verfügung steht.

Zur Zeit wird dieses Verfahren ausschließlich für angiographische Studien verwendet (digitale Subtraktionsangiographie). Auf diese Weise kann man durch die i.v.-Injektion eines Kontrastmittels ausreichende Arteriogramme größerer Gefäße erhalten, z.B. der Aorta, der Karotiden oder der Nierenarterien. Die riskante Punktion oder Katheterisierung von arteriellen Gefäßen wird so vermieden.

Andere Subtraktionssysteme, die z.Z. entwickelt werden (energieselektive Radiographie), ermöglichen Subtraktionsstudien auch in anderen röntgenologischen Bereichen. Auf diese Weise können z.B.

Schattenbildungen von Darmgasen oder Knochen aus einem Urogramm eliminiert werden, so daß nur noch von Nebeneffekten freie urographische Bilder resultieren.

Sonographie

Prinzip

Der Schall ist die Ausbreitung einer zyklischen, wellenförmigen Bewegung durch ein verformbares Medium. Es handelt sich hier nicht wie bei Röntgenstrahlen, Radiowellen oder sichtbarem Licht um elektromagnetische Wellen, so daß die Fortleitung durch ein Vakuum nicht möglich ist. Die Wellenfrequenz einer Schwingung pro Sekunde nennt man 1 Hertz (Hz). Frequenzen über 20 kHz liegen oberhalb der Schallgrenze, die für das menschliche Ohr wahrnehmbar ist. Man bezeichnet diese Frequenzen als Ultraschall. Die medizinische Sonographie benutzt Ultraschallgeräte, um Abbildungen von Körperstrukturen zu erhalten. Die in der medizinischen Sonographie am häufigsten verwendeten Frequenzen liegen bei 2,25, 3,5 und 5 MHz.

Die Ultraschallwellen werden von Transducern erzeugt, die die elektrische Energie in Schallenergie umformen und umgekehrt Ultraschallsignale in elektrische Energie umwandeln können. Diese Transducer sind spezielle piezoelektrische Kristalle, die durch Anlegen einer elektrischen Spannung deformiert werden und Ultraschallwellen aussenden können. Umgekehrt erzeugen sie elektrische Potentiale, wenn sie von reflektierten Ultraschallwellen getroffen werden. Sie sind also gleichzeitig Schalltransmitter und Schalldetektoren. Bei der Sonographie werden periodisch Ultraschallwellen aus dem Transducer in das Gewebe geleitet. Zwischen den Sendeimpulsen arbeitet der Transducer als Ultraschallempfänger.

Die Bildgebung durch Ultraschall basiert auf dem Prinzip, daß akustische Energie von Gewebe unterschiedlicher Dichte unterschiedlich stark absorbiert wird, ähnlich wie bei den Röntgenstrahlen. Im Gegensatz zu den Röntgenbildern sind Ultraschallbilder aber *Reflexionsbilder*. Sie entstehen dadurch, daß nur ein Teil des Ultraschalls, der vom Transducer ausgesandt wird, von den Gewebeschichten reflektiert wird. Der reflektierte Ultraschall unterscheidet sich in Intensität und Zeit, je nach Art und Lage des Gewebes, von dem er reflektiert wird. Grundsätzlich ähnelt also die medizinische Sonographie dem Echolotverfahren.

Die reflektierten Schallimpulse werden vom Transducer aufgenommen, in elektrische Signale umgeformt und in einem Computer verstärkt und gespeichert. Die Informationen werden vom Computer umgeformt und in analogen Echodarstellungen des akustischen Profils des Gewebes wiedergegeben. Die Bilder können sofort beurteilt oder fortlaufend auf Hartkopie, Film oder Videokassette aufgenommen werden.

Klinische Sonographie

Die Sonographie liefert gute Bilder des Harntraktes (Abb. 6.29–6.33) und wird in steigendem Maße als erster Screeningtest bei Erkrankungen des Urogenitaltraktes eingesetzt. Das gilt besonders dann, wenn man Röntgenstrahlen vermeiden oder keine intravenösen Kontrastmittel anwenden will.

Die Nierenkelche und die Gewebe im Nierenhilus erzeugen starke sonographische Echos. Die Echos der Nierenpyramiden sind weniger intensiv, die der Nierenrinde von mittlerer Stärke (etwas geringer als die Echos der Leber). Normale Zysten und flüssigkeitsgefüllte Strukturen (z.B. eine gefüllte Blase, ein dilatierter Harnleiter oder eine Hydronephrose) sind echolos. Nierentumoren, komplizierte Zysten und Abszesse rufen unterschiedliche Echos von geringer bis großer Stärke hervor. Hämangiome der Niere sind gewöhnlich echodicht.

Die Sonographie ist eine Standardmethode bei der Untersuchung eines Fetus, bei dem eine schwere Harnwegserkrankung, z.B. eine Obstruktion vermutet wird. Sie ist in vielen Fällen die Methode der Wahl für den Nachweis zahlreicher Veränderungen der Harnwege, gleichgültig ob angeboren, erworben oder obstruktiv. Sie ermöglicht eine Untersuchung der Nieren, bei denen das Ausscheidungsurogramm zu keinen Ergebnissen geführt hat und ist aussagekräftig bei Problemen der Nierentransplantation und Erkrankungen des äußeren Genitale. Sie wird außerdem für die perkutane Aspiration und Biopsie eingesetzt.

Vor- und Nachteile

Vorteile der Sonographie: Zuverlässigkeit, nicht-invasives Verfahren, ausgezeichnetes räumliches und zeitliches Auflösungsvermögen, schnell durchzuführende Untersuchung, preiswertes Untersuchungsverfahren, flexible Bilddokumentation.

Der Hauptnachteil der Sonographie besteht darin, daß Strukturen, die hinter Knochen oder Darmgas

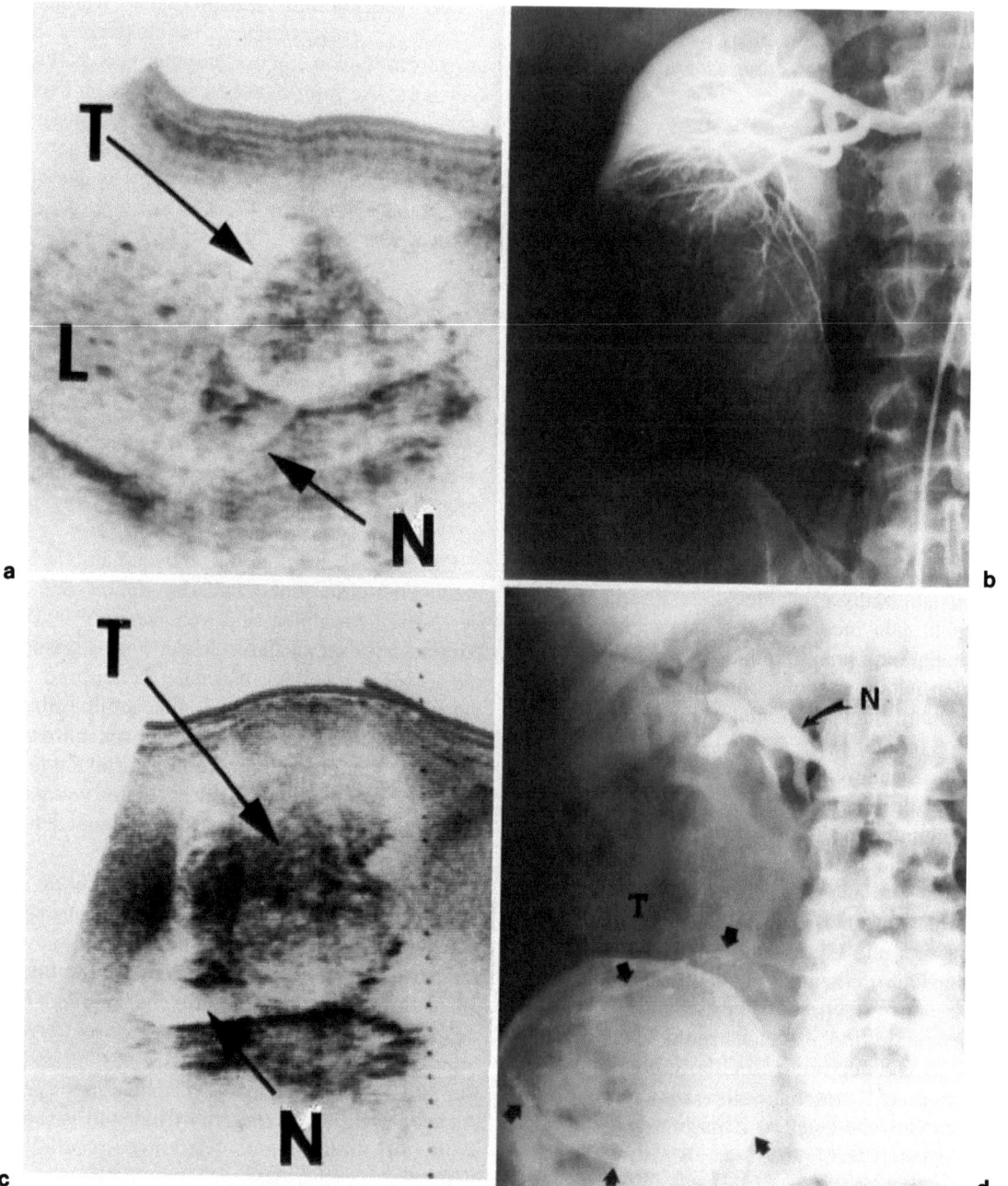

Abb. 6.30 a–d. Sonographie. Nierensonogramme mit anderen Darstellungsmethoden im Vergleich. **a** Nierenzellkarzinom. Longitudinaler Scan durch Leber *(L)*, rechte Niere *(N)* und Nierentumor *(T)*. Der Tumor zeigt unregelmäßiges zentral gelegenes echodichtes Gewebe. 60jähriger Mann mit rechtsseitigen Flankenschmerzen und Hämaturie. (Vergleichend dazu s. b.) **b** Selektives Arteriogramm der rechten Niere bei demselben Patienten. Der Tumor ist beinahe avaskulär mit fraglich arteriellen Gefäßen an der Tumor-Nieren-Grenzschicht. Sonogramm und Arteriogramm ergänzen sich. Das Sonogramm war jedoch aussagekräftiger. **c** Benigne hämorrhagische Zyste mit Verkalkung der Zystenwand. Das Aussehen ähnelt dem des Sonogrammes (a). Man erkennt einen großen echodichten raumfordernden Prozeß *(T)* am unteren Pol der rechten Niere *(N)*. Geronnenes Blut in der Zyste führt zur Echodichte. Sonographische Diagnose: maligner Nierentumor. 59jähriger Diabetiker mit Gicht, Hypertonie und Neoplasie im rechten Abdomen. (Vergleichend dazu s. das Ausscheidungsurogramm d.) **d** Ausscheidungsurogramm desselben Patienten. Man erkennt eine Verdrängung der rechten Niere *(N)*, Abdrängung des Hohlraumsystems durch einen riesigen raumfordernden Prozeß *(T)* mit bogigen Verkalkungen *(Pfeile)* in seiner unteren Hälfte. Ausscheidungsurographische Diagnose: renale Neoplasie mit bogiger Verkalkung, Zyste oder Tumor. Sonogramm und Ausscheidungsurogramm ergänzen sich, führten jedoch nicht zur endgültigen Diagnose

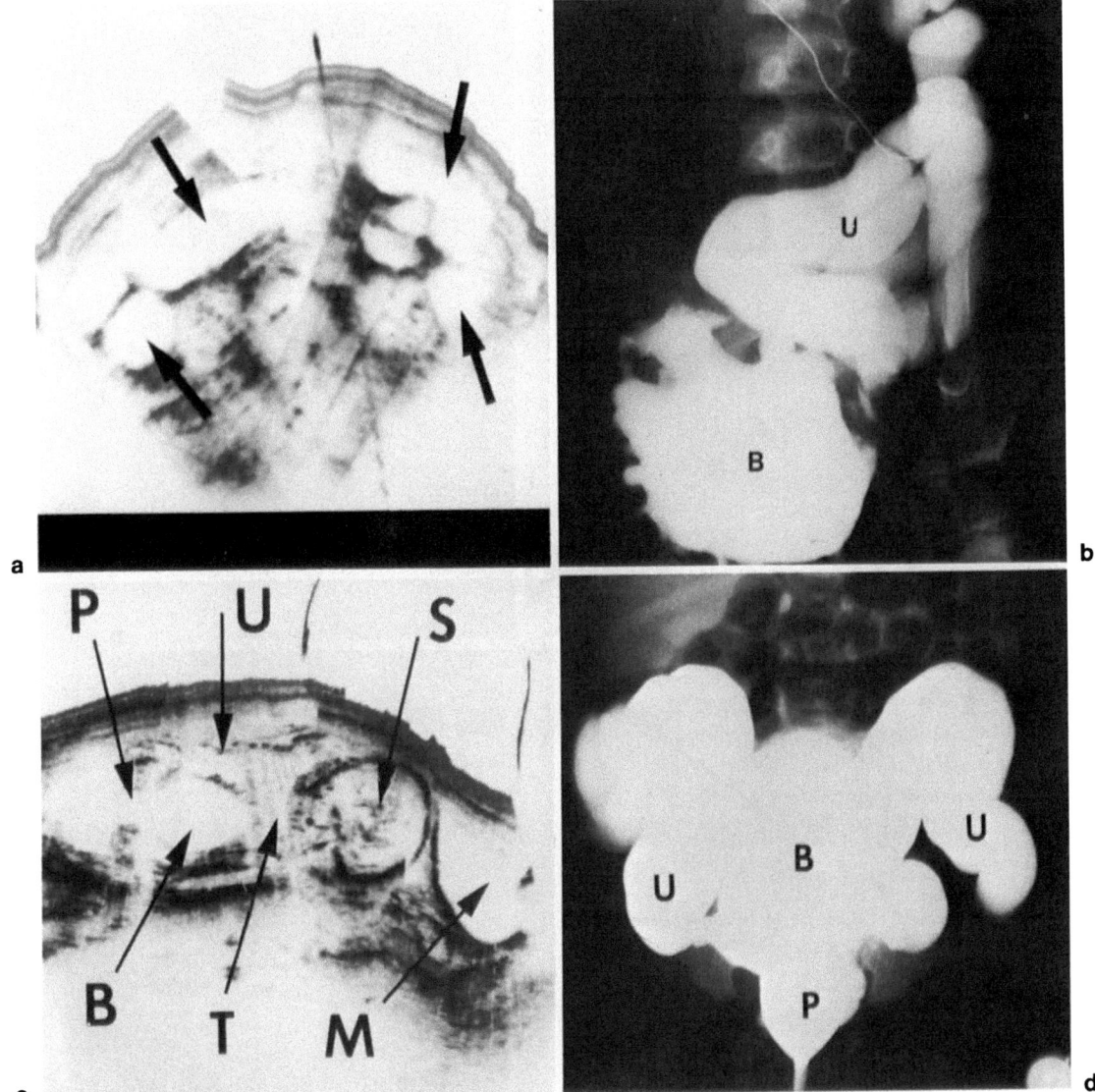

Abb. 6.31a–d. Sonographie: Sonogramme des Harntraktes im Vergleich mit anderen Darstellungsmethoden. **a** Hydroureterektasie. Der horizontale Abdominalschnitt zeigt große bilaterale überzählige echolose Strukturen *(Pfeile)*. 9jähriger Junge mit Prune-belly-Syndrom und Nierenversagen. **b** Derselbe Patient, Zystourethrogramm. Blasendivertikulose und Trabekelbildung *(B)* mit vesikoureteralem Reflux in den dilatierten überzähligen linken Ureter*(U)*. Rechts findet sich kein vesikoureteraler Reflux. Das Sonogramm konnte die bilaterale Ureterektasie nachweisen. **c** Hintere Harnröhrenklappen. Longitudinales fetales Sonogramm (in utero). Die fetale Blase *(B)* ist deutlich überdehnt, und die posteriore Harnröhre *(P)* sowie ein Ureter *(U)* des Fetus sind dilatiert (*M* mütterliche Blase, *S* Schädel des Fetus, *T* Thorax des Fetus). **d** Zystourethrogramm. Derselbe Patient wie beim fetalen Sonogramm. Neugeborenes mit bilateralem vesikoureteralem Reflux. Dilatierte Ureteren *(U)* und prostatische Harnröhre *(P)* (*B* Blase)

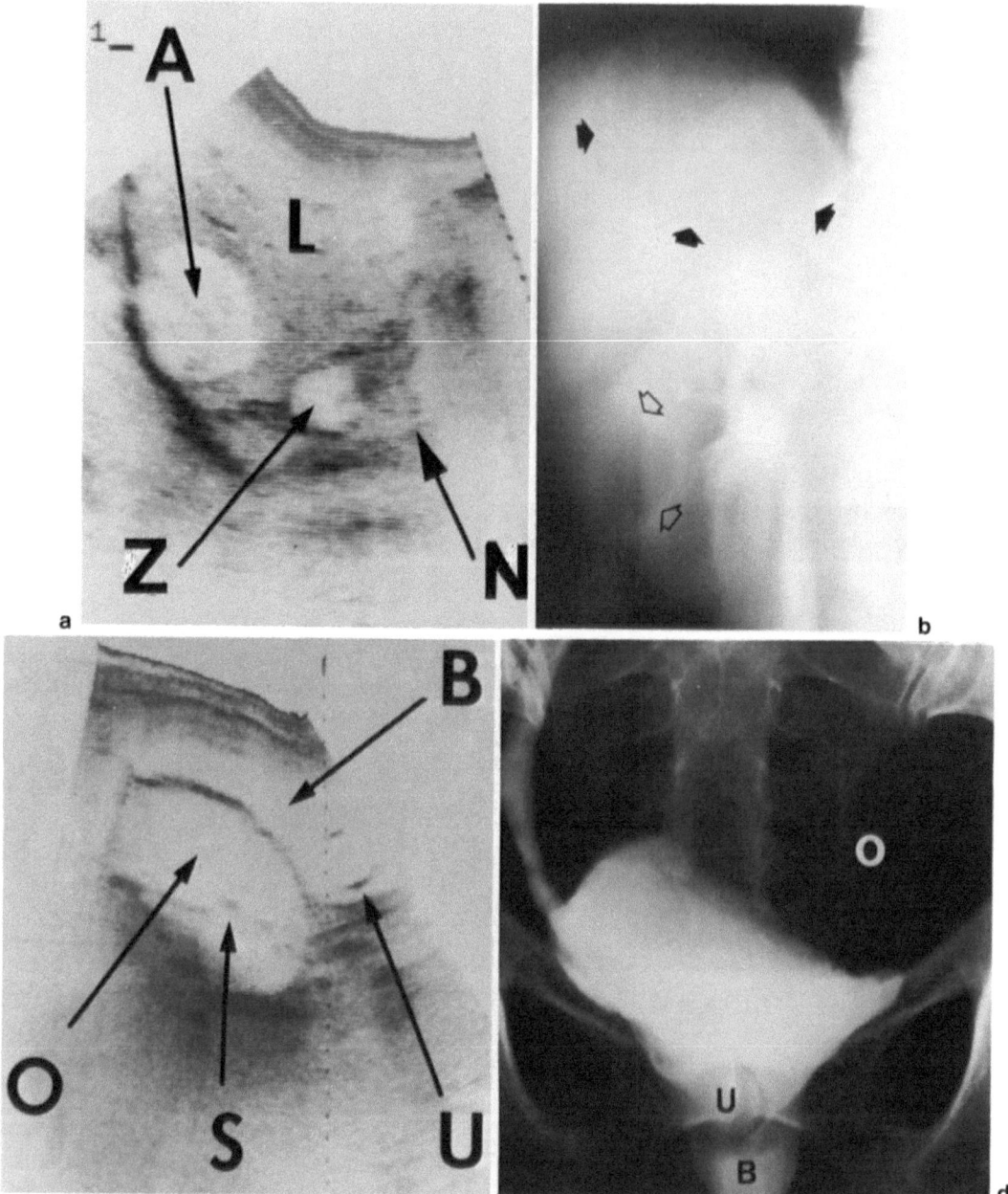

Abb. 6.32a–d. Sonographie: Sonogramme der Niere und Blase im Vergleich mit anderen Darstellungsmethoden. **a** Einfache Nierenzyste und Amöbenabszeß in der Leber. Der longitudinale Scan durch Leber (L) und Niere (N) zeigt eine echolose einfache Nierenzyste (Z) und einen Amöbenabszeß in der Leber mit einigen internen Echos (A). 68jähriger Mann mit Prostatismus und der Anamnese eines Amöbenabszesses der Leber. **b** Einfache Nierenzyste (weiße Pfeile) und Amöbenabszeß der Leber (schwarze Pfeile). Ausscheidungsurogramm (Tomogramm). Zu vergleichen mit dem Sonogramm desselben Patienten (a). **c** Blasenhals- und Ureterozelenprolaps in die Vagina, außerdem Ovarialzyste, die Septen enthält. Der longitudinale Scan zeigt die Blase (B), die Ureterozele (U) und einen zystischen retrovesikalen ovariellen raumfordernden Prozeß (O), der echodichte Septen (S) enthält. 68jährige Frau mit der Anamnese einer Hysterektomie wegen eines Uterusprolaps. **d** Zystogramm eines Ausscheidungsurogrammes bei derselben Patientin im Vergleich mit dem Sonogramm (c): Blasenprolaps (B) und Ureterozele (U) sind gut zu erkennen. Die Ureterektasie rechts ist deutlich sichtbar. Die Aufnahme zeigt einen paravesikalen raumfordernden Prozeß, der die Blase komprimiert (O) und dessen zystische Natur nicht zu erkennen ist

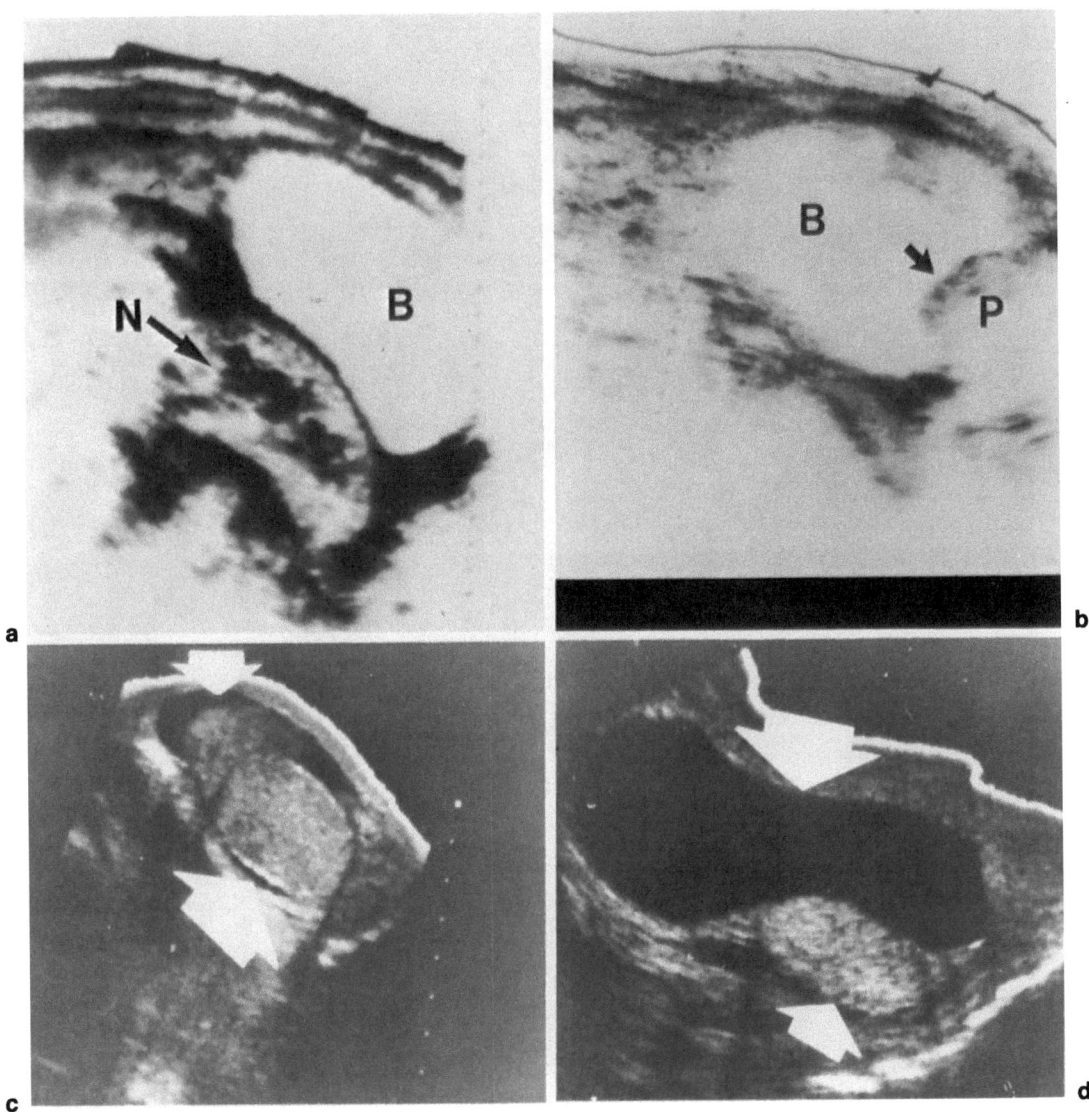

Abb. 6.33 a–d. Sonographie von Becken und Skrotum. **a** Beckenniere. Der longitudinale Scan zeigt eine ektopische hydronephrotische Niere *(N)*, die die Blase *(B)* eindellt. **b** Vergrößerte Prostata. Die hyperplastische Prostata *(P)* ragt in die Blase hinein *(B)*. **c** Epididymitis und Hydrozele. Normaler Hoden *(großer Pfeil)*, echolose Hydrozele und geschwollener Nebenhoden *(kleiner Pfeil)*. **d** Hydrozele. Longitudinaler Scan eines normalen Hodens *(kleiner Pfeil)* mit großer echoloser Hydrozele *(großer Pfeil)*

liegen, nicht dargestellt werden können. Für eine gute Interpretation ist ein spezielles Training erforderlich; die Untersuchungen sollten aber nur durch einen erfahrenen Arzt vorgenommen werden.

Computertomographie

Prinzip

In der normalerweise angewendeten Röntgentechnik durchdringt ein breites Bündel von Röntgenstrahlen einen Körper. Diese Strahlen bewirken auf dem Detektor, z. B. dem Röntgenfilm, die Darstellung. Beim CT durchdringt den Patienten nur ein dünner gebündelter Strahl, wobei der Detektor als eine Art von Photoröhre oder Ionisationskammer fungiert. Die CT-Bilder ergeben eine erstaunlich genaue Wiedergabe der Anatomie des Körpers (Abb. 6.34–6.37).

Bei der Untersuchung rotiert die mit dem Detektorsystem fest verbundene Strahlenquelle in einem Gerät um den auf dem Rücken liegenden Patienten. Während dieser Periode zeichnen die Detektoren die durchdringenden Röntgenstrahlen auf. Digitale Computer sammeln und integrieren die Informatio-

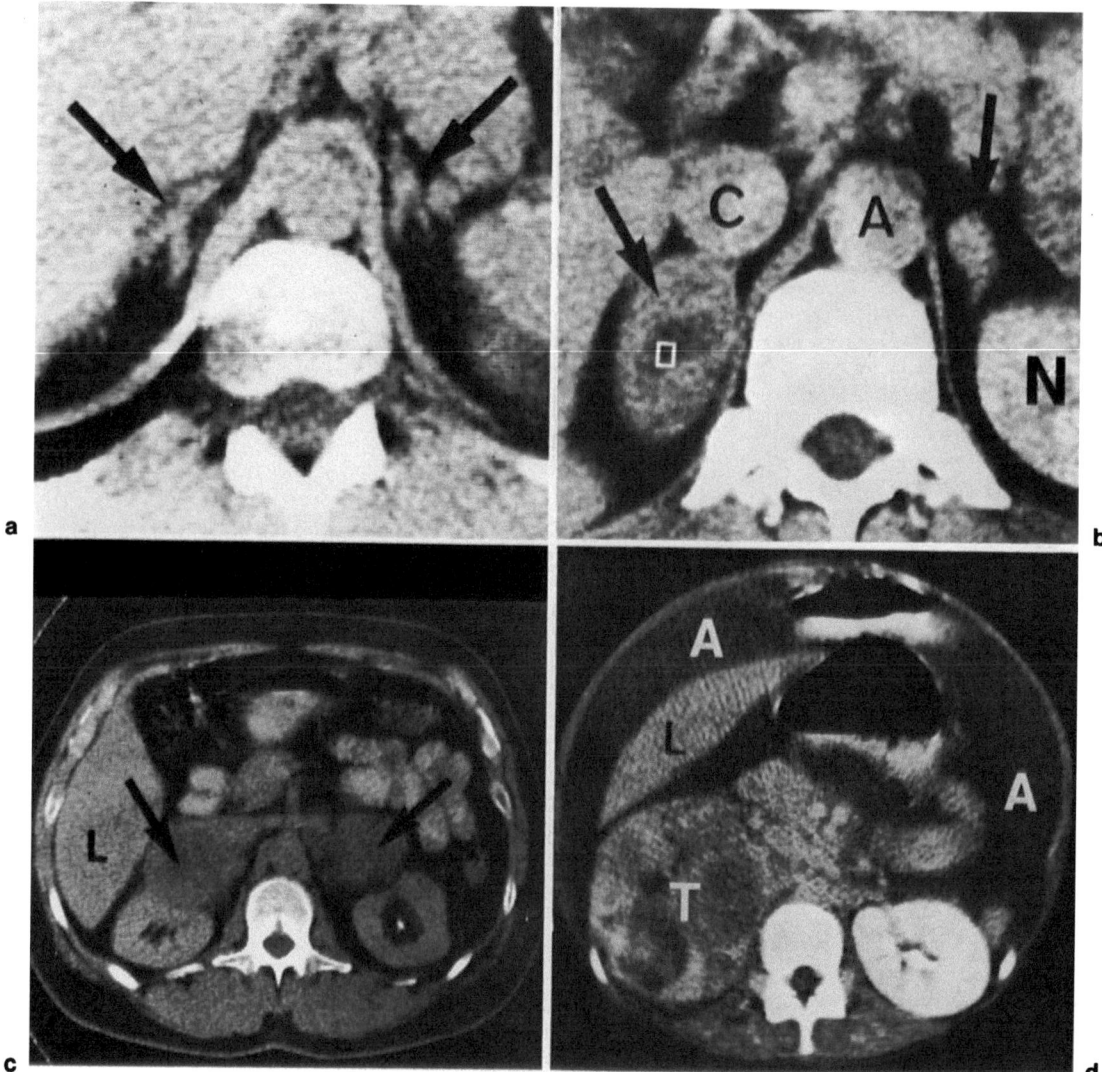

Abb. 6.34a–d. Computertomogramme: Nebennieren. **a** Normale Nebennieren. Bei diesem Patienten haben beide Nebennieren in dieser Höhe *(Pfeile)* eine umgekehrte Y-Form. 34jähriger Mann mit extraadrenalem Phäochromozytom. **b** Bilaterale Phäochromozytome *(Pfeile)*. Der große Tumor zeigt in der Mitte einen Bereich geringerer Dichte *(Cursor)* (*A* Aorta, *C* V. cava inferior, *N* linke Niere). 33jähriger Mann mit multiplem endokrinem adenomatösem Syndrom nach einem Nebenschilddrüsenadenom und -karzinom, mit der Familienanamnese: medulläres Karzinom. **c** Bilaterale adrenale Lymphome. Vergrößerte Nebennieren *(Pfeile)*, die vor den normalen Nieren liegen (*L* Leber). 53jähriger Mann mit Bauchschmerzen und histiozytärem Lymphom des ZNS. **d** Karzinom der rechten Nebenniere. Scan durch die normale linke Niere und den großen zystischen und nekrotisierenden retrohepatischen Nebennierentumor *(T)*. 17jähriges Mädchen mit Neoplasie im rechten Abdomen und Aszites (*A* Aszites, *L* Leber)

nen so, wie der Untersucher sie einstellt. Die Daten werden schließlich zu einem Querschnittsbild (Tomogramm) rekonstruiert, das direkt auf einem Monitor sichtbar wird. Das Bild kann photographiert oder in digitaler Form gespeichert werden. Die neuesten CT-Geräte haben Aufzeichnungszyklen, die kleiner sind als 2 s, z.Z. werden Geräte mit noch kürzeren Aufzeichnungszyklen entwickelt.

Klinische Anwendung

Da kollabierte oder flüssigkeitsgefüllte Darmschlingen auf dem CT Gewebetumoren vortäuschen können, wird während der Untersuchung Kontrastmittel rektal oder oral zugeführt, damit auch die Magen- oder Darmstrukturen abgebildet werden können. Das Kontrastmittel kann auch i.v. injiziert werden,

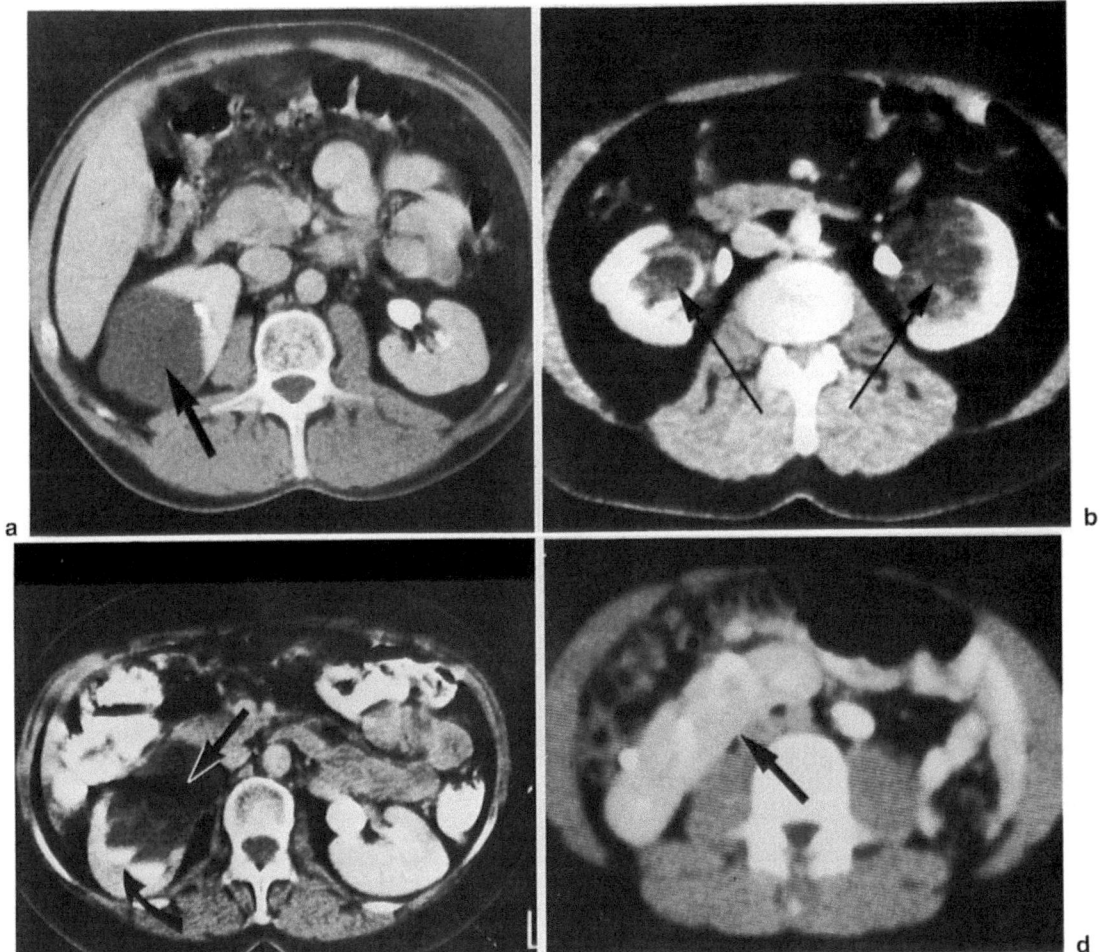

Abb. 6.35a–d. Computertomogramme: Nieren. **a** Einfache Nierenzyste. Die Zyste *(Pfeil)* besitzt eine CT-Zahl, die der Zahl des Wassers fast gleich ist. 49jähriger Mann mit Flankenschmerzen. **b** Bilaterale peripelvine Zysten *(Pfeile)*. 52jähriger Mann mit raumforderndem Prozeß in der rechten Flanke, der bei einer routinemäßigen körperlichen Untersuchung entdeckt wurde. **c** Hydronephrose. Dilatiertes rechtes Nierenbecken *(gerader Pfeil)* mit Anreicherung von ausgeschiedenem Kontrastmittel in den überdehnten Kelchen *(gebogener Pfeil)*. 54jährige Frau mit obstruiertem distalem rechtem Ureter infolge eines Ovarialkarzinoms. **d** Verschmelzungsniere mit gekreuzter Dystopie *(Pfeil)*. 14jähriger Junge mit asymptomatischer abdomineller Neoplasie, die bei einer medizinischen Schuluntersuchung palpiert wurde

um eine Kontrastdarstellung des Harntraktes und des vaskularisierten Gewebes zu ermöglichen.

Röntgen- und CT-Bilder sind Reflexionen der Strahlenmenge, die den Detektor nach dem Durchdringen des Körpergewebes, erreichen. Gewebearten, die Röntgenstrahlen stark absorbieren, wie z.B. Knochen, imponieren als helle (kontrastdichte) Schatten auf den CT-Bild, ähnlich wie auf konventionellen Röntgenaufnahmen. Gewebe, das nur wenig Strahlungsenergie absorbiert, wie z.B. Fett und Luft, bewirkt dunkle Schatten. Körpereigenes Gewebe hat seine spezifische strahlenabschwächende Wirkung. Diese wird beim CT durch Zahlen festgelegt. Dabei hat man Wasser die CT-Zahl 0 zugeordnet. Fett und Gas haben negative, Knochen und Metalle positive Ziffern. Auch weiches Gewebe hat unterschiedliche positive CT-Zahlen, die größer als 0, aber kleiner als die CT-Zahl des Knochens sind. Dieser Zahlenwert kann in jedem Punkt des CT-Bildes leicht mit Hife des Gerätes ermittelt werden.

Die besten CT-Bilder entstehen bei Patienten mit reichlich Körperfett, da die dunkle Abbildung von Fett, Gewebe und Organen mit höheren CT-Ziffern deutlicher dargestellt wird. Die CT-Werte von Nierenzysten entsprechen etwa denen des Wassers, sind jedoch deutlich niedriger als die von Tumoren, ver-

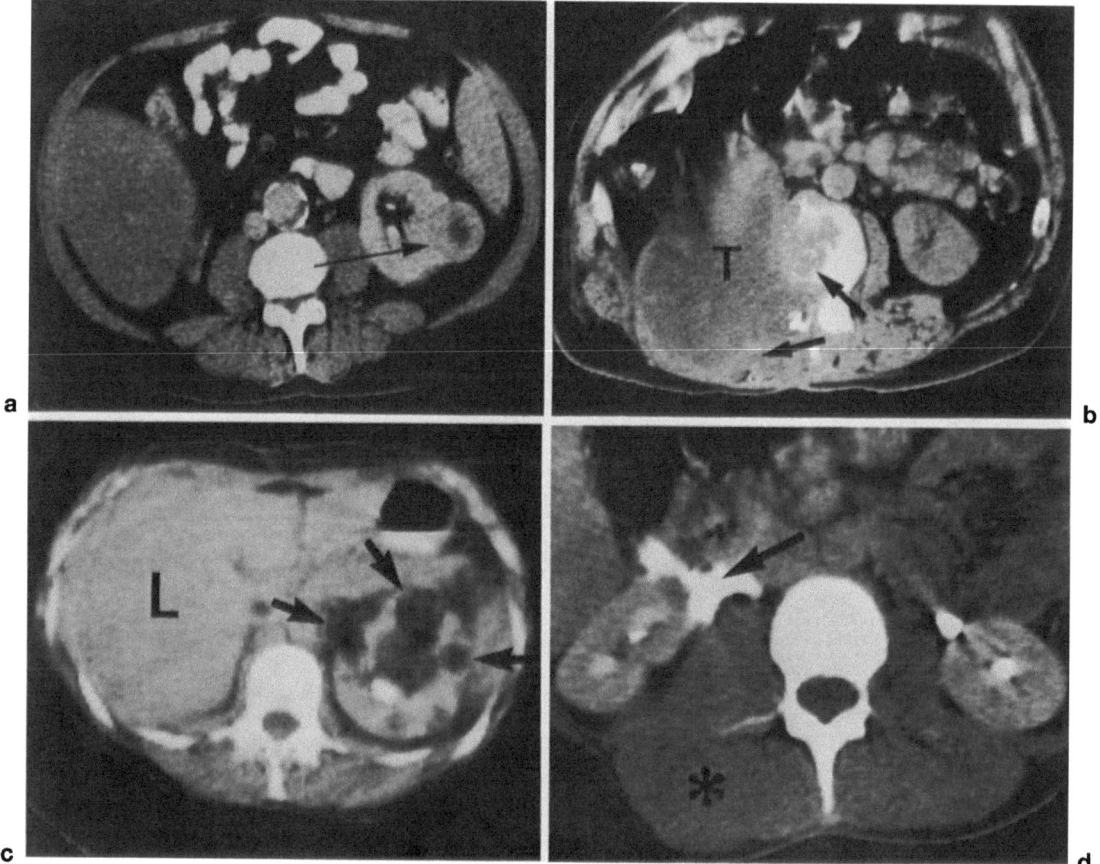

Abb. 6.36 a–d. Computertomogramme: Nieren. **a** Nierenzellkarzinom. Der linke Nierentumor *(Pfeil)* zeigt eine zentrale Nekrose. Auffallend ist die Kalzifikation der arteriosklerotischen Bauchaorta. 61jähriger Mann nach früher durchgeführter Nephrektomie rechts wegen eines Nierenkarzinoms. **b** Rezidivierendes renales Adenokarzinom. Massives Rezidiv in der rechten Fossa renalis *(T)* mit ausgedehntem invasivem Wachstum in das dorsale Gewebe und mit Zerstörung der Wirbelkörper *(Pfeile)*. 51jähriger Mann nach Nephrektomie rechts wegen eines Karzinoms. **c** Renale Angiomyolipome. Multiple raumfordernde Prozesse geringer Dichte und negativer CT-Zahlen (vergleichbar mit Fett) in der linken Niere *(Pfeile)* (*L* Leber). 35jährige Frau mit multiplen bilateralen renalen Hamartomen. **d** Riß des rechten Nierenbeckens. Das vergrößerte CT der Nieren zeigt die Extravasation von Kontrastmittel *(Pfeil)*. Eine Blutung in die Psoas- und Rückenmuskulatur läßt diese im CT vergrößert erscheinen (*). 22jähriger Mann mit Ruptur des rechten Nierenbeckens nach einer Stichverletzung

änderten Zysten und Abszessen. Angiomyolipome liefern aufgrund ihres hohen Fettgehaltes negative CT-Zahlen.

Obwohl man mit dem CT alle Teile des Harntraktes darstellen kann, wird es fast ausschließlich für die Untersuchung der abdominellen und Beckenanteile des Harntraktes eingesetzt. Es ist effektiv für die Diagnostik und Verlaufsbeobachtung urologischer Tumoren und erleichtert die Lokalisation bei perkutaner Aspiration oder Biopsie. Durch die zunehmende Anwendung des CT allein oder in Verbindung mit der Sonographie ist ein erheblicher Rückgang der konventionellen und invasiven Röntgentechniken im Bereich des Harntraktes zu verzeichnen.

Vor- und Nachteile

Die Vorteile des Computertomogramms der Harnwege liegen darin, daß die Organmorphologie, insbesondere der retroperitonealen Strukturen, außergewöhnlich gut dargestellt wird. Die Bilder sind leicht zu beurteilen, auch ohne spezielle Ausbildung. Außerdem können die Bilder unabhängig von der Untersuchungszeit interpretiert werden.

Die Nachteile liegen einerseits in der Anwendung von ionisierenden Strahlen, andererseits sind die Geräte sehr groß, teuer und immobil und die Untersuchungskosten liegen wesentlich höher als bei der Sonographie und anderen herkömmlichen Röntgenverfahren.

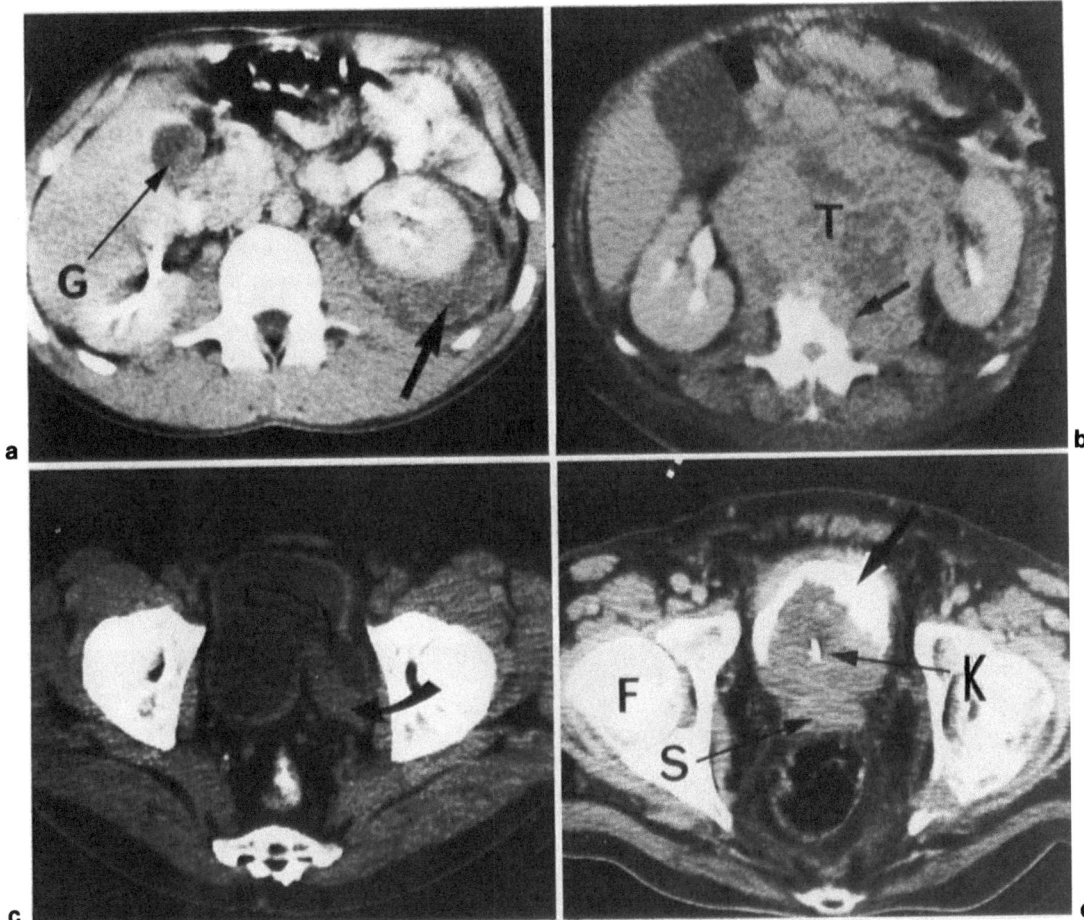

Abb. 6.37a–d. Computertomogramme: Retroperitoneum, Blase, Prostata. **a** Perirenales Hämatom. Das Hämatom *(Pfeil)* verdrängt die linke Niere nach vorn (*G* Gallenblase). 16jähriger Junge mit akuter Glomerulonephritis. Leichtes Fieber und linksseitige Flankenschmerzen nach Nierenbiopsie links. **b** Retroperitoneal metastasierendes Seminom. Riesiger retroperitonealer raumfordernder Prozeß, der aus einem metastasierenden Tumor *(T)* besteht, der den Wirbelkörper zerstört *(Pfeil)*. Die Umrisse der zentralen abdominellen und retropubischen Strukturen sind verwischt; die Nieren sind nach lateral, der Darm nach vorne verdrängt. 46jähriger Mann mit metastasierendem anaplastischem Hodenseminom. **c** Urothelkarzinom in einem Blasendivertikel. Der *offene Pfeil* zeigt auf den Eingang des Divertikels, der *geschlossene Pfeil* auf den Tumor an der Hinterwand des Divertikels. 65jähriger Mann mit Mikrohämaturie. **d** Prostatakarzinom. Unregelmäßig verlaufender Rand der vergrößerten Prostata, die die hintere Blasenwand eindrückt *(Pfeil)*. 65jähriger Mann mit Prostatakarzinom, das Blase, Samenblasen und die perirektalen Gewebe infiltriert (*K* transurethraler Katheter, *S* Samenblasen, *F* Femurkopf)

NMR-Tomographie

Prinzip

Das Darstellungsverfahren der NMR-Tomographie in der Klinik basiert auf der Anwesenheit von Wasserstoffatomen im Körper. Der Kern eines Wasserstoffatoms besteht aus einem einzigen Proton. Jedes Atom, das eine ungerade Zahl von Protonen und Neutronen enthält, zeigt einen sog. Kernspin; das bedeutet, daß sich der Kern wie ein winziger Magnet verhält.

Normalerweise sind die Drehachsen der Wasserstoffatome im Körper ungerichtet. Wird nun der ganze Körper oder ein Teil davon in ein starkes Magnetfeld gebracht (bei der NMR werden diese Magnetfelder durch große Magnete gebildet), so richten sich die Achsen der Wasserstoffatome, die sich im magnetischen Feld befinden, nach den Linien des Kraftfeldes aus.

Werden die Wasserstoffatome in diesem Magnetfeld noch zusätzlich durch kurze Stöße elektromagnetischer Wellen stimuliert, so absorbieren sie Energie und richten sich nach dem magnetischen

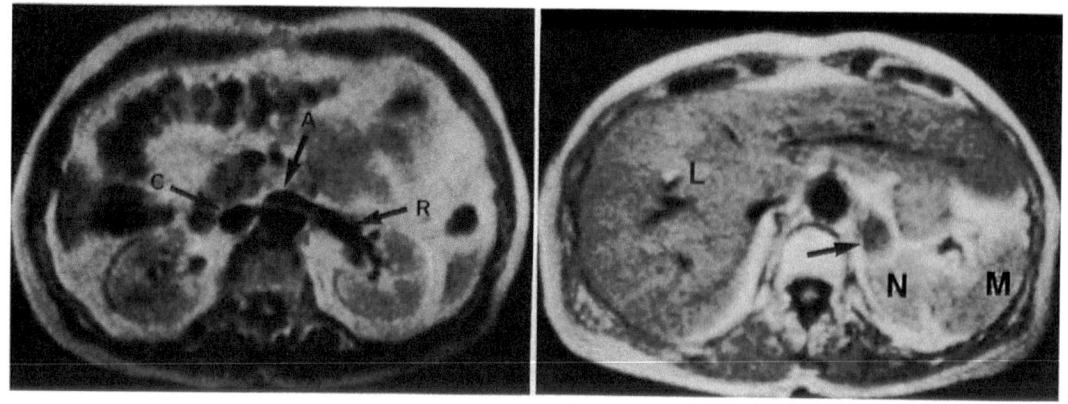

Abb. 6.38 a, b. NMR-Bilder: transversaler Scan der Nieren und Nebennieren. **a** Normale Nieren. Das perinephritische Fettgewebe liefert ein intensives *(weißes)* NMR-Signal im Gegensatz zu denBildern, bei denen das Fett *schwarz* dargestellt ist. Fließendes Blut in den Nierengefäßen *(R)*, der Aorta *(A)* und der V. cava inferior *(C)* führen zu keinen NMR-Signalen, so daß es sich *schwarz* darstellt. **b** Metastase eines Karzinoids in der linken Nebenniere *(Pfeil)*. Die intensiven NMR-Signale des Fettes *(weiß)* differenzieren den vergrößerten Nebennierenschatten von der linken Niere *(N)* *(L* Leber, *M* Milz*)*

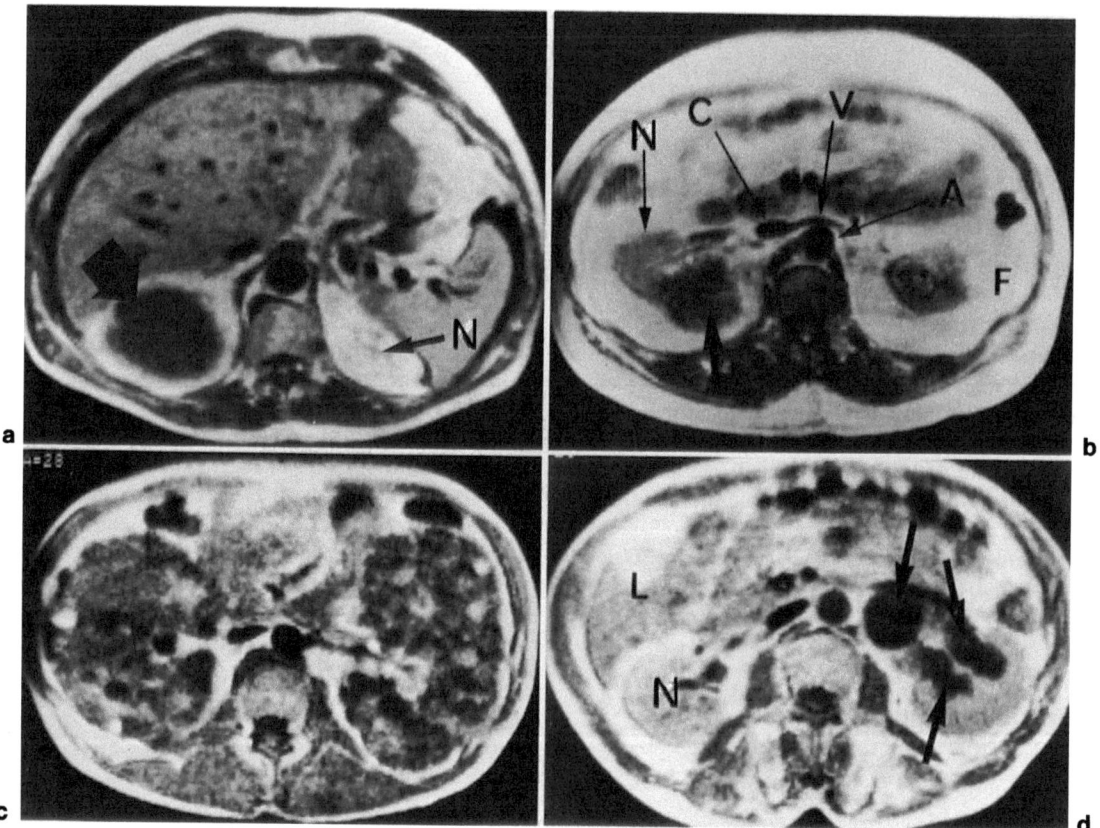

Abb. 6.39 a–d. NMR-Darstellung: Niere. **a** Einfache Nierenzyste. Die Zyste im rechten oberen Pol *(Pfeil)* erscheint als Struktur mit geringerer NMR-Intensität (*N* linke Niere). **b** Nierenzellkarzinom. Der Tumor *(Pfeil)* geht vom posteromedialen Anteil der rechten Niere *(N)* aus. Retroperitoneales Fettgewebe *(F)* umgibt die Nieren und liefert ein dichtes NMR-Bild. Die linke Nierenvene *(V)* kreuzt vor der Aorta *(A)* und mündet in die V. cava inferior *(C)*. Beachte, daß die NMR-Signale *(schwarz)* im fließenden Blut in diesen Gefäßen fehlen. **c** Polyzystische Nierendegeneration. Riesige Nieren mit zahlreichen Zysten unterschiedlicher NMR-Intensität. **d** Hydroureteronephrose *(Pfeile* wenig intensives NMR-Signal von Urin in den dilatierten Kelchen und im Nierenbecken, *N* normale rechte Niere, *L* Leber)

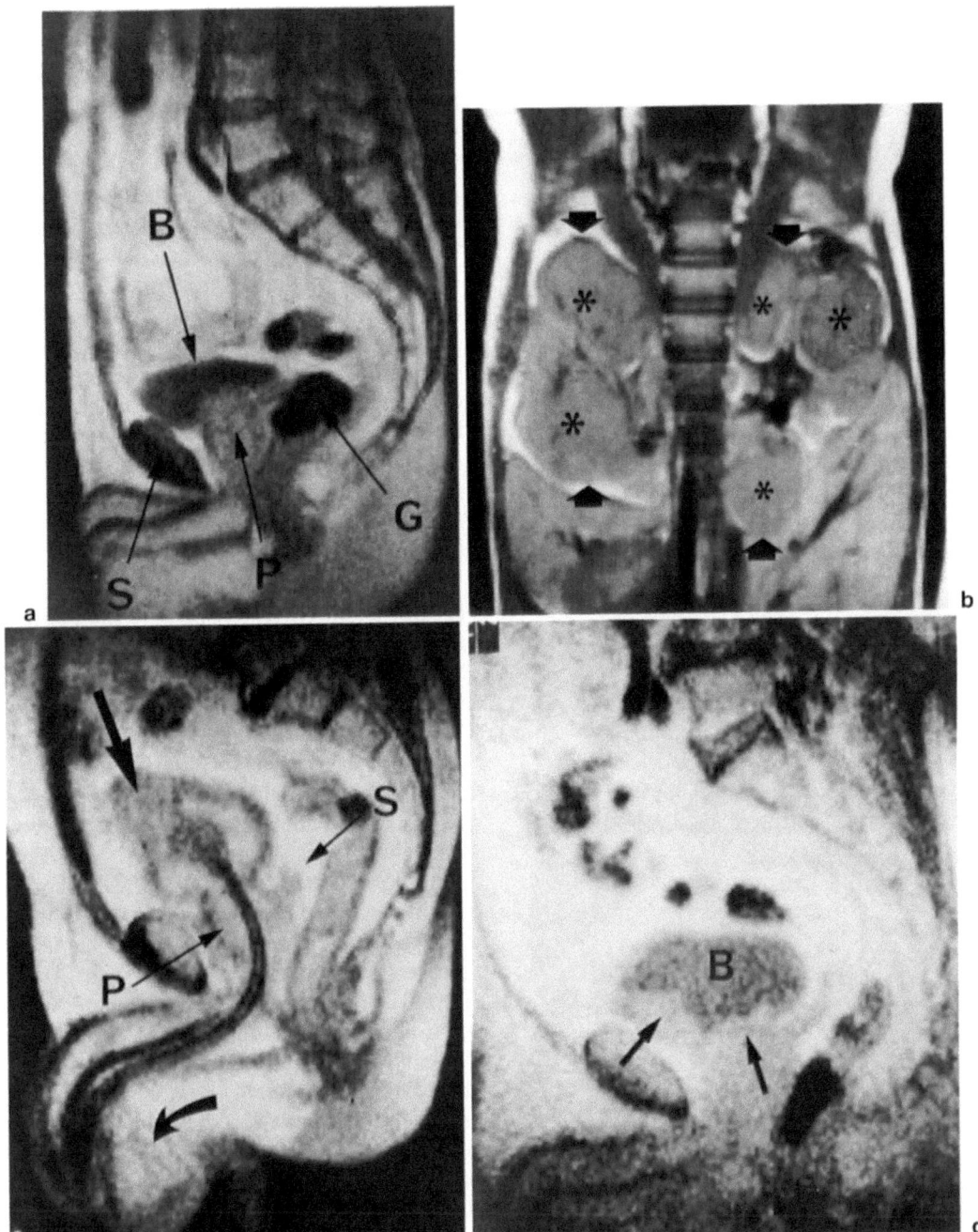

Abb. 6.40 a–d. NMR-Darstellung: Sagittale Becken und koronale Bauchscans. **a** Benigne Prostatahyperplasie. Die vergrößerte Prostata *(P)* wölbt sich in die Blase *(B)* vor *(G* Darmgas im Rektum, *S* Symphyse). **b** Die Nieren *(Pfeile)* sind durch beidseitige multifokale Wilms-Tumoren vergrößert. 3 Jahre altes Mädchen mit beidseitigen Nierentumoren. **c** Blasenkarzinom. In der Blase liegt ein transurethraler Foley-Katheter *(P* Prostata, *S* Samenblase, *gebogener Pfeil* Skrotum, *gerader Pfeil* ausgedehnter Blasentumor). **d** Blasenkarzinom. Der ausgedehnte Tumor *(Pfeile)* führt zu einer unregelmäßigen Vorwölbung des Blasenbodens *(B)*

Feld aus, d. h. sie werden auf eine Ebene höherer Energie gehoben. Sobald die Anregungsfrequenz unterbrochen wird, kehren die Wasserstoffkerne mit unterschiedlicher Geschwindigkeit in ihre ursprüngliche Lage (niedrige Energie) im magnetischen Feld zurück. Dabei geben sie Energie in Form von elektromagnetischen Wellen ab. Man nennt dieses Phänomen Nuklearmagnetikresonanz. Die Resonanz der

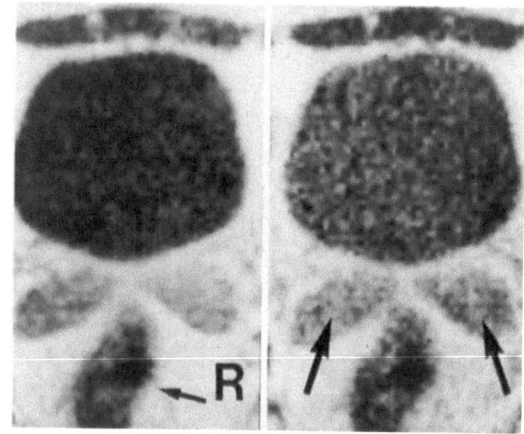

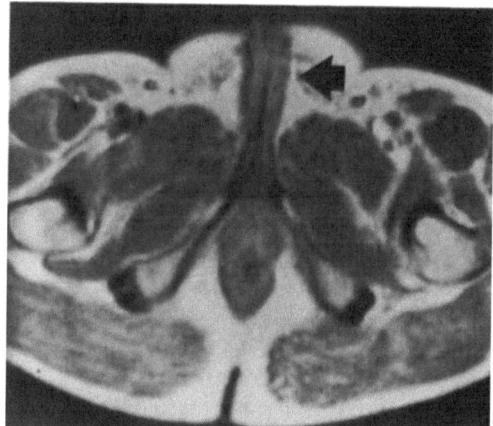

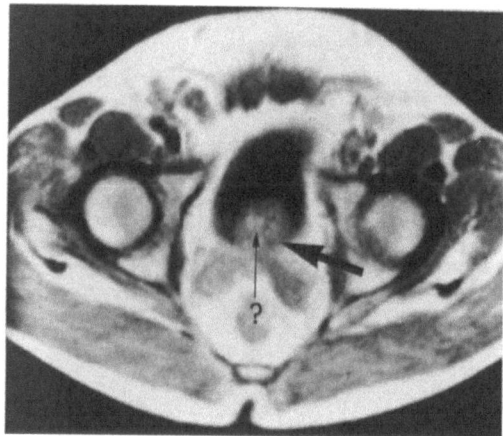

Abb. 6.41a–c. NMR-Darstellung: transversale Beckenbilder. **a** Normale Blase und Samenblasen *(Pfeile)*. Es werden 2 verschiedene Darstellungsmethoden gezeigt (*R* Rektum). **b** Penis- *(Pfeil)* und Beckenstrukturen sind normal. Die NMR-Darstellung ermöglicht eine ausgezeichnete Differenzierung der vberschiedenen Gewebe. Beachte die dichte *(weiße)* NMR-Darstellung des perirektalen und subkutanen Fettgewebes. **c** Vergrößerte Prostata. Die hyperplastische Drüse *(großer Pfeil)* drückt die Blase ein. Die Prostata enthält außerdem ein Karzinom, möglicherweise in dem kleinen Bereich mit intensiven NMR-Signalen (?), die durch den *kleinen Pfeil* gekennzeichnet sind

Wasserstoffkerne bleibt so lange bestehen, wie die elektromagnetischen Stöße aufrecht erhalten werden. Die freiwerdenden Energien der Wasserstoffkerne werden gesammelt und bilden die Grundlage des endgültigen NMR-Bildes.

Die NMR-Tomographiebilder entstehen durch die unterschiedlichen Dichteverhältnisse des Wasserstoffs im Gewebe. Sie werden durch die unterschiedlichen physikalischen, zellulären und chemischen Eigenschaften verändert, wie auch durch die Flußcharakteristika des Gewebes. Während Röntgenstrahlen in Ursprung und Richtung kontrollierbar sind, enthalten die von den Kernen unter NMR-Bedingungen ausgesandten Signale keine Aussage über ihren Ursprung. Bei der NMR-Untersuchung werden diese Informationen durch zusätzliche Magnetspulen erhalten, die das magnetische Feld variieren und somit die Art der ausgesandten Signale aus verschiedenen Körperregionen verändern.

Es gibt noch eine Reihe anderer biologisch wichtiger Kerne, die NMR-sensitiv sind wie Phosphor, Natrium und Kalium. Sie haben aber eine niedrigere Sensibilität auf NMR und treten außerdem in geringeren physiologischen Konzentrationen auf als Wasserstoff. Obwohl die Kapazität dieser Kerne z.Z. noch so gering ist, daß sie durch NMR nicht dargestellt werden können, wird intensiv daran gearbeitet, diese Potentiale für die Gewebetypisierung und Darstellung nutzbar zu machen (NMR-Spektroskopie). Obwohl die Methode der NMR schon seit Jahren in der Chemie angewandt wird, wurde das erste NMR-Bild (Wasser in dünnwandigen Glaskapillaren) erst vor etwa 10 Jahren erstellt. Trotz dieses kurzen Zeitraums, seit es unbearbeitete NMR-Bilder gibt, entwickelte man passende Magnete, Computer und bildgebende Verfahren, so daß diese Geräte heute die ausgesandten elektromagnetischen Wellen sammeln, sie digitalisieren, räumlich zuordnen und die Informationen in Körpertomogramme umsetzen, die denen der Computertomogramme ähneln (Abb. 6.38–6.41).

Obwohl z.Z. nur eine kleine Anzahl von NMR-Systemen in Gebrauch ist, ist man sich darüber einig, daß dieses Verfahren wohl die aussagekräftigste und vielseitigste Darstellungsmethode in der Medizin ist.

Klinische Anwendung der NMR (Abb. 6.38–6.41)

Bei der NMR-Darstellung werden festbegrenzte Wasserstoffkerne, z.B. im kompakten Knochen oder anderen kalkhaltigen Geweben (wie z.B. arteriosklerotische Plaques), als schwarze Zonen abgebildet, d.h. sie sind NMR-ruhig.

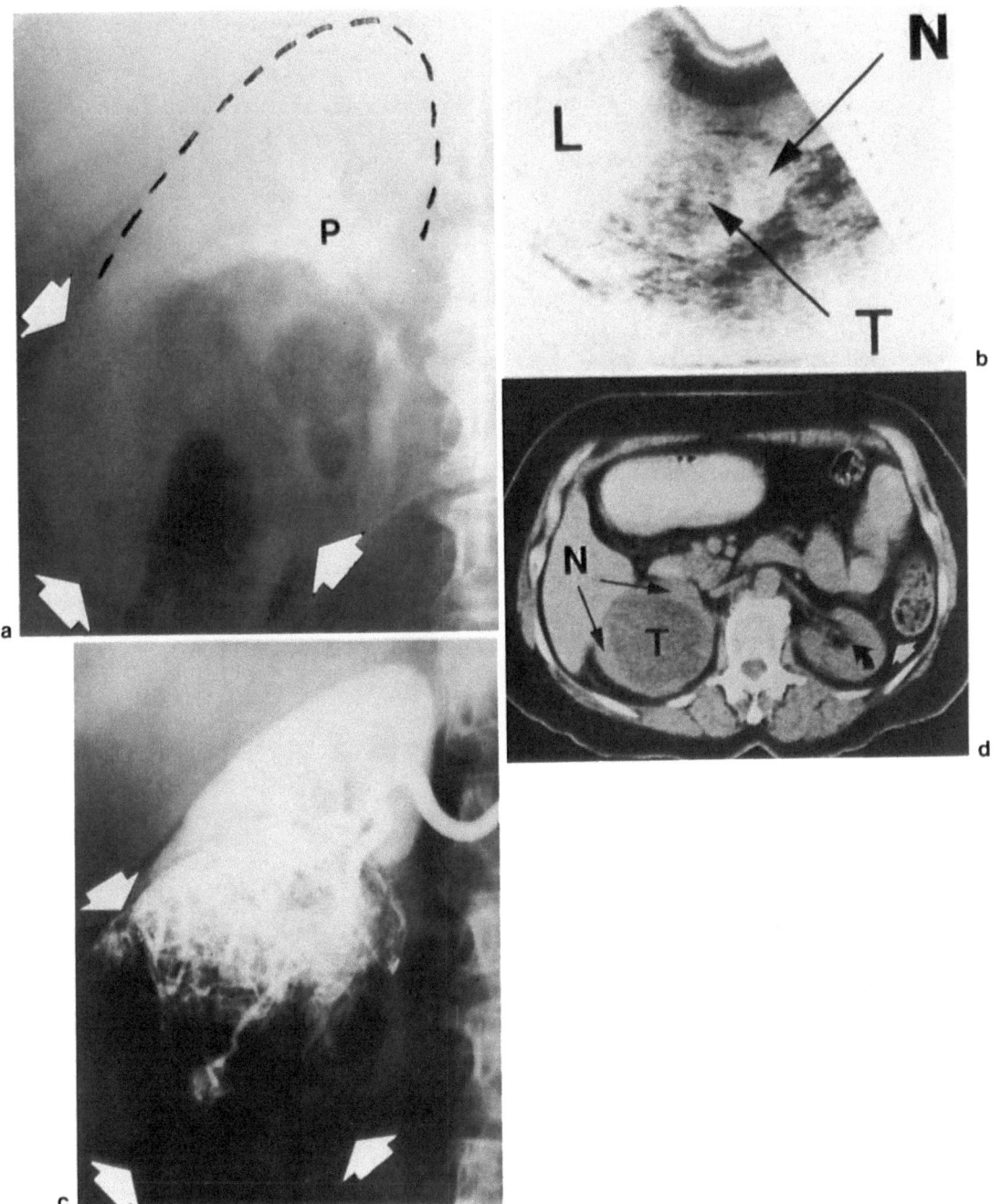

Abb. 6.42a–d. Vergleich der verschiedenen Darstellungsmethoden: Adenokarzinom der rechten Niere. 73jährige Frau mit Schmerzen in der rechten Flanke und Hämaturie. **a** Ausscheidungsurogramm. Nierenbecken *(P)* und untere Kelche werden durch einen großen umschriebenen raumfordernden Prozeß *(Pfeile)* verdrängt. Urographische Diagnose: renale Neoplasie. Fragliche einfache Zyste oder Tumor. **b** Sonogramm. Longitudinalscan durch die Leber *(L)*, den lateralen Anteil des echodichten Tumors *(T)* und den unteren Nierenpol *(N)*. Sonographische Diagnose: wahrscheinlich ein Angiomyolipom. **c** Selektives Arteriogramm der oberen der 2 rechten Nierenarterien. Pathologische Hypervaskularisation zum oberen Teil des Tumors. Die untere Arterie versorgt eine vergleichbare Hypervaskularisation des unteren Tumoranteiles *(Pfeile)*. Angiographische Diagnose: eher Nierenkarzinom als Angiomyolipom. **d** CT: Die CT-Zahl des Tumors *(T)* ist niedriger als die des angrenzenden Nierenparenchyms *(N)* – durch Kontrastmittel verstärkt –, jedoch erheblich größer als die des nur wenig dichten Fettgewebes, was man im linken Nierensinus *(gebogener Pfeil)* und angrenzenden perinephritischen Raum *(gerader Pfeil)* beobachten kann. CT-Diagnose: Nierenkarzinom. Bei diesem Patienten war die CT-Diagnose spezifisch. Durch das CT konnte ein mögliches Angiomyolipom, das nach der sonographischen Untersuchung differentialdiagnostisch in Betracht gezogen wurde, ausgeschlossen werden

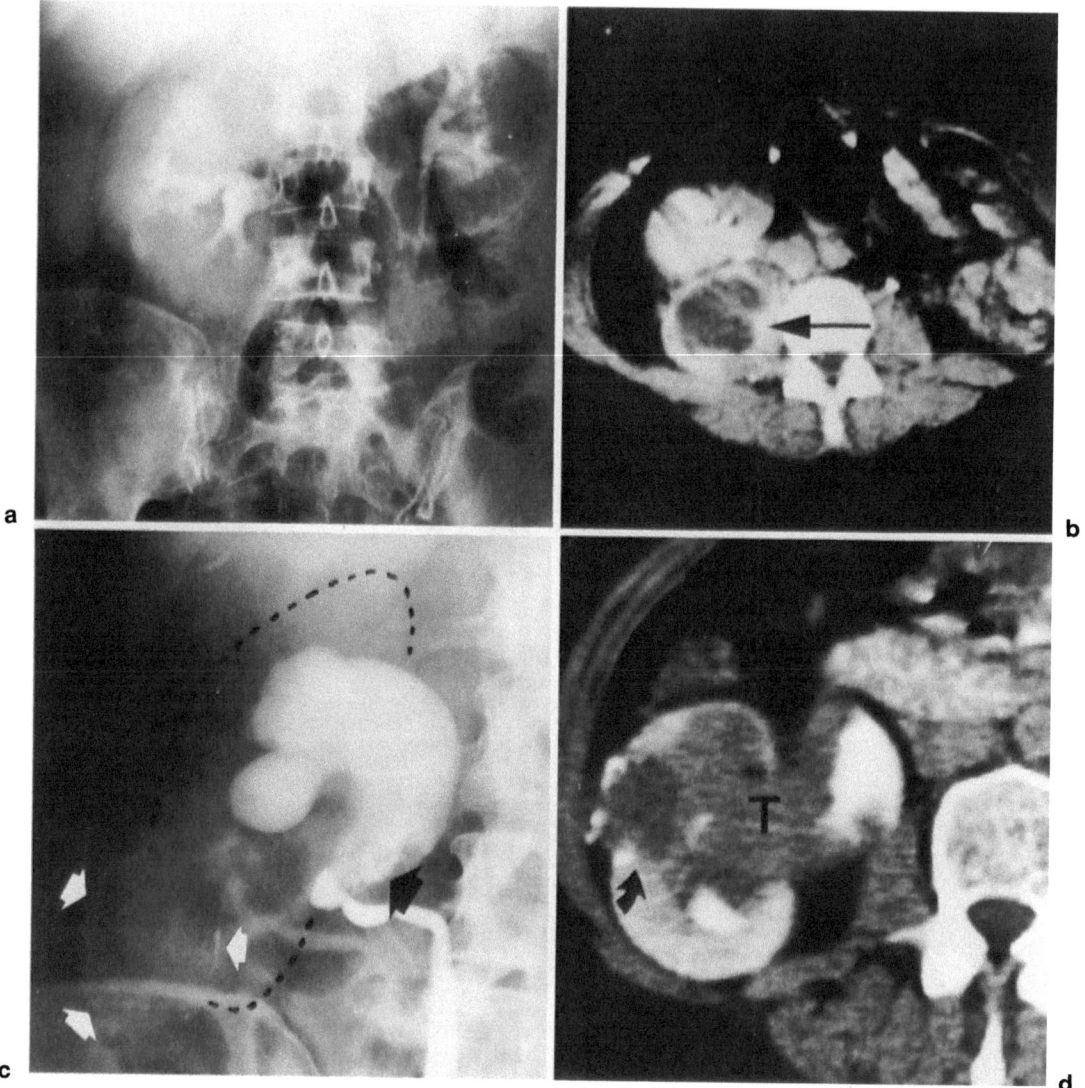

Abb. 6.43a–d. Vergleich der verschiedenen bildgebenden Verfahren. **a** Psoasabszeß. Das Ausscheidungsurogramm zeigt eine anomale Lage der rechten Niere und einen vergrößerten rechten M. psoas. **b** CT-Scan. Der gleiche Patient. Durch das CT ist der Psoasabszeß deutlich erkennbar *(Pfeil)*. Das CT-Bild hilft bei der Differenzierung retroperitonealer Strukturen. Der Abszeß wurde perkutan unter CT-Kontrolle drainiert. **c** Urothelkarzinom und eine kalzifizierte Nierenzyste. Das retrograde Urogramm zeigt im Nierenbecken *(schwarzer Pfeil)* am Harnleiterabgang Füllungsdefekte durch den Tumor und eine eierschalenähnliche Kalzifikation in einem Tumor am unteren Nierenpol *(weiße Pfeile)*. Beachte, daß sich Infundibulum und Kelche des unteren Nierenpoles nicht mit Kontrastmittel füllen. 45jährige Frau mit Hämaturie. **d** CT derselben Patientin. Die zystische Natur dieses kalzifizierten raumfordernden Prozesses *(gebogener Pfeil)* ist eindeutig, wobei das CT das beträchtliche Ausmaß des Tumors *(T)* besser erkennen läßt. Der Tumor involviert den größten Teil des unteren Nierenpoles und reicht bis in das dilatierte Nierenbecken

Auch Wasserstoffkerne, die sich bei der Untersuchung zu schnell bewegen, um Signale abzugeben, sind NMR-ruhig, d.h. sie stellen sich als schwarze Zonen auf dem Bild dar. So werden etwa 50 ms benötigt, um ein NMR-Signal von Protonen in einem Feld zu registrieren. Daher stellt sich fließendes Blut in verschiedenen schwarzen Schattierungen dar, die von der Geschwindigkeit des Blutflusses abhängig sind.

Fett wird als helles, intensives weißes Bild registriert, dagegen stellt es sich auf Röntgenbildern und Computertomogrammen schwarz dar.

Gehirn, Rückenmark, Eingeweide und Muskeln ergeben NMR-Signale, die zwischen den hellen wei-

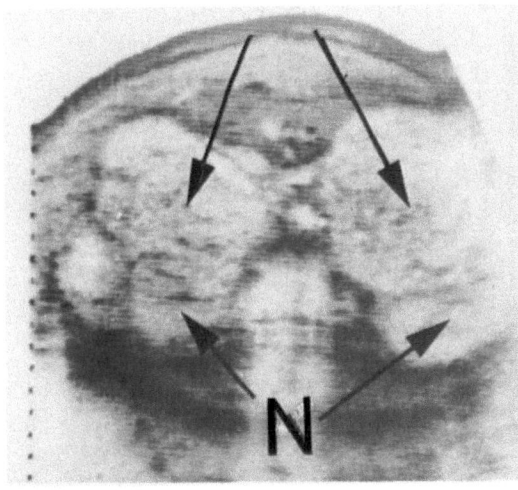
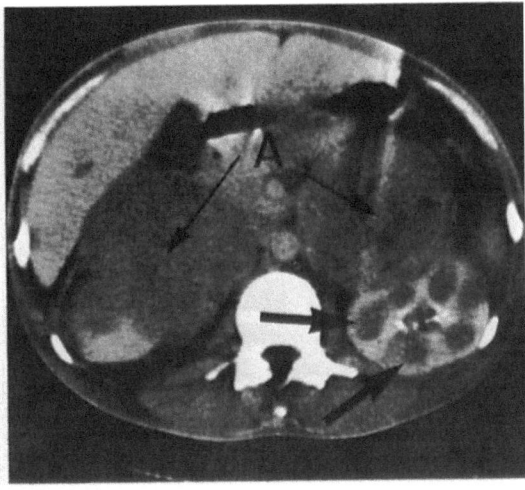

Abb. 6.43e,f. e Adrenales und renales Lymphom. Transversaler sonographischer Scan durch die Nieren *(N)*. Die Nebennieren *(NN)* sind stark vergrößert. Das sonographische Bild der Nieren ist in diesem Scan nicht typisch. 26jähriger Mann mit Fieber, Gewichtsverlust, Nebenniereninsuffizienz und diffusem histiozytärem Lymphom. **f** CT-Scan desselben Patienten. Die mit Kontrastmittel durchgeführte Untersuchung hebt das Nierenparenchym gegenüber den weniger dichten Regionen des lymphoiden Gewebes *(große Pfeile)* deutlich hervor. Die massive Nebennierenvergrößerung *(A)* ist deutlich erkennbar. Sowohl mit der Sonographie wie auch mit dem CT konnten die pathologischen Veränderungen deutlich gezeigt werden

ßen Bildern von Fett und den dunklen von kortikalen Knochen rangieren. Knochenmark liefert aufgrund seines Fettgehaltes ein weißes Bild.

Vor- und Nachteile

Die NMR-Untersuchung hat viele Vorteile. Es werden keine ionisierenden Strahlen verwendet und bei den in der Klinik verwendeten Energiegrößen konnten keine schädigenden somatischen oder genetischen Effekte nachgewiesen werden. Eine besondere Vorbereitung oder Flüssigkeits- und Nahrungseinschränkung entfällt. Auch Kontrastmittel sind zur Untersuchung des Magen-Darm-Traktes oder der Gefäße nicht notwendig. Zur Zeit werden nicht-magnetische Kontrastmittel entwickelt, die in naher Zukunft zu einer zunehmenden Anwendung der NMR-Diagnostik führen werden. Dieses bildgebende Verfahren ist sehr flexibel, insbesondere in der Darstellung verschiedener Ebenen: axial, sagittal und koronar. Die Bilder ergeben eine räumliche Auflösung, die wesentlich höher ist als bei der Sonographie; sie liefern außerdem eine spezifische Gewebecharakterisierung. Insbesondere bei weicheren Gewebestrukturen ergibt die NMR bessere Untersuchungsergebnisse als jedes andere bildgebende Verfahren.

Nachteilig ist, daß Verkalkungen oder kalkhaltige Veränderungen sich mit dem NMR-Verfahren nur schlecht nachweisen lassen. Die Bildaufzeichnung dauert länger als beim CT, oft viel länger, als der Patient die Luft anhalten kann. Daher kommt es während des Atmens zu unscharfen Abbildungen, besonders im Bereich des unteren Abdomens.

Die Ausrüstung ist sehr umfangreich und teuer und auch die Kosten für die räumliche Ausstattung sind hoch. Vermutlich sind die Untersuchungskosten höher als bei jeder anderen Darstellungsmethode. Da ein sehr starkes Magnetfeld benötigt wird, sind strenge Sicherheitsvorkehrungen notwendig, um Verletzungen zu vermeiden, die durch metallische Gegenstände, die in das magnetische Feld gezogen werden, auftreten können. In der Chirurgie benutzte Clips aus Metall, besonders für Gehirngefäße, können möglicherweise gefährlich werden. Außerdem kann man Patienten mit Gelenkprothesen aus Metall oder Herzschrittmachern nicht in den starken Magnetfeldern, wie sie bei der NMR verwendet werden, untersuchen. Die Magnetfelder und die elektromagnetischen Frequenzstöße beeinflussen außerdem die Funktion umliegender elektronischer Ausrüstungen.

Es gibt z.Z. nur eine begrenzte Anzahl von NMR-Anlagen im klinischen Routinebetrieb. Sie stehen meist in den großen Universitätskliniken. Eine gewisse Anzahl der Geräte ist jedoch finanziell tragbar. Man erwartet daher, daß in Zukunft noch einige dieser Untersuchungseinheiten errichtet werden.

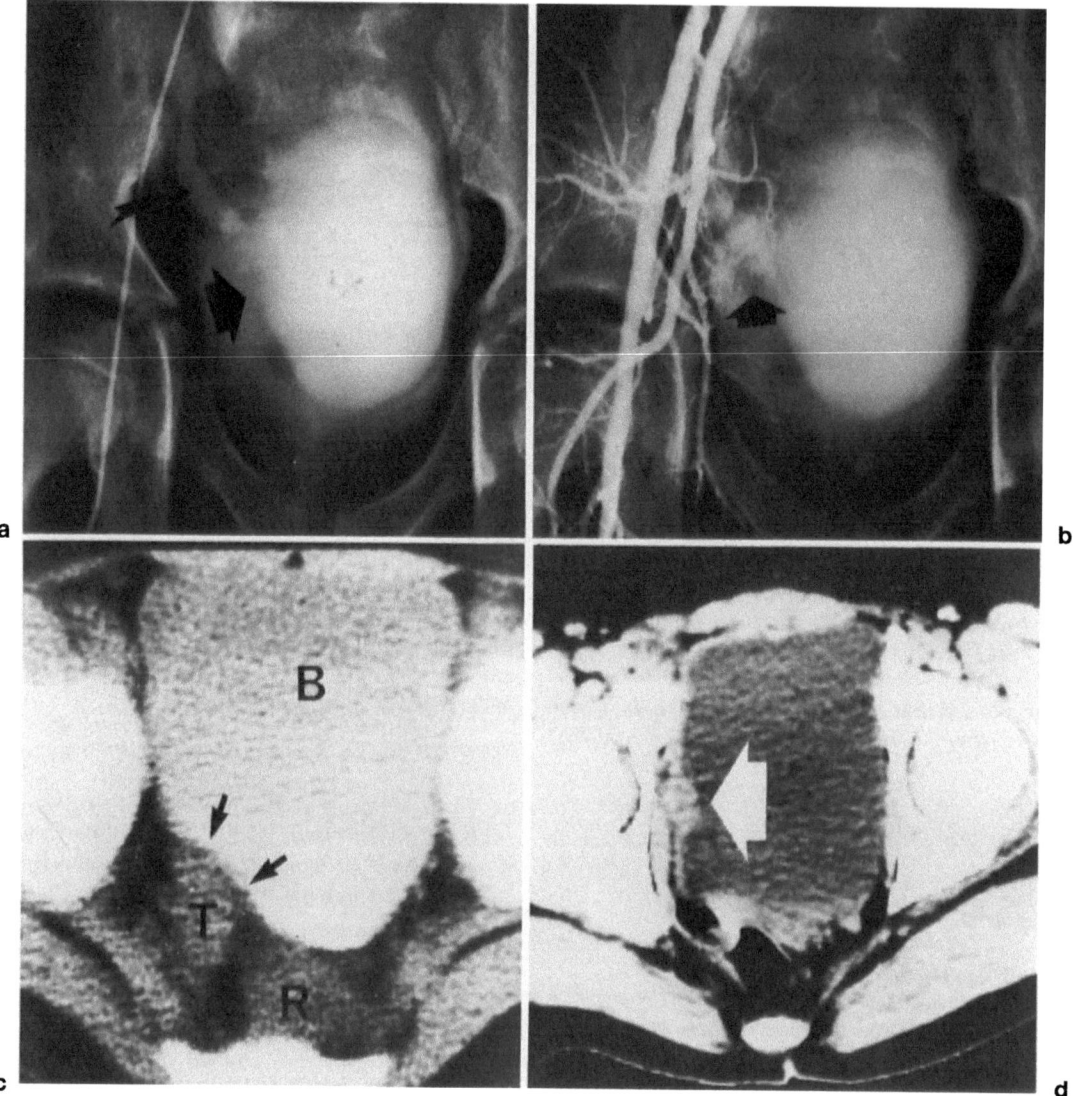

Abb. 6.44a–d. Vergleich verschiedener bildgebender Verfahren. Metastasierendes extraadrenales familiäres Phäochromozytom. 10jähriger Junge mit Hypertonie, bei dem durch vorherige Abdominalpalpation hypertone Krisen ausgelöst wurden. Die Familienanamnese ergab bei der Mutter multiple extraadrenale Phäochromozytome. **a** Ausscheidungsurogramm. Der rechte Harnleiter ist dilatiert und hochgedrückt *(gebogener Pfeil)*. Er ist mit dem rechten hinteren Anteil der Blasenwand nach links abgedrängt *(gerader Pfeil)*. Urographische Diagnose: fragliches extraadrenales paravesikales Phäochromozytom. **b** Arteriogramm der rechten A. femoralis. Tumordarstellung *(Pfeil)* in der rechten paravesikalen Region. Angiographische Diagnose: extraadrenales paravesikales Phäochromozytom. **c** CT-Scan. Das transversale Tomogramm durch die Blase *(B)* zeigt, wie der Tumor *(T)* die Blase eindrückt *(Pfeile)* *(R* Rektum). **d** CT-Scan: transversales Tomogramm durch die Blase. Das erneute Auftreten der Symptome nach Entfernung des rechten paravesikalen Phäochromozytoms erfordert nochmals ein CT. In der Blasenwand findet sich ein Tumorrezidiv *(Pfeil)*. Jede der Darstellungsmethoden vervollständigte oder ergänzte die vorausgegangene Methode. Mit keinem der Untersuchungsverfahren konnten jedoch die operativ entdeckten kleinen Lebermetastasen diagnostiziert werden

Vergleich der bildgebenden Verfahren
(Abb. 6.42–6.46)

Röntgenuntersuchung, Sonographie, Computertomogramme und NMR haben jeweils individuelle Vor- und Nachteile. Bei jeder Entwicklung neuer Darstellungsmethoden änderte sich die Anzahl und auch die Art der Anwendungen der bisher üblichen Methoden. So resultierte z.B. aus der zunehmenden Anwendung der Sonographie und der Computertomo-

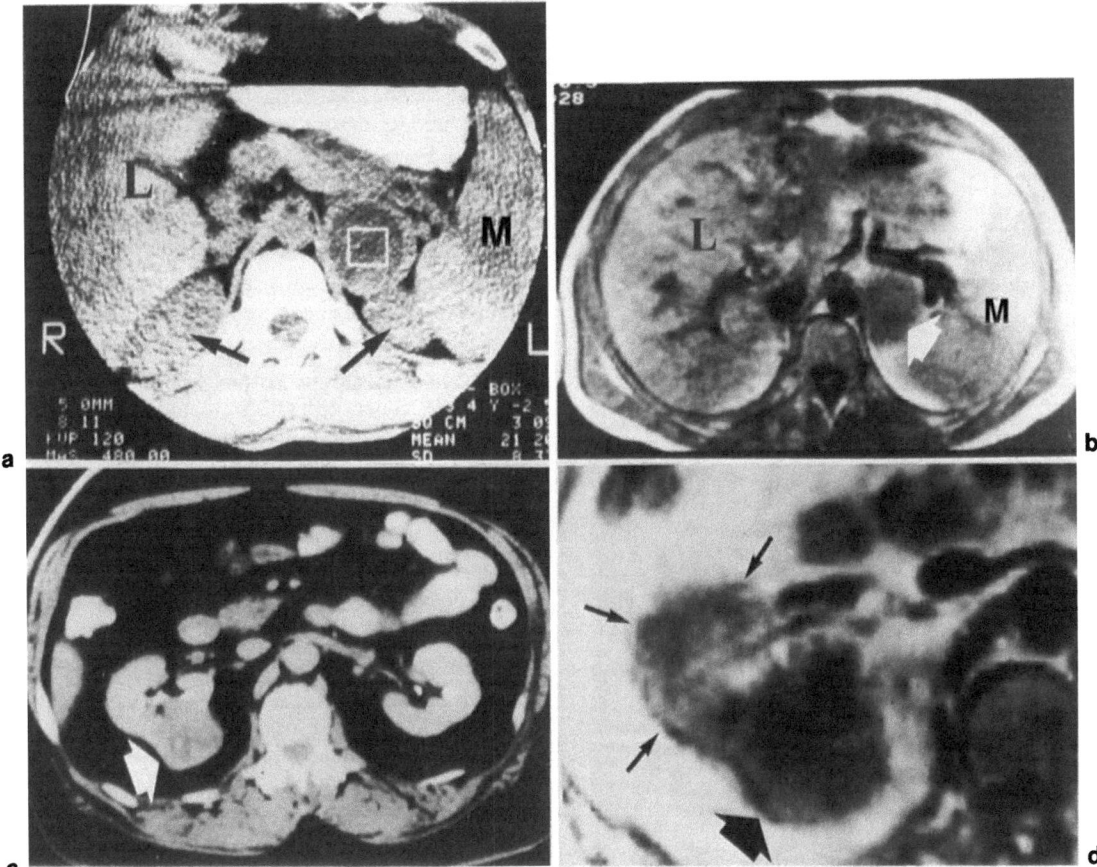

Abb. 6.45 a–d. Vergleich verschiedener bildgebender Verfahren. **a** Phäochromozytom der Nebenniere. CT-Scan. Der CT-Cursor befindet sich in einer zentral gelegenen zystischen Region eines Nebennierentumors links (*L* Leber, *M* Milz, *Pfeile* obere Nierenpole). 25jähriger Mann, bei dem anamnestisch seit 5 Jahren Parästhesien, Palpitationen und Schwitzen bestehen. **b** NMR-Darstellung bei demselben Patienten. Das NMR-Tomogramm zeigt eine etwas höher gelegene Schicht als beim CT. Das Tomogramm durchschneidet den Nebennierentumor *(Pfeil)*, liegt jedoch über dem oberen Nierenpol. Der zystische Charakter des Tumors wird auf dieser Aufnahme nicht so deutlich wie auf dem CT-Scan. **c** Nierenzellkarzinom. CT-Scan. Der Tumor, der sich aus dem posteriomedialen Anteil der rechten Niere hervorwölbt *(Pfeil)*, besitzt eine unregelmäßige Dichte, wobei es sich um nekrotische Zonen innerhalb des Tumors handelt. Die linke Niere ist unauffällig. Beachte die geringe Dichte *(schwarz)* des perirenalen Fettgewebes im CT-Bild. Erwachsener Mann mit renaler Neoplasie, die im Ausscheidungsurogramm entdeckt wurde. **d** NMR-Tomogramm der rechten Niere beim gleichen Patienten. Da für dieses Bild eine besondere Aufnahmemethode angewendet wurde, zeigt das Karzinom *(großer Pfeil)* eine geringere Intensität im NMR-Bild als die normale Niere *(kleine Pfeile)*. Beachte die intensive *weiße* NMR-Darstellung des retroperitonealen und des perirenalen Fettgewebes

graphie eine Abnahme der Anwendungshäufigkeit herkömmlicher röntgenologischer Verfahren, wie z.B. der Urographie, der retrograden Urographie und der Lymphographie. Für rein diagnostische Zwecke werden zunehmend weniger Nebennieren- und Nierenangiogramme durchgeführt. Auch die NMR-Darstellung wird erhebliche Veränderungen in der medizinischen und urologischen Diagnostik bewirken, wenn erst einmal genügend Geräte und geschultes Personal zur Verfügung stehen.

Verschiedene Faktoren spielen hierbei eine Rolle:

1. Die zunehmende Aussagekraft neuer Darstellungsverfahren gegenüber älteren bei zahlreichen Aspekten in der urologischen Diagnostik.
2. Die Verfügbarkeit der Ausrüstung und des ausgebildeten Personals, die Bedienung der Geräte und die Auswertung der Ergebnisse.
3. Zunehmende Sorge bei der Anwendung ionisierender Strahlen.

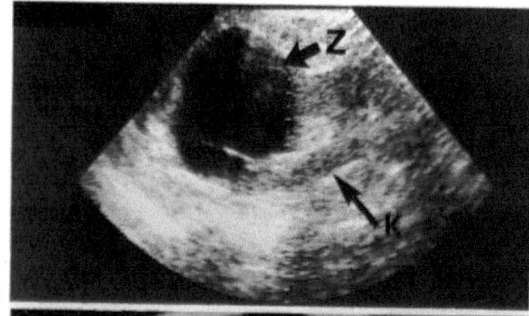
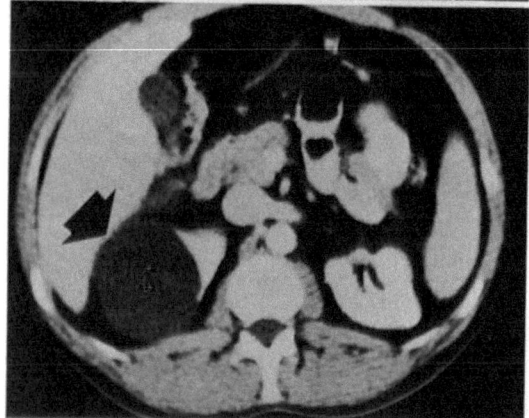
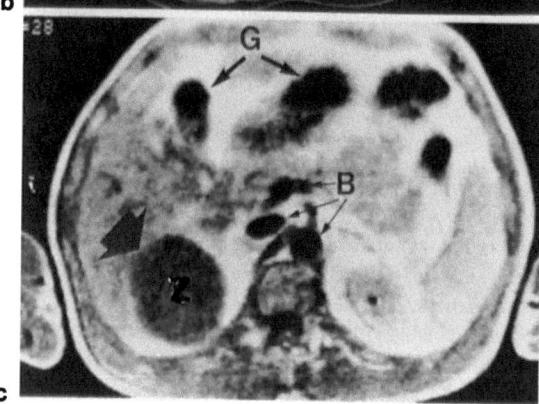

Abb. 6.46a–c. Vergleich verschiedener bildgebender Verfahren. Einfache Zyste, linke Niere. 49jähriger Mann mit bilateralen Flankenschmerzen. **a** Sonogramm. Man erkennt einen echolosen raumfordernden Prozeß *(C)* in der rechten Niere mit scharf abgegrenzter rückseitiger Wand und einer zunehmenden Echodichte in der Tiefe der Neoplasie. Diese Befunde sind typisch für eine einfache Zyste der Niere *(N)*. **b** CT-Scan. Durch das CT-Bild erhält man keine zusätzlichen Informationen über die rechte Niere und die Zyste. Beachte die geringe Dichte der Zyste *(Z, Pfeil)* im CT. Die CT-Zahl entspricht etwa der von Wasser. **c** NMR-Tomogramm. Durch dieses Tomogramm, das eine etwas höhere Schicht als die des CT zeigt, erhält man auch keine zusätzlichen Informationen, die nicht schon sonographisch festgestellt worden sind. Vergleiche die geringe Intensität der Zystenflüssigkeit *(Z)* im NMR-Bild mit dem NMR-Bild von Darmgas *(G)* und fließendem Blut *(B)* in der Aorta, V. cava und anderen Gefäßen. Das Sonogramm war bei diesem Patienten die diagnostisch aussagekräftigste Untersuchung, so daß die CT- und NMR-Untersuchungen überflüssig waren

4. Der Wunsch, invasive diagnostische Untersuchungen zu vermeiden.

Da so zahlreiche bildgebende Verfahren zur Verfügung stehen (mit unterschiedlichen Kosten, Risiken und Ergebnissen), kann für den Arzt die Entscheidung schwierig werden, die Methode zu wählen, die die meisten Informationen bei niedrigen Kosten und geringen Risiken liefert. Eine bestimmte Untersuchungsmethode kann in einer speziellen diagnostischen Situation sinnvoll sein und in einer anderen keine besonderen Ergebnisse bringen. So sind z.B. Sonographie, Computertomogramm und NMR-Tomographie beim Nachweis kleiner uroepithelialer Tumoren nicht effektiv. Hierbei ist das Ausscheidungsurogramm die Untersuchungsmethode der Wahl. Die Sonographie ist ein aussagekräftiges, nicht eingreifendes und relativ billiges Untersuchungsverfahren, um einfache Zysten, Tumoren und Veränderungen in der Niere zu differenzieren, es ist dagegen bei der Beurteilung des Retroperitonealraums weniger aussagefähig als z.B. das Computertomogramm. Dagegen setzt die Sonographie eine gute Schulung des Untersuchers voraus. Die Angiourographie kann Zahl und Ausmaß der Gefäße eines Tumors effektiv darstellen, ist aber durch die Anwendung ionisierender Strahlen relativ schädlich und teuer, und sie verlangt häufig stationäre Krankenhausaufenthalte. Die Computertomographie ist das beste Verfahren, um das Retroperitoneum und die Nebennieren gut darzustellen. Sie ist jedoch teurer als die meisten anderen bildgebenden Verfahren und steht nur in großen medizinischen Zentren zur Verfügung. Die NMR-Tomographie befindet sich noch im Entwicklungsstadium, so daß erst wenige Exemplare weltweit existieren. Sie übertrifft jedoch das Computertomogramm in der Darstellungsqualität bei zahlreichen Anwendungen. Für bestimmte Strukturen, wie z.B. Gehirn und Rückenmark, erhält man durch sie die besten anatomischen Details.

Arzt und Patient können durch eine entsprechende Beratung unterstützt werden, um bei der Diagnostik und Therapie das richtige Darstellungsverfahren wählen zu können und Doppeluntersuchungen, Zeitverlust und unnötige Kosten zu vermeiden.

Literatur

Röntgen

Abrams HL (editor): Abrams Angiography: Vascular and Interventional Radiology, 3rd ed. Little, Brown, 1983

Alvarez RE, Cassel D: Film-based digital x-rays: Using energy-selective processing to subtract unwanted materials. Diagn Imaging (May) 1983; 52:36

Anton PA, Abramowsky CR: Adult polycystic renal disease presenting in infancy: A report emphasizing the bilateral involvement. J Urol 1982; 128:1290

Baker SR, Elkin M: Plain Approach to Abdominal Calcifications. Vol 21 of: Monographs in Clinical Radiology. Saunders, 1983

Blickman JG, Taylor GA, Lebowitz RL: Voiding cystourethrography: The initial radiologic study in children with urinary tract infection. Radiology 1985; 156:659

Bolz KD, Skalpe IO, Gutteberg TJ: Iohexol and metrizoate in urography in children: Comparison between a nonionic and an ionic contrast medium. Acta Radiol [Diagn] 1984; 25:155

Choi SH, Anllo V: Left renal vein "nutcracker" phenomenon. Urology 1982; 20:549

Clark RA, Alexander ES: Digital subtraction angiography of the renal arteries: Prospective comparison with conventional arteriography. Invest Radiol 1983; 18:6

Davidson AJ (editor): Radiology of the Kidney. Saunders, 1985

Doubilet P et al: Excretory urography in current practice: Evidence against overutilization. Radiology 1985; 154:607

Dyer R et al: The segmental nephrogram. AJR 1985; 145:321

Fanous H et al: Renal cell carcinoma extending into vena cava and right atrium. Urology 1983; 22:215

Ford K et al: Seminal vesiculography in evaluation of the infertile male. Fertil Steril 1982; 37:552

Friedland GW et al (editors): Uroradiology: An Integrated Approach. Churchill Livingstone, 1983

Greenberger PA, Patterson R, Tapio CM: Prophylaxis against repeated radiocontrast media reactions in 857 cases: Adverse experience with cimetidine and safety of beta-adrenergic antagonists. Arch Intern Med 1985; 145:2197

Hartman GW et al: Mortality during excretory urography. AJR 1982; 139:919

Hatch TR, Barry JM: The value of excretory urography in staging bladder cancer. J Urol 1986; 135:49

Hendee WR: Real and perceived risks of medical radiation exposure. West J Med 1983; 138:380

Hoffer FA, Lebowitz RL: Intermittent hydronephrosis: A unique feature of ureteropelvic junction obstruction caused by a crossing renal vessel. Radiology 1985; 156:655

Kaude JV et al: Renal morphology and function immediately after extracorporeal shockwave lithotripsy. AJR 1985; 145:305

Kruger RA, Riederer SA: Basic Concepts of Digital Subtraction Angiography. Hall, 1984

Kuchta SG, Manco LG, Evans JA: Prominent iliopsoas muscles producing a gourd-shaped deformity of the bladder. J Urol 1982; 127:1188

Kumar D et al: Case profile: Bilateral emphysematous pyelonephritis. Urology 1982; 20:96

Lang EK (editor): Current Concepts of Uroradiology. Williams & Wilkins, 1984

Lebowitz RL et al: International system of radiographic grading of vesicoureteric reflux: International Reflux Study in Children. Pediatr Radiol 1985; 15:105

Leiberman E, Macchia RJ: Excretory urography in women with urinary tract infection. J Urol 1982; 127:263

Leiter E, Whitehead ED, Desai SB: Fungus balls in renal pelvis. NY state J Med 1982; 82:64

Leonidas JC et al: The one-film urogram in urinary tract infection in children. AJR 1983; 141:61

Lue TR et al: Functional evaluation of penile veins by cavernosography in papaverine-induced erection. J Urol 1986; 135:479

Michel JR: Radiological examination of the male urethra. Medicamundi 1982; 27:77

Moreau J-F, Mazzara L: Intravenous Urography. Wiley, 1983

Nabizadeh I, Morehouse HT, Freed SZ: Hydatid disease of kidney. Urology 1983; 22:176

Nocks BN et al: Transitional cell carcinoma of renal pelvis. Urology 1982; 19:472

Panto PN, Davies P: Delayed reactions to urographic contrast media. Br J Radiol 1986; 59:41

Patriquin HB, O'Regan S: Medullary sponge kidney in childhood. AJR 1985; 145:315

Siminovitch JMP, Montie JE, Straffon RA: Inferior venacavography in the preoperative assessment of renal adenocarcinoma. J Urol 1982; 128:908

Smith SEW: Unexpected anterior urethral diverticula. Clin Radiol 1986; 37:55

Sommer FG et al: Renal imaging with dual energy projection radiography. AJR 1982; 138:317

Spring DB: Urinary tract fungal disease. Pages 105–113 in: Diagnostic Radiology. Margulis AR, Gooding CA (editors). Mosby, 1985

Spring DB et al: Radiologists and informed-consent lawsuits. Radiology 1985; 156:245

Steinhardt GF, Slovis TL, Perlmutter AD: Simple renal cysts in infants. Radiology 1985; 155:349

Stephens FD: Congenital Malformations of the Urinary Tract. Praeger, 1983

Strijk SP, Debruyne FMJ, Herman CJ: Lymphography in the management of urologic tumors. Radiology 1982; 146:39

Templeton PA, Pais SO: Renal artery occlusion in PAN. Radiology 1985; 156:308

Thomsen HS, Rygaard H, Strandberg C: Micturating cystourethrography and vesicoureteral reflux. Eur J Radiol 1985; 5:318

Thornbury JR, Stanley JC, Fryback DG: Hypertensive urogram: A nondiscriminatory test for renal vascular hypertension. AJR 1982; 138:43

Wasserman NF, La Pointe S, Posalaky IP: Ureteral pseudodiverticulosis. Radiology 1985; 155:561

Wechsler RJ, Brennan RE: Teardrop bladder: Additional considerations. Radiology 1982; 144:281

Weiner SN et al: Hematuria secondary to left peripelvic and gonadal vein varices. Urology 1983; 22:81

Weiss RM, Glickman MG: Venography of the undescended testis. Urol Clin North Am 1982; 9:387

Ultraschall

Chan JCM, Brewer WH, Still WJ: Renal biopsies under ultrasound guidance: 100 consecutive biopsies in children. J Urol 1983; 129:103

Charboneau JW et al: Spectrum of sonographic findings in 125 renal masses other than benign simple cyst. AJR 1983; 140:87

Dunne MG, Cunat JS: Sonographic determination of fetal gender before 25 weeks gestation. AJR 1983; 140:741

Fong KW et al: Fetal renal cystic disease: Sonographic-pathologic correlation. AJR 1986; 146:767

Gooding AW: High-resolution sonography of the scrotum. Pages 49–56 in: Diagnostic Radiology. Margulis AR, Gooding CA (editors). Mosby 1985

Grantham JG et al: Testicular neoplasms: 29 tumors studied by high-resolution US. Radiology 1985; 157:775

Grossman H et al: Sonographic diagnosis of renal cystic diseases. AJR 1983; 140:81

Hadlock FP, Deter RL, Carpenter RJ: Sonography of the fetal genitourinary tract. Semin Ultrasound 1984; 5:213

Han BK, Babcock DS: Sonographic measurements and appearance of normal kidneys in children. AJR 1985; 145:611

Hennigan HW Jr, DuBose TH: Sonography of the normal female urethra. AJR 1985; 145:839

Hricak H (editor): Genitourinary Ultrasound. Churchill Livingstone, 1986

Jeffrey RB et al: Sensitivity of sonography in pyonephrosis: A reevaluation. AJR 1985; 144:71

Kangarloo H et al: Urinary tract infection in infants and children evaluated by ultrasound. Radiology 1985; 154:367

Kink W 3rd, Kimme-Smith C, Winter J: Renal stone shadowing: An investigation of contributing factors. Radiology 1985; 154:191

Kuligowsky E et al: Interventional ultrasound in detection and treatment of renal inflammatory disease. Radiology 1983; 147:521

Lue TF et al: Vasculogenic impotence evaluated by high-resolution ultrasonography and pulsed Doppler spectrum analysis. Radiology 1985; 155:777

Lupetin AR et al: The traumatized scrotum: Ultrasound evaluation. Radiology 1983; 148:203

Mahony BS et al: Fetal renal dysplasia: Sonographic evaluation. Radiology 1984; 152:143

Montana MA et al: Sonographic detection of fetal ureteral obstruction. AJR 1985; 145:595

Nussbaum AR et al: Ectopic ureter and ureterocele: Their varied sonographic manifestations. Radiology 1986; 159:227

Oppenheimer DA, Carrol BA, Yousem S: Sonography of the normal neonatal adrenal gland. Radiology 1983; 146:157

Resnick MI, Kursh ED: Transurethral ultrasonography in bladder cancer. J Urol 1986; 135:253

Resnick MI, Sanders RC: Ultrasound in Urology. Williams & Wilkins, 1984

Rifkin MD, Kurtz AB, Goldbert BB: Sonographically guided transperineal prostatic biopsy: Preliminary experience with a longitudinal linear-array transducer. AJR 1983; 140:745

Rifkin MD et al: Endoscopic ultrasonic evaluation of the prostate using a transrectal probe: Prospective evaluation and acoustic characterization. Radiology 1983; 149:265

Sanders RC: Ultrasonic assessment of genitourinary anomalies in utero. In: Ultrasonography in Obstetrics and Gynecology. Sanders RC, James AE Jr (editors). Appleton-Century-Crofts, 1985

Schwerk WB, Schwerk WN, Rodeck G: Venous renal tumor extension: A prospective US evaluation. Radiology 1985; 156:491

Taylor KJW (editor): Atlas of Ultrasonography. Churchill Livingstone, 1985

Weinreb JC et al: Cystic renal mass evaluation: Real-time versus static imaging. J Clin Ultrasound 1986; 14:29

White SJ et al: Sonography of neuroblastoma. AJR 1983; 141:465

Wood BP et al: Ureterovesical obstruction and megaloureter. Diagnosis by real-time US. Radiology 1985; 156:79

Zafaranloo S, Gerard PS, Wise G: Bilateral neonatal testicular torsion: Ultrasonographic evaluation. J Urol 1986; 135:589

CT

Baert AF et al: Dynamic CT of the urogenital tract. Urol Radiol 1982; 4:69

Balfe DM et al: Evaluation of renal masses considered indeterminate on computed tomography. Radiology 1982; 142:421

Baron RL et al: Computed tomography of transitional-cell carcinoma of the renal pelvis and ureter. Radiology 1982; 144:125

Bosniak MA et al: computed tomography of ureteral obstruction. AJR 1982; 138:1107

Degesys GE et al: Retroperitoneal fibrosis: Use of CT in distinguishing among possible causes. AJR 1986; 146:57

Gatewood OMB et al: computerized tomography in the diagnosis of transitional cell carcinoma of the kidney. J Urol 1982; 127:876

Gatewood OMB et al: Renal vein thrombosis in patients with nephrotic syndrome: CT diagnosis. Radiology 1986; 159:117

Glasser J et al: Localization of impalpable testis by computed tomography. Urology 1983; 22:206

Goldman SM, Siegelman SS: Computerized tomography in the scheme of things. (Editorial). J Urol 1982; 127:724

Greenberg M et al: Use of computerized tomography in the evaluation of filling defects of the renal pelvis. J Urol 1982; 127:1172

Hedgcock MW: CT Evaluation of the adrenal glands. Pages 65–81 in: Diagnostic Radiology. Margulis AR, Gooding CA (editors). Mosby, 1985

Kenney PJ et al: Adrenal glands in patients with congenital renal anomalies: CT appearance. Radiology 1985; 155:181

Lang EK, Sullivan J: Categorization of traumatic injury to the upper urinary tract by dynamic CT. Pages 83–90 in: Diagnostic Radiology. Margulis AR, Gooding CA (editors). Mosby, 1985

Lee JKT, Sagel SS, Stanley RJ (editors): Computed Body Tomography. Raven, 1983

Levine E, Grantham JJ: High-density renal cysts in autosomal dominant polycystic kidney disease demonstrated by CT. Radiology 1985; 154:477

McAninch JW, Federle MP: Evaluation of injuries with computerized tomography. J Urol 1982; 128:456

Moss AA: Computed tomography of the adrenal glands. Chap 16, pp 837–876, in: Computed Tomography of the Body. Moss AA, Gamsu G, Genant HK (editors). Saunders, 1983

Moss AA: Compted tomography of the kidneys. Chap 15, pp 763–836, in: Computed Tomography of the Body. Moss AA, Gamsu G, Genant HK (editors). Saunders, 1983

Moss AA, Gamsu G, Genant HK (editors): Computed Tomography of the Body. Saunders, 1983

Parienty RA, Pradel J, Parienty I: Cystic renal cancers: CT characteristics. Radiology 1985; 157:741

Rajfer J et al: The use of computerized tomography scanning to localize the impalpable testis. J Urol 1983; 129:942

Rauschkolb EN et al: Computed tomography of renal inflammatory disease. J Comput Assist Tomogr 1982; 6:502

Richie JP, Garnic MB, Finberg H: Computerized tomography: How accurate for abdominal staging of testis tumors? J Urol 1982; 127:715

Sawczuk IS et al: Sensitivity of computed tomography in evaluation of pelvic lymph node metastases from carcinoma of bladder and prostate. Urology 1983; 21:81

Stanley RJ: Computed tomography of neoplastic renal lesions. Pages 181–189 in: NMR, Interventional Radiology, and Diagnostic Imaging Modalities. Moss AA (editor). Department of Radiology, University of California, San Francisco, 1983

Thoeni RF: Computed tomography of the pelvis. Chap 20, pp 987–1053, in: Computed Tomography of the Body. Moss AA, Gamsu G, Genant HK (editors). Saunders, 1983

van Waes PF, Ruijs SH, Feldberg MA: Computed tomographic techniques in urogenital malignancies. Pages 191–198 in: NMR, Interventional Radiology, and Diagnostic Imaging Modalities. Moss AA (editor). Department of Radiology, University of California, San Francisco, 1983

van Waes PFGM et al: Direct coronal and direct sagittal CT of abdomen and pelvis: An approach to staging malignancies. RadioGraphics 1986; 6:213

Weyman PJ, McClennan BL, Lee JKT: Computed tomography of calcified renal masses. AJR 1982; 138:1095

Zeman RK et al: Computed tomography of renal masses: Pitfalls and anatomic variants. RadioGraphics 1986; 6:351

NMR

Alfidi RJ et al: Preliminary experimental results in humans and animals with a superconducting, whole-body, nuclear magnetic resonance scanner. Radiology 1982; 143:175

Bradbury EM, Radda GK, Allen PS: Nuclear magnetic resonance techniques in medicine. Ann Intern Med 1983; 98:514

Brasch RC, Ogan MD, Englestad BL: Magnetic resonance pharmaceutical contrast enhancement. Pages 15–22 in: Diagnostic Radiology. Margulis AR, Gooding CA (editors). Mosby, 1985

Bryan PJ et al: Magnetic resonance imaging of the prostate. AJR 1986; 146:543

Butler H et al: Magnetic resonance imaging of the abnormal female pelvis. AJR 1984; 143:1259

Cohen MD: Pediatric Magnetic Resonance Imaging. Saunders, 1986

Crooks LE, Kaufman L: Basic physical principles. Pages 13–39 in: Clinical Magnetic Resonance Imaging. Margulis AA et al (editors). Radiological Research and Education Foundation, 1983

Crooks LE, Kaufman L: Physical principles of nuclear magnetic resonance imaging. Pages 1–4 in: NMR, Interventional Radiology, and Diagnostic Imaging Modalities. Moss AA (editor). Department of Radiology, University of California, San Francisco, 1983

Crooks LE et al: Clinical efficiency of nuclear magnetic resonance imaging. Radiology 1983; 146:123

Dietrich RB, Kangarloo H: Kidneys in infants and children: Evaluation with MR. Radiology 1986; 159:215

Fisher M et al: Female urethral carcinoma: MRI staging. AJR 1985; 144:603

Fisher MR, Hricak H, Crooks LE: Urinary bladder MR imaging. 1. Normal and benign conditions. Radiology 1985; 157:467

Fisher MR, Hricak H, Tanagho EA: Urinary bladder MR imaging. 2. Neoplasm. Radiology 1985; 157:471

Glazer GM et al: Adrenal tissue characterization using MR imaging. Radiology 1986; 158:73

Hricak H et al: Magnetic resonance imaging in the diagnosis and staging of renal and perirenal neoplasms. Radiology 1985; 154:709

Lasser EC: New developments in contrast media. West J Med 1985; 143:372

LiPuma JP: Magnetic resonance imaging of the kidney. Radiol Clin North Am 1984; 22:925

Lueng AWL et al: Magnetic resonance imaging of the kidneys. AJR 1984; 143:1215

Margulis AR et al (editors): Clinical Nuclear Magnetic Resonance Imaging. Radiological Research and Education Foundation, 1983

Moon KL et al: Nuclear magnetic resonance imaging of the adrenal gland: A preliminary report. Radiology 1983; 147:155

Moss AA (editor): NMR, Interventional Radiology, and Diagnostic Imaging Modalities. Department of Radiology, University of California, San Francisco, 1983

Mulopulos GP, Patel SK, Pessis D: MR imaging of xanthogranulomatous pyelonephritis. J Comput Assist Tomogr 1986; 10:154

New PFJ et al: Potential hazards and artifacts of ferromagnetic and nonferromagnetic surgical and dental materials and devices in nuclear magnetic resonance imaging. Radiology 1983; 147:139

Pavlicek W et al: The effects of nuclear magnetic resonance on patients with cardiac pacemakers. Radiology 1983; 147:149

Poon PY et al: Magnetic resonance imaging of the prostate. Radiology 1985; 154:143

Pykett IL et al: Principles of nuclear magnetic resonance imaging. Radiology 1982; 143:157

Schwartz JL, Crooks LE: NMR imaging procedures no observable mutations or cytotoxicity in mammalian cells. AJR 1982; 139:583

Smith FW: Two years' clinical experience with NMR imaging. Appl Radiol 1983; 12(3):29

Smolin MF: Magnetic resonance imaging and other radiology advances in urology. West J Med 1985; 142:821

Williams RD, Hricak H: Magnetic resonance imaging in urology. J Urol 1984; 132:641

Vergleich verschiedener bildgebender Verfahren

Auh YH et al: Extraperitoneal paravesical spaces: CT delineation with US correlation. Radiology 1986; 159:319

Auh YH et al: Intraperitoneal paravesical spaces: CT delineation with US correlation. Radiology 1986; 159:311

Bloomfield JA: Introduction to Organ Imaging. Medical Examination Publishing Co., 1984

Cronan JJ, Zeman RK, Rosenfield AT: Comparison of computerized tomography, ultrasound and angiography in staging renal cell carcinoma. J Urol 1982; 127:712

Denkhaus H et al: Comparative study of suprapubic sonography and computed tomography for staging of prostatic carcinoma. Urol Radiol 1983; 5:1

Dietrich RB, Kangarloo H: Kidneys in infants and children: Evaluation with MR. Radiology 1986; 159:215

Falke THM et al: MR imaging of the adrenals: Correlation with computed tomography. J Comput Assist Tomogr 1986; 10:242

Hidalgo H et al: Parapelvic cysts: Appearance on CT and sonography. AJR 1982; 138:667

Hoddick W et al: CT and sonography of severe renal and perirenal infections. AJR 1983; 140:517

Jeffrey RB, Federle MP: CT and ultrasonography of acute renal abnormalities. Radiol Clin North Am 1983; 21:515

Laing FC, Jeffrey RB Jr, Wing VW: Ultrasound versus excretory urography in evaluating acute flank pain. Radiology 1985; 154:613

Lang EK: Comparison of dynamic and conventional computed tomography, angiography, and ultrasonography in the staging of renal cell carcinoma. Cancer 1984; 54:2205

Lang EK, Sullivan J, Frentz G: Renal trauma: Radiological studies. Comparison of urography, computed tomography, angiography, and radionuclide studies. Radiology 1985; 154:1

Lien HH et al: Comparison of computed tomography, lymphography, and phlebography in 200 consecutive patients with regard to retroperitoneal metastases from testicular tumor. Radiology 1983; 146:129

Moss AA, Goldberg HI: Correlations between nuclear magnetic resonance and computed tomography in body imaging. Pages 27–36 in: NMR, Interventional Radiology, and Diagnostic Imaging Modalities. Moss AA (editor). Department of Radiology, University of California, San Francisco, 1983

Newhouse JH (editor): Symposium on imaging and intervention in the renal fossa. Radiol Clin North Am 1984; 22:285. [Entire issue.]

Rifkin MD: Diagnostic Imaging of the Lower Genitourinary Tract. Raven, 1984

Rumack CM: Evaluation of abdominal masses in children. Pages 135–138 in: Diagnostic Radiology. Margulis AR, Gooding CA (editors). Mosby, 1985

Staub WH (editor): Manual of Diagnostic Imaging: A Clinician's Guide to Clinical Problem Solving. Little, Brown, 1985

Subramanyam BR et al: Diffuse xanthogranulomatous pyelonephritis: Analysis by computed tomography and sonography. Urol Radiol 1982; 4:5

Subramanyam BR et al: Replacement lipomatosis of the kidney: Diagnosis by computed tomography and sonography. Radiology 1983; 148:791

Troupin RH: Diagnostic Imaging in Clinical Medicine. Year Book, 1985

Weigert F, Schulz U, Kromer HD: Renal abscess: Report of a case with sonographic, urographic and CT evaluation. Eur J Radiol 1985; 5:224

Wolverson MK et al: Comparison of computed tomography with high-resolution real-time ultrasound in the localization of the impalpable undescended testis. Radiology 1983; 146:133

7 Interventionelle Uroradiologie*

E. K. LANG

Die interventionelle Uroradiologie kann man in 2 große Gruppen einteilen:

1. perkutane Untersuchungen,
2. intravaskuläre Untersuchungen.

Zu den perkutanen diagnostischen Techniken gehören die Punktion und Aspiration von Nierenzysten, die geführte Feinnadelbiopsie, die antegrade Urographie, der Whitaker-Test und die perkutane Zystourethrographie. Obwohl die Zahl der invasiven diagnostischen Eingriffe gesunken ist, da andere, ungefährlichere diagnostische Maßnahmen angewendet werden können (s. Kap. 6), gibt es immer noch zahlreiche Situationen, in denen die Diagnose nur mit Hilfe invasiver Untersuchungen gestellt werden kann. Der perkutane Weg wird außerdem gewählt, um Steine aufzulösen, zu zertrümmern oder auszuspülen; außerdem um Harnleiterkatheter zu legen und Harnleiterstenosen zu dehnen.

Das intravaskuläre Vorgehen wird notwendig bei der Embolisation von Nierenkarzinomen, bei arteriovenösen Fisteln und Mißbildungen, sowie bei Blutungen – z. B. massiven Blutungen der Blase- und der Beckenorgane – und für die Erweiterung von Arterienstenosen.

Kontrollierte Nierenpunktion und Punktion renaler Zysten

Da die meisten asymptomatischen Raumforderungen an den Nieren bei älteren Patienten auftreten, ist es wichtig, daß das diagnostische Vorgehen so wenig belastend wie möglich ist und gleichgute Resultate liefert. Obwohl die meisten Nierenzysten gutartig und die bildgebenden Verfahren für die Differentialdiagnose zwischen gutartigen Zysten und soliden Nierentumoren sehr zuverlässig und spezifisch sind, kann eine bestimmte Gruppe raumfordernder Veränderungen der Nieren (Abszeßbildungen, infizierte Zysten und Hämatome) auf diese Weise nicht hin-

---

* Eine genauere Beschreibung interventioneller Uroradiologie bei der Behandlung von Steinen erfolgt in Kap. 16

reichend zuverlässig geklärt werden. Die geführte Punktion und Aspiration von Nierenzysten hat sich als sehr hilfreich erwiesen, um die Zuverlässigkeit der Diagnose derartiger unklarer Veränderungen zu erhöhen (Lang 1980).

Etwa 94% aller gutartigen Nierenzysten können allein durch die Ultraschalluntersuchung oder das CT diagnostiziert werden (Lang 1980). Da bei den übrigen die Diagnose nicht mit Sicherheit gestellt werden kann, erfolgt die Klärung durch Punktion und Aspiration der Zysten mit nachfolgender chemischer und zytologischer Untersuchung des Zysteninhalts. Auch durch eine Doppelkontrastdarstellung der Zyste kann die Gutartigkeit evtl. nachgewiesen werden (Lang 1980). Die Punktion raumfordernder Prozesse (Lang 1980) wird durch Durchleuchtungskontrolle, Computertomogramm oder ultraschallgesteuerte Führung erleichtert.

Zur Durchführung der Doppelkontrastdarstellung von Zysten wird die Zyste mit Kontrastmittel und

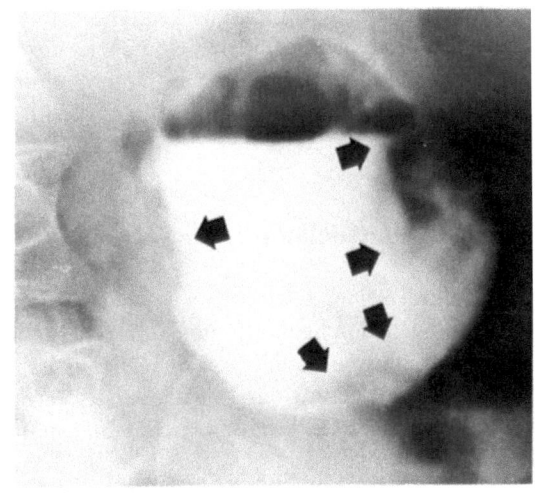

Abb. 7.1. Die Doppelkontrastmethode zeigt multiple Füllungsdefekte *(Pfeile),* die in das Lumen der Nierenzyste hineinragen. Das Punktat war trübe, hatte einen hohen Fett-, Protein- und LDH-Gehalt und enthielt Tumorzellen, die bei der zytologischen Untersuchung sofort entdeckt wurden. Die Diagnose eines Nierenzellkarzinoms in der Nierenzyste wurde so gesichert

Luft gefüllt, anschließend werden Röntgenaufnahmen a.-p. und p.-a. im Stehen und Liegen angefertigt. Hierbei sollten alle Teile der Zyste sichtbar sein, um vorspringende Knoten oder Veränderungen zu identifizieren (Abb. 7.1).

Die abpunktierte Flüssigkeit wird visuell auf Färbung, Trübung und auf Blutbeimengungen geprüft. Die histochemische Laboruntersuchung erfolgt auf Fett, Protein, Amylase und Laktatdehydrogenase. Bei der zytologischen Untersuchung können Tumor- oder entzündliche Zellen nachgewiesen werden. Bei einer vermuteten Infektion sollte auch eine Bakterienkultur angelegt werden (Lang 1977).

Gutartige Nierenzysten enthalten eine klare gelbliche Flüssigkeit mit niedrigen Fett-, Protein-, Laktatdehydrogenase- und Amylasewerten.

Zystische oder nekrotische Tumoren oder Tumoranteile innerhalb der Zyste enthalten i. allg. eine trübe Punktionsflüssigkeit mit hoher Konzentration an Fett, Protein und Laktatdehydrogenase. Tumorzellen werden durch die zytologische Untersuchung identifiziert. Um optimale Resultate zu erhalten, sollte das Aspirat durch einen Mikrofilter filtriert und das Filtrat auf dem Filter zytologisch untersucht werden (Lang 1971). Die Doppelkontrastuntersuchungen deuten besonders auf Tumoranteile hin, wenn knotige Veränderungen in das Lumen der Zyste hineinragen (s. Abb. 7.1).

Bei entzündlich veränderten Zysten findet sich eine trübe Punktionsflüssigkeit mit mäßig erhöhten Fett- und Proteinanteilen, aber stark erhöhten Amylase- und Laktatdehydrogenasewerten. Bei der zytologischen Untersuchung finden sich Zellen, die bei Entzündungen auftreten. In den Bakterienkulturen lassen sich die Erreger nachweisen, die für die Infektion verantwortlich sind.

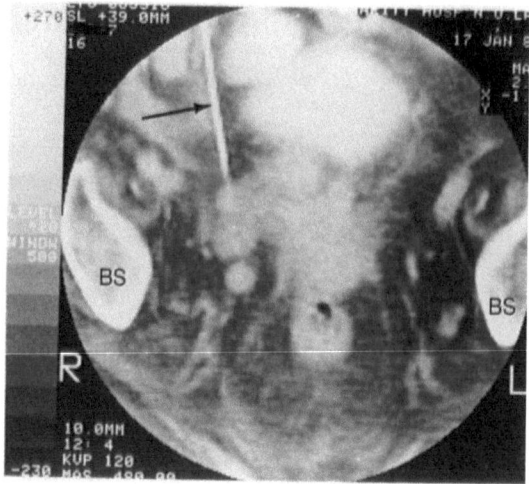

Abb. 7.2. Feinnadelbiopsie eines vergrößerten Iliakallymphknotens unter CT-Kontrolle durchgeführt. Die Biopsiestelle wird durch die zugehörigen CT-Scans dokumentiert. Der *Pfeil* zeigt auf die Biopsienadel (*BS* Beckenschaufeln)

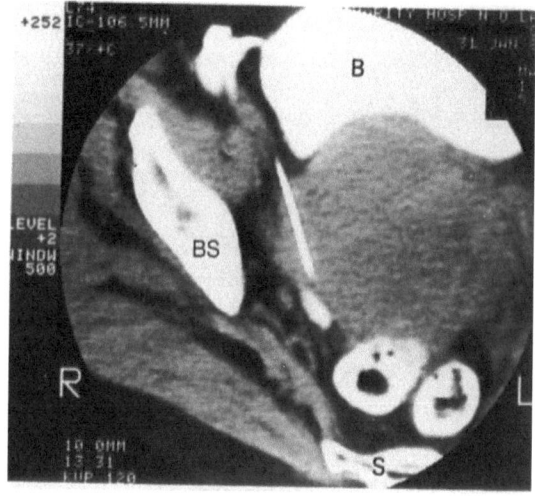

Abb. 7.3. Die Feinnadelbiopsie (unter CT-Kontrolle) einer sich nach supralateral ausdehnenden Neoplasie, die ihren Ursprung in der Prostata hat, ergibt, daß es sich um ein Prostatakarzinom handelt (*B* Blase, *BS* Beckenschaufel, *S* Sakrum)

Geführte Feinnadelbiopsie

Die geführte Feinnadelbiopsie wird bei unklaren Veränderungen durchgeführt, um Material für die histologische oder bakteriologische Diagnostik zu gewinnen. Oft sind bereits durch bildgebende Verfahren Veränderungen nachweisbar, deren Informationen jedoch für eine exakte Diagnostik nicht ausreichen. Dann ist es differentialdiagnostisch erforderlich abzuklären, ob es sich um einen Tumor oder eine entzündliche Vergrößerung handelt. Die endgültige Diagnose kann oft nur durch die Biopsie gestellt werden.

Das Computertomogramm, die Ultraschalluntersuchung oder die Röntgenuntersuchung sollten dazu dienen, die Feinnadelbiopsie sicher durchführen zu können. Serienaufnahmen (z. B. Bilder vom Computertomogramm) sollten die Regionen darstellen, aus denen eine Biopsie entnommen wurde (Abb. 7.2). Sind die Ergebnisse der histologischen Untersuchung negativ, so ist es besonders wichtig, nachzuweisen, daß das Punktionsmaterial aus dem verdächtigen Bereich stammt.

Falls die zytologische Untersuchung eine entzündliche Veränderung ergibt, sollten Bakterienkulturen und Resistenzbestimmungen durchgeführt werden.

Häufig unterscheiden sich die durch die Feinnadelbiopsie gewonnenen Erreger von denen, die man bei einer Infektion der oberen Harnwege durch bakteriologische Kulturen des Urins oder bei Erregerresistenzbestimmungen (s. S. 63) nachweisen konnte (Lang u. Price 1983).

Die Feinnadelbiopsie ist auch wertvoll bei der Abklärung der Frage, ob Tumoren des Urogenitaltraktes bereits in die Lymphknoten metastasiert oder in umliegende Gewebe oder Organe vorgewachsen sind (Abb. 7.3). Die Methode kann also sowohl für die Diagnostik als auch für die Sicherung einer Verdachtsdiagnose, die durch andere Untersuchungen gestellt wurde, verwendet werden. Die so erhaltenen Untersuchungsergebnisse sind für die Diagnostik und die Beurteilung des weiteren therapeutischen Vorgehens von Bedeutung.

Anterograde Urographie

Bei der anterograden Urographie können morphologische Details des oberen Harntraktes dargestellt werden, die bei der retrograden oder intravenösen Urographie nicht sichtbar werden. Obwohl die Funktionsszintigraphie häufig eine Differenzierung zwischen prä- und postrenalen, obstruktiven Erkrankungen ermöglicht, ist die anterograde Urographie oft informativer: Die exakte Lage und auch die Ursache der Obstruktion können häufig auf diese Weise erkannt und das Ausmaß der Schädigung beurteilt werden (Steine, iatrogene Striktur, Stenosen als Folge von Entzündungen oder Tumoren) (Abb. 7.4). Die Untersuchung ist außerdem wichtig, um Obstruktionen bei Patienten mit einer Harnleiter-Darm-Implantation nachzuweisen, bei denen das Hohlraumsystem durch Röntgenkontrastdarstellung über einen Reflux nicht nachgewiesen werden kann. Außerdem sind anterograde Urogramme besonders gut zum Nachweis von Undichtigkeiten oder Nahtdehiszenzen bei Ureteroileostomien geeignet (Lang u. Glorioso 1986; s. Abb. 7.5). Die Untersuchung kann außerdem erweitert werden, indem man mechanische Abstriche (Bürstensonde) oder einen Whitaker-Test (s. unten) anschließt. Aufgrund dieser Untersuchungsergebnisse kann oft die weitere definitive Behandlung geplant werden.

Die anterograde Urographie wird folgendermaßen durchgeführt: Das Hohlraumsystem wird perkutan über einen schrägen translumbalen Kanal anpunktiert. Die Punktion wird mit dem Computertomogramm, unter BV-Kontrolle oder unter Ultraschallführung vorgenommen; hierbei wird i. allg. eine 22-gg.-Nadel verwendet. Ist das Hohlraumsystem er-

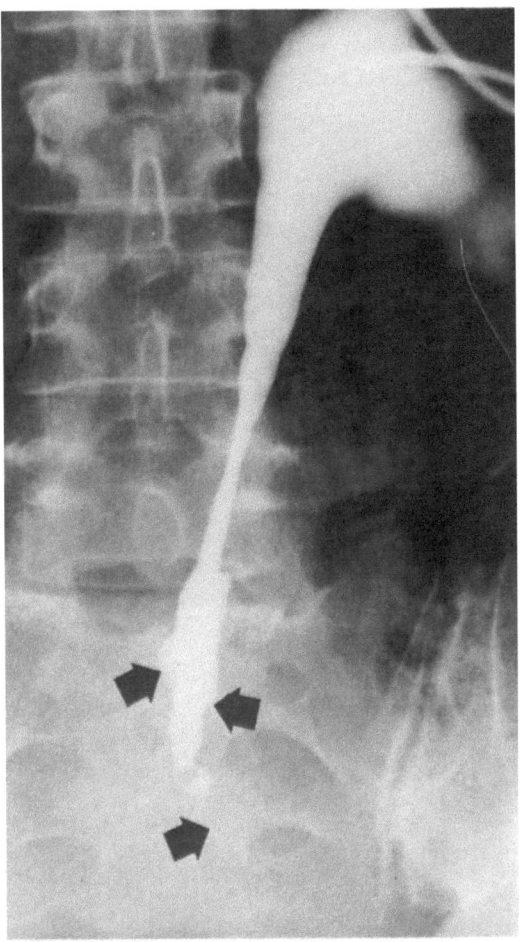

Abb. 7.4. Das anterograde Urogramm zeigt die Ummauerung des rechten mittleren Harnleiters *(obere Pfeile)* und die spätere vollständige Obstruktion *(unterer Pfeil)* durch ein später nachgewiesenes rezidivierendes Zervixkarzinom, das sich entlang der Lymphgefäße des Ureters ausbreitete

reicht, wird eine Druckentlastung durch Aspiration von Urin vorgenommen. Der abpunktierte Urin sollte für die bakteriologische Untersuchung verwendet werden (Pfister u. Newhouse 1979). Vor Einspritzen des Kontrastmittels sollte das Hohlraumsystem auf jeden Fall druckentlastet werden. Ist das Nierenbecken nämlich überdehnt, so können Bakterien durch die Fornices in die Blutbahn dringen und zu einer Urosepsis führen (Lang u. Price 1983). Um eine optimale Hohlraumdarstellung zu erhalten, ist eine Verdünnung des Kontrastmittels sinnvoll.

Zusätzlich kann man leicht noch eine „Bürstenbiopsie" anschließen. Dabei wird eine dünnwandige 18-Gauge-Nadel durch die Führungsnadel eingeführt. Nach Anfertigung des Urogramms wird eine flexible Bürstensonde (Wilson-Eskridge) durch die 18-gg.-Nadel eingeführt und unter BV-Kontrolle

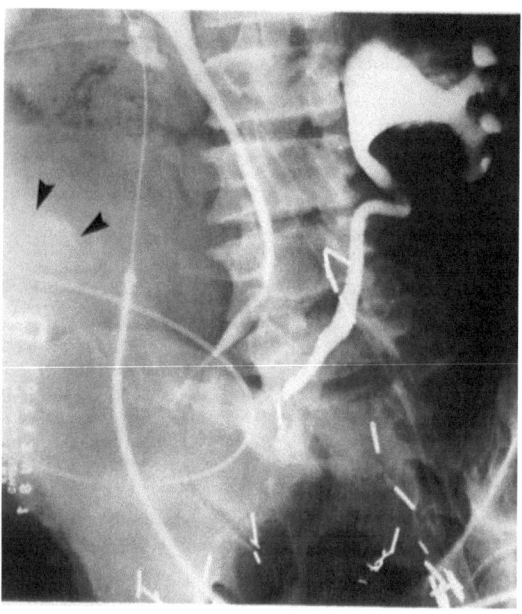

Abb. 7.5. Das anterograde perkutane Ureteropyelogramm zeigt eine Erweiterung der Ureteren mit einer Extravasation von Kontrastmittel in ein großes Urinom *(Pfeilspitzen)*. Es besteht eine partielle Dehiszenz im Bereich der Ureteroileostomie

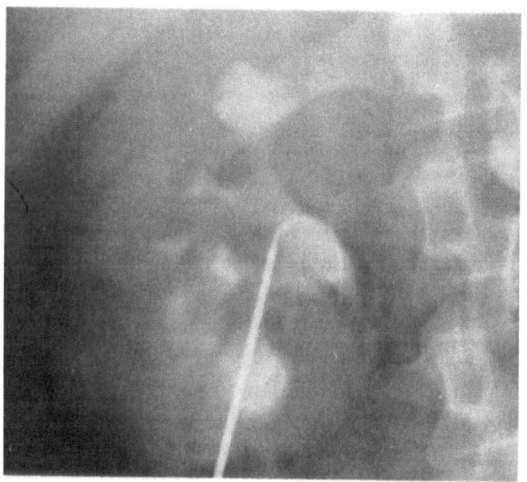

Abb. 7.6. Bürstenbiopsie eines verdächtigen raumfordernden Prozesses mit einer flexiblen Wilson-Eskridge-Bürste, die unter Bildwandlerkontrolle durch eine dünnwandige Nadel von 18 gg. eingeführt und ins Nierenbecken der rechten Niere vorgeschoben wurde. (Aus: Lang et al. 1978)

eine Biopsie des abschilfernden Gewebes aus dem Bereich einer verdächtigen Veränderung entnommen (Lang et al. 1978) (Abb. 7.6). In fortlaufenden Röntgenbildern sollte die genaue Lage der Biopsien dokumentiert werden.

Whitaker-Test

Der Whitaker-Test kann auch in Verbindung mit einer perkutanen antegraden Urographie durchgeführt werden. Dieser Test ermöglicht die Beurteilung des Ausmaßes einer Obstruktion, indem er die Auswirkungen verschiedener Füllungsraten auf den Druck im Nierenbecken und den renalen Blutfluß bestimmt. Eine klinisch bedeutsame Obstruktion führt auch zu einer Reduktion der Nierenblutflußrate, die mit Hilfe der Funktionsszintigraphie dokumentiert werden kann. Auch wenn die Funktionsszintigraphie den Whitaker-Test als Screeningmethode bei Patienten mit Harnwegsobstruktionen ersetzt hat, bleibt dieser Test immer noch für die endgültige Beurteilung der Notwendigkeit chirurgischer Eingriffe bei einer Obstruktion der ableitenden Harnwege von Bedeutung.

Der Test wird wie folgt durchgeführt:
Nach dem anterograden Urogramm wird die dünnwandige Nadel (18 gg.) über einen flexiblen Schlauch mit einem Manometer verbunden, so daß der intrapelvine Druck gemessen werden kann. Über einen Dreiwegehahn kann man nun Physiologische Kochsalzlösung in Flußraten von 5, 10 oder 20 ml/min in das Nierenbecken infundieren. Bei vorgegebener Flußrate wird nach einigen Minuten, nach erfolgtem Druckausgleich, der intrapelvine Druck simultan aufgezeichnet. Da der gemessene Druck auch von den abdominellen Druckschwankungen beeinfluß wird, sollte gleichzeitig auch der intravesikale Druck aufgezeichnet werden (dieser ist sowohl vom Detrusor als auch vom intraabdominellen Druck abhängig). Intrapelvine Druckschwankungen, die gleichzeitig in der Harnblase und im Nierenbecken auftreten, werden später dementsprechend korrigiert (Pfister u. Newhouse 1979). Die Messungen werden mit anderen Flußraten wiederholt. Nach der Aufzeichnung der normalen Druckverhältnisse wird Furosemid intravenös gespritzt. Dies führt zu einer Steigerung der Flußrate, so daß es zur Simulation einer Streßreaktion kommt.

Wenn der Druck im Nierenbecken bei einer Flußrate von 10–20 ml/min 160–200 mm Wassersäule erreicht, liegt eine klinisch-relevante Obstruktion vor.

Perkutane Zystourethrographie

Die Zystourethrographie ist eine Kombination der Kontrastdarstellung von Harnblase und Urethra. Mit ihr können Veränderungen an Blase und Harnröhre nachgewiesen werden. Das Kontrastmittel kann über einen transurethralen Katheter oder durch eine perkutane suprapubische Blasenpunktion appliziert werden. Die letzte Methode ist bei Patienten angebracht, bei denen folgende Störungen vorliegen: Harnröhrenklappen, Meatusstenosen, Anomalien der unteren Harnwege, kurz nach Harnröhreneingriffen und manchmal auch bei Harnröhrenstrikturen.

Suprapubische Blasenpunktion

Die Blasenpunktion ist beim hydrierten Patienten, also bei gefüllter Blase, einfach. Eine ultraschallgeführte Punktion ist möglich, aber im Normalfall nicht notwendig. Man kann die Punktion in Lokalanästhesie vornehmen, doch ist eine schnelle direkte Punktion auch fast schmerzlos. Die prallgefüllte Blase kann durch Punktion in der Mittellinie etwa 1–2 cm über der Symphyse leicht erreicht werden. Mit Hilfe eines entsprechenden Blasenpunktionsbestecks kann ein flexibler Katheter in das Blasenlumen eingeführt werden.

Untersuchungsverfahren

Bakteriologische Untersuchung des Urins

Der Blasenurin sollte zur mikroskopischen Untersuchung und zum Anlegen einer Bakterienkultur aufgefangen werden.

Zystourethrographie

Man muß nur eine geringe Menge Kontrastmittel in die Blase einfüllen. Nach Instillation des Kontrastmittels durch den Katheter werden Röntgenbilder im a.-p. und schrägen Durchmesser angefertigt. Beim anschließenden Miktionszystourethrogramm sollen die Aufnahmen bei Männern in seitlicher, bei Frauen in a.-p.-Projektion und wenn möglich, gleichzeitig auch in seitlicher Projektion durchgeführt werden (biplane Röntgendarstellung). Bei Bildverstärkertechnik sollte der gesamte Ablauf gespeichert werden, um eine permanente Beobachtung und Dokumentation zu erhalten.

Komplikationen

Komplikationen treten bei der suprapubischen Blasenpunktion äußerst selten auf. Bei Patienten mit Anomalien im unteren Harntrakt ist eine suprapubische Zystourethrographie wesentlich zuverlässiger als eine transurethrale Kontrastdarstellung der Blase durch Katheterisierung (Goldberg u. Meyer 1973).

Perkutane Steinauflösung

Zuerst versuchte man Nierensteine durch eine Dauerspülung mit retrograden Harnleiterkathetern aufzulösen (Suby u. Albright 1943). Obwohl diese Methode grundsätzlich richtig war, traten häufig Komplikationen auf, da es schwierig war, während der Perfusion einen zuverlässigen Abfluß der Spülflüssigkeit zu gewährleisten. Daher fand diese Methode nur beschränkte Anwendung.

Mit der Einführung der perkutanen Nephrostomie konnten großkalibrige Nephrostomiekatheter eingelegt werden, die für einen effektiven Durchfluß und Abfluß des Nierenbeckenkelchsystems sorgten (Newhouse u. Pfister 1982). Mit dieser Technik konnte man hohe Durchflußraten erreichen (200–300 ml/h) und somit Steine in vernünftigen Zeitspannen auflösen. Hierdurch gelang es, eine große Zahl von Steinen zu behandeln, von denen man vorher geglaubt hatte, daß sie sich nicht auflösen ließen.

Indikation

Patienten mit Harnsäure-, Zystin- oder Struvitsteinen, die für die chirurgische Steinentfernung nur wenig geeignet waren, oder Patienten, bei denen sich der pH-Wert im Urin durch parenterale Gabe von Natriumbikarbonat nicht verändern ließ, können nun durch die perkutane Steinauflösung behandelt werden (Spataro et al. 1978; Smith 1979).

Technik

Am besten benutzt man für die Perfusion 2 Katheter, entweder einen perkutanen Nephrostomiekatheter und einen Ureterkatheter, oder 2 perkutane Nephrostomiekatheter. Die gleichzeitige Anwendung von 2 Kathetern gewährleistet einen guten Abfluß des Perfusates und vermeidet so einen plötzlichen intrapelvinen Druckanstieg, der zu einer Ruptur der Fornices und zum Übertritt von möglicherweise toxischen Lösungen in das venöse System führen könnte. Gewöhnlich wird ein Katheter in eine obere Kelchgruppe und der andere in der Nähe des Harnleiterabgangs plaziert. Hierdurch erreicht man, daß der Stein vom Perfusat umspült wird.

Bevor man mit dem Lösungsmittel arbeitet, sollte eine Probespülung mit einer sterilen physiologischen Kochsalzlösung vorgenommen werden, um herauszufinden, ob das System in Ordnung ist und gut funktioniert. Die maximale Durchflußrate sollte mindestens über 5 min aufrechterhalten und während dieser Zeit der intrapelvine Druck gemessen werden. Der Druck sollte 150 mm Wassersäule nicht überschreiten.

Zur Auflösung von Harnsäuresteinen verwendet man eine Natriumbikarbonatlösung, für Zystinsteine eine Azetylzystin- und für Struvitsteine Suby-Lösung-G (Newhouse u. Pfister 1982) oder eine Hemiacidrinlösung (Renacidin). Am schnellsten lassen sich mit dieser Methode Harnsäuresteine – oft innerhalb von 24 h auflösen, zumal wenn eine hohe Perfusionsrate aufrechterhalten werden kann. Für die Auflösung von Zystin- oder Struvitsteinen sind oft längere Perfusionszeiten notwendig (bis zu 7 Tagen).

Manchmal kann man Perfusion und Steinextraktion kombinieren. Dabei wird der Stein so weit wie möglich aufgelöst, um danach die restlichen kleineren Steinanteile mit einem Dormia-Körbchen durch den Nephrostromiekanal zu extrahieren. Falls der Patient Fieber bekommt, muß die Perfusionstherapie vorübergehend unterbrochen werden, kann jedoch nach Abklingen der Fieberreaktion wieder fortgesetzt werden.

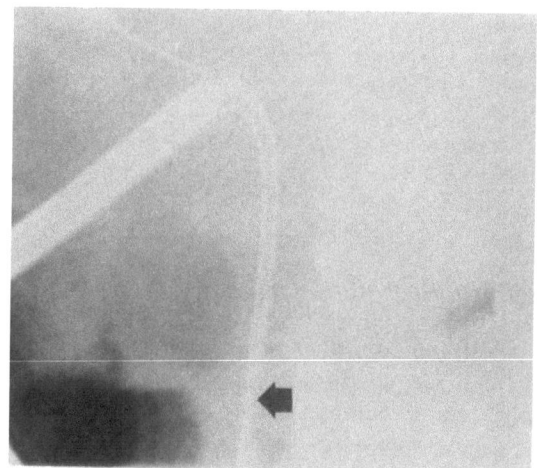

Abb. 7.7. Der perkutane Nephrostomiekanal ist durch Ballon- oder Bougiekatheter dilatiert, ein Amplatz-Schaft wurde eingeführt, und Arbeits- und Sicherheitsführungsdrähte sind in den Ureter vorgeschoben worden

Lithotripsie und perkutane Steinextraktion

Perkutane Steinzertrümmerung und Extraktion (Litholapaxie) von Nierenbecken- und Harnleitersteinen können entweder über einen schon bestehenden perkutanen Nephrostomiekatheter oder über einen speziell hierfür angelegten Zugang vorgenommen werden (Dunnick et al. 1985). Die Steine können entweder als Ganzes oder, wenn sie besonders groß sind, nach Lithotripsie ausgeräumt werden. Der besondere Vorteil der perkutanen Lithotripsie und Steinextraktion liegt darin, daß nur ein kurzer Krankenhausaufenthalt notwendig und eine erhebliche Kosteneinsparung möglich ist. Nachteilig sind der größere Zeitaufwand und der schwierigere technische Eingriff (Lang 1987).

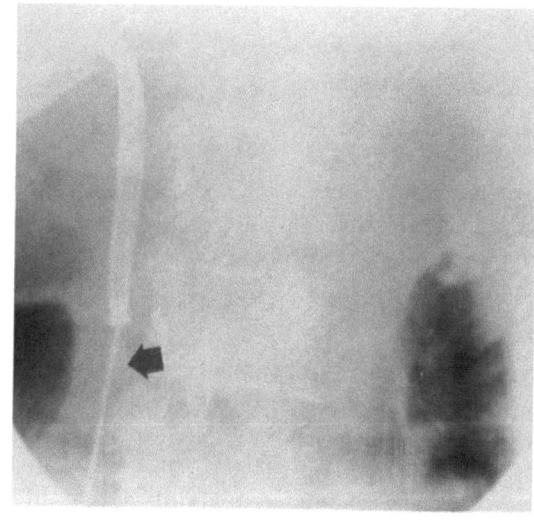

Abb. 7.8. Ein flexibles Ureteroskop ist über einen Amplatz-Schaft in das Nierenbecken eingeführt und am Führungsdraht entlang zum Stein *(Pfeil)* in den oberen rechten Ureter vorgeschoben worden

Technik

Unter Bildverstärkerkontrolle wird perkutan ein möglichst gerader Punktionskanal durch das Nierenparenchym zum Stein gelegt. Der Kanal wird dann so weit dilatiert, daß auch die größeren Steine entfernt werden können. Bei dem ausreichend sedierten Patienten legt man dann unter Lokalanästhesie einen Grüntzig-Ballonkatheter, der 10 cm lang ist und einen Durchmesser von 10 mm hat. Hiermit kann der Punktionskanal in einem Arbeitsgang bis 26 Charr aufgedehnt werden. Nach der Ballondilatation wird ein Amplatzschaft über den Polyurethandilatator eingeführt. Durch diesen Schaft werden alle folgenden Manipulationen vorgenommen.

Bevor man mit der Steinextraktion beginnt, sollte zur Sicherheit ein flexibler Führungsdraht in den Harnleiter und ein Arbeitsführungsdraht in das Arbeitsgebiet vorgeschoben werden (Castaneda-Zuniga et al. 1982) (Abb. 7.7).

Die Steinextraktion kann unter BV-Kontrolle oder direkter Sicht mit einem Nephro- oder Urete-

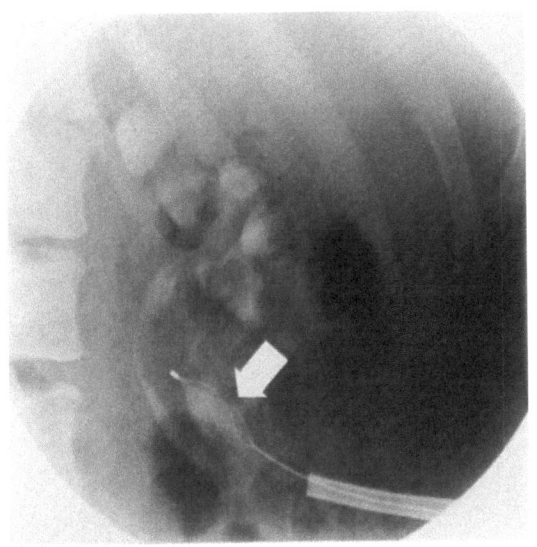

Abb. 7.9. Herausziehen eines Steinfragmentes aus dem unteren Kelch mit einem Dormia-Körbchen *(Pfeil)*

roskop vorgenommen werden. Steine bis zu einem Durchmesser von 9 mm kann man leicht durch einen 26-Charr-Schaft mit einem Dormia-Körbchen oder anderen Extraktionsinstrumenten ziehen. Bei weitem Nierenbecken können die meisten Steine bis 9 mm mit einer Korbschlinge unter BV-Kontrolle gezogen werden. Ist das Nierenbecken eng oder liegen die Steine in den Kelchen oder Kelchhälsen, ist eine direkte Sicht durch das Nephroskop notwendig. Konkremente im oberen Harnleiteranteil werden am besten mit einem flexiblen Führungsdraht ins Nierenbecken zurückgeschoben und dann aus dem Nierenbecken extrahiert. Wenn dies nicht gelingt, sollte ein flexibles Nephroskop bis zum Stein vorgeschoben und der Stein dann unter Sicht gezogen werden (Banner u. Pollack 1982) (Abb. 7.8).

Nierensteinzertrümmerung

Größere Steine werden elektrohydraulisch oder mit der Ultraschallsonde zerkleinert und wie oben beschrieben in Fragmenten extrahiert. Die Lithotripsiesonde ist leicht durch ein 26-Charr-Nephroskop einzuführen (Marberger et al. 1982). Bei direktem Kontakt der Sonde mit dem Stein wird die elektrische oder Ultraschallenergie auf den Stein übertragen und führt zur Zertrümmerung. Kleinere Steinfragmente werden durch das Nephroskop abgesaugt, größere Steinanteile mit Hilfe von Körbchenschlingen oder Zangen extrahiert (Abb. 7.9).

Nachbehandlung

Die vollständige Entfernung der Steine wird sowohl durch direkte Kontrolle mit dem Nephroskop als auch durch Röntgenuntersuchung überprüft.

Ein weitlumiger Nephrostomiekatheter sorgt für guten Abfluß und Tamponade des Punktionskanals. Außerdem bleibt der Zugang für nachfolgende Manipulationen oder für erneute Extraktionsversuche bestehen, falls kleinere Steinfragmente zurückgeblieben sind.

Extrakorporale Stoßwellenlithotripsie (ESWL)

Die Zertrümmerung von Steinen durch extrakorporale Stoßwellen (ESWL) wurde schnell zur Methode der Wahl bei der Behandlung von Kelchsteinen im Bereich des oberen Harntraktes (Chaussy et al. 1985). Die Methode erlaubt eine Pulverisierung und Entfernung von Kelchsteinen ohne Operation bei nur gering invasivem Vorgehen. In einer wassergefüllten Wanne wird der Patient unter Bildverstärkerkontrolle so zentriert, daß der Kelchstein im Zentrum des Stoßwellenfeldes liegt. Die Stoßwellen werden durch das Wasserbad und den Körper des Patienten im Stein zentriert. Hierdurch kommt es zur Zertrümmerung. Obwohl Steintrümmer verschiedener Größe übrigbleiben, sind sie doch meistens klein genug, um den Harnleiter relativ leicht zu passieren. So können Kelchsteine durch ein nur wenig invasives Verfahren beseitigt werden. Eine ESWL ist nur möglich, wenn die Passage durch das Infundibulum und den Ureter frei ist.

Perkutane Eingriffe am Ureter

Einlegen einer Ureterschiene

Das Einlegen einer perkutanen Ureterschiene ist besonders dann zu empfehlen, wenn bei einer Harnleiterverletzung eine konservative Behandlung möglich ist. Der Austritt von Urin aus dem defekten Harnleiter muß unterbrochen, der Abfluß des Urinoms ermöglicht werden. Eine vorübergehende Harnableitung ist erforderlich. Die früher notwendige offene Nephrostomie wird heute durch die perkutane Nephrostomie ersetzt. Die schnell durchzuführende Harnableitung mittels eines perkutanen Katheters erhält die Nierenfunktion, verhindert die Bildung von Urinomen und beschleunigt den Heilungsprozeß. Dieses Verfahren ist besonders bei Patienten wichtig, bei denen Durchblutungsstörungen langer Harnleitersegmente nach Trauma, iatrogenen Verletzungen oder Strahlenschäden vermutet werden. Hier würde die direkte chirurgische Intervention ausgedehnte und schwierige Eingriffe notwendig machen.

Einteilung der Harnleiterfisteln

Lage und Ausmaß der Harnleiterfisteln sollten durch die ante- und retrograde Urographie gesichert werden.

Man teilt die Harnleiterfisteln anatomisch wie folgt ein: Ureterovaginalfisteln, Harnleiter-Darm-Fisteln, Harnleiter-Haut-Fisteln, retroperitoneale Harnleiterfisteln (Urinom) und Harnleiter-Lymph-Fisteln. Am häufigsten finden sich Ureter-Scheiden-Fisteln als Komplikationen bei radikalen Eingriffen im Becken oder nach Strahlenbehandlung bei fortgeschrittenem Zervixkarzinom (Wrigley et al. 1976). Harnleiter-Darm-Fisteln treten auch als Komplikation bei entzündlichen Erkrankungen auf, z.B. bei Morbus Crohn, Divertikulitis oder der regionalen Enterokolitis. Ureter-Haut- oder peritonealfisteln beobachtet man als Komplikationen bei penetrierenden Verletzungen oder Morbus Koch.

Ist der Harnleiter teilweise dehiszent, so kann auch eine konservative Behandlung zur Heilung führen, wenn eine Langzeitdrainage über eine Doppel-J-Schiene vorgenommen wird (Lang 1981). Kommt es zur Harnleiterabknickung oder ist er vollständig zerrissen, ist eine retrograde Katheterisierung oder das Einlegen eines Harnleitersplints unmöglich (Gibbons et al. 1976). In solchen Fällen ist es oft möglich, über eine perkutane Nephrostomie eine Harnleiterschiene antegrad durch den dehiszenten Harnleiteranteil zu legen (Lang 1981).

Sind große Teile des Harnleiters durch ein Trauma oder Devitalisation zerstört, muß der Defekt überbrückt und für eine endgültige Harnableitung in die Blase gesorgt werden, wie durch Boari-Plastik, Transureteroureterostomie, Ureterozystostomie oder isolierte Bowel-loop-Interposition (Konigsberg et al. 1975; Lang 1984).

Technik

Meistens kann ein Führungsdraht durch eine bestehende Nephrostomie leicht in den Harnleiter vorgeschoben werden. Dieses Vorgehen wird jedoch vereinfacht, wenn die perkutane Punktion in gleicher Achse mit dem Harnleiterverlauf vorgenommen wird. Ein flexibler Führungsdraht mit Deflektor erleichtert die Überwindung von Engen oder Schlei-

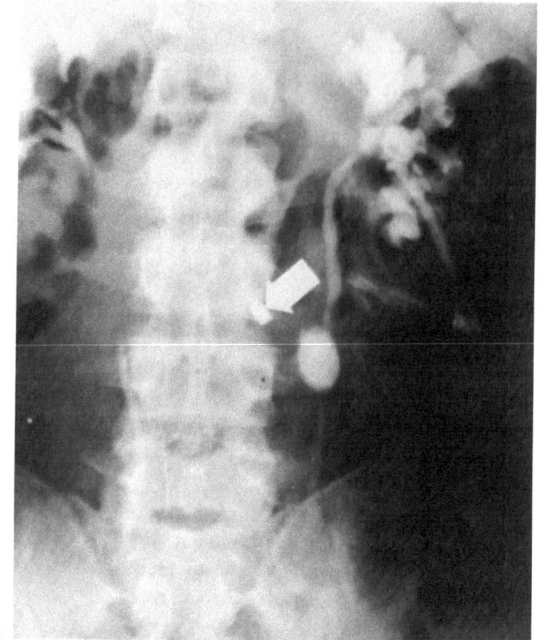
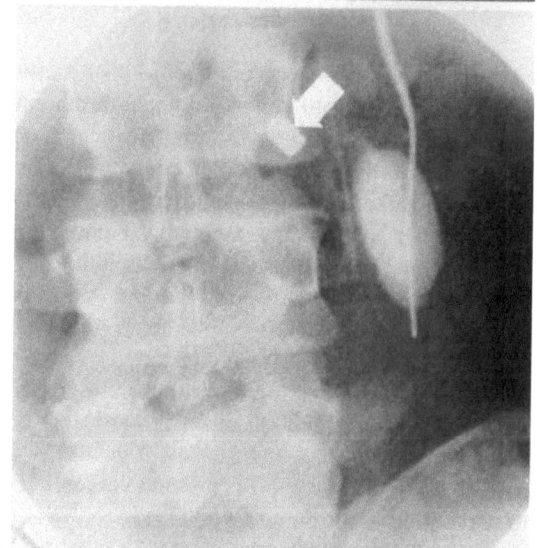

Abb. 7.10a, b. Beinahe vollständige Dehiszenz des Harnleiters nach einer Schußverletzung. **a** Das anterograde Urogramm zeigt die Extravasation von Kontrastmittel im Bereich der Dehiszenz. **b** Trotz der Dehiszenz konnte ein Führungsdraht über noch bestehende Gewebebrücken in das distale Uretersegment vorgeschoben und darüber ein Schienenkatheter in Position gebracht werden. Die *Pfeile* zeigen auf das Projektil

fenbildungen im Verlauf des Ureters. Auch wenn der Harnleiter fast völlig abgerissen ist, kann der Führungsdraht an noch bestehenden Gewebebrücken entlang bis in das distale Harnleitersegment vordringen und von dort in die Blase geführt werden (Abb. 7.10). Eine Bildwandlerkontrolle in 2 Ebenen er-

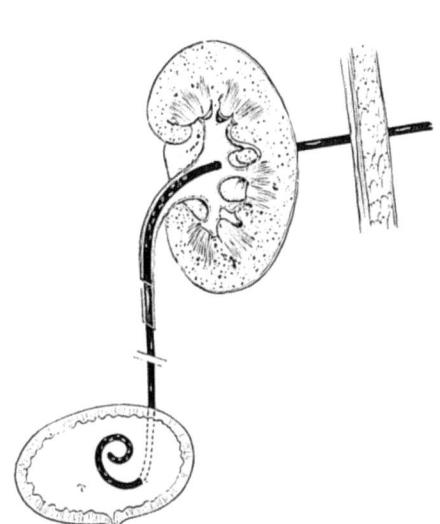
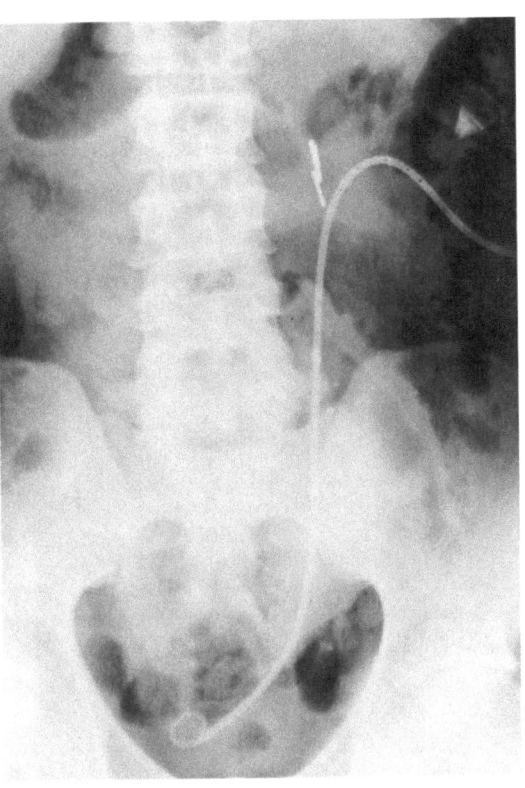

Abb. 7.11. In einen Pigtail-Katheter wurden mehrere Öffnungen gestanzt. Dieser Katheter wurde dann ins Nierenbecken eingeführt, so daß Urin vom Nierenbecken in die Blase oder in einen äußeren Auffangbeutel abfließen kann. (Aus: Lang 1981)

leichtert das Vorschieben des flexiblen Drahtes sehr (Lang 1981).

Wenn der Führungsdraht die Blase erreicht hat, wird die Strecke zwischen Blase und Nierenbecken ausgemessen. Über eine gute Drainage wird die innere Schiene dann mit mehreren Löchern in Höhe des Nierenbeckens versehen. Über den Führungsdraht schiebt man die innere Schiene dann durch den Harnleiter vor, damit der Urin in die Blase abfließen kann (Abb. 7.11). Das externe Ende der Harnleiterschiene gewährleistet den Urinabfluß nach außen, wenn das distale Katheterende aus irgendeinem Grund verstopft sein sollte. Außerdem ist so ein einfacher Wechsel der inneren Schiene möglich.

Der antegrade Schienungskatheter wird gewöhnlich 6–12 Wochen belassen. Er wird während dieser Zeit mehrmals ausgewechselt, wobei das Kaliber des Katheters vergrößert wird, so daß die Bildung von zu engen Stenosen am Ort der Verletzung verhindert werden kann (Lang 1981).

Es ist üblich, perkutane Schienungskatheter zu benutzen, weil sie am einfachsten auszuwechseln sind. Man kann jedoch den perkutanen Schienungskatheter auch durch eine innere Harnleiterschiene ersetzen (Doppel-J-Katheter nach Cook) (Abb. 7.12). Hierzu wird die Distanz zwischen Nierenbecken und Blase gemessen und ein Doppel-J-Katheter von entsprechender Länge ausgesucht. Der Doppel-J-Katheter wird dann über den Führungsdraht mit einem Verlängerungsstück vorgeschoben. Liegt das distale Ende in der Blase, das proximale im Nierenbecken, wird der Führungsdraht gezogen, wobei das Verlängerungsstück den Katheter in der richtigen Position hält. Muß diese Doppel-J-Schiene später ausgetauscht werden, so zieht man das distale Ende der Doppel-J-Schiene unter zystoskopischer Sicht so weit vor, daß ein Führungsdraht durch den Katheter bis ins Nierenbecken vorgeschoben werden kann. Über diesen Führungsdraht erfolgt der Wechsel der Schiene.

Ergebnisse

Die konservative Behandlung von Harnleiterverletzungen mit Hilfe perkutan eingelegter Harnleiterschienen macht häufig ausgiebige chirurgische Eingriffe überflüssig, verringert den stationären Aufenthalt im Krankenhaus und führt gewöhnlich zu guten

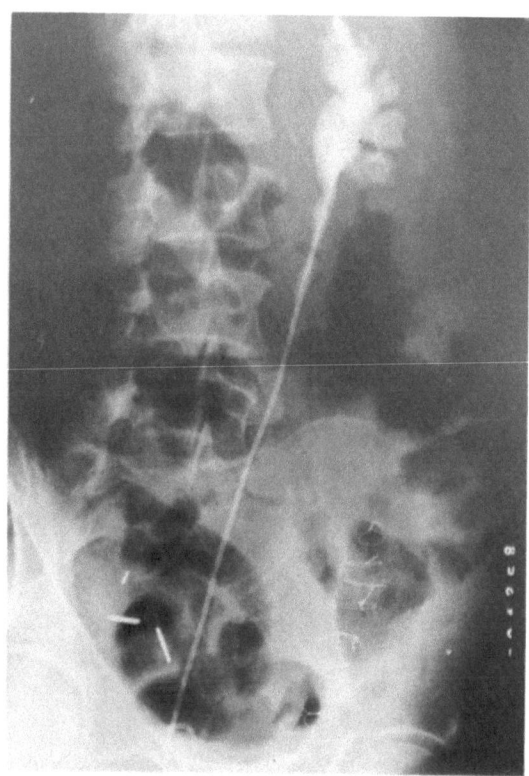

Abb. 7.12. Ein anterograder Schienenkatheter wurde durch eine Doppel-J-Schiene nach Cook ersetzt. Dieser Austausch kann sehr schnell über einen Führungsdraht, der durch den anterograden Schienenkatheter in die Blase vorgeschoben wird, vorgenommen werden

Resultaten. Falls sich Strikturen in Bereichen gestörter Durchblutung entwickeln, können diese später durch transluminale Dilatation korrigiert werden. Bei ausgedehnten Verletzungen des Harnleiters ist evtl. eine chirurgische Korrektor unumgänglich.

Ballondilatation von Harnleiterstrikturen

Einige Harnleiterengen, besonders frische postoperative Strikturen, sind für die Dilatation durch Ballonkatheterbehandlung geeignet (Banner et al. 1983). In vielen Fällen macht die Ballonkatheterdilatation die Dauerableitung durch eine Harnleiterschiene oder einen chirurgischen Eingriff oder beides überflüssig.

Obwohl der Grüntzig-Ballonkatheter manchmal retrograd gelegt und in den Strikturbereich eingeführt werden kann, mißlingt dieses Vorgehen oft wegen des ureterovesikalen Winkels oder Krümmungen und Schleifen im distalen Uretersegment. Daher ist gewöhnlich ein antegrades perkutanes Vorgehen vorzuziehen (Lang 1984).

Technik

Ein flexibler Führungsdraht wird über eine anterograde perkutane Nephrostomie eingeführt und über die Stenosestelle vorgeschoben. Ein Dilatationskatheter (normal 7 Charr, 6 mm Ballondurchmesser und 2 cm Ballonlänge) wird im Strikturbereich plaziert und bis zum maximalen Durchmesser aufgeblasen. Man beläßt die Dilatation etwa 2 min bis die durch die Striktur auf den Ballon ausgeübte Eindellung ausgeglichen ist. Manchmal ist es notwendig, diesen Vorgang 3- bis 4mal zu wiederholen. Eine symmetrische Ballonform deutet auf eine erfolgreiche Dilatation der Striktur (Abb. 7.13).

Nach erfolgreicher Dilatation wird eine Harnleiterschiene von 8–10 Charr eingelegt, die etwa 7–14 Tage belassen wird.

Ergbebnisse

Die anterograde perkutane transluminale Ballondilatation liefert bei frischen postoperativen Strikturen nach einer Ureterolithotomie und bei Strikturen nach Harnleiterverletzungen die besten Ergebnisse.

Strikturen bei Harnleiter-Darm-Anastomosen weisen ähnlich günstige Resultate auf, jedoch sind bereits seit langer Zeit bestehende und fibrotische Strikturen häufig gegen eine Ballondilatation resistent. Nur begrenzte Erfolge und Rezidive kommen bei Strikturen infolge von Krebs oder atrophischen Nekrosen vor, die nach radikalen Beckeneingriffen oder als Reaktion auf radiologische Therapie aufgetreten sind.

Lange Strikturen, die oft durch atrophische Nekrosen verursacht werden, sind ungeeignet für die Ballondilatation. Gelegentlich kann eine Bougierung mit einem spitzzulaufenden Van-Andel-Katheter bei diesen Patienten noch erfolgreich sein. Strikturen im Harnleiter einer transplantierten Niere sprechen gut auf eine Bougierung mit einem Van-Andel-Katheter an – bedingt durch kleine juxtaureterale Urinome oder chronische Abstoßung (Lang u. Price 1983).

Katheterembolisation bei Nierenkarzinom

Die operative Behandlung von Nierentumoren wird durch eine Katheterembolisation der Tumoren und ihrer Niere erleichtert. Die chirurgische Behandlung von Nierenkarzinomen ist jetzt nicht mehr auf Karzinome beschränkt, die in der Niere lokalisiert sind. Fortschritte in der Entwicklung der chirurgischen Techniken ermöglichen auch operative Eingriffe,

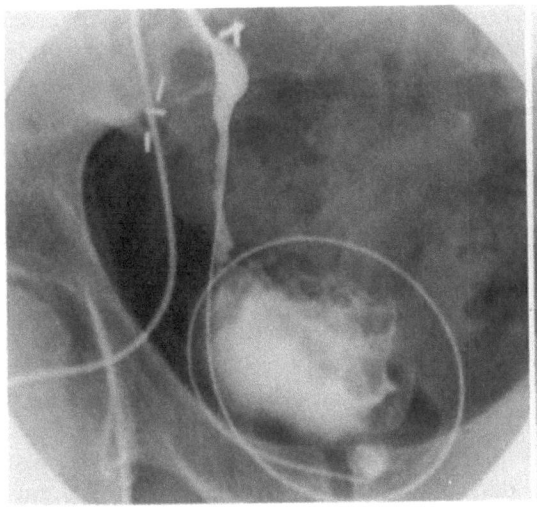 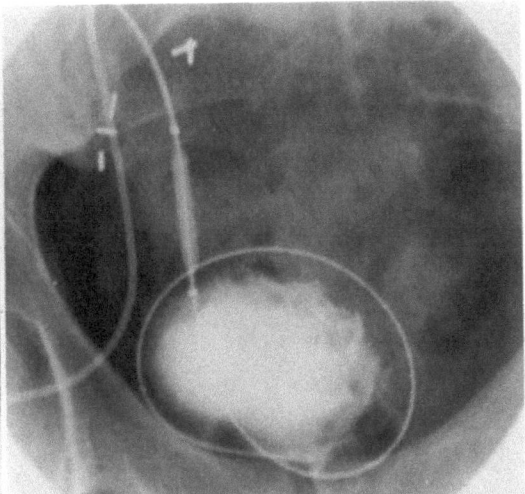

Abb. 7.13. a Deutliche Striktur des distalen Anteiles des rechten Harnleiters. Die Striktur ist 10 cm lang und wahrscheinlich die Folge einer radikalen Wertheim-Operation.

b Ein Grüntzig-Katheter (7 Charr) mit einem Ballon (Durchmesser 5 mm, Länge 5 cm) wurde über den Strikturbereich zur Dilatation vorgeschoben

wenn sich der Tumor in den perinephritischen Raum, die Gerota-Faszie oder anliegende Organe ausdehnt (Skinner et al. 1971). Selbst die Ausbreitung von Tumorthromben in die Nierenvenen, die V. cava inferior und in den rechten Vorhof sind keine Kontraindikation mehr für ein chirurgisches Vorgehen (Bissada et al. 1977).

Bei Nierentumoren wurde früher die Arteriographie zur präoperativen Beurteilung der Tumorausdehnung und des chirurgischen Vorgehens vorgenommen. Seit kurzem wird sie auch für die Behandlung selbst benutzt (Lang et al. 1983). Sowohl der Tumor als auch die betroffene Niere können durch transluminale Embolisation für ein „blutarmes" operatives Vorgehen vorbereitet werden (Wallace et al. 1981). Die Unterbrechung der Blutversorgung der Nieren ermöglicht eine frühe Ligatur der Nierenvene. Da diese bei transabdominellen Vorgehen zuerst aufgefunden wird, kann ihre Ligatur eine Ausbreitung von Tumorzellen bei der Mobilisation der Niere verhindern. Die transluminale Katheterembolisation der Nieren- und Tumorgefäße führt nach 24–48 h zu einer besseren Abgrenzung des Gewebes und soll das chirurgische Vorgehen so vereinfachen. Vor kurzem wurde die verbesserte Immunantwort bei Patienten nach transluminaler Katheterembolisation von Nierentumoren durch das Verschwinden von Lungenmetastasen nachgewiesen (Wallace et al. 1981). Man vermutet, daß dieses durch die Stimulation des Immunsystems geschieht, die durch die Antigenwirkung von nekrotischem Tumormaterial hervorgerufen wird.

Allgemeine Überlegungen

Um eine völlige Embolisation der Niere und ihres Tumors zu erreichen, muß das embolisierende oder sklerosierende Material beide erreichen. Das Aufsuchen von Nebenästen der Gefäße oder der Gebrauch von okklusiven Ballonkathetern ist eine wichtige Vorsichtsmaßnahme, um eine beabsichtigte Embolisation entfernter Organe zu verhindern, da es sonst zu einem Reflux embolisierenden Materials in die Aorta kommen könnte.

Einfache Embolisation

Anfänglich wurden 2 × 2 × 2 mm messende Gelfoam- oder Ivalonpartikel für die Katheterembolisation renaler Tumoren benutzt. Gegenwärtig wird gewöhnlich 100%iger Alkohol (Klatte 1981) verwendet, da dieser für eine anhaltende Obliteration der Gefäße sorgt (Abb. 7.14). Nierentumoren, die mit Gelfoam oder Ivalon embolisiert wurden, neigten dazu, ihre Durchblutung wiederherzustellen: entweder durch retrograde kollaterale Füllung aus extrarenal gelegenen Gefäßen oder auch durch Wiederherstellung des Blutflusses in den embolisierten Segmenten (Lang et al. 1983).

Embolisation für die Strahlentherapie

Die Katheterembolisation mit radioaktivem Material kann zu einem interstitiellen Infarkt führen, wodurch

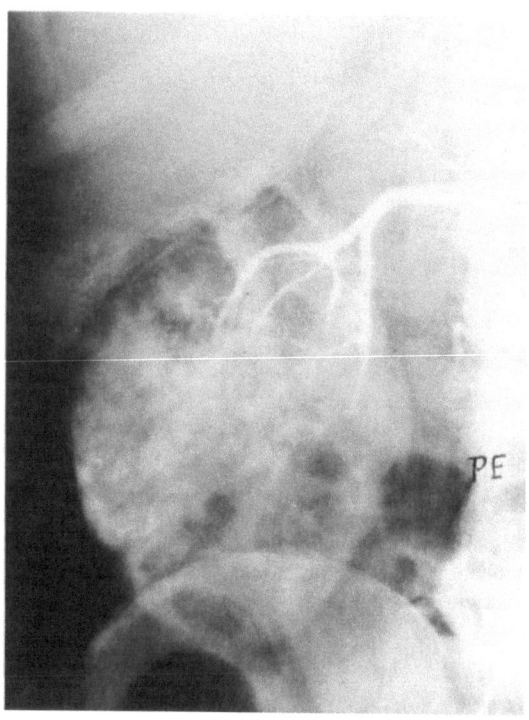

Abb. 7.14. Katheterembolisation eines Nierentumors. Das Arteriogramm nach intraarterieller Gabe von 12 ml 96%igen Äthylalkohols zeigt eine starre Kontrastmittelsäule in der Hauptnierenarterie und ihren größeren Ästen. Es ist kein Blutfluß in die peripheren Blutgefäße oder in das Gefäßsystem des Tumors, das durch die Alkoholfüllung vollständig obliterierte, erkennbar (*PE* Postembolisation)

eine hochdosierte Strahlung im Tumor appliziert wird (Lang et al. 1983). Diese Methode wird sowohl für die endgültige Behandlung inoperabler Tumoren als auch für eine Reduzierung der Tumormassen angewandt, um anfänglich inoperable Tumoren evtl. doch noch operativ entfernen zu können.

Durch die Anwendung von Isotopen mit entsprechender Halbwertszeit und Strahlungcharakteristika kann die Strahlenwirkung fast ausschließlich auf das Tumorgebiet beschränkt und die allgemeine Strahlenbelastung sehr gering gehalten werden (Lang et al. 1983). Die Anwendung von Isotopen mit langer Halbwertszeit führt zu einer langanhaltenden Bestrahlung des Tumors und steigert die Wahrscheinlichkeit einer Schädigung der Tumorzellen in ihrer Teilungsphase. ^{125}J wird meistens bevorzugt. Es ist kommerziell verfügbar und mengenmäßig so bemessen, daß man es mit den üblichen Kathetern für die selektive Behandlung von Nierentumoren verwenden kann.

Das superselektive Aufsuchen möglichst vieler Zweigarterien des Tumors und das Einbringen von reichlich embolisierenden Materialien sichert die beste geometrische Verteilung radioaktiver Stoffe über den ganzen Tumor (Abb. 7.15). Damit ist eine homogene Bestrahlung des gesamten Tumors gewährleistet. Durch die Änderung des Blutflusses in verschiedenen Anteilen des Tumors wird die Verteilung des radioaktiven Materials reguliert. Da die Bestrahlung eines Tumors zur Fibrose und verminderten Durchblutung führt, kann eine Katheterembolisation mit fortlaufender fraktioneller Gabe zu einer besseren Verteilung des radioaktiven Materials führen. Regionen, die bei der ersten fraktionellen Gabe nur eine niedrige Dosis erhielten, bleiben besser durchblutet. Bei den nachfolgenden Gaben radioaktiven Materials gelangen diese dann eher in die noch gut durchbluteten Anteile als in Gebiete mit sinkender vaskulärer Perfusion infolge der Strahlenfibrose.

Ergebnisse

Die Katheterembolisation mit embolisierendem Material oder Äthylalkohol hat zu einer wesentlichen Erleichterung bei nachfolgender chirurgischer Tumorresektion geführt. Bei ordnungsgemäßer Anwendung (d.h. Durchführung superseletiver Katheterisierung oder Anwendung von Ballonkathetern) ist dieses Vorgehen sicher und führt nicht zu ernsthaften Komplikationen. Fast alle so behandelten Patienten klagen über vorübergehende Schmerzen und Temperaturanstieg. Eine entsprechende Behandlung mit Analgetika ist ausreichend. Eine Verschiebung des chirurgischen Eingriffs wegen der Temperaturerhöhung durch die Tumornekrosen ist nicht notwendig.

Die transluminale Katheterembolisation mit radioaktivem Material hat die Überlebensrate von Patienten mit fortgeschrittenen Nierentumoren eindeutig erhöht (Lang u. de Kernion 1981). Obwohl mit dieser Methode noch keine Heilungen erzielt wurden, sind Schmerzlinderung, Beendigung der Hämaturie und Verbesserung der Langzeitprognose bei Patienten mit fortgeschrittenem Nierenzellkarzinom ohne operativen Eingriff beschrieben worden.

Katheterembolisation bei Blutungen, arteriovenösen Mißbildungen und Nierenfisteln

Die Katheterembolisation ist eine Alternative zu chirurgischen Eingriffen bei der Behandlung von Blutungen, arteriovenösen Mißbildungen und arteriovenösen Nierenfisteln. Sie ist besonders effektiv

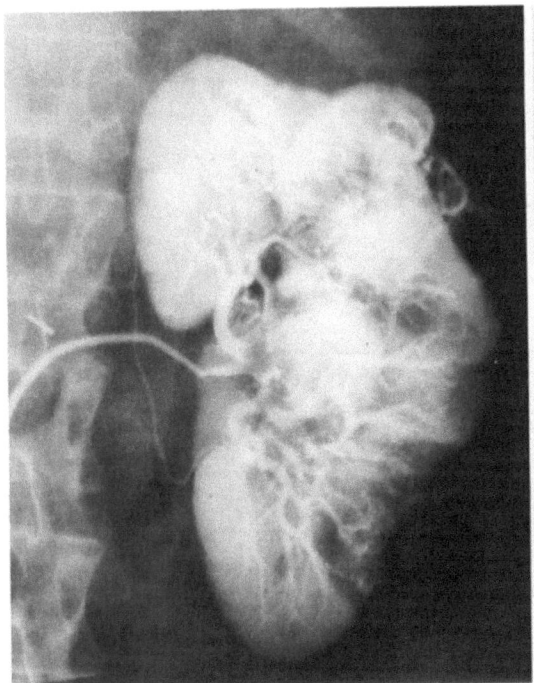
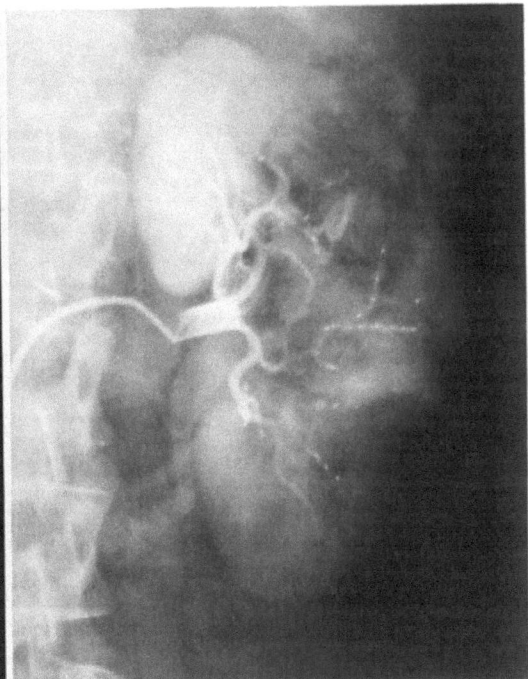

Abb. 7.15a, b. Katheterembolisation eines Tumors. **a** Die Spätphase des Arteriogrammes zeigt einen kontrastreichen Tumor im mittleren Anteil der linken Niere. **b** Katheterembolisation mit Radiojod-(^{125}J-)Partikeln. Die Verteilung der radioaktiven Jodpartikel über das Tumorgebiet ist zufriedenstellend

bei der Behandlung traumatisch hervorgerufener arteriovenöser Fisteln (Abb. 7.16).

Arteriovenöse Fisteln

Arteriovenöse Fisteln können in bestimmten Nierenregionen zu einer Minderdurchblutung und damit zu einer Ausschüttung von Renin führen. Dies führt zu einem Blutdruckanstieg. Der Verschluß der arteriellen Fistel verbessert die Perfusion des Nierenparenchyms und beseitigt diese Störung.

Die Größe des Gefäßes, das die arteriovenöse Fistel versorgt, bestimmt die Auswahl des verwendeten Okklusionskatheters. Ablösbare Ballons können so über einen Katheter in Position gebracht und freigegeben werden. Gianturco-Spiralen sind bei Verödung eines mittleren oder großen Gefäßes sinnvoll. Kleinere vaskuläre Schirmchen führen zu einer kompletten Okklusion.

Blutungen

Blutende Gefäße können mit der Katheterembolisation dauerhaft oder vorübergehend gestillt werden.

Bei der Embolisation von Blutungen aus lobären oder kleineren Nierenarterien ist eine autologe Bildung von Koagula alleine oder unterstützt durch ε-Aminocapronsäure zu bevorzugen. Obwohl sich diese Gerinnsel evtl. auflösen können, verschließen Fibroblasten den Defekt innerhalb von 24 h und verhindern weitere Blutungen.

Bei lebensbedrohlichen Blutungen aus größeren Gefäßen kann das Einlegen eines Ballonkatheters sinnvoll sein. Der Ballon kann in der Hauptarterie oder in einem Arterienast aufgefüllt werden, um eine weitere Blutung zu verhindern, wobei man durch das Lumen des Katheters gleichzeitig einen Zugang zum Nierenparenchym erhält. So kann man mit dem Ballonkatheter eine vollständige Unterbrechung der Blutzufuhr verhindern, da man das Organ mit einer gekühlten physiologischen Kochsalzlösung perfundieren kann.

Ergebnisse

Mit diesen beiden Verfahren wurden schon Nieren vor der Zerstörung bewahrt und in einigen Fällen wurde ein chirurgisches Vorgehen überflüssig.

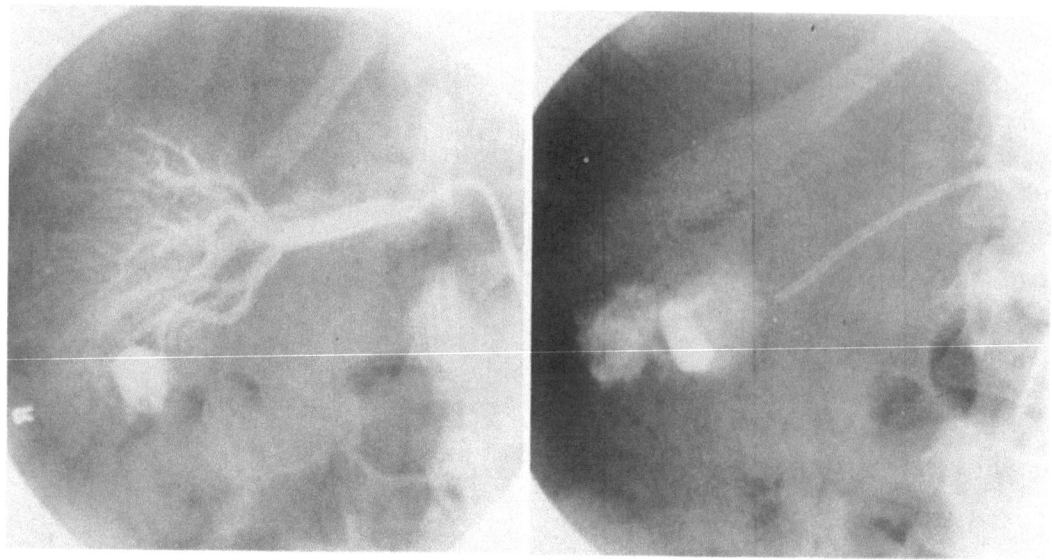

Abb. 7.16. a Traumatisches Pseudoaneurysma und kleine traumatische arteriovenöse Fistel. **b** Die versorgende Arterie ist selektiv katheterisiert und mit 2-mm-Ivalonpartikeln verschlossen

Katheterembolisation bei der Behandlung von unstillbaren Blutungen aus Nierenbecken und Blase

Unstillbare Blutungen der Blase oder dem Hohlraumsystem können als Komplikationen chirurgischer Eingriffe auftreten (z.B. bei transurethraler Prostataresektion) oder durch Nierenbeckentumoren oder Traumata entstehen. Falls die Blutung durch konservative Maßnahmen nicht beherrscht werden kann, z.B. durch Spülungen, Verabreichung von ε-Aminokapronsäure und Koagulation, kann die Katheterembolisation als Alternative zu einem chirurgischen Eingriff in Betracht gezogen werden. Sie wurde bereits mit Erfolg für die dauerhafte Behandlung von Blutungen durch Trauma oder Beckentumoren eingesetzt.

Das Ziel ist, die Blutung zu stillen und den Patienten zu stabilisieren, ohne eine völlige Unterbrechung der Durchblutung des betroffenen Gewebes hervorzurufen. Vor der Embolisation ist daher eine vorsichtige Darstellung der Arterien notwendig, damit man festlegen kann, welches Blutgefäß verschlossen werden soll und ob auch andere Organe von diesem Gefäß versorgt werden. Besonders bei älteren Patienten können größere Gefäße (z.B. die A. mesenterica inferior) arteriosklerotische Verschlüsse aufweisen, so daß andere Organe, die sonst von diesen Gefäßen versorgt werden, ausschließlich von einer kollateralen Durchblutung abhängig sind. Gefäße, die ausschließlich ein Organ mit Blut versorgen, dürfen nicht embolisiert werden, da sonst das abhängige Organ zerstört wird. Wenn man das betroffene Gefäß dargestellt hat und feststellt, daß eine Embolisation möglich ist, wird eine superselektive Katheterisierung dieses Gefäßes versucht und die Embolisation durchgeführt.

Bei Blutungen nach einem Trauma ist eine autologe Koagulation allein oder verstärkt mit ε-Aminocapronsäure das Verfahren der Wahl. Da sich die Gerinnsel wieder auflösen können, kann eine Wiederherstellung des Blutstromes eine Nekrose des entsprechenden Gewebes verhindern (Lang u. de Kernion 1981).

Bei Blutungen aus einem Tumor ist oft ein dauerhafter Gefäßverschluß wünschenswert. Dazu eignen sich besonders Ivalonpartikel mit einem Durchmesser von $1 \times 1 \times 1$ mm, da sie zu einem Verschluß der kleinen Arterien führen. Dieser periphere Verschluß garantiert einen kollateralen Blutfluß über den präkapillaren Plexus und verhindert eine völlige Unterbrechung der Blutzufuhr, die zu einer Nekrose der Blase führen könnte (Hietala 1978). Der Verschluß der Arteriolen bewirkt einen deutlichen Blutdruckabfall, so daß eine Thrombosierung der blutenden terminalen Gefäße begünstigt und die Blutung unterbrochen wird (Abb. 7.17).

Transluminale Angioplastie

Die transluminale Angioplastie ist die Methode der Wahl bei der Behandlung von fibromuskulären Hyperplasien oder arteriosklerotischen Veränderungen der Nierenarterie, die zu einer Hypertension geführt haben (Sos et al. 1984). Man benutzt einen in das Gefäß eingeführten Ballonkatheter, um das stenotische Gebiet der Arterie zu dehnen und so den Blutdurchfluß zur Niere zu erhöhen.

Indikationen

Derartige Veränderungen, die die Hauptarterie oder auch große Zweiggefäße betreffen, können transluminal erweitert werden. Arteriosklerotische Plaques, die sich von der Nierenarterie bis in die Aorta ausbreiten, sind mit dieser Technik schwieriger zu behandeln. Wird der Ballonkatheter durch die Nierenarterie vorgeschoben und ragt ein Teil des Ballons in die Aorta vor, kann es zu Sprengungen der Intima und entsprechenden Komplikationen kommen.

Technik

Nach Lokalisation der Veränderungen durch Angiographie oder DSA wird ein Ballonkatheter mit Hilfe der Seldinger-Technik hochgeführt. Abhängig von der genauen Lage der Veränderungen kann ein transfemorales oder transaxilläres Vorgehen notwendig werden. Ein flexibler Führungsdraht wird in den distalen Anteil der Nierenarterie vorgeschoben, so daß eine sichere Position des Ballons erreicht wird. Dann wird der Ballon im Bereich der Enge plaziert und aufgedehnt. Der Ballon kann entweder mit einer Spritze von 2–5 ml mit der Hand oder mit einem Gerät, das mit einem Durchmesser versehen ist, aufgedehnt werden.

Anfänglich ist der Ballon durch die Verengung deformiert; weitet sich die Stenose auf, so ist keine Formveränderung des Ballons mehr sichtbar; in diesem Fall war die Dilatation erfolgreich (Abb. 7.18).

Kleine Einrisse der Intima und der Klappen können als Folge der Dilatation auftreten und eine Thrombosierung des Gefäßes begünstigen. Um Thrombenbildungen zu vermeiden, sollte eine Heparinisierung vorgenommen werden. Dabei soll die partielle Thromboplastinzeit wenigstens über 3 Tage 1,5- bis 2mal verlängert sein. Danach kann Azetylsalizylsäure (Aspirin, Colfarit) als Antikoagulans über eine längere Zeit verordnet werden.

Weiterer Verlauf

Die intravenöse digitale Subtraktionsangiographie ist eine ungefährliche Methode zur Kontrolle nach An-

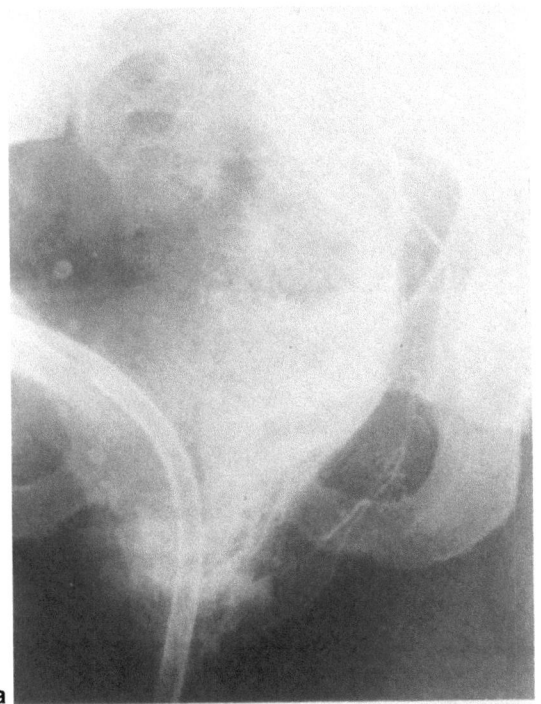
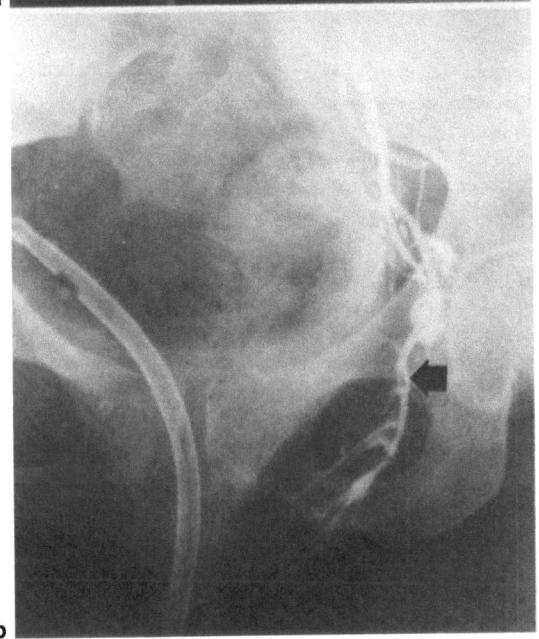

Abb. 7.17a, b. Katheterembolisation zur Kontrolle der Stillung einer schweren Tumorblutung. **a** Das Arteriogramm zeigt eine stark kontrastierte Neoplasie im linken Fornix der Vagina und des Parametriums. **b** Deutliche Abnahme der Kontrastierung des Tumors im Fornix vaginae, im Scheidengewölbe und im linken Parametrium nach Katheterembolisation des vorderen Abschnittes der linken A. iliaca interna mit Ivalonpartikeln *(Pfeil)*. Die lebensbedrohliche Blutung konnte durch Unterbrechung der Blutversorgung des Tumors erfolgreich unter Kontrolle gebracht werden

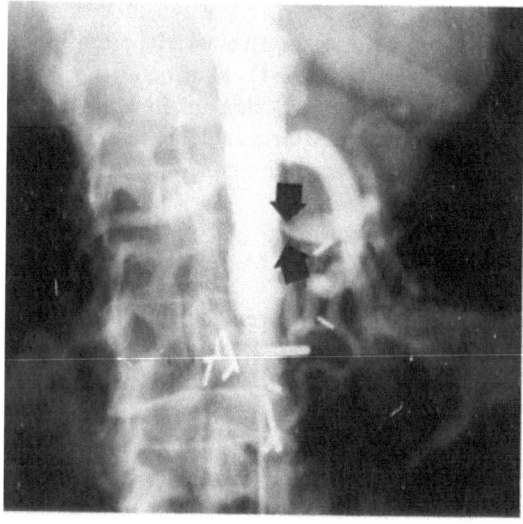
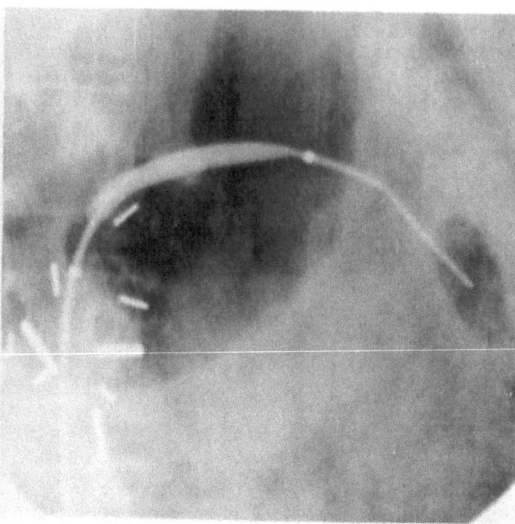

Abb. 7.18. a Das Aortogramm zeigt eine enge arteriosklerotische Stenose der linken Nierenarterie *(Pfeile)*. **b** Ein Grüntzig-Katheter ist über die Stenose vorgeschoben und gefüllt worden. Man erkennt die ausreichende Dilatation der stenotischen Läsion an der normalen Form des Ballons

gioplastie. Mit der Funktionsszintigraphie kann der Nierenplasmastrom überwacht werden (Schwarten 1984).

Ergebnisse

Die transluminale Angioplastie ist besonders bei Veränderungen durch fibromuskuläre Hyperplasie erfolgreich. Bis zu 95% der Stenosen können dauerhaft beeinflußt werden (Colapinto et al. 1982). Bei arteriosklerotischen Veränderungen sprechen anfänglich etwa 85% der Patienten auf diese Behandlung an; jedoch treten in etwa 50% der Fälle nach 6 Monaten bis 2 Jahren wieder Stenosen auf. Obwohl auch diese Rezidive mit der transluminalen Angioplastie erneut behandelt werden können, liegt die Erfolgsrate bei wiederholter Dilatation nur bei etwa 50%.

Literatur

Banner MP, Pollack HM: Percutaneous extraction of renal and ureteral calculi. Radiology 1982; 144:7

Banner MP et al: Catheter dilatation of benign ureteral strictures. Radiology 1983; 147:427

Bissada NK, Abdelsayed M, Holder JC: Renal carcinoma: Diagnostic and therapeutic aspects. Am Fam Physician (Aug) 1977; 16:100

Castaneda-Zuniga WR et al: Nephrostolithotomy: Percutaneous technique for urinary calculus removal. AJR 1982; 139:7

Chaussy C et al: Extracorporeal shock wave lithotripsy (ESWL) for treatment of urolithiasis. Radiology 1985; 154:273

Colapinto RF et al: Percutaneous transluminal dilatation of the renal artery: Follow-up studies on renovascular hypertension. AJR 1982; 139:77

Dunnick NR et al: Percutaneous approach to nephrolithiasis. AJR 1985; 144:451

Gibbons RP et al: Experience with indwelling ureteral stent catheters. J Urol 1976; 155:22

Goldberg BB, Meyer H: Ultrasonically guided suprapubic urinary bladder aspiration. Pediatrics 1973; 51:70

Hietala SO: Urinary bladder necroses following selective embolization of the internal iliac artery. Acta Radiol [Diagn] 1978; 19:316

Klatte E: Effective occlusion of the renovascular bed by selective catheter infusion of 100% ethyl alcohol in patients with renal carcinoma. [Paper presented to the Association of University Radiologists, New Orleans, April, 1981.]

Konigsberg H, Blunt KJ, Muecke EC: Use of Boari flap in lower ureteral injuries. Urology 1975; 5:751

Lang EK: Antegrade ureteral stenting for dehiscence, strictures and fistulae. AJR 1984; 143:795

Lang EK: Asymptomatic space-occupying lesions of the kidney: A programmed sequential approach and its impact on quality and cost of health care. South Med J 1977; 70:277

Lang EK: Co-existence of cyst and tumor in the same kidney. Radiology 1971; 101:7

Lang EK: Diagnosis and management of ureteral fistulas by percutaneous nephrostomy and antegrade stent catheter. Radiology 1981; 138:311

Lang EK: Percutaneous nephrostolithotomy and lithotripsy: A multi-institutional survey of complications. Radiology 1987; 162:25

Lang EK: Roentgenologic approach to the diagnosis and management of cystic lesions of the kidney: Is cyst exploration mandatory? Urol Clin North Am 1980; 7:677

Lang EK: Transcatheter embolization of pelvic vessels for control of intractable hemorrhage. Radiology 1981; 140:331

Lang EK, deKernion JB: Transcatheter embolization of advanced renal cell carcinoma with radioactive seeds. J Urol 1981; 126:581

Lang EK, Glorioso L III: Management of urinomas by percutaneous drainage procedures. Radiol Clin North Am 1986; 24:551

Lang EK, Price ET: Redefinitions of indications for percutaneous neprhostomy. Radiology 1983; 147:419

Lang EK, Sullivan J, deKernion JB: Work in progress: Transcatheter embolization of renal cell carcinoma with radioactive infarct particles. Radiology 1983; 147:413

Lang EK et al: Brush biopsy of pyelocalyceal lesions via a percutaneous translumbar approach. Radiology 1978; 129:623

Marberger M, Stackl W, Gruby W: Percutaneous litholapaxy of renal calculi with ultrasound. Eur Urol 1982; 8:236

Newhouse JH, Pfister RC: Percutaneous dissolution of renal stones. Chapter 40 in: Interventional Radiology. Athanasoulis CA et al (editors). Saunders, 1982

Pfister RC, Newhouse JH: Interventional percutaneous pyeloureteral techniques. 1. Antegrade pyelography and ureteral perfusion. 2. Percutaneous nephrostomy and other procedures. (2 parts.) Radiol Clin North Am 1979; 17:344, 351

Schwarten DE: Percutaneous transluminal angioplasty of the renal arteries: Intavenous digital subtraction angiography for follow-up. Radiology 1984; 150:369

Skinner DJ et al: Diagnosis and management of renal cell carcinoma. Cancer 1971; 28:1165

Smith AD et al: Dissolution of cystine calculi by irrigation with acetylcysteine through percutaneous nephrostomy. Urology 1979; 13:422

Sos TA et al: Percutaneoustransluminal renal angioplasty and renovascular hypertension due to atheroma or fibromuscular dysplasia. Radiology 1984; 151:547

Spataro RF, Linke CA, Barbaric ZL: The use of percutaneous nephrostomy and urinary alkalinization in the dissolution of obstructing uric acid stones. Radiology 1978; 129:629

Suby HI, Albright F: Dissolution of phosphatic urinary calculi by the retrograde introduction of citrate solution containing magnesium. N Engl J Med 1943; 228:81

Wallace S et al: Embolization of renal cell carcinoma: Experience with 100 patients. Radiology 1981; 138:563

Whitaker RH: Equivocal pelvi-ureteric obstruction. Br J Urol 1976; 47:771

Whitaker RH, Buxton-Thomas M: A comparion of pressure flow studies and renography in equivocal upper urinary tract obstruction. J Urol 1984; 131:446

Wrigley JV, Prem KA, Fraley EE: Pelvic exenteration: Complications of urinary diversion. J Urol 1976; 116:428

8 Perkutane anterograde Endourologie

J.W. Thüroff

Im Gegensatz zu den retrograden Untersuchungstechniken, die den Harntrakt über die Harnröhre erreichen, benutzt man bei den anterograden Techniken perkutane Zugangswege. Hierbei muß die intrarenale Anatomie genauso beachtet werden wie bei offen-chirurgischem Vorgehen. Bei perkutaner Technik sind bildgebende Verfahren unerläßlich.

Es ist besonders wichtig, daß zuerst ein Punktionskanal angelegt wird, der einen direkten Zugang zum Operationsgebiet eröffnet und eine sichere und blutarme Instrumentation erlaubt. Von der Lokalisation und Richtung des Punktionskanals und der Stelle des Eintritts in das Hohlraumsystem hängt der Erfolg des radiologisch oder endoskopisch kontrollierten Vorgehens ab. Wenn man Punktionsnadel, Punktionsbereich und eine präzise Punktion sichtbar machen will, sind bildgebende Verfahren, wie Ultraschall, Durchleuchtung oder in ausgesuchten Fällen das CT, erforderlich.

Für die perkutanen Punktionen ist die Sonographie das Verfahren der Wahl. Beim weiteren Vorgehen (z.B. Dehnung des Punktionskanals, Plazierung eines Nephrostomiekatheters) benötigt man die Röntgendurchleuchtung. Bei intrarenalem chirurgischem Vorgehen sind endoskopisch gute Sichtverhältnisse erforderlich.

Kontraindikationen für die perkutane Nierenpunktion sind: Blutgerinnungsstörungen, Koagulopathien oder medikamentöse Antikoagulanzientherapie. Die Vorbereitung und Abdeckung des Operationsbereiches werden unter den gleichen aseptischen Bedingungen wie beim offenen Operieren vorgenommen. Die Nierenpunktion und nur geringe Dilatation des Punktionskanals (6–12 Charr) zum Einführen eines Uretersplints und eines Nephrostomiekatheters können in örtlicher Betäubung durchgeführt werden. Man infiltriert die Haut und das Gewebe im Bereich des Punktionskanals bis zur Nierenkapsel mit 10 ml 1%igem Lidocainhydrochlorid. Bei der Dilatation des Punktionskanals verwendet man zur Anästhesie und zur besseren Gleitfähigkeit ein Gleitmittel mit Anästhetikum (z.B. 2%iges Lidocainhydrochloridgel). Man kann die Dilatation des Nephrostomiekanals bis 30 Charr und die Extraktion kleinerer Nierensteine unter Lokalanästhesie vornehmen. Heute ist allerdings die extrakorporale Stoßwellenlithotripsie (ESWL) das Behandlungsverfahren der Wahl für diese kleineren Steine.

Die perkutane Litholapaxie (PNL) ist indiziert bei Ausgußsteinen und Steinen in Kelchdivertikeln. Die intrarenale Steinzertrümmerung und Extraktion erfordern gewöhnlich Epiduralanästhesie oder Narkose. Da man Punktionen, Bougierungen des Punktionskanals sowie Steindesintegration und -entfernung nach Möglichkeit in einer Sitzung vornimmt, ist der Wert der Lokalanästhesie bei perkutaner Litholapaxie begrenzt.

Bildgebende Verfahren – Punktionstechniken

Die perkutane Punktion des Nierenhohlraumsystems eignet sich sowohl zu diagnostischen Maßnahmen (z.B. antegrade Pyelographie, Druck- und Perfusionsstudien), wie auch zur Anlage eines Zugangsweges für therapeutische Eingriffe, wie z.B. zum Legen eines perkutanen Katheters oder zu endoskopischem Vorgehen (Tabelle 8.1). Sorgfältige Indikation, ein entsprechendes bildgebendes Verfahren und eine exakte Punktionstechnik der Nieren und des Retroperitoneums sind notwendig.

Tabelle 8.1. Indikationen zur perkutanen Punktion des Nierenhohlraumsystems

Diagnostische Indikationen
    Anterograde Pyelographie
    Druck-Perfusions-Studien (Whitaker-Test)

Therapeutische Indikationen
    Nephrostomiekatheter
    Antegrade Ureterschienung
    Dilatation von Harnleiterstrikturen
    Perfusionschemolitholyse von Nierensteinen
    Perkutane Nephrolithotomie (PNL)
    Perkutane Endopyeloplastik
    Perkutane Resektion und Koagulation von Urotheltumoren

Sowohl die Ultraschall- wie die Röntgenuntersuchung ermöglicht eine gute Darstellung und eine sichere perkutane Punktion; die Sonographie bietet allerdings einige Vorteile:

1. Intravenöse oder retrograde Gabe von Kontrastmitteln ist unnötig.
2. Ständige Kontrolle beim Vorschieben der Nadel ist ohne Strahlenbelastung möglich.
3. Röntgennegative, nicht-kontrastgebende Strukturen der Niere und des extrarenalen Raumes (wie z.B. Nierenzysten, retroperitoneale Tumoren) können dargestellt und exakt anpunktiert werden.
4. Alle tiefer gelegenen Gewebeschichten im Bereich des geplanten perkutanen Kanals sind sichtbar (z.B. Darm oder Lunge).
5. Eine Darstellung in allen 3 Ebenen ist leicht zu ermöglichen, indem der Schallkopf gekippt und gedreht wird.
6. Die zweidimensionale Darstellung der Schallebene vermittelt tatsächlich dreidimensionale Informationen. Wenn Punktionsnadel und Punktionsziel sichtbar sind und die Nadel sauber auf das Ziel ausgerichtet ist, wandert sie genau innerhalb der Schallebene und kann nicht seitlich in die 3. Dimension abwandern.

Wenn die Punktionsnadel das Nierenhohlraumsystem erreicht hat, ist eine Röntgenuntersuchung zur Kontrolle und zum weiteren Vorgehen notwendig (z.B. Einlegen eines Führungsdrahtes, Dilatation des Nephrostomiekanals, Katheterplazierung). In einzelnen Fällen ist das Einlegen eines Nephrostomiekatheters in das dilatierte Hohlraumsystem allein unter sonographischer Kontrolle möglich. Während man die starre Punktionsnadel gut sieht und in der zweidimensionalen Ultraschallebene exakt führen kann, passen sich flexible Führungsdrähte und Katheter der Anatomie des Hohlraumsystems an und können deshalb von der Schallebene abweichen. Die Röntgendurchleuchtung liefert ein zweidimensionales Bild mit vollständiger Integration und Information über die 3. (a.-p.) Dimension. Hierdurch lassen sich schattengebende Katheter, Führungsdrähte usw. in ihrer ganzen Länge darstellen.

Zur perkutanen Punktion des Hohlraumsystems wird der Patient in Bauchlage auf einem für Röntgenaufnahmen geeigneten Tisch gelagert. Strahlendurchlässige Kissen können unter das Abdomen gelegt werden, um die Lendenlordose auszugleichen und die Niere zu unterstützen. Die Standardpunktionsstelle liegt in der hinteren Axillarlinie zwischen der 12. Rippe und dem Beckenkamm. Diese Punktionsstelle gewährleistet, daß der Patient nicht auf dem Nephrostomiekatheter liegen muß, wenn dieser

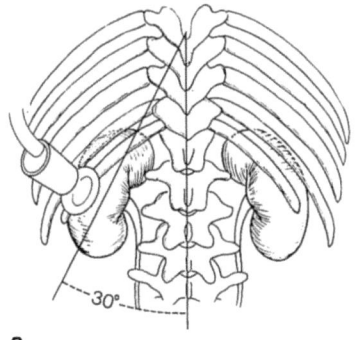

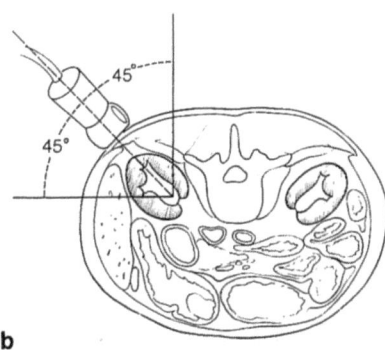

Abb. 8.1a, b. Nierensonographie. **a** Die Longitudinalachse der Niere bildet einen 30°-Winkel mit der Mittellinie. **b** Die Transversalachse der Niere bildet einen 45°-Winkel mit der Horizontalen und der Vertikalen

belassen wird. Man führt die Ultraschalluntersuchung unterhalb der 12. Rippe durch, um einen medianen Longitudinalschnitt durch die Niere zu erhalten. Um eine optimale Ankopplung der Ultraschallstrahlen auf der Haut zu erreichen, benutzt man steriles Gel. Die Lage, Rotation und Neigung des Schallkopfes, die die Ultraschallebene bestimmen, müssen sich an der normalen Nierentopographie orientieren. Auf der Aufnahme des Ausscheidungsurogramms liegt die Längsachse der Niere in Richtung des M. psoas. Die Verlängerung dieser Achse trifft die Mittellinie unter einem Winkel von 30° (Abb. 8.1a). Im transversalen Bild des CT bildet die Transversalachse der Niere einen 45°-Winkel sowohl mit der Horizontal- als auch mit der Sagittallinie (Abb. 8.1b). Die Lage und Richtung des Schallkopfes kann man folgendermaßen grob festlegen: unterhalb der 12. Rippe (wenn möglich), oberhalb der Punktionsstelle, mit einer 30°-Rotation kaudolateral und einer 45°-Neigung des Schallkopfes. Die genaue Einstellung der Lage und Richtung erfolgt während der Untersuchung.

Folgende Faktoren können die Wahl der Darstellungs- und Punktionstechnik am Patienten beeinflussen: Lage und Rotation der Niere, Anomalien der Knochenstrukturen, Topographie von Kolon, Milz, Leber und Lunge im Verhältnis zur Niere, und die Punktionsstelle (oberer, mittlerer oder unterer Kelch, Kelchdivertikel). Alle diese Strukturen lassen sich sonographisch darstellen, und der Schallkopf kann so aufgesetzt werden, daß er gute Sicht und den optimalen Punktionsbereich für jeden Patienten ermöglicht. Eine Punktionsstelle oberhalb der 11. Rippe sollte daher nur dann gewählt werden, wenn die Lunge im Punktionsbereich nicht sichtbar ist. Werden Darmgas, Leber oder Milz im Bereich des geplanten Nephrostomiekanals sichtbar, muß ein anderer Punktionskanal gewählt werden.

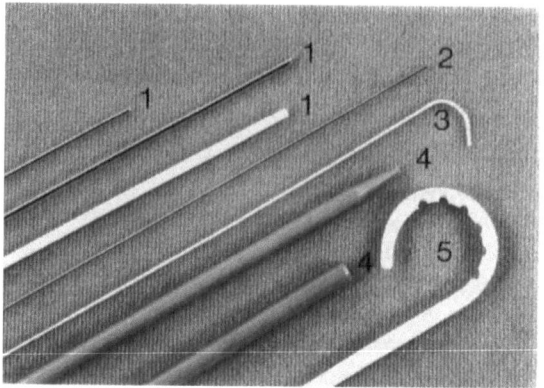

Abb. 8.2. Universalnephrostomieset (Angiomed, USA) mit *(1)* koaxialer 17,5-gg.-Nadel und 6-Charr-Kathetersystem mit Obturator; *(2)* Feinnadel (22 gg.); *(3)* steifem Führungsdraht von 0,89 mm mit flexibler J-Spitze; *(4)* koaxialem 10-Charr-Dilatator; 12-Charr-Führungskatheter-System und *(5)* 10-Charr-Pigtailnephrostomiekatheter

Wird die Punktion nur für eine Nephrostomiedrainage eines erweiterten Hohlraumsystems oder zum Einlegen eines anterograden Splints notwendig, so ist die Wahl des Punktionsortes nicht so kritisch wie bei einer geplanten Endoskopie mit Steinmanipulation oder anderem Vorgehen. Allerdings soll der Punktionskanal grundsätzlich durch eine Pyramide in einen dorsalen Klech führen. Die Punktion ins Infundibulum kann Blutungen aus segmentalen oder Interlobärgefäßen im Sinus renalis hervorrufen. Auch eine direkte Punktion des Nierenbeckens mit Dilatation des Nephrostomiekanals und Einführen von Kathetern oder Instrumenten ist schwierig. Nach erfolgreichem Einlegen eines Katheters besteht ebenfalls das erhebliche Risiko einer Katheterdislokation. Bei einer geplanten perkutanen Nephrolithotomie bei komplizierten Steinen, Ausgußsteinen oder Steinen in Kelchdivertikeln sind eine sorgfältige Vorbereitung und ein präziser Zugang in das Hohlraumsystem notwendig. Bei großen kompletten Ausgußsteinen, bei denen eine perkutane Nephrolithotomie zur Zerkleinerung des Steinvolumens mit nachfolgender ESWL restlicher Kelchsteine vorgesehen ist, sollte die Punktion üblicherweise durch einen unteren hinteren Kelch vorgenommen werden. Von hier aus kann man die untere Kelchgruppe, das Nierenbecken und einen Teil der oberen Kelchgruppe mit starren Instrumenten leicht erreichen. Auf jeden Fall können Ausgußsteine durch perkutane Nephrolithotomie allein entfernt werden (ohne ESWL), wenn man verschiedene Zugangswege benutzt (z.B. mittlere oder obere Kelchpunktion). Steine in Kelchdivertikeln werden besser durch direkte Punktion des Divertikels endoskopisch angegangen als durch Punktion des Hohlraumsystems. In jedem Fall ermöglicht die periphere Punktion des Hohlraumsystems durch eine Papille die maximale Nutzung des zur Verfügung stehenden Raumes.

Wenn der Kelch zur Punktion des Hohlraumsystems einmal festgelegt ist, wird er im Ultraschallbild dargestellt. Die Punktionsstelle sollte unter dem Schallkopf in Verlängerung der transversalen Achse der Schallebene gewählt werden. Die meisten Schallköpfe haben eine Markierung, die die Achse der Schallebene im Verhältnis zum Schallkopf anzeigt, oder sie besitzen eine Einrichtung, mit der die Nadel geführt wird. Haut und Faszie werden mit einem Stichskalpell inzidiert. Dann wird der Schallkopf auf die Inzision aufgesetzt, um die exakte Entfernung zwischen der Inzision und dem Kelch zu messen. Eine Punktionsnadel (16–18 gg.) (Abb. 8.2) wird dann blind durch die Inzision in der Richtung vorgeschoben, die vorher durch Ultraschall bestimmt wurde. Die Nadel sollte jedoch blind nie tiefer als durch die Bauchdeckenfaszie vorgeschoben werden.

Dann wird der Schallkopf so aufgesetzt, daß der Kelch und die Punktionsnadel in der gleichen Ultraschallebene sichtbar sind. Die Nadel wird so ausgerichtet, daß man ihre Spitze klar sehen kann. Zeit und Geduld sind erforderlich, um die Neigung der Nadel und die Schallebene so einzustellen, daß Nadel und Kelch gleichzeitig auf dem Monitor sichtbar sind. Eine Bewegung der Nadel führt zu einer besseren Darstellung der Nadelspitze, während der Schallkopf ausgerichtet wird. Ist der Punktionswinkel zu steil oder zu flach, wird die Nadel ins subkutane Fett zurückgezogen und erneut durch die Bauchdecke vorgeschoben. Die Nadel kann so oft wie nötig zurückgezogen und zur Nierenkapsel vorgeschoben werden, wobei man jedoch das Nierenparenchym im Idealfall nur einmal punktieren sollte.

Eine Punktionshilfe kann zur exakten Ausrichtung der Nadel in der Ultraschallebene benutzt werden.

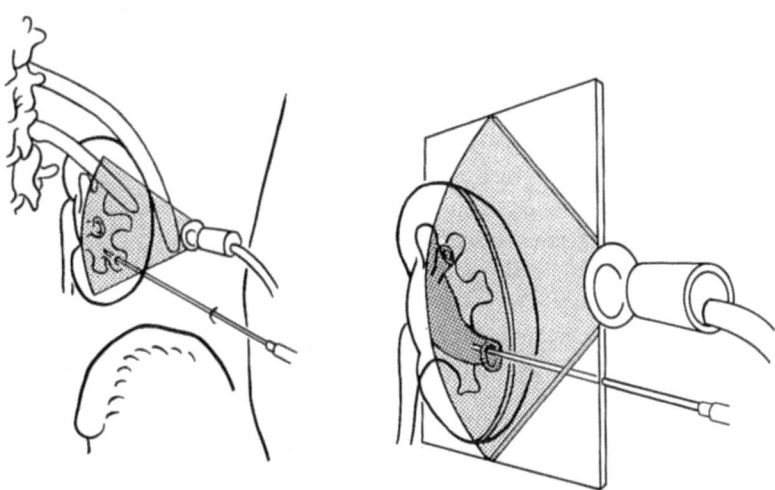

Abb. 8.3. Ultraschallgeführte Punktion eines dorsalen unteren Kelches. Die Nadel muß in der Ultraschallebene liegen, damit sie dargestellt werden kann

Diese Vorrichtung hat gewöhnlich eine Vertiefung oder einen Kanal und wird nach Sterilisation am Schallkopf befestigt. Bei einigen Punktionshilfen wird der Punktionswinkel im Verhältnis zur Mittelachse der Punktionsebene festgelegt und durch eine elektronisch erzeugte Hilfslinie auf dem Monitor sichtbar gemacht. Wenn ein stumpferer oder spitzerer Punktionswinkel gewünscht wird, wird der gesamte Schallkopf mit der Punktionshilfe geneigt. Dadurch wird die Wahl des Punktionsortes eingeschränkt. Ein weiterer Nachteil dieser Punktionshilfe besteht darin, daß bei Abweichung der Nadel keine ständige Korrektur der Punktions- und Ultraschallebene möglich ist. Dies kommt häufig bei Patienten mit alten Operationsnarben vor; außerdem wird dieses Verfahren um so schwieriger, je weiter der Kelch von der Punktionsstelle entfernt liegt. In diesen Fällen ist eine normale Punktion mit individueller Einstellung der Punktions- und Ultraschallebene vorzuziehen.

Die Bewegung der Niere während der Atmung kann die Punktion erschweren, wenn der Kelch klein ist und auf dem Monitor nur in einer bestimmten respiratorischen Phase abgebildet wird. Sind die Richtung der Nadel und die Lage des Kelches aufeinander ausgerichtet und beide auf dem Monitor gut zu sehen, so wird die Nadel während einer geeigneten Respirationsphase durch die Nierenkapsel vorgeschoben (Abb. 8.3). In dieser Phase wird die Niere gewöhnlich durch die Punktionsnadel etwas bewegt, so daß Nadel und Kelch sich vorübergehend nur unscharf darstellen. Sobald aber die Nadelspitze die fibröse Nierenkapsel durchdringt, sieht man sie wesentlich besser, wenn sie durch das Nierenparenchym, das nur wenig echoreich ist, in den erweiterten Kelch,

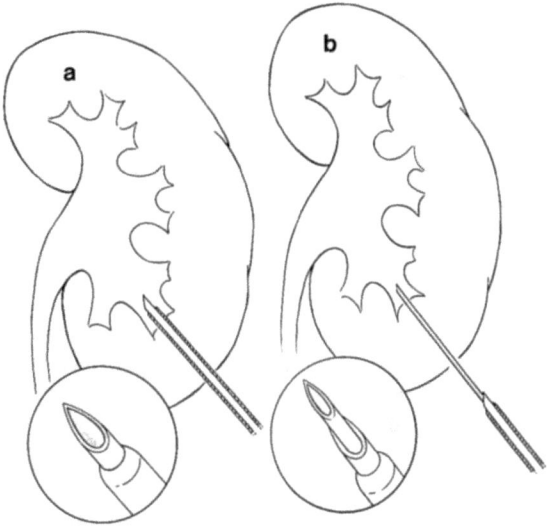

Abb. 8.4a, b. Perkutane Punktionstechniken. **a** Ultraschallgeführte Technik: Punktion mit einem Koaxialnadel-Katheter-System von 16–18 gg. **b** Technik mit Durchleuchtungskontrolle: Koaxialfeinnadelpunktion mit einem dickeren Nadel-Katheter-System

das Nierenbecken oder die Nierenzyste vorgeschoben wird, die alle echofrei sind. Wenn man die Nadelspitze und den Kelch klar an der gleichen Stelle der Ultraschallebene erkennt, liegt die Nadel in dem gewünschten Bereich.

Einen Stein kann man mit der Nadelspitze sofort fühlen oder seine Bewegung auf dem Monitor erkennen. Bei anterograder Injektion einer kleinen Kontrastmittelmenge (KM), stellt sich das Hohlraumsystem nach erfolgreicher Punktion im Bildverstärker gut dar. Wurde das Hohlraumsystem nicht erfolgreich anpunktiert, so füllen sich die Interlobärvenen mit KM, so daß eine körbchenförmige Struktur im Kelchbereich sichtbar wird oder eine Extravasation auftritt. In seltenen Fällen, in denen KM in die Adventitia des Hohlraumsystems injiziert wird, kann das Extravasat die Form des Hohlraumsystems annehmen und eine erfolgreiche Punktion vortäuschen. Die notwendige KM-Menge sollte vorsichtig gewählt werden, damit die später notwendige Durchleuchtung und Ultraschallorientierung nicht behindert wird. Wird eine größere KM-Menge außerhalb des Hohlraumsystems injiziert, so kann die Kompression des Kelches eine weitere Punktion erschweren. In diesem Fall wird die Lage der Nadelspitze durch wiederholte sonographische Untersuchungen überprüft und mit den Ergebnissen der Durchleuchtung verglichen. Ist die Nadelspitze unter Ultraschallkontrolle in die richtige Position gebracht worden, was man durch kurze Bewegungen mit der Nadel überprüfen kann, so wird sie wenige Millimeter zurückgezogen, in den passenden Winkel ausgerichtet und vorgeschoben. Ist das Hohlraumsystem erreicht (Abb. 8.4a), wird unter Bildverstärkerkontrolle weiter vorgegangen.

Soll die Punktion nicht unter Ultraschallkontrolle, sondern mittels Röntgendurchleuchtung vorgenommen werden, benutzt man die Feinnadelpunktion (20–22 gg.). Man kann einen Ballonureterkatheter am Nierenbeckenabgang legen und so durch retrograde Injektion eine leichte Erweiterung des Hohlraumsystems herbeiführen. Dies erleichtert die Punktion eines nicht-dilatierten Hohlraumsystems. Zuerst führt man durch die Bauchdecke eine Nadel (16–18 gg.) ein, durch die dann eine dünnere, längere Nadel vorgeschoben wird (Abb. 8.4b). Auf diese Weise läßt sich die Feinnadel besser kontrollieren. Wenn die dünne Nadel das Hohlraumsystem erreicht hat, kann die dickere Nadel als Leitschiene über die dünnere vorgeschoben werden. Dann zieht man die dünne Nadel zurück und kann einen üblichen flexiblen Führungsdraht durch die dickere Nadel in das Hohlraumsystem einführen.

Der aus dem Hohlraumsystem angesaugte Urin wird auf Erreger untersucht, insbesondere wenn anamnestisch oder bei der Untersuchung der Verdacht auf eine Harnwegsinfektion besteht.

Anterograde Pyelographie, Druck- und Perfusionsstudien

Die Nierenpunktion ist nur selten eine Indikation für eine diagnostische anterograde Pyelographie, da weniger invasive Röntgenverfahren zur Verfügung stehen (Ausscheidungsurogramm mit Tomogramm, Ultraschalluntersuchung, CT, NMR, retrograde Pyelographie). Auf jeden Fall ist eine Übersichtsaufnahme nach anterograder KM-Injektion ein fester Bestandteil jeder perkutanen Punktion, aus welchem Anlaß sie auch immer durchgeführt wird. Bevor das KM injiziert wird, muß man Urin absaugen, um den Druck eines obstruierten Hohlraumsystems zu senken. Man sollte das KM zur besseren Darstellung von Details auf 20–30% verdünnen. Die anterograde Pyelographie hat die gleiche Detailgenauigkeit wie das retrograde Pyelogramm.

Die anterograde Pyelographie wendet man auch gemeinsam mit perkutanen Druck- und Perfusionsstudien zum Nachweis pyelourethraler Störungen an (Whitaker-Test). Nur in 10–30% der Fälle, in denen nicht-invasive Funktionsszintigramme (Diuserenogramm, s. Kap. 9) nicht zu einer Differenzierung zwischen obstruiertem und nicht-obstruiertem dilatiertem Hohlraumsystem führen, sind perkutane urodynamische Studien des dilatierten Harntraktes indiziert. (Diese sind bei distaler Ureterobstruktion zuverlässiger als bei Obstruktionen am Nierenbeckenabgang. Hier sind Diuserenogramme vorzuziehen.)

Der Whitaker-Test liefert gleichzeitige Meßdaten des intrapelvinen und intravesikalen Drucks. Die Messungen erfolgen bei anterograder Perfusion mit Flowraten von 5, 10, 15 und 20 ml/min. Die Punktion des Hohlraumsystems erfolgt mit einem Koaxialnadelkathetersystem mit einem 6-Charr-Katheter für die renale Druck- und Perfusionsmessung. Die Punktion und das Einlegen des Katheters können zusammen vorgenommen werden. Man startet die Perfusion mit Flowraten von 5–10 ml/min, bis ein Steady-state-Gleichgewicht des Drucks erreicht ist und sich der gesamte untere Harntrakt röntgenologisch darstellt (Abb. 8.5). Man erhält die Druckkurven entweder über einen Dreiwegehahn intermittierend, oder kontinuierlich, wenn ein Doppellumennephrostomiekatheter oder 2 separate Katheter für die Perfusion und Druckmessung gelegt werden. Kontinuierliche Druckaufzeichnungen während der Perfusion durch einen einzelnen Katheter mit aufgesetztem T-Stück vermitteln fehlerhafte Druckkurven (je kleiner das Lumen des Nephrostomiekatheters und je größer die Perfusionsrate ist, desto höher ist der aufgezeichnete Druck). Eine korrekte Druckmessung ist jedoch möglich, wenn man den Widerstand des Systems für jede Perfusionsrate vorher kalibriert. Um zuverlässige Druckkurven zu erhalten, muß die Lage der Drucksonden im Nierenbecken und in der Blase auf die Höhe von Blase und Nierenbecken abgestimmt werden. Bei einer Flowrate von 10 ml/min sind Dif-

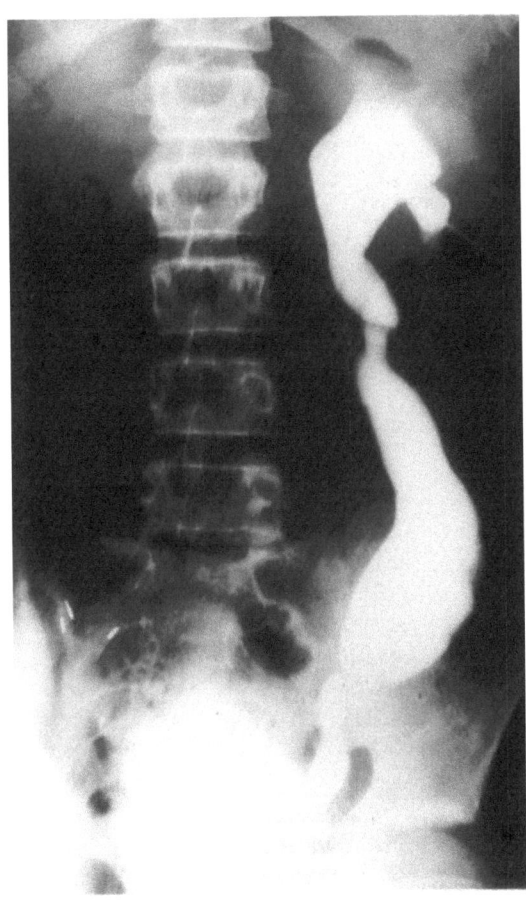

Abb. 8.5. Whitaker-Test in einem dilatierten oberen Harntrakt nach vesikoureteraler Reimplantation (prune-belly-syndrome). Anterograde Perfusion mit einem Flow von 10 ml/min bei einem vesikopelvinen Druckgradienten von 10 cm Wassersäule mit nicht-obstruiertem Flow

ferentialdrücke (Druck im Nierenbecken minus Blasendruck) unter 13 cm Wassersäule normal, zwischen 14 und 22 cm Wassersäule deuten sie auf eine leichte Obstruktion. Liegt der Druck über 22 cm Wassersäule, so muß man von einer schweren bis mäßigen Obstruktion ausgehen. Bei einer Flowrate von 15 ml/min und 20 ml/min liegen die oberen Druckgrenzen bei 18 und 21 cm Wassersäule.

Perkutane Nephrostomie

Das Einlegen eines perkutanen Nephrostomiekatheters zur Drainage und Dekompression des oberen Harntraktes ist indiziert, wenn eine retrograde Ureterkatheterisierung nicht ratsam (z.B. Sepsis infolge Harnleiterobstruktion) oder unmöglich ist (z.B. bei unüberwindbarer Harnleiterobstruktion infolge von Stein, Tumor oder Striktur). Man setzt Nephrostomiekatheter auch zu diagnostischen (Whitaker-Test) oder therapeutischen Zwecken ein (chemische Steinauflösung). Nach perkutanen endourologischen Eingriffen soll der Nephrostomiekatheter gewöhnlich für einige Tage belassen werden. Wenn statt der Nephrostomie eine innere Schiene gelegt werden soll, kann die anterograde ureterale Schienung durch den Nephrostomiekanal selbst in den Fällen versucht werden, in denen frühere Versuche einer retrograden Schienung fehlschlugen. Eine anterograde Schienung ist besonders dann erfolgversprechend, wenn eine Harnleiterschlängelung oder eine Fistel (Harnleiter-Scheiden-Fistel, Urinom nach offener Operation) vorliegen. Das gleiche gilt, wenn das Ostium endoskopisch nicht zu sondieren ist (Harnleiter-Darm-Anastomose). Die Erfolgsaussichten bei einer rein mechanischen Harnleiterobstruktion sind nicht so vielversprechend.

Wenn perkutan ein Katheter gelegt werden soll, hängt der Durchmesser des Nephrostomiekanals von der Dicke des gewählten Katheters ab. Zu diagnostischen Zwecken, wie z.B. zu Druck- und Perfusionsstudien (Whitaker-Test), ist ein 6-Charr-Katheter ausreichend. Katheter dieser Größe kann man in einer Sitzung einlegen, wenn die Punktion mit dem Koaxialnadelkathetersystem vorgenommen wird (Abb. 8.2). Bei therapeutischen Eingriffen, wie beim Einlegen einer Nephrostomiedrainage oder anterograder Harnleiterschienung, verwendet man weichere und dickere Katheter. Dazu muß der Punktionskanal vor Einlegen des Katheters dilatiert werden. Zur Dilatation des Punktionskanals muß ein 0,89- oder 0,96-mm-Führungsdraht ins Hohlraumsystem vorgeschoben werden. Dies geschieht entweder direkt durch die Punktionsnadel oder durch den äußeren Katheter eines Koaxialnadelkathetersystems. Führungsdrähte mit gebogener Spitze (J) führen weniger leicht zu einer Schädigung der Mukosa des Nierenbeckens als gerade Führungsdrähte. Eines der häufigsten Probleme bei der Dilatation des Punktionskanals ist das Abknicken des Führungsdrahtes beim Einführen des Fasziendilatators. Deshalb sollte man Führungsdrähte mit einer flexiblen Spitze und einem starren proximalen Anteil flexiblen Führungsdrähten vorziehen. Wenn man die Spitze des Führungsdrahtes nicht in das Nierenbecken vorschieben kann, weil sie sich in einem erweiterten Kelch mit engem Infundibulum verfangen hat oder weil ein obstruierender Stein die Passage verhindert, gibt es 2 Möglichkeiten:

1. Man kann entweder die äußere Nadel des Koaxialnadelsystems dazu verwenden, den Führungsdraht ins Hohlraumsystem vorzuschieben (Abb. 8.6a).
2. Man verwendet Angiographiekatheter mit unterschiedlich gebogenen Spitzen.

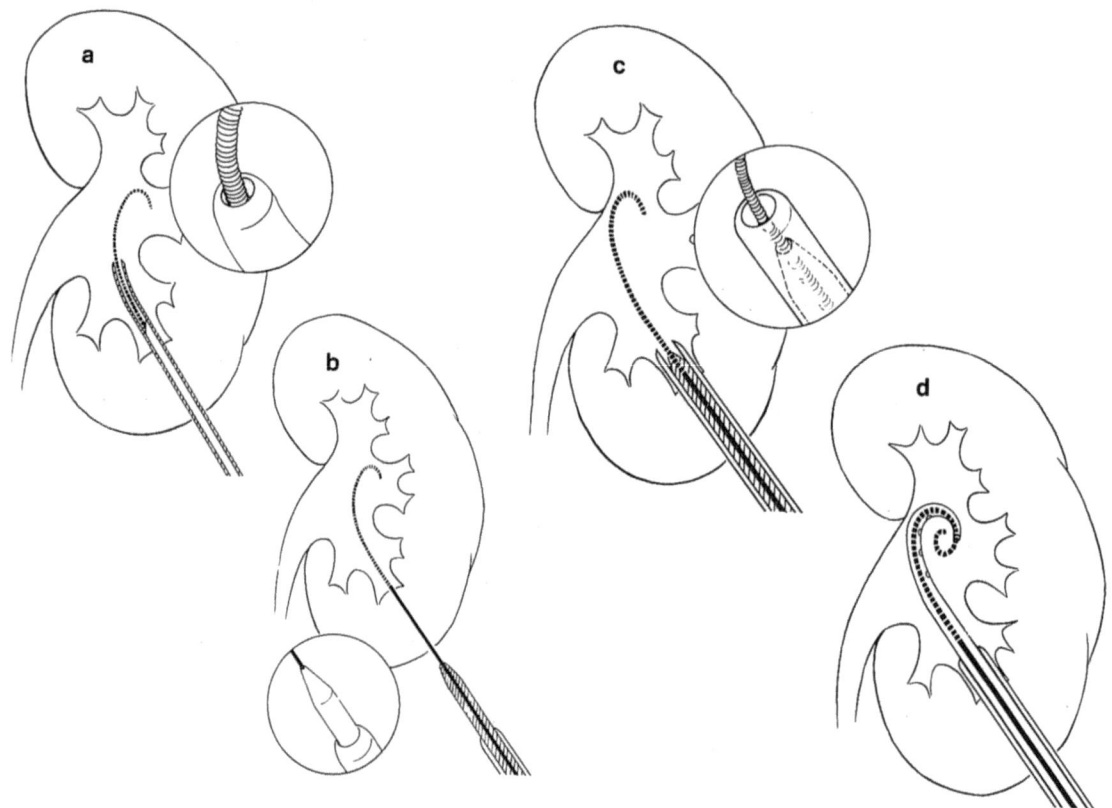

Abb. 8.6a–d. Mäßig dilatierter Punktionskanal und Einführen eines Nephrostomiekatheters. **a** Ein J-Führungsdraht wird durch das Nadel-Katheter-System eingeführt und mit Hilfe des Katheters in das Nierenbecken vorgeschoben. **b** Einführen eines Koaxialdilatator-Introducerkatheter-Systems über den Führungsdraht. Der starre proximale Anteil des Führungsdrahtes verhindert ein extrarenales Abrutschen. **c** Wenn der Dilatator im Hohlraumsystem plaziert ist, wird der Introducerkatheter darüber eingeführt. **d** Der Pigtailnephrostomiekatheter wird dann über den Führungsdraht und durch den Introducerkatheter in das Nierenbecken vorgeschoben

Wenn der Führungsdraht richtig liegt (oberer Kelch, Nierenbecken, oberer Ureter), setzt man schattengebende Fasziendilatatoren ein. Dies geschieht mit schnellen Vor- und Rückwärtsbewegungen unter Bildwandlerkontrolle. Flexible Plastikdilatatoren werden mit zunehmender Dicke (gewöhnlich in 2-Charr-Schritten) benutzt. Verwendet man starre Metall- oder Kevlar-Dilatatoren, so ist eine Dilatation von 6 auf 10–12-Charr in einer Sitzung möglich.

Wenn der Kanal dilatiert ist, läßt sich ein relativ steifer Nephrostomiekatheter (z.B. Polyäthylenkatheter) leicht über den Führungsdraht vorschieben. Wenn weichere Katheter aus Silikon oder Polyurethan eingelegt werden sollen, hilft man sich mit einem Führungskatheter. Diese Katheter benutzt man auch beim anterograden Einlegen von Uretersplinten, zum Einlegen von Nephrostomiekathetern mit verschiedenen Selbsthaltevorrichtungen an der Spitze (z.B. Pigtailkatheter). Diese Katheter werden gestreckt durch den Führungskatheter über den Führungsdraht vorgeschoben. Wenn der Führungsdraht zurückgezogen wird, nimmt die Katheterspitze aufgrund der Eigenschaft des Materials die ursprüngliche Form wieder an. Der Führungskatheter kann mit dem letzten Fasziendilatator in einem Arbeitsgang eingelegt werden, wenn man ein Koaxialdilatator-Introducer-Kathetersystem verwendet (Abb. 8.6b und c). Die Benutzung eines Führungskatheters ermöglicht einen universellen Zugang zum Hohlraumsystem mit der Möglichkeit, die verschiedensten Kathetertypen einzulegen (Nephrostomiekatheter s. Abb. 8.6d), Harnleiterschienen, Ballondilatationskatheter). Auch die Benutzung von Sicherheits- und Arbeitsdrähten für verschiedene Systeme zur weiteren Aufdehnung des Nephrostomiekanals beim Einsatz endoskopischer Instrumente wird hiermit ermöglicht.

Nephrostomiekatheter sollten weich sein, damit sie gut vertragen werden und keine Reizung des Nierenbeckens hervorrufen. Sie sollten mit einem Selbsthaltemechanismus ausgerüstet sein oder so locker liegen, daß sie bei einem unabsichtlichen Stoß nicht aus dem Hohlraumsystem herausrutschen. Die am häufigsten verwendeten Nephrostomiekatheter sind der Katheter nach Malecot, mit oder ohne ureteralen Anteil distal des Selbsthaltemechanismus, Pigtailkatheter und Schlingenkatheter. Die Schlingenkatheter haben den besten Selbsthaltemechanismus, aber sie können zu ernsthaften Komplikationen führen, wenn der Katheter versehentlich aus der Niere herausgezogen wird.

Man führt die anterograde Ureterschienung mit einem Führungskatheter mit offener oder geschlossener Spitze durch. Bei Kathetern mit offener Spitze wird zuerst ein Führungsdraht durch den Schaft und den Ureter bis in die Blase vorgeschoben. Anschließend wird der Katheter mit einem Verlängerungsstück über den Führungsdraht in die Blase eingeführt. Bei Kathetern mit geschlossener Spitze wird der Führungsdraht bis in die Katheterspitze vorgeschoben. Bei beiden Techniken sollte man einen Faden durch eines der proximalen Augen des Katheters ziehen, so daß man ihn ins Nierenbecken zurückziehen kann, wenn er zu weit vorgeschoben wurde. Man entfernt den Faden, bevor man den Führungsdraht herauszieht, so daß das Verlängerungsstück den Doppel-J-Katheter in der richtigen Lage hält.

Über einen Führungskatheter kann man auch einen 7-Charr-Ballondilatationskatheter mit einem Führungsdraht in den Harnleiter vorschieben. Dabei werden Harnleiterstrikturen mit dem Ballon von 12–18 Charr aufgedehnt, wobei ein Druck von 15 atm erzeugt wird. Nach erfolgreicher Dilatation wird gewöhnlich eine Schiene von 8–10 Charr für einige Wochen eingelegt. Diese Technik ist besonders bei Harnleiterstrikturen erfolgreich, die als Komplikation nach einer Operation aufgrund einer benignen Erkrankung aufgetreten sind. Nierenbeckenabgangsstenosen gehören nicht dazu. Schon lange bestehende Strikturen oder Harnleiterengen, die durch tumorbedingte Ureterkompression entstanden sind, Strahlenschäden oder ischämische Harnleiternekrosen nach radikalen Eingriffen im Becken sprechen wahrscheinlich nicht auf eine Ballonkatheterdilatation an. Aus den bisher bekannten Untersuchungsdaten können Langzeitergebnisse mit dieser Technik noch nicht endgültig beurteilt werden, weil entweder der Beobachtungszeitraum zu kurz war oder die Ballondilatation mehrmals wiederholt wurde.

Chemolitholyse von Nierensteinen durch Perfusion

Man benutzt Nephrostomiekatheter auch für die Spülung des Hohlraumsystems der Niere mit chemischen Stoffen, die Harnsäure, Zystin-, Struvit- oder Apatitsteine auflösen können. Die Erfolge der oralen Steinchemolyse (für Harnsäuresteine) und die ESWL haben dazu geführt, daß die perkutane Chemolitholyse nur noch als begleitende Therapie bei Reststeinen nach offener Operation, PNL oder ESWL benutzt wird. Allein kann die perkutane Chemolitholyse noch bei Patienten mit hohem Narkoserisiko indiziert sein, wenn man für die anderen Behandlungsmethoden eine Anästhesie benötigt. Die Vorteile der perkutanen Steinchemolyse muß man gegen die Nachteile und möglichen Risiken abwägen, wie z.B. den verlängerten Krankenhausaufenthalt bei der Auflösung großer Steine (Zystin-, Struvit- oder Apatitsteine) und den möglichen Komplikationen bei der Behandlung von Infektsteinen (Sepsis, Hypermagnesiämie).

Um die Risiken möglichst gering zu halten, sollte die Perfusionschemolitholyse stets mit einem Doppelkathetersystem mit gleichzeitiger Spülung und kontinuierlicher Drainage vorgenommen werden. Man kann dies auf folgende Art erreichen: Entweder verwendet man 2 getrennte oder koaxial eingeführte Nephrostomiekatheter (Abb. 8.7a), oder man kombiniert einen Harnleiterkatheter mit einem Nephrostomiekatheter (Abb. 8.7b). Um eine hohe Flußrate um den Stein zu erhalten, muß der Spülkatheter nahe am Stein liegen. Wird eine fortlaufende und vollständige Drainage des Perfusats nicht erreicht, kann es bei intrapelvinen Drücken über 30 cm Wassersäule zu pyelotubulärem und pyelovenösem Reflux mit chemolytischen Stoffen und auch mit infiziertem Urin kommen. Das führt zu Hypermagnesiämie (bei Perfusion mit Hemiacidrin oder Suby-Lösung-G oder -M) und Sepsis. Eine Spülbehandlung darf nur dann begonnen werden, wenn keine Harnwegsinfektion vorliegt oder wenn sie kontrolliert ist. Die Spülbehandlung muß anfangs mit physiologischer Kochsalzlösung in der niedrigsten Höhe über der Niere ausprobiert werden, um Flowraten von 100–200 ml/h zu erreichen. Beschwerden, Schmerzen oder Austritt von Perfusat deuten auf eine mangelhafte Drainage der Spülflüssigkeit hin. In solchen Fällen sollen die Patienten angewiesen werden, die Spülbehandlung selbst abzubrechen.

Harnsäuresteine werden mit Natrium- oder Kaliumbikarbonatlösung therapiert. Bei Zystinsteinen benutzt man D-penizillamin, α-Azetylzystein oder Trometamine-E-Lösung. Für Struvit- oder Apatitsteine nimmt man Suby-Lösung-G oder -M, oder Hemiacidrin (Renacidin, nicht FDA-zugelassen für Nierenspülung). Man muß die Patienten auf sich entwickelnde Harnwegsinfektionen oder Fieber beobachten und Serumkreatinin, -Phosphor (Hemiacidrin-Perfusion) und Magnesiumbestimmungen (Perfusion

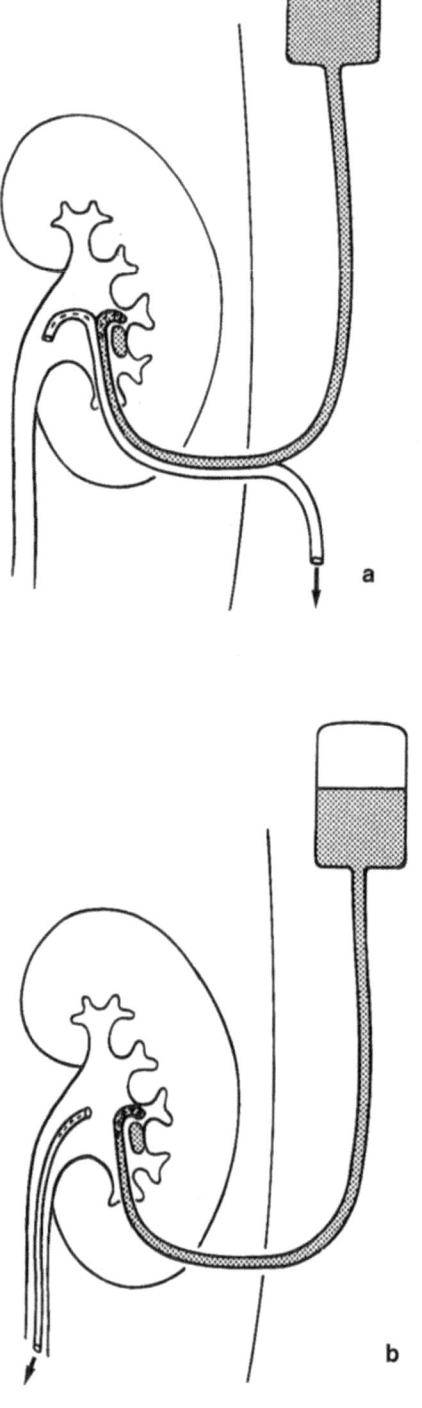

Abb. 8.7a, b. Katheterplazierung für die Perfusionschemolitholyse von Nierensteinen. **a** Perfusion und Drainage der Spülflüssigkeit durch 2 Nephrostomiekatheter. **b** Perfusion durch einen Nephrostomiekatheter und Drainage der Spüllösung durch einen Ureterkatheter

mit Hemiacidrin, Suby-Lösung-G oder -M) jeden 2. Tag durchführen.

Die zur Steinauflösung notwendige Zeit hängt von der Zusammensetzung und der Größe des Steins ab. Der Zeitraum der Steinauflösung kann zwischen wenigen Tagen (Harnsäuresteine) und mehreren Wochen (Zystin- oder Struvitsteine) schwanken.

Intrarenale Endoskopie

Nephroskope sind Endoskope mit Schäften von 15–26 Charr, die perkutan durch einen Nephrostomiekanal eingeführt werden. Die starren Standardinstrumente haben eine Größe von 24–26 Charr. Dazu gehören Fiberoptiken mit aufgesetzten Okularen (Abb. 8.8a). Starre Instrumente wie Steingreifer und Ultraschallsonden können durch einen zentralen Arbeitskanal eingeführt werden (Abb. 8.8b). Man kann auch flexible Nephroskope verwenden, die eine bewegliche Spitze besitzen, welche eine Inspektion sonst schwierig einzusehender Kelche ermöglicht. Durch einen kleinen Arbeitskanal können flexible Instrumente, wie Steinkörbchen, Steingreifer und elektrohydraulische Sonden, eingeführt werden. Bei flexiblen Nephroskopen kann man nur wenige Instrumente benutzen. Die optische Qualität und die Lebensdauer der Geräte sind schlechter als bei den starren Nephroskopen.

Die Nephroskopie wird nur selten zu rein diagnostischen Zwecken eingesetzt. Meistens benutzt man sie zur perkutanene Lithotripsie und Steinextraktion. Die perkutane Nephrolithotomie hatte allmählich die operative Entfernung von Nierensteinen verdrängt, aber heute benutzt man in mehr als 80% der Fälle die ESWL. Die perkutane Nephrolithotomie ist noch in etwa 10–15% der Fälle indiziert, in denen die ESWL nicht das erste Verfahren der Wahl ist. Hierzu gehören Obstruktionen, die nicht durch Steine bedingt sind, sehr großvolumige Steine sowie Steine, die man nicht im Fokus der Stoßwellen positionieren kann. Deshalb benutzt man die Nephroskopie zur Inzision von Strikturen am Nierenbeckenabgang unter direkter Sicht und bei der palliativen Therapie von Urothelkarzinomen im oberen Harntrakt.

Das Einführen eines Nephroskops in das Nierenhohlraumsystem erfordert eine Dilatation des Punktionskanals auf 24–30 Charr. Man kann verschiedene Systeme zum Dilatieren benutzen, die alle über einen Arbeitsdraht eingeführt werden. Parallel zum Führungsdraht sollte man einen Sicherheitsdraht legen der in den oberen Kelch oder in dem oberen Ureteranteil geschoben wird. So kann man den Weg ins

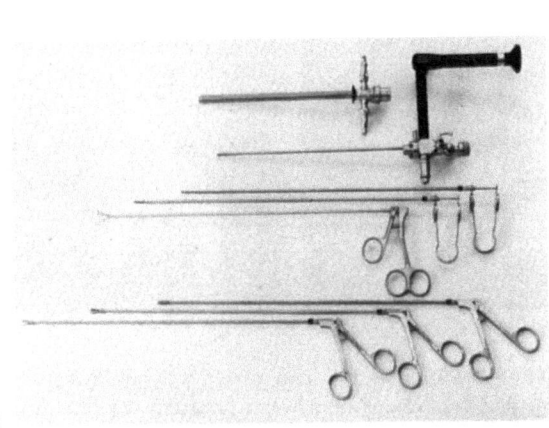
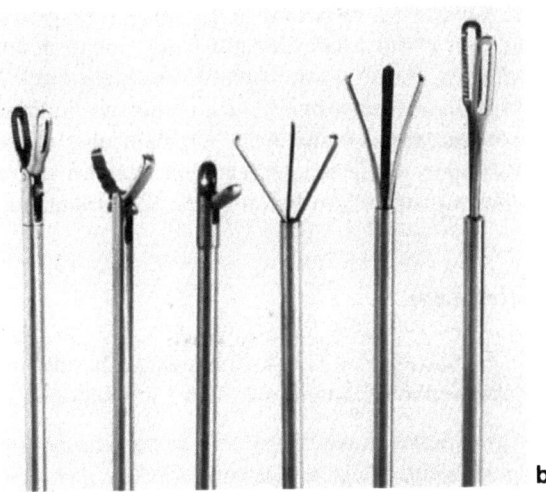

Abb. 8.8a, b. Starres Nephroskop. **a** Dauerspülschaft mit Optik und abgewinkeltem Okular für zentralen Zugang im geraden Arbeitskanal sowie starre Zangen und Steingreifer. **b** Steingreifer und Zangen für die perkutane endoskopische Steinextraktion

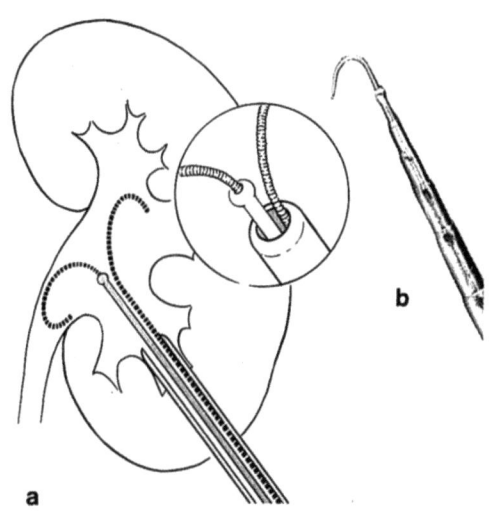

Abb. 8.9a, b. Größere Dilatation des Arbeitskanals für die Nephroskopie. **a** Einführung des Führungsstabes des Alken-Dilatationssystems über einen Führungsdraht durch einen Introducerkatheter (s. auch Abb. 8.7). Ein Introducerkatheter ermöglicht auch das parallele Vorschieben eines Sicherheitsdrahtes ins Hohlraumsystem. **b** Teleskopbougies nach Alken für die stufenweise Bougierung des Nephrostomiekanals ohne Abfall des Kompressionsdrucks im Nephrostomiekanal. Als letzter Schritt wird koaxial ein Plastikarbeitsschaft oder ein Metallnephroskopschaft eingeführt

Hohlraumsystem wiederfinden, wenn der Dilatator und der Arbeitsdraht versehentlich herausrutschen. Die Benutzung eines Führungskatheters während der anfänglichen Aufdehnung des Führungskanals bis zu 10–12 Charr erleichtert ein paralleles Vorschieben eines Sicherheits- und eines Arbeitsdrahtes. Über den Arbeitsdraht können ein zentraler Metallkatheter eines Teleskopbougiedilatatorsets (Abb. 8.9a), der zentrale Plastikkatheter für die sequentielle Dilatation mit Plastikbougies, oder ein Ballondilatationskatheter vorgeschoben werden. Mit einem Ballondilatationskatheter von 9 Charr kann ein Nephrostomiekanal bis 30 Charr bei einem Druck von 15 atm in einer Sitzung aufgedehnt werden. Dies kann manchmal schwierig oder unmöglich sein, wenn perirenales Narbengewebe von früheren Operationen eine komplette Füllung des Ballons über seine ganze Länge verhindert. Plastikdilatatoren in steigender Dicke erlauben eine stufenweise Dilatation des Punktionskanals unter BV-Kontrolle. Zieht man einen Dilatator zurück, um den nächstdickeren vorzuschieben, kommt es vorübergehend zu einem Nachlassen der Kompression des Punktionskanals mit Blutung in das Hohlraumsystem. Dies behindert manchmal die Endoskopie. Teleskopdilatatoren aus Metall (Abb. 8.9b) (jeder Dilatator gleitet über den nächstkleineren) erlauben eine stufenweise Aufdehnung des Dilatationskanals auch bei Vernarbungen, da der Kompressionsdruck im Nephrostomiekanal nicht zwischenzeitlich abfällt. Bei jeder Dilatationstechnik wird als letztes ein Arbeitsschaft eingeführt: Dies kann entweder ein Metallschaft eines Nephroskops von 24–26 Charr oder ein dicker Plastikschaft sein. Bei der Ballondilatationstechnik muß der Arbeitsschaft über einen Plastikdilatator vorgeschoben werden. Benutzt man ein Set von Plastik- oder koaxialen Metalldilatatoren, so wird der Arbeitsschaft über den vorletzten Dilatator vorgeschoben. Ist ein ausgedehnter oder langwieriger Eingriff zu erwarten (z. B. Ausgußsteine), so sollte ein Plastikschaft (28–30 Charr) einem Metall-Nephroskopschaft vorgezogen werden. Dickere Plastikschäfte erlauben nicht nur eine bessere Spülung mit niedrigeren intrapelvinen Drücken als bei Nephroskopen mit Dauerspülschäften, sondern sie erleichtern auch die Extraktion großer Steinfragmente.

Nierensteine

Seit Einführung der ESWL-Behandlung hat die perkutane Nephrolithotomie nur noch 3 Indikationen:

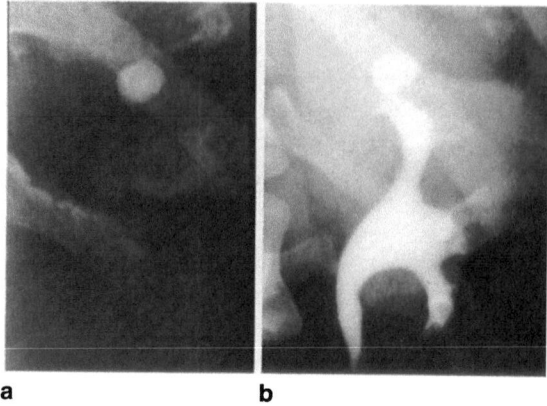

Abb. 8.10a, b. Stein in einem oberen Kelchdivertikel, der eine perkutane Nephrolithotomie erfordert. a Leeraufnahme. b AUG

1. Obstruktionen, die nicht durch Steine bedingt sind (z. B. Steine in einem Kelchdivertikel, s. auch Abb. 8.10a und b), Steinbildungen bei gleichzeitiger Nierenbeckenabgangstenose. Diese Steine können zwar mit der ESWL zertrümmert werden, Steinfragmente können jedoch nicht spontan abgehen.
2. Großvolumige Steine (Abb. 8.11a, b, z. B. Ausgußsteine). Diese Steine können auch in mehreren ESWL-Sitzungen zertrümmert werden, aber die Schwierigkeiten bei der Passage einer großen Menge von Fragmenten (z. B. Harnleiterobstruktion, Schmerzen, Fieber und Sepsis) lassen sich durch vorherige perkutane Steinausräumung verhindern. Erst danach setzt man die ESWL-Behandlung für endoskopisch unerreichbare Steine ein.
3. Steine, die man nicht in den Fokus des Stoßwelle positionieren kann (z. B. Steine in Nieren mit ungewöhnlicher Lage, bei kongenitalen Anomalien des Harntraktes oder des Knochengerüstes des Beckens, bei Steinen in transplantierten Nieren).

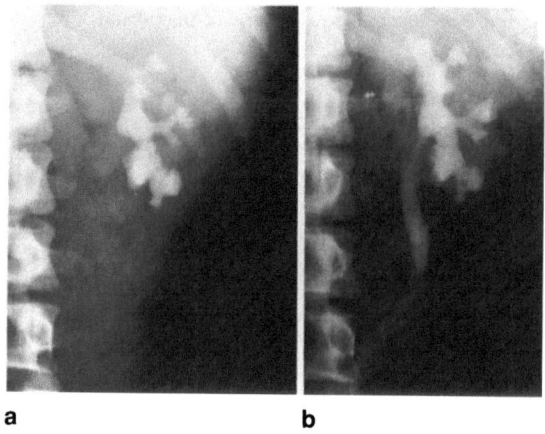

Abb. 8.11a, b. Ausgußstein, der eine kombinierte PNL- und ESWL-Behandlung erfordert. a Leeraufnahme. b AUG

Große Ausgußsteine sind auf jeden Fall eher eine Indikation für die perkutane Nephrolithotomie als Steine, die in toto extrahiert werden können. Kleine Steine kann man mit einer Reihe von starren Zangen oder Steingreifern extrahieren (Abb. 8.8b). Steine aus schwer zu erreichenden Kelchgruppen kann man manchmal mit flexiblen Körbchenschlingen und Steingreifern durch ein flexibles Nephroskop entfernen. Große Steine muß man mechanisch mit Ultraschall oder elektrohydraulisch zertrümmern. Kräftige, nußknackerähnliche Zangen (Lithotriptor mit Optik, Steinpunch, die wie Instrumente für transurethrale Blasensteinerkleinerung gebaut wurden) kann man nur in einem großen Nierenbecken benutzen. Hohle Ultraschallsonden erlauben eine kontrollierte systematische Steindesintegration mit kontinuierlicher Absaugung von Sand und kleineren Fragmenten. Die elektrohydraulischen Sonden sind energiereicher als Ultraschallsonden und können auch bei flexiblen Nephroskopen benutzt werden. Sie erlauben aber keine kontinuierliche Absaugung, und es besteht außerdem ein höheres Risiko, daß Steinfragmente in unerreichbare Kelche gelangen und daß die Nierenbeckenschleimhaut verletzt wird. Aber besonders die Desintegration von besonders harten oder großen Steinen gelingt mit elektrohydraulischen Sonden schneller.

Relativ weiche Steine können durch kontinuierliche Desintegration und Absaugung der Fragmente mit der Ultraschallsonde in zeitlich vernünftigem Rahmen entfernt werden. Harte Steine sollte man in so große Fragmente zertrümmern, daß sie noch durch den Arbeitsschaft extrahiert werden können. Der Steinanteil eines Ausgußsteins am Nierenbeckenausgang sollte dort so lange belassen werden, bis die Steinzertrümmerung weitgehend abgeschlossen ist. Dieser Steinanteil verhindert wie ein Pfropfen das

Eindringen von Steinanteilen in den Harnleiter. Mit einem anterograd oder retrograd gelegten Ballonokklusionsureterenkatheter erreicht man den gleichen Zweck. Das gesonderte Einlegen eines retrograden Ureterkatheters ist jedoch selten indiziert.

Normalerweise benutzt man zur Spülung physiologische Kochsalzlösung, außer bei der elektrohydraulischen Lithotripsie, bei der eine ⅙ normale Kochsalzlösung vorzuziehen ist. Auch mit dem Niederdrucksystem und einem weiteren Plastikschaft können erhebliche Mengen von Spülflüssigkeit absorbiert werden, wenn schmale Venen geöffnet werden und die intrarenale Manipulation länger dauert. Bei Gebrauch von hypotonen Lösungen führt dies zum TUR-Syndrom. Die intraoperative Gabe von Diuretika (z. B. Mannitol, 12,5 g) ist ratsam und hat sich bei Untersuchungen als wirksamer Schutz gegen einen intrarenalen Reflux bewährt. Besteht der Verdacht auf eine Extravasation, so wird KM injiziert und eine Röntgenaufnahme angefertigt. Die Behandlung wird mit einer Übersichtsaufnahme abgeschlossen und ein Nephrostomiekatheter gelegt. Ein Foley-Katheter mit einem 5-ml-Ballon kann entweder durch eine Halbrinne oder einen Arbeitsschaft aus Plastik gelegt werden. Der Plastikschaft wird dann zurückgezogen und der Länge nach aufgeschnitten, damit der Foley-Katheter frei wird. Es können auch Malecot-Katheter oder gerade Polyäthylenkatheter benutzt werden, die mit 2 Nähten an der Haut fixiert werden. Eine abschließende Fistelfüllung zeigt die richtige Lage des Katheters.

Nephrostomiekatheter sollten nach 1–4 Tagen entfernt werden. Das Intervall hängt vom Ausmaß, der Dauer der Operation und der dadurch verursachten Blutung ab. Eine ESWL-Behandlung kann 1–4 Tage nach dem perkutanen Vorgehen vorgenommen werden. Man sollte den Nephrostomiekatheter während und nach der ESWL-Behandlung belassen, um einen guten Abfluß für Urin und Steintrümmer zu ermöglichen. So kann außerdem später eine 2. endoskopische Operation durchgeführt werden, wenn einige der Steinfragmente nach der ESWL nicht spontan abgehen.

Nierenbeckenabgangstenosen

Mit der Entwicklung der perkutanen Nephrolithotomie fand man auch andere endochirurgische Techniken, die ähnlichen Operationen im unteren Harntrakt gleichen. Eine innere Inzision einer Nierenbeckenabgangstenose unter direkter Sicht scheint eine natürliche Weiterentwicklung der endoskopischen Technik im oberen Harntrakt zu sein. Verglichen mit der BV-kontrollierten Ballondilatation, welche die Striktur durch radialen Druck sprengt, bietet diese Technik die Möglichkeit einer schmalen Inzision von gewünschter Länge und Tiefe. Diese Inzision muß bis in das perirenale Fett reichen und wird bis zur Heilung für 4–6 Wochen mit einem Splint versorgt (entsprechend den Prinzipien der geschienten Ureterotomie nach Davis). Dies Verfahren scheint sich am besten bei Patienten zu bewähren, bei denen eine offen-chirurgische Pyeloplastik fehlschlug. (Das letztere Verfahren ist das Mittel der Wahl bei angeborener Obstruktion am Nierenbeckenabgang.) Die Ergebnisse der Langzeitstudien sind noch zu unvollständig, um die Endopyeloplastik als Standardverfahren zu empfehlen.

Urotheltumoren

Eine andere neue Technik der endoskopischen Chirurgie im oberen Harntrakt ist die Elektroresektion, Elektrokoagulation und die Neodym-YAG-Laserkoagulationsbehandlung von Urotheltumoren. Wegen der begrenzten Erfahrungen bei der Behandlung von Urotheltumoren im oberen Harntrakt ist diese Technik noch als experimentell anzusehen. Sie beschränkt sich noch auf die rein palliative Chirurgie.

Perkutane Aspiration und Biopsie

Die perkutane Punktion von Zysten oder soliden Tumoren der Niere und des angrenzenden Retroperitoneums wird gewöhnlich aus diagnostischen Gründen durchgeführt. Manchmal wird sie auch zur Therapie mit einer Drainage und Obliteration flüssigkeitsgefüllter Räume verbunden (Tabelle 8.2 und 8.3). Da die meisten dieser Veränderungen nicht schattengebend sind und sich bei intravenöser Kontrastmittelgabe nicht darstellen, können sie röntgenologisch nicht leicht sichtbar gemacht werden. Deshalb ist die Sonographie oder das CT die Darstellungsmethode der Wahl. Mit ihnen kann man die Veränderungen sichtbar machen und die perkutane Punktion vornehmen. Unabhängig davon, ob man das Hohlraumsystem der Niere, eine Zyste oder einen soliden renalen oder extrarenalen Tumor punktieren will, ist die Technik der unter Ultraschall ausgeführten Punktion die gleiche. Je nach Zweck der Punktion können die Punktionsnadeln nach Größe und Konfiguration unterschiedlich sein. Für die Aspirationszytologie benutzt man eine Feinnadeltechnik (20–22 gg.), die man mit der Feinnadelpunktion bei der Prostatauntersuchung vergleichen kann. Es ist nicht entschie-

Tabelle 8.2. Indikationen zur Punktion bei Nierenkrankheiten und Veränderungen im Retroperitonealraum

Diagnostische Indikationen
    Flüssigkeitsaspiration und chemische Analyse
    Erregerresistenzbestimmungen
    Zytologische Untersuchungen
    Kontrastmittelinjektionen zur Röntgendiagnostik
    Histologische Untersuchungen (Nierenbiopsie)

Therapeutische Indikationen
    Katheterdrainagen
    (Urinome, Abszesse, Hämatome, Lymphozelen)
    Abpunktion von Flüssigkeiten und Injektionen
    von sklerosierenden Medikamenten

Tabelle 8.3. Differentialdiagnose von Nieren- und retroperitonealen Veränderungen

Zystische Nierenveränderungen
    Gutartige Zysten
    Hydrokalix
    Abszesse
    Hämatome
    Zystische Tumoren
    Tumoren in Zysten

Retroperitoneale Flüssigkeitsansammlungen
    Urinome
    Lymphozelen
    Hämatome
    Zystische Tumoren

Solide renale und retroperitoneale Tumoren
    Benigne Tumoren
    Primär-maligne Tumoren
    Metastasen

den, welche Nadel vorzuziehen ist. Zur Aspiration und Ausräumung renaler Zysten oder extrarenaler Flüssigkeitsansammlungen (Urinom, Lymphozele) kann man das gleiche Koaxialnadelkathetersystem benutzen wie für die perkutane Punktion des Hohlraumsystems. Man beläßt einen kleinen Katheter, um eine vollständige Flüssigkeitsdrainage zu ermöglichen. Wenn Flüssigkeiten mit höherer Viskosität (Abszeß, Hämatom) drainiert werden sollen, muß man dickere Katheter (12–20 Charr) legen. Hierzu ist eine Dilatation des perkutanen Kanals notwendig. Die perkutane Nierenbiopsie zur histologischen Untersuchung und Diagnostik von Nierenerkrankungen wird mit Nadeln von 14–16 gg. im Bereich des unteren Nierenpols vorgenommen (z.B. Franklin-Silverman, Tru-cut).

Nierenzysten

Bei Autopsien über 50jähriger Personen lassen sich bei über 50% renale Zysten nachweisen. Sie sind ein häufiger Zufallsbefund bei sonographischen oder CT-Studien. Bei der sonographischen Untersuchung stellt sich eine benigne Solitärzyste als kreisrunder glattbegrenzter echofreier Tumor dar, der exophytisch aus der Niere hervorragt, eine Eindellung des Nierenparenchyms hervorrufen kann oder zu einer Kompression des Nierenhohlraumsystems führt. Zysten mit Septen und multilokuläre Zysten lassen sich sonographisch nur schwer von Tumoren unterscheiden, so daß eine CT-Untersuchung notwendig werden kann. Nur selten bedarf es einer diagnostischen perkutanen Punktion. Indikationen für die Punktion sind: eine unterschiedlich dicke Wandung, Binnenechos bei der sonographischen Untersuchung, ein CT-Index, der über dem von serösen Flüssigkeiten liegt, und Hämaturie. Eine therapeutische Punktion (Absaugen der Zystenflüssigkeit und Instillation sklerosierender Medikamente) ist nur notwendig, wenn die Größe oder die Lage der Zyste zu Kompression und Obstruktion des Infundibulums oder Harnleiters führt, oder bei Beschwerden und Schmerzen.

Das Punktat sollte auf unterschiedliche Weise untersucht werden. Es gibt keinen pathognomonischen Test, der durch zytologische Untersuchung maligne Zellen sicher ausschließen kann. Maligne Tumoren in einer Zyste sind jedoch sehr selten, und die zystische Degeneration eines renalen malignen Tumors erkennt man gewöhnlich durch die Sonographie und das CT leicht. Benigne Zysten enthalten eine klare gelbliche Flüssigkeit mit wenig Fett und Protein und LDH-Spiegel <250 U/l. Wenn das Punktat blutig oder trübe ist, und einen erhöhten Fett-, Eiweiß- und LDH-Spiegel aufweist, besteht der Verdacht auf ein Malignom. Nach Aspiration von 20–30% der Zystenflüssigkeit wird die gleiche Menge 60%iges Kontrastmittel injiziert und Röntgenaufnahmen angefertigt: in Rückenlage, in Bauchlage, in aufrechter Körperhaltung, in Trendelenburg-Lage und in Seitenlage. Falls notwendig, werden noch weitere 20–30% der Zystenflüssigkeit entfernt und durch Luft ersetzt, um Doppelkontrastbilder zu ermöglichen.

Zur therapeutischen Obliteration der Zysten injiziert man sklerosierende Stoffe wie z.B. 95%igen Alkohol, nachdem der gesamte Zysteninhalt durch den Katheter entfernt wurde. Es werden 10–100 ml

95%iger Alkohol, etwa 10–20% der ursprünglichen Zystenflüssigkeit, in die Zyste injiziert und die Lösung nach etwa 30 min entfernt.

Retroperitoneale Flüssigkeitsansammlungen

Retroperitoneale Flüssigkeitsansammlungen mit niedriger Viskosität (Urinom, Lymphozele) sind gewöhnlich Komplikationen nach operativem Vorgehen. Aber ein Urinom kann auch durch exogenes Trauma oder durch Fornixruptur bei einer akuten ureteralen Obstruktion entstehen. Die Katheterdrainage durch perkutane Technik macht in den meisten Fällen eine operative Revision unnötig. Das Einlegen eines dünnen (6–10 Charr) Katheters (mit mehreren seitlichen Augen) ist gewöhnlich ausreichend. Zusätzliche Maßnahmen sind die Abdichtung des Flüssigkeitslecks und die Obliteration der zystischen Veränderung. Beim Urinom wird der obere Harntrakt durch einen Ureter- oder perkutanen Nephrostomiekatheter drainiert, bis die Urinomfistel steht. Lymphozelen, die sich nach Eingriffen im Becken, retroperitonealer Lymphadenektomie oder Nierentransplantation entwickeln, verschwinden oft spontan. Gewöhnlich sind eine Punktion und Drainage nicht notwendig. Große Lymphozelen, die sich nach retroperitonealer Lymphadenektomie entwickeln, können jedoch zu Schmerzen und ureteraler Obstruktion führen (Abb. 8.12). Diese Patienten sollten parenteral ernährt werden und eine abdominelle Kompression durch Bandagierung erhalten. Wenn die Lymphfistel aber nach perkutaner Punktion und Einlegen eines Katheters länger als 1 Woche bestehen bleibt, ist ein operatives Eingreifen mit intraperitonealem Verschluß der Lymphozele und Ligatur oder Elektrokoagulation der lymphatischen Gefäße angezeigt.

Flüssigkeitsansammlungen mit hoher Viskosität (Hämatom, Abszeß) erfordern gewöhnlich dicke (12–20 Charr) perkutane Katheter, um eine ausreichende Drainage zu erhalten. Perirenale Hämatome sind sehr häufig durch Operationen oder exogene Traumata bedingt und entwickeln sich nur selten spontan bei Gerinnungsstörungen oder Ruptur eines renalen Tumors. Die Indikationen zur perkutanen Drainage sind selten, da sich kleinere Hämatome (die man sonographisch oder durch CT ständig beobachtet) spontan zurückbilden. Hämatome, die an Größe zunehmen, erfordern eher ein operatives Vorgehen als eine perkutane Drainage. Ein sekundär infiziertes Hämatom kann eine Indikation für perkutanes Vorgehen sein. Die meisten perirenalen Abszesse sind Komplikationen offener Operationen. Ein hämatogener renaler Abszeß (renales Karbunkel) ist selten.

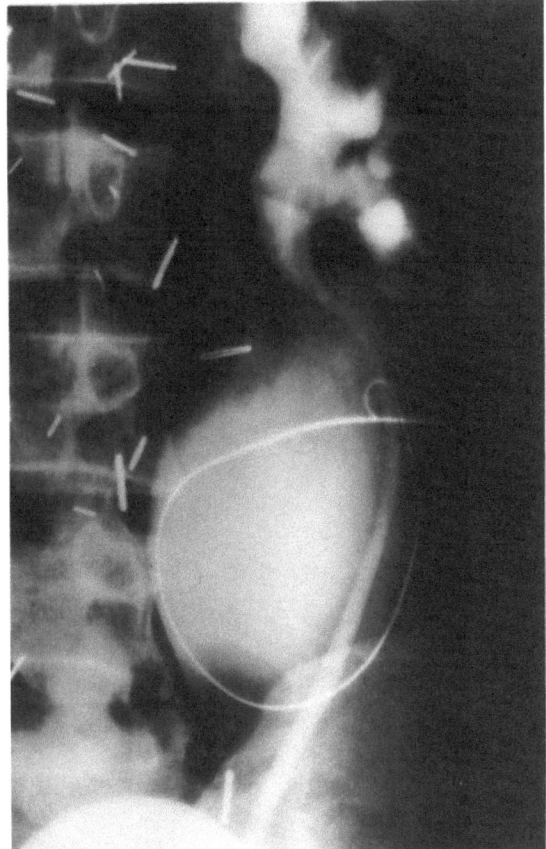

Abb. 8.12. Perkutane Drainage einer Lymphozele, die eine Harnleiterverlagerung und -kompression verursacht

Indikationen für die Punktion und Drainage sollten von den Ergebnissen des CT abhängen. Ein solitärer Prozeß kann wirksam und sicher perkutan drainiert werden. Multifokale renale Abszesse eignen sich nicht zur perkutanen Drainage.

Renale und retroperitoneale Tumoren

Eine perkutane Aspirationsbiopsie renaler und retroperitonealer Tumoren ist nur angezeigt, wenn weniger invasive röntgenologische Untersuchungen nicht überzeugend sind und die Zytologie einen entscheidenden Einfluß auf die weitere medikamentöse oder operative Therapie hat (Abb. 8.13). Wenn eine kurative Therapie durch offene Operation möglich ist, sollte grundsätzlich keine Aspirationsbiopsie vorgenommen werden. Ist man sich über die Bösartigkeit einer renalen Veränderung nicht im klaren, und besteht technisch die Möglichkeit einer organerhaltenden Operation, sollte der organerhaltende Eingriff mit gleichzeitiger intraoperativer Schnellschnitt-

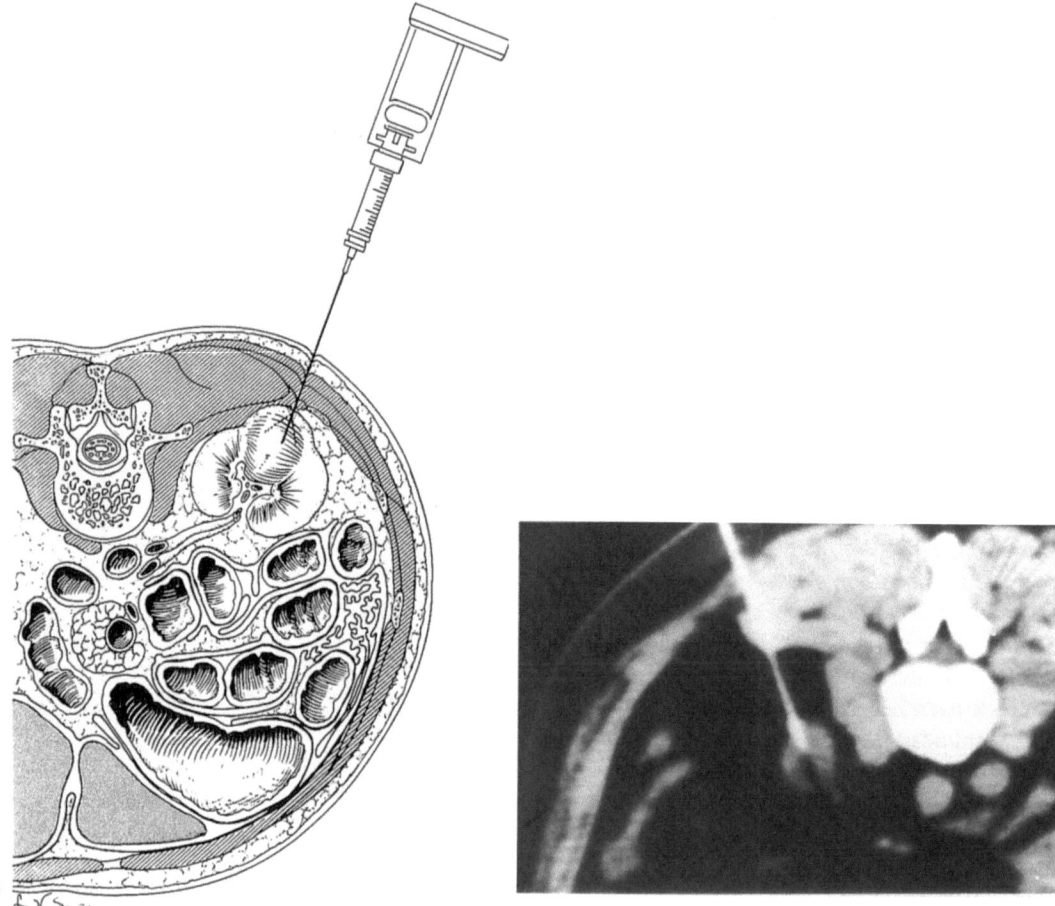

Abb. 8.13a, b. Perkutane Feinnadelbiopsie. **a** Aspirationsbiopsie einer Nierenveränderung. **b** Feinnadelaspirationsbiopsie eines exophytischen Nierenzellkarzinoms unter CT-gesteuerter Führung

untersuchung einer perkutanen Aspirationsbiopsie vorgezogen werden. Ehe man jedoch eine radikale Nephrektomie bei einem möglicherweise gutartigen Tumor durchführt, ist auf jeden Fall eine Aspirationsbiopsie vorzunehmen. Bei multifokalen Herden oder möglichen Metastasen kann die zytologische Untersuchung für das weitere chirurgische oder medikamentöse Vorgehen entscheidend sein. In diesen Fällen ist gewöhnlich die Aspirationsbiopsie indiziert. Bei der zytologischen Untersuchung besteht eine 10–25%ige Rate falsch-negativer Ergebnisse. Als seltene Komplikation wird eine Tumoraussaat im Punktionsbereich beschrieben. Das aspirierte Material wird sofort auf einem Objektträger ausgestrichen. Für die übliche Färbung nach Papanicolaou ist eine Alkoholfixierung notwendig.

Nierenbiopsie

Man kann eine Nierenbiopsie zur Diagnose und Klassifikation von Nierenerkrankungen perkutan durchführen, wenn eine offen-chirurgische Biopsie abgelehnt wird. Da man für die histologische Diagnostik eher eine Gewebeprobe als Aspirationsmaterial benötigt, benutzt man dickere Franklin-Silverman- oder Tru-cut-Nadeln (14–16 gg.). Die Ultraschall- oder BV-kontrollierte Punktion ist der Nierenblindpunktion vorzuziehen. Aber auch wenn man bei der Punktion genau den unteren dorsalen Nierenpol trifft, wo eine versehentliche Verletzung größerer Gefäße weniger wahrscheinlich ist, kann es doch zu einer Blutung kommen, da das Parenchym stark vaskularisiert ist. Dies ist die Hauptkomplikation bei der Nierenpunktion (ungefähr 5% der Fälle mit einer Mortalitätsrate von 0,1%). Gewöhnlich beobachtet man das Hämatom konservativ mit Ultraschall und CT. Aber auch transvaskuläre Embolisierung, offen-chirurgische Revision und auch Nephrektomien wurden nach diagnostischen Nierenpunktionen notwendig. Bei Patienten mit Einzelnieren oder nicht eingestellter Hypertonie ist deshalb die offen-chirurgische Biopsie der perkutanen vorzuziehen.

Literatur

Perkutane Punktion und Katheterplazierung

Alken P: Teleskopbougierset zur perkutanen Nephrostomie. Aktuel Urol 1981; 12:216

Babcock JR, Shkolnik A, Cook WA: Ultrasound-guided percutaneous nephrostomy in the pediatric patient. J Urol 1979; 121:327

Banner MP et al: Catheter dilatation of benign ureteral strictures. Radiology 1983; 147–427

Bartley O, Chidekel N, Redberg C: Percutaneous drainage of the renal pelvis for uremia due to obstructed urinary outflow. Acta Chir Scand 1965; 129:443

Bigongiari LR: The Seldinger approach to percutaneous nephrostomy and ureteral stent placement. Urol Radiol 1981; 2:141

Bigongiari LR: Transluminal dilatation of ureteral strictures. Chap 6, pp 113–118, in: Percutaneous and Interventional Urology and Radiology. Lang EK (editor). Springer-Verlag, 1986

Burnett KR et al: Percutaneous nephrostomy utilizing B-mode and real-time ultrasound guidance: The lateral approach and puncture facilitation with furosemide. J Clin Ultrasound 1982; 10:252

Clayman RV et al: Rapid balloon dilatation of the nephrostomy tract for nephrostolithotomy. Radiology 1983; 147:884

Druy EM, Gharib M, Finder CA: Percutaneous nephroureteral drainage and stenting for postsurgical ureter leaks. AJR 1983; 141–389

Elyaderani MK, Kandzari SJ: Percutaneous nephrostomy Chap 2, pp 23–54, in: Invasive Uroradiology: A Manual of Diagnostic and Therapeutic Techniques. Elyaderani MK et al (editors). Health, 1984

Finney RP: Double-J and diversion stents. Urol Clin North Am 1982; 9:89

Fowler JE Jr, Meares EM Jr, Goldin AR: Percutaneous nephrostomy: Techniques, indications, and results. Urology 1975; 6:428

Fritzsche PJ: Antegrade and retrograde ureteral stenting. Chap 5, pp 91–111, in: Percutaneous and Interventions. Urology and Radiology. Lang EK (editor). Springer-Verlag, 1986

Glanz S et al: Percutaneous transrenal balloon dilation of the ureter. Radiology 1983; 149:101

Goldin AR: Percutaneous ureteral splinting. Urology 197; 10:165

Goodwin WE, Casey WC, Woolf W: Percutaneous trocar (needle) nephrostomy in hydronephrosis. JAMA 1955; 157:891

Gordon RL et al: Replacing the "fallen out" catheter. Radiology 1980; 134:537

Günther R, Alken P, Altwein JE: Percutaneous nephropyelostomy using a fine-needle puncture set. Radiology 1979; 132–228

Günther R, Alken P, Altwein JE: Ureterobstruktion: Perkutane transrenale Ureteresplintung. Aktuel Urol 1978; 4:195

Günther R, Altwein JE, Alken P: Internal urinary diversion by a percutaneous ureteric splint. Br J Urol 1980; 52:165

Günther R, Altwein JE, Georgi M: Feinnadelpunktion zur antegraden Pyelographie und perkutanen Nephropyelostomie. ROFO 1977; 127:439

Günther R, Marberger M, Klose K: Transrenal ureteral embolization. Radiology 1979; 132:317

Harris RD, McCullough DL, Talner LB: Percutaneous nephrostomy. J Urol 1976; 115:628

Heckemann R et al: Percutaneous nephropyelostomy under continuous real-time ultrasound guidance. Urol Radiol 1981; 3:171

Hutschenreiter G, Alken P, Klippel KF: Ultraschall-gesteuerte perkutane Nephrostomie. Urologe [A] 1979; 18:157

Jeffrey RB Jr, Kuligowska E: Interventional ultrasound. Chap 5, pp 113–134, in: Genitourinary Ultrasound. Hricak H (editor). Churchill Livingstone, 1986

Johnson M, Lindberg B, Risholm L: Percutaneous nephropyelosotomy in cases of ureteral obstruction. Scand J Urol Nephrol 1972; 6:51

Kadir S, White RI Jr, Engel R: Balloon dilatation of a ureteropelvic junction obstruction. Radiology 1982; 143:263

Kaplan JO et al: Dilatation of a surgically ligated ureter through a percutaneous nephrostomy. AJR 1982; 139:188

Kaye KW, Goldberg ME: Applied anatomy of the kidney and ureter. Urol Clin North Am 1982; 9:3

Lang EK: Diagnosis and management of ureteral fistulas by percutaneous nephrostomy and antegrade stent catheter. Radiology 1981; 138:311

Lang EK, Price ET: Redefinitions of indications for percutaneous nephrostomy. Radiology 1983; 147:419

Lang EK et al: The management of urinary fistulas and strictures with percutaneous ureteral stent catheters. J Urol 1979; 122:736

Lange PH: Diagnostic and therapeutic urologic instrumentation. Chap 8, pp 510–540, in: Campbell's Urology, 5th ed. Walsh PC et al (editors). Saunders, 1986

Lieberman SF et al: Percutaneous antegrade transluminal ureteroplasty for renal allograft ureteral stenosis. J Urol 1982; 128:122

Miller RP et al: Percutaneous approach to the ureter. Urol Clin North Am 1982; 9:31

Oosterlinck W, De Sy WA: A new percutaneous nephrostomy set. J Urol 1983; 129:466

Pedersen JF: Percutaneous nephrostomy guided by ultrasound. J Urol 1974; 112:157

Pedersen JF et al: Ultrasonically-guided percutaneous nephrostomy: Report of 24 cases. Radiology 1976; 119:429

Pfister RC: Percutaneous nephrostomy. Chap 1, pp 1–27, in: Percutaneous and Interventional Urology and Radiology. Lang EK (editor). Springer-Verlag, 1986

Pollack HM, Banner MP: Replacing blocked or dislodged percutaneous nephrostomy and ureteral stent catheters. Radiology 1982; 145:203

Reimer DE, Oswalt GC Jr: Iatrogenic ureteral obstruction treated with balloon dilatation. J Urol 1982; 126:689

Ring EJ, McLean GK: Pages 379–410 in: Interventional Radiology: Principles and Techniques. Little, Brown, 1981

Rosen RJ et al: Obstructed ureteroileal conduits: Antegrade catheter drainage. AJR 1980; 135:1201

Saitoh M, Watanabe H: Ultrasonically guided percutaneous pyeloscopy. Urology 1981; 17:457

Sanders RC: Renal puncture techniques. Chap 16, pp 353–372, in: Ultrasound in Urology, 2nd ed. Resnick MI, Sanders RC (editors). Williams & Wilkins, 1984

Seldinger SI: Catheter replacement of the needle in percutaneous arteriography. Acta Radiol 1953; 39:368

Singh B, Kim H, Wax SH: Stent versus nephrostomy: Is there a choice. J Urol 1979; 121:268

Smith AD et al: A modified Stamey catheter kit for long-term percutaneous nephrostomy drainage. Radiology 1981; 139:230

Stables DP: Percutaneous nephrostomy: Techniques, indications, and results. Urol Clin North Am 1982; 9:15

Thüroff JW, Alken P: Ultrasound for renal puncture and fluoroscopy for tract dilatation and catheter placement: A combined approach. Endourology 1987; 2:1

Turner AG et al: The role of anterograde pyelography in the transplant kidney. J Urol 1980; 123:812

Walz PH et al: Technik und Fehlermöglichkeiten der perkutanen Nephrostomie unter sonographischer Kontrolle. Aktuel Urol 1981; 12:232

Anterograde Druck- und Perfusionsstudien

Amis ES Jr, Pfister RC, Newhouse JH: Resistances of various renal instruments used in ureteral perfusion. Radiology 1982; 143:267

Coolsaet BLRA et al: Urodynamic investigation of the wide ureter. J Urol 1980; 124:666

Djurhuus JC, Nerstrom B, Rask-Andersen H: Dynamics of upper urinary tract in man: Peroperative electrophysiological findings in patients with manifest or suspected hydronephrosis. Acta Chir Scand [Suppl] 1976; 472:49

Djurhuus JC, Stage P: Percutaneous intrapelvic pressure registration in hydronephrosis during diuresis. Acta Chir Scand [Suppl] 1976; 472:43

Elyaderani MK, Kandzari SJ: Antegrade pyelography and the ureteral perfusion test. Chap 1, pp 9–22, in: Invasive Uroradiology: A Manual of Diagnostic and Therapeutic Techniques. Elyaderani MK et al (editors). Health, 1984

Jaffe RB, Middleton AW Jr: Whitaker test: Differentiation of obstructive from nonobstructive uropathy. AJR 1980; 134:9

King LR: Megaloureter: Definition, diagnosis and management. (Editorial.) J Urol 1980; 123:222

Mortensen J et al: The relationship between pressure and flow in the normal pig renal pelvis: An experimental study of the range of normal pressures. Scand J Urol Nephrol 1983; 17:369

Newhouse JH, Pfister RC: Percutaneous upper urinary tract dynamics in equivocal obstruction (Whitaker). Urol Radiol 1981; 2:191

Newhouse JH et al: Whitaker test after pyeloplasty: Establishment of normal ureteral perfusion pressures. AJR 1981; 137:223

Pfister RC: Obstruction and precutaneous ureteral urodynamics: The Whitaker Test. Chap 2, pp 29–54, in: Percutaneous and Intervention Urology and Radiology. Lang EK (editor). Springer-Verlag, 1986

Toguri AG, Fournier G: Factors influencing the pressure-flow-perfusion system. J Urol 1982; 127:1021

Weinstein BJ, Skolnick ML: Ultrasonically guided antegrade pyelography. J Urol 1978; 120:319

Whitaker RH: Clinical application of upper urinary tract dynamics. Urol Clin North Am 1979; 6:137

Whitaker RH: Equivocal pelvic-ureteric obstruction. Br J Urol 1975; 47:771

Whitaker RH: An evaluation of 170 diagnostic pressure flow studies in the upper urinary tract. J Urol 1979; 121:602

Whitaker RH: Investigating wide ureters with ureteral pressure flow studies. J Urol 1976; 116:81

Whitaker RH: Methods of assessing obstruction in dilated ureters. Br J Urol 1973; 45:15

Whitaker RH: Percutaneous upper urinary tract dynamics in equivocal obstruction. Urol Radiol 1981; 2:187

Whitaker RH: Some observations and theories on the wide ureter and hydronephrosis. Br J Urol 1975; 47:377

Whitaker RH, Buxton-Thomas MS: A comparison of pressure flow studies and renography in equivocal upper urinary tract obstruction. J Urol 1984; 131:446

Perkutane Nierensteinbehandlung

Alken P, Altwein JE: Die perkutane Nephrolitholapaxie. Verh Dtsch Ges Urol 1980; 31:109

Alken P, Günther R, Thüroff J: Percutaneous nephrolithotomy: A routine procedure? Br J Urol [Suppl] 1983; 51:1

Alken P, Huschenreiter G, Günther R: Percutaneous kidney stone removal. Eur Urol 1982; 8:304

Alken P et al: Extracorporal shock wave lithotripsy (ESWL): Alternatives and adjuvant procedures. World J Urol 1985; 3:48

Alken P et al: Percutaneous stone manipulation. J Urol 1981; 125:463

Bissada NK, Meacham KR, Redman JF: Nephrostoscopy with removal of renal pelvic calculi. J Urol 1974; 112:414

Blaivas JG, Pais VM, Spellman RM: Chemolysis of residual stone fragments after extensive surgery for staghorn calculi. Urology 1975; 6:680

Cato AR, Tulloch AGS: Hypermagnesemia in a uremic patient during renal pelvis irrigation with renacidin. J Urol 1974; 111:313

Chaussey C, Schmiedt E: Shock wave treatment for stones in the upper urinary tract. Urol Clin North Am 1983; 10:743

Clayman RV et al: Nephrostolithotomy: Percutaneous removal of renal and ureteric calculi. Br J Urol [Suppl] 1983; 51:6

Clayman RV et al: Percutaneous nephrolithotomy: An approach to branched and staghorn renal calculi. JAMA 1983; 250:73

Clayman RV et al: Percutaneous nephrolithotomy: Extraction of renal and ureteral calculi from 100 patients. J Urol 1984; 131:868

Crissey MM, Gittes RF: Dissolution of cystine ureteral calculus by irrigation with tromethamine. J Urol 1979; 121:811

Dretler SP, Pfister RC, Newhouse JH: Renal-stone dissolution via percutaneous nephrostomy. N Engl J Med 1979; 300:341

Dunnick NR: Percutaneous approach to urinary tract calculi. Chap 4, pp 75-89, in Percutaneous and Interventional Urology and Radiology. Lang EK (editor). Springer-Verlag, 1986

Fernström I: Percutaneous extraction of renal calculi: Technique and results. Br J Urol [Suppl] 1983; 51:25

Fernström I, Johansson B: Percutaneous pyelolithotomy: A new extraction technique. Scand J Urol Nephrol 1976; 10:257

Fostvedt GA, Barnes RW: Complications during lavage therapy for renal calculi. J Urol 1963; 89:329

Freiha FS, Hemady K: Dissolution of uric acid stones: Alternative to surgery. Urology 1976; 8:334

Günther RW, Alken P: Percutaneous litholapaxy and extraction of renal calculi. Chap 3, pp 55-74, in: Percutaneous and Interventional Urology and Radiology. Lang EK (editor). Springer-Verlag, 1986

Jacobs SC, Gittes RF: Dissolution of residual renal calculi with hemiacidrin. J Urol 1976; 115:2

Kandzari SJ, Elyaderani MK: Retrograde extraction, chemolysis, and intraoperative ultrasonographic localization of urinary calculi, Chap 5, pp 133-153, in: Invasive Uroradiology: A Manual of Diagnostic and Therapeutic Techniques. Elyaderani MK et al (editors). Health, 1984

Kurth KH, Hohenfellner R, Altwein JE: Ultrasound litholapaxy of a staghorn calculus. J Urol 1977; 117:242

Lange PH et al: Percutaneous removal of caliceal and other "inaccessible" stones: Instruments and techniques. J Urol 1984; 132:439

LeRoy AJ, Segura JW: Percutaneous ultrasonic lithotripsy. Urol Radiol 1984; 6:88

Letourneau J et al: Nephrostolithotomy: The percutaneous approach to kidney stones. Chap 4, pp 97-132, in: Invasive Uroradiology: A Manual of Diagnostic and Therapeutic Techniques. Elyaderani MK et al (editors). Health, 1984

Marberger M: Disintergration of renal and ureteral calculi with ultrasound. Urol Clin North Am 1983; 10:729

Marberger M: Ultrasonic lithotripsy of renal calculi: A 3-year experience. Br J Urol [Suppl] 1983; 51:41

Marberger M, Stackl W, Hruby W: Percutaneous litholapaxy of renal calculi with ultrasound. Eur Urol 1982; 8:236

Marberger M et al: Late sequelae of ultrasonic lithotripsy of renal calculi. J Urol 1985; 133:170

Miller RA, Wickham JEA, Kellett MJ: Percutaneous destruction of renal calculi: Clinical and laboratory experience. Br J Urol [Suppl] 1983; 51:51

Mulvaney WP: The hydrodynamics of renal irrigations: With reference to calculus solvents. J Urol 1963; 89:765

Rathert P et al: Ultraschall-Lithotripsie von Ureter- und Nierensteinen: Experimentelle und erste klinische Untersuchungen. Verh Dtsch Ges Urol 1977; 28:365

Reddy PK et al: Percutaneous removal of caliceal and other "inaccessible" stones: Results. J Urol 1984; 132:443

Sachse H: Erfahrungen mit der Elektrolithotripsie. Verh Dtsch Ges Urol 1970; 23:171

Segura JW, LeRoy AJ: Percutaneous ultrasonic lithotripsy. Urology 1984; 23 (5 Spec No):7

Segura JW et al: Percutaneous lithotripsy. J Urol 1983; 130:1051

Segura JW et al: Percutaneous removal of kidney stones: Preliminary report. Mayo Clin Proc 1982; 57:615

Segura JW et al: Percutaneous removal of kidney stones: Review of 1000 cases. J Urol 1985; 134:1077

Sheldon CA, Smith AD: Chemolysis of calculi. Urol Clin North Am 1982; 9:121

Smith AD, Clayman RV, Castaneda-Zuniga WR: Use of Mauermeyer stone punch via percutaneous nephrostomy. J Urol 1982; 128:1285

Smith AD, Lee WJ: Percutaneous stone extraction. Br J Urol [Suppl] 1983; 51:84

Smith AD et al: Dissolution of cystine calculi by irrigation with acetylcysteine through percutaneous nephrostomy. Urology 1979; 13:422

Smith AD et al: Percutaneous nephrostomy in the management of ureteral and renal calculi. Radiology 1979; 133:49

Stark H, Savir A: Dissolution of cystine calculi by pelviocaliceal irrigation with D-penicillamine. J Urol 1980; 124:895

Suby HI, Albright F: Dissolution of phosphatic urinary calculi by the retrograde introduction of citrate solution containing magnesium. N Engl J Med 1943; 228:81

Thüroff JW, Alken P: Stones in caliceal diverticula: Removal by percutaneous nephrolithotomy. In: Endo-Urology: New and Approved Techniques. Jonas U (editor). Springer-Verlag, 1987

Thüroff JW, Hutschenreiter G: Case report: Percutaneous nephrostomy and instrumental extraction of a blocking renal calculus under local anesthesia. Urol Int 1980; 35:375

Tseng CH et al: Dissolution of cystine calculi by pelviocaliceal irrigation with tromethamine-E. J Urol 1982; 128:1281

Wickham JEA, Kellett MJ: Percutaneous nephrolithotomy. Br Med J 1981; 283:1571

Wickham JEA, Kellett MJ, Miller RA: Elective percutaneous nephrolithotomy in 50 patients. An analysis of the technique, results and complications. J Urol 1983; 129:904

Perkutane endoskopische Chirurgie

Badlani G, Eshghi M, Smith AD: Percutaneous surgery for ureteropelvic junction obstruction (endopyelotomy): Technique and early results. J Urol 1986; 135:26

Clayman RV: Percutaneous nephroscopy: A nonoperative approach to the diagnosis and treatment of renal disease. Br J Urol [Suppl] 1983; 51:18

Clayman RV et al: Percutaneous intrarenal electrosurgery. J Urol 1984; 131:864

Davis DM: Intubated ureterotomy: A new operation for ureteral and ureteropelvic strictures. Surg Gynecol Obstet 1943; 76:513

Malloy TR: Laser treatment of ureter and upper collecting system. In: Lasers in Urologic Surgery. Smith JA Jr (editor). Year Book, 1985

Wickham JEA: Percutaneous pyelolysis. Chap 8, p 150, in: Percutaneous Renal Surgery. Wickham JEA, Miller RA (editors). Churchill Livingstone, 1983

Perkutane Aspiration und Biopsie

Almkuist RD, Buckalew VM Jr: Techniques of renal biopsy. Urol Clin North Am 1979; 6:503

Banner MP et al: Multilocular renal cysts: Radiologic-pathologic correlation. AJR 1981; 136:239

Barth KH: Fine needle aspiration biopsy for metastatic tumors of the kidneys and urogenital tract. Chap 8, pp 137–146, in: Percutaneous and Interventional Urology and Radiology. Lang EK (editor). Springer-Verlag, 1986

Baumgartner BR, Bernardino ME: Percutaneous drainage of abscesses, urinomas, and hematomas of the genitourinary tract and retroperitoneum. Chap 7, pp 119–135, in: Percutaneous and Interventional Urology and Radiology. Lang EK (editor). Springer-Verlag, 1986

Bean WJ: Renal cysts: Treatment with alcohol. Radiology 1981; 138:329

Bolton WK, Vaughan ED: A comparative study of open surgical and percutaneous renal biopsies. J Urol 1977; 117:696

Brun C, Raaschou F: The results of 500 percutaneous renal biopsies. Arch Intern Med 1958; 102:716

Buonocore E, Skipper GJ: Steerable real-time sonographically guided needle biopsy. AJR 1981; 136:387

Burnstein J, Woodside JR: Malignant hemorrhagic renal cyst with occult neoplasm. Radiology 1977; 123:599

Bush WH Jr, Burnett LL, Gibbons RP: Needle tract seeding of renal cell carcinoma. AJR 1977; 129:725

Caldamone AA, Frank IN: Percutaneous aspiration in the treatment of renal abscess. J Urol 1980; 123:92

Coleman BG et al: Hyperdense renal masses: A computed tomographic dilemma. AJR 1984; 143:291

Corad MR, Sanders RC, Mascardo AD: Perinephric abscess aspiration using ultrasound guidance. AJR 1977; 128:459

Diaz-Buxo JA, Donadio JV Jr: Complications of percutaneous renal biopsy: An analysis of 1,000 consecutive biopsies. Clin Nephrol 1975; 4:223

Elyaderani MK, Kandzari SJ: Percutaneous aspiration and biopsy procedures. Chap 6, pp 155–190, in: Invasive Uroradiology: A Manual of Diagnostic and Therapeutic Techniques. Elyaderani MK et al (editors). Health, 1984

Elyaderani MK, Subramanian VP, Burgess JE: Diagnosis and percutaneous drainage of a perinephric abscess by ultrasound and fluoroscopy. J Urol 1981; 125:405

Ferrucci JT et al: Malignant seeding of the tract after thin-needle aspiration biopsy. Radiology 1979; 130:345

Gerzof SG: Percutaneous drainage of renal and perinephric abscess. Urol Radiol 1981; 2:171

Gerzof SG, Gale ME: Computed tomography and ultrasonography for diagnosis and treatment of renal and retroperitoneal abscesses. Urol Clin North Am 1982; 9:185

Gibbons RP, Bush WH Jr, Burnett LL: Needle-tract seeding following aspiration of renal cell carcinoma. J Urol 1977; 118:865

Goldman SM et al: Renal carbuncle: The use of ultrasound in its diagnosis and treatment. J Urol 1977; 118:525

Heaston DK et al: Narrow gauge needle aspiration of solid adrenal masses. AJR 1982; 138:1143

Johnson WC et al: Treatment of abdominal abscesses: Comparative evaluation of operative drainage versus percutaneous catheter drainage guided by computed tomography or ultrasound. Ann Surg 1981; 194:510

Kark RM et al: An analysis of 500 percutaneous renal biopsies. Arch Intern Med 1958; 101:439

Kressel HY, Filly RA: Ultrasonographic appearance of gascontaining abscesses in the abdomen. AJR 1978; 130:71

Kuligowska E et al: Interventional ultrasound in detection and treatment of renal inflammatory disease. Radiology 1983; 147:521

Lang EK: Coexistence of cyst and tumor in the same kidney. Radiology 1971; 101:7

Lang EK: Diagnosis and management of renal cysts. Chap 9, pp 147–175, in: Percutaneous and Interventional Urology and Radiology. Lang EK (editor). Springer-Verlag, 1986

Lee DA et al: Late complications of percutaneous renal biopsy. J Urol 1967; 97:793

Lee JKT et al: Acute focal bacterial nephritis: Emphasis on gray scale sonography and computed tomography. AJR 1980; 134:87

Lundström B: Angiographic abnormalities following percutaneous needle biopsy of the kidney. Acta Radiol [Suppl] 1972; 321:1

Madewell JE et al: Multilocular cystic nephroma: A radiologic pathologic correlation of 58 patients. Radiology 1983; 146:309

McClennan BL et al: CT of the renal cyst: Is cyst aspiration necessary? AJR 1979; 133:671

Miindell HJ: On the use of Pantopaque in renal cysts. Radiology 1976; 119:747

Muth RG: The safety of percutaneous renal biopsy: An analysis of 500 consecutive cases. J Urol 1965; 94:1

Parienty RA et al: Diagnostic value of CT numbers in pelvocalyceal filling defects. Radiology 1982; 145:743

Parker RA et al: Percutaneous aspiration biopsy of renal allografts using ultrasound localization. Urology 1980; 15:534

Pedersen JF: Percutaneous puncture guided by ultrasonic multitransducer scanning. J Clin Ultrasound 1977; 5:175

Raskin MM, Roen SA, Viamonte M Jr: Effect of intracystic pantopaque on renal cysts. J Urol 1975; 114:678

Raskin MM et al: Percutaneous management of renal cysts: Results of a four-year study. Radiology 1975; 115:551

River GL et al: Unusual complications of kidney biopsy. J Urol 1970; 103:15

Samellas W: Death due to septicemia following percutaneous needle biopsy of the kidney. J Urol 1964; 91:317

Schmidt A, Baker R: Renal biopsy in children: Analysis of 61 cases of open wedge biopsy and comparison with percutaneous biopsy. J Urol 1976; 116:79

Sibler SJ, Clark RE: Treatment of massive hemorrhage after renal biopsy with angiographic injection of clot. N Engl J Med 1975; 292:1387

Spigos D, Capek V, Jonasson O: Perkutaneous biopsy of renal transplants using ultrasonographic guidance. J Urol 1977; 117:699

Sussman S et al: Hyperdense renal masses: A CT manifestation of hemorrhagic renal cysts. Radiology 1984; 150:207

Tao LC et al: Percutaneous fine-needle aspiration biopsy. 1. Its value to clinical practice. Cancer 1980; 45:1480

van Sonnenberg E et al: Percutaneous drainage of abscesses and fluid collections: Technique, results, and applications. Radiology 1982; 142:1

von Schreeb T et al: Renal adenocarcinoma: Is there a risk of spreading tumor cells in diagnostic puncture? Scand J Urol Nephrol 1967; 1:270

Wajsman Z et al: Transabdominal fine needle aspiration of retroperitoneal lymph nodes in staging of genitourinary tract cancer (correlation with lymphography and lymph node dissection findings). J Urol 1982; 128:1238

Wehle MJ, Grabstald H: Containdictations to needle aspiration of a solid renal mass: Tumor dissemination by renal needle aspiration. J Urol 1986; 136:446

Wein AJ et al: Applications of thin needle aspiration biopsy in urology. J Urol 1979; 121:626

Zornoza J et al: Transperitoneal percutaneous retroperitoneal lymph node aspiration biopsy. Radiology 1977; 122:111

9 Radionuklide als bildgebendes System

B. A. Kogan und R. S. Hattner

Die Darstellung des Urogenitaltraktes mit Radioisotopen erlaubt anatomische und funktionelle Untersuchungen ohne Störung des physiologischen Ablaufs. Diese Untersuchungen haben durch die erheblichen technischen Fortschritte bei den Radiopharmaka, den Szintillationskameras und der Computeranwendung wesentlich profitiert. Im übrigen weisen die meisten der üblichen Arbeiten nachdrücklich auf die physiologischen Eigenschaften der Radiopharmaka hin. Sie sind deshalb besonders für dynamische, funktionelle Untersuchungen des Organsystems geeignet.

Radiopharmaka

Die bildgebenden Radiopharmaka sind Stoffe mit spezifischen physiologischen Eigenschaften, die es ihnen ermöglichen, normale und anomale Abläufe nachzuweisen. Sie werden mit leicht verfügbaren Radionukliden markiert, die man ohne Schwierigkeiten sichtbar machen kann. Meist handelt es sich um Technetium-99m (^{99m}Tc) oder Jod 131 (^{131}J). Da bereits extrem kleine Mengen von Radionukliden genügen, um einen für die Bildgebung ausreichenden Photonenfluß zu bewirken, stören die Radiopharmaka die physiologischen Vorgänge in den zu untersuchenden Organen nur wenig. Diese Radioisotope sind sicher und nicht-invasiv. Die Strahlenbelastung ist bei den meisten Untersuchungen erheblich geringer als bei den üblichen Röntgen- oder Durchleuchtungstechniken. Da nur winzige Mengen dieser Stoffe verwendet werden, sind allergische Reaktionen fast unbekannt, und die möglichen toxischen Wirkungen der Kontrastmittel werden vermieden. Bei den meisten Untersuchungen verabreicht man die Radiopharmaka intravenös, so daß die Stoffe auf physiologischem Wege das Zielorgan erreichen. Daher haben die nuklearmedizinischen Bilder nicht so sehr anatomischen, sondern vielmehr funktionellen Charakter – die Konzentration des Radiopharmakons ist ebenso abhängig von der Funktion wie von der Anatomie des zu untersuchenden Organs.

Szintillationskamera

Die Konzentration der Radiopharmaka in einem bestimmten Organ wird durch eine extern angebrachte Szintillationskamera aufgezeichnet. Die Kamera besteht aus einem zentralen Kristall, einem Kollimator und einem Photomultiplier. Der Kristall wird aus thalliumangereichertem Natriumjodid hergestellt und ist üblicherweise rund und durchsichtig. Der Durchmesser beträgt etwa 20–50 cm, die Dicke 6–12 mm. Ein auf den Kristall auftreffendes Photon führt zu einer der Energie des auftretenden Photons entsprechenden Anzahl von Lichtblitzen. Der Kollimator besteht gewöhnlich aus parallel-laufenden Kanälen mit strahlenabsorbierendem Material, (i. allg. Blei), die so zum Kristall ausgerichtet sind, daß nur die Photonen in paralleler Richtung zur Längsachse des Kanals auf den Kristall fallen und mit ihm reagieren können. Auf diese Weise wird die dreidimensionale Ausbreitung der Radiopharmaka in eine zweidimensionale Darstellung der Aktivität umgewandelt. Der Photomultiplier ist auf der Rückseite des Kristalls dem Kollimator gegenüber angebracht. Durch diese Anordnung werden die vom Kristall freigesetzten sichtbaren Photonen registriert. Mit einem elektronisch-algebraischen System wird die Stelle des auftreffenden Photons festgelegt. Da jedes auftreffende Photon einzeln untersucht wird, beurteilt die Szintillationskamera die ursprüngliche Zufallsverteilung. Man kann mit ihr auch die Verteilung der Radioaktivität in Kurzzeitintervallen bestimmen. Hierdurch wird eine bildhafte Darstellung der Radioaktivitätsverteilung erreicht, die dann im Computer analysiert werden kann. Die Informationen können auch auf einem Film abgebildet werden, wobei die Elektronenimpulse für die nachfolgende Photographie in Lichtblitze umgewandelt werden.

Computeranalyse

Die analogen Signale der Szintillationskamera werden digitalisiert und in einem Computerspeicher aufgenommen. In den meisten Fällen werden sie später in einem peripheren Datenspeicher z. B. einer Magnetplatte, abgelegt. Mit einem entsprechend programmierten Mini- oder Mikrocomputer lassen sich die Daten aufnehmen, analysieren und wiedergeben. Das Aufnahmeprogramm ist flexibel, so daß sich die Genauigkeit der Radioaktivitätsaufzeichnung, die zeitliche Zuordnung, die Untersuchungsdauer und die Gesamtmenge der zu registrierenden Daten variieren lassen. Zur Darstellung der Nierenrinde z. B. wird jedes Bild aus der Gesamtzahl aller Impulse aufgebaut. Im Gegensatz dazu wird beim Diureserenogramm eine Serie von Bildern mit jeweils gleicher Dauer, unabhängig von der Impulszahl pro Bild, aufgezeichnet. Analysenprogramme ermöglichen die Untersuchung von speziellen Teilregionen und werden in unterschiedlicher Weise berechnet und wiedergegeben (z. B. als Funktion der Zeit). Dieses Vorgehen benutzt man insbesondere bei der Diureserenographie. Schließlich ermöglicht das Displayprogramm die Wiedergabe von Graphiken, Bildern und Tabellen, die für den klinischen Gebrauch photographiert werden können. Andere Analyseprogramme benutzen die Linearsystemtheorie zur Lösung verschiedener Differentialgleichungen und Analysen zur Beurteilung des Abfalls der Aktivitätsraten der Radioisotope in verschiedenen Körperbereichen. Diese Computeranalysen benutzt man für die Berechnung der glomerulären Filtrationsrate (GFR) mit ^{99m}Tc-Diäthylentriaminpentaessigsäure (^{99m}Tc-DTPA).

Wie bei den meisten Untersuchungen ist eine Zusammenarbeit zwischen dem Kliniker und Nuklearmediziner notwendig. Die Wahl der Isotope, der Aufzeichnungstechnik und der Computeranalyse muß an das besondere Problem angepaßt werden.

Niere

Nuklearmedizinische Untersuchungen der Niere sind für die nicht-invasive Untersuchung der Nierenfunktion und Anatomie außerordentlich wichtig. In manchen Fällen sind sie die einzige Möglichkeit einer anatomischen Darstellung der Nieren.

Funktion

Wenn man die Nierenfunktion beurteilen will, kann man entweder die glomeruläre oder die tubuläre Funktion messen. Die glomeruläre Funktion wird traditionell durch die GFR, die Tubulusfunktion durch den renalen Blutfluß (RBF) untersucht. Zur Berechnung der GFR kann man alle Substanzen benutzen, die glomerulär filtriert, aber tubulär oder durch die Zellen des Sammelsystems nicht reabsorbiert oder sezerniert werden. Das Polysaccharid Inulin erfüllt diese Kriterien und ist das klassische Mittel für derartige Untersuchungen. Es ist das „goldene Standardmittel" geblieben, an dem andere Stoffe gemessen werden. Die GFR wird durch folgende Gleichung ausgedrückt:

$$\frac{\text{Inulinkonzentration}}{\text{im Urin}} \times \frac{\text{Urin-}}{\text{volumen}} = \frac{\text{Inulinplasma-}}{\text{konzentration}}$$

Unglücklicherweise ist die genaue Messung der Inulinclearence für den klinischen Gebrauch unpraktisch, da sie arbeits- und zeitaufwendig und teuer ist. Radioisotopenmarkiertes Inulin dagegen ermöglicht eine wesentlich einfachere Konzentrationsmessung. Obwohl hierfür das ^{14}C-Inulin zur Verfügung steht, ist es ebenfalls für den klinischen Gebrauch nicht geeignet, da es ein spezielles Handling verlangt. Die normalerweise üblichen Alternativen sind: Jodthalamat, Chrom-51-EDTA oder ^{99m}Tc-DTPA. Diese Stoffe werden ähnlich wie Inulin ausgeschieden und sind einfacher zu handhaben und zu messen. ^{51}Cr-EDTA und Jodthalamat sind stabil und die Messung der GFR korreliert gut mit der Inulinclearence. Genaue Meßergebnisse hängen allerdings von zahlreichen Serum- und Urinsammelproben ab. Das ^{99m}Tc-DTPA hat den Vorteil, daß es eine hervorragende Darstellung der Niere ermöglicht und gleichzeitig eine Messung der Clearence bietet. Die Clearence wird auf die gleiche Weise berechnet wie bei ^{51}Cr-EDTA. Ziemlich genaue Ergebnisse erhält man aber auch durch die quantitative Analyse der Counts auf dem Bild der γ-Kamera (Gates 1982, 1983). Ein besonderer Vorteil dieser Technik ist die Möglichkeit, gleichzeitig Teilfunktionen der Niere zu untersuchen. Dies ist von ganz besonderem praktischem Nutzen.

Den renalen Blutfluß (RBF) mißt man durch Untersuchung der Clearence einer Substanz, die bei einer Passage durch die Niere komplett aus dem Blut enfernt wird. Paraaminohippursäure (PAH) erfüllt diese Kriterien. Die PAH-Clearence ist der traditionelle Referenzstandard zur Messung des RBF. Aber wie beim Inulin ist es nicht leicht, die PAH-Clearence zu messen. Außerdem ist es schwierig, PAH radioaktiv zu markieren. ^{131}J-Hippuran ist überall verfügbar und wird aus dem Nierenblut bei einer Durchströmung komplett entfernt. Deshalb ermöglicht es eine genaue Messung des RBF. Außerdem wird es auch für die Nierendarstellung benutzt. ^{123}J-Hippuran ist allerdings erheblich teurer, führt aber zu besserer Bildqualität und wird üblicherweise mehr in Europa verwendet (O'Reilly et al. 1977). Die Clearence korreliert gut mit der PAH-Clearence. Auch das Technetium-99m-DMSA kann hierfür verwendet werden, aber seine Messung ist nicht zuverlässig (Daly et al. 1979).

Die leichte Beurteilung der Nierenfunktion ist in der Urologie von unschätzbarem Wert. Die Möglichkeit, die individuelle Nierenfunktion durch nichtinvasive Verfahren beurteilen zu können, erlaubt einen Vergleich der Nierenfunktion bei zahlreichen urologischen Erkrankungen vor, während und nach der Therapie (z. B. vesikoureteraler Reflux oder Nierenbeckenabgangsstenose). Dies ist wohl der wichtigste Vorteil der nuklearmedizinischen Techniken vor allen anderen bildgebenden Verfahren. Tatsächlich ist dies das einzige nicht-invasive Verfahren zur Bestimmung der individuellen Nierenfunktion.

Imaging (Bildgebung)

Es gibt 2 grundlegende Arten renaler Bildgebung:

1. Die Darstellung der Nierenrinde mit Stoffen, die von den Zellen des Nierenparenchyms gebunden werden.
2. Die Darstellung des Hohlraumsystems mit Substanzen, die im Urin ausgeschieden werden.

Man kennt einige Substanzen, mit denen beides möglich ist (z. B. Technetium-99m-Glukoheptonat). ^{99m}Tc-DMSA wird üblicherweise für die Rindendarstellung benutzt. Eine Dosis von 71 µCi/kg, insgesamt nicht weniger als 0,3 mCi, wird intravenös verabreicht. Obwohl eine kleine Menge davon auch im Urin ausgeschieden wird, werden schließlich 50% der Aktivität in den proximalen Tubuli innerhalb von 4 h gebunden. Bilder, die nach dieser Zeit angefertigt werden, lassen Einzelheiten des Nierenparenchyms erkennen. Das ist besonders wichtig, wenn man segmentale Veränderungen der Niere erkennen will (z. B. Narben, Tumoren oder traumatische Veränderungen).

^{99m}Tc-DTPA (171 µCi/kg, nicht weniger als 2 mCi) und ^{131}J-Hippuran (1 µCi/kg, aber nicht weniger als 20 µCi) werden am häufigsten zur Darstellung der Ausscheidungsphase benutzt, da der größte Teil dieser Substanzen schnell mit dem Urin ausgeschieden wird. Die hiermit erreichte bildliche Darstellung ist jedoch wesentlich weniger zufriedenstellend als mit den traditionellen Röntgenverfahren in der Urologie (z. B. Ausscheidungsurogramme). Man benutzt diese Stoffe deshalb nicht für die Untersuchung von Details des Hohlraumsystems. Obwohl die nuklearmedizinischen Techniken nicht sehr genaue anatomische Informationen liefern (beispielsweise jedoch zur Beurteilung des Ausmaßes einer Obstruktion des oberen Harntraktes ausreichend, Koff et al. 1984), so liegt ihr Hauptvorteil in der Messung der radioaktiven Aktivität beim Eintritt und Verlassen des Hohlraumsystems. Hierdurch werden gleichzeitig dynamische, funktionelle und anatomische Darstellungen ermöglicht.

Jede Substanz hat also unterschiedliche physiologische Merkmale, und sie unterscheiden sich daher auch in ihren funktionellen und anatomischen Eigenschaften. Durch die Auswahl der Substanz wird die zu erwartende Information erheblich beeinflußt. Deshalb sollte die Untersuchungsart der klinischen Fragestellung angepaßt werden. Dies wird deutlich, wenn man sich die klinischen Indikationen etwas genauer ansieht, bei denen der Einsatz von Radioisotopen erfolgreich ist.

Obstruktion des oberen Harntraktes

Gewöhnlich spricht eine Stauung des oberen Harntraktes für eine Obstruktion, aber dies ist nicht immer der Fall (das Hohlraumsystem kann z. B. nach Pyeloplastik noch dilatiert, aber nicht obstruiert sein). Sonographie und Ausscheidungsurographie können zwar ein anatomisches Bild vermitteln, aber oft nicht den Grad der Obstruktion wiedergeben. Hier helfen nuklearmedizinische Studien weiter, weil sie die Aktivitätsmenge der Isotope im Hohlraumsystem beim Ein- und Austritt messen. Diese Studien sind dynamisch, weil die Messung sequentiell durchgeführt wird, wenn nötig nach der Diurese (O'Reilly et al. 1978; Koff et al. 1979).

Bei der Abklärung einer Obstruktion wird das Isotopennephrogramm mit einer Substanz durchgeführt, die im Urin ausgeschieden wird, in den meisten Fällen mit ^{99m}Tc-DTPA. Man kann auch ^{131}J-Hippuran benutzen, aber die Bildqualität ist nicht so gut. ^{123}J-Hippuran wird wegen der hohen Kosten in den USA nicht gern verwendet. Nach der Injektion des Radioisotops erhält man eine Serie von Bildern, üblicherweise in Abständen von 5 min, solange noch eine Bildgebung erfolgt. Der Entleerungsvorgang des Hohlraumsystems ist aus dem Aktivitätsabfall in der Niere im Verhältnis zur Zeit ersichtlich. Die Computertechnik ermöglicht die Einstellung eines für die Untersuchung wichtigen Bereichs über der Niere (oder bei ureteraler Dilatation über dem distalen Ureter). Die Anzahl der Counts wird zu der jeweils gegebenen Zeit berechnet und kann als Funktion der Zeit dargestellt werden. Hierdurch entsteht eine Zeitaktivitätskurve (s. Abb. 28.12). Bei einem dilatierten Hohlraumsystem, das sich nicht sofort entleert, verabreicht man, wenn sich das Hohlraum-

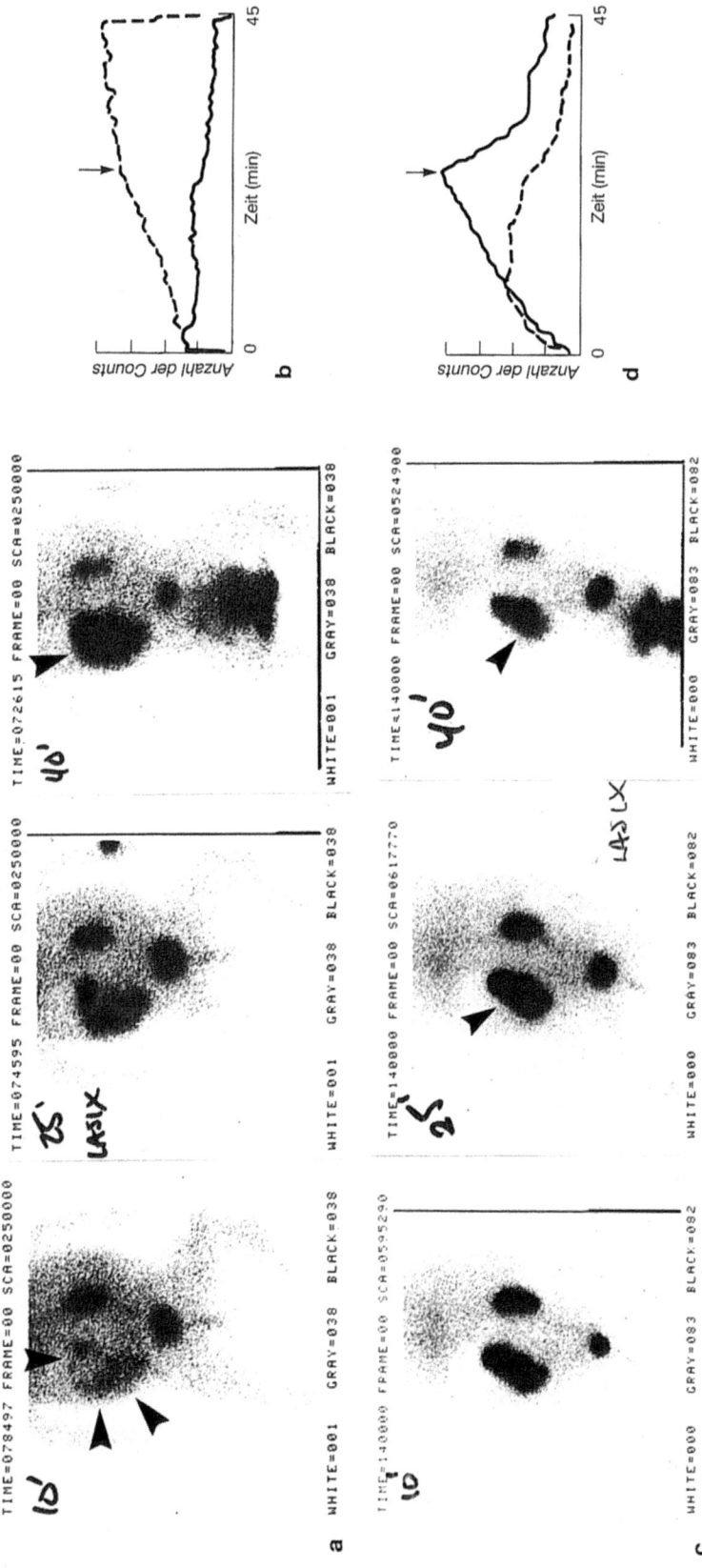

Abb. 9.1a–d. 2 Monate alter Säugling mit Nierenbeckenabgangsstenose links. **a** Nach ^{99m}Tc-DTPA-Gabe stellt sich eine hydronephrotisch erweiterte Niere mit einem schmalen Nierenrindenrand dar *(linkes Bild)*. 25 min nach Furosemid-Gabe füllt sich das linke Nierenbecken zunehmend mit Radioisotopen *(rechtes Bild)*. **b** Die computergefertigten Zeitaktivitätskurven zeigen einen normalen Anstieg und „Auswascheffekt" der rechten Niere sowie eine Zunahme der Counts über der linken Niere. Der *Pfeil* markiert den Zeitpunkt der Furosemid-Gabe. **c** Nach erfolgreicher Pyeloplastik besteht noch eine Hydronephrose, aber die Radioaktivität im linken Hohlraumsystem fällt nach Furosemid-Gabe ab *(Pfeile)*. **d** Graphische Darstellung der Ergebnisse. Man beachte den sehr guten „Auswascheffekt" der linken dilatierten Niere

system mit dem Isotop aufgefüllt hat, ein Diuretikum (gewöhnlich Furosemid 0,5–1 mg/kg KG). Daraufhin fließt ein nicht im Abfluß behindertes Hohlraumsystem ab, und die Anzahl der Counts über der Niere geht zurück. Bei einem obstruierten Hohlraumsystem bleibt die Menge der Radioisotope konstant oder steigt sogar an (Abb. 9.1).

In einigen Fällen ist die Diagnose einer Obstruktion eindeutig. Meistens besteht jedoch eine Teilobstruktion und der Chirurg muß entscheiden, wann eine operative Intervention notwendig ist. Zahlreiche Untersucher konnten belegen, daß unter diesen Umständen ein Diuresenephrogramm sinnvoll ist (Kass et al. 1985). Es gibt jedenfalls keine endgültigen Kriterien, und letztlich entscheidet der Arzt. Die Form der Zeitaktivitätskurve ist ein Maß für den Grad der Obstruktion. Viele Autoren haben versucht, den Abfall des Kurvenverlaufs oder das Zeitintervall, bis zu dem 50% des Isotops abgelaufen sind, als Maß für die Obstruktion festzulegen. Das Problem dieser Technik liegt darin, daß jeder Fall individuell beurteilt werden muß, da die Geschwindigkeit des Abfalls der Aktivität nicht nur durch die Obstruktion, sondern auch durch die Größe und Reaktion des Hohlraumsystems wie auch durch die diuretikabedingte Urinmenge bestimmt wird. Wenn eine Niere durch eine Obstruktion erheblich geschädigt ist, spricht sie auf Diuretika nur schlecht an. Das erweiterte Hohlraumsystem füllt sich nicht genügend, um eine Entleerung einzuleiten. Bei diesen Patienten muß die Zeitaktivitätskurve vorsichtig beurteilt werden, da der eingeschränkte oder verzögerte „Auswascheffekt" der Isotope fälschlicherweise als Obstruktion gedeutet werden kann. Man entwickelte modifizierte Techniken, um den Scan empfindlicher und spezifischer zu machen (English et al. 1987). Wegen der individuellen Variationen muß der Kliniker bei der Interpretation dieser Studien aktiv beteiligt sein (Maizels et al. 1986). Wenn diese Untersuchungen präzise durchgeführt und interpretiert werden, bilden sie die einzige verfügbare nicht-invasive Technik zum Nachweis des Schweregrades einer Obstruktion. Wenn die Nierenfunktion zu gering ist, muß man die Diagnose einer Obstruktion anders stellen, gewöhnlich durch Druckflußstudien.

In der täglichen Praxis sind diese Studien besonders bei Kontrolluntersuchungen von Patienten mit lange bestehender Hydronephrose wichtig. Beispiele hierfür sind Neugeborene mit einer pränatal diagnostizierten Hydronephrose, Kinder mit hinteren Harnröhrenklappen und Patienten nach Operation einer Nierenbeckenabgangsstenose oder eines vesikoureteralen Refluxes (Koff et la. 1981; Bayne u. Shapiro 1985).

Chronische Pyelonephritis

Die Veränderungen der Niere durch Harnwegsinfektionen beurteilt man üblicherweise durch die Ausscheidungsurographie. Die typischen Veränderungen sind: kleine Nieren, schmales Parenchym und abgerundete Kelche mit verschmälertem Parenchymsaum über den Kelchen. Diese pathognomonischen Veränderungen sind nicht immer nachweisbar, da es schwierig ist, während der Kindheit Ausscheidungsurogramme hoher Qualität zu erzielen. Gerade dann sind jedoch Kontrolluntersuchungen des Nierenwachstums besonders wichtig, da der vesikoreterale Reflux mit Begleitpyelonephritis ein häufiger Grund für renale Veränderungen darstellt. Die Schwierigkeit beim Ausscheidungsurogramm sind multifaktoriell: 1) Kleinere Kinder haben eine verminderte Nierenfunktion, insbesondere im Vergleich mit dem pro Kilogramm bemessenen Körpergewicht von Erwachsenen; 2) eine Vorbehandlung des Darmes ist wegen der möglichen exzessiven Dehydratation nicht üblich; 3) durch das Schreien kommt es zum Luftschlucken und deutlichem Anstieg von Darmgas; 4) Nieren in ungewöhnlicher Lage können durch Knochenstrukturen verdeckt sein; 5) die Notwendigkeit von Schrägaufnahmen und Tomogrammen wird dadurch begrenzt, daß die Strahlenbelastung so gering wie möglich sein muß.

Viele dieser Probleme lassen sich durch nuklearmedizinische Untersuchungen vermeiden. Man kann ^{99m}Tc-DTPA benutzen, aber hier sind nur die Bilder in den ersten Minuten verwertbar, weil das Radioisotop danach im Urin ausgeschieden wird und die Bilder hauptsächlich das Hohlraumsystem darstellen. Eine bessere Alternative ist eine Substanz, die besonders die Nierenrinde darstellt. Hierzu eignet sich am besten das ^{99m}Tc-DMSA (Kogan et al. 1983). Durch die direkte Bindung an die proximalen Tubuluszellen führt dieser Stoff zu einer hervorragenden Darstellung des Nierenparenchyms. Weil die Verweildauer permanent ist und die Halbwertszeit des DMSA 6h beträgt, kann man Bilder in verschiedenen Ebenen anfertigen, um spezifische Veränderungen vollständiger darzustellen. Falls notwendig, kann man 24-h-Bilder anfertigen, um die Hintergrundaktivität zu verringern und eine Ausscheidung der Radioisotope im Urin zu ermöglichen. Hierdurch wird die Bildschärfe des Nierenparenchyms verbessert.

Derartige Aufnahmen sind besonders bei chronischer Pyelonephritis wichtig (Abb. 9.2). Diese Untersuchungen sind nicht durch Darmgas, Knochenstrukturen oder andere Probleme, die bei der Ausscheidungsurographie auftreten, belastet. Außerdem besitzen sie eine höhere Empfindlichkeit als die Aus-

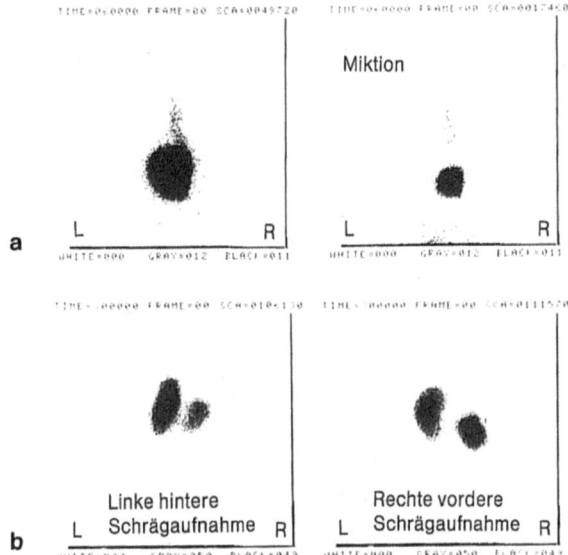

Abb. 9.2a, b. 6 Monate altes Mädchen mit rezidivierenden Harnwegsinfektionen. **a** Aufnahmen eines Radioisotopenzystogramms, wobei man ^{99m}Tc-DTPA in einen Urethrakatheter einspritzte und die Blase dann mit physiologischer Kochsalzlösung auffüllte. Auch während der Miktion wurden Bilder angefertigt. Sowohl während der Füllungsphase als auch bei der Miktion findet sich ein vesikoureteraler Reflux rechts. **b** Die Bilder eines ^{99m}Tc-DMSA-Szintigramms zeigen in linker und rechter Schräglage eine deutliche Schrumpfnierenbildung

scheidungsurographie, besonders wenn eine sehr sorgfältige Untersuchung notwendig ist. Dies ist wahrscheinlich immer dann wichtig, wenn das zu untersuchende Nierenparenchym das Kontrastmittel bei der Ausscheidungsurographie nach einer Erkrankung nicht sofort speichern kann. Größe und Form der Niere ändern sich nicht, bis die untersuchten Bereiche durch Bindegewebe und deren narbige Einziehung zu einer Verlagerung der Kelche und Verschmälerung der Nierenrinde geführt haben.

Klinisch sind Scans der Nierenrinde kurz nach einem pyelonephritischen Schub zur Dokumentation des Grades der Nierenschädigung von unschätzbarem Wert. Dies ist bei der Planung der Therapie und der Beurteilung der Therapieerfolge sehr wichtig (z. B. bei der Beurteilung des Vernarbungsprozesses bei Kindern, die wegen eines vesikoureteralen Refluxes medizinisch nachuntersucht werden, Stoller u. Kogan 1986).

Nierentransplantation

Nach einer Nierentransplantation muß die Niere kontinuierlich überwacht werden. Zahlreiche Krankheiten können zu einer Funktionsstörung des Transplantats führen (z. B. akute tubuläre Nekrose, akute Abstoßung, Zytomegalievirusinfektion, akute Pyelonephritis, Ciclosporinetoxizität, Aminoglykosidtoxizität und Wiederauftreten der ursprünglichen Nierenerkrankung). Die Messung des Serumkreatinins ist die übliche klinische Nierenfunktionsuntersuchung. Aber die Kreatininveränderungen verlaufen langsam, und die Messung ist bei geringen Veränderungen der Nierenfunktion relativ unempfindlich. Die nuklearmedizinischen Untersuchungsmethoden haben eine hohe Sensitivität und führen zu quantitativen Informationen mit geringem Risiko (Hattner u. Engelstad 1984). Man hat viele unterschiedliche Techniken untersucht und eine Zahl guter Ergebnisse veröffentlicht, aber es gibt kein universell verwendbares Radionuklid. Das am häufigsten angewandte Untersuchungsverfahren benutzt eine Kombination von quantiativer Analyse und qualitativer Beurteilung der Ausscheidungskinetik von ^{131}J-Hippuran. Wenn dieses Verfahren auch nicht-spezifisch ist, so erlauben derartige Studien doch wiederholte Beurteilungen und Vergleiche, besonders bei akuter tubulärer Nekrose. Diese Eigenschaft ist besonders günstig bei der Nachuntersuchung von Patienten nach Leichennierentransplantation, bei denen das höhere Risiko einer akuten tubulären Nekrose besteht. Ein Urinextravasat oder eine Obstruktion kann auf den Bildern der Hippuranuntersuchung nachgewiesen werden. Stärkere vaskuläre Veränderungen sieht man bei einer ^{99m}Tc-DTPA-Flußstudie (hierbei werden die Radionuklide beim 1. Blutumlauf und der Durchströmung der Niere gemessen).

Obwohl die Hippurankinetik außerordentlich empfindlich beim Aufspüren auch geringer Veränderungen der Nierenfunktion ist, muß der Kliniker sich stets bewußt sein, daß die Untersuchung nicht spezifisch ist. Um die Ursache der Funktionseinschränkung herauszufinden, ist ein Vergleich mit anderen klinischen Daten notwendig.

Renovaskuläre Hypertension

Bei typischem renovaskulärem Hochdruck finden sich über der erkrankten Niere ein verminderter Blutfluß, ein erniedrigter Anstieg und eine verzögerte Ausscheidung der Radioisotope. Die Niere ist kleiner und die nicht-befallene Niere zeigt eine kompensatorische Hypertrophie (Abb. 9.3). Dies kann man am besten mit Stoffen nachweisen, die mit dem RBF übereinstimmen (z. B. ^{131}J-Hippuran). In den letzten Jahren hat man festgestellt, daß sich das ^{99m}Tc-DMSA besonders gut eignet, v. a. zur Darstel-

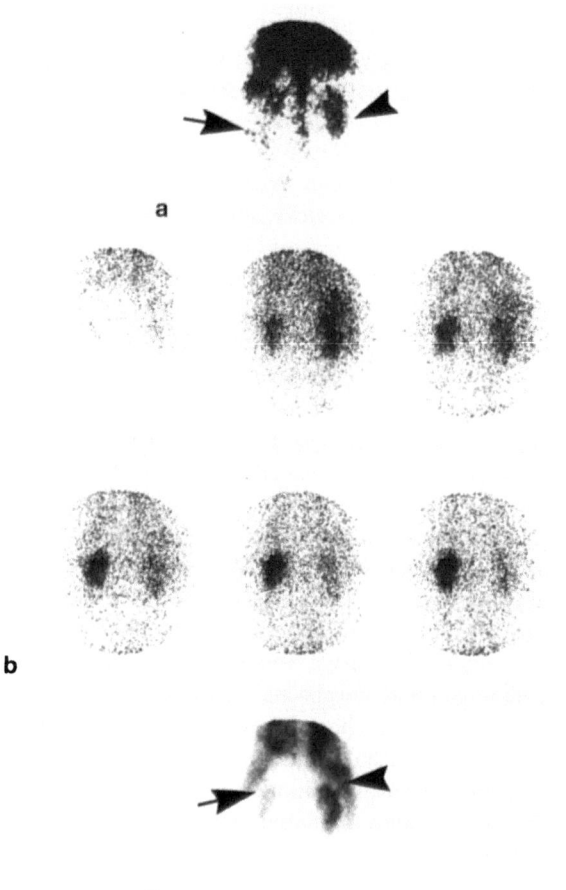

Abb. 9.3a–c. 65jähriger Mann mit schwerer Hypertonie. **a** Blutflußstudie mit ^{99m}Tc-DTPA. Die Aorta und die rechte Niere sind klar zu erkennen *(Pfeilspitze)*, der Blutfluß zur linken Niere ist verzögert *(Pfeil)*. **b** Bei einer anschließenden ^{131}J-Hippuran-Studie ist nicht nur ein verzögerter Anstieg, sondern auch eine verzögerte Ausscheidung nachweisbar. Die Bilder wurden in 4minütigen Abständen angefertigt. **c** Eine mit ^{99m}Tc-DTPA angefertigte Spätaufnahme zeigt eine schmale linke Niere *(Pfeil)* und eine große, wahrscheinlich hypertrophierte rechte Niere *(Pfeilspitze)*

lung segmentaler vaskulärer Veränderungen (Stringer et al. 1984; Rosen et al. 1985).

Unglücklicherweise findet man die klassischen Zeichen nur selten. Deshalb sind die traditionellen nuklearmedizinischen Scans nicht sehr empfindlich oder spezifisch. Neuerdings benutzt man Captopril, um die Unterschiede zwischen durchbluteten und nicht-durchbluteten Bereichen der Niere darzustellen (Geyskes et al. 1986). Wenn sich dies letztlich auch als aussichtsreich erweisen kann, so ist doch klar, daß nuklearmedizinische Techniken für Screeninguntersuchungen zu unspezifisch sind. Radioisotope sind aber zur Lokalisierung segmentaler Störungen besonders geeignet. Als nicht-invasive Methode gilt dies besonders für Nierenuntersuchungen nach Revaskularisation.

Messung der Nierenfunktion

Eines der wichtigsten Probleme in der klinischen Uro- und Nephrologie ist die Bestimmung des vorhandenen Nierengewebes. Das Ausscheidungsurogramm informiert über die Größe der Niere und die Menge des ausgeschiedenen KM. Die Korrelation zur Nierenfunktion ist aber gering. Ähnlich kann man auch durch die Sonographie Nierengröße und Art bestimmen, aber nicht die Funktion. Dagegen liefern Radioisotope aufgrund ihrer Physiologie Informationen über die Funktion. Die Menge der gespeicherten Radioisotope ist der Funktion proportional. Man kann hierfür Ausscheidungsmittel benutzen, die aber nicht optimal sind, da viele zu untersuchende Nieren nach Form und Lage nicht normal sind. Außerdem findet sich öfter ein erweitertes Hohlraumsystem oder ein vesikoureteraler Reflux. Substanzen zur Darstellung der Nierenrinde (z.B. ^{99m}Tc-DMSA) sind hier besonders gut geeignet (Gordon 1987, Abb. 9.4).

Tatsächlich kann man durch derartige Untersuchungen einseitige Nierenveränderungen beurteilen. Bei der Entscheidung, ob eine erheblich veränderte Niere entfernt werden muß, ist es wichtig zu wissen, wie viel Prozent der Nierenfunktion dieses Organ noch leistet. Die Isotopenuntersuchung ist das einzige allgemein verfügbare Verfahren, das derartige Informationen auf nicht-invasivem Wege bietet.

Abb. 9.4a, b. DMSA-Bilder der Nierenrinde. **a** 3 Monate altes Mädchen mit linker Doppelniere und Ureterozele. Der erweiterte obere Pol *(Pfeilspitze)* leistet 12% der gesamten Nierenfunktion im Vergleich mit dem unteren Pol *(Pfeil)*, der 32% Leistung erbringt. Die Restfunktion war ausreichend, so daß eine Heminephroureterektomie unnötig erschien. **b** 1 Woche altes Mädchen mit Hufeisenniere, gedoppeltem Hohlraumsystem rechts und Ureterozele im oberen Polsegment. Diese Aufnahme stellt die Nierenanatomie besser dar als jede andere Untersuchung

Raumfordernde Nierenveränderungen

Substanzen, die die Nierenrinde darstellen, sind in der Lage, Tumorbildungen in der Niere nachzuweisen, insbesondere wenn diese größer als 1–2 cm sind. Durch den erheblichen technischen Fortschritt der letzten Jahre, erhält man ähnliche Informationen durch Ultraschall, CT und NMR, da sie auch renale und extrarenale Befunde ermitteln. Deshalb sind nuklearmedizinische Verfahren nicht die wichtigsten Untersuchungen bei Patienten mit Niereninfarkt, Nierentumoren oder Verletzungen durch ein Trauma. Unter besonderen Umständen allerdings, oder wenn eins der obigen Verfahren nicht zur Verfügung steht, können Substanzen, die die Nierenrinde darstellen, sehr wichtige Informationen (z. B. Beurteilung des Schweregrades segmentaler renaler Verletzungen nach einem Trauma oder die Unterscheidung zwischen einer hypertrophierten Bertini-Säule und einem Nierentumor vermitteln. Ein ^{99m}Tc-DMSA-Scan hoher Qualität kann funktionierendes von nicht-funktionierendem Nierengewebe deutlich unterscheiden.

Blase

Die Isotopenuntersuchung der Blase ist besonders zum Aufspüren des vesikoureteralen Refluxes wichtig. Dies wurde zuerst von Winter (1959) beschrieben. Die Verbesserung der Bildqualität der Kamera und neue Radioisotope haben diese Technik, insbesondere bei der Untersuchung von Kindern, zu einem sehr empfindlichen und nützlichen diagnostischen Verfahren gemacht (Conway et al. 1972; Merrick et al. 1977).

Nach dem Einführen eines Katheters in die Blase wird diese mit physiologischer Kochsalzlösung mit 1 mCi ^{99m}Tc-DTPA gefüllt. Ein kooperatives Kind wird aufrecht auf einen Toilettenstuhl oder eine Bettpfanne gesetzt. Wenn die Blase gefüllt ist, wird der Katheter entfernt, und das Kind miktioniert. Die Bildaufzeichnung mit der γ-Kamera erfolgt von dorsal und wird fortlaufend während der Füllung und Miktion vorgenommen. Die erhaltenen Bilder zeigen oft einen Reflux (Abb. 9.2). Man erkennt auch einen sehr geringgradigen Reflux durch die Computeranalyse der Radioaktivität über den Nieren. Die Untersuchung kann auch mit einem einfachen Zystometrogramm kombiniert werden. Hierdurch erhält man mehr Informationen und zuverlässigere Ergebnisse (Nasrallah et al. 1978). Eine Variation dieses Vorgehens (indirekte Radionuklidzystographie) vermeidet die Katheterisierung (Conway u. Kruglik 1976). Man fertigt ein Standardrenogramm an und bestimmt Zeitaktivitätskurven in „regions of interest" über den Nieren. Da die Radionuklide von den Nieren ausgeschieden werden, füllt sich die Blase mit den Radioisotopen. Die Radioaktivität über der Niere und den Harnleitern wird während und nach der Miktion aufgezeichnet und berechnet. Ein Ansteigen der Radioaktivität in der Niere oder im Ureter deutet auf einen vesikoureteralen Reflux hin. Das indirekte Radionuklidzystogramm ist durch die Vermeidung der Harnröhrenkatetisierung ein großer Fortschritt. Diese Technik ist jedoch unzuverlässig, wenn die Patienten sich während der Untersuchung bewegen (besonders Kinder). Das gleiche gilt bei Hydronephrose oder erniedrigter Nierenleistung. Deshalb ist dieses Verfahren in der Praxis nicht wesentlich besser als das vorher beschriebene.

Der größte Fortschritt des Radioisotopenzystogramms ist die hohe Sensitivität bei relativ begrenzter Strahlenbelastung. Man benötigt nur annähernd $1/100$ der Strahlenbelastung eines konventionellen Miktionszystourethrogrammes. Da die Bildauflösung relativ schlecht ist, lassen sich feine anatomische Details nicht so gut darstellen wie mit der traditionellen Röntgentechnik. Das Verfahren eignet sich auch nicht als Anfangsuntersuchung des unteren Harntraktes bei Männern, da hier eine Darstellung der Urethra wichtig ist. Es ist auch fraglich, ob man es als Anfangsuntersuchung bei Frauen mit Harnwegsinfektionen vornehmen sollte, da man die Wirbelsäule nicht sieht, eine Ureterozele nicht erkennt, und eine Beurteilung der Blasenwand und Trabekelbildung nicht möglich ist. Allerdings ist es eine ideale Untersuchung für Verlaufsstudien bei Kindern mit vesikoureteralem Reflux, entweder nach Harnleiterreimplantation oder bei Nachuntersuchungen zur Feststellung einer spontanen Rückbildung des Refluxes. Bei diesen Kindern ist die Qualität der Bildgebung nicht so wichtig. Die Strahlenbelastung muß jedoch begrenzt werden, besonders wenn mehrere Untersuchungen notwendig sind.

Hoden

Der größte Nutzen der Isotopenuntersuchung des Hodens liegt in der Beurteilung der Hodendurchblutung. Die Angiographie wird mit einer Bolusinjektion von ^{99m}Tc-Natriumpertechnetat durchgeführt (0,21 mCi/kg KG, aber nicht weniger als 2 mCi). Während der ersten Passage durch die Leistenregion fertigt man Bilder in 5-s-Abständen an. Etwa 10 m später erhält man Bilder über die Durchblutung, da die Konzentration dieser Substanz in angemessener Weise mit der Durchblutung korreliert. Bereiche zu-

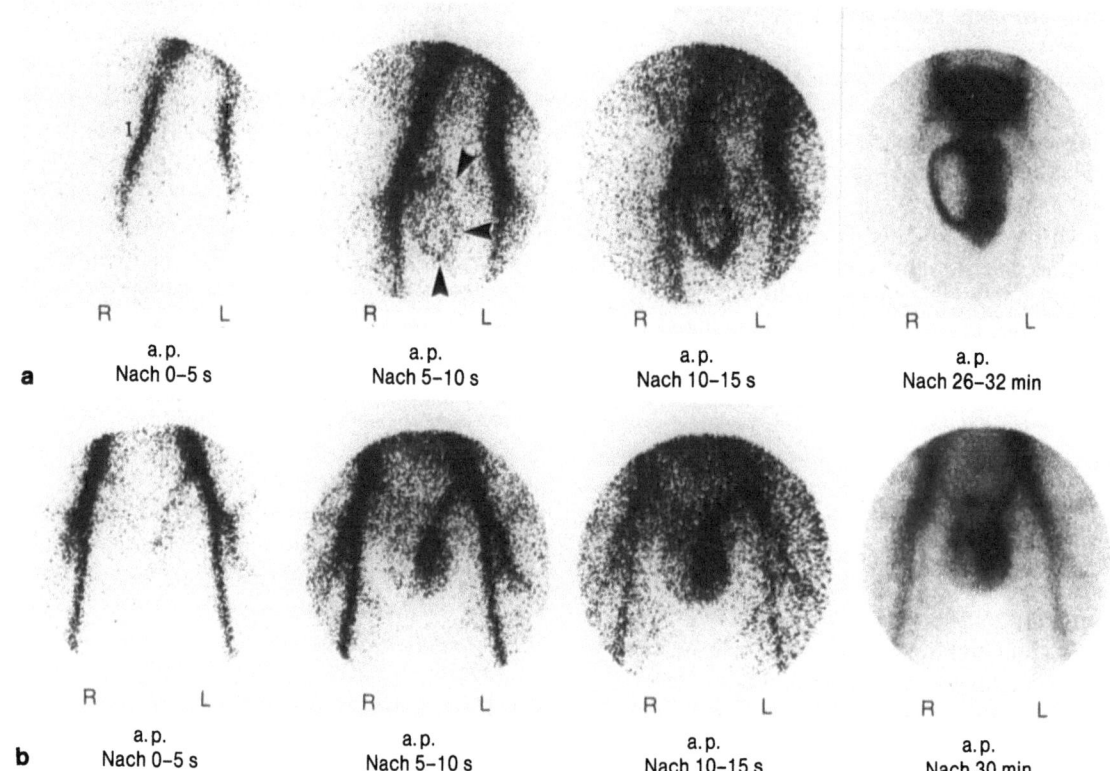

Abb. 9.5a, b. Skrotalszintigramm mit ^{99m}Tc Pertechnetat. **a** Bei diesem Jungen bestand eine Hodentorsion rechts. Die frühen Beckenszintigramme zeigen beide Iliakalarterien *(I)* und eine zunehmende Durchblutung an der Oberfläche des rechten Hodens *(Pfeilspitzen)*. Spätere Bilder, insbesondere die Spätaufnahme nach 30 min, zeigen einen aufgehellten Bezirk im rechten Hoden. **b** Im Gegensatz dazu besteht bei diesem jungen Mann eine Hoden- und Nebenhodenentzündung links mit einer erhöhten Durchblutung der gesamten linken Skrotalseite. Auch hier zeigt die Spätaufnahme wieder deutlich die erhöhte Durchblutung

nehmender Durchblutung erscheinen dichter als normal, nicht-durchblutetes Gewebe wird als Füllungsdefekt sichtbar.

Man benutzt derartige Untersuchungen vorwiegend zur Unterscheidung einer Hodentorsion von einer Nebenhodenentzündung. Die letztgenannte Erkrankung bietet das Bild einer hypervaskularisierten Zone, bei der erstgenannten fehlt die Durchblutung (Abb. 9.5). In einer Reihe von Untersuchungen wurde nachgewiesen, daß diese Technik sensitiv und spezifisch ist (Falkowski u. Firlit 1980; Blacklock et al. 1983).

Unglücklicherweise gibt es einige Einschränkungen:

1. Die Hodentorion erfordert sofortige Diagnostik und Therapie, so daß ein Isotopentechniker kurzfristig 24 h am Tag erreichbar sein muß.
2. Es kommen sowohl falsch-negative wie auch falsch-positive Ergebnisse vor (Stoller et al. 1985).
3. Eine ältere Torsion kann durch die Entzündungsreaktion hypervaskulär erscheinen.
4. Auch eine intermittierende Torsion kann eine vermehrte Durchblutung aufweisen. Beides führt zur Verzögerung von Diagnose und Therapie.

Eine große Hydrozele und auch ein großer Abszeß können sich als entsprechend großer Füllungsdefekt darstellen und eine Torsion vortäuschen (Wilkens et la. 1985). Zusammenfassend kann man also feststellen, daß die Isotopenuntersuchung des Skrotums die Differentialdiagnose bei akuten Hodenschmerzen erleichtern kann. Die Diagnose wird aber primär aufgrund des klinischen Bildes gestellt, wobei man das Szintigramm nur als Hilfsmittel benutzt.

Szintigraphie der Nebenniere

Nebennierenrinde

Die Nebennierenrinde benötigt das Cholesterin aus dem Blut als Ausgangssubstanz für die Steroidsyn-

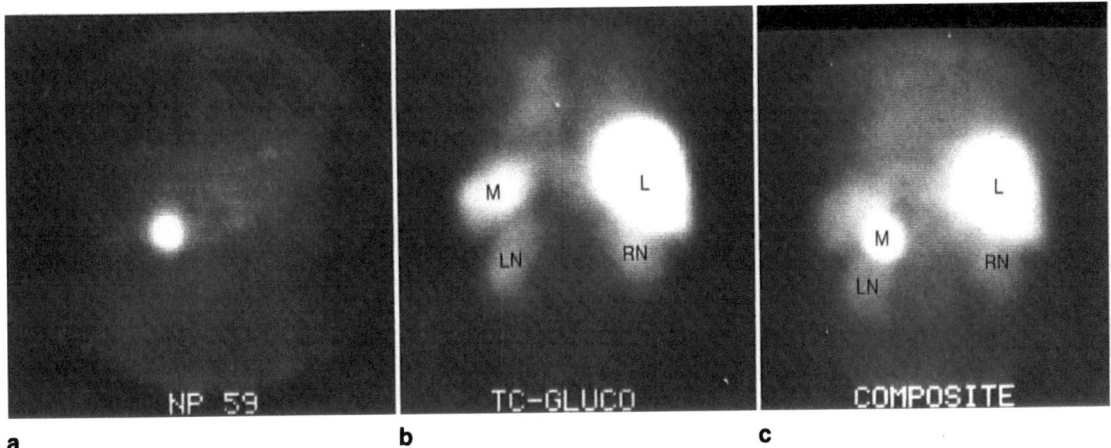

Abb. 9.6a–c. Bei dieser 45 Jahre alten Frau besteht ein Cushing-Syndrom. Im CT fand sich eine Vergrößerung der linken Nebenniere, aber die biochemischen Untersuchungen waren nicht eindeutig. **a** Ein ^{59}Np-Szintigramm zeigt eine starke Speicherung im Abdomen. **b** Ein ^{99m}Tc-Glukoheptinat-Szintigramm wurde angefertigt, um diesen Bereich im Verhältnis zur Leber *(L)*, Milz *(M)*, rechten *(RN)* und linken Niere *(LN)* abzugrenzen. **c** Ein Vergleich beider Szintigramme zeigt deutlich, daß die Speicherung einseitig und in der linken NN liegt. Es wurde ein Adenom der linken Nebenniere entfernt und die Patientin geheilt

these, im Gegensatz zu anderen Organen, die das Cholesterin aus Azetat synthetisieren. Deshalb werden radioaktiv-markierte Derivate des Cholesterins von der Nebenniere aufgenommen. Sie können 3–5 Tage nach der Injektion szintigraphisch dargestellt werden (Lieberman et al. 1971). Die hierfür am besten geeignete Substanz ist das 7-Jodmethyl-19-Norcholesterin, das radioaktiv markiert ist mit ^{131}J (^{59}Np) (Sarkar et al. 1975). Diese Szintigramme sind sowohl beim Cushing- wie auch beim Conn-Syndrom aussagekräftig (Beierwaltes 1984).

Beim Cushing-Syndrom ist es wichtig zu unterscheiden, ob die Kortikosteroide primär von den Nebennieren, paraneoplastisch oder aus der Hypophyse stammen. Oft helfen biochemische oder röntgenologische Untersuchungen weiter, aber ^{59}Np kann in unklaren Fällen den Ursprungsort aufdecken (Abb. 9.6). Die beiden Nebennieren werden entweder durch das ACTH aus der Hypophyse oder paraneoplastisch stimuliert, und beides wird dargestellt. Auch ein primäres Nebennierenrindenadenom wird sichtbar, aber der Anstieg der Kortikosteroide supprimiert die Hypophyse. Dies führt zu einer Suppression der kontralateralen Nebenniere, die kein ^{59}Np aufnimmt. Im Gegensatz dazu bildet ein metabolisch-aktives Nebennierenrindenkarzinom sein eigenes Cholesterin und Kortikosteroide und führt dementsprechend zu einer Suppression beider Nebennieren. In diesem Fall kommen die Nebennieren nicht zur Darstellung.

Beim Conn-Syndrom wird der primäre Hyperaldosteronismus durch biochemische Untersuchungen nachgewiesen. Therapeutisch ist es dann wichtig, zwischen einer bilateralen Nebennierenhyperplasie und einem unilateralen Adenom zu unterscheiden. Hierzu kann man beide Nebennieren mit Dexamethason supprimieren und dann eine Darstellung mit ^{59}Np vornehmen. Szintigraphisch kommt dann sämtliches autonom funktionierendes Gewebe zur Darstellung, entweder ein unilaterales Adenom oder bilateral hyperplastische Nebennieren. Danach kann man ein entsprechendes chirurgisches Vorgehen einplanen.

In den USA haben die hochauflösenden CT die Nebennierenrindenszintigramme langsam verdrängt. Wenn aber die CT nicht eindeutig sind oder nicht zur Verfügung stehen (was in manchen Teilen der Welt der Fall ist), dann sind Nebennierenszintigramme mit ^{59}Np sehr wertvoll.

Nebennierenmark

Ähnlich wie das Cholesterin in die Nebennierenrinde wird das Metaiodobenzylguanidin (mJBG) von den adrenergen Neuronen aufgenommen. Es kann mit Radiojod markiert und zur Darstellung des Nebennierenmarks benutzt werden. Das gleiche gilt für anderes endokrinologisch-aktives adrenerges Gewebe, insbesondere beim Phäochromozytom und Neuroblastom (Sisson et al. 1981; Munkner 1985; Hattner et al. 1984; Hattner et al. 1984).

Das ^{123}J-mIBG ist zu 85–90% sensitiv und zu fast 100% spezifisch für eine Lokalisierung des Phäo-

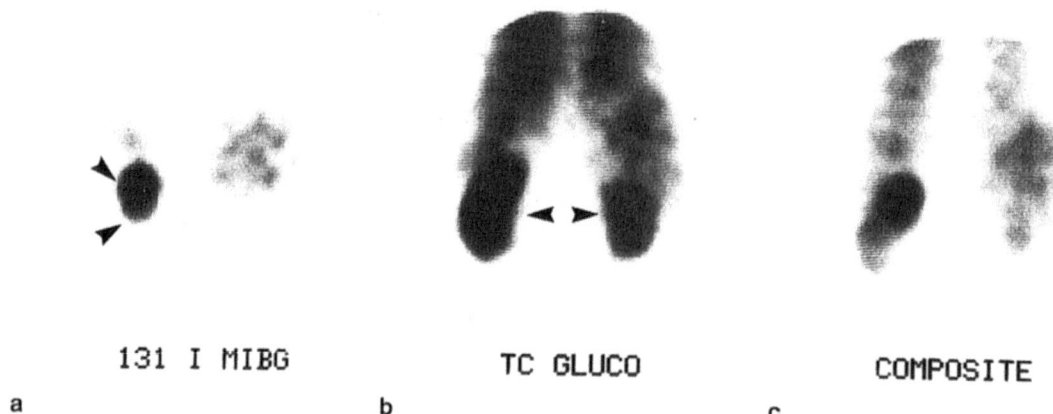

Abb. 9.7a–c. Phäochromozytom. Dieser 35 Jahre alte Mann litt an einer erheblichen Hypertonie mit Erhöhung der Serumkatecholamine. **a** Ein ^{131}J mIBG-Szintigramm zeigt einen Speicherbereich im linken Abdomen. **b** Ein ^{99m}TC-Glukoheptonat-Szintigramm wurde zur Lokalisation der festgestellten Veränderung angefertigt. Die Nieren sind deutlich abgebildet. **c** Ein Vergleich zeigt die Veränderungen in der linken Nebenniere. Der Patient wurde durch die chirurgische Entfernung eines linksseitigen Phäochromozytoms geheilt

chromozytoms (Sisson et al. 1985) (Abb. 9.7). Diese Untersuchung ist bei einem extra-adrenal gelegenen Phäochromozytom besonders wichtig, wenn das CT keine Klärung bringt, oder wenn Symptome und klinische Zeichen des Phäochromozytoms nach der Resektion bestehen bleiben und auf multiple Neoplasmen hindeuten. Da dies in mehr als 10% der Fälle vorkommt, benutzen manche Chirurgen routinemäßig präoperative mIBG-Szintigramme. ^{123}J-mIBG ist auch bei Screeninguntersuchungen von Familienmitgliedern der Patienten mit multiplen endokrinen Neoplasien vom Typ T_2 geeignet. Bei diesen besteht eine hohe Inzidenz von Phäochromozytomen oder Nebennierenmarkhyperplasien. In wenigen Fällen wurden hohe Dosen von ^{131}J-mIBG therapeutisch bei Patienten angewandt, bei denen sonst therapieresistente Metastasen eines malignen Phäochromozytoms bestanden (Sisson et al. 1984).

Bei Patienten mit einem Neuroblastom ist das ^{123}J-mIBG in 100% der Fälle sensitiv und spezifisch. Dies ist für das Tumorstaging und die nachfolgende optimale Therapie entscheidend wichtig. Durch die Szintigraphie mit mIBG wurde eine unbekannte Zahl von Weichteil- und Knochenmetastasen nachgewiesen, die man durch andere Methoden nicht erkannt hatte. Konsequenterweise hielt man dies auch für eine gute Methode, um hohe Strahlendosen direkt in Neuroblastommetastasen zu bringen. Es laufen z. Z. Versuche mit ^{131}J-mIBG-Bestrahlung bei Patienten mit therapieresistenten Staging-IV-Tumoren. Die ersten Ergebnisse sind ermutigend (Hofnagel et al. 1987).

Knochenszintigraphie

Knochenszintigramme, die man mit den üblichen knochengängigen Isotopen, wie ^{99m}Tc-Methylendiphosphonat (MDP) erhält, haben einen einzigartigen Platz beim Staging von Krebspatienten. Das gilt ganz besonders für Krebserkrankungen im Urogenitalbereich, insbesondere beim Prostatakarzinom (McNeil 1984) (Abb. 9.8).

MDP und ähnliche Substanzen werden von der Oberfläche der Knochenzellen absorbiert. Die Lokalisation eines Radiopharmakons entspricht dem Produkt aus der Ausscheidungsgeschwindigkeit, dem Blutfluß und der Blutkonzentration. Da die Blutkonzentration nach i.v.-Injektion der Konzentration im Körper entspricht und da MDP eine sehr hohe Ausscheidungseffizienz hat, entspricht das Knochenszintigramm fast immer der Skelettdurchblutung. Die Reaktion des Knochens auf unterschiedliche Einwirkungen ist begrenzt, aber der Blutfluß steigt nahezu immer an. Daher erkennt man Knochenveränderungen im Szintigramm als Stellen erhöhter Isotopenkonzentration. Die Sensitivität der Knochenszintigramme liegt bei Knochenmetastasen des Prostatakarzinoms bei über 95%. Dies unterstreicht ihre erhebliche Bedeutung bei der Diagnostik und Langzeitkontrolle von Patienten mit dieser Erkrankung. Man sollte aber immer bedenken, daß die Szintigramme nicht spezifisch sind und daß verdächtige Bezirke im Szintigramm durch weitere Röntgenaufnahmen abgeklärt werden müssen (z.B. zur Differentialdiagnose zwischen Metastasen und Knochenentzündungen).

Zukunftsaussichten

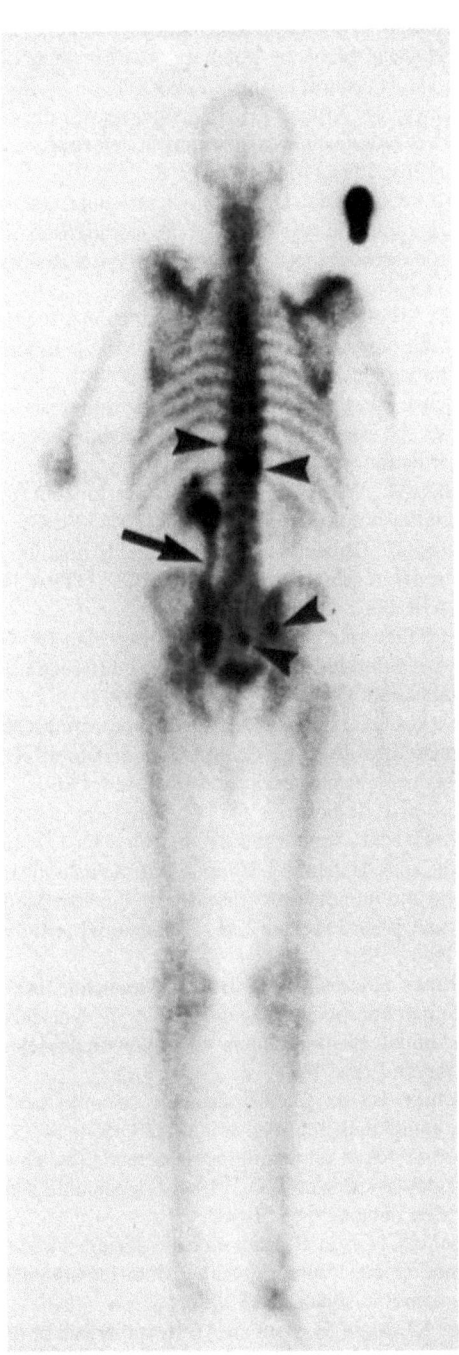

Abb. 9.8. 83 Jahre alter Mann mit Prostatakarzinom. Ein ^{99m}Tc-MDP-Knochenszintigramm zeigt Metastasen im Sakrum und im Bereich von Th10 und Th11 *(Pfeilspitzen)*. Da bereits Radioaktivität mit dem Urin ausgeschieden wurde, stellt sich der linke obstruierte Ureter gut dar *(Pfeil)*

Szintigraphische Untersuchung bei unklaren Entzündungen

Gallium-67 (^{67}Ga) hielt man ursprünglich für eine Substanz zur Tumordarstellung, was sich aber nicht bestätigte. Es fand aber beträchtliche Anwendung bei der Suche nach akuten und chronischen Entzündungen (Halpern u. Hagen 1980). Der genaue Mechanismus der Lokalisation von 67 Ga in entzündeten Bereichen wird noch diskutiert. Da es dem Eisen ähnlich ist, wird es wahrscheinlich an eisenbindende Moleküle der Mikroorganismen (Siderophagen) und an Laktoferrin, ein eisenbindendes Protein in den Neutrophilen, gebunden. Aus unbekannten Gründen sammelt sich ^{67}Ga auch in den Makrophagen an. Da alle diese Zellen auch im Bereich entzündlicher Prozesse vorkommen, ist ^{67}Ga ein hervorragendes Mittel, um Entzündungsherde aufzufinden.

Galliumszintigramme werden durch die unspezifische Dickdarmaktivität beeinträchtigt, da diese die Bildgebung erheblich verschlechtert. Nichtsdestoweniger können sie aber bei nicht aufzufindenden Infektionsherden eine weitere Diagnostik ermöglichen (bei vermuteten perinephritischen Abszessen, interstitielle Nephritis oder Nierenbeckenabszeß). Auch kann sie bei anderen Untersuchungen zur Bestätigung verdächtiger oder noch nicht diagnostizierter Symptome eingesetzt werden.

Indium-111-markierte Granulozyten erhält man durch Markierung der weißen Blutkörperchen des Patienten mit ^{111}In. Diese Zellen werden dann dem Patienten wieder eingespritzt. Obwohl sich die markierten Granulozyten im Körper verteilen, lassen sich Bereiche hoher Konzentrationen mit der γ-Kamera leicht darstellen. Im Gegensatz zum ^{67}Ga erfolgt nur eine geringe Bindung an den Dickdarm. Diese Szintigramme sind deshalb sensitiv und spezifisch für akute eitrige Entzündungen (Coleman 1982). Unglücklicherweise sind diese markierten Granulozyten nicht so sehr zum Aufspüren von chronischen Entzündungsherden geeignet. Da die radioaktive Markierung üblicherweise außerhalb des Krankenhauses durch ein öffentliches Isotopenlabor vorgenommen wird, sind solche Szintigramme erheblich teurer und üblicherweise nur während der regulären Arbeitszeit zu bekommen; dies ist ein erheblicher Nachteil, weil diese Untersuchungen oft notfallmäßig benötigt werden. Trotzdem sind diese Szintigramme in ausgewählten Fällen von sehr großem Wert.

Zukunftsaussichten

Monoklonale Antikörper

In den frühen 70er Jahren wurde es möglich, reine Antikörper in größerer Menge und einigermaßen kostengünstig herzustellen. Zur Herstellung von monoklonalen Antikörpern wird eine Maus immunisiert.

Dann kreuzt man die Milzzellen mit den Myelomzellen einer Maus, und aus diesen vereinigten Zellen entstehen Hybriden bei anderen Mäusen. So erhält man ständig einen Vorrat von reinen Antikörpern. Man kann diese Antikörper gegen verschiedene Antigene entwickeln; sie werden besonders für In-vitro-Immunassays gebraucht.

Bei der Suche nach einem tumorspezifischen Antigen ist es theoretisch möglich, monoklonale Antikörper für den gesuchten Tumor radioaktiv zu markieren. Für die Praxis sind inzwischen monoklonale Antikörper von hoher Spezifität für Prostata- und Nierenzellkarzinome entwickelt worden. Krebsspezifische Radiopharmaka wurden inzwischen relativ erfolgreich zur Tumordarstellung eingesetzt. Man hofft, daß diese Technik in Zukunft eine Radioimmuntherapie ermöglicht. So wenden sich diese Radioisotope direkt gegen die Tumorzellen und erlauben eine hochdosierte Strahlentherapie des Tumors mit begrenzter Schädigung des normalen Gewebes (Larson et al. 1984).

Neue Radioisotope

^{123}J-Hippuran und ^{131}J-Hippuran sind die beiden hauptsächlichen Radiopharmaka die man zur Nierendarstellung benutzt. Sie sind besonders wertvoll, da ihre Ausscheidung mit dem renalen Blutfluß korreliert. Das ^{99m}Tc wird jedoch den meisten anderen Radionukliden vorgezogen, da es überall verfügbar und billig ist. Da es für die Szintillationskamera ideal geeignet ist, benutzt man es für die Bildgebung und Funktionsprüfung.

Mercaptoacetyltriglycin (MAG3) ist eine Substanz, die ähnlich ausgeschieden wird wie Hippuran und PAH, aber leicht mit ^{99m}Tc zu markieren ist (Taylor et al. 1987). Wenn es sich auch z.Z. noch im klinischen Versuchsstadium befindet, so könnte das ^{99m}Tc-MAG3 andere heute noch übliche Radioisotope verdrängen, da es leicht erhältlich und relativ billig ist. Es liefert eine gute Bildqualität und verbessert die Strahlendosimetrie.

Literatur

Bayne DP, Shapiro CE: Diuretic radionuclide urography: Functional assessment following pyeloplasty. J Urol 1985; 134:344

Beierwaltes WH: The adrenals. Pages 56–69 in: Textbook of Nuclear Medicine. Vol 2: Clinical Applications, 2nd ed. Harbert J, DaRocha AFG (editors). Lea & Febiger, 1984

Blacklock ARE et al: Radionuclide imaging in scrotal swellings. Br J Urol 1983; 55:749

Coleman RE: Radiolabeled leukocytes. Pages 119–141 in: Nuclear Medicine Annual 1982. Freeman LM, Weissman H (editors). Raven Press, 1982

Conway JJ, Kruglik GD: Effectiveness of direct and indirect radionuclide cystography in detecting vesicoureteral reflux. J Nucl Med 1976; 17:81

Conway JJ et al: Detection of vesicoureteral reflux with radionuclide cystography: A comparison study with roentgenographic cystography. Am J Roentgenol Rad Ther Nucl Med 1972; 115:720

Daly MJ et al: Differential renal function using technetium-99m dimercaptosuccinic acid (DMSA): In vitro correlation. J Nucl Med 1979; 20:63

English PJ et al: Modified method of diuresis renography for the assessment of equivocal pelviureteric junction obstruction. Br J Urol 1987; 59:10

Falkowski WF, Firlit CF: Testicular torsion: The role of radioisotopic scanning. J Urol 1980; 124:886

Gates GF: Glomerular filtration rate: Estimation from fractional renal accumulation of ^{99m}Tc-DTPA (stannous). AJR 1982; 138:565

Gates GF: Split renal function testing using Tc-99m DTPA: A rapid technique for determining differential glomerular filtration. Clin Nucl Med 1982; 8:400

Geyskes GG et al: Renography with catopril: Changes in a patient with hypertension and unilateral renal artery stenosis. Arch Intern Med 1986; 146:1705

Gordon I: Indications for ^{99m}technetium dimercapto-succinic acid scan in children. J Urol 1987; 137:464

Halpern S, Hagan P: Gallium-67 citrate imaging in neoplastic and inflammatory disease. In: Nuclear Medicine Annual 1980. Freeman LM, Weissman H (editors). Raven Press, 1980

Hattner RS, Engelstad BE: Radionuclide evaluation of renal transplants. Pages 319–342 in: Nuclear Medicine Annual 1984. Freeman LM, Weissman HS (editors). Raven Press, 1984

Hattner RS et al: Localization of m-iodo(^{131}I)benzylguanidine in neuroblastoma. AJR 1984; 143:373

Hattner RS et al: Scintigraphic detection of pheochromocytomas using m-iodo(^{131}I)benzylguanidine. Noninvasive Med Imaging 1984; 1:105

Hoefnagel CA et al: Radionuclide diagnosis and therapy of neural crest tumors using iodine-131 metaiodobenzylguanidine. J Nucl Med 1987; 28:308

Kass EJ, Majd M, Belman AB: Comparison of the diuretic renogram and the pressure perfusion study in children. J Urol 1985; 134:92

Koff SA, Thrall JH, Keyes JW Jr: Diuretic radionuclide urography: A noninvasive method for evaluating nephroureteral dilatation. J Urol 1979; 122:451

Koff SA et al: Diuretic radionuclide localization of upper urinary tract obstruction. J Urol 1984; 132:513

Koff SA et al: Early postoperative assessment of the functional patency of ureterovesical junction following ureteroneocystostomy. J Urol 1981; 125:554

Kogan BA et al: ^{99m}Tc-DMSA scanning of diagnose pyelonephritic scarring in children. Urology 1983; 21:641

Larson SM, Carrasquillo JA, Reynolds JC: Radioimmunodetection and radioimmunotherapy. Cancer Invest 1984; 2:363

Lieberman LM et al: Diagnosis of adrenal disease by visualization of human adrenal glands with ^{131}I-19-iodocholesterol. N Engl J Med 1971; 285:1387

Maizels M et al: Troubleshooting the diuretic renogram. Urology 1986; 28:355

McNeil BJ: Value of bone scanning in neoplastic disease. Semin Nucl Med 1984; 14:277

Merrick MV, Uttley WS, Wild R: A comparison of two techniques of detecting vesicoureteric reflux. Br J Radiol 1977; 50:792

Munkner T: ^{131}I-meta-iodobenzylguanidine scintigraphy of neuroblastomas. Semin Nucl Med 1985; 15:154

Nasrallah PF et al: Quantitative nuclear cystogram: Aid in determining spontaneous resolution of vesicoureteral reflux. Urology 1978; 12:654

O'Reilly PH et al: Diuresis renography in equivocal urinary tract obstruction. Br J Urol 1978; 50:76

O'Reilly PH et al: 123-Iodine: A new isotope for functional renal scanning. Br J Urol 1977; 49:15

Rosen PR, Treves S, Ingelfinger J: Hypertension in children: Increased efficacy of technetium Tc 99m succimer in screening for renal disease. Am J Dis Child 1985; 139:173

Sarkar JD et al: A new and superior adrenal scanning agent: Np-59. J Nucl Med 1975; 16:1038

Sisson JC et al: Radiopharmaceutical treatment of malignant pheochromocytoma. J Nucl Med 1984; 25:197

Sisson JC et al: Scintigraphic localization of pheochromocytoma. N Engl J Med 1981; 305:12

Stoller ML, Kogan BA: Sensitivity of ^{99m}technetium-dimercaptosuccinic acid for diagnosis of chronic pyelonephritis: Clinical and theoretical considerations. J Urol 1986; 135:977

Stoller ML, Kogan BA, Hricak H: Spermatic cord torsion: Diagnostic limitations. Pediatrics 1985; 76:929

Stringer DA et al: Comparison of aortography, renal vein renin sampling, radionuclide scans, ultrasound and IVU in the investigation of childhood renovascular hypertension. Br J Radiol 1984; 57:111

Taylor A Jr et al: Evaluation of Tc-99m mercaptoacetyltriglycine in patients with impaired renal function. Radiology 1987; 162:365

Wilkins SA Jr et al: Acute appendicitis presenting as acute left scrotal pain: Diagnostic considerations. Urology 1985; 25:634

Winter CC: A new test for vesicoureteral reflux: An external technique using radioisotopes. J Urol 1959; 81:105

10 Retrograde Untersuchung des Harntraktes

J. W. Thüroff

Die instrumentelle Untersuchung des Harntraktes aus diagnostischen oder therapeutischen Gründen erfolgt über unterschiedliche Zugangswege. Als Orientierungshilfe gibt es zahlreiche Möglichkeiten, wobei die bildgebenden Verfahren überwiegen (Tabelle 10.1). Die Katheterisierung der Harnröhre ist ein typischer retrograder Eingriff, der gewöhnlich „blind", d.h. ohne genaue Information über die individuelle Anatomie, vorgenommen wird. Besteht ein Verdacht auf eine anatomische Abweichung im Zugangsweg zum Harntrakt, so sollte dies vorher sicherheitshalber abgeklärt werden. Die sicherste Instrumentation auf transurethralem und transureteralem retrogradem Weg ist die Endoskopie. Durch Röntgenaufnahmen mit KM (retrograd oder intravenös injiziert) kann man eventuelle Schwierigkeiten oder das Ausmaß eines endochirurgischen Eingriffs vorher abklären (z.B. Inzision einer Harnröhrenstriktur).

Beim perkutanen Vorgehen (z.B. Zystostomie) ist die Sonographie normalerweise nützlicher als die Röntgenuntersuchung, da kein KM verwendet werden muß und alle angrenzenden und umgebenden Strukturen entlang des beabsichtigten Zuganges gut dargestellt werden (z.B. Abstand des Darmes bei einer beabsichtigten perkutanen Zystostomie). So ist auch eine sichere perkutane Plazierung eines Zystostomiekatheters möglich. Eine besondere Bedeutung besitzt die Sonographie bei der perkutanen Anlage eines Nephrostomiekanals (s. Kap. 8).

Alle diese instrumentellen Techniken werden an einem i. allg. sterilen Harntrakt vorgenommen. Deshalb muß das Operationsfeld wie bei einem offenen Eingriff vorbereitet und abgedeckt werden. Die Prinzipien strengster Asepsis müssen befolgt werden.

Vor atraumatischen instrumentellen Eingriffen in der Harnröhre sollte großzügig wasserlösliches Gleitmittel instilliert werden. Dieses sollte nur retrograd in die Harnröhre instilliert und nicht oberflächlich auf einen Katheter oder ein Instrument appliziert werden, da sonst der größte Teil der Lösung am Meatus externus abgestreift wird. Transurethrale Eingriffe mit Kathetern oder anderen flexiblen Instrumenten (z.B. flexiblen Zystoskopen) erfordern lediglich eine örtliche Anästhesie. Die retrograde Instillation eines Lokalanästhetikums im Gleitmittel (z.B. 10 ml 2%iges Lidocainhydrochloridgel) dient gleichzeitig als Anästhetikum und Gleitmittel. Bei Männern sollte man für 5–10 min eine Penisklemme anlegen, damit die Harnröhrenschleimhaut ausreichend anästhesiert wird.

In manchen Fällen bereitet das Einführen starrer Instrumente in die Harnröhre erhebliche Beschwerden, wenn nur eine Schleimhautanästhesie vorgenommen wird. Deshalb sollte zusätzlich mit Barbituraten, Tranquilizern oder Narkotika sediert werden, auch wenn es sich nur um einen diagnostischen Eingriff handelt. Bei therapeutischen Eingriffen, wie Lithotripsie, Koagulation oder Elektroresektion, ist die regionale Anästhesie (spinal, epidural) oder eine Vollnarkose erforderlich.

Katheterisierung der Harnröhre

Die Katheterisierung der Harnröhre ist nur selten zu rein diagnostischen Zwecken indiziert. Eine Ausnahme ist die Urinabnahme bei Frauen zum Anlegen einer Bakterienkultur. Bei Männern reicht i. allg.

Tabelle 10.1. Instrumentelle Untersuchung des unteren Harntraktes

Indikationen
   Diagnostisch
   Therapeutisch

Zugang
   Transrektal
   Transurethral
   Perkutan

Orientierungsmöglichkeiten
   Blind
   Palpation
   Durchleuchtung
   Ultraschall
   Endoskopie

Mittelstrahlurin zur Diagnostik einer Harnwegsinfektion aus, da es bei ihnen seltener zu einer Kontamination des Urins kommt. Restharnbestimmungen kann man auch leicht nicht-invasiv ohne Katheterisierung sonographisch durchführen. Trotzdem ist die transurethrale Katheterisierung routinemäßig notwendig bei vesikalen und urethralen Druckmessungen, urodynamischen Untersuchungen und zur retrograden Instillation von KM bei Röntgenuntersuchungen (z.B. bei Zystogrammen und Miktionszystourethrogrammen, bei kombinierten radiologisch-urodynamischen Untersuchungen und zum Nachweis eines vesikoureteralen Refluxes). In allen anderen Fällen können Miktionszystourethrogramme auch ohne Katheterisierung der Harnröhre angefertigt werden, z.B. in Verbindung mit einem i.v.-Ausscheidungsurogramm, so daß das intravenös verabreichte KM auch für die Miktionsuntersuchung ausreichend ist.

Aus therapeutischen Gründen verwendet man Harnröhrenkatheter bei Harnverhaltung, zur Urinableitung und Messung des peri- und postoperativen Harnvolumens, sowie zur urethralen Schienung nach Urethroplastik oder einem Harnröhrentrauma.

Katheterarten

Die Katheter unterscheiden sich in Größe und Form, in der Beschaffenheit des Materials, der Anzahl der Lumina und in der Art des Haltemechanismus (Abb. 10.1). Die Standardgrößen der äußeren Durchmesser von Kathetern und der meisten Endoskope werden nach der französischen Skala von Charrière in Einheiten von 0,33 mm [1 French (F) oder 1 Charrière (Charr)] angegeben. Somit entsprechen z.B. 3 Charr einem Durchmesser von 1 mm und 30 Charr einem Durchmesser von 10 mm. Die Wahl von Größe und Art des Katheters für eine transurethrale Katheterisierung hängt vom Zweck des Eingriffs ab. Zur einmaligen kurzfristigen Katheterisierung der Harnröhre sind Katheter ohne Krümmung (Robinson) von 16–18 Charr angemessen. Dieselben Größen verwendet man bei den selbsthaltenden Foley-Verweilkathetern. Katheter mit größerem Durchmesser führen bei Männern zu einem Rückstau urethraler Sekrete, der zu einer Urethritis und Harnröhrenstriktur führen kann. Die Anwendung zu dicker Katheter über längere Zeiträume kann zu einer Epididymitis

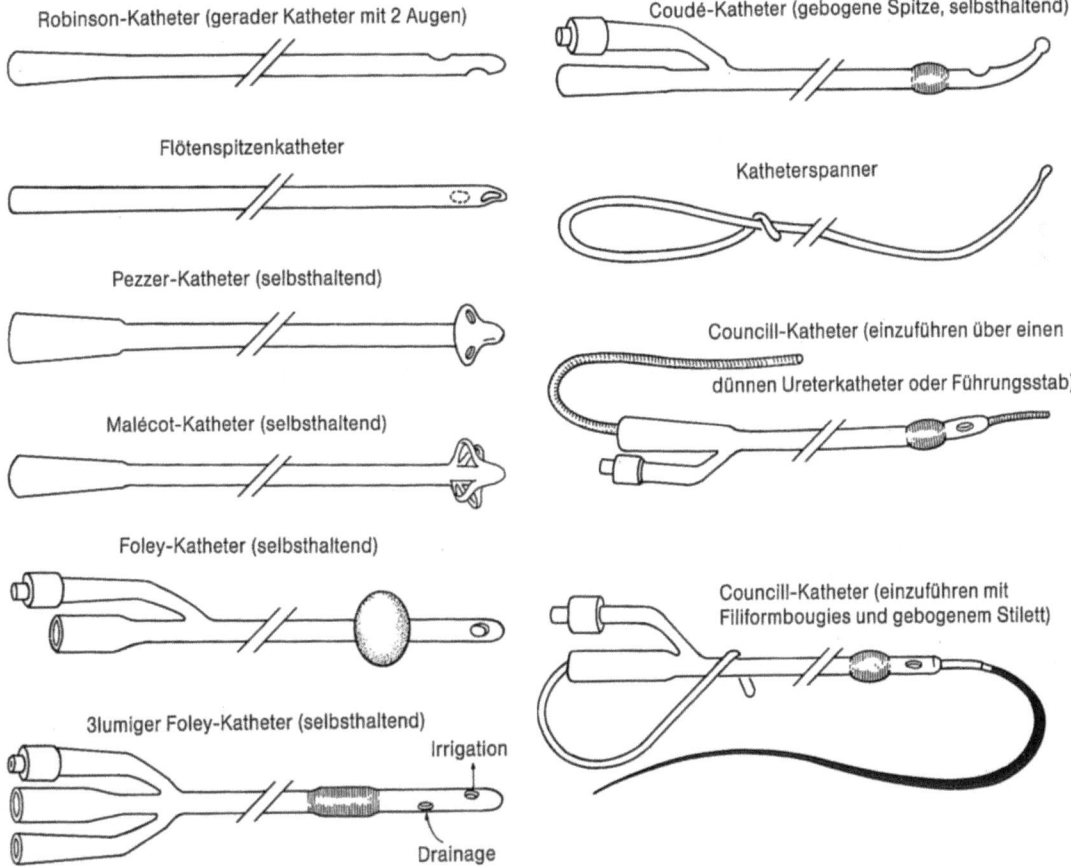

Abb. 10.1. Blasenkatheter, Katheterspanner, Katheter und Technik des Katheterisierens mit einem Führungsdraht

führen. Nach transurethralen endoskopischen Eingriffen an der Prostata oder Blase sind evtl. Katheter mit größerem Durchmesser (20–24 Charr) notwendig, da es sonst zu einer Retention von Blutkoagula kommen kann (besonders bei 3lumigen Foley-Kathetern, die zur gleichzeitigen Drainage und Spülung der Blase verwendet werden). Nach einer offenen oder endoskopischen Urethroplastik haben Katheter verschiedene Funktionen zu erfüllen: Sie dienen als Schiene während des Heilprozesses, als dauerhafter Drain für Harnröhrensekrete und Blut, sowie als Blasendrainage. Der Standarddauerkatheter nach Foley ist nicht unbedingt für alle diese Zwecke geeignet. Man kann daher auch einen suprapubischen Zystostomiekatheter zur Harnableitung aus der Blase und einen gefensterten Katheter als Harnröhrenschiene und -drain verwenden, wobei das proximale Ende nicht bis in die Blase vorgeschoben wird.

In den meisten Fällen reichen gerade Harnröhrenkatheter aus. Ist die männliche Harnröhre jedoch schwierig zu katheterisieren, verwendet man Katheter mit gebogener Spitze (Coudé-Katheter), da sie leichter durch den infrapubischen Winkel zwischen bulbärer und membranöser Harnröhre eingeführt werden können (Abb. 10.1). Der am häufigsten verwendete transurethrale Verweilkatheter ist der Foley-Katheter mit aufblasbarem Ballon zur Fixation. Es handelt sich hierbei um einen Doppellumenkatheter (ein Lumen ist für die Füllung des Ballons vorgesehen). Daher ist die Öffnung für die Urindrainage kleiner als bei einem einlumigen Katheter mit gleichem äußeren Durchmesser. Da diese Katheter zur Füllung und Leerung des Ballons am Ende ein Ansatzstück mit Rückschlagventil besitzen, müssen sie über eine spezielle Halbrinne eingeführt werden, wenn man sie zur Zystostomie oder Nephrostomie verwenden will (das Ansatzstück ist gewöhnlich nicht abnehmbar). Der Councill-Katheter kann mit seiner zentralen Öffnung koaxial über einen flexiblen Führungsdraht, einen dünnen Ureterkatheter oder ein Filiformbougie, das an einen Katheterspanner angeschraubt werden kann, eingeführt werden (s. Abb. 10.1). Hierdurch wird zum einen eine sichere transurethrale Plazierung des Katheters in schwierigen Fällen erreicht, zum anderen kann man eine geführte perkutane Katheterplazierung ohne Halbrinne vornehmen. Selbsthaltende Katheter ohne Ballon und Rückschlagventil (Pezzer-Katheter, Malécot-Katheter) werden mit Hilfe eines Katheterspanners eingeführt. Der Selbsthaltemechanismus des Katheters wird auf diese Weise beim Einführen gespannt und nimmt nach Zurückziehen des Katheterspanners aufgrund der Beschaffenheit des Materials seine alte Form wieder ein. Bei versehentlichem Zug rutschen diese Katheter leichter aus der Harnröhre heraus als Foley-Katheter. Diese Katheter sind aber besonders als Zystostomie- und Nephrostomiekatheter geeignet, da durch das Fehlen des Ballons und des Rückschlagventils ein weites Lumen vorhanden ist und auch verhältnismäßig dünne Katheter eine gute Drainage ermöglichen.

Die Rigidität des Katheters, das Verhältnis zwischen Innen- und Außendurchmesser und die Biokompatibilität sind abhängig vom verwendeten Material. Die Neigung zur Verkrustung und Schleimhautreizung wird von der Struktur des Kathetermaterials, der Oberflächenspannung, der Glätte und Hydrophilie bestimmt. Die sehr gewebefreundlichen Silikonkatheter sollte man immer dann benutzen, wenn der Katheter für längere Zeit gelegt werden soll. Hierdurch wird das Risiko einer Urethritis und Harnröhrenstriktur reduziert, selbst wenn der Katheter nur alle 4–6 Wochen gewechselt wird. Silikonkatheter sind jedoch weniger rigide und haben ein ungünstigeres Verhältnis zwischen Innen- und Außendurchmesser als Katheter aus anderen Materialien.

Das Standardmaterial bei Harnröhrenkathetern ist Latex. Es ist weich, neigt jedoch bei längerer Verweildauer eher zur Verkrustung als Silikon. Polyäthylen- und Polyvinylchloridkatheter sind rigider, sie besitzen ein günstigeres Verhältnis von Innen- zu Außendurchmesser, sind jedoch bei längerer Verweildauer nicht so gut gewebeverträglich wie Silikonkatheter. Diese Materialien sind deshalb nur zum einmaligen Gebrauch und für kleine Katheter geeignet (z. B. bei Ureterkathetern).

Technik der Katheterisierung

Bei Männern

Nach entsprechender Abdeckung wird Gleitmittel mit einem Anästhetikum in die Harnröhre instilliert. Der Katheter wird dann in der Nähe der Spitze mit sterilen Handschuhen oder einer sterilen Klemme gefaßt und in den Meatus externus eingeführt. Hierbei wird der Penis mit der anderen Hand gestrafft. Er wird lateral an den Corpora cavernosa gefaßt, damit die Harnröhre nicht gegen die Corpora cavernosa abgedrückt wird. Der Katheter muß dann sanft vorgeschoben werden; tritt man dabei auf einen Widerstand, so sollte diese Stelle durch Palpation der Katheterspitze bestimmt werden. In der männlichen Harnröhre ist die Passage im membranösen Teil erschwert. Dies beruht entweder auf unwillkürlichen Kontraktionen des M. sphincter externus durch

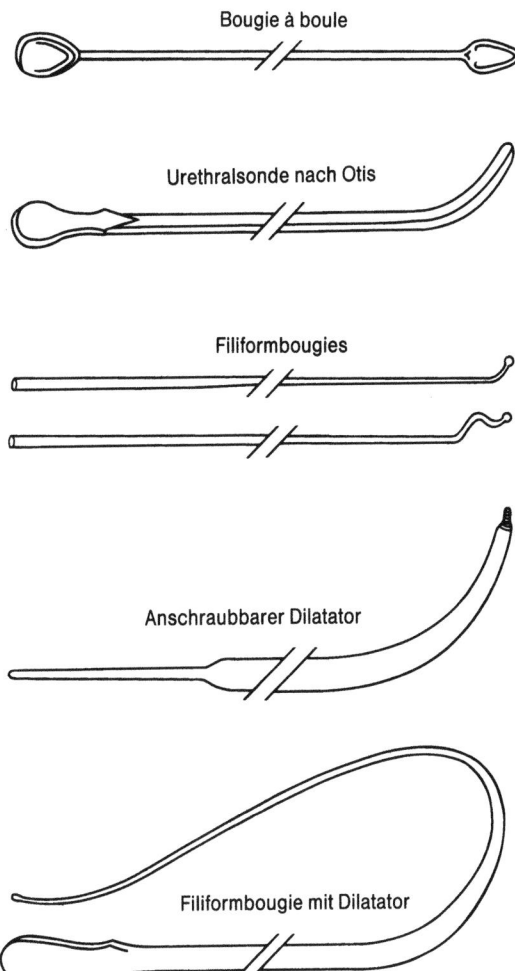

Abb. 10.2. Urethralsonden

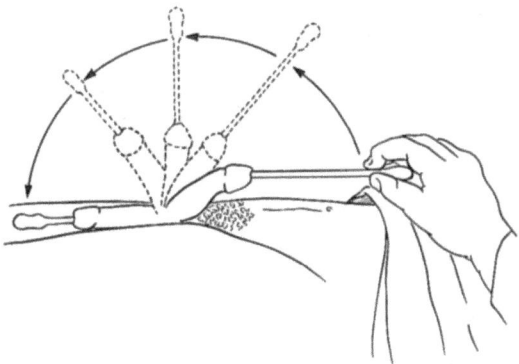

Abb. 10.3. Einführen einer gebogenen Sonde in die männliche Harnöhre

Schmerz oder Angst oder auf einer Abknickung zwischen bulbärer und membranöser Harnröhre. Im letzten Fall kann die Katheterspitze durch einen in das Rektum eingeführten Finger weitergeleitet werden. Falls dies nicht gelingt, sollte man einen Katheter mit gebogener Spitze verwenden, da dieser der Abknickung der Harnröhre leichter folgen kann. Ist der Widerstand des M. sphincter externus überwunden, so läßt sich der Katheter trotz eines obstruierenden Prostataadenoms meist leicht in die Blase vorschieben. Eine Blasenhalsstriktur kann ein unüberwindliches Hindernis für einen weichen Katheter darstellen. Ist ein Katheter nicht rigide genug, um der Biegung der männlichen Harnröhre zu folgen, so kann man einen Katheterspanner aus Metall verwenden, mit dem der Katheter in die Blase vorgeschoben wird (Abb. 10.1). Um die Harnröhre nicht zu verletzen, sollte dies sehr vorsichtig geschehen. Außerdem muß man darauf achten, daß der Katheterspanner nicht versehentlich durch ein seitliches Auge des Katheters vorgeschoben wird. Beim Einführen eines Katheters mit Hilfe eines Katheterspanners oder anderer rigider gebogener Instrumente, wie etwa Metalsonden, muß der Penis beinahe horizontal nach oben gestreckt werden. Beim Einführen wird das Ende des Instrumentes dann in einem Halbkreis in der Sagittalebene bewegt. Wenn die Instrumentenspitze die Region des M. sphincter externus passiert, steht der Griff des Instrumentes fast senkrecht. Ist das Instrument in die Blase vorgeschoben, sollte der Griff fast horizontal stehen und fußwärts zeigen (Abb. 10.3). Derartige Manipulationen sollte man nur dann vornehmen, wenn sie ohne übermäßigen Kraftaufwand gelingen. Besteht der Verdacht auf eine Striktur, so werden Filiformbougies verwendet, an die Bougies mit zunehmender Dicke (Abb. 10.2) oder gebogene Metallbougies (Abb. 10.1) angeschraubt werden können (Councill-Tip-Katheter). Da solche Manipulationen ohne Sicht bei einer Striktur zu einer Via falsa führen können, sollte man bei einer Harnverhaltung besser einen perkutanen Zystostomiekatheter zur Harnableitung einlegen (s. S. 186). Das weitere therapeutische Vorgehen (endoskopische oder offene Uretheroplastik) wird dann nach röntgenologischer Abklärung des Ausmaßes der Striktur festgelegt (s. Kap. 30).

Bei Frauen

Kurze gerade Katheter sind insbesondere bei der Selbstkatheterisierung am besten geeignet. Bei der Selbstkatheterisierung, die bei neurogenen und anderen Miktionsstörungen indiziert ist, wird ein Spiegel verwendet, um den Meatus externus nach Spreizung der Labien zu finden. Bei Hypospadien bei

Frauen kann das Auffinden des Meatus schwierig sein und eine Selbstkatheterisierung unmöglich machen. In solchen Fällen muß man ein vaginales Spekulum einführen, um den Harnröhrenkatheter einzuführen. Ist die transurethrale Katheterisierung aufgrund von anatomischen und topographischen Anomalien, wie Harnröhrendivertikel oder Urethrozystozele, schwierig, so kann man die Katheterspitze durch den in die Vagina eingeführten Finger dirigieren. Um Proben für Urinkulturen zu gewinnen, verwendet man kurze Katheter mit fest angeschlossenen sterilen Urinsammelbeuteln.

Kalibrierung und Dilatation der Harnröhre

Technik

Bei Männern

Die Kalibrierung der männlichen Harnröhre kann mit Hilfe von Kathetern zunehmender Dicke oder durch Verwendung von Bougies à boule (Abb. 10.2) vorgenommen werden. Liegt eine Striktur vor, so wird ein Filiformbougie in die Blase eingeführt. Hieran können Bougies mit zunehmendem Umfang angeschraubt werden, so daß eine Kalibrierung und zunehmende Dilatation der Striktur möglich wird. Durch die allmähliche Dilatation von Harnröhrenstrikturen mit Hilfe von Kathetern zunehmender Größe werden jedoch auf die Mukosa Scher- und Zugkräfte ausgeübt. Dies kann ausgedehnte Vernarbungen zur Folge haben. Deshalb kommt es nach regelmäßiger Harnröhrendilatation häufig zu Strikturrezidiven. Bei der Ballondilatation einer Striktur mit einem Ballondilatator von 7–9 Charr entstehen keine Scherkräfte. (Der Dilatator wird über einen Führungsdraht eingeführt und bis 30 Charr bei einem Druck von bis zu 15 atm aufgeblasen.) Die Langzeitergebnisse mit dieser Technik – im Vergleich zur endoskopischen oder offenen Urethroplastik – sind noch nicht bekannt.

Vor Einführung eines Resektoskopschaftes in die Blase für die Elektroresektion oder einen anderen endoskopischen Eingriff kann eine Harnröhrenstriktur oder enge Harnröhre mit dem Otis-Urethrotom auf 30 Charr dilatiert und in 12-Uhr-Position longitudinal inzidiert werden. Bei den modernen Resektoskopschäften von 20–24 Charr ist dieses Manöver allerdings nur noch selten notwendig.

Bei Frauen

Bei Frauen werden Bougies à boule mit zunehmendem Durchmesser zur Kalibrierung der Harnröhre verwendet. Diese Sonden aus Plastik oder Metall mit olivenförmiger Spitze werden in die Blase eingeführt und dann zurückgezogen. Wenn beim Zurückziehen ein Widerstand besteht oder die distale Harnröhre wie ein weißlicher Ring aussieht, kann eine Harnröhrenobstruktion vorliegen. Falls keine hochgradige Stenose vorliegt, ist die Korrelation bei den Befunden der Kalibrierung mit denen der urodynamischen Untersuchung oft nur gering. Die Dilatation der weiblichen Harnröhre mit dem Otis-Urethrotom in der oben beschriebenen Art wird häufig vorgenommen. Es besteht jedoch die Gefahr einer Überdehnung der Harnröhre, was eine Harninkontinenz zur Folge haben kann.

Urethroskopie und endoskopische Endourethrotomie

Harnröhrenläsionen können mit Hilfe der Endoskopie erkannt werden. Entsprechende diagnostische (z. B. Biopsie) oder therapeutische Eingriffe (z. B. innere Urethrotomie) können unter direkter Sicht vorgenommen werden. Zur retrograden Urethroskopie kann ein Zystoskopschaft oder ein spezieller Urethroskopschaft mit einer 0°-Glasfiberoptik verwendet werden. Wenn eine hochgradige Harnröhrenstriktur vorliegt, kann man einen Ureterkatheter (5 Charr) unter Sicht einführen der als Führungsschiene für eine innere Urethrotomie unter direkter Sicht liegen bleibt. Diese Untersuchung ermöglicht eine Längsinzision mit einem Messerchen (ein elektrisches Messer oder Koagulationssonden sollte man nicht verwenden). Die Harnröhre wird gewöhnlich in 12-Uhr-Position in der gesamten Länge der Striktur geschlitzt. Ein Silikon-Foley-Katheter von 18–24 Charr wird dann zur Schienung und Blasendrainage über einen Zeitraum von einigen Tagen bis zu 6 Wochen gelegt. Die Verweildauer des Katheters hängt vom Ausmaß der Striktur und von den individuellen Erfahrungen der jeweiligen Klinik ab.

Urethrozystoskopie

Die Urethrozystoskopie ist der endoskopische Standardeingriff zur diagnostischen Beurteilung des unteren Harntraktes. Sie ist die diagnostische Methode der Wahl zur Beurteilung der meisten Erkrankungen im Bereich der Harnröhre, der Prostata und der Blase. Die endoskopisch-markroskopische Beurteilung von Tumoren, Ulzera und chronischen Entzündungen der Blasenwand muß in den meisten Fällen durch mikroskopische Untersuchungen von Biopsiematerial vervollständigt werden. Diese können jedoch nur unter entsprechender Anästhesie vorgenommen werden, wenn man eine „kalte" Biopsiezange verwendet (ohne Elektrochirurgie oder Elektrokoagulation).

Bei der endoskopischen Beurteilung des unteren Harntraktes muß dieser Bereich systematisch in standardisierter Art und Weise untersucht werden: auf Harnröhrenläsionen (z. B. Strikturen, Divertikel, Warzen oder Tumoren), auf Größe und Konfiguration der Prostata und des Blasenhalses, auf Tumoren, Steine, Divertikel, Trabekelbildung der Blase, Ulzera sowie auf andere entzündliche Veränderungen der Blasenwand. Die Urethrozystokopie ermöglicht zwar eine ausgezeichnete Beurteilung der Anatomie des unteren Harntraktes und der pathologischen Veränderungen, über die Funktion des unteren Harntraktes ergeben sich jedoch nur wenige Informationen. Indirekte Zeichen gestörter Funktion sind die Hypertrophie des Blasenhalses, Blasendivertikel sowie eine Blasenwandhypertrophie mit Trabekelbildung. Die Trabekelblase spricht für eine abnorme Belastung des Detrusors infolge einer mechanischen oder funktionellen infravesikalen Obstruktion (z. B. Prostataadenom oder Sphinkterspasmus). Auch eine Überaktivität der Blase kann die Ursache sein (z. B. Hyperreflexie, instabile Blase). Zur Aufdeckung und Klassifizierung dieser oder anderer funktioneller Störungen der Blase und Harnröhre sind urodynamische Untersuchungen aussagekräftiger als die Endoskopie (s. dazu Kap. 21).

Die Urethrozystoskopie kann mit rigiden oder flexiblen Instrumenten vorgenommen werden. Rigide Standardinstrumente bieten eine bessere Sicht und haben einen größeren Arbeitskanal, durch den zahlreiche Hilfsinstrumente eingeführt werden können. Flexible Instrumente haben andere Vorteile: Zum einen ist die Endoskopie der männlichen Harnröhre für den Patienten in Rückenlage und unter Lokalanästhesie angenehmer, zum anderen können sonst nur schwer einsehbare Regionen der Blase, etwa in direkter Nähe des Blasenhalses, durch die Flexibilität der Instrumente beurteilt werden. Die optische Qualität der rigiden Instrumente ist jedoch erheblich besser, und sie sind weniger empfindlich als flexible Urethrozystoskope. Man verwendet daher die flexiblen Geräte hautpsächlich bei Männern, um bei der Untersuchung Schmerzen zu vermeiden.

Die starren Zystoskope haben Schäfte von 8–24 Charr und Optiken mit einem Blickwinkel von 0–170°. Für die Inspektion der Harnröhre eignen sich Optiken mit einem Blickwinkel von 0°, für die Inspektion der Blase bei Frauen mit einem Blickwinkel von 30°, bei Männern Optiken mit einem Blickwinkel von 30 oder 70° (je nach Größe der Prostata).

Den Blasenhals kann man am besten mit einer Optik von 120–170° inspizieren. Bei der retrograden Urethrozystoskopie wird das Gerät unter Sicht durch die Harnröhre vorgeschoben. Man kann aber auch den Zystoskopschaft mit Mandrin blind in die Blase einführen. In diesem Fall wird nach Beendigung der Zystoskopie eine Beurteilung der Urethra beim Zurückziehen des Instrumentes vorgenommen. Wenn jedoch der Verdacht auf eine Harnröhrenanomalie besteht (z. B. eine Striktur), sollte man die zuerst genannte Technik anwenden, um eine Traumatisierung der Urethra zu vermeiden.

Die Inspektion der inneren Blasenwand sollte in verschiedenen Füllungsstadien vorgenommen werden. Bei geringer Füllung erhält man einen Überblick über alle Regionen. Mit zunehmender Füllung lassen sich mehr Details bei der Entfaltung der Blasenwand erkennen. Um auch das Blasendach vollständig einzusehen, muß man den Patienten evtl. in die Trendelenburg-Position legen und manuellen suprapubischen Druck ausüben.

Zur Klassifizierung der Konfiguration und Lage der Harnleiterostien bei vesikoureteralem Reflux sollte die Blase nur zur Hälfte gefüllt sein. Zur endoskopischen Diagnostik einer interstitiellen Zystitis sollte man die Blase bis an die Kapazitätsgrenze füllen, um die charakteristischen Granulationen und Ekchymosen erkennen zu können. Wenn Urinproben zur zytologischen Untersuchung gesammelt werden, sollte man zur Blasenspülung Kochsalzlösung verwenden.

Transurethrale und transrektale Sonographie

Zur Darstellung von Prostata, Samenblasen und Blase können miniaturisierte Ultraschallsonden durch den Zystoskopschaft oder auch in das Rektum eingeführt werden. Mit Hilfe der transrektalen Sonographie lassen sich Samenblasen und Prostata in ihrer Größe und Form gut beurteilen. Auch echodichte Bereiche in der Prostata, die auf entzündliche oder maligne Veränderungen hindeuten, werden sichtbar. Mit Hilfe der transurethralen Sonographie lassen sich Blasentumoren leicht erkennen (Abb. 10.4). Eine grobe Beurteilung der transmuralen Ausdehnung ist möglich. Eine Differenzierung zwischen Schleimhautläsionen und Tumorinfiltration in der M. detrusor vesical ist jedoch nicht verläßlich. Weitere Untersuchungen sind notwendig, um die Bedeutung des Ultraschalls zur Diagnostik und zum Staging von Tumoren der Prostata und Blase festzulegen. Auch die Indikationen für derartige Untersuchungen müssen erarbeitet werden.

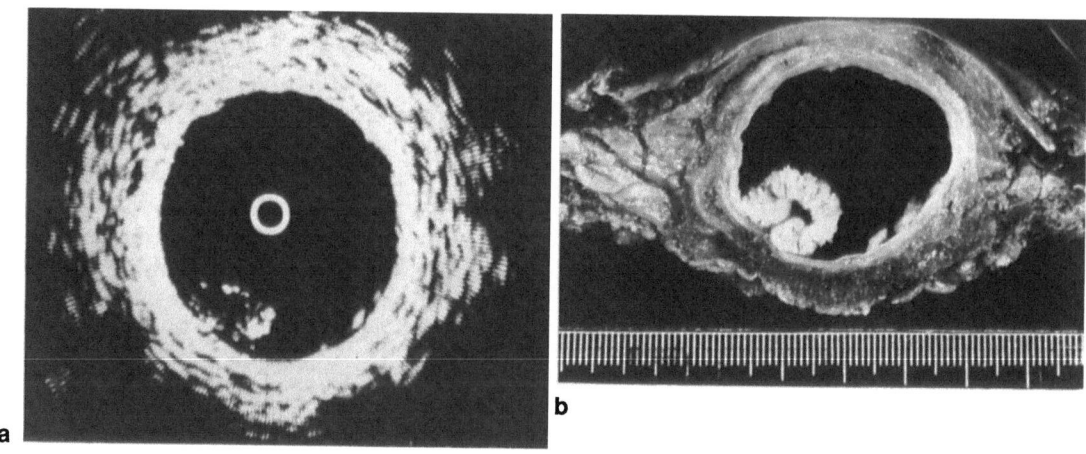

Abb. 10.4a, b. Multifokaler Blasentumor. **a** Transurethrales Ultraschallbild. **b** Präparat nach Zystektomie

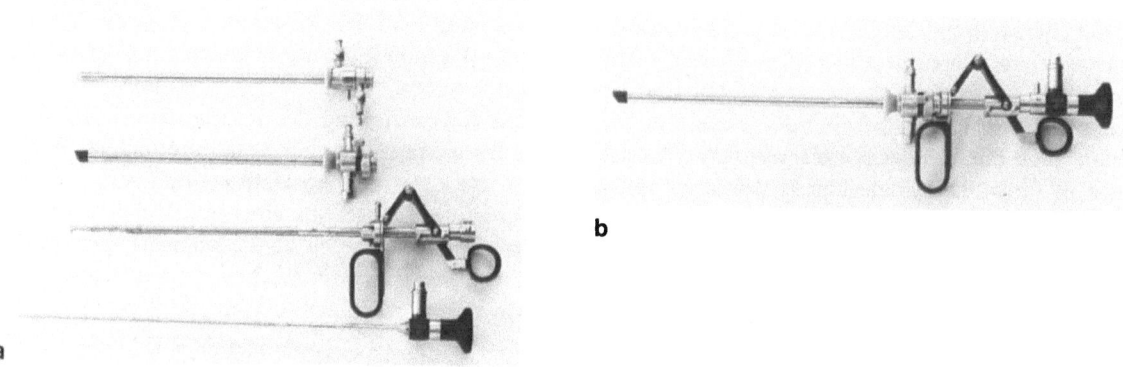

Abb. 10.5a, b. Transurethrale Resektoskope. **a** Dauerspülschaft, Standardschaft, Arbeitseinsatz mit Resektionsschlinge, Optik. **b** Zusammengesetztes Instrument

Transurethrale Operationen: Elektroresektion, Laserkoagulation, Lithotripsie

Resektoskope sind Endoskope mit Schäften zwischen 10 und 30 Charr (Abb. 10.5), die zur TUR in der Urethra, der Prostata und der Blase geeignet sind. Wenn man elektrischen Strom an eine Resektionsschlinge anlegt und die Schlinge dabei zurückzieht, können Gewebestreifen oder -stücke ausgeschnitten werden. Dieses Resektionsmaterial wird dann durch den Resektoskopschaft aus der Blase entfernt. Diese endochirurgische Technik kann sowohl zur Resektion der Prostata, als auch zur Resektion von Blasentumoren eingesetzt werden. Die Resektionsschlinge ist dabei die monopolare Elektrode, während die indifferente Elektrode am Oberschenkel des Patienten fixiert wird. Zum Schneiden und Koagulieren, bzw. zum Mischen beider Stromarten, existieren 2 unterschiedliche Hochfrequenzströme. Anstelle der Resektoskopschlinge kann man auch zahlreiche andere Sonden, wie etwa Haken, zur Inzision des Blasenhalses oder Kugeln bei flächenhaften Koagulationen verwenden. Zur Blasenspülung dürfen nur Lösungen verwendet werden, die nicht hämolytisch wirken und annähernd iston sind (z. B. 1,5%ige Glyzinlösung).

Von Zeit zu Zeit muß der Arbeitseinsatz mit der Optik aus dem Resektoskopschaft zurückgezogen werden, damit sich die Blase entleert. Ein Dauerspülresektoskop ermöglicht kontinuierliche Spülung und Drainage der Blase; dies ist besonders bei der Resektion großer Prostataadenome vorteilhaft. Die kontinuierliche Spülung läßt sich auch mit Standardinstrumenten erreichen, wenn gleichzeitig ein suprapubischer Zystostomiekatheter zur Drainage der Spüllösung in die Blase eingelegt wird.

Ein neues Behandlungsverfahren bei der Therapie von Blasentumoren ist die transurethrale Anwendung von Laserstrahlen. Lasergeräte erzeugen elektromagnetische Wellen mit bestimmter Wellenlänge (oder Farbe) (monochromatisch), die sichtbar oder unsichtbar sein können. Die Wellen werden in synchronisierten Phasen ausgesendet, wodurch ein streng paralleles Strahlenbündel mit minimaler Divergenz (Kohärenz) entsteht. Die Laserenergie wird vom Gewebe absorbiert, und dabei führt die entstehende Hitze zu einer lokalen Koagulation oder Vaporisation. Durch die Kohärenz des Strahls ist das Laserlicht stark fokussiert. Damit wird eine präzise endoskopische Energiezufuhr möglich. Laserstrahlen unterschneiden sich durch das Medium, das zur Energieerzeugung verwendet wird, und durch die Wellenlängen der emittierten Energie. In der Urologie wird der Neodym-YAG-Laser am häufigsten verwendet. Er erzeugt unsichtbares Licht mit einer Wellenlänge von 1.060 nm, das Wasser leicht durchdringen kann und Gewebe bis zu einer Tiefe von 5 mm koaguliert. CO_2-Laser produzieren unsichtbares Licht mit einer Wellenlänge von 10.600 nm. Die Wellen werden in Wasser absorbiert und vaporisieren schnell das Gewebe; sie dringen aber nicht tiefer als 0,03 mm ein. Argonlaser emittieren grünes Licht mit einer Wellenlänge von 488–514 nm. Dieses Laserlicht wird vorzugsweise von Melanin und Hämoglobin absorbiert und dringt bis zu einer Tiefe von 1 mm ins Gewebe ein.

Bei der Behandlung von Blasentumoren ermöglicht der Neodym-YAG-Laser den Verschluß von Lymphkanälen und die Zerstörung von Gewebe über die gesamte Dicke der Blasenwand. Hiermit kann der Operateur selbst tief infiltrierende Tumoren transurethral behandeln. (Dies ist durch Elektroresektion nicht möglich, da hierbei das Risiko einer Blasenperforation mit Ausbreitung der Tumorzellen besteht.) Harnröhrenstrikturen, spitze Kondylome der Urethra und des Penis sowie Peniskrebs konnten schon erfolgreich mit der Neodym-YAG-Laserkoagulation behandelt werden.

Der Argonlaser wird bei der Behandlung multifokaler oberflächlicher Tumoren oder Carcinoma in situ der Blase eingesetzt. Dabei werden vorher Medikamente zur Photosensibilisierung systemisch verabreicht (Hämatoporphyrinderivate). Diese Stoffe werden von allen Zellen absorbiert, von den malignen Zellen jedoch langsamer wieder abgegeben, so daß sie dann eine spezifische Empfindlichkeit für das Laserlicht aufweisen. Die sich diffus in der Blase ausbreitenden Wellen des Argonlasers werden besonders durch diese Photosensibilisierung absorbiert und bewirken an den Tumorzellen die Freisetzung von atomarem Sauerstoff, von Superoxiden und Hydroxylradikalen. Hierdurch tritt schließlich der Zelltod ein. Normale Zellen werden hierdurch nicht geschädigt. CO_2-Laser sind bisher endoskopisch noch nicht in größeren Untersuchungsreihen eingesetzt worden, da sich die entsprechenden Glasfibersysteme für die endoskopische Anwendung noch immer in der Erprobungsphase befinden. CO_2-Laserenergie kann von Wasser gut absorbiert werden. Deshalb ist der Einsatz von Gas (z. B. CO_2) anstelle von Spülflüssigkeit in der Endoskopie notwendig. Darüber hinaus limitiert die geringe Eindringtiefe im Gewebe eine mögliche Anwendung bei der Behandlung von oberflächlichen Blasentumoren und Harnröhrenstrikturen.

Sowohl die transurethrale Laserbehandlung von Blasentumoren, als auch der Einsatz von Lasern zur ureterorenoskopischen und perkutanen nephroskopischen Zerstörung von Uroteltumoren des oberen Harntraktes befinden sich noch in der klinischen Erprobungsphase, so daß weitere Forschungsarbeit notwendig ist, um den Vorteil gegenüber den herkömmlichen Behandlungsmethoden nachzuweisen. Dementsprechend müssen auch die Indikationen festgelegt werden.

Steine in der Blase können durch den Resektoskopschaft extrahiert werden. Wenn sie zu groß sind, werden sie zuerst durch mechanische, Ultraschall- oder elektrohydraulische Energie zerkleinert. Kleinere Steine können unter endoskopischer Sicht mit einer nußknackerähnlichen Zange zertrümmert werden (Lithotriptor mit Optik, Steinpunch). Bei größeren Steinen sind elektrohydraulische oder Ultraschallsonden vorzuziehen. Ultraschallsonden ermöglichen eine kontrollierte systematische Steinzertrümmerung. Gleichzeitig werden durch die Hohlsonde der feine Sand und kleinere Fragmente abgesaugt. Dies ist besonders bei der Zertrümmerung von Nierenbeckensteinen bei einer perkutanen Nephrolithotomie (PCN, s. Kap. 8) sinnvoll, da auf diese Weise ein Abrutschen von Steinfragmenten in unzugängliche Kelche oder den Ureter vermieden wird. In der Blase spielt das Problem der zerstreuten Steinfragmente wegen ihrer großen Kapazität und einfachen Struktur keine so große Rolle. Bei Blasensteinen ist die elektrohydraulische Zertrümmerung vorzuziehen, da elektrohydraulische Sonden stärker sind und die Steinzertrümmerung schneller durchzuführen ist. Anfallende Fragmente können aus der Blase leicht mit einer Spritze oder einem Ellik-Absauger entfernt werden.

Harnleiterkatheterisierung

Die Indikationsbreite für eine retrograde Pyelographie hat durch die nicht-invasiven diagnostischen Röntgentechniken (z. B. i.v.-Pyelographie mit Tomographie, renale Sonographie, CT und NMR) stetig abge-

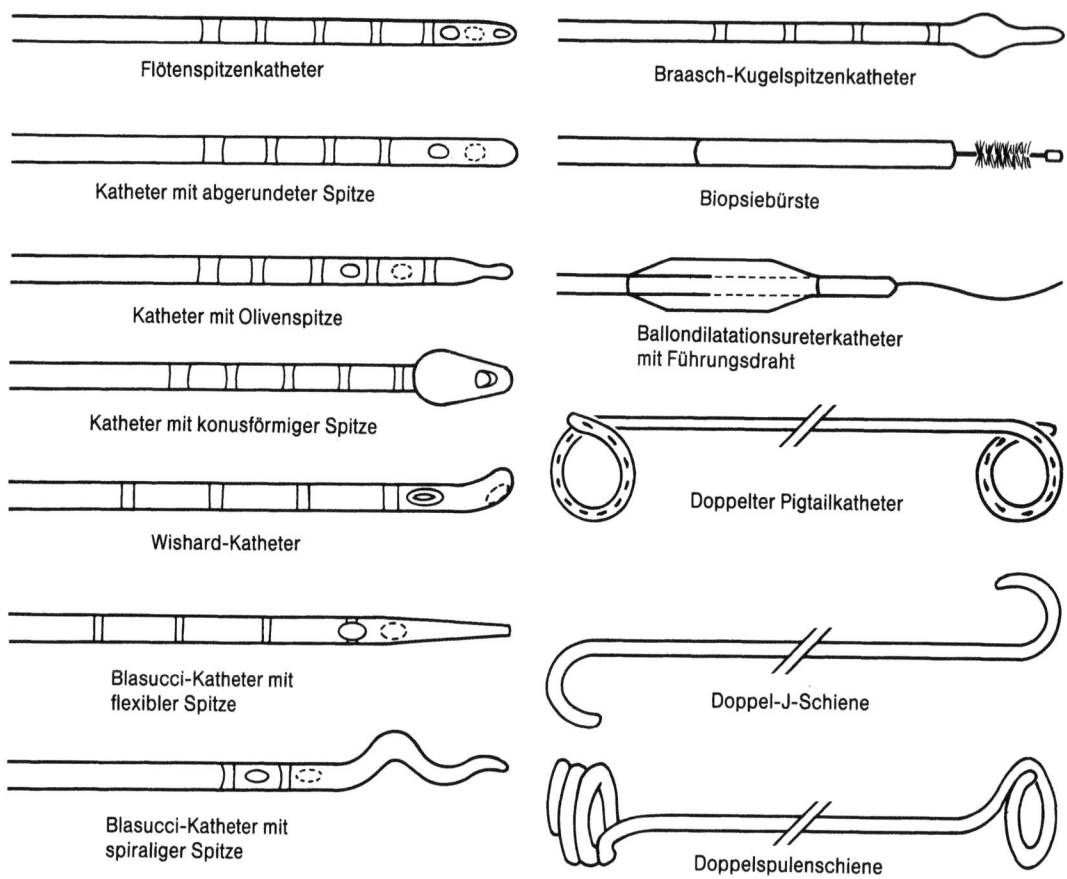

Abb. 10.6. Ureterkatheter und selbsthaltende innere Schienen

nommen. Mit Hilfe von Ultraschall- und CT-Untersuchungen lassen sich schattengebende Steine leicht von anderen Füllungsdefekten im oberen Harntrakt unterscheiden. Feinere Veränderungen im Hohlraumsystem lassen sich dennoch besser durch die retrograde Pyelographie darstellen. Außerdem kann man bei dieser Untersuchung selektive Urinproben zur zytologischen Untersuchung gewinnen. Gewebeproben zum Nachweis eines malignen Tumors lassen sich durch die Bürstenbiopsie entnehmen.

Die Beurteilung von Harnleiterstrikturen oder ureterovaginalen Fisteln erfordert häufig zusätzlich zum i.v.-Pyelogramm eine retrograde Darstellung, um die Veränderungen im distalen Bereich exakt nachzuweisen. Dies ist zur Planung des chirurgischen Eingriffs wichtig. Die retrograde Pyelographie kann darüber hinaus bei Patienten mit allergischer Reaktion auf Kontrastmittel vorgenommen werden, da bei ihnen das Standardpyelogramm ein unnötiges Risiko bedeuten würde.

Die Indikationen für eine Harnleiterschienung nehmen seit der Einführung der extrakorporalen Stoßwellenlithotripsie (ESWL), (PCN) und der Ureterorenoskopie zur Behandlung von Steinen im oberen Harntrakt ständig zu. Ureterale Verweilschienen sind perioperativ nach Reimplantation der Ureteren in der Blase oder in Darmsegmente weiterhin indiziert. Darüber hinaus können sie zur Überbrückung einer Harnleiterobstruktion, die operativ nicht behandelt werden kann, eingesetzt werden.

Harnleiterkatheter, die über Arbeitskanäle von Zystoskopen und Ureterorenoskopen eingeführt werden, gibt es in den Größen von 3–10 Charr. Sie werden aus rigidem Material hergestellt, wie z.B. Polyvinylchlorid oder Polyäthylen. Die Katheter sind relativ steif und haben auch bei geringer Dicke ein gutes Verhältnis von Innen- zu Außendurchmesser. Einige Katheter sind mit Führungsdrähten versehen, durch die man eine größere Rigidität beim Einführen und Vorschieben erreicht.

Es gibt viele verschiedene Formen von Katheterspitzen (Abb. 10.6). Der Kegelspitzenkatheter wurde speziell für die retrograde Ureteropyelographie entwickelt. Bevor man einen Katheter mit einem Konus von 6–10 Charr ins Ostium einführt, wird KM durch den Katheter injiziert, um alle Luftblasen zu entfernen. Dann wird die konusförmige Katheterspitze etwas in das Ostium vorgeschoben. Das zu injizierende KM sollte auf 20–30% verdünnt werden, um eine bessere Detaildarstellung zu erreichen. Man kann auch Antibiotika, wie z.B. Neomycin, zugeben. Mittlerweile gibt es fertige Lösungen aus KM und Antibiotika (z.B. 30%iges Renografin und 2,5%iges Neomycin). Die KM-Injektion sollte unter BV-Kontrolle vorgenommen werden, damit man die Menge des benötigten KM besser beurteilen kann. Es werden Röntgenaufnahmen in entsprechenden Zeitabständen und verschiedenen Positionen angefertigt. Wird das KM blind injiziert, so ist äußerste Vorsicht geboten, damit das renale Hohlraumsystem nicht überdehnt wird und es nicht zu einem pyelotubulären oder pyelovenösen Reflux kommt. Eine mögliche Extravasation kann zu einer Sepsis führen. Wenn die Katheterspitze das Ostium gut verschließt und kein KM in die Blase zurückläuft, reichen bei einem nichtdilatierten oberen Harntrakt schon 0,5–1,5 ml KM aus. Wenn der obere Harntrakt jedoch dilatiert ist oder wenn es zu einem Austritt von KM um die Katheterspitze kommt, ist entsprechend mehr Kontrastmittel erforderlich. Die 1. Röntgenaufnahme sollte während der KM-Injektion, die 2. 1s nach der Injektion und die 3. 5 min später angefertigt werden, wenn sich das KM mit dem Urin vermischt hat, wobei das Ostium immer noch durch den Katheter verschlossen ist. Ein 10 min nach der Entfernung des Katheters aufgenommenes Ablaufbild kann das Außmaß und die Lokalisation einer Harnstauung aufzeigen.

Zum Vorschieben eines Ureterkatheters ins Nierenbecken oder für die retrograde Manipulation an Harnleitersteinen für die nachfolgende ESWL-Behandlung bieten Katheter mit abgerundetem Ende die größte Sicherheit. Ureterkatheter mit olivenförmiger, filiformer und gebogener Spitze benutzt man, um Harnleiterstrikturen zu überwinden oder einen Harnleiterstein zu passieren. Sind die Ureterkatheter am Ende offen, so können sie über vorher eingeführte Führungsdrähte vorgeschoben werden. Mit Ballondilatationskathetern werden Harnleiterstrikturen aufgedehnt oder das intramurale Harnleitersegment vor einer Ureterorenoskopie dilatiert (Abb. 10.7). Zur Dilatation von Harnleiterstrikturen verwendet man einen Katheter (7 Charr) mit 2,5–4 cm langem Ballon, der sich unter einem Druck bis zu 15 atm auf 12–18 Charr ausdehnt. Nach erfolgreicher Dilatation legt man gewöhnlich für mehrere Wochen eine Harnleiterschiene von 8–10 Charr. Die besten Ergebnisse bei Harnleiterstrikturen, die als Komplikation nach kurz zurückliegenden operativen Eingriffen wegen einer benignen Grunderkrankung auftraten, wurden mit dieser Technik erzielt. Das gilt

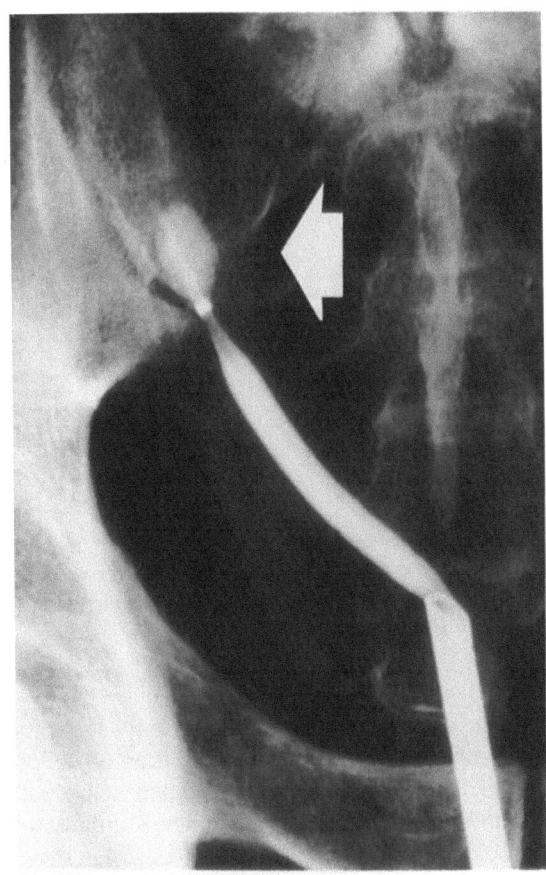

Abb. 10.7. Ureterdilatation mit Ballonkatheter vor ureterorenoskopischer Entfernung eines distalen Uretersteins *(Pfeil)*

jedoch nicht für Harnleiterabgangsstenosen. Länger bestehende Strikturen oder Harnleiterengen infolge Tumorkompression des Ureters, Strahlenschäden oder ischämischen Harnleiternekrosen nach radikalen Beckeneingriffen sprechen auf eine Ballondilatation nicht sehr gut an. Ob die Langzeitergebnisse dieser Technik günstiger sind als die offen-chirurgische Sanierung, muß erst noch untersucht werden.

Will man über die selektive Urinzytologie hinaus detailliertere Informationen über Veränderungen am Harnleiter und Nierenbecken erhalten, so kann eine kleine Harnleiterbürste eingesetzt werden. Sie ist von einer schützenden Hülle umgeben und wird unter BV-Kontrolle in den verdächtigen Bereich vorgeschoben. Jetzt zieht man die Schutzhülle zurück, so daß von der Bürste ausreichend Gewebe zur zytologischen und histologischen Untersuchung aufgenommen wird (Abb. 10.8). Nach dieser Gewebeentnahme sollte zusätzlich eine Urinprobe für zytologische Untersuchungen abgenommen werden.

Harnleiterkatheter, die über einen längeren Zeitraum zur Schienung nach einer Operation oder zur

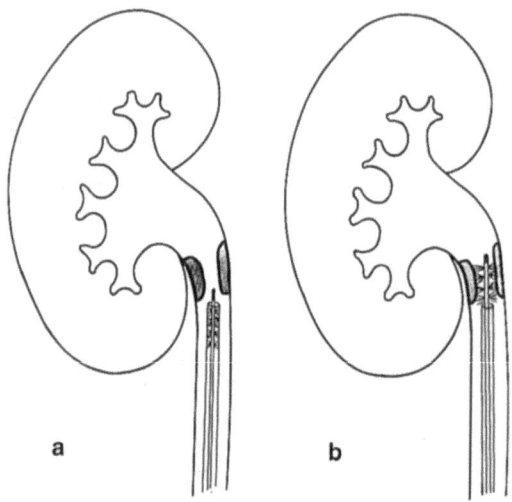

Abb. 10.8a, b. Bürstenbiopsie einer proximalen Ureterveränderung. **a** Vorschieben der in einem Katheter verborgenen Biopsiebürste. **b** Anwendung der Biopsiebürste im Bereich der Veränderung

Drainage des oberen Harntraktes gelegt werden, bestehen aus weichem Material wie Silikon oder Polyurethan. Diese Katheter besitzen einen Selbsthaltemechanismus (Pigtail- oder J-förmige Konfiguration des proximalen Endes). Der Katheter wird gestreckt und durch den Ureter vorgeschoben, im Nierenbecken nimmt er wieder seine ursprüngliche Konfiguration an. Derselbe J-förmige Bogen findet sich auch am distalen Ende der Schiene (Abb. 10.6). Diese Katheter werden über Führungsdrähte eingeführt, um die Enden zu strecken und eine ausreichende Rigidität beim Vorschieben durch den Ureter zu erhalten. Katheter mit offener Spitze werden über einen vorher eingelegten Führungsdraht mit einem Verlängerungsstück, Katheter mit geschlossenem Ende mit liegendem Führungsdraht vorgeschoben. Wenn die Schiene richtig liegt, wird der Führungsdraht zurückgezogen, wobei der Katheter selbst durch ein Verlängerungsstück in seiner Position gehalten wird. Liegende Ureterschienen kann man ohne erneute Zystoskopie entfernen, wenn ein Faden durch das seitliche Loch am distalen Ende des Katheters gezogen wird, der dann durch die Urethra nach außen kommt.

Zur Entfernung von Uretersteinen gibt es verschiedene Körbchen oder Schlingenkatheter (Abb. 10.9), die man sowohl durch Zystoskope als auch durch Ureterorenoskope vorschieben kann. Die unterschiedlichen Anwendungstechniken reichen vom zystoskopischen Einlegen und blinden Plazieren der Körbchenschlinge über Schlingenmanipulation, die unter Bildwandlerkontrolle durchgeführt wird, bis zur endoskopisch kontrollierten Steinextraktion. Manche

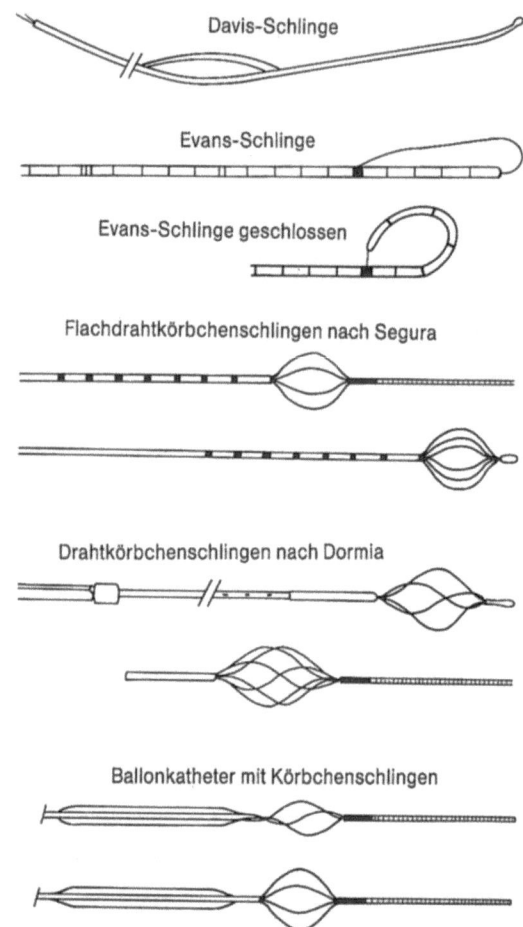

Abb. 10.9. Schlingen, Körbchenschlingen und Körbchenschlingen mit Ballonkathetern zur Extraktion von Harnleitersteinen

Katheter (z.B. Schlingenkatheter) können ohne Gefahr blind oder unter Bildwandlerkontrolle gelegt werden, sie erlauben aber meist keine sofortige Steinextraktion. Drahtkörbchenschlingen (Dormia-Schlingen) ermöglichen eine sofortige Harnleitersteinextraktion, wenn man den Stein im Körbchen einfangen und fixieren kann. Falls man dies nur unter BV-Kontrolle durchführt, kann eine Perforation des Harnleiters durch das Körbchen übersehen werden und es besteht die Gefahr eines Harnleiterabrisses. Am sichersten sind die endoureteralen Steinmanipulationen unter endoskopischer Sicht. Diese Verfahren werden zunehmend durch die nicht-invasive Steindesintegration mittels ESWL abgelöst.

Ureterorenoskopie

Ureterorenoskope sind für die retrograde Untersuchung im Harnleiter bestimmt (Abb. 10.10). Sie wur-

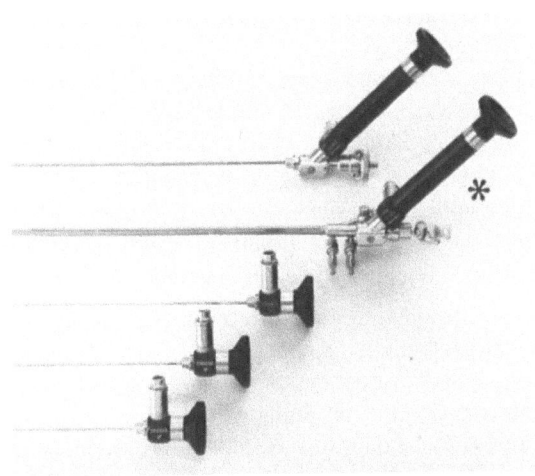

Abb. 10.10. Ureterorenoskope: Optiken mit zentralem und schrägem Okular zur Verwendung in einem 12,5-Charr-Arbeitsschaft. 10,5-Charr-Ureterorenoskop mit integriertem Schaft (*)

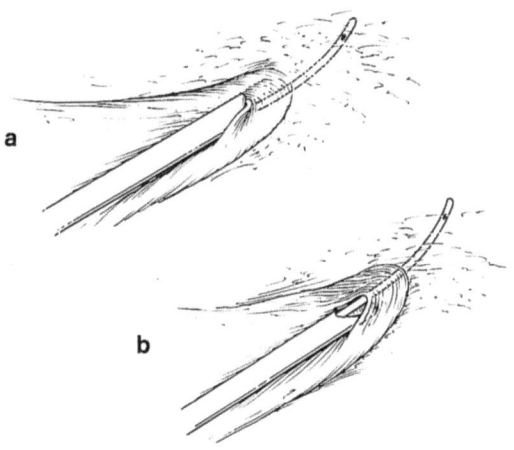

Abb. 10.11a, b. Ureterorenoskopie. a Bei geradem Vorschieben des Instrumentes über einen dünnen Ureterkatheter kann sich das Instrument in der Schleimhaut des Ostiums verfangen. b Bei einer 180°-Drehung des Instruments um seine Achse öffnet der Ureterkatheter das Ostium wie ein Zelt

den aus verlängerten Kinderzystoskopen entwickelt. Starre Ureterorenoskope sind in Größen von 9–13,5 Charr verfügbar. Die Wahl des Umfangs hängt davon ab, ob diagnostisches oder therapeutisches Vorgehen gewünscht wird. Zur Zeit erprobt man flexible Ureterorenoskope von 7 Charr in der klinischen Diagnostik. Sie verursachen klinisch ein ähnlich geringes Risiko wie die einfache Ureterkatheterisierung. Auch dickere flexible Ureterorenoskope von 9–13,5 Charr verfügen nur über eine begrenzte Spülleistung und einen kleinen Arbeitskanal, um Körbchenschlingen, Steingreifer, elektrohydraulische Sonden oder Lasersonden zur Steinzertrümmerung vorzuschieben, aber sie besitzen im Vergleich zu starren Instrumenten nicht deren optische Qualität und sind anfälliger.

Eine seltene Indikation für die diagnostische Ureterorenoskopie sind Verletzungen des Harnleiters und Nierenbeckens, die nicht durch andere nicht-invasive Techniken erkannt werden können, wie z. B. mit der retrograden Pyelographie, der selektiven Urinzytologie, dem CT oder der NMR. Typische Indikationen für die therapeutische Ureterorenoskopie sind die Zertrümmerung und Entfernung von Uretersteinen. Für die Anwendung der internen Ureterotomie von Harnleiterstrikturen unter direkter Sicht und die endochirurgische Behandlung von Uretertumoren durch Elektroresektion oder Laserkoagulation laufen z. Z. vielversprechende klinische Untersuchungen; keines dieser Behandlungsverfahren kann jedoch bis jetzt als Standardtherapie betrachtet werden.

Die Ureterorenoskopie wird hauptsächlich bei der Behandlung von Harnleitersteinen unter direkter Sicht eingesetzt. Zwar werden die meisten Nierensteine durch die ESWL zertrümmert, aber nicht alle Steinfragmente und Harnleitersteine können spontan abgehen. Besonders nützlich ist ein Ureterorenoskopschaft für austauschbare Optiken mit axialem oder schrägem Okular. Hierdurch können starre Arbeitseinsätze, wie z. B. Ultraschallsonden, durch einen zentralen Arbeitskanal verwendet werden. Das Einführen des Ureterorenoskops wird durch Dilatation des intramuralen Harnleiteranteils erleichtert; dies erreicht man entweder mit Plastikdilatatoren zunehmender Größe, die über einen Führungsdraht vorgeschoben werden, oder mit Ballondilatationskathetern. Die Dilatation des Harnleiters kann oft vermieden werden, wenn ein dünner Ureterkatheter (3–5 Charr) durch das Ureterorenoskop als Leitschiene in den Ureter eingeführt wird. Dann wird das Ureterorenoskop um 180° gedreht und von unten nach oben in das Ostium vorgeschoben (Abb. 10.11). Hierdurch hebt der Ureterkatheter das Dach des intramuralen Harnleiters wie ein Zelt an, und die Nase des Instrumentes gleitet flach auf dem Trigonum in das Ostium, das nur so weit wie gerade erforderlich gedehnt wird.

So können Steine durch kleine Greifzangen oder Körbchenschlingen unter direkter Sicht entfernt werden. Wenn die Steine jedoch zu groß sind, um als Ganzes extrahiert zu werden, ist eine intraureterale Steindesintegration mit Ultraschall oder elektrohydraulischen Sonden erforderlich. Um ein Zurückrutschen von Steinfragmenten in das Nierenbecken zu vermeiden, kann der Stein während der Steindesintegration mit einer 3-Charr-Körbchenschlinge fixiert werden. Man kann auch einen 3-Charr-Ballonkatheter am Stein vorbeischieben und hinter diesem aufblasen. Ultraschallsonden erlauben eine kontrollierte sichere Steindesintegration im Harnleiter, sind aber nicht so effektiv wie hydraulische Sonden, die ein etwas höheres Risiko an Harnleiterverletzungen mit sich bringen. Tritt eine Harnleiterperforation als Komplikation intraureteraler Manipulationen auf, wird für 2-4 Wochen ein Harnleitersplint eingelegt. Man benutzt dazu einen Doppel-J-Katheter von 7-8 Charr. Dies führt i. allg. zu einer Abheilung ohne Spätschäden. Selbst nach unkomplizierten Ureterorenoskopien sollte für einige Tage eine Harnleiterschiene eingelegt werden, um Koliken die durch die Harnstauung als Folge des Ödems im intramuralen Harnleiteranteil entstehen können, zu vermeiden. Harnleiterschienen sind durch das Ureterorenoskop leicht ins Nierenbecken vorzuschieben, nachdem man eindeutig festgestellt hat, daß sich keine Steinreste mehr im Harnleiter befinden.

Suprapubische Zystostomie

Ein suprapubischer Fistelkatheter als Blasendrainage ist dem transurethralen Katheter in den folgenden Fällen vorzuziehen: 1. Bei Harnverhalten aufgrund einer Harnleiterstriktur, wenn die Striktur später offen-chirurgisch oder endoskopisch therapiert werden soll, 2. bei Harnröhrenverletzung mit Harnröhrenruptur, 3. bei Langzeitharnableitung, wenn eine intermittierende Katheterisierung nicht möglich ist und 4. bei Harnableitung nach plastischer Versorgung der Urethra.

Die Anwendung von suprapubischen Zystostomiekathetern ist eine einfache und verläßliche Methode, um die Komplikationen der Langzeitdauerkatheterbehandlung, wie z.B. Urethritis, Urethrastriktur und Epididymitis, zu vermeiden. Die perkutane Zystostomie ist sicher und verläßlich, wenn bestimmte Vorsichtsmaßnahmen beachtet werden:

1. Der Eingriff sollte nicht durchgeführt werden bei einer bestehenden Koagulopathie oder bei Patienten, die mit Antikoagulanzien behandelt werden.
2. Die Blase muß vollständig gefüllt sein.
3. Anatomische oder topographische Veränderungen der Blase (z.B. Prolaps oder Operationen im Unterbauch- oder Beckenbereich) müssen röntgenologisch oder sonographisch abgeklärt werden, bevor ein Zystostomiekatheter gefahrlos gelegt werden kann.

Zystostomiekatheter müssen wie andere Dauerkatheter biokompatibel sein. Sie sollen nur wenig Neigung zur Verkrustung zeigen und einen intravesikalen Selbsthaltemechanismus besitzen, so daß sie bei der Blasenentleerung nicht herausrutschen. Für das Legen eines Zystostomiekatheters wird ein Trokarset benutzt, das auf den Katheter abgestimmt ist. Foley-Katheter können durch eine Halbrinne, die vorher mit einem Trokar in die Blase eingeführt wurde, vorgeschoben werden. Für den Malécot-Katheter benutzt man einen Trokar (Stamey-Zystostomie). Pigtailkatheter kann man durch eine Hohlnadel legen, die

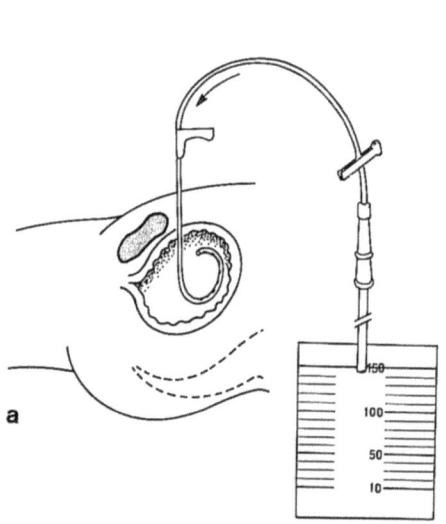
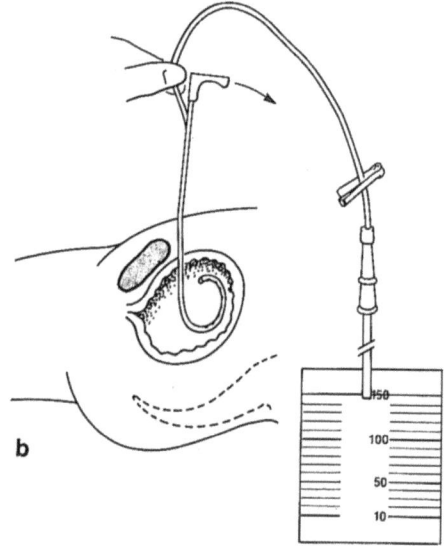

Abb. 10.12a, b. Einlegen eines perkutanen Zystostomiekatheters. **a** Punktion der Blase mit einer gespaltenen Nadel und Einführen eins Pigtailkatheters. **b** Zurückziehen der Punktionsnadel und Lösen des Zystostomiekatheters aus der Nadel

später in 2 Hälften aufgerissen werden kann (Braun-Melsungen), oder man benutzt eine Halbrinne (Angiomed) (Abb. 10.12). Der zu punktierende Bereich muß zuerst anästhesiert werden; nimmt man dazu eine dünne Nadel, dann kann mit dieser eine Testpunktion in die Blase vorgenommen werden, um die genaue Punktionsrichtung festzulegen. Der Patient liegt bei der Punktion auf dem Rücken. Die Punktionsstelle befindet sich 6 cm oberhalb der Symphyse in der Mittellinie und man sticht die Nadel senkrecht zur Haut ein.

Wenn nur geringe Zweifel bestehen, daß die Blase ausreichend gefüllt ist, daß anatomische Veränderungen vorliegen oder bei Verdacht auf eine Verlagerung des Darms im Verhältnis zum Zystostomiekanal, sollte eine Ultraschalluntersuchung durchgeführt werden; so kann man auch gleichzeitig die Punktion kontrollieren. Zystostomiekatheter sollten, auch wenn sie mit einem Selbsthaltemechanismus ausgerüstet sind, durch Festkleben oder Nähen an der Haut gesichert werden.

Prostatabiopsie

Die Biopsie der Prostata zur Diagnose oder zum Grading maligner Tumoren kann entweder transrektal oder perineal vorgenommen werden. Der transrektale Weg gestattet eine genaue Punktion des verdächtigen Bereichs, da die Nadel mit dem palpierenden Finger geführt wird. Mit einer transrektalen Ultraschallsonde mit aufgesetzter Punktionshilfe kann man allerdings Punktionen sehr kleiner verdächtiger Bezirke perineal genau so sicher vornehmen wie bei der transrektalen Technik. Vorteile des perinealen Vorgehens: geringeres Infektionsrisiko im Bereich des Punktionsorts, keine Vorbereitung des Darms. Nachteile: Es ist eine Lokalanästhesie notwendig, und man kann die Aspirationsbiopsie hierbei nicht anwenden.

Wenn eine histologische Diagnose notwendig ist, wird ein Gewebezylinder mit einer speziellen Biopsienadel (z. B. Tru-cut-Nadel) gewonnen (Abb. 10.13). Für die zytologische Diagnose verwendet man die transrektale Aspirationsbiopsie (Franzen-Nadel). Die Vorteile der Feinnadeltechnik sind das geringe Infektions- und Blutungsrisiko. Außerdem erhält man einen größeren Gewebeanteil, da die Nadel mit kreisender Bewegung vor- und zurückgeschoben wird, wobei man gleichzeitig mit der Aspirationsspritze einen Sog erzeugt. Auf jeden Fall muß ein erfahrener Zytologe verfügbar sein, um die Diagnose mit der gleichen Sicherheit stellen zu können wie bei der histologischen Untersuchung.

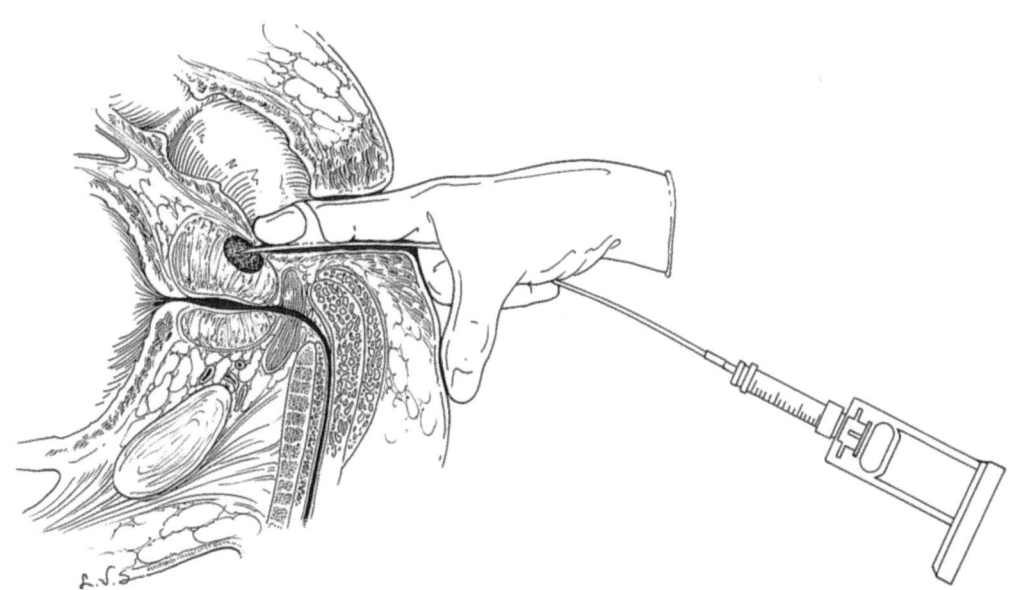

Abb. 10.13. Transrektale Aspirationsbiopsie. Vorschieben einer Feinnadel in den verdächtigen Bereich unter digitaler Kontrolle. Während die Nadel fächerförmig vor- und zurückbewegt wird, saugt man die Flüssigkeit mit einer Spritze ab. Man kann eine transrektale Prostatabiopsie auch unter digitaler Kontrolle mit einer Trocar-Nadel (Tru-cut-Nadel) vornehmen. Der Trokar wird in den verdächtigen Bereich vorgeschoben. Dann folgt die Nadelhülse, mit welcher ein Gewebestück in diesem Bereich herausgeschnitten wird. Trokar und Nadelhülse werden zusammen mit dem zylindrischen Gewebeteil aus der Prostata zurückgezogen

Literatur

Urethrozystoskopie

Berci G: Instrumentation 1: Rigid endoscopes. Pages 74–112 in: Endoscopy. Berci G (editor). Appleton-Century-Crofts, 1976

Berci G: Instrumentation 2: Flexible fiber endoscopes. Pages 113–132 in: Endoscopy. Berci G (editor). Appleton-Century-Crofts, 1976

Berci G: Television. Pages 271–279 in: Endoscopy. Berci G (editor). Appleton-Century-Crofts, 1976

Berci G et al: Permanent film records. Pages 242–270 in: Endoscopy. Berci G (editor). Appleton-Century-Crofts, 1976

Brocklehurst JC: The management of indwelling catheters. Br J Urol 1978; 50:102

Burke JP et al: Prevention of catheter-associated urinary tract infections: Efficacy of daily meatal care regimens. Am J Med 1981; 70:655

Clayman RV, Reddy P, Lange PH: Flexible fiberoptic and rigid-rod lens endoscopy of the lower urinary tract: A prospective controlled comparison. J Urol 1984; 131:715

Cox CE, Hinman F Jr: Experiments with induced bacteriuria, vesical emptying and bacterial growth on the mechanism of bladder defense to infection. J Urol 1961; 86:739

Desautels RE, Chibaro EA, Lang JR: Maintenance of sterility in urinary drainage bags. Surg Gynecol Obstet 1981; 154:838

Koss EH, Schneiderman JJ: Entry of bacteria in urinary tracts of patients with in-lying catheter. N Engl J Med 1957; 256:556

Lange PH: Diagnostic and therapeutic urologic instrumentation. Chap 8, pp 510–540, in: Campbell's Urology, 5th ed. Walsh PC et al (editors). Saunders, 1986

Lapides J et al: Clean, intermittent self-catheterization in the treatment of urinary tract disease. J Urol 1972; 107:458

Nanninga JB: Care of the catheter-dependent patient. Urol Clin North Am 1980; 7:41

Transrektale und transurethrale Sonographie

Carpentier PJ, Schröder FH: Transrectal ultrasonography in the follow-up of prostatic carcinoma patients: A new prognostic parameter? J Urol 1984; 131:903

Carpentier PJ, Schröder FH, Blom JHM: Transrectal ultrasonography in the follow-up of prostatic carcinoma patients. J Urol 1982; 128:742

Chodak GW et al: Comparison of digital examination and transrectal ultrasonography for the diagnosis of prostatic cancer. J Urol 1986; 135:951

Gammelgaard J, Holm HH: Transurethral and transrectal ultrasonic scanning in urology. J Urol 1980; 124:863

Harada K: Disorders of the prostate. Chap 11, pp 239–251, in: Ultrasound in Urology, 2nd ed. Resnick MI, Sanders RC (editors). Williams & Wilkins, 1984

Holm HH, Gammelgaard J: Ultrasonically guided precise needle placement in the prostate and the seminal vesicles. J Urol 1981; 125:385

Itzchak Y, Singer D, Fischelovitch Y: Ultrasonographic assessment of bladder tumors: 1. Tumor detection. J Urol 1981; 126:31

Nakamura S, Niijima T: Staging of bladder cancer by ultrasonography: A new technique by transurethral intravesical scanning. J Urol 1980; 124–341

Nakamura S, Niijima T: Transurethral real-time scanner. J Urol 1981; 125:781

Peeling WB et al: Diagnosis and staging of prostatic cancer by transrectal ultrasonographic system. Ultrasound Med Biol 1979; 5:129

Resnick MI, Willard JW, Boyce WH: Transrectal ultrasonography in the evaluation of patients with prostatic carcinoma. J Urol 1980: 124:482

Rifkin MD: Ultrasonography of the lower genitourinary tract. Urol Clin North Am 1985; 12:645

Rifkin MD, Kurtz AB: Prostate ultrasound. Chap 9, pp 195–219, in: Genitourinary Ultrasound. Hricak H (editor). Churchill Livingstone, 1986

Rifkin MD et al: Endoscopic ultrasonic evaluation of the prostate using a transrectal probe: Prospective evaluation and acoustic characterization. Radiology 1983; 149:265

Schüller J et al: Intravesical ultrasound tomography in staging bladder carcinoma. J Urol 1982; 128:264

Shapeero LG, Friedland GW, Perkash I: Transrectal sonographic voiding cystourethrography: Studies in neuromuscular bladder dysfunction. AJR 1983; 141:83

Singer D, Itzchak Y, Fischelovitch Y: Ultrasonographic assessment of bladder tumors: 2. Clinical staging. J Urol 1981; 126:34

Watanabe H et al: Mass screening program for prostatic diseases with transrectal ultrasonotomography. J Urol 1977; 117:746

Watanabe H et al: Transrectal ultrasonotomography of the prostate. J Urol 1975; 114:734

Laser

Beisland HO, Sander S, Fossberg E: Neodymium: YAG laser irradiation of urinary bladder tumors: Follow-up study of 100 consecutively treated patients. Urology 1985; 25:559

Benson RC Jr: Treatment of diffuse transitional cell carcinoma in situ by whole bladder hematoporphyrin derivative photodynamic therapy. J Urol 1985; 134:675

Benson RC Jr et al: Treatment of transitional cell carcinoma of the bladder with hematoporphyrin derivative phototherapy. J Urol 1983; 130:1090

Bülow H, Bülow U, Frohmüller HG: Transurethral laser urethrotomy in man: A preliminary report. J Urol 1979; 121:286

Hofstetter A, Frank F: Laser use in urology. Page 146 in: Surgical Application of Lasers. Dixon JA (editor). Year Book, 1983

Hofstetter A, Frank F, Keiditsch E: Laser treatment of the bladder: Experimental and clinical results. In: Lasers in Urologic Surgery. Smith JA (editor). Year Book, 1985

Jocham D: Photodynamic techniques in the treatment of bladder cancer. In: Advances in Urologic Oncology. Williams RD (editor). Macmillan, 1987

Malloy TR: Laser treatment of ureter and upper collecting system. In: Lasers in Urologic Surgery. Smith JA (editor). Year Book, 1985

Malloy TR, Wein AJ, Shanberg A: Superficial transitional cell carcinoma of the bladder treated with neodymium: YAG laser: A study of recurrence rate within the first year. J Urol 1984; 131:251

Rosemberg SK, Fuller T, Jacobs H: Continuous-wave carbon dioxide laser treatment of giant condylomata acuminata of the distal urethra and perineum: Technique. J Urol 1981; 126:827

Rosemberg SK, Jacobs H, Fuller T: Some guidelines in the treatment of urethral condylomata with carbon dioxide laser. J Urol 1982; 127:906

Rosenberg SJ, Williams RD: Photodynamic therapy of bladder carcinoma. Urol Clin North Am 1986; 13:435

Rothauge CF: Urethroscopic recanalization of urethral stenosis using an argon laser. Urol 1980; 16:158

Schaeffer AJ: Use of the CO_2 laser in urology. Urol Clin North Am 1986; 13:393

Smith JA Jr: Endoscopic applications of laser energy. Urol Clin North Am 1986; 13:405

Staehler G et al: Therapy of bladder tumors with the neodymium-YAG laser: A critical assessment. In: Bladder Cancer. Liss, 1984

von Eschenbach AC: The neodymium-yttrium aluminum garnete (Nd:YAG) laser in urology. Urol Clin North Am 1986; 13:381

Vourc'h G et al: Two unusual cases of gas embolism following urethral surgery under laser. Intensive Care Med 1982; 8:239

Willscher MK: Endoscopic delivery of CO_2 laser energy. In: Lasers in Urologic Surgery. Smith JA (editor). Year Book, 1985

Ureterenkatheterisierung

Bigongiari LR: Transluminal dilatation of ureteral strictures. Chap 6, pp 113–118, in: Percutaneous and Interventional Urology and Radiology. Lang EK (editor). Springer-Verlag, 1986

Camacho MF et al: Double-ended pigtail ureteral stent: Useful modification to single end ureteral stent. Urology 1979; 13:516

Elyaderani MK, Kandzari SJ: Ureteral stent insertion and brush biopsy. Chap 3, pp 55–95, in: Invasive Uroradiology: A Manual of Diagnostic and Therapeutic Techniques. Elyaderani MK et al (editors). Heath, 1984

Finney RP: Double-J and diversion stents. Urol Clin North Am 1982; 9:89

Finney RP: Experience with new double-J ureteral catheter stent. J Urol 1978; 120:678

Fritzche PJ: Antegrade and retrograde ureteral stenting. Chap 5, pp 91–111, in: Percutaneous and Interventional Urology and Radiology. Lang EK (editor). Springer-Verlag, 1986

Mardis HK, Hepperlen TW, Kammandel H: Double pigtail ureteral stent. Urology 1979; 14:23

Oswalt GC Jr, Bueschen AJ, Lloyd IK: Upward migration of indwelling ureteral stents. J Urol 1979; 122:249

Ramsay JWA et al: The effects of double J stenting on unobstructed ureters: An experimental and clinical study. Br J Urol 1985; 57:630

Smith AD: The universal ureteral stent. Urol Clin North Am 1982; 9:103

Steinentfernung mit Körbchenschlingen, Ureterorenoskopie

Abdelsayed M, Onal E, Wax SH: Avulsion of the ureter caused by stone basket manipulation. J Urol 1977; 118:868

Dourmashkin RL: Cystoscopic treatment of stones in the ureter with special reference to large calculi: Based on a study of 1550 cases. J Urol 1945; 54:245

Ford TF, Payne SR, Wickham JE: The impact of transurethral ureteroscopy on the management of ureteric calculi. Br J Urol 1984; 56:602

Ford TF, Watson GM, Wickham JE: Transurethral ureteroscopic retrieval of ureteric stones. Br J Urol 1983; 55:626

Harrison GSM, Davies GA, Holdsworth PJ: Twelve-year experience using the dormia basket for the extraction of ureteric stones. Eur Urol 1983; 9:93

Huffman JL, Bagley DH, Lyon ES: Treatment of distal ureteral calculi using rigid ureteroscope. Urology 1982; 20:574

Huffman JL et al: Endoscopic diagnosis and treatment of upper-tract urothelial tumors: A preliminary report. Cancer 1985; 55:1422

Huffman JL et al: Transurethral removal of large ureteral and renal pelvic calculi using ureteroscopic ultrasonic lithotripsy. J Urol 1983; 130:31

Kandzari SJ, Elyaderani MK: Retrograde extraction, chemolysis, and intraoperative ultrasonographic localization of urinary calculi. Chap 5, pp 113–153, in: Invasive Uroradiology: A Manual of Diagnostic and Therapeutic Techniques. Elyaderani MK et al (editors). Heath, 1984

Lupu AN, Fuchs GJ, Chaussy CG: A new approach to ureteral-stone manipulation for ESWL. Endourology 1986; 1:13

Lyon ES, Banno JJ, Schoenberg HW: Transurethral ureteroscopy in men using juvenile cystoscopy equipment. J Urol 1979; 122:152

Lyon ES, Huffman JL, Bagley DH: Ureteroscopy and uretero-pyeloscopy. Urology 1984; 23 (5 Spec No):29

Lyon ES, Kyker JS, Schoenberg HW: Transurethral ureteroscopy in women: A ready addition to the urological armamentarium. J Urol 1978; 119:35

Pérez-Castro Ellendt E, Martinez-Piñeiro JA: Ureteral and renal endoscopy: A new approach. Eur Urol 1982; 8:117

Pérez-Castro Ellendt E, Martinez-Piñeiro JA: La ureterorrenoscopia transuretral: Un actual proceder urológico. Arch Esp Urol 1980; 33:445

Ruter AB: Ureteral balloon dilatation and stone basketing. Urology 1984; 23 (5 Spec No):44

Rutner AB, Fucilla IS: An improved helical stone basket. J Urol 1976; 116:784

Schwartz BA, Wise HA II: Endourologic techniques for the bladder and urethra. Urol Clin North Am 1982; 9:165

Shihata AA, Greene JE: Ureteric stone extraction by a new double-balloon catheter: An experimental study. J Urol 1983; 129:616

Stackl W, Marberger M: Late sequelae of the management of ureteral calculi with the ureterorenoscope. J Urol 1986; 136:386

Suprapubische Zystostomie

Schmidt RA: Postoperative catheter drainage. Chap 19, pp 267–274, in: Surgery of Female Incontinence, 2nd ed. Stanton SS, Tanagho EA (editors). Springer-Verlag, 1986

Shapiro J, Hoffmann J, Jersky J: A comparison of suprapubic and transurethral drainage for postoperative urinary retention in general surgical patients. Acta Chir Scand 1982; 148:323

Rasmussen OV et al: Suprapubic vs urethral bladder drainage following surgery for renal cancer. Acta Chir Scand 1977; 143:371

Wilson EA, Sprague AD, Van Nagell JR Jr: Suprapubic cystostomy in gynecologic surgery: A comparison of two methods. Am J Obstet Gynecol 1973; 115:991

Zytologie, Histologie des Biopsiematerials

Barry JM et al: The influence of retrograde contrast medium on urinary cytodiagnosis: A preliminary report. J Urol 1978; 119:633

Crawford ED et al: Prevention of urinary tract infection and sepsis following transrectal prostatic biopsy. J Urol 1982; 127:449

Epsoti PL: Cytologic malignancy grading for prostatic carcinoma for transurethral aspiration biopsy. Scand J Urol Nephrol 1971; 5:199

Epstein NA: Prostatic biopsy: A morphologic correlation of aspiration cytology with needle biopsy histology. Cancer 1976; 38:2078

Franzen S et al: Cytological diagnosis of prostatic tumors by transrectal aspiration biopsy: A preliminary report. Br J Urol 1960; 32:193

Gill WB, Lu C, Bibbo M: Retrograde brush biopsy of the ureter and renal pelvis. Urol Clin North Am 1979; 6:573

Lieberman RP, Cummings KB, Leslie SW: Sheathed catheter system for fluoroscopically guided retrograde catheterization, and brush and forceps biopsy of the upper urinary tract. J Urol 1984; 131:450

Rife CC, Farrow GM, Utz DC: Urine cytology of transitional cell neoplasms. Urol Clin North Am 1979; 6:599

Segura JW: Prostatic biopsy technique. Chap 90, pp 935–938, in: Urologic Surgery, 3rd ed. Glenn JF, Boyce WH (editors). Lippincott, 1983

11 Harnabflußstörung und Harnstauung

E. A. TANAGHO

Harnwegsobstruktionen und Stauungen gehören zu den wichtigsten Störungen im urologischen Fachbereich, da sie zur Schädigung der Nierenfunktion führen können. Das Endstadium ist schließlich eine Hydronephrose, ein besonderer Typ der atrophischen Niere, die zur völligen Niereninsuffizienz führen oder bei einseitigem Auftreten eine vollständige Zerstörung des Organs bewirken kann. Darüber hinaus begünstigen Obstruktionen häufig Infektionen, die die beteiligten Organe zusätzlich schädigen.

Einteilung

Obstruktionen können eingeteilt werden nach der Ätiologie (angeboren oder erworben), der Dauer (akut oder chronisch), dem Schweregrad (partiell oder vollständig) und der Lokalisation (oberer oder unterer Harntrakt).

Ätiologie

Die kongenitalen Anomalien, die im Harntrakt wesentlich häufiger vorkommen als in anderen Organsystemen, sind i. allg. obstruktiv. Bei Erwachsenen können auch zahlreiche Arten erworbener Harnabflußstörungen auftreten.

Angeborene Anomalien

Die häufigste Lokalisation angeborener Engen sind beim Jungen die Meatusstenose und beim Mädchen die Harnröhrenenge proximal des Meatus externus, außerdem die Klappen der hinteren Harnröhre und Engen am Übergang des Harnleiters in die Blase und ins Nierenbecken. Eine andere angeborene Ursache für eine Harnabflußstörung ist die Schädigung der Sakralnerven im Segment 2–4, die bei der Spina bifida oder der Myelomeningozele zu beobachten sind. Der vesikoureterale Reflux kann eine Stauung sowohl im Blasenbereich als auch in der Niere hervorrufen (s. Kap. 12).

Erworbene Anomalien

Es gibt eine große Zahl erworbener Obstruktionen, deren Ursachen vorwiegend im Harntrakt selbst zu finden sind. Sie können aber auch sekundär durch retroperitoneale Verletzungen hervorgerufen werden, die zu einer Kompression der Harnwege führen. Zu den häufigsten Ursachen gehören:

1. die Harnröhrenstriktur infolge Infektion oder Verletzung,
2. das Prostataadenom oder das Prostatakarzinom,
3. ein Blasentumor, der sich zum Blasenhals oder bis zu den Ostien erstreckt,
4. ein Prostata- oder Zervixkarzinom, das im Bereich des Blasenbodens auf die Ureter übergegriffen hat,
5. eine Kompression der Harnleiter am Beckenrand durch Lymphknotenmetastasen eines Prostata- oder Zervixkarzinoms,
6. Harnleitersteine,
7. retroperitoneale Fibrose oder Metastasierung,
8. Schwangerschaft.

Neurogene Störungen betreffen meistens die Blase. Die oberen Abschnitte der Harnwege werden meist sekundär geschädigt durch ureterovesikale Obstruktionen, einen Reflux und häufig durch zusätzliche Infektionen. Schwerwiegende Obstipationen können besonders bei Kindern eine beidseitige Hydroureteronephrose durch die Kompression der unteren Harnleiteranteile hervorrufen.

Eine Elongation und Knickung des Harnleiters infolge eines vesikoureteralen Refluxes führt häufig zu einer Flußbehinderung am Nierenbeckenabgang mit nachfolgender Hydronephrose. Führt man nicht bei allen Kindern mit derartigen Störungen ein Miktionszystourethrogramm durch, so kann die eigentliche Ursache unerkannt bleiben und zu einer nicht-adäquaten Therapie führen.

Pathogenese und Pathologie

Obstruktionen und neurogene Blasenentleerungsstörungen haben für den Harntrakt die gleichen Folgen.

Diese Veränderungen kann man am besten verstehen, wenn man sich die Auswirkungen einer hochgradigen Meatusstenose auf die unteren Harnwege (distal des Blasenhalses) und andererseits die Auswirkung eines Prostataadenoms auf den mittleren Harntrakt (Blase) und den oberen Harntrakt (Harnleiter und Niere) vorstellt.

Unterer Harntrakt

Der hydrostatische Druck oberhalb der Obstruktion bewirkt eine Dilatation der Harnröhre. Die Harnröhrenwand wird dünner, und es kann sich ein Divertikel ausbilden. Bei gleichzeitig bestehendem Infekt ist eine spontane Harnröhrenruptur mit Urinextravasat möglich. Auch die Drüsenschläuche der Prostata können erheblich dilatieren.

Mittlerer Harntrakt

Im Frühstadium (der kompensierten Phase) nimmt die Muskelstärke der Blasenwand zu. Im Stadium der Dekompensation wird sie zunehmend dünner, und die Kontraktionskraft nimmt ab.

Stadium der Kompensation

Um den ständig steigenden Harnröhrenwiderstand auszugleichen, hypertrophiert die Blasenmuskulatur. Die Wandstärke kann um das 2- bis 3fache zunehmen. Hierdurch wird die vollständige Entleerung der Blase möglich.

Die Blasenwandhypertrophie kann mikroskopisch nachgewiesen werden. Bei zusätzlicher Infektion überwiegen die Anzeichen der Entzündung. Es können Ödeme der Submukosa auftreten, die mit Plasmazellen, Lymphozyten und polymorphkernigen Zellen durchsetzt sind.

Bei einer Zystoskopie, einer Operation oder Autopsie sind folgende Zeichen für eine Kompensation der Blasenwand nachweisbar (Abb. 11.1).

Trabekelblase. Die Wand der gefüllten Blase ist normalerweise glatt. Bei einer Hypertrophie treten die einzelnen Muskelstränge deutlich hervor und bewirken ein unregelmäßiges, netzartig erscheinendes Bild der Schleimhaut. Der Trigonummuskel und die Interureterenleiste, die sich von ihrer Umgebung normalerweise nur wenig abheben, reagieren auf eine Obstruktion durch Hypertrophie ihrer glatten Muskulatur. Die Interureterenleiste ist dann stark prominent. Die Hypertrophie des Trigonums bewirkt eine zunehmende Abflußbehinderung des Urins im intravesikalen Ureteranteil infolge einer übermäßigen Streckung des Harnleiters. Dieser Mechanismus führt zu einer relativen funktionellen Obstruktion der vesikoureteralen Verbindung und über einen Rückstau zur Niere zu einer Hydroureteronephrose. Die Abflußbehinderung nimmt mit zunehmendem Restharn in der Blase zu, da der urethrotrigonale Bereich noch zusätzlich gedehnt wird. (Ein Harnröhrenkatheter kann die Obstruktion bessern, da er die trigonale Überdehnung beseitigt. Die Prostatektomie führt dagegen zu einer endgültigen Rückbildung der Dehnung, indem sie eine Linderung der trigonalen Hypertrophie mit Beseitigung der Abflußbehinderung bewirkt.)

Pseudodivertikel. Der normale Blasendruck beträgt zu Beginn der Miktion etwa 30 cm Wassersäule. Wenn der Blasenmuskel den Urin ständig gegen die Obstruktiuon entleeren muß, kommt es zu einer Hypertrophie mit einem Anstieg des Blasendrucks auf das 2- bis 4fache. Durch diesen Druck wird die Schleimhaut zwischen den oberflächlichen Muskelfasern hindurchgedrückt, so daß kleine Taschen – Pseudodivertikel – gebildet werden (s. Abb. 11.1).

Divertikel. Wenn sich die Pseudodivertikel durch die gesamte Muskelschicht der Blasenwand hindurchdrücken, werden sie schließlich zu echten Divertikeln, die, je nach ihrer Lage, entweder im perivesikalen Fettgewebe eingebettet oder vom Peritoneum überzogen sein können. Diese Divertikel besitzen keine Muskelfasern und können daher ihren Inhalt nicht in die Blase entleeren, auch wenn die primäre Obstruktion beseitigt worden ist. Eine zusätzlich auftretende Infektion ist sehr schwer zu beseitigen. In diesem Fall ist eine operative Entfernung des Divertikels notwendig. Wenn ein Divertikel durch die Blasenwand auf die Vorderfläche des Ureters drückt, kommt es zu einer ureterovesikalen Abflußbehinderung (s. Kap. 12).

Blasenschleimhaut. Bei einer akuten Infektion ist die Blasenschleimhaut meist gerötet und ödematös. Dies kann zu einem vorübergehenden vesikoureteralen Reflux führen. Die chronisch entzündete Schleimhaut macht dagegen einen atrophischen und blassen Eindruck. Nach Abheilung des Infektes normalisiert sich das Aussehen.

Stadium der Dekompensation

Die Kompensationsmöglichkeiten der Blasenmuskulatur sind sehr unterschiedlich. Mancher Patient mit

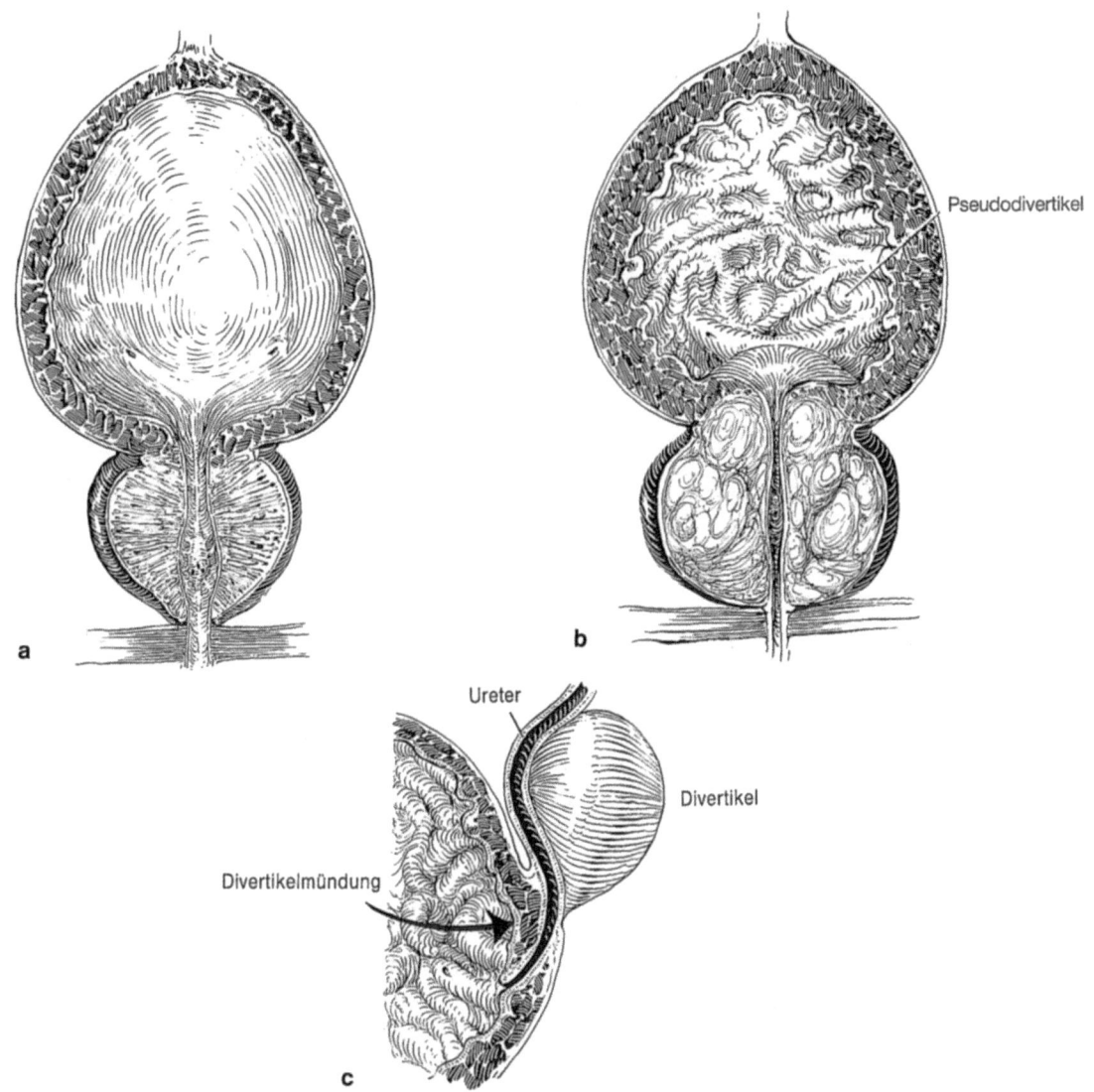

Abb. 11.1a–c. Blasenveränderungen, die durch eine Obstruktion entstehen. **a** Normale Blase und Prostata. **b** Die obstruierende Prostata führt zur Trabekelblase, Bildung kleiner Pseudodivertikel und Hypertrophie der Interureterleiste. **c** Deutliche Trabekelbildung (Hypertrophie) der Blasenmuskulatur. Das Divertikel führt zu einer Verdrängung des linken Harnleiters

Prostatahypertrophie klagt nur über geringe Miktionsstörungen, obwohl man sowohl rektal als auch zystoskopisch eine erhebliche Prostatavergrößerung findet; in einem anderen Fall kann bereits eine akute Harnverhaltung vorliegen, obwohl die Prostata bei der rektalen Untersuchung nur gering vergrößert ist und zystoskopisch nur eine leichte Obstruktion vorliegt.

Bei fortschreitender Harnröhrenobstruktion, die noch durch eine prostatische Infektion mit Ödembildung oder durch eine vermehrte Stauung der Drüse bei seltenem Geschlechtsverkehr verstärkt wird, kann es zu einer Dekompensation des Detrusors mit Restharnbildung kommen. Die Restharnmengen können 500 ml und mehr betragen.

Oberer Harntrakt

Ureter

In den Frühstadien einer Obstruktion ist der intravesikale Druck während der Blasenfüllung normal und steigt nur während der Miktion an. Der Druck wird nicht auf die Harnleiter und das Nierenbecken übertragen, da das ureterovesikale Segment eine Art Ventilwirkung hat (ein echtes Ventil liegt nicht vor). In

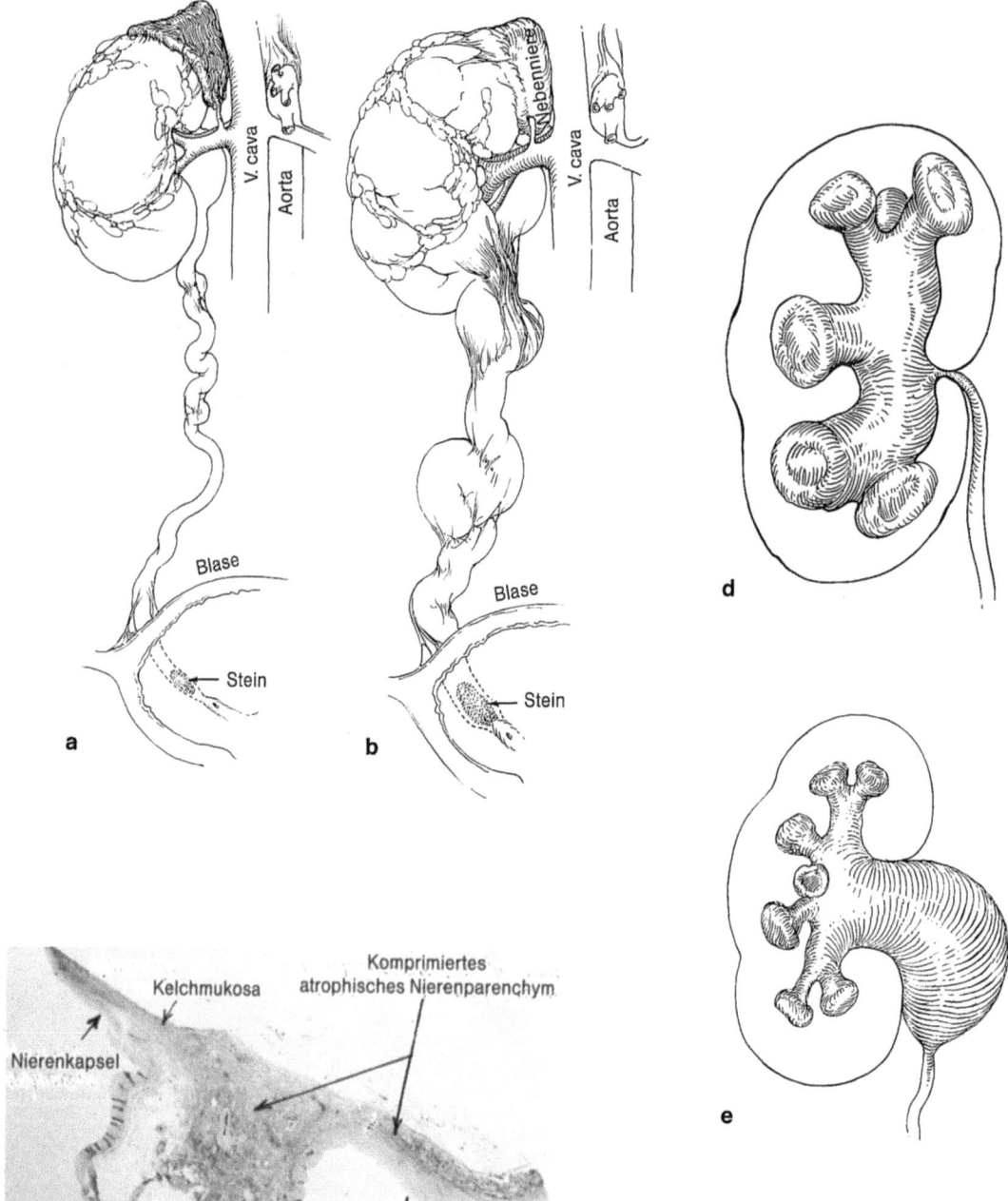

Abb. 11.2 a–e. Mechanismen und Folgen der Obstruktion. **a** Frühstadium: Zunehmende Dilatation und Elongation mit leichter Obstruktion. **b** Späteres Stadium: Fortgeschrittene Dilatation und Elongation mit Abknickung des Harnleiters. Fibröse Bänder verstärken die Abknickung. **c** Histologie einer fortgeschrittenen Hydronephrose. Die dünne Nierenparenchymschicht ist von einer fibrösen Kapsel bedeckt. **d** Intrarenal liegendes Nierenbecken. Die Obstruktion führt zu einer Übertragung des retrograden Drucks auf das Parenchym. **e** Ein extrarenal gelegenes Nierenbecken kann einen Teil des gesteigerten Drucks bei Obstruktion ausgleichen

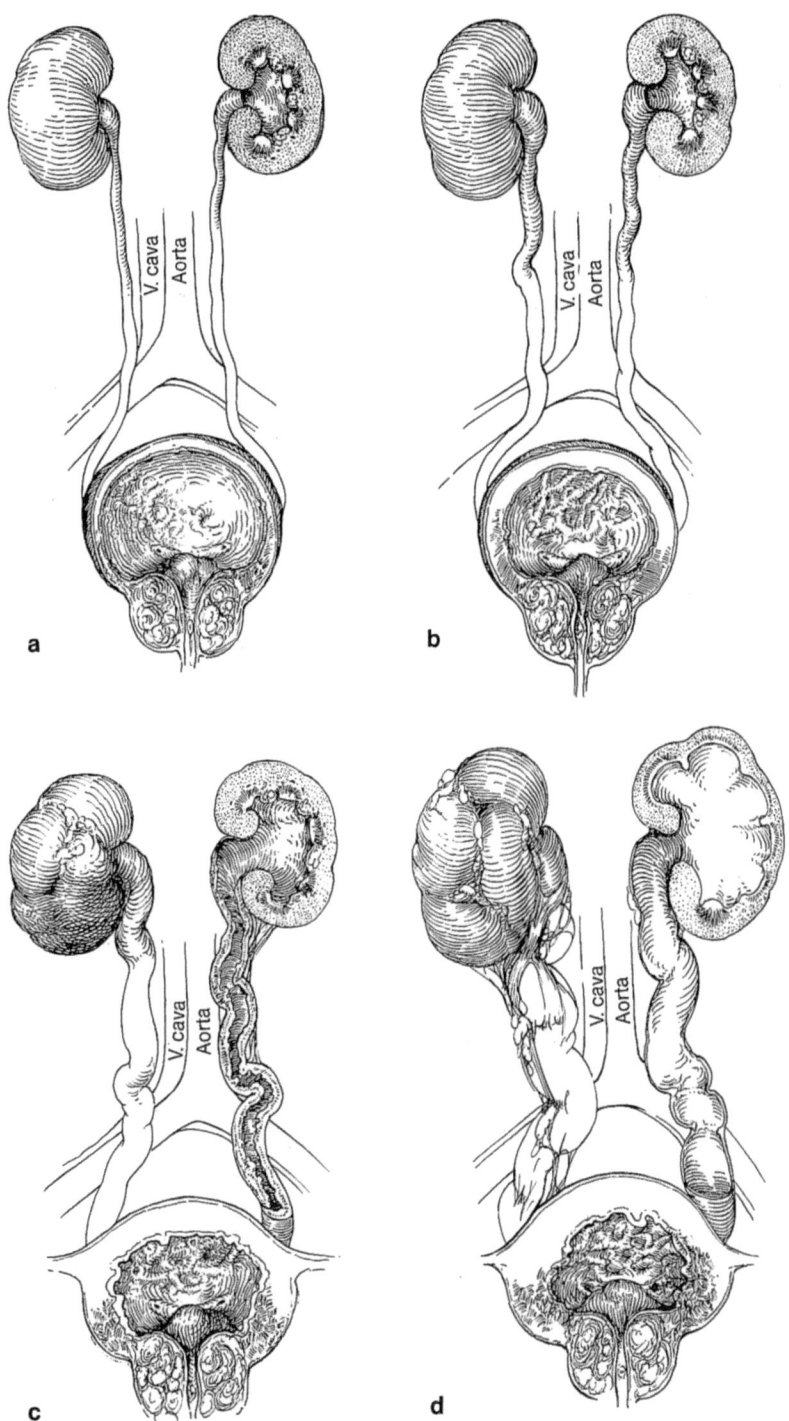

Abb. 11.3a–d. Pathogenese einer bilateralen Hydronephrose. Es kommt zu fortschreitenden Veränderungen in der Blase, den Ureteren und den Nieren durch **a** die Obstruktion einer vergrößerten Prostata. **b** Verdickung der Blasenwand, **c** Dilatation und Elongation der Ureteren und **d** Hydronephrose

der ureterotrigonalen Einheit verhindert der intramural gelegene Harnleiteranteil den retrograden Urinfluß. Wenn aber infolge der Trigonumhypertrophie und der dadurch bedingten zunehmenden Harnabflußbehinderung im distalen Ureter ein Druckanstieg in Ureter und Niere auftritt, führt das zu einer Dilatation des Ureters und zur Hydronephrose. Tritt im Stadium der Dekompensation außerdem Restharn auf, so bewirkt eine zusätzliche Dehnung des bereits hypertrophierten Trigonums eine weitere Verschlechterung des Urinabflusses am distalen Ureterende mit zunehmender Hydroureteronephrose. Die Dekompensation des ureterotrigonalen Komplexes führt durch den Verlust der Ventilfunktion zu einem vesikoureteralen Reflux. Der hohe intravesikale Druck wird so direkt auf das Nierenbecken übertragen, und der Grad der Hydronephrose verschlimmert sich zusätzlich.

Infolge des Rückstaus durch einen Reflux, eine Abflußbehinderung durch ein hypertrophiertes und gedehntes Trigonum oder durch einen Harnleiterstein, kommt es zu einer Verstärkung der Harnleitermuskulatur, die den Urin durch vermehrte peristaltische Aktivität auszutreiben versucht (Stadium der Kompensation). Dies führt zu einer Elongation und vermehrten Schlingenbildung des Harnleiters (Abb. 11.2). Nehmen diese Veränderungen zu, so können sich fibröse Stränge entwickeln. Bei Peristaltik führen diese Stränge zum Abknicken des Ureters und bewirken eine zusätzliche Abflußbehinderung. In diesem Fall kann auch die Beseitigung der primären Obstruktion die vollständige Zerstörung der Niere nicht mehr verhindern, die durch diese sekundären ureteralen Veränderungen hevorgerufen wird.

Schließlich atrophiert die Harnleiterwand aufgrund des zunehmenden Drucks und verliert ihre Kontraktionsfähigkeit (Stadium der Dekompensation). Die Dilatation des Harnleiters kann so hochgradig sein, daß er einem Darmabschnitt ähnelt (Abb. 11.3 und 12.8).

Niere

Der Druck im Nierenbecken ist normalerweise fast Null. Steigt der Druck infolge einer Obstruktion oder eines Refluxes an, dilatieren Nierenbecken und Kelche. Der Grad der Hydronephrose hängt von der Dauer, der Schwere und der Lokalisation der Obstruktion ab (Abb. 11.4). Je höher die Obstruktion lokalisiert ist, desto stärker ist die Auswirkung auf die Niere. Wenn das Nierenbecken vollständig intrarenal liegt und eine Obstruktion am Nierenbeckenabgang besteht, wird der gesamte Druck auf das Nierenparenchym übertragen. Liegt das Nierenbecken extrarenal, so wird nur ein Teil des Druckes, der von der Nierenbeckenabgangsstenose ausgeht, auf das Parenchym übertragen, da das extrarenale Nierenbecken in Fettgewebe eingebettet ist und durch die leichtere Dilatation die Kelche entlastet (s. Abb. 11.2).

In den Frühstadien kommt es zu einer Hypertrophie der Nierenbeckenmuskulatur, die durch die erschwerte Urinpassage über die Obstruktion verursacht wird.

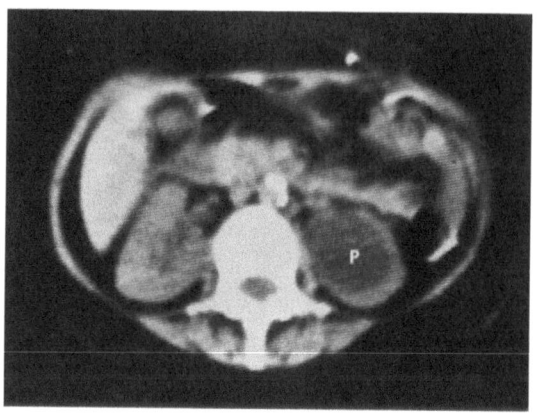

Abb. 11.4. Hydronephrotisches linkes Nierenbecken. Der raumfordernde Prozeß *(P)* mit geringer Dichte im linken Sinus renalis besitzt eine CT-Zahl, die der des Wassers entspricht. Dies deutet auf die richtige Diagnose hin. Solange jedoch keine intravenöse Kontrastmitteluntersuchung durchgeführt wird, kann die Differenzierung von einer peripelvinen Zyste schwierig sein

In späteren Stadien werden die Muskeln überdehnt und atonisch (Stadium der Dekompensation).

Daraus entwickelt sich folgendermaßen die hydronephrotische Atrophie:
1. Die frühesten Veränderungen der Entwicklung einer Hydronephrose kann man in den Kelchen nachweisen. Ein normales Kelchende (im Urogramm dargestellt, s. Abb. 6.5) ist aufgrund der Papille, die in ihn hineinragt, konkav dargestellt; bei Druckanstieg im Nierenbecken wird die Papille abgerundet und flacher. Bleibt der intrapelvine Druckanstieg weiterhin bestehen, so flacht sich die Papille zunehmend ab und wird schließlich als Folge der Kompression durch eine ischämische Atrophie konvex (Abb. 11.5). Das Parenchym zwischen den Kelchen ist nur in geringerem Maße betroffen. Die Veränderungen des Nierenparenchyms sind erstens bedingt durch Druckatrophie durch den zunehmenden Druck im Nierenbecken, und zweitens durch ischämische Atrophie durch Änderungen der Durchblutung, besonders in den Arcuatagefäßen, die an der Basis der Pyramiden parallel zur äußeren Nierenform verlaufen und damit erheblich empfindlicher auf eine Kompression zwischen Nierenkapsel und steigendem intrapelvinem Druck reagieren.

Diese Atrophie ist also durch die Art der Blutversorgung der Niere bedingt. Die Arteriolen sind Endarterien; deshalb ist die Ischämie in den Bereichen besonders ausgeprägt, die am weitesten von den Interlobulärarterien entfernt liegen. Wenn der Rückstauungsdruck ansteigt und dadurch die Hydronephrose verstärkt wird, sind die Zellen, die den Hauptarterien am nächsten liegen, am widerstandsfähigsten.

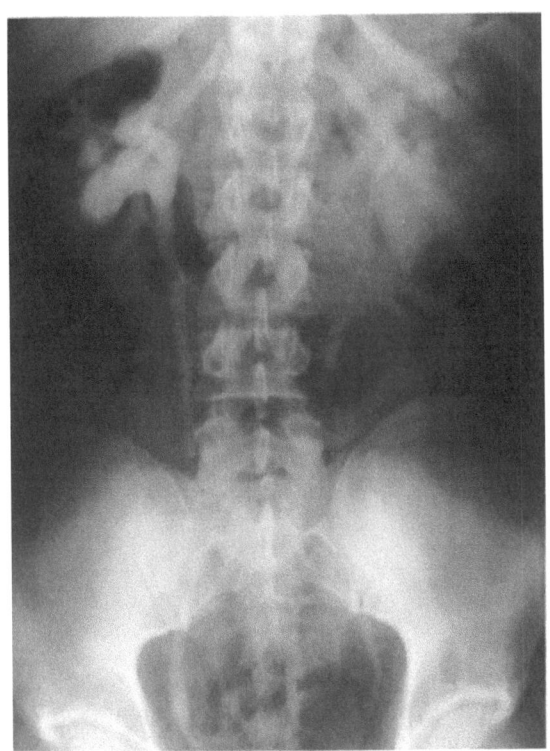

Abb. 11.5. Harnleiterobstruktion *unten rechts*. Leichte zunehmende Erweiterung des Hohlsystems mit plumpen, abgerundeten Kelchen

Der höhere Druck wird bis in die Tubuli weitergeleitet. Die Tubuli dilatieren, und ihre Zellen atrophieren aufgrund der Ischämie.

Man muß aber darauf hinweisen, daß auch dilatierte Nierenbecken und Kelche auftreten können, ohne daß eine Obstruktion besteht. Angeborene Erweiterungen des Hohlraumsystems, die eine Hydronephrose vortäuschen können, sind jedoch sehr selten. Häufiger sieht man wohl eine Hydronephrose durch einen in der Kindheit aufgetretenen vesikoureteralen Reflux. Wenn sich die Klappeninsuffizienz bessert (und das kommt häufig vor), kann eine gewisse hydronephrotische Erweiterung bestehen bleiben. Diese auch später nachweisbaren Veränderungen können vom behandelnden Arzt als Obstruktion angesehen werden und so zu einem überflüssigen operativen Eingriff führen. Ein Isotopennephrogramm oder der Whitaker-Test (s. S. 126) können klären, ob eine organische Obstruktion vorliegt.

2. Die fortgeschrittenen Stadien einer Gewebeatrophie sieht man gewöhnlich nur bei einseitiger Hydronephrose. Die Zerstörung der Niere kann so weit gehen, daß nur noch ein dünnwandiger Sack nachweisbar ist, der mit klarer Flüssigkeit (Wasser und Elektrolyte) oder Eiter gefüllt ist (Abb. 11.6).

Bei einseitiger Obstruktion führt der wachsende intrarenale Druck zu einer Einschränkung der Nierenfunktion auf dieser Seite. Je mehr sich der Druck im Nierenbecken dem glomerulären Filtrationsdruck angleicht (6–12 mm Hg), um so weniger Urin wird ausgeschieden. Die glomeruläre Filtrationsrate und der renale Plasmafluß gehen zurück, die Konzentrationsfähigkeit läßt nach, und der Konzentrationsgradient – Harnstoff geteilt durch Kreatinin im Urin der hydronephrotischen Niere – ist niedriger als bei einem normalen Organ.

Die Gewebeatrophie bei der Hydronephrose ist ein ungewöhnlicher pathologischer Vorgang. Andere sekretorische Organe (z. B. die Unterkieferdrüse) stellen ihre Sekretion ein, wenn die Ausführungsgänge verlegt sind. Es kommt zu einer Inaktivitätsatrophie. Eine Niere mit vollständiger Abflußbehinderung produziert dagegen weiterhin Urin (andernfalls könnte keine Hydronephrose entstehen, da sie allein durch den intrarenalen Druckanstieg bedingt ist). Aus dem Urin im Nierenbecken werden Flüssigkeit und wasserlösliche Harnbestandteile zum Teil durch die Tubuli oder die Lymphe reabsorbiert. Dies konnte durch Injektion von Phenolsulfonphthalein (PSP) in das gestaute Nierenbecken nachgewiesen werden. Es verschwindet durch Reabsorption in wenigen Stunden und wird durch die andere Niere ausgeschieden. Steigt der intrapelvine Druck in einer hydronephrotischen Niere schnell bis zum Filtrationsdruck an (was zu einer Beendigung der Filtration führt), dann besteht ein Sicherheitsmechanismus, der die Filtration in den Sammelrohren – im Fornixbereich – unterbricht. Dies führt zu einem Austreten von Urin aus dem Nierenbecken in das Interstitielle Parenchymgewebe (pyelointerstitieller Rückfluß). Das Flüssigkeitsextravasat wird von den renalen Lymphknoten absorbiert. Durch den Abfall des Druckes im Nierenbecken setzt die Filtration wieder ein. Dies erklärt die Tatsache, daß eine deutliche hydronephrotische Niere weiter funktionsfähig bleibt. Die These der Extravasatbildung und Reabsorption wird auch dadurch bestätigt, daß in einer hydronephrotischen Niere kein Urin im üblichen Sinn enthalten ist; es handelt sich nur um Wasser mit einem geringen Salzanteil. Eine Differenzierung zwischen einem Schleimhautbefall und einer Tumorinfiltration in den M. detrusor ist jedoch nicht sicher möglich.

Die Funktionseinschränkung einer einseitigen Hydronephrose, die durch den PSP-Test oder das Ausscheidungsurogramm nachgewiesen wird, ist größer und nimmt schneller zu als bei beidseitig hydronephrotischen Nieren, die vergleichbare Veränderungen im Urogramm aufweisen. Bei zunehmender einseitiger Hydronephrose kommt es zu einer kompen-

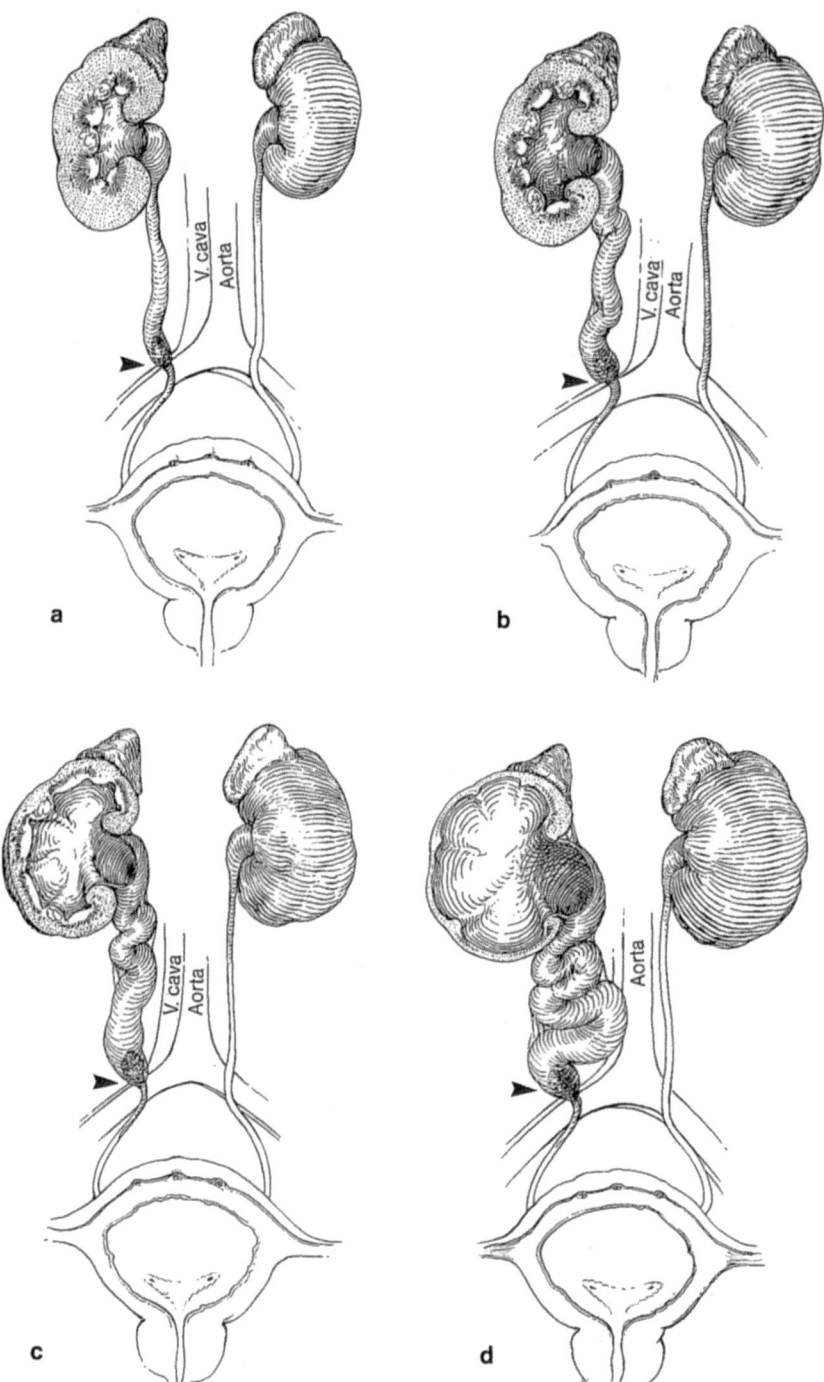

Abb. 11.6a–d. Pathogenese einer einseitigen Hydronephrose. Infolge eines obstruierenden Steins *(Pfeile)* kommt es zu progressiven Veränderungen in Ureter und Niere. Während sich an der rechten Niere eine allmähliche Destruktion beobachten läßt, vergrößert sich die linke Niere langsam (kompensatorische Hypertrophie)

satorischen Hypertrophie der normalen Niere (insbesondere bei Kindern). Die Funktion der erkrankten Niere wird voll übernommen, so daß die gesamte Nierenleistung normal ist. Deshalb führt auch eine erfolgreiche Beseitigung der Harnleiterobstruktion einer solchen Niere nicht zu einer besseren Ausscheidung der Schlackenstoffe.

Sind beide Nieren gleichmäßig hydronephrotisch verändert, so besteht ein sehr starker Reiz, um eine maximale Funktion zu erreichen. Dies gilt auch für eine hydronephrotische Einzelniere. Folglich ist die Funktionsverbesserung dieser Niere nach Beseitigung einer Obstruktion oft erstaunlich gut.

In experimentellen Studien konnte man zeigen, daß sich die Nierenfunktion auch nach 4wöchiger vollständiger Obstruktion erholte. Beim Menschen wurde die Wiederherstellung der Nierenfunktion in 2 gut dokumentierten Fällen nach einer Obstruktion von 56 und 69 Tagen beschrieben. Eine irreversible Schädigung kann jedoch bereits früher als nach 7 Tagen durch eine Dilatation und Nekrose der proximalen Tubuli beginnen; mit zunehmender Zeit schreitet sie fort.

Die Erholungsfähigkeit einer Niere nach einer partiellen Obstruktion ist präoperativ schwer vorauszusagen. Ein renales Szintigramm mit DMSA hilft meistens weiter. Am besten ist allerdings eine vorübergehende Drainage, besonders durch Nephrostomie, mit anschließenden Untersuchungen zur Beurteilung der Nierenfunktion.

Physiologische Bemerkungen zu den Symptomen der Blasenhalsobstruktion

Die im folgenden dargelegte Hypothese soll das Syndrom des „Prostatismus" erklären, das bei fortschreitender vesikaler Obstruktion auftritt.

Die Blase ist wie das Herz ein durch Muskeln gebildetes Hohlraumorgan, das Flüssigkeiten aufnehmen und wieder kräftig ausstoßen kann. Und genau wie das Herz reagiert sie auf steigende Arbeitsleistung über die Phasen der Kompensation bis hin zur Dekompensation.

Normalerweise wird der Blasenhals durch die Kontraktion des Detrusors und Trigonums geöffnet. Es entsteht eine Trichterung mit anschließender Urinentleerung. Der intravesikale Druck liegt in diesem Fall zwischen 20 und 40 cm Wassersäule. Dieser Druck kann den Blasenhals zusätzlich erweitern.

Bei einer Blasenhalsobstruktion entwickelt sich eine Hypertrophie der Blasenmuskulatur, wodurch bei einem Anstieg des intravesikalen Drucks auf 50–100 cm Wassersäule der zunehmende Entleerungswiderstand überwunden wird. Außerdem scheint eine sich vergrößernde Prostata den Verschlußmechanismus des internen Schließmuskels zu beeinflussen. Hinzu kommt, daß die Kontraktionsphase nicht so lange anhält, daß der gesamte Urin entleert werden kann. Die Detrusormuskulatur ermüdet vorzeitig und es setzt die refraktäre Muskelphase ein, in der der Detrusor unfähig ist, auf entsprechende Stimulation angemessen zu reagieren. Wenige Minuten später kann die Miktion wieder einsetzen und zu einer Blasenentleerung führen.

Kompensationsphase

Reizblase

In den frühen Stadien einer Blasenhalsobstruktion beginnt die Blasenhalsmuskulatur zu hypertrophieren. Die Stärke des Harnstrahls kann gleich bleiben, da das Gleichgewicht zwischen austreibender Kraft und Harnröhrenwiderstand unverändert ist. Während dieser Phase besteht jedoch schon ein verstärkter Reizzustand der Blase. Schon bei mäßiger Blasenfüllung tritt Harndrang auf. Bei einem Menschen mit gesunder Blase kann dieser frühe Harndrang unterdrückt werden; die Blase entspannt sich und kann noch etwas mehr Urin aufnehmen. Bei einem Patienten mit hypertrophierter Blasenmuskulatur ist die Detrusorkontraktion dagegen so stark, daß sie zu einem anhaltenden Spasmus mit den typischen Symptomen einer Reizblase führt. Die ersten Anzeichen einer Blasenhalsobstruktion sind daher vermehrter Harndrang (bis zum unwillkürlichen Urinabgang), Pollakisurie und Nykturie.

Stadium der Kompensation

Bei zunehmender Obstruktion tritt eine weitere Hypertrophie der Blasenmuskulatur auf, und die Entleerungskraft der Blase bleibt unverändert erhalten. Während dieser Phase gibt der Patient vermehrten Harndrang und Pollakisurie an. Außerdem ist der Miktionsbeginn verzögert, da sich die Blasenmuskulatur erst sehr stark kontrahieren muß, um den Entleerungswiderstand zu überwinden. Durch die Obstruktion lassen Propulsion und Stärke des Harnstrahls nach. Bei fortschreitender Blasenentleerung wird der Urinstrahl immer schwächer (Erschöpfung des Detrusors gegen Ende der Kontraktionsphase).

Dekompensationsphase

Wenn der Blasentonus nachläßt oder der Harnröhrenwiderstand die Kraft des Detrusors übersteigt, kommt es zur Dekompensation. Die Kontraktionsphase des Blasenmuskels wird so kurz, daß der Blaseninhalt nicht voll entleert werden kann und eine gewisse Menge Urin in der Blase zurückbleibt (Restharnbildung).

Akute Dekompensation

Eine schnelle Füllung der Blase (hohe Flüssigkeitszufuhr) oder eine Überdehnung des Detrusors (Aufschub der Miktion trotz Harndrangs) können zeitweilig den Tonus des bis dahin noch kompensierten

Blasenmuskels stören. Es kommt zu zunehmenden Miktionsstörungen: So ist der Miktionsbeginn verzögert, man muß zum Wasserlassen kräftig pressen, der Harnstrahl ist schwach oder kraftlos oder die Miktion ist bereits vor völliger Entleerung der Blase beendet (Restharn). Schließlich tritt eine akute Harnverhaltung auf.

Chronische Dekompensation

Nimmt das Ausmaß der Harnabflußstörung zu, so entwickelt sich eine fortschreitende Störung des Gleichgewichts zwischen der Austreibungskraft der Blasenmuskulatur und dem Auslaßwiderstand. Die Entleerung des Urins während der Kontraktionsphase des Detrusors wird zunehmend schwieriger. Die Symptome einer Obstruktion treten deutlicher hervor. Durch die zunehmende Restharnmenge nimmt die verfügbare Blasenkapazität ab. Die Miktionsfrequenz steigt an. Gelegentlich wird die Blase überdehnt, die Blasenwand verdünnt sich, es kommt zur Dekompensation. Der Blaseninhalt kann 1000–3000 ml Urin betragen. Da der Blasenmuskel seine Kontraktionsfähigkeit jetzt völlig verloren hat, kommt es zur Überlaufblase (Ischuria paradoxa).

Klinische Befunde

Symptome

Unterer und mittlerer Harntrakt (Harnröhre und Harnblase)

Die Symptome einer Obstruktion des unteren und mittleren Harntraktes gleichen den Symptomen einer Harnröhrenstriktur, eines Prostataadenoms, einer neurogenen Blasenentleerungsstörung oder einem Blasentumor, der auf den Blasenhals übergreift. Zu den Hauptsymptomen zählen: verzögerter Miktionsbeginn, Abnahme von Größe und Kraft des Harnstrahls und Nachträufeln des Urins. Eine initiale Hämaturie kann bei Strikturen, eine totale Hämaturie bei Prostatavergrößerung oder Blasentumoren auftreten. Außerdem kann es zum Brennen bei der Miktion und zu trübem Urin (infolge einer zusätzlichen Infektion) und akuter Harnverhaltung kommen.

Oberer Harntrakt (Harnleiter und Niere)

Die Symptome einer Obstruktion des oberen Harntraktes ähneln denen kongenitaler Ureterstenosen oder Harnleiter- und Nierensteinen. Die wichtigsten Beschwerden sind: Schmerzen in der Lendengegend mit Ausstrahlung im Verlauf des Harnleiters, eine Hämaturie (durch einen Stein bedingt), Magen-Darm-Störungen, Schüttelfrost, Fieber, Brennen beim Wasserlassen und trüber Urin bei zusätzlicher Infektion, die häufig als Folge einer Obstruktion oder eines vesikoureteralen Refluxes auftreten kann. Übelkeit, Erbrechen, Gewichtsverlust, Verschlechterung des Allgemeinzustandes und Blässe entstehen infolge einer Urämie, die sich bei beidseitiger Hydronephrose entwickeln kann. Die sorgfältige Anamnese, auch in Hinsicht auf einen vesikoureteralen Reflux, ist von großer Bedeutung.

Obstruktionen im oberen Harntrakt können oft auch symptomlos verlaufen, sogar bis zur Urämie.

Untersuchungsbefunde

Unterer und mittlerer Harntrakt

Bei der Palpation der Harnröhre kann eine Induration auf eine Striktur hinweisen. Eine rektale Untersuchung kann eine Atonie des Schließmuskels (Schädigung der sakralen Nervenwurzeln) oder eine maligne oder benigne Vergrößerung der Prostata ergeben. Eine stark gefüllte Blase läßt sich ebenfalls palpieren.

Obwohl die Beobachtung der Stärke und der Kraft des Harnstrahls eine grobe Schätzung der maximalen Urinflußrate zuläßt, kann diese auch durch Uroflowmetrie oder noch einfacher durch folgende Technik genau bestimmt werden: Man läßt den Kranken urinieren. Wenn unter Beobachtung der maximale Urinfluß erreicht ist, fängt man den Urin in einem Behälter auf und startet gleichzeitig die Zeit mit einer Stoppuhr. Nach genau 5 s entfernt man das Gefäß. Die Flußrate läßt sich jetzt in ml/s leicht berechnen. Die normale Urinflußrate beträgt bei Männern 20–25 ml/s und bei Frauen 25–30 ml/s. Ein Uroflow unter 15 ml/s sollte als verdächtig angesehen werden. Eine Flußrate unter 10 ml/s deutet auf eine Obstruktion oder eine schlechte Detrusorfunktion hin. Bei einer atonischen neurogenen Blasenentleerungsstörung mit herabgesetztem Detrusortonus, bei Harnröhrenstrikturen oder prostatischer Harnabflußstörung (erhöhter Harnröhrenwiderstand) können die Uroflowraten bei 3–5 ml/s liegen. Ein Zystogramm kann die Differentialdiagnose dieser beiden Harnabflußstörungen klären. Nach Beseitigung der Ursache müßte der Harnfluß wieder normal sein.

Bei einem Blasendivertikel oder einem vesikoureteralen Reflux kann der Harnstrahl trotz normalen Detrusors abgeschwächt sein, da sich der intravesikale Druck sowohl in das Divertikel, wie auch in die Harnleitermündung oder die Harnröhre fortsetzen kann. Die Exzision des Divertikels oder eine erfolgreiche Refluxoperation führen zu einer Normalisierung des Miktionsvorgangs.

Oberer Harntrakt

Eine vergrößerte Niere kann durch Perkussion oder Palpation festgestellt werden. Bei einer Infektion kann das Nierenlager druckempfindlich sein. Ein Zervixkarzinom kann durch Übergreifen auf den Blasenboden ein oder beide Ostien verlegen oder durch Metastasierung in die iliakalen Lymphknoten die Harnleiter komprimieren. Große Tumoren im Beckenbereich oder eine Schwangerschaft können zur Abdrängung oder Kompression der Harnleiter führen. Bei Kindern mit fortgeschrittener Harnwegsobstruktion (gewöhnlich infolge von Klappen der hinteren Harnröhre) entwickelt sich manchmal ein Aszites. Bei einer Fornixruptur der Niere kann der Urin retroperitoneal durch eine Öffnung im Peritoneum in die Peritonealhöhle gelangen.

Laborbefunde

Eine Anämie kann sich bei chronischer Infektion oder fortgeschrittener Niereninsuffizienz (beidseitige Hydronephrose) entwickeln. Im akuten Stadium der Infektion tritt eine Leukozytose auf. Im chronischen Stadium findet sich, wenn überhaupt, nur eine geringe Erhöhung der Leukozytenzahl.

Bei obstruktiven Uropathien kommt es normalerweise nur zu einer geringen Proteinurie. Auch Zylinder finden sich selten im Urinsediment bei Hydronephrose. Eine Mikrohämaturie deutet auf eine Infektion von Niere oder Blase, einen Tumor oder einen Stein hin. Manchmal sind Leukozyten und Bakterien im Urin nachweisbar.

Bei einseitiger Hydronephrose fällt der PSP-Test wegen der kompensatorischen Hypertrophie der anderen Niere normal aus. Eine verzögerte PSP-Ausscheidung deutet auf einen beiderseitigen Nierenschaden, eine Restharnbildung (vesikal oder beidseitig ureterorenal) oder auf einen vesikoureteralen Reflux hin.

Bei schwerer beidseitiger Hydronephrose nimmt der Urinflow durch die Tubuli ab. Deshalb wird Harnstoff in größerem Maße rückresorbiert als Kreatinin. Das Harnstoff-Kreatinin-Verhältnis im Blut ist deswegen größer als 10:1.

Röntgenbefunde (Abb. 11.7)

Die Abdomenübersichtsaufnahme gibt Aufschluß über eine Vergrößerung der Nierenschatten, Harnleiter- oder Nierensteine als Kalkschatten oder Knochenmetastasen im Wirbel- oder Beckenbereich. Wirbelmetastasen können durch die Schädigung des Rückenmarks eine neurogene Blasenstörung verursachen; osteoplastische Metastasen werden fast immer durch ein Prostatakarzinom hervorgerufen.

Die Krankheitsursache kann meist durch die Ausscheidungsurographie geklärt werden, sofern nicht eine starke Einschränkung der Nierenfunktion vorliegt. Beim Vorliegen einer Obstruktion sind die Bilder besonders informativ, weil die gesamte Kontrastmittelmenge langsamer abfließt. Durch diese Urogramme kann der Grad der Erweiterung an Nierenbecken, Kelchen und Harnleitern gut beurteilt werden. Die Lage einer Harnleiterstenose läßt sich ebenfalls genau bestimmen. Segmentale Erweiterungen im unteren Ureteranteil deuten auf das Vorhandensein eines vesikoureteralen Refluxes hin (s. Abb. 11.7). Dieser Befund kann durch ein Zystogramm abgeklärt werden. Das Zystogramm zeigt außerdem: Trabekelbildungen als Unregelmäßigkeit des Blasenumrisses, Blasendivertikel, Blasentumoren, nichtschattengebende Steine und große intravesikale Prostataadenome. Durch eine Aufnahme unmittelbar nach der Miktion kann man die Restharnmenge schätzen. Diese Untersuchungen sind einfach, preiswert und für den Arzt sehr aufschlußreich.

Mit Hilfe des retrograden Zystogramms lassen sich die durch eine distale Obstruktion verursachten Veränderungen der Blasenwand (Trabekelbildung, Divertikel), oder das Abflußhindernis selbst (vergrößerte Prostata, Blasentumor) ebenfalls sichtbar machen. Bei Vorliegen eines zystoureteralen Refluxes erhält man Bilder wie beim Urogramm.

Im retrograden Pyelogramm können Details oft besser dargestellt werden als bei der Ausscheidungsurographie. Man muß jedoch darauf achten, daß das Hohlraumsystem nicht durch eine übermäßige Kontrastmittelmenge überdehnt wird. Eine geringgradig ausgeprägte Hydronephrose kann so u. U. sehr groß erscheinen. Der Schweregrad einer ureteralen oder ureterovesikalen Obstruktion kann außerdem auch durch die Geschwindigkeit des Kontrastmittelabflusses beurteilt werden.

Computertomographie und Sonographie sind hilfreich bei der Beurteilung einer Dilatation der Harnwege oder einer Parenchymatrophie.

Isotopenuntersuchung (s. Kap. 9)

Bei einer Obstruktion zeigt das Isotopennephrogramm eine Aktivitätsabnahme in der vaskulären und sekretorischen Phase sowie einen Anstieg der Aktivität in

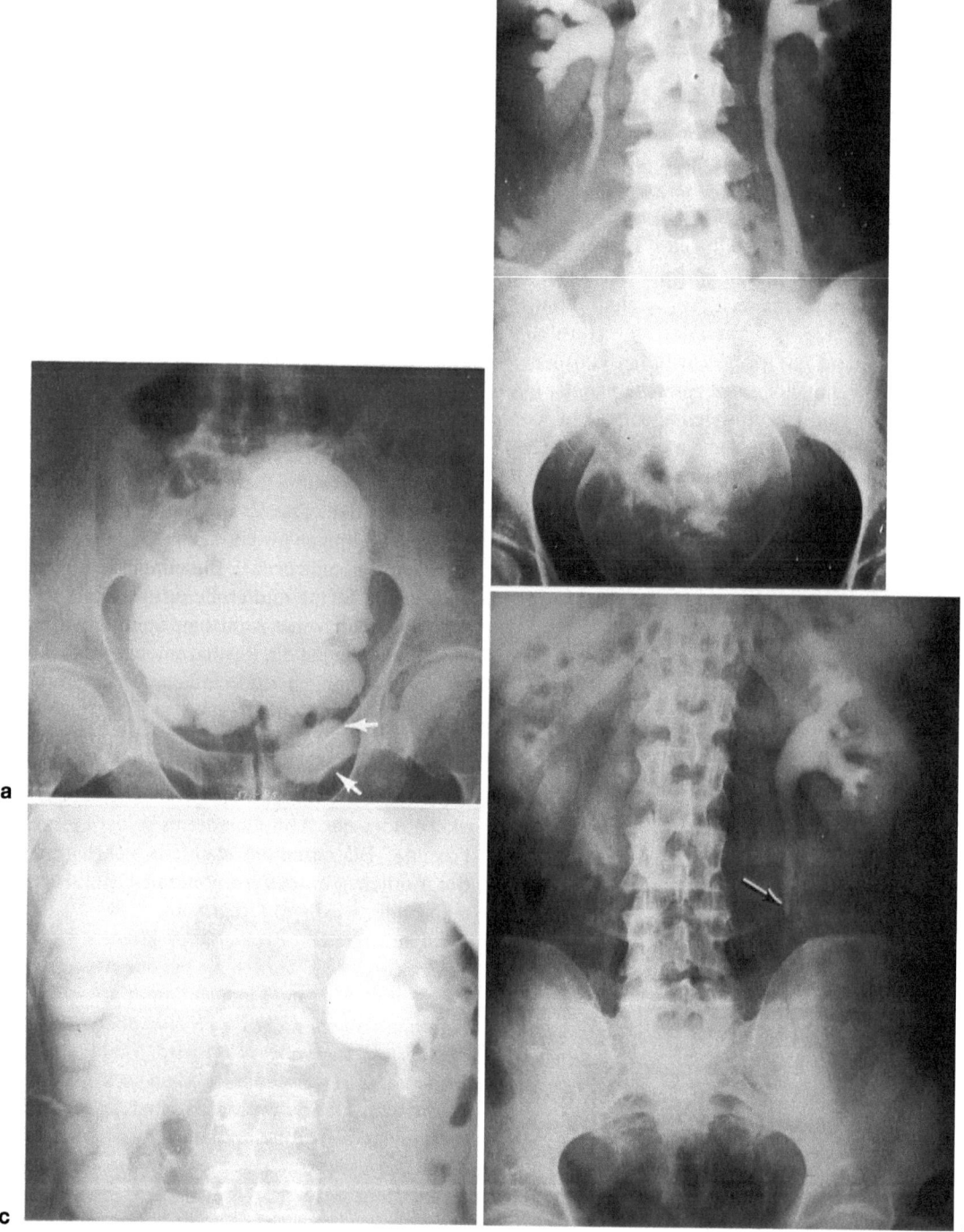

Abb. 11.7a–d. Obstruktionsbedingte Veränderungen an Blase, Harnleiter und Nieren. **a** Das Zystogramm zeigt eine benigne Vergrößerung der Prostata und multiple Divertikel. Die *Pfeile* weisen auf eine Femoralhernie hin, die wahrscheinlich durch das starke Pressen bei der Miktion entstanden ist. **b** Schwangerschaft: Signifikante Dilatation und Elongation des oberen rechten Harnleiters infolge einer Kompression in Höhe der Linea terminalis. Die linke Seite ist unauffällig. **c** Ausscheidungsurogramm, 70 min nach Injektion. Fortgeschrittene Hydronephrose rechts infolge Obstruktion des Harnleiterabgangs. Leichte Obstruktion des Harnleiterabgangs auch auf der linken Seite. **d** Stein im linken Ureter *(Pfeil)* mit leichter Hydronephrose

der sekretorischen Phase, da der radioaktive Urin aus dem Nierenbecken nicht abfließen kann.

Wird die ^{131}J-Aktivität mit der γ-Kamera gemessen, so zeigt sich nur eine geringe Aktivitätsaufnahme, ein langsamer Transport durch das Parenchym und eine Ansammlung der Aktivität im Nierenbecken.

Instrumentelle Untersuchung

Die Untersuchung der Harnröhre mit einem Katheter oder einem anderen Instrument ist eine wertvolle diagnostische Maßnahme. Die Passage kann durch einen Tumor oder eine Striktur blockiert sein. Der Spasmus des M. sphincter externus kann außerdem die Einführung des Instrumentes erschweren. Durch das Abnehmen von Katheterurin direkt nach der Miktion läßt sich die Restharnmenge der Blase bestimmen. Restharnmengen bestehen häufig bei Blasenhalsobstruktion (vergrößerte Prostata), bei Zystozelenbildung und bei neurogener Blasenentleerungsstörung. Bei Harnröhrenstrikturen kann dagegen die Restharnbildung trotz erheblicher Abschwächung des Urinstrahls fehlen.

Die Messung des Blasendrucks bei der urodynamischen Untersuchung ist angezeigt zur Abklärung neurogener Blasenentleerungsstörungen und bei der Differentialdiagnose von Blasenhalsobstruktion und Blasenatonie.

Die Untersuchung der Harnröhre und der Blase durch die Zystoskopie der Ureteren kann das primäre Abflußhindernis aufdecken. Ureterenkatheter können ins Nierenbecken hochgeführt und Urinproben abgenommen werden. Darüber hinaus können seitengetrennte Funktionsprüfungen der Niere (PSP-Test) und retrograde Urogramme durchgeführt werden.

Spezielle Röntgenuntersuchungen

Bestehen Schwierigkeiten bei der Abklärung einer Obstruktion, so können auch der Whitaker-Test (s. S. 126) oder ein Isotopennephrogramm angefertigt werden. Jedoch haben Whitaker u. Buxton-Thomas (1984) schon nachgewiesen, daß keiner dieser Tests ganz zuverlässig ist.

Differentialdiagnose

Bei einer sorgfältigen Durchuntersuchung bestehen i. allg. keine Zweifel an der Diagnose. In diesen Fällen ist die Differentialdiagnose im Normalfall nicht schwierig. Spricht eine scheinbar einfache Infektion nicht auf die entsprechende Behandlung an, oder die Infektion tritt rezidivierend auf, so liegt die Ursache wahrscheinlich in einer Obstruktion oder einem vesikoureteralen Reflux. In diesem Fall wird eine gründliche Untersuchung des Harntraktes notwendig.

Komplikationen

Eine Harnstauung führt zu einer Infektion, die sich über den gesamten Harntrakt ausbreiten kann. Ist es erst einmal zu einer diffusen Infektion gekommen, so ist es sehr schwierig, ja manchmal sogar unmöglich, sie zu beseitigen, selbst wenn die Harnabflußstörung behoben wurde.

Oft handelt es sich um harnstoffspaltende Erreger (z. B. Proteus, Staphylokokken), so daß der Urin alkalisch wird. In diesem alkalischen Urin fallen Kalziumsalze besonders schnell aus und können zu Blasen- und Nierensteinen führen. Wenn beide Nieren betroffen sind, kann eine Niereninsuffizienz auftreten. Die Schädigung der Nieren kann durch eine zusätzliche Infektion noch verstärkt werden.

Das Endstadium einer obstruierten und infizierten Niere ist die Pyonephrose. Dabei ist die mit zähem Eiter gefüllte Niere funktionslos. Gelegentlich zeigt eine Übersichtsaufnahme des Abdomens dann eine durch gasbildende Erreger hervorgerufene Luftfüllung des Hohlraumsystems.

Behandlung

Beseitigung der Obstruktion

Die Behandlung der wichtigsten Ursachen einer Harnabflußstörung oder Harnstauung wird im Einzelnen später beschrieben (Prostataadenom, Prostatakrebs, neurogene Blasenentleerungsstörung, Uretersteine, Klappen der hinteren Harnröhre und Ureterstenosen).

Obstruktionen im unteren Harntrakt (distal der Blase)

Zeigen die Patienten bei Obstruktionen nur eine geringe Veränderung der Niere, der Harnleiter oder der Blase, oder sind derartige Veränderungen gar nicht nachweisbar, so ist eine Korrektur der Obstruktion allein ausreichend. Ist allerdings ein deutlicher Reflux vorhanden, der sich auch nach Beseitigung der Obstruktion nicht spontan zurückbildet, wird eine chirurgische Korrektur notwendig. Dieser Eingriff ist unbedingt notwendig, wenn neben dem Reflux auch noch eine deutliche Hydronephrose vorliegt. Das Einlegen eines Dauerkatheters zur vorläufigen Entleerung der Blase oder andere Wege der Harnableitung sind notwendig, um die Nierenfunktion zu erhalten oder sogar zu verbessern. Bleibt der Reflux auch noch nach einigen Monaten der Drainage bestehen, sollte die insuffiziente Harnleitermündung operativ korrigiert werden.

Obstruktionen im Bereich des oberen Harntraktes (oberhalb der Blase)

Kommt es nach einer Obstruktion des unteren Harntraktes zu einer Schlängelung, Schleifenbildung oder Abknickung des Harnleiters, so daß schon hierdurch eine Abflußbehinderung hervorgerufen wird, dann kann eine Dauerdrainage der Blase die Nieren nicht vor weiteren Schädigungen schützen. Der Urin muß oberhalb der Obstruktion, also durch eine Nephrostomie oder Ureterostomie, abgeleitet werden. So kann es zu einer wesentlichen Verbesserung der Nierenfunktion kommen. Die Erweiterungen und Schlängelungen im Harnleiter können sich über einen Zeitraum von mehreren Monaten zurückbilden, so daß abflußbehinderte Harnleiterabschnitte wieder passierbar werden. Wenn das über die Nephrostomie eingespritzte Kontrastmittel sofort über die Blase abfließt, kann der Nephrostomiekatheter unter Umständen entfernt werden. Bleiben Obstruktion oder Reflux bestehen, wird eine chirurgische Intervention notwendig. Eventuell muß man sogar für eine Dauerableitung des Urins sorgen (Harnleiter-Darm-Anastomose).

Ist eine Niere irreversibel geschädigt, was durch Nierenfunktionsuntersuchungen (Urogramm, Sonographie, CT oder Szintigraphie) nachgewiesen werden kann, so wird evtl. eine Nephrektomie notwendig.

Ausheilung der Infektion

Wenn die Obstruktion beseitigt ist, sollte man unter allen Umständen die Infektion intensiv bekämpfen. Bestand die Infektion sehr lange und war sie sehr schwer, so wird eine Ausheilung trotz Antibiotikagaben nicht immer möglich sein.

Prognose

Bei dieser Patientengruppe ist eine Aussage über den Verlauf der Krankheit oft schwierig. Das Ergebnis hängt häufig von der Ursache, der Lage, dem Grad und der Dauer der Obstruktion ab. Außerdem kann eine komplizierende Infektion, die über einen längeren Zeitraum besteht, die Prognose endgültig beeinflussen.

Ist die Nierenfunktion wieder normal, die Ursache der Obstruktion oder Harnabflußstörung beseitigt, so ist die Prognose, wenn auch eine zusätzlich aufgetretene Infektion beseitigt wurde, i. allg. ausgezeichnet.

Literatur

Aaronsen IA: Compensated obstruction of the renal pelvis. Br J Urol 1980; 52:79

Almgård LE, Fernström I: Percutaneous nephropyelostomy. Acta Radiol [Diagn] (Stockh) 1974; 15:288

Alton DJ, McDonald P: Urinary obstruction in the neonatal infant. Radiol Clin North Am 1975; 13:343

Amis ES et al: Ultrasonic inaccuracies in diagnosing renal obstruction. Urology 1982; 19:101

Aron B, Tessler A, Morales P: Angiography in hydronephrosis. Urology 1973; 2:231

Belis JA et al: Radionuclide determination of individual kidney function in treatment of chronic renal obstruction. J Urol 1982; 127:636

Belman AB, King LR: Vesicostomy: Useful means of reversible urinary diversion in selected infants. Urology 1973; 1:208

Berdon WE et al: Hydronephrosis in infants and children: Value of high dosage excretory urography in predicting renal salvageability. Am J Roentgenol 1970; 109:380

Bergstrom H: The diagnostic value of renography in suspected obstruction of the urinary tract during pregnancy. Acta Obstet Gynecol Scand 1975; 54:65

Bourne RB: Intermittent hydronephrosis as a cause of abdominal pain. JAMA 1966; 198:1218

Bratt C-G, Aurell M, Lindstedt G: Proximal tubular function in human hydronephrotic kidneys. J Urol 1981; 125:9

Bredin HC et al: The surgical correction of congenital ureteropelvic junction obstructions in normally rotated kidneys. J Urol 1974; 111:460

Bryan PJ, Azimi F: Ultrasound in diagnosis of congenital hydronephrosis due to obstruction of pelviureteric junction. Urology 1975; 5:17

Caine M, Perlberg S, Shapiro A: Phenoxybenzamine for benign prostatic obstruction: Review of 200 cases. Urology 1981; 17:542

Cherrie RJ, Kaufman JJ: Pyeloplasty for ureteropelvic junction obstruction in adults: Correlation of radiographic and clinical results. J Urol 1982; 129:711

Chibber PJ et al: ^{99m}Technetium DMSA and the prediction of recovery in obstructive uropathy. Br J Urol 1982; 53:492

Cohen B et al: Ureteropelvic junction obstruction: Its occurrence in 3 members of a single family. J Urol 1980; 120:361

Cremin BJ: Urinary ascites and obstructive uropathy. Br J Urol 1975; 48:113

DeMaeyer P et al: Clinical study of technetium dimercaptosuccinic acid uptake in obstructed kidneys: Comparison with creatinine clearance. J Urol 1982; 128:8

Devine CJ Jr, Devine PC: Urethral strictures. (Editorial) J Urol 1980; 123:506

Edelmann CM Jr, Spitzer A: The maturing kidney: A modern view of well-balanced infants with imbalanced nephrons. J Pediatr 1969; 75:509

Emmott RC, Tanagho EA: Ureteral obstruction due to fecal impaction in patient with colonic loop urinary diversion. Urology 1980; 15:496

Engel RME: Pemanent urinary diversion in childhood: Indications and types. Urology 1974; 3:178

Fanestil DD, Blackard CE: Etiology of postobstructive diuresis: Ouabain-sensitive adenosine triphosphate deficit and elevated solute excretion in the postobstructed dog kidney. Invest Urol 1976; 14:148

Fourcroy JL, Azoury B, Miller HC: Bilateral ureteral obstruction as a complication of vascular graft surgery. Urology 1980; 15:556

Fowler JE Jr, Meares EM Jr, Goldin AR: Percutaneous nephrostomy: Techniques, indications, and results. Urology 1975; 6:428

Fowler R, Jensen F: Percutaneous antegrade pyelography in small infants and neonates. Br J Radiol 1975; 48:987

Gill WB, Curtis GA: The influence of bladder fullness on upper urinary tract dimensions and renal excretory function. J Urol 1977; 117:573

Gillenwater JY et al: Renal function after release of chronic unilateral hydronephrosis in man. Kidney Int 1975; 7:179

Hanna MK, Jeffs RD: Primary obstructive megaureter in children. Urology 1975; 6:419

Hinman F Jr: Hydronephrosis. Pages 1–15 in: Practice of Surgery. Goldsmith HS (editor). Harper & Row, 1980

Hinman F Jr, Oppenheimer RO, Katz IL: Accelerated obstruction at ureteropelvic junction in adults. J Urol 1983; 129:812

Hull JC, Kumar S, Pletka PG: Reflex anuria from unilateral ureteral obstruction. J Urol 1980; 123:265

Hutch JA, Tanagho EA: Etiology of non-occlusive ureteral dilatation. J Urol 1965; 93:177

Ibrahim A, Asha HA: Prediction of renal recovery in hydronephrotic kidneys. Br J Urol 1978; 50:222

Johnston JH: The presentation of management of neonatal obstructive uropathies. Postgrad Med J 1972; 48:486

Johnston JH et al: Pelvic hydronephrosis in children: A review of 219 personal cases. J Urol 1977; 117:97

Josephson S: Experimental obstructive hydronephrosis in newborn rats. 3. Long-term effect on renal function. J Urol 1983; 129:396

Kalika V et al: Prediction of renal functional recovery after relief of upper urinary tract obstruction. J Urol 1981; 126:301

Kelalis PP: Urinary diversion in children by the sigmoid conduit: Its advantages and limitations. J Urol 1974; 112:666

Kelalis PP et al: Ureteropelvic obstruction in children: Experiences with 109 cases. J Urol 1971; 106:418

Koff SA, Thrall JH, Keyes JW Jr: Diuretic radionuclide methods for investigating hydroureteronephrosis. Eur Urol 1982; 8:82

Krohn AG et al: Compensatory renal hypertrophy: The role of immediate vascular changes in its production. J Urol 1970; 103:564

Leff LO, Smith JP: Achalasia in children and adults. Urology 1973; 2:139

Lupton EW et al: Diuresis renography and morphology in upper urinary tract obstruction. Br J Urol 1979; 51:10

Lupton EW et al: Diuresis renography and the results of pyeloplasty for idiopathic hydronephrosis. Br J Urol 1979; 51:449

Maizels M, Stephens FD: Values of ureter as cause of primary obstruction of ureter: Anatomic, embryologic and clinical aspects. J Urol 1980; 123:742

Mayor G et al: Renal function in obstructive nephropathy: Long-term effects of reconstructive surgery. Pediatrics 1975; 56:740

Michaelson G: Percutaneous puncture of the renal pelvis, intrapelvic pressure and the concentrating capacity of the kidney in hydronephrosis. Acta Med Scand [Suppl] 1974; 559:1 [Entire issue]

Milewski PJ: Radiograph measurements and contralateral renal size in primary pelvic hydronephrosis. Br J Urol 1978; 50:289

Ossandon F, Androulakakis P, Ransley PG: Surgical problems in pelviureteral junction obstruction of lower moiety in incomplete duplex systems. J Urol 1981; 125:871

Perlmutter AD, Kroovand RL, Lai Y-W: Management of ureteropelvic obstruction in first year of life. J Urol 1980; 123:535

Perlmutter AD, Patil J: Loop cutaneous ureterostomy in infants and young children: Late results in 32 cases. J Urol 1972; 107:655

Pope TL Jr et al: Nuclear scintigraphy and ultrasound in diagnosis of congenital ureteropelvic junction obstruction. J Urol 1980; 124:917

Reimer DE, Oswalt GC Jr: Iatrogenic ureteral obstruction treated with balloon dilation. J Urol 1981; 126:689

Remigailo RV et al: Ileal conduit urinary diversion: Ten-year review. Urology 1976:7:343

Rose JS et al: B-mode sonographic evaluation of abdominal masses in the pediatric patient. Am J Roentgenol 1974; 120:691

Schmidt JD et al: Complications, results and problems of ileal conduit diversions. J Urol 1973; 109:210

Schulman A, Herlinger H: Urinary tract dilatation in pregnancy. Br J Radiol 1975; 48:638

Shapiro SR, Bennett AH: Recovery of renal function after prolonged unilateral ureteral obstruction. J Urol 1976; 115:136

Sharma D: Scrotal flap urethroplasty in the primary management of the "watering-can perineum". Br J Urol 1979; 51:400

Smart WR: Chapter 55 in: Urology, 3rd ed. Campbell MF, Harrison JH (editors). Saunders, 1970

Stage KH, Lewis S: Use of radionuclide washout test in evaluation of suspected upper urinary tract obstruction. J Urol 1981; 125:379

Stephens FD: Idiopathic dilatations of the urinary tract. J Urol 1974; 112:819

Tanagho EA: Congenitally obstructed bladders: Fate after defunctionalization. J Urol 1974; 111:102

Tanagho EA: The pathogenesis and management of megaureter. Pages 85–116 in Excerpta Medica in Paediatric Urology. Johnson JH, Goodwin WF (editors). North Holland, 1974

Tanagho EA, Meyers FH: Trigonal hypertrophy: A cause of ureteral obstruction. J Urol 1965; 93:678

Tanagho EA, Smith DR, Guthrie TH: Pathophysiology of functional ureteral obstruction. J Urol 1970; 104:73

Thompson IA, Bruns TNC: Neonatal ascites: A reflection of obstructive disease. J Urol 1972; 107:509

Walsh PC et al: Percutaneous antegrade pyelography in hydronephrosis: Preoperative assessment. Urology 1973; 1:537

Walther PC, Parsons CL, Schmidt JD: Direct vision internal urethrotomy in management of urethral strictures. J Urol 1980; 123:497

Walzer A, Loenigsberg M: Prenatal evaluation of partial obstruction of the urinary tract. Radiology 1980; 135:93

Waterhouse K, Laungani G, Patil U: Surgical repair of membranous urethral strictures: Experience with 105 consecutive cases. J Urol 1980; 123:500

Whitaker RH: Equivocal pelvi-ureteric obstruction. Br J Urol 1976; 47:771

Whitaker RH, Buxton-Thomas M: A comparison of pressure flow studies and renography in equivocal upper urinary tract obstruction. J Urol 1984; 131:446

Whitfield HN et al: Frusemide intravenous urography in the diagnosis of pelviureteric junction obstruction. Br J Urol 1979; 51:445

Whitfield HN et al: Renal transit time measurements in the diagnosis of ureteric obstruction. Br J Urol 1982; 53:504

Witherow RO, Whitaker RH: the predictive accuracy of antegrade pressure flow studies in equivocal upper tract obstruction. Br J Urol 1982; 53:496

Wolf FN, Whitaker RH: Late followup of dynamic evaluation of upper urinary tract obstruction. J Urol 1982; 128:346

Youssef AMR, Cockett ATK, Mee AD: Internal urethrotomy using Sachse knife for managing urethral strictures. Urology 1980; 15:562

Zincke H, Malek RS: Experience with cutaneous and transureteroureterostomy. J Urol 1974; 111:760

12 Vesikoureteraler Reflux

E. A. Tanagho

Unter normalen Umständen sorgt die Harnleitermündung dafür, daß der Urin in the Blase abfließt und daß – insbesondere bei der Miktion – ein Rückfluß des Urins in den Harnleiter vermieden wird. Dadurch werden die Nieren vor dem hohen Blaseninnendruck geschützt und eine Infektion durch infizierten Blasenurin vermieden. Wenn diese Ventilwirkung nicht funktionsfähig ist, können Harnwegsinfektionen mit nachfolgender Pyelonephritis auftreten. Die Pyelonephritis entsteht, abgesehen von wenigen Ausnahmen (akut, chronisch oder abgeheilt), aus einem vesikoureteralen Reflux.

Anatomie der Harnleitermündung

Für das Verständnis der Ursachen eines vesikoureteralen Refluxes ist die genaue Kenntnis der Anatomie der ureterovesikalen Ventilfunktion notwendig. Anatomische Untersuchungen von Hutch (1972) und von Tanagho u. Pugh (1963) werden im folgenden (Abb. 12.1) bei der Besprechung des vesikoureteralen Refluxes miteinbezogen.

Mesodermale Komponente

Dieser Bereich, der sich embryologisch aus dem Wolff-Gang entwickelt, besteht aus 2 Teilen, die durch den Sympathikus innerviert werden.

Der Harnleiter und der obere Trigonumanteil

Die glatte Muskulatur der Nierenkelche, des Nierenbeckens und des extravesikalen Harnleiters setzt sich aus spiralförmig verlaufenden Fasern zusammen, die eine peristaltische Aktivität ermöglichen. In der Nähe der Blase orientieren sich diese Fasern wieder im longitudinalen Verlauf. Der Harnleiter durchsetzt die Blasenwand schräg; das intravesikal liegende Harnleitersegment besteht daher nur aus longitudinal verlaufenden Muskelfasern, die keine Peristaltik aufweisen. In der Nähe des Ostiums verlaufen die Fasern der glatten Muskulatur, die das Dach des Harnleiters bilden, seitlich und verbinden sich dann mit denen, die die Rückwand darstellen. Sie teilen sich dann auf und vereinen sich mit den entsprechenden Muskelbündeln des anderen Harnleiters, laufen nach kaudal und bilden so den oberflächlichen Teil des Trigonums. Das Trigonum läuft über den Blasenhals und endet beim Mann am Colliculus, bei der Frau direkt hinter der externen Harnröhrenmündung. So zeigt der gesamte ureterotrigonale Komplex eine einheitliche Struktur: oberhalb des Ostiums röhrenförmig, darunter mehr flach verlaufend.

Waldeyer-Scheide und tieferliegendes Trigonum

Etwa 2–3 cm oberhalb der Blase wird der Harnleiter von einer äußeren longitudinalen Muskelschicht umfaßt. Diese muskuläre Scheide verläuft durch die Blasenwand und ist durch sie mit einigen Detrusorfasern verbunden. Bei ihrer Einmündung in das Blasenlumen treten die oberen Fasern auseinander und verbinden sich mit den darunter liegenden Muskelsträngen. Sie teilen sich dann auf, gehen in die Muskelbündel des kontralateralen Ureters über und bilden so den unteren Anteil des Trigonums, der am Blasenhals endet.

Endodermale Komponente

Die Detrusorfasern des Blasenmuskels sind ineinander verschlungen und verlaufen in verschiedenen Richtungen. Bei ihrem Verlauf zum M. sphincter internus hin ordnen sie sich jedoch in 3 Schichten an:

Innere longitudinale Schicht

Diese Schicht verläuft in der Submukosa bis in die Harnröhre und endet bei der Frau innerhalb des Meatus externus, beim Mann am unteren Rand der Prostata.

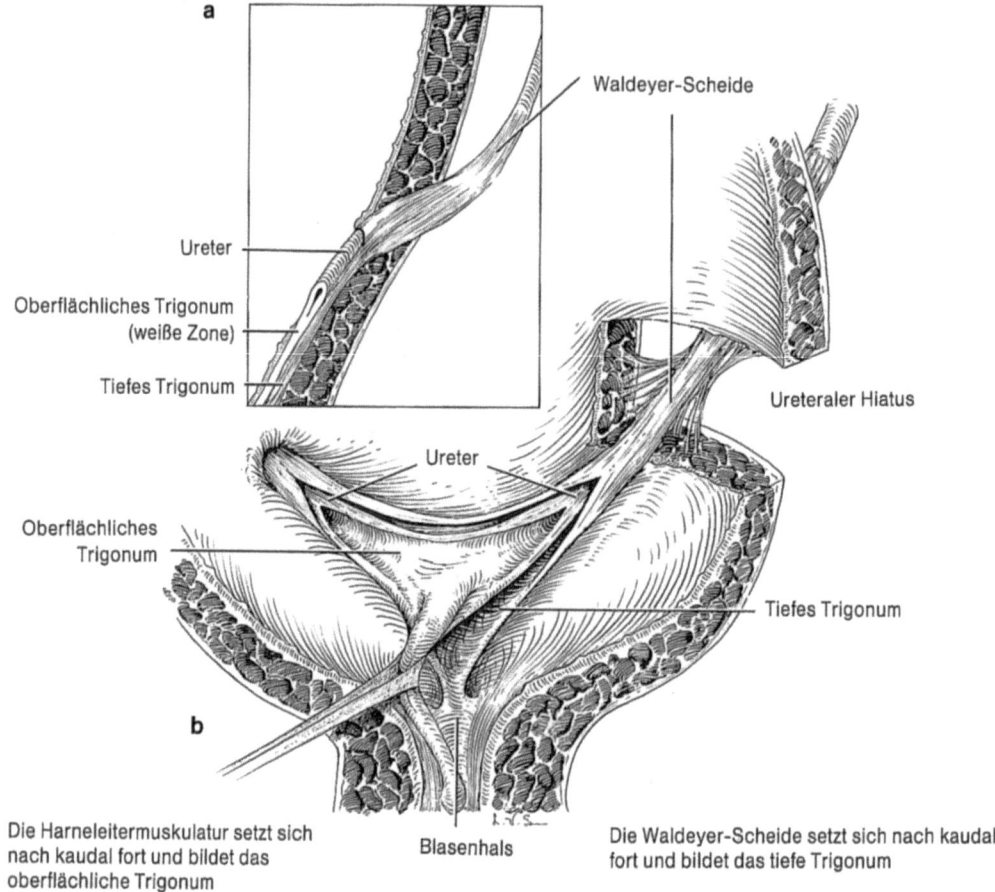

Abb. 12.1 a, b. Normaler ureterotrigonaler Komplex. **a** Seitenansicht der Harnleitermündung. Die muskuläre Waldeyer-Scheide umgibt den juxtavesikalen Harnleiter und setzt sich als tiefe Schicht im Trigonum fort, das bis zum Blasenhals reicht. Die Harnleitermuskulatur wird zum oberflächlichen Trigonum, das beim Mann bis zum Colliculus seminalis reicht und bei der Frau kurz vor dem Meatus externus endet. **b** Die Waldeyer-Scheide ist über einige Fasern mit dem Detrusor im ureteralen Hiatus verbunden. Diese muskuläre Scheide, die unterhalb der Ureterostien liegt, wird zum tiefen Trigonum. Die Muskulatur der Ureteren setzt sich nach kaudal als oberflächliches Trigonum fort. [Modifiziert nach Tanagho u. Pugh (1963)]

Mittlere zirkuläre Schicht

Diese Schicht ist im vorderen Anteil am kräftigsten und endet am Blasenhals.

Äußere Longitudinalschicht

Diese Muskelbündel zeigen einen zirkulären und spiraligen Verlauf. Sie ziehen über die äußere Oberfläche der weiblichen Harnröhre und verlaufen beim Mann im äußeren prostatischen Gewebeanteil. Sie stellen den „wirklichen" Schließmuskel dar.

Der Detrusor wird durch den Parasympathikus innerviert (S 2–4).

Physiologie der Harnleitermündung

Schon viele Untersucher hatten vermutet, daß der normale Tonus des Trigonums den intravesikal liegenden Teil des Harnleiters verschließt. Dies wurde durch Tanagho et al. (1965) bestätigt, die an Hunden ohne zystoureteralen Reflux folgendes zeigen konnten:

1. Die Unterbechung der Kontinuität des Trigonums führt zu einem Reflux. 3 mm unterhalb des Ostiums wurde im Trigonum eine Inzision vorgenommen. Dadurch kam es zu einer Verschiebung des Ostiums nach oben und lateral, sowie zu einer Verkürzung des intravesikal liegenden Harnlei-

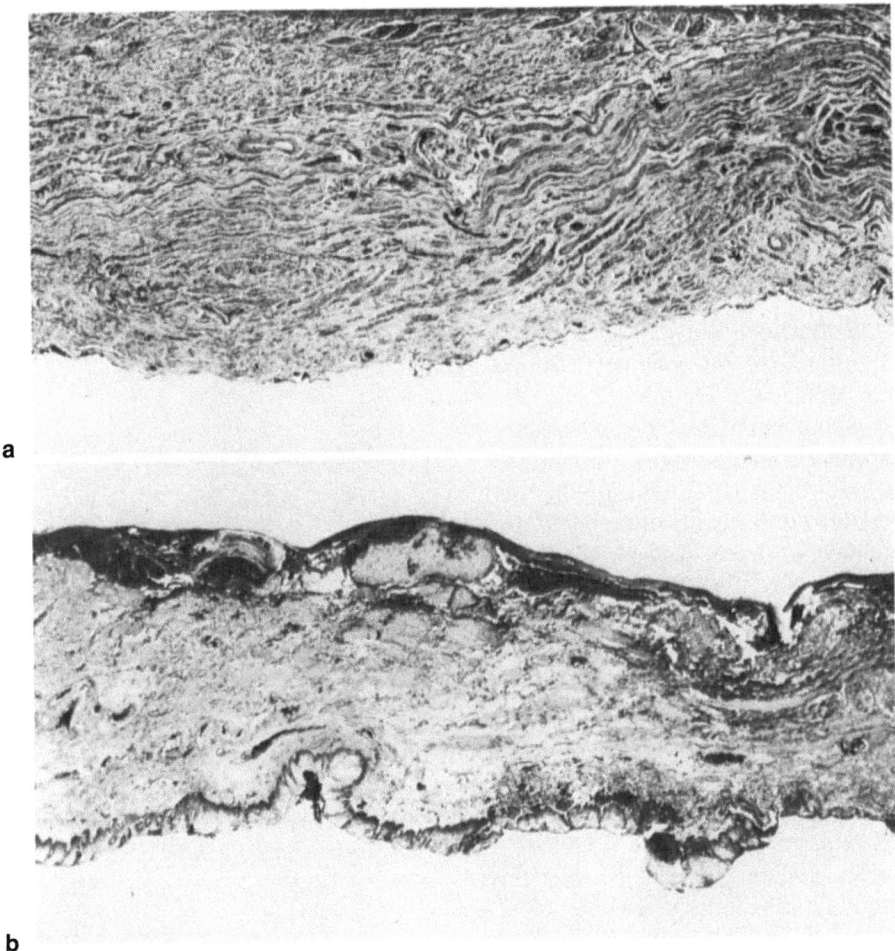

Abb. 12.2a, b. Histologie des Trigonums bei primärem Reflux. **a** Das normale Trigonum besitzt eine Fülle dicht gepackter glatter Muskelfasern. **b** Kongenital hypotrophierter trigonaler Muskel bei vesikoureteralem Reflux. Man beachte das Fehlen von Entzündungszellen. [Aus: Tanagho et al. (1965)]

ters. Nach Ausheilung der Inzision war der Reflux nicht mehr nachweisbar.
2. Eine unilaterale lumbale Sympathektomie führte zu einer Paralyse des Trigonums der gleichen Seite. Dies verursachte ebenfalls eine Verschiebung des Ostiums nach oben und lateral und ergab einen Reflux.
3. Durch elektrische Stimulation des Trigonumbereichs zog sich das Ostium nach kaudal, so daß sich der intravesikal liegende Harnleiteranteil verlängerte. Hierdurch entstand ein deutlicher Anstieg des Flußwiderstandes durch die Harnleitermündung. Ein ureteraler Reflux war nicht mehr nachweisbar. Die i.v.-Verabreichung von Adrenalin führte zum gleichen Ergebnis. Auf der anderen Seite fiel der Druck der Verschlußkraft bei Anwendung von Isoproterenol unter das normale Niveau ab. Wenn das Trigonum jedoch inzidiert wurde, konnte man weder durch elektrische Stimulation des Trigonums, noch durch Zuführung von Adrenalin einen Anstieg des Verschlußdruckes erreichen.
4. Bei einer langsamen Blasenfüllung stieg der Blaseninnendruck nur gering an, während sich der Druck im intravesikal liegenden Harnleiter stark erhöhte – wahrscheinlich auf der zunehmenden trigonalen Dehnung beruhend. Wenige Sekunden, bevor der starke Anstieg des intravesicalen Druckes die Miktion auslöste, stieg der Verschlußdruck im intravesikalen Harnleiteranteil stark an und blieb auch nach der Detrusorkontraktion noch etwa 20 s erhalten. Diese Untersuchungen ergaben, daß die Kompetenz der urethrovesikalen Verbindung von der Detrusoraktivität unabhängig ist. Sie wird lediglich vom Tonus des Trigonums bestimmt, das sich kurz vor der Miktion kraftvoll zusammenzieht, um den Blasenhals zu öffnen. Im gleichen Moment wird ein starker Zug auf den intravesikalen Harnleiter ausgeübt, so daß dieser so

lange verschlossen wird, wie der Blaseninnendruck erhöht bleibt. Während der Miktion fließt kein Urin aus dem Harnleiter in die Blase.

Man kann diesen Mechanismus mit dem Phänomen des chinesischen Fingerhuts vergleichen: Je stärker der Finger (Trigonum) zieht, desto stärker zieht sich der Fingerhut (intravesikaler Ureter) zusammen. Umgekehrt führt ein unzureichender Zug auch zu einem unvollständigen Verschluß der Harnleitermündung.

Aus diesen Experimenten schloß man, daß der normale urethrotrigonale Tonus einen vesikoureteralen Reflux verhindert. Die elektrische oder medikamentöse Stimulation des Trigonums führte zu einem steigenden Okklusionsdruck im intravesikal liegenden Harnleiteranteil und erhöhte den Flußwiderstand im Harnleiter. Inzision oder Paralyse im Trigonumbereich rief dagegen einen Reflux hervor. Durch diese Experimente wurde die Annahme widerlegt, daß der Harnleiterverschluß durch den Blaseninnendruck hervorgerufen wird, wobei der intravesikal liegende Ureter gegen den Detrusor gedrückt würde.

Eine Biopsie aus dem Trigonumbereich (und dem intravesikalen Harnleiteranteil) zeigte bei Patienten mit primärem Reflux eine zu schwach ausgebildete glatte Muskulatur (Abb. 12.2). Elektrische Stimulation eines Trigonums rief dabei nur eine geringe Kontraktion des ureterotrigonalen Übergangs hervor. Die Untersuchung führte zu der Feststellung, daß der Reflux besonders bei Kindern auf einer angeborenen Schwäche der ureterotrigonalen Muskulatur beruht.

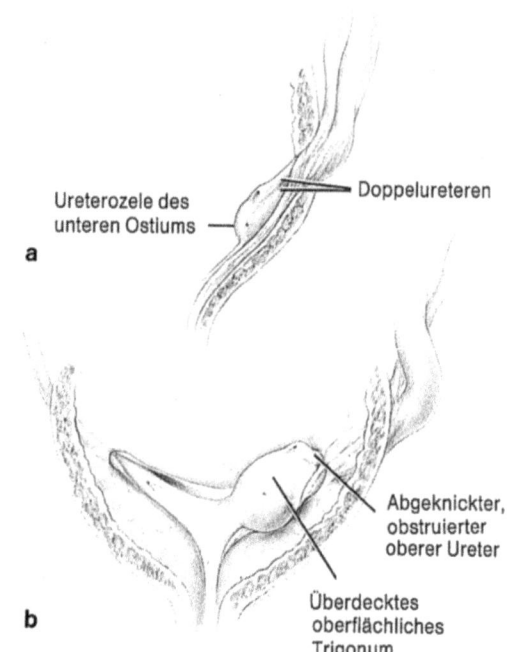

Abb. 12.3. a Kleine Ureterozele, die sich in einem Ureter duplex entwickelt (wo sie sich immer am unteren Ureterostium findet). **b** Die Ausdehnung eines submukösen Segments führt zu einer Anhebung und Knickbildung des ipsilateralen Harnleiterostiums. Ureterozelen im gedoppelten System sind nur selten so klein. [Aus: Tanagho (1979)]

Vesikoureteraler Reflux

Ursachen

Die Hauptursache des vesikoureteralen Refluxes ist eine Schwächung des Trigonums und der benachbarten intravesikalen Harnleitermuskulatur. Jede Veränderung, die zu einer Verkürzung des intravesikalen Ureteranteils führt, kann einen Reflux auslösen. Dies tritt jedoch nicht so häufig auf. Zahlreiche Autoren haben angeborene Refluxerkrankungen beschrieben, die wohl genetisch bedingt waren.

Angeborene Ursachen

Schwäche des Trigonums (primärer Reflux)

Hierbei handelt es sich um die häufigste Ursache des ureteralen Refluxes. Sie tritt vermehrt bei jungen Mädchen auf, kommt jedoch auch bei Jungen vor. Ein Reflux bei Erwachsenen – gewöhnlich bei Frauen – stellt wahrscheinlich denselben angeborenen Defekt dar. Ist eine Seite des Trigonums zu schwach ausgebildet, kommt es zur Abnahme des Verschlußdrucks im entsprechenden intravesikal gelegenen Harnleiteranteil. Bei ausgeprägter Schwäche im ureterotrigonalen Anteil kann es auch zu einem bilateralen Reflux kommen.

Man vermutet, daß die ureterotrigonale Störung mit der Entwicklung der Ureterknospe aus dem Wolff-Gang zusammenhängt. Der Harnleiter erhält seine Muskulatur vom oberen Anteil nach distal, so daß man gerade am untersten Teil des Harnleiters eine unzureichende Versorgung mit Muskelfasern finden kann. Möglicherweise kann sich der Harnleiter aber auch zu nahe am Urogenitalsinus befinden. Es kann in der Embryonalzeit schon früh zu einer Verbindung kommen, d.h. noch bevor der Harnleiter von einer angemessenen mesenchymalen Gewebeschicht eingehüllt wird, um sich später zur eigentlichen trigonalen Muskulatur zu differenzieren. Diese Hypothese erklärt alle bis heute bekannten Fakten über den Reflux: seine Muskelschwäche, seine laterale Mündung

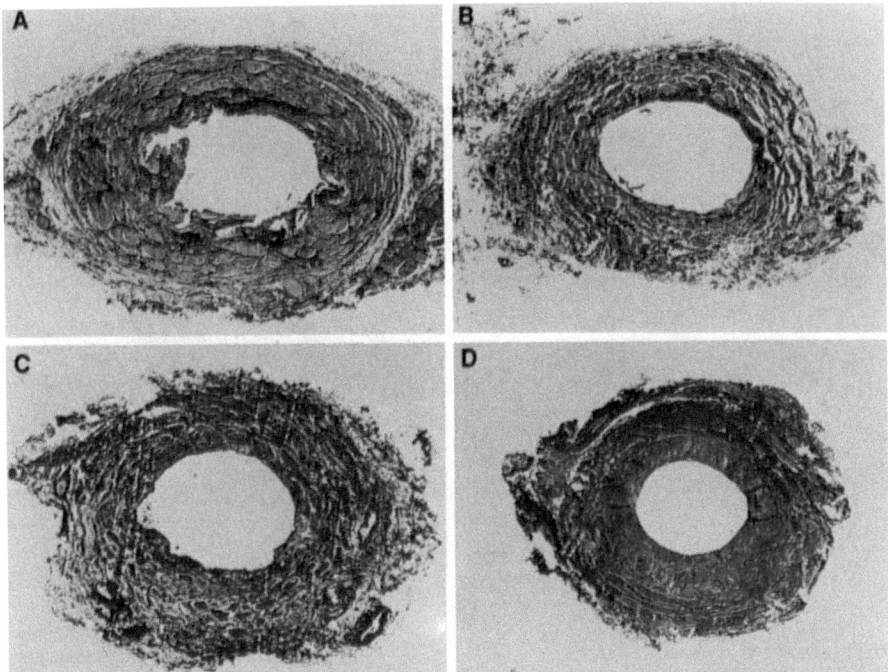

Abb. 12.4 A–D. Histologie der verschiedenen Stadien einer submukösen Muskelschwäche des Harnleiterostiums (s. auch Abb. 12.9). **A** Normal: Minimale Schwäche (konusförmiges Ostium). **B** Deutlichere muskuläre Schwäche (ovales Ostium). **C** Deutliche muskuläre Schwäche (hufeisenförmiges Ostium). **D** Extreme muskuläre Schwäche. Man erkennt nur noch wenige Muskelfasern, der Rest ist kollagenes Bindegewebe

in die Blase mit dem sehr kurzen Submukosateilstück, seine Verbindung mit der schwachen ureteralen Muskulatur und dem klaffenden Ostium (das in schweren Fällen das Aussehen eines Golfloches annimmt). Die Hypothese erklärt aber auch, warum bei Doppelnieren, wenn nur ein Harnleiter einen Reflux aufweist, dies immer der vom oberen Ostium ausgehende ist (er liegt näher am Urogenitalsinus auf dem Wolff-Gang und weist daher die geringste Muskelentwicklung auf).

Normalerweise übt der intravesikale ureterotrigonale Muskeltonus einen Zug nach unten aus, während der extravesikal liegende Ureteranteil leicht nach oben gezogen wird (Abb. 12.3). Ist das Trigonum nicht richtig ausgebildet, so ist seine okklusive Kraft verringert, und außerdem neigt das Ostium dazu, sich nach oben zum Harnleiter hin zu bewegen. Der Grad des Zurückweichens steht in direktem Zusammenhang mit der Insuffizienz des Verschlusses (Abb. 12.4). Liegt das Ostium über dem ureteralen Hiatus der Blasenwand (sog. „Golflochostium"), so ist es absolut funktionsunfähig. Der Grad der Verschlußunfähigkeit kann durch Ausscheidungsurographie, Zystoskopie und zystoskopische Beurteilung des Ostiums festgelegt werden.

Mißbildungen des Ureters

Doppelureter (Abb. 12.5)

Der intravesikal liegende Anteil des Harnleiters, der zum oberen Nierensegment führt, hat gewöhnlich eine normale Länge, während der Teil des Harnleiters, der zum unteren Nierenpol läuft, abnorm kurz ist. Das dazugehörige Ostium ist häufig funktionsunfähig. Stephens wies 1964 nach, daß die Verschlußunfähigkeit auch durch die schwach ausgebildete Muskulatur im oberen Ostiumbereich bedingt ist.

Ektopisches Ostium

Ein einzelner Harnleiter oder auch einer der Harnleiter bei Ureter duplex kann im Trigonumbereich, am Blasenhals oder auch in der Harnröhre münden. In diesem Fall ist ein vesikoureteraler Reflux die Regel. Diese Beobachtung zeigt, daß nicht allein die Länge des intravesikal liegenden Harnleiters der einzig wichtige Faktor beim Reflux ist. Stephens beobachtete 1964, daß solche intravesikal liegenden Harnleiteranteile keine glatte Muskulatur besitzen und daher auch nicht zu einem Verschluß führen können.

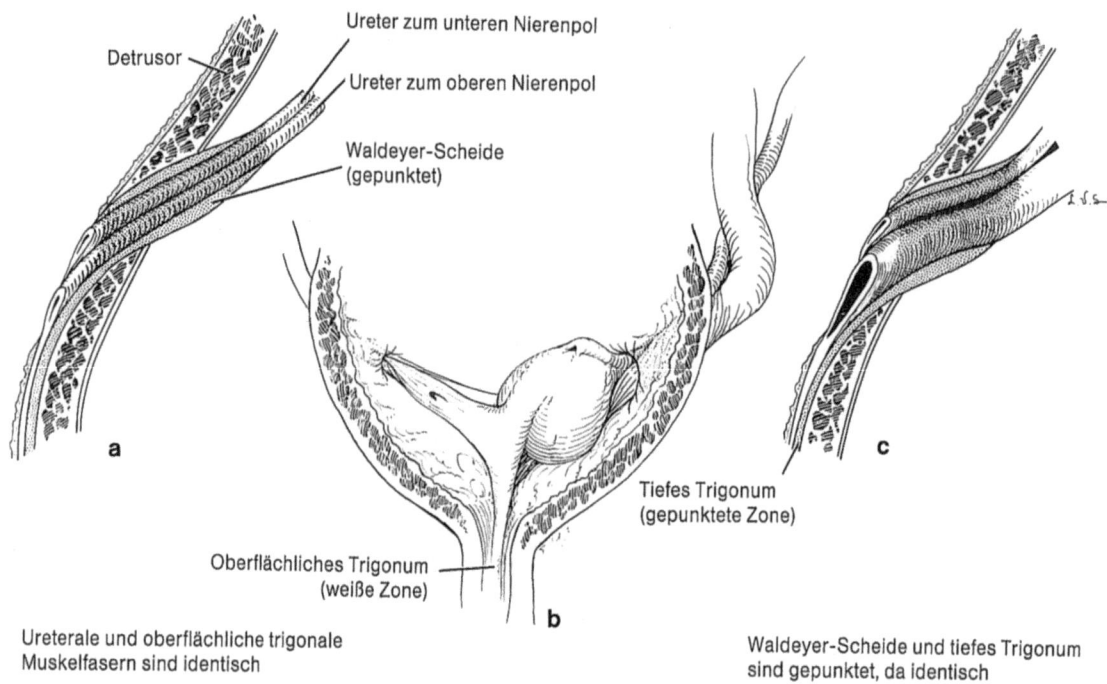

Abb. 12.5a–c. Doppelharnleiter und Ureterozele als Ursachen eines vesikoureteralen Refluxes. **a** Der Doppelharnleiter zeigt juxtavesikale und intravesikale Ureteren, die von einer gemeinsamen Hülle umgeben sind (Waldeyer-Scheide). Der obere Harnleiter, der immer den unteren Nierenpol drainiert, besitzt ein kürzeres intravesikales Segment. Darüber hinaus ist er muskelarm und neigt daher zum Reflux. **b** Ureter duplex mit Ureterozele, die immer den unteren Ureter, der den oberen Nierenanteil drainiert, befällt. Das Ostium ist obstruiert und führt zur Hydroureteronephrose. Die resultierende weite Dilatation des Harnleiters und des ureteralen Hiatus verkürzt das intravesikale Segment des anderen Ureters, was häufig zum Reflux führt. **c** Eine Resektion der Ureterozele, die zu einem Reflux in diesen Harnleiter führen kann

völlig normaler Verschlußfunktion auch unter den oben beschriebenen Umständen kein Reflux auftritt.

Außerdem hat man festgestellt, daß eine Pyelonephritis in der Schwangerschaft häufig durch einen vesikoureteralen Reflux verursacht wird. Viele dieser Patientinnen berichten von häufigen Harnwegsinfektionen während ihrer Kindheit. Die Schwierigkeit besteht nun darin, daß der Reflux während der Pubertät oft ausheilt. Tritt jedoch während der Schwangerschaft eine Bakteriurie auf, kann dies zur Funktionsunfähigkeit des Verschlußmechanismus führen. Durch die hormonelle Umstellung während der Schwangerschaft tritt zudem noch ein Tonusverlust des ureterotrigonalen Komplexes auf, wodurch sich dieser Zustand noch verschlimmert. Nach der Entbindung ist der Reflux gewöhnlich nicht mehr nachweisbar (Hutch u. Amar 1972).

Das Eagle-Barrett-Syndrom

Hierbei handelt es sich um eine seltene Entwicklungsstörung der Bauchmuskulatur und der glatten Muskulatur im Bereich von Harnleiter und Blase.

In der Regel besteht beidseitiger Kryptorchismus. Manchmal werden auch Equinovarus und Hüftgelenkveränderungen beobachtet. Aufgrund der mangelhaft ausgebildeten glatten Muskulatur des ureterotrigonalen Komplexes besteht ein Reflux. Daraus entwickelt sich im fortgeschrittenen Stadium eine Ureterohydronephrose.

Iatrogene Ursachen

Die folgenden operativen Eingriffe können zu einem vorübergehenden oder anhaltenden ureteralen Reflux führen.

Prostatektomie

Durch jede Art der Prostatektomie wird die Kontinuität des oberflächlichen Trigonumanteils am Blasenhals unterbrochen. Wenn sich der proximale Trigonumanteil nach oben zurückzieht, kann vorübergehend ein Reflux auftreten. Dieser Mechanismus

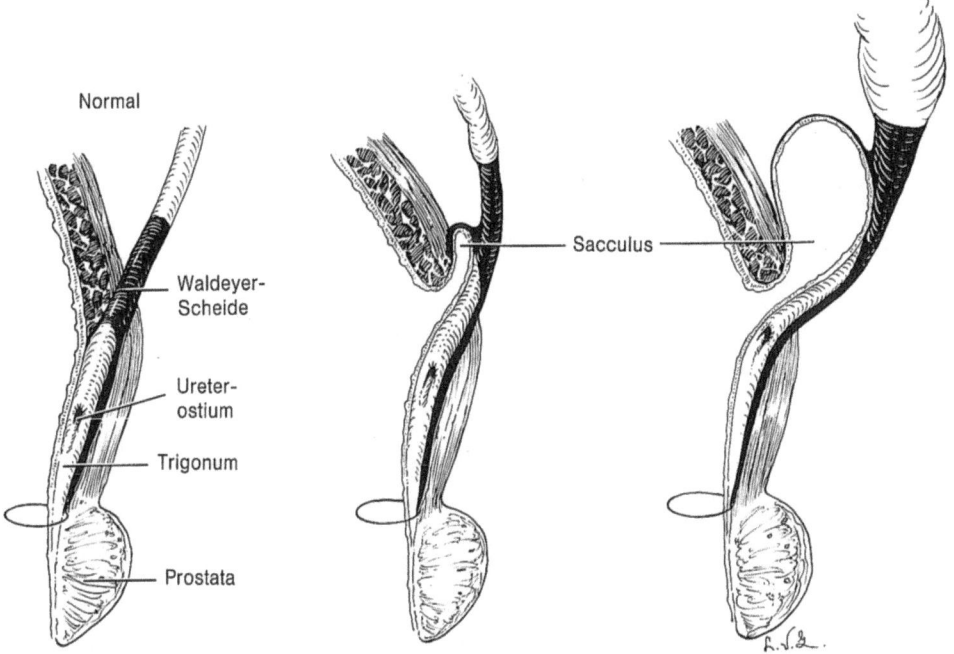

Abb. 12.6. Entstehung eines ureteralen Sacculus. Man beobachtet dies gelegentlich in Fällen eines primären Refluxes, häufiger jedoch bei obstruierten oder neurogenen Blasen mit erheblicher Trabekelbildung. Man beachte, daß sich die Blasenmukosa durch den ureteralen Hiatus vorwölbt und so das Harnleiterostium mit nach oben zieht. Hierdurch kann das Ostium zu guter Letzt eher in den Sacculus als in die Blase münden

kann auch für die ansteigenden Temperaturen (und Bakteriämien) verantwortlich sein, die man gelegentlich beobachtet, wenn der Dauerkatheter nach der Operation entfernt wird. Glücklicherweise wird das Trigonum innerhalb von 2–3 Wochen wieder so verankert, daß der Reflux verschwindet. Eine bereits vorher bestehende trigonale Hypertrophie (infolge vation oder schweren Obstruktionen, die distal der Blase liegen. Solche Veränderungen können jedoch auch im Zusammenhang mit einer trigonalen Hypertrophie gesehen werden: Der höhere Zug des ureterotrigonalen Muskels schützt diese Verbindung vor Funktionsunfähigkeit. In einigen Fällen führt ein Divertikel zu einer Aussackung durch Vorwölbung der Blasenschleimhaut durch den ureteralen Hiatus (Abb. 12.6). Die daraus resultierende Dilatation des Hiatus verkürzt den intravesikal liegenden Harnleiteranteil und kann so zu einem Reflux führen.

Ureterozele

Bei einer Ureterozele, die einen einzelnen Harnleiter betrifft, besteht meistens kein Reflux. Dagegen ist er gewöhnlich bei Ureter duplex in dem Harnleiter vorhanden, der zum oberen Nierenpol läuft. Da das Ostium verengt ist, dilatiert der intramurale Ureter. Damit wird der Durchmesser des ureteralen Hiatus vergrößert, so daß sich das intravesikale Segment des anderen Harnleiters verkürzt und damit funktionsunfähig wird. Durch eine Resektion der Ureterozele kann man normalerweise den Reflux nicht beheben.

Trabekelblase

Gelegentlich beobachtet man das Auftreten eines Refluxes bei Trabekelblase. Die Ursachen liegen in spastischen neurogenen Störungen der Blaseninner-

Blasenwandödeme bei Zystitis

Die Verschlußfähigkeit der „Harnleiterklappen" ist nicht immer gleichbleibend. Bei einer gerade noch ausreichenden Funktion tritt vielleicht kein Reflux auf, solange der Urin steril ist. Wenn eine Blasenentzündung jedoch entsprechende Ödeme verursacht, die auch auf das Trigonum und den intravesikalen Harnleiter übergehen, kann der Verschlußmechanismus versagen. Zusätzlich begünstigt der hohe Miktionsdruck den Reflux, so daß in solchen Fällen eine sekundäre Pyelonephritis auftreten kann. Nach Abheilung der Infektion ist im Zystogramm kein Reflux mehr nachweisbar. Man nimmt allerdings an, daß bei

einer prostatischen Obstruktion) kann die Folgen des Eingriffs kompensieren, so daß meist kein Reflux auftritt.

Resektion des Blasenhalses

Die Keilresektion des hinteren Blasenhalses, die bei vermuteter Blasenhalsstenose oder sonstigen Fehlfunktionen am Blasenhals durchgeführt wird, kann ebenfalls die trigonale Kontinuität unterbrechen und einen Reflux verursachen.

Ostiumschlitzung

Eine ausgiebige Durchtrennung des Ostiums kann zu einem Reflux führen. Meistens wird jedoch durch eine begrenzte Inzision in das Dach des intravesikalen Harnleiters nur eine geringe Anzahl von Muskelfasern verletzt, da der große Teil seitlich am Harnleiter verläuft, um sich mit den Muskelfasern am Boden des Trigonums zu verbinden. Bei einer ausgiebigen Resektion des Ostiums, z.B. bei Blasenkarzinom, tritt oft ein zystoureteraler Reflux auf.

Resektion einer Ureterozele

Nach Resektion einer Ureterozele kann bei weit dilatiertem ureteralem Hiatus ein Reflux auftreten.

Blasenkontraktur

Bei einer Blasenkontraktur nach interstitieller Zystitis, Tuberkulose, Bestrahlung, Karzinom oder Schistosomiasis sollte man an einen zystoureteralen Reflux denken.

Komplikationen

Der vesikoureterale Reflux führt zu folgenden Veränderungen an der Niere:

1. Pyelonephritis,
2. Hydroureteronephrose.

Pyelonephritis

Der vesikoureterale Reflux ist einer der häufigsten Faktoren, der, insbesondere bei Frauen, zur Entwicklung einer Pyelonephritis führt. Durch den Reflux erreichen die Bakterien die Niere, und außerdem kann der Harntrakt nicht vollständig entleert werden, so daß eine anhaltende Infektion bestehenbleibt. (Die Pyelonephritis wird in Kap. 13 detailliert besprochen.)

Hydronephrose (s. S. 195)

Bei einem Reflux kann eine Dilatation des Harnleiters, des Nierenbeckens und der Nierenkelche (Abb. 12.7), manchmal sogar bis zu einem extremen Grad (Abb. 12.8), auftreten. Bei Männern kann man derartige Veränderungen auch ohne Begleitinfektion beobachten, da durch die Länge der Harnröhre eine Infektion verhindert werden kann. Der sterile Reflux ist auf jeden Fall wesentlich weniger schädlich als der infektiöse.

Es gibt 3 Gründe für die Dilatation:

1. Zunehmende Beanspruchung. Normalerweise soll der Harnleiter den Urin, der von der Niere ausgeschieden wird, nur einmal zur Blase transportieren. Bei einem Reflux bewegen sich jedoch unterschiedlich große Urinmengen vor und zurück, so daß sich die Arbeitsleistung des Harnleiters verdoppelt, vervierfacht, verzehnfacht oder noch weiter ansteigen kann. Wenn schließlich der Harnleiter nicht mehr in der Lage ist, das steigende Urinvolumen zu fördern, tritt eine Stase mit zunehmender Dilatation des Harnleiters auf.
2. Hoher hydrostatischer Druck. Der Harnleiter wird normalerweise durch den ureterovesikalen Verschlußmechanismus gegen den hohen Blaseninnendruck geschützt. Bei einem offenen Reflux wird der hohe intravesikale Druck direkt in den Harnleiter und das Nierenbecken übertragen, so daß es zu einer Dehnung und Dilatation der Hohlorgane kommt.
3. Schwache Harnleitermuskulatur. Bei einem Reflux findet sich immer eine Muskelschwäche im Bereich der Harnleiterwandung. Je schwerer der Reflux ist, desto ausgeprägter ist auch die Muskelschwäche. Der Grad der Dilatation ist unterschiedlich. Ein Harnleiter mit kräftig ausgebildeter Muskulatur kann die Mehrarbeit und den höheren hydrostatischen Druck besser kompensieren als ein Harnleiter mit unzureichender Muskelschicht, der bei steigendem intraluminalem Druck eher zu Dilatationen neigen wird.

Ob ein Reflux ohne Infekt schädlich ist oder nicht, wird unterschiedlich beurteilt. Wir sind der Meinung,

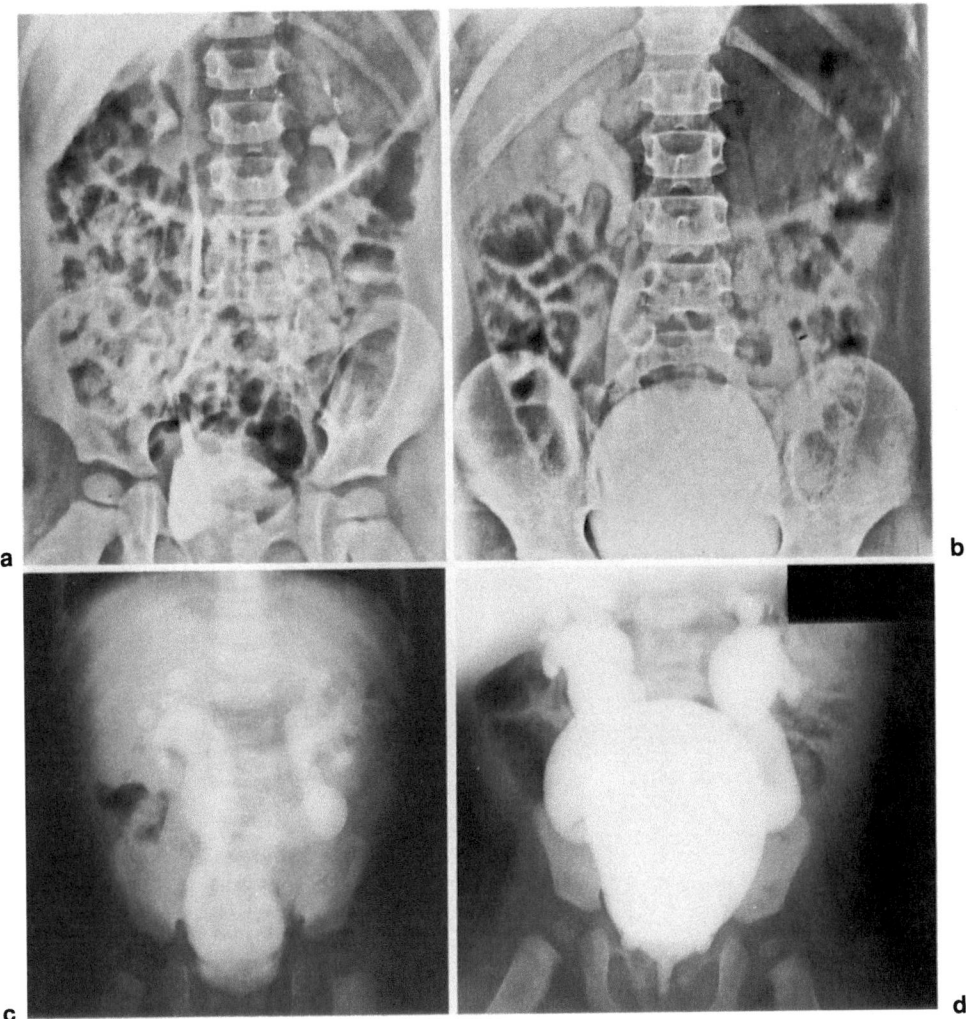

Abb. 12.7a–d. Ausscheidungsurogramm mit Verdacht auf vesikoureteralen Reflux. **a** Das Ausscheidungsurogramm zeigt einen leicht dilatierten und in ganzer Länge dargestellten rechten Harnleiter. Diese Veränderung beruht auf einem Reflux. **b** Auf dem Zystogramm läßt sich der Reflux erkennen. Man beachte den Grad der Dilatation von Harnleiter, Nierenbecken und Kelchen. **c** Das Ausscheidungsurogramm zeigt eine bilaterale Hydroureteronephrose mit pyelonephritischer Vernarbung. Die Befunde sprechen für einen Reflux. **d** Miktionszystogramm: bilateraler Reflux

daß es plausible Beweise dafür gibt, daß ein schwerer steriler Reflux zu einer Parenchymschädigung führen kann. Wird bei einem Reflux ein hoher Druck erreicht, kommt es zu einem Rückfluß in das Interstitium oder die Tubuli, was man während der Refluxprüfung gelegentlich nachweisen kann. Es folgt eine Extravasation des Urins in das Interstitium der Niere, so daß es zu einer deutlichen entzündlichen Reaktion mit zellulärer Infiltration und schließlich zur Fibrose und Vernarbung kommt. Auf lange Sicht gesehen, führt dies zu Veränderungen des Parenchyms, die man nicht von pyelonephritischen Vernarbungen nach bakteriellen Infektionen unterscheiden kann. Man kann diese Veränderungen auch als Refluxnephropathie bezeichnen, die bei entsprechendem Schweregrad zum terminalen Nierenversagen führen.

Die Untersuchungen von Ransley haben ergeben, daß ein intrarenaler Reflux häufiger bei flachen konkaven oder zusammengesetzten Papillen vorkommt, weil die Sammelrohre dazu neigen, sich mit ansteigendem intrapelvinem Druck zu öffnen und so einen Reflux ermöglichen. Papillen, die zu einem Reflux neigen, finden sich häufiger in den polaren Segmenten der Niere. Auch in normalen Papillen kann ein

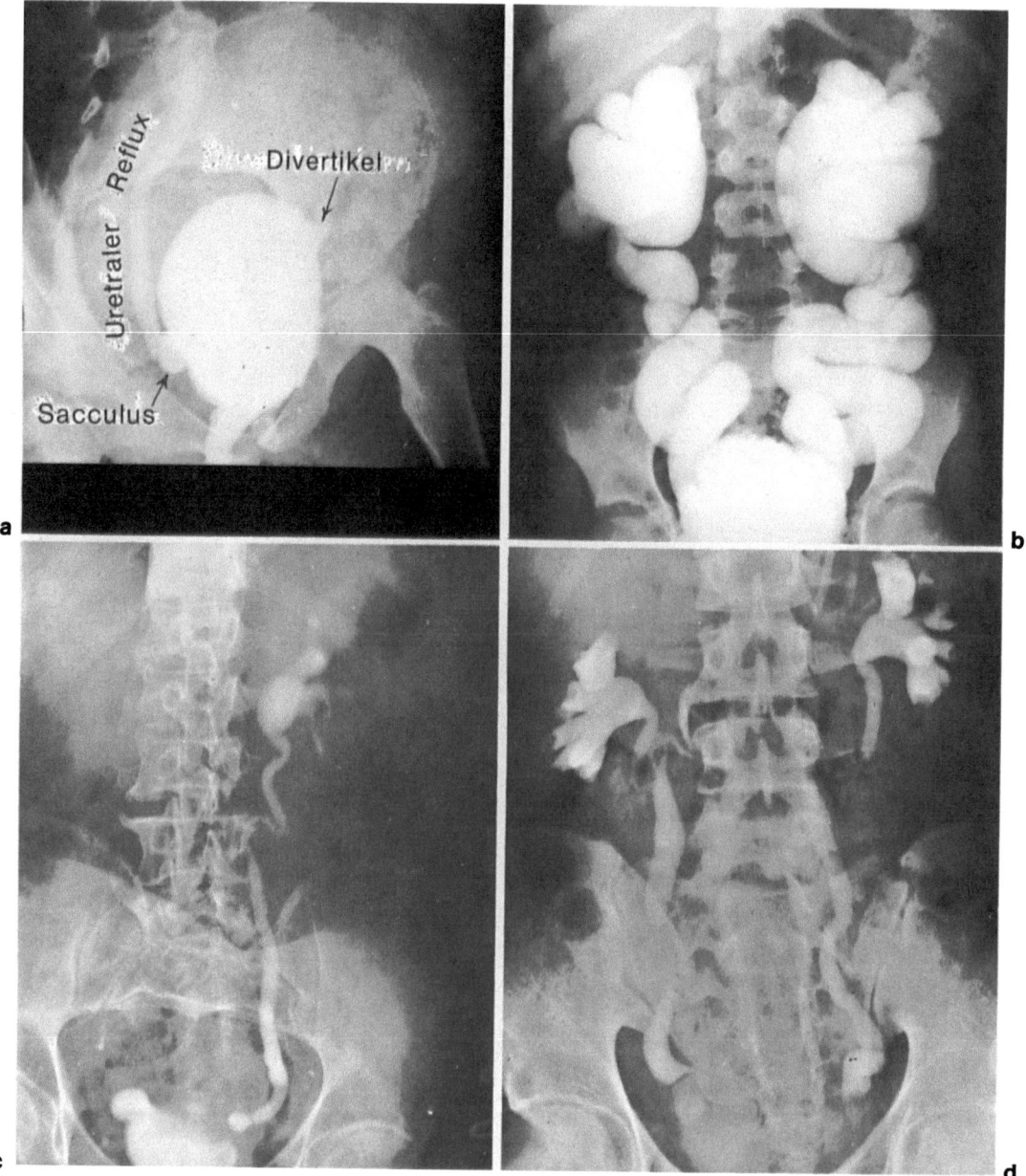

Abb. 12.8a–d. Die Zystogramme zeigen einen vesikoureteralen Reflux. **a** Sacculus an der rechten Harnleitermündung. **b** Meningomyelozele. Reflux mit schwerer bilateraler Hydroureteronephrose. Serumkreatinin 0,6 mg/dl; PSP-Ausscheidung 5%/h. **c** Patient nach Prostatektomie mit Reflux links und bilateralen Sacculi. **d** 10jähriger Junge mit Meningomyelozele. Die Blase ist leer. Der erschwerte Urinabfluß am Harnleiter-Blasen-Übergang ist beidseitig sichtbar. (Mit freundlicher Genehmigung von J. A. Hutch)

intrarenaler Reflux auftreten, wenn diese durch die Druckveränderungen des Refluxes abgeflacht sind.

Der hohe Blaseninnendruck wird durch das funktionsunfähige Ostium übertragen. Dieser Druck ist zum Zeitpunkt der Miktion sehr hoch. Außerdem sind der Harnleiterabgang und die Harnleitermündung weniger dehnbar als der übrige Anteil des Ureters. Daher wird es schwierig, sowohl die normal ausgeschiedene als auch die zurückfließende Urinmenge weiterzuleiten; dies führt zu einer funktionellen Obstruktion. Der vesikoureterale Reflux ist damit auch zusätzlich eine häufige Ursache einer Obstruktion am Nierenbeckenabgang oder an der Einmündung des Harnleiters in die Blase. Daraus ersieht man die große Aussagekraft der Zystographie.

Häufigkeit des Refluxes

Die Verschlußunfähigkeit der Harnleitermündung ist ein anomaler Zustand. Peters et al. fanden bei 66 Frühgeburten keinen Reflux. Lich et al. konnten bei 26 Kindern innerhalb der ersten 2 Lebenstage keinen Reflux nachweisen; Leadbetter et al. erhielten bei 50 männlichen Erwachsenen normale Zystogramme (s. Smith 1978).

Der vesikoureterale Reflux tritt bei 50% der Kinder mit einer Harnwegsinfektion, jedoch nur bei 8% der Erwachsenen mit einer Bakteriurie auf. Diese Diskrepanz erklärt sich wohl durch die Tatsache, daß bei Mädchen gewöhnlich eine Pyelonephritis, bei Frauen dagegen meist nur eine Zystitis auftritt. Eine Bakteriurie impliziert nicht immer eine Pyelonephritis.

Ein Reflux tritt bei normalem Verschlußmechanismus nur bei einer schweren akuten Zystitis auf. Da eine Zystographie in solchen Fällen erst nach Abheilen des Infektes durchgeführt wird, findet man nur in seltenen Fällen einen Reflux. Er ist dagegen bei 85% der Patienten nachweisbar, die im Ausscheidungsurogramm typische Veränderungen einer abgeheilten Pyelonephritis aufweisen.

Tritt während der ersten Lebenswochen eine Infektion in Verbindung mit einem Reflux auf, so besteht bei vielen dieser Kinder gleichzeitig eine Sepsis und eine Urämie. Hierbei handelt es sich am häufigsten um Jungen mit Klappenbildung im Bereich der hinteren Harnröhre. Nach dem 6. Lebensmonat beträgt das Verhältnis eines Refluxes mit Infektion von Mädchen zu Jungen etwa 10:1.

Klinische Symptome

Wird bereits in der Anamnese eine akute Pyelonephritis angegeben, so muß man einen vesikoureteralen Reflux vermuten. Das gilt ganz besonders bei Frauen und kleinen Mädchen. Auch bei einer ständig rezidivierenden Zystitis sollte man an die Möglichkeit eines Refluxes denken. Solche Patienten haben oft eine Pyelonephritis mit nur geringgradig ausgeprägter Symptomatik.

Abhängigkeit der Symptome vom Grad des Refluxes

Symptome bei Pyelonephritis

Zu den üblichen Symptomen bei Erwachsenen gehören Schüttelfrost, hohes Fieber, Nierenschmerzen, Übelkeit, Erbrechen und Symptome, wie sie bei der Zystitis üblich sind. Bei Kindern treten neben dem Fieber oft unklare Bauchbeschwerden und manchmal Diarrhö auf.

Asymptomatische Pyelonephritis

Manchmal bestehen bei den Patienten überhaupt keine Beschwerden. Eine auftretende Bakteriurie oder Pyurie kann der einzige Hinweis sein. Dies verdeutlicht die Notwendigkeit gründlicher Urinanalysen, insbesondere bei Kindern.

Symptome der Zystitis

Hierbei ist charakteristisch, daß die Bakteriurie resistent gegen Medikamente ist oder daß nach medikamentöser Behandlung ein Infektrezidiv auftritt. Solche Patienten weisen oft einen Reflux mit symptomloser Pyelonephritis auf.

Nierenschmerzen bei der Miktion

Eigenartigerweise werden diese Beschwerden bei Patienten mit vesikoureteralem Reflux sehr selten angegeben.

Urämie

Das Endstadium eines bilateralen Refluxes ist die Urämie infolge der Zerstörung des Nierenparenchyms durch Hydronephrose, Pyelonephritis oder beides. Der Patient kann, wenn er sich an die schleichende Niereninsuffizienz gewöhnt hat, einen recht gesunden Eindruck machen. Zahlreiche Nierentransplantationen wurden bei Patienten durchgeführt, deren Nierenfunktion sich durch Reflux und zunehmenden Infekt verschlechterte. Eine rechtzeitige Diagnostik, die auf einer sorgfältigen Urinanalyse basiert, hätte in der Kindheit sicherlich zur richtigen Diagnose geführt. Eine fortschreitende Pyelonephritis ist heute bis auf wenige Ausnahmen vermeidbar.

Bluthochdruck

Im Endstadium einer atrophischen Pyelonephritis beobachtet man zunehmend das Auftreten einer Hypertonie.

**Symptome bei anderen
refluxverursachenden Krankheiten**

Hierbei wird das klinische Bild häufig durch die Grunderkrankung hervorgerufen.

Harnwegsobstruktionen

Bei kleinen Mädchen kann eine verzögerte oder abgeschwächte Miktion durch einen Spasmus des periuretheralen Muskels (s. Kap. 31) auftreten. Bei Männern kann der Harnstrahl durch Klappenbildung in der hinteren Harnröhre (bei Jungen) oder bei Prostatavergrößerung (Männer über 50 Jahre) abgeschwächt sein.

Rückenmarkserkrankungen

Bei den Patienten kann eine neurogene Erkrankung wie Paraplegie, Quadroplegie, multiple Sklerose oder Meningomyozele bestehen. Die Symptome entsprechen denen einer neurogenen Blasenentleerungsstörung: Inkontinenz, Harnverhaltung, Blasenkrämpfe.

Untersuchungsbefunde

Während einer akuten Pyelonephritis können Nierenschmerzen bestehen. Es kann aber auch eine chronische Niereninfektion ohne Beschwerden vorliegen.

Palpation und Perkussion der suprapubischen Region können zur Diagnose einer überdehnten Blase aufgrund einer Obstruktion oder neurogenen Erkrankung führen.

Findet man bei einem Jungen einen prall-elastischen Tumor in der Mittellinie des Beckenbereiches, so muß man an eine erheblich vergrößerte Blase durch Klappenbildung in der hinteren Harnröhre denken.

Die Untersuchung kann neurologische Veränderungen ergeben, die zu einer Blasenlähmung geführt haben.

Laborbefunde

Die absolut häufigste Komplikation beim Reflux ist, insbesondere bei Frauen, die Infektion. Eine Bakteriurie ohne Pyurie ist nicht selten. Bei Männern kann der Urinbefund aufgrund der längeren sterilen Harnröhre oft unauffällig sein.

Die PSP-Ausscheidung ist bei einer Urämie vermindert. Die Kurve kann, auch wenn die Nierenfunktion normal ist, flach sein, weil ein Teil des in den ersten 30 min ausgeschiedenen Urins durch den Reflux in die Nieren zurückläuft. Bei schwerem beidseitigem Reflux kann die totale PSP-Ausscheidung stark erniedrigt sein. Das Serumkreatinin steigt im fortgeschrittenen Stadium der Nierenerkrankung an, es kann jedoch bei ausgeprägtem Reflux und Hydronephrose noch normal sein (s. Abb. 12.8, oben rechts). Der PSP-Test ist in diesem Fall die beste Screeningmethode.

Röntgenbefunde

Bereits die Abdomenübersichtsaufnahme kann eine Spina bifida, eine Meningomyolozele oder eine Veränderung im Sakrum aufzeigen und damit auf eine neurologische Erkrankung hinweisen. Beim vesikoureteralen Reflux können die Ausscheidungsurogramme unauffällig sein. Normalerweise können sich jedoch ein oder mehrere Zeichen für das Bestehen eines Refluxes darstellen (s. Abb. 12.7):

1. ein ständig dilatierter unterer Harnleiteranteil,
2. Dilatationsgebiete im Harnleiter,
3. Darstellung der gesamten Harnleiterlänge,
4. Hydroureteronephrose mit engem juxtavesikalem, ureteralem Segment,
5. Zeichen einer abgeheilten Pyelonephritis (verplumpte Kelche mit verengten Kelchhälsen oder Verschmälerung des Parenchymsaums).

Ein unauffälliges Ausscheidungsurogramm schließt einen Reflux nicht aus.

Bei Ureter duplex muß man an die Möglichkeit eines Refluxes in dem unteren Pol der Niere denken. In diesem Fall kann man eine Hydronephrose oder pyelonephritische Veränderungen in diesem Bereich beobachten. Eine Veränderung in dem Bereich des oberen Anteils der Doppelniere kann durch ein ektopisches Ostium oder eine Obstruktion durch Ureterozele bedingt sein.

Ein Reflux wird durch folgende Untersuchungstechniken verifiziert: durch einfaches Zystogramm, Miktionszystogramm oder Miktionszystogramm unter ständiger Bildaufzeichnung. Auch die nuklearmedizinische Untersuchung ist aussagekräftig: 1 mCi ^{99m}Tc wird mit einer sterilen physiologischen Kochsalzlösung in die Blase gefüllt, der ureterale Reflux kann durch die γ-Kamera aufgedeckt werden (s. Kap. 9).

Man kann einen Reflux auch mit Indigokarmin, einem blauen Farbstoff, nachweisen. Hierbei wird die

Klinische Symptome

Blase mit einer Lösung aufgefüllt, die 5 ml Indigokarmin pro 100 ml Wasser enthält. Danach entleert der Patient die Blase, die anschließend mit sterilem Wasser ausgespült wird. Daraufhin werden die beiden Ostien zystoskopisch auf eine blaue Färbung untersucht. Der Vorteil dieser Technik besteht darin, daß keine ionisierenden Strahlen benutzt werden müssen, und die Zuverlässigkeit der eines Miktionszystourethrogramms entspricht. Im allgemeinen deutet ein Reflux, der nur bei der Miktion sichtbar ist, auf eine bessere Klappenfunktion hin, als ein Niederdruckreflux. Auch wenn durch diese Untersuchung kein Reflux nachgewiesen wurde, kann ein nur zeitweilig vorhandener Reflux bestehen.

Die Miktionsphase im Zystogramm kann bei Mädchen eine distale Harnröhrenstenose durch Spasmus der periurethralen Muskeln aufzeigen (s. Abb. 31.1); bei Jungen findet man üblicherweise Klappenbildungen im Bereich der hinteren Harnröhre.

Instrumentelle Untersuchungen

Kalibrierung der Harnröhre

Bei Frauen sollte eine Bestimmung des Harnröhrenkalibers mit Hilfe der Bougies à boule durchgeführt werden. Eine distale Harnröhrenstenose wird bei kleinen Mädchen häufig bei rezidivierender Harnwegsinfektion entdeckt. Die Beseitigung der Stenose ist ein wichtiger Schritt zur Verbesserung der Hydrodynamik der Miktion: Sie führt zu einer Erniedrigung des intravesikalen Miktionsdruckes und zur Beseitigung eines bestehenden Restharns (s. Kap. 30). Eine behandlungsbedürftige Harnröhrenstenose besteht bei Frauen selten.

Zystoskopie

Bei kleinen Mädchen mit Reflux findet sich meist eine glattwandige, nur wenig trabekulierte Blase. Gelegentlich bestehen eine chronische Zystitis, ein Doppelureter oder eine Ureterozele. Ein ektopisches Ostium kann am Blasenhals oder sogar in der Harnröhre liegen. Bei Prallfüllung der Blase kann ein kleines Divertikel am Ostiumdach bestehen (s. Abb. 12.6). Auch hier muß an einen Reflux gedacht werden. Die Bedeutung der Zystoskopie liegt jedoch in der guten Beurteilung der Morphologie des Ostiums, seiner Lage und seiner Beziehung zum Blasenhals (Abb. 12.9).

Morphologie

Das Ostium eines normalen Ureters hat das Aussehen eines kleinen Vulkankegels. Eine etwas „schwä-

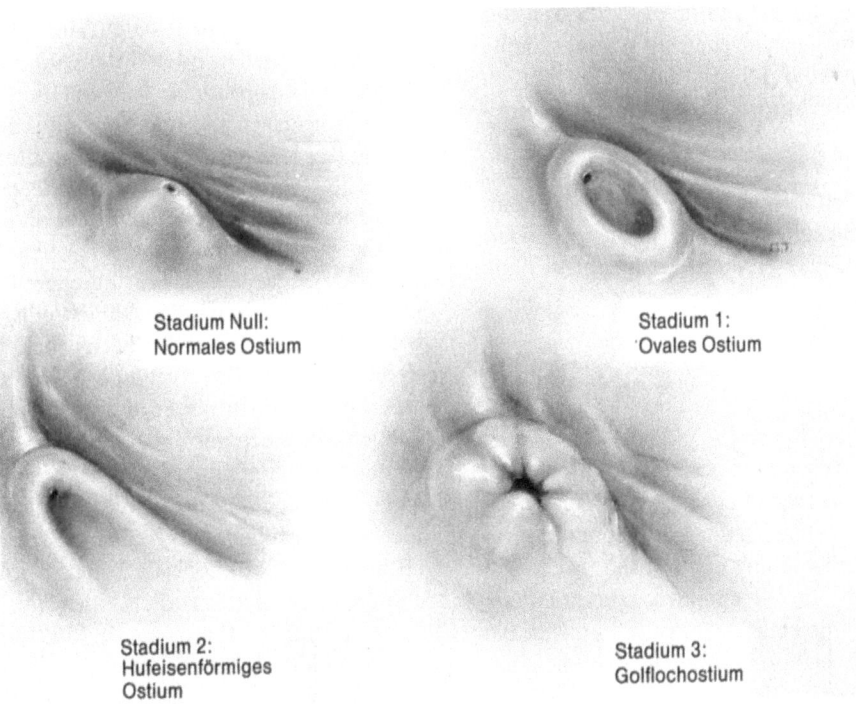

Abb. 12.9. Zystoskopisches Bild eines normalen Harnleiterostiums und 3 Schweregrade bei veränderten Harnleitermündungen (s. Abb. 12.4). [Aus: Lyon et al. (1969)]

chere" Klappe hat die Form eines Fußballstadions. Im nächsten Stadium ähnelt es einem Hufeisen, dessen offenes Ende zum Blasenhals zeigt. Das vollkommen funktionsunfähige Ostium sieht aus wie ein „Golfloch", das über dem ureteralen Hiatus liegt.

Lage des Ostiums

Man kann davon ausgehen, daß die Funktion des Ostiums um so schlechter ist, je weiter es vom Blasenhals entfernt liegt. Der Grad der Lateralisation spiegelt den Schweregrad der ureterotrigonalen Störung direkt wider.

Differentialdiagnose

Eine funktionelle (nicht-okklusive) vesikoureterale Obstruktion kann zu Veränderungen führen, die bei der Ausscheidungsurographie denen eines Refluxes ähneln. Tanagho et al. (1970) konnten zeigen, daß diese angeborene Obstruktion durch ein Übermaß an zirkulär verlaufenden glatten Muskelfasern im Bereich der Harnleitermuskulatur entsteht. Das wirkt sich wie ein Schließmuskel aus.

Eine schwere Obstruktion distal vom Blasenhals führt zu einer Hypertrophie des Blasendetrusors und der trigonalen Muskeln. Die letzteren üben dann einen zu starken Zug auf den intravesikalen Teil des Harnleiters aus und verursachen eine funktionelle Obstruktion (Tanagho u. Meyers 1965). Das führt zu einer Hydroureteronephrose, meist ohne vesikoureteralen Reflux.

Ein tiefsitzender Harnleiterstein, der Verschluß des Harnleiters durch Zervix- oder Prostatakarzinom, die Urogenitaltuberkulose und die Schistosomiasis können ebenfalls zu einer Hydroureteronephrose ohne Reflux führen.

Therapie

Aufgrund der zahlreichen Faktoren und der Meinungsvielfalt unter den Urologen über dieses Thema, ist es nicht möglich, einen einzigen und endgültigen Therapievorschlag zur Behandlung eines vesikoureteralen Refluxes zu geben. Im allgemeinen können wahrscheinlich mehr als die Hälfte aller primären Reflux bei Kindern durch nicht-operative Maßnahmen behandelt werden; nur bei dem Rest wird ein operativer Eingriff notwendig. Bei Erwachsenen allerdings wird die operative Versorgung im Vordergrund stehen.

Konservative Behandlung

Einsatzbereich

Ein Kind mit einem primären Reflux (geschwächtes Trigonum), das ein normales Ausscheidungsurogramm hat und dessen Ostien zystoskopisch normal erscheinen, hat ausgezeichnete Chancen, daß sich der Defekt „auswächst". Das trifft besonders zu, wenn das Zystogramm nur einen vorübergehenden oder einen „Hochdruckreflux" aufzeigt.

Bei einem Jungen mit Klappen im hinteren Harnröhrenbereich wird der Reflux nach Behandlung des Defektes zurückgehen.

Bei einer Frau, bei der sich nach dem Geschlechtsverkehr eine akute Pyelonephritis entwickelt, und deren Urinbefund sich nach medikamentöser Behandlung schnell bessert, kann der Reflux wahrscheinlich dadurch beseitigt werden, daß man durch entsprechende Vorsorge Blaseninfektionen verhindert (s. „Behandlung der akuten Zystitis", S. 257). Dies trifft besonders dann zu, wenn bei sterilem Urin kein Reflux mehr besteht. Hält man den Urin weiterhin steril, so bleibt der Verschlußmechanismus auch funktionsfähig.

Behandlungsmethoden

Durch Schlitzung einer distalen Harnröhrenstenose bei kleinen Mädchen oder Sprengung der Klappen der hinteren Harnröhre bei Jungen fällt der intravesikale Miktionsdruck ab, und es kommt zu einer Beseitigung des Restharns und des zystoureteralen Refluxes. Eine Harnwegsinfektion sollte definitiv mit antimikrobiellen Medikamenten behandelt werden. Eine Langzeittherapie mit Antibiotika sollte über weitere 6 Monate oder länger durchgeführt werden.

Die 3malige Blasenentleerung ist eine sehr effektive Methode um einen Reflux zu behandeln. Der vesikoureterale Reflux verhindert eine vollständige Entleerung des Harntraktes und stört damit den vesikalen Abwehrmechanismus. Wenn die Kinder zum Training alt genug sind, ist das Erlernen der mehrmaligen Blasenentleerung eine gute Behandlungsmethode. Bei bestehendem Reflux entleert sich zwar die Blase bei der Miktion, ein Teil des Urins fließt jedoch in den Harnleiter zurück, um später wieder zur Blase zu gelangen. Eine erneute Miktion nach einigen Minuten drückt bereits weniger Urin in die Harnleiter. Bei einer 3. Miktion kann gewöhnlich der Harntrakt völlig entleert werden. Hierdurch kann die natürliche eigene Widerstandskraft des Patienten maximal ausgenutzt werden.

Bei Kindern mit Reflux ist die Blasenwand oft sehr dünn, und sie verspüren auch nicht das normale Druckgefühl, wenn die Blase gefüllt ist. Durch die ständige Überfüllung kann der Detrusortonus noch mehr zurückgehen, und die Restharnmenge nimmt zu. Solche Kinder sollten nach der Uhr etwa alle 3–4 h die Blase entleeren, unabhängig davon, ob Harndrang besteht oder nicht. Nur so kann der vesikale Restharn bis auf ein Minimum beschränkt werden.

Bei jungen Mädchen mit deutlich dilatiertem oberem Harntrakt kann die Behandlung mit einem Dauerkatheter hilfreich sein. Über mehrere Monate kann sich die ureterale Dilatation und Verlängerung zurückbilden, so daß die Nierenfunktion unbeeinflußt bleibt. Zu einem entsprechend günstigen Zeitpunkt kann dann evtl. noch zusätzlich eine andere Therapie angewandt werden.

Beurteilung des Behandlungserfolgs

Über 1 Jahr lang sollte monatlich eine Harnanalyse vorgenommen werden. Eine sterile Urinkultur ist ein ermunterndes Zeichen. In etwa 4- bis 6monatlichen Abständen sollten die Zystogramme kontrolliert werden. Eine Ausscheidungsurographie ist nach jeweils 6 und 12 Monaten zu empfehlen, um eine Verschlechterung der renalen Situation auszuschließen.

Etwa die Hälfte aller Kinder mit Reflux kann auf diese Weise durch konservative Verfahren geheilt werden.

Operative Behandlungsmethoden

Anwendungsbereich

Ein Reflux, der durch die folgenden angeborenen Veränderungen hervorgerufen wird, kann nicht spontan ausheilen:

- ektopisches Ostium,
- gedoppelte Harnleiter,
- Ureterozele in Verbindung mit einem Ureter duplex und einem Reflux in den nicht befallenen Ureter,
- „Golfloch"-Ostium,
- Niederdruckreflux mit ausgeprägter Hydroureteronephrose.

Eine Operation ist notwendig, wenn:

- es nicht möglich ist, den Urin steril zu halten, und der Reflux bestehenbleibt,
- pyelonephritische Schübe trotz intensiver medizinischer Behandlung und antibiotischer Langzeittherapie auftreten,
- durch Ausscheidungsurogramme zunehmende Veränderungen der Nieren nachweisbar werden, oder
- der Reflux nach Beginn der Therapie länger als 1 Jahr bestehenbleibt.

Operationsverfahren

Bei deutlich eingeschränkter Nierenfunktion und massiv dilatiertem Ureter ist eine vorübergehende Harnableitung unumgänglich, damit sich die Nierenfunktion verbessert und die dilatierten Ureter ihren Tonus wiederbekommen. Anschließend kann die endgültige Beseitigung der Obstruktion (z. B. Klappen der hinteren Harnröhre) und eine Harnleiter-Blasen-Implantation zum richtigen Zeitpunkt vorgenommen werden. Bei einigen Patienten mit irreversiblen Veränderungen (z. B. Meningomyelozele) oder sehr schwer geschädigten und atonischen Harnleitern, wird eine permanente Harnableitung unumgänglich sein (ureteroileokutane Anastomose).

Vorübergehende Harnableitung

Wenn der Refluxurin frei in die Blase abfließt, reicht eine Zystostomie (oder ein Dauerkatheter bei Mädchen) aus. Bei stark dilatierten und gewundenen Harnleitern kann eine solche Schlinge operativ unter die Haut geführt werden. Der Harnleiter wird dann an dieser Stelle eröffnet, und der Urin entleert sich in einen Ileostomiebeutel. Später kann diese entsprechende Schlinge und der distale Abschnitt reseziert und der proximale Teil des Harnleiters in die Blase neu implantiert werden. Falls der Harnleiter nicht lang genug ist, ist eine Nephrostomie erforderlich.

Ständige Harnableitung

Wenn man annimmt, daß eine Harnleiter-Blasen-Implantation nicht möglich ist, sollte eine Harnableitung nach Bricker vorgenommen werden. Bei reduzierter Nierenfunktion und dilatierten atonischen Harnleitern ist eine Harnleiter-Haut-Fistel das Verfahren der Wahl.

Andere operative Maßnahmen

a) Wenn bei einem einseitigen Reflux die betroffene Niere schon schwer geschädigt ist (bei normalem, kontralateralem Organ), sollte eine Nephrektomie durchgeführt werden.

b) Bei einer Doppelniere mit Ureter duplex und funktionslosem Nierenanteil sollte eine Heminephrektomie mit Entfernung des gesamten Harnleiters vorgenommen werden. Ist die Hydronephrose des Nierenteils bei Doppelniere und Ureter duplex nur mäßig ausgeprägt, kann eine Anastomose zwischen dem dilatierten Harnleiter und dem Nierenbecken oder dem Harnleiter der normalen Niere vorgenommen werden. Gleichzeitig sollte man den distalen dilatierten Harnleiteranteil operativ entfernen.

c) Bei einseitigem Reflux ist auch eine Anastomose des distalen Harnleiteranteils in den Harnleiter der anderen Seite möglich (Transuretero-Ureterostomie).

Endgültige Operationsverfahren

Harnleiter-Blasen-Implantation

Prinzip der Operation (Tanagho 1970)

1. Die unteren 2–3 cm des Harnleiters, dessen Muskulatur unterentwickelt ist, werden reseziert.
2. Ein 2,5 cm langes Segment des extravesikalen Harnleiters wird frei präpariert.
3. Nun wird dieser intravesikale Harnleiteranteil durch einen submukösen Tunnel geführt.
4. Die Mündung des neuen Harnleiters wird an die durchtrennte Stelle des trigonalen Muskels genäht.

Operationsverfahren

Die im Folgenden beschriebenen Verfahren stimmen mit dem oben dargelegten Prinzip überein und führen in einem hohen Prozentsatz zum Erfolg: Korrektur oberhalb des Hiatus mit Verlängerung des intravesikalen Ureteranteils proximal des ureteralen Hiatus (Paquin 1959; Politano u. Leadbetter 1958); Korrektur unterhalb des Hiatus durch das Vorgehen nach Hutch (1963) und Glenn u. Anderson (1967); kombinierte supra- und infrahiatale Korrektur, die am meisten zu empfehlen ist und transtrigonale Korrektur nach Cohen (1975).

Wenn die Harnleiter übermäßig torquiert sind, müssen die gewundenen Anteile reseziert werden. Sind sie zu stark dilatiert, müssen die unteren Anteile auf ein normales Kaliber gebracht werden.

Ergebnisse der Harnleiter-Blasen-Implantationen

Etwa 93% der Patienten weisen nach einer Harnleiter-Blasen-Implantation keinen Reflux mehr auf. Bei ungefähr 3% entwickelt sich eine ureterovesikale Stenose, so daß eine Nachoperation erforderlich wird. Über 75% der Patienten haben etwa 3–6 Monate nach dem operativen Eingriff einen sterilen Urin ohne Therapie mit Antibiotika. Bei einigen Patienten, bei denen nur eine Bakteriurie nachweisbar ist, liegt nur eine Zystitis vor. Dieses konnte man dadurch beweisen, daß durch Ureterenkatheter entnommene renale Urinproben steril waren. Die Fieberschübe treten nicht mehr auf. Wenn man berücksichtigt, daß nur die schwersten und am weitesten fortgeschrittenen Fälle operativ korrigiert werden müssen, sind die Resultate beeindruckend und überschreiten bei weitem die Heilungsmöglichkeiten durch alleinige antibiotische Behandlung (10–15%). Diese Operationen werden also zu Recht zu den bedeutendsten Leistungen in der modernen Urologie gezählt.

Prognose

Bei Patienten mit einem Reflux, bei denen die Ventilfunktion der Harnleitermündungen nur leicht verändert ist, führt eine konservative Therapie, wie oben beschrieben, zur Heilung des Refluxes und der Infektion.

Auch bei Patienten mit sehr schlechter Ventilfunktion des ureterovesikalen Segmentes, die operiert wurden, ist die Prognose ausgezeichnet. Bei einigen Kindern jedoch, die bereits eine schwere Schädigung der Nieren aufweisen, bevor die Diagnose gestellt wird, bleibt als Hilfe nur eine dauerhafte Harnableitung.

Literatur

Ahmed S, Tan H: Complications of transverse advancement ureteral reimplantation: Diverticulum formation. J Urol 1982; 127:970

Amar AD: Vesicoureteral reflux in adults: A 12-year study of 122 patients. Urology 1974; 3:184

Amar AD, Singer B, Chabra K: The practical management of vesicoureteral reflux in children: A review of 12 years' experience with 236 patients. Clin Pediatr 1976; 15:562

Ambrose SS et al: Observations on small kidney associated with vesicoureteral reflux. J Urol 1980; 123:349

Angel JR, Smith TW Jr, Roberts JA: Hydrodynamics of pyelorenal renal reflux. J Urol 1979; 122:20

Arap S, Abrao EG, Menezes de Goes G: Treatment and prevention of complications after extravesical antireflux technique. Eur Urol 1981; 7:263

Arap S et al: The extra-vesical antireflux plasty: Statistical analysis. Urol Int 1971; 26:241

Askari A, Belman AB: Vesicoureteral reflux in black girls. J Urol 1982; 127:747

Atwell JD, Allen NH: The interrelationship between paraureteric diverticula, vesicoureteric reflux and duplication of the pelvicaliceal collecting system: A family study. Br J Urol 1980; 52:269

Atwell JD, Cox PA: Growth of the kidney following unilateral antireflux surgery. Eur Urol 1981; 7:257

Badcock JR, Keats GK, King LR: Renal changes after uncomplicated antireflux operation. J Urol 1976; 115:720

Bakshandeh K, Lynne C, Carrion H: Vesicoureteral reflux and end stage renal disease. J Urol 1976; 116:557

Bauer SB, Colodny AH, Retik AB: The management of vesicoureteral reflux in children with myelodysplasia. J Urol 1982; 128:102

Bourne HH et al: Intrarenal reflux and renal damage. J Urol 1976; 115:304

Burkholder GV, Harper RC, Beach PD: Congenital absence of the abdominal muscles. Am J Clin Pathol 1970; 53:602

Carter TC, Tomskey GC, Ozog LS: Prune-belly syndrome: Review of 10 cases. Urology 1974; 3:279

Cattolica EV: Renal scarring and primary reflux in adults. Urology 1974; 4:397

Chisholm GD et al: DMSA scan and the prediction of recovery in obstructive uropathy. Eur Urol 1982; 8:227

Cohen SJ: Ureterozystoneostomie: Eine neue antireflux Technik. [Ureterocystoneostomy: A new technique for reflux prevention.] Aktuelle Urologie 1975; 6:1

Coleman JW, McGovern JH: Ureterovesical reimplantation in children: Surgical results in 491 children. Urology 1978; 12:514

DeKlerk DP, Reiner WG, Jeffs RD: Vesicoureteral reflux and ureteropelvic junction obstruction: Late occurrence of ureteropelvic obstruction after successful ureteroneocystomy. J Urol 1979; 121:816

Devine PC et al: Vesicoureteral reflux in children: Indications for surgical and nonsurgical treatment. Urology 1974; 3:315

Duckett JW, Bellinger MF: A plea for standardized grading of vesicoureteral reflux. Eur Urol 1982; 8:74

Duckett JW Jr: Ureterovesical junction and acquired vesicoureteral reflux. J Urol 1982; 127:249

Elo J et al: Character of urinary tract infections and pyelonephritic renal scarring after antireflux surgery. J Urol 1982; 129:343

Fair WR et al: Urinary tract infections in children. 1. Young girls with non-refluxing ureters. West J Med 1974; 121:366

Garrett RA, Schlueter DP: Complications of antiflux operations: Causes and management. J Urol 1973; 109:1002

Geist RW, Antolak SJ Jr: The clinical problems of children with sterile ureteral reflux. J Urol 1972; 108:343

Glenn JF, Anderson EE: Distal tunnel ureteral reimplantation. J Urol 1967; 97:623

Gonzales ET, Leitner WA, Glenn JF: An analysis of various modes of therapy for vesicoureteral reflux. Int Urol Nephrol 1972; 4:235

Hawtry CE et al: Ureterovesical reflux in an adolescent and adult population. J Urol 1983; 130:1067

Hendren WH: Complications of megaureter repair in children. J Urol 1975; 113:228

Hendren WH: Reoperation for the failed ureteral reimplantation. J Urol 1974; 111:403

Hodson CJ: The radiological contribution toward the diagnosis of chronic pyelonephritis. Radiology 1967; 88:857

Huland H et al: Vesicoureteral reflux in end stage renal disease. J Urol 1979; 121:10

Hutch JA: The mesodermal component: Its embryology, anatomy, physiology and role in prevention of vesicoureteral reflux. J Urol 1972; 108:406

Hutch JA: Ureteric advancement operation: Anatomy, technique, and early results. J Urol 1963; 89:180

Hutch JA, Amar AD: Vesicoureteral reflux and pyelonephritis. Appleton-Century-Crofts, 1972

Johnston JH: Vesicoureteric reflux with urethral valves. Br J Urol 1979; 51:100

Johnston JH, Farkas A: The congenital refluxing megaureter: Experiences with surgical reconstruction. Br J Urol 1976; 48:153

Kiesavan P, Fowler R: Vesicoureteric reflux and ureterovesical obstruction. Urology 1977; 10:105

Koff SA, Murtagh DS: The uninhibited bladder in children: Effect of treatment of recurrence of urinary infection and on vesicoureteral reflux resolution. J Urol 1983; 130:1138

Kogan SJ, Freed SZ: Postoperative course of vesicoureteral reflux associated with benign obstructive prostatic disease. J Urol 1974; 112:322

Leadbetter GW Jr: Skin ureterostomy with subsequent ureteral reconstruction. J Urol 1972; 107:462

Lenaghan D et al: The natural history of reflux and long-term effects of reflux on the kidney. J Urol 1976; 115:728

Lewy PR, Belman AB: Familial occurrence of nonobstructive, noninfectious vesicoureteral reflux with renal scarring. J Pediatr 1975; 86:851

Lue TF et al: Vesicoureteral reflux and staghorn calculi. J Urol 1982; 127:247

Lyon RP: Renal arrest. J Urol 1973; 109:707

Lyon RP: Treatment of vesicoureteral reflux: Point system based on 20 years of experience. Urology 1980; 16:38

Lyon RP, Marshall SK, Scott MP: Treatment of vesicoureteral reflux: Point system based on 20 years of experience. Trans Am Assoc Genitourin Surg 1979; 71:146

Lyon RP, Marshall SK, Tanagho EA: The ureteral orifice: Its configuration and competency. J Urol 1969; 102:504

MacGregor M: Pyelonephritis lenta: Consideration of childhood urinary infection as the forerunner of renal insufficiency in later life. Arch Dis Child 1970; 45:159

Majd M, Belman AB: Nuclear cystography in infants and children. Urol Clin North Am 1979; 6:395

Malek RS et al: Vesicoureteral reflux in the adult. 3. Surgical correction: Risks and benefits. J Urol 1983; 130:882

Marshall S et al: Ureterovesicoplasty: Selection of patients, incidence and avoidance of complications: A review of 3527 cases. J Urol 1977; 118:829

Middleton AW Jr, Nixon GW: Lack of correlation between upper tract changes on excretory urography and significant vesicoureteral reflux. J Urol 1980; 123:227

Miller HC, Caspari EW: Ureteral reflux as genetic trait. JAMA 1972; 220:842

Mulcahy JJ, Kelalis PP: Non-operative treatment of vesicoureteral reflux. J Urol 1978; 120:336

Mundy AR et al: Improvement in renal function following ureteric reimplantation for vesicoureteric reflux. Br J Urol 1982; 53:542

Nasrallah PF et al: Quantitative nuclear cystogram: Aid in determining spontaneous resolution of vesicoureteral reflux. Urology 1978; 12:654

Orikasa S et al: Effect of vesicoureteral reflux on renal growth. J Urol 1978; 119:25

Paquin AJ Jr: Ureterovesical anastomosis: The description and evaluation of a technique. J Urol 1959; 82:573

Parrott TS, Woodard JR: Reflux in opposite ureter after successful correction of unilateral vesicoureteral reflux. Urology 1976; 7:276

Politano VA, Leadbetter WF: An operative technique for correction of vesicoureteral reflux. J Urol 1958; 59:932

Rabinowitz R et al: Primary massive reflux in children. Urology 1979; 13:248

Rabinowitz R et al: Surgical treatment of the massively dilated ureter in children. 1. Management by cutaneous ureterostomy. J Urol 1977; 117:658

Randel DE: Surgical judgment in the management of vesicoureteral reflux. J Urol 1978; 119:113

Ransley PG: The renal papilla and intrarenal reflux. In: Scientific Foundations of Urology. Williams PI, Chisholm GD (editors). Year Book, 1976

Ransley PG: Vesicoureteral reflux: Continuous surgical dilemma. Urology 1978; 12:246

Roberts JA: Experimental pyelonephritis in the monkey. 4. Vesicoureteral reflux and bacteria. Invest Urol 1976; 14:198

Rolleston GL, Maling TMJ, Hodson CJ: Intrarenal reflux and the scarred kidney. Arch Dis Child 1974; 49:531

Rose JS, Glassberg KI, Waterhouse K: Intrarenal reflux and its relationship to renal scarring. J Urol 1975; 113:400

Sala NL, Rubi RA: Ureteral function in pregnant women. 5. Incidence of vesicoureteral reflux and its effect upon ureteral contractility. Am J Obstet Gynecol 1972; 112:871

Salvatierra O Jr, Kountz SL, Belzer FO: Primary vesicoureteral reflux and end-stage renal disease. JAMA 1973; 226:1454

Salvatierra O Jr, Tanagho EA: Reflux as a cause of end stage kidney disease: Report of 32 cases. J Urol 1977; 117:441

Savage DCL et al: Covert bacteriuria of childhood: A clinical and epidemiological study. Arch Dis Child 1973; 43:8

Servadio C, Nissenkorn I, Baron J: Radioisotope cystography using ^{99m}Tc sulfur colloid for the detection and study of vesicoureteral reflux. J Urol 1974; 111:750

Siegel SR, Sokoloff B, Siegel B: Asymptomatic and symptomatic urinary tract infection in infancy. Am J Dis Child 1973; 125:45

Smith DR: Vesicoureteral reflux and other abnormalities of the ureterovesical junction. Chapter 10 in: Urology, 4th ed. Campbell MF, Harrison JH (editors). Saunders. 1978

Stephens FD: Intramural ureter and ureterocele. Postgrad Med J 1964; 40:179

Stephens FD: Treatment of megaloureters by multiple micturition. Aust NZ J Surg 1957; 27:130

Stickler GB et al: Primary interstitial nephritis with reflux: A cause of hypertension. Am J Dis Child 1971; 122:144

Tanagho EA: The pathogenesis and management of megaureter. Pages 85–116 in: Reviews of Paediatric Urology. Johnston JH, Goodwin WE (editors). North-Holland, 1974

Tanagho EA: Surgical revision of the incompetent ureterovesical junction: A critical analysis of techniques and requirements. Br J Urol 1970; 42:410

Tanagho EA: Ureteral tailoring. J Urol 1971; 106:194

Tanagho EA, Guthrie TH, Lyon RP: The intravesical ureter in primary reflux. J Urol 1969; 101:824

Tanagho EA, Jonas U: Reduced bladder capacity: Cause of ureterovesical reflux. Urology 1974; 4:421

Tanagho EA, Meyers FH: Trigonal hypertrophy: A cause of ureteral obstruction. J Urol 1965; 93:678

Tanagho EA, Pugh RCB: The anatomy and function of the ureterovesical junction. Br J Urol 1963; 35:151

Tanagho EA, Smith DR, Guthrie TH: Pathophysiology of function ureteral obstruction. J Urol 1970; 104:73

Tanagho EA et al: Primary vesicoureteral reflux: Experimental studies of its etiology. J Urol 1965; 93:165

Udall DA et al: Transureteroureterostomy. Urology 1973; 2:401

Uehling DT, Wear JB Jr: Concentrating ability after antireflux operation. J Urol 1976; 116:1

Vesicoureteral reflux and its familial distribution. (Editorial) Br Med J 1975; 4:726

Wacksman J, Anderson EE, Glenn JF: Management of vesicoureteral reflux. J Urol 1978; 119:814

Walker RD III et al: Renal growth and scarring in kidneys with reflux and concentrating defect. J Urol 1983; 129:784

Warren MM, Kelalis PP, Stickler GB: Unilateral ureteroneocystostomy: The fate of the contralateral ureter. J Urol 1972; 107:466

Weiss RM, Biancani P: Characteristics of normal and refluxing ureterovesical junctions. J Urol 1983; 129:858

Welch KJ, Kearney GP: Abdominal muscular deficiency syndrome: Prune belly. J Urol 1974; 111:693

Whitaker RH: Reflux induced pelvi-ureteric obstruction. Br J Urol 1976; 48:555

Whitaker RH, Flower CDR: Ureters that show both reflux and obstruction. Br J Urol 1979; 51:471

Williams DI: The natural history of reflux. Urol Int 1971; 26:350

Williams GL et al: Vesicoureteric reflux in patients with bacteriuria in pregnancy. Lancet 1968; 2:1202

Willscher MK et al: Infection of the urinary tract after antireflux surgery. J Pediatr 1967; 89:743

Woodard JR: Vesicoureteral reflux. J Urol 1981; 125:79

Zel G, Retik AB: Familial vesicoureteral reflux. Urology 1973; 2:249

13 Unspezifische Infektionen des Urogenitaltraktes

E. M. MEARES

Die „unspezifischen" Infektionen des Urogenitaltraktes sind eine Gruppe von Krankheiten mit ähnlichen Manifestationen, die hauptsächlich durch aerobe gramnegative Keime (z. B. Escherichia coli, Proteus mirabilis), grampositive Kokken (z. B. Staphylokokken, Enterokokken) und in geringem Maße durch anaerobe Bakterien (z. B. Bacteroides fragilis) hervorgerufen werden. Außerdem werden „unspezifische" Infektionen der Harnröhre häufig auch durch Organismen hervorgerufen, bei denen spezielle Untersuchungsmethoden notwendig sind (z. B. Chlamydien, Mykoplasmen und Haemophilus vaginalis). Von diesen „nicht-spezifischen" Infektionen unterscheidet man „spezifische" Infektionen, die durch Organismen hervorgerufen werden, die nur ein festumschriebenes Krankheitsbild verursachen (z. B. Tuberkulose, Gonorrhö, Aktinomykose).

Bei akuten Infektionen findet sich i. allg. nur ein einziger pathogener Keim. 2 oder mehrere pathogene Keime kommen dagegen häufig vor bei chronischen Infektionen, besonders bei Patienten mit neurogener Blasenentleerungsstörung, mit Blasen-Darm-Fisteln oder Dauerkathetern. Die verschiedenen Keime des Harntraktes sind in der Tabelle 13.1 aufgelistet.

Die meisten unkomplizierten Harnwegsinfektionen, die außerhalb des Krankenhauses entstehen, werden durch koliforme Bakterien, speziell durch Escherichia coli hervorgerufen. Sie reagieren meistens auf eine Vielzahl antibiotischer Substanzen empfindlich und sprechen auf eine Kurzzeitbehandlung an. Dagegen werden im Krankenhaus erworbene Infektionen meistens durch resistentere pathogene Keime hervorgerufen (z. B. Pseudomonas aeruginosa, Serratia marcescens). Sie müssen daher oft mit parenteral verabfolgten Antibiotika behandelt werden. Infektionen, die durch harnstoffspaltende Bakterien hervorgerufen werden (z. B. Proteus mirabilis), bewirken alkalischen Urin und führen häufig zur Ausfällung von Salzen im Urin und zur Steinbildung, z. B. Magnesiumammoniumphosphat (Struvit) und Kalziumphosphat (Apatit).

Diese Infektionen können alle Geschlechts- oder Harnorgane befallen und sich evtl. auch von einer Seite zur anderen ausbreiten (Abb. 13.1). Am wichtigsten sind die Infektionen der Niere selbst, weil sie zur Zerstörung des Parenchyms führen können. Da viele auch nicht-infektiöse Erkrankungen des Urogenitalsystems unter dem Symptombild infektiöser Er-

Tabelle 13.1. Typische Erreger von Infektionen des Urogenitaltraktes

Grampositive Kokken	Gramnegative Stäbchen	Andere pathogene Keime
Staphylococcus aureus	Escherichia coli	Chlamydiae (Chalmydia trachomatis)
Staphylococcus epidermidis	Enterobacter sp.	Fungi (Candida sp.)
Staphylococcus saprophyticus	Gardnerella vaginalis	Mycoplasma (Ureaplasma urealyticum)
Streptococcus, Gruppe D	(Haemophilus vaginalis)	Obligate anaerobe Bakterien
Streptococcus fecalis	Klebsiella sp.	Trichomonas vaginalis
(enterococci)	Proteus mirabilis	Viren
Streptococcus bovis	Proteus sp. (indolpositiv)	
Streptococcus, Gruppe B	Pseudomonas aeruginosa	
	Serratia sp.	
Gramnegative Kokken		
Neisseria gonorrhoeae		
(nicht-laktamasebildend)		
Neisseria gonorrhoeae		
(β-laktamasebildend)		

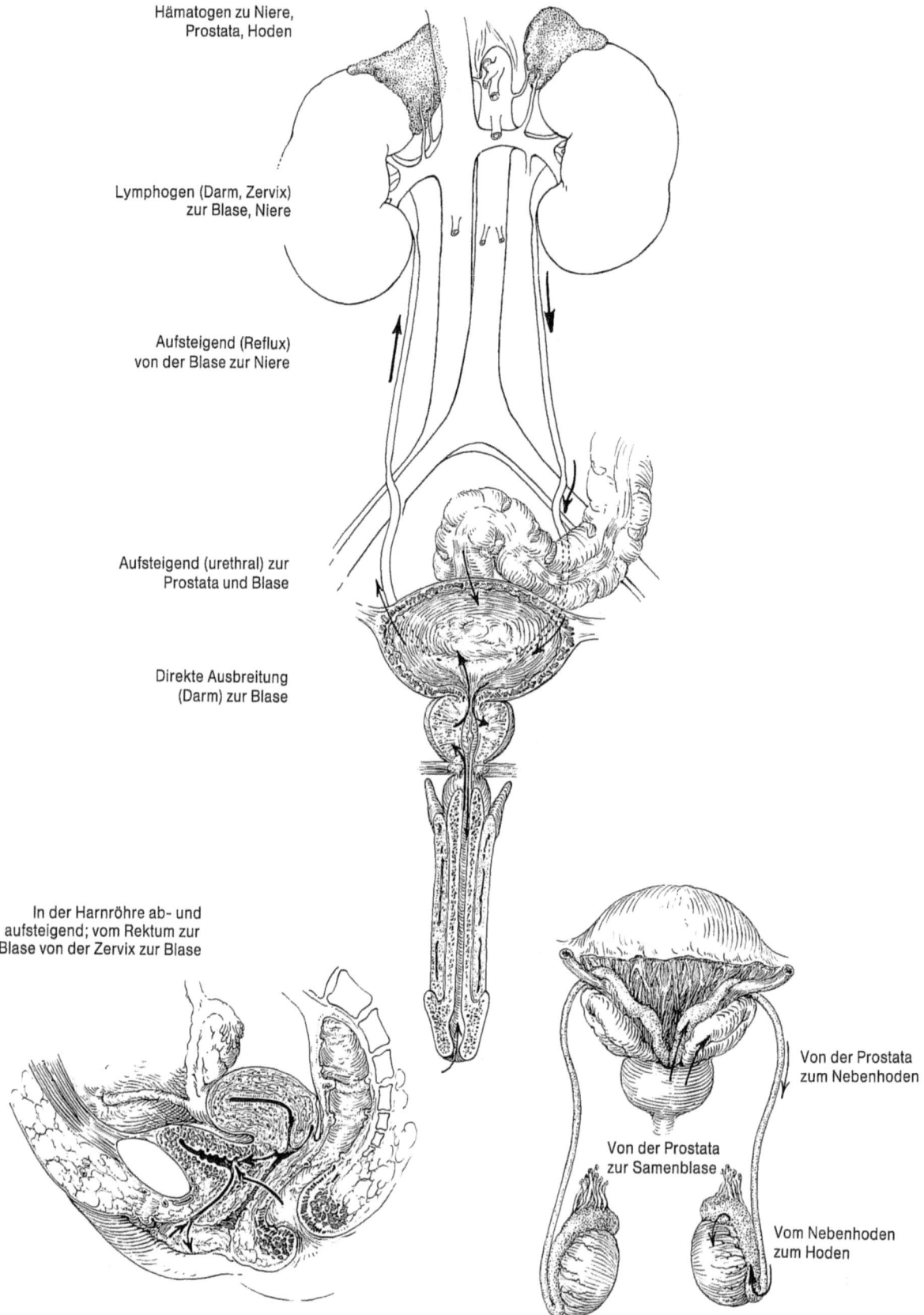

Abb. 13.1. Infektionswege im Urogenitaltrakt

krankungen ablaufen können, ist der genaue Nachweis des Erregers durch entsprechende Kulturen sowohl für die Diagnose wie auch für die Behandlung von besonderer Bedeutung. Darüber hinaus ist die Resistenzbestimmung klinisch von großem Wert.

Häufige Infekte der Harnwege

Akutes urethrales Syndrom

Bei Frauen: Dysurie und häufige andere Symptome von Blasen- und Harnröhrenbeschwerden; typisch ist die sterile Urinkultur oder der nur geringe Bakteriennachweis. Häufig besteht auch eine Vaginitis, die oft durch Bakterien oder Chlamydia trachomatis verursacht wird.

Akute Urethritis

Bei Männern: Dysurische Beschwerden zusammen mit Ausfluß aus der Harnröhre ohne begleitende Blaseninfektion. Fast immer handelt es sich um sexuell übertragene Infektionen, die durch Neisseria gonorrhoeae (gelber Ausfluß) oder andere Bakterien, wie z.B. Chlamydia trachomatis oder Ureaplasma urealyticum (weißer Ausfluß) hervorgerufen werden.

Akute Zystitis

Strangurie, Pollakisurie, imperativer Harndrang, unterschiedliche Hämaturie, unbestimmte Beschwerden im suprapubischen und unteren LWS-Bereich, übelriechender Urin. Meistens wenig oder kein Fieber. Eine Pyurie oder Bakteriurie ist charakteristisch (i. allg. mehr als 100.000 Keime/ml).

Akute Pyelonephritis

Schüttelfrost, hohes Fieber, Flankenschmerzen und dysurische Beschwerden. Meist einseitig; häufig besteht eine Bakteriämie. Charakteristisch ist eine Bakteriurie (mehr als 100.000 Keime/ml) und eine Pyurie, oft mit Leukozytenzylindern und Glitzerzellen.

Akute Prostatitis

Schüttelfröste, Fieber, wechselnde Miktionsbeschwerden. Charakteristisch ist eine geschwollene und verhärtete Prostata. Eitriges Prostatasekret, gewöhnlich bedingt durch Infektion mit koliformen Bakterien. Oft besteht eine Bakteriurie, manchmal eine Bakteriämie.

Akute Entzündung im Beckenbereich

Bei Frauen: Aufsteigende Infektionen von Vagina und Zervixbereich zu den intrapelvinen Genitalorganen (Uterus, Tuben und Ovarien). Charakteristisch sind Schüttelfröste, Fieber, Beckenschmerzen und in der Stärke wechselnder vaginaler Aufluß, oft in Verbindung mit einer akuten Harnwegsinfektion. Die häufigsten Erreger sind Neisseria gonorrhoeae oder aerobe oder anaerobe Bakterien, wie z.B. Chlamydia trachomatis.

Akute Epididymitis

Schmerzhafte Anschwellung eines oder beider Nebenhoden mit Fieber und unterschiedlich stark ausgeprägter Dysurie oder Pyurie. Bei jüngeren Männern gewöhnlich in Verbindung mit einer sexuell übertragenen Urethritis (Neisseria gonorrhoeae oder Chlamydia trachomatis). Bei älteren Männern häufig im Zusammenhang mit einer Prostatitis (Infektion mit koliformen Bakterien).

Asymptomatische Bakteriurie

Schwere Bakteriurie (gewöhnlich mehr als 100.000 Kolonien/ml) im Blasen- oder Nierenurin, mit oder ohne Pyurie, bei manchen Patienten ohne die Symptome einer Harnwegsinfektion. Sie ist diagnostisch abzugrenzen von einer Kontamination durch urethrale oder vaginale Keime infolge schlechter Technik bei der Probengewinnung.

Chronische Harnwegsinfektion

Diese verwirrende und ungenaue Bezeichnung sollte man am besten vermeiden. Sie impliziert eine andauernde oder rezidivierende Harnwegsinfektion.

Chronische Prostatitis

Eine ungenaue Bezeichnung, die eine Vielfalt von Syndromen unterschiedlicher Ursache und klinischer Symptomatik umfaßt: die chronisch bakterielle Prostatitis, die chronisch nicht-bakterielle Prostatitis und die Prostatopathie.

Chronische Pyelonephritis

Eine ungenaue Bezeichnung, die unterschiedlich interpretiert wird. Ursprünglich ist es eine radiologische Diagnose, die auf dem radiologischen Nachweis charakteristischer renaler Vernarbungen und Veränderungen der Nierenkelche beruhte. Man kann sie bei Patienten verwenden, bei denen eine anhaltende bakterielle Infektion der Nieren mit rezidivierenden renalen Symptomen wie Bakteriurie und Pyurie besteht. Es gibt jedoch Patienten mit eindeutigen radiologischen Veränderungen bei einer chronischen Pyelonephritis, die negative Urinkulturen und keine Zeichen einer aktiven Infektion aufweisen.

Harnwegsinfekte: Reinfektion

Neue pathogene Keime dringen von außen in die Harnwege ein und verursachen einen neuen Harnwegsinfekt, nachdem die erste Infektion bereits ausgeheilt ist.

Harnwegsinfektrezidiv

Pathogene Keime bleiben während der Therapie im Harntrakt und lassen sich auch nach Beendigung der Therapie wieder in den Urinkulturen nachweisen.

Neue Erkenntnisse bei Harnwegsinfektionen

In den letzten Jahren hat die Forschung neue Gesichtspunkte der Pathogenese der Harnwegsinfektionen erbracht und traditionelle Konzepte verändert.

1. Die Harnwegsinfektion ist die häufigste bakterielle Infektion bei Menschen aller Altersklassen.
2. Häufigkeit und Folgen der Harnwegsinfektion, sowie die Diagnostik und Therapie variieren nach Alter und Geschlecht (Tabelle 13.2).
3. Bei etwa 20% der Frauen mit sterilem, durch Blasenpunktion erhaltenem Urin, sind auch die Mittelstrahlurinproben steril, d.h. sie enthalten weniger als 10.000 Keime/ml (Stamey 1980).
4. In einer neueren Studie (Stamm et al. 1982) wurde festgestellt, daß der Blasenurin von akut erkrankten Frauen deutlich weniger koliforme Bakterien im Mittelstrahl enthielt, als das traditionelle Kriterium von mehr als 100.000 Bakterien/ml. Außerdem wurde festgestellt, daß nur bei 51% der Frauen mit akuten Harnwegsinfekten, die durch Kolibakterien verursacht wurden, mehr als 100.000 Keime/ml Urin enthalten waren.
5. Eine Pyurie kommt nicht immer nur im Zusammenhang mit einer Harnwegsinfektion vor. Sie kann also auch ohne Harnwegsinfektion auftreten und umgekehrt.
6. Die Anamnese und klinische Untersuchung führt alleine nicht immer zur Klärung der Differential-

Tabelle 13.2. Häufigkeit von Harnwegsinfektionen in Abhängigkeit von Alter und Geschlecht

Altersgruppe	Häufigkeit (%)	Geschlechtsverteilung (ca.) (männlich : weiblich)
Neugeborene	1	1,5 : 1
Vorschulalter	2–3	1 : 10
Schulalter	1–2	1 : 30
Zeugungsalter	2,5	1 : 50
Ältere Personen (65–70 Jahre), zu Hause lebend	20	1 : 10
Ältere Personen (älter als 80 Jahre), zu Hause lebend	30	1 : 2
Ältere Personen, die in Krankenhäusern oder Altenheimen leben	30	1 : 1

Tabelle 13.3. Untersuchungen zur Lokalisation einer Harnwegsinfektion (obere oder untere Harnwege)

Invasive, aber zuverlässige Untersuchungen
    Perkutane Punktion des Nierenbeckens
    Zystoskopie mit Ureterkatheterisierung
    Blasenauswaschtest nach Fairley

Nicht-invasive, aber oft nicht zuverlässige Untersuchungen
    Untersuchungen auf Serumantikörper
        Hämagglutinationstests
        Direkte bakterielle Agglutinationstests
    Urinantikörper (Bakterienantikörpertests)
    Untersuchungen auf Autoantikörper
    auf Tamm-Horsefall-Protein
    C-reaktives Protein
    Laktatdehydrogenasespiegel im Urin
    β_2-Mikroglobulinspiegel im Urin
    Maximale Konzentrationsfähigkeit der Nieren

diagnose zwischen einer Niereninfektion und einer Infektion der unteren Harnwege oder (bei Frauen) zwischen einer Blaseninfektion und einem urethralen Syndrom.
7. Eine Erkrankung des Nieren- oder Prostatagewebes oder eine oberflächliche Blaseninfektion müssen klinisch unterschiedlich behandelt werden.
8. Eine klinische Unterscheidung zwischen einer Infektion des oberen oder unteren Harntraktes ist ohne invasive Tests i. allg. nicht zuverlässig (Tabelle 13.3).
9. Die übliche 7–14 Tage anhaltende Therapie ist nicht für alle Formen der Harnwegsinfektionen ideal; eine schwere Gewebeinfektion bedarf einer intensiveren Therapie, eine oberflächliche Mukosainfektion einer weniger intensiven.
10. Bei Frauen mit einer akuten unkomplizierten Harnwegsinfektion hat sich eine einmalige Stoßtherapie mit verschiedenen antibiotischen Trägern als genauso effektiv erwiesen, wie die herkömmliche 10-Tage-Therapie; außerdem treten weniger Nebenwirkungen auf (s. S. 274, „Antibiotische Behandlung der Harnwegsinfektionen").

Neue Einteilung der Harnwegsinfekte

Ausdrücke wie „chronische Infektion" und „Reinfektion" haben zur Verwirrung Anlaß gegeben. Aus diesem Grunde hat Stamey (1980) eine neue Einteilung vorgeschlagen, die nach und nach mehr Anerkennung findet. Diese Einteilung hilft besonders im Einzelfall, die Ursache abzuklären und erleichtert damit auch die individuelle klinische Therapie.

Erstinfektion

Darunter versteht man die erste nachgewiesene Harnwegsinfektion eines Patienten. Aus therapeutischer Sicht fallen alle anderen Infektionen, die danach auftreten, in eine andere Gruppe der Einteilung. Die Erstinfektionen bei jungen Frauen sind i. allg. unkompliziert, weniger als ⅓ rezidiviert in den folgenden 18 Monaten.

Anhaltende Bakteriurie

Hierbei handelt es sich um Harnwegsinfektionen, bei denen der Urin nicht sofort steril wird, und die Kulturen, die während oder direkt nach der Therapie angelegt wurden, ein Fortbestehen des Infektes zeigen (auch wenn die Keimzahlen reduziert wurden).

Die Hauptursachen einer anhaltenden Bakteriurie sind:

1. Keimresistenz gegen das Medikament, das für die Behandlung ausgesucht wurde,
2. Ablehnung der Medikamente durch den Patienten,
3. schnellere Resistenzentwicklung der Keime bei anfänglicher Empfindlichkeit,
4. Frischinfektionen mit Bakterien, die unterschiedliche Resistenz aufweisen,
5. Reinfektion mit einer neuen, resistenten Bakterienart während der Therapie gegen den primär nachgewiesenen empfindlichen Keim,
6. Niereninsuffizienz (Azotämie),
7. infizierte Ausgußsteine.

Bakterielle Persistenz

Bei diesen Harnwegsinfektionen werden die Urinkulturen während der Therapie zwar steril, aber es verbleiben nicht-ausgeheilte Stellen im Harntrakt, die zu einer Reinfektion des Urins mit demselben Keim führen. Zu den Ursachen einer bakteriellen Persistenz gehören:

1. infizierte Harnsteine,
2. chronische, bakterielle Prostatitis,
3. einseitige atrophisch infizierte Niere,
4. Blasen-Scheiden- und Blasen-Darm-Fisteln,
5. obstruktive Nephropathie,
6. infizierte Kelchdivertikel,
7. infizierter Harnleiterstumpf nach Nephrektomie bei Pyelonephritis oder Pyonephrose,
8. infizierte nekrotische Papillen bei Papillennekrose,
9. infizierte Zysten,
10. infizierte Markschwammnieren,
11. Harnröhrendivertikel,
12. Fremdkörper.

Reinfektionen

Hierbei handelt es sich um Harnwegsinfektionen, bei denen nach Abheilung des früheren Infektes eine neue Infektion mit anderen pathogenen Keimen auftritt (meistens durch Aszension neuer Keime durch die Harnröhre). Wahrscheinlich sind mehr als 80% aller rezidivierenden Harnwegsinfektionen Reinfektionen, die auf der veränderten biologischen Empfindlichkeit beruhen. Ein besseres Verständnis für das biologische Verhalten bei Infektionen und Reinfektionen ist notwendig, um eine wirksamere Therapie zu erreichen und Rezidive zu vermeiden.

Pathogenese der Harnwegsinfektion

Die Art, wie die Erreger in den Urogenitaltrakt eindringen, kann nicht immer mit Sicherheit verfolgt werden. Es gibt jedoch 4 Hauptwege.

Aufsteigende Infektion

Die aufsteigende Infektion aus der Harnröhre ist mit Sicherheit die häufigste Ursache für Infektionen des Urogenitaltraktes bei Männern, Mädchen und Frauen. Da die weibliche Harnröhre kurz ist, und die Darmbakterien häufig das Perineum und den Introituis vaginae besiedeln, sind Mädchen und Frauen besonders für aufsteigende Harnwegsinfektionen prädestiniert. An Nonnen durchgeführte Untersuchungen ergaben im Vergleich zu gleichaltrigen sexuell-aktiven Frauen eine deutlich niedrigere Rate von Harnwegsinfektionen. Hieraus schloß man, daß Geschlechtsverkehr und Geburten die Anfälligkeit für Harnwegsinfekte steigern können (Kunin u. McCormack 1968).

Hämatogene Infektion

Hämatogene Infektionen des Urogenitaltraktes sind selten. Ausnahmen bilden die Tuberkulose, Nierenabszesse und perinephritische Abszesse. Dagegen dringen im Verlauf von akuten Infektionen der Nieren und der Prostata häufig Bakterien in die Blutbahn ein. Bakteriämien treten besonders dann nach Harnwegsinfektionen auf, wenn strukturelle und funktionelle Abnormitäten vorliegen (z.B. obstruktive Uropathie).

Lymphogene Infektion

Eine Infektion des Urogenitaltraktes auf lymphogenem Weg ist möglich, kommt jedoch selten vor. Es gibt Spekulationen, die davon ausgehen, daß pathogene Keime durch die Lymphgefäße des Rektums und Kolons zur Prostata und Blase gelangen, und dann bei Frauen durch die periuterinen Lymphgefäße in den weiblichen Urogenitaltrakt eindringen.

Direkte Infektion aus einem anderen Organ

Eine Harnwegsinfektion durch direkte Ausbreitung kann bedingt sein durch intraperitoneale Abszesse, besonders im Zusammenhang mit einer entzündlichen Organerkrankung, fulminante entzündliche Erkrankungen im Beckenbereich bei Frauen, paravesikale Abszesse und Fisteln im Bereich des Urogenitaltraktes (besonders Blasen-Scheiden- und Blasen-Darm-Fisteln).

Empfänglichkeit und Abwehrmechanismen bei Harnwegsinfektionen

Diese Faktoren, die das Auftreten einer Harnwegsinfektion beeinflussen, wurden von Schaeffer (1983) überprüft. Obwohl man weiß, daß die zu einer Harnwegsinfektion führenden Bakterien bereits in der Darmflora vorhanden sind, ist weiterhin ungeklärt, warum diese Bakterien in den Urogenitaltrakt eindringen und infektiöse Syndrome hervorrufen können. Bei Frauen wurde nachgewiesen, daß die pathogenen Keime aus dem Rektum die Vaginalschleimhaut bevölkern und sich dann über die Harnröhre in die Blase ausbreiten können. Geschlechtsverkehr, urethrale Manipulation und Geburten gehören zu den Faktoren, die ein Aufsteigen der Bakterien begünstigen können. Die Abwehrschwäche und Abwehrbereitschaft können enger eingegrenzt werden durch folgende Begriffe:

– *Extrinsic:* außerhalb der Blase (sie betreffen die Harnröhre und den Introitus vaginae bei der Frau und die Prostata und die Harnröhre beim Mann),
– *Intrinsic:* innerhalb der Blase.

Faktoren bakterieller Virulenz

Die meisten Harnwegsinfektionen werden durch Escherichia coli hervorgerufen. Tatsächlich sind etwa 90% der Erstinfektionen bei ambulanten Patienten auf dieses Bakterium zurückzuführen. Obwohl mehr als 150 Stämme von Escherichia coli bekannt sind, werden die meisten Infektionen durch die Gruppen 01, 02, 04, 06, 018 und 075 verursacht. Es ist bis heute nicht bekannt, ob eine Harnwegsinfektion durch die im Darm vorherrschende Koligruppe ausgelöst wird, oder ob sie durch eine Koligruppe bedingt ist, die besonders leicht Harnwegsinfektionen bewirken kann.

Shortliffe u. Stamey (1986) überprüften vor kurzem entsprechende Berichte über die bakterielle Besiedlung als Virulenzfaktor bei der Pathogenese von Harnwegsinfektionen. Es ist bekannt, daß Stämme von Escherichia coli von Kindern mit akuter Pyelonephritis eine hohe Affinität zu den Vaginal- und Urothelzellen haben. Dagegen ist die Affinität von Kolistämmen bei Mädchen mit asymptomatischer Bakteriurie oder von Kolistämmen des normalen Stuhls nur gering. Diese Neigung zur Fixation an den Zellen wird durch bakterielle Fimbrien oder Härchen verursacht, die unbeweglich sind und eiweißartige Anhängsel bilden, welche von der bakteriellen Zelloberfläche abstehen wie winzige Haare. Man teilt diese Pili nach der Fähigkeit ihrer Erythrozytenagglutination bei verschiedenen Tiergruppen ein. Außerdem benutzt man zur Differenzierung Zucker, die diese Hämagglutination hemmen können.

Bestimmte pathogene Arten von Escherichia coli haben Typ-I-Pili, und agglutinieren Guineaschweineerythrozyten. Diese Hämagglutination wird durch den Zucker D-Mannose gehemmt. Arten mit Typ-I-Pili, die durch eine mannosesensitive Hämagglutination (MSHA) charakterisiert werden, reagieren selektiv mit spezifischen Zuckerverbindungen wie Glykolipiden oder Glykoproteinen an der Oberfläche der Wirtzelle und veranlassen dadurch das Bakterium, diese Zelle zu besiedeln.

Andere pathogene Stämme von Escherichia coli haben Typ-II-Pili, die menschliche Erythrozyten agglutinieren, wobei diese Hämagglutination nicht durch den Zucker D-Mannose gehemmt wird. Kolistämme mit Typ-II-Pili, die durch eine mannoseresistente Hämagglutination (MRHA) charakterisiert sind, reagieren spezifisch mit Urothelzellrezeptoren, die spezielle Glykolipidformen sind. Die wichtigste spezifische Adhäsion ist zwischen bestimmten Pili und Urothelzellrezeptoren zu beobachten. Bei diesen handelt es sich um Glykolipide der Globoserie, die mit den Glykosphingolipiden der Blutgruppe P identisch sind. Das terminale Disaccharid der Blutgruppe P, das P^K-Glykosphingolipid, ist tatsächlich der verantwortliche Rezeptor für die MRHA, die durch pyelonephritische Escherichia-coli-Stämme bewirkt wird. Die bakteriellen Pili, die mit diesen Rezeptoren spezifisch reagieren, bezeichnet man als P-Pili oder P-Fimbrien. Die Rezeptoren für P-Pili finden sich in der Niere, besonders in den renalen Tubuluszellen, wie auch auf den Urothelzellen.

Bei Kindern beobachtete man einen auffälligen Zusammenhang zwischen Escherichia-coli-Stämmen, die P-Fimbrien aufwiesen, und der Art der Harnwegsinfektion (Pyelonephritis oder Zystitis). Bei einer Untersuchung von 35 Patienten mit Pyelonephritis hatten 94% eine Infektion mit P-Fimbrien-Stämmen. Im Gegensatz dazu fanden sich bei 26 Patienten mit Zystitis nur 19% mit P-Fimbrien-Stämmen; bei 36 Patienten mit asymptomatischer Bakteriurie waren es nur 14% und bei 82 Vorsorgeuntersuchungen mit fäkalen Stämmen waren es nur 7% (Kallenius et al. 1981). Ähnliche Ergebnisse fand man bei erwachsenen Frauen mit akuter nicht-obstruktiver Pyelonephritis (Jacobson et al. 1985). Die An- oder Abwesenheit eines vesikoureteralen Refluxes bewirkt anscheinend die Art der Bakterienadhäsion, die wiederum die Pathogenität der nachfolgenden Pyelonephritis charakterisiert. Die meisten Mädchen mit anatomisch unauffälligem Harntrakt machen eine Pyelonephritis mit Bakterienstämmen durch, die P-Fimbrien aufweisen. Im Gegensatz dazu entwickeln die meisten Mädchen mit vesikoureteralem Reflux eine Pyelonephritis, die durch P-Fimbrien-negative Bakterienstämme bedingt ist (Lomberg et al. 1983).

Die meisten angezüchteten Escherichia-coli-Stämme, die zu einer Harnwegsinfektion führen, besitzen meist beide Arten von Pili und Bindungsmöglichkeiten: Typ 1 (MSHA) und Typ 2 (MRHA). Der Schleim im Harntrakt oder der Blase, der mit dem Tamm-Horsfall-Protein identisch ist und aus den Nierentubuli stammt, enthält Mannoserezeptoren. Man nimmt an, daß diese mannosesensitiven Bindungsmöglichkeiten für die Anlagerung von Escherichia-coli-Stämmen an den Schleim des Harntrakts verantwortlich sind, und daß ein Zweiphasenablauf die Aufnahme pathogener Stämme bewirkt. Die Escherichia-coli-Organismen werden zuerst durch eine mannosesensitive Bindung an den Schleim der Harnwege fixiert. Wenn keine anderen Adhäsionsmöglichkeiten vorhanden sind, werden die Bakterien mit dem Schleim ausgeschieden, wodurch es nicht zur Infektion kommt. Wenn aber mannoseresistente Bedingungen bestehen, so wie sie von den P-Pili bewirkt werden, dann heften sich die Bakterien an die Urothelzellen und führen zur Infektion.

Obwohl diese neuesten Erkenntnisse von großer Wichtigkeit sind, bleiben manche Fragen bezüglich der Pathogenese der Harnwegsinfektionen unbeantwortet.

Äußere (extrinsic) Abwehrschwäche bei Frauen

Faktoren im Bereich des Introitus vaginae

Es werden z. Z. intensive Untersuchungen durchgeführt, um die Faktoren herauszufinden, die den Eintritt pathogener Keime in die vaginalen Epithelzellen ermöglichen. Die Keimbesiedlung auf der Mukosaoberfläche scheint davon abzuhängen, wie sich die pathogenen Keime an den oberflächlichen Epithelzellen anheften können. Schaeffer et al. (1981) haben nachgewiesen, daß sich aus dem Urin isolierte Escherichia coli in vitro viel eher an vaginale Zellen von Frauen mit rezidivierenden Harnwegsinfekten anheften als an die gesunder Frauen. Sie konnten außerdem nachweisen, daß sich Escherichia coli besonders schnell an die Schleimhauttaschen von Frauen mit rezidivierenden Harnwegsinfekten festsetzten – eine Beobachtung, die die Vermutung zuläßt, daß genetische Faktoren eine Rolle spielen. Stamey et al. (1978) haben, wie andere Forscher auch, eine direkte Beziehung zwischen der Quantität und Qualität von örtlichen zervikovaginalen Antikörpern in der Vaginalflüssigkeit und der Häufigkeit einer vaginalen Besiedlung mit pathogenen Keimen beobachtet.

Urethrale Faktoren

Die urethralen Faktoren sind schwierig zu untersuchen. Für das Auftreten einer Harnwegsinfektion ist wohl eine Reihe wichtiger Faktoren maßgeblich: die Bindung der Bakterien an das Oberflächenepithel, der Bakterienbefall der periurethralen Drüsen und die Stärke und der Wechsel des Urinflusses, der über die urethrale Oberfläche strömt.

Äußere (extrinsic) Abwehrschwäche bei Männern

Bei Männern hat man nachweisen können, daß der Hauptinfektionsweg bei Harnwegsinfektionen von einer urethralen bakteriellen Keimbesiedelung aufsteigend erfolgt. Anders als bei Frauen und Mädchen liegt weder eine direkte Nachbarschaft zum Anus noch zu einer anderen Schleimhautoberfläche (bei Frauen die Vagina) vor, die zu einer Keimbesiedlung führen könnte. Darüber hinaus scheidet die Prostata eine antibakteriell wirksame Substanz aus, die als natürlicher Abwehrmechanismus gegen aufsteigende Harnwegsinfektionen dient. Fair et al. (1976) identifizierten diese Substanz als ein Zinksalz und stellten fest, daß es bei Männern mit bakterieller Prostatitis ganz fehlte oder nur in geringen Mengen vorhanden war. So scheint die chronische bakterielle Infektion der Prostata die Hauptursache rezidivierender Harnwegsinfektionen bei Männern zu sein (s. S. 261, „Unspezifische Infektionen der Prostata").

Innere (intrinsic) Abwehrschwäche

Verschiedene Faktoren innerhalb der Blase beeinflussen nachgewiesenermaßen die Empfindlichkeit für eine Harnwegsinfektion sowohl bei Männern als auch bei Frauen. Cox u. Hinman (1961) zeigten, daß Bakterien, die in die Blasen von freiwilligen Probanden eingebracht wurden, ohne jede Behandlung sofort durch die spontane Miktion wieder ausgeschieden werden konnten. So dient wohl die effiziente Miktion selbst als ein Abwehrmechanismus gegen eine Infektion. Neurogene Blasenentleerungsstörung, Restharn und Fremdkörper steigern die Empfänglichkeit für eine Blaseninfektion. Andere wichtige Ursachen werden z. Z. noch untersucht. Sie betreffen die Fähigkeit der Bakterien, sich an der Oberfläche der Blasenschleimhaut anheften zu können: Oberflächenschleim, Gehalt an Oberflächen-Glykosaminoglykanen, Antikörper im Urin und die antimikrobiellen Eigenschaften des Urins selbst (speziell die hohe Osmolalität und der pH-Wert) (Uehling u. Iversen 1982; Schaeffer 1983). Auch genetische Faktoren scheinen eine wichtige Rolle zu spielen.

Ureterale und renale Faktoren

Unabhängig von der allgemeinen Abwehrschwäche gegen eine Infektion spielen noch verschiedene Faktoren eine Rolle, die speziell für eine aufsteigende Infektion von der Blase in den oberen Harntrakt wichtig sind: das Vorliegen eines vesikoureteralen Refluxes, die Qualität der ureteralen Peristaltik und die Empfänglichkeit des Nierenmarks für eine Infektion. Die obstruktive Uropathie, der verminderte renale Blutstrom, primäre Nierenerkrankungen und renale oder ureterale Fremdkörper gehören zu den Faktoren, die eine Infektion der Niere begünstigen.

Unspezifische Infektion der Nieren

Akute Pyelonephritis

Ätiologie

Die akute Pyelonephritis ist eine infektiöse Erkrankung, die sowohl das Nierenparenchym als auch das Nierenbecken betrifft. Sie kann eine oder auch beide Nieren befallen.

Die häufigsten Erreger sind aerobe gramnegative Bakterien. Als pathogene Keime finden sich meistens Escherichia coli. Auch alle Proteus-Arten spielen eine besondere Rolle, da sie Urease erzeugen. Dieses Enzym spaltet Harnstoff und bewirkt einen hochalkalischen Urin, der Niederschläge von Phosphaten fördert und zur Bildung von Magnesiumammonium-(Struvit-) und Kalziumphosphat-(Apatit-) Steinen führt. Die Klebsiella-Gruppe bildet zwar weniger Urease, dafür aber andere Substanzen, die ein Harnsteinwachstum begünstigen.

Seltenere Erreger der Pyelonephritis sind: grampositive Bakterien, besonders koagulasenegative Staphylokokken (Staphylococcus epidermidis und Staphylococcus saprophyticus), Staphylococcus aureus und Streptokokken der Gruppe D (Enterokokken). Staphylokokken können auf hämatogenem Wege die Niere infizieren und eine Bakteriurie und Nierenabszesse verursachen. Anaerobe Bakterien rufen selten eine Pyelonephritis hervor.

Pathologie

Makroskopisch

Die Niere ist gewöhnlich durch das entzündliche Ödem vergrößert. Auf der subkapsulären Oberfläche beobachtet man kleine, erhabene gelbliche Abszesse, die von einem hämorrhagischen Rand umgeben sind. Im Schnitt liegen die Abszesse in der Rinde, sie sind an der Oberfläche abgerundet und nach unten keilförmig konfiguriert. Gerade, gelbliche Streifen (mit Eiter gefüllte Sammelröhrchen) breiten sich von der Rinde her aus und laufen durch das Mark zu den Papillen. Die Schleimhautoberfläche des Nierenbeckens und der Kelche ist hämorrhagisch verdickt und mit fibrinösen Ablagerungen bedeckt.

Histologisch

Speziell in der Rinde zeigt das Parenchym eine erhebliche Gewebezerstörung infolge der akuten Entzündung. Polymorphkernige Leukozyten infiltrieren das Interstitium und die Tubuli. Außerdem findet sich eine Häufung von Lymphozyten, Plasmazellen und Eosinophilen. Das Nierenmark ist in ähnlicher Weise betroffen. Auch das Epithel des Nierenbeckens und der Kelche zeigt akute entzündliche Veränderungen. Nur bei sehr ausgedehnter Entzündung sind die Glomeruli betroffen. Die fokale Art der Nierenentzündung spielt eine wichtige Rolle.

Pathogenese (Abb. 13.2)

Normalerweise geht die Niereninfektion von der Harnröhre oder dem unteren Urogenitaltrakt aus. Eine hämatogene Infektion der Niere kommt nur selten vor. Auch eine lymphogene Ausbreitung ist, wenn sie überhaupt vorkommt, selten.

Die kurze Harnröhre bei Mädchen und Frauen und die Nähe zum Enddarm führt periurethral leicht zur Keimbesiedlung der Blase durch Geschlechtsverkehr oder urethrale Manipulation. Bei Mädchen und Frauen mit lokaler Abwehrschwäche infolge biologischer, anatomischer oder anderer Fehlbildungen, findet sich häufig eine pathogene Keimbesiedlung mit Darmbakterien im Bereich des Introitus vaginae und periurethral. Hier kann es besonders leicht zu aufsteigenden Infektionen kommen.

Bei Männern sind aufsteigende urethrale Infektionen seltener, da die männliche Harnröhre wesentlich

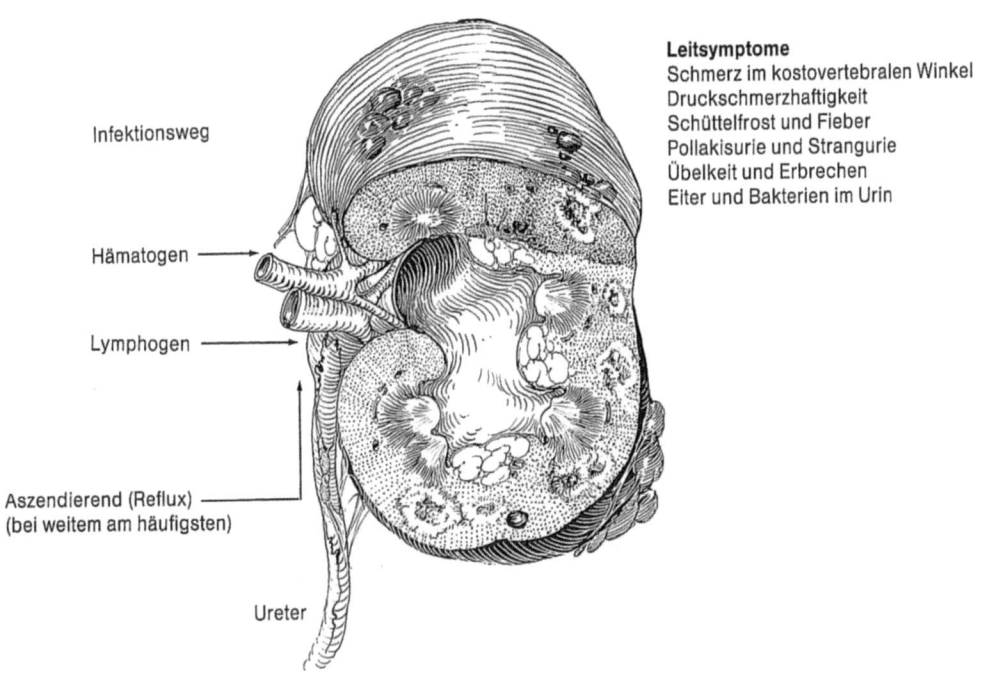

Abb. 13.2. Pathogenese der akuten Pyelonephritis

länger ist als die weibliche und der Meatus externus dem Anus nicht benachbart liegt. Die Prostata scheidet außerdem ein antibakterielles Sekret aus, das einen gewissen Schutz gegen eindringende pathogene Keime bietet.

Wenn pathogene Keime die Blase durch die Harnröhre erreichen, entscheiden die Abwehrmechanismen der Blase über die Möglichkeit einer Infektion. Dazu gehören die Qualität der Miktion, das Zusammenspiel der Entleerungsmuskeln, die antimikrobiellen Eigenschaften des Urins und Faktoren, die eine bakterielle Besiedlung des Oberflächenepithels beeinflussen.

Wenn die Blase erst einmal infiziert ist, hängt die Möglichkeit einer aufsteigenden Infektion von verschiedenen Faktoren ab: von der Virulenz der Bakterien, einem vesikoureteralen Reflux, der Qualität der ureteralen Peristaltik und der Empfänglichkeit des Nierenmarks für eine Infektion.

Klinische Zeichen

Symptome

Zu den typischen Symptomen einer akuten Pyelonephritis gehören plötzliches Einsetzen von mäßigem bis hohem Fieber, Schüttelfrost, konstanter Schmerz in der Lendengegend (ein- oder beidseitig) und die Symptome einer Zystitis: Pollakisurie, Nykturie, vermehrter Harndrang und Dysurie. Krankheitsgefühl und schlechter Allgemeinzustand sind die Regel. Häufig finden sich Übelkeit, Erbrechen und sogar Durchfälle. Kleine Kinder klagen am häufigsten über diffuse Schmerzen im Abdomen und geben selten nur eine Seite an.

Klinische Befunde

Der Patient macht i. allg. einen schwerkranken Eindruck. Intermittierende Schüttelfröste treten bei Temperaturen zwischen 38,5–40°C auf. Bei der Tachykardie kann der Puls zwischen 90 und 140/min oder mehr schwanken. Eine Perkussion im kostovertebralen Winkel über der entsprechenden Niere ruft gewöhnlich starke Schmerzen hervor. Die Niere kann i. allg. wegen der Schmerzen und der Abwehrspannung nicht palpiert werden. Der Schmerz kann sich auf das Abdomen ausbreiten und ein Losla0schmerz auf eine intraperitoneale Veränderung hindeuten. Auskultatorisch findet sich jedoch gewöhnlich keine Darmbeteiligung.

Laborergebnisse

Das Blutbild zeigt üblicherweise eine deutliche Leukozytose (polymorphkernie Neutrophile und stabkernige Leukozyten); die Blutsenkung ist erhöht. Die Urinuntersuchung ergibt gewöhnlich einen trüben Urin mit schwerer Pyurie, Bakteriurie und leichter Proteinurie. Gelegentlich findet sich auch eine mikroskopisch oder makroskopisch nachweisbare Hämaturie. Es finden sich Leukozytenzylinder und Glitzerzellen (große polymorphkernige Neutrophile, die zytoplasmatische Teilchen mit starker Braun-Molekularbewegung zeigen). Quantitative Urinkulturen weisen ein erhebliches Bakterienwachstum auf (mehr als 100.000 Keime/ml). Resistenzbestimmungen unterstützen die Therapie und sind bei komplizierter Bakteriämie von vitaler Bedeutung. Häufige Blutkulturen sind notwendig, da die akute Pyelonephritis oft von einer Bakteriämie begleitet wird. Bei einer unkomplizierten akuten Pyelonephritis bleibt die Nierenfunktion i. allg. normal und der Serumkreatininspiegel steigt nicht an.

Röntgenbefunde

Die Abdomenübersichtsaufnahme kann einen gewissen Grad einer unscharfen Begrenzung der Nierenkontur infolge von Ödemen der Niere und des perirenalen Fettgewebes zeigen. Verdächtige Verkalkungen müssen sehr sorgfältig beurteilt werden, da infizierte Nierensteine und andere Verkalkungen, die eine Pyelonephritis komplizieren, einer besonderen Behandlung bedürfen.

Ausscheidungsurogramme, die während einer unkomplizierten akuten Pyelonephritis durchgeführt werden, zeigen gewöhnlich keine pathologischen Veränderungen. Sie sind jedoch für die Beurteilung möglicher komplizierender Faktoren sehr wesentlich. Eine schwer infizierte Niere kann vergrößert erscheinen und einen verzögerten nephrographischen Effekt auf den Frühaufnahmen bieten. Oft sind die Kelche nur gering oder gar nicht dargestellt. Nach der entsprechenden Therapie normalisiert sich das Urogramm wieder völlig (Davidson u. Talner 1973).

Miktionszystogramme sollte man am besten erst einige Wochen nach der Infektion anfertigen. Sonst könnte man nämlich einen nur vorübergehenden vesikoureteralen Reflux, der durch die begleitende Zystitis aufgetreten ist, mit einem ständigen, echten Reflux verwechseln.

Isotopenuntersuchung

Gelegentlich kann die Darstellung der Nieren mit ^{67}Ga hilfreich sein, um die Art der Infektion zu differenzieren und zwischen einer akuten Pyelonephritis und einem Nierenabszeß zu unterscheiden. Trotz einiger falsch-positiver oder falsch-negativer Darstellungen versichern Hurwitz et al. (1976), daß eine akute Pyelonephritis mit dieser Methode mit einer Genauigkeit von 86% nachgewiesen werden kann.

Differentialdiagnose

Aufgrund der Art und der Lokalisation des Schmerzes kann eine Pankreatitis gelegentlich mit einer akuten Pyelonephritis verwechselt werden. Eine erhöhte Serumamylase und ein normaler Urinbefund schließen eine Pyelonephritis aus und sichern die Diagnose einer Pankreatitis.

Auch bei einer fieberhaften basalen Pneumonie treten Schmerzen in der subkostalen Gegend auf. Der typisch pleuritische Schmerz und die Thoraxröntgenaufnahme sichern die Differentialdiagnose.

Akute intrabdominelle Erkrankungen, wie z.B. die akute Appendizitis, die Cholezystitis und Divertikulitis, müssen gelegentlich von einer akuten Pyelonephritis unterschieden werden. Die Frühsymptome können anfänglich verwirrend sein. Bei primärer Magen-Darm-Erkrankung sichern jedoch die normale Urinanalyse und andere Laboruntersuchungen die Diagnose.

Bei Frauen muß eine akute entzündliche Erkrankung im Beckenbereich gelegentlich von einer akuten Pyelonephritis unterschieden werden. Charakteristische klinische Befunde und negative Urinkulturen ermöglichen jedoch eine einfache Diagnostik.

Bei Männern mit einer Infektion des Urogenitaltraktes finden sich differentialdiagnostisch die akute Pyelonephritis, die akute Prostatitis und eine akute Hoden- und Nebenhodenentzündung. Charakteristische klinische Befunde, insbesondere die Symptome bei der Prostatitis und Nebenhodenentzündung, machen die Unterscheidung einfach.

Gelegentlich muß eine akute Pyelonephritis von einem Nieren- oder perinephritischen Abszeß unterschieden werden. Für diese spezielle Diagnostik sind oft Röntgenuntersuchungen notwendig.

Komplikationen

Wenn eine akute Pyelonephritis rechtzeitig erkannt und entsprechend behandelt wird, sind Komplikationen selten. Wesentlich schlechter ist die Prognose für Patienten mit akuter Pyelonephritis, die durch eine bestehende chronische Nierenerkrankung oder andere urologische Abnormitäten bedingt ist. In solchen Fällen sind die pathogenen Keime oft ungewöhnlich resistent gegen Antibiotika. Nierensteine, besonders infizierte, können, solange sie nicht beseitigt werden, eine Ausheilung verhindern. Infektionen bei obstruktiver Uropathie sind schwer zu beeinflussen, werden oft chronisch und führen häufig zu einer Bakteriämie.

Die schwerste Komplikation bei einer akuten Pyelonephritis ist die Septikämie, kompliziert durch den uroseptischen Schock. Eine ungewöhnliche und oft gefährliche Art der Pyelonephritis findet sich bei Diabetikern. Dabei kommt es durch eine besondere Gruppe von pathogenen Keimen (gewöhnlich ein Escherichia-coli-Stamm) zu Gasbildung im infizierten Gewebe (Ahlering et al. 1985).

Bei entsprechender Behandlung heilt eine akute Pyelonephritis beim Erwachsenen ohne Narben oder dauerhafte Schäden ab, wenn keine anderen komplizierenden urologischen Abnormitäten vorliegen. Bei Säuglingen und Kindern dagegen, deren Nierenentwicklung noch nicht abgeschlossen ist, kann eine Pyelonephritis dauerhafte Nierenschäden und Vernarbungen bedingen, insbesondere wenn eine Nierenerkrankung oder urologische Abnormitäten vorlagen.

Prophylaxe

Da für die Niere im Entwicklungsstadium ein großes Risiko einer Vernarbung, Atrophie und eines Funktionsverlustes durch eine akute Pyelonephritis besteht, sollten Harnwegsinfektionen bei Kindern und Säuglingen sorgfältig beobachtet und energisch behandelt werden. Eine vollständige urologische Untersuchung ist obligatorisch, damit zugrundeliegende Fehlbildungen erkannt und behandelt werden können. Da Kinder mit Fehlbildungen für Infektionen besonders empfänglich sind, ist die Neigung zu Komplikationen groß. Bei Kindern mit häufigen Reinfektionen sind prophylaktische Antibiotikagaben oft über lange Zeit notwendig.

Bei Erwachsenen ohne renale Vorerkrankungen oder urologische Fehlbildungen wird die akute Pyelonephritis nur selten zu dauerhaften Nierenschäden führen. Trotzdem liegt die Morbidität relativ hoch, und die Krankheit kann sogar zum Tode führen. Komplizierende Faktoren müssen bei dieser Erkrankung deshalb sorgfältig beurteilt und intensiv behandelt werden. Neigen Patienten zu Infektrezidiven, so ist bei ihnen gelegentlich eine prophylaktische Langzeitantibiotikatherapie notwendig.

Therapie

Spezielle Maßnahmen

Bei schweren Infektionen, insbesondere beim Auftreten von Komplikationen, wird eine stationäre Behandlung empfohlen. Urin- und Blutproben sollten sofort für die Bakterienkultur abgenommen werden. Nachgewiesene Keime sind im Resistenztest auszutesten. Bis zum Vorliegen der Resultate sollten die Antibiotika empirisch verabreicht werden. Obwohl Ärzte die Antibiotika unterschiedlich anwenden, verabreichen wir Aminoglykoside (Gentamicin oder Tobramicin) und geben gleichzeitig Ampicillin intravenös in normaler Dosierung (s. „Antibiotikabehandlung von Harnwegsinfektionen", S. 274). Wenn die Keime empfindlich reagieren und sich das klinische Bild bessert, wird die Behandlung über 1 Woche fortgesetzt und dann durch ein entsprechendes orales Antibiotikum ersetzt. Dies sollte über mindestens 2 weitere Wochen verabreicht werden. Komplizierende Faktoren, wie z. B. obstruktive Uropathie oder infizierte Steine, müssen früh erkannt und entsprechend behandelt werden, um Komplikationen zu vermeiden.

Allgemeine Maßnahmen

Bis zum Abklingen der Symptome wird Bettruhe empfohlen. Man sollte außerdem Medikamente gegen Schmerzen, Fieber und Übelkeit verabreichen. Um eine angemessene Diurese zu erreichen, ist es wichtig, die Flüssigkeit sowohl intravenös, als auch oral zu verabreichen.

Erfolglose Therapie

Wenn die klinische Wirkung nach 48–72 h nicht einsetzt, muß die Therapie überdacht werden, um mögliche komplizierende Faktoren (z. B. obstruktive Uropathie) auszuschließen oder ein anderes Antibiotikum anzuwenden. Ein Ausscheidungsurogramm ist notwendig; wenn es kontraindiziert ist, sollte eine retrograde Urographie durchgeführt werden. Wird nicht schnell und effektiv behandelt, so kann eine obstruktive Uropathie die akute Pyelonephritis komplizieren und zu einer Bakteriämie und zu irreversiblen Nierenschädigungen führen.

Nachbehandlung

Mit Abklingen der klinischen Symptome ist die Infektion nicht immer ausgeheilt. Bei etwa 1/3 der Patienten verbessern sich die Symptome, obwohl die pathogenen Keime weiterhin nachweisbar sind. Deshalb sind wiederholte Urinkulturen während und nach der Therapie über einen Zeitraum von mindestens 6 Monaten notwendig.

Prognose

Die akute Pyelonephritis hat eine gute Prognose für eine folgenlose Ausheilung, wenn sie schnell entdeckt und entsprechend behandelt wird. Ob bleibende Schäden und eine weniger gute Prognose bestehen, hängt von der Schwere der komplizierenden Faktoren und dem Alter des Patienten ab.

Chronische Pyelonephritis

Ätiologie und Pathogenese

Die Bezeichnung „chronische Pyelonephritis" ist umstritten, weil die röntgenologischen Befunde bei andauernder bakterieller Niereninfektion oder auch bei sterilem Urin identisch sind. Deshalb bevorzugen einige Mediziner die Bezeichnung „chronische tubulointerstitielle Nephritis" infolge einer bakteriellen Infektion.

Akute unkomplizierte Harnwegsinfektionen führen nicht wie früher behauptet wurde, häufig zu renaler Vernarbung oder fortschreitender Nierenerkrankung. Dies trifft besonders für Erwachsene zu. Die chronische Pyelonephritis scheint tatsächlich in der Kindheit zu beginnen. Sie wird dann wohl in das Erwachsenenalter mitübernommen. Eingehende Untersuchungen über die Ursachen von Harnwegsinfektionen haben gezeigt, daß diese Erkrankungen relativ gutartig sind und selten zu einer Nierenschädigung oder Funktionseinschränkung führen. Das gilt jedoch nur, wenn keine komplizierenden Faktoren, wie z. B. Diabetes, Steine, Analgetikanephropathie oder obstruktive Uropathie, vorliegen. Die Ergebnisse dieser Untersuchung und ihre klinische Bedeutung sind ausführlich in einem Überblick von Asscher (1980) dokumentiert.

Bei sich noch entwickelnden Nieren im Säuglings- oder Kindesalter treten durch Harnwegsinfektionen renale Vernarbungen auf, die typisch sind für die chronisch-bakterielle Pyelonephritis. Die renalen Vernarbungen, die hauptsächlich in den Regionen der Nierenpole beobachtet werden, bezeichnet man als „chronische Pyelonephritis im Kindesalter" oder „chronisch atrophische Pyelonephritis". Unterhalb der Narben findet sich meist ein dilatierter Kelch, der durch die

Vernarbung des Nierenparenchyms entsteht (Asscher 1980).

Aufgrund zahlreicher Untersuchungen nimmt man an, daß die wichtigste Ursache in der Pathogenese der renalen Vernarbung in der Beziehung zwischen Harnwegsinfektionen und vesikoureteralem Reflux zu suchen ist. Die Schwere einer renalen Vernarbung scheint sich in direkter Abhängigkeit von der Schwere und dem Grad des vesikoureteralen Refluxes zu entwickeln. Die schwersten Vernarbungen scheinen immer dann aufzutreten, wenn ein zystorenaler Reflux vorliegt (Rolleston et al. 1974). Narbenbildungen in der Niere entwickeln sich nur noch selten bei Kindern über 4 Jahren. In der Cardiff-Oxford-Studie (1978) wurden 208 Mädchen im Alter zwischen 5 und 12 Jahren über einen Zeitraum von 4 Jahren beobachtet. Alle wiesen anfänglich normale Nieren auf und entwickelten auch bei vesikoureteralem Reflux und anhaltender Infektion keine renale Narbenbildung. Bei 12 Mädchen jedoch, bei denen durch eine Untersuchung bereits eine renale Vernarbung nachgewiesen worden war, und die einen vesikoureteralen Reflux oder eine dauerhafte Harnwegsinfektion hatten, kam es zu einer fortschreitenden Vernarbung.

Pathologische Befunde

Bei oberflächlicher Betrachtung zeigt die Niere eine Atrophie unterschiedlichen Grades, die von der Schwere und Dauer der Erkrankung abhängig ist. Die Oberfläche ist von narbigen Bezirken bedeckt und in diesen Bereichen eingezogen. Die Kapsel ist blaß und läßt sich nur schlecht abziehen. Bei nur gering geschädigten Nieren zeigt die Schnittfläche in den meisten Anteilen eine gut erhaltene Rindenmarkgrenze; bei fortgeschrittener Erkrankung sind diese normalen Strukturen durch die Entzündung und Fibrose zerstört. Die Nierenbeckenschleimhaut erscheint blaß und fibrinös belegt (Abb. 13.3).

Die histologische Untersuchung ergibt eine diffuse Infiltration des Parenchyms mit Plasmazellen und Lymphozyten. Die Tubuli zeigen unterschiedlich starke Veränderungen; einige sind dilatiert und enthalten proteinreiches Material. Die betroffenen Glomeruli sind fibrotisch verändert oder hyalinisiert. Eine Verdickung der Arterien und Arteriolen ist die Regel. Neben Gebieten mit Zeichen der Vernarbung und chronischer Entzündung finden sich Regionen mit akuten Entzündungszeichen. Eine narbige Ein-

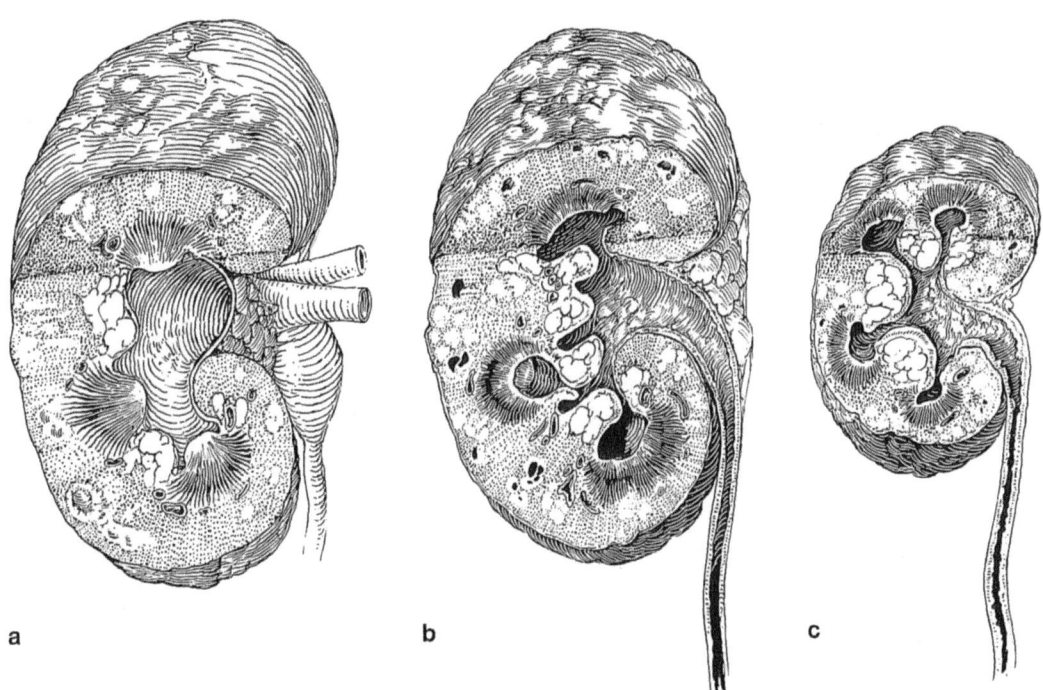

Abb. 13.3a–c. Progressive pathologische Veränderungen in den Nieren infolge rezidivierender akuter pyelonephritischer Schübe mit progredienter Vernarbung. **a** Frühstadium einer fokalen parenchymatösen Narbenbildung. **b** Progressive Vernarbung mit Einengung der Kelchhälse mit daraus resultierender Dilatation der Kelche (Abb. 13.4). **c** Endstadium einer rezidivierenden Pyelonephritis (Stadium der Atrophie)

ziehung des Parenchyms über den dilatierten Kelchen ist typisch.

Wenn die pathologischen Veränderungen einer chronisch-bakteriellen Pyelonephritis so aussehen wie die Bilder einer nicht-infektiösen interstitiellen Nephritis, kann die histologische Untersuchung allein den bakteriellen Ursprung einer chronischen Pyelonephritis nicht sicher nachweisen. Zweifellos ist das Vorkommen einer tatsächlich bakteriellen Pyelonephritis deutlich niedriger, als man es nach den Ergebnissen der Routineautopsien (10–15%) annehmen kann.

Klinische Befunde

Symptome

Bei Kindern und gelegentlich auch bei Erwachsenen können akute Phasen der chronisch bakteriellen Pyelonephritis auftreten. Die typischen Symptome sind die Folge (s. S. 234). Zu Temperaturerhöhungen kommt es i. allg. nur während der akuten Phase. In den Zwischenphasen können Patienten mit chronischer Pyelonephritis asymptomatisch sein. Bei fortgeschrittener beidseitiger chronischer Pyelonephritis werden im Spätstadium Hypertonie, Anämie und Azotämie beobachtet.

Äußere Veränderungen

Solange keine akute Infektion besteht, treten keine körperlichen Zeichen, die für eine chronische Pyelonephritis typisch sind, auf. Bei fortgeschrittener chronischer Pyelonephritis kommt es zum Hypertonus.

Laborbefunde

Solange die chronische Pyelonephritis nicht durch einen akuten Schub oder eine Azotämie kompliziert wird, ist das Bild i. allg. unauffällig. Die Ergebnisse der Urinanalyse hängen vom Schweregrad der Nierenschädigung und der Aktivität des Infektes ab. Manchmal kann man eine schwere Pyurie und Bakteriurie nachweisen. Bei einer deutlichen Proteinurie muß die Krankheit schon erheblich fortgeschritten sein, und es muß eine glomeruläre Beteiligung vorliegen. Bei einer Bakteriurie sind die Urinkulturen positiv. Abhängig vom Stadium der Erkrankung können die Serumkreatinin- und Harnstoffspiegel normal oder erhöht sein.

Röntgenbefunde

Die Abdomenübersichtsaufnahme kann ergeben, daß eine oder beide Nieren verkleinert und unregelmäßig begrenzt sind. Es können Nierensteine nachweisbar sein. Normalerweise ist das Ausscheidungsurogramm verändert. Parenchymale Vernarbungen und narbige Einziehungen, die über den dilatierten Kelchen liegen, sind charakteristisch. Typisch ist auch die unterschiedliche Kontrastmitteldichte und die verspätete Kontrastmittelanreicherung im Parenchym (Abb. 13.3 u. 13.4). Bei einseitiger chronischer Pyelonephritis wird häufig eine kompensatorische Hypertrophie der anderen Seite beobachtet. Eine Dilatation und Stauchung des Ureters der betroffenen Seite kann auf einen vesikoureteralen Reflux hindeuten (Abb. 12.7). Die retrograden Urogramme zeigen ähnliche Veränderungen. Die Miktionszystourethrogramme zeigen bei Kindern oft einen vesikoureteralen Reflux.

Instrumentelle Untersuchung

Beim akuten Schub finden sich bei der Zystoskopie Zeichen einer floriden Zystitis. Ein ungewöhnliches Aussehen oder die anomale Lage eines Ostiums deuten meist auf eine Klappeninsuffizienz und einen vesikoureteralen Reflux hin. Nach gründlicher Spülung der Blase mit sterilem Wasser kann durch Vorschieben von Harnleiterkathetern in den oberen Harntrakt und die Abnahme von Urinproben für Bakterienkulturen der Ort der Infektion nachgewiesen werden.

Differentialdiagnose

Fehlen die Symptome, die auf eine akute Pyelonephritis hindeuten (hohes Fieber und Flankenschmerzen), so ist die Unterscheidung einer Infektion des oberen und unteren Harntraktes oft schwierig (s. Tabelle 13.3). Patienten mit chronischer Pyelonephritis zeigen im Ausscheidungsurogramm oft renale Vernarbungen, während Patienten mit unkomplizierten Infektionen des unteren Harntraktes röntgenologisch keine Abweichungen aufweisen. Patienten mit renaler Narbenbildung haben jedoch oft sterilen Urin und nur Infektionen der ableitenden Harnwege; dagegen können Erwachsene mit unkomplizierten Harnwegsinfekten und normalen Urogrammen manchmal auch an Infektionen des oberen Harntraktes leiden, ohne daß Fieber, Flankenschmerzen oder andere Zeichen auftreten. Ohne invasive Maßnahmen (s. Tabelle 13.3) ist die Unterscheidung zwischen einer Infektion der ableitenden Harnwege (urethrale Symptome und

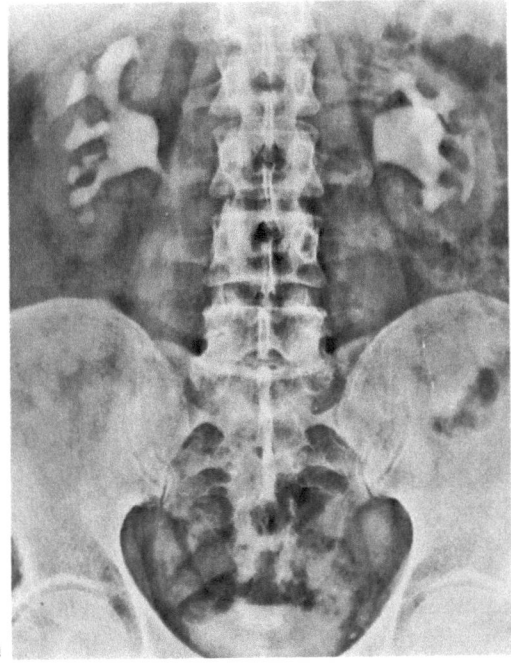
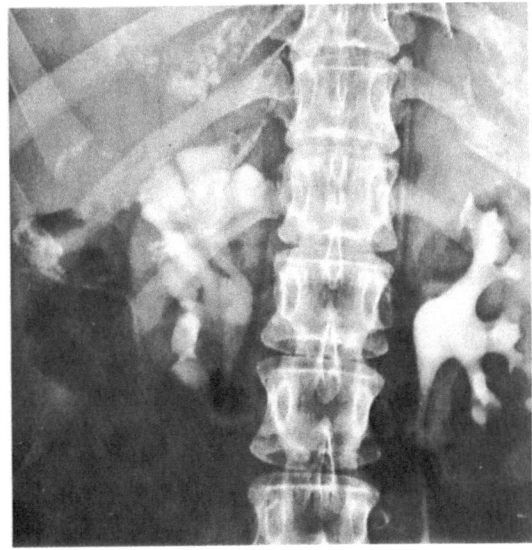

Abb. 13.4a, b. Abgeheilte Pyelonephritis. **a** Das Ausscheidungsurogramm zeigt abgeflachte und keulenförmige Kelche. Der Rand des Nierenschattens liegt dicht an den Kelchenden. Diese Veränderungen spiegeln zahlreiche frühere Schübe einer akuten Pyelonephritis wider. **b** Auf dem Ausscheidungsurogramm erkennt man eine deutliche Atrophie des Parenchyms der rechten Niere. Die Kelche des oberen Nierenpols reichen bis zur Nierenkapsel. Die linke Niere ist unauffällig

Zystitis bei Frauen, chronische Prostatitis und Zystitis bei Männern) und einer Beteiligung der oberen Harnwege nur sehr schwer möglich.

Man muß die chronische Pyelonephritis von anderen chronischen tubulointerstitiellen Nierenerkrankungen unterscheiden, so z. B. von der analgetischen Nephropathie. Auch die Nierentuberkulose muß bei den Überlegungen mit in Betracht gezogen werden. Die Differentialdiagnose wird durch mikroskopische Urinuntersuchungen und Bakterienkulturen zum Nachweis von Tuberkelbakterien und durch Urogramme mit den typischen Zeichen einer Nierentuberkulose geklärt. Manchmal werden auch Nierenszintigramme, Angiogramme oder Computertomogramme benötigt, um zwischen Nierentumoren oder anderen urographisch nachgewiesenen Veränderungen zu unterscheiden.

Komplikationen

Bei der chronisch-bakteriellen Pyelonephritis tritt der größte Teil der renalen Vernarbung in der Kindheit auf. Tatsächlich führt die Pyelonephritis in der Kindheit zu den schwersten Veränderungen. Erwachsene mit normalen Nieren und Harnwegen zeigen trotz häufiger Pyelonephritisrezidive selten renale Vernarbungen. Eine fortschreitende Schädigung der Nieren mit Funktionseinbuße tritt jedoch bei Erwachsenen mit Niereninfektionen immer dann auf, wenn besondere Komplikationen, wie z. B. Diabetes, nichterkannte Nierenerkrankung, Steinerkrankungen oder obstruktive Nephropathien, vorliegen.

Patienten mit chronisch-rezidivierender Pyelonephritis neigen zur Bakteriämie, zur Hypertonie und zur Entwicklung infizierter Nierensteine. Für die Entwicklung einer chronischen Niereninsuffizienz im Erwachsenenalter, die sich aus einer in der Kindheit durchgemachten bakteriellen Pyelonephritis entwickelt, sind folgende Faktoren verantwortlich:

1. ungenügende Behandlung einer rezidivierenden oder dauerhaften Infektion,
2. sistierendes Nierenwachstum,
3. die Ausbildung eines fortschreitenden immunologischen Nierenschadens,
4. Nierenveränderungen durch einen komplizierenden Hypertonus,
5. Stauungsveränderungen bei vesikoureteralem Reflux,
6. die Bildung von infizierten Nierensteinen, besonders durch harnstoffspaltende Bakterien.

Prophylaxe

Die Vermeidung renaler Narbenbildungen und fortschreitender Nierenschädigungen, wie sie bei der chronisch-rezidivierenden Pyelonephritis auftreten, verlangen bereits in der Kindheit eine frühzeitige Diagnostik von Harnwegsinfektionen und eine intensive Behandlung. Von der Kindheit bis zum Erwachsenenalter müssen alle noch operativ zu korrigierenden Veränderungen rechtzeitig erkannt und korrigiert werden.

Therapie

Spezifische Maßnahmen

Medikamentöse Maßnahmen

Erwachsene und besonders Kinder mit chronischer Pyelonephritis benötigen eine sorgfältige medizinische Behandlung. Frühzeitige Diagnostik und schnelle Therapie der Harnwegsinfektion sind die beste Vorbeugung gegen rezidivierende Infekte. Erregerbezogene Antibiotika sind notwendig, um eine bestehende Infektion zu beseitigen. Besonders bei Kindern wird oft eine Langzeittherapie notwendig, um eine Reinfektion zu verhindern. Die spezifische klinische Situation bestimmt Art und Dauer einer solchen Therapie.

Operative Maßnahmen

Entstandene anatomische Veränderungen (besonders solche, die eine obstruktive Uropathie verursachen) sollten korrigiert und Steine (besonders infizierte) operativ beseitigt werden. Eine operative Korrektur wird außerdem notwendig bei hochgradigem vesikoureteralem Reflux oder auch bei geringergradigem Reflux bei den Patienten, die auf eine medikamentöse Behandlung nicht gut ansprechen.

Allgemeine Maßnahmen

Will man einen fortschreitenden Nierenschaden und eine Funktionseinschränkung verhindern, so müssen die Patienten sehr engmaschig kontrolliert werden. Harnwegsinfektionen und Komplikationen müssen genau kontrolliert, früh erkannt und entsprechend behandelt werden. Bei einseitiger Nierenschrumpfung kann der Hypertonus reninabhängig sein. Die Untersuchungen müssen ergeben, ob die therapeutische Maßnahme einer Nephrektomie sinnvoll ist.

Prognose

Die Prognose bei Patienten mit chronischer Pyelonephritis ist abhängig vom Alter zu Beginn der Erkrankung, der erfolgreichen Korrektur vorhandener Defekte, dem Schweregrad der komplizierenden Faktoren und der erfolgreichen Behandlung von Harnwegsrezidiven. Die chronische Pyelonephritis entwickelt sich selten zu einer chronischen Niereninsuffizienz, die die Dialyse und evtl. eine Transplantation erforderlich macht. Solche Fälle sind meist auf eine unzulänglich behandelte chronische Pyelonephritis in der Kindheit zurückzuführen.

Xanthogranulomatöse Pyelonephritis

Sie ist eine seltene Form der bakteriellen Infektion der Niere, die in jedem Alter auftreten kann. Am häufigsten sind Frauen im mittleren und höheren Alter betroffen. Die Erkrankung tritt selten beidseitig auf. Zu den Symptomen gehören Flankenschmerzen, Fieber, Blasenbeschwerden, Unwohlsein, Anorexie und Gewichtsverlust. Bei 55% der Patienten findet sich klinisch eine Klopfempfindlichkeit im Bereich des Nierenlagers, bei 52% eine palpable Vergrößerung im Bereich der Flanke und bei 20% ein Hypertonus (Elder 1984). In der Anamnese der meisten dieser Patienten finden sich Nierensteine, obstruktive Nephropathien, Diabetes mellitus oder operative urologische Eingriffe.

Normalerweise ist die betroffene Niere vergrößert und das Nierenbeckenkelchsystem durch Eiter (Pyonephrose), Steine oder beides dilatiert. Makroskopisch finden sich typischerweise gelblich-orange Knötchen aus entzündetem parenchymalem Gewebe, die an Gebiete mit Gewebenekrosen und Abszessen angrenzen. Histologisch finden sich in dem entzündeten Gewebe neutrophile Lymphozyten, Plasmazellen, nekrotisches Material und Riesenzellen. Charakteristisch sind große Makrophagen mit schaumigem Zytoplasma, das viel Lipide enthält. Fälschlicherweise werden diese Zellen gelegentlich für Zellen gehalten, wie sie beim Hypernephrom auftreten.

Das Blutbild ist typisch verändert: 67% der Patienten sind anämisch, 46% weisen eine Leukozytose auf. Das Urinsediment ist pathologisch: Bei den meisten Patienten findet sich eine Pyurie, eine Mikrohämaturie und Bakteriurie (Elder 1984). Die Urinkulturen sind meistens positiv. Es finden sich am häufigsten Proteus mirabilis und Escherichia coli.

Die röntgenologischen Ergebnisse hängen vom Schweregrad der Obstruktion der betroffenen Niere, der Ausdehnung der Steine und der Nierenschädigung ab. Das Ausscheidungsurogramm zeigt oft eine funktionslose Niere mit einem oder mehreren Nierensteinen. In fortgeschrittenen Fällen beobachtet man Verkalkungen des Parenchyms. Bei der renalen Angiographie findet sich i. allg. ein relativ gefäßarmer Tumor. Manchmal hilft ein CT bei der Diagnostik und Beurteilung der Ausdehnung des krankhaften Prozesses.

Oft ist es schwierig, die xanthogranulomatöse Pyelonephritis von anderen Ursachen renaler Vergrößerung präoperativ zu unterscheiden. Meistens ist eine Nephrektomie notwendig, die jedoch aufgrund der fortschreitenden Entzündung oft schwierig ist.

Bakteriämie und septischer Schock

Die Bakteriämie mit gramnegativen Keimen ist eine ernste, oft lebensbedrohliche Erkrankung. Bei etwa 40% der Fälle tritt ein komplizierender septischer Schock auf. Statistiken belegen eine ständige Zunahme der gramnegativen Bakteriämie mit septischem Schock, besonders in größeren Kliniken. Tatsächlich ist der septische Schock heute eine der häufigsten Ursachen des Schocks in der medizinischen Praxis. Dabei ist der Urogenitaltrakt ein häufiger Herd für eine Bakteriämie. Die 4 häufigsten Keime, die eine gramnegative Bakteriämie verursachen, finden sich im Urogenitaltrakt: Escherichia coli, Proteus mirabilis, Klebsiella und Pseudomonas aeruginosa. Die Mortalitätsrate einer gramnegativen Bakteriämie wird auf 25% geschätzt. Tritt neben der gramnegativen Bakteriämie jedoch ein septischer Schock auf, so steigt sie auf nahezu 50% an.

Prädisponierende Faktoren

Es gibt einige Faktoren, von denen man vermutet, daß sie die Ausbildung einer Bakteriämie oder eines septischen Schocks begünstigen. Im allgemeinen tritt eine Septikämie jedoch nur bei verändertem Abwehrmechanismus auf, oder wenn die Keime sich an Stellen ansiedeln, die normalerweise durch die Abwehrmechanismen des Immunsystems geschützt sind.

In den USA tritt die gramnegative Sepsis am häufigsten bei Krankenhauspatienten auf, die über 60 Jahre alt sind. Sowohl das Auftreten, als auch die Schwere der Bakteriämie werden entscheidend durch den Schweregrad der zugrundeliegenden Erkrankung beeinflußt. Zu den ungünstigen Faktoren rechnet man alle den Allgemeinzustand schwächenden Erkrankungen: Diabetes mellitus, Azotämie, Herzkrankungen, Krebs, Unterernährung und Hungerzustände. Am meisten gefährdet durch eine gramnegative Sepsis mit Schock sind Patienten mit folgenden Veränderungen: schwere Granulozytopenie (weniger als 500/µl) oder Behandlung mit immunsuppressiven Medikamenten, wie z.B. Kortikosteroiden, Antimetaboliten oder anderen Chemotherapeutika. Eine besondere Gefährdung besteht dann, wenn gleichzeitig eine Strahlentherapie durchgeführt wird.

Eine Sepsis, die von gramnegativen Bakterien hervorgerufen wird, kann häufig auch durch medizinische Untersuchungsgeräte begünstigt werden, wie z.B. durch Harnröhrendauerkatheter, intravenöse Verweilkatheter und Intubations- und Beatmungsgeräte. Ohne Antibiotikatherapie oder Präventivmaßnahmen verursachen Manipulationen und instrumentelle oder operative Eingriffe am Urogenitaltrakt leicht eine gramnegative Bakteriämie.

Die Faktoren, die einen septischen Schock begünstigen, können weniger deutlich eingegrenzt werden. Ein septischer Schock tritt i. allg. am häufigsten bei über 50jährigen Patienten mit einer entsprechend schweren Erkrankung auf. Ein Schock ist besonders zu befürchten, wenn bei den Patienten 24 h nach Einsetzen einer Bakteriämie die Körpertemperatur nicht über 37,6°C ansteigt. Überraschenderweise hängt das Auftreten eines Schocks nicht von der Art der gramnegativen Bakterien ab, die die Infektion verursachen.

Die höchste Mortalitätsrate liegt bei Patienten mit septischem Schock bei unzureichender Antibiotikatherapie, einer zu späten Behandlung auf der Intensivstation und einer therapieresistenten Einschränkung der Herzleistung.

Pathophysiologie und Pathologie des bakteriämischen Schocks

Man vermutete bisher, daß bakterielle Endotoxine (Lipopolysaccharide) für die Auslösung eines bakteriämischen Schocks verantwortlich sind. Neuere Untersuchungen haben jedoch ergeben, daß diese Endotoxine nicht die wirklichen, oder zumindest nicht die einzigen, zugrundeliegenden Ursachen sind. Der pathophysiologische Mechanismus des gramnegativen bakteriämischen Schocks ist noch nicht endgültig geklärt. Dieser Schock resultiert aus den Störungen der Mikrozirkulation und der Homöostase, die durch Veränderungen im fibrinolytischen, Koagulations- und Kininsystem entstehen.

2 relativ übereinstimmende hämodynamische Veränderungen treten beim septischen Schock auf: Die 1. Phase wird als „früher" oder „warmer" Schock bezeichnet, die 2. als „später" oder „kalter" Schock.

Der frühe Schock ist durch eine hyperdynamische Zirkulation charakterisiert. Zu den Charakteristika gehören:

- gesteigerter oder normaler kardialer Auswurf,
- verminderter peripherer Widerstand,
- hoher oder normaler zentraler Venendruck,
- Hyperventilation mit respiratorischer Alkalose und
- ein Anstieg des Laktatspiegels.

Die Symptomatik des späten Schocks entspricht der des klassischen klinischen Schockbildes (feucht-kalte Haut, Zyanose, schwacher fadenförmiger Puls). Der späte Schock ist charakterisiert durch:

- verminderten kardialen Auswurf,
- erhöhten peripheren Widerstand (Vasokonstriktion),
- verminderten zentralen Venendruck,
- Hyperventilation,
- Laktatanhäufung und
- eine Verschiebung von respiratorischer Alkalose zu metabolischer Azidose.

Bereits bei den ersten Symptomen des septischen Schocks nimmt der periphere Widerstand (vaskulärer Tonus) nicht proportional zum Anstieg des kardialen Ausstoßes ab. Damit kommt es zu einer ungenügenden Durchblutung der Gewebe und der Organe. Schon zu Beginn des septischen Schocks besteht eine Hyperventilation. Das exzessive Abrauchen von Kohlendioxid führt zu einer respiratorischen Alkalose. Durch die schlechte Gewebe- und Organdurchblutung kommt es zum Sauerstoffmangel und zur Anhäufung von Laktat. Außerdem vermutet man, daß auch die Bradykininbildung gesteigert ist und zu einer vermehrten veskulären Permeabilität führt (mit Verlust von intravaskulärer Flüssigkeit ins Gewebe). Hierdurch tritt außerdem eine deutliche Dilatation der Arteriolen, eine Konstriktion der Venen und ein Hypertonus auf.

Die hyperdynamische Zirkulation im frühen Schock führt schließlich zu einem verminderten kardialen Ausstoß und einem Anstieg des peripheren Widerstandes, Charakteristika des späten Schocks. Beim Übergang vom frühen zum späten Schock vermindert sich außerdem die Herzmuskelkraft, und es kommt zur Abnahme des O_2-Verbrauchs im Gewebe. Die zerebrale Minderdurchblutung führt zu Verwirrung, Stupor und evtl. zum Koma. Die verminderte Nierendurchblutung führt zur Oligurie, zur Salz- und Wasserretention und manchmal zur akuten Tubulusnekrose.

Bei einer septischen Bakteriämie tritt gelegentlich, bei einem septischen Schock fast immer, eine Verbrauchskoagulopathie auf. Man vermutet, daß die Aktivierung des Faktor XII (Hageman-Faktor) durch gramnegative Bakterien dieses Syndrom einleitet. Anschließend kommt es zur Aktivierung der fribrinolytischen und der Gerinnungskaskade, die zu gleichzeitiger intravaskulärer Koagulation und Fibrinolyse führt. Blutungen aus der Haut und dem subkutanen Gewebe, der Schleimhaut des Mundes, der Nase und des Magen-Darm-Traktes können die Folge sein.

Die schlimmsten Folgen des septischen Schocks treten in der Lunge auf. In der Tat ist die Entwicklung einer „Schocklunge" und das daraus resultierende Lungenversagen die häufigste Todesursache beim septischen Schock. Durch den Sauerstoffmangel kommt es zu einer Verdickung der Alveolen zu einer Anhäufung von intralveolärer Flüssigkeit und Schleim, verbunden mit einer diffusen intravaskulären Koagulation. Außerdem treten hämorrhagische Atelektasen und Rundzelleninfiltrationen auf. Die Lungenfunktion nimmt ab, und das Verhältnis von Ventilation zur Durchblutung ist gestört. Schließlich läßt sich der resultierende Sauerstoffmangel auch durch die alleinige Zufuhr von 100% Sauerstoff nicht mehr beheben. Es wird eine mechanische Überdruckbeatmung zur Verbesserung der Situation notwendig.

Klinische Befunde

Symptome

Es kommt bei dem Patienten zu einem Temperaturanstieg auf 38,5–40°C, gelegentlich auch zu Schüttelfrösten. Anfängliche Angstzustände können in Verwirrung, Stupor oder Koma übergehen. Manchmal finden sich Zeichen einer Infektion im Urogenitaltrakt. Gelegentlich sind einige Stunden vorher instrumentelle Manipulationen im Bereich der Harnröhre durchgeführt worden.

Klinische Zeichen

Die anfänglichen Angstzustände des Patienten schlagen gewöhnlich in Verwirrung und Stupor um. In der Anfangsphase des septischen Schocks ist die Haut warm und es findet sich ein trotz der Hypotonie kräftiger Puls. In der späten Phase des septischen Schocks kommt es typischerweise zur Zyanose, zur kalter, blasser, feuchter Haut und zu schwachem fadenförmigem Puls bei gleichzeitiger Hypotonie. Die Atmung ist flach und schnell. Die Kapillardurchblutung in Nagelbett ist verzögert. Es entwickelt sich eine Oligurie. Andere vorhandene körperliche Veränderungen hängen von der dem septischen Schock zugrundeliegenden Ursache ab.

Laborbefunde

Bei Kindern tritt häufig eine Leukopenie auf. Bei Erwachsenen ist die Leukozytenzahl i. allg. erhöht. Es besteht eine Linksverschiebung. Die Verbrauchskoagulopathie führt charakteristischerweise zu einer Thrombozytopenie, zum Nachweis von zirkulierenden Fibrinspaltprodukten und zum Abfall der Gerinnungsfaktoren II, V und VII. Zu Anfang kann der Hämatokrit aufgrund des Plasmaverlustes in das interstitielle Gewebe erhöht sein. Da der renale Blutstrom vermindert ist, ist das spezifische Gewicht des Urins meist erhöht. Das Verhältnis von Harnstoff-N zu Kreatinin kann den normalen Wert von 10:1 überschreiten. Der verminderte koronare arterielle Blutstrom und zirkulierende Substanzen, die die Myokardfunktion schwächen, können zu einer Ischämie führen. Das Bild des EKG kann zu der falschen Schlußfolgerung eines Myokardinfarktes führen. Im Blut steigen die Fettsäuren und Glukose an.

Da eine Bakteriämie ihren Ursprung oft im Harntrakt hat, kann häufig eine Pyurie und eine Bakteriurie nachgewiesen werden. Aus Urinproben werden Urinausstriche nach Gram gefärbt und Bakterienkulturen angelegt. Aus mehreren Blutproben sollen Bakterienkulturen und Resistenztests angesetzt werden. Als pathogene Keime finden sich vorwiegend aerobe gramnegative Bakterien, besonders Escherichia coli.

Da sich beim septischen Schock normalerweise eine Lungeninsuffizienz entwickelt, sind häufige Bestimmungen der arteriellen Blutgase und der Serumelektrolyte notwendig. Anfänglich ist ein deutliches Abfallen des arteriellen PO_2 und PCO_2 zu verzeichnen. Die beginnende respiratorische Alkalose kann sich später in eine metabolische Azidose umwandeln. Der Serumlaktatspiegel (normal 0,44–1,8 mmol/l) ist zur Beurteilung der Prognose wichtig. Werte von 5 mmol/l und mehr deuten auf eine hohe Mortalitätsrate und spiegeln ein schweres Sauerstoffdefizit des Gewebes wieder. Umgekehrt ist ein zunehmender Abfall des Laktatsspiegels im Serum während der Therapie ein günstiges Zeichen.

Röntgenbefunde

The Thoraxaufnahmen zeigen diffuse alveoläre Infiltrationen, die zu einer homogenen pulmonalen Verhärtung der Lunge als Teil der „Schocklunge" fortschreiten.

Differentialdiagnose

Eine Bakteriämie allein wird begleitet von Schüttelfrösten, Fieber und positiven Blutkulturen; Hypotonie und Oligurie treten allerdings nicht auf. Ältere Patienten, die aus Pflegeheimen eingewiesen werden, zeigen oft ein klinisches Bild, das man leicht mit einem septischen Schock verwechseln kann. Diese Patienten sind meist dehydriert und hypovolämisch und haben Untertemperaturen, die in Verbindung mit Dekubitalgeschwüren oder Harnwegsinfekten durch gramnegative Bakterien auftreten. Auch eine akute Herzinsuffizienz, besonders nach einem Myokardinfarkt, kann einen plötzlichen Hypotonus verursachen. Da bei diesen Patienten i. allg. Venen- und Blasenkatheter liegen, kann die Unterscheidung, ob es sich um einen kardiogenen oder septischen Schock handelt, schwierig sein. Ebenso können EKG-Veränderungen, wie sie bei metabolischen oder Myokardveränderungen möglich sind, sowohl beim bakteriämischen Schock, wie auch beim akuten Myokardinfarkt nachgewiesen werden. Bei Patienten, bei denen man einen septischen Schock vermutet, kann eine Nebennierenrindeninsuffizienz mit Fieber und Hypotonie auftreten. Die Diagnose der Nebennierenrindeninsuffizienz ist gewöhnlich durch die typischen Elektrolytveränderungen und das Auftreten von Eosinophilen leicht zu stellen. Die Tachypnoe, die Tachykardie, die Unruhe des Patienten und die pulmonalen Infiltrationen bei einer akuten Lungenembolie können anfangs mit einer Bakteriämie mit frühem Schock verwechselt werden. Solange eine Bakteriämie nicht mit Sicherheit klinisch ausgeschlossen werden kann, sollte man empirisch Antibiotika geben, bis die Diagnose ausgeschlossen und durch entsprechende Kulturen gesichert ist.

Komplikationen

Manchmal spricht die primäre Infektion auf die verabreichten Antibiotika nicht an, so daß es zu einer anhaltenden Bakteriämie und weiteren Ausbreitung der Infektion kommt. Ein über längere Zeit bestehender Sauerstoffmangel und die Hypotonie führen zu akuten Tubulusnekrosen und zum Nierenversagen oder zu ernsten kardialen Folgen (Herzversagen, Arrhythmie und Infarkt). Bei zunehmender Verbrauchskoagulopathie können Blutungen in die Haut und das subkutane Gewebe, im Magen-Darm-Trakt und in verschiedenen Organen auftreten. Die schwerste Komplikation ist die pulmonale Insuffizienz in Verbindung mit einer Schocklunge. Jede dieser Komplikationen kann zum Tode führen.

Prophylaxe

Wie bei vielen anderen infektiösen Erkrankungen ist eine optimale Therapie der gramnegativen Bakteriurie die beste Prophylaxe. Es sollten alle Anstrengungen unternommen werden, um das Auftreten vom gramnegativen Bakteriämien im Krankenhaus zu verhindern oder sonst sorgfältig zu kontrollieren und zu behandeln. Die Kontrollmaßnahmen sollten sich insbesondere auf die 3 häufigsten Ursachen einer solchen Infektion ausrichten: Blasendauerkatheter, intravenöse Verweilkatheter und die Systeme bei künstlicher Beatmung. Diese Instrumente sollten nur angewandt werden, wenn sie unbedingt notwendig sind, und man sollte sie außerdem so schnell wie möglich wieder entfernen. Transurethrale diagnostische oder operative Untersuchungen sollten insbesondere bei Männern nur dann durchgeführt werden, wenn der Urin steril oder eine entsprechende präventive Antibiotikatherapie eingeleitet wurde. Beim Einlegen von Blasenkathetern sollte ein streng aseptisches Vorgehen verlangt werden. Zur Anwendung kommen nur geschlossene Abflußsysteme. Intravenöse Verweilkatheter müssen regelmäßig auf Anzeichen einer Infektion überprüft und dann sofort entfernt oder regelmäßig alle 48–72 h ausgewechselt werden. Das Zubehör der Beatmungsgeräte bedarf einer besonderen Pflege. Wenn möglich, sollten Einmalmaterialien benutzt werden; falls nicht verfügbar, muß das Material sauber und steril gehalten werden. Eine sorgfältige Pflege der Wunden, der Tracheostomien und der Drainagen und Katheter ist notwendig, um Infektionen einzudämmen. Man sollte mit allen Mitteln versuchen, Dekubitusgeschwüre zu vermeiden. Eine versehentliche Übertragung bakterieller Keime von einem Patienten zum anderen oder von Geräten und Krankenhausausrüstungen auf den Patienten, muß auf ein Minimum beschränkt werden.

Therapie

Eine schnelle Diagnostik und Behandlung der Bakteriämie ist entscheidend, um einen septischen Schock, eine hohe Morbidität und ein erhöhtes Mortalitätsrisiko zu vermeiden. Der Arzt muß besonders bei Patienten, die zu den Risikogruppen zählen, auf die Frühzeichen einer Bakteriämie achten. Dazu gehören insbesondere die Patienten, bei denen zuvor ein Eingriff im Bereich des Urogenitaltraktes durchgeführt wurde. Obwohl die Diagnose einer Bakteriämie nur durch Blutkulturen gesichert werden kann, muß man mit der Behandlung oft schon aufgrund der klinischen Befunde beginnen. Trotzdem schließt eine schnelle Diagnose und Behandlung der Sepsis die Notwendigkeit bakteriologischer Untersuchungen nicht aus. Nur so kann man die entsprechenden pathogenen Keime erkennen und ihre Empfindlichkeit gegenüber den Antibiotika austesten. Vor jeder Antibiotikagabe sollte man entsprechende Proben für Färbeausstriche und Blutkulturen abnehmen. Meistens entwickelt sich die Bakteriämie aus lokalisierten Infektionen. Deshalb sind Probeentnahmen vor der Antibiotikatherapie notwendig: für die mikroskopische Untersuchung, Blutkulturen, die Urinanalyse, die Sputumuntersuchung und Abstriche von Verweilkathetern und von Wundsekret.

Die allgemeinen therapeutischen Ziele bei der Behandlung des septischen Schocks sind die Bekämpfung der Infektion, die Wiederherstellung des zirkulären Blutvolumens und die Verbesserung der Durchblutung der vitalen Organe (Herz, Gehirn und Lunge).

Spezifische Maßnahmen

Grundsätzliches

a) Sichern der Diagnose einer Sepsis (Sammeln von Blut, Urin und anderen Proben für die Ausstrichfärbung und das Anlegen von Kulturen). Ausschluß anderer Ursachen eines Schocks.

b) Einlegen eines Blasendauerkatheters oder suprapubischen Katheters, um die stündlichen Urinmengen zu beobachten. Ein geschlossenes Abflußsystem ist notwendig.

c) Einlegen eines zentralen Venenkatheters in die V. cava superior oder den rechten Vorhof, oder eines Swan-Ganz-Katheters in die A. pulmonalis, um den pulmonalen Kapillarverschlußdruck (PCWP) zu bestimmen. Durch die Einführung beider Katheter ist eine optimale Beobachtung und Kontrolle der Volumenverteilung möglich.

Antibiotika

Wenn der Erreger der Infektion bekannt und seine Empfindlichkeit gegen Antibiotika ausgetestet ist, sollten das beste Medikament oder die besten Medikamentenkombinationen in maximaler therapeutischer Dosierung gegeben werden. Ist das pathogene Bakterium noch nicht identifiziert, sollte man von einer Infektion mit gramnegativen Bakterien ausgehen. Eine Antibiotikatherapie „auf Verdacht" muß sofort eingeleitet werden; man darf die Ergebnisse der Kulturen und der Resistenzbestimmung nicht abwarten. Aminoglykoside sind die Medikamente der

Wahl (Amikacin, Gentamicin, Tobramycin). Man gibt Amikacin, 5 mg/kg KG alle 8 h i.v. Gentamicin, 1,5 mg/kg KG alle 8 h i.v. oder Tobramycin, 1,5 mg/kg KG alle 8 h i.v. Wenn eine Pseudomonas aeruginosa-Infektion vermutet wird, gibt man Carbenicillin, 4–6 g alle 4–6 h i.v. oder Ticarcillin, 3–6 g alle 6 h i.v., zusätzlich zu den Aminoglykosiden, da diese Medikamente zusammen eine synergistische Wirkung gegen die Bakterien haben. Hat sich aus einer Harnwegsinfektion eine Sepsis vermutlich durch Enterokokken entwickelt, dann sollten Aminoglykoside mit Ampicillin, 2 g alle 4–6 h i.v., kombiniert werden. Bei einer Mischinfektion mit Beteiligung von gramnegativen Bakterien und Anaerobiern besteht die optimale Therapie aus einer Kombination von Aminoglykosiden und Clindamycin, 450–600 mg alle 6 h i.v. Sind die verursachenden Keime bekannt, wird die Therapie entsprechend geändert, wobei man die effektivsten Antibiotika mit der geringsten Toxizität aussucht. Die anfänglich gegebenen Antibiotika werden abgesetzt. Die Dosierung der Medikamente muß entsprechend verändert werden wenn ein Nierenversagen besteht oder sich während der Therapie entwickelt (s. Tabelle 13.4). Die Antibiotikatherapie sollte noch über mindestens 5 Tage nach Abfall des Fiebers weitergeführt werden, insbesondere wenn die lokale Infektion noch anhält. Die Diagnose der lokalen Infektion, die Beseitigung von Fremdkörpern und die Drainage eitriger Abszesse spielen eine große Rolle.

Maßnahmen zur Verbesserung des zirkulierenden Blutvolumens und der Durchblutung vitaler Organe

Parenterale Flüssigkeitszufuhr. Vermutet man einen septischen Schock, so sollten, solange kein kongestives Herzversagen besteht, 1000 ml einer Salzlösung über 20–30 min i.v. verabfolgt werden (z.B. physiologische Kochsalzlösung, laktathaltige Ringer-Lösung). Außerdem sollte man, so schnell wie möglich, kolloidale Lösungen zuführen (Albumin oder niedermolekulares Dextran), da das Plasma durch den onkotischen Druck in die Kapillaren zurückdiffundiert. Damit kommt es zu einer Verminderung des Gewebe- und Zellularödems, und verklumpte rote und weiße Blutkörperchen und Thrombozyten gelangen wieder in die allgemeine Zirkulation. Niedermolekulares Dextran vermindert die Blutviskosität, so daß eine Verklebung der Thrombozyten verhindert wird. Die Ausgangswerte des zentralen Venendruckes und des pulmonalen Partialdruckes sind bei der Flüssigkeitstherapie nicht so wichtig wie die Druckveränderung, die durch die Flüssigkeitstherapie auftritt. Solange der zentrale Venendruck 14 cm Wassersäule nicht überschreitet oder der pulmonale Kapillarverschlußdruck nicht über 22 mm Hg liegt, kann die Volumensubstitution sowohl mit Salz- wie mit kolloidalen Lösungen in einer Dosis von 15–20 ml/min fortgesetzt werden. Eine zu hohe Flüssigkeitszufuhr ist anzunehmen, wenn der ZVD plötzlich um über 5 cm Wassersäule ansteigt oder insgesamt größer als 14 cm Wassersäule ist. Das gleiche gilt, wenn der pulmonale Kapillarverschlußdruck um 8 mm Hg zunimmt oder insgesamt auf mehr als 22 mm Hg ansteigt. Man sollte versuchen, den Blutdruck auf einen Wert einzustellen, der ungefähr 20 mm Hg unter den systolischen Blutdruckwerten liegt, die vor Einsetzen des Schocks gemessen wurden. Die stündliche Urinmenge sollte 40–50 ml betragen. Neben der Messung des zentralen Venendruckes und des pulmonalen Kapillarverschlußdruckes sollten häufige Thoraxauskultationen und Untersuchungen des jugularen Pulses vorgenommen werden. Gute Urinausscheidung, Aufklaren des Patienten und eine verbesserte Atmung sind günstige prognostische Zeichen. Meistens sind die Antibiotikatherapie und die Kreislaufstabilisierung ausreichend für eine völlige Erholung.

Kortikosteroide. Trotz ausgedehnter Untersuchungen in den letzten Jahrzehnten bleibt die Verwendung von Kortikosteroiden zur Therapie des septischen Schocks umstritten. Bei der Anwendung von Steroiden fanden sich in einigen Studien verbesserte Überlebensraten, während andere Untersucher keine Erfolge nachweisen konnten. Patienten mit septischem Schock, die zufällig mit 1–2 Dosen Methylprednisolon (3 mg/kg KG) behandelt wurden, wiesen eine deutlich höhere Überlebensrate auf als Patienten, die keine Steroide erhielten. Im Gegensatz dazu fanden Kreger et al. (1980), daß die Mortalitätsrate bei Patienten mit septischem Schock, die mit „pharmakologischen Dosen" von Kortikosteroiden behandelt wurden, erhöht war. Eine neuere prospektive Studie über die Wirksamkeit hochdosierter Kortikosteroide wurde von Sprung et al. (1984) durchgeführt. Er folgerte, daß Kortikosteroide die Überlebensrate bei Patienten mit schwerem septischem Schock nicht verbessern. In der frühen Krankheitsphase und bei bestimmten Untergruppen der Patienten können sie jedoch sehr hilfreich sein.

Vasoaktive Medikamente. Wenn es mit Hilfe der Volumenvergrößerung nicht gelingt, schnelle Besserung des Schocks zu erreichen, sollten vasoaktive Medikamente gegeben werden, um den kardialen „out-put" zu steigern. Obwohl in der Vergangenheit eine große Zahl vasoaktiver Medikamente angewandt wurden, haben sich nur wenige bewährt.

1. Dopamin: Das am häufigsten zur Behandlung des bakteriämischen Schocks benutzte vasoaktive Medikament ist das Dopamin. Seine Wirkung ist streng dosisbezogen. In niedrigen Dosen (2–5 µg/kg KG/min) aktiviert es die β-Rezeptoren und steigert die Kontraktionsfähigkeit des Myokards. Außerdem erzeugt es eine nicht β-adrenerge Dilatation der renalen und der Splanchnikusgefäße. In hohen Dosen (größer als 10 µg/kg KG/min) führt es zu einer α-adrenergen Wirkung mit allgemeiner Vasokonstriktion, die sich mit steigenden Dosen verstärkt. Deshalb sollte man mit einer Dopamindosierung von 2–5 µg/kg KG/min beginnen. Die Dosierung sollte so niedrig wie möglich sein, aber zu einer Stabilisierung des Blutdrucks und einem kontinuierlichen Urinstrom führen.

2. Isoproterenol: Obwohl das Isoproterenol den kardialen Auswurf steigert, ist die vasodilatatorische Aktivität zu Beginn eines septischen Schocks nicht wünschenswert. Darüber hinaus führt es zu Tachykardie und kardialen Arrhythmien. Viele Ärzte lehnen die Anwendung dieses Medikaments zur Behandlung des septischen Schocks deswegen ab. Die normale Dosierung beträgt 1–2 µg/min.

3. Noradrenalin: Die deutliche Vasokonstriktion dieses Medikaments schließt die Anwendung beim septischen Schock eigentlich aus. Die einzig sinnvolle Anwendung liegt vielleicht bei Patienten, bei denen in Verbindung mit dem septischen Schock auch eine schwere Koronarinsuffizienz besteht, da dieser Stoff die koronare Durchblutung fördert.

Stützung der Vitalfunktion

Lungen. Die pulmonalen Komplikationen des Schocks sind sehr ernst zu nehmen, weil sie die Sauerstoffanreicherung des Blutes beeinflussen können. Der erste Schritt in der Behandlung ist die Freihaltung der Atemwege und die Zufuhr von Sauerstoff in einer Höhe von etwa 5–8 l/min. Zur Durchführung assistierter oder kontrollierter Beatmung ist eine Intubation oder Tracheostomie erforderlich (insbesondere bei einem PO_2 unter 70 mmHg). Man sollte versuchen, den PO_2 auf 70–90 mmHg anzuheben und den PCO_2 zwischen 32 und 40 mmHg zu halten. Die Therapie eines Herzversagens verhindert pulmonale Ödeme und verbessert die Ventilation.

Herz. Die Anhebung des zentralen Venendruckes und des pulmonalen Kapillardruckes (PCWP) verbessert bei gleichzeitiger Steigerung der myokardialen Kontraktionsfähigkeit den kardialen Auswurf. Besteht ein kongestives Herzversagen, so ist eine sofortige Digitalisierung notwendig. Die negativen Auswirkungen einer metabolischen Azidose auf das Myokard können durch intravenöse Zufuhr von Natriumbikarbonat in gewissem Maße vermindert werden.

Nieren. Eine Volumenverbesserung mit oder ohne zusätzliche Gaben von vasoaktiven Medikamenten wirkt normalerweise der Oligurie entgegen, die im frühen bakteriämischen Schock auftritt. Eine anhaltende Oligurie kann auf eine akute renale Tubulusnekrose hindeuten; sie sollte durch i.v.-Infusionen von Mannitol (12,5 g in 5 min) behandelt werden. Wenn kein Urinstrom von 30–40 ml/h erreicht wird, soll man die Mannitolgaben nach 2 h wiederholen. Während der 2. Mannitolinfusion kann man 240 mg Furosemid i.v. verabreichen. Tritt keine wesentliche Besserung der Ausscheidung ein, so gibt man zusätzlich 480 mg Furosemid i.v. Ist auch die Reaktion auf diese große Furosemiddosis nur gering, sollte man keine weiteren Versuche zur Diuresesteigerung unternehmen, sondern die Standardtherapie bei akutem Nierenversagen einleiten. Eine Dialyse kann notwendig sein.

Weitere Maßnahmen

Korrektur des Flüssigkeits- und Elektrolythaushaltes

Eine mäßige Azidose kann durch Gaben von Natriumbikarbonat ausgeglichen werden. Man gibt die Hälfte des aus dem Basendefizit errechneten Bikarbonats i.v. und überprüft dann erneut den pH-Wert im Blut. Alternativ können auch für je 2 meq/l Defizit vom normalen Bikarbonatspiegel 44 meq/l Bikarbonat i.v. gegeben werden.

Behandlung der Verbrauchskoagulopathie

Solche Veränderungen treten wahrscheinlich bis zu einem gewissen Grad bei allen Patienten mit septischem Schock auf. Die erfolgreiche Behandlung der Infektion, der zugrundeliegenden Ursache und der zirkulatorischen Veränderungen, korrigiert die Verbrauchskoagulopathie jedoch ohne spezifische Anwendung des Heparins. Niedermolekulares Dextran vermindert die Blutviskosität. Während der ersten 24 h sollten 1–2 Infusionen und später täglich eine gegeben werden. Wenn sich die Verbrauchskoagulopathie durch die allgemeine Therapie beim septischen Schock nicht bessert, wird eine Behandlung mit Heparin notwendig. Die zu empfehlende Dosis beträgt 1000–2000 IE alle 4–6 h i.v. Eventuell sind Gaben von Gerinnungsfaktoren notwendig. Eine sorgfältige Beobachtung des Gerinnungstatus und ständige Kontrolle möglicher Blutverluste ist erforderlich.

Entfernung von Fremdkörpern und Drainage von Abszessen

Lokale Infektionen, die für eine Bakteriämie verantwortlich sind, müssen erkannt und sofort behandelt werden. Eine zugrundeliegende obstruktive Uropathie sollte mit den einfachsten Mitteln aufgehoben werden. Abszesse und Sekretverhaltungen sind zu drainieren. Blasenkatheter, arterielle und venöse Verweilkatheter, die vor Auftreten der Bakteriämie gelegt wurden, müssen entfernt werden. Man sollte die Katheter ziehen, entsprechende Bakterienkulturen anlegen und sterile Katheter einlegen. Obwohl Patienten mit septischem Schock sehr gefährdet sind, können Operationen zur Beseitigung lokaler Infektionen trotzdem notwendig sein.

Prognose

Bei schneller Diagnose und sofortiger Einleitung einer entsprechenden Behandlung ist die Prognose i. allg. günstig, wenn die Bakteriämie beseitigt und der septische Schock vermieden werden kann. Neuere Untersuchungen haben gezeigt, daß die Mortalitätsrate direkt von der sich verändernden und zugrundeliegenden Krankheit abhängt. Bei Patienten mit gestörter Abwehrlage ist die Prognose schlecht (z.B. bei Granulozytopenien, fortgeschrittenen Malignomen oder schweren kardiopulmonalen Erkrankungen). Im allgemeinen ist die Mortalitätsrate bei Patienten mit septischem Schock in großen medizinischen Kliniken höher als in städtischen Krankenhäusern. Dies ist sicherlich durch den Schweregrad der zugrundeliegenden Krankheiten bedingt. In den USA beträgt die gesamte Mortalitätsrate bei Patienten mit gramnegativer Bakteriämie etwa 25%, während sie bei Patienten mit gramnegativer Bakteriämie und septischem Schock etwa 50% beträgt.

Interstitielle Nephritis und Papillennekrose

Ätiologie

Die Papillennekrose ist durch eine ischämische Nekrose der Papillenspitze oder der ganzen Pyramide bedingt. Sie tritt bei akuten oder chronischen Formen interstitieller Nephritis unterschiedlichster Ursache auf. Bei einer akuten Papillennekrose bestehen gewöhnlich eine Harnwegsinfektion und eine bakterielle interstitielle Infektion der Niere. Sie treten hauptsächlich bei Diabetikern auf. Die Papillennekrosen finden sich heute jedoch am häufigsten bei Patienten mit chronischer interstitieller Nephritis, die durch einen chronischen Analgetikaabusus hervorgerufen wird (Phenazetin und dessen Metabolite). Man bezeichnet diese Krankheit auch als Analgetikanephropathie. Die chronisch-interstitielle Nephritis mit Papillennekrose kann jedoch auch noch aus anderen Ursachen auftreten: bei Hypertonie, bei obstruktiver Nephropathie, bei Nephrolithiasis, bei Sichelzellenanämie, bei Hypokaliämien, bei Verbrauchskoagulopathien, bei Diabetes mellitus, bei Hyperkalzämie, bei Strahlenschäden, bei Bleinephropathie und bei Balkannephropathie. Die Papillennekrose tritt hauptsächlich bei erwachsenen Frauen auf, bei Kindern und Säuglingen ist sie selten.

Pathogenese und Pathologie (Abb. 13.5 und 13.6)

Die interstitielle Nephritis mit Papillennekrose tritt i. allg. beidseitig auf, obwohl sich die akuten Symptome durch Abstoßung der Papille auf eine Niere beschränken können. Bei Fortschreiten der Erkrankung können eine oder alle Papillen und die entsprechenden Kelche betroffen sein. Die meisten dieser Patienten haben keine akute oder chronische bakerielle Niereninfektion. Bei ihnen besteht jedoch ein größeres Risiko für eine schnell fortschreitende Niereninsuffizienz, wenn gleichzeitig ein vesikoureteraler Reflux oder rezidivierende Harnwegsinfektionen vorliegen. Die gemeinsame Ursache in der Pathogenese aller Formen der Papillennekrose ist wohl die vaskuläre Papilleninsuffizienz.

Die charakteristische Schrumpfung des Nierenparenchyms kann schnell fortschreiten. Sie kann die ganze Niere symmetrisch betreffen oder auch unregelmäßig auftreten. Gleichzeitig lassen sich die Veränderungen an den Papillen nachweisen. Es können eine oder mehrere Papillen durch Abstoßung oder totale Nekrose ganz fehlen. Manchmal beobachtet man abgestoßene oder verkalkte Papillenanteile im Nierenbecken. Es finden sich die typischen mikroskopischen Veränderungen einer chronisch-interstitiellen Nephritis: Ischämien der Pyramiden, Einwanderung polymorphkerniger Neutrophiler in die Bereiche der Papillennekrose, Einwanderung von Rund- und Plasmazellen.

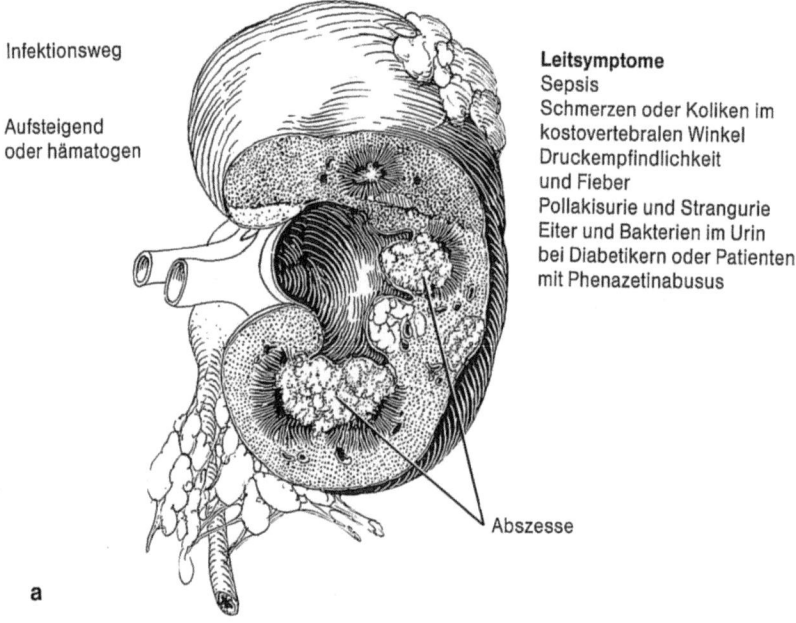

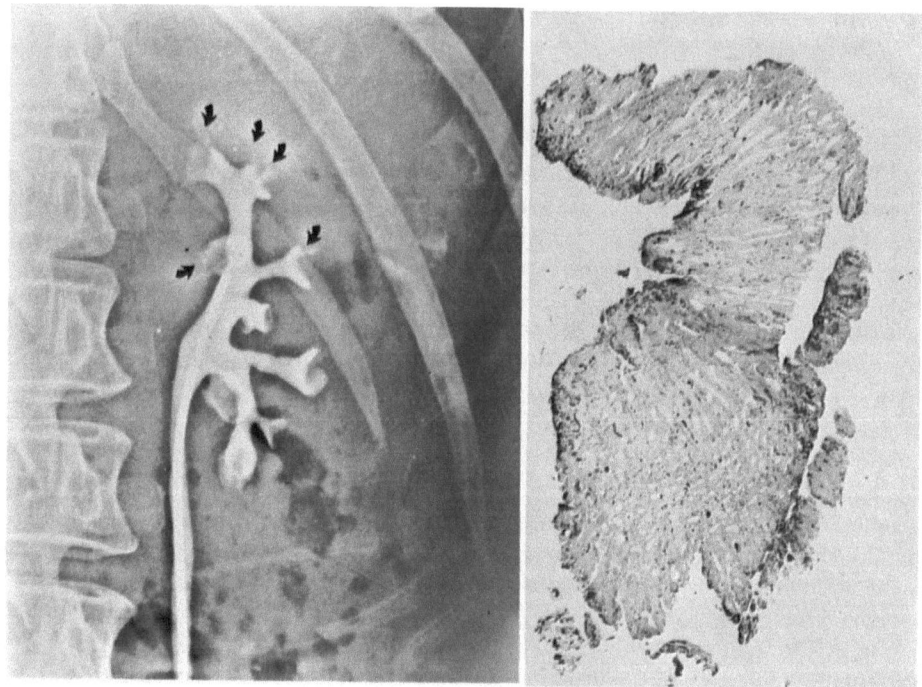

Abb. 13.5a–c. Papillennekrose. **a** Pathogenese. **b** Die *Pfeile* zeigen auf „Einrisse" in das Parenchym eines Patienten im frühesten Stadium einer Papillitis (medullärer Typ). **c** Papille, die spontan im Urin abgegangen ist und vom Patienten selbst festgestellt wurde. (30%ige Verkleinerung eines 10fach vergrößerten Präparates.)

Klinische Befunde

Symptome

Die seltenere akute Papillennekrose, die meist mit einem Harnwegsinfekt verbunden ist, ist durch eine schwere Sepsis mit hohem Fieber, Hämaturie und Abdominal- oder Lendenschmerzen charakterisiert. Gelegentlich bestehen auch die Merkmale eines bakteriämischen Schocks. Bei anderen Patienten treten die klassischen Zeichen der akuten Pyelonephritis auf. Die sonst sehr wirkungsvolle Antibiotikathera-

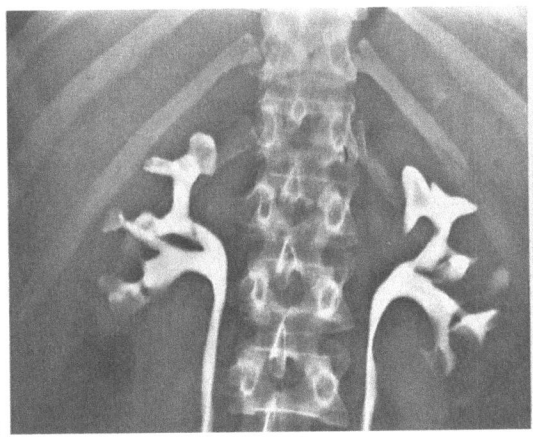
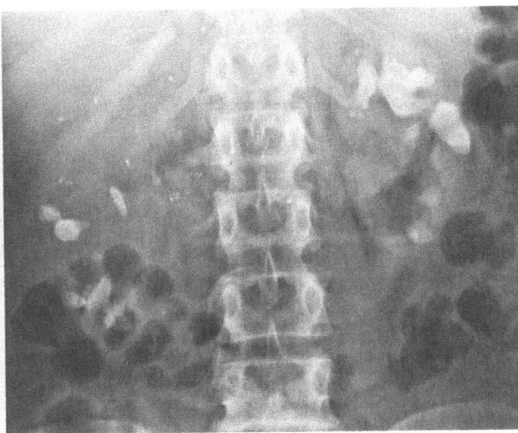

Abb. 13.6a, b. Papillennekrose. **a** Das retrograde Urogramm zeigt eine Papillennekrose. Die Kelche erscheinen aufgrund der abgestoßenen Papillen vergrößert. Die „negativen" Schatten in den oberen medialen und in den untersten Kelchen auf der linken Seite stellen abgestoßene Papillen dar. **b** 5 Jahre später: Multiple Nierensteine, die durch Verkalkung der zurückgebliebenen abgestoßenen Papillen entstanden sind. Die Papillen werden durch die relativ strahlendurchlässigen Zentren in den eigenartig geformten Steinen repräsentiert

pie spricht hier meist nicht an. Am häufigsten tritt die Papillennekrose fast unbemerkt, ohne begleitende Infektion auf; die Patienten haben meist keinerlei Symptome, bis sich ein Nierenversagen entwickelt oder akute Zeichen einer Papillennekrose und Abstoßung auftreten (Schmerzen und Hämaturie). Zur Klärung der zugrundeliegenden Ursache ist eine sorgfältige Erhebung der Anamnese notwendig, insbesondere, was die Einnahme von Analgetika betrifft. Unglücklicherweise verleugnen die meisten Patienten die Einnahme von exzessiven Mengen an Analgetika. Meist handelt es sich hierbei um Frauen, die die Analgetika wegen chronischer Kopfschmerzen oder verschiedener anderer Schmerzsyndrome einnehmen.

Klinische Zeichen

Bei der akuten Papillennekrose in Verbindung mit einer Infektion treten gewöhnlich Schüttelfröste, Fieber, Hämaturie, Bauch- oder Flankenschmerzen und eine Verschlechterung des Allgemeinzustandes auf. Es kann sich schnell ein septisches Bild entwickeln. Es bestehen Schmerzen in der betroffenen Niere. Bei akuter Papillennekrose ohne begleitende bakterielle Infektion treten keine septischen Zeichen auf. Schmerzen und Hämaturie sind allerdings fast immer vorhanden. Bei vielen Patienten fehlen Schmerzen und klinische Zeichen, so daß eine Papillennekrose erst bei Auftreten einer Azotämie diagnostiziert wird.

Laborbefunde

Bei akuten Papillennekrosen in Verbindung mit einer bakteriellen Niereninfektion finden sich die typischen Zeichen einer akuten Pyelonephritis. Es besteht eine Leukozytose mit deutlicher Linksverschiebung. In der Urinanalyse finden sich Pyurie, Hämaturie und Bakteriurie. Oft lassen sich die pathogenen Keime im Urin und in den Blutkulturen nachweisen. Diabetiker weisen gewöhnlich eine Glykosurie und Hyperglykämie auf. Es kann sich eine metabolische Azidose entwickeln.

Bei Patienten mit chronisch-interstitieller Nephritis und Papillennekrose durch Analgetikaabusus sind gewöhnlich keine mikroskopischen Beweise für eine Harnwegsinfektion zu finden. Bei etwa 50% dieser Patienten tritt eine sterile Pyurie auf, die oft ein wertvoller Hinweis für die Diagnose ist. Bei den meisten Patienten bestehen Anzeichen für eine fortschreitende Niereninsuffizienz, eine Azotämie und eine Anämie.

Röntgenbefunde

Um bei azotämischen Patienten zufriedenstellende i.v.-Urogramme zu erhalten, sind größere Mengen von Kontrastmitteln notwendig. Das kann bei diesen Patienten zu einer Schädigung der Niere führen, besonders dann, wenn die Patienten dehydriert sind. In Frühstadien der interstitiellen Nephritis, vor der Abstoßung der Papillen, lassen sich an den Urogrammen oft keine Veränderungen im Bereich der Kelche nachweisen. Später finden sich kleinere Einschmelzungen des zentralen Papillenteils (medulläre Nekrose, s. Abb. 13.5) oder eine Bildung von Hohlräumen durch Abstoßung der Papillen (s. Abb. 13.6). Gelegentlich zeigen sich Kontrastmittelaussparungen, die den abgestoßenen Papillen entsprechen. In der letzten Phase der Papillennekrose gehören unregelmäßige Kalkschatten (die den Papillen entsprechen) zu den diagnostischen Zeichen. Außerdem ist eine segmentale oder totale Atrophie der Niere charakteristisch. Gelegentlich beobachtet man auch medulläre Verkalkungen (Nephrokalzinose) unterschiedlichen Grades.

Bei Patienten mit schwerer Azotämie können Ausscheidungsurogramme kontraindiziert sein. In solchen Fällen kann eine retrograde Urographie unter streng aseptischen Umständen die Diagnose sichern oder eine andere behandelbare urologische Störung enthüllen.

Differentialdiagnose

Da die spezifische Behandlung von der zugrundeliegenden Störung abhängt, müssen verschiedene Ursachen einer interstitiellen Nephritis und Papillennekrose in Betracht gezogen werden.

Diabetiker mit akuter Pyelonephritis, bei denen keine Papillennekrose vorliegt, sprechen i. allg. sehr schnell auf die Therapie der Infektion an. Schlechter sind die therapeutischen Wirkungen, wenn die Störung beidseitig auftritt und bereits Papillennekrosen vorhanden sind. In diesen Fällen kann sich gelegentlich auch ein akutes Nierenversagen entwickeln. Manchmal werden Nierenrindenabszesse, besonders bei Diabetikern, mit Papillennekrosen verwechselt. Ausscheidungsurogramme, die in der Anfangsphase dieser Erkrankung angefertigt worden sind, sind diagnostisch nicht unbedingt zuverlässig. Durch Isotopenuntersuchungen mit Gallium, durch Ultraschall und Computertomogramme können die Veränderungen i. allg. schnell diagnostiziert werden.

Kontrastmittelaussparungen im Hohlraumsystem werden häufig mit abgestoßenen Papillen verwechselt: Dazu gehören auch Blutkoagula, nicht-schattengebende Steine und Urothelkarzinome. Die Unterscheidung ist gewöhnlich bei sorgfältiger Beurteilung des Urogramms möglich. Die Differentialdiagnose kann schwierig sein, wenn bei den Patienten bereits andere Kelchabnormitäten nachzuweisen sind.

Komplikationen

Abgestoßene Papillen sind Herde für anhaltende Infektionen, die eine Bakteriurie verursachen können. Eine akute Papillennekrose mit gleichzeitiger massiver Niereninfektion kann (besonders bei Diabetikern) zum bakteriämischen Schock und zu einem sogar lebensbedrohlichen Krankheitsbild führen. Patienten mit der schleichenden Form einer Papillennekrose und mit interstitieller Nephritis (z. B. bei Analgetikamißbrauch) entwickeln eine fortschreitende Nierenschädigung und Niereninsuffizienz, wenn keine erfolgreiche Behandlung durchgeführt wird. Die Analgetikanephropathie steht an 2. Stelle für die Ursache eines Nierenversagens mit der Notwendigkeit der Dialyse oder der Nierentransplantation, wie Kincaid-Smith (1978) in Australien feststellte. Bei Patienten mit Analgetikanephropathie wurde außerdem eine hohe Belastung mit Übergangszellkarzinomen beobachtet (Bengtsson et al. 1978; Gonwa et al. 1980).

Prophylaxe

Die interstitielle Nephritis und die Papillennekrose führen typischerweise zu fortschreitender Nierenschädigung mit Niereninsuffizienz. Deshalb ist die Vorbeugung wichtig, insbesondere bei Diabetikern und Patienten mit Schmerzmittelabusus. Bei Diabetikern sind sorgfältige Kontrollen der Harnwegsinfektionen und vaskulären Veränderungen notwendig. Patienten mit Analgetikaabusus müssen unbedingt von der Tabletteneinnahme abgebracht werden. In diesem Fall kann sich die Nierenfunktion stabilisieren und sogar verbessern. Andernfalls ist eine fortschreitende Nierenschädigung und ein zunehmendes irreversibles Nierenversagen unabwendbar.

Therapie

Spezifische Maßnahmen

Medikamentöse Therapie

In den Fällen einer Papillennekrose bei gleichzeitiger Infektion ist eine intensive Behandlung mit entsprechenden Antibiotika notwendig.

Operative Maßnahmen

Wenn die Erkrankung einseitig auftritt und aufgrund einer körperlichen Untersuchung, der Ausscheidungsurographie und der Nierenfunktionstests eine akute Exazerbation nachgewiesen wurde, muß evtl. eine Nephrektomie durchgeführt werden, wenn die Infektion durch eine entsprechende andere Therapie nicht unter Kontrolle zu bringen ist. Eine Nephrektomie sollte jedoch mit großer Zurückhaltung vorgenommen werden, da häufig auch eine Beteiligung der anderen Niere besteht.

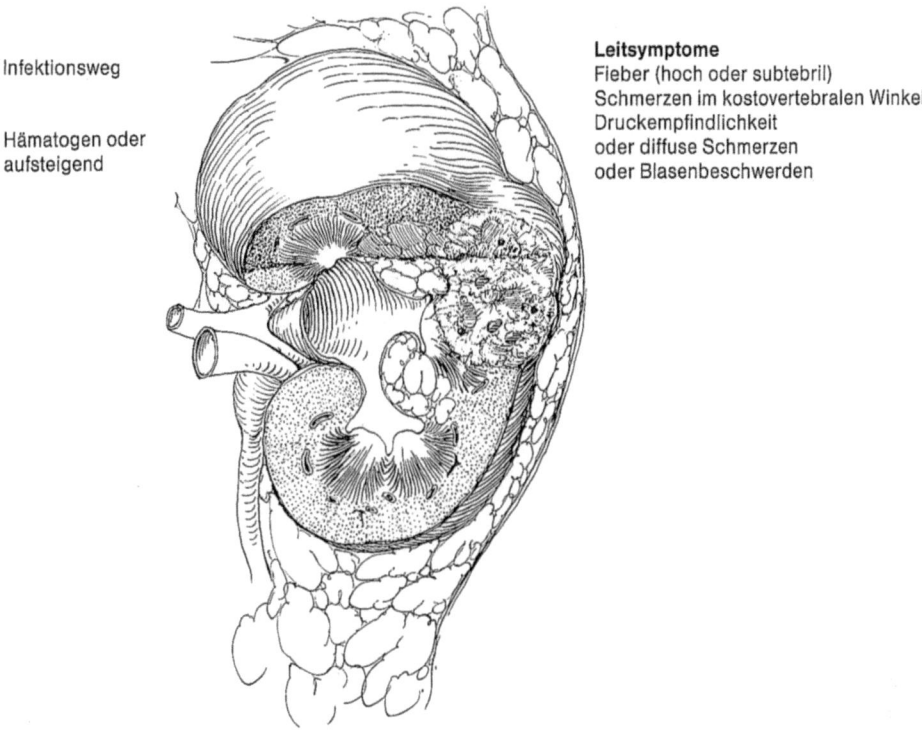

Abb. 13.7. Pathogenese eines Nierenkarbunkels

Eine abgestoßene Papille, die in den Harnleiter eintritt, kann gewöhnlich durch einen endoskopischen Eingriff entfernt werden.

Allgemeine Maßnahmen

Bei Diabetikern ist eine sorgfältige Einstellung des Zuckers und eine intensive Therapie bei Infektionen des Urogenitaltraktes notwendig. Patienten mit Analgetikamißbrauch müssen von der Tabletteneinnahme abgebracht werden. Hierzu ist häufig die Hilfe eines Psychiaters oder eines Suchtzentrums notwendig.

Prognosen

Ohne erfolgreiche Therapie kann eine exazerbierte Papillennekrose bei gleichzeitiger bakterieller Infektion zum Tode führen. Bei der chronischen Papillennekrose hängen die Mortalitäts- und Morbiditätsraten direkt davon ab, wie schnell die Diagnose gestellt wird, und wie entschlossen Arzt und Patient therapeutisch vorgehen. Ein fortschreitendes Nierenversagen, das zur Dialyse und Nierentransplantation führt, ist immer dann zu erwarten, wenn die Patienten den Analgetikamißbrauch nicht einstellen. Die Prognose bei Patienten mit Analgetikanephropathie und Übergangszellkarzinom ist sehr schlecht; oft ist die Diagnose schwierig und wird zu spät gestellt, um noch eine Heilung zu ermöglichen.

Nierenabszeß (Nierenkarbunkel)

Ätiologie

Nierenrindenabszesse entwickeln sich durch hämatogene Aussaat von Staphylococcus-aureus-Infektionen an entfernteren Stellen (sehr häufig in der Haut). Bei gramnegativen koliformen Bakterien verschmelzen oft mehrere kleine Abszesse miteinander. Früher wurden die meisten Nierenabszesse durch Staphylokokken hervorgerufen. Seit kurzem sind koliforme Bakterien die häufigste Ursache. Abszesse durch anaerobe Bakterien sind selten.

Pathogenese und Pathologie (Abb. 13.7)

Ein Abszeß, der von Staphylococcus aureus hervorgerufen wird, entwickelt sich meistens durch hämatogene Ausbreitung aus einem Herd in der Haut. Besonders bei Fixern kommt es häufig zu Nierenabszessen, die durch Staphylokokken hervorgerufen werden. Viele fokale Einzelabszesse verschmelzen schließlich zu einer großen Abszeßhöhle. Unbehandelte Rindenabszesse können in das Hohlraumsystem oder in den perirenalen Raum einbrechen (perirenaler Abszeß). Eine Harnwegsinfektion tritt nur dann auf, wenn der Abszeß mit dem Hohlraumsystem in Verbindung steht.

Der Abszeß im Nierenmark, der häufiger auftritt, entsteht aus akuten oder chronischen Streuherden einer Pyelonephritis, meist verbunden mit einer Harnleiterobstruktion und einer Steinerkrankung (Steinpyelonephritis) (Malgieri et al. 1977). Bei den pathogenen Keimen handelt es sich normalerweise um gramnegative Stäbchen. Timmons u. Perlmutter (1976) nehmen an, daß Abszesse bei Kindern durch gramnegative Bakterien als Komplikation des vesikoureteralen Refluxes aufzufassen sind und auf dem Eindringen der Keime in die Sammelröhrchen beruhen. Bei Erwachsenen kommt es durch die chronisch-eitrige Pyelonephritis, mit einem oder mehreren Abszessen, zur zunehmenden Schädigung der Niere. Die Abszesse des Nierenmarks können auch in den perinephritischen Raum einbrechen. Ein Drittel der betroffenen Patienten sind Diabetiker (Thorley et al. 1974).

Klinische Befunde

Symptome

Der durch Staphylokokken hervorgerufene Nierenabszeß ist charakterisiert durch plötzliches Fieber mit Schüttelfrösten und Schmerzen, die im kostovertebralen Winkel lokalisiert sind. Im Frühstadium, wenn der Abszeß noch nicht mit dem Hohlraumsystem in Verbindung steht, sind keine dysurischen Beschwerden vorhanden und die Urinanalyse ist normal, obwohl der Patient einen septischen Eindruck machen kann. Das klinische Bild täuscht oft eine akute Pyelonephritis vor.

Bei den meisten Patienten mit Abszessen im Nierenmark durch gramnegative Keime finden sich in der Anamnese Hinweise auf rezidivierende Harnwegsinfektionen, oft in Verbindung mit einer Urolithiasis, einer obstruktiven Uropathie oder operativen Eingriffen an der Niere.

Klinische Zeichen

In akuten Fällen bestehen Schmerzen in der betreffenden Flanke, manchmal eine palpable Vergrößerung, Rötung und Ödembildung im Bereich der Haut. Gelegentlich imponiert bei einer Abszeßbildung auch nur eine fieberhafte Erkrankung ohne eindeutige lokale Symptomatik.

Laborbefunde

Das Blutbild zeigt i. allg. eine deutliche Leukozytose mit Linksverschiebung. Bei Rindenabszessen, die nicht mit dem Sammelsystem in Verbindung stehen, finden sich in der Urinanalyse weder eine Pyurie noch eine Bakteriurie. Die Urinkulturen sind negativ. Bei Abszessen im Rindenmark besteht i. allg. eine schwere Pyurie und Bakteriurie mit positiven Urinkulturen. Das plötzliche Auftreten einer schweren Pyurie oder Bakteriurie kann das Eindringen eines vorher nicht mit dem Hohlraumsystem in Verbindung stehenden Abszesses anzeigen. Die Blutkulturen werden dann positiv.

Abhängig vom Ausmaß der renalen Störungen und der vorliegenden Anomalien können der Serumkreatinin- und Harnstoffspiegel normal oder erhöht sein. Da Patienten mit Nierenabszessen oft Diabetiker sind, kann eine Glykosurie oder Hyperglykämie vorliegen.

Röntgenbefunde

Wenn die Nierenkontur auf der Übersichtsaufnahme sichtbar ist, kann evtl. eine Vorbuckelung der Nierenkontur nachweisbar sein. Bei perirenalen Ödemen ist der Umriß jedoch oft nicht zu erkennen und der Psoas nicht scharf abgegrenzt. Solange die Abszesse nicht in den perirenalen Raum eindringen oder sehr groß sind, findet sich i. allg. keine Skoliose. Gelegentlich sind Nierensteine nachweisbar.

Wenn die Rindenabszesse klein sind, kann das Ausscheidungsurogramm unauffällig sein; häufig ist aber auch ein raumfordernder Prozeß (der Abszeß) zu erkennen (Abb. 13.8). Manchmal finden sich pyelonephritische Veränderungen, Hydronephrose und Nephrolithiasis. Gelegentlich erkennt man im Urogramm auch eine verspätete Kontrastmittelanfärbung oder sogar eine sog. stumme Niere.

Die Nierenangiographie sichert gewöhnlich die Diagnose. Die Abszeßhöhle stellt sich mit KM nicht dar, die Wände sind unregelmäßig. Die umgebenden Gefäße sind abgedrängt und eine Hypervaskularisation ist häufig. Als wichtigstes Zeichen sieht man exzessive Kapselgefäße, die den Abszeß überlagern.

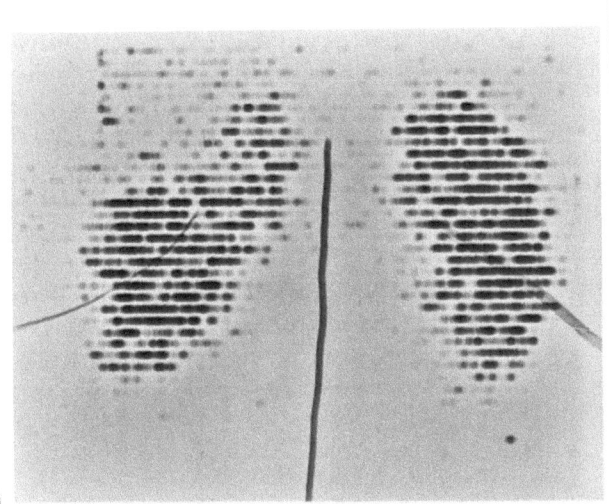
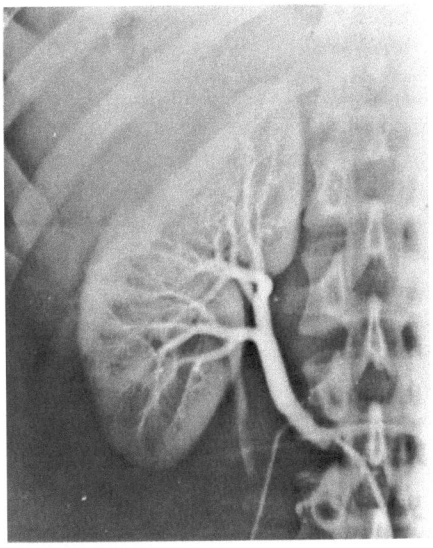
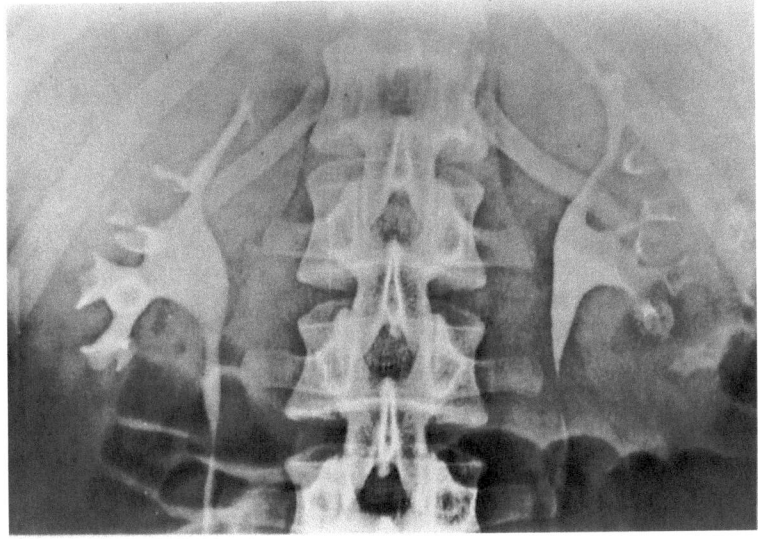

Abb. 13.8a–c. Nierenkarbunkel. **a** Im Nierenscan findet sich kein funktionsfähiges Nierengewebe im supralateralen Anteil der rechten Niere. **b** Das selektive Nierenangiogramm desselben Patienten zeigt einen avaskulären raumfordernden Prozeß im supralateralen Anteil der rechten Niere. Operative Diagnose: Nierenkarbunkel. **c** Ausscheidungsurogramm. Elongation der oberen Kelche der rechten Niere. Der Karbunkel war eine Komplikation bei Masern

Ultraschalluntersuchung

Mit Hilfe von renalen Ultraschallbildern kann man gewöhnlich einfache Zysten (keine Binnenechos) von festen Vergrößerungen (zahlreiche Binnenechos) unterscheiden. Allerdings gelingt es häufig nicht, Nierenabszesse von bösartigen Veränderungen, insbesondere von nekrotischen oder zystischen Nierenzellkarzinomen, zu differenzieren. Die perkutane Punktion unter sonographischer Führung kann die Diagnose erhärten.

Computertomogramme

Die Anwendung des CT für die Diagnosestellung von Nierenabszessen ist durch die mangelnde Erfahrung etwas eingeschränkt. Der CT-Faktor schwankt je nach der Zusammensetzung des Abszeßinhaltes, so daß die Abszesse nicht mit Sicherheit von hämorrhagischen Zysten oder festen Nierentumoren unterschieden werden können. Die perkutane Aspirationsbiopsie unter CT-Kontrolle kann die Diagnose sichern.

Isotopenuntersuchung

Im szintigraphischen Bild kann sich ein raumfordernder Prozeß darstellen (s. Abb. 13.8). Mit Hilfe von Technetium- und Jodverbindungen können mit der Anger-Kamera avaskuläre Tumorbildungen dargestellt werden. Die gleichen Bilder liegen jedoch auch bei einfachen Zysten vor. ^{67}Ga dagegen reichert sich insbesondere im entzündlichen Gewebe an. Der Abszeß wird damit bei dem dynamischen Scanning gut sichtbar. Man kann auf diese Weise sogar Abszesse bei normalem Ausscheidungsurogramm nachweisen (Hopkins et al. 1976).

Differentialdiagnose

Bei einer akuten Pyelonephritis können die Anzeichen und Symptome denen eines Abszesses sehr ähneln. Im Ausscheidungsurogramm ist jedoch kein raumfordernder Prozeß nachweisbar. Auch die Isotopenuntersuchung mit ^{67}Ga fällt negativ aus.

Fehlen die Beschwerden einer Dysurie und ist die Urinanalyse normal, so kann der Abszeß auch mit einer akuten Cholezystitis verwechselt werden. Eine palpable druckempfindliche Gallenblase kann jedoch zu der richtigen Diagnose führen. Die röntgenologische Darstellung der Gallenblase und der Nieren sichert die Diagnose.

Auch eine akute Appendizitis kann mit einem Nierenabszeß verwechselt werden, da die Nierenschmerzen oft in den Unterbauch ausstrahlen. Mit Hilfe der körperlichen Untersuchung, der Laborparameter und der Isotopenuntersuchungen ist eine Unterscheidung jedoch möglich.

Gelegentlich kann jedoch ein Nierenkarzinom mit einem Nierenabszeß verwechselt werden, insbesondere wenn Fieber durch Tumornekrosen ausgelöst wird. Röntgen- und Isotopenuntersuchungen lassen eine eindeutige Unterscheidung zu. In einigen Fällen muß eine perkutane Nadelbiopsie durchgeführt werden.

Komplikationen

Zu den Komplikationen bei Nierenabszessen zählen die Bakteriämie mit allgemeiner Sepsis und das Vordringen des Abszesses in den perirenalen Raum.

Therapie

Durch Staphylokokken ausgelöste Abszesse sollten mit einem Penizillin, das resistent gegen β-Laktamase ist, behandelt werden. Im Frühstadium können Antibiotika alleine zu einem Abheilen des Abszesses führen (Schiff et al. 1977). Wird der Abszeß durch gramnegative Keime ausgelöst, sollten Aminoglykoside allein oder in Verbindung mit einem Cephalosporin verabreicht werden. Aminoglykoside sind besonders empfehlenswert, da sie sich im Nierenparenchym anreichern und dadurch eine operative Drainage häufig überflüssig wird (Hoverman et al. 1980). Manchmal wird eine Drainage mit perkutanen oder operativen Maßnahmen notwendig. Die Beseitigung einer komplizierenden Harnwegsobstruktion ist obligatorisch. Eine Nephrektomie oder eine Teilresektion der Niere wird heute wesentlich seltener durchgeführt als früher.

Prognose

Die Prognose ist gut, wenn die Diagnose früh gestellt und die Therapie entsprechend wirksam eingeleitet wird.

Perinephritischer Abszeß

Ätiologie

Perinephritische Abszesse liegen zwischen der Nierenkapsel und der (Gerota-)Faszie. Die häufigste Ursache ist das Vordringen eines intrarenalen Abszesses in den perirenalen Raum. Die Erreger sind normalerweise koliforme Bakterien und Pseudomonas, seltener Staphylokokken oder obligate Anaerobier.

Pathogenese und Pathologie (Abb. 13.9)

Durch Staphylokokken hervorgerufene perinephritische Abszesse entstehen wahrscheinlich durch die Ruptur kleiner Nierenrindenabszesse, wesentlich seltener durch renale Karbunkel. Der primäre Nierenabszeß kann abheilen, obwohl der perinephritische Abszeß weiter fortschreitet.

Entzündungen des Nierenparenchyms, die durch gramnegative Bakterien bei gleichzeitiger Pyonephrose oder infizierter Hydronephrose auftreten, führen zu einer perirenalen Entzündung und Abszeßbildung. Fast immer kommt es zum Austritt infizierten Materials. Häufig findet man auch Eiter und Bakterien im Urin.

Perinephritische Abszesse können recht groß werden. Bei zunehmender Ausbreitung können sie sich

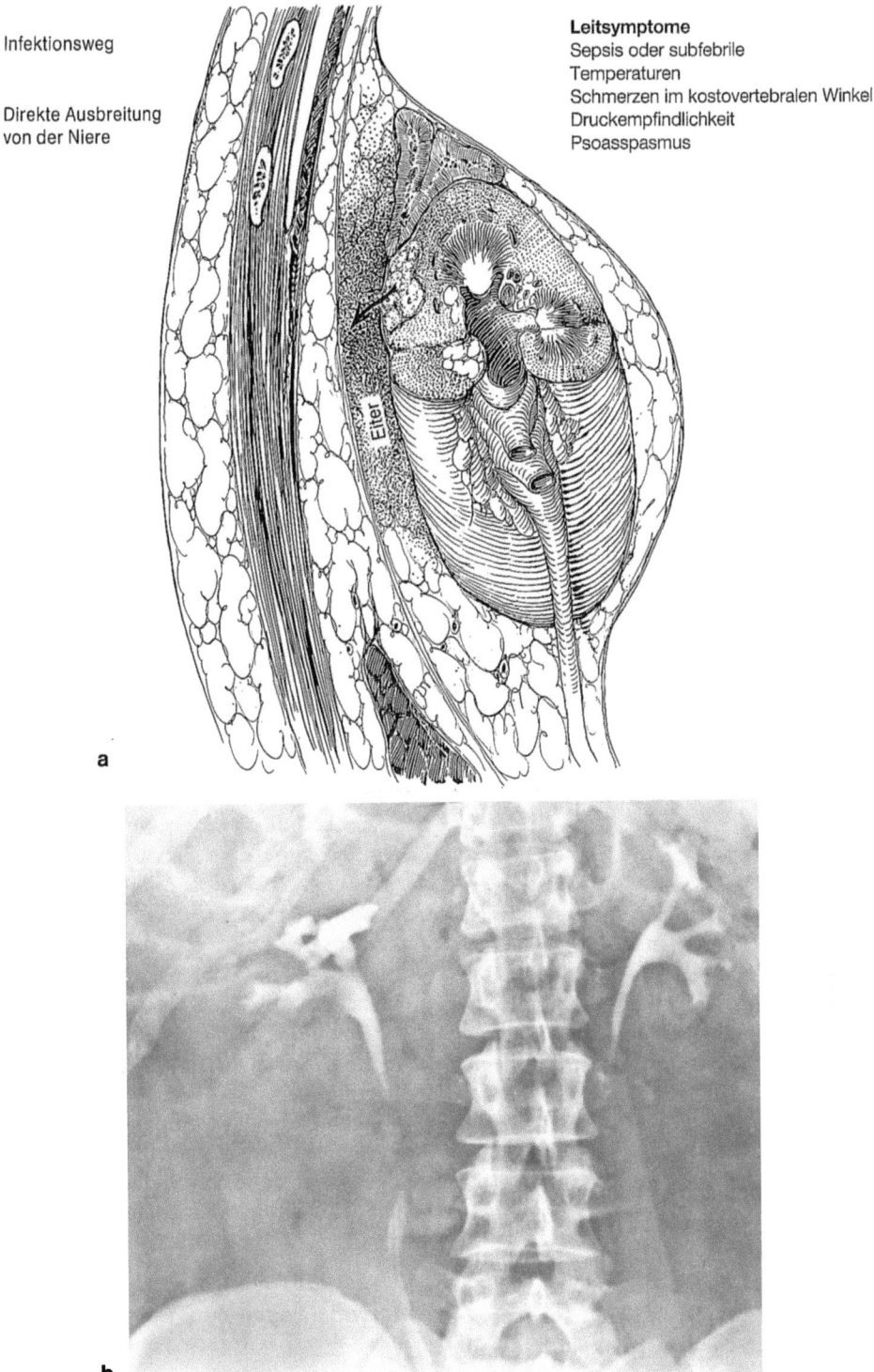

Abb. 13.9a, b. Perinephritischer Abszeß. **a** Pathogenese. **b** Im Ausscheidungsurogramm erkennt man eine Verdrängung des unteren Pols der rechten Niere nach lateral, eine Skoliose der Wirbelsäule sowie ein Fehlen des rechten Psoasschattens. Man beachte die Kompression des oberen rechten Harnleiters durch den Abszeß

nach dorsal und lateral über den Beckenkamm ausbreiten.

Klinische Befunde

Symptome

Zu den häufigsten Symptomen eines perinephritischen Abszesses gehören Schüttelfröste, Fieber, einseitige Flankenschmerzen und Bauchkoliken. Manchmal kann es auch zu Übelkeit und Abgeschlagenheit kommen. Etwa 1/3 der Patienten klagt über dysurische Beschwerden.

Klinische Zeichen

Das Fieber ist meistens niedrig, solange keine allgemeine Sepsis auftritt. Es besteht i. allg. eine deutliche Druckempfindlichkeit über der betroffenen Niere und dem kostovertebralen Winkel. In der betroffenen Seite kann man eine deutliche Anschwellung fühlen oder perkutieren. Druckempfindlichkeit im Abdomen, begleitet von einem unterschiedlich starken Loslaßschmerz, ist möglich. Oft steht das Zwerchfell auf der betroffenen Seite hoch und ist fixiert. Häufig findet sich auf der betroffenen Seite auch ein Pleuraerguß. Eine Skoliose der Wirbelsäule, mit Konkavität zur erkrankten Seite, ist möglich. Sie wird durch einen Spasmus des M. psoas verursacht. Dies erklärt auch, warum der Patient im Liegen das gleichseitige Bein anzieht. Manchmal bestehen Rötung und ödematöse Schwellung der Haut in dem betroffenen Bereich. Beginnende Ödeme kann man am besten dadurch nachweisen, daß man den Patienten für einige Minuten auf ein Handtuch mit grober Struktur legt.

Laborbefunde

Eine Leukozytose im Blutbild ist üblich, sie kann jedoch nur schwach ausgeprägt sein. Häufig beobachtet man eine mäßige Linksverschiebung. Die Blutsenkung ist erhöht. Manchmal besteht eine Anämie. Pyurie und Bakteriurie werden im Urin häufig, aber nicht immer, nachgewiesen. Die Blutkulturen sind oft positiv. Solange nicht beide Nieren erkrankt sind, bleiben Serumkreatinin- und Harnstoffspiegel normal.

Röntgenbefunde

Die Abdomenübersichtsaufnahme zeigt typischerweise eine Vergrößerung der erkrankten Niere. Die vorliegenden Ödeme führen oft dazu, daß die Nieren- und Psoasschattenkontur verwischt sind. Häufig ist eine Skoliose mit Konkavität der erkrankten Seite nachweisbar. Sind in diesem Gebiet verkalkte Bereiche vorhanden, so deutet das auf einen Abszeß hin, der aus einer Steinpyonephrose resultiert. Manchmal kann eine lokalisierte Gasansammlung nachweisbar sein, die durch eine Infektion mit gasbildenden (koliformen) Keimen resultiert.

Im Ausscheidungsurogramm findet sich eine verzögerte Parenchymanfärbung oder eine stumme Niere infolge einer obstruktiven Uropathie oder parenchymalen Erkrankung. Manchmal finden sich Veränderungen wie bei einem raumfordernden Prozeß (z. B. Karbunkel). Meistens finden sich jedoch die Zeichen für eine fortschreitende Hydronephrose oder Steinpyonephrose. Eine Fixation der Niere bei Lageveränderung oder Atmung deutet auf eine chronische Perinephritis. Die ganze Niere oder auch nur der Nierenpol kann durch den Abszeß seitlich verschoben sein (s. Abb. 13.9).

Ein Kontrasteinlauf kann die Abdrängung des Organs von vorne, seitlich und medial aufzeigen. Manchmal läßt sich auf der Abdomenübersichtsaufnahme oder auf Serienaufnahmen des Magen-Darm-Traktes auch ein paralytischer Ileus nachweisen.

Auf den Thoraxaufnahmen zeigt sich ein Zwerchfellhochstand auf der betroffenen Seite. Die Durchleuchtung ergibt eine Fixation des Zwerchfells bei der Atmung. Ein Pleuraerguß oder Atelektasen können nachweisbar sein.

Sind die Ergebnisse des Ausscheidungsurogramms zweifelhaft, kann evtl. ein retrogrades Urogramm weiterhelfen.

Da sich ^{67}Ga im entzündeten Gewebe anreichert, kann die Diagnose oft mit Hilfe der γ-Kamera bestätigt werden.

Sonographie oder Computertomogramme und renale Angiogramme können die Diagnose sichern, besonders wenn sie in Verbindung mit der perkutanen Feinnadelpunktion vorgenommen werden.

Differentialdiagnose

Akute Infektionen der Niere verursachen viele der Symptome, die auch einen perinephritischen Abszeß begleiten: Fieber und lokalisierte Schmerzen. Bei einer akuten Pyelonephritis liegt immer ein pathologischer Urinbefund vor. Beim perinephritischen Abszeß kann der Urin sowohl pathologisch, wie auch unauffällig sein. Ein Röntgen- oder Isotopenuntersuchung kann zur Klärung der Diagnose führen.

Eine infizierte Hydronephrose verursacht Fieber, lokalisierte Schmerzen, Druckempfindlichkeit und eine Schwellung im Bereich der Flanke. Auch hier können Röntgen- und Isotopenuntersuchungen Klarheit bringen.

Ein paranephritischer Abszeß ist eine Eiteransammlung außerhalb der perirenalen Faszie und kann auch nach entzündlichen Erkrankungen der Wirbelsäule entstehen (z. B. Tuberkulose). Auf der Übersichtsaufnahme findet sich eine Reihe von Hinweisen für einen paranephritischen Abszeß. Oft sind jedoch auch Veränderungen der Knochen im Bereich der unteren thorakalen Wirbelsäule nachweisbar und führen zur richtigen Diagnose. Die Ausscheidungsurogramme sind normal.

Komplikationen

Solange die richtige Diagnose nicht gestellt und eine wirkungsvolle Therapie frühzeitig eingeleitet wird, ist die Mortalität durch eine diffuse Sepsis recht hoch. Gelegentlich jedoch kann sich der Abszeß auch viszerolateral über den Beckenkamm ausbreiten oder sich nach unten bis in die Fossa iliaca und die Leistenregion hinziehen. Es ist ungewöhnlich, daß sich eine Phlegmone innerhalb der perirenalen Faszie über die Mittellinie hinaus ausbreitet und auf die gegenüberliegende Seite ausstrahlt.

Der Abszeß kann eine deutliche Kompression des Harnleiters verursachen und damit zu einer Hydronephrose führen. Auch nach Drainage des Abszesses kann eine Harnleiterstenose durch die Periureteritis während des Heilungsprozesses entstehen.

Prophylaxe

Eine frühe intensive Behandlung der Infektion ist die einzige Maßnahme, die einen paranephritischen Abszeß verhindern kann. Eine entsprechende Therapie der Infektion, eine Entfernung der Steine oder die Beseitigung obstruktiver Zustände, ist von größter Wichtigkeit.

Therapie

Im allgemeinen gleicht die Behandlung der des Nierenabszesses. Allerdings muß bei einem paranephritischen Abszeß immer operativ für eine Drainage gesorgt werden, was bei intrarenalen Abszessen nicht notwendig ist. Eine intensive Antibiotikatherapie ist selbstverständlich. Sie sollte immer auf den Ergebnissen der Bakterienkulturen und Resistenzbestimmungen beruhen, die man aus dem Urin, dem Blut, dem Eiter oder durch Punktion gewonnen hat. Wenn perkutan keine ausreichende Drainage erreicht wird, ist eine Abszeßableitung auf operativem Wege unumgänglich. Wegen der zugrundeliegenden Nierenerkrankung kann auch eine Nephrektomie notwendig werden, sowohl im akuten Stadium, wie auch nach Ableitung des Abszesses. Wird keine Nephrektomie vorgenommen, sollte auf jeden Fall ein Ausscheidungsurogramm etwa 3 Monate nach Beendigung der Therapie durchgeführt werden, um Spätkomplikationen, z. B. Harnleiterstenosen, auszuschließen.

Prognose

Ein perinephritischer Abszeß kann zum Tode führen, wenn die Diagnose zu spät gestellt und die notwendige Therapie zu spät eingeleitet wird. Bei mehr Aufmerksamkeit, verbesserter Diagnostik und intensiverer Behandlung sollte die Mortalitätsrate günstiger sein als die 44%, die von Thorley et al. (1974) beschrieben wurden.

Nicht-spezifische Infektionen des Harnleiters

Isolierte Infektionen des Harnleiterlumens treten nicht auf. Eine bakterielle Pyelonephritis, ein vesikoureteraler Reflux oder infizierter Blasenurin können zu einer Ureteritis führen. Die Symptomatik ist gering und die klinische Bedeutung unwesentlich. Eine Infektion des Harnleiters durch pathogene Keime kann sich allerdings auf die normale peristaltische Aktivität auswirken und zu einer Harnleiterdilatation unterschiedlichen Grades führen. In sehr seltenen Fällen entsteht eine ureterale Fibrose. Wenn die Nieren- oder Blaseninfektion abheilt, verschwindet gewöhnlich auch die Harnleiterentzündung ohne Spätfolgen.

Nicht-spezifische Infektionen der Blase

Akute Zystitis

Ätiologie und Pathogenese

Die akute bakterielle Zystitis ist eine Blaseninfektion, die hauptsächlich durch koliforme Bakterien hervorgerufen wird (gewöhnlich Stämme von Escherichia coli); seltener auch durch grampositive aerobe Bakterien (besonders Staphylococcus saprophyticus und Enterokokken). Die Infektion steigt gewöhnlich von der Harnröhre zur Blase auf. Über die Pathogenese und Abwehrschwäche bei auftretender Zystitis wurde bereits zu einem früheren Zeitpunkt hingewiesen. Bei Mädchen und Frauen tritt eine akute Zystitis häufiger auf als bei Jungen und Männern. Eine Infektion mit Adenoviren kann bei Kindern zu einer hämorrhagischen Zystitis führen; im Erwachsenenalter wird dagegen eine virale Infektion selten gefunden.

Pathologie

In den Frühstadien der akuten Zystitis zeigt die Blasenschleimhaut typischerweise hyperämische Bezirke, Ödeme und Infiltrationen mit neutrophilen Leukozyten. Bei fortschreitender Entzündung ist die Schleimhaut hämorrhagisch verändert und flächenartig mit flachen Ulzerationen durchsetzt. Die Tunica muscularis ist i. allg. nicht betroffen.

Klinische Befunde

Symptome

Es bestehen dysurische Beschwerden: Pollakisurie, imperativer Harndrang, Nykturie und Strangurie. Häufig treten auch Beschwerden im Lendenwirbelbereich und in der suprapubischen Region auf. Imperativer Harndrang und Hämaturie fehlen selten, erhöhte Temperaturen sind jedoch ungewöhnlich. Bei Frauen findet sich die Zystitis häufig nach dem Geschlechtsverkehr („Flitterwochenzystitis").

Klinische Zeichen

Außer einer leichten suprasymphysären Druckempfindlichkeit gibt es keine spezifischen körperlichen Anzeichen. Man sollte aber immer nach auslösenden Faktoren suchen: Veränderungen im Bereich der Vagina, des Introitus oder im Bereich der Urethra (z.B. Harnröhrendivertikel). Bei Frauen sollte man auf vaginalen Fluor, bei Männern auf Ausfluß aus der Harnröhre, eine geschwollene druckempfindliche Prostata oder Veränderungen des Nebenhodens achten.

Laborbefunde

Das Blutbild ist meistens normal. Gelegentlich kann eine leichte Leukozytose auftreten. In der Urinanalyse finden sich typischerweise eine Pyurie und Bakteriurie; eine makro- oder mikroskopische Hämaturie kann gelegentlich auftreten. Pathogene Keime lassen sich gewöhnlich durch Bakterienkulturen nachweisen. Solange der Patient keine urologischen Störungen aufweist, sind die Serumkreatinin- und Harnstoff-Stickstoff-Spiegel im Blut normal.

Röntgenbefunde

Eine Röntgenuntersuchung ist nur dann gerechtfertigt, wenn der Verdacht auf eine Niereninfektion und Veränderungen im Urogenitaltrakt besteht. Bei Patienten mit Proteus-Infektionen, bei denen eine Therapie nicht sofort erfolgreich ist, sollten Röntgenaufnahmen angefertigt werden, um infizierte Struvitsteine auszuschließen.

Instrumentelle Untersuchung

Bei bestehender Hämaturie wird gewöhnlich eine Zystoskopie durchgeführt. Man sollte diesen Eingriff jedoch verschieben, bis die akute Entzündungsphase vorbei ist und die Infektion entsprechend behandelt wurde.

Differentialdiagnose

Bei Frauen muß eine akute bakterielle Zystitis von anderen infektiösen Prozessen unterschieden werden. So kann die Vulvovaginitis die Symptome einer Zystitis vortäuschen. Eine gynäkologische Untersuchung mit einer Keimanalyse des vaginalen Fluors sichert die Diagnose. Akute urethrale Syndrome verursachen Pollakisurie und Dysurie, wobei die Urinkulturen jedoch wenig oder keine Keime aufweisen. Auch eine akute Pyelonephritis kann die Symptome einer Reizblase aufweisen, jedoch bestehen außerdem Lendenschmerzen und ein Temperaturanstieg. Bei Kindern kann das Bild einer Zystitis vorgetäuscht werden, z.B. durch Reizung der Vulva oder Urethra durch Detergenzien oder Oxyuren.

Bei Männern muß man die Zystitis differentialdiagnostisch hauptsächlich von den Infektionen der Harnröhre, der Prostata und der Niere abgrenzen. Entsprechende körperliche Untersuchungen und Laboranalysen ermöglichen hier eine Differenzierung.

Abakterielle Blasenentzündungen erzeugen dieselben Symptome wie eine bakterielle Zystitis. Hierzu gehören die Zystitis bei Krebstherapie (z.B. Bestrahlung, Cyclophosphamid-Behandlung), die interstitielle Zystitis, die eosinophile Zystitis („allergische Zystitis"), Blasenkarzinome (besonders Carcinoma in situ) und psychosomatische Störungen.

Komplikationen

Die Hauptkomplikationen der akuten Zystitis sind die aufsteigenden Infektionen der Niere. Kinder mit vesikoureteralem Reflux und Schwangere sind hierfür besonders empfänglich.

Prophylaxe

Treten bei Patienten häufiger akute Zystitiden auf, so sollte man nach den Faktoren suchen, die ein solches Auftreten begünstigen. Falls das nicht gelingt, sind evtl. Antibiotikagaben als Prophylaxe notwendig (s. S. 274, „Antibiotikabehandlung bei Harnwegsinfektionen").

Therapie

Spezifische Maßnahmen

Obwohl die Wirksamkeit bei Männern nicht sicher bewiesen ist, ist die Antibiotikastoßtherapie bei Frauen mit unkomplizierter akuter Zystitis wirksam (1–3 Tage oder nur 1 Einzeldosis). Am besten werden die Antibiotika aufgrund von Erregerresistenzbestimmungen ausgesucht. Die meisten unkomplizierten Infektionen, die außerhalb des Krankenhauses auftreten, sind durch Escherichia coli bedingt. Sie sind meist gegen viele Antibiotika empfindlich, z.B. Sulfonamide, Trimethoprim, Sulfamethoxazol, Nitrofurantoin oder Ampicillin. Tritt kein Therapieeffekt ein, so ist eine urologische Behandlung angezeigt.

Allgemeine Maßnahmen

Da eine akute unkomplizierte Zystitis auf eine korrekte Antibiotikatherapie gut anspricht, sind zusätzliche Maßnahmen normalerweise überflüssig. Heiße Sitzbäder, Anticholinergika und Analgetika sind gelegentlich zur Besserung der Begleitsymptome angezeigt.

Prognose

Eine akute unkomplizierte bakterielle Zystitis heilt nach entsprechender Antibiotikatherapie i. allg. folgenlos aus. Eine dauerhafte Blasenschädigung ist ungewöhnlich.

Akutes urethrales Syndrom bei Frauen

Bei akutem urethralem Syndrom bestehen Dysurie und Pollakisurie (und verschiedene andere Blasen- und Harnröhrensymptome), obwohl im Blasenurin keine oder nur wenige Keime nachgewiesen werden können. Gallagher et al. (1965) fanden in einer Untersuchung heraus, daß bei 41% der Frauen, die derartige Miktionsbeschwerden hatten keine kulturell nachweisbare bakterielle Zystitis bestand. Bei ⅓ dieser Frauen ließ sich jedoch innerhalb der folgenden Monate eine signifikante Bakteriurie nachweisen. Fihn u. Stamm (1983) differenzierten bei Frauen mit akuter Dysurie folgende Gruppen:

1. Vaginitis (32%)
2. Typische Zystitis mit einem Wachstum von mehr als 10^5 Bakterien/ml Mittelstrahlurin (32%)
3. Akutes urethrales Syndrom (36%):
   a) Mit Pyurie (22%) (bei 15% der Patienten wurden Bakterien in der Blase nachgewiesen und bei 7% eine Chlamydieninfektion)
   b) Ohne Pyurie; steriler Urin (12%)
   c) Andere Störungen, inklusive Herpes simplex und Neisseria gonorrhoeae (2%)

Bei Frauen mit akuten dysurischen Beschwerden sollte routinemäßig eine gynäkologische Untersuchung mit Vaginalabstrichen vorgenommen werden. Läßt sich bei einer Frau eine Bakteriurie mit positiven Kulturen nachweisen, besteht mit Sicherheit eine bakterielle Zystitis, die auf eine entsprechende Antibiotikatherapie schnell anspricht. Bei Frauen mit dysurischen Beschwerden ohne Vaginitis und ohne klassische bakterielle Zystitis besteht ein akutes urethrales Syndrom.

Das akute urethrale Syndrom selbst ist keine homogene Gruppe. Viele Frauen mit Pyurie und „geringer" Bakteriurie haben wirklich eine bakterielle Urethrozystitis und sollten entsprechend mit den üblichen Antibiotika behandelt werden. In einer 2. Gruppe sind die Kulturen bei Organismen positiv, die sexuell übertragen werden. Diese Frauen und ihre Sexualpartner sollten mit einem entsprechenden Antibiotikum therapiert werden: Tetrazykline oder Erythromycin gegen Chlamydia trachomatis; Penizilline oder Tetrazykline (s. S. 315) gegen Gonorrhö. In der 3. Gruppe sind keine pathogenen Erreger zu erkennen, und doch kann die Dysurie auf eine Antibiotikatherapie ansprechen. Bei einer kleineren Gruppe, ohne Pyurie und ohne Keimnachweis, führen Antibiotika nicht zur Besserung der Beschwerden. Einige Ärzte glauben, daß bei diesen Frauen eine funktionelle psychosomatische Miktionsstörung vorliegt.

Chronische Zystitis

Ätiologie und Pathogenese

Wie der Ausdruck „chronische Pyelonephritis", so ist auch der Ausdruck „chronische Zystitis" ungenau, weil er für verschiedene Menschen eine unterschiedliche Bedeutung hat. Einige Ärzte benutzen diesen Ausdruck ausschließlich für eine leichte anhaltende Blaseninfektion, während andere ihn bei 3 oder mehr Rezidiven einer Blaseninfektion im Zeitraum von 1 Jahr anwenden.

Eine chronisch-infektiöse Zystitis wird durch die gleichen pathogenen Keime verursacht wie die akute Zystitis und die akute oder chronische Pyelonephritis. Faktoren, die bei chronischen Blaseninfektionen ausschlaggebend sind, wurden bereits auf S. 230 besprochen.

Pathologie

Das Auftreten einer Blaseninfektion, die über den akuten Schub hinaus zu einer chronischen Zystitis führt, unterscheidet sich von der akuten Form hauptsächlich durch den Charakter des entzündlichen Infiltrates. In den Frühstadien einer chronischen Zystitis wirkt die Blasenschleimhaut ödematös, gerötet und aufgerauht. Sie kann ulzerieren. In späteren Stadien ist die Submukosa mit Fibroblasten, Plasmazellen und Lymphozyten infiltriert. Die Blasenwand verdickt sich schließlich, wird fibrotisch und unelastisch.

Klinische Befunde

Symptome

Die chronische Zystitis verläuft i. allg. asymptomatisch oder mit leichten Anzeichen einer Blasenreizung. Wird die Blaseninfektion durch Herde in der Niere oder Prostata unterhalten, so können auch Symptome in Verbindung mit der Primärinfektion auftreten. Eine Pneumaturie deutet auf eine enterovesikale Fistel oder eine Infektion, die durch gasbildende Keime verursacht wird (gewöhnlich ein koliformer Keim). Dies wird gelegentlich bei Diabetikern beobachtet.

Klinische Zeichen

Körperliche Symptome fehlen oft, oder sie sind spärlich und unspezifisch.

Laborbefunde

Solange die chronische Zystitis nicht in Verbindung mit einer anderen primären Erkrankung des Urogenitaltraktes auftritt, sind das Blutbild und die Nierenfunktionstests gewöhnlich normal. Die Urinanalyse weist typischerweise eine deutliche Bakteriurie auf. Sie kann jedoch auch manchmal eine geringe Pyurie zeigen. Die Urinkulturen sind i. allg. positiv.

Röntgenbefunde

Solange die chronische Zystitis nicht in Verbindung mit anderen Erkrankungen des Urogenitaltraktes auftritt, sind die röntgenologischen Untersuchungen i. allg. unauffällig. Ausscheidungs-, retrograde Urogramme und Miktionszystogramme können ursächliche pathologische Veränderungen aufdecken (z. B. obstruktive Uropathie, vesikoureteralen Reflux, atrophische Pyelonephritis und Blasen-Darm- oder Vaginalfisteln).

Instrumentelle Untersuchung

Die Harnröhrenkalibrierung, das Katheterisieren und die Urethrocystoskopie können zugrundeliegende Störungen aufdecken (z. B. Harnröhrenstriktur oder prostatische Obstruktion).

Differentialdiagnose

Die infektiöse chronische Zystitis muß von anderen infektiösen Erkrankungen des Urogenitaltraktes bei Männern und Frauen unterschieden werden. Manchmal erscheinen solche Krankheitsbilder unter der Symptomatik einer Zystitis. Gelegentlich bestehen Zusammenhänge, oder sie führen direkt zu einer chronischen Blasenentzündung. Zu den Beispielen gehören die infektiöse Vaginitis, die Prostatitis, die Urethritis und Niereninfektionen. Eine Nieren- oder Blasentuberkulose muß bei der Differentialdiagnose einer chronischen Zystitis mit „steriler Pyurie" immer in Betracht gezogen werden.

Zu den nicht-infektiösen Veränderungen, an die man bei der Differentialdiagnose denken muß, gehören die senile Vaginitis und Urethritis aufgrund von Hormonmangel. Außerdem: nicht-infektiöse Harnröhrenentzündung, bakterielle Formen der Prostatitis, interstitielle Zystitis, die „allergische" Zystitis, die Strahlenzystitis, die Zystitis, die bei Anwendung von Chemotherapeutika und Zytostatika auftreten kann und verschiedene psychosomatische Syndrome.

Komplikationen

Chronische Blaseninfektionen können zu einer aufsteigenden Infektion der Nieren, zur Entwicklung infizierter Steine im oberen Harntrakt oder der Blase oder zur sekundären Infektion der Prostata oder des Nebenhodens führen.

Prophylaxe

Die Prophylaxe besteht in der richtigen Diagnostik der chronischen Zystitis, im Nachweis der zugrundeliegenden Störungen und der entsprechenden Korrektur der Veränderungen.

Therapie

Der verursachende Erreger sollte bestimmt und entsprechend der Resistenzbestimmung, eine Antibiotikabehandlung durchgeführt werden. Gelegentlich kann eine Langzeitbehandlung als Prophylaxe mit Medikamenten wie Nitrofurantoin, Trimethoprim, Sulfomethoxazol oder Methionin zum Ansäuern notwendig sein.

Der wichtigste Aspekt in der Behandlung ist die Diagnostik der zugrundeliegenden Störungen mit entsprechender Therapie.

Prognose

Eine unkomplizierte chronische Zystitis kann eine sehr störende Erkrankung sein, hat jedoch selten ernsthafte Folgen, solange die Infektion nicht zu einer Nierenbeteiligung führt. Die Prognose hängt allein von der Art und der Schwere der zugrundeliegenden Veränderungen ab.

Nicht-spezifische Infektionen der Prostata

Akute bakterielle Prostatitis

Ätiologie

Die akute bakterielle Prostatitis wird hauptsächlich durch aerobe gramnegative Stäbchen verursacht. Es handelt sich meistens um koliforme Stäbchen (besonders Escherichia coli) und Pseudomonas. Viele Fachleute glauben, daß Enterokokken (Streptococcus faecalis) die bakterielle Prostatitis verursachen; ob jedoch auch andere grampositive aerobe Bakterien eine Prostatitis hervorrufen, ist noch nicht geklärt. Man ist heute der Meinung, daß obligate anaerobe Bakterien selten eine Prostatainfektion hervorrufen.

Pathogenese und Pathologie

Zu den möglichen Wegen der prostatischen Infektion gehören:

1. aufsteigende Infektion aus der Harnröhre,
2. Reflux des infizierten Urins in die Prostata,
3. direkte oder lymphogene Ausbreitung der Bakterien vom Rektum aus,
4. hämatogene Ausbreitung.

Die aufsteigende Infektion und der Reflux des infizierten Urins in die Prostata sind wohl die häufigsten Wege der Prostatainfektion.

Eine akute bakterielle Infektion der Prostata tritt meist mit einer akuten Zystitis auf und führt oft zur Harnverhaltung. Bei entsprechender Therapie kann die akute Infektion vollständig verschwinden, gelegentlich aber auch fortschreiten und zur Abszeßbildung führen. Die Entzündung eines Teils oder der ganzen Prostata ist charakteristisch. In den Drüsengängen werden zahlreiche polymorphkernige Leukozyten beobachtet. Außerdem kommt es zur Anschoppung und Einwanderung von Lymphozyten, Plasmazellen und Makrophagen in das Gewebe. Diffuse Ödeme, eine Hyperämie des Stromas und Mikroabszesse lassen sich nachweisen. Große Abszesse gehören zu den Spätkomplikationen.

Klinische Befunde

Symptome

Die akute bakterielle Prostatitis ist eine akute fieberhafte Erkrankung, bei der überlicherweise Schüttelfröste, Rückenschmerzen, Schmerzen im Perineum, vermehrter Harndrang, Pollakisurie, Nykturie, Dysurie und Blasenentleerungsstörungen auftreten. Muskel- und Gelenkschmerzen sind häufig nachweisbar.

Klinische Zeichen

Meist besteht mäßiges oder hohes Fieber. Bei der rektalen Untersuchung findet man typischerweise eine ausgesprochen druckempfindliche vergrößerte Prostata, die bei Berührung verhärtet und überwärmt erscheint. Der akute entzündliche Prozeß kann die gesamte Prostata oder aber auch nur einen Teil betreffen. Die bakterielle Prostatitis wird häufig von einer Zystitis begleitet, daher kann der Urin trüb und übelriechend sein. Gelegentlich beobachtet man eine terminale, manchmal auch eine Makrohämaturie des gesamten Urins.

Laborbefunde

Das Blutbild zeigt eine typische Leukozytose mit Linksverschiebung. Im Urin besteht eine deutliche Pyurie, und mikroskopisch lassen sich eine Hämaturie und Bakteriurie nachweisen. Die betreffenden Keime können meist kulturell nachgewiesen werden. Das Prostatasekret ist eitrig und enthält reichlich pathogene Keime, die auf Kulturen nachgewiesen werden können. Da bei einer akut-infizierten Prostata die Prostatamassage jedoch sehr schmerzhaft ist und eine Bakteriämie verursachen kann, ist sie in diesem Stadium i. allg. kontraindiziert.

Instrumentelle Untersuchung

Eine transurethrale instrumentelle Untersuchung sollte im akuten Stadium einer bakteriellen Prostatitis vermieden werden. Ist wegen akuter Harnverhaltung eine Blasendrainage notwendig, so wird am besten eine suprapubische Blasenpunktion durchgeführt. Transurethrales Katheterisieren sollte vermieden werden.

Differentialdiagnose

Eine akute Pyelonephritis kann von einer erheblichen Blasenreizung begleitet sein. Bei einer Prostatitis sind die Rückenschmerzen jedoch im sakralen Anteil lokalisiert, während sie bei der Pyelonephritis mehr im lumbalen Bereich liegen. Die typischen Untersuchungsergebnisse bei der rektalen Untersuchung machen die Unterscheidung der akuten Prostatitis von einer Infektion der oberen Harnwege leicht.

Eine akute Divertikulitis im rektosigmoidalen Bereich kann gelegentlich mit einer akuten Prostatitis verwechselt werden. Das gilt besonders, wenn eine entzündliche Vergrößerung oder ein Prostataabszeß vorliegt. Im allgemeinen kann man jedoch durch sorgfältige Anamnese und körperliche Untersuchung die Differentialdiagnose sichern.

Eine akute nicht-spezifische granulomatöse Prostatitis muß von einer einfachen bakteriellen Prostatitis differenziert werden. Die akute granulomatöse Prostatitis tritt hauptsächlich bei Männern auf, die bereits in der Anamnese schwere Allergien oder Bronchialasthma aufweisen. Sie ist eine von zahlreichen verschiedenen Manifestationen einer allgemeinen Vaskulitis; charakteristisch ist die hohe Anzahl von Eosinophilen im Blutausstrich. Gelegentlich kann auch eine durch koliforme Erreger hervorgerufene granulomatöse Prostatitis auftreten. Die Diagnose wird gewöhnlich durch die histologische Untersuchung des Biopsiematerials gestellt.

Die Verhärtung der Prostata durch eine bakterielle Infektion kann palpatorisch mit einem Prostatakarzinom verwechselt werden. Nach Abklingen der entzündlichen Erscheinungen und Ausheilen des Infektes normalisiert sich jedoch der Tastbefund, während er beim Prostatakarzinom andauert.

Komplikationen

Die deutliche Schwellung der Prostata bei der akuten Prostatitis kann zu einer akuten Harnverhaltung führen. Die Blasenentleerungsstörung verschwindet gewöhnlich ohne operativen Eingriff, wenn die Prostatitis durch die Therapie ausheilt. Gelegentlich können ein oder mehrere große Abszesse in der Prostata entstehen, die in die Harnröhre, das Rektum oder das Perineum durchbrechen. Gewöhnlich wird eine akute bakterielle Prostatitis von einer akuten Blasenentzündung begleitet. Gelegentlich kann auch eine akute Pyelonephritis entstehen. Ein- oder beidseitige Nebenhodenentzündungen sind möglich. Die schwerste Komplikation einer akuten bakteriellen Prostatitis ist jedoch die Bakteriämie mit möglichem septischem Schock.

Prophylaxe

Um eine akute bakterielle Prostatitis wirksam zu vermeiden, ist ein besseres Verständnis der biologischen Faktoren notwendig, die die Anfälligkeit einiger Männer für aufsteigende Infektionen des Urogenitaltraktes erklären. Durch die streng aseptische Technik während der instrumentellen urethralen Untersuchung kann eine iatrogene Infektion auf ein Minimum beschränkt werden. Darüber hinaus sollte man derartige Untersuchungen nur dann vornehmen, wenn sicher feststeht, daß der Urin steril ist.

Therapie

Spezifische Maßnahmen

Patienten mit akuter bakterieller Prostatitis sprechen oft schnell auf eine Therapie mit Antibiotika an, obwohl diese normalerweise nur sehr langsam vom Plasma in die Prostata gelangen. Durch die massive und diffuse entzündliche Reaktion der akutbakteriell erkrankten Prostata kommt es wohl zu einem schnelleren Eindringen der Antibiotika in die Prostata. Nach Möglichkeit sollte ein durch Resistenzbestimmung ausgesuchtes Medikament gegeben werden, und zwar in bakteriziden Dosen. Da es sich bei den Erregern meist um gramnegative Stäbchen handelt, sollte bevorzugt eine Initialtherapie mit Trimethroprim und Sulfamethoxazol vorgenommen werden (Trimethoprim 160 mg und Sulfamethoxazol 800 mg oral 2mal täglich), bis die Ergebnisse der Bakterienkultur und der Resistenzbestimmung vorliegen. Reagiert der Erreger auf das Medikament empfindlich und ist die klinische Reaktion günstig, sollte die Therapie noch über weitere 30 Tage fortgesetzt werden, um die Entwicklung einer chronisch-bakteriellen Prostatitis zu verhindern. Alternativ dazu können bis zum Vorliegen der Ergebnisse der Bakterienkultur und der Resistenzbestimmung hinleitend folgende Medikamente gegeben werden: Gentamicin oder Tobramycin 3–5 mg/kg KG/d i.m. oder i.v. in 3 Dosen, zusätzlich Ampicillin 2 g alle 6 h i.v. Nach 1 Woche kann man auf eine orale Therapie übergehen, diese sollte in voller Dosierung über 30 Tage fortgesetzt werden. Nach Beendigung der erfolgreichen Therapie soll das Prostatasekret mindestens 4 Monate lang regelmäßig periodisch auf Erreger untersucht werden, um ganz sicher zu gehen, daß die Infektion ausgeheilt ist.

Die transurethrale instrumentelle Untersuchung ist während einer akuten Infektion kontraindiziert. Eine akute Harnverhaltung, die eine Blasendrainage notwendig macht, sollte am besten durch einen suprapubischen Fistelkatheter behandelt werden, bis die Entzündung abgeklungen ist und der Patient wieder spontan miktionieren kann. Wenn sich ein großer Prostataabszeß entwickelt, kann zusätzlich zur Antiobiotikabehandlung eine Entleerung des Eiters durch perineale Punktion notwendig sein. Gelegentlich sind auch eine perineale Inzision oder eine transurethrale Entleerung des Abszesses notwendig. Die transrektale Prostatasonographie und das Becken-CT helfen bei der Sicherung der Diagnose und Beurteilung einer evtl. notwendigen Drainage.

Allgemeine Maßnahmen

Wenn sich eine akute Harnverhaltung entwickelt, kann eine Hospitalisierung notwendig werden. Es sind allgemeine unterstützende Maßnahmen, wie Bettruhe und Hydratation, Verabreichung von Medikamenten gegen Fieber und Schmerzen und Mittel zur Stuhlregulation, erforderlich.

Prognose

Solange der Patient keine Septikämie und keinen septischen Schock entwickelt, sind die Prognosen bei angemessener und schneller Therapie gut. Bei wirksamer Antibiotikabehandlung entwickelt sich bei den meisten Patienten mit akuter bakterieller Prostatis keine chronische Verlaufsform.

Prostataabszeß

In den letzten Jahren hat sich die Häufigkeit von Prostataabszessen und die Art der verursachenden Keime verändert. Vor 50 Jahren wurden etwa 75% der Prostataabszesse durch Gonokokken verursacht. In den letzten Jahren wurden etwa 70% der Prostataabszesse durch koliforme Bakterien, meistens durch Escherichia coli, hervorgerufen (Dajani u. O'Flynn 1968; Pai u. Bhat 1972).

Obwohl die Pathogenese unklar ist, sind die meisten Prostataabszesse wahrscheinlich Komplikationen einer akuten Prostatitis. Ein Prostataabszeß wurde bereits bei einem 46 Tage alten Säugling beobachtet. Die meisten Fälle treten jedoch bei Männern zwischen dem 50. und 60. Lebensjahr auf. Diabetiker sind besonders prädestiniert.

Die Symptome eines Prostataabszesses können denen einer akuten bakteriellen Prostatitis gleichen. Die rektalen Untersuchungsergebnisse sind unterschiedlich: Gewöhnlich ist die Prostata druckempfindlich und vergrößert, wobei der betroffene Lappen besonders geschwollen ist. Die Fluktuation ist ein wichtiger diagnostischer Hinweis; häufig ist sie allerdings erst einige Tage nach der Therapie einer akuten Prostatitis nachweisbar. Ein anfänglich gutes Ansprechen einer akuten bakteriellen Prostatitis auf die Therapie, mit anschließender Verschlechterung des klinischen Befundes, deutet immer auf eine Abszeßbildung hin. Der Abszeß kann sich spontan in die Harnröhre entleeren. Ist die Diagnose eines Prostataabszesses gesichert, muß für eine operative Drainage und eine entsprechende Antibiotikatherapie gesorgt werden. Manchmal reicht die transperineale Punktion mit großkalibrigen Nadeln aus. Häufig ist jedoch die TUR oder die perineale Inzision für eine gute Drainage notwendig. Bei frühzeitiger Diagnose und richtiger Therapie ist die Prognose insgesamt gut. Rezidivierende Abszesse sind selten.

Chronisch-bakterielle Prostatitis

Ätiologie

Die chronisch-bakterielle Prostatitis ist eine nicht-akute Infektion der Prostata, die durch einen oder mehrere verschiedene Keime verursacht werden kann. Wie bei der akuten bakteriellen Prostatitis sind auch hier die verursachenden pathogenen Keime typischerweise gramnegative Aerobier: hauptsächlich Escherichia coli und Pseudomonas. Manche Ärzte vermuten, daß auch grampositive Bakterien eine Prostatitis verursachen können (z. B. Staphylokokken, Streptokokken, Diphtheroide). Im Gegensatz zur Infektion durch gramnegative Keime dauern diese durch grampositive Bakterien verursachten Entzündungen selten lange an und führen nicht zu rezidivierenden Harnwegsinfektionen. Eine Ausnahme ist die Infektion mit Streptococcus faecalis. Die meisten Wissenschaftler sind der Meinung, daß abgesehen von Streptococcus faecalis die anderen grampositiven Organismen bei der Ursache der chronisch-bakteriellen Prostatitis nur sehr selten eine Rolle spielen. Aufgrund neuerer Untersuchungen nimmt man außerdem an, daß Mykoplasmen und Chlamydien selten Prostatainfektionen auslösen können (s. S. 267, „Nicht-bakterielle Prostatitis").

Pathogenese und Pathologie

Die möglichen Infektionswege bei akuter- oder chronisch-bakterieller Prostatitis (s. S. 261) sind identisch. Gelegentlich entwickelt sich eine chronisch-bakterielle Prostatitis aus einer nicht ausgeheilten akuten Prostatitis. Häufig liegt jedoch klinisch kein akuter Entzündungsprozeß vor.

Die histologischen Ergebnisse bei der chronisch-bakteriellen Prostatitis sind nicht-spezifisch. Die entzündliche Reaktion ist weniger intensiv und enger begrenzt als bei der akuten bakteriellen Entzündung. Eine unterschiedliche Infiltration durch Plasmazellen, Makrophagen und Lymphozyten ist typisch. Kohnen u. Drach (1979) beobachteten ähnliche histologische Befunde bei 98% der Proben von 162 Männern, bei denen aufgrund einer Prostatahyperplasie eine Prostatektomie vorgenommen wurde. Von diesen Patienten wiesen nur wenige die klinischen oder bakteriologischen Zeichen einer infizierten Prostata auf. Die endgültige Diagnose kann also auch mit Hilfe der histologischen Untersuchung nicht geklärt werden.

Klinische Befunde

Symptome

Die Symptome einer chronisch-bakteriellen Prostatitis sind unterschiedlich. Einige Patienten haben keinerlei Beschwerden, wobei die Diagnose durch eine zufällig nachgewiesene asymptomatische Bakteriurie gestellt wird. Die meisten klagen über unangenehme Miktionsstörungen (z. B. vermehrten Harndrang, Pollakisurie, Nykturie, Dysurie), über ziehende Schmerzen im Rücken oder im perinealen Bereich. Schüttelfröste und Fieber sind ungewöhnlich und deuten meist auf einen akuten Schub einer chronischen Prostatainfektion hin. Gelegentlich begleiten Myalgie und Arthralgie die anderen Symptome.

Klinische Zeichen

Bei der rektalen Untersuchung kann sich die Prostata normal, kongestioniert oder auch teilweise verhärtet anfühlen. Bei größeren Prostatasteinen kann palpatorisch ein Knirschen festgestellt werden. Manchmal finden sich eine Hämaturie zu Anfang oder Ende der Miktion, eine Hämospermie und Ausfluß aus der Harnröhre. Auch eine sekundäre Epididymitis kann als Folge einer chronisch-bakteriellen Prostatitis auftreten.

Laborbefunde

Besteht keine sekundäre Epididymitis und liegt kein akuter Schub der chronischen Infektion vor, so ist das Blutbild normalerweise unauffällig. Das durch Prostatamassage gewonnene Prostatasekret enthält typischerweise reichlich Leukozyten. Viele Wissenschaftler nehmen an, daß mehr als 10 Leukozyten pro Gesichtsfeld im Prostatasekret als pathologisch zu bezeichnen sind. Über 15 Zellen sind als sicher-pathologisch anzunehmen. Auch der Nachweis großer Zahlen von lipidgefüllten Makrophagen deutet auf eine prostatische Entzündung hin. Bei einer sekundären Zystitis können im Mittelstrahlurin eine Pyurie und eine Bakteriurie mit den gleichen Bakterien nachweisbar sein, die zur Prostatainfektion geführt haben.

Falls der Urin selbst nicht infiziert ist, kann der Ursprungsort der pathogenen Keime aus der Dreigläserprobe bestimmt werden. Man legt Bakterienkulturen aus der Harnröhre, dem Mittelstrahlurin und dem Prostatasekret an (Meares u. Stamey 1968). Für die Untersuchung der Harnröhre sollten die ersten 10 ml des Urins aufgefangen werden. Für die Blasenprobe wird der Mittelstrahlurin aufgefangen. Nach der Prostatamassage werden dann das Prostatasekret und die ersten 10 ml des Urins nach Prostatamassage aufgefangen. Die Proben werden anschließend auf Blutagar wie auch auf McConkey-Agar ausgestrichen und 24–48 h inkubiert. Zur Differenzierung der Keime werden die üblichen mikrobiologischen Methoden angewendet. Um den Ursprung der Infektion (Harnröhre, Prostata oder Blase) zu lokalisieren, vergleicht man nun die Urinkulturen: Sind die Bakterienzahlen der Harnröhrenuntersuchung wenigstens 10mal höher als die des Prostatasekretes, so liegt die Infektion im Harnröhrenbereich. Andernfalls ist bei sterilem Blasenurin eine Prostatainfektion anzunehmen.

Röntgenbefunde

Die Übersichtsaufnahmen und Ausscheidungsurogramme zeigen keine Veränderungen, solange keine Komplikationen vorliegen (z.B. Prostatasteine, Prostataadenom, Harnröhrenstriktur oder Infektionen der Niere).

Instrumentelle Untersuchungen

Die Zystoskopie und Urethroskopie ergeben häufig unauffällige Befunde oder zeigen lediglich eine Rötung und Ödembildung in der prostatischen Harnröhre, Bildung von entzündlichen Follikeln. Diese Bilder sind aber für die bakterielle Prostatitis nicht typisch und können auch bei anderen Formen der Entzündung im Bereich der Prostata auftreten. Die Endoskopie ist hauptsächlich indiziert, um zu beurteilen, ob komplizierende Faktoren vorhanden sind (z.B. Prostatahypertrophie, Harnröhrenstriktur oder Infektion der Nieren).

Differentialdiagnose

Symptome einer akuten oder chronischen Urethritis lassen an eine Prostatitis denken; i. allg. läßt sich der Ort der Entzündung mit Abstrichen oder Kulturen von segmentalen Proben aus der Harnröhre, dem Blasenurin und dem Prostatasekret genau bestimmen.

Die Zystitis kann mit der chronisch-bakteriellen Prostatitis verwechselt werden. Sie tritt gelegentlich als Komplikation der Prostatainfektion auf. Auch hier kann man mit der Dreigläserprobe, mikroskopisch oder durch kulturelle Untersuchung, den Ort der Infektion lokalisieren. Wenn bei einer Zystitis eine bakterielle Prostatitis auftritt, kann man dies dadurch nachweisen, daß man die Blasenentzündung mit einem nicht in das Prostatagewebe eindringenden Antibiotikum behandelt und nach Abheilung des Blaseninfektes Prostatasekret kulturell untersucht (z.B. Nitrofurantoin, Penizillin G).

Erkrankungen im Analbereich können perineale Schmerzen und Harndrang verursachen (Fissuren, Hämorrhoiden). Diese Veränderungen können durch die körperliche Untersuchung leicht aufgedeckt werden.

Komplikationen

Eine rezidivierende Harnwegsinfektion deutet auf eine chronisch-bakterielle Prostatitis hin. Obwohl die Zeichen einer Harnwegsinfektion sich nach medikamentöser Behandlung schnell bessern und der Urin steril wird, ist eine rezidivierende Infektion durch denselben Keim nach Beendigung der Therapie typisch. Die pathogenen Keime bleiben, obwohl der Urin steril ist, unverändert im Prostatagewebe, da die Standardantibiotika nur sehr schlecht in die Drüse eindringen. Nach Absetzen der Therapie können die Bakterien, die im Prostatasekret enthalten sind, zum Rezidiv führen.

Zu den möglichen Komplikationen einer bakteriellen Prostatitis gehören die aufsteigende bakterielle Infektion des oberen Harntraktes und die Epididymitis. Es können sich auch infizierte Steine in der Prostata entwickeln, die zu einer chronischen therapieresistenten Prostatitis führen. Eine Obstruktion des Blasenausganges infolge einer Blasenhalskontraktur begleitet manchmal eine chronische Prostatitis. Ein kausaler Zusammenhang ist jedoch bisher nicht sicher bewiesen.

Prophylaxe

Eine Vorbeugung ist schwierig, da die Faktoren für eine Anfälligkeit für Prostatitis noch nicht sicher geklärt sind. Normalerweise finden sich im Prostatasekret Verbindungen, die stark antibakteriell wirksam sind. Diese Faktoren sind jedoch bei Männern mit chronisch-bakterieller Prostatitis deutlich herabgesetzt (Fair et al. 1976). Fair et al. glaubten, daß dieser prostatische antibakterielle Faktor als natürlicher Abwehrmechanismus gegen aufsteigende Genital- und Harntraktinfektionen bei Männern wirkt. Es ist ihnen jedoch nicht gelungen, diesen Faktor zu stimulieren oder den Zinkspiegel im Prostatasekret durch orale Zufuhr von Zink zu erhöhen. Die wichtigste Vorbeugung gegen eine chronisch-bakterielle Prostatitis ist die energische Behandlung einer akut-bakteriellen Prostatitis. Während einer urethralen instrumentellen Untersuchung muß eine streng aseptische Technik eingehalten werden. Auch bei der Behandlung mit Harnröhrendauerkathetern ist eine entsprechende Technik notwendig, um iatrogene Prostatainfektionen zu verhindern.

Behandlung

Spezifische Maßnahmen

Medikamentöse Maßnahmen

Pharmakokinetische Untersuchungen an Hunden bestätigen die klinischen Erfahrungen beim Menschen: Nur wenige Antibiotika erreichen, wenn keine Entzündung vorliegt, im Prostatasekret therapeutische Spiegel (Meares 1982; Sharer u. Fair 1982). Trimethoprim dringt gut in die Prostata ein und liefert bei chronisch-bakterieller Prostatitis erfahrungsgemäß die besten Erfolge. Eine Langzeittherapie (12 Wochen) hat sich als sinnvoll herausgestellt, da bei Kurzzeittherapien (2 Wochen) häufig Rezidive auftreten.

Bei nicht-azotämischen Männern mit chronisch-bakterieller Prostatitis können folgende Medikamente eingesetzt werden (das entsprechende Medikament sollte durch Erregerresistenzbestimmung ermittelt werden):

a) Trimethoprim-Sulfamethoxazol 1 Forte-Tablette (Trimethoprim 160 mg und Sulfamethoxazol 800 mg) sollte oral 2mal täglich über 12 Wochen gegeben werden,
b) Trimethoprim 2 Tabletten oral 2mal täglich über 12 Wochen (mit je 100 mg),
c) Carbenicillin 4mal täglich 2 Tabletten oral über wenigstens 4 Wochen (jede enthält 383 mg der Substanz),
d) Minocyclin 2mal täglich 100 mg oral über wenigstens 4 Wochen,
e) Erythromycin 4mal 500 mg täglich über wenigstens 4 Wochen.

Die spezifische Therapie muß immer individuell ausgesucht werden, wobei die Art der Erreger und die Verträglichkeit beim Patienten zu berücksichtigen sind.

Die meisten Männer, deren chronisch-bakterielle Prostatitis nicht durch eine medikamentöse Therapie ausheilt, können relativ beschwerdefrei bleiben, wenn der Blasenurin durch fortlaufende Verwendung einer niedrigdosierten Therapie mit entsprechenden oralen Medikamenten steril gehalten werden kann (z.B. Nitrofurantoin 100 mg 1mal täglich oder Trimethoprim-Sulfamethoxazol 1 Tablette). Wenn die Langzeittherapie unterbrochen wird, besteht allerdings die Möglichkeit, daß der Urin schließlich reinfiziert wird, und die Symptome wieder auftreten.

Operative Maßnahmen

Patienten, deren chronisch-bakterielle Prostatitis nicht durch eine medikamentöse Therapie geheilt oder angemessen kontrolliert werden kann, müssen evtl. operiert werden. Insbesondere bei Männern mit chronisch-bakterieller Infektion der Prostata und Bildung von Prostatasteinen ist eine Operation angezeigt, da die Antibiotikatherapie bei infizierten Steinen meist nicht zur Ausheilung der Erkrankung führt. Eine radikale Prostatovesikulektomie führt zur Heilung. Unglücklicherweise wird diese Operation wegen der möglichen Folgen nur selten in Erwägung gezogen (sexuelle Impotenz, mögliche Inkontinenz der Blase). Die TUR kann zur Heilung führen, vorausgesetzt, daß alle infizierten Steine und das gesamte Gewebe entfernt werden. Dies ist oft technisch schwierig zu erreichen, da die meisten Infektionsherde in der peripheren Region der Prostata lokalisiert sind.

Allgemeine Maßnahmen

Die Symptome können durch heiße Sitzbäder gut gebessert werden. Störende Miktionsbeschwerden und Schmerzen sprechen oft auf entzündungshemmende Medikamente an (z.B. Indometacin). Auch Anticholinergika werden empfohlen (z.B. Oxybutyninchlorid und Propanthelinbromid).

Prognose

Die chronisch-bakterielle Prostatitis ist auf Dauer schwierig zu heilen. Jedoch können ihre Symptome und die Neigung zu rezidivierenden Harnwegsinfekten durch Antibiotikalangzeittherapie beeinflußt werden.

Abakterielle Prostatitis

Ätiologie

Die abakterielle Prostatitis ist eindeutig die häufigste Form bei Prostatabeschwerden; ihre Ursache ist bisher unbekannt. Männer mit abakterieller Prostatitis weisen erhöhte Zahlen an Entzündungszellen im Prostatasekret auf. Die Keime können jedoch durch Kulturen oder andere Maßnahmen nicht nachgewiesen werden. Auch Untersuchungen, die man unternommen hat, um ungewöhnliche Keime nachzuweisen, sind bisher nicht erforderlich gewesen (z.B. obligat anaerobe Bakterien, Mykoplasmen, Ureaplasmen, Chlamydien, Trichomonaden oder andere Protozoen und Viren). Es gibt zahlreiche Spekulationen, aber wenig Beweise dafür, daß eine Infektion mit Chlamydien eine häufige Ursache der abakteriellen Prostatitis ist. In der Tat haben sorgfältige Untersuchungen, bei denen Kulturen und serologische Tests angewandt wurden, keinen sicheren Zusammenhang zwischen einer Chlamydien-Infektion und der Prostatitis nachweisen können (Mardh et al. 1978). In ähnlicher Weise haben Weidner et al. (1980) nur wenig Anhalt dafür finden können, daß eine Infektion durch *Ureaplasma urealyticum* eine wichtige Rolle bei der chronischen Prostatitis spielt. Viele Wissenschaftler nehmen an, daß die abakterielle Prostatitis eine Autoimmunerkrankung der Prostata ist. Die Diagnose kann nur durch Ausschluß anderer spezifischer Formen der Prostata erhärtet werden.

Pathogenese und Pathologie

Ursachen und Pathogenese der abakteriellen Prostatitis sind unbekannt. Die histopathologischen Befunde sind unspezifisch und ähneln denen der chronisch-bakteriellen Prostatitis.

Klinische Befunde

Die Anzeichen und Symptome der abakteriellen und der bakteriellen Prostatitis sind ähnlich. Bei der abakteriellen Form treten allerdings keine nachweisbaren Harnwegsinfektionen auf. Obwohl sich bei Patienten mit abakterieller Prostatitis im Prostatasekret typischerweise reichlich Entzündungszellen nachweisen lassen, sind kulturell keine Keime vorhanden. Radiologische und endoskopische Untersuchungen führen nicht weiter, außer daß sie zusätzlich bestehende Veränderungen aufklären können.

Differentialdiagnose

Die abakterielle Prostatitis muß von den anderen spezifischen Formen, insbesondere von der chronisch-bakteriellen Prostatitis, abgegrenzt werden. Gelegentlich muß man auch die Urethritis oder Zystitis bei der Differentialdiagnose in Betracht ziehen. Insbesondere bei älteren Männern oder im mittleren Alter muß man bei störenden Miktionsbeschwerden und bei negativen Kulturen die Möglichkeit eines Blasentumors, besonders eines Carcinoma in situ in Betracht ziehen. In solchen Fällen ist die zytologische Untersuchung des Urins und evtl. eine Zystoskopie mit Biopsie der Blasenschleimhaut notwendig.

Komplikationen

Die abakterielle Prostatitis verursacht keine bekannten organischen Veränderungen, doch können Angst, Depressionen und emotionaler Streß, die die oft rezidivierenden Symptome begleiten, zu schwerem Krankheitsgefühl führen.

Prophylaxe

Da die Ursachen der abakteriellen Prostatitis nicht bekannt sind, ist eine Vorbeugung nicht möglich.

Therapie

Spezifische Maßnahmen

Wenn es nicht gelingt, mit bakteriologischen Untersuchungen pathogene Keime bei einem Patienten mit chronischer Prostatitis nachzuweisen, handelt es sich um eine abakterielle Prostatitis. Da nicht mit Sicherheit bekannt ist, ob Mykoplasmen, Chlamydien oder Ureaplasmen eine scheinbar abakterielle Prostatitis verursachen können, sollte auch eine Behandlung mit Antibiotika gegen diese Organismen durchgeführt werden. Entweder Minocyclin, 2mal täglich 100 mg oral, oder Erythromycin, 4mal täglich 500 mg oral, über wenigstens 4 Wochen. Trimethoprim und Carbenicillin sind wirkungslos.

Da die abakterielle Prostatitis normalerweise nicht auf Antibiotika anspricht, ist eine fortlaufende empirische Verwendung von Antibiotika nicht gerechtfertigt. Die Therapie sollte auf die Symptome ausgerichtet sein. Oft bessern sich die Symptome durch

Gaben von entzündungshemmenden Medikamenten (z. B. Ibuprophen 400–600 mg 3mal täglich oral).

Die meisten Urologen sind der Meinung, daß eine Prostatektomie bei der Behandlung der abakteriellen Prostatitis nicht notwendig ist. Der Patient muß lernen, daß bei ihm eine nicht-infektiöse Erkrankung der Prostata vorliegt (ähnlich der nicht-infektiösen Arthritis), die zwar chronisch ist und störende Symptome hervorruft, die jedoch keine ernsten Folgen hinterläßt und nicht lebensbedrohlich ist.

Allgemeine Maßnahmen

Die Anwendung heißer Sitzbäder kann die Symptome bessern. Diätetische Einschränkungen, besonders bei alkoholischen Getränken, Kaffee und stark gewürzten Speisen, sind nicht angebracht, solange der Patient in Zusammenhang mit diesen Nahrungsmitteln keine Verschlimmerung der Symptome verspürt. Man sollte den Patienten ermutigen, ein normales Leben weiterzuführen. Eine Einschränkung der sexuellen Aktivität ist nicht zu empfehlen. Manche Ärzte befürworten eine periodische therapeutische Prostatamassage, andere lehnen die Wirksamkeit ab.

Prognose

Die abakterielle Prostatitis verursacht störende, wechselnde Symptome. Es sind jedoch keine ernsten Folgen bekannt. Da die wirklichen Ursachen bisher unklar sind, ist eine Vorbeugung oder Heilung nicht möglich.

Prostatopathie

Bei einigen Männern mit Symptomen, die auf eine Prostatitis hindeuten, insbesondere mit prostatischen oder Beckenschmerzen, finden sich in der Krankengeschichte keine Harnwegsinfektionen, keine Entzündungen der Prostata, und die mikroskopischen und kulturellen Untersuchungen des Prostatasekretes sind unauffällig. Bei diesen Männern besteht eine Prostatopathie, ein Syndrom mit unterschiedlicher Ursache (Drach et al. 1978).

Bei einigen Patienten mit Prostatopathie kann aufgrund der urodynamischen Untersuchung eine Miktionsstörung in Verbindung mit einer funktionellen Obstruktion im Blasenhals und der prostatischen Harnröhre im Bereich des externen Sphinkter Urethrae nachgewiesen werden (Meares u. Barbalias 1983). Dieser „Spasmus" während der Miktion führt zu einem hohen Druck in der prostatischen Harnröhre, der einen intraprostatischen Reflux erzeugen kann und zu einer chemischen Reizung der Drüse durch Urin führt. In solchen Fällen kann man mit α-Blockern eine gute therapeutische Wirkung erzielen (z. B. Prazosin 2mal täglich 2–4 mg oral).

In anderen Fällen treten deutliche Spasmen des Beckenbodens auf; diese sprechen am besten auf die Behandlung mit Diathermie, Relaxanzien und Physiotherapie an mit oder ohne Gaben von Diazepam 3mal täglich 5 mg oral (Segura et al. 1979).

Bei anderen Patienten scheinen emotionale Probleme im Vordergrund zu stehen. Hier ist ein psychiatrisches Konsilium angezeigt.

Nicht-spezifische granulomatöse Prostatitis

Diese gelegentlich auftretende Erkrankung kann mit oder ohne Erhöhung der eosinophilen Leukozyten verbunden sein. Das Krankheitsbild mit Erhöhung der Eosinophilen findet sich besonders bei Männern mit Asthma oder anderen Allergien. Die augenscheinlich zugrundeliegende Ursache ist eine Vaskulitis. Bei der nicht-eosinophilen Form tritt die granulomatöse Reaktion der Prostata wahrscheinlich durch Ausschüttung von Prostatasekret aus den Ausführungsgängen in das Stroma auf. Beide Krankheitsbilder präsentieren sich klinisch als akute fieberhafte Erkrankung, die durch störende obstruktive Miktionsveränderungen charakterisiert sind. Die Prostata ist deutlich geschwollen und verhärtet, was an ein fortgeschrittenes Karzinom denken läßt. Eine Prostatabiopsie ist erforderlich, um die Diagnose zu sichern. Beide Erkrankungen reagieren gewöhnlich sehr gut auf eine Therapie mit Steroiden.

Nicht-spezifische Infektionen der Samenblasen

Obwohl es ohne Frage Infektionen der Samenblasen gibt, ist der klinische Nachweis mit den gegenwärtig verfügbaren diagnostischen Methoden schwierig. Es ist nicht bekannt, ob derartige Infektionen ohne begleitende Prostatainfektion auftreten. Randomisierte histopathologische Untersuchungen bei der Autopsie haben gezeigt, daß das Auftreten von Samenblasenentzündungen selten ist. Der Nachweis histopathologischer Befunde bei Männern mit den klinischen Anzeichen und Symptomen einer Prostatitis konnte bisher noch nicht ausreichend dokumentiert werden.

Es ist noch nicht möglich, isoliert Samenblasenflüssigkeit für Bakterienkulturen oder Analysen zu gewinnen. Untersuchungen der Samenflüssigkeit, die ein geringes Volumen an Ejakulat und subnormale Fruktosespiegel aufweisen, deuten zwar auf eine exkretorische Funktionsstörung der Samenblasen hin, können jedoch eine infektiöse Ursache dieser Funktionsstörung nicht beweisen. Positive Kulturen oder pathologische Resultate bei der zytologischen Untersuchung des Samens können die Diagnose einer Samenblasenentzündung nicht mit Sicherheit bestätigen.

Vermutet man Samenblasenentzündungen, sollte man die gleichen therapeutischen Richtlinien anwenden, wie sie auch zur Behandlung der chronisch-bakteriellen Prostatitis vorgenommen werden.

Nicht-spezifische Entzündungen der männlichen Harnröhre (s. Kap. 15)

Nicht-spezifische Infektionen des Nebenhodens

Akute Epididymitis

Ätiologie

Obwohl gelegentlich Fälle einer Nebenhodenentzündung durch Trauma oder Reflux des sterilen Urins aus der Harnröhre verursacht werden können, werden doch 2 Gruppen am häufigsten beobachtet:

1. Eine durch Sexualverkehr übertragene Form in Verbindung mit einer Urethritis, häufig verursacht durch Chlamydia trachomatis und Neisseria gonorrhoeae (einzeln oder in Kombination).
2. Eine primär nicht-sexuell übertragene Form der Harnwegsinfektion und Prostatitis, hauptsächlich verursacht durch Enterobakterien oder Pseudomonas. Der hydrostatische Druck kann in Verbindung mit der Miktion oder körperlicher Anstrengung den infizierten Urin von der Harnröhre und Prostata aus durch die Ductus ejaculatorii durch das Vas deferens in die Nebenhoden drücken. Die Infektion kann den Nebenhoden aber auch über die perivasalen Lymphgefäße erreichen.

Eine rezidivierende Epididymitis bei kleinen Jungen deutet auf die Möglichkeit einer ureteralen Verbindung zu den Samenblasen. Eine tuberkulöse Epididymitis tritt heutzutage in den USA nur noch sehr selten auf; jedoch ist sie in Gebieten mit verbreiteter Lungentuberkulose noch häufig anzutreffen.

Pathogenese und Pathologie

In den Frühstadien ist die Epididymitis eine zelluläre Entzündung. Sie beginnt i. allg. im Vas deferens und steigt zum unteren Nebenhodenpol auf.

Im akuten Stadium ist der Nebenhoden angeschwollen und verhärtet. Die Infektion breitet sich dann vom unteren zum oberen Nebenhodenpol aus. Im Sektionsschnitt beobachtet man oft kleinere Abszesse. Von der Tunica vaginalis wird häufig eine seröse Flüssigkeit, die auch eitrig werden kann, sezerniert (entzündliche Hydrozele). Der Samenstrang ist verdickt. Der Hoden schwillt durch die Stauung an, ist jedoch nur selten am infektiösen Prozeß beteiligt.

Histologisch gesehen reichen die Veränderungen von Ödemen und Infiltrationen durch Neutrophile, Plasmazellen und Lymphozyten bis zur Abszeßbildung. Das Drüsenepithel kann Nekrosen aufweisen. Die Infektion kann vollständig ohne Folgeschäden verschwinden. Oft entwickelt sich jedoch eine peritubuläre Nekrose, die die Drüsengänge verschließt. Eine beidseitige Epididymitis kann zu Sterilität oder stark herabgesetzter Fertilität führen.

Klinische Befunde

Symptome

Die Epididymitis kann nach schwerer körperlicher Anstrengung (Heben eines schweren Gegenstandes) oder erheblicher sexueller Erregung auftreten. Bei den Patienten können die Symptome einer Urethritis oder Prostatitis bestehen. Gelegentlich gelangen pathogene Keime von der Harnröhre oder der Prostata aus, durch endoskopische Untersuchung oder endoskopische Operation der Prostata, zum Nebenhoden. Eine bakterielle Epididymitis kann nach Prostatektomie außerdem immer dann vorkommen, wenn man nicht dafür sorgt, daß der Urin während der Prostatektomie und der gesamten Rekonvaleszenzzeit steril bleibt.

Der meist sehr starke Schmerz entwickelt sich plötzlich im Skrotum und kann am Samenstrang entlang bis in die Flanke ausstrahlen. Der Nebenhoden ist ausgesprochen druckempfindlich. Die Schwellung nimmt sehr schnell zu, so daß die Organe im Hoden innerhalb von 3–4 h die doppelte Größe annehmen können. Es bestehen hohe Temperaturen bis 40°C.

Harnröhrenausfluß und die Symptome einer Zystitis oder Prostatitis mit trübem Urin können die schmerzhafte skrotale Schwellung begleiten.

Klinische Zeichen

Meist besteht eine Druckempfindlichkeit im Bereich der Leistengegend oder im Unterbauch auf der betroffenen Seite. Die Skrotalseite ist meistens vergrößert und die darüberliegende Haut gerötet. Kommt es zur Abszeßbildung, so wird die darüberliegende Haut trocken und schuppig. Der Abszeß kann sich durch die dünne Haut spontan nach außen entleeren. Schon bei Beginn der akuten Entzündung kann der vergrößerte, verhärtete und druckempfindliche Nebenhoden deutlich vom Hoden abgegrenzt werden. Wenige Stunden später verschmelzen aber Hoden und Nebenhoden meist zu einer Einheit.

Der Samenstrang ist durch das Ödem verdickt. Häufig entwickelt sich in wenigen Tagen eine reaktive Hydrozele. Gelegentlich besteht Harnröhrenausfluß.

Die Palpation der Prostata kann Veränderungen aufzeigen, die auf eine akute oder chronische Prostatitis hinweisen. Die Prostata sollte während der akuten Epididymitis nicht massiert werden, da die Epididymitis sich hierdurch noch verschlimmern kann.

Laborbefunde

Im Blutbild findet sich normalerweise eine deutliche Leukozytose mit Linksverschiebung. Bei Kindern im Vorschulalter tritt die Epididymitis häufig nach einer Harnwegsinfektion auf. Sie ist durch koliforme Bakterien oder Pseudomonas bedingt. Deshalb sind Urinanalyse und Bakterienkulturen dringend notwendig. Die Differenzierung erfolgt durch gram-gefärbte Ausstriche, Bakterienkulturen aus einer Mittelstrahlurinprobe oder einer Probe aus der Harnröhre. Finden sich koliforme Bakterien, Pseudomonas, Neisseria gonorrhoeae oder Chlamydia trachomatis, so muß man annehmen, daß auch die Epididymitis durch diese Keime verursacht wird.

Differentialdiagnose

Bei der tuberkulösen Nebenhodenentzündung bestehen selten Schmerzen oder Fieber. Der Nebenhoden ist gewöhnlich vom Hoden palpatorisch abzugrenzen. Oft findet sich eine perlschnurartige Veränderung des Vas deferens. Die Prostata und die Samenblasen sind verdickt und verhärtet. Die Diagnose wird durch den Nachweis von Tuberkelbakterien in der Urinkultur oder dem Prostatasekret gesichert.

Hodentumoren verursachen gewöhnlich eine schmerzlose Schwellung des betroffenen Hodens. Manchmal kann aber auch eine Blutung im Tumor eine Druckerhöhung in der Tunica albuginea bewirken und damit zu Schmerzen führen. Eine vorsichtige Palpation ermöglicht es oft, die vom Nebenhoden getrennte Vergrößerung zu tasten. Die Prostatauntersuchung und die Urinanalyse sind normal. Die skrotale Sonographie ist bei der Differentialdiagnose sehr hilfreich. Wenn die Diagnose zweifelhaft ist, ist eine operative Freilegung zur Klärung notwendig.

Eine Torsion des Samenstranges tritt fast nur bei Jungen vor der Pubertät auf. Gelegentlich wird sie auch bei jungen Männern beobachtet. Bei 30jährigen oder älteren Männern ist eine Epididymitis häufig, eine Torsion des Hodens jedoch selten. In den Frühphasen einer Torsion liegt der Nebenhoden gelegentlich vor dem Hoden und kann gut palpiert werden. Später jedoch werden Hoden und Nebenhoden gemeinsam zu einem geschwollenen, druckempfindlichen Tumor. Das Prehn-Zeichen ist nicht immer zuverlässig (bei Hochlagerung des Skrotums auf die Symphyse bessern sich die Schmerzen, die durch die Epididymitis bedingt sind, während torsionsbedingte Schmerzen schlimmer werden). Die Doppler-Sonde oder Isotopenuntersuchung kann die Diagnose einer Epididymitis bestätigen. In Zweifelsfällen sollte allerdings eine operative Freilegung vorgenommen werden, um eine Torsion auszuschließen.

Eine Torsion der Anhängsel von Hoden und Nebenhoden ist in der Präpubertät bei Jungen gelegentlich möglich. Diese gestielten Hydatiden können durch die Torsion zu lokalisierten Schmerzen und Schwellung führen. In der Frühphase kann man gelegentlich ein druckempfindliches Knötchen am oberen Hodenpol palpieren. Der Nebenhoden selbst ist unauffällig. Später kommt es jedoch zu einer Anschwellung des ganzen Hodens, so daß die Differentialdiagnose zwischen Epididymitis und Torsion des Samenstranges oder einer Hydatide nicht mehr möglich ist. Ein früher operativer Eingriff ist in diesem Fall notwendig, da eine Torsion des Samenstranges schnell behandelt werden muß.

Ein Hodentrauma kann auf jeden Fall eine akute Epididymitis vortäuschen. Die Verletzung, das Fehlen von Pyurie oder ungewöhnlichem Harnröhrenausfluß helfen bei der Abgrenzung.

Eine Mumpsorchitis ist normalerweise von einer Parotitis begleitet. Das Urinsediment ist unauffällig, Harnröhrensymptome fehlen. Wenn sich die Diagnose und eine entsprechende Therapie verzögern, kann es zur Abszeßbildung mit spontaner Perforation kommen. Eine Drainage auf operativem Weg ist sinnvoll.

Komplikationen

Der Nebenhodenabszeß kann auf den Hoden übergehen und ihn zerstören (Epididymoorchitis). Manchmal kommt es zur chronischen Epididymitis.

Prophylaxe

Um ein Rezidiv der sexuell übertragenen Epididymitis zu vermeiden, muß der infizierte Sexualpartner mitbehandelt werden. Auch die Erkennung und Behandlung anderer ursächlicher Störungen, z. B. Harnwegsinfektionen oder Prostatitis, kann eine Epididymitis vermeiden. Bei rezidivierenden akuten Schüben auf einer Seite ist evtl. eine Vasoligatur angezeigt.

Therapie

Spezifische Maßnahmen

Eine sexuell übertragene akute Epididymitis tritt hauptsächlich bei jungen Männern mit Urethritis ohne Erkrankung des Urogenitaltraktes auf. Therapeutisch gibt man Tetracyclin, 4mal täglich 500 mg oral über 21 Tage, oder Doxycyclin, 2mal täglich 100 mg oral ebenfalls über 21 Tage. Eine alternative Behandlung bei gonokokkenbedingter Urethritis und Nebenhodenentzündung sind Gaben von Ampicillin, 4mal täglich 500 mg oral über 21 Tage, oder eine 10-Tage-Therapie eines parenteralen Cephalosporins der 2. oder 3. Generation. Bei einer nicht durch Gonokokken hervorgerufenen Urethritis und Nebenhodenentzündung steht für die alternative Therapie das Erythromycin zur Verfügung (4mal täglich 500 mg oral über 21 Tage).

Die nicht durch Geschlechtsverkehr übertragene akute Epididymitis ist sehr oft die Folge einer Infektion mit Enterobakterien oder Pseudomonas, besonders bei Männern im mittleren und höheren Alter. Eine Antibiotikatherapie, am besten nach Erregerresistenzbestimmung, ist notwendig. Besonders zu empfehlen, falls eine Empfindlichkeit vorliegt, sind: Trimethoprim-Sulfamethoxazol, 2mal täglich 1 Tablette über 4 Wochen (Trimethoprim 160 mg und Sulfamethoxazol 800 mg). Das gilt besonders, wenn eine bakterielle Prostatitis vermutet wird. Auf jeden Fall sollte eine Untersuchung auf eine ursächliche Erkrankung des Urogenitaltraktes erfolgen.

Allgemeine Maßnahmen

Während der akuten Phase ist Bettruhe zu empfehlen (3-4 Tage). Eine Hochlagerung des vergrößerten und schwereren Hodens kann die Beschwerden erleichtern. Ein untergelegter Hodenball ist den normalen Suspensorien vorzuziehen. Die lokale Injektion von 20 ml 1%iges Lidocain in den Samenstrang führt zu einer deutlichen Besserung der Schmerzen und Beschwerden. Dies kann, wenn notwendig, täglich wiederholt werden. Orale Analgetika und Antipyretika sind gewöhnlich angezeigt. In der frühen Phase können Eisbeutel eine Zunahme der Schwellung verhindern. Später kann lokale Wärmezufuhr zu einer schnelleren Beseitigung des entzündlichen Prozesses beitragen.

Sexuelle Aktivität oder körperliche Anstrengung verschlimmern die Infektion i. allg. und sollten daher vermieden werden.

Prognose

Wird die Diagnose schnell gestellt und eine korrekte Behandlung durchgeführt, heilt die akute Epididymitis zwar langsam, jedoch ohne Komplikationen ab. Eine vollständige Besserung der Schmerzen und Symptome dauert oft 2 Wochen. Bis zur normalen Größe und Konsistenz des Nebenhodens vergehen 4 Wochen oder mehr. Komplikationen sind selten, obwohl aus einem beidseitigem Prozeß eine verringerte Fertilität oder sogar Sterilität resultieren kann.

Chronische Epididymitis

Die chronische Nebenhodenentzündung ist gewöhnlich das irreversible Endstadium einer akuten schweren Epididymitis mit häufigen leichten Rezidiven.

Bei der chronischen Epididymitis führt die Fibroplasie zu einer Verhärtung eines Teils oder des ganzen Organs. Histologisch findet sich eine ausgedehnte Vernarbung und tubuläre Okklusion. Die Gewebe sind mit Lymphozyten und Plasmazellen infiltriert.

Besondere Symptome gibt es bei der chronischen Nebenhodenentzündung nicht; es sei denn bei akuten Schüben, bei denen unterschiedliche lokale Beschwerden auftreten können. Manchmal bemerkt der Patient eine Vorwölbung im Skrotalbereich.

Der Nebenhoden ist normalerweise verdickt und vergrößert; er kann, muß aber nicht druckempfindlich sein. Palpatorisch kann man ihn vom Hoden gut abgrenzen. Auch der Samenstrang ist meist verdickt und der Durchmesser des Vas deferens vergrößert. Gelegentlich ist die Prostatakonsistenz vermehrt oder von narbigen Gebieten durchsetzt. Tritt die chronische Nebenhodenentzündung bei gleichzeitiger chronischer Prostatitis auf, so finden sich im Prostataexprimat reichlich Entzündungszellen. Gelegentlich weist der Urin eine Pyurie auf, und die Kulturen deuten auf eine ursächliche Prostatitis oder Harnwegsinfektion.

Die tuberkulöse Epididymitis imponiert wie eine nicht-spezifische chronische Nebenhodenentzündung. Die perlschnurartige Veränderung des Vas deferens, die Verdickung der gleichseitigen Samenblase, die „sterile Pyurie" und der Nachweis von Tuberkelbakterien im Urin führen zur Diagnose. In den Ausscheidungsurogrammen können sich die für Tbc typischen Veränderungen im Bereich der Harnwege finden. Zystoskopisch finden sich Blasenulzerationen.

Auch Hodentumoren führen zu einer Vergrößerung des Hodens. Bei der Palpation läßt sich jedoch entweder der verdickte Nebenhoden oder der harte indolente Hodentumor feststellen.

Außer bei Säuglingen und bei älteren Männern sind Nebenhodentumoren sehr selten. Eine Unterscheidung von der chronischen Nebenhodenentzündung kann nur von einem erfahrenen Pathologen vorgenommen werden.

Bei beidseitiger chronischer Epididymitis können Sterilität und herabgesetzte Fertilität die Folge sein.

Vermutet man, daß eine bakterielle Infektion zur Verschlimmerung einer chronischen Nebenhodenentzündung führt, sollten entsprechende Antibiotika eingesetzt werden. Jedoch können die Vernarbungen innerhalb des Nebenhodens ein Eindringen des Antibiotikums in das Gewebe verhindern. Eine entsprechende Behandlung der zugrundeliegenden Harnwegsinfektion oder Prostatitis ist immer notwendig. Gelegentlich werden rezidivierende Schübe einer Seite durch eine Vasoligatur verhindert. Manchmal ist auch die operative Entfernung des Nebenhodens und des Vas deferens notwendig.

Außer den rezidivierenden Schmerzen und drohender bilateraler Infertilität entstehen bei der chronischen Nebenhodenentzündung kaum Komplikationen. Wenn das Stadium der diffusen Fibrose erreicht ist, kann nur noch eine Epididymektomie vorgenommen werden.

Nicht-spezifische Infektionen des Hodens und des Skrotums

Akute Orchitis

Ätiologie

Eine Entzündung des Hodens kann als Folge einer hämatogenen Aussaat verschiedener Allgemeininfektionen auftreten. Man nimmt an, daß so die Orchitis ohne begleitende Epididymitis entsteht.

Die Hoden- und Nebenhodenentzündung bei Mumps findet sich i. allg. nur bei heranwachsenden Jungen und jungen Männern. Welche Faktoren für die Anfälligkeit für diese Komplikation verantwortlich sind, ist bis heute unbekannt. Jedoch tritt eine Mumpsorchitis in 20–35% der Mumpserkrankungen bei Männern dieses Alters auf, bei 10% sogar beidseitig. Die Hodenentzündung beginnt gewöhnlich 3–4 Tage nach Erkrankung der Parotis.

Eine Hodentuberkulose kann als Folge einer hämatogenen Aussaat der Tuberkelbakterien von einem pulmonalen Herd ausgehen oder aber häufiger durch direkte Ausbreitung von einer Nebenhodentuberkulose aus erfolgen.

Auch bei der Syphilis kann eine Hodenentzündung auftreten. Im fortgeschrittenen Stadium einer Syphilis können Gummas mit ausgedehnter Nekrose im Hoden entstehen.

Die nicht-spezifische granulomatöse Hodenentzündung tritt gewöhnlich bei Männern im mittleren Alter auf. Man nimmt an, daß sie zu den Autoimmunerkrankungen gehört, wobei die granulomatöse Reaktion durch die Spermatozoen ausgelöst wird.

Pathogenese und Pathologie

Bei makroskopischer Betrachtung ist der Hoden bei nicht-spezifischer Orchitis unterschiedlich vergrößert, gestaut und konsistenzvermehrt. Auf dem Schnittbild finden sich kleine Abszesse. Histologisch zeigt sich ein Ödem des Bindegewebes und eine diffuse Infiltration mit Neutrophilen. Oft sind auch die Tubuli seminiferi betroffen. Nekroseherde können sichtbar sein. Bei der tuberkulösen Orchitis werden die Tubuli durch käsige tuberkulöse Anteile, bei der unspezifischen granulomatösen Orchitis durch Infiltrate von mononukleären Zellen ersetzt (Plasmazellen, Lymphozyten, vielkernige Riesenzellen und epitheloide Zellen). Die Wände der Tubuli seminiferi bleiben bestehen, die spermatogene Aktivität geht jedoch verloren. Nach der Abheilung sind die Tubuli seminiferi und die Interstitiumzellen normalerweise erhalten.

Mumps ist die häufigste Ursache einer Orchitis. Interessanterweise tritt die Mumpsorchitis nur bei männlichen Patienten nach der Pubertät auf. Äußerlich ist der Hoden stark vergrößert und bläulich verfärbt. Im histologischen Präparat sind die Tubuli aufgrund der interstitiellen Reaktion nicht verdrängt. Histologisch beobachtet man Ödeme und Dilatation der Gefäße. Es finden sich Neutrophile, Lymphozyten und Makrophagen. Die tubulären Zellen zeigen unterschiedliche Grade der Degeneration. Nach der Ausheilung ist der Hoden i. allg. klein und weich. Histologische Untersuchungen in diesem Stadium zeigen eine tubuläre Atrophie, wobei jedoch die interstitiellen Leydig-Zellen erhalten sind. Ein ähnlicher Befund findet sich häufig im Nebenhoden.

Klinische Befunde

Symptome

Die Mumpsorchitis beginnt meist plötzlich. Sie tritt etwa 3–4 Tage nach Einsetzen der Parotitis auf. Das Skrotum ist gerötet und ödematös verquollen. Dysurische Beschwerden, wie bei der Epididymitis, bestehen meistens nicht. Das hohe Fieber (40°C) führt zu erheblichen Beeinträchtigungen des Allgemeinzustandes.

Klinische Zeichen

Manchmal besteht eine Mumpsparotitis, oder es liegt eine andere infektiöse Erkrankung vor.

Ein oder beide Hoden sind vergrößert und sehr schmerzempfindlich. Oft kann man den Nebenhoden vom Hoden palpatorisch nicht abgrenzen. Die Skrotalhaut ist gerötet, gelegentlich entwickelt sich eine diaphanoskopisch-positive akute Hydrozele.

Laborbefunde

Das Blutbild weist gewöhnlich eine Leukozytose auf, leichte Proteinurien oder Makrohämaturien können vorkommen, normalerweise ist aber die Urinanalyse unauffällig. Beim akuten Schub einer viralen Orchitis kann der infizierende Erreger evtl. im Urin nachgewiesen werden.

Differentialdiagnose

Im Frühstadium ist die akute Epididymitis leicht von der akuten Orchitis zu unterscheiden, da nur der Nebenhoden am entzündlichen Prozeß beteiligt ist. Später, wenn sich eine erhebliche Stauung im Hoden entwickelt, ist eine Differenzierung zwischen Epididymitis und Orchitis schwierig. Besteht ein Harnröhrenausfluß, eine Pyurie, pathologische Bakterienkulturen im Urin und im Prostatasekret, und fehlen allgemeine Krankheitszeichen, so deutet das eher auf eine Nebenhodenentzündung und weniger auf eine Orchitis hin.

Eine Hodentorsion kann zu Schwierigkeiten bei der Differentialdiagnose führen. Im Frühstadium der Torsion läßt sich der Nebenhoden gut vom Hoden unterscheiden. Wenn die klinische und die Laboruntersuchung keine Hinweise auf eine infektiöse Erkrankung ergeben, läßt sich i. allg. eine Orchitis ausschließen.

Die nicht-spezifische granulomatöse Orchitis kann aufgrund der klinischen Befunde leicht mit einem Hodentumor verwechselt werden. Die Unterscheidung wird meist erst vom Pathologen nach einer radikalen Orchiektomie vorgenommen.

Posttraumatische Rupturen des Hodens oder akute Blutungen in den Hoden infolge eines Traumas müssen von der Orchitis abgegrenzt werden. Eine spontane Blutung in den Hoden kann bei Männern mit Polyarteriitis nodosa auftreten. Da diese Veränderungen oft nicht von Hodentumoren abgegrenzt werden können, ist häufig eine Orchiektomie erforderlich.

Komplikationen

Die Spermatogenese ist bei etwa 30% der Hoden nach einer Mumpsorchitis irreversibel geschädigt. Der betroffene Hoden zeigt eine deutliche Atrophie. Wenn beide Hoden befallen sind, kann es zur endgültigen Sterilität führen. Die androgene Hodenfunktion ist jedoch normalerweise nicht beeinträchtigt.

Prophylaxe

Eine aktive Schutzimpfung gegen Mumps ist sehr wirkungsvoll und kann eine Parotitis und ihre komplizierende Orchitis verhindern. Sie kann vom 1. Lebensjahr an vorgenommen werden. Auch die Zuführung von 20 ml Mumpshyperimmunglobulin während der Inkubationszeit oder in sehr frühem Krankheitsstadium kann das Auftreten einer Mumpsorchitis verhindern. Als Prophylaxe gegen eine Mumpsorchitis wurden Gaben von Kortikosteroiden oder Östrogenen an alle Männer nach der Pubertät, die an Mumps erkrankt sind, vorgeschlagen. Die Wirksamkeit ist jedoch nach wie vor umstritten.

Therapie

Spezifische Maßnahmen

Eine Orchitis infolge bakterieller Infektionen wird mit den entsprechenden Antibiotika behandelt. Diese

Medikamente sind jedoch bei einer Mumpsorchitis wirkungslos. Ein schneller Rückgang der Schwellung und ein Nachlassen des Schmerzes ist oft durch eine Infiltration des Samenstranges mit 20 ml 1%iger Lidocainlösung oberhalb des betreffenden Hodens zu erreichen. Dies soll auch durch die Verbesserung der Blutversorgung zum Schutz der Spermatogenese führen. Liegt nachgewiesenermaßen eine nicht-spezifische granulomatöse Orchitis vor, kann die Verwendung von Kortison notwendig sein.

Allgemeine Maßnahmen

Während der akuten Phase einer Orchitis ist Bettruhe notwendig. Die Schmerzen werden oft durch örtliche Wärmezufuhr gelindert. Eine Hodenhochlagerung durch ein zusammengerolltes Handtuch oder einen Hodenball lindert die Beschwerden. Fieber und Schmerzen lassen sich durch entsprechende Medikamente therapieren.

Prognose

Eine bilaterale Orchitis kann zu einer irreversiblen Schädigung der Spermatogenese und zur dauerhaften Sterilität führen. Die akute Phase der Mumpsorchitis dauert ungefähr 1 Woche. Nach 1–2 Monaten wird dann die Atrophie nachweisbar.

Antibiotikabehandlung von Harnwegsinfektionen

Auswahl des Medikamentes

Bakterienart und Diagnose

Die Diagnose einer Harnwegsinfektion wird durch die sorgfältige Urinuntersuchung gestellt. Differentialdiagnostisch ist bei Frauen die Untersuchung von urethralem und vaginalem Sekret und bei Männern von urethralem und prostatischem Material notwendig. Wichtig für die Diagnose ist die zuverlässige Probeentnahme (s. S. 55). Normalerweise untersucht man den sauber gewonnenen Mittelstrahlurin. Diese Untersuchung ist bei Jungen und Männern normalerweise verläßlich, bei Mädchen und Frauen aufgrund der vaginalen Verunreinigung jedoch nicht immer zuverlässig. Hier ist die durch sorgfältiges transurethrales Katheterisieren entnommene Urinprobe zuverlässiger. Leider kann dieser Eingriff jedoch auch eine Infektion, besonders bei bettlägerigen und stationär aufgenommenen Frauen, einleiten. Bei Kindern, insbesondere bei Neugeborenen, wird i. allg. die suprapubische Blasenpunktion empfohlen. Bei diesen Proben sprechen noch kleine Keimzahlen (10^2–10^4) für einen Infekt.

Die mikroskopische Untersuchung sollte sofort am frischen Urin durchgeführt werden, um Artefakte zu vermeiden. Der Urin sollte bei 2000 U/min über 5 min zentrifugiert werden. Nach dem Dekantieren wird das Sediment mikroskopisch untersucht. Bakterien und eine exzessiv erhöhte Leukozytenzahl deuten auf eine Harnwegsinfektion hin. Können in einem gefärbten oder ungefärbten Ausstrich einer zentrifugierten Urinprobe Bakterien nachgewiesen werden, so liegen mehr als 10^4–10^5 Bakterien/ml Urin vor. Bei Einstellung mit der Ölimmersion und unzentrifugiertem Urin ergibt die Anwesenheit eines einzigen pathogenen Organismus 10^6 Bakterien/ml Urin.

Obwohl eine Vielfalt chemischer Tests angewendet wird, um eine „signifikante" Bakteriurie nachzuweisen, gibt es bis jetzt keine absolut zuverlässige Methode. Die quantitative Urinkultur ist die Standardmethode in der Diagnostik von Harnwegsinfektionen. Das traditionelle diagnostische Kriterium ist der Nachweis von 10^5 oder mehr Bakterien/ml Urin. Man hat jedoch außerdem festgestellt, daß auch bei niedrigeren Bakterienzahlen als 10^5/ml Urin eine behandlungsbedürftige Krankheit vorliegt, wenn bei den Patienten akute Beschwerden bestehen. Da die meisten akuten unkomplizierten Harnwegsinfektionen bei Mädchen und Frauen durch Escherichia coli verursacht werden, müssen für die einleitende Behandlung nicht immer unbedingt Kulturen angelegt werden. Ist jedoch eine Nachbehandlung erforderlich, sollten Erreger- und Resistenztests vorliegen, insbesondere wenn die Therapie nur schlecht anspricht, oder es zu Rezidiven kommt.

Nachweis des Ortes der Infektion

Der Beginn der klinischen Symptomatik (Fieber, Schüttelfrost, toxisches Bild) deutet darauf hin, ob die Infektion tiefe Gewebeschichten (Niere oder Prostata) oder nur oberflächliche Schleimhautschichten befallen hat (Harnröhre oder Blase). Die zuverlässigsten z. Z. verfügbaren Untersuchungsmethoden, mit denen der Ort einer Infektion im oberen oder unteren Harntrakt lokalisiert werden kann, gehören auch zu den eingreifendsten (s. Tabelle 13.3). Obwohl diese Tests für die Forschungsarbeit wichtig sind, spielen sie für die routinemäßige klinische Untersuchung in der Praxis keine große Rolle. Allerdings kann die Untersuchung sequentierter quantitativer Kulturen bei Männern mit rezidivierenden Harnwegsinfektionen zur Lokalisation der Infektion (Harnröhre oder Prostata) von großem Wert sein.

Unkomplizierte Infektionen des unteren Harntraktes (Blase und Harnröhre) sprechen meist schneller auf eine Antibiotikatherapie an als Infektionen der Nieren. Sie benötigen außerdem auch eine weniger intensive, kürzere Behandlung. Hier reicht oft auch eine Kurzzeittherapie aus. Man kann außerdem Medikamente verwenden, die zwar im Urin eine hohe Konzentration erreichen, aber nicht unbedingt zu hohen Medikamentenspiegeln im gesamten Organismus führen. Medikamente, die in hoher Konzentration in den Urin ausgeschieden werden, führen bereits in niedrigen Dosen zu therapeutisch wirksamen Spiegeln im Urin.

Akute Infektionen der Niere und der Prostata, die zu Schüttelfrost und Fieber führen, sind meist auch von einer Bakteriämie begleitet. In diesen Fällen muß mit der einleitenden Therapie ein hoher Spiegel der Medikamente im Blut gegen diese pathogenen Bakterien erzielt werden.

Akute und chronische, primäre und Rezidivinfektionen

Obwohl einige unkomplizierte akute Harnwegsinfektionen spontan ausheilen können, ist bei den meisten doch eine Antibiotikabehandlung erforderlich. Bei ⅓ aller Fälle von Harnwegsinfektionen bei Neugeborenen besteht eine Septikämie. Deshalb wird hier eine intravenöse Behandlung bei Kindern im Alter von 1 Tag bis zu 3 Monaten empfohlen. Bei älteren Kindern reichen oral verabreichte Sulfonamide, Ampicillin oder Cephalosporine aus. Akute symptomatische und unkomplizierte Infektionen der unteren Harnwege bei Kindern und Frauen bedürfen nur einer Kurzzeitantibiotikatherapie, evtl. nur einer Einzeldosisbehandlung. Zu den Medikamenten, die hierbei erfolgreich angewendet werden, gehören das Ampicillin, das Amoxicillin oder die Trimethoprim-Sulfamethoxazol-Forte-Tabletten. Auch eine Einzeldosis Kanamycin oder Gentamycin i.m. hat sich als wirksam erwiesen. Lange anhaltende oder komplizierte Infektionen der unteren Harnwege erfordern eine Langzeittherapie mit systemischen Medikamenten und sorgfältiger Nachbehandlung. Für die Langzeittherapie sollte man Medikamente auswählen mit möglichst geringen Auswirkungen auf die Darmflora (z.B. Trimethoprim-Sulfamethoxazol, Nitrofurantoin, Nalidixinsäure oder Cinoxacin).

Überempfindlichkeitsreaktion auf Medikamente

Ist bei einem Patienten eine Überempfindlichkeit gegen ein bestimmtes Medikament bekannt, so sollte dies durch ein anderes ersetzt werden. Bei Patienten mit Penizillinallergie sollten keine Penizilline und wahrscheinlich auch keine Cephalosporine verabreicht werden, obwohl sie möglicherweise gut toleriert werden können. Auch Patienten, die auf Nitrofurantoin oder Sulfonamide überempfindlich reagieren, sollen mit diesen Medikamenten nicht mehr behandelt werden. Überempfindlichkeitsreaktionen, die nach Anwendung von Tetrazyklinen oder Ampicillin durch eine Veränderung der mikrobiellen Flora auftreten, sind nicht immer eine Kontraindikation für die Verwendung dieser Medikamente. Die Nebenwirkungen sind außerdem auch dosisabhängig und können durch richtige Einstellung der Dosierung mit Hilfe von Tabletten oft auf ein Minimum beschränkt werden.

Resistenzbestimmung

In der urologischen Praxis führt bereits die mikroskopische Urinuntersuchung oft zur richtigen Medikamentenauswahl bei vielen akuten unkomplizierten Infektionen. Screeningkulturen (Tauch-Nährböden) sind kostengünstig und ergeben bereits eine gute Quantifizierung der Bakterienmengen und liefern außerdem Kulturen für spätere eingehendere Untersuchungen. Häufig werden auch sofortangelegte Kulturen aufgehoben, um sie bei späteren rezidivierenden oder komplizierten Harnwegsinfektionen zur Verfügung zu haben. In diesen Fällen werden dann Resistenztests durchgeführt. Die Plättchentests sind jedoch häufig auf die Blutspiegel dieser Medikamente abgestimmt, die oft um vieles niedriger sind als die Urinkonzentrationen. Aber gerade die Urinkonzentrationen sind bei der Behandlung von Harnwegsinfektionen von entscheidender Bedeutung. Für Nitrofurantoin, Nalidixinsäure, Cinoxacin und manchmal auch Sulfonamide werden allerdings die Urinkonzentrationen dieser Medikamente angezeigt. Trotzdem haben diese Tests für eine Reihe von Antibiotika nur eine begrenzte Bedeutung bei ihrer Anwendung bei Harnwegsinfektionen.

Die z.Z. kommerziell lieferbaren Mikrotiterplatten mit genau dosierter Medikamentenkonzentration und einfachen Beimpfungsmethoden, haben es ermöglicht, so genaue Testinformationen zu erhalten wie bei den Bouillonverdünnungsreihen. Die Ergebnisse werden für das entsprechende Medikament als minimale Hemmkonzentration (MIC) angegeben. Dies ermöglicht eine Interpretation bei normalen Urinkonzentrationen und ist daher besonders bei der Behandlung von Harnwegsinfektionen, die nicht auf

Tabelle 13.4. Antibiotikadosierung bei Patienten mit Niereninsuffizienz

Medikament	Hauptsächlicher Ausscheidungs- oder Entgiftungs- modus	Halbwertszeit im Serum (ca.)		Empfohlene Dosis		Signifikante Entfernung des Medikaments durch Dialysebehandlung (*H* Hämodialyse, *P* Peritonealdialyse)
		Normal (h)	Bei Niereninsuffizienz[a]	Anfangsdosis[b]	Man gibt die halbe Anfangsdosis im Abstand von	
Penicillin G	Tubuläre Sekretion	0,5	6 h	6 g IV	8–12 h	HP: nein
Ampicillin	Tubuläre Sekretion	1	8 h	6 g IV	8–12 h	H: ja, P: nein
Carbenicillin	Tubuläre Sekretion	1,5	16 h	4 g IV	12–18 h	HP: ja
Ticarcillin	Tubuläre Sekretion	1,5	16 h	3 g IV	12–18 h	HP: ja
Nafcillin	Niere 20%, Leber 80%	0,5	2 h	2 g IV	4–6 h	HP: nein
Cefalotin	Tubuläre Sekretion	0,8	8 h	4 g IV	18 h	HP: ja
Cefalexin Cephradin	Tubuläre Sekretion und glomeruläre Filtration	2	15 h	2 g oral	8–12 h	H: ja, P: nein
Cefazolin	Tubuläre Sekretion und glomeruläre Filtration	2	30 h	2 g i.m.	24 h	H: ja, P: nein
Cefoxitin Cefamandol	Tubuläre Sekretion und Leber	1	16–20 h	2 g i.v.	12–18 h	HP: ja
Amikacin	Glomeruläre Filtration	2,5	3 Tage	15 mg/kg KG i.m.	3 Tagen	HP: ja
Gentamicin	Glomeruläre Filtration	2,5	2–4 Tage	3 mg/kg KG i.m.	2–3 Tagen	HP: ja[c]
Tobramicin	Glomeruläre Filtration	2,5	3 Tage	3 mg/kg KG i.m.	2 Tagen	HP: ja
Vancomycin	Glomeruläre Filtration	6	6–9 Tage	1 g i.v.	5–8 Tagen	HP: nein
Polymyxin B	Glomeruläre Filtration	6	2–3 Tage	2,5 mg/kg KG i.v.	3–4 Tagen	P: ja, H: nein
Tetracyclin	Glomeruläre Filtration	8	3 Tage	1 g oral oder 0,5 g i.v.	3 Tagen	HP: nein
Chloramphenicol	Hauptsächlich Leber	3	4 h	1 g oral oder i.v.	8 h	HP: nein
Erythromycin	Hauptsächlich Leber	2,5	5 h	1 g oral oder i.v.	8 h	HP: nein
Clindamycin	Glomeruläre Filtration und Leber	2,5	4 h	600 mg i.v. oder i.m.	8 h	HP: nein

[a] Die Niereninsuffizienz ist hier definiert mit einer Kreatininclearance von 10 ml/min oder weniger. [b] Die Dosierung gilt für einen 60 kg schweren Erwachsenen mit einer schweren systemischen Infektion. Die beschriebene „Initialdosis" wird gegeben als i.v.-Infusion über 1–8 h, oder in 2 i.m.-Injektionen im Abstand von 8 h, oder in 2–3 oralen Dosen im selben Zeitraum. [c] Aminoglykoside werden durch Peritonealdialyse ungleichmäßig entfernt. Gentamycin wird durch Hämodialyse zu 60% entfernt

eine Therapie ansprechen oder schnell rezidivieren, besonders geeignet. Mit dieser Methode können auch die minimalen noch bakterizid wirkenden Substanzmengen (MBK) bei einer Infektion bestimmt werden.

Medikamentendosierungen und Nierenfunktion

Die meisten Antibiotika werden von den Nieren ausgeschieden und sind im Urin in viel größeren Konzentrationen als im Blut oder Gewebe nachweisbar. Oft führen schon Bruchteile der Organdosen zu Medikamentenspiegeln im Urin, die auf viele Bakterien wachstumshemmend wirken. Um entsprechende Wirkdosen aufrechtzuerhalten, darf der Urin nicht zu stark verdünnt sein. Die Flüssigkeitsaufnahme sollte daher bei Erwachsenen zwischen 1.500 und 2.000 ml/d liegen.

Die Ausscheidung vieler Medikamente ist bei Niereninsuffizienz stark vermindert. Dies führt zu hohen Medikamentenspiegeln im Serum und zur Nephrotoxizität. Um einen derartigen Anstieg im Blut und Gewebe zu vermeiden, muß entweder die Dosis reduziert oder die Zeitspanne zwischen den einzelnen Dosen verlängert werden. In Tabelle 13.4 werden die Halbwertszeiten von Medikamenten bei normalen Probanden mit den Serumspiegeln von Patienten mit einer Kreatininclearance von 10 ml/min verglichen; entsprechende Dosierungsanweisungen werden vorgeschlagen. Außerdem werden einige Medikamente von den Nieren urämischer Patienten nicht in ausreichendem Maße ausgeschieden, um antibakteriell wirksame Konzentrationen im Urin zu erreichen. Nitrofurantoin, Methenamine, Polymyxin B, Colistin, Nalidixinsäure, Tetrazykline und Trimethoprim-Sulfamethoxazol sollten i. allg. bei Nierenversagen nicht gegeben werden.

Behandlungsdauer und Nachbehandlung

Säuglinge und Kleinkinder

Neugeborene und Kleinkinder mit Harnwegsinfektionen sollten über 10–14 Tage systemisch antibiotisch behandelt werden. Eine sorgfältige Untersuchung nach möglichen komplizierenden Faktoren ist notwendig, z. B. angeborene Abnormitäten im Bereich des Urogenitaltraktes. 1, 4 und 6 Wochen nach der Behandlung sind Kulturen notwendig, damit die Ausheilung der Infektion sichergestellt ist. Bei einem Rezidiv durch den gleichen pathogenen Keim muß eine entsprechend verlängerte Antibiotikatherapie (etwa 4–6 Wochen) durchgeführt werden.

Bei Kindern im Alter von 2–14 Jahren ist ein anderes Vorgehen möglich. Fang et al. (1982) haben Kinder mit einer einzigen Dosis Amoxicillin (1 g/20 kg KG) behandelt und erzielten fast immer eine Heilung. Kinder, bei denen eine Einzelgabe nicht zur Ausheilung führte, zeigten in 80% röntgenologische Veränderungen. Tatsächlich deutet eine Therapieresistenz bei einer Einzeldosistherapie bei Kindern auf zugrundeliegende Abnormitäten. Tritt 2–3 Tage nach der Einzeldosisbehandlung bei Kindern erneut eine Bakteriurie auf, so ist eine Zusatzbehandlung über 2 Wochen mit einem ausgetesteten Medikament notwendig. Kommt es trotz fehlender urologischer Veränderungen auch nach einer 2wöchigen Therapie erneut zu einem Rezidiv, so wird eine 4- bis 6wöchige Behandlung notwendig. Da es bei Säuglingen und Kleinkindern leicht zu renalen Narbenbildungen und dauerhaften Funktionsverlusten durch Harnwegsinfekte kommt, ist eine sorgfältige Behandlung und Nachsorge erforderlich. Treten schnell Reinfektionen auf, oder bestehen anhaltende Infektionen, die auf eine Behandlung nicht gut ansprechen, ist eine Langzeittherapie oft über Monate oder Jahre notwendig.

Frauen ohne Gravidität

Eine akute unkomplizierte Harnwegsinfektion bei erwachsenen Frauen heilt mit einer Einzeldosistherapie genauso gut ab wie mit einer herkömmlichen Behandlung über 7–10 Tage. Die Einzeldosisbehandlung ist dagegen wesentlich billiger und hat weniger Nebenwirkungen (Fang et al. 1982). Zu den Medikamenten, die sich bei der Einzeldosisbehandlung als wirkungsvoll herausgestellt haben, gehören: Amoxycillin oder Ampicillin, Trimethoprim-Sulfamethoxazol, Sulfisoxazol und Aminoglykoside. Ist die Einzeldosistherapie nicht wirksam, so ist eine 2wöchige Behandlung mit einem Medikament, das durch eine Resistenzbestimmung ermittelt wurde, notwendig. Rezidivierende Infektionen erfordern eine Untersuchung auf mögliche Ursachen einer anhaltenden Infektion (z. B. infizierte Steine). Bei Reinfektionen kann man nach anfänglicher Stoßbehandlung eine Langzeittherapie einleiten (z. B. Nitrofurantoin, 100 mg/d oral oder Trimethoprim-Sulfamethoxazol, täglich 1 normale Tablette).

Schwangere Frauen

Frauen, die während der Schwangerschaft, insbesondere während der Frühschwangerschaft, eine Bakteriurie aufweisen, zeigen häufig während – oder kurz nach der Schwangerschaft – eine symptomatische Pyelonephritis. Deshalb sollten während der Schwangerschaft regelmäßige Untersuchungen auf Bakterien vorgenommen werden. Auftretende Infektionen müssen entsprechend behandelt werden.

Obwohl die Schäden vieler Antibiotika für den Fetus noch unbekannt sind, sollten einige Medikamente während der Schwangerschaft nicht verabreicht werden. Hierzu gehören z.B die Tetrazykline, die nach dem 4. Schwangerschaftsmonat nicht mehr verabreicht werden dürfen, da sie beim Fetus zu Hypoplasien und Färbungen der Knochen und Zähne führen können. Außerdem können parenteral verabreichte Tetrazykline zu toxischen Leberschäden bei der schwangeren Frau führen. Sulfonamide und Trimethoprim-Sulfamethoxazol sollten während des 3. Trimesters vermieden werden, da sie einen Kernikterus beim Neugeborenen hervorrufen können. Auch die Anwendung von Medikamenten, die in die DNS-Synthese eingreifen, sollte man vermeiden, da die Auswirkungen auf den Fetus bisher noch nicht geklärt sind (z.B. Nalidixinsäure, Oxolinsäure und Cinoxacin). Man nimmt an, daß man die Penizilline in der Schwangerschaft ohne Gefahr anwenden kann.

Erwachsene Männer

Da man die Einzeldosistherapie bei akuten unkomplizierten Harnwegsinfektionen bei Männern noch nicht ausreichend untersucht hat, wird sie z.Z. noch nicht empfohlen. Zahlreiche Wissenschaftler haben herausgefunden, daß oft eine 6wöchige Therapie bei der Behandlung von rezidivierenden Harnwegsinfektionen bei Männern notwendig ist (Gleckman et al. 1980; Smith et al. 1979). Rezidivierende Infektionen bei Männern werden oft nur durch eine chronischbakterielle Prostatitis hervorgerufen, so daß bis zur Ausheilung oft eine 12wöchige Behandlung oder eine Langzeittherapie für unbestimmte Zeit, manchmal sogar eine Operation, notwendig wird (Meares 1982).

Akute Infektionen der Niere

Die Therapie bei akuter Pyelonephritis macht oft eine stationäre Aufnahme des Patienten und eine parenterale Zufuhr großer Dosen von Antibiotika erforderlich. Bei Ansprechen der Therapie sollte ein entsprechendes orales Medikament das parenteral gegebene ersetzen, sobald der Patient fieberfrei ist. Dieses sollte man dann mindestens über weitere 2 Wochen einnehmen. Urinkulturen sollten 1, 4 und 6 Wochen nach Beendigung der Therapie wiederholt werden. Finden sich bei der Nachsorgeuntersuchung Anhaltspunkte für rezidivierende Infektionen, so wird i. allg. eine zusätzliche etwa 6wöchige Therapie notwendig. Außerdem muß man nach komplizierenden Faktoren suchen. Auch ein verzögerter Therapieerfolg (anhaltende Symptome und Fieber) rechtfertigt eine sorgfältige Durchuntersuchung und wiederholte Urinkulturen und Resistenzbestimmungen.

Systemisch wirkende Antibiotika

Sulfonamide

Diese große Gruppe von Medikamenten verhindert das Wachstum der Bakterien durch Blockade der Aufnahme extrazellulärer p-Aminobenzoesäure, die für die Synthese von Folsäure benötigt wird. Die löslichen Sulfonamide, Sulfisoxazole und Trisulfapyrimidine können selten im Urin ausfallen und eine Kristallurie verursachen. Sulfonamide können jedoch eine Reihe anderer Nebeneffekte verursachen (Hautausschlag, Fieber, dermatologische Störungen und Vaskulitis). Lösliche Sulfonamide zählen zu den Medikamenten, die man primär bei einer erstmaligen Harnwegsinfektion einsetzen kann. Diese werden häufig durch koliforme Bakterien verursacht, die noch sulfonamidempfindlich sind, obwohl viele andere Bakterien bereits resistent sind (z.B. Streptokokken, Staphylokokken). Sulfisoxazol oder Trisulfapyrimidin werden oral über 7–10 Tage, etwa 2–4 g/d, verabfolgt (150 mg/kg KG bei Kindern). Langwirkende Sulfonamide sollte man bei Harnwegsinfektionen nicht verabreichen. Während der Sulfonamidbehandlung sollte der Urin alkalisch sein und das Urinvolumen über 1500 ml/d liegen. Für die Langzeittherapie sind Sulfonamide nicht besonders geeignet, da sie die Darmflora verändern und es außerdem zur Selektion resistenter Keime kommt.

Trimethoprim

Dieses substituierte Pyrimidin hemmt die bakterielle Dihydrofolatreduktase etwa 1000mal mehr und blockiert dadurch die Synthese von Purinen in Bakterien. Es hemmt viele gramnegative Enterobakterien, die häufig Harnwegsinfektionen verursachen (z.B. Escherichia coli, Proteus, Klebsiella, Enterobacter). Ungefähr 2–8% der Keime tragen Plasmide, die sie gegen Trimethoprim resistent machen. Die gewöhnliche Trimethoprim-Dosis beträgt 100 mg oral alle 12 h. Sie liefert Urinspiegel von 50–180 µg/

ml. Dies ist für eine Behandlung von Harnwegsinfektionen durch empfindliche Bakterien ausreichend. Diese Dosis kann man verdoppeln, um schwierige oder heftige Infektionen (z.B. die bakterielle Prostatitis) zu behandeln. Das Trimethoprim reichert sich auch durch Diffusion im Prostata- und Vaginalsekret an und kann somit auch bei der bakteriellen Prostatitis oder Vaginitis wirksam sein. Zu den Nebeneffekten gehören Fieber, Hautausschläge, Magen-Darm-Symptome und Blutbildveränderungen. Bei Patienten mit einer Kreatininclearance unter 15 ml/min sollte Trimethoprim weder alleine noch in Kombination verabreicht werden (s. unten).

Trimethoprim – Sulfamethoxazol

Feste Kombinationspräparate von Sulfamethoxazol, 400 mg, und Trimethoprim, 80 mg, sind für die Behandlung von Harnwegsinfektionen besonders verwertbar. Beide Medikamente unterbrechen aufeinanderfolgende Schritte in der Syntheserate von Purinen und weisen somit eine synergistische Aktivität auf.

Die Dosis besteht normalerweise aus 2 Normal- oder 1 Forte-Tabletten 2mal täglich. Bei der Einzeldosistherapie bei akuten symptomatischen Infektionen gibt man Frauen 2 Forte-Tabletten auf einmal. Bei Kindern, schwangeren Frauen oder Patienten mit Nierenversagen muß die Dosis entsprechend verringert werden. Die Dosis einer Normaltablette täglich oder selbst 3mal 1 Tablette pro Woche, hat bei sexuell-aktiven Frauen und anderen, die zu rezidivierenden Harnwegsinfektionen neigen, prophylaktische Wirkung. Die intravenöse Gabe von Trimethoprim-Sulfamethoxazol ist auch bei manchen schweren Erkrankungen durch Bakterien, die sonst nicht beeinflußbar sind, gebräuchlich (z.B. Serratia). Zu den Nebenwirkungen zählen die, die schon bei jeder einzelnen der Komponenten abgehandelt wurden.

Penizilline

Alle Penizilline haben den gleichen chemischen Kern, der den β-Laktamring, der für die biologische Aktivität wichtig ist, enthält. Sie wirken auf Bakterien durch Hemmung der Synthese der Zellwandmukopeptide (Transpeptidation). Ein Teil der bakteriziden Wirkung der Penizilline beruht auf der Aktivierung lytischer Enzyme in der Zellwand. Die häufigste Ursache einer Resistenzbildung ist die Enzymproduktion der Bakterien (β-Laktamasen); hierdurch wird der Laktamring gespalten und das Medikament inaktiviert. Eine Penizillinresistenz auf dieser Basis findet sich häufig bei Staphylokokken und gramnegativen Stäbchen.

Alle oral verabreichten Penizilline müssen 1h vor oder nach dem Essen eingenommen werden. Penizillin G bleibt das Medikament der Wahl bei Streptokokken, nicht β-Laktamase-produzierenden Staphylokokken, Gonokokken, Treponema pallidum und Clostridien. Außerdem gehören hierzu noch einige Anaerobier und gewisse gramnegative aerobe Organismen. Dosierung: Penizillin G oder Ampicillin, 4mal täglich 500 mg oral, oder Amoxicillin, 4mal täglich 250 mg oral. Diese Dosen sind auch wirksam bei akuter Zystitis, die durch Escherichia coli oder Proteus mirabilis hervorgerufen wird. Diese Medikamente kommen, solange sie nicht durch β-Laktamase inaktiviert werden, in ausreichender Konzentration im Urin vor, um die dort vorhandenen Bakterien zu zerstören. Carbenicillin, oral alle 6h 1–2 Tabletten, kann bei Harnwegsinfektionen durch Proteus, Pseudomonas oder Enterokokken wirksam sein.

Bei schweren systemischen Infektionen injiziert man diese laktamaseempfindlichen Penizilline i.v. in Dosen, die etwa 5- bis 50mal größer sind als die oben angegebenen (Tabelle 13.5). Carbenicillin oder Ticarcillin werden oft mit Gentamicin kombiniert, um schwere Pseudomonasinfektionen zu therapieren. Ampicillin mit Gentamicin, Tobramycin oder Amikacin sind bei systemischen Erkrankungen durch Enterokokken besonders angezeigt.

Die β-Laktamase-resistenten Penizilline wendet man vorwiegend gegen laktamaseproduzierende Staphylokokken an. Bei leichteren Infektionen kann Nafcillin oder Dicloxacillin oral verabreicht werden. Bei schweren Infektionen wird Nafcillin 3–12 g i.v. injiziert (s. Tabelle 13.5).

Patienten mit Penizillinallergie neigen ungefähr 4mal häufiger zu Überempfindlichkeitsreaktionen bei der Anwendung von Cephalosporinen. Jedoch ist die Penizillinüberempfindlichkeit kein verläßliches Maß dafür, ob und wie der Patient auf solche Medikamente reagiert. Beim Nierenversagen ist die Penizillinausscheidung verringert. Die Dosis muß daher entsprechend angepaßt werden (s. Tabelle 13.4).

Cephalosporine

Cephalosporine haben ähnliche chemische Eigenschaften wie Penizilline. Sie ergeben mit ihnen gewissermaßen eine Kreuzreaktion und haben die gleiche Wirkungsweise. Besonders die neueren Cephalosporingruppen sind relativ β-laktamaseresistent. Sie sind daher gegen Bakterien wirksam, die diese Enzyme

Tabelle 13.5. In der Urologie häufig gebrauchte Antibiotika

Substanz	Gabe	Tägliche Dosis bei Erwachsenen	Tägliche Dosis bei Kindern	Nebenwirkungen
Lösliche Sulfonamide (Sulfizoxazol, Trisulfapyrimidin)	Oral	4 × 1 g	100–150 mg/kg KG	Ausschläge, Fieber, Übelkeit, Erbrechen, Diarrhö, Arthritis, Stomatitis, Thrombozytopenie, hämolytische oder aplastische Anämie, Granulozytopenie, Hepatitis, Vaskulitis, Stevens-Johnson-Syndrom, Psychosen, selten Kristallinurie und Hämaturie
Trimethoprim	Oral	2 × 100 mg	15–30 mg/kg KG	
Trimethoprim-sulfamethoxazol	Oral	4 Tabl.	Trimethoprim 15 mg/kg KG Sulfamethoxazol 150 mg/kg KG	
Ampicillin	Oral	2–4 g	50–100 mg/kg KG	Überempfindlichkeit: Ausschläge, Fieber, Anaphylaxie, Dermatitis, Serumkrankheit, Nephritis, Eosinophilie, Vaskulitis, hämalytische Anämie, Granulozytopenie Übelkeit, Erbrechen, Diarrhö, besonders bei oral eingenommenen Penicillinen; ZNS-Toxizität bei sehr hoher Dosierung und renaler Insuffizienz
	i.v.	2–10 g	100–300 mg/kg KG	
Amoxicillin	Oral	0,75–1,5 g	20–40 mg/kg KG	
Carbenicillin	Oral	1,5–3 g	50–70 mg/kg KG	
Mezlocillin	i.v.	200–300 mg/kg KG	300 mg/kg KG	
Piperacillin	i.v.	12–24 g	?	
Ticarcillin	i.v.	200–300 mg/kg KG	200–300 mg/kg KG	
Nafcillin	Oral	2–4 g	50–100 mg/kg KG	
	i.v.	3–12 g	100–200 mg/kg KG	
Dicloxacillin	Oral	1–2 g	25–50 mg/kg KG	
Penicillin G	Oral	1,6–3,2 Mill. E	0,05–0,1 Mill. E/kg KG	
	i.v.	1,2–20 Mill. E	0,05–0,3 Mill. E/kg KG	
Cefamandol	i.v.	4–12 g	50–150 mg/kg KG	Wie bei Penicillinen
Cefazolin	i.v.	3–6 g	25–100 mg/kg KG	
Cefoperazon	i.v.	2–12 g		
Ceforanide	i.v.	1–2 g	20–40 mg/kg KG	
Cefotaxim	i.v.	4–12 g	50–300 mg/kg KG	
Cefoxitin	i.v.	4–12 g	80–160 mg/kg KG	
Ceftriaxon	i.v.	1–4 g	50–75 mg/kg KG	
Ceftizoxim	i.v.	2–12 g	150–200 mg/kg KG	
Cefuroxim	i.v.	2–4 g	50–100 mg/kg KG	
Cefalotin	i.v.	4–12 g	80–160 mg/kg KG	
Cefapirin	i.v.	4–12 g	40–80 mg/kg KG	
Cephradin	i.v.	2–8 g	50–100 mg/kg KG	
Cefadroxil	Oral	1–2 g	30 mg/kg KG	
Cefaclor	Oral	1–4 g	20–40 mg/kg KG	
Cefalexin	Oral	1–4 g	25–50 mg/kg KG	
Cephradin	Oral	1–4 g	50–100 mg/kg KG	
Tetracyclin	Oral	1–2 g	20–40 mg/kg KG	Fieber, Ausschlag, Appetitlosigkeit, Übelkeit, Diarrhö, Gelbfärbung von Zähnen und Knochen, Lebererkrankungen, Vestibularisschädigung, renale tubuläre Schäden
Oxytetracyclin	Oral	1–2 g	20–40 mg/kg KG	
Doxycyclin	Oral	200 mg	2,5–4 mg/kg KG	
Minoxycyclin	Oral	200 mg	2,5–4 mg/kg KG	
Erythromycin	Oral	1–2 g	30–50 mg/kg KG	Appetitlosigkeit, Übelkeit, Diarrhö, bei Überempfindlichkeit cholostatische Hepatitis

Tabelle 13.5 (Fortsetzung)

Substanz	Gabe	Tägliche Dosis bei Erwachsenen	Tägliche Dosis bei Kindern	Nebenwirkungen
Gentamycin	i.m. oder i.v.	3–5 mg/kg KG	3–5 mg/kg KG	Nephrotoxizität
Tobramycin	i.m. oder i.v.	3–5 mg/kg KG	3–5 mg/kg KG	
Amikacin	i.m. oder i.v.	15 mg/kg KG	15 mg/kg KG	Ototoxizität
Netilmicin	i.v.	3–6 mg/kg KG	5–8 mg/kg KG	
Kanamycin	i.m. oder i.v.	15 mg/kg KG	15 mg/kg KG	
Polymixin B	i.v.	2,5 mg/kg KG	1,5–2,5 mg/kg KG	Parästhesien, Schwindel, Nephrotoxizität
Colistimethat	i.m.	2,5–5 mg/kg KG	2,5 mg/kg KG	
Nitrofurantoin	Oral	200–400 mg	5–7 mg/kg KG	Übelkeit, Erbrechen, Ausschlag, Lungeninfiltrate selten, Nephrotoxizität
Methenamin hippurat	Oral	2 g	75 mg/kg KG	Blasenreizung
Methenamim mandelat	Oral	4 g	75 mg/kg KG	
Nalidixinsäure	Oral	4 g	30–60 mg/kg KG	Ausschlag, gastrointestinale Störungen, Seh- und ZNS-Störungen, Photosensibilisierung (selten)
Cinoxacin	Oral	1 g	?	

produzieren. Seit vor 2 Jahrzehnten die ersten klinisch erfolgreichen Cephalosporine eingeführt wurden, hat man zahlreiche Veränderungen der Grundsubstanz vorgenommen. Diese Modifikationen nahm man vor, um neue Stoffe mit unterschiedlicher Pharmakokinetik, größerer Aktivität gegen pathogene Keime oder ein breiteres Spektrum antibiotischer Wirksamkeit zu erhalten. Als man neue Cephalosporine mit veränderter Wirksamkeit herstellte (z.B. Cefoxitin, Cefamandol, Cefuroxim, Cefonicid und Ceforanid), nannte man sie einfach Cephalosporine der 2. Generation, zum Unterschied zu den Cephalosporinen der 1. Generation (z.B. Cefalotin, Cefaloridin, Cefazolin und Cefalexin). Dementsprechend bezeichnete man noch neuere Verbindungen als Cephalosporine der 3. Generation (z.B. Cefotaxim, Ceftriaxon, Ceftazedin, Cefoperazon und Moxalactam).

Grundsätzlich haben die Cephalosporine der 1. Generation eine signifikant höhere Aktivität gegen grampositive pathogene Bakterien als die der 3. Generation. Im Gegensatz dazu haben die Cephalosporine der 3. Generation eine signifikant höhere Aktivität gegen gramnegative pathogene Keime der Harnwege als die der 1. Generation. Tatsächlich werden die meisten Keime, die gegen Cefalotin und Cefamandol (1. und 2. Generation der Cephalosporine) und gegen Aminoglykoside resistent sind, durch die Cephalosporine der 3. Generation gehemmt. Obwohl die Cephalosporine der 3. Generation etwas gegen Pseudomonas aeruginosa wirksam sind, so ist das stärkste Mittel doch das Ceftazidin, gefolgt von Cefperazon. Die Cephalosporine mit der größten Wirksamkeit gegen Anaerobier sind das Cefoxitin und das Ceftizoxin (Tabelle 13.6).

Orale Cephalosporine wie das Cefadroxil, das Cefalexin, das Cefadrin und Cefaclor werden hinreichend gut absorbiert, so daß 0,25–1 g alle 6 h zu hohen Urinspiegeln führen. Sie sind für eine Behandlung der aktuen unkomplizierten Harnwegsinfektion mit koliformen Organismen geeignet. Parenterale Cephalosporine, einschließlich die Stoffgruppen der 2. Generation (z.B. Cefoxitin, Cefamandol, Cefuroxim, Cefonicid und Ceforanit), oder die Präparate der 3. Generation (z.B. Cefotaxim, Ceftizoxim, Ceftriaxon, Ceftazidin und Cefoperazon sollten in angemessenen Dosen (Tabelle 13.5) intravenös bei schweren systemischen Infektionen oder massiver, durch gramnegative Enterobakterien hervorgerufener Pyelonephritis verabreicht werden. Auch Cefoxitin, 3–12 g/d i.v. und Ceftizoxim, 2–12 g/d i.v., sind gegen Anaerobier gut wirksam. Cefazolin wird bei chirurgischer Antibiotikaprophylaxe gegeben. Man verabreicht 1 g alle 6 h prä- und postoperativ für 24 h. Alle Cephalosporine können Überempfindlichkeitsreaktionen auslösen, hämatologische oder Nierenkomplikatio-

Tabelle 13.6. Auswahl von Medikamenten gegen Erreger, die sich häufig bei Infektionen des Urogenitaltraktes finden

Erreger	Orale Therapie	Parenterale Therapie
Grampositive Kokken		
Staphylococcus aureus	Nafcillin, Nitrofurane	Nafcillin, Vancomycin
Staphylococcus epidermis	Ampicillin, Nitrofurane	Ampicillin, Penizillin G
Staphylococcus saprophyticus	Ampicillin, Nitrofurane	Ampicillin, Penizillin G
Streptokokkus Gruppe D Streptococcus faecalis (Enterokokken)	Ampicillin, Nitrofurane	Ampicillin + Gentamycin oder Amikacin
Streptococcus bovi	Penizillin G, Ampicillin	Ampicillin, Vancomycin
Streptokokkus Gruppe B	Ampicillin, Cephalosporin	Ampicillin, Cephalosporin
Gramnegative Kokken		
Neisseria gonorrhoeae	Ampicillin + Probenecid, Tetrazyklin	Penizillin G + Probenecid oder Ceftriaxon
Neisseria gonorrhoeae (β-Laktamase-produzierend)	Tetrazyklin (kann unwirksam sein)	Spectinomycin, Ceftriaxon
Gramnegative Stäbchen		
Escherichia coli	TMP-SMX, Sulfonamide, Ampicillin, Nitrofurane	Gentamycin, Amikacin, Tobramycin
Enterobacter	TMP-SMX, Cinoxacin, Carbenicillin	Gentamycin + Carbenicillin
Gardnerella vaginalis (Haemophilus vaginalis)	Metronidazol, Ampicillin	Metronidazol
Klebsiella sp.	TMP-SMX, Cinoxacin, Carbenicillin	Gentamycin ± Cephalosporin
Proteus mirabilis	Ampicillin, TMP-SMX, Cinoxazin	Ampicillin, Gentamycin
Proteus (indol-positiv)	TMP-SMX, Cinoxacin, Carbenicillin	Gentamycin ± Carbenicillin
Pseudomonas aeruginosa	Carbenicillin, Tetrazyklin	Gentamycin + Ticarcillin oder Carbenicillin
Serratia sp.	TMP-SMX, Carbenicillin, Cinoxacin	TMP-SMX, Amikacin
Chlamydien (Chlamydia trachomatis)	Tetrazyklin, Erythromycin	Tetrazyklin, Erythromycin
Mykoplasmen, Ureaplasmen	Erythromycin, Tetrazyklin	Erythromycin, Tetrazyklin
Fungi (Candida)	Flucytocin	Amphoericin B
Obligate Anaerobier	Metronidazol, Clindamycin	Metronidazol, Clindamycin
Trichomonas vaginalis	Metronidazol	Metronidazol

nen sind allerdings selten. Eine besondere Ausnahme bildet das Moxalactam, das zu schweren hämatologischen Komplikationen geführt hat. Die toxische Wirkung der Cephalosporine kann durch Diuretika oder Aminoglykoside verstärkt werden. Alle Cephalosporine sind teuer. Damit wird ihre Anwendung bei der Behandlung unkomplizierter Harnwegsinfektionen begrenzt.

Tetrazykline

Diese große Medikamentengruppe ist gegen viele Organismen aktiv. Tetracyclinhydrochlorid und Oxytetracyclin werden am häufigsten in oraler Dosierung von 0,5 g, etwa 4mal täglich, gegeben. Doxycyclin und Minocyclin verabreicht man 2mal täglich in Dosen von 100 mg. Aufgrund der schnellen Resistenzentwicklung der koliformen Bakterien und Enterokokken werden diese Medikamente bei Harnwegsinfektionen nicht primär verwendet. Viele gonorrhoische Infektionen werden jedoch durch eine Tetrazyklinbehandlung über etwa 5 Tage, geheilt. Auch nichtgonorrhoische Infektionen oder Chlamydien-Infektionen können durch die Behandlung mit Tetrazyklinen über 10–14 Tage geheilt werden. Besonders wirksam sind Tetrazykline bei der Behandlung von unkomplizierten Harnwegsinfektionen, die durch Pseudomonas aeruginosa verursacht werden.

Die Resorption von Tetrazyklinen wird durch divalente Kationen (Milch, Antazida und Eisensulfat) abgeschwächt. Ein großer Teil des oral eingenommenen Medikamentes wird mit dem Stuhl ausgeschieden und verändert somit teilweise die normale Darmflora. Da die Tetrazykline im Knochen und in den Zähnen gespeichert werden, sollten sie bei schwangeren Frauen oder Kindern unter 7 Jahren nicht verabreicht werden. Bei Niereninsuffizienz kommt es außer bei Doxycyclin zu einer Akkumulation.

Chloramphenicol

Dieses bakteriostatische Medikament ist gegen viele Bakterien wirksam. Es wird jedoch aufgrund seiner schweren Nebenwirkung (aplastische Anämie, Gray-Syndrom bei Säuglingen) nur für besondere Indikationen benutzt. Orale Dosen von 4mal täglich 0,5 g können bei anaeroben Infektionen oder bei gramnegativer Sepsis benutzt werden. In der urologischen Praxis nimmt Chloramphenicol jedoch nur einen geringen Stellenwert ein.

Aminoglykoside

Die Medikamente dieser Gruppe haben die gleichen antimikrobiellen, pharmakologischen und toxischen Merkmale. Sie sind potente Inhibitoren der Proteinsynthese bei Bakterien und wirken bakterizid. Alle Aminoglykoside sind ototoxisch und nephrotoxisch, sie sind wirkungsvoller bei alkalischem pH-Wert. Sie akkumulieren bei Nierenversagen. Um eine ernste Toxizität zu vermeiden, müssen entweder Dosisanpassungen oder Änderungen der Zeitintervalle zwischen den Injektionen vorgenommen werden. Die Aminoglykoside werden im Darm nicht resorbiert. Sie müssen daher i.m. oder i.v. injiziert werden, um systemische oder Urinspiegel zu erbringen. Der Erfolg der Aminoglykosidbehandlung hängt davon ab, wann empfindliche Bakterienpopulationen durch resistente ersetzt werden. Resistenztests sind deshalb wesentlich.

Neomycin und Kanamycin

Diese beiden Aminoglykoside sind für eine systemische Anwendung zu oto- und nephrotoxisch. Bei oraler Zufuhr sind sie hauptsächlich im Darmlumen wirksam und beeinflussen die Darmflora. Um vor operativen Darmeingriffen eine Keimarmut zu erreichen, wird Neomycin (oder seltener auch Kanamycin) mit Erythromycin oral verabreicht (zusätzlich zur mechanischen Säuberung). Manchmal werden auch Lösungen dieser Medikamente zu Spülungen infizierter Bereiche eingesetzt. Die tägliche Dosis sollte jedoch 10 mg/kg KG nicht überschreiten. Gaben von 2–4 g dieser Medikamente in die Peritonealhöhle können zu Atemstillstand führen.

Gentamicin, Netilmicin und Tobramycin

Sie sind gegen viele gramnegative Bakterien in Konzentrationen von 1–5 µg/ml wirksam; ausgenommen Streptokokken und Bacteroides. Kreuzresistenzen zwischen diesen Medikamenten sind möglich, und bei Pseudomonas, Serratia, Proteus und Enterobacter müssen individuelle Resistenztests vorgenommen werden. Nach der Injektion von 3–5 mg/kg KG/d in verteilten Dosen sind die Serumspiegel mit 3–8 µg/ml ausreichend, um gramnegative systemische und bakteriämische Infektionen zu behandeln. Bei injizierten Dosen von 2–3 mg/kg KG/d ist der Medikamentenspiegel im Urin so hoch, daß die meisten Erreger von Harnwegsinfektionen erfaßt werden.

Bei längerer Anwendung können die Medikamente zu Störungen des 8. Hirnnerven führen (Hör- und Vestibularapparat). Der Verlust der Wahrnehmung der hohen Frequenzen im Audiogramm deutet darauf hin. Die Medikamente sind auch nephrotoxisch; eine entsprechende Dosisanpassung ist insbesondere beim Nierenversagen notwendig. Die Einstellung der Dosis erfolgt am besten durch Bestimmung der Medikamentenspiegel im Labor (die Spitzenwerte sollten unter 10 µg/ml liegen). Dosierungsempfehlungen sind außerdem in Tabelle 13.4 angegeben. Bei Niereninsuffizienz kann die Anfangsdosis für Tobramycin folgendermaßen errechnet werden: Man verabreicht 1 mg/kg KG i.m., und zwar jede Stunde (6mal den Kreatininwert im Serum in mg/100 ml). Man nimmt an, daß das Tobramycin weniger nephrotoxisch ist als das Gentamycin, der Beweis dafür steht aber noch aus. Die Medikamente werden eher i.v. als i.m. verabreicht.

Beide Medikamente reagieren manchmal mit Carbenicillin oder Ticarcillin synergistisch gegen gramnegative Keime, besonders gegen Pseudomonas. Ein entsprechender Labornachweis ist jedoch notwendig.

Amikacin

Die Dosierung bei diesem Kanamycinderivat beträgt 15 mg/kg KG/d i.m. oder i.v., um Serumspiegel von 10–30 µg/ml zu erreichen. Bei systemischen Infektionen sprechen einige Keime, die gegen Gentamicin und Tobramycin resistent sind, auf Amikacin an. Bei Harnwegsinfektionen mit diesen Erregern liefert eine Dosierung von 5–8 mg/kg KG/d i.m. (oder i.v.), ausreichende bakterizide Wirkspiegel im Urin. Wie alle Aminoglykoside ist Amikacin oto- und nephrotoxisch. Die Medikamentenspiegel sind bei Patienten mit Niereninsuffizienz sorgfältig zu kontrollieren.

Spectinomycin

Dieses Medikament, das mit den Aminoglykosiden verwandt ist, wird nur für die Behandlung von penicillinaseproduzierenden Gonokokken verwendet. Die Gonorrhö wird mit einer Einzelinjektion von 2 g i.m. in 95% der Fälle geheilt. Häufig treten Schmerzen an der Injektionsstelle auf.

Polymyxine

Polymyxin B und Polymyxin E (Colistin) sind für gramnegative Bakterien oft bakterizid. Bei schweren Infektionen mit resistenten gramnegativen Keimen wird Polymyxin-B-Sulfat, 2,5 mg/kg KG/d i.v. verabreicht. Colistin (Polymyxin E) erzeugt an der Injektionsstelle leichte Schmerzen. Man kann, um hohe Spiegel zu erreichen, 2,5–5 mg/kg KG/d geben. Es besteht Empfindlichkeit gegen Pseudomonas und Serratia.

Bei fortlaufender Blasenspülung durch den Dauerkatheter können Mischungen von Polymyxin B (20 mg/l) plus Neomycin (40 mg/l) benutzt werden, um eine bakterielle Infektion in der Blase zu verzögern. Die Polymyxine werden durch eitrige Exsudate inaktiviert und sind im Gewebe oder bei Organinfektionen nur gering wirksam. Die Nebenwirkungen – Schwindel, Parästhesien, und Proteinurie – verschwinden bei Absetzen des Medikamentes. Eine Instillation dieses Medikamentes in die Peritonealhöhle in einer Dosierung von 300 mg oder mehr kann zum Atemstillstand führen.

Erythromycin und Lincomycin

Diese Medikamente wirken hauptsächlich gegen grampositive Bakterien und können bei Penizillinüberempfindlichkeit eingesetzt werden. Clindamycin ist besonders bei anaeroben Infektionen mit Bacteroides fragilis wirksam. Es wird oral oder i.v. in Dosen von 300 mg, 2- bis 4mal täglich gegeben. Bei längerer Anwendung besteht die Gefahr einer Kolitis. Die Anreicherung in der Prostata ist gut, jedoch besteht nur eine begrenzte Aktivität gegen die normalen gramnegativen Keime im Urogenitaltrakt. Erythromycin wird in der Urologie hauptsächlich bei Infektionen durch Mykoplasmen, Ureaplasmen und Chlamydien eingesetzt.

Urinantiseptika

Dies sind Medikamente, die antibakterielle Wirkung im Urin, jedoch keine systemischen antibakteriellen Effekte auslösen. Ihr Nutzen beschränkt sich auf die Behandlung von Harnwegsinfektionen. Eine Beeinflussung der übrigen bakteriellen Körperflora entfällt.

Nitrofurane

Die Nitrofurane sind Hemmstoffe und können sowohl bei grampositiven wie auch bei gramnegativen Bakterien in Konzentrationen von 10–100 µg/ml bakterizid wirken. Diese Konzentrationen werden bei normalen Dosen im Urin erreicht (100 mg 4mal täglich oral). Resistenztests sollten die Empfindlichkeit nachweisen. Pseudomonas aerugenosa, Proteus mirabilis und viele Indol-positive Proteusorganismen sind gegen Nitrofurane resistent; es besteht jedoch keine Kreuzresistenz zu anderen Antibiotika. Eine Entwicklung von resistenten Mutanten der Keime ist sehr selten, demnach entwickelt sich eine klinische Resistenz wenn überhaupt, nur sehr langsam. Die Wirksamkeit von Nitrofurane wird bei einem pH-Wert von 5,5 oder niedriger gesteigert.

Nitrofurane wird nach oraler Zufuhr schnell und vollständig resorbiert und im Blut an Proteine gebunden. Das Carrierprotein wird in der Niere gespalten, so daß das freie Medikament im Urin wirksam wird. Die Ausscheidung erfolgt glomerulär und tubulär. Bei Nierenversagen ist somit die Ausscheidung deutlich verringert, und es werden im Urin keine antibakteriell-wirksamen Medikamentenspiegel erreicht. Aus diesem Grund ist das Medikament bei Urämie unwirksam und toxisch.

Bei normaler Harnwegsinfektion gibt man 400 mg täglich über 7–10 Tage. Bei einer chronischen Harnwegsinfektion können, nach einleitender Suppression des Keimspiegels, 200 mg täglich über viele Wochen oder Monate gegeben werden. Bei Frauen mit häufig rezidivierenden Harnwegsinfektionen ist die Gabe von 100 mg Nitrofurane oft eine wirksame Prophylaxe.

Zu den häufigsten Nebenwirkungen gehören gastrointestinale Beschwerden und allergische Reaktionen, die vom Hautausschlag bis zu pulmonalen Komplikationen reichen. Bei Glukose-6-Phosphat-Dehydrogenasemangel können hämolytische Anämien und Leberinsuffizienz auftreten. Andere Nebeneffekte (Neuropathien, Vaskulitis) sind selten.

Methenaminsalze von organischen Säuren

Methenamin wird nach oraler Einnahme resorbiert und im Urin ausgeschieden. Im sauren Urin setzt Methenamin Formaldehyd frei, das antibakteriell wirksam ist. Es wird gewöhnlich als Salz der Mandel-, Sulfosalizyl- oder Hippursäure zugeführt. Jede dieser Säuren selbst kann antibakteriell wirksam sein. Die Dosierung von Methenaminmandelat oder Sulfosalizylat ist 1 g oral 4mal täglich. Die von Mandelaminhippurat 1 g oral 2mal täglich.

Der Urin-pH-Wert muß 5,5 oder weniger betragen, um eine antibakterielle Wirksamkeit zu ermöglichen. Das Urinvolumen sollte auf eine Flüssigkeitsaufnahme von 1.200 ml täglich begrenzt sein, um eine Formaldehydkonzentration von 100 µg/ml zu gewährleisten. Diese Konzentration des Formaldehyds kann jedoch zu einer Reizung der Schleimhautmembranen und sogar zur Hämaturie führen. Der Urin sollte täglich kontrolliert werden, um sicher zu sein, daß der pH-Wert entsprechend niedrig bleibt. Wenn nötig, können Methionin oder Askorbinsäure dazugegeben werden, um den Urin anzusäuern.

Methenamin-Medikamente können für die Suppression der Bakterien bei chronischen Infekten sinnvoll sein. Bei akuten Infektionen sind sie weniger wirkungsvoll. Die Wirksamkeit der 3 Salze ist ähnlich. Gastrointestinale Unverträglichkeit, Dysurie oder Blasenschmerzen sind die häufigsten Nebeneffekte. Es können allergische Reaktionen auftreten. Labortests mit Methenaminsalzen sind unsinnig, da erst das freigesetzte Formaldehyd antibakteriell wirksam ist.

Nalidixinsäure

Diese und andere synthetische organische Säuren hemmen in Konzentrationen von 1–30 µg/ml viele gramnegative Bakterien durch Ansäuern des Urins und Hemmung der bakteriellen DNS-Synthese. Da das Auftauchen von resistenten Varianten relativ häufig ist, ist die Versagerquote dieser Medikamente bei verlängerter Anwendung hoch, wenn keine optimale Dosierung durchgeführt wird. Die Medikamente werden nach der oralen Aufnahme schnell resorbiert, wirken jedoch komplex-metabolisiert, so daß nur ein kleiner Teil des aktiven Medikamentes im Urin erscheint. Bei oralen Dosen von 4mal täglich 1 g erreichen die Urinwerte des aktiven Medikamentes 20–200 µg/ml. Für Kinder beträgt die Dosis 2- bis 4mal täglich 30–60 mg/kg KG/d, aber man sollte das Medikament bei kleinen Kindern nicht anwenden. Unterschiede in der Wirksamkeit bei diesen 2 Medikamenten sind nicht nachgewiesen worden, so daß diese beiden individuell gegeben werden können, je nachdem, welches von beiden vom Patienten besser vertragen wird. In mehreren Untersuchungen wurde nachgewiesen, daß die Heilungsrate hiermit bei akuten Harnwegsinfektionen genauso hoch ist wie bei anderen Medikamenten.

Zu den vorherrschenden Nebenwirkungen gehören gastrointestinele Unverträglichkeit, hämolytische Anämien durch Glukose-6-Phosphat-Dehydrogenasemangel, Hautausschläge, Photosensibilisierung, Sehstörungen, Schwindel und Unruhe. Dieses Medikament führt zu einer erheblichen Wirkungssteigerung oral verabreichter Antikoagulanzien.

Nalidixinsäure im Urin kann zu falsch-positiven Resultaten bei der Glukosebestimmung führen. Es wurden aber auch schon echte Hyperglykämien mit Glukosurie beobachtet.

Cinoxacin

Cinoxacin ist ein neues chemotherapeutisches Mittel, das während der Replikation die bakterielle DNS-Synthese hemmt und bei der Behandlung von akuten und rezidivierenden Harnwegsinfektionen eingesetzt wird. Cinoxacin ist eng verwandt mit Nalidixinsäure, bietet aber gewisse Vorteile: Im Urin werden schnell therapeutische Wirkspiegel erreicht, und das Medikament ist gegen Enterobakterien stark wirksam. Grampositive Bakterien und Pseudomonas aeruginosa werden nicht erfaßt. Die übliche Dosierung für Patienten mit normaler Nierenfunktion beträgt 2mal täglich 500 mg oral. Die Dosis muß bei Patienten mit eingeschränkter Nierenfunktion entsprechend verringert werden. Bei der Standarddosierung werden etwa 50–60% des Medikamentes im Urin ausgeschieden. Damit überschreiten die im Urin nachweisbaren Wirkstoffspiegel deutlich die minimale Hemmkonzentration der meisten gramnegativen Bakterien. Cinoxacin ist an Plasmaproteine gebunden und deshalb im Blut nur wenig wirksam. Seine klinische Bedeutung beschränkt sich auf die Behandlung von unkomplizierten Harnwegsinfektionen.

Eine Resistenz gegen Cinoxacin kann nicht wie bei der Nalidixinsäure durch Plasmide übertragen werden. Das ist bei der Therapie der Harnwegsinfektionen durch sich vermehrende resistente Bakterien von Vorteil. Das Medikament wirkt sich auf die Darmflora nur gering aus. Deshalb ist es für eine präventive oder suppressive Langzeittherapie bei der Behandlung chronisch-rezidivierender Harnwegsinfektionen geeignet. Die Nebenwirkungen ähneln denen der Nalidixinsäure.

Literatur

Pathogenese

Beachey EH: Bacterial adherence: Adhesin-receptor interactions mediating the attachment of bacteria to mucosal surfaces. J Infect Dis 1981; 143:325

Cox CE, Hinman F Jr: Experiments with induced bacteriuria, vesical emptying and bacterial growth on the mechanism of bladder defense to infection. J Urol 1961; 66:739

Domingue GJ et al: Pathogenic significance of P-fimbriated Escherichia coli in urinary tract infections. J Urol 1985; 133:983

Fair WR, Couch J, Wehner N: Prostatic antibacterial factor: Identity and significance. Urology 1976; 7:169

Fairley KF et al: Simple test to determine the site of urinary-tract infection. Lancet 1967; 2:427

Fowler JE Jr, Pulaski ET: Excretory urography, cystography, and cystoscopy in the evaluation of women with urinary-tract infection: A prospective study. N Engl J Med 1981; 304:462

Gander RM, Thomas VL, Forland M: Mannose-resistant hemagglutination and P receptor recognition of uropathogenic Escherichia coli isolated from adult patients. J Infect Dis 1985; 151:508

Hodson CJ, Heptinstall RH, Winberg J (editors): Reflux Nephropathy Update – 1983. Karger, 1984

Jacobson SH et al: P fimbriated Escherichia coli in adults with acute pyelonephritis. J Infect Dis 1985; 152:426

Kallenius G et al: Occurrence of P-fimbriated Escherichia coli in urinary tract infections. Lancet 1981; 2:1369

Kunin CM, McCormack RC: Bacteriuria and blood pressure among nuns and working women. N Engl J Med 1968; 278:635

Kuriyama SM, Silverblatt FJ: Effect of Tamm-Horsfall urinary glycoprotein on phagocytosis and killing of Type I-fimbriated Escherichia coli. Infect Immun 1986; 51:193

Lomberg H et al: Correlation of P blood group, vesicoureteral reflux, and bacterial attachment in patients with recurrent pyelonephritis. N Engl J Med 1983; 308:1189

Parsons CL et al: Role of surface mucin in primary antibacterial defense of bladder. Urology 1977; 9:48

Schaeffer AJ: Bladder defense mechanisms against urinary tract infections. Semin Urol 1983; 1:106

Schaeffer AJ, Jones JM, Dunn JK: Association of in vitro Escherichia coli adherence to vaginal and buccal epithelial cells with susceptibility of women to recurrent urinary-tract infections. N Engl J Med 1981; 304:1062

Shortliffe LMD, Stamey TA: Infections of the urinary tract: Introduction and general principles. Pages 738–796 in: Campbell's Urology, 5th ed. Vol 1. Walsh PC et al (editors). Saunders, 1986

Shortliffe LMD, Stamey TA: Urinary infections in adult women. Pages 797–830 in: Campbell's Urology, 5th ed. Vol 1. Walsh PC et al (editors). Saunders, 1986

Smellie JM: Urinary tract infection, vesicoureteric reflux, and renal scarring. Semin Urol 1986; 4:82

Stamey TA: Pathogenesis and Treatment of Urinary Tract Infections. Williams & Wilkins, 1980

Stamey TA et al: The immunologic basis of recurrent bacteriuria: Role of cervicovaginal antibody in enterobacterial colonization of the introital mucosa. Medicine 1978; 57:47

Stamm WE et al: Diagnosis of coliform infection in acutely dysuric women. N Engl J Med 1982; 307:463

Tullus K et al: Epidemic outbreaks of acute pyelonephritis caused by nosocomial spread of P fimbriated Escherichia coli in children. J Infect Dis 1984; 150:728

Uehling DT, Iversen P: Urinary tract infections – female. Curr Trends Urol 1982; 2:114

Uehling DT, Mizutani K, Balish E: Inhibitors of bacterial adherence to urothelium. Invest Urol 1980; 18:40

Urinary tract infection during pregnancy. (Editorial). Lancet 1985; 2:190

Winberg J: Urinary tract infections in infants and children. Pages 831–867 in: Campbell's Urology, 5th ed. Vol 1. Walsh PC et al (editors). Saunders, 1986

Meares EM Jr: Prostatitis syndromes: New perspectives about old woes. J Urol 1980; 123:141

O'Hanley P et al: Gal-Gal binding and hemolysin phenotypes and genotypes associated with uropathogenic Escherichia coli. N Engl J Med 1985; 313:414

Unspezifische Niereninfektionen

Ahlering TE et al: Emphysematous pyelonephritis: A 5-year experience with 13 patients. J Urol 1985; 134:1086

Asscher AW: The Challenge of Urinary Tract Infections. Grune & Stratton, 1980

Braun G, Moussali L, Balanzar JL: Xanthogranulomatous pyelonephritis in children. J Urol 1985; 133:236

Cardiff-Oxford Bacteriuria Study Group: The sequelae of urinary tract infections in schoolgirls: A four-year follow-up study. Lancet 1978; 1:889

Davidson AJ, Talner LB: Urographic and angiographic abnormalities in adult-onset acute bacterial nephritis. Radiology 1973; 106:249

Elder JS: Xanthogranulomatous pyelonephritis: The great imitator. Infect Surg 1984; 3:145

Goldman SM et al: CT of xanthogranulomatous pyelonephritis: Radiologic-pathologic correlation. AJR 1984; 142:963

Huland H, Busch R: Pyelonephritis scarring in 213 patients with upper and lower tract infections: Long-term follow-up. J Urol 1984; 132:936

Hurwitz SR et al: Gallium-67 imaging to localize urinary-tract infections. Br J Radiol 1976; 49:156

Losse H, Asscher AW, Lison AE (editors): Pyelonephritis. Thieme-Stratton, 1980

Pazin GJ, Braude AI: Pyelonephritis. Pages 545–557 in: Infectious Diseases, 3rd ed. Hoeprich PD (editor). Harper & Row, 1983

Rolleston GI, Mailing TMJ, Hodson CJ: Intrarenal reflux and the scarred kidney. Arch Dis Child 1974; 49:531

Silver TM et al: The radiological spectrum of acute pyelonephritis in adults and adolescents. Radiology 1976; 118:65

Steinhardt GF: Reflux nephropathy. J Urol 1985; 134:855

Thomas V, Shelokov A, Forland M: Antibody-coated bacteria in the urine and the site of urinary tract infection. N Engl J Med 1974; 290:588

Winberg J et al: Clinical pyelonephritis and focal renal scarring: A selected review of pathogenesis, prevention, and prognosis. Pediatr Clin North Am 1982; 29:801

Zinner SH: Bacteriuria and babies revisited. N Engl J Med 1979; 300:853

Bakteriämischer und septischer Schock

Gleckman R, Hibert D: Afebrile bacteremia: A phenomenon in geriatric patients. JAMA 1982; 248:1478

Kalter ES et al: Activation and inhibition of Hageman factordependent pathways and the complement system in uncomplicated bacteremia or bacterial shock. J Infect Dis 1985; 151:1019

Kaplan RHL, Sahn SA, Petty TL: Incidence and outcome of the respiratory distress syndrome in gram-negative sepsis. Arch Intern Med 1979; 139:867

Kreger BE, Craven DE, McCabe WR: Gram-negative bacteremia. 4. Reevaluation of clinical features and treatment in 612 patients. Am J Med 1980; 68:344

Krieger JN, Kaiser DL, Wenzel RP: Urinary tract etiology of bloodstream infections in hospitalized patients. J Infect Dis 1983; 148:57

McCabe WR, Olans RN: Shock in gram-negative bacteremia: Predisposing factors, pathophysiology, and treatment. Pages 121–150 in: Current Clinical Topics in Infections Diseases. Vol 2. Remington JS, Swartz MN (editors). McGraw-Hill, 1981

McCue JD: Improved mortality in gram-negative bacillary bacteremia. Arch Intern Med 1985; 145:1212

McGowan JE Jr: Changing etiology of nosocomial bacteremia and fungemia and other hospital-acquired infections. Rev Infect Dis 1985; 7 (Suppl):S 357

Mizock B: Septic shock: A metabolic perspective. Arch Intern Med 1984; 144:579

Robinson MRG et al: Bacteraemia and bacteriogenic shock in district hospital urological practice. Br J Urol 1980; 52:10

Siegel JD, McCracken GH Jr: Sepsis neonatorium. N Engl J Med 1981; 304:642

Sprung CL et al: The effects of high-dose corticosteroids in patients with septic shock: A prospective, controlled study. N Engl J Med 1984; 311:1137

Wolff SM: The treatment of gram-negative bacteremia and shock. (Editorial). N Engl J Med 1982; 307:1267

Young LS: Combination or single drug therapy for gramnegative sepsis. Pages 177–205 in: Current Clinical Topics in Infectious Disease. Vol 3. Remington JS, Swartz MN (editors). McGraw-Hill, 1982

Ziegler EJ et al: Treatment of gram-negative bacteremia and shock with human antiserum to a mutant Escherichia coli. N Engl J Med 1982; 307:1225

Interstitielle Nephritis und Papillennekrose

Bengtsson U et al: Malignancies of the urinary tract and their relation to analgesic abuse. Kidney Int 1978; 13:107

Burry A: Pathology of analgesic nephropathy: Australian experience. Kidney Int 1978; 13:34

Eknoyan G et al: Renal papillary necrosis: An update. Medicine 1982; 61:55

Flaster S, Lome LG, Presman D: Urologic complications of renal papillary necrosis. Urology 1975; 5:331

Gonwa TA et al: Analgesic-associated nephropathy and transitional cell carcinoma of the urinary tract. Ann Intern Med 1980; 93:249

Heptinstall RH: Interstitial nephritis. Am J Pathol 1976; 83:214

Husband P, Howlett KA: Renal papillary necrosis in infancy. Arch Dis Child 1973; 48:116

Kincaid-Smith P: Analgesic nephropathy. Kidney Int 1978; 13:1

Lindvall N: Radiologic changes of renal papillary necrosis. Kidney Int 1978; 13:93

Murray RM: Analgesic nephropathy: Removal of phenacetin from proprietary analgesics. Br Med J 1972; 4:131

Murray TG, Goldberg M: Analgesic-associated nephropathy in the USA: Epidemiologic, clinical and pathogenic features. Kidney Int 1978; 13:64

Murray TG, Goldberg M: Chronic interstitial nephritis: Etiologic factors. Ann Intern Med 1975; 82:453

Pandya KK et al: Renal papillary necrosis in sickle cell hemoglobinopathies. J Urol 1976; 115:497

Poynter JD, Hare WSC: Necrosis in situ: A form of renal papillary necrosis seen in analgesic nephropathy. Radiology 1974; 111:69

Renale und perinephritische Abszesse

Anderson KA, McAninch JW: Renal abscesses: Classification and review of 40 cases. Urology 1980; 16:333

Brugh R 3rd et al: Gallium-67 scanning and conservative treatment in acute inflammatory lesions of the renal cortex. J Urol 1979; 121:232

Cronan JJ, Amis ES Jr, Dorfman GS: Percutaneous drainage of renal abscesses. AJR 1984; 142:351

Fallon B, Gershon C: Renal carbuncle: Diagnosis and management. Urology 1981; 17:303

Goldman SM et al: Renal carbuncle: The use of ultrasound in its diagnosis and treatment. J Urol 1977; 118:525

Hampel N, Class RN, Persky L: Value of 67 Gallium scintigraphy in diagnosis of localized renal and perirenal inflammation. J Urol 1980; 124:311

Hoddick W et al: CT and sonography of severe renal and perirenal infections. AJR 1983; 140:517

Hopkins GB, Hall RL, Mende CW: Gallium-67 scintigraphy for the diagnosis and localization of perinephric abscesses. J Urol 1976; 115:126

Hoverman IV et al: Intrarenal abscess: Report of 14 cases. Arch Intern Med 1980; 140:914

Koehler PR, Nelson JA: Arteriographic findings in inflammatory mass lesions of the kidney. Radiol Clin North Am 1976; 14:281

Malgieri JJ, Kursh ED, Persky L: The changing clinicopathological pattern of abscesses in or adjacent to the kidney. J Urol 1977; 118:230

Morgan WR, Nyberg LM Jr: Perinephric and intrarenal abscesses. Urology 1985; 26:529

Mulligan ME, Rose JG, Finegold SM: Intrarenal and perirenal abscess. Pages 559–565 in: Infectious Diseases, 3rd ed. Hoeprich PD (editor). Harper & Row, 1983

Rives RK, Harty JI, Amin M: Renal abscesses: Emerging concepts of diagnosis and treatment. J Urol 1980; 124:446

Saiki J, Vaziri ND, Barton C: Perinephric and intranephric abscesses: A review of the literature. West J Med 1982; 136:95

Schiff M Jr et al: Antibiotic treatment of renal carbuncle. Ann Intern Med 1977; 87:305

Thorley JD, Jones SR, Sanford JP: Perinephric abscess. Medicine 1974; 53:441

Timmons JW, Perlmutter AD: Renal abscess: A changing concept. J Urol 1976; 115:299

Unspezifische Blaseninfektion

Anderson RU, Hsieh-Ma ST: Association of bacteriuria and pyuria during intermittent catheterization after spinal cord injury. J Urol 1983; 130:299

Fair WR, McClennan BL, Jost RG: Are excretory urograms necessary in evaluating women with urinary tract infections? J Urol 1979; 121:313

Fihn SD, Stamm WE: The urethral syndrome. Semin Urol 1983; 1:121

Gallagher DJA, Montgomerie JZ, North JDK: Acute infections of the urinary tract and the urethral syndrome in general practice. Br Med J 1965; 1:622

Hashida Y, Gaffney PC, Yunis EJ: Acute hemorrhagic cystitis of childhood and papovavirus-like particles. J Pediatr 1976; 89:85

Larsen S et al: Mast cells in interstitial cystitis. Br J Urol 1982; 54:283

Meares EM Jr: Urinary catheters and nosocomial infection. Urology 1985; 26 (1 Suppl):12

Messing EM: Interstitial cystitis and related syndromes. Pages 1070–1092 in: Campbell's Urology, 5th ed. Vol 1. Walsh PC et al (editors). Saunders, 1986

Mufson MA, Belshe RB: A review of adenovirsues in the etiology of acute hemorrhagic cystitis. J Urol 1976; 115:191

Neu HC: Urinary tract infections in the 1980s. Semin Urol 1983; 1:130

Powell NB et al: Allergy of the lower urinary tract. J Urol 1972; 107:631

Rein MF: Current therapy of vulvovaginitis. Sex Transm Dis 1981; 8 (Suppl):316

Ronald AR: The management of urethrocystitis in women. Semin Urol 1983; 1:114

Ronald AR, Harding GKM: Urinary infection prophylaxis in women. Ann Intern Med 1981; 94:268

Shortliffe LMD, Stamey TA: Urinary infections in adult women. Pages 797–830 in: Campbell's Urology, 5th ed. Vol 1. Walsh PC et al (editors). Saunders, 1986

Stamey TA: Pathogenesis and Treatment of Urinary Tract Infections. Williams & Wilkins, 1980

Stamm WE et al: Diagnosis of coliform infection in acutely dysuric women. N Engl J Med 1982; 307:463

Stamm WE et al: Treatment of the acute urethral syndrome. N Engl J Med 1981; 304:956

Winberg J: Urinary tract infections in infants and children. Pages 831–867 in: Campbell's Urology, 5th ed. Vol 1. Walsh PC et al (editors). Saunders, 1986

Unspezifische Infektionen der Prostata

Brunner H et al (editors): Chronic Prostatitis: Clinical, Microbiological, Cytological and Immunological Aspects of Inflammation. Schattauer Verlag, 1985

Brunner H et al (editors): Therapy of Prostatitis: Experimental and Clinical Data. Zuckschwerdt Verlag, 1986

Dajani MD, O'Flynn JD: Prostatic abscess. Br J Urol 1968; 40:736

Drach GW et al: Classification of benign diseases associated with prostatic pain: Prostatitis of prostatodynia? J Urol 1978; 120:266

Fair WR, Cordonnier JJ: The pH of prostatic fluid: A reappraisal and therapeutic implications. J Urol 1978; 120:695

Fair WR, Couch J, Wehner N: Prostatic antibacterial factor: Identity and significance. Urology 1976; 7:169

Kohnen PW, Drach GW: Patterns of inflammation in prostatic hyperplasia: Histologic and bacteriologic study. J Urol 1979; 121:755

Mardh P-A et al: Role of Chlamydia trachomatis in nonacute prostatitis. Br J Vener Dis 1978; 54:330

Meares EM Jr: Prostatitis: Review of pharmacokinetics and therapy. Rev Infect Dis 1982; 4:475

Meares EM Jr: Prostatitis and related disorders. Pages 868–887 in: Campbell's Urology, 5th ed. Vol 1. Walsh PC et al (editors). Saunders, 1986

Meares EM Jr, Barbalias GA: Prostatitis: Bacterial, nonbacterial, and prostatodynia. Semin Urol 1983; 1:146

Meares EM, Stamey TA: Bacteriologic localization patterns in bacterial prostatitis and urethritis. Invest Urol 1968; 5:492

O'Dea MJ, Hunting DB, Greene LF: Non-specific granulomatous prostatitis. J Urol 1977; 118:58

Orland SM, Hanno PM, Wein AJ: Prostatitis, protatosis, and prostatodynia. Urology 1985; 25:439

Pai MG, Bhat HS: Prostatic abscess. J Urol 1972; 108:599

Schacter J: Is Chlamydia trachomatis a cause of prostatitis? (Editorial). J Urol 1985; 134:711

Schaeffer AJ et al: Prevalence and significance of prostatic inflammation. J Urol 1981; 125:215

Segura JW et al: Prostatosis, prostatitis or pelvic floor tension myalgia? J Urol 1979; 122:168

Sharer WC, Fair WR: The pharmacokinetics of antibiotic diffusion in chronic bacterial prostatitis. Prostate 1982; 3:139

Shortliffe LMD, Wehner N, Stamey TA: The detection of a local prostatic immunologic response to bacterial prostatitis. J Urol 1981; 125:509

Taylor EW et al: Granulomatous prostatitis: Confusion clinically with carcinoma of the prostate. J Urol 1977; 117:316

Towfighi J et al: Granulomatous prostatitis with emphasis on the eosinophilic variety. Am J Clin Pathol 1972; 58:630

Weidner W et al: Quantitative culture of Ureaplasma urealyticum in patients with chronic prostatitis or prostatosis. J Urol 1980; 124:622

Unspezifische Nebenhodeninfektionen

Berger RE: Urethritis and epididymitis. Semin Urol 1983; 1:138

Berger RE et al: Clinical use of epididymal aspiration cultures in management of selected patients with acute epididymitis. J Urol 1980; 124:60

Berger RE et al: Etiology, manifestations and therapy of acute epididymitis: Prospective study of 50 cases. J Urol 1979; 121:750

Gierup J, von Hedenberg C, Osterman A: Acute nonspecific epididymitis in boys: A survey based on 48 consecutive cases. Scand J Urol Nephrol 1975; 9:5

Levy OM et al: Diagnosis of acute testicular torsion using radionuclide scanning. J Urol 1983; 129:975

Miller HC: Local anesthesia for acute epididymitis. J Urol 1970; 104:735

Resnick MI: Imaging techniques and testicular abnormalities. (Guest editorial). J Urol 1983; 129:984

Sufrin G: Acute epididymitis. Sex Transm Dis 1981; 8 (Suppl):132

Wilson SK, Hagan KW, Rhamy RK: Epididymectomy for acute and chronic disease. J Urol 1974; 112:357

Unspezifische Infektionen von Hoden und Skrotum

Beard CM et al: The incidence and outcome of mumps orchitis in Rochester, Minnesota, 1935 to 1974. Mayo Clin Proc 1977; 52:3

Biswas M et al: Necrotizing infection of scrotum. Urology 1979; 14:576

Chilton CP, Smith PJB: Steroid therapy in the treatment of a granulomatous orchitis. Br J Urol 1979; 51:404

Fauer RB et al: Clinical aspects of granulomatous orchitis. Urology 1978; 12:416

Krieger JN: Epididymitis, orchitis, and related conditions. Sex Transm Dis 1984; 11:173

Nickel WR, Plumb RT: Cutaneous diseases of external genitalia. Pages 956–982 in: Campbell's Urology, 5th ed. Vol 1. Walsh PC et al (editors). Saunders, 1986

Bakteriostatische Therapie bei Harnwegsinfektionen

A clinical perspective of antibiotic therapy: Aminoglycosides vs broad-spectrum beta-lactams. (Symposium). Gilbert DN, Sanford JP (editors). Rev Infect Dis 1983; 5 (Suppl):1–398

Acar JF, Neu HC (editors): Gram-negative aerobic bacterial infections: A focus on directed therapy, with special reference to aztreonam. (Symposium). Rev Infect Dis 1985; 7 (Suppl 4):S 537

Appel GB, Neu HC: The nephrotoxicity of antimicrobial agents. (3 parts). N Engl J Med 1977; 296:663, 722, 784

Ball AP: Clinical uses of penicillins. Lancet 1982; 2:197

Bartlett JG: Anti-anaerobic antibacterial agents. Lancet 1982; 2:478

Bennett WM et al: Drug therapy in renal failure: Dosing guidelines for adults. 1. Antimicrobial agents, analgesics. Ann Intern Med 1980; 93:62

Bergan T: The role of broad-spectrum antibiotics and diagnostic problems in urinary tract infections. Arch Intern Med (Oct 25) 1982; 142:1993 [Special issue]

Buckwold FJ et al: Therapy for acute cystitis in adult women: Randomized comparison of single-dose sulfisoxazole vs trimethoprim-sulfamethoxazole. JAMA 1982; 247:1839

Calderwood SB, Moellering RC Jr: Common adverse effects of antibacterial agents on major organ systems. Surg Clin North Am 1980; 60:65

Chodak GW, Plaut ME: Systemic antibiotics for prophylaxis in urologic surgery: Critical review. J Urol 1979; 121:695

Chow AW, Jewesson PJ: Pharmacokinetics and safety of antimicrobial agents during pregnancy. Rev Infect Dis 1985; 7:287

Cohen J: Antifungal chemotherapy. Lancet 1982; 2:532

Fair WR et al: Three-day treatment of urinary tract infections. J Urol 1980; 123:717

Fang LST et al: Clinical management of urinary tract infection. Pharmacotherapy 1982; 2:91

Fihn SD, Stamm WE: Interpretation and comparison of treatment studies for uncomplicated urinary tract infections in women. Rev Infect Dis 1985; 7:468

Fihn SD, Stamm WE: The urethral syndrome. Semin Urol 1983; 1:121

Fowler JE Jr: Office bacteriology: Techniques and interpretations. Semin Urol 1983; 1:97

Gleckman R et al: Recurrent urinary tract infections in men: An assessment of contemporary treatment. Am J Med Sci 1980; 279:31

Greenberg RN et al: Randomized study of single-dose, three-day, and seven-day treatment of cystitis in women. J Infect Dis 1986; 153:277

Hausman MS: Treatment of urinary infections with cefadroxil: Controlled comparison of high-compliance oral dosage regimens. Urology 1980; 15:40

Holmberg L et al: Adverse reactions to nitrofurantoin: Analysis of 921 reports. Am J Med 1980; 69:733

Jabbar A et al: Use of oral carbenicillin in urinary tract infection. Curr Ther Res 1978; 23:22

Kucers A: Chloramphenicol, erythromcin, vancomycin, tetracyclines. Lancet 1982; 2:425

Kunin CM: Duration of treatment of urinary tract infections. Am J Med 1981; 71:849

Lesar TS et al: Gentamicin dosing errors with four commonly used nomograms. JAMA 1982; 248:1190

Light RB et al: Trimethoprim alone in the treatment and prophylaxis of urinary tract infection. Arch Intern Med 1981; 141:1807

Meares EM Jr: Prostatitis: Review of pharmacokinetics and therapy. Rev Infect Dis 1982; 4:475

Moellering RC Jr, Siegenthaler WD (editors): Aminoglycoside therapy – the new decade: A worldwide perspective. (Symposium). Am J Med 1986; 80 (Suppl 6 B):1 [Entire issue]

Neu HC (editor): Advances in cephalosporin therapy: Beyond the third generation. Am J Med 1985; 79 (Suppl 2A):1 [Entire issue]

Neu HC: Urinary tract infections in the 1980s. Semin Urol 1983; 1:130

New trends in antimicrobial susceptibility testing. (Symposium of the XIII international Congress of Microbiology, Boston, Massachusetts, August 9, 1982). Diagn Microbiol Infect Dis 1983; 1:v–47

Rahal JJ: Antibiotic combinations: The clinical relevance of synergy and antagonism. Medicine 1978; 57:179

Reeves D: Sulphonamides and trimethoprim. Lancet 1982; 2:370

Remington JS (editor): Carbapenems: A new class of antibiotics. (Symposium). Am J Med 1985; 78 (Suppl 6 A):1 [Entire issue]

Ronald AR: The management of urethrocystitis in women. Semin Urol 1983; 1:114

Scavone JM, Gleckman RA, Fraser DG: Cinoxacin: Mechanism of action, spectrum of activity, pharmacokinetics, adverse reactions, and therapeutic indications. Pharmacotherapy 1982; 2:266

Shortliffe LMD, Stamey TA: Urinary infections in adult women. Pages 797–830 in: Campbell's Urology, 5th ed. Vol 1. Walsh PC et al (editors). Saunders, 1986

Smith CR et al: Double-blind comparison of the nephrotoxicity and auditory toxicity of gentamicin and tobramycin. N Engl J Med 1980; 302:1106

Smith JW et al: Recurrent urinary tract infections in men: Characteristics and response to therapy. Ann Intern Med 1979; 91:544

Stamey TA: Pathogenesis and Treatment of Urinary Tract Infections. Williams & Wilkins, 1980

Stamm WE et al: Is antimicrobial prophylaxis of urinary tract infections cost-effective? Ann Intern Med 1981; 94:251

Tolkoff-Rubin NE et al: Single-dose therapy with trimethoprim-sulfamethoxazole for urinary tract infection in women. Rev Infect Dis 1982; 4:444

Trimethoprim-sulfamethoxazole revisited. (Symposium). Finland M, Kass EH, Platt R (editors). Rev Infect Dis 1982; 4:1–618

Winberg J: Urinary tract infections in infants and children. Pages 831–867 in: Campbell's Urology, 5th ed. Vol 1. Walsh PC et al (editors). Saunders, 1986

14 Spezifische Infektionen des Urogenitaltraktes

E. A. TANAGHO

Als „spezifische" Infektionen bezeichnet man Krankheiten, die durch „spezifische" Organismen hervorgerufen werden und die klinisch ein besonderes Krankheitsbild aufweisen (s. auch Kap. 15).

Tuberkulose

Tuberkelbakterien können alle Organe des Urogenitaltaktes befallen. Granulomatöse Infektionen können die gleichen Charakteristika haben wie eine Tuberkulose. Die Urogenitaltuberkulose ist i. allg. eine Erkrankung jüngerer Erwachsener (60% der Patienten sind zwischen 20 und 40 Jahre alt) und tritt bei Männern etwas häufiger auf als bei Frauen.

Ätiologie

Der infizierende Erreger ist das Mycobacterium tuberculosis, das hämatogen aus der Lunge in den Urogenitaltrakt kommt. Oft bleibt die Primärerkrankung unerkannt.

Die Niere und möglicherweise die Prostata sind die primären Stellen einer Urogenitaltuberkulose. Alle anderen Genitalorgane werden dann meistens durch aufsteigende (Prostata zur Blase) oder absteigende Infektion (Niere zur Blase, Prostata zum Nebenhoden) befallen. Nur der Hoden wird durch eine Infektion vom Nebenhoden aus beteiligt.

Pathogenese (Abb. 14.1)

Niere und Ureter

Gelangen Tuberkelbakterien in die Nierenrinde, so werden sie meistens durch die Geweberesistenz zerstört. Bei Autopsien findet man hierfür häufig Beweise; es werden nur Narben in den Nieren nachgewiesen. Wenn sich jedoch genügend Bakterien mit ausreichender Virulenz in der Niere anreichern und nicht zerstört werden, entsteht die klinische Infektion.

Die Nierentuberkulose schreitet langsam fort, und es kann 15–20 Jahre dauern, bis die Niere eines Patienten mit guter Resistenzlage zerstört wird. In der Regel bestehen deshalb kaum Nierenschmerzen und nur wenig oder gar keine klinischen Veränderungen. Erst wenn die Kelche oder das Nierenbecken mitbefallen werden, gelangen Eiter und Erreger in den Harn. In diesem Stadium manifestieren sich die Symptome (Zystitis). Die Infektion greift auf die Nierenbeckenschleimhaut und den Harnleiter über, insbesondere auf das obere und distale Drittel. Dies kann zur Bildung von Harnleiterstenosen mit Stauungsnieren führen.

Im weiteren Verlauf der Erkrankung tritt eine käsige Einschmelzung auf, bis die ganze Niere durch die verkäsende Tuberkulose zerstört ist. Bei der Vernarbung lagert sich Kalzium ab. Im Ureter selbst kommt es zu einer Fibrose und zur narbigen Verkürzung, so daß sich der Ureter streckt. Dies kann auch zur Bildung eines „Golflochostiums" beitragen, wobei dann eine funktionsuntüchtige Uretermündung besteht.

Blase

Die Reizblase entwickelt sich bereits als Frühzeichen der Krankheit, wenn die Blase mit dem Erreger in Berührung kommt. Später bilden sich tuberkulöse Knötchen, meist in der Umgebung des betroffenen Ostiums, die später zu eitrigen Ulzerationen führen können. Die Geschwüre bluten leicht. Bei schwerer Erkrankung wird die Blasenwand zunehmend fibrotisch und sie kontrahiert sich; es tritt eine Pollakisurie auf. Häufig entwickelt sich ein ureteraler Reflux oder eine Harnleiterstenose mit Hydronephrose. Wenn auch in der anderen Niere eine Erkrankung auftritt, handelt es sich meist um eine gesonderte hämatogene Infektion.

Prostata und Samenblasen

Bei der Passage des infizierten Urins durch die prostatische Harnröhre kommt es schließlich zum Befall

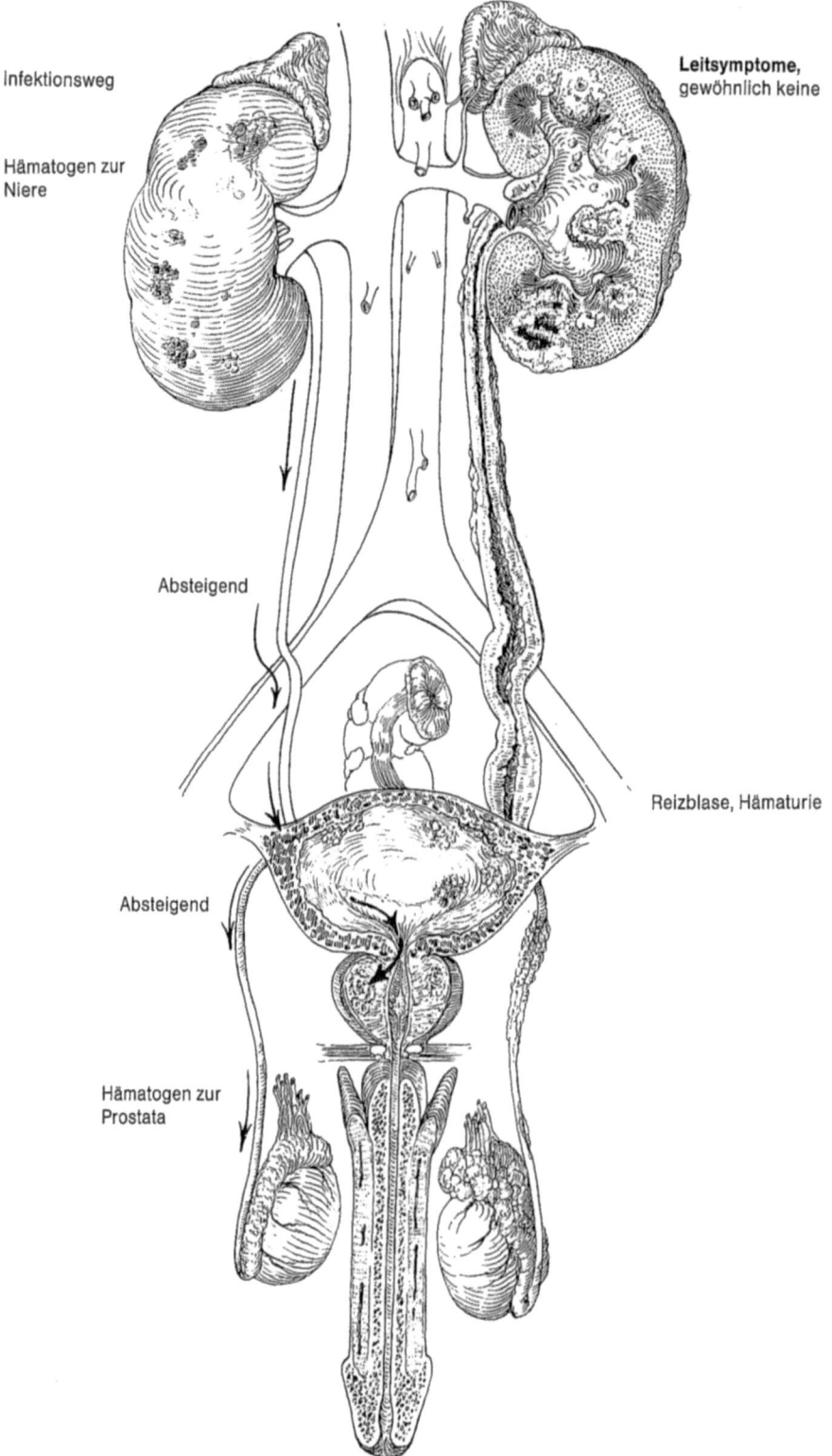

Abb. 14.1. Pathogenese der Urogenitaltuberkulose

der Prostata und einer oder beiden Samenblasen. Es besteht kein lokaler Schmerz.

Gelegentlich wird als erstes die Prostata im Urogenitalbereich hämatogen infiziert. Die Infektion kann zur Blase auf- oder zum Nebenhoden absteigen.

Nebenhoden und Hoden

Die Tuberkulose kann sich über das Vas deferens oder durch die perivasalen Lymphknoten ausbreiten und den Nebenhoden befallen. Da dieser Prozeß langsam verläuft, treten gewöhnlich keine Schmerzen auf. Wenn es sich um eine massive Infektion handelt, kann es zu einer Abszeßbildung kommen. Dieser kann sich durch die Skrotalhaut nach außen entleeren und zu einer dauerhaften Fistel führen, oder er kann sich auf den Hoden ausbreiten.

Pathologie

Niere und Harnleiter

Die Nierenoberfläche ist bei mäßig fortschreitender Tuberkulose oft unauffällig, obwohl eine deutliche Perinephritis besteht. Normalerweise läßt sich eine weiche gelbliche Anschwellung nachweisen. Im Querschnitt sieht man, daß das betroffene Gebiet mit käsigem Material gefüllt ist. Das Parenchym ist weiträumig zerstört. In dem sonst unauffälligen Gewebe zeigen sich zahlreiche kleine Abszesse. Die Wände des Nierenbeckens, der Kelche und des Harnleiters können verdickt sein. Häufig entstehen Ulzerationen, besonders an den Stellen der Kelche, an denen sich der Abszeß entleert. Eine vollständige Harnleiterstenose kann zu einer „Autonephrektomie" führen. Die Niere ist fibrotisch und funktionslos. Oft ist der Urinbefund unauffällig, und es fehlen Symptome.

Die tuberkulösen Herde bilden sich in der Nähe der Glomeruli. Sie bestehen aus einer Ansammlung von Histiozyten, die einen bläschenartigen Kern und einen klaren Zellkörper besitzen, der mit benachbarten Zellen zu einer kleineren Zellgruppe verschmelzen kann; diese nennt man Epitheloidzellen. Am Rande dieses Retikulums finden sich große Zellen mit multiplen Kernen (Riesenzellen). Diese pathologische Reaktion, die auch makroskopisch zu sehen ist, ist die Basisveränderung bei Tuberkulose. Sie kann fibrös ausheilen oder einschmelzen, aber sie kann auch die Oberfläche erreichen und ulzerieren, wobei sich eine ulzerokavernöse Veränderung ausbildet. Oft kommt es zu zentraler Degeneration und Verkäsung der Tuberkel, wobei eine tuberkulöse Abszeßhöhle entsteht, die bis an das Hohlraumsystem reicht und einbricht. Hierbei kommt es zu fortschreitender Parenchymdestruktion. Bei der Tuberkulose handelt es sich um eine Kombination von Verkäsung und Einschmelzung, und Heilung durch Fibrose und Vernarbung, die von der Virulenz des Erregers und der Widerstandsfähigkeit des Patienten abhängig ist.

Mikroskopisch stellt sich das verkäsende Material als amorphe Masse dar. Im umgebenden Parenchym besteht eine Fibrose mit Gewebezerstörung, und außerdem finden sich kleine Rundzellen- und Plasmazellinfiltrationen mit Epithel- und Riesenzellen, die typisch für die Tuberkulose sind. Im Gewebe finden sich säurefeste Stäbchen. Ähnliche Veränderungen gibt es auch in der Wand des Nierenbeckens und der Harnleiter.

Sowohl in der Niere als auch im Ureter kommt es häufig zu Verkalkungen. Sie können sowohl mikro- als auch makroskopisch nachweisbar sein. Dieses Symptom deutet meistens auf eine Tuberkulose hin, kann jedoch auch bei der Bilharziose auftreten. Bei etwa 10% der Patienten treten sekundäre Nierensteine auf.

Im Endstadium der Nierentuberkulose ist das Parenchym möglicherweise beinahe vollständig durch verkäsendes Material oder fibrotisches Gewebe ersetzt worden. Ein perinephritischer Abszeß entwickelt sich selten.

Blase

Im Frühstadium ist die Blasenschleimhaut entzündet, jedoch ohne spezifische Veränderung, da die Blase gegen die Erregerinvasion relativ resistent ist. Später bilden sich leicht erkennbare Tuberkel, die zystoskopisch als weiße oder gelbe Knötchen mit einem hyperämischen Hof imponieren. Bei Ausbildung einer Blasenkontraktur kommt es zur Refluxbildung.

Die mikroskopisch nachweisbaren Knötchen sind die typischen Tuberkel. Sie ulzerieren und bilden gezackte Geschwüre. In diesem Stadium ist die Blase gereizt. In der Heilungsphase entwickelt sich eine Fibrose, die auch die Muskelwand betrifft.

Prostata und Samenblasen

An der Oberfläche dieser Organe bilden sich aufgrund der Fibrose Knötchen und verhärtete Bereiche, auch nekrotische Herde sind häufig. In seltenen Fällen führt die Heilung zu einer Verkalkung. Größere Verkalkungsbezirke in der Prostata deuten auf eine Tuberkulose hin.

Samenstrang, Nebenhoden und Hoden

Im Vas deferens kommt es durch die Tuberkel zu spindelförmigen Anschwellungen. Der Nebenhoden erscheint vergrößert und ziemlich derb. Er kann normalerweise vom Hoden abgegrenzt werden, obwohl es manchmal auch zu einer Verschmelzung kommt. Mikroskopisch finden sich die typischen Veränderungen einer Tuberkulose, oft mit erheblicher tubulärer Degeneration.

Der Hoden ist gewöhnlich nicht betroffen, außer wenn ein Abszeß vom Nebenhoden aus einbricht.

Weiblicher Genitaltrakt

Die Infektionen breiten sich gewöhnlich durch den Blutstrom aus; selten werden sie durch sexuellen Kontakt mit einem infizierten Mann übertragen. Die Inzidenz des gemeinsamen Auftretens von Infektionen des Harn- und Genitaltraktes bei Frauen liegt zwischen 1–10%. Auch die Tubae uterinae können befallen werden. Andere Erscheinungsformen sind die Endarteriitis, lokalisierte Adnextumoren (gewöhnlich bilateral auftretend) und tuberkulöse Zervizitis. Granulomatöse Veränderungen der Vagina und Vulva sind selten.

Klinische Befunde

Eine Tuberkulose des Urogenitaltraktes sollte bei folgenden Situationen in Betracht gezogen werden: 1. bei der chronischen Zystitis, die nicht auf eine entsprechende Therapie anspricht; 2. bei eitrigem Urinsediment ohne Bakteriennachweis in der Methylenblaufärbung oder einer Kultur; 3. bei makroskopischer oder mikroskopischer Hämaturie; 4. bei indolentem vergrößertem Nebenhoden mit gewundenem und verdicktem Vas deferens; 5. bei einer chronisch sezernierenden Skrotalfistel; 6. bei Verhärtung oder Knotenbildung der Prostata und Verdickung einer oder beider Samenblasen (besonders bei jungen Männern). Wenn ein Patient bereits früher einmal eine Tuberkulose durchgemacht hat, so sollte der Arzt auf jeden Fall an die Möglichkeit einer Urogenitaltuberkulose denken.

Die Diagnose stützt sich auf den kulturellen Nachweis von Tuberkelbakterien im Urin. Das Ausmaß der Infektion wird bestimmt durch 1. die palpablen Veränderungen in den Nebenhoden, in den Samenleitern, der Prostata und den Samenblasen; 2. den im Ausscheidungsurogramm nachgewiesenen renalen und ureteralen Veränderungen; 3. der zystoskopischen Blasenbeurteilung; 4. den Grad der renalen Schädigung, der durch den Funktionsverlust bestimmt wird; 5. den Nachweis von Tuberkelbakterien in einer oder in beiden Nieren.

Symptome

Es gibt kein klassisches klinisches Bild der Nierentuberkulose. Die meisten Symptome dieser Erkrankung sind auch im fortgeschrittenen Stadium meist auf die Blase beschränkt (Zystitis). Zu den uncharakteristischen Beschwerden gehört unbestimmtes allgemeines Unwohlsein, Müdigkeit, leichte Temperaturerhöhung und nächtliches Schwitzen. Sogar die Blasensymptome können fehlen. Hier führt nur die sorgfältige Untersuchung des Urins zu brauchbaren Hinweisen. Bei weniger als der Hälfte der Patienten mit Urogenitaltuberkulose finden sich die Zeichen für eine aktive Tuberkulose in anderen Körperbereichen.

Niere und Harnleiter

Aufgrund des langsamen Fortschreitens der Erkrankung bestehen von seiten der Niere häufig keinerlei Beschwerden. Gelegentlich tritt ein dumpfer Schmerz in der Seite auf. Ein Koagulum, sekundäre Steine oder Detritus können Nieren- und Ureterkoliken hervorrufen. Nur selten findet sich eine schmerzlose Schwellung im Abdominalbereich.

Blase

Die frühesten Symptome einer Urogenitaltuberkulose stammen meist von der sekundären Blasenbeteiligung. Hierzu gehören Brennen, Pollakisurie und Nykturie. Gelegentlich findet sich auch eine Hämaturie, die entweder renalen oder vesikalen Ursprungs ist. Im Spätstadium der Erkrankung kann es zu extremen Blasenbeschwerden kommen. Bei Bildung von Ulzerationen treten bei gefüllter Blase auch suprapubische Schmerzen auf.

Genitaltrakt

Eine Tuberkulose der Prostata und der Samenblasen verursacht meistens keine Symptome. Der erste Hinweis auf eine tuberkulöse Infektion ist meist eine Nebenhodentuberkulose.

Sie stellt sich gewöhnlich als schmerzlose oder nur leicht schmerzhafte Schwellung des Nebenhodens dar. Ein Abszeß kann spontan durch die Skrotalwand durchbrechen. Eine chronisch-sezernierende Fistel sollte so lange als Tuberkulose angesehen werden, bis das Gegenteil bewiesen ist. Nur in seltenen Fällen beginnt die Krankheit ganz akut und kann so eine unspezifische Nebenhodenentzündung vortäuschen.

Klinische Zeichen

Oft finden sich Anzeichen einer extragenitalen Tuberkulose (Lunge, Knochen, Lymphknoten, Tonsillen und Darm).

Niere

Gewöhnlich ist keine Vergrößerung oder Druckempfindlichkeit der Niere festzustellen.

Äußere Genitalien

Gelegentlich beobachtet man einen verdickten, indolenten oder nur gering druckempfindlichen Nebenhoden. Das Vas deferens ist verdickt und gewunden. Eine Skrotalfistel ist beinahe pathognomonisch für eine tuberkulöse Epididymitis. Im fortgeschrittenen Stadium kann man Hoden und Nebenhoden palpatorisch nicht mehr voneinander trennen. Das kann bedeuten, daß der epididymale Abszeß auf den Hoden übergegriffen hat.

Gelegentlich kommt es durch die tuberkulöse Epididymitis zur Ausbildung einer Hydrozele. Diese „idiopathische" Hydrozele sollte man absaugen, um die dadurch verdeckten pathologischen Veränderungen beurteilen zu können (Epididymitis, Hodentumor). Eine Beteiligung von Penis und Harnröhre ist selten.

Prostata und Samenblasen

Diese Organe zeigen bei der Palpation oft keine pathologischen Veränderungen. Üblicherweise finden sich jedoch in der Prostata verhärtete Bereiche und sogar Knotenbildung. Die befallene Samenblase ist gewöhnlich verhärtet, vergrößert und fixiert. Auch bei einer Epididymitis ist die Samenblase der ipsilateralen Seite meist verändert.

Laborbefunde

Die sorgfältige Urinanalyse liefert den wichtigsten Hinweis auf eine Urogenitaltuberkulose.

1. Eine anhaltende Pyurie ohne Erregernachweis in Kulturen oder gefärbten Ausstrichpräparaten spricht so lange für eine Tuberkulose, bis das Gegenteil bewiesen wird. In etwa 60% der Fälle ist die Untersuchung des konzentrierten Sedimentes des 24-h-Sammelurins auf säurefeste Stäbchen positiv. Der Nachweis muß jedoch durch positive Bakterienkulturen bestätigt werden.

Bei etwa 15–20% der Patienten bestehen häufig zusätzlich Sekundärinfektionen, die das Symptom der „sterilen" Pyurie verdecken können. Wenn die klinische Antwort auf eine angemessene Therapie ausbleibt und die Pyurie anhält, muß die Tuberkulose mit Hilfe bakteriologischer oder röntgenologischer Methoden ausgeschlossen werden.

2. Die Kulturen zum Nachweis von Tuberkelbakterien aus dem ersten Morgenurin sind in einem großen Prozentsatz positiv. In diesem Fall sollte eine Resistenzbestimmung angeschlossen werden. Besteht dringender Verdacht auf eine Tuberkulose, so sollten negative Kulturen wiederholt werden.

Das Blutbild ist i. allg. unauffällig, bei fortgeschrittener Erkrankung kann eine Anämie bestehen. Die Blutsenkung ist meistens beschleunigt.

Im Sekret der infizierten Prostata können meistens Tuberkelbakterien nachgewiesen werden. Die Nierenfunktion ist i. allg. normal, solange keine bilaterale Schädigung vorliegt. Der langsame Fortschritt der Krankheit in einer Niere führt zu einer kompensatorischen Hypertrophie der gesunden Niere. Sie kann jedoch auch mit Tuberkelbakterien infiziert werden, oder es kommt zu einer Hydronephrose durch Fibrose der Blasenwand (ureterovesikale Stenose) oder zum vesikoureteralen Reflux.

Bei Tuberkuloseverdacht sollte der Tuberkulintest vorgenommen werden. Ein positiver Test, besonders bei Erwachsenen, ist diagnostisch unbedeutend; ein negativer Test spricht aber bei einem ansonsten gesunden Patienten gegen eine Tuberkulose.

Röntgenbefunde (Abb. 14.2)

Finden sich auf der Thoraxaufnahme Anzeichen einer Tuberkulose, so sollte der Arzt bei entsprechenden Symptomen an eine Tuberkulose im Urogenitaltrakt denken. Die Abdomenübersichtsaufnahme kann eine Vergrößerung der Niere oder eine Obliteration des Nieren- oder Psoasschattens infolge eines perinephritischen Abszesses zeigen. Durch die Tuberkulose können getüpfelte Verkalkungen im Nierenparenchym auftreten. In etwa 10% der Fälle treten Nierensteine auf. Seltener findet man Verkalkungen im Ureterbereich (s. Abb. 6.2). Kleine Prostatasteine in der Größe von Traubenkernen sind gewöhnlich nicht auf eine Tuberkulose zurückzuführen, größere Verkalkungsbezirke jedoch wohl.

Ausscheidungsurogramme können auch bei erst mäßig fortgeschrittener Erkrankung aussagekräftig

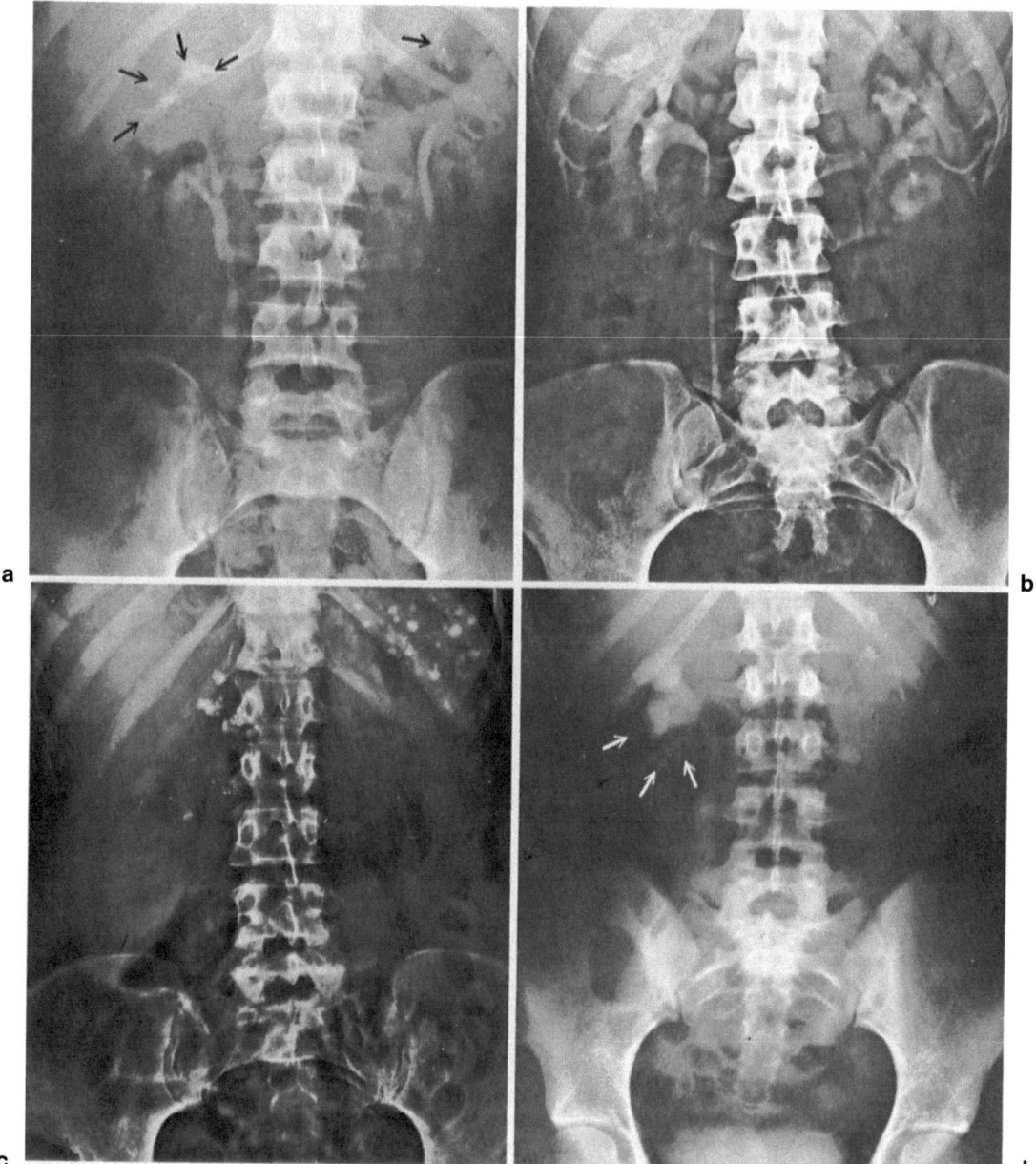

Abb. 14.2a–d. Radiologische Zeichen einer Tuberkulose. **a** Das Ausscheidungsurogramm zeigt „Mottenfraßkelche" in den oberen Nierenpolen. Kalzifikationen in den oberen Kelchen; der rechte obere Harnleiteranteil ist gerade und dilatiert. **b** Im Ausscheidungsurogramm erkennt man *links* ulzerierte und dilatierte Kelche. **c** Die Abdomenübersichtsaufnahme zeigt Verkalkungen in der rechten Niere, den Nebennieren und der Milz (Tuberkulose der rechten Niere und Morbus Addison). **d** Ausscheidungsurogramm: Dilatation der Kelche. Der obere rechte Harnleiteranteil ist dilatiert und gestreckt. *Die Pfeile* zeigen auf schlecht zu erkennende parenchymatöse Abszesse

sein. Zu den typischen Veränderungen zählen: 1. eine „mottenfraßähnliche" Veränderung der ulzerierten Kelche, 2. die Obliteration eines oder mehrerer Kelche, 3. die Dilatation von Kelchen durch eine fibrotische Harnleiterstenose, 4. Abszeßhöhlen, die in Verbindung mit den Kelchen stehen, 5. einzelne oder mehrere Harnleiterstrikturen mit sekundärer Dilatation, Verkürzung und Streckung des Harnleiters und 6. eine stumme Niere durch vollständige Harnleiterobstruktion und Parenchymzerstörung (Autonephrektomie).

Läßt sich die Tuberkulose durch das Ausscheidungsurogramm hinreichend nachweisen, so ist es nicht notwendig, auf derselben Seite noch ein retrogrades Urogramm durchzuführen. Tatsächlich kann es durch den höheren intrapelvinen Druck, zumindest theoretisch, zu einer hämatogenen oder lymphogenen Ausbreitung kommen. Ein retrogrades Urogramm kann jedoch auf der nichterkrankten Seite zum Ausschluß von pathologischen Veränderungen angefertigt werden. Dies ist insbesondere dann möglich, wenn im Einzelurin dieser Seite weder Leukozyten noch Tuberkelbakterien nachgewiesen werden können.

Instrumentelle Untersuchung

Eine sorgfältige zystoskopische Untersuchung ist sogar dann angezeigt, wenn der Erreger bereits im Urin nachgewiesen wurde und im Urogramm die typischen renalen Veränderungen nachweisbar sind. Durch die Zystoskopie können das Ausmaß der Erkrankung festgestellt und die typischen Tuberkel oder Ulzerationen in der Blase nachgewiesen werden. Manchmal ist eine Biopsie erforderlich. Seltener findet sich eine Blasenkontraktur. Durch ein Zystogramm kann ein bestehender ureteraler Reflux nachgewiesen werden. Immer sollte eine sauber abgenommene Urinprobe für weitere Untersuchungen zur Verfügung stehen.

Differentialdiagnose

Die chronische unspezifische Zystitis oder Pyelonephritis kann eine Tuberkulose vortäuschen, weil bei 15–20% der Tuberkulosefälle eine Superinfektion durch pyogene Erreger besteht. Spricht eine unspezifische Infektion nicht auf die entsprechende Therapie an, so sollte man an eine Tuberkulose denken. Auch eine schmerzlose Epididymitis spricht für eine Urogenitaltuberkulose. Ebenso wird eine Urogenitaltuberkulose durch Nachweis von Tuberkeln oder Ulzerationen in der Blasenwand bestätigt. Die Urogramme sind gewöhnlich eine Bestätigung für die Urogenitaltuberkulose.

Eine akute oder chronische unspezifische Nebenhodenentzündung kann mit einer Tuberkulose verwechselt werden, da auch die tuberkulöse Nebenhodenentzündung gelegentlich ziemlich schmerzhaft sein kann. Palpatorische Veränderungen der Samenblasen sind allerdings bei unspezifischer Epididymitis selten, bei der Nebenhodentuberkulose dagegen häufig. Der kulturelle Nachweis von Tuberkelbakterien bestätigt die Diagnose. Manchmal gelingt eine Diagnostik nur durch die histologische Untersuchung des operativ entfernten Nebenhodens.

Die abakterielle Zystitis setzt gewöhnlich akut ein, wobei vorher Harnröhrenausfluß auftritt. Man findet zwar eine „sterile" Pyurie, aber keine Tuberkelbakterien. Zystoskopisch liegen frische, oberflächliche Ulzerationen vor. Obwohl im Urogramm eine leichte Erweiterung des Harnleiters und sogar eine Nierenstauung vorliegen können, kommt es nicht wie bei der Nierentuberkulose zu Ulzerationen im Bereich der Kelche.

Die interstitielle Zystitis ist typischerweise durch Pollakisurie, Nykturie und suprapubische Schmerzen bei gefüllter Blase charakterisiert. Das Urinsediment ist normalerweise unauffällig. Tuberkelbakterien lassen sich nicht nachweisen.

Zahlreiche kleine Nierensteine oder eine Nephrokalzinose können röntgenologisch wie tuberkulöse Verkalkungen wirken. Bei der Nierentuberkulose finden sich die Kalziumablagerungen aber i. allg. im Parenchym, obwohl gelegentlich auch sekundäre Steine beobachtet werden.

Bei der nekrotisierenden Papillitis, die alle Kelche einer oder beider Nieren, gelegentlich auch nur einen einzigen Kelch, befallen kann, treten Kelchveränderungen und Verkalkungen auf, die eine Tuberkulose vortäuschen können. Durch sorgfältige bakteriologische Untersuchungen wird man jedoch Tuberkelbakterien ausschließen können.

Markschwammnieren weisen distal der Kelche Verkalkungsbereiche auf. Die Kelche selbst sind jedoch scharf begrenzt und zeigen keine anderen Veränderungen der Tuberkulose.

Auch bei der disseminierten Kokzidioidomykose kann eine renale Beteiligung auftreten. Diese Form ähnelt der Tuberkulose (Connor et al. 1975). Auch die Nebenhodenentzündung bei Kokzidioidomykose kann mit einer tuberkulösen Erkrankung verwechselt werden (Cheng 1974).

Auch die Bilharziose kann eine Tuberkulose vortäuschen, da sich bei beiden die Symptome einer Zystitis mit Hämaturie finden. Eine Schrumpfblasenbildung, die bei beiden Erkrankungen beobachtet wird, bedingt eine extreme Pollakisurie. In endemischen Gebieten muß man auch an eine Schistosomiasis denken. Das typische Ei läßt sich im Urin nachweisen; zystoskopische und urographische Befunde sichern die Differentialdiagnose.

Komplikationen

Nierentuberkulose

Ein perinephritischer Abszeß kann zur Anschwellung der entsprechenden Flanke führen. Auf der Abdomenübersichtsaufnahme lassen sich die Konturen der Niere und des Psoas nicht mehr unterscheiden. Diagnostisch besonders aufschlußreich sind Sonogramme und Computertomogramme. Bestehen gleichzeitig sekundäre nicht-spezifische Infektionen, kann es zur Nierensteinbildung kommen. Eine Beteiligung beider Nieren kann zur Urämie führen.

Harnleitertuberkulose

Vernarbungen im Harnleiter mit anschließender Stenosebildung gehören zu den typischen Folgen der Tuberkulose und finden sich insbesondere im juxtavesikalen Anteil des Ureters. Es kann sich eine fortschreitende Hydronephrose entwickeln. Die vollständige Harnleiterobstruktion führt zur sog. stummen Niere (Feldstein et al. 1975).

Blasentuberkulose

Bei schwerer Blasenschädigung wird die Blasenwand fibrotisch und schrumpft. Harnleiterstenosen und Refluxbildung führen zur hydronephrotischen Niere.

Genitaltuberkulose

Die Ausführungsgänge des betroffenen Nebenhodens veröden. Bei beidseitigem Verschluß besteht Sterilität. Ein Nebenhodenabszeß kann sich in den Hoden ausbreiten und durch die Skrotalwand auch den anderen Hoden befallen.

Therapie

Die Tuberkulose muß als generalisierte Erkrankung behandelt werden. Selbst wenn sie nur im Urogenitaltrakt nachgewiesen wird, muß man auch an aktive Herde in anderen Körperregionen denken. (Es ist jedoch theoretisch möglich, daß der primäre Herd spontan abgeheilt ist.) Die Behandlung erfolgt grundsätzlich medikamentös. Die operative Entfernung eines infizierten Organs ist, wenn überhaupt notwendig, lediglich eine Zusatztherapie.

Nierentuberkulose

Die medikamentöse Behandlung muß gewissenhaft vorgenommen werden. Die folgenden Medikamente werden gewöhnlich nur dann eingesetzt, wenn gegen die Tuberkulostatika erster Wahl Resistenz besteht, und wenn geschultes medizinisches Personal zur Verfügung steht, um die toxischen Nebenwirkungen zu behandeln: p-Aminosalicylsäure (PAS), Capromycin, Cycloserin, Ethionamid, Pyrazinamid, Viomycin. Bezüglich des Pyrazinamid beachte man die spätere Anmerkung.

Man verwendet folgende Medikamente, wobei die Auswahl von den Ergebnissen des Resistenztests abhängig gemacht werden muß. 1) Cycloserin, p-Aminosalicylsäure (PAS) und Isoniazid (INH). 2) Cycloserin, Ethambutol und INH. 3) Rifampizin, Ethambutol und INH. Die letzte Kombination ist wahrscheinlich die wirkungsvollste.

Orale Dosierung: Cycloserin, 250 mg 2mal täglich; PAS, 15 g in aufgeteilten Dosen; INH, täglich 300 mg; Ethambutol, 1,2 g; Rifampizin, 600 mg. Aufgrund der Resistenzbestimmung kann die Anwendung von Streptomycin notwendig werden. Man gibt im 1. Monat täglich 1 g, im 2. Monat 3mal wöchentlich 1 g und anschließend 2mal wöchentlich 1 g. Da das INH eine periphere Neuropathie verursachen kann, gibt man gleichzeitig 100 mg Pyridoxin täglich oral. Wechsler u. Lattimer (1975) bevorzugen die Kombination von INH, Ethambutol und Cycloserin.

Während die meisten Wissenschaftler eine entsprechende Medikation über 2 Jahre empfehlen (oder länger, falls die Kulturen positiv bleiben), hält Gow (1979) eine 6monatige Anwendung der Medikamente für ausreichend. Er empfiehlt 600 mg Rifampicin, 300 mg INH, 1 g Pyrazinamid und 1 g Vitamin C täglich über 2 Monate; anschließend 900 mg Rifampicin, 600 mg INH und 1 g Vitamin C 3mal wöchentlich über 4 Monate. *Pyrazinamid kann einen schweren Leberschaden verursachen.*

Sind die Kulturen nach 3 Monaten immer noch positiv und ist eine deutliche Veränderung der betroffenen Niere radiologisch nachweisbar, so sollte eine Nephrektomie in Betracht gezogen werden. Gow (1979) empfiehlt, funktionslose Nieren nach 1–2 Monaten medikamentöser Therapie zu entfernen.

Wenn durch bakteriologische und röntgenologische Untersuchungen eine bilaterale Erkrankung festgestellt wird, ist nur eine medikamentöse Behandlung möglich. Die einzigen Ausnahmen davon sind: 1. schwere Sepsis, Schmerzen oder einseitige Nierenblutung (sie können eine Nephrektomie als lebensrettende Maßnahme notwendig machen); 2. ein deutliches Fortschreiten der Erkrankung auf einer und nur ein geringer Schaden auf der anderen Seite (hier sollte man die Entfernung des schwergeschädigten Organs in Betracht ziehen).

Blasentuberkulose

Die Blasentuberkulose entsteht immer sekundär nach einer Nieren- oder Prostatatuberkulose. Sie heilt i. allg.

schnell ab, wenn eine erfolgreiche Behandlung der primären Infektion im Urogenitaltrakt herbeigeführt wurde. Bei Ulzerationen in der Blase, die nicht auf die Therapie ansprechen, kann eine transurethrale Elektrokoagulation notwendig sein. Die Instillation von 0,2%igem Monoxychlorosen kann die Heilung beschleunigen.

Wenn sich eine Schrumpfblase entwickelt, kann evtl. eine Harnableitung oder eine subtotale Zystektomie notwendig werden. Hier müssen evtl. Anastomosen zwischen dem Ileum, dem ileozäkalen Segment oder dem Sigmoid und dem „Blasenrest" geschaffen werden (Ileozystoplastik, Ileozäkozystoplastik oder Sigmoidozystoplastik) (Abel u. Gow 1978).

Nebenhodentuberkulose

Hier handelt es sich niemals um eine isolierte Erkrankung. Die Prostata ist fast immer, die Niere häufig beteiligt. Nur selten greift die Nebenhodenentzündung auf den Hoden über. Die Behandlung erfolgt medikamentös. Wenn nach Monaten der Behandlung ein Abszeß oder eine Fistel bestehen, so ist eine Nebenhodenresektion angezeigt.

Tuberkulose der Prostata und der Samenblasen

Bei der Tuberkulose der Prostata und der Samenblasen befürworten einige Urologen die Entfernung der gesamten Prostata mit den Samenblasen. Die Mehrheit ist aber davon überzeugt, daß eine medikamentöse Therapie ausreichend ist. Bei den Kontrolluntersuchungen werden Kulturen zum Nachweis von Tuberkelbakterien vom Samen angelegt.

Allgemeine Maßnahmen für alle Tuberkulosearten

Eine optimale Ernährung ist bei der Behandlung einer Tuberkulose des Urogenitaltraktes genauso wichtig wie bei der Behandlung der allgemeinen Tuberkulose. Bei Blasenreizung sind entsprechende Medikamente notwendig.

Behandlung anderer Komplikationen

Ein perinephritischer Abszeß tritt i. allg. erst bei völlig zerstörter Niere auf; dies ist jedoch selten. Nach Abszeßdrainage wird die Nephrektomie sofort oder später durchgeführt, um die Entstehung einer chronischen Fisteleiterung zu vermeiden. Eine Langzeitbehandlung mit Antibiotika ist notwendig. Wenn sich auf der betroffenen Seite eine Harnleiterstriktur entwickelt, können ureterale Dilatationen bei mehr als 50% zur Heilung führen (Murphy et al. 1982; Cos u. Cockett 1982). Bei schweren Veränderungen in der Blase kann es auch auf der nicht betroffenen Seite zu einer Insuffizienz der Harnleitermündung kommen. Eine Ureteroneozystostomie kann bei befallener Blase nicht durchgeführt werden. Hier muß man eine andere Form der Harnableitung suchen. Deshalb sind Kontrollurogramme auch bei medikamentöser Behandlung notwendig.

Prognose

Die Prognose hängt vom Ausmaß der Erkrankung und den beteiligten Organen ab. Die Gesamtüberlebensrate liegt bei 98% nach 5 Jahren. Der Urin muß während der Behandlung alle 6 Monate bakteriologisch untersucht werden. Danach 1mal jährlich etwa 10 Jahre lang (Wechsler u. Lattimer 1975). Bei einem Rückfall muß die Behandlung erneut begonnen werden. Eine Nephrektomie ist selten nötig. Während des Heilungsprozesses kommt es häufig zu Harnleiterstenosen oder zur Schrumpfblasenbildung. Hier können entsprechende operative Eingriffe notwendig werden.

Abakterielle Zystitis

Die abakterielle Zystitis ist eine seltene Erkrankung, die plötzlich zu schweren Blasenreaktionen führt. Obwohl sie sich wie eine infektiöse Erkrankung verhält, lassen sich keine der üblichen Harnkeime nachweisen. Sie tritt gewöhnlich bei erwachsenen Männern und gelegentlich bei Kindern, insbesondere bei Jungen, auf.

Ätiologie

Gewöhnlich wird in der Anamnese zurückliegender Geschlechtsverkehr angegeben. Mykoplasmen und Chlamydien konnten als Erreger der Erkrankung isoliert oder vermutet werden. Bei Kindern mit dieser Zystitis isolierte man ein Adenovirus.

Pathogenese und Pathologie

Wodurch die Krankheit auch immer hervorgerufen wird, sie manifestiert sich primär immer als eine akute

Entzündung der Blase. Die Blasenreizung ist massiv, und oft besteht eine terminale Hämaturie. Die gerötete und ödematös geschwollene Schleimhaut zeigt oft auch oberflächliche Ulzerationen. Häufig ist die Blasenwand von einer dünnen Fibrinmembran bedeckt. Ähnliche Veränderungen beobachtet man auch in der hinteren Harnröhre. Das Nierenparenchym selbst ist nicht betroffen, obwohl sich im Nierenbecken und Harnleiter geringe entzündliche Veränderungen finden. Manchmal bildet sich eine gewisse Dilatation des unteren Ureteranteils aus. Das ist wahrscheinlich auf eine entzündliche Reaktion der Ureterostien zurückzuführen, da diese Veränderungen nach erfolgreicher Behandlung spontan verschwinden.

Mikroskopisch findet sich keine spezifische Reaktion. Mukosa und Submukosa sind mit Neutrophilen, Plasmazellen und Eosinophilen infiltriert. Hämorrhagien in der Submukosa sind häufig. Manchmal findet sich eine oberflächliche Ulzeration der Mukosa.

Klinische Befunde

Symptome

Alle Symptome sind örtlich begrenzt. Das erste Symptom bei Männern ist meistens der klare und schleimige Harnröhrenausfluß, der aber auch eitrig sein kann. Es bestehen die Zeichen einer akuten Zystitis, d.h. Harndrang, Pollakisurie und Strangurie. Eine terminale Hämaturie ist nicht selten. Suprapubisch treten Beschwerden oder Schmerzen auf, die sich insbesondere bei Füllung der Blase verstärken und nach der Miktion bessern. Fieber und Übelkeit fehlen.

Klinische Zeichen

Manchmal besteht eine suprapubische Druckempfindlichkeit. Der mäßige oder reichliche Harnröhrenausfluß kann eitrig oder dünn und schleimig sein. Der Prostatatastbefund ist unauffällig. Im akuten Stadium einer Harnwegsinfektion ist die Prostatamassage kontraindiziert. Bei später durchgeführter Massage ist die Infektion meist schon abgeheilt.

Laborbefunde

Im Blutbild kann eine leichte Leukozytose bestehen. Der Urin ist eitrig und kann auch blutig sein. Im gefärbten Ausstrich lassen sich keine Bakterien nachweisen. Die Urinkulturen sind negativ. In einigen Fällen konnte man Mykoplasmen (Chlamydia trachomatis) nachweisen. Ihre Bedeutung hierbei ist noch nicht sicher geklärt. Es finden sich keine Tuberkelbakterien.

Der Harnröhrenausfluß ist bakterienfrei. Die Nierenfunktion ist nicht eingeschränkt.

Röntgenbefunde

Im Auscheidungsurogramm kann eine gewisse Dilatation des unteren Ureters bestehen. Diese Veränderungen verschwinden jedoch vollständig, wenn die Krankheit abgeheilt ist. Der Blasenschatten ist aufgrund der deutlich verminderten Blasenkapazität klein. Zystogramme können einen Reflux aufdecken.

Instrumentelle Untersuchung

Bei akuter Entzündung ist eine Blasenspiegelung nicht angezeigt. Bei unklarer Diagnose und Verdacht auf Tuberkulose sollte sie jedoch durchgeführt werden. Hierbei findet man eine Rötung und Ödembildung der Mukosa. Es können auch oberflächliche Ulzerationen vorkommen. Die Blasenkapazität ist deutlich vermindert. Die Biopsie der Blasenwand zeigt keine spezifischen Veränderungen.

Differentialdiagnose

Bei der Tuberkulose entwickeln sich die Blasenbeschwerden allmählich und werden erst bei der Ausbildung von Ulzerationen unangenehm. Eine schmerzlose Vergrößerung des Nebenhodens deutet auf eine Tuberkulose hin. Obwohl sowohl bei der Tuberkulose als auch bei der abakteriellen Zystitis eine Eiterung ohne Bakterien vorliegt, läßt sich die Tuberkulose differentialdiagnostisch durch sorgfältige Laboruntersuchung mit Nachweis von Tuberkelbakterien abgrenzen. Bei der Zystoskopie finden sich die typischen tuberkulösen Knötchen, außerdem gibt es tiefe chronische Ulzerationen. Dagegen sind die Veränderungen bei der abakteriellen Zystitis akuter. Geschwürbildungen sind, wenn überhaupt, nur oberflächlich nachweisbar. Die Ausscheidungsurogramme bei Tuberkulose ergeben mottenfraßähnliche Zeichen an den Kelchen, die typisch für eine Infektion mit säurefesten Stäbchen sind.

Die unspezifische (pyogene) Zystitis kann eine abakterielle Zystitis vortäuschen. Die pathogenen Keime können aber leicht auf einem mit Methylenblau gefärbten Abstrich oder durch die Kultur nachgewiesen werden.

Auch durch eine Zystitis, die nach einer chronischen unspezifischen Prostatitis entstanden ist, kann gelegentlich eine Eiterbildung ohne Bakterien hervorgerufen werden. Die Ergebnisse der rektalen Untersuchung, der Eiter im Prostatasekret und das schnelle Ansprechen auf Antibiotika führen zur richtigen Diagnose.

Auch Blasentumoren können eine abakterielle Zystitis vortäuschen, da es auch hierbei zur Pyurie oder Hämaturie kommen kann. Auch eine Bakteriurie wird gelegentlich nachgewiesen. Im Zweifelsfall klärt die Zystoskopie die Diagnose.

Die interstitielle Zystitis kann mit erheblicher Blasenreizung auftreten. Sie befällt gewöhnlich Frauen nach der Menopause. Die Urinanalyse ist normalerweise bis auf eine Mikrohämaturie unauffällig. Die Zystoskopie klärt die Diagnose.

Komplikationen

Bei der abakteriellen Zystitis entwickelt sich nur selten eine Kontraktur der Blase, und zwar dann, wenn ein vesikoureteraler Reflux aufgetreten ist.

Therapie

Spezifische Maßnahmen

Tetrazykline oder Chloramphenicol, oral 1 g/d in aufgeteilten Dosen über 3–4 Tage, sollen in etwa 75% der Fälle zur Heilung führen. Auch Streptomycin, i.m. 1–2 g/d über 3–4 Tage, kann versucht werden. Neoarsphenamin ist ebenfalls wirksam, aber schwer erhältlich. Die erste Dosis beträgt 0,3 g i.v.; die darauffolgende Dosis liegt bei 0,45 g alle 3–5 Tage i.v., insgesamt etwa 3–4 Injektionen.

Penizillin und Sulfonamide sind wirkungslos. In einigen Fällen, die bei Kindern auftraten, erfolgte Spontanheilung.

Allgemeine Maßnahmen

Mittel zur Blasenberuhigung reichen bei Vorliegen schwerer Symptome gewöhnlich nicht aus. Analgetika oder Narkotika können notwendig werden, um die starken Schmerzen zu bekämpfen. Heiße Sitzbäder lösen die Spasmen.

Wettlaufer (1976) empfiehlt die Instillation einer 0,1%igen Natriumoxychlorosenlösung.

Prognose

Die Prognose ist ausgezeichnet.

Candidosis

Candida albicans ist ein hefeähnlicher Pilz, der als normaler Keim im Atmungs- und Magen-Darm-Trakt sowie in der Vagina vorkommt. Der intensive Gebrauch potenter moderner Antibiotika kann das Gleichgewicht zwischen normalen und anomalen Erregern stören, und es so Pilzen – wie Candida – ermöglichen, ein sonst gesundes Organ zu befallen. Die Blase und in geringem Ausmaß auch die Nieren sind hier anfällig. Die anogenitale Candidosis wird auf S. 738 besprochen.

Bei den Patienten können Zeichen einer Reizblase oder Symptome einer Pyelonephritis bestehen. Pilzballen können spontan abgestoßen werden. Die Diagnose stützt sich auf den mikroskopischen Nachweis der Pilze oder Hefeformen in einer sorgfältig abgenommenen Urinprobe. Die Diagnose kann durch Kulturen erhärtet werden. Ausscheidungsurogramme zeigen Kelchdefekte und Harnleiterobstruktionen (Pilzansammlungen).

Die Blasencandidosis spricht gewöhnlich auf eine Alkalisierung des Urins mit Natriumbikarbonat an. Ein Urin-pH-Wert von 7,5 ist anzustreben. Die Dosis regelt der Patient nach den Ergebnissen der Urin-pH-Wert-Messung mit Indikatorpapier. Falls dies nicht gelingt, sollte man über einen Katheter 3mal täglich Amphotericin B instillieren. Dazu löst man 100 mg dieses Medikamentes in 500 ml 5%iger Dextroselösung.

Bei einer renalen Beteiligung ist die Spülung des Nierenbeckens mit dieser Lösung ebenfalls wirksam. Bei systemischer Infektion ist Flucytosin das Mittel der Wahl. Man gibt 100 mg/kg KG täglich oral in aufgeteilten Dosen über etwa 1 Woche. Bei schwerer Infektion verabreicht man am 1. Tag 600 mg i.v. und geht dann auf die orale Medikation über. Grüneberg u. Leaky (1976) empfehlen Nifuratel, ein Nitrofuranpräparat, das sie dem Flucytosin gegenüber für überlegen halten. Ihre empfohlene Dosis liegt bei 3mal täglich 400 mg über 1 Woche. Die Dosis muß bei Niereninsuffizienz modifiziert werden. Das Medikament ist im sauren Urin wirksamer. Graybill et al. (1983) erzielten mit Ketoconazol gute Erfolge. Man gibt 200–400 mg/d über 2–3 Wochen oder auch länger, je nachdem, wie sich die Kontrollkulturen verhalten. Die Toxizität des Medikamentes ist gering. Der Nachteil von Amphotericin B ist, daß man es nur parenteral geben kann und daß es eine hohe Nephrotoxizität besitzt. Es wird in einer Dosis von 1–5 mg/d i.v. in verteilten Dosen in 5%iger Dextroselösung injiziert. Die Konzentration der Lösung sollte 0,1 mg/ml betragen.

Aktinomykose

Die Aktinomykose ist eine chronische granulomatöse Erkrankung, die zu einer deutlichen Fibrose führt, und bei der häufig spontane Fisteln auftreten. Die Erkrankung wird nur selten von einem primären Infektionsherd aus hämatogen auf Niere, Blase oder Hoden übertragen. Die Haut im Bereich des Penis oder des Skrotums kann durch lokale Hautabschürfung befallen werden. Die Blase kann auch durch direkte Übertragung aus Blinddarm, Darm oder Tube befallen werden.

Ätiologie

Der verursachende Erreger ist Actinomyces israelii (Actinomyces bovis).

Klinische Befunde

Für die Aktinomykose sind keine Symptome oder klinischen Zeichen pathognomonisch. Die Diagnose wird durch den mikroskopischen Nachweis der Organismen gestellt. Sie können im Fistelsekret oder im Urin nachgewiesen werden. Pollock et al. (1978) empfehlen eine Aspirationsbiopsie, die man mit einer dünnen Nadel durchführen sollte. Sie fanden heraus, daß sowohl die Gram-Färbung als auch die modifizierte Ziehl-Neelsen-Färbung die Diagnose unterstützen kann. Sie wird jedoch durch die Kultur gesichert.

Im Ausscheidungsurogramm können die Veränderungen einer Tuberkulose (arrodierte Kelche) oder einem Tumor (raumfordernde Veränderung) ähneln.

Therapie

Penicillin G ist das Medikament der Wahl. Man sollte 10–20 Mill. E/d parenteral über 4–6 Wochen verabreichen. Danach wird über einen verlängerten Zeitraum Penicillin V oral gegeben. Bei sekundärer Infektion wird zusätzlich ein Sulfonamid verabreicht; auch Streptomycin ist wirksam. Breitbandpenizilline sind nur dann notwendig, wenn eine Resistenz gegen Penizillin besteht. Meistens ist eine operative Drainage des Abszesses oder die Entfernung des betroffenen Organs notwendig (Patel et al. 1983).

Prognose

Die Entfernung des betroffenen Organs (z.B. Niere oder Hoden) führt sehr schnell zur Heilung. Die Drainage eines granulomatösen Abszesses kann zur chronischen Fistel werden. Chemotherapie ist angezeigt.

Schistosomiasis (Bilharziose)*

Die Schistosomiasis, hervorgerufen durch einen Saugwurm, ist eine Erkrankung wärmerer Klimazonen. 350 Mill. Menschen sind von ihren 3 Formen betroffen: Schistosoma mansoni ist in Afrika, Süd- und Zentralamerika, Pakistan und Indien verbreitet. Schistosoma japonicum findet sich im fernen Osten; Schistosoma haematobium (Bilharzia haematobia) ist auf Afrika (besonders entlang der Nordküste), Saudi-Arabien, Israel, Jordanien, Libanon und Syrien begrenzt.

Die Schistosomiasis breitet sich in endemischen Gebieten zunehmend aus, da der Zwischenwirt, eine Frischwasserschnecke, aufgrund der Konstruktion der modernen Bewässerungssysteme günstige Lebensbedingungen findet. Die Erkrankung befällt hauptsächlich den Urogenitaltrakt, besonders die Blase, den Harnleiter, die Samenblasen und in geringem Ausmaß auch die männliche Harnröhre und die Prostata. Durch Emigration aus endemischen Gebieten tritt die Erkrankung auch in den USA und Europa gehäuft auf. Die Infektion mit Schistosoma mansoni und Schistosoma japonicum betrifft hauptsächlich das Kolon.

Ätiologie

Menschen infizieren sich, wenn sie mit larvenverseuchtem Wasser in Kanälen, Gräben oder Bewässerungsfeldern beim Schwimmen, Baden oder bei landwirtschaftlicher Arbeit in Kontakt kommen. Die gabelschwänzigen Larven, Zerkarien genannt, verlieren ihren Sporn, wenn sie in die Haut eingedrungen sind. Man bezeichnet sie dann als Schistosomen. Sie führen zu allergischen Hautreaktionen, die bei Menschen beim ersten Kontakt heftiger sind. Diese Schistosomen dringen durch die Lymphgefäße und die

---
* Mohamed M. Al Ghorab

peripheren Venen in den allgemeinen Kreislauf ein und erreichen die Lungen. Bei massiver Infektion können sie zu einer Pneumonie führen. Sie gelangen durch den pulmonalen Kreislauf zum linken Herzen und in den Körperkreislauf. Die Würmer, die den vesikoprostatischen Venenplexus erreichen, überleben und reifen, während andere absterben.

Pathogenese

Der ausgewachsene Schistosoma-haematobium-Wurm, eine digenetische Trematode, lebt im prostatovesikalen Venenkomplex. Das Männchen ist ungefähr 10×1 mm groß und trägt das $20 \times 0,25$ mm dünne Weibchen in seinem gynäkophorischen Kanal, „Schist" genannt. In den feinsten peripheren Venulae trennt sich das Weibchen vom Männchen, und dringt in die Venula ein, um die Eier in der subepithelialen Schicht des betroffenen Wirtes abzulegen, gewöhnlich gehäuft, so daß tuberkelartige Knötchen entstehen. Die Eier finden sich in den feinsten Venen nur sehr selten. Man findet sie fast immer in der subepithelialen oder interstitiellen Gewebeschicht. Daraufhin geht das Weibchen zum Männchen zurück, das es in andere Körperregionen bringt, wo der gleiche Prozeß erneut abläuft.

Die lebenden Eier dringen dann, unterstützt durch Histolyse und durch die Kontraktionen des Blasendetrusors, in das darüberliegende Urothel, gelangen in die Blasenhöhle und werden im Urin ausgeschieden. Wenn sie frisches Wasser erreichen reifen sie aus, und die darin enthaltenen Larven, Mirazidien mit Zilienbesatz, befallen eine spezifische Frischwasserschnecke, in die sie eindringen. Dort bilden sie Sporozyten, die schließlich wieder Zerkarien entstehen lassen. Diese verlassen die Schnecke und gelangen ins Frischwasser, um ihren Lebenszyklus im Menschen neu zu beginnen.

Pathologie

Die frischen Eier bewirken eine geringe Gewebereaktion, wenn sie den menschlichen Wirt durch das Urothel verlassen. Die Wurmeier rufen im Gewebe eine deutliche lokale Reaktion mit Infiltration von Rundzellen, Monozyten, Eosinophilen und Riesenzellen hervor, die tuberkelartige Knötchen bilden. Diese werden später fibrös umgebaut, so daß Narbenbildungen und Harnleiterstrikturen entstehen können. Die Fibrose und reichliche Eiablagerungen im subepithelialen Gewebe führen zu einer Hyperämie in diesem Gebiet und verursachen die typischen Geschwürbildungen der Bilharziose. Eine Metaplasie des Epithels ist häufig, oft kann auch ein Plattenepithelkarzinom entstehen. Eine häufige Komplikation ist die sekundäre Infektion des Harntraktes, die schwierig zu bekämpfen ist. Die eingeschlossenen abgestorbenen Eier verkalken und bilden flächenhafte, subepitheliale verkalkte Schichten im Harnleiter, der Blase und den Samenblasen.

Klinische Befunde

Symptome

Die Wanderung der Zerkarien durch die Haut führt zu gewissen allergischen Reaktionen in Form von Hyperämie und Juckreiz, die bei dem Menschen, der erstmalig infiziert wird, sehr heftig sein können. Die Patienten klagen über Übelkeit, Müdigkeit, Abgespanntheit, leichtes Fieber, erhebliches Schwitzen, Kopfschmerzen, Rückenschmerzen usw. Sind die Eier in der Blasenwand abgelagert und werden sie nach und nach mit dem Urin ausgeschieden, so besteht bei dem Patienten eine terminale, leicht schmerzhafte Hämaturie, die zeitweilig auch sehr ausgeprägt werden kann. Dies können über einen längeren Zeitraum hinweg die einzigen Beschwerden bleiben, bis sich die Blasenbeschwerden verschlimmern und zu entsprechenden Komplikationen führen. Steigende Miktionshäufigkeit, suprapubisches Druckgefühl, Rückenschmerzen, Schmerzen im Harnröhrenbereich, starke Hämaturie und Pyurie können zusammen mit sekundären Infektionen, Geschwürbildungen oder malignen Veränderungen auftreten. Bei ureteralen Strikturen kommt es zu Nierenschmerzen, einem vesikoureteralen Reflux oder sekundärer Steinbildung, die zu Ureterverschlüssen führen kann. Fieber, Rigor, Sepsis und Urämie sind Folgen der renalen Beteiligung.

Klinische Zeichen

In frühen, unkomplizierten Fällen finden sich keine wesentlichen klinischen Symptome. Später kann es zu Fibrose der Glans penis, zu Harnröhrenstrikturen oder Fisteln im Dammbereich kommen. Manchmal kann man suprapubisch eine Blasenvergrößerung oder eine Anschwellung der Niere in der Flanke palpieren. Bei der rektalen Untersuchung findet sich eine fibrotisch veränderte Prostata mit vergrößerten Samenblasen und verhärtetem Blasenboden.

Laborbefunde

Im Urin finden sich tote oder lebende Eier, Blut, Leukozyten und Bakterien. Auch Zellen eines Plattenepithelioms können nachweisbar sein. Im Blutbild bestehen Leukozytose, Eosinophilie und eine hypochrome Normozytenanämie. Bei Nachlassen der Nierenleistung steigen Kreatinin und Harnstoff an.

Zur Sicherung der Diagnose wurde schon eine Vielzahl immunologischer Untersuchungsmethoden eingesetzt. Die positiven immunologischen Tests belegen zwar die Bilharziose, geben jedoch keine Auskunft darüber, ob gegenwärtig ein akuter Krankheitsprozeß besteht. Die Zerkarien, Schistosomen, die ausgewachsenen Würmer und Eier, sind alle potentiell antigen wirksam. Die ausgewachsenen Würmer binden die Antigene in ihrer Hülle, so daß die immunologische Abwehrlage des Wirts geschwächt wird. Die erhöhte Antikörperproduktion kann sich als Hypergammaglobulinämie manifestieren.

Röntgenologische Befunde

Auf der Abdomenübersichtsaufnahme kann die vergrößerte, hydronephrotisch veränderte Niere oder die prallgefüllte Blase in der Beckengegend nachweisbar sein. Kalkdichte Schatten (Steine) können in Niere, Harnleiter und Blase sichtbar werden. Typisch ist eine lineare Verkalkung in Harnleiter und Blasenwand (Abb. 13.3). Auch punktförmige Kalkablagerungen im Harnleiter (Ureteritis calcinosa) und Verkalkungen in den seminalen Gefäßen können nachweisbar sein (Abb. 14.3).

Im Ausscheidungsurogramm zeigen sich gelegentlich eine Funktionseinschränkung der Nieren und unterschiedliche Grade der Ektasie des oberen Harntraktes (Abb. 14.4). Zu diesen Veränderungen gehören die Hydronephrose, ektatische und gewundene Harnleiter, Harnleiterstrikturen und eine Schrumpfblase, mit nur noch wenigen Millilitern Kapazität. Unregelmäßige Begrenzungen in der Blasenwand sprechen für ein Karzinom (Abb. 14.4).

Durch die retrograde Urethrographie kann man evtl. eine bilharziosebedingte Urethralstriktur aufdecken. In Zystogrammen zeigt sich der vesikoureterale Reflux, insbesondere wenn eine Schrumpfblase vorliegt.

Instrumentelle Untersuchung

Bei der Harnröhrenkalibrierung tritt manchmal eine Harnröhrenstriktur auf.

Bei der Urethrocystoskopie finden sich verschiedenste Veränderungen: frische Konglomerate gräulicher Tuberkel, umgeben von hyperämischen Bezirken, alte verkalkte gelbliche Tuberkel, sandfarbene schleimige Auflagerungen und eine stumpfe Schleimhaut, der die normale Gefäßstruktur fehlt. Außerdem finden sich Polypen, chronische Geschwüre am Blasendach, die bei der Blasenentleerung bluten (weeping ulcers = weinende Geschwüre). Auch Blasensteine, maligne Veränderungen, stenosierte oder starre Ostien und narbige Verziehungen des Trigonums können als Zeichen der Bilharziose vorhanden sein.

Differentialdiagnose

Die Zystitis bei Bilharziose ist in endemischen Gebieten charakteristisch. Der Nachweis von Eiern im Urin sichert zusammen mit den röntgenologischen und endoskopischen Befunden die Diagnose. Die unspezifische Zystitis spricht gewöhnlich auf eine medikamentöse Behandlung an, solange keine komplizierenden Veränderungen hinzukommen. Die tuberkulöse Zystitis kann eine Bilharziose vortäuschen; der Nachweis der Tuberkelbakterien klärt zusammen mit den röntgenologischen Befunden die Differentialdiagnose. Eine Tuberkulose kann aber auch in der durch Bilharziose veränderten Blase auftreten. Blasensteine und Blasenmalignome werden durch entsprechende urologische Untersuchungen ausgeschlossen, obwohl beide auch bei der Bilharziose vorkommen können. Zu den Komplikationen der Bilharziose gehört insbesondere die Fibrose, die so extrem sein kann, daß es zur Schrumpfung des Blasenhalses und der ganzen Blase kommt. Sie führt auch zu Strikturen der Harnröhre und des Harnleiters (meist beidseitig). Oft besteht ein vesikoureteraler Reflux. Sekundäre Infektionen und Steinbildungen komplizieren das Krankheitsbild. Auch Plattenepithelkarzinome der Blase sind sehr häufig. Diese werden bereits in der 2. oder 3. Lebensdekade beobachtet und treten bei Männern häufiger auf als bei Frauen.

Therapie

Medizinische Maßnahmen

Praziquantel, Metrifonat und Oxamniquin sind die Mittel der Wahl bei der Behandlung der Schistosomiasis. Diese Medikamente haben nicht so ernste Nebenwirkungen wie die älteren Stoffe (z.B. Antimon).

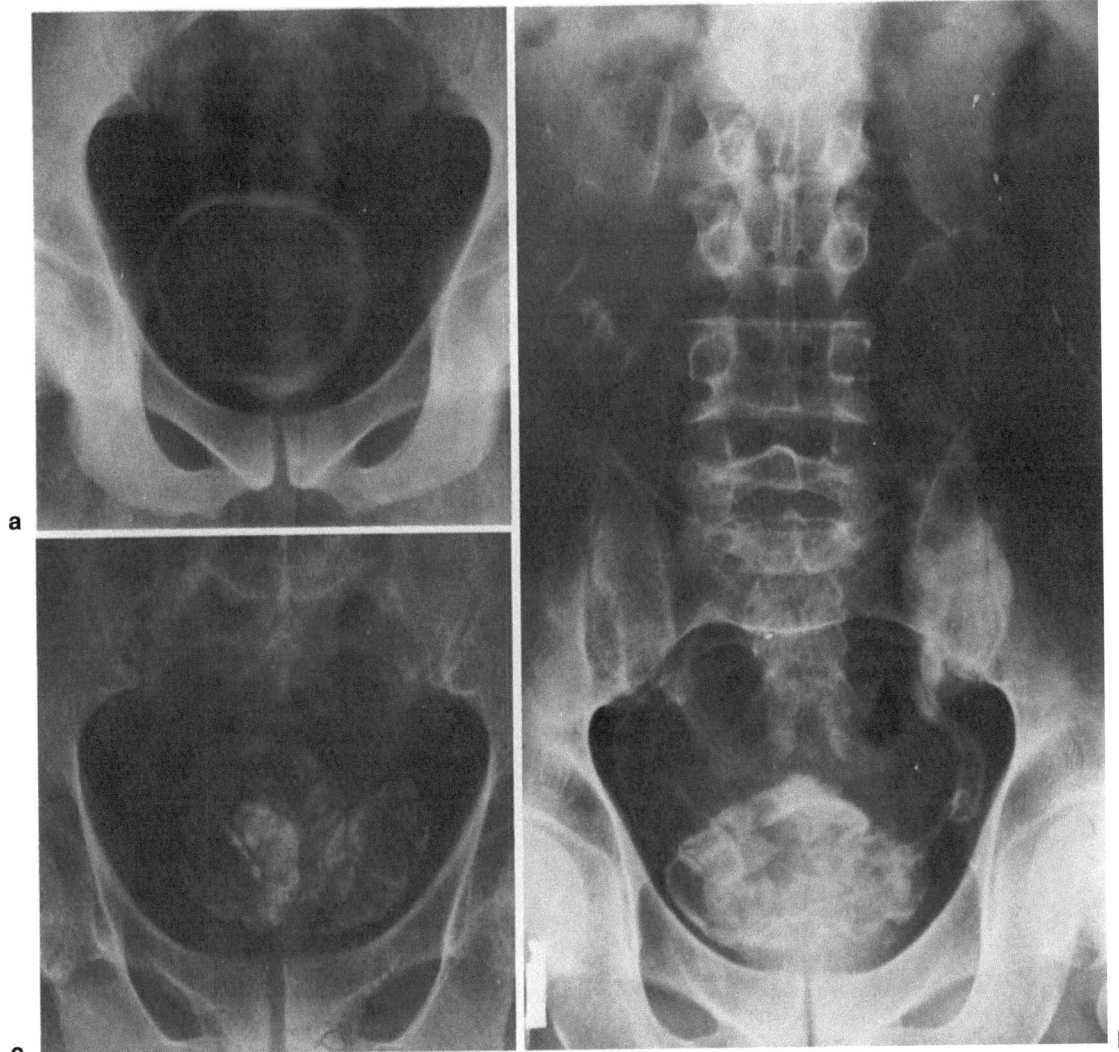

Abb. 14.3a–c. Schistosomiasis. Leeraufnahmen. **a** Ausgedehnte Verkalkung in der Wand einer Blasenkontraktur. **b** Ausgedehnte Verkalkung der Blase und beider Ureteren bis hinauf zu den Nierenbecken. Die Ureteren sind dilatiert und gewunden. **c** Ausgedehnte Verkalkungen der Samenblasen und der Ampullen der Samenleiter

1. Praziquantel ist als einziges effektiv gegen alle menschlichen Schistosomenarten. Es wird oral verabreicht und ist bei Erwachsenen und Kindern wirksam. Auch Patienten im Stadium des Leber- und Milzbefalls einer fortschreitenden Schistosomiasis vertragen dieses Medikament gut. Als Dosis empfiehlt man für alle Arten der Schistosomiasis 20 mg/kg KG 3mal/d.

2. Auch Metrifonat ist ein hocheffektives oral zu verabreichendes Medikament und Mittel der Wahl zur Behandlung von Schistosoma-haematobium-Infektionen; es ist aber nicht wirksam gegen Schistosoma mansoni oder Schistostoma japonicum. Zur Therapie von Schistosoma-haematobium-Infektionen beträgt die Dosis 7,5–10 mg/kg KG (maximal 600 mg) in einer Einzeldosis, die dann noch 2mal, jeweils in einem 2wöchigen Intervall, wiederholt wird.

3. Oxamniquin ist ein hocheffektives Medikament und das Mittel der Wahl zur Therapie von Schistosoma-mansoni-Infektionen. Es ist sicher und auch bei fortgeschrittener Krankheit wirksam. Allerdings wirkt es nicht gegen Schistosoma-haematobium- oder Schistosoma-japonicum-Infektionen. Die Dosierung beträgt 12–15 mg/kg KG in einer Einzeldosis. Für Kinder unter 30 kg KG gibt man 20 mg/kg KG/d in 2 Einzeldosen mit einem Intervall von 2–8 h. Die Heilungsraten liegen zwischen 70 und 95%.

4. Nitridazol, ein Nitrothiazolderivat, ist wirksam bei der Behandlung von Schistosoma-mansoni- und Schistosoma-haematobium-Infektionen. Es kann auch

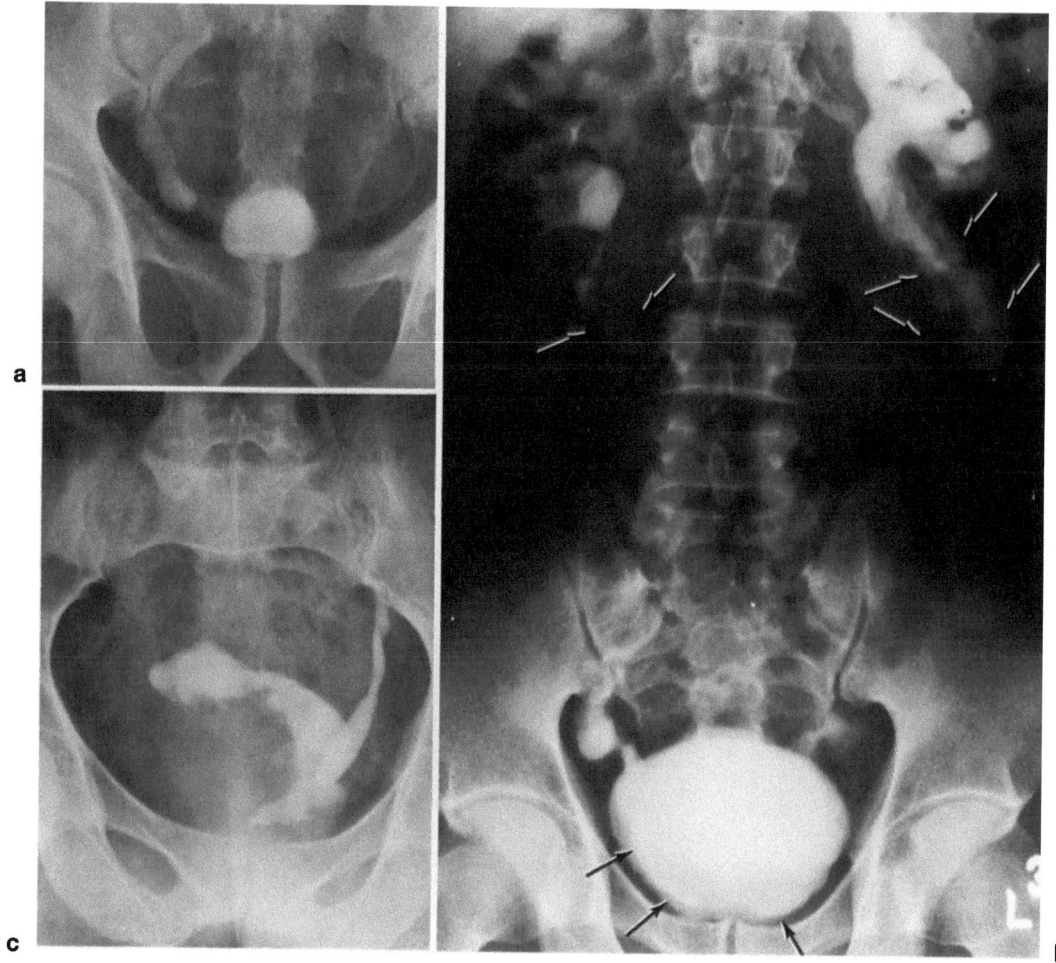

Abb. 14.4a–c. Schistosomiasis. **a** Das Ausscheidungsurogramm zeigt eine deutliche Blasenkontraktur. Der rechte untere Ureteranteil ist wahrscheinlich infolge eines vesikoureteralen Refluxes dilatiert. **b** Das Ausscheidungsurogramm nach 2 h zeigt *rechts* eine normale Niere. Der obere Harnleiteranteil ist gewunden. Die *Pfeile* deuten auf die verkalkte Wand. Der untere Ureteranteil ist stark verändert. Die Kelche und das Nierenbecken der linken Niere sind dilatiert, die Niere zeigt darüber hinaus eine Atrophie infolge einer unspezifischen Infektion. Der obere Harnleiteranteil ist durch die Obstruktion dilatiert und durch die Elongation abgedrängt. *Die Pfeile* zeigen die Verkalkungen. In der Peripherie der unteren Hälfte der Blasenwand *(Pfeile)* ist eine lineare Kalzifikation erkennbar. **c** Noduläres Plattenepithelkarzinom der Blase. Der linke untere Ureteranteil ist wahrscheinlich aufgrund einer Obstruktion durch den Tumor dilatiert. Der rechte Harnleiter ist durch die vollständige Okklusion nicht erkennbar

bei Schistosoma-japonicum-Infektionen versucht werden. Es wird oral verabreicht und sollte nur unter strenger medizinischer Kontrolle gegeben werden. Die Dosis beträgt 25 mg/kg KG (maximal 1,5 g) täglich in 2 geteilten Einzeldosen 7 Tage lang. Es kann zu Nebenwirkungen kommen, wie z.B. Übelkeit, Erbrechen, Appetitlosigkeit, Kopfschmerzen, T-Wellen-Depression und vorübergehende Suppression der Spermatogenese.

5. Antimonmedikamente benutzt man nicht mehr bei der Behandlung der Schistosomiasis, seit Praziquantel, Oxamniquin oder Metriphonat verfügbar sind. Die Antimonmedikamente [z.B. Natriumantimondimercaptosuccinat (Stibcaptat), Stibophen, Brechsalz] sind wesentlich toxischer. Außerdem ist eine längere Behandlungsdauer erforderlich. Brechsalz wird allerdings gelegentlich als 3. Alternativpräparat bei der Behandlung von Schistosoma-japonicum-Infektionen verwendet.

Allgemeine Maßnahmen

Bei sekundären Infektionen sind Antibiotika oder Antiseptika notwendig. In einigen Fällen ist zusätzlich eine Behandlung mit Eisen, Vitaminen und hochkalorischer Diät angezeigt.

Komplikationen

Die Behandlung der Komplikationen der Bilharziose des Urogenitaltraktes stellt hohe Anforderungen an die Erfahrung der behandelnden Ärzte. Juxtavesikale Harnleiterstrikturen erfordern eine Resektion des stenosierten Anteils mit Ureteroneozystostomie. Ist der Harnleiter für eine Reimplantation nicht lang genug, dann wird zur Anastomose mit der Blase eine Boari-Plastik notwendig. Bei starker Erweiterung des Harnleiters ist eine Längsresektion der Harnleiterwand vorzunehmen. Bei vesikoureteralem Reflux sind entsprechende Antirefluxplastiken nötig. Bei Blasenhalskontraktur ist eine transurethrale anteriore Kommissurotomie oder eine suprapubische Y-V-Plastik erforderlich.

Beim chronischen Blasenulkus („weeping ulcus") der Bilharziose wird evtl. eine partielle Zystektomie notwendig. Die Schrumpfblasenbildung macht eine Enteroplastik mit einem isolierten Sigmoidstück erforderlich (Einsetzen eines Darmstücks in die Blase). Durch die erhebliche Erweiterung der Blasenkapazität können die Symptome der Schrumpfblase erheblich gemildert werden. Ein präoperativ bestehender vesikoureteraler Reflux kann verschwinden.

Die gefährlichste Komplikation, das Plattenepithelkarzinom, erfordert eine totale Zystektomie mit suprapubischer Harnableitung. Unglücklicherweise wird die Diagnose meist zu spät gestellt, so daß man keine Operation mehr durchführen kann.

Prognose

Bei wirksamer Behandlung führt die Bilharziose i. allg. nicht zu einer schweren Schädigung im Bereich des Harntraktes. Wiederholte Infektionen können zur Behinderung und chronischen Invalidität führen und die Lebenserwartung um 1–2 Dekaden verkürzen.

In vielen endemischen Gebieten hat man versucht, die Erkrankung einzudämmen: durch massive Behandlung der Patienten, durch richtige Aufklärung, eine Mechanisierung der Landwirtschaft und durch Versuche, die Schneckenpopulation zu dezimieren. Alle diese Versuche sind bisher nicht sehr erfolgreich gewesen.

Filariosen

Filariosen sind in Mittelmeergebieten, in Südchina und Japan, auf den Westindischen Inseln, den südpazifischen Inseln und besonders auf Samoa endemisch. Die Infektion, wie sie bei amerikanischen Soldaten während des 2. Weltkrieges beschrieben wurde, unterscheidet sich völlig von dem klinischen Bild, das man bei der einheimischen Bevölkerung mit ihren häufigen Reinfektionen sieht.

Ätiologie

Die Wuchereria bancrofti ist eine fadenähnliche Nematode von etwa 0,5 cm Länge oder mehr, die sich in den menschlichen Lymphgefäßen findet. Das Weibchen scheidet dort Mikrofilarien aus, die besonders bei Nacht im peripheren Blut nachweisbar sind. Der Zwischenwirt (gewöhnlich ein Moskito) wird beim Biß einer infizierten Person von Mikrofilarien befallen, die sich dann weiter zu Larven entwickeln. Diese werden dann wiederum auf einen anderen Menschen übertragen, wo sie ausreifen. Wenn sie sich paaren, entstehen neue Mikrofilarien. Brugia malayi, eine Nematode, die die Filariosen in Südostasien und den anliegenden pazifischen Inseln verursacht, vermehrt sich in ähnlicher Weise.

Pathogenese und Pathologie

Die ausgewachsenen Nematoden dringen beim Menschen in die Lymphgefäße ein und verstopfen sie. Dies führt zu einer Lymphangitis und Lymphadenitis. Im Laufe der Zeit verdicken sich die Lymphgefäße und werden fibrös. Außerdem tritt eine deutliche retikuloendotheliale Reaktion auf.

Klinische Befunde

Symptome

In leichten Fällen besteht bei den Patienten eine rezidivierende Lymphadenitis und Lymphangitis mit Fieber und Unwohlsein. Nicht selten kommen auch Entzündungen des Nebenhodens, Hodens, Skrotums und Samenstrangs vor. Hier kommt es zu ödematöser teigiger Schwellung und Druckempfindlichkeit. Eine Hydrozele ist häufig. In fortgeschrittenen Fällen kann der Verschluß größerer Lymphkanäle auftreten und zu einer Chylurie und Elephantiasis führen.

Klinische Zeichen

Bei fortschreitendem Verschluß der Lymphgefäße entwickeln sich unterschiedliche Grade einer schmerzlosen Elephantiasis des Hodens und der Extremitäten. Eine Lymphadenopathie ist häufig.

Laborbefunde

Chylöser Urin, der nur minimale Fettmengen enthält, kann unauffällig aussehen. Im fortgeschrittenen Stadium jedoch oder nach fettreicher Mahlzeit, erscheint er milchig. Im Stehen tritt eine Schichtung ein: die oberste Schicht ist fettig, die mittlere blaßrosa und die unterste klar. Bei Chylurie geht eine große Menge Eiweiß verloren. Eine Hypoproteinämie ist deswegen nachweisbar und das Verhältnis Albumin zu Globulin ist umgekehrt. Im Sediment lassen sich rote und weiße Blutkörperchen nachweisen. Durch Zugabe von Chloroform wird das Fett aufgelöst und der Urin läßt sich dadurch wieder klären.

Im Frühstadium der Erkrankung besteht eine erhebliche Eosinophilie. In nachts abgenommenen Blutproben kann man die Mikrofilarien nachweisen. Den Wurm selbst findet man im Biopsiematerial. Lassen sich keine Filarien nachweisen, so kann die Diagnose durch einen indirekten Hämagglutinationstiter von 1:128 und einen Bentonit-Test mit einem Titer von 1:5 gesichert werden.

Zystoskopie

Nach fettreicher Mahlzeit kann man mit Hilfe der Endoskopie den Austritt des milchigen Urins aus den Ostien nachweisen. Damit kann man gleichzeitig einseitige und beidseitige Fälle unterscheiden.

Röntgenologische Befunde

Durch die retrograde Urographie und die Lymphangiographie kann man die renolymphatischen Verbindungen bei Patienten mit Chylurie darstellen.

Prophylaxe

In Endemiegebieten müssen die Moskitos bekämpft werden.

Therapie

Spezifische Maßnahmen

Diäthylkarbamazin (Hetrazan) ist das Medikament der Wahl; es ist jedoch toxisch (Nelson 1979). Man gibt 2 mg/kg KG oral 3mal täglich über 12 Tage. Dieses Medikament tötet die Mikrofilarien, jedoch nicht die ausgewachsenen Würmer. Wiederholung der Therapie kann deswegen notwendig werden. Bei sekundären Infektionen werden Antibiotika eingesetzt.

Allgemeine Maßnahmen

Werden frisch infizierte Patienten sofort auf dem endemischen Gebiet entfernt, so kommt es fast immer zum schnellen Rückgang der Symptome und zum Ausheilen der Krankheit.

Operative Maßnahmen

Eine Elephantiasis der äußeren Genitalien kann eine operative Exzision erforderlich machen.

Behandlung der Chylurie

In leichten Fällen ist keine Therapie notwendig. In 50% der Fälle tritt eine spontane Heilung auf (Ohyama et al. 1979). Wenn es zu Ernährungsstörungen kommt, muß man die lymphatischen Kanäle durch Spülungen des Nierenbeckens mit 2%iger Silbernitratlösung verschließen. Andernfalls ist eine operative Beseitigung der Nierenkapsel und eine Resektion der renalen Lymphgefäße notwendig (Okamoto u. Ohi 1983).

Prognose

Wenn keine Reinfektionen auftreten, kommt es meist zur Spontanheilung, und die Prognose ist ausgezeichnet. Häufige Reinfektionen führen zur Elephantiasis des Skrotums oder zur Chylurie.

Echinokokkose (Hydatidose)

Die Echinokokkose im Bereich des Urogenitaltraktes kommt in den USA relativ selten, in Australien, Neuseeland, Südamerika, Afrika, Asien, dem mittleren Osten und in Europa dagegen häufiger vor. Der Endwirt ist der Hund.

Ätiologie

Der ausgewachsene Bandwurm (Echinokokkus) lebt im Darmtrakt fleischfressender Tiere. Seine Eier gelangen mit den Fäzes in die Umwelt und können von verschiedenen Tieren, wie Schafen, Rindern, Schweinen, gelegentlich auch von Menschen, mit der Nahrung aufgenommen werden. Die Larven aus diesen Eiern gelangen durch die Darmwand der verschiedenen Zwischenwirte und werden über den ganzen Körper verstreut. Beim Menschen ist hauptsächlich die Leber befallen, doch entwickeln etwa 3% der infizierten Personen auch eine Echinokokkenerkrankung der Niere.

Wenn eine Leberzyste in die Peritonealhöhle durchbricht, dringen die Bandwurmköpfe (Scolices) in das retrovesikale Gewebe ein und führen so zur Entstehung von Zysten.

Klinische Befunde

Wenn bei der Echinokokkose der Niere keine Verbindung mit dem Nierenbecken besteht, so treten meistens keine Symptome auf, es sei denn, daß man klinisch eine Vergrößerung der Niere tastet. Besteht eine Verbindung mit dem Nierenbecken, so können Symptome einer Zystitis oder Nierenkoliken vorkommen, wenn Zysten in den Harnleiter gelangen. Röntgenologisch zeigen sich meistens Verkalkungen im Bereich der Zystenwand (Abb. 14.5). Im Urogramm finden sich außerdem ähnliche Veränderungen wie bei raumfordernden Prozessen. Der zystische Charakter dieser Veränderungen kann durch Sonographie und CT-Scans nachgewiesen werden. Oft beobachtet man die Verkalkung der Zystenwand. Auch Szintigraphie oder Angiographie deuten auf eine Zyste hin. Der serologische Nachweis gelingt durch Immunelektrophorese und indirekte Hämagglutination. Der Intrakutantest nach Casoni ist nicht sehr zuverlässig.

Bei retroperitonealen oder perivesikalen Zysten treten die gleichen Symptome auf wie bei einer Zystitis. Infolge des erhöhten Drucks kann es auch zu akuter Harnverhaltung kommen. Oft kann auch ein suprapubisch zu palpierender Tumor das einzige Symptom sein. Wenn die Zysten in die Blase durchbrechen, kommt es zu einer Hydatidurie, durch die die Diagnose möglich wird.

Behandlung

Bei renaler Echinokokkose ist die Nephrektomie i. allg. die Therapie der Wahl. Eine Aspiration der Zyste ist nicht zu empfehlen, da es zum Austritt von Zysteninhalt oder zur Ruptur kommen kann. Retroperitoneale Zysten werden durch Einnähen oder Kürettage behandelt.

Prognose

Die Echinokokkose der Niere hat gewöhnlich eine gute Prognose. Perivesikale Zysten sind wesentlich unangenehmer. Nach einem operativen Eingriff kann es zur Fistelbildung kommen. Meist sind aber auch noch andere Organe beteiligt, besonders die Leber.

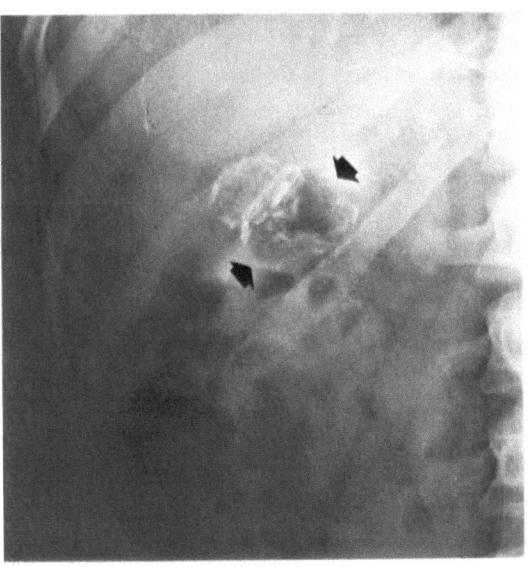

Abb. 14.5. Echinokokkose der rechten Niere. Die Abdomenübersichtsaufnahme zeigt 2 kalzifizierte Hydatidzysten

Literatur

Tuberkulose

Abel BJ, Gow JG: Results of caecocystoplasty for tuberculous bladder contracture. Br J Urol 1978; 50:511

Agarwalla B et al: Tuberculosis of the penis: Report of 2 cases. J Urol 1980; 124:927

Bjorn-Hansen R, Aakhus T: Angiography in renal tuberculosis. Acta Radiol [Diagn] (Stockh) 1971; 11:167

Bowersox DW et al: Isoniazid dosage in patients with renal failure. N Engl J Med 1973; 289:84

Cheng SF: Bilateral coccidioidal epididymitis. Urology 1974; 3:362

Cinman AC: Genitourinary tuberculosis. Urology 1982; 20:353

Conner WT, Drach GW, Bucher WC Jr: Genitourinary aspects of disseminated coccidioidomycosis. J Urol 1975; 113:82

Cos CR, Cockett ATK: Genitourinary tuberculosis revisited. Urology 1982; 20:111

Ehrlich RM, Lattimer JK: Urogenital tuberculosis in children. J Urol 1971; 105:461

Feldstein MS, Sullivan MJ, Banowsky LH: Ureteral involvement in genitourinary tuberculosis: Review of 20 cases encountered over three years. Urology 1975; 6:175

Gow JG: Genitourinary tuberculosis: A 7-year review. Br J Urol 1979; 51:239

Gow JG: The management of genitourinary tuberculosis. Chap 7, pp 91–105, in: Recent Advances in Urology/Andrology, 3rd ed. Hendry WF (editor). Churchill Livingstone, 1981

Griffith DP, Saccomani MN, Johnson CF: Sensitivity studies in bacteriologic diagnosis of urinary tuberculosis. Urology 1975; 6:182

Kollins SA et al: Roentgenographic findings in urinary tract tuberculosis: A 10-year review. Am J Roentgenol 1974; 121:487

Murphy DM et al: Tuberculous stricture of ureter. Urology 1982; 20:382

Narayana AS: Overview of renal tuberculosis. Urology 1982; 19:231

Pagani JJ, Barbaric ZL, Cochran ST: Augmentation enterocystoplasty. Radiology 1979; 131:321

Simon HB et al: Genitourinary tuberculosis: Clinical features in a general hospital population. Am J Med 1977; 63:410

Symes JM, Blandy JP: Tuberculosis of a male urethra. Br J Urol 1973; 45:432

Wechsler H: Update on chemotherapy of renal tuberculosis. J Urol 1980; 124:319

Wechsler M, Lattimer JK: An evaluation of the current therapeutic regimen for renal tuberculosis. J Urol 1975; 113:760

Wong SH, Lau WY: The surgical management of non-functioning tuberculous kidneys. J Urol 1980; 124:187

Abakterielle Zystitis

Hewitt CB, Stewart BH, Kiser WS: Abacterial pyuria. J Urol 1973; 109:86

Moore T, Parker C, Edwards EC: Sterile non-tuberculous pyuria. Br J Urol 1971; 43:47

Numazaki Y et al: Acute hemorrhagic cystitis in children: Isolation of adenovirus type II. N Engl J Med 1968; 278:700

Parsons CL, Schmidt JD, Pollen JJ: Successful treatment of interstitial cystitis with sodium pentosanpolysulfate. J Urol 1983; 130:51

Wettlaufer JN: Abacterial cystitis: Treatment with sodium oxychlorosene. J Urol 1976; 116:434

Candidosis

Graybill JR et al: Ketoconazole therapy for fungal urinary tract infections. J Urol 1983; 129:68

Grüneberg RN, Leaky A: Treatment of candidal urinary tract infection with nifuratel. Br Med J 1976; 2:908

Hamory BH, Wenzel RP: Hospital-associated candiduria: Predisposing factors and review of the literature. J Urol 1978; 120:444

Kozinn PJ et al: Advances in the diagnosis of renal candidiasis. J Urol 1978; 119:184

Michigan S: Genitourinary fungal infections. J Urol 1976; 116:390

Schönebeck J: Studies on Candida infection of the urinary tract and on the antimycotic drug 5-fluorocytosine. Scand J Urol Nephrol 1972; Suppl 11

Schönebeck J, Segerbrand E: Candida albicans septicaemia during first half of pregnancy successfully treated with 5-fluorocytosine. Br Med J 1973; 4:337

Wise GJ, Goldberg P, Kozinn PJ: Genitourinary candidiasis: Diagnosis and treatment. J Urol 1976; 116:778

Aktinomykose

Crosse JEW, Soderdahl DW, Schamber DT: Renal actinomycosis. Urology 1976; 7:309

Fass RJ et al: Clindamycin in the treatment of serious anaerobic infections. Ann Intern Med 1973; 78:853

Patel BJ, Moskowitz H, Hashmat A: Unilateral renal actinomycosis. Urology 1983; 21:172

Pollock PG et al: Rapid diagnosis of actinomycosis by thin-needle aspiration biopsy. Am J Clin Pathol 1978; 70:27

Sarosdy MF, Brock WA, Parsons CL: Scrotal actinomycosis. J Urol 1979; 121:256

Schistosomiasis (Bilharziose)

Abdel-Halim RE: Ileal loop replacement and restoration of kidney function in extensive bilharziasis of the ureter. Br J Urol 1980; 52:280

Al Ghorab MM: Radiological manifestations of genitourinary bilharziasis. Clin Radiol 1968; 19:100

Al Ghorab MM: Ureteritis calcinosa: A complication of bilharzial ureteritis and its relation to primary ureteric stone formation. Br J Urol 1962; 34:33

Al Ghorab MM, El-Badawi AA, Effat H: Vesico-ureteric reflux in urinary bilharziasis: A clinico-radiological study. Clin Radiol 1966; 17:41

Bazeed MA et al: Ileal replacement of the bilharzial bladder: Is it worthwhile? J Urol 1983; 130:245

Bazeed MA et al: Partial flap ureteroneocystostomy for bilharzial strictures of the lower ureter. Urology 1982; 20:237

El-Bolkainy MN et al: Carcinoma of the bilharzial bladder: Diagnostic value with urine cytology. Urology 1974; 3:319

El-Mahrouky A et al: The predictive value of 2, 4-dinitrochlorobenzene skin testing in patients with bilharzial bladder cancer. J Urol 1983; 129:497

Farid Z et al: Symptomatic, radiological, and functional improvement following treatment of urinary schistosomiasis. Lancet 1967; 2:1110

Ghoneim MA, Ashamallah A, Khalik MA: Bilharzial strictures of the ureter presenting with anuria. Br J Urol 1971; 43:439

Ghoneim MA et al: Staging of the carcinoma of bilharzial bladder. Urology 1974; 3:40

Hanafy MH, Youssef TK, Saad MS: Radiographic aspects of (bilharzial) schistosomal ureter. Urology 1975; 6:118

Khafagy MM, El-Bolkainy MN, Mansour MA: Carcinoma of the bilharzial urinary bladder. Cancer 1972; 30:150

Lamki LM, Lamki N: Radionuclide studies of chronic schistosomal uropathy. Radiology 1981; 140:471

Wagenknecht LV: Carcinoma of bilharzial bladder and urogenital bilharziasis (author's translation). Urologe (A) 1974; 13:59

Webbe G: Schistosomiasis: Some advances. Br Med J 1981; 283:1104

Young SW et al: Urinary tract lesion of Schistosoma haematobium with detailed radiographic consideration of the ureter. Radiology 1974; 111:81

Zahran MM et al: Bilharziasis of urinary bladder and ureter: Comparative histopathologic study. Urology 1976; 8:73

Filariosen

Crane DB, Wheeler WE, Smith MJV: Chyluria. Urology 1977; 9:429

Iturregui-Pagán JR, Fortuño RF, Noy MA: Genital manifestation of filariasis. Urology 1976; 8:207

Lang EK, Redetzki JE, Brown RL: Lymphangiographic demonstration of lymphaticocalyceal fistulas causing chyluria (filariasis). J Urol 1972; 108:321

Nelson GS: Current concepts in parasitology: Filariasis. N Engl J Med 1979; 300:1136

Ohyama C, Saita H, Miyasato N: Spontaneous remission of chyluria. J Urol 1979; 121:316

Okamoto K, Ohi Y: Recent distribution and treatment of filarial chyluria in Japan. J Urol 1983; 129:64

Onchozerkose

Awadzi K: The chemotherapy of onchocerciasis. 2. Quantitation of the clinical reaction to microfilaricides. Ann Trop Med Parasitol 1980; 74:189

Gibson DW, Heggie C, Connor DH: Clinical and pathologic aspects of onchocerciasis. Pathol Annu 1980; 15:195

Echinokokkose (Hydatidose)

Amir-Jahed AK et al: Clinical echinococcosis. Ann Surg 1975; 182:541

Baltaxe HA, Fleming RJ: The angiographic appearance of hydatid disease. Radiology 1970; 97:599

Birkhoff JD, McClennan BL: Echinococcal disease of the pelvis: Urologic complication, diagnosis and treatment. J Urol 1973; 109:473

Diamond HM et al: Echinococcal disease of the kidney. J Urol 1976; 115:742

Haines JG et al: Echinococcal cyst of the kidney. J Urol 1977; 117:788

Martorana G, Giberi C, Pescatore D: Giant echinococcal cyst of the kidney associated with hypertension evaluated by computerized tomography. J Urol 1981; 126:99

15 Sexuell übertragbare Krankheiten bei Männern

B. M. Mayer und R. E. Berger

Urethritis gonorrhoica

Die Urethritis gonorrhoica ist die in den letzten 20 Jahren am besten untersuchte Geschlechtskrankheit. Sie erreichte 1975 einen Inzidenzgipfel. Die Häufigkeit nimmt jedoch gegenwärtig ab, während die Urethritis non gonorrhoica ansteigt.

Auf dem Gram-gefärbten Ausstrichpräparat eines Harnröhrenabstrichs erkennt man als Erreger Neisseria gonorrhoeae, gramnegative Diplokokken, die innerhalb der neutrophilen Leukozyten liegen. Der intrazelluläre Diplokokkus verursacht eine Infiltration des Gewebes mit Neutrophilen, Lymphozyten und Plasmazellen.

Begleitinfektionen durch Chlamydia und andere Erreger sind häufig. Der häufigste Infektionsort bei Männern ist die Harnröhre. Bei heterosexuellen Männern finden sich bei 7% Infektionen des Pharynx. Bei homosexuellen Männern werden der Pharynx bei 40% und das Rektum bei 25% infiziert (Handsfield et al. 1980). Ein einmaliger Geschlechtsverkehr mit einer infizierten Partnerin birgt ein Übertragungsrisiko von 17–20% für den Mann. Die Infektionsrate der Partnerin eines infizierten Mannes liegt jedoch bei 80% (Harrison 1984; Thin et al. 1971).

Klinische Befunde

Symptome

Die typischen Symptome bei Männern mit Gonorrhö sind Harnröhrenausfluß und Dysurie. Es kann jedoch auch nur Juckreiz in der Harnröhre als einziges Symptom auftreten. Die übliche Inkubationszeit liegt zwischen 3 und 10 Tagen. Sie kann jedoch von 12 h bis zu 3 Monaten dauern. Ohne Behandlung persistiert die Urethritis über 3–7 Wochen. 95% der Männer sind nach 3 Monaten asymptomatisch. Bei Kontakt mit Partnern mit bekannter Gonorrhö kann die Urethritis gonorrhoica in 40–60% der Fälle asymptomatisch verlaufen (Harrison 1984). Komplikationen wie eine Prostatabeteiligung können Pollakisurie, Harndrang und Nykturie verursachen. Die Ausbreitung entlang des Vas deferens zum Nebenhoden kann zu einer akuten Epididymitis führen.

Klinische Zeichen

Der Ausfluß bei der Urethritis gonorrhoica ist gewöhnlich gelb oder braun. Es können Ödeme und Erytheme des Meatus externus auftreten. Manchmal ist die Pars pendulans der Harnröhre schmerzempfindlich. Auch Pharynx und Rektum sollten untersucht werden, wenn in der Anamnese entsprechende Kontakte angegeben wurden. Durch die Rektoskopie lassen sich eine Blutung der Rektumschleimhaut sowie Eiter mit Proktitis nachweisen. Pharynxinfektionen verlaufen häufig asymptomatisch.

Laborbefunde

Der Patient sollte am besten 1 h, noch besser 4 h nach der letzten Miktion untersucht werden, so daß der Ausfluß nicht ausgewaschen worden ist (Abb. 15.1). Dann wird ein Kalziumalginattupfer etwa 2–3 cm in die Harnröhre eingeführt und vorsichtig gedreht. Man sollte keine Tupfer mit Baumwollspitzen verwenden, da sie bakterizid wirken. Der Tupfer wird dann auf einem Objektträger für die Gram-Färbung ausgerollt und direkt danach auf ein Kulturmedium ausgestrichen oder in einem Transportmedium aufgehoben. Der Gram-gefärbte Ausstrich sollte zum Nachweis einer Urethritis 4 oder mehr Leukozyten pro Gesichtsfeld (400fache Vergrößerung) enthalten. Kulturen von Pharynx- und Rektumabstrichen müssen angelegt werden, wenn in der Vorgeschichte orale oder rektale sexuelle Kontakte angegeben werden.

Anstelle des analen Epithels sollte besser ein Abstrich der Rektumschleimhaut bei der Rektoskopie entnommen werden. Ein Gram-gefärbter Ausstrich ist als positiv zu bezeichnen, wenn gramnegative Diplokokken innerhalb der polymorphkernigen Leukozyten liegen. Der Abstrich ist negativ, wenn keine gramnegativen Diplokokken nachgewiesen werden. Die Untersuchung ist zweifelhaft, wenn die Diplokokken nur extrazellulär oder bei atypischem Ausse-

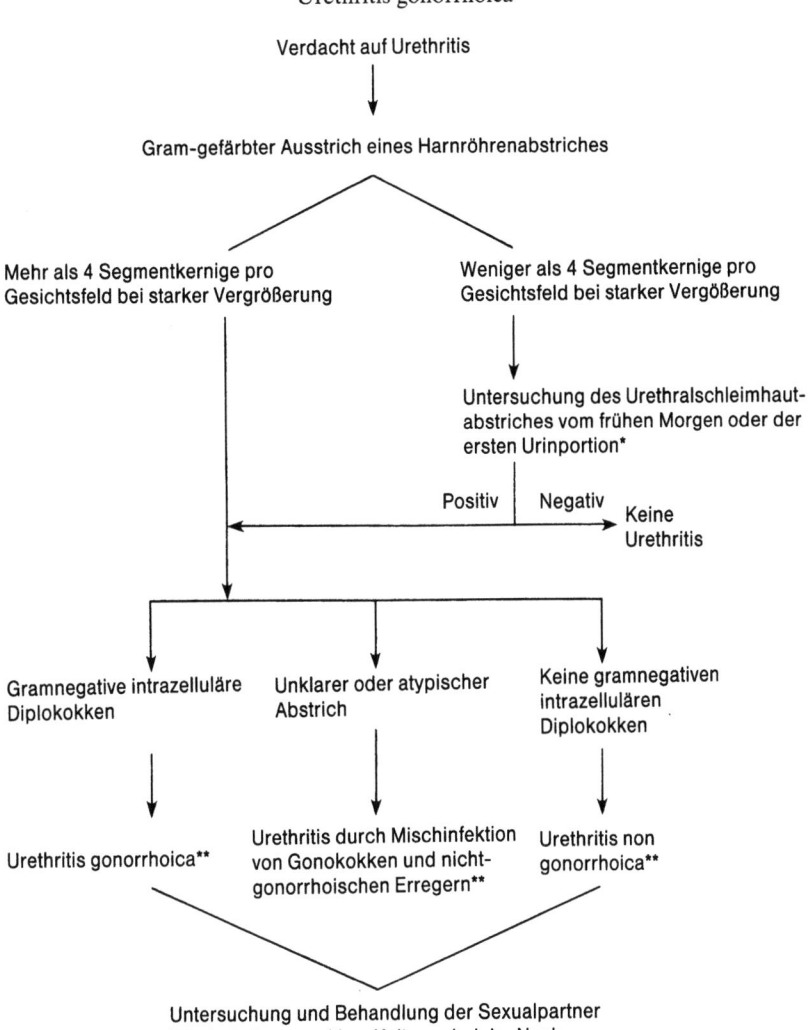

Abb. 15.1. Diagnose und Behandlung bei Urethritisverdacht (*). Bei der ersten Urinportion handelt es sich um die ersten 10 ml Urin. Mehr als 15 Leukozyten pro Gesichtsfeld bei starker Vergrößerung sind für eine Urethritis beweisend (**). Die Diagnose wird durch die Kultur gesichert

hen intrazellulär liegen. Die Spezifität eines Gramgefärbten Ausstrichs bei der Urethritis gonorrhoica beträgt 95%. Die Sensitivität liegt bei der Urethritis bei fast 100%, bei der rektalen Gonorrhö bei 60%. Obwohl Kulturen zur Diagnose nicht immer notwendig sind, sollte man sie anlegen, um die Empfindlichkeit gegenüber Antibiotika zu testen. Dies gilt besonders für Populationen mit einer hohen Prozentzahl resistenter Keime. Es gibt heute auch alternative diagnostische Nachweismethoden, die auf dem Nachweis von Gonokokkenenzymen, Antigenen, DNS und Liposacchariden basieren (Hook u. Holmes 1985).

Differentialdiagnose

Der Ausfluß bei der Urethritis non gonorrhoica ist geringer und klarer als bei der Urethritis gonorrhoica, er kann jedoch auch bei beiden Erkrankungen gleich aussehen. Der Gram-gefärbte Ausstrich eines Harnröhrenabstrichs bei einem Mann mit Urethritis non gonorrhoica enthält nur Leukozyten.

Komplikationen

Die Periurethritis ist eine häufigere Komplikation und kann zur Abszeßbildung, zur Harnröhrenfibrose und schließlich zur Harnröhrenstriktur führen. Wenn eine Prostatitis entsteht, kommt es zu Schmerzen im Perineum und im LWS-Bereich. Ohne Behandlung ist eine Abszeßentwicklung möglich. Wenn sich eine Epididymitis bildet, können die Folgen Unfruchtbarkeit und Hodenatrophie sein.

Bei einer Proktitis treten anale Schleimabsonderung, Blutungen, Schmerzen, Tenesmus oder Obstipation auf. Bei der Proktoskopie erkennt man Eiter- und leichte Blutabsonderungen aus der Schleimhautoberfläche. Kann man ein- oder mehrpolymorphkernige Leukozyten pro Gesichtsfeld (400fache Vergrößerung) im Gram-gefärten Ausstrich nachweisen, so spricht dies für eine Proktitis. Der Gram-gefärbte Ausstrich der Rektumschleimhaut besitzt eine Sensitivität von 60%, ist aber zu 100% spezifisch, wenn intrazelluläre Diplokokken nachgewiesen werden (Klein et al. 1977). Zur Differentialdiagnose zählen Infektionen mit Chlamydia, Herpes-simplex-virus und anderen Erregern.

Die Infektion kann sich weiter ausbreiten. Fieber und Leukozytose sind nicht häufig. Kleine empfindliche Papeln oder Petechien können an Armen und Beinen auftreten und sich rasch zu Pusteln umwandeln, die hämorrhagisch oder nekrotisch werden. Tendovaginitis und Arthritis können folgen. Die Knie sind häufiger befallen als andere Gelenke. Bei etwa 33% der Patienten mit Gelenkbeteiligung tritt auch ein Erguß auf. Eine Kultur zum Nachweis von Gonokokken ist als positiv zu werten, wenn in der Synovia mehr als 80.000 Leukozyten/µl nachweisbar sind (Handsfield et al. 1976). Bei einer floriden monoartikulären Arthritis kann eine offene Drainage und Spülung notwendig werden. Hepatitis, Myokarditis, Endokarditis und Meningitis kommen seltener vor.

Prophylaxe

Kondome können, wenn sie richtig benutzt werden, die Ausbreitung von Neisseria gonorrhoeae verhindern. Für Nonoxinol 9, ein Vaginalspermizid, wurde eine gonokokkenabtötende Wirkung nachgewiesen (Jick et al. 1982). Die Wirkung ist noch größer, wenn gleichzeitig ein kontrazeptives Diaphragma verwendet wird (Barlow 1977). Eine Antibiotikaprophylaxe ist wirkungsvoll, es kann jedoch so zu einer Selektion resistenter Stämme kommen (Singh et al. 1972). Gegenwärtig hängt die Kontrolle von Gonorrhö vom Auffinden der Erkrankungsfälle ab. Kontaktpersonen mit oder ohne Symptome sollten untersucht und nach Anfertigen von Kulturen behandelt werden.

Therapie

Die Zunahme der plasmidvermittelnden, β-Laktamase-produzierenden Neisseria gonorrhoeae und der chromosomenvermittelnden penizillin- und tetrazyklinresistenten Neisseriae gonorrhoeae hat die Entwicklung wirksamer Antibiotika und schnellerer diagnostischer Methoden beschleunigt. Da die Infektion keine Immunität hinterläßt, hält die Suche nach einem Impfstoff an.

Wegen der regionalen Unterschiede in der Antibiotikaempfindlichkeit kann man zur Therapie heute nicht mehr ein einziges Therapeutikum allein empfehlen. Der letzte WHO-Bericht publiziert 2 Empfehlungslisten für die Industrienationen (Centers for Disease Control 1982). Die therapeutischen Richtlinien der Gruppe A gelten für Gebiete, in denen bisher noch keine resistenten Stämme bekannt sind, die der Gruppe B gelten für Regionen, in denen mehr resistente Stämme vorherrschen.

Spezifische Maßnahmen

Spezifische Empfehlungen zur Antibiotikatherapie sind in Tabelle 15.1 aufgeführt.

Allgemeine Maßnahmen

Geschlechtsverkehr sollte bis zur Heilung vermieden werden.

Behandlung der Komplikationen

Die WHO empfiehlt zur Behandlung der durch Gonokokken verursachten Epididymitis eine Einzeldosis Amoxicillin, 3 g i.m.; Ampicillin, 3,5 g i.m.; oder wasserlösliches Procain-Penicillin, $4,8 \cdot 10^6$ E i.m. und zusätzlich entweder Tetrazyklin, 500 mg oral 4mal täglich über 10 Tage, oder Doxycyclin, 100 mg oral 2mal täglich über 10 Tage.

Die Behandlung einer disseminierten Gonokokkeninfektion erfolgt mit kristallinem Penicillin G, 10 Mill. E i.v. täglich über 3 Tage, oder bis zur Besserung der Symptome. Dann gibt man 3 g Amoxicillin täglich oral, oder Ampicillin 3,5 g täglich oral, um die 5- bis 7tägige Behandlung abzuschließen.

Harnröhrenstrikturen erfordern Harnröhrenbougierung oder chirurgisches Vorgehen.

Die Behandlungsschemata für Pharynx- und Rektumgonorrhö sind dieselben wie für die oben beschriebenen unkomplizierten gonorrhoischen Infektionen. Allerdings sind das Amoxicillin und Doxycyclin in diesen Fällen unwirksam (Klein et al. 1977).

Prognose

Wenn die Infektion richtig behandelt wurde, sollte der Ausfluß innerhalb von 12 h verschwinden. Bei 10–25% der Patienten mit begleitender Chlamydieninfektion, die keine 7tägige Tetrazyklin- oder Doxy-

Tabelle 15.1. Gebräuchliche Behandlungsvorschläge bei unkomplizierter Gonorrhö und bei bestimmten Komplikationen

Art der Gonorrhö	Therapiegruppe A[a]	Therapiegruppe B[b]
Unkomplizierte Gonorrhö	Oral 3 g Amoxicillin und 1 g Probenecid; *oder* oral 3,5 Ampicillin und 1 g Probenecid; *oder* 4,8 Mill. E wasserlösliches Penicillin G i.m. und 2 g Probenecid oral (einziges Mittel der Wahl bei pharyngealen Infekten oder Infektionen bei Homosexuellen); *oder* 2 g Spektinomycin i.m. (sinnvoll bei Patienten mit Penizillinallergie oder Wirkungslosigkeit des Penicillins)	250 mg Ceftriaxon i.m.; *oder* 1 g Cefotaxim i.m. und Probenecid 1 g oral; *oder* Cefoxitin 2 g i.m. und Probenecid 1 g oral; *oder* 2 g Spectinomycin i.m.[c]
Gonokokkenbedingte Entzündung des kleinen Beckens	Cefoxitin und Probenecid und Doxycyclin (ambulant oder stationär); *oder* Gentamycin oder Tobramycin und Clindamycin (nur stationär)	Cefotixin und Probenecid und Doxycyclin (ambulant oder stationär); *oder* Gentamycin oder Tobramycin und Clindamycin (nur stationär)
Gonokokken-epididymitis	Einmaldosis gegen die Gonorrhö (s. oben), und entweder oral 4 × tgl. 500 mg Tetracyclin 10 Tage lang, *oder* 2 × tgl. 100 mg Doxycyclin oral 10 Tage lang	2 g Cefoxitin i.m. und 1 g Probenecid oral und 100 mg Doxycyclin 2 × tgl. oral für 10 Tage
Disseminierte Gonokokken-infektion	Bis zur Besserung kristallines Penicillin G, dann Ampicillin, um die Siebentagekur einzuhalten	4 × tgl. 1 g Cefoxitin i.v. 7 Tage lang; *oder* 4 × tgl. 500 mg Cefotaxim i.v. 7 Tage lang; *oder* 2 × tgl. 2 g Spectomycin i.m. für 7 Tage

[a] Für Gebiete, in denen die Gonokokken ihre chromosomale Empfindlichkeit gegen antibiotische Substanzen behalten haben, und die Arten penicillaseproduzierender Neisseria gonorrhoeae unter 1% liegen
[b] Für Gebiete, in denen die chromosomale Empfindlichkeit bei Behandlung mit antibiotischen Substanzen nach Schema A zu niedrigeren Heilungsraten geführt hat als 95%, oder wenn penicillaseproduzierende Gruppen von Neisseria gonorrhoeae vorherrschend sind (5%, oder mehr als 1% und ansteigend)
[c] Zusätzlich 2 × tgl. 100 mg Doxycyclin oral zur Therapie einer unkomplizierten Gonorrhö, wenn eine möglicherweise bestehende Superinfektion mit Chlamydia trachomatis mitbehandelt werden soll. 4 × tgl. 500 mg Tetracyclin-hydrochlorid oral ist billiger und kann bei zuverlässigen Patienten eingesetzt werden. Da die chromosomale Resistenz ansteigt und die Heilungsrate bei Tetracyclin abnimmt, kann man Tetracyclin oder Doxycyclin als Medikament zur Monotherapie bei Gonorrhö nicht länger empfehlen

cyclintherapie erhalten, kann ein flüssiger klarer Harnröhrenausfluß persistieren (postgonorrhoische Urethritis). In diesem Fall sollte man wie bei einer Chlamydieninfektion behandeln.

Die Heilung der Urethritis gonorrhoica sollte durch einen Gram-gefärbten Harnröhrenausstrich nach 10 Tagen gesichert werden. Wenn die Infektion bis dahin nicht abgeklungen ist, setzt man häufig Spectinomycin ein. Es ist unempfindlich gegen penizillinaseproduzierende Erreger. Die empfohlene Dosis beträgt 2 g i.m. einmalig. Die Heilungsrate liegt bei etwa 95% (Centers for Disease Control 1982).

Urethritis non gonorrhoica
Ätiologie

In den meisten Kliniken für Geschlechtskrankheiten und im „student health services" handelt es sich bei mehr als 50% der Fälle um eine Urethritis non gonorrhoica. Die Urethritis non gonorrhoica wird den Gesundheitsbehörden gewöhnlich nicht gemeldet und Kontaktpersonen der Erkrankten werden deshalb nur selten untersucht oder behandelt. Dies betrifft häufiger Männer mit höherem sozioökonomischem Status, und heterosexuelle Männer häufiger als homosexuelle. Die Morbidität bei Urethritis non gonorrhoica ist wahrscheinlich gleich oder größer als bei der Urethritis gonorrhoica (Tabelle 15.2).

Die Urethritis gonorrhoica ist ein Syndrom, das durch verschiedene Erreger ausgelöst werden kann. Der wichtigste und möglicherweise gefährlichste Erreger ist Chlamydia trachomatis (Stamm et al. 1984). Im letzten Jahrzehnt konnte man nachweisen, daß Chlamydia trachomatis für eine steigende Anzahl genitaler Syndrome verantwortlich ist. Da viele praktische Ärzte keine Möglichkeit haben, diesen Erreger

Tabelle 15.2. Krankheitsbilder bei Infektionen mit Neisseria gonorrhoeae und Chlamydia trachomatis

Neisseria gonorrhoeae	Chlamydia trachomatis
Urethritis	Urethritis
Zervizitis	Zervizitis
Salpingitis	Salpingitis
Bartholinitis	Bartholinitis
Perihepatitis	Perihepatitis
Arthritis	Reiter-Syndrom
Urethralsyndrom	Urethralsyndrom
Proktitis	Proktitis
Konjunktivitis	Konjunktivitis
Endokarditis	Endokarditis
Asymptomatische Erkrankungen	Asymptomatische Erkrankungen
	Pneumonie
	Otitis media

zu isolieren, wurden die Infektionen oft ohne Erregernachweis diagnostiziert und behandelt. Heute kann man Chlamydieninfektionen durch Immunfluoreszenztests nachweisen (Tabelle 15.2).

Chlamydia trachomatis ist ein kleines Bakterium und ein obligat intrazellulär lebender Parasit des Zylinder- oder Pseudozylinderepithels. Es gibt 2 Hauptgruppen: Chlamydia psittaci, das für die Psittakose verantwortlich ist, und Chlamydia trachomatis, von der 15 Serotypen vorkommen. Die Serotypen A–C verursachen das hyperendemische Trachom, das zur Erblindung führt; die Serotypen D–K verursachen Genitaltraktinfektionen; die Serotypen L1–L3 führen zum Lymphogranuloma venereum.

Chlamydia trachomatis kann man bei 25–60% der heterosexuellen Männer mit Urethritis non gonorrhoica, bei 4–35% der Männer mit Gonorrhö und bei 0–7% der männlichen Patienten ohne Symptomatik einer Urethritis in Kliniken für Geschlechtskrankheiten aus der Harnröhre isolieren (Stamm et al. 1984). Bei 28% der Kontaktpersonen von Frauen mit einer Chlamydieninfektion der Zervix kommt es zu einer asymptomatischen Infektion (Lycke et al. 1980).

Die Urethritis posterior tritt bei Patienten auf, die eine Gonorrhö und Chlamydieninfektion wahrscheinlich gleichzeitig bekommen, jedoch wegen der längeren Inkubationszeit eine biphasische Erkrankung der Chlamydieninfektion durchmachen. Bei 15–35% der Heterosexuellen mit einer Gonorrhö kommt es zu einer Urethritis posterior (Stamm et al. 1984).

In etwa 20–50% der Fälle ist Ureaplasma urealyticum der Erreger einer Urethritis non gonorrhoica.

Die pathogene Rolle von Ureaplasma urealyticum bei einer nicht durch Gonokokken verursachten Urethritis ist schwierig festzustellen, da die Keimzahlbesiedlung des Genitales mit einer steigenden Anzahl von Sexualpartnern zunimmt. Bei Männern mit wenigen Sexualpartnern und ohne Vorgeschichte einer Urethritis ist die Rate der Infektionen mit Ureaplasma urealyticum niedrig (Stamm et al. 1984). Bei etwa 40% der Männer mit 3–5 Sexualpartnern in der Anamnese, findet sich in den Harnröhrenkulturen Ureaplasma urealyticum. Dies ist davon unabhängig, ob eine Urethritis vorliegt oder nicht.

Daß Ureaplasma urealyticum ein pathogener Keim der Harnröhre ist, wird aus zahlreichen anderen Quellen belegt. Ureaplasma urealyticum findet sich bei Männern mit Urethritis non gonorrhoica und negativen Chlamydia-trachomatis-Kulturen häufiger als bei Patienten mit positiven Kulturen (Stamm et al. 1984). Bei Männern mit Chlamydia-trachomatis-negativen und Ureaplasma-urealyticum-positiven Kulturen spricht eine Urethritis auf Sulfonamide nur schlecht, auf Aminoglykoside (z. B. Spectinomycin, auf das Ureaplasma urealyticum, aber nicht Chlamydia trachomatis empfindlich reagiert) gut an (Stamm et al. 1984). Die Urethritis non gonorrhoica persistiert bei einer Gruppe von Chlamydia-trachomatis-negativen Patienten, bei denen eine Persistenz von Ureaplasma während der Tetrazyklinbehandlung vorliegt. Die endourethrale Inokulation von Ureaplasma urealyticum beim Menschen und nicht-menschlichen Primaten hat zu einer Besiedlung der Harnröhre und zu Urethritis geführt. Einige der 14 verschiedenen Serotypen von Ureaplasma urealyticum sind wahrscheinlich pathogener als andere (Stamm et al. 1984).

Bei akuter Urethritis reagieren 20–30% der Männer negativ auf Neisseria gonorrhoeae, Chlamydia trachomatis und Ureaplasma urealyticum. Einige von ihnen sprechen auf eine Antibiotikabehandlung an, Persistenz und Infektionsrezidive sind jedoch häufig. Auch das Herpes-simplex-Virus, das Zytomegalievirus, Trichomonas vaginalis und andere Erreger konnten bisher bei den meisten dieser Fälle nicht überzeugend nachgewiesen werden (Stamm et al. 1984).

Klinische Befunde

Symptome und klinische Zeichen

Allein durch klinische Symptome kann man eine chlamydienpositive oder -negative Urethritis non gonorrhoica nicht unterscheiden. Bei beiden tritt nach

7- bis 21tägiger Inkubationszeit meist eine Dysurie mit leichtem bis mäßigem, weißlichem oder klarem Harnröhrenausfluß auf. Der Ausfluß ist oft spärlich; er kann jedoch auch dickflüssig und eitrig sein. Gelegentlich klagt der Patient auch über Juckreiz in der Harnröhre. Asymptomatische Infektionen sind häufig, besonders bei Kontaktpersonen von Frauen mit einer bekannten Chlamydieninfektion der Zervix. In den meisten Fällen findet man bei der Untersuchung außer einem Ausfluß keine Abweichungen von der Norm. Begleitende Lymphdrüsenschwellungen, fokale urethrale Schmerzempfindlichkeit und Veränderungen am Meatus externus oder Penis sollten an eine durch das Herpesvirus verursachte Urethritis denken lassen. Ein Zusammenhang zwischen der Druckschmerzhaftigkeit der Prostata und einer Chlamydienurethritis konnte nicht überzeugend nachgewiesen werden.

Laborbefunde

Die Diagnose der Urethritis non gonorrhoica erfordert den Nachweis einer Urethritis und den Ausschluß einer Infektion mit Neisseria gonorrhoeae (Abb. 15.1). Bei Verdacht auf eine Urethritis sollte der Patient idealerweise 4 h nach dem letzten Wasserlassen untersucht werden, so daß ein Ausfluß verläßlich nachgewiesen werden kann. In einem Gram-gefärbten Ausstrich aus der Urethra ist der Nachweis von 4 oder mehr polymorphkernigen Neutrophilen im Ölimmersionsfeld beweisend für eine Urethritis. Alternativ hierzu korreliert der Nachweis von 15 oder mehr polymorphkernigen Neutrophilen in 5 zufällig ausgewählten Gesichtsfeldern (400fache Vergrößerung) im Harnsediment eines Spontanurins mit einer Urethritis. Bei vielen Männern mit asymptomatischer Chlamydienurethritis läßt sich auf einem Gram-gefärbten Ausstrich des Harnröhrensekretes eine urethrale Leukozytose (4 polymorphkernige Neutrophile pro Gesichtsfeld) nachweisen. Wenn eine Urethritis vermutet wird, eine urethrale Entzündung aber nicht nachgewiesen werden kann, sollte der Tupferabstrich aus der Harnröhre morgens vor der Miktion entnommen werden.

Da Chlamydia trachomatis ein intrazellulärer Parasit des Zylinderepithels ist, eignet sich als Probe für eine Kultur ein endourethraler Tupferabstrich besser als Harnröhrenausfluß oder Urin. Die Probe sollte aus einem 2–4 cm innerhalb der Harnröhre gelegenen Gebiet sorgfältig entnommen werden. Erste Kulturergebnisse sind 2–3 Tage nach der Inokulation zu erwarten. Zur Diagnose einer durch Chlamydien hervorgerufenen Urethritis non gonorrhoica sind auch mit Fluorescein markierte monoklonale Antikörper eingesetzt worden. Die Durchführung dieser Tests dauert weniger als 30 min und basiert auf dem Nachweis extrazellulär gelegener Chlamydozoen. Der Test hat eine Sensitivität von 93% und eine Spezifität von 96% (Tam et al. 1984). Obwohl viele Ärzte glauben, daß Kulturen unnötig sind, muß man betonen, daß Chlamydia trachomatis ein gefährlicher pathogener Keim ist. Die Ergebnisse der Kulturen sind als Richtlinie zur Therapie und zur Dokumentation der Diagnose der Krankheit sinnvoll.

Therapie

Da die Urethritis non gonorrhoica ein Syndrom ist, das durch verschiedene Erreger verursacht werden kann, die auf eine Behandlung unterschiedlich ansprechen, sind die Therapieergebnisse nicht einheitlich festzulegen. Die Empfehlungen der Centers for Disease Control beziehen sich z.Z. auf die Chlamydieninfektion (Tabelle 15.3).

Abhängig vom urethritisverursachenden Erreger fallen die Therapieerfolge unterschiedlich aus. Patienten mit Chlamydia trachomatis sprechen am besten auf eine Therapie an. Die schlechtesten Resultate treten dann auf, wenn weder Chlamydia trachomatis noch Ureaplasma urealyticum nachgewiesen werden konnte.

Bei einer nicht durch Kulturen gesicherten Urethritis non gonorrhoica sollte von einer Chlamydia-

Tabelle 15.3. Behandlung der nicht-gonokokkenbedingten Urethritis

Initialbehandlung
der diagnostisch gesicherten Urethritis

    4 × tgl. 500 mg Tetracyclin oral für 7 Tage; oder: Monocyclin oder Doxycyclin 2 × tgl. 100 mg für 7 Tage; oder: Erythromycin 4 × tgl. 500 mg für 7 Tage. Der Sexualpartner wird nach dem gleichen Schema untersucht und behandelt

Behandlung bei anhaltender
oder wiederaufgetretener Urethritis

    Der Patient muß über die Zuverlässigkeit der Medikamenteneinnahme, über die Möglichkeit einer erneuten Ansteckung und über die Ursachen der Erstinfektion befragt werden. Bestätigung der Diagnose: Urethritis. Behandelt werden alle Ursachen der Urethritis, die abgeklärt werden konnten

    Gibt es keine besondere Ursache oder findet sich Ureaplasma urealyticum, erfolgt eine Behandlung mit Erythromycin, und zwar 4 × tgl. 500 mg für 14 Tage

trachomatis-Infektion ausgegangen werden. Man sollte unter allen Umständen den Sexualpartner gleich mitbehandeln; Mann und Frau werden i. allg. in derselben Weise behandelt.

In den meisten Fällen ist die Chlamydieninfektion leicht zu behandeln. Eine Tetrazyklinresistenz konnte nicht nachgewiesen werden. Komplikationen wie Epidydimitis, Prostatitis, Proktitis oder das Reiter-Syndrom sind jedoch möglich.

Komplikationen

Bei heterosexuellen Männern unter 35 Jahren ist bei den meisten Fällen einer Epididymitis Chlamydia trachomatis der Erreger. Männer mit einer Epididymitis, die älter als 35 Jahre sind, haben i. allg. koliforme Infektionen. Dabei finden sich in der Anamnese urologische Erkrankungen oder instrumentelle Eingriffe (Berger 1983).

Ob Chlamydia trachomatis eine abakterielle Prostatitis verursachen kann, ist noch umstritten. In der Mårdh-Studie von 1978 wiesen nur 13% der Patienten mit einer abakteriellen Prostatitis Antikörper gegen Chlamydia trachomatis auf. Keiner zeigte positive Kulturen aus Prostatasekreten.

Eine neuere prospektive Untersuchung ergab, daß Chlamydia trachomatis in 15% der Fälle einer Proktitis bei homosexuellen Männern nachgewiesen werden kann (Stamm et al. 1982; Quinn et al. 1981). Lymphogranuloma-venereum-Immuntypen können eine primäre ulzeröse Proktitis hervorrufen und das histopathologische Bild einer Riesenzellbildung in den Granulomen aufzeigen wie beim akuten Morbus Crohn. Zu den Symptomen und klinischen Zeichen können Schmerzen im Rektalbereich, Blutungen, schleimiger Ausfluß und Durchfälle gehören. Die meisten Chlamydia-trachomatis-infizierten Patienten weisen eine abnorm hohe Anzahl an polymorphkernigen Neutrophilen im Stuhl auf. Bei der Sigmoidoskopie erkennt man eine veränderte Rektumschleimhaut.

Reiter-Syndrom

In Verbindung mit einer Genitalinfektion durch Chlamydia trachomatis traten Erkrankungen wie das Reiter-Syndrom (Urethritis, Konjunktivitis, Arthritis und charakteristische mukokutane Veränderungen), reaktive Tenosynovitis und Arthritis ohne die anderen Komponenten des Reiter-Syndroms auf. Bei mehr als 80% der Patienten mit Reiter-Syndrom kann vor-

übergehend oder begleitend eine Infektion mit Chlamydia trachomatis vorliegen. Das Reiter-Syndrom findet sich gehäuft bei Patienten mit HLA-B27-Haplotyp (Brewerton et al. 1973).

Prognose

Die meisten nicht-gonokokkenbedingten Urethritiden sprechen sofort auf Tetrazykline an. Eine energische Mitbehandlung des Sexualpartners oder der Partner des Mannes ist absolut obligatorisch.

Trichomoniase

Ätiologie

Trichomonas vaginalis wurde erstmals 1836 von Donne beschrieben und lange als harmloser Keim der Vagina angesehen. Von den 3 Trichomonadenarten, die den Menschen infizieren können, führt allein Trichomonas vaginalis zu einer klinisch manifesten Erkrankung. Die Prävalenz einer Keimbesiedlung bei einer männlichen Kontrollpopulation reicht von 0% bei asymptomatischen Männern bis zu 18% bei Männern mit einer Urethritis gonorrhoica (Krieger 1981). Die mittlere Prävalenz beträgt bei männlichen Kontrollpopulationen 2%. Die höchste Prävalenz findet sich bei Männern und Frauen im Alter zwischen 15 und 40 Jahren.

Man nimmt übereinstimmend an, daß Trichomonas vaginalis in allen Fällen sexuell übertragen wird. Es konnte bei 14–60% der männlichen Partner von infizierten Frauen und bei 67–100% der weiblichen Partner infizierter Männer nachgewiesen werden. Diese Differenz ist höchstwahrscheinlich zum einen auf die Schwierigkeiten zurückzuführen, Trichomonaden im männlichen Genitaltrakt nachzuweisen, zum anderen hängt sie aber auch davon ab, daß die Erreger bei vielen Männern spontan ausgeschieden werden (Krieger 1981).

Viele europäische Wissenschaftler glauben, daß die Trichomoniase eine Hauptmorbiditätsursache bei Männern sein kann (Krieger 1981). In 30–50% der Fälle einer Urethritis non gonorrhoica ist die Ursache unbekannt. Es gibt nur wenige Anzeichen dafür, daß die Trichomoniase die einzige Ursache einer Urethritis ist. Es wird angenommen, daß Trichomonas vaginalis auch für einige Fälle einer Balanoposthitis, Epididymitis, Harnröhrenstriktur, Prostatitis, Pyelonephritis und selten auch für Infertilität verantwortlich ist (Lewis u. Carrol 1928). Die meisten Infektionen durch Trichomonas vaginalis verlaufen asymptomatisch; einige Autoren nehmen an, daß Männer primär als Vektoren bei der Übertragung der symptomatischen Erkrankung auf Frauen fungieren.

Klinische Befunde

Der Harnröhrenausfluß sollte sofort mit 1–2 ml Kochsalzlösung gemischt und mikroskopisch untersucht werden. Diese Untersuchung ist bei Männern unzuverlässiger als bei Frauen (60–70%) (Rothenberg et al. 1976; Fleury 1979).

Flüssige und halbfeste Kulturmedien haben sich bei der Diagnostik einer Trichomoniase als äußerst zuverlässig erwiesen (Nielsen 1973; Rothenberg et al. 1976; Cox u. Nicol 1973).

Therapie

Die meisten Fälle einer Trichomoniase bei Männern werden auf der Basis eines Kontaktes mit Frauen, die an einer Infektion mit Trichomonas vaginalis leiden, entdeckt und behandelt. Wenn die Diagnose gestellt ist, sollte während des Geschlechtsverkehrs so lange ein Kondom benutzt werden, bis die Behandlung erfolgreich abgeschlossen ist.

Patient und Partner erhalten Metronidazol, 2 g oral als Einzeldosis, unabhängig davon, ob sie Symptome aufweisen oder nicht.

Prognose

Die meisten Trichomonadeninfektionen sprechen rasch auf Metronidazol an. Eine energische Behandlung des Sexualpartners oder der Sexualpartnerin ist obligatorisch.

Syphilitischer Primärkomplex

Klinische Befunde

Symptome und klinische Zeichen

Die Syphilis wird durch Treponema pallidum, eine Spirochäte, hervorgerufen, welche die intakte oder verletzte Haut oder Schleimhaut penetriert. Der Patient stellt sich 2–4 Wochen nach dem Sexualkontakt mit einer schmerzlosen Veränderung am Penis (Schanker) vor. Der Schanker imponiert zu Beginn als hyperämischer oder erythemartiger Bezirk. Diese schmerzlose Papel oder Pustel entsteht auf der Glans, der Corona glandis, der Vorhaut, dem Penisschaft, der suprapubischen Region oder dem Skrotum. Sie kann einschmelzen und zu einer indurierten, ausgestanzten Läsion führen. Der syphilitische (harte) Schanker ist relativ tief, hat einen indurierten Wall, eine saubere Basis und ist nicht druckempfindlich. Diese Veränderung kann so klein und flüchtig sein, daß sie übersehen wird. Ohne Behandlung heilt sie spontan und langsam ab. Manchmal palpiert man diskret vergrößerte Inguinallymphknoten. Diese können ein- oder beidseitig satellitenartig angeordnet sein. Sie sind nicht schmerzhaft, solange sie nicht sekundär infiziert sind (Tabelle 15.4).

Laborbefunde

Die Diagnose wird durch den Nachweis der Spirochäten in der Dunkelfelduntersuchung des Abstrichs aus dem Schankerboden oder durch Immunfluoreszenz-Antikörper-Techniken gesichert. Ist ein Erregernachweis im Dunkelfeld nicht möglich, sollte der Plasma-Reagin-Card-Test (RPR-Test) durchgeführt werden (Kraus 1984). Dieser entspricht und ersetzt den VDRL-Test. Wiederholte tägliche Untersuchungen über 3 Tage ohne lokale oder systemische Behandlung und Aspiration aus den vergrößerten Lymphknoten können notwendig werden, um den Erreger nachzuweisen. Die serologischen Tests sind in den ersten 1–3 Wochen nach Auftreten des Schankers negativ. Die schnellste und kostengünstigste Untersuchung, der Fluoreszenz-Treponemen-Antikörper-Absorptionstest (FTA-ABS), ist gleichzeitig auch die spezifischste und sensitivste. Der teurere und schwierigere Immobilisationstest der Treponema pallidum wurde durch den Mikrohämagglutinationstest ersetzt, der automatisch durchgeführt und quantifiziert werden kann (Garner et al. 1972).

Differentialdiagnose

Schankroid, Lymphogranuloma venereum, Granuloma inguinale, Balanitiden unterschiedlicher Ursache, Karzinome, Skabies, Psoriasis, Lichen ruber planus, Leukoplakie, Erythroplasie und Infektionen durch das Herpes-simplex-Virus können der Syphilis ähneln. Borrelia refringens ist nur schwer von Treponema pallidum zu unterscheiden. Die Queyrat-Erythroplasie kann einem harten Schanker gleichen. Alle Veränderungen des Penis sollten so lange als Syphilis angesehen werden, bis das Gegenteil bewiesen ist.

Tabelle 15.4. Hautveränderungen im Genitalbereich

Krankheit	Ursache	Wichtigster Test	Art der Hautveränderung	Spezielle Tests	Lymphknotenveränderungen	Medikament der Wahl	Alternative Medikamente
Herpes genitalis	Herpes-simplex-Virus Typ 10.2	Kultur auf Viren	Bläschen in Gruppen, klein, schmerzhaft beim Kratzen; weich	Tzanck-Abstrich	Hart, schmerzhaft bei Palpation	5%ige Aciclovir Lösung 6× tgl. für 7 Tage (initial); 4× tgl. 200 mg Aciclovir für 10 Tage; alle 8 h 5 mg/kg i.v. für 5 Tage	
Schanker	Haemophilus ducreyi	Selektive Kultur	Tiefe Ulzera; unterminierte Ränder, schmerzhaft, weich oder induriert, eitrig		Weich, mit Hautrötung	4× tgl. 500 mg Erythromycin oral für 10 Tage	Trimethoprim-sulfamethoxazol forte 2× tgl. für 10 Tage
Granuloma inguinale	Calymmatobacterium granulomatis	Quetschpräparat	Derb, schmerzhaft; verschieblich, erhobener Rand; sich chronisch ausbreitend	Histologie	Keine Lymphdrüsenveränderungen	4× tgl. 500 mg Tetracyclin für 2 Wochen oder bis zur Abheilung	500 mg Erythromycin 4× tgl. für 2 Wochen; oder 2× tgl. Trimethoprim-sulfamethoxazol forte für 2 Wochen oder bis zur Heilung
Lymphogranulom	Chlamydia trachomatis (L_1, L_2, L_3 Untergruppen)	Komplementfixation oder Immunfluoreszenz	Keine Ulzera	Kultur auf Chlamydia trachomatis	Fluktuierend, weich	4× tgl. 500 mg Tetracyclin für 2 Wochen	4× tgl. 500 mg Erythromycin oral für 2 Wochen
Traumatische Ulzeration		Keiner	Entstanden beim Geschlechtsverkehr				
Arzneimittelüberempfindlichkeit		Keine	Wieder auftreten bei systemischer Gabe der gleichen Arzneimittel				
Syphilis (primär)	Treponema pallidum	Dunkelfeldmikroskopie	Schmerzhafte, derbe Ulzera „hart", induriert	RPR, VDRL, FTS-ABS, MHA-TP	Derb, schmerzhaft oder nicht schmerzhaft, „rubbery"	Benzathinpenicillin G 2,4 Mill. E i.m.	4× tgl. 500 mg Tetracyclin oral für 15 Tage

Komplikationen

Urologische Komplikationen sind selten und treten im Tertiärstadium der Erkrankung auf. Zu ihnen zählen Gummas des Hodens und neurogene Blasenentleerungsstörungen infolge der Neurosyphilis.

Prophylaxe

Wenn es zu einem Kontakt mit Treponema pallidum gekommen ist, sollte Benzathin-Penicillin G, 2,4 Mill. E i.m., als Einzeldosis verabreicht werden.

Therapie

Patienten mit einer frischen Syphilis (primär, sekundär oder latent mit einer Dauer von weniger als 1 Jahr) sollte man Benzathin-Penicillin G, 2,4 Mill. E i.m., in einer Einzeldosis geben. Patienten mit einer Penizillinallergie erhalten Tetrazyklinhydrochlorid, 500 mg oral 4mal täglich über 15 Tage, oder Erythromycin, 500 mg oral 4mal täglich über 15 Tage.

Prognose

Die Prognose ist ausgezeichnet, ein Rezidiv selten. Sollte es dazu kommen, so ist eine intensive Penizillintherapie erforderlich.

Schankroid

Das Ulcus molle (weicher Schanker) ist eine sexuell übertragbare Krankheit, die durch Haemophilus ducreyi hervorgerufen wird.

Klinische Befunde

Symptome

Die erste Veränderung des Schankroids ist eine Papel. Man beobachtet sie gewöhnlich einige Tage nach dem Sexualkontakt. Dann finden sich ein oder mehrere schmutzig aussehende Schankroidgeschwüre. Diese sind tief mit abgeflachten, zackigen erythemartigen Rändern, die sich in die Haut und das subkutane angrenzende Gewebe ausdehnen. Schankroidgeschwüre sondern oft eitrige Sekrete ab. Etwa 50% der Patienten klagten über Fieber, Übelkeit und Kopfschmerzen.

Klinische Zeichen

Die Schankroidulzera können induriert sein; gewöhnlich sind sie jedoch weich und eindrückbar. Der Geschwürboden ist bröcklig und blutet leicht. Die Veränderungen können schmerzhaft sein. Unbehandelte Ulzera vergrößern sich langsam, rupturieren und wachsen mit anderen Ulzera zusammen. Konfluierende Ulzera vergrößern sich von der Peripherie aus. Eine beim Schankroid zu beobachtende schmerzhafte chronische Entzündung der Inguinalregion kann zu einer lymphatischen Obstruktion führen, welcher sich ein genitales Lymphödem mit dem Endstadium einer Elephantiasis entwickeln kann.

Laborbefunde

Im Gram-gefärbten Abstrich läßt sich in 50% der Fälle Haemophilus ducreyi nachweisen. Selektive Kulturen zum Nachweis von Haemophilus ducreyi besitzen eine größere Sensitivität und Spezifität als Clot-Kulturen und Gram-gefärbte Ausstriche. Eine Biopsie führt immer zur Diagnose.

Differentialdiagnose

Das Ulcus molle muß von anderen ulzerösen Veränderungen des äußeren Genitalsystems unterschieden werden (z. B. Herpes genitalis, Syphilis, Lymphogranuloma venereum, traumatischen Ulzerationen und Läsionen durch Medikamentenwirkung).

Komplikationen

Nur in seltenen Fällen führt eine Sekundärinfektion mit Aerobiern oder Anaerobiern zu einer ausgedehnten Gewebeveränderung.

Therapie

Spezifische Maßnahmen

Die Erkrankung spricht auf Tetrazyklin ausgezeichnet an. Die Dosis beträgt 500 mg oral 4mal täglich über 10 Tage. Erythromycin, 500 mg oral 4mal täglich, und Trimethoprim-Sulfamethoxazol, 1 forte Tablette 2mal täglich oral, sind genauso wirksam. Die Therapie sollte mindestens 10 Tage lang durchgeführt und erst dann beendet werden, wenn die Ulzera oder Knoten sich zurückgebildet haben. Die Sexualpartner sollten auf gleiche Weise untersucht und behandelt werden.

Allgemeine Maßnahmen

Sauberkeit ist wichtig; das sorgfältige Waschen des Genitales nach einem Geschlechtsverkehr mit grüner Seife und Wasser ist erwiesenermaßen wirksam (Moore 1920).

Behandlung der Komplikationen

Wenn eine Superinfektion das Bild kompliziert, sollte zusätzlich zu den genannten Medikamenten Penizillin oder Clindamycin verabreicht werden.

Prognose

Bei entsprechender Antibiotikatherapie ist die Prognose ausgezeichnet.

Lymphogranuloma venereum

Das Lymphogranuloma venereum wird durch die Chlamydia-trachomatis-Serotypen L1, L2 und L3 hervorgerufen. Die Erkrankung ist charakterisiert durch eine vorübergehende genitale Veränderung mit nachfolgender Lymphadenitis und manchmal auch mit rektalen Strikturen. Die inguinalen und subinguinalen Lymphknoten können verbacken, eitern und multiple Sinus bilden.

Klinische Befunde

Symptome und klinische Zeichen

5–21 Tage nach dem Sexualkontakt tritt eine Papel oder Pustel auf. Die genitale Veränderung des Lymphogranuloma venereum ist so klein und flüchtig, daß sie oft unbemerkt bleibt. Es kann nur eine Blase oder eine oberflächliche Erosion sein. Eine anfängliche Veränderung, die erodiert und zu einem Ulkus wird, ist gewöhnlich oberflächlich ausgebildet.

Schmerzhafte Knoten können fluktuieren. Die einseitige Lymphadenopathie ist sehr häufig und kann das erste Symptom sein. Im Stadium der Bubobildung findet man meist Begleitsymptome (wie Schüttelfrost, Fieber, Kopfschmerzen, generalisierte Gelenkschmerzen, Übelkeit und Erbrechen). Hautausschläge sind häufig.

Laborbefunde

Wenn die Lymphknoten befallen sind, kann die Leukozytenzahl auf 20.000/µl ansteigen. Eine Anämie ist möglich. Die Proteine (Globuline) sind erhöht. Die Hautveränderungen zeigen eine akute oder subakute Entzündung. Das Aussehen ist aber weder spezifisch noch diagnostisch beweisend. Die Lymphknoten zeigen Abszedierungen mit starker Infiltration der Neutrophilen. Es kommt zu einer Hyperplasie der lymphoiden Elemente, und Plasmazellen treten auf.

Der spezifischste Test zur Diagnose des Lymphogranuloma venereum ist die Chlamydia-trachomatis-Kultur aus einem Inguinallymphknotenpunktat. Serologische Tests einschließlich der Lymphogranuloma-venereum-Komplementbindungsreaktion und Mikroimmunofluoreszenz-Antikörpertests, werden häufig durchgeführt und haben den Frei-Hauttest abgelöst. Die Komplementbindungsreaktion ist nicht spezifisch für das Lymphogranuloma venereum, da mit ihr auch andere Chlamydieninfektionen wie Urethritis und Psittakose nachgewiesen werden können.

Differentialdiagnose

Alle anderen Erkrankungen, die zu Ulzerationen am Penis führen, müssen differentialdiagnostisch abgegrenzt werden, besonders die Syphilis, Herpes-simplex-Infektion und das Schankroid. Bei Patienten mit einer Rektumstriktur muß immer an ein Lymphogranuloma venereum gedacht werden. Das inguinale Syndrom des Lymphogranuloma venereum ist nicht von dem des Ulcus molle zu unterscheiden, da es bei beiden in ⅔ der Fälle einseitig auftritt und bei beiden nach 1–2 Wochen ein inguinaler Bubo (eine feste, leicht schmerzhafte Schwellung) auftritt (Kraus 1982).

Komplikationen

Die Ruptur von Inguinallymphknoten bei Lymphogranuloma venereum kann drainierende Sinus zur Folge haben. Eine chronisch-inguinale Entzündung verursacht möglicherweise lymphatische Obstruktion und Elephantiasis. Die Rektumstriktur ist eine Spätkomplikation.

Therapie

Spezifische Maßnahmen

Das Lymphogranuloma venereum wird mit Antibiotika behandelt, die auch bei anderen Chlamydieninfektionen wirksam sind. Tetrazyklin ist das Mittel der Wahl; 500 mg oral 4mal täglich über 2 Wochen. Zu den Alternativen gehören das Erythromycin, 500 mg oral 4mal täglich, und das Sulfamethoxazol, 2mal täglich 1 g oral. Die Therapie mit jedem dieser Medikamente sollte über mindestens 2 Wochen fortgesetzt werden.

Behandlung der Komplikationen

Die Aspiration fluktuierender Lymphknoten ist indiziert. Drainierende Sinus können exzidiert werden. Die Rektumstriktur kann eine operative Korrektur erfordern.

Prognose

Wenn die Erkrankung rasch behandelt wird, ist die Prognose ausgezeichnet. Zu den Spätkomplikationen zählen die genitale Elephantiasis und die Rektumstriktur.

Granuloma inguinale

Die Inkubationszeit dieser sexuell übertragenen chronischen Infektion der Haut und des subkutanen Gewebes von Genitalien, Perineum und Inguinalregion beträgt 2–3 Monate. Der Erreger, Calymmatobacterium granulomatis, ist mit Klebsiella pneumoniae verwandt und nur schwer auf einen Eidottermedium anzüchtbar.

Klinische Befunde

Symptome und klinische Anzeichen

Eine Papel ist das erste Zeichen eines Granuloma inguinale. Diese kann zu einem Geschwür werden, das das Niveau der umgebenden Haut überragt. Der Ulkusboden ist gerötet und kann hämorrhagische Sekrete enthalten. Er ist fest, induriert und nicht druckempfindlich. Bei der inguinalen Schwellung, Pseudobubo genannt, handelt es sich eher um einen subkutanen, granulomatösen Prozeß als um eine echte Lymphadenopathie. Die Schwellung vergrößert sich unbehandelt durch direkte Ausbreitung oder erodiert die Haut. Die chronische lymphatische Entzündung kann zu lymphatischer Obstruktion und Elephantiasis führen. Im mikroskopischen Bild findet man unspezifische Plasmazellinfiltrate, Riesenzellen, Neutrophile und große Monozyten. Das Monozytenzytoplasma enthält Donovan-Körperchen, die dem intrazellulären Stadium von Calymmatobacterium granulomatis entsprechen.

Laborbefunde

Der Nachweis von in Monozyten gelegenen Donovan-Körperchen im gefärbten Ausstrich sichert die Diagnose. Diese Organismen erscheinen innerhalb der Monozyten als angefärbte bipolare Stäbchen. Ein Quetschpräparat zur zytologischen Untersuchung erhält man durch Kompression eines kleinen Gewebefragmentes aus dem Geschwürgrund, das zwischen 2 Objektträgern gepreßt wird. Man kann die Färbung nach Giemsa, Wright oder Leishman vornehmen. Serienschnitte sind notwendig, da der histologische Nachweis der Donovan-Körperchen bei einer einzigen Untersuchung nicht immer gelingt. Die Resultate des Preßpräparates erhält man nach wenigen Minuten, die der histologischen Untersuchung erst nach Tagen. Im Zweifelsfall sollte eine Biopsie vorgenommen werden. Eine verläßliche Kultur für Calymmatobacterium granulomatis gibt es nicht.

Komplikationen

Eine Sekundärinfektion kann zu tiefer Ulzeration und Gewebedestruktion führen. Später kann es zur Fistelbildung kommen. Auch Phimosen können auftreten. Eine Änderung der Defäkationsgewohnheiten deutet auf eine Rektumstriktur.

Prophylaxe

Die Verwendung eines Kondoms kann die perigenitale Ausbreitung nicht verhindern.

Therapie

Es gibt gegenwärtig weder kontrollierte Granuloma-inguinale-Therapieschemata, noch In-vitro-Empfindlichkeitstests zum Nachweis von Calymmatobacterium granulomatis. Eine Therapie mit Tetrazyklin, 500 mg 4mal täglich oral, oder Trimethoprim-Sulfamethoxazol, 1 forte Tablette 2mal täglich oral, war erfolgreich. Diese Dosen behält man bei, bis die Veränderungen abgeheilt sind. Gentamycin und Chloramphenicol sind, obwohl toxischer, ebenfalls wirksam.

Prognose

Antibiotika sind wirksam, Komplikationen nicht häufig, und die Prognose ist gut.

Herpesinfektionen des Genitales

Ätiologie

Herpes genitalis ist eine Erkrankung, die sowohl für die Patienten als auch für die Ärzte von großer Bedeutung ist. Die zunehmende Prävalenz der Infektion bei Männern und Frauen, das Risiko einer Übertragung auf Sexualpartner, die hohen Morbiditätsraten und sogar Todesfälle durch Infektionen bei Kleinkindern, der mögliche Zusammenhang mit Zervixkrebs und das Fehlen einer kurativen Therapie haben dazu geführt, daß heute alle Ärzte unbedingt in der Lage sein müssen, diese Krankheit zu diagnostizieren und Patienten mit Herpes genitalis zu beraten und zu behandeln.

Das Herpes-simplex-Virus ist ein doppelsträngiges DNS-Virus, das persistierende oder latente Infektionen hervorrufen kann. Die meisten genitalen Herpesinfektionen sind auf das Typ-2-Virus zurückzuführen; in 10–25% der Fälle eines Herpes genitalis konnte jedoch eine Infektion durch das Typ-1-Virus, das gewöhnlich in Verbindung mit oralen Infektionen auftritt, nachgewiesen werden. Bei 5% der Patienten beobachtete man in den Kliniken für Geschlechtskrankheiten einen Herpes simplex (Corey u. Holmes 1983). Unter Collegestudenten sind Herpes-simplex-Virusinfektionen 10mal häufiger als Gonorrhö oder Syphilis (Corey et al. 1983). Obwohl der Sexualpartner eines infizierten Patienten nicht unbedingt infiziert wird, besteht für den Partner ein erhöhtes Risiko, selbst wenn die Infektion asymptomatisch verläuft.

Klinische Befunde

Symptome und klinische Zeichen

Retrospektive Studien zeigen, daß 50–70% der Herpes-Typ-2-Infektionen asymptomatisch verlaufen. Prospektive Studien zur Bestimmung der Prozentzahl asymptomatisch verlaufender Infektionen sind bisher jedoch nicht durchgeführt worden. Die Herpes-simplex-Virustypen 1 und 2 rufen primäre genitale Veränderungen gleichen Schweregrades hervor. Die erste Phase der Erkrankung verläuft bei Personen ohne früher durchgemachten Herpes labialis viel schwerer. Die Inkubationszeit beträgt 2–10 Tage. Etwa 2% der Patienten mit primärem Herpes genitalis entwickeln eine schwere Dysfunktion des autonomen Nervensystems oder sakralen Rückenmarkanteils, die zu einer Harnverhaltung führt (Corey et al. 1983). Bläschen, die auf erythematösem Grund gruppiert sind, keiner neuralen Verteilung folgen und anamnestisch schon einmal aufgetreten sind, sind für den Herpes genitalis pathognomonisch. Sie reagieren auf Berührung schmerzhaft. Eine Adenopathie tritt gewöhnlich beidseitig auf. Die Lymphknoten sind leicht druckempfindlich, verschieblich und mäßig fest. Bei 44% der Männer besteht eine Dysurie. Bei den meisten dieser Patienten kann das Herpes-simplex-Virus aus der Harnröhre isoliert werden (Corey u. Holmes 1983). Bei etwa 10% der Männer mit primärem Herpes genitalis beobachtet man extragenitale Hautveränderungen, die gewöhnlich durch Autoinokulation entstanden sind.

Laborbefunde

Die Virusisolierung durch Kulturen ist die sensitivste Technik zur Diagnose von Herpesinfektionen. Bei einem Erkrankungsrezidiv kann das Virus nur bei weniger als 2% der Männer aus der Harnröhre isoliert werden. Die Ergebnisse erhält man nach 5 Tagen. Durch Tzanck- oder Papanicolaou-Ausstriche lassen sich bei 50–60% der kulturpositiven Fälle intranukleare Einschlußkörperchen nachweisen. Immunfluoreszenzuntersuchungen weisen 57% der kulturpositiven Fälle nach (Moseley et al. 1981). Serumantikörper gegen Herpes-simplex-Virusinfektionen können durch eine Reihe von Verfahren bestimmt werden. Es gibt jedoch gegenwärtig keinen absolut verläßlichen Test, um zwischen einer Typ-1- und Typ-2-Infektion zu differenzieren. Serologische Tests werden heute nur eingesetzt, um eine abgelaufene Infektion nachzuweisen.

Therapie

Aciclovir ist das einzige Medikament, das bei der Behandlung des Herpes genitalis wirksam ist. Bei einer Herpes-genitalis-Infektion in der 1. Phase sind lokale Anwendung oder intravenöse oder orale Therapie mit diesem Medikament wirksam.

Aciclovir wirkt auf die virale Thymidinkinase als Guaninanalog. Es wird im Virus selektiv phosphoryliert, wirkt als ein Inhibitor der viralen DNS-Polymerase und fungiert als ein Kettenterminator (Colby et al. 1980). Orales Aciclovir, 5mal täglich 200 mg über

5–10 Tage, und i.v.-Gaben von Aciclovir scheinen bei der Behandlung des primären Herpes genitalis wirksamer zu sein als eine äußerliche Anwendung. Aciclovir vermindert die Dauer des viralen Shedding und verkürzt die Zeit der Krustenbildung und die Dauer der Heilungsphase, bei der Schmerzen oder Juckreiz oder beides besteht. Nur die oralen oder intravenösen Formen führen zu einer Besserung der Dysurie, des vaginalen Ausflusses und der systemischen Symptome. Außerdem wird das Auftreten neuer Veränderungen vermindert (Corey u. Holmes 1983). Eine prophylaktische Behandlung mit Aciclovir 2- bis 5mal täglich 200 mg oral, kann die Rezidivrate ausreichend verringern; es sind jedoch weitere Ergebnisse über Langzeitnebenwirkungen erforderlich, bevor diese Therapieform empfohlen werden kann (Bryson et al. 1983).

Hepatitis- und Darminfektionen

In der Vergangenheit wurden virale Hepatitiden und Darminfektionen nicht als sexuell übertragbare Krankheit angesehen. Heute jedoch ist bekannt, daß viele dieser Infektionen in einigen Fällen sexuell übertragen werden (Tabelle 15.5). Hepatitis A und B können durch Sexualkontakte wie auch durch andere enge körperliche Kontakte übertragen werden. Darminfektionen wie Amöbiasis, Giardiasis, Shigellose und Campylobacteriosis können ebenfalls sexuell übertragen werden. Die meisten dieser sexuell übertragbaren Darminfektionen treten bei homosexuellen Männern auf. Die Übertragung erfolgt durch Sexualpraktiken wie analen Geschlechtsverkehr oder Anilingus. Eine durch homosexuellen Sexualkontakt erworbene Darmerkrankung kann auch auf weibliche Partner übertragen werden.

Etwa 1/3 aller Hepatitis-B-Fälle ist auf homosexuelle Kontakte zurückzuführen. 30–80% aller homosexuellen Männer sind seropositiv für Hepatitis B (Schreeder et al. 1982). Die Hepatitis A wird ebenfalls durch Sexualkontakte übertragen, wobei die Prävalenz bei homosexuellen Männern größer ist als bei heterosexuellen. Gegenwärtig gibt es erst wenige Anzeichen dafür, daß auch die Non-A- non-B-Hepatitis einen sexuellen Übertragungsmodus besitzt (Hentzer et al. 1980).

Aids

Aids, von dem 1981 zum ersten Male berichtet wurde, basiert auf einer erworbenen Immunschwäche. Das Retrovirus (Human-T-Zell-Leukämievirus, lymphotroper Virus Typ 3 oder Human-immunodeficiency-Virus (HIV) wird durch Sexualkontakte, kontaminierte Spritzen oder Bluttransfusionen übertragen. Bei den Patienten handelt es sich größtenteils um Homosexuelle mit mehreren Partnern, drogenabhängige Fixer, Hämophile, die Faktor-VIII-Konzentrat erhalten, oder Empfänger mehrerer Bluttransfusionen. Eine direkte Übertragung von der Mutter auf den Fetus ist bekannt. Die Übertragung erfolgt ebenfalls von der Frau auf den Mann und umgekehrt durch den Kontakt von Penis und Vagina (Harris et al. 1983). Die Krankheit wird nur durch Sexualkontakte übertragen; durch normale körperliche Kontakte, selbst innerhalb eines Haushaltes, kann man sich nicht infizieren (Curran et al. 1984).

Zu den Prodromalsyndromen zählen Müdigkeit, Gewichtsverlust, Fieber und Durchfälle. 4 Aids-Syndrome sind bekannt: das Lymphadenopathiesyndrom, das Kaposi-Sarkom, die vermehrte Empfänglichkeit für opportunistische Infektionen und maligne Tumoren (Lymphom, Plattenepithelkarzinom oder Burkitt-Lymphom) (Ziegler et al. 1984).

Manchmal findet der Arzt eine generalisierte Lymphadenopathie, multiple blaue Flecken an den Beinen (Kaposi-Sarkom) oder rezidivierende Infektionen (bakteriell, viral oder fungal). Man sollte bei chronischem Husten an eine Pneumocystis-carinii-Pneumonie denken.

Anhand von Labordaten läßt sich die Schwächung des Immunsystems nachweisen. Man findet ein abnormes Verhältnis oder sogar eine Umkehrung der Beziehung der T-Helfer- zu den T-Suppressorzellen. Man muß nach Antikörpern gegen Hepatitis-B- und

Tabelle 15.5. Sexuell übertragene Krankheiten, die Leber, Darm und Rektum befallen

Organ	Erreger
Leber	Hepatitis-B-Virus
	Hepatitis-A-Virus
	Hepatitis-C-Virus
Intestinum	Giardia lamblia
	Entamoeba histolytica
	Cryptosporidien
	Campylobacter jejuni
	Strongyloiden
Rektum	Neisseria gonorrhoeae
	Chlamydia trachomatis
	Treponema pallidum
	Herpes-simplex-Virus
	Human Papillomavirus

das Zytomegalievirus suchen, da diese Erreger den immungeschwächten Körper infizieren. Zum Nachweis von Antikörpern gegen HIV ist ein Enzymimmunassay (ELISA) entwickelt worden. Serumantikörper gegen HIV konnten bei 95% der Patienten mit Aids, bei 87% von Patienten mit Lymphadenopathiesyndrom und bei weniger als 1% der Kontrollpersonen nachgewiesen werden (Sarngadharan et al. 1984).

Das Spermizid Nonoxinol 9 wirkt inhibitorisch auf HIV und kann, wenn es in Verbindung mit Kondomen verwendet wird, die Virusübertragung einschränken. Bis heute gibt es keine therapeutische Möglichkeit, die Immunschwäche dauerhaft zu beseitigen. Die Patienten erliegen oft dem aggressiven Kaposi-Sarkom oder anderen opportunistischen Infektionen wie der Pneumocystis-carinii-Pneumonie.

Die Gesamtmortalitätsrate bei den ersten 1.500 Fällen liegt bei 40%; bei nachfolgenden Untersuchungen wird diese Rate wahrscheinlich noch ansteigen (Curran et al. 1984).

Literatur

Allgemein

Bardin E, Berger RE: Sexually transmitted disease in men. Primary Care 1985; 12:761

Centers for Disease Control: Sexually transmitted diseases treatment guidelines 1982. MMWR 1982; 31 (Suppl): 35f

Mandell GL, Sande MA: Antimicrobial agents. Chap 50, pp 1115–1149, and Chap 52, pp 1170–1198, in: The Pharmacological Basis of Therapeutics, 7th ed. Gilman AG et al (editors). Macmillan, 1985

Rothenberg RB et al: Efficacy of selected diagnostic tests for al (editors). Macmillan, 1985

Rothenberg RB et al: Efficacy of selected diagnostic tests for sexually transmitted diseases. JAMA 1976; 235:49

Smith DR: Sexually transmitted diseases in males. Chap 14, pp 244–252, in: General Urology, 11th ed. Smith DR (editor). Lange, 1984

World Health Organization: Report of WHO Expert Committee on Sexually Transmitted Diseases – Geneva, Switzerland. World Health Organization, 1985

Urethritis gonorrhoica

Barlow D: The condom and gonorrhoea. Lancet 1977; 2:811

Brewerton DA et al: Reiter's disease and HL-A 27. Lancet 1973; 2:996

Centers for Disease Control: Chromosomally mediated resistant Neisseria gonorrhoeae – United States. MMWR 1984; 33:408

Centers for Disease Control: Penicillin-resistant gonorrhea – North Carolina. MMWR 1983; 32:273

Handsfield HH, Wiesner PJ, Holmes KK: Treatment of the gonococcal arthritis-dermatitis syndrome. Ann Intern Med 1976; 84:661

Handsfield HH et al: Asymptomatic gonorrhea in men: Diagnosis, natural course, prevalence and significance. N Engl J Med 1974; 290:117

Handsfield HH et al: Correlation of auxotype and penicillin susceptibility of Neisseria gonorrhoeae with sexual with sexual preference and clinical manifestations of gonorrhea. Sex Transm Dis 1980; 7:1

Harrison WO: Gonococcal urethritis. Urol Clin North Am 1984; 11:45

Hook EW 3rd, Holmes KK: Gonococcal infections. Ann Intern Med 1985; 102:229

Jick H et al: Vaginal spermicides and gonorrhea. JAMA 1982; 248:1619

Klein EJ et al: Anorectal gonococcal infection. Ann Intern Med 1977; 86:340

Singh B, Cutler JC, Utidjian HM: Studies on the development of a vaginal preparation providing both prophylaxis against venereal disease and other genital infections and contraception: 2. Effect in vitro of vaginal contraceptive and noncontraceptive preparations on Treponema pallidum and Neisseria gonorrhoeae. Br J Vener Dis 1972; 48:57

Thin RNT, Williams IA, Nicol CS: Direct and delayed methods of immunofluorescent diagnosis of gonorrhoeae in women. Br J Vener Dis 1971; 47:27

Wiesner PJ et al: Clinical spectrum of pharyngeal gonococcal infection. N Engl J Med 1973; 288:181

William DC, Felman YM, Riccardi NB: The utility of anoscopy in the rapid diagnosis of symptomatic anorectal gonorrhea in men. Sex Transm Dis 1981; 8:16

Urethritis non gonorrhoica

Berger RE: Epididymitis. Chap 57, pp 650–662, in: Sexually Transmitted Diseases and Etiologic Agents. Holmes KK et al (editors). McGraw-Hill, 1984

Berger RE: Urethritis and epididymitis. Semin Urol 1983; 1:138

Bowie WR: Nongonococcal urethritis. Urol Clin North Am 1984; 11:55

Bowie WR et al: Etiology of nongonococcal urethritis: Evidence for Chlamydia trachomatis and Ureaplasma urealyticum. J Clin Invest 1977; 59:735

Brewerton DA et al: Reiter's disease and HL-A 27. Lancet 1973; 2:996

Kraus SJ: Semiquantitation of urethral polymorphonuclear leukocytes as objective evidence of nongonococcal urethritis. Sex Transm Dis 1982; 9:52

Lycke E et al: The risk of transmission of genital Chlamydia trachomatis infection is less than that of genital Neisseria gonorrhoeae infection. Sex Transm Dis 1980; 7:6

Mårdh PA et al: Role of Chlamydia trachomatis in non-acute prostatitis. Br J Vener Dis 1978; 54:330

Quinn TC et al: Chlamydia trachomatis proctitis. N Engl J Med 1981; 305:195

Stamm WE, Holmes KK: Chlamydia trachomatis infections of the adult. Chap 24, pp 258–270, in: Sexually

Transmitted Diseases and Etiologic Agents. Holmes KK et al (editors). McGraw-Hill, 1984
Stamm WE et al: Chlamydia trachomatis proctitis in chlamydial infections. Pages 111–114 in: Sexually Transmitted Diseases. Mårdh PA et al (editors). Elsevier, 1982
Stamm WE et al: Effect of treatment regimens for Neisseria gonorrhoeae on simultaneous infection with Chlamydia trachomatis. N Engl J Med 1984; 310:545
Tam MR et al: Culture-independent diagnosis of Chlamydia trachomatis using monoclonal antibodies. N Engl J Med 1984; 310:1146

Trichomoniase

Cox PJ, Nicol CS: Growth studies of various strains of T vaginalis and possible improvements in the laboratory diagnosis of trichomoniasis. Br J Vener Dis 1973; 49:536
Fleury FJ: Diagnosis of Trichomonas vaginalis infection. (Letter). JAMA 1979; 242:2556
Krieger JN: Urologic aspects of trichomoniasis. Invest Urol 1981; 18:411
Lewis B, Carrol G: A case of Trichomonas vaginalis infection of the kidney pelvis. J Urol 1928; 19:337
Nielsen R: Trichomonas vaginalis. 2. Laboratory investigations in trichomoniasis. Br J Vener Dis 1973; 49:531
Perl G, Nagazzoni DV: Further studies in treatment of female and male trichomoniasis with metronidazole. Obstet Gynecol 1963; 22:376
Underhill RA, Peck JE: Causes of therapeutic failure after treatment of trichomonal vaginitis with metronidazole: Comparisons of single-dose treatment with a standard regimen. Br J Clin Pract 1974; 28:134

Primäre Syphilis

Garner MF et al: Treponema pallidum haemagglutination test for syphilis: Comparison with TPI and FTA-ABS tests. Br J Vener Dis 1972; 48:470
Kraus SJ: Evaluation and management of acute genital ulcers in sexually active patients. Urol Clin North Am 1984; 11:155

Schankroid

Moore JE: The diagnosis of chancroid and the effect of prophylaxis upon its incidence in the American expeditionary forces. J Urol 1920; 4:169

Lymphogranuloma venereum

Kraus SJ: Semiquantitation of urethral polymorphonuclear leukocytes as objective evidence of nongonococcal urethritis. Sex Transm Dis 1982; 9:52

Granuloma inguinale

Kraus SJ: Evaluation and management of acute genital ulcers on sexually active patients. Urol Clin North Am 1984; 11:55
Kraus SJ et al: Pseudogranuloma inguinale caused by Haemophilus ducreyi. Arch Dermatol 1982; 494

16 Harnsteine

J. P. Spirnak und M. I. Resnick

Archäologische Untersuchungen haben gezeigt, daß es schon im Jahr 4800 v. Chr. Steinerkrankungen gab (Shattock 1905). Griechische und römische Ärzte haben bereits die Symptome und Therapieformen der urologischen Steinerkrankungen aufgezeichnet. Die Lage der Steine und die Ursachen der Steinbildung wurden jedoch kaum untersucht. Eine vollständige Übersicht über die Geschichte der Steinerkrankungen wurde von Resnic u. Boyce (1979) beschrieben.

Im 20. Jahrhundert haben die Fortschritte in der Technologie der mikroskopischen Untersuchungstechniken zu einem besseren Verständnis der strukturellen Eigenheiten der Steine, ihrer chemischen Zusammensetzung und der unterschiedlichen Urinzusammensetzung geführt. Es sind zahlreiche Theorien aufgestellt worden, um Ursachen und Entwicklung der in der Urologie vorkommenden Steine zu erklären, bisher konnte aber eine vollständige Erklärung für die Steinbildung noch nicht erbracht werden. Wahrscheinlich sind an der Steinbildung zahlreiche verschiedene Faktoren beteiligt, von denen ein Teil bis heute noch nicht bekannt ist.

Theorien der Steinbildung

Nukleationstheorie

Die Steinbildung wird durch ein kleines Kristall oder einen Fremdkörper im Urin ausgelöst. Dabei ist der Urin mit kristallbildenden Salzen, die das Wachstum eines Kristallgitters begünstigen, übersättigt.

Steinmatrixtheorie

Eine organische Matrix aus Serum- und Urinproteinen (Albumin, α_1-, α_2-, gelegentlich auch γ-Globuline, Mukoproteine und Matrixsubstanz A) bildet ein Netzwerk für die Ablagerung von Kristallen.

Kristallisationsinhibitortheorie

Einige Harnsubstanzen, wie z.B. Magnesium, Pyrophosphat, Zitrat, Phosphozitrat, Diphosphonat, Mukoprotein und andere Proteine, hemmen die Kristallbildung. Das Fehlen oder die zu geringe Konzentration dieser hemmenden Faktoren kann zur Kristallisation führen.

Die meisten Forscher glauben, daß diese 3 Theorien, die die 3 Grundfaktoren beschreiben, die Harnsteinbildung beeinflussen. Wahrscheinlich ist mehr als ein Faktor an der Entstehung der Steinerkrankung beteiligt. Man hat ein umfassendes Modell der Steinbildung aufgestellt, das sich aus den obigen 3 Basistheorien zusammensetzt. Eine Periode anomaler Kristallausscheidung ist notwendig, in der größere Kristalle oder Zusammenballungen von Kristallen im Urin vorkommen. Damit diese weiterwachsen können, ist eine gewisse Konzentration chemischer Faktoren erforderlich, d.h. der Urin muß mit dem Salz des entsprechenden steinbildenden Kristalls übersättigt sein. Gleichzeitig sollten bestimmte Kristallisationshemmer erniedrigt sein oder im Urin fehlen. Außerdem muß eine gewisse Konzentration harnbildenden Matrixmaterials vorliegen.

Zusätzlich können andere Risikofaktoren den Grad und die Schwere der klinischen Steinerkrankung beeinflussen, wie z.B. der metabolische Status des Patienten, der sowohl durch Erbfaktoren als auch durch Störungen im hormonellen Gleichgewicht bedingt ist; Umweltfaktoren, die eine Übersättigung des schon gesättigten Urins zur Folge haben; diätetische Exzesse: anatomische Abnormitäten, die zu chronischen Infektionen führen oder eine direkte Ablagerung von Kristallen im oberen Harntrakt begünstigen.

Ort der Steinbildung

Über den Ort der Steinbildung gibt es die folgenden Theorien:

– Ablagerung von Kalzium auf der Membran der Sammelröhre und an der Oberfläche der Papillen.
– Lineare Ablagerung von Kalzium innerhalb der renalen Lymphgefäße, die zu einer Obstruktion der Lymphgefäße und zum Einbruch der Membran zwischen Lymphgefäßen und Sammelrohren führt.

– Intratubuläre Ablagerung von kalzifizierten nekrotischen Zellanteilen oder organisierten Mikrosteinen (oder beiden).

Diagnostische Beurteilung

Anamnese

Bei allen Patienten sollte die Eigen- und die Familienanamnese erhoben und dabei nach folgenden Faktoren gefragt werden: nach entzündlichen Organerkrankungen, rezidivierenden Harnwegsinfektionen, längerer Immobilisation, Gicht, familiärem Auftreten bestimmter vererbter Erkrankungen, wie z.B. renaler tubulärer Azidose oder Zystinurie. Eine Kalziumoxalatsteinkrankheit wird in multifaktorieller Weise vererbt, eine Hyperkalziurie vererbt sich auf autosomal-dominantem Weg. Auch an andere endokrine oder metabolische Störungen sollte gedacht werden.

Man muß eine vollständige Liste aller eingenommenen Medikamente anfertigen. Azetazolamide, die bei der Behandlung des grünen Stars eingesetzt werden, können die Ursache für Kalziumsteinbildungen sein. Resorbierbare Silikate, die gewöhnlich als Antazida eingesetzt werden, führen nur selten zur Bildung von Silikonsteinen. Größere Mengen Askorbinsäure (mehr als 2 g/d) können zu einer vermehrten Oxalatausscheidung im Urin und damit zur Bildung von Kalziumoxalatsteinen führen. Alle Medikamente, die den Urin-pH-Wert senken, begünstigen eine Bildung von Harnsäuresteinen. Orthophosphate, die man zur Vermeidung von Kalziumsteinen verabreicht, sollen zu einer Vergrößerung von Struvitsteinen führen. Die diuretisch wirkenden Hydrochlorotiazide bewirken eine Urikosurie und können zur Bildung von Harnsäuresteinen führen. Allopurinol, ein wirksamer Xanthinoxidasehemmer, der bei der Behandlung der Gicht eingesetzt wird, kann zur Ausfällung von Xanthin und damit zur Bildung von Xanthinsteinen führen. Bei Patienten, bei denen die Vorgeschichte auf Steinerkrankungen hinweist, sollten alle früheren Behandlungsmethoden, einschließlich der operativen Eingriffe, dokumentiert werden. Außerdem sollte man immer nach der Zusammensetzung der Steine fragen.

Symptome

Man ist sich darüber einig, daß die Nierensteine im proximalen Harntrakt entstehen und dann weiter in die Kelche, die Nierenbecken und die Harnleiter gelangen. Ihr Erscheinungsbild reicht deshalb von einem zufällig gefundenen Schatten auf die Röntgenaufnahme bis zur fulminanten Pyonephrose, wenn gleichzeitig Obstruktion und Infektion bestehen.

Symptome, die sich auf die Lokalisation der Steine beziehen

Kelchsteine

Kleine, asymptomatische und nicht-obstruierende Kelchsteine werden häufig auf Röntgenaufnahmen beobachtet, die zur Untersuchung anderer Organsysteme angefertigt wurden. Bei nicht-obstruierenden Kelchsteinen bestehen oft keinerlei Symptome. Manchmal kommen die Patienten jedoch mit einer Makrohämaturie zu ihrem Arzt. Ist der Stein so groß, daß er zu einer Obstruktion des Infundibulums führt, so können Seitenschmerzen, rezidivierende Infektionen oder anhaltende Hämaturien auftreten.

Nierenbeckensteine

Ein kleiner Stein kann im Nierenbecken völlig asymptomatisch bleiben oder beim Eintritt in den Harnleiter zu einer Abflußbehinderung führen. Wenn die Obstruktion in Höhe des Harnleiterabgangs besteht, so kann es entsprechend der Änderung der Urinabflußstörung zu wechselnden Koliken in der Flanke oder im kostovertebralen Winkel kommen. Wird die Obstruktion von einer Harnwegsinfektion begleitet, so kann eine schwere Pyelonephritis oder eine gramnegative Sepsis auftreten.

Proximale Harnleitersteine

Gelangt ein kleiner Stein in den Harnleiter, so kommt es zu Koliken und Hämaturie. Unterhalb des Nierenbeckens hat der Harnleiter einen Durchmesser von etwa 10 mm (30 Charr), so daß kleinere Steine leicht durch den Harnleiter bis zu seiner Kreuzungsstelle mit den iliakalen Gefäßen gelangen können. Hier verengt sich der Durchmesser des Harnleiters auf etwa 4 mm (12 Charr), so daß die Steine in dieser Höhe häufig zu einer Abflußbehinderung führen (Abb. 16.1). Ein Patient mit einem Stein im oberen Harnleiteranteil verspürt akut beginnende, heftige spastische Schmerzen, die in der Flanke lokalisiert sind. Diese Schmerzen sind heftig und wechselnd, entsprechend den peristaltischen Bewegungen des Harnleiters und reichen etwa bis zur Höhe des Beckenrandes. Der Schmerz strahlt häufig zur Seite und in die abdominelle Region aus und kann von Übelkeit, Brechreiz

Nicht-organbezogene Symptome

Viszerale Schmerzen werden vom autonomen Nervensystem übertragen, wobei die Innervation von Niere und Magen durch das Ganglion coeliacum (s. S. 33–37) erfolgt. Ein Blähbauch, bedingt durch einen reflektorischen Ileus oder eine intestinale Stase, kann die Diagnose erschweren. Deshalb ist es wichtig, auch an andere Krankheitsbilder zu denken, die ähnliche Beschwerden wie Harnleitersteine hervorrufen. Zu ihnen gehören z. B. die Gastroenteritis, die akute Appendizitis, die Kolitis, Divertikulitis, Salpingitis und Cholezystitis.

Andersartige Symptome

Häufig verläuft die Wanderung eines Steins jedoch auch nicht so dramatisch, wie es oben beschrieben wurde. Die Patienten verspüren manchmal nur einen dumpfen Schmerz in der Flankengegend, der mehrere Wochen bestehen kann und das tägliche Leben des Patienten oft nur gering beeinflußt. Solche Schmerzen erscheinen häufig nicht so lokalisiert wie eine akute Kolik und können mit anderen viszeralen Schmerzen verwechselt werden.

Auch anhaltende Mikro- oder Makrohämaturien oder persistierende Harnwegsinfektionen können wenig dramatische Zeichen einer Steinerkrankung sein. Diese Patienten haben häufig Struvitsteine (s. unten).

Patienten mit asymptomatischen Steinen kommen häufig wegen Bluthochdruck, Azotämie oder Magen-Darm-Störungen zur Untersuchung.

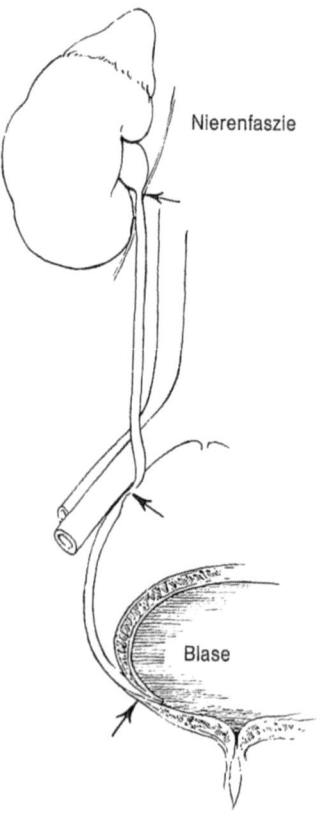

Abb. 16.1. Ureterengen. Der Ureter ist an 3 Stellen eingeengt: 1) am Harnleiterabgang, 2) an der Kreuzungsstelle des Ureters mit den Iliakalgefäßen und 3) an der Harnleitermündungsstelle in der Blase. Ein Stein, der den Nierenbeckenabgang passiert hat, besitzt deshalb auch gute Chancen, die restliche Strecke zurückzulegen. Falls er steckenbleibt, so tritt dies meist in den unteren 5 cm des Harnleiters ein

und Erbrechen begleitet sein. Intensive Schmerzen (Nierenkoliken) wechseln mit fast schmerzfreien Intervallen.

Distale Harnleitersteine

Auch die Steinpassage im distalen Ureter führt zu wechselnden Schmerzen entsprechend der unterbrochenen Harnleiterperistaltik. Bei Männern strahlt der Schmerz häufig den Leistenkanal entlang bis in den Hoden aus. Bei Frauen zieht er sich bis in die Labien (Abb. 16.2).

Die 3. Harnleiterenge liegt in Höhe der Uretermündung. Hier verengt sich der Harnleiter bis auf einen Durchmesser von 1–5 mm, so daß sich hier die meisten Steine festsetzen. In dieser Höhe verursachen die Steine Beschwerden, die den Symptomen einer Reizblase ähneln.

Klinische Befunde

Bei Verdacht auf einen Harnleiterstein ist am Anfang unbedingt eine vollständige körperliche Untersuchung notwendig. Schon im Notaufnahmeraum geben die meisten Patienten schwerste Koliken an und machen oft einen schwerkranken Eindruck. Anders als bei akuter Peritonitis oder abdominellen Schmerzen, wälzen sich die Patienten mit Steinkoliken hin und her und sind unfähig, auf einer Stelle ruhig liegen zu bleiben. Häufig bestehen Diaphorese, Tachykardie und Tachypnoe. Die Schmerzen können zu einer Blutdrucksteigerung führen. Solange neben der Obstruktion keine Infektion besteht, tritt meistens kein Fieber auf.

Bei der sorgfältigen Untersuchung des Abdomens sollte man insbesondere an die eingehende Palpation der Flanken denken. Hier kann die Ureterobstruk-

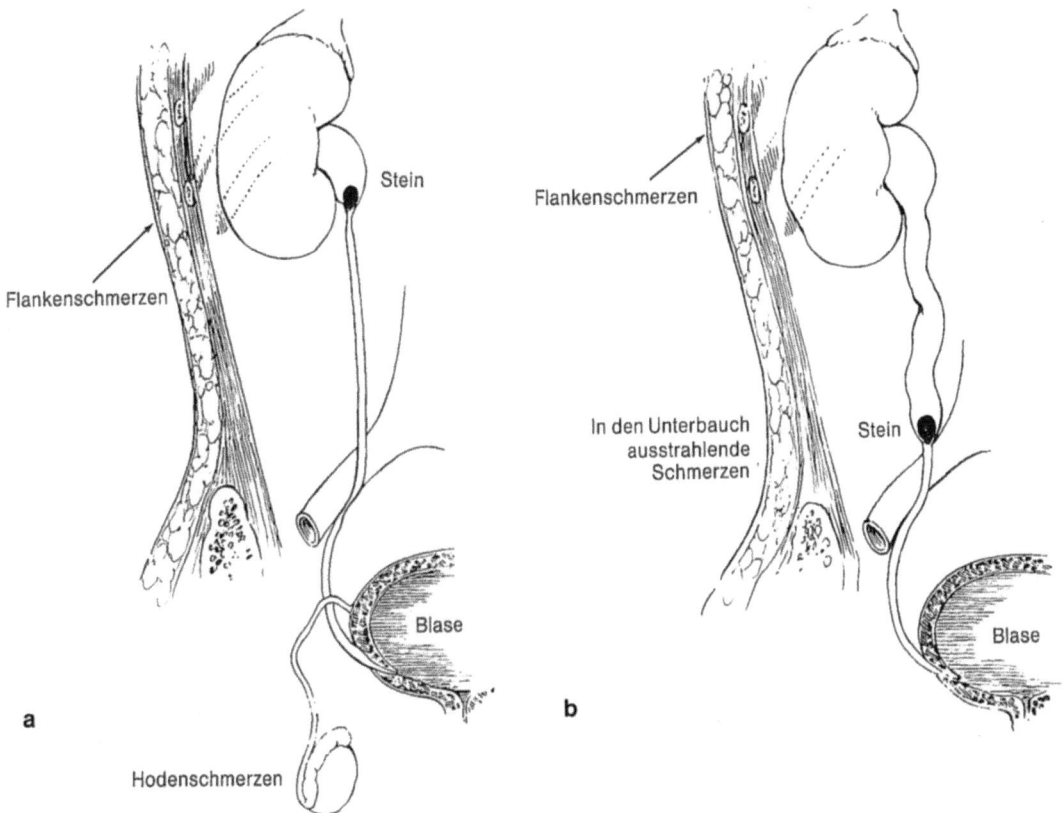

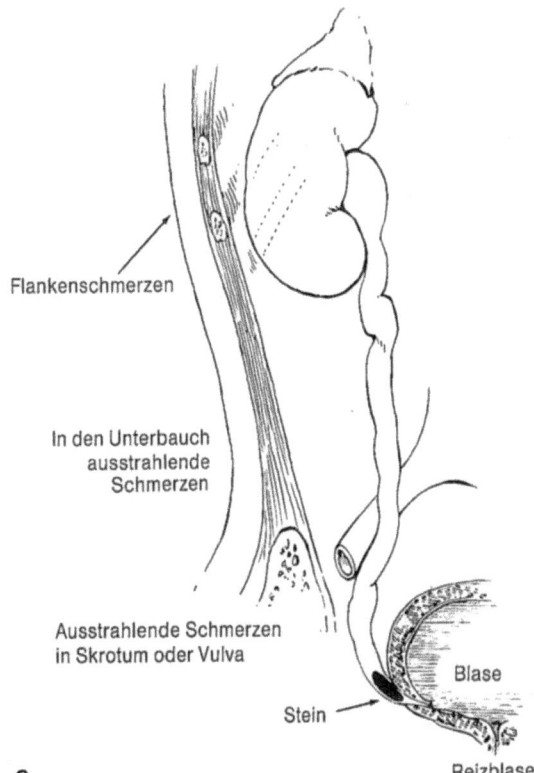

Abb. 16.2a–c. Schmerzausstrahlung bei verschiedenen Harnleitersteinen. **a** Stein am Harnleiterabgang. Heftige Schmerzen im kostovertebralen Winkel durch Überdehnung der Nierenkapsel und des Nierenbeckens. Akuter renaler und ureteraler Schmerz durch Hyperperistaltik der glatten Muskulatur der Nierenkelche, des Nierenbeckens und des Harnleiters. Die Schmerzen strahlen entlang des Ureterverlaufs aus (auch in den Hoden, da die Innervation der Niere und des Hodens dieselbe ist). Der Hoden ist überempfindlich **b** Stein im mittleren Harnleiter. Es gilt etwa das gleiche wie oben, der Schmerz ist jedoch intensiver im unteren Quadranten zu verspüren. **c** Tiefsitzender Harnleiterstein. Auch hier besteht ein ähnlicher Schmerz, der jedoch zusätzlich in die Blase, die Vulva oder das Skrotum ausstrahlt. Die Skrotalwand ist überempfindlich. Die Überempfindlichkeit des Hodens fehlt. Wenn sich der Stein der Blase nähert, kommt es zu Harndrang und Pollakisurie mit Brennen bei der Miktion als Folge der Entzündung der Blasenwand im Bereich des Harnleiterostiums

tion zu einer Nierenstauung führen. Gewöhnlich sind die Nieren oder der kostovertebrale Winkel bei der Palpation druckempfindlich. Durch die Palpation des Abdomens sollten chirurgische Ursachen der abdominellen Schmerzen ausgeschlossen werden. Häufig sind die Darmgeräusche abgeschwächt. Röntgenologisch lassen sich ileusartige Bilder nachweisen. Man sollte auch immer die Blase palpieren, da nach einer akuten Harnleiterkolik auch eine Harnverhaltung auftreten kann.

Tabelle 16.1. Abhängigkeit der Röntgendichte vom Grad der Steindichte

	Dichte	Grad der Strahlendurchlässigkeit
Kalziumphosphat	22,0	Stark schattengebend
Kalziumoxalat	10,8	Schattengebend
Magnesiumammoniumphosphat	4,1	Mäßig schattengebend
Zystin	3,7	Leicht schattengebend
Harnsäure	1,4	Nicht schattengebend
Xanthin	1,4	Nicht schattengebend

Laborbefunde

Bei allen Patienten, bei denen der Verdacht auf eine Steinerkrankung besteht, sollten eine Urinuntersuchung und eine Urinkultur durchgeführt werden. Bei einer akuten Harnleiterkolik bestehen häufig Mikro- oder Makrohämaturien. Das Fehlen einer Hämaturie schließt jedoch eine renale Steinerkrankung nicht aus. Es kann sogar eine Pyurie ohne Harnwegsinfektion vorliegen; bei Frauen mit Steinerkrankungen werden häufig Bakteriurien beobachtet. Hinweise auf eine bestehende Infektion führen zu einer Veränderung des therapeutischen Vorgehens. Urinkristalle können in der akuten Phase einer Steinerkrankung oft Aufschluß über die Art des vorhandenen Steins geben. Man sollte immer den Urin-pH-Wert bestimmen, da die Patienten mit Harnsäure- oder Zystinsteinen normalerweise einen sauren Urin-pH-Wert aufweisen, und solche mit Struvitsteinen einen alkalischen.

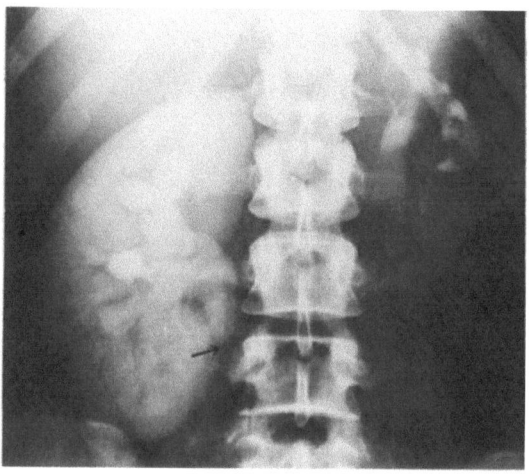

Abb. 16.3. Harnleiterstein. „Nephrogramm" aufgrund einer akuten ureteralen Obstruktion. Kontrastreiche Darstellung des Nierenparenchyms mit mäßiger Hydronephrose. *Die Pfeile* zeigen auf einen nicht-schattengebenden (Harnsäure-) Stein

Röntgenbefunde

90% aller Nierensteine sind schattengebend und damit gut auf einer Röntgenübersichtsaufnahme des Abdomens zu erkennen. Kalziumphosphatsteine (Apatit) sind stark schattengebend und haben eine Dichte, die mit der des Knochens vergleichbar ist. Kalziumoxalatsteine sind meist nicht ganz so dicht, gefolgt von Magnesiumammoniumphosphatsteinen (Struvit- und Zystinsteine) (Tabelle 16.1). Steine, die nur aus Harnsäure oder Matrix bestehen, sind nicht schattengebend und werden daher auf der Röntgenleeraufnahme nicht abgebildet. Zu den anderen Verkalkungen, die auf Röntgenbildern mit einem Harnleiterstein verwechselt werden können, gehören: verkalkte Mesenteriallymphknoten, Rippenknorpel, Gallensteine, Fremdkörper (Tabletten) und Phlebolithen. Aufnahmen im schrägen Durchmesser können zeigen, ob die Verkalkungen zum Harnleiter oder zum Nierenbecken gehören.

Intravenöse Urographie

Wenn sich aufgrund der Anamnese und der körperlichen Untersuchung der Verdacht auf eine Nierensteinerkrankung erhärtet, so sollte ein i.v.-Urogramm angefertigt werden, wenn keine Kontrastmittelüberempfindlichkeit besteht. Bei Patienten mit akuten Koliken findet sich im i.v.-Urogramm meist eine verspätete Anfärbung des Hohlraumsystems der betroffenen Seite. Wenn keine vollständige ureterale Obstruktion oder eine Niereninsuffizienz vorliegt, sieht man zu Anfang eine kräftige Darstellung des Parenchyms mit anschließender Abbildung des Hohlraumsystems (Abb. 16.3). Es sollten so lange Spätaufnahmen angefertigt werden, bis das gesamte Hohlraumsystem bis zur Stelle der Harnleiterobstruktion dargestellt ist. Im intramuralen Anteil des Harnleiters können Steine durch das Kontrastmittel in der Blase

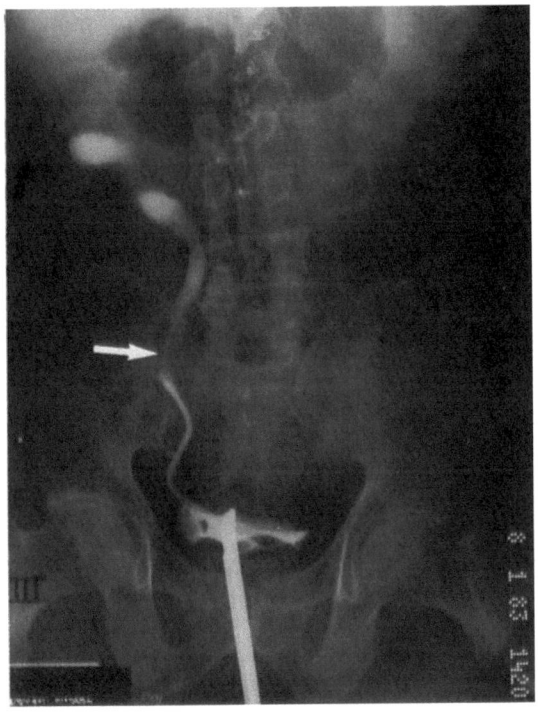

Abb. 16.4. Retrogrades Urogramm eines Patienten, bei dem sich die Niere im i.v.-Urogramm nicht darstellt. *Der Pfeil* zeigt auf einen nur schwach kalzifizierten Stein im mittleren Harnleiter

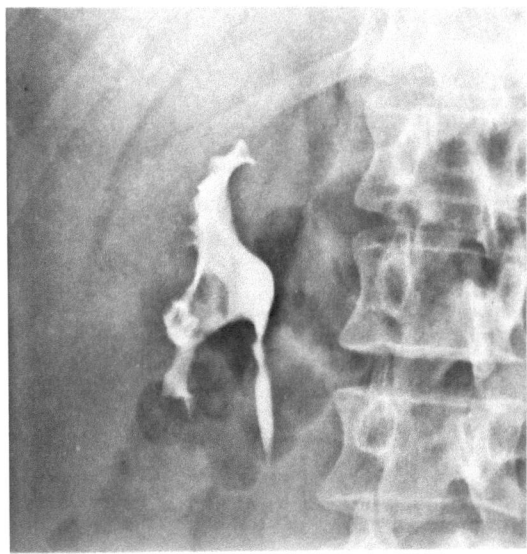

Abb. 16.5. Das Ausscheidungsurogramm zeigt einen Harnsäurestein als „negativen" Schatten, da das Kontrastmittel eine größere Dichte als der Stein besitzt

verdeckt sein. Aufnahmen, die im schrägen Durchmesser direkt nach der Miktion angefertigt werden, lassen die Steine dann häufig erkennen.

Tomographie

Bei Patienten mit akuter ureteraler Kolik können vorhandene Steine auf der Abdomenübersichtsaufnahme durch einen paralytischen Ileus nicht sichtbar sein. Tomogramme können solche Steine, die sonst durch darüberliegende Darmgase oder Fäzes verdeckt werden, sichtbar machen.

Bei Patienten mit obstruierenden Harnleitersteinen kann man manchmal auch eine perirenale oder periureterale Extravasation des Kontrastmittels beobachten. Man vermutet, daß der erhöhte Druck bei obstruierenden Steinen zu einem Einriß im Harnleiter und zu dem Extravasat führt. Falls keine Infektion besteht, wird das Extravasat resorbiert, so daß keine besondere Behandlung notwendig ist. Falls allerdings eine Infektion vermutet wird, sollte man eine Antibiotikatherapie einleiten.

Retrograde Urographie

Zur Diagnostik eines Steins benötigt man nur sehr selten retrograde Urogramme. Sie sind jedoch bei unklarer Diagnose oder bei Patienten mit Kontrastmittelüberempfindlichkeit angezeigt (Abb. 16.4).

Sonographie

Kann bei Patienten kein i.v.-Urogramm angefertigt werden, so kann die Diagnose eines Nierensteins oft durch die sonographische Untersuchung gestellt werden. Das gleiche gilt für Frauen mit Flankenschmerzen in der Gravidität, die möglichst keiner Strahlenbelastung ausgesetzt werden sollen, oder auch für Patienten mit Anurie oder chronischem Nierenversagen.

Computertomogramm

Ein Computertomogramm ist nur selten als erste diagnostische Maßnahme bei der Untersuchung von Patienten mit Harnleitersteinen indiziert. Bei nicht-schattengebenden Steinen oder Verdacht auf Harnleitertumoren haben sie sich jedoch bewährt.

Wenn man auch einen röntgen-negativen Stein auf der einfachen Röntgenaufnahme nicht sichtbar machen kann, so kann man die Diagnose doch vermuten, wenn bei einer bestehenden Hydronephrose ein Füllungsdefekt sonographisch oder im Urogramm nachgewiesen wird (Abb. 16.5). Durch das Computertomogramm kann man einen Stein von einem Blutkoagel oder einem Harnleitertumor unterscheiden.

Kalziumsteine

Kalziumhaltige Steine treten als Kalziumphosphat-, Kalziumoxalat- oder häufiger als Mischsteine auf. Das Kalziumoxalat als Hauptanteil tritt in 80% aller Steine auf, und zwar in Form des Monohydrats, des Dihydrats oder einer Mischung aus beidem. Das Kalziumphosphat findet sich häufig als Apatit ($Ca_{10}[PO_4]_6[OH]_2$) oder seltener als Brushit ($CaHPO_4 \times 2H_2O$). Bei normaler Ionenzusammensetzung des Urins sind sowohl die Kalziumoxalat- als auch die Kalziumphosphatsteine unlösliche Salze. Deshalb gehören sie wahrscheinlich auch zu den häufigsten Bestandteilen der Kalziumsteine.

Epidemiologie

In Nordamerika findet man kalziumhaltige Steine am häufigsten. Epidemiologische Untersuchungen haben gezeigt, daß die Steinerkrankung am häufigsten zwischen dem 30. und 50. Lebensjahr auftreten. Die ersten klinischen Anzeichen einer Steinerkrankung machen sich bei den meisten Patienten in der 3. Lebensdekade bemerkbar. Faßt man die verschiedenen Steinarten zusammen, so ist das Vorkommen bei Männern und Frauen etwa gleich groß. Kalziumhaltige Steine dagegen treten bei Männern etwa 3mal häufiger auf als bei Frauen. Schwarze erkranken hieran in den USA wesentlich seltener als Weiße.

Geographisch finden sich die meisten Steinerkrankungen in den USA im bergigen Nordwesten, dem tropischen Südosten und im Südwesten. Eine Untersuchung im Südosten der USA ergab, daß sich die Steinerkrankungen insbesondere während der Monate Juli, August und September häufen, wenn die durch das Schwitzen bedingte Dehydratation zu einer hohen Konzentration an lithogenen Substanzen im Urin führt.

Es gibt auch noch eine Reihe anderer epidemiologischer Beobachtungen: So hat man festgestellt, daß Menschen, die viel sitzen, z.B. Angestellte und Beamte, eher zu Steinerkrankungen neigen als Arbeiter oder Handwerker.

Die Ernährung und die Trinkgewohnheiten sind wichtige anamnestische Hinweise bei der Untersuchung steinbildender Patienten. So kommen Steine gehäuft bei Patienten vor, die ständig ein niedriges Urinvolumen haben. Eine kalzium-, oxalat- oder phosphatreiche Ernährung kann zu vermehrter renaler Ausscheidung dieser Substanzen führen und eine gesteigerte Steinbildung bei den dafür prädestinierten Patienten bewirken.

Untersuchungen haben ergeben, daß bei Patienten, die erstmals einen Stein gebildet haben, in etwa 60% innerhalb der nächsten 7 Jahre ein 2. Stein auftritt. Mit einer selektiven medikamentösen Therapie, die speziell auf die Art des Steins oder die metabolische Störung ausgerichtet ist, kann die Rezidivrate erheblich verringert werden.

Spezielle Diagnostik

Screeninguntersuchungen

Bei allen Patienten, die erstmalig einen Kalziumstein gebildet haben, sollten folgende Laboruntersuchungen vorgenommen werden: großes Blutbild, Urinanalyse und Urinkultur (s. Kap. 5), entsprechende Serumwerte, ein i.v.-Urogramm und die Bestimmung der Kalzium-, Phosphor-, Harnsäure- und Kreatininspiegel im 24-h-Sammelurin. In größeren Zentren, die Nierensteinerkrankungen behandeln, werden auch die Oxalatspiegel im Urin bestimmt. Eine routinemäßige klinische Bestimmung der Oxalatspiegel ist wegen der schwierigen Meßmethoden nicht zu empfehlen. Das Zitrat im Urin ist als ein Inhibitor der Kalziumkristallisation bekannt. Bei einem Teil chronisch-steinbildender Patienten hat man als einzige metabolische Veränderung niedrige Urinzitratspiegel (<300 mg/d) gefunden. In vielen Zentren werden routinemäßig die Urinzitratspiegel bestimmt. Eingehendere Stoffwechseluntersuchungen sind nur dann notwendig, wenn pathologische Veränderungen gefunden wurden.

Eingehende Stoffwechseluntersuchung

Eingehende Stoffwechseluntersuchungen sind nur bei den Patienten sinnvoll, bei denen ein Anhalt für eine rezidivierende Steinerkrankung, röntgenologische Hinweise auf neue Steinbildung, Größenzunahme von Steinen oder rezidivierender Abgang von Grieß innerhalb 1 Jahres beobachtet wird. Die Untersuchung kann stationär oder ambulant durchgeführt werden. Die Diagnose einer Hyperkalzämie kann leicht exakt gestellt werden. Bei ambulanter Untersuchung bestehen jedoch gewisse Schwierigkeiten, eine absorptive von einer renalen Hyperkalziurie zu unterscheiden. Dagegen kann eine Hyperurikosurie besser bei ambulanten als bei stationären Patienten aufgedeckt werden (geringere Kosten).

Ambulante Untersuchung (Pak et al. 1980)

Urinuntersuchung. Der Patient wird gebeten, an 2 Tagen 24-h-Urin zu sammeln, wobei er seine normale Ernährung einhalten soll. Die Analyse dieser 2 ersten Proben ist aus 2 Gründen wichtig: 1) um Ausgangswerte zu bekommen, mit denen später die Testresultate verglichen werden können, und 2) um eine Hyperkalziurie oder Hyperurikosurie oder beides aufzudecken. Dies ist nur dann möglich, wenn der Patient seine normale Ernährung beibehält. In diesen Urinproben werden auch die Oxalat- und Zitratspiegel bestimmt.

Anschließend soll der Patient 1 Woche lang eine kalzium- und natriumarme Diät einhalten (400 mg Kalzium und 100 meq Natrium täglich). Dann werden im 24-h-Sammelurin der Kalzium-, Phosphor-, Harnsäure- und Kreatininspiegel bestimmt. Eine qualitative Untersuchung auf Zystin sollte an 2 24-h-Sammelurinproben mit dem Natriumnitroprussid-Test durchgeführt werden. Falls der Test positiv ausfällt, muß eine quantitative Bestimmung der Aminosäuren vorgenommen werden. Der pH-Wert des Urins wird mit Teststreifen ermittelt.

Blutuntersuchungen. In den Blutproben, die bei normaler Ernährung und bei der vorgeschriebenen Diät abgenommen werden, bestimmt man den Kalzium-, Phosphat-, Harnsäure- und Kreatiningehalt im Serum. Da der Kalziumspiegel nach dem Essen oder nach längerem Verschluß der Blutgefäße durch den Stauriemen erhöht sein kann, sollte man die Blutproben nüchtern und möglichst ohne Verwendung eines Stauschlauchs abnehmen. Bei hohem Kalziumspiegel ist die Bestimmung des immunreaktiven Parathormons im Blut notwendig. Diese Untersuchung sollte auch bei Verdacht auf Hyperparathyreoidismus durchgeführt werden.

Nüchternwerte und Kalziumbelastungstest. Diese Routineuntersuchungen sind immer notwendig. Der Patient wird angehalten, von 21 Uhr bis 7 Uhr zu hungern. Er darf in dieser Zeit nur destilliertes Wasser trinken und soll sich morgens um 7 Uhr beim Arzt nüchtern vorstellen. Nach der Blasenentleerung wird dann von 7–9 Uhr erneut eine Urinprobe gesammelt. Um 9 Uhr erhält der Patient 1 g Kalziumglukonat oral. Der Urin dieser Belastungsprobe wird zwischen 9 und 13 Uhr aufgefangen. Die Menge jeder Probe (Hunger- und Kalziumbelastungsphase) wird registriert, und die Kalzium- und Kreatininspiegel werden in jeder Probe bestimmt. In der Nüchternphase ist das Verhältnis von Kalzium zu Kreatinin meistens kleiner als 0,11. Ein größeres Verhältnis spricht für eine Hyperkalziurie. Ist das Kalzium : Kreatinin-Verhältnis in der Kalziumbelastungsphase größer als 0,2, so muß man eine absorptive Hyperkalziurie annehmen. Wenn der pH-Wert in der Nüchternphase über 5,3 liegt, muß eine tubuläre Azidose durch den Ammoniumbelastungstest ausgeschlossen werden. Mit dieser einfachen ambulanten Untersuchung waren Pak et al. (1978) in der Lage, zwischen resorptiver, renaler und absorptiver Hyperkalziurie zu unterscheiden. Auch eine Hyperurikosurie und eine Hyperoxalurie können so aufgedeckt werden. Mit dieser Methode kann man in 90% aller Fälle eine rezidivierende Steinerkrankung erfolgreich diagnostizieren.

Andere Untersuchungsverfahren

Andere Untersuchungsverfahren zur Stoffwechselanalyse wurden sowohl für ambulante wie auch stationäre Untersuchungen angegeben (Pitts u. Resnick 1980; Boyce u. Resnick 1979; Pak et al. 1975). Wichtig ist, daß das einmal gewählte Untersuchungsverfahren in der gleichen Weise durchgeführt wird, damit vergleichende und systematische Untersuchungen bei diesen Patienten möglich sind. Nur so können spezielle Therapieformen exakt beurteilt werden.

Kriterien der Hyperkalziurie

Obwohl die Ätiologie der Kalziumsteinerkrankungen vielfältig ist, weisen die meisten Patienten mit Kalziumsteinen eine Hyperkalziurie vom absorptiven, renalen oder resorptiven Typ auf. Die Höhe der Hyperkalziurie hängt von der Zufuhr des Kalziums mit der Nahrung ab. Bei normaler Ernährung werden Kalziumwerte über 300 mg/d als pathologisch angesehen. Breslau u. Pak (1981) sprechen von einer Hyperkalziurie, wenn die Kalziumausscheidung im Urin bei Patienten mit normaler Ernährung größer ist als 4 mg/kg KG/d.

Therapie

In den folgenden Abschnitten werden medikamentöse Behandlungsmethoden zur Vorbeugung und Therapie bestimmter Steinerkrankungen besprochen. Die instrumentelle und operative Steinbehandlung wird auf den S. 345 und 349–356 abgehandelt.

Hyperkalziurie

Die durchschnittliche Kalziumaufnahme durch die Ernährung liegt bei 500–1000 mg/d. Das Kalzium wird im Magen-Darm-Trakt vorwiegend im Duodenum und oberen Jejunum absorbiert. Der größte Teil der Kalziumaufnahme erfolgt durch ein Vitamin-D-abhängiges kalziumbindendes Protein, nur ein kleiner Teil wird durch passive Diffusion aufgenommen. Das unabhängig von der Nebenschilddrüse wirkende Vitamin D scheint für die Kalziumabsorption wesentlich zu sein.

Absorptive Hyperkalziurie

Allgemeine Beurteilung

Die absorptive Hyperkalziurie ist die häufigste metabolische Störung bei Patienten mit Kalziumoxalatsteinen; man findet sie in etwa 50–60% der Fälle. Man nimmt an, daß bei diesen Patienten eine veränderte intestinale Reaktion auf Vitamin D vorliegt. Dies führt zu einer vermehrten Absorption von Kalzium mit Anstieg des Serumkalziumspiegels und Einschränkung der Nebenschilddrüsenfunktion. Daraus resultiert eine erhöhte Kalziumzufuhr zur Niere mit entsprechend höherer Kalziumausscheidung.

Bei normaler Ernährung ist die Kalziumausscheidung im Urin bei diesen Patienten häufig erhöht. Sie kann jedoch auf 225 mg/d fallen, wenn das Kalziumangebot in der Nahrung auf 150 mg/d beschränkt wird. Beim Hungern normalisiert sich die Kalziumausscheidung im Urin, sie kann nach Kalziumbelastung jedoch abnorm hoch sein und das 2- bis 3fache des normalen Spiegels erreichen. Ein Reboundphänomen der Kalziumausscheidung im Urin kann auch bei normokalzämischen Patienten auftreten, die nach einer kalziumarmen Diät einen Kalziumbelastungstest machen. Solche Patienten entwickeln häufig eine absorptive Hyperkalziurie und weisen schon bei normaler Ernährung eine exzessive Kalziumausscheidung auf.

Medikamentöse Therapie

Diät

Patienten mit absorptiver Hyperkalziurie sollten eine kalziumarme Diät einhalten. Da man weiß, daß auch eine natriumarme Ernährung die intestinale Kalziumabsorption reduziert, sollte die tägliche Natriummenge auf 100 meq/d und die Kalziummenge auf 400 mg/d beschränkt werden. Außerdem sollte man versuchen, die Zufuhr von Karbohydraten und tierischem Eiweiß einzuschränken, da beide für eine Hyperkalziurie verantwortlich sein können. Außerdem sollte man dem Patienten Nahrungsmittel empfehlen, die reich an natürlichen Faserstoffen und Kleie sind. Diese enthalten phytische Säuren (Inositolhexaphosphat), die das Nahrungskalzium zu einem unlöslichen und nicht-absorbierbaren Komplex binden.

Hydratation

Patienten mit Kalziumsteinbildung sollten dazu angehalten werden, reichlich Flüssigkeit aufzunehmen, um eine Urinmenge von etwa 3–4 l/d zu erreichen. Man sollte das Urinvolumen vor der Behandlung messen und die Untersuchung in periodischen Abständen wiederholen, um sicher zu sein, daß das entsprechende Urinvolumen ausgeschieden wird. Bei den Kontrolluntersuchungen sollte das spezifische Gewicht des Urins bestimmt werden, da man auf diese Weise feststellen kann, ob eine ausreichende Hydratation besteht. Außerdem sollte der Patient lernen, immer dann die Flüssigkeitszufuhr zu steigern, wenn die Gefahr einer vermehrten Kalziumanreicherung im Urin besteht, d.h., etwa 2–4 h nach Mahlzeiten, bei schwerer körperlicher Aktivität mit Dehydratation und während der Nacht. Wahrscheinlich ist Wasser als Flüssigkeit die beste Prophylaxe. Cola, Fruchtsäfte und Tee sind reich an Oxalaten und sollten deshalb eher vermieden oder nur in geringen Mengen zugeführt werden.

Zellulosephosphat

Das Natriumzellulosephosphat, ein nicht absorbierbarer Ionenaustauscher, wird seit einiger Zeit in den USA verwendet. In Verbindung mit einer kalziumarmen Diät wird die Rezidivsteinbildung bei Patienten mit absorptiver Hyperkalziurie deutlich verringert. Das Ionenaustauscherharz gibt im Magen-Darm-Trakt Natriumionen ab und nimmt Kalziumionen auf, so daß eine Kalziumabsorption verhindert wird. Neben einer wirksamen Vermehrung der Kalziumkonzentration im Urin kann man durch Zellulosephosphat einen Anstieg der Urinphosphatausscheidung, eine Verringerung des Serummagnesiumspiegels und einen Anstieg der Oxalatausscheidung im Urin bewirken. Das Zellulosephosphat ist nur dann wirksam, wenn es mit den Mahlzeiten aufgenommen wird. Die übliche Dosis beträgt 5 g 2- bis 3mal pro Tag. Zusätzlich sollte man oral Magnesium verabreichen und die Oxalatzufuhr in der Nahrung einschränken. Trotz des hohen Preises hat sich das Medikament bei Patienten mit rezidivierender Kalziumsteinbildung bewährt, insbesondere wenn die Hyperkalziurie infolge einer abnormalen Kalziumabsorption besteht und sich trotz Diät und vermehrter Diurese immer wieder Steine bilden.

Orthophosphate

Orthophosphate können eine rezidivierende Steinbildung bei Patienten mit Hyperkalziurie vermindern.

Sie führen zu einer Verminderung der Kalziumausscheidung im Urin und zu einer vermehrten Ausscheidung von Pyrophosphat und Zitrat, die zu den wichtigen Inhibitoren der Kalziumsteinbildung gehören. Die Orthophosphate sind in verschiedenen Formen verfügbar, wie z.B. Dinatriumhydrogenphosphatdihydrat (z.B. Redukto) oder Kaliumdihydrogenphosphat (z.B. Redukto-spezial). Saure Phosphate sollte man vermeiden, da in einer Studie gezeigt werden konnte, daß sie eine rezidivierende Steinbildung eher begünstigen als verringern. Patienten mit absorptiver Hyperkalziurie sollten zuerst eine entsprechende Diät erhalten (s. oben). Die Diät kann dann durch ein Orthophosphatpräparat ergänzt werden, wobei eine Phosphatausscheidung im Urin von 1200–1400 mg/d angestrebt wird, oder das Verhältnis von Kalzium zu Phosphat im Urin zwischen 0,1 und 0,125 liegen sollte. Es sind etwa 3–6 g/d erforderlich. Die häufigste Nebenwirkung ist die Diarrhö, die bei Beginn der Behandlung oft leicht ist und später spontan wieder verschwindet. Eine anhaltende Diarrhö kann man manchmal durch eine Tabletteneinnahme nach dem Essen beeinflussen. Patienten mit Harnwegsinfektionen sollten keine Phosphate erhalten, da die zusätzliche Phosphatbelastung bei ihnen zu vermehrter Steinbildung führen kann. Säure- und phosphatbindende Aluminiumgele sollten während der Phosphattherapie vermieden werden.

Renale Hyperkalziurie

Allgemeine Aspekte

Bei etwa 10% der steinbildenden Patienten liegt eine renalbedingte Hyperkalziurie vor, die durch eine mangelnde Kalziumrückresorption in der Niere bedingt ist. Die Ursache des renalen Kalziumverlustes ist unbekannt. Manches spricht jedoch dafür, daß eine Störung in der tubulären Funktion vorliegen könnte. Der Kalziumverlust im Urin führt zum Abfall des Serumkalziumspiegels. Damit kommt es zur Stimulation der Nebenschilddrüse, einer vermehrten Vitamin-D_3-Synthese, einer vermehrten Absorption von Kalzium aus dem Magen-Darm-Trakt und zu vermehrter Kalziumfreisetzung aus den Knochen.

Der Kalziumspiegel im Urin fällt bei diesen Patienten während der Hungerperioden nicht ab, kann aber bei Kalziumbelastung ansteigen.

Medikamentöse Therapie

Thiazide

Die Thiazide vermindern die renale Kalziumausscheidung und sind deswegen in diesen Fällen das Mittel der Wahl. Der hypokalziurische Effekt beginnt gewöhnlich 2–3 Tage nach Beginn der Behandlung, erreicht innerhalb von etwa 6 Tagen sein Maximum und kann von da an gleichbleibend aufrecht erhalten werden. Man nimmt an, daß die Thiazide zur Steigerung der Kalziumrückresorption im distalen Tubulus führen. Außerdem bewirken sie eine Verminderung des extrazellulären Volumens, was ebenfalls zu einer Kalziumrückresorption im proximalen Tubulus führt. Thiazide reduzieren außerdem bekanntermaßen die Oxalatausscheidung im Urin und steigern die Konzentration von Zink und Magnesium im Urin, was ihre Wirksamkeit noch unterstützt.

Am häufigsten verwendet man Hydrochlorothiazid in einer Dosierung von 2mal 50 mg täglich. Bei 30% der behandelten Patienten können ähnliche Nebenwirkungen auftreten wie bei einer Hypokaliämie. Dazu gehören Schwäche, Müdigkeit und Energieverlust. Außerdem wurden Gicht, Diabetes mellitus, Libidoverlust und Abfall des Serummagnesiumspiegels beobachtet.

Einige Wissenschaftler glauben, daß es heute nicht mehr notwendig ist, zwischen renaler und absorptiver Hyperkalziurie zu unterscheiden. Hydrochlorothiazid wird zur Behandlung beider Patientengruppen eingesetzt.

Orthophosphate

In schwierigen Situationen, z.B. beim Hyperparathyreoidismus, können Orthophosphate (s. oben) ohne Nebenwirkungen gleichzeitig mit Thiaziden und kalziumarmer Diät eingesetzt werden.

Resorptionshyperkalziurie

Allgemeine Aspekte

Die Resorptionshyperkalziurie ist relativ selten und findet sich besonders bei Patienten mit Hyperparathyreoidismus. Diese Patienten erkennt man bei der routinemäßigen blutchemischen Untersuchung leicht an der Hyperkalzämie. 4–6% aller Steinerkrankungen liegt ein Hyperparathyreoidismus zugrunde. Er wird bei Frauen öfter als bei Männern beobachtet. Die hohe Parathormonsekretion führt zu einem vermehrten Knochenabbau und steigert die intestinale Kalziumabsorption. Beides führt zur Hyperkalziurie.

Zu anderen Ursachen einer Resorptionshyperkalziurie gehören das Cushing-Syndrom, die Schilddrüsenüberfunktion, das multiple Myelom, Metastasen bei Karzinomen und Immobilisation.

Therapie

Die Behandlung der Resorptionskalziurie durch einen Hyperparathyreoidismus erfordert die operative Beseitigung des Nebenschilddrüsenadenoms. Urin- und Serumkalziumspiegel sollten nach der Parathyreoidektomie auf Normwerte abfallen.

Die Behandlung einer resorptiven Hyperkalziurie aufgrund anderer Störungen besteht in der Therapie der zugrundeliegenden Probleme.

Normokalziurie

Patienten mit einer Normokalziurie, die weiterhin Steine bilden, sollten veranlaßt werden, ihr Optimalgewicht zu halten, etwa 10 Gläser Wasser täglich zu trinken und für gemäßigte Kalziumzufuhr zu sorgen. Bei niedrigem Urinphosphatspiegel ist eine Behandlung mit neutralen Phosphaten zu empfehlen. Eine Phosphatausscheidung im Urin über 800 mg/d ist wünschenswert. Die Behandlung mit Thiaziden hat auch bei diesen Patienten zu einer Verminderung der Steinbildungsrate geführt.

Andere Stoffwechselstörungen mit Bildung von Kalziumsteinen

Auch andere metabolische Störungen können eine Kalziumsteinbildung begünstigen. Eine genaue Diagnose ist wesentlich, da die Patienten unterschiedliche Therapiekombinationen benötigen, um zufriedenstellende Ergebnisse zu erreichen.

Sarkoidose

Allgemeine Aspekte

Patienten mit Sarkoidose bilden gewöhnlich gemischte Kalziumsteine aus Kalziumoxalat und Kalziumphosphat. Bei diesen Patienten führt eine erhöhte Empfindlichkeit des Darmepithels für Vitamin D_3 zu einer Hyperkalziurie. Bei diesen Patienten ist ein erhöhter Vitamin-D_3-Spiegel festgestellt worden.

Medikamentöse Therapie

Die Hyperkalziurie wird durch Kortikosteroide vermindert, trotzdem neigen diese Patienten weiterhin zur Steinbildung.

Renale tubuläre Azidose (RTA)

Allgemeine Aspekte

Die RTA ist ein klinisches Syndrom, das durch eine anhaltende metabolische Azidose charakterisiert ist. Man unterscheidet 3 Formen, bei 2 von ihnen treten keine vermehrten Steinbildungen auf.

Typ I

Die distale RTA kann auf autosomal-dominantem Wege vererbt werden oder auch spontan auftreten. Ungefähr 70% der Patienten sind weiblichen Geschlechts und etwa 70% Kalziumsteinbildner. Bei der vollständigen Form der distalen RTA bestehen ein verminderter Bikarbonat- und Kaliumspiegel im Serum und eine vermehrte Zitratausscheidung im Urin. Patienten mit distaler, renaler tubulären Azidose haben außerdem durch die Erhöhung der alkalischen Phosphatase, die schwache bis mäßige Hyperkalziurie, die Azidose und den erniedrigten arteriellen pH-Wert eine Knochendemineralisation. Die Patienten können keinen Urin-pH-Wert unter 6,0 erreichen. Die Steinbildung hängt mit der Hyperkalziurie und dem niedrigen Zitratspiegel im Urin zusammen. Die Patienten neigen zur Bildung einer Nephrokalzinose. Bei einer inkompletten distalen RTA tritt keine systemische Azidose, aber eine Steinbildung in der Niere auf. Diese Patienten können ihren Urin bis zu einem pH von 5,4, aber nicht darunter ansäuern.

Typ II

Die proximale RTA entsteht aus einer verminderten Rückresorption von Bikarbonat aus dem proximalen Nierentubulus. Diese Patienten bilden meist keine Nierensteine, sie entwickeln auch keine Nephrokalzinose.

Der 3. Typ der RTA, der auch als Typ IV bezeichnet wird, kommt am häufigsten vor. Man nimmt an, daß die Störung in den Sammelrohren liegt und durch eine verminderte Sekretion von Hydrogen- und Kaliumionen bedingt ist. Diese Patienten entwickeln weder eine Nephrolithiasis noch eine Nephrokalzinose.

Medikamentöse Therapie

Zur Behandlung einer renalen tubulären Azidose vom Typ I gehört eine Steigerung der Flüssigkeitsaufnahme und Gaben von Natriumbikarbonat oder Natrium-Kaliumzitrat, um den Urin zu alkalisieren.

Der therapeutische Effekt kann durch Messung der Zitratausscheidung im Urin und durch die Bestimmung des Bikarbonatspiegels im Plasma nachgewiesen werden.

Hyperoxalurie

Kalziumoxalatsteine sind die häufigste Nierensteinart in den USA. Sie machen etwa 70–80% aller Nierensteine aus. Ein kurzer Überblick über den Oxalatmetabolismus ist daher notwendig.

Die Oxalsäure ist ein nicht-essentielles Stoffwechselendprodukt. Sie ist für den Menschen daher so bedeutend, weil die Kalziumsalze der Oxalsäure unlöslich sind. Bei einem neutralen pH-Wert lösen sich nur 0,67 mg Kalziumoxalat pro 100 ml Wasser. Die Löslichkeit wird durch Veränderungen des Urin-pH-Wertes nur minimal beeinflußt. Deshalb ist es nicht verwunderlich, daß der Urin oft mit Kalziumoxalaten übersättigt ist und daß daraus eine Steinbildung resultiert.

Oxalsäure findet sich in zahlzeichen Nahrungsmitteln und Getränken, wie z.B. grünen Gemüsen, Zitrusfrüchten, Rhabarber, Preißelbeeren, Pflaumen, Tee, Kakao, Mandeln, Nüssen, kohlensäurehaltigen Getränken und koffeinarmen und Instantkaffeesorten. Bei der üblichen westlichen Ernährung schwankt die Oxalataufnahme zwischen 70 und 920 mg/d. Bei vorwiegend vegetarischer Ernährung liegt die Oxalataufnahme zwischen 80 und 2000 mg/d.

Oxalate werden im Magen-Darm-Trakt nur schlecht resorbiert. Etwa die Hälfte der aufgenommenen Oxalate wird durch Bakterien zerstört, etwa 25% werden unverändert mit den Fäzes ausgeschieden. Untersuchungen haben gezeigt, daß nur etwa 2,3–12% des mit der Nahrung aufgenommenen Oxalats resorbiert werden, obwohl eine Resorption im gesamten Magen-Darm-Trakt, einschließlich Kolon, möglich ist (Archer et al. 1957; Earnest et al. 1974).

Die tägliche Oxalatausscheidung beträgt 10–50 mg. Das gesamte resorbierte und aus dem endogenen Stoffwechsel anfallende Oxalat wird durch die Nieren unverändert in den Urin ausgeschieden. Da die Menge an exogenem Oxalat, das im Magen-Darm-Trakt resorbiert wird, relativ gering ist, stammt das meiste im Urin ausgeschiedene Oxalat aus endogenen Quellen. Hierzu gehören die Askorbinsäure und die Glyoxalsäure. Etwa 40% der ausgeschiedenen Oxalatmenge stammen aus dem Askorbinsäuremetabolismus und etwa 40–50% aus der Metabolisierung der Glyoxalsäure. Die Umwandlung von Askorbin-

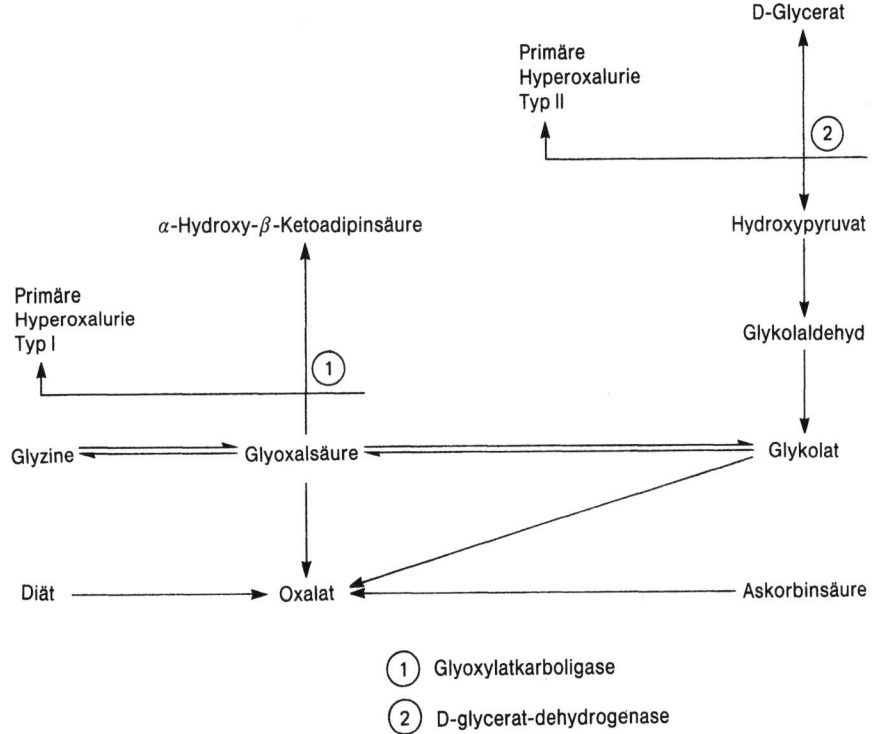

Abb. 16.6. Endogener Stoffwechselzyklus der Oxalatproduktion. Die Zahlen zeigen die Stelle des Enzymdefekts bei Typ I *(1)* und Typ II *(2)* der primären Hyperoxalurie

säure in Oxalat ist bisher nur in geringem Maße, die der Glyoxalsäure dagegen sehr gut beschrieben worden (Abb. 16.6).

Primäre Hyperoxalurie

Allgemeine Aspekte

Die primäre Hyperoxalurie ist eine seltene autosomal-rezessiv vererbte Störung bei Kindern (Abb. 16.7). Sie führt zur rezidivierenden Kalziumoxalatsteinbildung, zur Nephrokalzinose und früh, gewöhnlich vor dem 40. Lebensjahr, zum Tod durch Nierenversagen. Bei der Hyperoxalurie vom Typ I führt der Mangel an Glyoxylatkarboligase zu einer vermehrten Umwandlung von Glyoxalsäure zu Glykolat und Glyoxylat. Beim Typ II liegt ein Mangel des Enzyms D-glycerat-dehydrogenase vor. Diagnostisch findet sich eine anhaltende, vermehrte Oxalatausscheidung im Urin, gewöhnlich mehr als 100 mg/d.

Bei Patienten mit der genetischen Form einer Hyperoxalurie entwickelt sich gewöhnlich ein chronisches Nierenversagen. Unglücklicherweise kann es auch nach einer Nierentransplantation wieder sehr schnell zu einer vermehrten Kalziumoxalatanreicherung der transplantierten Niere kommen, evtl. mit Verlust des Transplantats. Auch die Dauerdialyse hat keine wesentliche Verbesserung der Prognose erbracht. Obwohl die Urämie durch die Dialyse gut therapiert werden kann, kommt es ständig zur Ablagerung von Oxalat im Gewebe und den Blutgefäßen mit Infarzierungen im subkutanen Gewebe.

Medikamentöse Therapie

Untersuchungen haben gezeigt, daß bei einigen Patienten mit primärer Hyperoxalurie durch hohe fraktionierte Dosen von Pyridoxin (100–400 mg/d) die Urinoxalatausscheidung gesenkt werden kann. Außerdem sind große Urinvolumina und eine oxalatarme Ernährung sinnvoll. Von therapeutischem Nutzen sollen außerdem Magnesium und Phosphat als Inhibitoren der Steinbildung im Urin vorteilhaft sein.

Hyperoxalurie durch Nahrungsaufnahme oder Inhalation

Eine Hyperoxalurie kann sekundär durch Nahrungsaufnahme oder Inhalation auftreten, wenn derartige Substanzen bei der Metabolisierung Oxalat liefern.

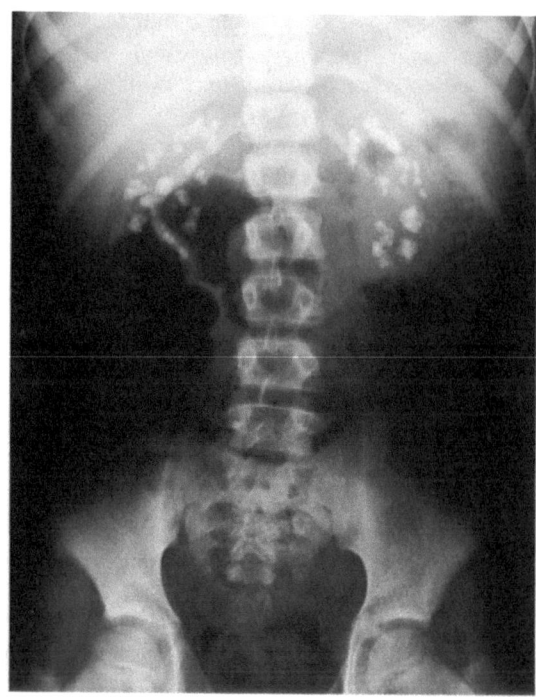

Abb. 16.7. I.v.-Urogramm eines Kindes, bei dem multiple Steine spontan abgegangen sind. Die Stoffwechseluntersuchung ergab eine primäre Hyperoxalurie

Äthylenglykol

Die Aufnahme von Äthylenglykol, einem oft verwendeten Bestandteil in Frostschutzmitteln, kann zu einer massiven Hyperoxalurie und zu einer intrarenalen obstruktiven Nephropathie führen. Das beruht wahrscheinlich auf der schnellen Umwandlung zu Glyoxalat und Oxalat.

Therapeutisch ist eine Hämodialysebehandlung erfolgversprechend.

Askorbinsäure

Auch die ständige Aufnahme von Askorbinsäure in größeren Dosen (mehr als 5 g/d) kann zu einer Hyperoxalurie mit Steinbildung führen.

Methoxyfluran

Dieses fluoridierte Inhalationsanästhetikum kann in der Leber zu Oxalat umgeformt werden. Die intrarenale Ablagerung von Oxalat, und die Entwicklung eines akuten Nierenversagens sind möglich. Die Therapie des Nierenversagens wird in Kap. 25 besprochen.

Enterale Hyperoxalurie

Allgemeine Aspekte

Eine Hyperoxalurie kann nach entzündlichen Erkrankungen des Magen-Darm-Traktes und nach Bypassoperationen zur Behandlung massiver Fettsucht auftreten. Bei diesen 2 Patientengruppen wurde eine vermehrte Absorption des Oxalats in der Nahrung festgestellt.

Eine Hyperoxalurie kann außerdem auch bei intestinalen Malabsorptionssyndromen auftreten. Patienten mit solchen intestinalen Malabsorptionssyndromen zeigen charakteristischerweise eine niedrige Kalziumausscheidung im Urin. Im normalen Darmtrakt wird der größte Teil des Oxalats an Kalzium gebunden und liegt somit als unlösliches und nicht-absorbierbares Kalziumsalz vor. Bei diesen Patienten finden sich jedoch exzessive Mengen nicht-absorbierbarer Fettsäuren im Darm. Sie binden das im Darmlumen vorkommende Kalzium und werden als Kalziumsalze ausgeschieden. Damit steht weniger Kalzium zur enteralen Oxalatbindung zur Verfügung, und die Oxalatabsorption wird gesteigert. Häufig findet sich bei diesen Syndromen außerdem eine Vermehrung von Gallen- und Fettsäuren, die die Permeabilität der Darmschleimhaut verändert und zu einer vermehrten Absorption von Oxalat im Kolon führt.

Medikamentöse Therapie

Die Therapie einer enteralen Hyperoxalurie beruht auf einer Verringerung der Oxalatmenge, die im Magen-Darm-Trakt resorbiert werden könnte. Zu den therapeutischen Maßnahmen gehört eine oxalatarme Diät, eine Flüssigkeitssteigerung mit Urinmengen zwischen 3 und 4 l/d und eine fettarme Ernährung, bei der durch mittelkettige Triglyzeride eine Steatorrhö und Kalziumbindung verringert werden. Durch orale Kalziumzufuhr kann vermehrt Oxalat gebunden und als nicht-absorbierbares Salz ausgeschieden werden, so daß die Oxalatausscheidung mit dem Urin absinkt. Der Nutzen, der durch diese Reduzierung der Oxalatausscheidung im Urin erreicht wird, kann jedoch durch den gleichzeitigen Anstieg der Kalziumausscheidung schädlich sein. Aluminiumhaltige Antazida binden Oxalat und führen deswegen zum gleichen Erfolg wie die Kalziumzusätze, wobei jedoch das Risiko einer Hyperkalziurie vermieden wird. Cholestyramin bindet Oxalat und vermindert, insbesondere bei Patienten mit entzündlichen Darmerkrankungen, die Hyperoxalurie. Führt dies alles nicht zum Erfolg, muß man bei den Patienten einen vorhandenen Bypass im Darmbereich wieder rückgängig machen.

Hyperurikosurie (Harnsäuresteine s. S. 346)

Allgemeine Aspekte

Bei etwa 20% der Patienten mit Kalziumoxalatsteinen findet sich auch eine Hyperurikosurie. Man diskutiert 2 verschiedene Mechanismen, die den Zusammenhang zwischen vermehrter Harnsäureausscheidung im Urin und der Oxalatsteinbildung erklären:

1. Eine heterogene Kernbildung liegt vor, wenn Harnsäurekristalle als Kerne für die Aussalzung der Kalziumoxalatkristalle dienen (Coe 1978).
2. Harnsäure kann zu einer Hemmung der inhibitorischen Effekte der sauren Mukopolysaccharide führen. Diese finden sich normalerweise im Urin und verhindern die Bildung von Kalziumoxalatkristallen (Robertsen et al. 1976).

Medikamentöse Therapie

Allupurinol, ein Xanthinoxydasehemmer, senkt den Harnsäurespiegel im Urin. Außerdem sollten die Patienten große Flüssigkeitsmengen zuführen. Die Harnsäurespiegel im Urin steigen außerdem bei vermehrter Zufuhr purinreicher Kost stark an; deshalb sollte diätetisch auf eine purinarme Kost geachtet werden. Auch die neben der Hyperurikosurie auftretende Hyperkalziurie sollte behandelt werden.

Leichte Hyperzystinurie (heterozygote Zystinurie)

Allgemeine Aspekte

Bei Oxalatsteinbildnern fanden sich unerwartet viele Patienten mit heterozygoter Zystinurie. Diese Stoffwechselstörung tritt bei Frauen erheblich häufiger auf (17,1%) als bei Männern (11,8%). Man vermutet, daß Zystin bei der Genese der Kalziumoxalatsteine eine ähnliche Rolle spielt wie die Harnsäure.

Medikamentöse Therapie

Eine alkalisierende Therapie und hohe Flüssigkeitszufuhr können die Steinbildung bei Patienten mit dieser Stoffwechselstörung vermindern.

Hypozitraturie

Allgemeine Aspekte

Man vermutet, daß eine Hypozitraturie möglicherweise einen verstärkenden Einfluß bei 19–63% aller Nierensteinpatienten hat (Pak et al. 1985). Man weiß, daß Zitrat die Kristallisation von Kalziumoxalat und Kalziumphosphat inhibiert. Dabei kommt es wahrscheinlich zu einer Komplexbildung des Urinkalziums und damit zu einer Reduzierung der Sättigung von Kalziumoxalat und -phosphat. Dies kann auch zu einer Verhinderung der Kristallbildung führen.

Medikamentöse Therapie

Kaliumzitrat (20 meq 3mal täglich) führte, wenn es in einer Retardform (Urocit K) verabreicht wurde, zu einem deutlichen Anstieg des Urinzitratspiegels und zu einer Abnahme des Risikos neuer Steinbildung, und zwar ohne ungünstige Nebenwirkungen (Pak et al. 1985). Wenn eine Hyperkalziurie oder Hyperurikosurie besteht, sollten auch Hydrochlorothiazid, Allopurinol oder beides gegeben werden.

Zystinsteine (schwere Hyperzystinurie, homozygote Zystinurie)

Die Zystinurie ist eine relativ seltene, autosomal-rezessiv vererbte, angeborene Stoffwechselstörung. Sie wird durch verminderte Resorption von dibasischen Aminosäuren (Zystin, Lysin, Ornithin und Arginin) aus den Nierentubuli und dem Magen-Darm-Trakt hervorgerufen. Die Häufigkeit der Zystinurie in der Allgemeinbevölkerung beträgt 1:20.000. Etwa 1–4% der Harnsteine sind Zystinsteine.

Die Zystinurie hat so große klinische Bedeutung, weil die Löslichkeit des Zystins im Urin nur sehr gering ist. Bei einem Urin-pH-Wert zwischen 4,5 bis 7,0 liegt die Löslichkeit von Zystin etwa zwischen 300 und 400 mg/l. Im alkalischen Urin ist sie größer. Patienten mit homozygoter Zystinurie scheiden täglich 500–1000 mg im Urin aus. Bei heterozygoter Zystinurie liegen die Mengen zwischen 100 und 300 mg/d, während normalerweise weniger als 100 mg/d ausgeschieden werden. Eine Steinbildung tritt daher nur bei der homozygoten Zystinurie auf, da nur hier zur Steinbildung ausreichende Zystinmengen ausgeschieden werden.

Diagnostik

Zystinsteine können in jedem Alter klinisch manifest werden. Sie treten jedoch meistens erstmals nach der Pubertät auf. Häufig wird die richtige Diagnose einer Zystinsteinerkrankung bei den Patienten erst dann gestellt, wenn schon mehrmals Steine operativ entfernt worden sind. Bei einer entsprechenden Untersuchung betrug das Intervall zwischen der 1. Steinepisode und der Diagnosestellung etwa 6 Jahre (Evans et al. 1982).

Anamnese

Man sollte immer dann an eine Zystinurie denken, wenn beim Patienten schon im jungen Alter Steinerkrankungen auftreten, die Familienanamnese auf rezidivierende Steinerkrankungen hindeutet oder eine Steinerkrankung vorliegt, die nicht auf die übliche Therapie anspricht.

Symptome und klinische Zeichen (s. S. 329)

Laborbefunde

Der Urin ist meistens sauer und enthält die typischen hexagonalen Zystinkristalle. Der Nitroprussidtest ist eine schnelle Screeningmethode, um Zystin im Urin nachzuweisen (Grant u. Kachmar 1976). Ist der Nitroprussidtest positiv, sollte im 24-h-Sammelurin der Zystingesamtgehalt bestimmt werden. Auch eine Steinanalyse, falls vorhanden, kann die richtige Diagnose sichern.

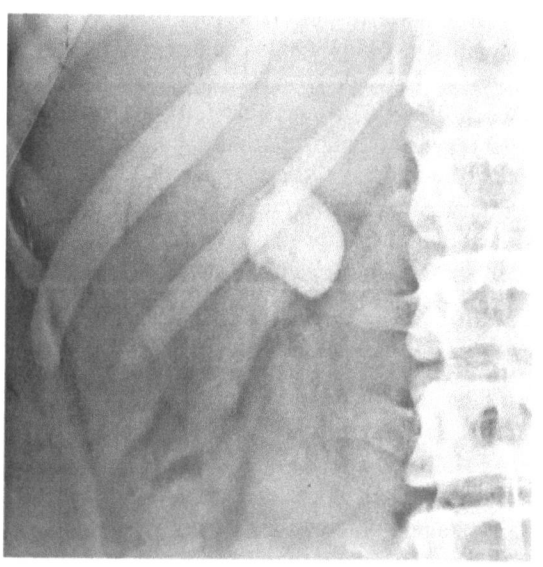

Abb. 16.8. Die Abdomenübersichtsaufnahme zeigt einen homogenen, nur schwach schattengebenden Zystinstein

Röntgenbefunde

Man sollte an Zystinsteine denken, wenn bei Patienten mit Nierenkoliken röntgenologische Hinweise auf einen nur wenig strahlendichten, geschichteten, obstruierenden Stein hindeuten (Abb. 16.8).

Medikamentöse Therapie

Die Therapie bei Patienten mit Zystinsteinerkrankungen basiert auf 3 Prinzipien: Senkung der totalen Zystinkonzentration im Urin, Steigerung der Löslichkeit des Zystins im Urin und Verminderung der urinären Zystinausscheidung.

Hydratation

Die wichtigste Behandlungsmaßnahme ist eine hohe Diurese. Patienten mit einer mäßigen Zystinurie (Ausscheidung von weniger als 1000 mg Zystin/d) wurden erfolgreich allein durch Aufrechterhaltung einer Diurese von etwa 2 ml/min behandelt. Für diese Therapie verordnet man während des Tages 2 Gläser Wasser alle 2 h, plus 2 Gläser vor dem Schlafengehen und 2 Gläser in der Nacht. Damit erreicht man i. allg. eine Urinausscheidung von etwa 3–4 l/d. Leider ist die Compliance für eine solche Therapie oft schwierig, so daß es bei den Patienten, die das entsprechende Urinvolumen nicht ausscheiden, erneut zur Steinbildung kommt.

Alkalisierung des Urins

Die Löslichkeit des Zystins im Urin kann leicht auf mehr als 800 mg/l verdoppelt werden, wenn man den Urin-pH-Wert auf 7,5 erhöht. Dies erreicht man durch Natriumbikarbonat in einer Tagesdosis von 15–20 g; durch Gaben einer Natrium-Kaliumzitratlösung (10–15 ml 4mal täglich) oder Kaliumzitrat, 60–80 meq/d. Oft ist es jedoch schwierig, den Urin-pH-Wert zwischen 7,5 und 8,0 während des ganzen Tages aufrechtzuerhalten.

Auch eine direkte Umspülung des Steins mit einer alkalischen Lösung über retrograde oder perkutane Katheter hat sich bei der Steinauflösung bewährt.

Zystinbindende Medikamente

Penizillamin

Um die Ausscheidung von Zystin zu vermindern, hat sich D-Penizillamin, ein Derivat des Penizillins, gut bewährt. Es bewirkt, daß Zystin in einem Zystin-S-Penizillaminkomplex gebunden wird, der etwa 50mal löslicher ist als das Zystin selbst. Zur Auflösung von Steinen haben sich tägliche Gaben von 1–2 g D-Penizillamin bewährt. Zu den Nebenwirkungen des D-Penizillamins gehören: Fieber, Hautausschläge, Agranulozytose, Entleerung der Eisendepots, Proteinurie und gelegentlich das nephrotische Syndrom. Um Nebenwirkungen zu verringern, sollte man die Anfangsdosis niedrig halten (150 mg 3mal täglich) und die Behandlung bei Auftreten von erheblichen Nebenwirkungen absetzen. Die stärker toxischen L- oder DL-Formen des Medikamentes sollte man nicht mehr verwenden.

α-Merkaptopropionylglyzin

Dieser neuere Stoff hat eine ähnliche Wirkung wie Penizillamin, erzeugt aber weniger Nebeneffekte. Er kann bei Patienten mit schweren rezidivierenden oder nicht-löslichen Steinen zur therapeutischen Behandlung zusätzlich gegeben werden. Weitere klinische Erfahrungen mit diesem Medikament sind jedoch noch notwendig.

Diätetische Einschränkung des Methionins

Methionin ist der Vorläufer des Zystins. Deshalb ist eine Einschränkung von methioninhaltigen Nahrungsmitteln theoretisch ein guter Weg zur Verminderung des Zystinspiegels im Urin. Obwohl eine Methionineinschränkung zu einer wenig schmackhaften und nur schwer zu tolerierenden Ernährung führt, kann sie bei einzelnen Patienten notwendig sein, die anders nur schwer zu behandeln sind.

Infektsteine (Struvitsteine)

Infektsteine treten bei Frauen etwa doppelt so häufig auf wie bei Männern und machen schätzungsweise etwa 15–20% aller Harnsteine aus. Man bezeichnet sie als Struvit- oder Phosphatsteine.

Struvit ist ein geologischer Ausdruck für eine kristalline Substanz, die sich aus Magnesiumammoniumphosphat ($MgNH_4PO_4 \cdot 6H_2O$) zusammensetzt. Der Ausdruck „Tripelphosphat" wird ebenso wie Struvit verwendet. Moderne kritallographische Studien haben gezeigt, daß diese Steine tatsächlich aus einer Mischung aus Magnesiumammoniumphosphat und Karbonatapatit bestehen ($Ca_{19}[PO_4]_6 \cdot CO_3$).

Das gemeinsame Auftreten von Harnwegsinfektionen und Struvitsteinen ist seit langem bekannt;

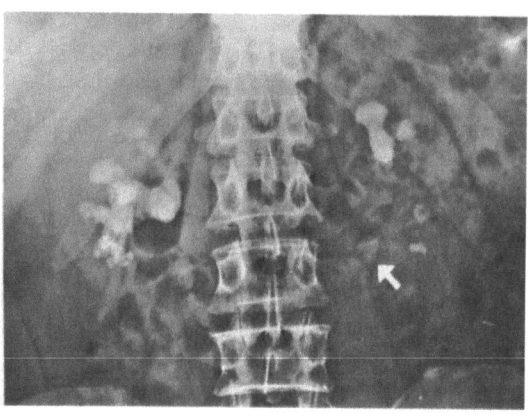

Abb. 16.9. Die Abdomenübersichtsaufnahme zeigt einen bilateralen Ausgußstein und einen Stein im oberen linken Harnleiter. Der *Pfeil* zeigt auf den Harnleiterstein

man weiß jedoch nicht, ob die Infekte oder die Steine der auslösende Faktor sind. Wenn eine Steinanalyse einen Struvitstein ergibt, deutet dies auf eine vorhandene oder abgelaufene Harnwegsinfektion mit harnstoffspaltenden Bakterien. Damit sich Struvitsteine bilden können, muß der Urin mit Magnesiumammoniumphosphat und Karbonatapatit übersättigt sein. Nichtinfizierter Urin ist ungesättigt, und somit können sich keine Struvitkristalle bilden. Auch wenn bei einem Harnwegsinfekt der Urin-pH-Wert bei 5,85 (dem physiologischen Wert) liegt, bilden sich keine Struvitsteine. Sie entstehen jedoch häufig bei Infektionen mit harnstoffspaltenden Bakterien, da diese den Urin alkalisieren (pH über 7,0) und auch zu einer vermehrten Konzentration von Bikarbonationen und Ammoniumionen führen. Damit wird der Urin mit Struvitkomponenten übersättigt, und es setzt eine entsprechende Steinbildung ein.

Zu den häufigsten harnstoffspaltenden Bakterien gehören Proteus, Pseudomonas, Klebsiella und Staphylokokkus. Escherichia coli erzeugt keine Urease und deutet, wenn das Bakterium zusammen mit diesen Steinen auftritt, meistens auf eine Superinfektion hin. Struvitsteine treten insbesondere bei Patienten vermehrt auf, bei denen eine Harnableitung oder Katheterisierung bei gleichzeitigem Infekt vorgenommen wurde. Auch bei Patienten mit Rückenmarkverletzungen oder neurogenen Blasenentleerungsstörungen treten häufig Struvitsteine auf. In der Niere füllen diese Steine häufig das gesamte Hohlraumsystem aus, und zwar in Form der Korallensteine (Abb. 16.9). Aber nur 60–90% der Korallensteine stammen von Infektionen mit harnstoffspaltenden Bakterien; es finden sich nämlich auch Korallensteine, die bei einer stoffwechselbedingten Steinerkrankung und gleichzeitiger sekundärer Infektion durch harnstoffspaltende Bakterien auftreten. Die sekundäre Infektion kann zu einer Ablagerung von Magnesiumammoniumphosphat auf einem Steinkern aus Zystin oder Kalziumoxalat führen.

Diagnostik

Anamnese, Symptome, klinische Zeichen und körperliche Untersuchung (s. S. 329)

Laboruntersuchungen

Zur Identifizierung der entsprechenden Erreger und zur Auswahl wirksamer Antibiotika sollten Urinanalysen, Urinkulturen und Erregerresistenzbestimmungen vorgenommen werden.

Röntgendiagnostik

Auf der Abdomenübersichtsaufnahme können Anzahl, Größe und Lage der Steine bestimmt werden. Struvitsteine, die im oberen Sammelsystem liegen, sind aufgrund des großen Proteinanteils oft nur schlecht mineralisiert und bei der Routineuntersuchung deshalb nur schwer zu erkennen. Kleinere Fragmente und schlecht sichtbare Kelchsteine sind oft im Nephrotomogramm, das vor der Injektion des Kontrastmittels angefertigt wird, gut zu sehen. Eine eingehende Beurteilung der Niere ist im Ausscheidungsurogramm evtl. mit Aufnahmen im schrägen Durchmesser möglich. Hierbei können anatomische Veränderungen, die evtl. operativ zu korrigieren sind und eine Ausheilung der Infektion verhindern, gut beurteilt werden. Zur Darstellung von Kelchen und Kelchhälsen, die sich im Routineurogramm nicht gut beurteilen ließen, ist evtl. die Anfertigung retrograder Urogramme notwendig. Der untere Harntrakt kann durch Zystogramme dargestellt werden. Dabei ist gleichzeitig auch ein Reflux auszuschließen. Auch Miktionszystourethrogramme und urodynamische Studien sollte man durchführen.

Im Funktionsszintigramm kann die Leistung chronisch-obstruierender Nieren beurteilt werden.

Instrumentelle Untersuchung

Durch Zystoskopie können Veränderungen im Bereich des unteren Harntraktes ausgeschlossen und festgestellt werden, ob ein Reflux vorliegt.

Therapie

Zu den Indikationen für eine Steinentfernung zählen: rezidivierende Harnwegsinfektionen, zunehmende Nierenschädigung, Harnstauung und anhaltende Schmerzen. Struvitsteine werden meist operativ entfernt, jedoch sind Steinauflösung und Steinzertrümmerung (s. Kap. 7) gute Alternativen. Die medikamentöse Therapie spielt, insbesondere bei der Behandlung von Harnwegsinfektionen vor, während oder nach der operativen Steinbeseitigung eine Rolle.

Struvitausgußsteine müssen beseitigt werden, da sie sonst wegen der anhaltenden Harnwegsinfektion zum perinephritischen Abszeß oder zur Sepsis führen können. Die Überlebensrate der Patienten sinkt, wenn Ausgußsteine belassen werden; die Zehnjahresüberlebensrate liegt zwischen 50 und 72%. Bei etwa der Hälfte der Patienten, bei denen Ausgußsteine nicht beseitigt wurden, verschlechtert sich die Nierenfunktion zunehmend bis zum völligen Funktionsverlust, auch wenn die Art und Größe des Steins auf den Röntgenbildern unverändert ist.

Operative Maßnahmen

Hiermit soll erreicht werden:

- die Beseitigung aller Steine,
- eine Korrektur der anatomischen Veränderungen,
- Beseitigung der Harnwegsinfektion,
- Erhaltung des noch intakten Nierengewebes und
- Vorbeugung gegen rezidivierende Infektionen und Steinbildung.

Präoperative Antibiotikaprophylaxe

24–48 h vor dem operativen Eingriff sollten durch Erregerresistenzbestimmung ermittelte Antibiotika gegeben werden. Nephrotoxische Medikamente, z. B. Aminoglykoside, dürfen bei Patienten mit eingeschränkter Nierenfunktion nur bedingt angewandt werden. Wenn die Abklemmung der A. renalis bei einer Unterkühlung der Niere vorgesehen ist, sollte man ganz auf sie verzichten.

Operative Methoden (s. auch S. 349)

Nephrektomie. Dieser Eingriff sollte nur bei Patienten mit Ausgußsteinen in einer funktionslosen Niere oder bei Patienten, die einen längeren operativen Eingriff nicht vertragen, vorgenommen werden.

Nierenteilresektion. Die partielle Nephrektomie sollte nur bei Patienten mit schwerer Obstruktion und Parenchymverlust der Niere durchgeführt werden, bei denen die Möglichkeit einer Erholung des geschädigten Parenchymsegments kaum noch erwartet wird.

Pyelolithotomie. Die Pyelolithotomie und erweiterte Pyelolithotomie wird immer dann durchgeführt, wenn der Stein auf das Nierenbecken beschränkt bleibt oder sich nur minimal in die Kelche ausdehnt.

Anatrophische Nephrolithotomie. Bei großen Steinen, die das Nierenbecken und Kelchsystem ausfüllen, ermöglicht die intersegmentale anatrophische Nephrotomie (Methode nach Boyce; Smith u. Boyce 1967) einen ausgezeichneten Zugang zum Sammelsystem. Sie macht ausgedehnte rekonstruktive Eingriffe möglich und beschränkt den Parenchymverlust auf ein Minimum.

Nachbehandlung und Prognose

Bei der Nachbehandlung sollten wiederholte Urinkulturen angelegt werden, im 1. Jahr in 1- bis 2monatigen Intervallen, danach in regelmäßigen Abständen. Rezidivierende Harnwegsinfektionen machen eine intensive Antibiotikatherapie und in einigen Fällen auch eine Antibiotikalangzeitbehandlung erforderlich.

Es ist oft unmöglich, alle Steinfragmente vollständig zu beseitigen. Trotz der Verbesserung der intraoperativen Röntgentechnik, bei der auch Steine von nur 1–2 mm Durchmesser sichtbar sind, trotz intraoperativer Verwendung von Nephroskopen und Ultraschallsonden und trotz der Hypothermie zur Verringerung der Folgeschäden einer renalen Ischämie, bleibt eine Reststeinrate von ungefähr 5–30% bestehen. Darüberhinaus können auch bei vollständiger Steinentfernung und intensiver Antibiotikatherapie nur etwa 60–80% der Harnwegsinfektionen vollständig ausgeheilt werden. Deshalb ist es nicht verwunderlich, daß innerhalb von 6 Jahren mit einer Steinrezidivrate von 30% zu rechnen ist. Wahrscheinlich wird die Entwicklung neuerer, weniger toxischer Antibiotika zu einer Abnahme anhaltender Harnwegsinfektionen und Steinrezidive führen.

Steinauflösung (s. auch Kap. 7)

Die Auflösung von Struvitsteinen im oberen Sammelsystem wurde schon seit vielen Jahren versucht. Viele Ärzte haben schon erfolgreich Renacidin zur Auflösung von Struvitsteinen eingesetzt. Diese Lösung wirkt durch Ionenaustausch, wobei das Kalzium des Steins durch Magnesium ersetzt wird. Es bildet sich ein Magnesiumsalz, das in dem Glukonozitrat der Lösung löslich ist. Die Lösung kann durch Ureterenkatheter, Nephrostomiekatheter und neuerdings auch durch perkutan eingelegte Nephrostomiekatheter an den Stein herangebracht werden.

Vor der Steinauflösung muß eine entsprechende, systemische Antibiotikabehandlung durchgeführt werden. Durch tägliche Urinkulturen weist man nach, daß der Urin steril bleibt. Zum Nachweis, daß das Spülsystem in Ordnung ist und richtig arbeitet, sollte 24 h lang eine sterile Salzlösung eingesetzt werden, bevor man mit der eigentlichen Therapie der Steinauflösung beginnt. Bei Perforation oder Schmerzen sollte die Behandlung so lange ausgesetzt werden, bis eine vollständige Heilung eingetreten ist. Man sollte mit einer langsamen Infusionsrate einer 10%igen Hemiacidrin-Lösung beginnen und sie dann auf etwa 120 ml/h steigern. Abdomenübersichtsaufnahmen und Nephrotomogramme dienen zur Beurteilung der Steinauflösung. Eine ständige Überwachung des Patienten ist wegen einer möglichen Obstruktion, einer Hypermagnesiämie oder eines Nierenversagens notwendig. Die Behandlung muß bei Schmerzen oder Fieber abgebrochen werden.

Die routinemäßige Anwendung solcher Lösungen nach operativer Nierensteinentfernung durch einen Nephrostomiekatheter soll das Auftreten von Rezidivsteinen verringern.

Ureaseinhibitoren

Neuerdings verwendet man in der Prophylaxe der Struvitsteine Stoffe, die eine Hemmung der Ureaseaktivität bewirken, und zwar Azetohydroxamsäure und Hydroxyharnstoff. Azetohydroxamsäure, eine Substanz mit nur geringer Toxizität, und Hydroxyharnstoff hemmen das bakterielle Enzym Urease und verhindern dadurch eine Alkalisierung des Urins durch harnstoffspaltende Bakterien und den daraus resultierenden Struvitniederschlag. Diese Medikamente können eine Vergrößerung nicht vollständig entfernter Steinreste verhindern. Außerdem kann man sie zur Steinprophylaxe bei Patienten mit schwer zu behandelnden Harnwegsinfektionen einsetzen. Obwohl noch weitere klinische Untersuchungen notwendig sind, scheint die Langzeitbehandlung mit Antibiotika und Ureasehemmern das Steinwachstum und die Steinrezidivrate deutlich zu verringern.

Harnsäuresteine (s. auch S. 341)

In den USA sind etwa 5–10% aller Harnsteine Harnsäuresteine. Menschen und Dalmatinerhunde sind die einzigen in der Gruppe der Säugetiere, bei denen es zur Harnsäuresteinbildung kommt. Die in Wasser schwer lösliche Harnsäure ist beim Menschen das Hauptendprodukt des Purinstoffwechsels. Andere Säuger besitzen das Leberenzym Urikase, das Harnsäure in Allantoin, eine leichtwasserlösliche Substanz, umwandelt. (Dalmatinerhunde besitzen auch Urikase, aber in den proximalen Nierentubuli wird nicht die gesamte filtrierte Harnsäure resorbiert, wodurch es zu einer Harnsäureausscheidung im Urin kommt.)

Die gesamte Serumharnsäure wird durch die Glomeruli gefiltert und, außer bei Dalmatinerhunden, durch die proximalen Nierentubuli resorbiert. Die resorbierte Harnsäure wird beim Menschen in den distalen Nierentubuli sezerniert. Bei anderen Säugetieren gelangt sie zur Leber und wird dort in Allantoin umgeformt, was dann durch die Nieren ausgeschieden wird. Der Mensch scheidet normalerweise täglich etwa 400 mg Harnsäure aus, eine Menge, die etwa 10mal so hoch ist wie bei anderen Säugern.

Da Harnsäure in Wasser unlöslich ist, kommt es zur Bildung von Harnsäuresteinen. Die Harnsäure kommt im Urin in 2 verschiedenen Formen vor: als unlösliche Harnsäure und als Urat, das etwa 20mal löslicher ist als die freie Säure. Die Harnsäure selbst ist eine schwache Säure mit einem pk-Wert von 5,75. In einer Lösung mit einem pH-Wert von 5,75 liegt die Hälfte der Harnsäure in unlöslicher, nicht-ionisierter und die andere Hälfte in ionisierter Form vor. Im noch saureren Urin ist der nicht-ionisierte Teil der Harnsäure noch höher. Da die Menschen vorwiegend sauren Urin bilden, liegt der größte Teil der Harnsäure in der unlöslichen, nicht-ionisierten Form vor. Bei einem pH-Wert von 5,0 und einer Temperatur von 37°C liegt eine Sättigung der Harnsäure schon bei etwa 60 mg/l Urin vor. Wird der pH-Wert jedoch auf 6,0 erhöht, so tritt erst bei 220 mg Harnsäure/l eine Sättigung auf. Menschen, die zur Harnsäuresteinbildung neigen, haben meist einen konstanten Urin-pH-Wert im sauren Bereich.

Auch eine Abnahme des Urinvolumens führt zu einer Übersättigung mit Harnsäure und vermehrtem Auftreten von Steinen. Patienten mit entzündlichen Darmerkrankungen, z. B. Kolitis ulzerosa, zeigen gewöhnlich eine Ausscheidung hochkonzentrierten Urins und neigen ebenfalls vermehrt zur Harnsäuresteinbildung.

Einteilung der Harnsäuresteine

Es gibt 4 Kategorien von Harnsäuresteinkrankheiten.

Idiopathische Harnsäuresteinkrankheit

Patienten mit idiopathischer Harnsäuresteinbildung haben keinen erhöhten Serumharnsäurespiegel und scheiden auch nicht vermehrt Harnsäure mit dem Urin aus. Sie haben vielmehr ständig einen sauren Urin, ohne die sonst natürlichen Schwankungen des Urin-pH-Wertes.

Steine bei Hyperurikämie

Patienten mit einer Stoffwechselstörung, wie primärer Gicht oder Lesch-Nyhan-Syndrom, bilden häufig Harnsäuresteine. Die obere Grenze des Serumharnsäurespiegels liegt i. allg. bei Männern bei 7 mg/100 ml und bei Frauen bei etwa 5,5 mg/100 ml. 25% der Patienten mit symptomatischer Gicht bilden Harnsäuresteine. Ebenso findet sich bei etwa 25% der Patienten mit Harnsäuresteinen auch eine Gicht. Bei Patienten mit Myeloproliferationsstörungen kann ebenfalls, wahrscheinlich infolge der vermehrten Zellumsetzung, eine Hyperurikämie und Hyperurikosurie vorliegen. Auch bei Chemotherapie im Rahmen einer onkologischen Behandlung können erhöhte Serumharnsäurespiegel und eine vermehrte Harnsäureausscheidung im Urin nachweisbar sein.

Steinbildung bei chronischer Dehydratation

Es ist bekannt, daß Patienten mit chronischer Diarrhö oder mit Ileostomien vermehrt Harnsäuresteine bilden. Auch exzessives Schwitzen kann zu einer Verminderung des Urinvolumens führen, wenn die Flüssigkeitsmengen nicht entsprechend ersetzt werden.

Steinbildungen bei Hyperurikosurie ohne Hyperurikämie

Man spricht von einer Hyperurikosurie, wenn bei Männern mehr als 800 mg und bei Frauen mehr als 750 mg Harnsäure in 24 h ausgeschieden werden. Medikamente wie die Thiaziddiuretika und Salizylate, können zu einer Hyperurikosurie und zur Bildung von Harnsäuresteinen führen.

Diagnostik

Reine Harnsäuresteine sind strahlendurchlässig und können deshalb auf Röntgenleeraufnahmen nicht nachgewiesen werden. Sie sind im Ausscheidungsurogramm als Füllungsdefekt im Nierenbecken oder dem Hohlraumsystem sichtbar. Retrograde Urogramme,

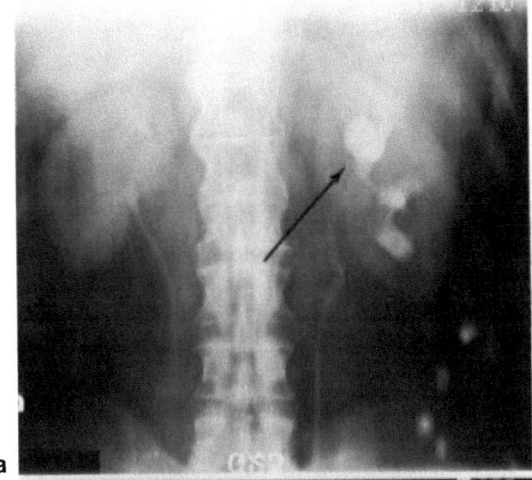

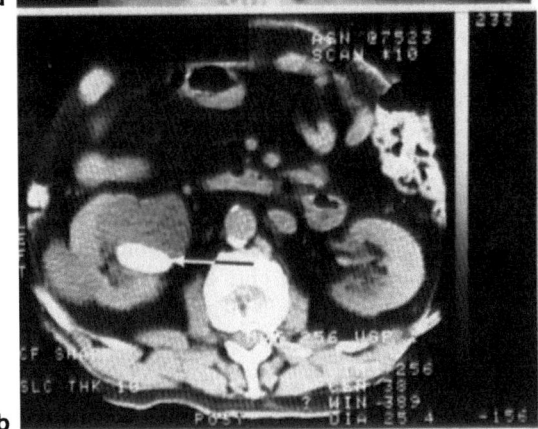

Abb. 16.10. a Das i.v.-Urogramm zeigt einen großen Füllungsdefekt im linken Nierenbecken, den man anfänglich für einen Tumor hielt. **b** Im CT ohne Kontrastmittel findet man einen Harnsäurestein *(Pfeil)* und eine große Zyste in der linken Niere

Sonogramme und Computertomogramme sind für die Differentialdiagnose zwischen einem Harnsäurestein und einem Uroteltumor von großem Wert (Abb. 16.10).

Medikamentöse Therapie

Manche Harnsäuresteine können medikamentös behandelt werden, obwohl auch gelegentlich ein operativer Eingriff bei anhaltenden Schmerzen oder einer Harnwegsobstruktion notwendig werden kann.

Hydratation

Wie bei der Behandlung von Zystinsteinen ist ein diluierter Urin erforderlich, wenn Harnsäuresteine aufgelöst werden sollen. Eine Diurese von etwa 2 l Urin/d ist erstrebenswert.

Alkalisierung des Urins

Orale Maßnahmen

Natriumbikarbonat in Dosen von 650–1000 mg alle 6–8 h, Kaliumbikarbonat, Kaliumzitrat oder eine Mischung aus Natriumzitrat und Kaliumzitrat wurden erfolgreich eingesetzt. Der Urin-pH-Wert sollte mit Indikatorpapier regelmäßig kontrolliert werden. Die Dosierung der Medikamente muß so vorgenommen werden, daß der Urin-pH-Wert konstant zwischen 6,5 und 7,0 gehalten wird. Mit dieser Therapie kann man Harnsäuresteine vollständig auflösen, allerdings sind hierzu oft 3–4 Monate intensiver medikamentöser Therapie notwendig.

Spülungen über den Ureter

Bei Patienten, bei denen eine schnelle Steinauflösung notwendig ist, kann eine Spülung des Nierenbeckens auch mit einer Natriumbikarbonatlösung über einen transureteralen oder perkutanen Katheter erfolgen.

Intravenöse Alkalisierung

Lewis et al. (1981) beschrieben eine Therapie der schnellen Alkalisierung mit Laktat (1 mol/l i.v.). Kursh u. Resnick (1984) haben eine Modifikation dieser Therapie angegeben, um große, obstruierende, bilaterale Nierenbeckensteine aufzulösen: 40–50 ml einer 0,167 m Laktatlösung werden stündlich durch kontinuierliche i.v.-Infusion zugeführt, bis sich die Steine vollständig aufgelöst haben (gewöhnlich nach einigen Tagen bis zu 1 Woche).

Diät

Patienten mit Hyperurikosurie sollten purinreiche Nahrungsmittel vermeiden und die Eiweißaufnahme auf 90 g/d beschränken.

Allopurinol

Patienten mit einer Hyperurikämie oder Patienten, bei denen die oben beschriebenen Behandlungsmaßnahmen keinen Erfolg hatten, sprechen oft auf eine Behandlung mit Allopurinol – einem Xanthinoxidaseinhibitor – in Dosen von etwa 200–600 mg/d an. Durch Hemmung der Harnsäurebildung vermindert Allopurinol die Harnsäurekonzentration sowohl im Serum als auch im Urin. Als Nebenwirkungen können Hautrötungen, Temperaturen, Diarrhö oder Darmkrämpfe auftreten. Eine seltene Komplikation ist die Bildung von Xanthinsteinen.

Prophylaktische Maßnahmen

Die prophylaktischen Maßnahmen können bei Patienten mit Gicht eine Steinbildung verhindern. Diese Patienten sollen ein Urinvolumen von mehr als 2 l/d aufrecht erhalten und die Eiweißzufuhr entsprechend einschränken. Werden Urikosurika verwendet, so ist es ratsam, den Urin in den ersten 10 Tagen der Behandlung zu alkalisieren.

Auch Patienten mit einem Neoplasma, die eine Hyperurikämie haben, sollten instruiert werden, große Urinvolumina auszuscheiden. Außerdem ist eine Alkalisierung des Urins und eine Allopurinoltherapie notwendig, wenn eine Zytostatikatherapie durchgeführt werden soll.

Harnsteine in der Schwangerschaft

Harnsteine treten in der Schwangerschaft nicht sehr häufig auf. Die angegebene Häufigkeitsrate liegt zwischen 1:188 und 1:3800 Entbindungen (durchschnittlich 1:1500). Akute Koliken in der Flanke oder im Harnleiterverlauf treten häufiger auf. Nur 12% dieser Patientinnen bekommen die Schmerzen im 1. Trimester, die übrigen 88% verteilen sich gleichmäßig auf das 2. und 3. Trimester der Schwangerschaft (Lattanzi u. Cook 1980).

Eine Reihe von physiologischen Veränderungen beeinflußt den Harntrakt während der Schwangerschaft und kann zur Steinbildung beitragen. Eine Erweiterung und Dilatation des proximalen und mittleren Harnleiteranteils treten schon früh im 2. Trimester auf und nehmen bis zur Geburt an Stärke zu. Dabei ist der rechte Ureter meist stärker dilatiert als der linke. Man nimmt an, daß diese Veränderungen sowohl durch hormonelle Umstellung als auch durch mechanische Obstruktion durch den sich vergrößernden Uterus bedingt sind. Durch den daraus resultierenden verzögerten Urinfluß lassen sich vermehrte Harnwegsinfektionen und Steinbildungen erklären.

urese und entsprechender Gabe von Analgetika gehen etwa 50% der Steine spontan ab. Bei schwerer Obstruktion oder drohender Sepsis muß für eine gute Urindrainage gesorgt werden, entweder durch Einlegen einer Doppel-J-Schiene oder durch perkutane Nephrostomie. Wenn eine Harnableitung nicht gelingt, und ein chirurgischer Eingriff nicht zu umgehen ist, sollte der Stein im Beisein eines Gynäkologen operativ entfernt werden.

Behandlung der Harnsteine

Chirurgische Behandlung von Nierensteinen

Nierensteine, die operativ entfernt werden müssen, können im Nierenbecken, im Kelchhals, den Kelchen oder in einer Kombination dieser Lokalisationen liegen. Früher waren spezielle chirurgische Techniken notwendig, um diese verschiedenen Situationen zu meistern. Mit der zunehmenden Verfügbarkeit der extrakorporalen Stoßwellenlithotripsie (ESWL) werden zahlreiche dieser Methoden nicht mehr angewandt und sind nur noch von historischem Interesse.

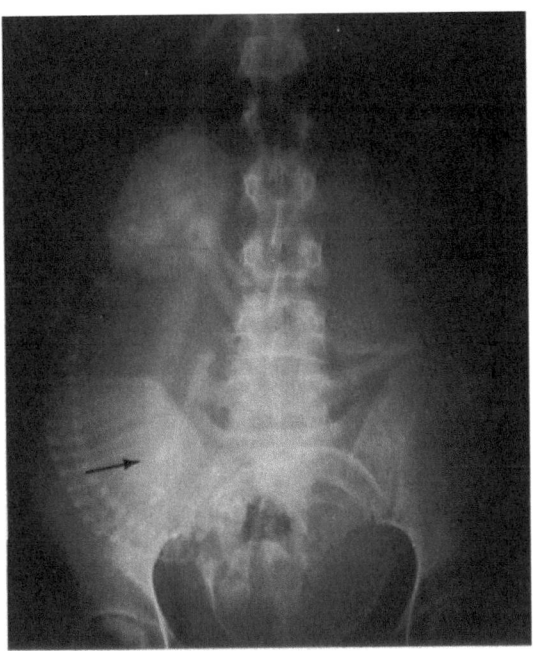

Abb. 16.11. Aufnahme nach 6 h, die als Teil eines wegen der Schwangerschaft begrenzten i.v.-Urogramms bei einer Patientin mit rechtsseitigen Flankenschmerzen angefertigt wurde. Der *Pfeil* zeigt auf einen Stein im mittleren Harnleiter

Diagnostik

Man sollte bei Frauen an eine renale Steinerkrankung denken: bei schwerer Pyelonephritis, rezidivierenden Harnwegsinfektionen, therapieresistenten Harnwegsinfektionen oder auch bei Symptomen, die für eine Steinerkrankung nicht typisch sind, aber bei bestehender Steinanamnese auftreten.

Das diagnostische Vorgehen ähnelt dem bei nichtschwangeren Patienten. Da eine Stauungsniere in der Schwangerschaft nicht vor der 10. Woche auftritt, kann eine sonographische Untersuchung im 1. Trimester diagnostisch leichter, im 2. oder 3. Trimester schwieriger zu interpretieren sein. Röntgenologische Untersuchungen sollten während der Schwangerschaft möglichst vermieden werden. Wenn die Diagnose jedoch mit anderen Maßnahmen nicht gesichert werden kann, ist die Anfertigung eines begrenzten Ausscheidungsurogramms sinnvoll. Man fertigt eine Abdomenübersichtsaufnahme und eine Spätaufnahme, etwa 30–60 min nach Kontrastmittelgabe, an (Abb. 16.11).

Therapie

Die Steinbehandlung sollte bei einer Schwangeren möglichst konservativ erfolgen. Bei vermehrter Di-

Indikationen

Eine operative Steinentfernung ist indiziert bei Steinen im Hohlraumsystem mit gleichzeitiger schwerer Harnwegsinfektion, bei zunehmender Schädigung der Niere, bei erheblicher Harnstauung oder anhaltenden Schmerzen. In den meisten Fällen kann man den Eingriff so lange aufschieben, bis die Nierenfunktion überprüft ist. Tritt jedoch eine schwere Obstruktion oder eine Sepsis auf, sollte man für eine Harnableitung durch einen Harnleiterkatheter oder eine perkutane Nephrostomie sorgen.

Die Hypothermie in der urologischen Chirurgie

Die Hypothermie erniedrigt den renalen Stoffwechsel und verhindert so eine Zellschädigung während der Ischämie bei intraoperativ abgeklemmter Nierenarterie. Durch die Kühlung der Niere wird der zelluläre Stoffwechsel so reduziert, daß die Parenchymzellen, besonders die der proximalen Tubuli, die Ischämie besser tolerieren. Die genaue Temperatur, die man benötigt, um ischämische Veränderungen zu verhindern, ist nach wie vor umstritten. Experimentelle Untersuchungen und klinische Erfahrungen haben jedoch gezeigt, daß die Niere bei einer Temperatur von 15–20°C optimal geschützt ist. Das Einbetten der Niere in einer Eismanschette, die Auflage äußerer Kühlungsrollen oder andere Methoden sind hierzu geeignete Maßnahmen.

Intraoperative Röntgenuntersuchungen

Sowohl die intraoperative Röntgentechnik, als auch die Ultraschalluntersuchungen mit handlichen Sonographiesonden, helfen dem Urologen bei der Lokalisierung und Entfernung kleinerer Steinfragmente außerordentlich. Die intraoperative Nephroskopie und die pulsierende Spülung sind ebenfalls bei der Entfernung kleiner Steinfragmente hilfreich.

Offene chirurgische Verfahren

Nephrektomie und Nierenteilresektion

Die Nephrektomie beinhaltet viele Ziele der operativen Steinchirurgie, muß aber wegen dem damit verbundenen Verlust von Nierengewebe bei der Behandlung von Steinerkrankungen möglichst vermieden werden. Durch die Nierenteilresektion wird ebenfalls oft noch erholungsfähiges Nierengewebe entfernt. Sie sollte deshalb nur bei Patienten mit schwerer Obstruktion durchgeführt werden. Die Schädigung des Parenchyms sollte so ausgeprägt sein, daß man die Chance für eine Erholung dieses Gewebes nur für sehr gering hält.

Pyelolithotomie

Die einfache Pyelolithotomie dient zur Entfernung von Steinen, die auf das Nierenbecken beschränkt sind. Oft genügt die Freilegung des renalen Sinus ohne Freipräparation der ganzen Niere. Dieses Vorgehen ist allerdings zur Entfernung von Kelchsteinen oder großen, sich verzweigenden Nierensteinen nicht angebracht.

Erweiterte Pyelolithotomie

Eingeschlossene Kelch- und verzweigte Nierenbeckensteine können gewöhnlich nicht in angemessener Weise durch die einfache Pyelotomie entfernt werden. Die Eröffnung des Nierensinus und die Freilegung der Kelchhälse erlaubt auch den Zugang zu größeren Steinen. Befürworter dieser erweiterten Pyelolithotomie halten sie gegenüber der anatrophischen Nephrolithotomie für überlegen. Sie soll für das Nierenparenchym weniger traumatisch sein. Der intraoperative Blutverlust ist gewöhnlich minimal, so daß eine Abklemmung der Nierengefäße nur selten erforderlich ist.

Pyelonephrolithotomie

Die Entfernung verzweigter Steine im Bereich des unteren Pols kann durch eine Erweiterung der Routinepyelotomie erleichtert werden. Dabei wird das Nierenparenchym über dem Kelchhals, der zum unteren Pol führt, inzidiert. Das gleiche Vorgehen ist auch bei einem kleinen intrarenal gelegenen Nierenbecken mit Steinbildung im unteren Pol zu empfehlen. Bei diesem Vorgehen ist der Blutverlust meist gering, so daß die Nierengefäße gewöhnlich nicht abgeklemmt werden müssen.

Koagulumpyelolithotomie

Bei der Koagulumpyelolithotomie verwendet man eine Mischung aus Humanfibrinogen und Thrombin, die innerhalb des Hohlraumsystems ein festes Gerinnsel bildet, das die Steine einschließt und ihre Entfernung erleichtert. Die Mischung wird in das Nierenbecken injiziert, bevor man es eröffnet. Wenn sich nach etwa 10 min das Koagulum im Nierenbecken verfestigt hat, wird die Pyelolithotomie durchgeführt. Diese Technik wird besonders dann bevorzugt, wenn bei großem extrarenalem Nierenbecken viele kleine Steine aus einer Niere entfernt werden sollen. Sie kann aber auch bei der Entfernung weicher Steine, die bei der Extraktion mit großer Wahrscheinlichkeit zerbröckeln, sehr nützlich sein.

Anatrophische Nephrolithotomie

Die intersegmentale anatrophische Nephrolithotomie dient zur Entfernung vieler oder verzweigter Steine bei gleichzeitiger Kelchhalsstenose (Vorgehen nach Boyce; Smith u. Boyce 1967). Sie ist auch anwendbar, wenn eine Pyelolithotomie technisch unmöglich ist, z. B. bei einer Niere mit kleinem intrarenalem Nierenbecken oder bei Rezidivoperationen, bei denen der Zugang zum Nierensinus unmöglich ist. Innerhalb des gefäßarmen Bereiches wird eine Inzision oder eine Teilung zwischen dem vorderen und hinteren vaskulären Segment vorgenommen. Hierbei wird die Nierenarterie abgeklemmt und eine Unterkühlung der Niere vorgenommen, um ischämische Veränderungen zu vermeiden. Bei diesem Vorgehen können große Nierensteine mit minimaler Traumatisierung der Niere entfernt werden. Gleichzeitig sollten Abflußbehinderungen im Bereich des Hohlraumsystems korrigiert werden, damit durch eine gute Urindrainage rezidivierende Steinbildungen verhindert werden.

Radiale Nephrolithotomie

Die radiale Nephrolithotomie kann als eigenes Operationsverfahren oder in Verbindung mit einer der anderen, oben besprochenen Techniken durchgeführt werden. Sie ist zur Entfernung einzelner Kelchsteine oder eines Kelchsteins in Verbindung mit einem größeren Nierenbeckenstein zu empfehlen. Um den intraoperativen Blutverlust gering zu halten, ist es günstig, die Nierenarterie abzuklemmen und die Niere zu unterkühlen. Die radiären parenchymalen Inzisionen sollten, wenn irgend möglich, an der Grenze der hinteren Konvexität vorgenommen werden, weil es so nur zu einer geringen Schädigung der intralobären Gefäße kommt.

Extrakorporale Steinentfernung und Autotransplantation

Fast alle Patienten mit einer Nierensteinerkrankung können mit den oben beschriebenen Techniken erfolgreich behandelt werden. Eine extrakorporale Steinentfernung mit Autotransplantation der Niere kann jedoch bei Patienten mit rezidivierender Steinerkrankung, bei zahlreichen Rezidiveingriffen, mit Stenose des Nierenbeckens oder des proximalen Ureters, Stenose bei angeborenen Nierenanomalien oder bei Patienten mit nicht-beeinflußbaren Steinkoliken notwendig werden.

Perkutane Steinentfernung

Die Kooperation zwischen Urologen und Radiologen hat zur Entwicklung der Endourologie geführt (s. Kap. 7). Durch einen Nephrostomiekanal kann ein Nephroskop ins Nierenbecken eingeführt und so ein Nierenbeckenstein entfernt werden. Große Steine (>1,5 cm) können durch Ultraschall oder Stoßwellensonden vorher zertrümmert werden.

Die Vorteile der perkutanen Technik sind offensichtlich. Es ist keine Inzision erforderlich, und die meisten Eingriffe werden bei örtlicher Betäubung vorgenommen. Die Rekonvaleszenzzeit ist verkürzt, so daß die Patienten i. allg. schon nach kurzer Zeit ihre Arbeit wieder aufnehmen können.

Von Nachteil kann sein, daß gelegentlich für einige Wochen ein Nephrostomiekatheter getragen werden muß. Außerdem können bei perkutanen Steinmanipulationen erhebliche Blutungen auftreten. Die Langzeitergebnisse dieser neueren Techniken muß man in Zukunft mit den Erfolgsraten der herkömmlichen operativen Techniken vergleichen.

Die Kriterien für eine perkutane Steinentfernung entsprechen denen für eine offene operative Beseitigung. Entsprechende labortechnische Kontrollen und eine sorgfältige röntgenologische Lokalisation aller Steine sollte präoperativ vorgenommen werden. Bereits vor den Steinmanipulationen sollten Harnwegsinfektionen mit Antibiotika anbehandelt werden.

Die wichtigste Voraussetzung der perkutanen Eingriffe ist die Bildung eines stabilen perkutanen Nephrostomiekanals mit entsprechendem Durchmesser, damit das Nephroskop leicht einzuführen ist. Ein intrarenaler Zugang ist sowohl mit anterograder wie auch mit retrograder Technik möglich. Sowohl die sofortige Aufdehnung des Nephrostomiekanals als auch die zeitlich verzögerte Dilatation über einen 1- bis 2wöchigen Zeitraum haben sich bewährt.

Die Methoden der Steinentfernung sind unterschiedlich und hängen von der Erfahrung des ausführenden Arztes und vom Zustand des Patienten ab. Die Steine können unter röntgenologischer oder direkter Sicht mit Hilfe des Nephroskops gefaßt oder ausgespült werden. Hierzu werden Korbschlingen oder speziell konzipierte Zangen eingesetzt. Große Steine werden mit Ultraschall oder elektrohydraulischen Stoßwellen unter direkter Sicht zertrümmert.

Bevor die ESWL-Behandlung überall verfügbar war, bildete die perkutane Steinentfernung die Therapie der Wahl für fast alle sonst operativ zu entfernenden Steine. Komplikationen und längere Krankheitsverläufe sind mit dieser Technik verringert worden.

Behandlung von Nierensteinen mit der extrakorporalen Stoßwellenlithotripsie (ESWL)

Die extrakorporale Stoßwellenlithotripsie ermöglicht die Beseitigung von Nierensteinen ohne direkten operativen Eingriff (Chaussy 1981; Chaussy et al. 1980). In Periduralanästhesie oder Allgemeinnarkose wird der Patient in einem Wasserbad behandelt. Entsprechende Elektroden senden Stoßwellen aus, die den Stein zertrümmern. Die von den Elektroden erzeugten Stoßwellen werden gebündelt und direkt auf den Stein gerichtet. Die Ausrichtung erfolgt durch eine röntgenologische zweidimensionale Bildverstärkerkette. Die Stoßwellenimpulse werden durch die R-Zacke im EKG des Patienten getriggert. Durchschnittlich werden etwa 1000–1500 Stoßwellen appliziert. Nach etwa 200 Impulsen beginnt der Stein zu zerbröckeln. Die zertrümmerten Steinanteile können in den nächsten Tagen spontan abgehen.

Bei Untersuchungen an Hunden verursachten die Stoßwellen, außer an den Lungen, keine Gewebeschäden, obwohl die Dosierung 50mal höher war als bei Menschen. Auch die Knochenstruktur wird aufgrund der großen Proteinmatrix des Knochens nicht geschädigt.

Diese Technik wird heute zur Behandlung fast aller Nierensteine erfolgreich eingesetzt. Die Nebenwirkungen sind minimal. Kontraindikationen dieser Behandlung sind Obstruktion des Harntraktes und akute Harnwegsinfektionen. Patienten mit Herzkrankheiten, die einen Herzschrittmacher benötigen, sind nicht für die ESWL-Behandlung geeignet. Bei Ausgußsteinen kombiniert man perkutane und ESWL-Techniken. Auf jeden Fall werden verschiedene Verfahren benötigt. Patienten mit Nierenbeckenabgangsstenose bedürfen neben der Steinentfernung einer chirurgischen Therapie und eignen sich nicht gut für die ESWL-Behandlung.

Behandlung von Harnleitersteinen

Die Harnleitersteine entstehen im renalen Hohlraumsystem und gelangen in den Ureter, wo sie zu Harnleiterkoliken führen (Abb. 16.12). Der rechte und linke Harnleiter sind mit etwa gleicher Häufigkeit betroffen. Die Art der Behandlung hängt von der Größe und Lage des Steins, vom Alter des Patienten, von bestehenden Harnwegsinfektionen, der Anatomie des Harntrakts und der Schwere der Symptome ab. Die Behandlung kann konservativ, manipulativ oder operativ erfolgen.

Untersuchungen haben gezeigt, daß 31–93% aller Harnleitersteine spontan abgehen. Größe und Lage der Steine müssen bei der Planung des therapeutischen Vorgehens in Betracht gezogen werden. Man hat nachgewiesen, daß etwa 90% aller Steine, die im distalen Ureter liegen und einen kleineren Durchmesser als 4 mm aufweisen, spontan abgehen. Dagegen kommt es nur in 50% zu einem Steinabgang, wenn der Druchmesser zwischen 4 und 5,9 mm liegt. Steine mit einem größeren Durchmesser als 6 mm können nur in 20% der Fälle ohne operativen Eingriff behandelt werden. Im proximalen Harnleiter lokalisierte Steine gehen nur sehr viel seltener spontan ab.

Konservative Therapie

Die meisten Harnleitersteine haben einen kleineren Durchmesser als 5 mm und verschwinden spontan. Die konservative Behandlung beinhaltet eine hohe Diurese und die großzügige Verwendung von Analgetika. Die Patienten sollen ihren Urin durchsieben und den Stein für eine Analyse aufheben. Übersichtsaufnahmen des Abdomens und des Beckens werden in 1- bis 2wöchigen Abständen angefertigt, um die Veränderungen der Steinposition im Harnleiter zu beobachten. Eine stationäre Aufnahme mit instrumenteller oder operativer Behandlung ist notwendig, wenn bei dem Patienten durch eine Harnwegsinfektion Fieber auftritt, nicht beeinflußbare schwere Nierenkoliken bestehen, starke Übelkeit oder Erbrechen auftreten, oder eine vollständige Obstruktion bei Einzelniere vorliegt.

Instrumentelle Therapie

Bisher war man sich i. allg. darüber einig, daß Steine oberhalb des Beckenkammes nicht instrumentell angegangen wurden (Anderson 1974). Heute kann man auch kleine Steine, die im oberen und mittleren Ureter liegen, unter Röntgenkontrolle mit dem Doppelballonkatheter oder dem Ureterorenoskop endoskopisch entfernen. Große Steine im Nierenbecken und proximalen Harnleiteranteil können mit Hilfe des Ureterorenoskops und der Ultraschallsonde zertrümmert werden. Steine mit einem Durchmesser von 5–8 mm wandern i. allg. in den distalen Ureter und können im Bereich der Harnleitermündung durch transurethrale Manipulation gut entfernt werden.

Zu den Instrumenten, die mit unterschiedlichem Erfolg zur Entfernung von Harnleitersteinen benutzt werden, zählen: die Körbchenschlingen nach Council und Johnson, Robinson-Schlingen, Dormia- und Pfister-Schwartz-Schlingen, Zeiss- oder Davis-Katheter, Ballonkatheter, Doppelballonkatheter und eine Reihe anderer spezieller Harnleiterkatheter. Die Erfolgschancen hängen von der Erfahrung des Operateurs und den eingesetzten Instrumenten ab. Bei den Zeiss-Schlingen wurde eine Erfolgsrate von etwa 93% beschrieben. Körbchenschlingen wurden in etwa 60–70% der Fälle erfolgreich eingesetzt.

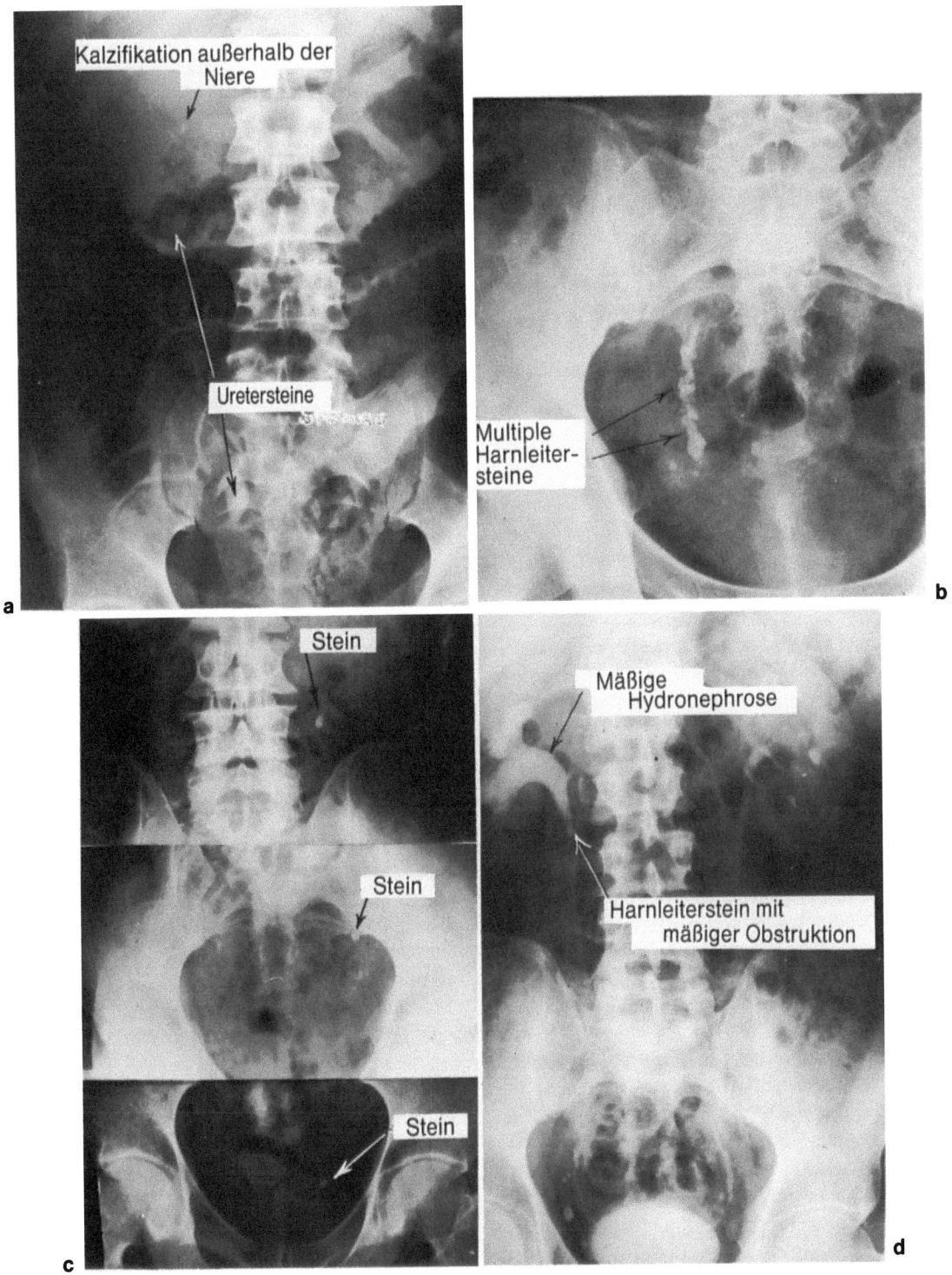

Abb. 16.12a–d. Verschiedene Röntgenaufnahmen von Harnleitersteinen. **a** 2 Steine im rechten Ureter, nur wenig schattengebend: Zystin. **b** Multiple Steine im rechten Harnleiter. **c** Auf den Abdomenübersichtsaufnahmen erkennt man die Wanderung eines Harnleitersteins nach kaudal. **d** Der Stein im oberen rechten Ureter führt zu einer mäßigen Obstruktion

Komplikationen, die bei den Steinmanipulationen entstehen können, sind relativ selten und reichen von 0,3% bei Schlingenkathetern bis zu 2% bei Drahtkörbchenschlingen. Zu den Komplikationen gehören: Harnwegsinfekte, Hämaturie, Harnleiterperforation, Abreißen oder Festsetzen eines Steinkörbchens und vollständiger Harnleiterabriß.

Harnleitersteine können auch über den perkutanen Zugang erfolgreich entfernt werden (s. S. 351). Die ESWL-Behandlung kann auch bei proximalen Harnleitersteinen und Steinen im mittleren Harnleiterdrittel mit einiger Aussicht auf Erfolg eingesetzt werden. Distale Uretersteine werden am besten mit Körbchenschlingen oder ureteroskopischer Steinmanipulation entfernt.

Operative Maßnahmen

Wenn Patienten nicht auf eine konservative Therapie, auf Steinmanipulationen oder ESWL-Behandlung ansprechen, wird eine offene chirurgische Steinentfernung notwendig. Es wurden eine Vielzahl von Zugangsmöglichkeiten zum Harnleiter beschrieben, wozu auch der modifizierte dorsale Lumbalzugang oder die Nierenfreilegung von vorne für Steine im proximalen Ureter gehören. Steine im mittleren Harnleiterdrittel können über die von McBurney oder Gibson angegebenen Zugangswege erreicht werden. Steine im distalen Ureter werden nach Pfannenstiel oder durch Unterbauchmittelschnitt freigelegt. In besonderen Fällen kann auch der transvesikale oder transvaginale Zugang zur Entfernung distaler Harnleitersteine benutzt werden.

Blasensteine

Primäre Blasensteine sind in den USA relativ selten. Sie finden sich jedoch bei Kindern in Indien, Indonesien, im mittleren Osten und China sehr häufig. Diese Steine bilden sich gewöhnlich im sterilen Urin, bei Mädchen sind sie seltener. Man vermutet, daß diese Steinbildung durch die protein- und phosphatarme Ernährung bedingt ist. Eine Dehydratation infolge des heißen Klimas oder bei Diarrhö kann dieses Problem noch verschlimmern. In den Gebieten, in denen die Blasensteine endemisch sind, bestehen sie zumeist aus Ammoniumurat.

Sekundäre Blasensteine bilden sich infolge anderer urologischer Erkrankungen. Sie finden sich hauptsächlich bei Männern und sind häufig mit einer Abflußbehinderung des Urins oder einem chronischen Harnwegsinfekt verbunden. Solche Obstruktionen bestehen z. B. bei Prostatahyperplasie oder Harnröhrenstrikturen. Auch eine neurogene Blasenentleerungsstörung ist oft die Ursache für eine chronische Infektion mit Harnverhaltung und resultierender Steinbildung. Bei chronischen Dauerkatheterträgern führen häufig Verkrustungen am Katheter zur Blasensteinbildung. Auch Harnleitersteine, die nicht durch die Harnröhre abgehen, werden zu Blasensteinen. Fremdkörper in den Harnwegen können die Ursache für Kalziumablagerung und eine daraus resultierende Steinbildung sein.

Die Zusammensetzung der Blasensteine hängt häufig vom Urin-pH-Wert und von der Konzentration steinbildender Elemente im Urin ab. In den USA ist das Kalziumoxalat der häufigste Bestandteil, während in europäischen Ländern vorwiegend die Harnsäure- und Uratsteine vorherrschen.

Diagnostik

Patienten mit Blasensteinen geben in der Anamnese häufig Miktionsstörungen, Pollakisurie, Dysurie, Hämaturie und Nachtröpfeln des Urins an. Oft besteht auch eine chronische Harnwegsinfektion, die therapeutisch auf Antibiotika nicht anspricht. Wenn der Stein den Blasenhals vorübergehend verschließt, kommt es zu einer plötzlichen Unterbrechung des Harnstrahls mit akuten Schmerzen entlang des Penis (Abb. 16.13).

Die meisten Blasensteine sind strahlendicht und dadurch auf der Leeraufnahme des Beckens gut sichtbar (Abb. 16.14). Aufnahmen im schrägen Durchmesser können bei der Unterscheidung zwischen Blasensteinen und Verkalkungen im Bereich der Ovarien und der Lymphknoten oder Uterustumoren differentialdiagnostisch wichtig sein.

Die Diagnose wird durch die Zystoskopie gesichert.

Therapie

Kleine Blasensteine können durch eine transurethrale Spülung entfernt werden. Größere Steine können durch einen der zahlreichen zur Verfügung stehenden Lithotriptoren zertrümmert und aus der Blase ausgespült werden. Auch Ultraschall- oder elektrohydraulische Lithotriptoren können zur Zerkleinerung großer Blasensteine verwendet werden.

Ist bei zu großen Steinen die transurethrale Beseitigung nicht möglich, und besteht gleichzeitig eine Prostatahypertrophie, so sollte eine suprapubische Entfernung mit gleichzeitiger Prostatektomie vorgenommen werden. Auch andere Veränderungen, die

Obstruktion mit Infektion durch harnstoffspaltende Bakterien

Andere seltenere Ursachen:
Nierensteine
Fremdkörper
Parasiten

Symptome und klinische Zeichen: Plötzliche Unterbrechung des Harnstrahls mit Schmerzausstrahlung in die Harnröhre. Symptome der ursächlichen Krankheiten (z.B. Prostatismus, sekundäre Zystitis)

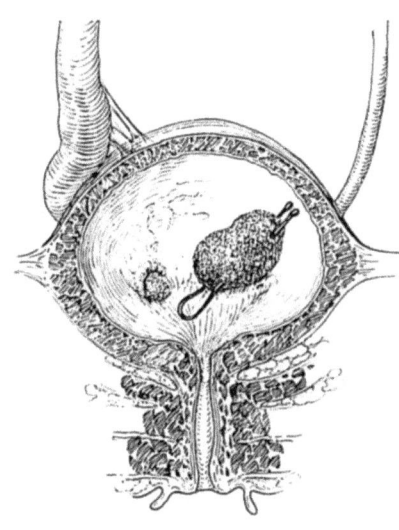
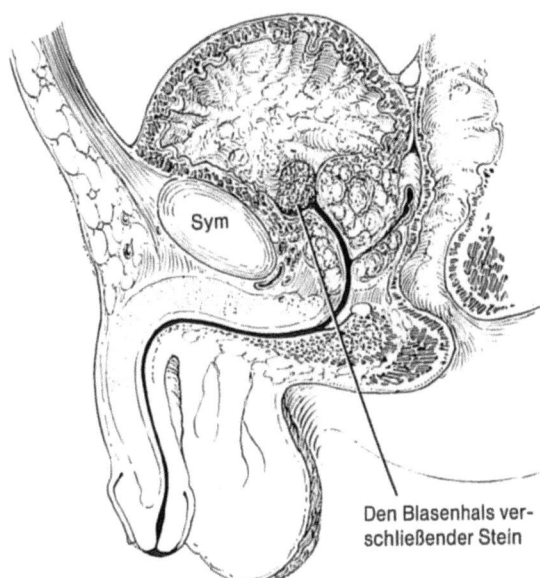

Abb. 16.13. Entstehung, Symptome und klinische Zeichen eines Blasensteins

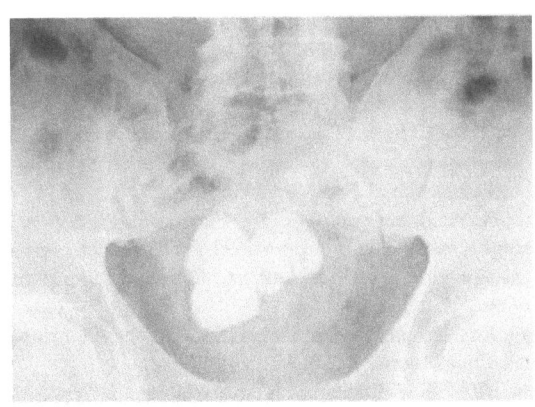

Abb. 16.14. Die Abdomenübersichtsaufnahme zeigt multiple schattengebende Blasensteine

eine Steinbildung begünstigen, müssen korrigiert werden. Ist eine operative Behandlung des Patienten unmöglich, so können Blasensteine auch durch Dauerspülung mit steinauflösenden Lösungen, z.B. Solutio G nach Suby oder Renacidin, aufgelöst werden.

Harnröhrensteine

Primäre Harnröhrensteine werden in der Harnröhre selbst gebildet und sind sehr selten. Man findet sie gewöhnlich in Verbindung mit Abnormitäten des unteren Harntraktes, die zu einer Abflußbehinderung mit chronischen Harnwegsinfektionen führen. Das Risiko einer Steinbildung in der Harnröhre ist vergrößert bei Patienten mit Harnröhrendivertikeln, Strikturen, Fremdkörpern in der Harnröhre, chronischen Harnröhrenfisteln, einem Prostataadenom und bei Meatusstenose.

Sekundäre Harnröhrensteine sind häufiger. Sie werden in der Niere oder Blase gebildet und bleiben auf ihrem Weg durch den Harntrakt in der Harnröhre stecken (Abb. 16.15).

Die meisten Harnröhrensteine (59–63%) sind in der vorderen Harnröhre lokalisiert und bis zu 11% in der Fossa navicularis. Bis zu 42% befinden sich jedoch im membranösen Harnröhrenanteil oder im Bereich des externen Sphinkters.

Diagnostik

Ein Harnröhrenstein sollte bei akuter Harnverhaltung und starken perinealen Schmerzen angenommen werden. Ein distaler Harnröhrenstein kann durch sorgfältige Palpation im Bereich der Harnröhre festgestellt werden. Bei Frauen kann der Stein durch eine transvaginale Palpation diagnostiziert werden.

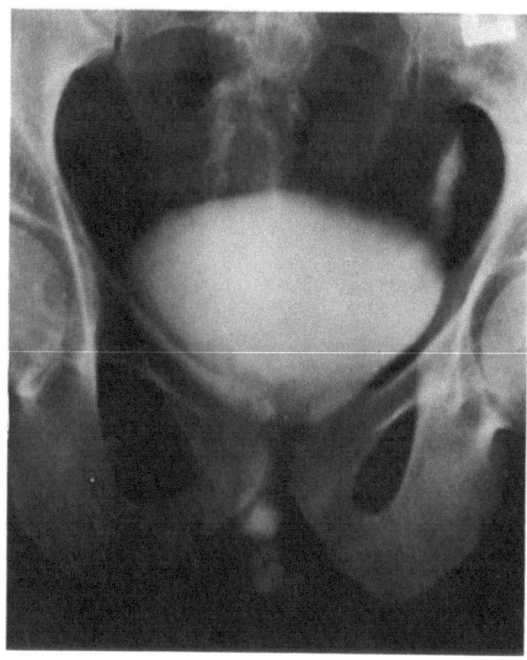

Abb. 16.15. Auf dem Ausscheidungsurogramm erkennt man multiple Steine in der Harnröhre. (Mit freundlicher Genehmigung von MM Al Ghorab)

Die retrograde Urethrographie gibt Aufschluß über Lage und Größe des Steins.

Therapie

Die Behandlung eines eingeklemmten Harnröhrensteins erfolgt operativ. Zu dem therapeutischen Ziel gehört nämlich nicht nur die Entfernung des Steins, sondern auch die Beseitigung der Harnröhrenabnormität, die zu der Steineinklemmung geführt hat.

Literatur

Historischer Überblick

Butt AJ: Historical survey. Pages 3–47 in: Etiologic Factors in Renal Lithiasis. Butt AJ (editor). Thomas, 1956
Joly JS: Stones and Calculous Disease of the Urinary Organs. Mosby, 1929
Keyser LD: The etiology of urinary lithiasis: An experimental study. Arch Surg 1923; 6:525
Murphy LJ: The History of Urology. Thomas, 1972
Resnick MI, Boyce WH: Aetiological theories of renal lithiasis: A historical review. Chap 1, pp 1–20, in: Urinary Calculous Disease. Wickham JEA (editor). Churchill Livingstone, 1979
Shattock SG: A prehistoric or predynastic Egyptian calculus. Trans Path Soc London 1905; 61:275

Theorie der Steinbildung

Baumann JM et al: The role of inhibitors and other factors in the pathogenesis of recurrent calcium-containing renal stones. Clin Sci 1977; 53:141
Boyce WH: Organic matrix of human urinary concretion. Am J Med 1968; 45:673
Boyce WH: Ultrastructure of human renal calculi. Pages 247–255 in: International Symposium on Renal Stone Research. Fuentes-Delate LC. Rapada A, Hodgkinson A (editors). Karger, 1973
Boyce WH, Garvey FK: The amount and nature of the organic matrix in urinary calculi: A review. J Urol 1956; 76:213
Brockis JG, Levitt AF, Cruthers SM: The effect of vegetable and animal protein diets on calcium, urate and oxalate excretion. Br J Urol 1982; 54:590
Carr RJ: A new theory on the formation of renal calculi. Br J Urol 1954; 26:105
Coe FL et al: Urinary macromolecular crystal growth inhibitors in calcium nephrolithiasis. Miner Electrolyte Metab 1980; 3:268
Drach GW, Boyce WH: Nephrocalculosis as a source for renal stone nuclei: Observations on human and squirrel monkeys and on hyperparathyroidism in the squirrel monkey. J Urol 1972; 107:897
Finlayson B: Where and how does urinary stone disease start? An essay on the expectation of free and fixed particle urinary stone disease. Pages 7–32 in: Idiopathic Urinary Bladder Stone Disease. Van Reen R (editor). DHEW Publication No (NIH) 77–1063. US Department of Health, Education, and Welfare, 1977
Menon M, Mahle CJ: Urinary citrate excretion in patients with renal calculi. J Urol 1983; 129:1158
Oliver J et al: The renal lesions of electrolyte imbalance. 4. The intranephronic calculosis of experimental magnesium depletion. J Exp Med 1966; 124:263
Peacock M, Robertson WG: The biochemical aetiology of renal lithiasis. Chap 4, pp 69–95, in: Urinary Calculous Disease. Wickham JEA (editor). Churchill Livingstone, 1979
Posey LC: Urinary concretions. 2. A study of the primary calculous lesions. J Urol 1942; 48:300
Prien EL: The riddle of Randall's plaques. J Urol 1975; 11:500
Randall A: Origin and growth of renal calculi. Ann Surg 1937; 105:1009
Randall A: Papillary pathology as a precursor of primary renal calculus. J Urol 1940; 44:580
Resnick MI: Urinary stone matrix. Pages 73:82 in: Idiopathic Urinary Bladder Stone Disease. Van Reen R (editor). DHEW Publication No (NIH) 77–1063. US Department of Health, Education, and Welfare, 1977
Resnick MI, Boyce WH: Aetiological theories of renal lithiasis: A historical review. Chap 1, pp 1–20, in: Urinary Calculous Disease. Wickham JEA (editor). Churchill Livingstone, 1979
Resnick MI, Oliver J, Drach GW: Intranephronic calculosis in the squirrel monkey. Invest Urol 1978; 15–295

Robertson WG, Peacock M: Calcium oxalate crystalluria and inhibitors of crystallization in recurrent renal stoneformers. Clin Sci 1972; 43:499

Robertson WG, Peacock M, Nordin BEC: Crystalluria. Pages 243–254 in: Urolithiasis: Physical Aspects. Finlayson B, Hench LL, Smith LH (editors). National Academy of Sciences, 1972

Rosenow EC Jr: Renal calculi: A study of papillary calcification. J Urol 1940; 44:119

Spector AR, Gray A, Prien EL: Kidney stone matrix: Differences in acidic protein composition. Invest Urol 1976; 13:387

Vermeulen CW, Ellis JE, Hsu TC: Experimental observations of the pathogenesis of urinary calculi. J Urol 1966; 95:681

Röntgendiagnostik

Dourmaskin RL: Cytoscopic treatment of stones in the ureter with special references to large calculi based on a study of 1550 cases. J Urol 1945; 54:245

Resnick MI, Kursh ED, Cohen AM: Use of computerized tomography in the delineation of uric acid calculi. J Urol 1984; 131:9

Roth R, Finlayson B: Observations on the radiopacity of stone substances with special reference to cystine. Invest Urol 1973; 11:186

Kalziumsteine

Archer HE et al: Studies on the urinary excretion of oxalate by normal subjects. Clin Sci 1957; 16:405

Bernstein DS, Newton R: The effect of oral sodium phosphate on the formation of renal calculi and on idiopathic hypercalciuria. Lancet 1966; 2:1105

Blacklock NF: The epidemiology of renal lithiasis. Chap 2, pp 21–39 in: Urinary Calculous Disease. Wickham JEA (editor). Churchill Livingstone, 1979

Boyce WH, Garvey FK, Strawcutter HE: Incidence of urinary calculi among patients in general hospitals: 1948–1952. JAMA 1956; 161:1437

Boyce WH, Resnick MI: Biochemical profiles of stone forming patients: A guide to treatment. J Urol 1979; 121:706

Brenner RJ et al: Incidence of radiographically evident bone disease, nephrocalcinosis, and nephrolithiasis in various types of renal tubular acidosis. N Engl J Med 1982; 307:217

Breslau NA, Pak CYC: Practical outpatient evaluation for recurrent nephrolithiasis. Urol Clin North Am 1981; 8:253

Briggs MH, Garcia-Webb P, Davies P: Urinary oxalate and vitamin-C supplements. Lancet 1973; 2:201

Burdette DC, Thomas WC, Finlayson B: Urinary supersaturation with calcium oxalate before and during orthophosphate therapy. J Urol 1976; 115:418

Burkland CE, Rosenberg M: Survey of urolithiasis in the United States. J Urol 1955; 73:198

Chadwick VS, Modha K, Dowling RH: Pathogenesis of secondary hyperoxaluria in ileal resection. Gut 1972; 13:840

Clark PB, Nordin BEC: The problem of calcium stones. Pages 1–5 in: Renal Stone Research Symposium. Hodgkinson A, Nordin BC (editors). Churchill, 1969

Coe FL: Hyperuricosuric calcium oxalate nephrolithiasis. Kidney Int 1978; 13:418

Coe FL, Raisen L: Allopurinol treatment of uric acid disorders in calcium stone formers. Lancet 1973; 1:129

Coe FL et al: Evidence for secondary hyperparathyroidism in idiopathic hypercalciuria. J Clin Invest 1973; 52:134

Dent CE, Stamp TCB: Treatment of primary hyperoxaluria. Arch Dis Child 1970; 45:735

Dobbins JW, Binder HJ: Effect of bile salts and fatty acids on the colonic absorption of oxalate. Gastroenterology 1976; 70:1096

Drach GW: Urinary lithiasis. Chap 22, pp 779–878, in: Campbell's Urology. Harrison JH et al (editors). Saunders, 1978

Earnest DL et al: Hyperoxaluria in patients with ileal resection: An abnormality in dietary oxalate absorption. Gastroenterology 1974; 66:1114

Edwards NA, Russell RGG, Hodgkinson A: The effect of oral phosphate in patients with renal calculus. Br J Urol 1965; 37:390

Finlayson B: Renal lithiasis in review. Urol Clin North Am 1974; 1:181

Frank M, DeVries A: Prevention of urolithiasis. Arch Environ Health 1966; 13:625

Gibbs D, Watts RWE: The action of pyridoxine in primary hyperoxaluria. Clin Sci 1970; 38:277

Gregory JG: Hyperoxaluria and stone disease in the gastrointestinal bypass patient. Urol Clin North Am 1981; 8:331

Griffith DP: Patient evaluation: The initial stone former. Page 132 in: Urolithiasis Update, 1983. Office of Education, American Urological Association, Houston, Texas, 1983

Hallson PC, Kasidas GP, Rose GA: Urinary oxalate in summer and winter in normal subjects and in stone forming patients with idiopathic hypercalciuria both untreated and treated with thiazides and/or cellulose phosphate. Urol Res 1976; 4:169

Herring LC: Observations of 10,000 urinary calculi. J Urol 1962; 88:545

Hockaday TDR et al: Studies on primary hyperoxaluria. 2. Urinary oxalate, glycolate, and glyoxalate measurement by isotope dilution method. J Lab Clin Med 1965; 65:677

Hodgkinson A, Heaton FW: The effect of food ingestion on the urinary excretion of calcium and magnesium. Clin Chim Acta 1965; 2:354

Hodgkinson A, Peacock M, Nicholson M: Quantitative analysis of calcium-containing urinary calculi. Invest Urol 1969; 6:549

King JS, Jackson R, Ashe B: Relation of sodium intake to urinary calcium excretion. Invest Urol 1964; 1:555

Lindeman RD et al: Influence of various nutrients in urinary divalent cation excretion. J Lab Clin Med 1967; 70:236

Lyles KW, Drezner MK: An overview of calcium homeostasis in humans. Urol Clin North Am 1981; 8:209

Menon M: Calcium oxalate stones: Management. Page 6 in: Urolithiasis Update, 1983. Office of Education, American Urological Association. Houston, Texas, 1983

Menon M: Renal tubular acidosis and medullary sponge kidney. Page 116 in: Urolithiasis Update, 1983. Office of Education. American Urological Association. Houston, Texas, 1983

Menon M, Mahle CJ: Oxalate metabolism and renal calculi. J Urol 1982; 127:148

Menon M, Mahle CJ: Urinary citrate excretion in patients with renal calculi. J Urol 1983; 129:1158

Nicar MJ et al: Low urinary citrate excretion in nephrolithiasis. Urology 1983; 21:8

Pak CYC: Medical management of nephrolithiasis. J Urol 1982; 128:1157

Pak CYC: The spectrum and pathogenesis of hypercalciuria. Urol Clin North Am 1981; 8:245

Pak CYC, Delea CS, Barter FC: Successful treatment of recurrent nephrolithiasis (calcium stones) with cellulose phosphate. N Engl J Med 1979; 290:175

Pak CYC, Fuller C: Idiopathic hypocitraturic calcium-oxalate nephrolithiasis succesfully treated with potassium citrate. Ann Intern Med 1986; 104:32

Pak CYC, Peterson R: Successful treatment of hyperuricosuric calcium oxalate nephrolithiasis with potassium citrate. Arch Intern Med 1986; 146:863

Pak CYC et al: Ambulatory evaluation of nephrolithiasis: Classification, clinical presentation, and diagnostic criteria. Am J Med 1980; 69:19

Pak CYC et al: Dietary management of idiopathic calcium urolithiasis. J Urol 1984; 131:850

Pak CYC et al: Estimation of the state of saturation of brushite and calcium oxalate in urine: A comparison of three methods. J Lab Clin Med 1977; 89:891

Pak CYC et al: Evaluation of calcium urolithiasis in ambulatory patients. Am J Med 1978; 64:979

Pak CYC et al: Is selective therapy of recurrent nephrolithiasis possible? Am J Med 1981; 71:615

Pak CYC et al: Long-term treatment of calcium nephrolithiasis with potassium citrate. J Urol 1985; 134:11

Pak CYC et al: A simple test for the diagnosis of absorptive, resorptive, and renal hypercalciurias. N Engl J Med 1975; 292:497

Papapoulos SE et al: Dihydroxycholecalciferol in the pathogenesis of the hypercalcemia of sarcoidosis. Lancet 1979; 1:627

Pitts GW, Resnick MI: Urinary stone formation: Patient evaluation and management. Urol Clin North Am 1980; 7:45

Preminger GM, Harvey JA, Pak CYC: Comparative efficacy of "specific" potassium citrate therapy versus conservative management in nephrolithiasis of mild to moderate severity. J Urol 1985; 134:658

Preminger GM et al: Prevention of recurrent calcium stone formation with potassium citrate therapy in patients with distal renal tubular acidosis. J Urol 1985; 134:20

Prince CL, Seardino PL: A statistical analysis of ureteral calculi. J Urol 1960; 83:561

Prince CL, Scardino PL, Wolan TC: The effect of temperature, humidity, and dehydration on the formation of renal calculi. J Urol 1956; 75:209

Resnick MI, Goodman HO, Boyce WH: Heterozygous cystinuria and calcium oxalate urolithiasis. J Urol 1979; 122:52

Resnick MI, Rush WH, Boyce WH: Metabolic evaluation of the renal stone patient. J Cont Educ Urol 1978; 17:11

Robertson WG, Knowles F, Peacock M: Urinary acid mucopolysaccharide inhibitors of calcium oxalate crystallization. Page 331 in: Urolithiasis Research. Fleisch H et al (editors). Plenum Press, 1976

Singh PP et al: Nutritional value of foods in relation to their oxalic acid contents. Am J Clin Nutr 1972; 25:1147

Smith LH: Calcium-containing renal stones. Kidney Int 1978; 13:383

Smith LH, Williams HE: Treatment of primary hyperoxaluria. Mod Treat 1967; 4:522

Stauffer JQ, Humphreys MH, Weir GJ: Acquired hyperoxaluria with regional enteritis after ideal resection: Role of dietary oxalate. Ann Intern Med 1973; 79:383

Sutor DJ, Wooley SE, Illingworth JJ: Some aspects of the adult urinary stone problem in Great Britain and Northern Ireland. Br J Urol 1974; 46:275

Thomas WC: Use of phosphates in patients with calcareous renal calculi. Kidney Int 1978; 13:390

Williams HE: Oxalic acid and the hyperoxaluric syndromes. Kidney Int 1978; 13:410

Williams HE, Smith LH Jr: Primary hyperoxaluria. Page 204 in: The Metabolic Basis of Inherited Disease, 5th ed. Stanbury JB et al (editors). McGraw-Hill, 1983

Yendt ER, Cohanim M: Prevention of calcium stones with thiazides. Kidney Int 1978; 13:397

Yendt ER, Guay FG, Garcia DA: The use of thiazides in the prevention of renal calculi. Can Med Assoc J 1970; 102:614

Zystinsteine

Adams DA et al: Nephrotic syndrome associated with penicillamine therapy of Wilson's disease. Am J Med 1964; 36:330

Burns JR, Hamrick LC Jr: In vitro dissolution of cystine urinary calculi. J Urol 1986; 136:850

Crawhall JC, Watts RWE: Cystinuria. Am J Med 1968; 45:736

Dahlberg PJ et al: Clinical features and management of cystinuria. Mayo Clin Proc 1977; 52:533

Day AT, Golding JR: Hazards of penicillamine in the treatment of rheumatoid arthritis. Postgrad Med J 1974; 50:71

Dent CE, Senior B: Studies on the treatment of cystinuria. Br J Urol 1955; 27:317

Dent CE et al: Treatment of cystinuria. Br Med J 1965; 1:403

Dretler SP et al: Percutaneous catheter dissolution of cystine calculi. J Urol 1984; 131:216

Evans WP, Resnick MI, Boyce WH: Homozygous cystinuria: Evaluation of thirty-five patients. J Urol 1982; 127:707

Grant G, Kachmar JF: Nitroprusside test. Page 389 in: Fundamentals of Clinical Chemistry, 2nd ed. Teitz NW (editor). Saunders, 1976

Lotz M et al: D-Penicillamine therapy in cystinuria. J Urol 1966; 95:257

MacDonald WB, Fellers FX: Penicillamine in the treatment of patients with cystinuria. JAMA 1966; 197:396

Saltzamn N, Gittes RF: Chemolysis of cystine calculi. J Urol 1986; 136:846

Infektsteine

Blandy JP, Singh M: The case for a more aggressive approach to staghorn stones. J Urol 1976; 115:505

Boyce WH, Elkins IB: Reconstructive renal surgery following antrophic nephrolithotomy: Follow-up for 100 consecutive cases. J Urol 1974; 111:307

Comarr AE, Kawaichi GK, Bors E: Renal calculosis of patients with traumatic cord lesions. J Urol 1962; 87:647

Comarr AE et al: Dissolution of renal stone by renacidin in patients with spinal cord injury. Proc Annu Clin Spinal Cord Inj Conf 1971; 18:174

Dana ES: Descriptive Minerology. Wiley, 1920

Dretler SP, Pfister RC: Primary dissolution therapy of struvite calculi. J Urol 1984; 131:861

Dretler SP, Pfister RC, Newhouse JH: Renal stone dissolution via percutaneous nephrostomy. N Engl J Med 1979; 300:341

Elliot JS, Sharp RF, Lewis L: The solubility of struvite in urine. J Urol 1959; 81:366

Griffith DP: Infection-induced stones. Pages 203:228 in: Nephrolithiasis: Pathogenesis & Treatment. Coe FL (editor). Year Book, 1978

Griffith DP: Struvite stones. Kidney Int 1978; 13:372

Griffith DP: Musher DM, Campbell JW: Inhibitor of bacterial urease. Invest Urol 1973; 11:234

Griffith DP, Musher DM, Itin C: Urease: The primary cause of infection-induced urinary stones. Invest Urol 1976; 13:346

Krieger JN, Rudd TG, Mayo ME: Current treatment of infection stones in high risk patients. J Urol 1984; 132:874

Nemoy NJ, Stamey TA: Surgical, bacteriological and biochemical management of infection stones. JAMA 1971; 215:1470

Resnick MI: Evaluation and management of infection stones. Urol Clin North Am 1981; 8:265

Russell M: Dissolution of bilateral renal staghorn calculi with renacidin. J Urol 1962; 88:141

Sant GR, Blaivas JG, Meares EM Jr: Hemiacidrin irrigation in the management of struvite calculi: Long-term results. J Urol 1983; 130:1048

Shattock SG: A prehistoric or predynastic Egyptian calculus. Trans Path Soc London 1905; 61:275

Singh M et al: The fate of the unoperated staghorn calculus. Br J Urol 1973; 45:581

Smith MJV, Boyce WH: Anatrophic nephrotomy and plastic calyorrhaphy. Trans Am Assoc Genitourin Surg 1967; 59:18

Suby HI, Albright F: Dissolution of phosphatic urinary calculi by the retrograde introduction of a citrate solution containing magnesium. N Engl J Med 1943; 228:81

Sutherland JW: Residual postoperative upper urinary tract stone. J Urol 1981; 126:573

Wickham JP, Coe N, Ward JP: One hundred cases of nephrolithotomy under hypothermia. J Urol 1974; 112:702

Harnsäuresteine

Bogash M, Dowben RM: Low protein diet in the management of uric acid stones. J Urol 1954; 72:1057

Burns JR, Gauthier JF, Finlayson B: Dissolution kinetics of uric acid calculi. J Urol 1984; 131:708

Drach GW: Urinary lithiasis. Chap 22, pp 779–878, in: Campbell's Urology. Harrison JH et al (editors). Saunders, 1978

Elliot JS, Sharp RF, Lewis L: Urinary pH. J Urol 1959; 81:339

Freiha FS, Hemady K: Dissolution of uric acid stones: Alternative to surgery. Urology 1976; 8:334

Gutman AB, Yu TF: Benemid [p-(di-N-propylsulfamyl)-benzoic acid] as uricosuric agent in chronic gouty arthritis. Trans Assoc Am Physicians 1951; 64:279

Gutman AB, Yu TF: Uric acid nephrolithiasis. Am J Med 1968; 45:756

Hardy B, Klein LA: In situ dissolution of ureteral calculus. Urology 1976; 8:444

Herring LC: Observation in the analysis of ten thousand urinary calculi. J Urol 1962; 88:545

Kursh ED, Resnick MI: Dissolution of uric acid calculi with systemic alkalinization. J Urol 1984; 132:286

Lewis RW et al: Molar lactate in the management of uric acid renal obstruction. J Urol 1981; 125:87

Peters JP, Van Slyke DD: Quantitative Clinical Chemistry. 2nd ed. Vol 1. Williams & Wilkins, 1946. Rodman JS, Williams JJ, Peterson CM: Dissolution of uric acid calculi. J Urol 1984; 131:1039

Sadi MV et al: Experimental observations on dissolution of uric acid calculi. J Urol 1985; 134:575

Seegmiller JE: Xanthine stone formation. Am J Med 1968; 45:780

Smith LH: Medical evaluation of urolithiasis: Etiologic aspects and diagnostic evaluation. Urol Clin North Am 1974; 1:242

Thomas WC: Medical aspects of renal calculous disease: Treatment and prophylaxis. Urol Clin North Am 1974; 1:261

Uhlir K: The peroral dissolution of renal calculi. J Urol 1970; 104:239

Vermeulen CW, Fried FA: Observations on dissolution of uric acid calculi. J Urol 1965; 94:293

Steine während der Schwangerschaft

Cumming D, Taylor PJ: Urologic and obstetric significance of urinary calculi in pregnancy. Obstet Gynecol 1979; 53:505

DiSaia PJ, Nolan JF, Arneson AN: Radiation therapy in gynecology. Chap 60, pp 1214–1230, in: Obstetrics and

Gynecology, 4th ed. Danforth DN (editor). Harper & Row, 1982

Drago JR, Rohner TJ, Chez RA: Management of urinary calculi in pregnancy. Urology 1982; 20:578

Fainstat T: Ureteral dilatation in pregnancy: A review. Obstet Gynecol Surv 1963; 18:845

Houston CS: Diagnostic irradiation of women during the reproductive period. Can Med Assoc J 1977; 117:648

Lattanzi DR, Cook WA: Urinary calculi in pregnancy. Obstet Gynecol 1980; 56:462

McVann RM: Urinary calculi associated with pregnancy. Am J Obstet Gynecol 1964; 89:314

Simon L: Exposure to radiation for chemotherapy. Pages 20–21 in: Obstetrical Decision Making. Friedman EA (editor). BC Decker/Stratton, 1982

Strong DW, Murchison RJ, Lynch DF: The management of ureteral calculi during pregnancy. Surg Gynecol Obstet 1978; 146:604

Behandlung von Nierensteinen

Burns JR, Finlayson B: Coagulum pyelolithotomy. Curr Trends Urol 1982; 2:31

Chaussy C: Shattering renal calculi without surgery. Wellcome Trends Urol 1981; 3:7

Chaussy C, Brendel W, Schmidt E: Extracorporeally induced destruction of kidney stones by shock waves. Lancet 1980; 2:1265

Chaussy C et al: Extracorporeal shock-wave lithotripsy (ESWL) for treatment of urolithiasis. Urology 1984; 23:59

Dees JE: The use of an intrapelvic coagulum in pyelolithotomy. South Med J 1943; 36:167

Ekelund L et al: Studies on renal damage from percutaneous nephrolitholapaxy. J Urol 1986; 135:682

Elder JS, Gibbons RP, Bush WH: Ultrasonic lithotripsy of a large staghorn calculus. J Urol 1984; 131:1152

Gillenwater JY: Notes on visiting the shock-wave machine for kidney stones. Year Book of Urology Newsletter (May) 1983; 1 (10)

Kahnoski RJ et al: Combined percutaneous and extracorporeal shock wave lithotripsy for staghorn calculi: Alternative to anatrophic nephrolithotomy. J Urol 1984; 135:679

Kurth KH, Hohenfellner R, Altwein JE: Ultrasound litholapaxy of a staghorn calculus. J Urol 1977; 117:242

Lawson RK et al: Retrograde method for percutaneous access to kidney. Urology 1983; 22:580

Novick AC: Role of bench surgery and autotransplantation in renal calculous disease. Urol Clin North Am 1981; 8:299

Resnick MI: Pyelonephrolithotomy for removal of calculi from the inferior renal pole. Urol Clin North Am 1981; 8:585

Resnick MI, Grayhack JT: Simple and extended pyelolithotomy. Urol Clin North Am 1974; 1:319

Rupel E, Brown NR: Nephroscopy with removal of stone following nephrostomy for obstructive calculous anuria. J Urol 1941; 46:177

Segura JW et al: Percutaneous removal of kidney stones: Review of 1000 cases. J Urol 1985; 134:1077

Smith MJV, Boyce WH: Anatrophic nephrotomy and plastic calyorrhaphy. Trans Am Assoc Genitourin Surg 1967; 59:18

Snyder JA, Smith AD: Staghorn calculi: Percutaneous extraction versus anatrophic nephrolithotomy. J Urol 1986; 136:351

Behandlung von Harnleitersteinen

Abdelsayed M, Onal E, Wax SH: Avulsion of the ureter caused by stone basket manipulation. J Urol 1977; 118:868

Anderson EE: The management of ureteral calculi. Urol Clin North Am 1974; 1:357

Bowers L: Loop catheter delivery of ureteral calculi. J Urol 1973; 110:178

Carstensen HE, Hansen TS: Stones in the ureter. Acta Chir Scand [Suppl] 1973; 433:66

Drach GW: Stone manipulation. Urology 1978; 12:286

Dretler SP, Keating MA, Riley J: Algorithm for management of ureteral calculi. J Urol 1986; 136:1190

Fox M, Pyran LN, Raper FP: Management of ureteric stone: A review of 292 cases. Br J Urol 1965; 37:660

Huffman JL et al: Transurethral removal of large ureteral and renal pelvis calculi using ureteroscopic ultrasonic lithotripsy. J Urol 1983; 130:31

Kahn RI: Endourological treatment of ureteral calculi. J Urol 1986; 135:239

Mueller SC et al: Extracorporeal shock wave lithotripsy of ureteral stones: Clinical experience and experimental findings. J Urol 1986; 135:831

O'Boyle PJ, Gibbon NOK: Vaginal ureterolithotomy. J Urol 1976; 48:231

Sandegard E: Prognosis of stone in the ureter. Acta Chir Scand [Suppl] 1956; 219:1

Shihata AA, Greene JE: Ureteric stone extraction by a new double-balloon catheter: An experimental study. J Urol 1983; 129:616

Young HH: Treatment of calculus of the lower end of the ureter in the male. Am Med 1902; 4:209

Blasensteine

Thalut K et al: The endemic bladder stones of Indonesia: Epidemiology and clinical features. Br J Urol 1976; 48:617

Harnröhrensteine

Amin HA: Urethral calculi. Br J Urol 1973; 45:192

Bridges CH et al: Urethral calculi. J Urol 1982; 128:1036

Debenham RK: Urethral calculi. Br J Urol 1930; 2:113

Englisch J: Ueber einngelagerte und einngesackte Steine der Harnröhre. Arch Klin Chir 1904; 72:487

Maatman TJ, Spirnak JP, Resnick MI: Impacted membranous urethral calculus. J Urol (Paris) 1984; 90:405

17 Verletzungen des Urogenitaltrakts

J. W. McAninch

Notfalldiagnostik und Notfalltherapie

Ungefähr 10% aller Verletzungen, die auf der Unfallstation behandelt werden, betreffen, bis zu einem gewissen Grad, auch den Urogenitaltrakt. Oft ist die Diagnostik schwierig, so daß große medizinische Erfahrung notwendig ist. Um ernsthafte Komplikationen zu vermeiden, ist eine frühe Diagnostik entscheidend.

Zur primären Beurteilung gehören der Blutverlust, der Schock und die vitalen Funktionen. Intravenöser Zugang und Harnröhrenkatheter können erforderlich sein. Bei Männern sollte man, bevor der Katheter eingeführt wird, auf Blutspuren im Bereich der Harnröhrenmündung achten. Wenn der intravenöse Zugang gelegt ist und Verdacht auf eine renale oder ureterale Verletzung besteht, sollte Kontrastmittel für spätere Röntgenuntersuchungen intravenös injiziert werden.

Anamnestisch ist eine detaillierte Beschreibung des Unfallhergangs notwendig. Bei Schußverletzungen sollte Art und Kaliber der Waffe notiert werden, da Hochgeschwindigkeitsprojektile viel ausgedehntere Schäden verursachen.

Das Abdomen und der Genitalbereich sollten auf Kontusionszeichen oder subkutane Hämatome untersucht werden, die auf tiefere Verletzungen im Retroperitoneum oder im Becken hindeuten könnten. Frakturen der unteren Rippen sind oft mit Nierenverletzungen, Beckenbrüche mit Blasen- oder Harnröhrenverletzungen verbunden. Diffuse abdominelle Schmerzen sind durch Darmperforation, durch Blut oder Urin in der freien Bauchhöhle oder durch ein retroperitoneales Hämatom bedingt. Zur diagnostischen Abklärung intraperitonealer Verletzungen kann ein kleiner Punktionskatheter ins Abdomen eingeführt und gespült werden. Hiermit kann man freies intraperitoneales Blut nachweisen.

Mit den Röntgenuntersuchungen sollte man im traumatisierten Bereich beginnen, nach Möglichkeit, bevor der Patient viel mobilisiert wurde. Auf den Abdomenübersichtsaufnahmen kann man evtl. schon Kontrastmittel sehen, das kurz nach Einlegen des intravenösen Zugangs gespritzt wurde. Frakturen der unteren Rippen, der Wirbelkörper, der Querfortsätze, wie auch Beckenfrakturen können mit schweren Harnwegsverletzungen kombiniert sein. Bei renalen, ureteralen oder Blasenverletzungen beobachtet man eine frühe Extravasation von Kontrastmittel.

Bei Patienten, die keine lebensbedrohlichen Verletzungen erlitten haben, und deren Blutdruck stabil ist, kann man eingehendere Röntgenuntersuchungen vornehmen. Das führt zu einem besseren „Staging" der Verletzung.

Spezielle Untersuchungen (Abb. 17.1)

Wenn eine Verletzung des Urogenitaltraktes aufgrund der Vorgeschichte und der körperlichen Untersuchung vermutet wird, sind zusätzliche Untersuchungen erforderlich, um das Ausmaß der Verletzungen zu klären.

Katheterisierung und Beurteilung des Verletzungsgrades

Die Beurteilung der Verletzungen sollte sehr sorgfältig vorgenommen werden, damit möglichst genaue und vollständige Informationen zur Verfügung stehen. Die Einteilung des Ausmaßes einer Verletzung nennt man „Staging". Die Abb. 17.1 zeigt die Einteilung für Traumen des Urogenitaltrakts.

Katheterisierung

Blutspuren im Bereich des Harnröhrenausgangs bei Männern deuten auf eine Harnröhrenverletzung; in diesem Fall sollte eine Katheterisierung vermieden und sofort eine retrograde Urethrographie durchgeführt werden. Findet sich kein Blut am Meatus externus, kann ein Harnröhrenkatheter vorsichtig in die Blase vorgeschoben werden. Eine mikroskopisch oder makroskopisch nachweisbare Hämaturie deutet auf eine Verletzung im Urogenitaltrakt. Treten bei der Katheterisierung, trotz größter Vorsicht, Verlet-

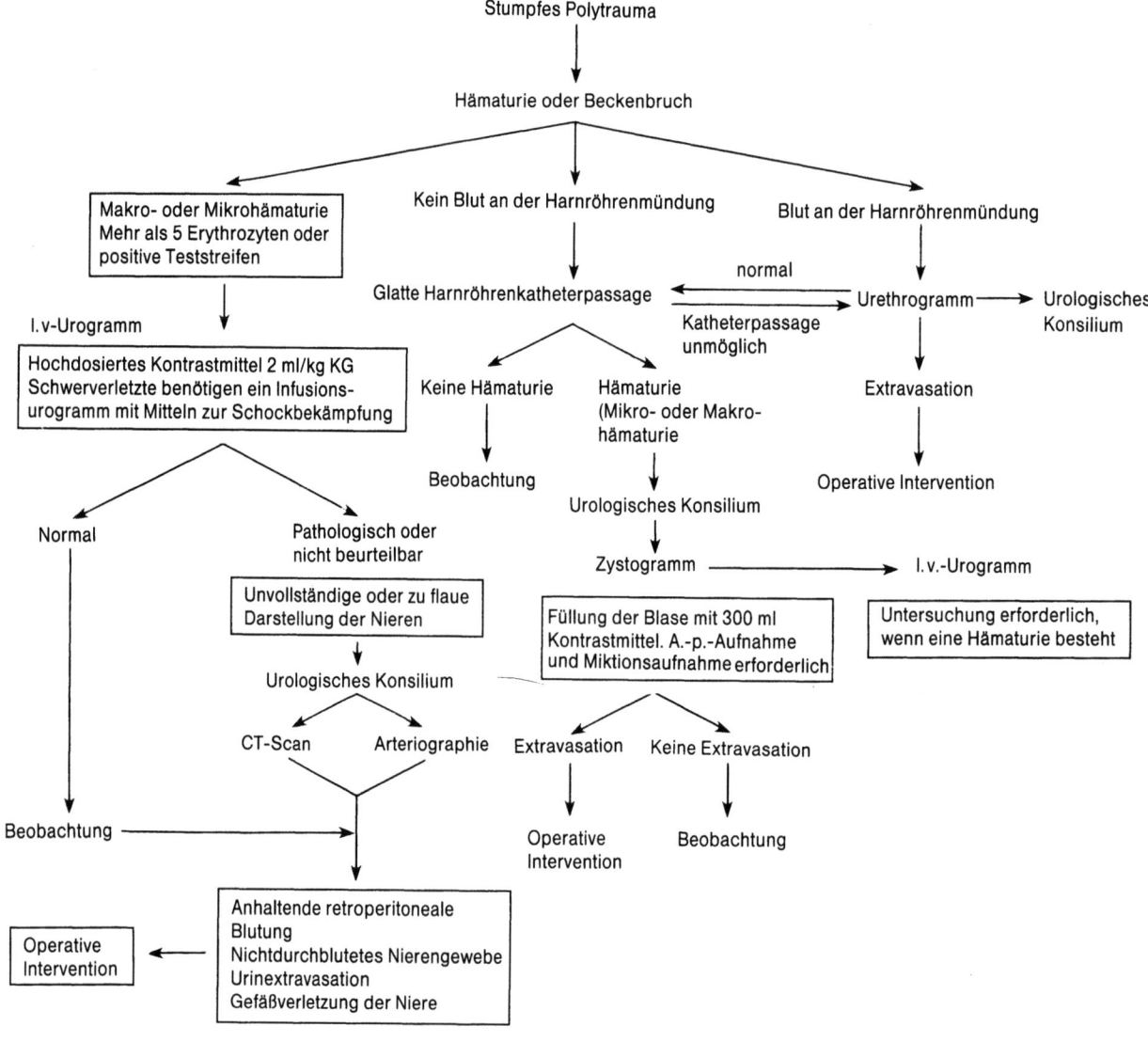

Abb. 17.1. Schema zum „Staging" von Verletzungen im Urogenitalbereich

zungen auf, so kann man die Hämaturie nicht werten; es müssen andere Untersuchungen durchgeführt werden, um Verletzungen im Bereich der Nieren und ableitenden Harnwege festzustellen.

Ausscheidungsurographie

Sofort, nachdem der intravenöse Zugang gelegt worden ist, werden 150 ml (2 ml/kg KG) Kontrastmittel in Bolustechnik injiziert. Hat sich der Blutdruck stabilisiert und die Nierenfunktion gebessert, kann man die Nieren auf den Abdomenübersichtsaufnahmen gut beurteilen. Auf diese Weise lassen sich renale Verletzungen ohne unnötige Zeitverzögerung vor der Notoperation nachweisen. Wenn durch das Ausscheidungsurogramm renale Verletzungen wahrscheinlich sind, ist die sofortige Anfertigung eines Nephrotomogramms angezeigt. Meistens ist es unnötig, weiteres Kontrastmittel zu injizieren, da so viel Kontrastmittel verbleibt, daß die Tomogramme zusätzliche Informationen über Parenchymverletzungen liefern können.

Retrograde Zystographie

Mit der Kontrastmittelfüllung der Blase läßt sich entscheiden, ob eine Blasenperforation vorliegt oder nicht. Für eine gute Blasenfüllung sollte man mindestens 300 ml Kontrastmittel einfüllen. Eine Aufnahme sollte bei gefüllter Blase, eine zweite nach Entleerung des Kontrastmittels angefertigt werden. Diese Aufnahmen zeigen sowohl den Grad der Blasenver-

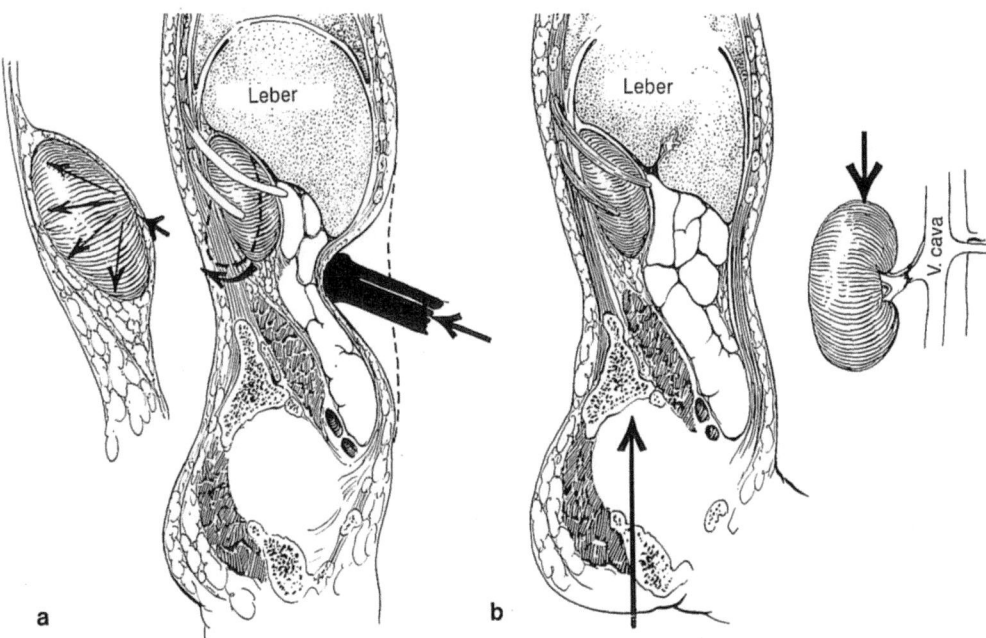

Abb. 17.2a, b. Verletzungsmechanismen bei Nierentraumen. **a** Direkter Stoß gegen das Abdomen. Die kleinere Zeichnung *links* verdeutlicht die Kraftausbreitung im Nierenhilus beim Rückstoß. **b** Sturz auf das Gesäß aus der Höhe (Contrecoup der Niere). Die kleinere Zeichnung *rechts* zeigt die Richtung der Krafteinwirkung auf die Niere von oben. Abriß des Nierengefäßstiels

letzung wie auch die Ausdehnung etwaiger Hämatome im Becken.

Urethrographie

Ein kleiner (12 Charr) Katheter kann ein kleines Stück in die Harnröhre eingeführt und der Ballon mit 3 ml Wasser gefüllt werden. Nach retrograder Injektion von 20 ml Kontrastmittel stellt sich die Harnröhre auf den Aufnahmen deutlich dar. Extravasationen sowohl in das tiefe Bulbusgebiet als auch in den retropubischen Raum können so sichtbar gemacht werden.

Arteriographie

Mit der Arteriographie kann man parenchymale und vaskuläre Nierenverletzungen nachweisen. Hierdurch kann außerdem eine anhaltende Blutung bei Beckenfraktur zum Zweck der Embolisation nachgewiesen werden.

Computertomographie

Mit dem CT lassen sich Größe und Ausmaß retroperitonealer Hämatome und parenchymaler Nierentraumata feststellen. Es ist eine nicht-invasive Methode, die sehr genaue und schnelle Informationen liefert, wenn das Ausmaß der Nierenverletzung mit Hilfe der Ausscheidungsurographie nicht sicher beurteilt werden kann.

Zystoskopie und retrograde Urographie

Diese Untersuchungen sind selten notwendig, da die Informationen heute auch durch weniger invasive Techniken erreicht werden können.

Verletzungen der Niere

Nierenverletzungen sind die häufigsten Verletzungen des Urogenitalsystems. Die Niere liegt gut geschützt zwischen den Lumbalmuskeln, den Wirbelkörpern, den Rippen und den Eingeweiden. Gebrochene Rippen und Querfortsätze können aber in das Nierenparenchym oder in die Gefäße eindringen. Die meisten Verletzungen, insbesondere bei Männern und Jungen, kommen durch Verkehrs- und Sportunfälle zustande. Nieren mit bereits bestehenden pathologischen Veränderungen, wie z. B. Hydronephrose oder maligne Tumoren, können bereits durch ein leichtes Trauma rupturieren.

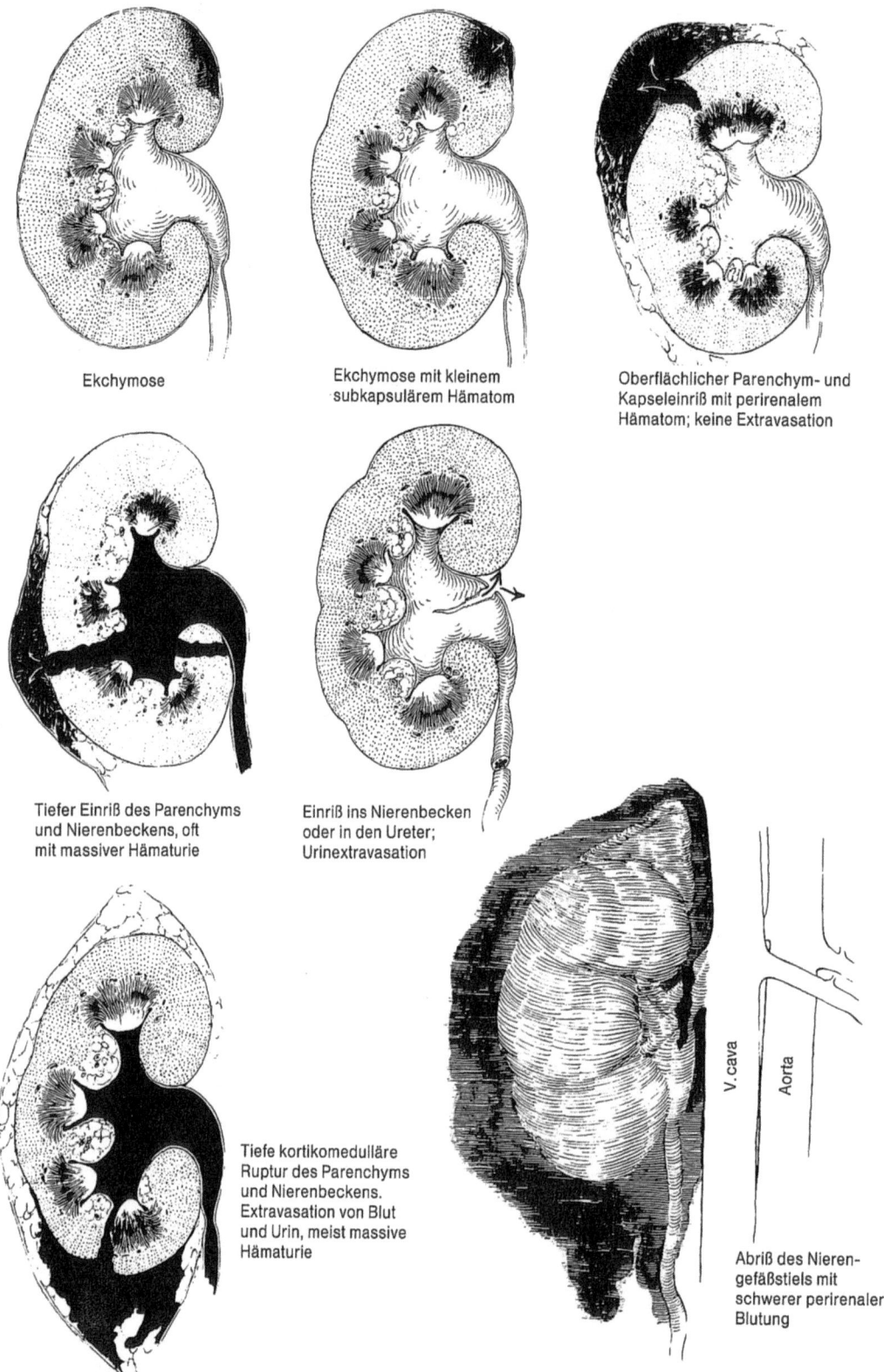

Abb. 17.3. Formen und Schweregrade eines Nierentraumas

Ätiologie (Abb. 17.2)

Etwa 80–85% aller Nierenverletzungen werden durch ein stumpfes Trauma direkt auf das Abdomen, die Flanke oder den Rücken hervorgerufen. Das Trauma kann ausgelöst werden durch Autounfälle, Kämpfe, Stürze und Sportunfälle. Autounfälle bei hoher Geschwindigkeit führen durch die starke Beschleunigung zu schweren Nierentraumen mit vaskulären Verletzungen. Schuß- und Stichwunden führen zu den tiefsten Nierenverletzungen. Jede Wunde in der Flanke sollte so lange als Ursache einer Nierenverletzung angesehen werden, bis das Gegenteil bewiesen ist. Bauchverletzungen sind in 80% mit Nierenverletzungen verbunden.

Pathologie und Einteilung (Abb. 17.3)

Pathologische Frühbefunde

Risse infolge eines stumpfen Traumas treten gewöhnlich in der transversalen Ebene der Niere auf. Man nimmt an, daß der Stoß vom Zentrum des Einwirkens auf das Parenchym übertragen wird. Bei Verletzungen durch plötzlichen Aufprall bewegt sich die Niere nach oben oder unten, was zur Dehnung des renalen Gefäßstranges und manchmal zu vollständigem oder teilweisem Abriß führt. Durch einen Aufprall kann es infolge der plötzlichen Überdehnung jedoch auch zu einem Riß der Intima mit nachfolgender akuter Thrombose der Nierenarterie kommen.

Die Nierenverletzungen teilt man nach folgenden pathologischen Gesichtspunkten ein:

Kleines Nierentrauma (85% der Fälle)

Die renale Kontusion oder Quetschung des Parenchyms ist die häufigste Verletzung. Oft findet sich nach der Kontusion ein Kapselhämatom. Oberflächliche kortikale Einrisse werden auch als kleine Traumata angesehen. Diese Verletzungen erfordern selten eine operative Intervention.

Starkes Nierentrauma (15% der Fälle)

Tiefe Rindenmarkeinrisse können bis in das Sammelsystem reichen, so daß es zum Urinaustritt in den perirenalen Raum führt. Große retroperitoneale und perinephritische Hämatome sind die Regel. Zahlreiche Einrisse können zur vollständigen Zerstörung der Niere führen. Ein Einriß des Nierenbeckens ohne Parenchymverletzung durch ein stumpfes Trauma ist selten.

Gefäßverletzungen (ungefähr 1% aller stumpfen Traumata)

Eine Verletzung des renalen Gefäßstranges ist selten. Sie wird gewöhnlich durch ein stumpfes Trauma hervorgerufen. Es kann zum totalen Abriß der Arterie und der Vene oder auch zu partiellen Einrissen der segmentalen Äste dieser Gefäße kommen. Eine starke Dehnung der Nierenarterie ohne Abriß kann zu einer Thrombose der Arterie führen. Gefäßverletzungen der Niere sind i. allg. schwer zu diagnostizieren und führen meist zu einer vollständigen Zerstörung der Niere, wenn die Diagnose nicht sofort gestellt werden kann.

Pathologische Spätbefunde (Abb. 17.4)

Urinom

Tiefe Risse, die nicht behandelt werden, können zu ständigem Urinaustritt und den Spätkomplikationen eines großen perinephritischen Urinoms und evtl. zur Hydronephrose und zur Abszeßbildung führen.

Hydronephrose

Große Hämatome im Retroperitoneum und Extravasation von Urin können zur perinephritischen Fibrose führen, die auf den Harnleiter übergreift und eine Hydronephrose verursacht. Bei allen größeren Nierentraumata ist nach einiger Zeit ein Ausscheidungsurogramm zur Kontrolle angezeigt.

Arteriovenöse Fistel

Bei tiefen Niereneinrissen können arteriovenöse Fisteln auftreten. Dies ist jedoch nicht sehr häufig.

Renaler vaskulärer Hypertonus

Die Durchblutung in dem Gewebebereich, der durch die Verletzung zerstört wurde, sinkt ab und führt in 1% aller Fälle zu einer renalen vaskulären Hypertonie. Manche Forscher nehmen auch an, daß das Trauma zu einer Fibrose führt, und daß es durch die Drosselung der Nierenarterie zum Hypertonus kommt.

Klinische Befunde

Eine Mikro- oder Makrohämaturie nach einem Trauma des Abdomens deuten auf eine Verletzung im Bereich des Urogenitaltraktes hin. Es ist selbstver-

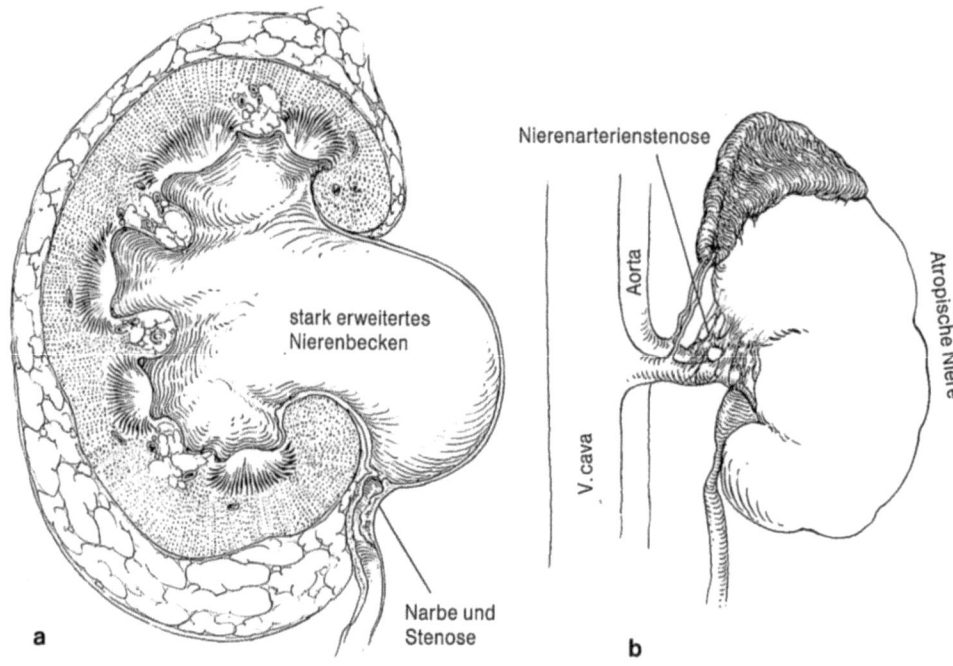

Abb. 17.4a, b. Pathologische Spätbefunde bei Nierentrauma. **a** Harnleiterabgangsstenose mit Hydronephrose infolge einer Fibrose durch Extravasation von Blut und Urin. **b** Atrophie der Niere durch eine Verletzung (Stenose) der arteriellen Blutversorgung

ständlich, daß der Arzt bei Stich- oder Schußverletzungen in der Flanke an mögliche renale Verletzungen denken muß. Eine Untersuchung auf eine Hämaturie ist in solchen Fällen immer notwendig. Bei einigen Fällen einer vaskulären Nierenverletzung kommt es jedoch nicht zur Hämaturie. Dies sind fast immer Unfälle durch plötzlichen Aufprall, und hier ist immer eine intravenöse Urographie angezeigt.

Der Grad der Hämaturie hängt nicht vom Grad der Nierenverletzung ab. Eine makroskopische Hämaturie kann schon bei einem kleinen Trauma, eine nur geringe Hämaturie auch bei schwerstem Nierentrauma auftreten. In jedem Fall muß die Hämaturie abgeklärt werden.

Symptome

Gewöhnlich sind Zeichen für ein abdominelles Trauma vorhanden. Schmerzen können in der Flanke oder im Abdominalbereich lokalisiert sein. Innere Verletzungen, wie z.B. Darmeinrisse oder multiple Bekkenfrakturen, verursachen auch akute abdominale Schmerzen und können eine Nierenverletzung verschleiern. Gewöhnlich findet sich beim Katheterisieren jedoch eine Hämaturie. Umgekehrt kann auch eine retroperitoneale Blutung mit Abwehrspannung im Abdomen ein ileusähnliches Bild mit Übelkeit und Erbrechen hervorrufen.

Klinische Zeichen

Bei schwerer retroperitonealer Blutung beobachtet man Kollaps- oder Schockzustände. Die betreffende Bauchseite oder Flanke ist vorgewölbt. Oft finden sich Frakturen der unteren Rippen. Häufig besteht bei Palpation eine diffuse Druckempfindlichkeit im Abdomen. Die Zeichen eines „akuten Abdomens" deuten auf eine Blutung in der Peritonealhöhle hin. Ein palpabler Tumor kann einem großen retroperitonealen Hämatom oder einem Urinom entsprechen. Wenn das Retroperitoneum eingerissen ist, findet sich Blut in der Peritonealhöhle, jedoch keine palpable Vergrößerung. Oft ist das Abdomen gespannt und Darmgeräusche fehlen.

Laborbefunde

Gewöhnlich besteht eine mikroskopische oder makroskopische Blutung. Der Hämatokrit ist anfangs oft normal, fällt jedoch bei Kontrollbestimmungen ab. Dieser Befund deutet auf eine persistierende re-

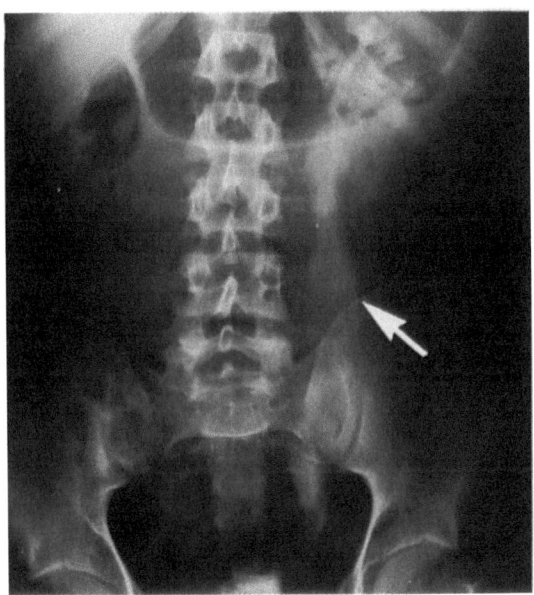

Abb. 17.5. Das i.v.-Urogramm zeigt ein stumpfes Trauma der linken Niere mit Extravasation *(Pfeil)*

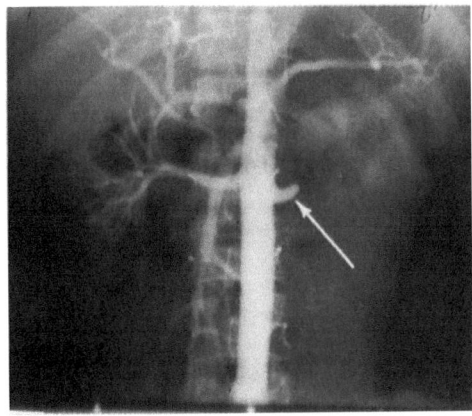

Abb. 17.6. Das Arteriogramm nach stumpfem abdominellem Trauma zeigt die typischen Befunde einer akuten Nierenarterienthrombose *(Pfeil)* der linken Niere

troperitoneale Blutung mit Entwicklung eines großen retroperitonealen Hämatoms. Eine anhaltende Blutung kann eine Operation erforderlich machen.

Stadieneinteilung und Röntgenbefunde

Durch die Stadieneinteilung der Nierenverletzungen ist ein systematisches therapeutisches Vorgehen möglich (Abb. 17.1). Durch entsprechende Untersuchungen kann das Ausmaß der Verletzung bestimmt und die Behandlung festgelegt werden. So verlangt z.B. ein stumpfes Trauma des Abdomens mit makroskopischer Hämaturie bei normalem Ausscheidungsurogramm keine zusätzlichen Untersuchungen. Dagegen muß bei fehlender Darstellung der Niere sofort eine Arteriographie oder ein Computertomogramm zum Nachweis von Nierengefäßverletzungen vorgenommen werden. Ultraschalluntersuchungen und die retrograde Urographie spielen bei der Beurteilung von Nierenverletzungen anfänglich nur eine untergeordnete Rolle.

Die Stadieneinteilung erfolgt durch die Anfertigung des Ausscheidungsurogramms nach Anlage des venösen Zugangs und Kontrolle der Vitalfunktionen. Hierdurch werden unnötige Zeitverzögerungen, die bei Anfertigung von Abdomenübersichtsaufnahmen entstehen würden, vermieden. Denn auch mit den Füllungsaufnahmen kann man eine Knochenfraktur, freie Luft im Abdomen oder eine Abdrängung des Darms nachweisen. Im Urogramm sollten beide Nieren mit ihren Umrissen und kortikalen Grenzen deutlich sichtbar sein. Außerdem muß sich das Sammelsystem und die Harnleiter darstellen (Abb. 17.5).

Kann mit Hilfe des Ausscheidungsurogramms das volle Ausmaß der renalen Verletzung nicht festgelegt werden, so ist ein Nephrotomogramm erforderlich. Die Tomogramme stellen die kortikalen Grenzen genau dar und zeigen kortikale Einrisse, intrarenale Hämatome und Regionen schlechter Durchblutung. 85% der Nierenverletzungen können durch das Ausscheidungsurogramm in Verbindung mit der Tomographie abgeklärt werden.

Größere arterielle und parenchymale Verletzungen können durch die Arteriographie nachweisbar sein, wenn die Voruntersuchungen nicht bereits die Diagnose ermöglichen. Die arterielle Thrombose oder ein Einriß des Gefäßstranges wird am besten mit Hilfe der Arteriographie diagnostiziert. In diesem Fall wird die Niere bereits im Ausscheidungsurogramm nicht sichtbar (Abb. 17.6). Die Hauptursachen dieser fehlenden Darstellung im Ausscheidungsurogramm sind Gefäßabriß, arterielle Thrombose, schwere Kontusion mit vaskulärem Spasmus und eine fehlende Niere (angeboren oder durch Operation).

Die Computertomographie eignet sich zur Beurteilung eines Nierentraumas sehr gut. Diese nicht-invasive Technik zeigt parenchymale Risse sehr gut, verdeutlicht eine Extravasation, läßt perirenale Hämatome beurteilen, differenziert nekrotisches Nierengewebe, zeigt umgebende Organe, wie Pankreas, Leber, Milz und große Gefäße (Abb. 17.7).

Auch Szintigramme werden zur Darstellung eines Nierentraumas verwendet. Bei Notfällen ist diese Technik jedoch nicht so empfindlich wie die Arteriographie oder die Computertomographie.

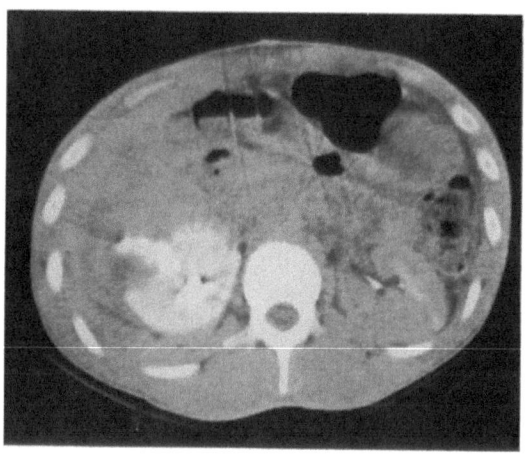

Abb. 17.7. CT-Scan der rechten Niere nach einer Stichverletzung mit dem Messer. Man erkennt die Verletzung der Niere mit Urinextravasation und ein großes retroperitoneales Hämatom rechts

Differentialdiagnose

Ein Trauma im Bereich des Abdomens und der Flanke ist nicht immer mit einer Verletzung der Niere verbunden. In solchen Fällen findet sich keine Hämaturie, und das Ausscheidungsurogramm ist unauffällig.

Komplikationen

Frühkomplikationen

Die Blutung ist vielleicht die bedeutendste Frühkomplikation der Nierenverletzung. Eine schwere retroperitoneale Blutung kann zum exzessiven Blutverlust führen. Die Patienten müssen unter strenger Beobachtung bleiben, wobei Blutdruck und Hämatokrit laufend kontrolliert werden. Eine möglichst frühzeitige Stadieneinteilung der Verletzung ist zu empfehlen (Abb. 17.1). Größe und Ausbreitung palpabler Veränderungen werden sorgfältig beobachtet. In 80–85% der Fälle steht die Blutung spontan. Eine persistierende retroperitoneale Blutung oder eine schwere makroskopische Hämaturie kann allerdings eine Frühoperation erforderlich machen.

Der Austritt von Urin bei Nierenruptur kann zur Urinombildung im Retroperitoneum führen. Das Risiko einer Abszeßbildung mit Sepsis ist groß. Ein retroperitoneales Hämatom in Resorption kann zu leichtem Fieber (38,3°C) führen. Höhere Temperaturen deuten auf eine Infektion. Bei Ausbildung eines perinephritischen Abszesses kommt es zu Abdominal- und Flankenschmerzen. Hier ist eine sofortige Operation angezeigt.

Spätkomplikationen

Hypertonie, Hydronephrose, arteriovenöse Fistel, Steinbildungen und Pyelonephritis sind typische Spätkomplikationen. Der Blutdruck sollte über mehrere Monate sorgfältig kontrolliert werden. Nach etwa 3–6 Monaten ist ein weiteres Ausscheidungsurogramm angezeigt, damit sichergestellt wird, daß die perinephritischen Vernarbungen nicht zu einer Hydronephrose oder einem vaskulären Verschluß geführt haben. Auch eine Schrumpfnierenbildung durch vaskulären Verschluß kann durch eine Kontrollurographie entdeckt werden.

Etwa 1–4 Wochen nach dem Trauma können noch schwere Spätblutungen auftreten.

Therapie

Notmaßnahmen

Zu den Notmaßnahmen gehören die sofortige Therapie des Schocks und eines Blutverlustes, die Wiederherstellung der Vitalfunktion und die Beurteilung der vorliegenden Verletzungen.

Operative Maßnahmen

Stumpfes Trauma

Nach stumpfem Trauma liegen in etwa 85% der Fälle leichtere Nierenverletzungen vor, die keine operative Behandlung notwendig machen. Bei Bettruhe und Infusionstherapie steht die Blutung meistens spontan. Eine operative Korrektur wird notwenig bei persistierender retroperitonealer Blutung, Extravasation von Urin, bei Zerstörung des Nierengewebes und Verletzung im Bereich des Gefäßstieles (15% aller Nierenverletzungen). Durch intensive präoperative Untersuchungen können die meisten Verletzungen bereits vollständig diagnostiziert werden.

Verletzungen durch spitze Gegenstände

Diese müssen meist operativ angegangen werden. Nur wenn vorher eine völlige Klärung möglich ist, und nur eine geringe parenchymale Verletzung ohne Extravasation von Urin festgestellt wird, kann auf eine Operation verzichtet werden. 80% dieser Verletzungen machen jedoch ein operatives Vorgehen notwendig; dabei führt die Untersuchung der Niere nur zu einer geringen Erweiterung dieses Eingriffs.

Behandlung der Komplikationen

Retroperitoneale Urinome und perinephritische Abszesse erfordern eine sofortige operative Drainage. Bei maligner Hypertonie ist entweder eine Gefäßkorrektur oder eine Nephrektomie erforderlich. Die Hydronephrose kann entweder operativ oder durch Nephrektomie korrigiert werden.

Prognose

Bei sorgfältiger Nachbehandlung haben die meisten Nierenverletzungen eine gute Prognose. Sie führen meist zu Spontanheilungen mit Normalisierung der Nierenfunktion. Durch Ausscheidungsurographie und sorgfältige Beobachtung des Blutdrucks können in der Nachbehandlung eine späte Hydronephrose und Hypertonie entdeckt und entsprechend behandelt werden.

Verletzungen des Harnleiters

Eine Harnleiterverletzung ist selten. Gewöhnlich tritt sie im Verlauf schwieriger operativer Beckeneingriffe oder als Folge von Schußverletzungen auf. Bei plötzlichem Aufprall können die Ureteren vom Nierenbecken abreißen. Auch endoskopische Manipulationen mit Schlingen bei Harnleitersteinen können zur Verletzung führen. Auch während einer TUR kann es zu einer Schädigung des intramural gelegenen Harnleiteranteils kommen.

Ätiologie

Große benigne oder maligne Beckentumoren können den Harnleiter nach lateral verdrängen und zu einer reaktiven Fibrose führen. Das kann während der Freilegung zu einer Harnleiterverletzung führen, da das Organ anatomisch falsch liegt. Ähnliche Veränderungen können durch Entzündungen im Beckenbereich vorkommen. Ausgedehnte Kolonkarzinome wachsen in die Umgebung vor und können auf den Harnleiter übergreifen. Auf diese Weise kann eine Resektion des Harnleiters zusammen mit der Tumorresektion notwendig werden. Bei ausgedehnter operativer Entfernung von Beckenlymphknoten oder auch nach Strahlentherapie im Beckenbereich wegen maligner Tumoren, kann es zu Durchblutungsstörungen der Beckenorgane kommen. Hierdurch kann sich eine Harnleiterfibrose mit nachfolgender Striktur und Harnleiterfisteln entwickeln.

Bei endoskopischer Manipulation mit einem Steinkörbchen oder Ureteroskop zur Entfernung von Harnleitersteinen sind Ureterperforationen oder Harnleiterabrisse möglich. Auch beim Vorschieben des Ureterkatheters über eine Obstruktion kann eine Harnleiterperforation auftreten, und zwar geschieht dies besonders leicht durch akute entzündliche Reaktionen in der Harnleiterwand und im Steinbereich.

Pathogenese und Pathologie

Bei schwierigen Beckeneingriffen kann es zu einer versehentlichen Unterbindung oder Durchtrennung des Harnleiters kommen. In solchen Fällen treten gewöhnlich eine postoperative Sepsis und ein schwerer Nierenschaden auf. Wird eine Durchtrennung des Harnleiters bei der Operation nicht erkannt, entwickelt sich durch die Extravasation des Urins ein großes Urinom, was häufig zu einer ureterovaginalen oder Ureter-Haut-Fistelbildung führt. Eine Extravasation von Urin in die Bauchhöhle führt zu Ileus und Peritonitis. Bei nur teilweiser Durchtrennung des Harnleiters entwickeln sich oft Stenosen und reaktive Fibrosen zusammen mit einer schwachen bis mäßigen Fibrose.

Klinische Befunde

Symptome

Wird der Harnleiter während der Operation vollständig oder partiell abgebunden, so treten postoperativ gewöhnlich Temperaturanstiege von 38,3–38,8°C und Schmerzen im Bereich der Flanke und im Abdomen auf. Oft kommt es zum Bild eines paralytischen Ileus mit Übelkeit und Erbrechen. Eine ureterovaginale oder Ureter-Haut-Fistel entwickeln sich gewöhnlich innerhalb der ersten 10 Tage nach der Operation. Die bilaterale Harnleiterverletzung führt zur postoperativen Anurie.

Bei Stich- oder Schußwunden im Bereich des Retroperitoneums sollte man immer an Harnleiterverletzungen denken. Dabei scheint das mittlere Drittel des Harnleiters am häufigsten betroffen zu sein. In diesem Bereich finden sich gewöhnlich auch die Gefäß- oder Darmverletzungen.

Klinische Zeichen

Die akute Hydronephrose bei vollständig unterbundenem Harnleiter führt schon in der frühen postoperativen Phase zu schweren Flanken- und Bauchschmerzen mit Übelkeit, Erbrechen und Ileus. Bei Extravasation von Urin in die Peritonealhöhle stellen sich die Symptome einer akuten Peritonitis ein. Bei wäßrigem Ausfluß aus der Wunde oder der Vagina kann der Nachweis durch die Bestimmung der Kreatininkonzentration einer kleinen Urinprobe gesichert werden – im Urin findet sich eine mehrfach höhere Kreatininkonzentration als im Serum. Bei Injektion von 10 ml Indigokarmin i.v. färbt sich der Urin dunkelblau.

Laborbefunde

Eine Harnleiterverletzung durch äußere Gewalteinwirkung führt in 90% aller Fälle zu einer mikroskopisch nachweisbaren Hämaturie. Bei solchen Verletzungen sind die Urinanalyse und andere Laboruntersuchungen für die Diagnose nur von geringem Nutzen. Der Serumkreatininspiegel ist gewöhnlich normal, außer bei bilateraler Harnleiterobstruktion.

Röntgenbefunde

Die Diagnose wird durch die Ausscheidungsurographie gesichert. Auf der Übersichtsaufnahme kann ein größerer Bereich mit höherer Dichte im Nierenbecken oder Retroperitoneum nachweisbar sein. Bei Hydronephrose findet sich nach Injektion des Kontrastmittels eine verzögerte Ausscheidung. Die partielle Durchtrennung des Harnleiters führt zu einer schnelleren Kontrastmittelausscheidung. Meist besteht eine leichte Hydronephrose, und auf den Spätaufnahmen kann man den Austritt des Kontrastmittels im Bereich der Verletzung nachweisen (Abb. 17.8).

Kommt es bei äußerer Gewalteinwirkung zu einer Durchtrennung des Ureters, so ist das Urogramm normalerweise unauffällig bis zur Stelle der Kontrastmittelextravasation.

Durch die retrograde Ureterographie kann die genaue Stelle der Obstruktion oder der Extravasation nachgewiesen werden.

Ultraschalluntersuchung

Durch die Sonographie kann ein Hydroureter oder ein Urinom nachgewiesen werden. In der frühen postoperativen Phase ist die Sonographie vielleicht die beste Methode, eine Harnleiterverletzung auszuschließen. Zu ihren besonderen Vorteilen gehört, daß sie nicht-invasiv und sehr schnell durchzuführen ist.

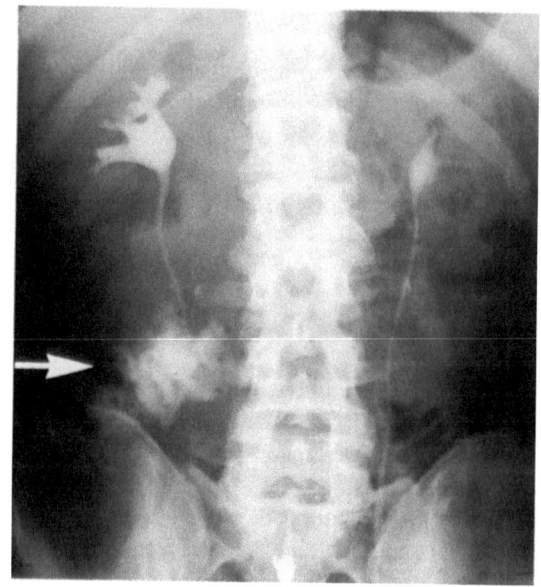

Abb. 17.8. Auf dem i.v.-Urogramm erkennt man eine Extravasation *(Pfeil)* durch eine Stichverletzung des rechten Harnleiters

Isotopenuntersuchung

Die Isotopenuntersuchung wird eine verzögerte Ausscheidung an der verletzten Stelle nachweisen. Durch die Stauung des Urins im Nierenbecken hat sich hier eine vermehrte Aktivität angereichert. Der besondere Nutzen der Isotopenuntersuchung besteht jedoch in der Beurteilung der Nierenfunktion nach operativer Korrektur.

Differentialdiagnose

Ein postoperativer Darmverschluß oder eine Peritonitis können Symptome verursachen, die denen einer akuten ureteralen Obstruktion infolge einer Verletzung gleichen. Fieber, „akutes Abdomen", Übelkeit und Erbrechen sind nach einer ausgedehnten Bekkenoperation eine Indikation für eine Sonographie und eine Ausscheidungsurographie zur Klärung, ob eine ureterale Verletzung vorliegt oder nicht.

Bei Patienten mit postoperativem Fieber, einem Ileus und lokalisierten Schmerzen muß man an eine Infektion im Wundbereich denken. Die gleichen Symptome finden sich auch bei Urinaustritt und Urinombildung.

Auch die akute Pyelonephritis kann in der frühen postoperativen Phase zu Symptomen führen, die denen einer Harnleiterverletzung gleichen. In diesem Fall ist die Sonographie unauffällig, und die Urographie gibt keine Hinweise auf eine Obstruktion.

Der Austritt von Peritonealflüssigkeit durch die Wunde kann mit einer ureteralen Verletzung und Urinaustritt verwechselt werden. Die Kreatininkonzentration im Transsudat ist so hoch wie im Serum, während sich im Urin sehr hohe Kreatininspiegel finden.

Komplikationen

Eine Verletzung des Harnleiters kann zu einer Strikturbildung mit Entwicklung einer Hydronephrose führen. Ein ständiger Urinaustritt, durch eine nicht erkannte Verletzung des Harnleiters, kann zu großen retroperitonealen Urinomen führen. Eine Stauungsniere mit Infektion erfordert sofortige Drainage.

Therapie

Eine sofortige Behandlung der Harnleiterverletzung ist erforderlich. Die besten Aussichten für eine erfolgreiche Therapie bestehen, wenn die Verletzung noch im Operationssaal erkannt wird. Wird eine Harnleiterverletzung erst 10–14 Tage später erkannt, so ist eine Freilegung und Korrektur angezeigt, wenn weder Infektion, Abszeßbildung, noch andere Komplikationen aufgetreten sind. Wird die Verletzung erst spät erkannt oder sind Komplikationen aufgetreten, die eine sofortige Rekonstruktion nicht sinnvoll erscheinen lassen, so ist eine perkutane Nephrostomie oder eine normale Nephrostomie angezeigt. Das Ziel der ureteralen Rekonstruktion ist eine normale spannungsfreie Anastomose mit dichter Naht, Harnleiterschienung und retroperitonealer Drainage.

Verletzungen im unteren Harnleiter

Bei Verletzungen im unteren Drittel des Harnleiters stehen mehrere Behandlungswege zur Verfügung. Die Methode der Wahl ist die Reimplantation des Harnleiters in die Blase, mit gleichzeitiger Fixation der Blase an den Psoas, wodurch eine spannungslose Anastomose ermöglicht wird. Eine Antirefluxplastik ist anzustreben. Wurde der Ureter nur ligiert und nicht durchtrennt, kann eine primäre End-zu-End-Anastomose im unteren Harnleiterdrittel durchgeführt werden. Der Harnleiter ist hierfür gewöhnlich lang genug. Bei kurzem Ureter wird die Verbindung durch eine Blasenmanschette vorgenommen.

Eine Transureterostomie kann bei Verletzungen im unteren Harnleiterdrittel notwendig werden, wenn sich ein ausgedehntes Urinom und eine Infektion im Beckenbereich entwickelt haben. Diese Methode erlaubt dann eine Anastomosenbildung in einem nichtinfizierten Bereich.

Verletzungen im mittleren Harnleiterdrittel

Sie treten gewöhnlich durch äußere Gewalteinwirkung ein und werden am besten durch eine primäre End-zu-End-Anastomose oder eine Transureteroureterostomie behandelt.

Verletzungen im oberen Harnleiterdrittel

Auch sie werden am besten durch eine End-zu-End-Anastomose therapiert. Ist ein größeres Harnleiterstück zerstört, kann eine Autotransplantation der Niere oder eine Interposition von Darm vorgenommen werden.

Harnleiterschienung

Die meisten Anastomosen müssen nach Behandlung der ureteralen Verletzung geschient werden. Am häufigsten wird eine Silikonschiene durch die Anastomose eingeführt, bevor sie verschlossen wird. Diese Schienen sind i. allg. doppel-J-artig geformt, um eine Wanderung der Schiene in der postoperativen Phase zu vermeiden. Nach 3- bis 4wöchiger Heilungsphase können die Schienen endoskopisch durch die Blase entfernt werden. Der Vorteil der internen Schienung liegt im geraden Verlauf des Harnleiters bei gleichem Kaliber; während der Heilungsphase wird der Urin durch den Katheter abgeleitet, so daß ein Urinaustritt verhindert wird und die Harnableitung gewährleistet ist. Außerdem kann die Doppel-J-Schiene später leicht entfernt werden.

Prognose

Die Prognose bei Harnleiterverletzung ist ausgezeichnet, wenn die Diagnose früh gestellt und eine operative Korrektur sofort durchgeführt wird. Eine Verzögerung der Diagnose verschlechtert die Prognose durch die Gefahr einer Infektion, einer Hydronephrose, eines Abszesses oder einer Fistelbildung.

Verletzungen der Blase

Blasenverletzungen treten am häufigsten durch äußere Gewalteinwirkung auf und sind oft mit Becken-

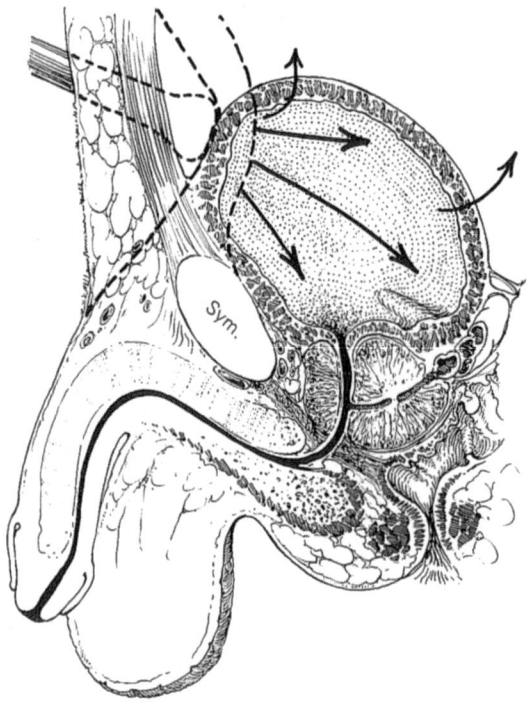

Abb. 17.9. Verletzungsmechanismus bei einem Blasentrauma. Ein direkter Stoß auf die gefüllte Blase führt zu einem Anstieg des intravesikalen Druckes. Wenn die Blase rupturiert, geschieht dies meist in die Peritonealhöhle

frakturen verbunden (bei ca. 15% aller Beckenfrakturen bestehen begleitende Blasen- oder Harnröhrenverletzungen). Zu iatrogenen Verletzungen kann es bei gynäkologischen oder anderen ausgedehnten Beckeneingriffen wie auch bei Herniotomien oder transurethralen Operationen kommen.

Pathogenese und Pathologie (Abb. 17.9)

Die Blase ist durch das knöcherne Becken gut geschützt. Bei einer Fraktur des Beckens durch ein stumpfes Trauma können Knochenfragmente der Bruchstelle die Blase perforieren. Diese Perforationen liegen gewöhnlich extraperitoneal. Dieses führt bei infiziertem Urin zu schweren Beckenentzündungen und tiefen Beckenabszessen.

Wenn die Blase fast ganz gefüllt ist, kann ein direkter Schlag auf das untere Abdomen zu einer Blasenruptur führen. Diese tritt gewöhnlich intraperitoneal auf. Da das Peritoneum im Becken das Blasendach überzieht, kann ein linearer Riß zum Eintreten von Urin in die Bauchhöhle führen. Bleibt dieses unbemerkt, so können bei sterilem Urin über mehrere Tage keinerlei Symptome bestehen. Bei infiziertem Urin entwickelt sich jedoch sofort eine Peritonitis mit akutem Abdomen.

Klinische Befunde

Bei einer Beckenfraktur besteht in 90% der Fälle auch eine Blasenruptur. Die Beckenfraktur kann meist schon bei der Notaufnahme durch laterale Kompression des knöchernen Beckens erkannt werden. Im Bereich der Bruchstelle ist Krepitation nachweisbar, die Kompression ist schmerzhaft. Gewöhnlich sind der ganze Unterbauch und die suprapubische Region druckempfindlich. Eine Beckenfraktur mit suprapubischer Druckempfindlichkeit und gleichzeitigem akutem Abdomen spricht für eine intraperitoneale Blasenruptur.

Symptome

Die meisten Unterbauchtraumen sind stumpfe Verletzungen. Die meisten Patienten können die Blase nicht entleeren, und es findet sich fast immer eine Hämaturie. Die meisten Patienten klagen über Schmerzen im Becken und Unterbauch.

Klinische Zeichen

Eine schwere Blutung bei Beckenfraktur kann zum hämorrhagischen Schock, gewöhnlich durch Einriß venöser Beckengefäße, führen. Bei äußeren Schuß- oder Stichwunden im Unterbauchbereich sollte der Arzt immer an eine Blasenverletzung denken, insbesondere wenn Druckempfindlichkeit im Unterbauch und der suprapubischen Region besteht. Bei akutem Abdomen kann eine intraperitoneale Blasenruptur vorliegen. Bei palpabler Vergrößerung im Unterbauch findet sich gewöhnlich ein großes Beckenhämatom. Der rektale Tastbefund ist durch das große Beckenhämatom oft verändert.

Laborbefunde

Bei Patienten mit Beckentrauma ist normalerweise ein Katheterisieren notwendig. Man sollte es jedoch nicht vornehmen, wenn Blut aus der Harnröhre austritt. In diesem Fall besteht meist eine Harnröhrenverletzung, so daß vor der Katheterisierung ein Urethrogramm angefertigt werden sollte (Abb. 17.1). Bei der Katheterisierung findet sich meistens eine Makro- oder seltener eine Mikrohämaturie. Eine

Im i.v.-Urogramm können Verletzungen von Niere und Harnleiter nachgewiesen werden.

Die Blasenruptur läßt sich durch das Zystogramm sichern (Abb. 17.1). Die Blase wird mit 300 ml Kontrastmittel gefüllt, eine Übersichtsaufnahme des Unterbauchs wird angefertigt. Dann wird nach Ablassen des Kontrastmittels eine weitere Aufnahme angefertigt. Diese Aufnahme ist besonders wichtig, da man hier die Bereiche von Blut- und Urinaustritt sehen kann, die oft auf der Füllungsaufnahme nicht sichtbar sind (Abb. 17.10). Bei intraperitonealer Verletzung kann das Kontrastmittel im Abdomen zwischen den Darmschlingen sichtbar werden (Abb. 17.11).

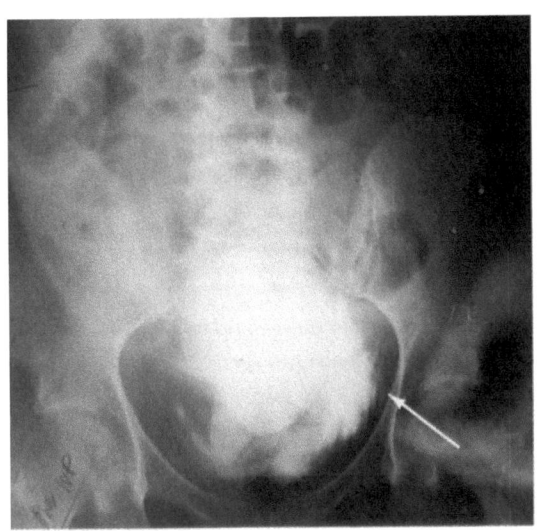

Abb. 17.10. Extraperitoneale Blasenruptur. Auf dem Zystogramm erkennt man eine Extravasation *(Pfeil)* außerhalb der Blase in das Becken

Instrumentelle Untersuchung

Wenn eine Harnröhrenverletzung vermutet wird (blutiger Ausfluß), sollte ein Urethrogramm angefertigt werden, bevor man den Patienten katheterisiert. Bestehen keine Zeichen einer Harnröhrenverletzung, so ist eine vorsichtige Katheterisierung angezeigt.

Eine Zystoskopie ist i. allg. nicht zu empfehlen, da Blutungen und Koagula die Sicht behindern und keine genaue Diagnose zulassen.

Differentialdiagnose

Eine Hämaturie bei Bauchtrauma kann sowohl durch eine Nieren- oder Harnleiter-, wie auch durch eine Blasenverletzung hervorgerufen sein. Ein Ausscheidungsurogramm ist bei allen Patienten mit traumatisch bedingter Hämaturie indiziert. Auch Verletzungen der Beckengefäße und des Darms sind möglich.

Bei jedem Patienten mit stumpfem Bauchtrauma und Beckenfrakturen sollte man immer an Verletzungen von Blase und Harnröhre denken. Die Diagnose des Harnröhrenabrisses wird durch die Urethrographie geklärt.

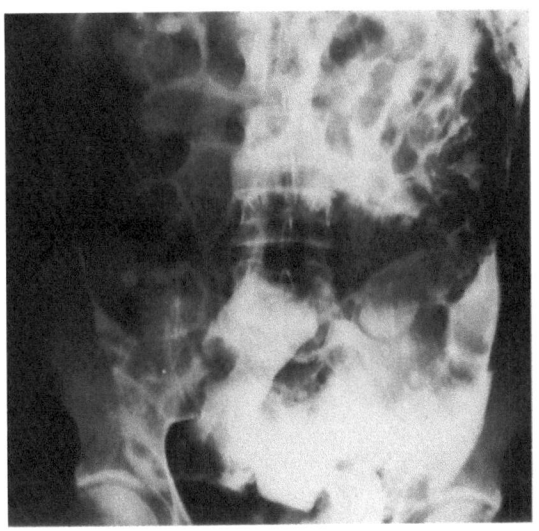

Abb. 17.11. Intraperitoneale Blasenruptur. Das Zystogramm zeigt Kontrastmittel, das die Darmschlingen umgibt

Komplikationen

Aus einer extraperitonealen Blasenruptur kann sich ein Beckenabszeß entwickeln. Infizierter Urin führt zur Infektion eines Beckenhämatoms.

Die intraperitoneale Blasenruptur mit Urineintritt in die Bauchhöhle führt zur Peritonitis.

Eine partielle Inkontinenz kann durch eine Blasenverletzung bedingt sein, wenn sich der Riß bis in den Blasenhals erstreckt. Eine gewissenhafte Korrektur kann später wieder zu einer normalen Urinkontrolle führen.

Probe des gewonnenen Urins sollte zur Durchführung einer Erregerresistenzbestimmung verwendet werden.

Röntgenbefunde

Eine Beckenfraktur kann auf der Abdomenübersichtsaufnahme sichtbar sein. Verschwommene Strukturen deuten auf eine Extravasation von Urin und Blut hin.

Therapie

Notmaßnahmen

Sofortige Behandlung von Schock und Blutung.

Operative Maßnahmen

Das Abdomen sollte durch unteren Medianschnitt eröffnet werden. Das lateral der Blase liegende Beckenhämatom bleibt unberührt. Manipulationen führen hier zu erneuter Blutung und Auflösung der Tamponade und können außerdem eine Infektion des Hämatoms mit nachfolgendem Beckenabszeß zur Folge haben. Die Blase sollte in der Mittellinie eröffnet und vorsichtig untersucht werden. Nach der Naht wird eine suprapubische Urinableitung durch die Wunde gelegt, um eine vollständige Urindrainage zu erreichen.

Extraperitoneale Ruptur

Eine extraperitoneale Ruptur sollte intravesikal korrigiert werden. Nach Eröffnung der Blase wird die Ruptur von innen verschlossen. Dabei sollte resorbierbares Nahtmaterial verwendet werden.

Bei Ausweitung des extraperitonealen Blasenrisses bis in den Blasenhals ist eine äußerst sorgfältige Naht erforderlich. Hierbei sollte man dünnes Nahtmaterial verwenden, um eine vollständige Rekonstruktion zu gewährleisten, damit der Patient nach der Abheilung wieder kontinent ist. In diesem Fall sind ein Dauerkatheter und eine suprapubische Harnableitung sinnvoll.

Nach Eröffnung des Peritoneums wird die intraabdominelle Flüssigkeit untersucht. Bei Anwesenheit von Blut muß das Abdomen sorgfältig auf Verletzungen inspiziert werden.

Intraperitoneale Ruptur

Intraperitoneale Blasenrupturen sollten nach vorsichtiger transvesikaler Inspektion und Verschluß der Perforation von einem transperitonealem Zugang aus korrigiert werden. Im Gebiet der Verletzung sollte man das Peritoneum vorsichtig verschließen. Die Blase wird in einzelnen Schichten mit resorbierbarem Nahtmaterial verschlossen. Vor dem Verschluß der Peritonealhöhle sollte man nach Möglichkeit die gesamte Flüssigkeit absaugen. Die suprapubische Zystostomie sollte extraperitoneal liegen.

Beckenfraktur

Gewöhnlich ist die Fraktur des R. inferior stabil. In diesen Fällen kann der Patient innerhalb von 4–5 Tagen wieder ohne Schwierigkeiten gehen. Dagegen haben instabile Beckenfrakturen, die eine externe Fixierung erfordern, eine langwierigen Verlauf.

Beckenhämatom

Durch Ruptur von Beckengefäßen können schwere unkontrollierte Blutungen entstehen, auch wenn das Hämatom bei der Operation nicht berührt wurde. Bei der Untersuchung und operativen Korrektur der Blase kann ein Ausstopfen des Beckens mit Tamponadestreifen hilfreich sein. Bleibt die Blutung bestehen, muß man die Streifen evtl. über 24 h belassen, um sie dann erneut durch Relaparatomie zu entfernen. Bei anhaltender Beckenblutung wird evtl. eine Embolisation der Beckengefäße unter angiographischer Kontrolle notwendig.

Medizinische Maßnahmen

Besteht bei einem Patienten im Zystogramm nur eine geringe Extravasation, so ist eine Behandlung durch Einlegen eines Dauerkatheters ohne Operation oder suprapubische Zystostomie möglich. Der Urin darf jedoch nicht infiziert sein. Hayes et al. (1983) haben hiermit gute Behandlungserfolge erzielt. Eine sorgfältige Beobachtung ist jedoch erforderlich, da die Möglichkeit einer Infektion des Beckenhämatoms, einer kontinuierlichen Blutung aus der Blase und einer Harnverhaltung durch Koagula besteht (Cass et al. 1983).

Prognose

Bei vernünftiger Behandlung ist die Prognose gut. Der Patient kann nach Entfernung des subprapubischen Katheters nach etwa 10 Tagen wieder normal miktionieren. Patienten mit Einrissen im Blasenhals können vorübergehend inkontinent sein, erreichen jedoch i. allg. die volle Kontinenz wieder. Durch kulturelle Untersuchungen des Harnröhrenausflusses kann eine sinnvolle Nachbehandlung der Katheterinfektion vorgenommen werden.

Verletzungen der Harnröhre

Harnröhrenverletzungen sind selten. Sie treten gewöhnlich bei Männern auf, meist in Verbindung mit Beckenfrakturen oder Pfählungsverletzung. Bei Frauen kommen Harnröhrenverletzungen kaum vor.

Die Harnröhre kann an verschiedenen Stellen einreißen, durchtrennt oder gequetscht werden. Die Art der Behandlung hängt vom Grad der Verletzung ab. 2 unterschiedlich anatomische Teile müssen voneinander unterschieden werden: die hintere Harnröhre, bestehend aus dem prostatischen und membranösen Anteil, und die vordere Harnröhre, bestehend aus dem bulbären Anteil und der Pars spongiosa.

Verletzungen der hinteren Harnröhre

Ätiologie (Abb. 17.12)

Die membranöse Harnröhre verläuft durch das Diaphragma urogenitale. Es ist der Anteil der Harnröhre, der am leichtesten verletzt wird. Im Bereich des Diaphragma urogenitale liegt der größte Teil des willkürlichen Schließmuskels. Das Diaphragma ist am R. inferior angewachsen, und deswegen kommt es bei Beckenfrakturen nach stumpfem Trauma leicht zu einem Abriß des membranösen Harnröhrenanteils im Bereich des prostatomembranösen Überganges. Auf die gleiche Weise kann auch die innere Oberfläche der membranösen Urethra durchtrennt werden.

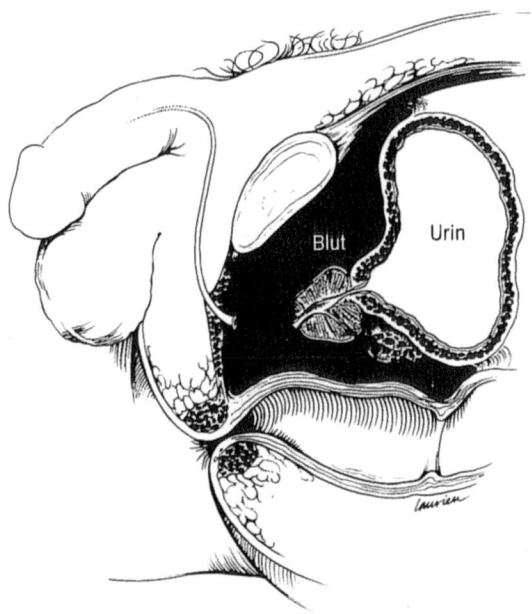

Abb. 17.12. Verletzung der hinteren (membranösen) Harnröhre. Die Prostata ist infolge einer Beckenfraktur von der membranösen Harnröhre abgerissen. Es handelt sich um eine periprostatische und perivesikale Extravasation oberhalb des linken Triangulums

Pathogenese und Pathologie

Verletzungen der hinteren Harnröhre treten am häufigsten nach stumpfen Traumen oder Beckenfrakturen auf. Dabei wird die Harnröhre gewöhnlich genau proximal vom Diaphragma urogenitale abgetrennt, und die Prostata zieht sich durch das sich entwickelnde Hämatom im periprostatischen und perivesikulären Raum nach oben zurück.

Klinische Befunde

Symptome

Die Patienten geben gewöhnlich Schmerzen im Unterbauch und Blasenentleerungsstörungen an. Im allgemeinen ist eine Quetschverletzung des Beckens vorausgegangen.

Klinische Anzeichen

Das wichtigste Anzeichen einer Harnröhrenverletzung ist der Blutaustritt aus dem Meatus externus. Dieser Befund ist außerordentlich wichtig, da jeder Versuch, einen Harnröhrenkatheter zu legen, zu einer Infektion des periprostatischen und perivesikulären Hämatoms führen kann. Außerdem kann ein vielleicht noch unvollständiger Abriß der Harnröhre durch die Manipulation zu einem vollständigen werden. Bei Blutaustritt aus der Harnröhre muß deshalb als erstes sofort eine Urethrographie vorgenommen werden, um die Diagnose zu sichern.

Bei der klinischen Diagnose finden sich eine suprapubische Druckempfindlichkeit und Zeichen der Beckenfraktur. Große Beckenhämatome kann man palpatorisch nachweisen. Oft finden sich perineale oder suprapubische Hinweise auf eine Quetschung. Bei der rektalen Untersuchung ist möglicherweise ein großes Beckenhämatom zu palpieren, wobei die Prostata nach oben verlagert ist. Die rektale Untersuchung kann jedoch auch irreführen, da ein pralles Beckenhämatom dem Tastbefund einer Prostata sehr ähnlich sein kann. Bleiben die puboprostatischen Ligamente unverletzt, so kommt es meistens nicht zu einer Verlagerung der Prostata nach oben. Ein partieller Abriß der membranösen Harnröhre (etwa 10% der Fälle) führt nicht zu einer Lageveränderung der Prostata.

Laborbefunde

Oft ist eine Anämie infolge des Blutverlustes vorhanden. Häufig steht kein Urin zur Untersuchung zur

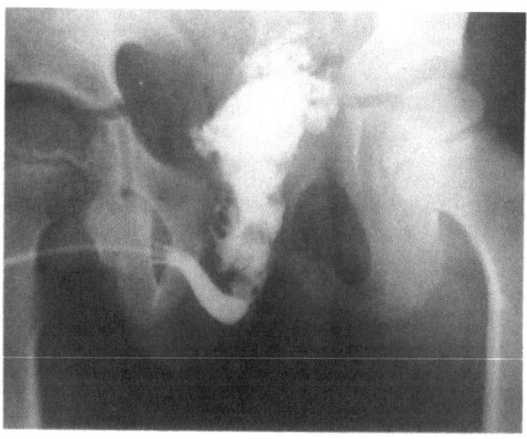

Abb. 17.13. Auf dem Urethrogramm erkennt man eine freie Extravasation aus der rupturierten prostatomembranösen Harnröhre. Es gelangt kein Kontrastmittel mehr in die prostatische Harnröhre

Verfügung, da der Patient kein Wasser lassen kann und eine Katheterisierung vermieden werden muß.

Röntgenbefunde

Gewöhnlich finden sich die Zeichen einer Beckenfraktur. Im Urethrogramm (mit 20–30 ml Kontrastmittel) kann die Stelle des Extravasats im Bereich des prostatomembranösen Übergangs nachgewiesen werden. Häufig kommt es zu einem Kontrastmittelaustritt in den perivaskulären Raum (Abb. 17.13). Ein unvollständiger prostatomembranöser Abriß führt meist nur zu einem geringen Kontrastmittelaustritt, da ein Teil des Kontrastmittels noch durch die Harnröhre in die Blase gelangt.

Instrumentelle Untersuchung

Man sollte nur Instrumente für die Urethrographie einsetzen. Das Katheterisieren oder die Urethroskopie sind zu vermeiden, da durch dieses Vorgehen ein erhöhtes Risiko für eine Hämatombildung, eine Infektion und vielleicht einen völligen Harnröhrenabriß besteht.

Differentialdiagnose

Bei Verletzungen der hinteren Harnröhre kann auch gleichzeitig eine Blasenruptur vorliegen. Zur Diagnostik sollte daher immer auch ein i.v.-Urogramm angefertigt werden. Spätaufnahmen zeigen, ob ein Kontrastmittelaustritt aus der Blase erfolgt. Da kein Harnröhrenkatheter eingeführt werden sollte, ist präoperativ ein Zystogramm anzufertigen. Eine sorgfältige Inspektion der Blase während der Operation ist notwendig.

Der vordere Teil der Harnröhre kann genauso wie auch der prostatomembranöse Anteil verletzt werden.

Komplikationen

Zu den schwersten Komplikationen, die durch ein Trauma des Urogenitaltrakts mit Abriß der prostatomembranösen Harnröhre auftreten, gehören Strikturen, Impotenz und Inkontinenz.

Nach primärer Korrektur und Anastomose tritt etwa in der Hälfte der Fälle eine Striktur auf. Durch spätere Korrektur kann die Strikturrate auf etwa 5% begrenzt werden.

Bei primärer Versorgung kommt es in 30–80% (durchschittlich etwa 50%) zum Auftreten einer Impotenz. Durch Anlage einer suprapubischen Harnableitung und späteren Rekonstruktion kann diese Rate auf 10–15% gesenkt werden.

Wird eine primäre Anastomose hergestellt, so tritt etwa bei 1/3 der Patienten eine Harninkontinenz auf. Bei sekundärer Rekonstruktion verringert sich die Inkontinenzrate auf weniger als 5%.

Therapie

Notmaßnahmen

Schock und Blutung müssen sofort therapiert werden.

Operative Maßnahmen

Eine Katheterisierung der Harnröhre sollte auf alle Fälle vermieden werden.

Sofortige Maßnahmen

Als erstes wird eine suprapubische Harnableitung angelegt. Der Blasenbereich wird durch unteren Medianschnitt freigelegt, wobei das meist bestehende große Beckenhämatom unangetastet bleibt. Blase und Prostata sind i. allg. durch große periprostatische und perivesikale Hämatome nach oben verlagert. Oft ist die Blase durch das große Urinvolumen, das sich von Beginn der Notmaßnahmen bis zur operativen Versorgung angesammelt hat, überdehnt. Meistens ist der Urin klar und blutfrei, jedoch kann auch eine Makrohämaturie bestehen. Man sollte die Blase in der Mittellinie öffnen und sorgfältig nach Einrissen absuchen. Bei vorhandenen Rissen werden diese mit resorbierbarem Nahtmaterial verschlossen und ein suprapubischer Katheter zur Harnableitung eingelegt. Bei diesem Vorgehen sind keine urethralen Manipulationen oder die Anwendung von Instrumenten notwendig. Die suprapubische Harnableitung bleibt etwa 3 Monate bestehen. In dieser Zeit kann sich das Beckenhämatom resorbieren, so daß Blase und Prostata in ihre ursprüngliche Position zurückkehren.

Ein Einriß der hinteren Harnröhre heilt spontan, so daß die suprapubische Harnableitung innerhalb von 2–3 Wochen entfernt werden kann. Man sollte den Zystostomiekatheter jedoch erst entfernen, wenn sich im Miktionszystourethrogramm zeigt, daß kein Kontrastmittelextravasat mehr auftritt.

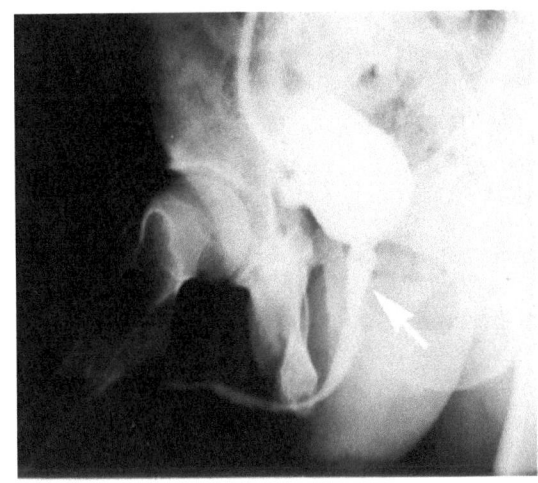

Abb. 17.14. Sekundäre Versorgung einer Harnröhrenverletzung. Normales Miktionsurethrogramm nach transpubischer Beseitigung einer Striktur infolge einer prostatomembranösen Harnröhrenruptur. Der *Pfeil* zeigt auf die korrigierte Strikturregion

Harnröhrenrekonstruktion

Die Rekonstruktion der Harnröhre nach Abriß kann innerhalb der ersten 3 Monate vorgenommen werden, wenn keine Anzeichen für einen Beckenabszeß oder eine persistierende Beckeninfektion bestehen. Vor der Operation sollte ein kombiniertes Zystourethrogramm durchgeführt werden, um die genaue Länge der Harnröhrenstriktur zu bestimmen. Die Striktur ist i. allg. 1–2 cm lang und liegt direkt hinter dem Schambein. Die bevorzugte Methode ist die transpubische Urethroplastik mit Exzision des stenosierten Bezirks und einer Anastomose der bulbären Harnröhre und dem Apex der Prostata. Ein 16-Charr-Silikon-Harnröhrenkatheter bleibt gemeinsam mit der suprapubischen Harnableitung liegen. Der Katheter wird innerhalb 1 Monats entfernt, so daß dann wieder eine Miktion möglich ist (Abb. 17.14).

Sofortige urethrale Rekonstruktion

Einige Chirurgen bevorzugen die sofortige Rekonstruktion der Harnröhre. Die direkte Vernähung der postmembranösen Ruptur während der akuten Verletzungsphase ist äußerst schwierig. Die anhaltende Blutung und die umgebenden Hämatome schaffen technische Probleme. Das Auftreten einer Striktur, einer Impotenz und Inkontinenz scheint hier höher zu sein als bei sofortiger Anlage einer suprapubischen Harnableitung mit sekundärer Rekonstruktion. Jedoch haben Patterson et al. (1983) über gute Ergebnisse bei der primären Rekonstruktion berichtet.

Allgemeine Maßnahmen

Bei der sekundären Rekonstruktion und dem transpubischen Vorgehen kann der Patient schon am 5. postoperativen Tag aufstehen. Aufgrund der Entfernung des Schambeins treten keine Ganganomalien oder anhaltenden Schmerzen auf.

Behandlung der Komplikationen

Etwa 1 Monat nach der sekundären transpubischen Rekonstruktion können der Harnröhrenkatheter entfernt und ein Zystogramm durch die suprapubische Zystostomie vorgenommen werden. Läßt sich im Operationsgebiet kein Extravasat mehr nachweisen, so kann der suprapubische Fistelkatheter entfernt werden. Läßt sich jedoch noch ein Extravasat oder eine Striktur nachweisen, so sollte man die suprapubische Zystostomie belassen. Im Rahmen der Nachbehandlung sollte nach 2 Monaten nochmals ein Urethrogramm zur Beurteilung der Striktur angefertigt werden.

Falls noch eine Striktur besteht, so ist sie gewöhnlich sehr kurz, so daß sie durch eine innere Ureterotomie schnell und leicht zu beseitigen ist.

Der Patient kann für einige Monate nach der Rekonstruktion impotent sein. In etwa 10% der Fälle bleibt die Impotenz bestehen. Hält sie über 2 Jahre an, ist evtl. die Implantation einer Penisprothese angezeigt (s. Kap. 36).

Nach transpubischer Rekonstruktion der Harnröhre tritt selten eine Inkontinenz auf. Wenn sie auftritt, verschwindet sie meistens langsam.

Prognose

Wenn keine besondere Komplikationen auftreten, ist die Prognose ausgezeichnet. Harnwegsinfektionen heilen bei entsprechender Behandlung aus.

Verletzungen der vorderen Harnröhre

Ätiologie (Abb. 17.15)

Die vordere Harnröhre ist der Anteil, der distal vom Diaphragma urogenitale liegt. Pfählungsverletzungen können zu Riß und Quetschung der Harnröhre führen. Auch bei Eigenmanipulationen oder iatrogener Instrumentation können partielle Harnröhrenabrisse auftreten.

Pathogenese und Pathologie

Harnröhrenquetschung

Hierbei handelt es sich um eine Quetschungsverletzung ohne Harnröhrenabriß. Ein perineales Hämatom bildet sich i. allg. ohne Komplikationen wieder zurück.

Harnröhreneinriß

Bei schwerer Pfählungsverletzung kann es zum Einriß von einem Teil der Harnröhrenwand kommen, was zu einer Urinextravasation führt. Bleibt dies unerkannt, kann sich das Urinom ins Skrotum und entlang des Penisschaftes bis zur Bauchwand ausdehnen. Es wird nur durch die Colles-Faszie eingedämmt. Häufig treten Sepsis, Infektion und ein schwerer Krankheitsverlauf auf.

Klinische Befunde

Symptome

Meist geht den Verletzungen ein Sturz oder in einigen Fällen ein instrumenteller Eingriff voraus. Meistens besteht eine Blutung aus der Harnröhre. Häufig besteht ein lokalisierter Schmerz im Perineum, und man kann gelegentliche massive perineale Hämatome nachweisen. Wenn der Patient miktioniert und eine Extravasation besteht, kommt es in dem entsprechenden Bereich zu einer starken Anschwellung. Wurde die Diagnose spät gestellt, können Sepsis und schwere Infektion vorliegen.

Klinische Zeichen

Das Perineum ist sehr druckempfindlich und häufig geschwollen. Bei der rektalen Untersuchung tastet man eine normale Prostata. Der Patient verspürt gewöhnlich deutlichen Harndrang. Eine Miktion sollte

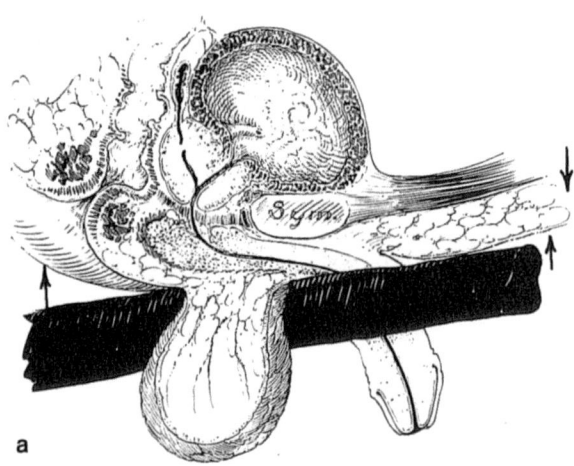
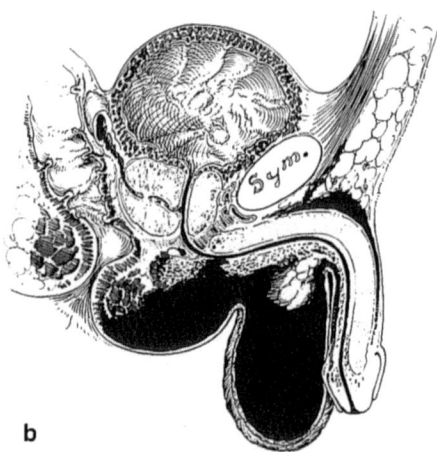

Abb. 17.15a, b. Verletzung der bulbären Harnröhre. **a** Verletzungsmechanismus: gewöhnlich ein perinealer Stoß oder ein Sturz mit gespreizten Beinen auf ein Hindernis. Hierdurch kommt es zu einer Quetschung der Harnröhre am unteren Rand der Symphyse. **b** Blut- und Urinextravasation innerhalb der Colles-Faszie (s. Abb. 1.9)

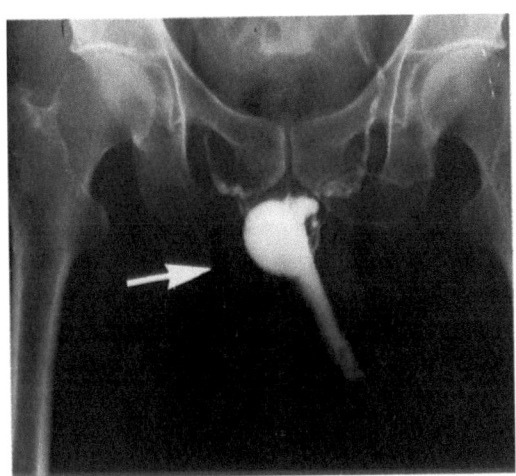

Abb. 17.16. Rupturierte bulbäre (vordere) Harnröhre nach einer Pfählungsverletzung. Auf dem Urethrogramm erkennt man das Extravasat *(Pfeil)*

jedoch so lange unterbleiben, bis die Untersuchung der Harnröhre abgeschlossen ist. Man sollte keinen Harnröhrenkatheter legen. Bei voller Blase ist die Anlage einer perkutanen suprapubischen Fistel angezeigt.

Wird die Verletzung zu spät erkannt, so kommt es zum massiven Urinaustritt und zur Infektion im Bereich des Perineums und des Skrotums. Auch die untere Bauchwand kann betroffen sein. Die Haut ist gewöhnlich geschwollen und verfärbt.

Laborbefunde

Gewöhnlich ist der Blutverlust nicht exzessiv, auch wenn sekundäre Verletzungen aufgetreten sind. Bei Infektion findet sich eine Leukozytose.

Röntgenbefunde

Für das Urethrogramm werden 15–20 ml Kontrastmittel instilliert. Das Extravasat zeigt die Stelle der Verletzung an (Abb. 17.16). Bei Harnröhrenquetschung kommt es i. allg. nicht zum Urinaustritt.

Instrumentelle Untersuchung

Findet sich im Urethrogramm keine Extravasation von Urin, so kann ein Harnröhrenkatheter in die Blase vorgeschoben werden. Die Extravasation ist eine absolute Kontraindikation weiterer instrumenteller Untersuchungen.

Differentialdiagnose

Bei einer Beckenfraktur kann es zu einem partiellen oder vollständigen Harnröhrenabriß im prostatomembranösen Harnröhrenanteil kommen. Durch das Urethrogramm lassen sich Ort und Ausmaß der Extravasation und ihre Beziehung zum Diaphragma urogenitale aufklären.

Komplikationen

Durch Verletzung des Corpus spongiosum kann es zu einer schweren Blutung im Perineum wie auch durch die Harnröhre kommen. Normalerweise kommt die Blutung jedoch durch den Druck im Perinealbereich zum Stehen. Bei anhaltender Blutung ist eine sofortige Operation notwendig.

Die Komplikationen der Urinextravasation sind hauptsächlich Sepsis und Infektion. Bei bestehender Infektion ist eine ausgiebige Drainage erforderlich.

Im Bereich der Verletzung ist eine Striktur eine häufige Folge. Eine operative Rekonstruktion ist aber meistens nicht erforderlich, solange die Urinflußrate nicht deutlich erniedrigt ist.

Therapie

Allgemeine Maßnahmen

Bei Pfählungsverletzungen tritt i. allg. kein größerer Blutverlust auf. Besteht jedoch eine starke Blutung, so ist evtl. primär eine Kompression bis zur Herstellung der Vitalfunktionen notwendig.

Spezifische Maßnahmen

Harnröhrenquetschung

Patienten mit einer Harnröhrenquetschung haben meistens keine Zeichen einer Extravasation von Urin, da die Harnröhre intakt bleibt. Nach der Urethrographie darf der Patient miktionieren. Treten bei der Miktion keine Schmerzen oder Blutungen auf, ist eine besondere zusätzliche Behandlung nicht erforderlich. Bei anhaltender Blutung sollte ein Dauerkatheter eingelegt werden.

Harnröhreneinrisse

Nach der Urethrographie sollte man keine instrumentellen Eingriffe mehr vornehmen. Durch einen kleinen Schnitt in der Mittellinie, in der suprapubischen Region, läßt sich das Blasendach gut darstellen, so daß ein suprapubischer Katheter für die Harnableitung eingesetzt werden kann. Er wird bis zur Abheilung des Harnröhreneinrisses belassen. Wird beim Urethrogramm nur eine geringe Urinextravasation beobachtet, so kann man 7 Tage später ein Miktionszystogramm anfertigen. Bei ausgedehnten Verletzungen wartet man 2–3 Wochen, bis eine Miktionsstudie durch den suprapubischen Katheter vorgenommen wird. Die Vernarbung im Bereich der Verletzung kann zur Striktur führen. Die meisten dieser Strikturen sind nicht sehr ausgeprägt und erfordern keine operative Rekonstruktion. Läßt sich keine Urinextravasation mehr nachweisen, kann der suprapubische Katheter entfernt werden. Durch eine Uroflowbestimmung kann nachgewiesen werden, ob sich eine Harnröhrenobstruktion infolge der Striktur entwickelt hat.

Harnröhrenabriß mit extensiver Urinextravasation

Nach einem größeren Eingriff kann sich das Urinextravasat auf das Perineum, das Skrotum und das untere Abdomen ausdehnen. Eine Drainage dieser Region ist erforderlich, außerdem eine suprapubische Harnableitung. Infektionen und Abszeßbildungen sind häufig und erfordern entsprechende Antibiotikatherapie.

Sofortige Rekonstruktion

Eine sofortige Naht des Harnröhrenrisses kann durchgeführt werden, der Eingriff ist jedoch schwierig und die Rate der Strikturbildung hoch.

Behandlung der Komplikationen

Strikturen im Bereich der Verletzung können sehr ausgedehnt sein und eine spätere Rekonstruktion erforderlich machen.

Prognose

Die Harnröhrenstriktur ist eine größere Komplikation, die jedoch in den meisten Fällen keine operative Rekonstruktion erfordert. Nur wenn die Urinflußrate nach der Abheilung sehr schwach ist oder eine Harnwegsinfektion oder Harnröhrenfistel vorliegt, ist eine Rekonstruktionsoperation erforderlich.

Verletzungen des Penis

Während des Geschlechtsverkehrs kann eine Ruptur der Tunica albuginea des Penis auftreten (Penisfraktur). Der Patient klagt über heftige Schmerzen im Penisbereich und ein ausgedehntes Hämatom. Die Verletzung sollte sofort operativ korrigiert werden.

Werden bei Manipulationen zirkulär abschnürende Gegenstände an der Penisbasis angelegt, so kann es zu einem Gangrän des Penis mit Harnröhrenverletzung kommen. Man muß versuchen, die abschnürenden Gegenstände vorsichtig zu entfernen. Gelegentlich muß eine Penisamputation vorgenommen werden. Manchmal kann der Penis mit Hilfe mikrochirurgischer Technik auf operativem Wege erfolgreich wieder angenäht werden.

Ein totaler Abriß der Penishaut tritt meist bei maschinellen Verletzungen auf. Sofortige operative Versorgung und Hautverpflanzung sind gewöhnlich erfolgreich.

Bei Verletzungen des Penis sollte immer eine Urethrographie zum Nachweis möglicher Harnröhrenveränderungen durchgeführt werden.

Verletzungen des Skrotums

Oberflächliche Risse des Skrotums können ausgeschnitten und primär versorgt werden. Das stumpfe Trauma kann jedoch auch zu einem lokalen Hämatom führen, wobei diese Veränderungen sich jedoch meist spontan zurückbilden. Der Arzt muß jedoch sicher sein, daß keine Hodenruptur vorliegt.

Bei Maschinenunfällen oder anderen größeren Traumen kann es auch zu einem totalen Abriß des Skrotums kommen. Dabei bleiben Hoden und Samenstränge i. allg. intakt. Um sie zu versorgen, werden sie am besten in das Subkutangewebe der Oberschenkel eingelagert. Eine spätere Rekonstruktion des Skrotums wird durch Hautverpflanzungen mit Hautlappen aus dem Oberschenkel möglich.

Verletzungen des Hodens

Ein stumpfes Hodentrauma verursacht heftige Schmerzen, Übelkeit und Erbrechen. Oft besteht eine Druckempfindlichkeit im Unterbauch. Durch ein Hämatom kann die Beurteilung der Hodenkontur erschwert sein. Der Hoden kann sonographisch gut dargestellt werden. Bei Nachweis einer Ruptur ist eine primäre Versorgung notwendig.

Literatur

Diagnostik und Verhalten bei Notfällen

Ahmed S, Morris LL: Renal parenchymal injuries secondary to blunt abdominal trauma in childhood: A 10-year review. Br J Urol 1982; 54:470

Baker WNW, Mackie DB, Newcombe JF: Diagnostic pracentesis in the acute abdomen. Br Med J 1967; 3:146

Barlow B, Gandhi R: Renal artery thrombosis following blunt trauma. J Trauma 1980; 20:614

Cass AS: Blunt renal trauma in children. J Trauma 1983; 23:123

Cass AS: Renal trauma in multiple-injured child. Urology 1983; 21:487

Danto LA: Paracentesis and diagnostic peritoneal lavage. Pages 45–58 in: Trauma Management. Vol 1. Thieme-Stratton, 1982

Shaftan GW: The initial evaluation of the multiple-injured patient. World J Surg 1983; 7:19

Verletzungen der Niere

Bernath AS et al: Stab wounds of the kidney: Conservative management in flank penetration. J Urol 1983; 129:468

Carini M et al: Surgical treatment of renovascular hypertension secondary to renal trauma. J Urol 1981; 126:101

Carroll PR, McAninch JW: Operative indications in penetrating renal trauma. J Trauma 1985; 25:587

Cass A et al: pedicle injury in patients with multiple injuries. J Trauma 1985; 25:892

Cass AS, Luxenberg M: Conservative or immediate surgical management of blunt renal injuries. J Urol 1983; 130:11

Cosgrove MD, Mendez R, Morrow JW: Traumatic renal arteriovenous fistula: Report of 12 cases. J Urol 1973; 110:627

Erturk E et al: Renal trauma: Evaluation by computerized tomography. J Urol 1985; 133:946

Guice K et al: Hematuria after blunt trauma: When is pyelography useful? J Trauma 1983; 23:305

Knorring J von, Fyhrquist F, Ahonen J: Varying course of hypertension following renal trauma. J Trauma 1981; 126:798

Kuzmarov IW, Morehouse DD, Gibson S: Blunt renal trauma in the pediatric population: A retrospective study. J Urol 1981; 126:648

McAninch JW, Carroll PR: Renal trauma: Kidney preservation through improved vascular control: A refined approach. J Trauma 1982; 22:285

McAninch JW, Federle MP: Evaluation of renal injuries with computerized tomography. J Urol 1982; 128:456

Nicolaisen GS et al: Renal trauma: Re-evaluation of the indications for radiographic assessment. J Urol 1985; 133:183

Peterson NE: Fate of functionless posttraumatic renal segment. Urology 1986; 27:237

Sagalowsky AI, McConnell JD, Peters PC: Renal trauma requiring surgery: An analysis of 185 cases. J Trauma 1983; 23:128

Skinner DG: Traumatic renal artery thrombosis: A successful thrombectomy and revascularization. Ann Surg 1973; 177:264

Verletzungen des Ureters

Cass AS: Ureteral contusion with gunshot wounds. J Trauma 1984; 24:59

Drago JR et al: Bilateral ureteropelvic junction avulsion after blunt abdominal trauma. Urology 1981; 27:169

Fackler ML et al: Bullet fragmentation: A major cause of tissue disruption. J Trauma 1984; 24:35

Liroff SA, Pontes JE, Pierce JM Jr: Gunshot wounds of the ureter: 5 year experience. J Urol 1977; 118:551

Peterson NE, Pitts JC III: Penetrating injuries to the ureter. J Urol 1981; 126:587

Stutzman RE: Ballistics and the management of ureteral injuries from high velocity missiles. J Urol 1977; 118:947

Verletzungen der Blase

Carroll PR, McAninch JW: Major bladder trauma: The accuracy of cystography. J Urol 1983; 130:887

Carroll PR, McAninch JW: Major bladder trauma: Mechanisms of injury and a unified method of diagnostic and repair. J Urol 1984; 132:254

Cass AS et al: Nonoperative management of bladder rupture from external trauma. Urology 1983; 22:27

Hayes EE, Sandler CM, Corriere JN Jr: Management of the ruptured bladder secondary to blunt abdominal trauma. J Urol 1983; 129:946

Montie J: Bladder injuries. Urol Clin North Am 1977; 4:59

Verletzungen der Urethra

Devine PC, Devine CJ Jr: Posterior urethral injuries associated with pelvic fractures. Urology 1982; 20:467

Gibson GR: Impotence following fractured pelvis and ruptured urethra. Br J Urol 1970; 42:86

Johanson B: Reconstruction of male urethral strictures. Acta Chir Scand [Suppl] 1953; 176:1 [Entire issue]

Malloy TR, Wein AJ, Carpiniello L: Transpubic urethroplasty for prostatomembranous urethral disruption. J Urol 1980; 124:359

McAninch JW: Traumatic injuries to the urethra. J Trauma 1981; 21:291

Morehouse DD, MacKinnon KJ: Management of prostatomembranous urethral disruption: 13 year experience. J Urol 1980; 123:173

Patterson DE et al: Primary realignment of posterior urethral injuries. J Urol 1983; 129:513

Waterhouse K, Laugani G, Patil U: The surgical repair of membranous urethral strictures: Experience with 105 consecutive cases. J Urol 1980; 123:500

Webster GD, Mathes GL, Selli C: Prostatomembranous urethral injuries: A review of the literature and a rational approach to their management. J Urol 1983; 130:898

Verletzungen des Penis

Bergner DM, Wilcox ME, Frentz GD: Fractures of penis. Urology 1982; 20:278

Flowerdew R, Fishman IJ, Churchill BM: Management of penile zipper injury. J Urol 1977; 117:671

Mendez R, Kiely WF, Morrow JW: Self-emasculation. J Urol 1972; 107:981

Nicolaisen GS et al: Rupture of the corpus cavernosum: Surgical management. J Urol 1983; 130:917

Tuerk M, Weir WH Jr: Successful replantation of a traumatically amputated glans penis. Plast Reconstr Surg 1971; 48:499

Verletzungen des Skrotums

McAninch JW et al: Major traumatic and septic genital injuries. J Trauma 1984; 24:291

McDougal WS: Scrotal reconstruction using thigh pedicle flaps. J Urol 1983; 129:757

Verletzungen des Hodens

Anderson KA et al: Ultrasonography for the diagnosis and staging of blunt scrotal trauma. J Urol 1983; 130:933

Cass AS: Testicular trauma. J Urol 1983; 129:299

Fournier GR Jr et al: High resolution scrotal ultrasonography: A highly sensitive but nonspecific diagnostic technique. J Urol 1985; 134:490

McConnell JD, Peters PC, Lewis SE: Testicular rupture in blunt scrotal trauma: Review of 15 cases with recent application of testicular scanning. J Urol 1982; 128:309

Pollen JJ, Funckes C: Traumatic dislocation of the tests. J Trauma 1982; 22:247

Schulman CC: Traumatic rupture of the testicle: An underestimated pathology. Urol Int 1974; 29:31

18 Immunologie der Tumoren des Urogenitaltrakts

P. NARAYAN

Das Wort „immun" kommt vom lateinischen „immunis" und bedeutet „frei von Lasten". Über beinahe ein Jahrhundert hat der Ausdruck Immunität die Widerstandsfähigkeit gegen eine Krankheit, i. allg. gegen eine Infektion, bezeichnet. Unser gegenwärtiger Wissensstand über das Immunsystem zeigt jedoch, daß es viel komplexer ist, als man früher glaubte. Das Immunsystem verteidigt den Körper nicht nur gegen Infektionen, sondern spielt auch eine besondere Rolle bei der Abwehr neoplastischer Krankheiten. Noch wichtiger ist es bei der Aufrechterhaltung der normalen Homöostase und Gesundheit.

Das Immunsystem übt auf den gesamten Körper eine Kontrollfunktion durch ein ausgedehntes Netzwerk zellulärer und humoraler Komponenten aus. Die Antwort des Immunsystems auf eine Antigenherausforderung durch eine Infektion oder ein Neoplasma ist komplex und integriert und betrifft den gesamten Organismus. Mehrere Aspekte der Immunantwort sind bis heute nur unvollständig bekannt. Bestimmte grundlegende Konzepte sind jedoch untersucht und mehrere Mechanismen aufgeklärt worden.

Dieses Kapitel beschäftigt sich kurz mit den Hauptkomponenten des Immunsystems, den immunologischen Konzepten der Onkogenese, den experimentellen und etablierten Techniken der immunologischen Diagnostik sowie den verschiedenen Formen der Immuntherapie, sofern sie auf Urogenitaltumoren anwendbar sind.

Komponenten des Immunsystems

Das kommunizierende Netzwerk des Immunsystems besteht aus 2 Komponenten: 1) einer humoralen, durch biochemische Moleküle vermittelten Immunabwehr und 2) einer zellgebundenen, sich aus einigen Zelltypen zusammensetzenden Immunabwehr.

Zellvermittelte Immunität

Die wichtigsten zellulären Elemente sind Makrophagen und Lymphozyten.

Makrophagen

Makrophagen stammen von den Monozyten ab und sind überall im Körper zu finden. Sie sind im Gefäß- und Lymphsystem nachzuweisen oder können auch spezialisiert und relativ immobil im Gewebe verweilen. Beispiele für Gewebemakrophagen sind die Kupffer-Sternzellen des retikuloendothelialen Systems (RES) der Leber, die Alveolarmakrophagen in der Lunge, die Mikrogliazellen des Gehirns und die Histiozyten des Bindegewebes. Makrophagen besitzen folgende Funktionen:

1. Makrophagen sezernieren biologisch-aktive Mediatoren, die die Art und Stärke der Zellantwort auf einen Antigenreiz bestimmen. Dazu gehören die T-Zellen (abgeleitet von Thymus) und die B-Zellen (abgeleitet aus bone marrow = Knochenmark). Zu den Mediatoren zählen mehrere Proteine des Komplementsystems, lysosomale Proteasen und andere Enzyme und Lymphokine wie das Interferon und Interleukin.
2. Makrophagen sind die Hauptphagozyten, die fremde Zellen phagozytieren und zerstören. Die Phagozytose wird durch spezialisierte Proteine, sog. Opsonine, stimuliert, die sich an der Oberfläche fremder Zellen anheften und sie für die Phagozytose vorbereiten.
3. Makrophagen besitzen die Fähigkeit, Antigene zu präsentieren. Dies ist eine spezielle Funktion, die eine Bildung des Antigens und eine Präsentation der Antigendeterminante auf der Zelloberfläche erfordert, so daß die Lymphozyten mit dieser reagieren können.
4. Die Makrophagenoberfläche besitzt mehrere Marker sowie Rezeptoren für Antigene, Antikörper, Komplement und besondere Proteine (Ia-Antigene), die an den Interaktionen der T-Zellen beteiligt sind. Da sie Antigenwirkung zeigen, kann die lymphozytäre Reaktion stimulierend oder suppressiv ausfallen.

Lymphozyten

Lymphozyten sind antigenspezifisch und wirken über Rezeptoren an ihren Oberflächen. Jeder Rezeptor ist hochspezifisch; die Zellklone besitzen die gleiche Spezifität. Der Ursprung der Lymphozytenklone und ihre Rezeptorspezifität ist bisher umstritten. Es gibt Hinweise auf eine genetische Regulation wie auch auf eine somatische Mutation. Welcher der beiden Faktoren jedoch dominiert, wird heftig diskutiert.

Die T-Lymphozyten werden eingeteilt in Regulator-T-Lymphozyten (Helfer- oder Suppressorzellen) und in Effektor-T-Zellen (Zellen, die für eine verzögerte Immunantwort verantwortlich sind; sie bewirken sowohl eine lymphozytäre Reaktivität oder wirken als zytotoxische Killerzellen). Die Killerzellen kommen als natürliche Killerzellen (NK) oder antikörperabhängige Killerzellen (K) vor.

Die B-Lymphozyten sind die Vorläufer der antikörperbildenden Zellen und können auf der Basis der Immunglobuline als B γ, -α, -μ, -δ oder -ε vorkommen. Reife antikörperproduzierende B-Zellen werden auch als Plasmazellen bezeichnet. Es gibt außerdem eine Gruppe von B-Zellen, die eine große Bedeutung bei der schnellen Sekundärantwort auf einen Antigenreiz (anamnestische Reaktion) hat; man bezeichnet sie als Memory cells.

Lymphokine

Während Antikörpermoleküle hauptsächlich die Produkte von B-Zellen sind, werden mehrere andere niedermolekulare Proteine von Lymphoyzyten und Makrophagen als Antwort auf ihre Antigenstimulation sezerniert. Diese nennt man Lymphokine. Lymphokine sind schon in geringer Konzentration aktiv und stehen mit einer Vielzahl von Zellen in Wechselwirkung. Hierzu gehören somatische Zellen, andere Lymphozyten und Makrophagen. Obwohl man anfänglich glaubte, daß sie ausschließlich Produkte von Lymphozyten seien, weiß man heute, daß Lymphokine wie das Interferon (IFN) von einer Reihe anderer Zellen im Körper produziert werden kann.

Andere zelluläre Elemente

Abgesehen von Lymphozyten und Makrophagen sind mehrere andere zirkulierende Zellen immunologisch aktiv. Diese Zellen sind nicht so spezialisiert, und ihre Wirkung ist unspezifisch. Zu ihnen zählen neben Neutrophilen, Basophile, Eosinophile, Thrombozyten und Mastzellen.

Humorale Immunität

Die Basiskomponente der humoralen Immunität ist das Immunglobulinmolekül (IG). Von der Struktur her sind IG-Moleküle vollständig aus Glykoproteinen augebaut. Beinahe die gesamte funktionelle Aktivität geht vom Polypeptidanteil aus. Jedes IG-Molekül setzt sich aus 4 Polypeptidketten zusammen: 2 identischen leichten (L-)Ketten und 2 identischen schweren (H-)Ketten. Jede Kette besitzt eine konstante (K-) und eine variable (V-)Region. Die K-Region bestimmt die biologische Funktion. Die V-Region bestimmt die Antigenbindungsstelle und die Spezität des Idiotyps, die z. T. die Stärke und Dauer der Antikörperreaktion zu kontrollieren hilft. Durch die H-Kette wird die IG-Klasse des Moleküls festgelegt (IgG, IgA, IgM, IgD, IgE). Obwohl es nur 5 Hauptklassen von IG-Molekülen gibt, ist die gesamte Zahl aller potentiell produzierbaren Antikörper durch die Variabilität in Zahl und Folge der Aminosäuren in der V-Region enorm groß.

IG-Moleküle besitzen folgende Funktionen:

1. IG-Moleküle bilden die Antikörper, die von reifen Plasmazellen als Antwort auf einen Antigenreiz freigesetzt werden.
2. IG-Moleküle fungieren als antigenspezifische Rezeptoren auf der Oberfläche von B-Lymphozyten (es gibt auch antigenspezifische Rezeptoren auf der Oberfläche von T-Lymphozyten, es ist jedoch unklar, ob sie den IG-Molekülen ähnlich sind).
3. Wenn IG-Moleküle sich an Antigene binden, leiten sie eine Vielzahl von Immunphänomenen wie die Komplementbindung und Freisetzung biologischer Mediatorstoffe durch Interaktion mit Lymphozyten und Makrophagen ein. Diese biologischen Mediatoren besitzen mehrere Funktionen bei der Aufrechterhaltung der Immunüberwachung und der Stärkung der Immunantwort auf einen Antigen- und Neoplasmareiz. Einige von ihnen besitzen pharmakologische Wirkungen (s. dazu auch S. 391).

Genetische Kontrolle des Immunsystems und der Immunregulation

Mehrere Mechanismen der genetischen Kontrolle des Immunsystems konnten auf molekularer Ebene geklärt werden. Einer dieser Mechanismen ist die Produktion einer ungewöhnlichen Antikörpervielfalt. Einige immunkompetente Zelltypen sind in der Lage, 10^6–10^8 unterschiedliche Antikörpermoleküle zu produzieren. Dies wird teilweise durch 2 getrennte Strukturgene erreicht, die zusammenwirken, um ein einziges IG-Molekül zu bilden. Ein anderer Mechanismus ist die Regulation des Immunsystems durch Gene des größeren Histokompatibilitätskomplexes (MHK).

MHK-Gene steuern die Produktion von 3 Molekülarten: Moleküle, die bei der Antigenerkennung, Lymphozyteninteraktion und Komplementaktivierung beteiligt sind. Diese Moleküle regulieren die Immunantwort auf Antigene, Transplantat-Wirt-Reaktionen, Empfänglichkeit für Autoimmunerkrankungen, allergische Reaktionen sowie die Widerstandsfähigkeit gegen Viren und viele andere Funktionen. Die Fähigkeit Tumoren zu zerstören (Transplantatantigene), scheint in der D-Region an einem Ende des MHK-Komplexes lokalisiert zu sein.

Die verschiedenen Komponenten des Immunsystems entfalten ihre Wirkung in integrierter Form. Man hat verschiedene Mechanismen postuliert, um die Kommunikation von Zelle zu Zelle und das Wiedererkennen von Zellen zu erklären, die ja die Basis einer kontrollierten Immunantwort ist. Einer dieser Mechanismen ist die 1974 von Jerne postulierte Theorie der Wiedererkennung von Idiotypen und Antiidiotypen. Diese Theorie geht davon aus, daß nach dem 1. Schub einer Antikörperbildung (Idiotypen) nach und nach mehrere Gruppen von Gegenantikörpern (Antiidiotypen) gebildet werden, die die weitere Antikörperproduktion entweder steigern oder supprimieren. Eine 2. Theorie der Immunregulation geht davon aus, daß ein Kreislauf von Suppressor-T-Zellen existiert. Die Suppressor-T-Zellen können durch ihre An- oder Abwesenheit die Antikörperproduktion der B-Lymphozyten entweder steigern oder supprimieren. Andere postulierte Mechanismen der Immunregulation vermuten eine Antigenbildung durch Makrophagen, deren Steuerung durch Suppressordeterminanten auf einigen Proteinen sowie der Produktion blockierender Antikörper durch Neoplasmazellen und Produkte des MHK bewirkt wird. Die Komplexität der Reaktivität wird durch die Art des Antigens bestimmt, wobei frühere Kontakte mit diesem und die Anwesenheit bzw. das Fehlen einer normalen Immunität des Wirts eine Rolle spielen.

Immunologische Konzepte der Onkogenese

Immunologische Kontrolle

Das Konzept der immunologischen Überwachung als normalem Mechanismus zur Verhinderung einer Tumorentstehung wurde von Thomas zuerst propagiert und von Burnet (1970) verbreitet. Tatsache ist, daß bei allen Individuen häufig Tumorzellen durch Mutation entstehen, normalerweise aber als „fremd" erkannt und vom Immunsystem zerstört werden. Es gibt experimentelle Beweise dafür, daß Tumorzellen, die in den Blutkreislauf gelangten, rasch vom Immunsystem zerstört werden. Fehlt das normale Immunsystem, so ist die Inzidenz an Tumoren und Metastasen größer. Mehrere klinische Beobachtungen bestätigen diese hohe Tumorinzidenz bei Patienten mit defektem Immunsystem. So besteht z. B. bei Patienten mit einer angeborenen Immunschwäche (z. B. Agammaglobulinämie, Ataxiateleangiectatica, Wiskott-Aldrich-Syndrom, Chédiak-Higashi-Syndrom) eine 100fach höhere Tumorinzidenz, selbst im Frühstadium. Ähnliches gilt für Patienten mit einer induzierten Langzeitimmunsuppression, z. B. bei Patienten mit Nierentransplantationen. Diese haben ein 100- bis 200fach höheres Krebsrisiko. AIDS (erworbenes Immunschwächesyndrom) geht ebenfalls mit einer erhöhten Inzidenz an Kaposi-Sarkomen und anderen Tumoren einher, die normalerweise bei dieser Altersgruppe von Patienten nicht beobachtet werden. Die meisten dieser Tumoren befallen das lymphoretikuläre Gewebe, obwohl auch einige epitheliale Neoplasien bekannt geworden sind. Krebspatienten mit einer geschwächten Immunlage (die bestimmt wird durch Hautreaktivitätstests oder In-vitro-Labortests) zeigen eine schnellere Progredienz und haben eine schlechtere Prognose als Patienten mit normalem Immunsystem.

Tumorassoziierte Antigene

Zahlreiche Untersuchungsergebnisse belegen, daß es tumorassoziierte Antigene bei menschlichen Tumoren gibt. Durch eine Reihe von biochemischen und immunologischen Techniken hat man tumorassoziierte Antigene auf Tumorzellen, im Serum, im Urin und in anderen Körperflüssigkeiten nachweisen können. Man muß sie von tumorspezifischen Antigenen unterscheiden, da man noch nicht überzeugend nachweisen konnte, daß sie auch bei menschlichen Tumoren eine Rolle spielen. Obwohl tumorassoziierte Antigene vorzugsweise von Tumorzellen ausgeschieden werden, müssen sie nicht notwendigerweise immer aus dem Tumor stammen. Sie haben eine erhebliche klinische Bedeutung und sind onkofetale Antigene (so bezeichnet, weil sie auch normalerweise von fetalen Zellen ausgeschieden werden). Beispiele hierfür sind das α-Fetoprotein (AFP), die β-Einheit des menschlichen Choriongonadotropins (β-HCG) und das karzinoembryonale Antigen (CEA). Die Entdeckung der monoklonalen Antikörper ergab erst vor kurzem Hinweise auf die Existenz zelloberflächengebundener Antigene auf Tumoren. Einige dieser sehr überzeugenden Beweise lieferten Vessella et al., die einen hochgradig auf Nierenzellkarzinome beschränkten monoklonalen Antikörper isolieren konnten. Ob sich dieser und andere als wirklich tumorspezifisch erweisen, bleibt abzuwarten.

Immunität gegen Tumoren

Wenn tumorassoziierte Antigene existieren, wäre die logische Reaktion des Wirtes auf einen Tumor, die Produktion von Antitumorantikörpern und die Entwicklung einer antitumorzellvermittelten Immunreaktion. Es gibt klinische und labortechnische Fakten, die die Theorie der Immunität bei menschlichen Tumoren unterstützen.

Nierenkrebs

Patienten mit einem Nierenkarzinom haben mehrere Charakteristika einer natürlichen Wirtimmunität gezeigt. Ein dramatisches Beispiel ist das seltene, aber definitive Auftreten einer Spontanregression eines Tumors bei 0,3–0,8% der Patienten mit metastasierendem Nierenkrebs. Außerdem zeigen die Nierentumoren unterschiedliche Wachstumsraten mit „ruhenden" Metastasen über mehrere Jahre. Während die mittlere Überlebensrate für Patienten mit metastasierendem Nierenkarzinom 11 Monate beträgt, leben 20% der Patienten 3 Jahre oder länger. Man hat auch beobachtet, daß 11% der Rezidive 10 Jahre oder länger nach Entfernung des Primärtumors auftreten. Andere Hinweise auf die Immunregulierung bei Patienten mit Nierenkarzinom sind die relativ gute Prognose für Patienten nach Entfernung von Tumoren, die in die großen Venen und in die V. cava eingewachsen waren, und die Langzeitüberlebensraten von Patienten mit beidseitigem Nierentumor nach parenchymschonender Resektion. Die Fünfjahresüberlebensrate nach 2seitiger Teilnephrektomie liegt bei 70%, die Rezidivrate bei 10% (dies entspricht der Überlebensrate bei einseitiger Totalnephrektomie wegen eines einseitigen Nierenkarzinoms). Schließlich gehört das Nierenkarzinom zu den wenigen Tumoren, bei denen die Resektion einer Solitärmetastase zur Langzeitheilung führt.

Es gibt labortechnische Beweise für die zellvermittelte und humorale Immunität bei Patienten mit Nierenkarzinom. Hakala et al. fanden bei Patienten mit metastasierendem Nierentumor komplementabhängige, tumorspezifische zytotoxische Antikörper. Diese Antikörper waren spezifisch für Nierentumorassoziierte Antigene, da die Zytotoxizität der Antikörper durch Absorption mit autologen Tumorzellen, nicht aber mit autologen normalen Nierenzellen, eliminiert werden konnte. Darüber hinaus fanden sich bei Patienten mit metastasierendem Nierenkarzinom hohe Titer komplementbindender Antikörper. Die Antikörpertiter nehmen bei diesen Patienten nach chirurgischer Entfernung des Nierentumors ab, steigen jedoch bei einem Tumorrezidiv wieder an.

Mit Hilfe von klinischen Studien und In-vitro-Untersuchungen läßt sich eine zellvermittelte Immunität beim Nierenkarzinom beweisen. Mehrere Untersucher haben eine Beziehung zwischen der Hautempfindlichkeit auf Dinitrochlorbenzol (DNCB) und erhöhter Tumorbelastung bei Patienten mit Nierenkarzinom beobachtet. Mehrere Untersucher haben Zytotoxizitätassays benutzt, um zellvermittelte Immunreaktionen bei Patienten mit Nierenkarzinom zu messen. Hellström et al. haben über eine Zytotoxizität von Lymphozyten bei Nierenkarzinompatienten bei Verwendung von In-vitro-Kulturen von Nierenkarzinomzellen berichtet. Cole u. Elhilali haben diese Untersuchungen ausgeweitet und konnten eine Beziehung zwischen zytotoxischen Lymphozyten und dem klinischen Stadium des Nierenkarzinoms nachweisen. In anderen Studien hat man bei einer Progression des Nierenkarzinoms Veränderungen in den Effektorzellpopulationen beobachtet. Darüber hinaus konnte die zellvermittelte Immunität beim Nierenkarzinom durch Verwendung des Leukozytenmigrationsinhibitionstests nachgewiesen werden.

Blasenkrebs (Übergangszellkarzinom)

Die Immunitätslage bei Patienten mit Übergangszellkarzinom hat man auf unterschiedliche Weisen untersucht. In der Vergangenheit setzte man Hautreaktivitätstests ein, um die klinischen Reaktionen zu bestimmen. In der Catalona-Studie, in der man 38 Patienten mit potentiell-heilbarem Blasenkarzinom untersuchte, entwickelten 13 von 19 Patienten mit schwacher DNCB-Reaktivität Rezidive und 11 starben. Im Gegensatz dazu entwickelten nur 5 von 19 Patienten mit guter DNCB-Reaktivität Rezidive, und keiner verstarb im gleichen Zeitraum. In anderen Studien konnten ähnliche Korrelationen jedoch nicht nachgewiesen werden. Andere klinische Hinweise für eine Immunreaktivität des Übergangszellkarzinoms resultieren aus dem ausgezeichneten Ansprechen von oberflächlichen Übergangszellkarzinomen auf eine Behandlung mit intravesikalen lebenden Tuberkelbakterien [Bacillus Calmette-Guérin (BCG)]. Intravesikal verabreichtes BCG verursacht sowohl systemische wie auch lokale Effekte. Der systemische Effekt läßt sich durch eine Veränderung der Hautreaktivität auf gereinigte Proteinderivate (PPD) nachweisen. Patienten, die vor der BCG-Therapie PPD-negativ sind, werden einige Wochen nach der Therapie PPD-positiv. Darüber hinaus bessert sich die Prognose, wenn es während der Therapie zu einer Umwandlung eines negativen PPD-Tests in einen positiven kommt. Die lokalen Infekte einer intravesikalen BCG-Behandlung lassen sich in Form einer lokalisierten entzündlichen Reaktion in der Blasenschleimhaut und in der Bildung von „Granulomen" nachweisen. Die Therapie befindet sich noch im Experimentalstadium, und der therapeutische Nutzen dieser nachgewiesenen Veränderung, lokale gegensystemische Effekte des BCG auf das oberflächliche Übergangszellkarzinom, ist noch unklar.

Labortechnische Beweise für eine zelluläre Immunität beim Übergangszellkarzinom konnten durch Zytotoxizitätsassays gewonnen werden. Man hat nachweisen können, daß Patienten mit einem Übergangszellkarzinom gegenüber Kontrollpersonen veränderte Immunreaktionen aufweisen. Hinweise auf eine humorale Immunität gegen das Übergangszellkarzinom erhielt man durch den Nachweis von komplementabhängigen Antikörpern im Serum von Patienten mit Übergangszellkarzinom.

Prostatakarzinom

Der Immunstatus von Patienten mit Prostatakarzinom ist wegen des höheren Alters der Patienten und des langsamen Wachstums des Tumors sehr schwer zu beurteilen. In einer Studie war bei allen getesteten Patienten, unabhängig vom Stadium der Erkrankung, die Reaktion auf das DNCB-Antigen im Hauttest negativ. Auch die in vitro durchgeführten Zytotoxizitätsassays haben keine übereinstimmenden Resultate erbracht. Ein Hauptproblem der Untersuchungen lag darin, daß sich Zellkulturen des Prostatakarzinoms nicht über lange Zeit kultivieren lassen, um intensive Zytotoxizitätsassays durchführen zu können. Man konnte eine humorale Immunität bei Patienten mit Prostatakarzinom nachweisen. Dies führte bei Patienten nach kryochirurgischen Eingriffen zu einer Regression der Metastasen. Diese Berichte sind jedoch durch andere Studien nicht bestätigt worden.

Hodenkarzinom

Das menschliche Karzinom des Hodens ist bisher aus mehreren Gründen noch nicht eingehend auf eine Immunreaktivität untersucht worden: 1) Das Hodenkarzinom ist selten. Es macht weniger als 5% aller Tumoren des Urogenitaltrakts aus; 2) das Seminom, die häufigste histologische Variante, kann in vitro nicht kultiviert werden; 3) das Hodenkarzinom spricht auf Chemo- und Radiotherapie an und ist deshalb nicht für eine Immuntherapie in Betracht gezogen worden. Auf der anderen Seite wurden Teratokarzinome bei Mäusen als Modell für das bessere Verständnis der embryonalen Entwicklung sowohl zur gutartigen als auch zur malignen Transformation eingehend morphologisch immunologisch untersucht. Krebsbildende und embryonale Antigene wurden auf Teratokarzinomzellen bei Mäusen und Menschen nachgewiesen. Darüber hinaus haben die Studien am Teratokarzinom der Maus gezeigt, daß Regionen innerhalb des MHK die neoplastische Transformation beeinflussen können. Bei Menschen konnte eine Beziehung zwischen dem MHK und dem Hodenkarzinom durch De Wolf et al. aufgezeigt werden. Sie wiesen eine erhöhte Prävalenz des HLA-D-locus-Dw7 bei Patienten mit nicht-seminomatösem Hodenkarzinom nach.

Tumorheterogenität und Anpassung an die Immunreaktion des Wirts

Wenn Antitumorantikörper und eine zellvermittelte Immunität wirklich existieren, warum ist der Körper dann nicht in der Lage, Tumoren wirksamer zu zerstören? Eine Spekulation besteht darin, daß tumorassoziierte Antigene in enger Nachbarschaft zu stärkeren Antigenen wie den Histokompatibilitätsantigenen liegen können. Sie können dadurch maskiert und für das körpereigene Abwehrsystem nicht ausreichend sichtbar sein. Es steht aber fest, daß Tumorzellen erkannt und im zirkulatorischen System mit seinen ungewöhnlichen Abwehrmöglichkeiten zerstört werden. Da aber die Klone metastasierender Tumorzellen von Natur aus chromosomal instabil sind, mutieren sie rasch und können sich durch Selektion in aufnahmebereitem Gewebe wieder etablieren und wachsen. Der Platz, wo sie sich schließlich einnisten, wird durch eine komplexe, in Wechselwirkung zueinanderstehende Gruppe von Faktoren bestimmt, die gegenwärtig intensiv untersucht wird. Zu den Faktoren, die hierbei eine Rolle spielen, gehören der Aufbau der Tumorzelloberfläche, die Anwesenheit von Basalmembranrezeptoren, die Typ-IV-Kollagenase und die Höhe der Spiegel der zirkulierenden Prostaglandine, Lymphokine und anderer biologischer Stoffe.

Es gibt auch andere Erklärungsversuche für die Fähigkeit der Tumorzellen, die immunologische Kontrolle zu überwinden. In den frühen Stadien der Tumorentstehung könnten kleine Tumorzellansammlungen eine zu kleine Anzahl von Tumorantigenen anbieten, um eine heftige, gegen den Tumor gerichtete Immunantwort auszulösen. Wenn der Patient dann voll sensibilisiert ist, kann der Tumor schon zu groß sein und zu schnell wachsen, um vernichtet zu werden.

Man hat auch vermutet, daß Tumorpatienten Faktoren besitzen, die ihre Immunkompetenz auf unspezifische Weise unterdrücken. Vielleicht produzieren die Tumoren selber diese immunsuppressiven Faktoren. Diese Suppression scheint reversibel zu sein, da die normale Immunität oft wiederhergestellt ist, wenn der Tumor entfernt oder anderweitig behandelt wird. Diese „begleitende" Immunität ist wenigstens bei einigen Tumoren ein Problem der Logistik; die Menge der Tumorzellen und die Zeit, in der sich der Tumor verdoppelt, überschreitet die zytologischen und zytostatischen Fähigkeiten einer begrenzten Immunreaktion.

Manchmal kann auch eine echte Immunselektion auftreten, bei der die Immunreaktionen des Menschen verändert oder genetische Varianten mit reduzierter oder veränderter Antigenität hervorgebracht werden. Eine Immunselektion kann auch dafür verantwortlich sein, ob Metastasen auftreten oder nicht.

Immunologische Methoden der Tumordiagnostik

Die immunologischen Methoden in der Tumordiagnostik können eingeteilt werden in 1) Messungen der zellvermittelten oder humoralen Immunität des Menschen und 2) in serologische oder histochemische Bestimmungen der tumorassoziierten Antigene auf Tumorzellen. Die meisten Assays der zellvermittelten und humoralen Immunität sind experimentell und daher klinisch nicht anwendbar. Die Bestimmungen der TAA sind jedoch klinisch von Nutzen, insbesondere bei der Diagnose und Behandlung von Patienten mit Urogenitaltumoren.

Tests zum Nachweis der zellvermittelten Immunität

Die zellvermittelte Immunität bei Krebspatienten kann auf folgende Arten gemessen werden: 1) Standard-recall-Antigene wie DNCB, PPD, Mumpsantigen, Candidaantigen und Streptokinase-Streptodornase-(SKSD-)Antigene verwendet man zum Nachweis von Überempfindlichkeitsreaktionen der Haut. 2) Um die Immunreaktion der T-Zellen auf Tumorzellen nachzuweisen, hat man In-vitro-Transformationen peripherer Blutlymphozyten wie sie in gemischten Lymphozytenkulturen vorkommen, autologe Tumorstimulanzienassays und Lymphozytenproliferationsassays benutzt. 3) Mit Hilfe des Schaferythrozyten Spontanrosettentests und der OKT-Gruppe monoklonaler Antikörper, konnten Bestimmungen der T-Zell-Subsets und ihr Verhältnis bei Patienten mit Malignomen gegenüber einer Gruppe normaler Kontrollpersonen vorgenommen werden. 4) Man hat Zytotoxizitätstests durchgeführt, bei denen die Antitumorzelltoxizität von antikörperabhängigen Killerzellen (K) und antikörperunabhängigen natürlichen Killerzellen (NK) in vitro gemessen worden sind. 5) Um den Grad der Lymphozytenaktivität zu messen, hat man Migrationshemmtests verwendet. Hierbei nutzt man ihre Fähigkeit, die Wanderung von Makrophagen und Leukozyten in vitro zu hemmen. 6) Leukozytenadhärenzhemmtests hat man verwendet, um die Fähigkeit von Tumorzellextrakten zu bestimmen, das Anlagern aktivierter Leukozyten in vitro zu verhindern.

Die meisten dieser Techniken und ihre Varianten erfordern eine aufwendige Ausrüstung oder trainiertes Personal und sind deshalb außerhalb von Forschungseinrichtungen nicht möglich. Darüber hinaus ist die diagnostische Genauigkeit und Spezifität der Tests in verschiedenen Forschungszentren unterschiedlich. Sie erfreuen sich somit bisher keiner breiteren klinischen Anwendung.

Tests zum Nachweis der humoralen Immunität

Die Messung der humoralen Immunität bei Patienten mit Malignomen hat sich wegen der Polyklonie der Antikörper und der Notwendigkeit, Assays zur Trennung dieser Antikörper zu entwickeln, als schwierig erwiesen. Die Tests sind von den herkömmlichen serologischen Assays übernommen worden; zu ihnen zählen die Komplementbindungsreaktion, die Immundiffusion, der Immunfluoreszenztest, Radioimmunassays und enzymgebundene Immunassays. Diese Assays sind gewöhnlich nicht-sensitiv und unspezifisch. Old et al. haben vor kurzem die Existenz serologischer Reaktivität auf verschiedene Tumoren erneut bestätigt; sie entwickelten eine nützliche Methode zur Klassifizierung der Antitumorantikörper, basierend auf 3 Klassen von Antigenen: 1) Antigene der Klasse I: Sie sind nur charakteristisch für den Tumor des einzelnen Patienten und bei anderen histologisch gleichen Tumoren nicht nachzuweisen. 2) Antigene der Klasse II: Diese finden sich bei allen Tumoren mit gleicher Histologie und einigen anderen Tumoren, nicht aber bei normalen Zellen. 3) Antigene der Klasse III: Sie beobachtet man bei einer

Vielzahl von Tumorzellen und einigen normalen Zellen. Mit Hilfe monoklonaler Antikörper wird sich die Existenz und die Rolle der humoralen Immunität beim Krebs weiter klären lassen.

Die Bestimmung tumorassoziierter Antigene

Die Bestimmung der tumorassoziierten Antigene im Serum und ihr Nachweis in histologischen Proben ist von praktischem Nutzen zur Diagnose und zur Behandlung von Patienten mit Tumoren des Urogenitaltrakts. Die am häufigsten angewendeten Tests messen AFP und β-HCG. Beides sind onkofetale Antigene, die bei 60–80% der Hodentumoren nachweisbar sind.

α-Fetoprotein (AFP)

Das AFP ist ein Glykoprotein (MW 70.000), das in der Leber, im Dottersack und im Gastrointestinaltrakt des Fetus produziert wird. Abelev stellte 1963 als erster fest, daß AFP bei Tumoren erhöht ist. Bei gesunden Erwachsenen liegen die Serumspiegel dieses Tumormarkers unter 11 ng/ml. AFP hat eine Halbwertszeit von 5 Tagen. Die AFP-Spiegel sind bei den meisten Patienten mit Hepatomen, bei 75% der Patienten mit nicht-seminomatösen Hodentumoren und gelegentlich bei Patienten mit gastrointestinalen Tumoren des Magens, Pankreas oder bei Tumoren biliären Ursprungs erhöht. Manchmal findet man auch erhöhte Spiegel bei Patienten mit hepatozellulärer Regeneration (z.B. bei Hepatitis). Die Serum-AFP-Spiegel spielen eine wichtige Rolle bei der Behandlung von Patienten mit Hodenkrebs.

Histochemische Färbungen des AFP sind zur Unterscheidung von reinen Seminomen und Tumoren, die nicht-seminomatöse Elemente enthalten, und zur Differentialdiagnoase der extragonodalen Keimzellkarzinome notwendig.

Die β-Untereinheit des menschlichen Choriongonadotropins (β-HCG)

Das HCG ist ein Glykoprotein (MW 38.000), das normalerweise im 1. Schwangerschaftstrimenon erhöht ist. Es setzt sich aus 2 Untereinheiten, α und β, zusammen. die α-Untereinheit ist mit der α-Untereinheit des luteinisierenden Hormons, des follikelstimulierenden Hormons und des thyroidea-stimulierenden Hormons identisch. Die β-Untereinheit unterscheidet sich immunologisch von der der anderen Hormone und ist deshalb meßbar. Bei gesunden Erwachsenen liegt der β-HCG-Spiegel unter 3 ng/ml. Die Halbwertszeit beträgt 2 Tage. Zondek entdeckte 1930, daß das β-HCG bei Chorionkarzinomen erhöht war. Bei Hodentumoren wird das β-HCG von den Synzytiotrophoblasten produziert. Es ist bei 50–60% der nicht-seminomatösen Hodentumoren und bei 10% der seminomatösen Tumoren, die diese Elemente enthalten, erhöht. Es ist sowohl in serologischen wie auch in histochemischen Assays anwendbar.

Das prostataspezifische Antigen (PSA)

Das PSA ist ein erst vor kurzem entdeckter biologischer Tumormarker für den Prostatakrebs. Es ist ein Protein mit einem MG von 34.000, das nicht aus Untereinheiten zusammengesetzt ist. PSA unterscheidet sich chemisch und immunologisch von der sauren Prostataphosphatase (SP). Mehrere neuere Untersuchungen haben gezeigt, daß PSA nicht nur bei der Diagnostik des Prostatakarzinoms von Nutzen ist, sondern auch prognostisch signifikantere Aussagen erlaubt als PSP. Killian et al. analysierten 602 Serumproben von 70 Patienten mit Prostatakarzinom und fanden, daß bei Patienten mit PSA-Spiegeln um 88 ng/ml durchschnittlich weniger als 2 Monate vergingen, bis das Rezidiv klinisch nachweisbar wurde. Bei einer Untersuchung von 64 Patienten fanden Ercole et al., daß normale PSA-Spiegel präoperativ auf einen lokalisierten Prostatatumor hindeuten, und daß die PSA-Spiegel 50% genauere Rezidivvorhersagen lieferten als die SP-Spiegel.

Andere Tumormarker

Mehrere andere serologische und immunhistochemische Tumormarker sind zur Diagnose und zum Staging von Urogenitaltumoren beschrieben worden (z.B. plazentare alkalische Phosphatase, AB0, Blutgruppenantigene, schwangerschaftsassoziierte Antigene im Serum. Ihr Nutzen ist durch die technische Komplexität und relative Unempfindlichkeit der Testsysteme begrenzt.

Immuntherapie und Biotherapie

2 neuere Fortschritte in der Molekularbiologie haben erneut das Interesse an der immunologischen Beeinflussung von Tumoren geweckt. Zum einen hat die Entdeckung der monoklonalen Antikörper neue Erkenntnisse über Moleküle an der Zelloberfläche von

Tumorzellen und Zellen des Immunsystems gebracht. Zum andern hat das rasche Wachsen der Rekombinations-DNA-Technologie zu einer kommerziellen Produktion mehrerer biologischer Mediatorstoffe geführt, die in pharmakologischen Dosen eine gegen den Tumor gerichtete Aktivität aufweisen. Viele dieser biologischen Mediatoren zeigen Wirkungen, die über das Immunsystem hinausgehen. Deshalb werden sie als biologische Modifikatoren der Immunantwort bezeichnet. Die Therapie mit diesen biologischen Modifikatoren nennt man biologische Therapie oder Biotherapie. Der Ausdruck bezog sich ursprünglich auf natürlich vorkommende biologische Mediatoren und ihre synthetischen Duplikate. Der Ausdruck Biotherapie ersetzt jetzt das Wort Immuntherapie, da wir zu verstehen beginnen, daß die Wirkungen der klassischen Immuntherapeutika über das Immunsystem hinausgehen können.

Immuntherapie

Die klassischen Formen der Immuntherapie lassen sich folgendermaßen einteilen: die aktive Immuntherapie (spezifisch oder unspezifisch), die passive Immuntherapie, die adoptive Immuntherapie und die restorative Immuntherapie.

Aktive Immuntherapie

Die aktive Immuntherapie benutzt ähnlich wie die aktive Immunisierung die Verwendung von Vakzinen, um eine Immunität zu erzielen. Inaktive Tumorzellen oder Zellprodukte werden mit oder ohne unspezifisches Immunadjuvans injiziert, um die Immunreaktion zu stimulieren. Dieses Konzept wurde zuerst von Prehn u. Main 1957 eingeführt. Sie stellten fest, daß chemisch-induzierte Sarkome bei Mäusen gegen eine erneute Exposition spezifisch resistent gemacht werden konnten, indem man die Tumoren über einen kurzen Zeitraum wachsen ließ und dann exzidierte. Bei der ersten aktiven spezifischen Immuntherapie bei Menschen verwendete man neben PPD oder Candidaantigen bei intradermalen Injektionen autologe homogenisierte Tumorzellen, die mit Äthylchlorformiat polymerisiert wurden. Die besten Erfolge dieser Therapie fand man bei Patienten mit metastasierenden Nierenzellkarzinomen. Seitdem sind auch andere Versuche durchgeführt worden. Die Hauptkritikpunkte an diesen Versuchen liegen in der unkontrollierbaren Art, den meist kachektischen Patienten und der großen Tumorbelastung, auf die eine Immunreaktion erwartet wurde. Kürzlich führten Hoover et al. eine kontrollierte Versuchsreihe mit der aktiven spezifischen Immuntherapie bei Kolonkarzinompatienten durch. Diese Versuchsreihe vermied die Nachteile früherer Untersuchungen. Hier gingen mehrere Jahre sorgfältiger und intensiver Tierversuche voraus. Die vorläufigen Resultate der Untersuchungen ergaben nach 4jähriger Nachkontrolle statistisch signifikante bessere Überlebensraten bei behandelten Patienten gegenüber unbehandelten Kontrollpersonen. Eine ähnliche Versuchsreihe mit der aktiven spezifischen Immuntherapie wird gegenwärtig auch beim Nierenkarzinom durchgeführt.

Bei der aktiven unspezifischen Immuntherapie werden potente Immunadjuvanzien wie BCG eingesetzt, um die Immunreaktion auf Tumoren unspezifisch zu verstärken. Die Vorteile dieser Art der Therapie liegen in der unkomplizierten Anwendung und der einfachen Durchführung. Darüber hinaus benötigt man für die Vakzine kein Tumorgewebe. Der offensichtliche Nachteil besteht darin, daß die Therapie unspezifisch ist und eine kräftige unspezifische Immunreaktion hervorrufen kann, die tatsächlich dazu führt, daß die Fähigkeit des Immunsystems auf spezifische Antigene zu reagieren, erschöpft ist. In mehreren Versuchsreihen mit aktiver unspezifischer Immuntherapie konnte kein signifikanter Anstieg der Überlebensrate nachgewiesen werden. Die Immuntherapie mit BCG wird näher auf S. 392, biologische Immunstimulanzien, beschrieben.

Passive Immuntherapie

Die passive Immuntherapie ist wie die passive Immunisierung nur kurz wirksam und hat sich als die am wenigsten erfolgreiche Form der Immuntherapie bei Krebs erwiesen. Bei der passiven Immuntherapie werden präformierte Antikörper auf den Menschen übertragen. Da die tumorassoziierten Antigene noch nicht genau erforscht sind, ist es bis jetzt nicht möglich gewesen, spezifische Antikörper aus dem Serum zu isolieren, um sie bei der passiven Immuntherapie einzusetzen. Darüber hinaus hat die polyklonale Art der Immunantwort die Erzeugung reiner Antikörper mit hoher Affinität für bestimmte Antigene verhindert.

Monoklonale Antikörper

Ein großer Fortschritt in der Immunologie war die Entwicklung der monoklonalen Antikörpertechniken durch Kohler u. Milstein 1975. Durch die Hybridomtechnologie, d. h. die Fusion spezifischer aktivierter antikörperproduzierender B-Lymphozyten mit Myelomzellen, sind die Wissenschaftler heute in der Lage, große Mengen reiner, hochkonzentrierter Antikörper mit bestimmter Spezifität herzustellen, die durchweg aus einzelnen Zellklonen stammen. Hierdurch wurden die Forschungen über Struktur und Funktion von Antikörpern und die antigene Zusammensetzung von Zellen revolutioniert. Das enorme Potential dieser Technik wurde auf verschiedene Weise verwirklicht. Monoklonale Antikörper haben sich schon bei der Erforschung mehrerer neuer Funktionen von Lymphozyten und Makrophagen als nützlich erwiesen. Mit ihnen konnten neue tumorassoziierte und onkofetale Antigene nachgewiesen werden. Darüber hinaus wurde der Tumornachweis in vivo, die histopathologische Diagnose und die Tumorklassifikation ermöglicht. In-vitro-Studien deuten darauf hin, daß monoklonale Antikörper hochwirksame Stoffe gegen Karzinome sind, besonders, wenn sie in Kombination mit Chemotherapeutika und Radiopharmaka eingesetzt werden. Therapeutisch verwendet man monoklonale Antikörper, um T-Zellen aus dem Knochenmark zu entfernen, um die Knochenmarktransplantation zu verbessern. Obwohl noch zahlreiche Probleme bestehen, insbesondere bei den gegenwärtig verfügbaren monoklonalen Antikörpern von Mäusen, können in der Zukunft monoklonale Antikörper wahrscheinlich als aktive Immuntherapie eingesetzt werden.

Adoptive Immuntherapie

Adoptive Immuntherapie ist die Übertragung immunkompetenter Zellen und Zellprodukte, die in der Lage sind, das Immunsystem des Empfängers funktionell zu steuern. Diese Therapieform hat sich bei Leukämien und Lymphomen bei Nagetieren als sehr wirkungsvoll erwiesen. Beim Menschen kann die Verwendung von Knochenmarktransplantaten bei Leukämiepatienten als eine Form der adoptiven Immuntherapie angesehen werden. Der Einsatz von „Immun"-RNA (einem Zellextrakt aus RNA), ist eine andere Form der adoptiven Immuntherapie. Die Immun-RNA-Behandlung hat man bereits beim Nierenkarzinom, wenn auch nur mit minimalem Erfolg, eingesetzt. Die adoptive Immuntherapie mit lymphokinaktivierten T-Zellen ist eine weitere Technik, die speziell bei der Therapie von Melanomen und Nierentumoren vielversprechend zu sein scheint. Dies wird später auf S. 393 besprochen.

Restorative Immuntherapie

Unter restorativer Immuntherapie versteht man die funktionelle Auffüllung immunkompetenter Zellen durch Einsatz von Stimulanzien, z. B. Thymushormonen und Levamisol. Die Idee dieser Therapie liegt darin, durch Stimulierung von Präkursorzellen des Immunsystems eine Differenzierung in aktivierte Zellen zu erreichen. Eine restorative Immuntherapie liegt auch dann vor, wenn Cyclophosphamid in niedrigen Dosen verabreicht wird, um die Wirkung der Suppressor-T-Zellen zu hemmen, und wenn Prostaglandininhibitoren eingesetzt werden, die die Suppressormakrophagen unterdrücken. Die restorative Immuntherapie könnte in breitem Maße eingesetzt werden, wenn wir die Komplexität und den komplizierten Aufbau des Immunsystems besser verstehen würden, und wenn es außerdem möglich wäre, die verschiedenen Subpopulationen von Zellen und ihrer Produkte zu manipulieren.

Biotherapie (biologische Immunstimulanzien)

„Biologic response modifiers" sind eine Gruppe von Stoffen mit sehr unterschiedlichen Wirkungen, die viele Zelltypen unseres Körpers betreffen. Der Ausdruck ist weit genug gefaßt, um alle klassischen Immuntherapeutika wie auch Produkte immunkompe-

Tabelle 18.1. Biologische Immunstimulanzien

Biologischer Komplex
   Bacillus Calmette-Guérin, Corynebacterium parvum

Pharmazeutika
   Akridine, Aziridine, Tiloron, Cimetidin, Pyrimidinon, Prostaglandininhibitoren, Imidazol, Levamisol, Polyribonukleotide (Poly I·C, Poly L·C)

Zytostatika
   Cyclophosphamid, Doxorubicin, Vincristin, Vinblastin, Thiotepa, Mitomycin

Natürlich vorkommende Vermittler und ihre synthetischen Gegenspieler
   Zytokine und Lymphokine (Interferon, Interleukin, Lymphotoxin, Tumornekrosefaktor), Thymusfaktor (Thymosinfaktor 5, α_1-Thymosin)

Tumordifferenzierende Stoffe und Wachstumshemmer
   Cytarabin, Dimethylsulfoxid, Hexamethylenbisacetamid, Acidum retinoicum, Phorbolester, neutrophiler Kolonienwachstumsfaktor, Pluriprotein

Monoklonale Antikörper

tenter Zellen (Lymphokine, Zytokine), Thymusfaktoren, Antikörper, Wachstumsinhibitoren, Pharmakologika und Chemotherapeutika einzubeziehen (Tabelle 18.1). Das primäre therapeutische Potential von „biologischen Immunstimulanzien" liegt in der Steuerung der Immunreaktion des Menschen. Obwohl die biologischen Immunstimulanzien seit einigen Jahren bekannt sind, haben erst die Fortschritte in der Rekombinations-DNA-Technologie ihren pharmakologischen Einsatz möglich und wertvoll gemacht.

Biologische Komplexe

Mikroorganismen und mikrobielle Produkte sind eingehend als biologische Immunstimulanzien untersucht worden. Das erste biologische Immunstimulans, das in großangelegten Studien verwendet wurde, war BCG. BCG ist eine abgeschwächte, lebende Form des Tuberkelbakteriums und integraler Bestandteil mehrerer Versuchsreihen über unspezifische aktive Immuntherapie. Während sich das systemische BCG bei disseminierten Tumoren nicht als erfolgreich erwiesen hat, scheint es eine gewisse Antitumorwirkung zu besitzen, wenn es direkt in den Tumor oder seine direkte Umgebung injiziert wird. Intradermales BCG gegen Hautmelanom war sowohl in experimentellen Tierversuchen als auch beim Menschen erfolgreich. Vor kurzem konnte die Wirkung von intravesikal verabreichtem BCG beim oberflächlichen Blasenkrebs in mehreren Versuchsreihen eindeutig bestätigt werden. Daß der lokale Effekt von BCG entscheidend ist, geht aus der Tatsache hervor, daß Übergangszellkarzinome der prostatischen Harnröhre durch intravesikales BCG nicht beseitigt werden können, solange nicht vorher durch eine TUR erreicht wird, daß das BCG in engen Kontakt mit der prostatischen Harnröhre treten kann. Daß es eine systemische Komponente zum intravesikalen BCG gibt, läßt sich durch die Tatsache belegen, daß Patienten, die vor der Therapie PPD-negativ sind, nach mehreren Wochen der Therapie PPD-positiv werden. Diese Umkehrung ist mit einer sehr günstigen Prognose für die Therapie verbunden. Man hat 5 unterschiedliche Mechanismen angeführt, um die Steigerung der Tumorimmunität durch BCG-Vakzine zu erklären. Zu ihnen zählen die Steigerung der Makrophagenzytotoxizität, die Stimulation der Lymphozytenwirkung, die Aktivierung der T-Lymphozyten, die direkte Wirkung auf B-Lymphozyten und die Immunstimulation, das es bei BCG und Tumorzellen gemeinsame Antigene gibt. Für jeden dieser Wirkungsmechanismen gibt es Belege, außerdem kann bei einer spezifischen Tumorart mehr als ein Mechanismus beteiligt sein.

Pharmazeutika

Chemisch definierte Immunmodulatoren besitzen gegenüber den biologischen Komplexen mehrere Vorteile. Sie können durch chemische Verfahren produziert, bis zur Homogenität gereinigt und durch herkömmliche pharmakologische Methoden untersucht werden. Die synthetischen Analogstoffe der natürlich vorkommenden Moleküle fallen ebenfalls in diese Kategorie. Zu ihnen zählen Muraminsäure, die kleinste aktive Komponente der Zellwände von Mykobakterien; mikrobielle Polysaccharide und Polyribonukleotide. 2 Stoffe, die aus dieser Gruppe klinisch untersucht wurden, sind Levamisol und Poly I·C. Levamisol ist ein oral wirksames synthetisches Phenylimidazol, das die T-Zell- und Makrophagenfunktion beeinflußt. In Studien an Patienten mit kolorektalen Karzinomen stellte man fest, daß Levamisol die Überlebensrate verlängern kann, wenn es zusätzlich zum chirurgischen Vorgehen und zur Chemotherapie mit 5-Fluorouracil eingesetzt wird. Ähnliche Resultate hat man beobachtet, wenn man Levamisol als Adjuvans zur Chemotherapie bei Leukämie und multiplem Myelom verabreicht.

Poly I·C ist ein synthetischer doppelsträngiger Komplex aus Polyribonukleotiden. Es stimuliert sowohl antikörpervermittelte als auch zelluläre Immunreaktion. Bei Patienten mit Brustkrebs führte Poly I·C zu einer Verlängerung der Überlebenszeit, wenn es als Adjuvans bei chirurgischer und Radiotherapie eingesetzt wurde.

Chemotherapeutika

Es ist seit langem bekannt, daß Chemotherapeutika das Immunsystem durch allgemeine Hemmung der Zellproliferation supprimieren. Bestimmte Chemotherapeutika führen jedoch zu einer selektiven Stärkung des Immunsystems. Beim Menschen hat sich Cyclophosphamid, wenn es in Kombination mit autologen Tumorvakzinen bei Melanompatienten eingesetzt wurde, als Immunstimulans erwiesen. Dieser Effekt scheint auf einer selektiven Toxizität für Suppressor-T-Zellen und ihrer Vorläufer zu basieren. Für andere Medikamente wie Thiotepa, Mitomycin, Doxorubizin, Vincristin und Methotrexat konnten im Tierexperiment immunstimulierende Effekte nachgewiesen werden. Die wichtigste Variable bei der Bestimmung der Immunstimulierung scheint das „timing" der Therapie zu sein. Wird eine Chemotherapie 3–4 Tage vor dem Antigenkontakt durchgeführt ist der immunstimulierende Effekt am größten. Dies kann in Zukunft für den Aufbau klinischer Versuchsreihen mit Chemotherapeutika und Tumorvakzinen Konsequenzen haben.

Lymphokine und Zytokine

Lymphokine und Zytokine sind Produkte immunkompetenter Zellen, die in physiologischer Konzentration ihre Wirkung bei der Zell-zu Zell-Interaktion und bei der Regulation der Immunantwort entfalten. In pharmakologischen Dosen besitzen sie jedoch Antitumoreffekte, zu denen die Verstärkung der T-Zell-Antwort und die antiproliferative Aktivierung gegen neoplastische Zellen gehören. Klinisch angewendete Lymphokine sind Interferone, Interleukine und Lymphotoxine.

Interferone

Die Interferone (IFN) sind eine Familie natürlich vorkommender niedermolekularer Proteine (MG 15.000–21.000), die praktisch von allen Zellen als Hemmstoffe gegen Virusinfektionen, Tumoren und synthetische Induktoren sezerniert werden. IFN wurde zuerst von Isaacs u. Lindemann (1957) als Ausscheidungsprodukt der T-Zellen als Reaktion auf den Kontakt mit viralen Antigenen erkannt. Obwohl Viren als potente IFN-Induktoren bekannt sind, kann auch eine Vielzahl anderer Stoffe, einschließlich Bakterien, Rickettsien, Parasiten, bakterielle Endotoxine, komplexe Polysaccharide, Chemikalien und antineoplasmatische Agenzien, wie Dactinomycin, eine IFN-Sekretion induzieren. Man glaubt, daß die doppelsträngige RNS das molekulare Stimulans für die IFN-Produktion ist. Sie wird entweder durch natürliche Induktoren oder durch Zellprodukte der Chemolyse dazu angeregt. Synthetische RNS-Paare wie Polymere aus Polyinosinsäure und Polycytidylsäure haben sich als potente Stimulanzien der IFN-Sekretion erwiesen und weitere Beweise für die wichtige Rolle der doppelsträngigen RNS bei der IFN-Sekretion geliefert.

Die 3 Hauptklassen der Interferone, die auf der Basis ihrer antigenen Eigenschaften entdeckt wurden, sind IFN-α, IFN-β und IFN-γ. Es gibt innerhalb dieser 3 Klassen noch mehrere Unterklassen. Mit Hilfe genspaltender Techniken ist festgestellt worden, daß IFN-α durch 8 verschiedene Gene und IFN-β durch 5 Gene kodiert wird. IFN-α wird normalerweise von Leukozyten, IFN-β von Fibroblasten und IFN-γ von T-Lymphozyten produziert. Die Wirkung der Interferone als echte biologische Immunstimulanzien basiert darauf, daß sie die Zellproliferation und Zelldifferenzierung steuern können, die Antikörperbildung und Makrophagenfunktion beeinflussen und die Zytotoxizität von T-Zellen verstärken können. Die Interferone besitzen eine biologische Wirkung gegen mehrere Krebsarten, einschließlich dem multiplen Myelom, Lymphomen, Leukämien und Melanomen. Bei Urogenitaltumoren haben erste Untersuchungen gezeigt, daß IFN-α beim Nierenkarzinom, dem oberflächlichen Übergangszellkarzinom, einschließlich dem Carcinoma in situ wirksam ist. Eine Kombination aus IFN-α und IFN-γ scheint die Antitumoraktivität zu potenzieren. Gegenwärtig laufen klinische Untersuchungen, um die Kombinationen dieser Stoffe auszutesten.

Interleukine

Das Interleukin-1 (IL-1), ursprünglich bekannt als lymphozytenaktivierender Faktor, ist ein aus Makrophagen stammendes Zytokin. Es wurde ursprünglich für einen unspezifischen Förderer der Lymphozytenproliferation gehalten. Heute weiß man, daß es eine wesentliche Rolle bei der Aktivierung des T-Zell-Wachstums-Faktors spielt. Das Interleukin-2 (IL-2) ist ein anderes Lymphokin, das von menschlichen T-Zellen produziert wird. In Murintumorzellmodellen zeigte IL-2 eine deutliche antineoplastische Aktivität, entweder allein oder in Kombination mit der adoptiven Übertragung lymphokinaktivierter Killerzellen (LAK). Die Wirkungsmechanismen dieser Kombination werden bisher noch nicht vollständig verstanden. Zu den Veränderungen in der Aktivität des Immunsystems gehört die Neuverteilung der lymphoiden Zellen im peripheren Gefäßsystem, eine 1- bis 16fache Zunahme von lymphoiden Zellen im peripheren Blut und die Anwesenheit von IFN-γ im Serum. Auch die Anregung zur Sekretion anderer Lymphokine kann eine Rolle spielen. Bei Versuchsreihen am Menschen zeigte das IL-2, das aus natürlichen (menschlichen T-Zell-Tumoren) und rekombinierten DNS-Zellen stammte, eine Aktivität gegen eine Vielzahl von Tumoren, einschließlich Nierenkarzinom, Melanome, Kolonkrebs, Kaposi-Sarkom und Mammakarzinom. Eine multiinstitutionelle Studie mit IL-2 und LAK-Zellen bei diesen Tumoren läuft z.Z.

Lymphotoxine sind Produkte mitogenstimulierter Leukozyten. Eine Vielzahl von spezifischen und unspezifischen Induktoren kann Lymphozyten stimulieren, Lymphotoxine zu sezernieren. Mehrere Formen von Lymphotoxinen können durch verschiedene Untergruppen von Lymphozyten freigesetzt werden; dies ist jeweils abhängig von dem jeweiligen Induktor. Gewisse Lymphotoxinformen besitzen in vitro und in vivo zytotoxische und wachstumshemmende Effekte auf transformierte Zellen. Darüber hinaus wurde ein Synergismus zwischen Lymphotoxinformen und IFN nachgewiesen. Dies wird bei der Planung zukünftiger Untersuchungen und Versuchsreihen von Bedeutung sein. Diese Stoffe sind in mehreren Bereichen der Immunantwort wirksam, einschließlich der T-Zell-vermittelten Zytotoxizität.

Vor kurzem konnte eine Gruppe von Molekülen, die als Tumornekrosefaktoren bezeichnet wurden, und eine ähnliche Wirkung wie die Lymphotoxine besitzen, isoliert werden. Die Lymphotoxinwirkung kann potenziert werden, wenn sie in Kombination mit anderen Lymphokinen und Chemotherapeutika eingesetzt wird.

Thymusfaktoren

Mehrere Thymusextrakte besitzen eine biologische Aktivität im Immunsystem. Der Thymusfaktor 5 und α_1-Thymosin sind bisher einigermaßen detailliert untersucht worden. Thymosine verbessern Zustände einer Immunschwäche und verstärken die T-Zell-Abwehr bei Patienten mit Karzinomen. α_1-Thymosin konnte synthetisch hergestellt werden. Es wird gegenwärtig in mehreren Versuchsreihen getestet.

Chalone, endogene Wachstumsinhibitoren und Differenzierungsmarker

Chalone

Genauso wie es Wachstumsfaktoren gibt, die beim Zellwachstum verantwortlich und beteiligt sind, gibt es Wachstumsinhibitoren oder Chalone, die bei der Verhinderung der Zellproliferation eine Rolle spielen. Das Wort Chalone stammt vom griechischen Wort „abschwächen". Man glaubte zuerst, daß die Wirkung der Chalone darin bestünde, daß sie das Gleichgewicht zwischen Zellwachstum und Untergang von hämatopoetischen und epithelialen Zellen durch gewebespezifische Wachstumsinhibitionen (Zusammenwirken mit wachstumsfördernden Faktoren in einem Rückkopplungssystem) aufrechterhalten. Neuere Untersuchungen zeigen jedoch, daß Wachstumsinhibitoren nicht gewebespezifisch sind, bei Kontrollmechanismen mehrerer Organsysteme beteiligt sind und daß ihre primäre Wirkung eher darin besteht, die Zellreifung zu fördern, als die Zellteilung zu hemmen. Eine Wirkung der Chalone war bei folgenden Tumoren nachweisbar: bei Hautkrebs, bei der myeloischen Leukämie, bei Lymphomen im Tierversuch und bei einer kleinen Gruppe von Patienten mit lymphatischer Leukämie.

Differenzierungsmarker

Andere Wachstumsinhibitoren von Tumorzellen wurden als Differenzierungsmarker bezeichnet. Zu den klinisch untersuchten Stoffen zählen die Chemotherapeutika, polare Verbindungen, Phorbolester, Vitaminanalogstoffe und Zytokine. Von den Chemotherapeutika konnte für Cytarabin nachgewiesen werden, daß es die Differenzierung von Leukämiezellen fördert. Auch Dimethylsulfoxid (DMSO) und Hexamethylenbisacetamid sind aktive Stoffe, die die Zelldifferenzierung fördern. Die Bedeutung der Retinsäure, einem Metaboliten des Vitamin A, bei der Reifung epithelialer Zellen ist noch umstritten. Sie fördert in vitro die Differenzierung embryonaler Krebszellen. In ähnlicher Weise stimuliert das Vitamin D die Reifung hämatopoetischer Zellen. Phorbolester, die sich an die Proteinkinase C binden, können erwiesenermaßen ein Spektrum von Zelldifferenzierungen bewirken. Unter den Zytokinen ist in Mäuseversuchen ein spezifischer Typ eines neutrophilen koloniestimulierenden Faktors und beim Menschen ein Gegenstück, genannt Pluriprotein, beschrieben worden. Differenzierungsmarker sind eine wichtige Gruppe möglicher biologischer Immunstimulanzien.

Die Ära der biologischen Therapie beginnt erst gerade jetzt. Mehr als 100 Typen von biologischen Immunstimulanzien sind beschrieben worden. Durch die Rekombinations-DNS-Technologie werden wahrscheinlich noch mehr dieser Stoffe entwickelt und in klinischen Studien eingesetzt.

Zusammenfassung

Zusammenfassend kann man sagen, daß das gesammelte Wissen über die Immunologie von Tumoren dafür spricht, daß das Immunsystem den Krebs in unterschiedlicher Weise bekämpfen kann. Es ist außerdem möglich, das Immunsystem zu modifizieren, um seine Effektivität zu steigern. Die Anwendung dieser Konzepte auf die klinische Therapie menschlicher Malignome ist bisher jedoch nur bedingt erfolgreich gewesen. Zu den Faktoren, die hierfür verantwortlich sein können, zählen die große Variationsbreite der Immunreaktion jedes Individuums auf gleiche Tumoren; unterschiedliches Alter, der Allgemeinzustand, der Ernährungszustand von Patienten mit gleichen Tumoren, das unvollständige Wissen über die Komplexität der Immunreaktion und das Fehlen alternativer Therapieformen.

Die Zukunft der Immuntherapie und der biologischen Immunstimulanzien sieht gut aus. Mit der Verfeinerung der Immuntherapie werden die therapeutische Wirkung verbessert und die Toxizität vermindert. Es ist klar, daß eine erfolgreiche Tumortherapie ein multimodales Vorgehen erfordert, und daß die Immuntherapie einen festen Platz in der onkologischen Behandlung einnehmen wird. Vielleicht wird es möglich sein, nicht nur bestehende Tumoren durch Steuerung der Immunantwort zu bekämpfen, sondern auch das Neuauftreten von Tumoren zu verhindern, als letztes Ziel aller Therapie.

Literatur

Komponenten des Immunsystems

Bellanti JA (editor): Immunology, 2nd ed. Saunders, 1978

Bloom W, Fawcett DW (editors): A Testbook of Histology, 10th ed. Saunders, 1975

Burnett FM: The Clonal Selection Theory of Acquired Immunity. Columbia Univ Press, 1959

Dreyer WJ, Bennett JC: The molecular basis of antibody formation: A paradox. Proc Natl Acad Sci USA 1965; 54:864

Golub ES: The Cellular Basis of the Immune Response. Sinauer, 1977

Holborow JE, Reeves GW (editors): Immunology in Medicine 2nd ed. Grune & Stratton, 1983

Hood LE et al (editors): Immunology. Benjamin/Cummings, 1984

Jerne NK: Toward a network theory of the immune system. Ann Immunol 1974; 125C:373

Paul WE (editor): Fundamental Immunology. Raven Press, 1983

Stites DP, Stobo JD, Wells JV (editors). Basic & Clinical Immunology, 6th ed. Appleton & Lange, 1987

Immunologische Konzepte der Onkogenese

Alexander P, Eccles SA: Host mediated mechanisms in the elimination of circulating cancer cells. Chap 20, pp 293–308, in: Cancer Invasion and Metastases: Biologic and Therapeutic Aspects. Nicholson GL, Milas L (editors). Raven Press, 1983

Artzt K et al: Surface antigens common to mouse cleavage embryos and primitive teratocarcinoma cells in culture. Proc Natl Acad Sci USA 1973; 70:2988

Bean MA et al: Cytotoxicity of lymphocytes from patients with cancer of the urinary bladder: Detection by a 3-H-proline microcytotoxicity test. Int J Cancer 1974; 14:186

Bloom HJG: Hormone-induced and spontaneous regression of metastatic renal cancer. Cancer 1973; 32:1066

Brosman S, Hausman M, Shacks S: Immunologic alterations in patients with prostatic carcinoma. J Urol 1975; 113:841

Bubenik JJ et al: Demonstration of cell mediated immunity in renal carcinoma in man. Int J Cancer 1971; 8:503

Burnet FM: The concept of immunological surveillance. Progr Exp Tumor Res 1970; 13:1

Catalona WJ, Chretien PB, Trahan EE: Abnormalities of cell-mediated immunocompetence in genitourinary cancer. J Urol 1974; 111:229

Catalona WJ, Smolev JK, Harty JI: Prognostic value of host immunocompetence in urologic cancer patients. J Urol 1975; 114:922

Cole AT et al: Cell-mediated immunity in renal cell carcinoma: Preliminary report. J Urol 1975; 115:234

Cummings KB, Peter JB, Kaufman JJ: Cell-mediated immunity to tumor antigens in patients with renal cell carcinoma. J Urol 1973; 110:31

Daly JJ et al: Specificity of cellular immunity to renal cell carcinoma. J Urol 1974; 111:448

Decenzo JM, Leadbetter GW Jr: The interaction of host immunocompetence and tumor aggressiveness in superficial bladder carcinoma. J Urol 1976; 115:262

DeKernion JB, Ramming KP, Smith RB: The natural history of metastatic renal cell carcinoma: Computer analysis. J Urol 1980; 124:148

DeWolf WC et al: HLA and testicular cancer. Nature 1979; 5693:216

Eccles SA: Host immune mechanisms in the control of tumor metastases. Chap 3, p 37, in: Tumor Immunity in Prognosis. Haskill S (editor). Marcel Dekker, 1982

Elhilali MM, Nayak SK: Immunological evaluation of human bladder cancer: In vitro studies. Cancer 1975; 35:419

Elhilali MM, Nayak SK: In vitro cytotoxicity studies in bladder and renal cancer. Urology 1976; 7:488

Evans MJ: Are teratocarcinomas formed from normal cells? Chap 3, p 24, in: Germ Cell Tumors. Anderson TK et al (editors). AR Liss, 1981

Hakala TR et al: Humoral cytotoxicity in human renal cell carcinoma. Invest Urol 1974; 11:405

Hellström I, Hellström KE, Sjögren HO: Serum factors in tumor-free patients cancelling the blocking of cell-mediated tumor immunity. Int J Cancer 1971; 8:185

Jacobs SC, Berg SI, Lawson RK: Synchronous bilateral renal cell carcinoma: Total surgical excision. Cancer 1980; 46:2341

Kajaer M, Bendixen G: Tumor-directed cellular hypersensitivity detected by leukocyte migration in patients with renal carcinoma. Ann NY Acad Sci 1976; 276:260

Levine AS: The epidemic of acquired immune dysfunction in homosexual men and its sequelae: Opportunistic infections, Kaposi's sarcoma, and other malignancies: An update and interpretation. Cancer Treat Rep 1982; 66:1391

McNichols DW, Segura JW, DeWeerd JH: Renal cell carcinoma: Long-term survival and late recurrence. J Urol 1981; 126:17

Morales A, Eidinger D: Immune reactivity in renal cancer: A sequential study. J Urol 1976; 115:510

Schellhammer PF et al: Immune evaluation with skin testing: A study of testicular, prostatic, and bladder neoplasms. Cancer 1976; 38:149

Stemsward J et al: Tumor distinctive cellular immunity to renal carcinoma. Clin Exp Immunol 1970; 6:963

Stewart T, Mintz B: Successive generations of mice produced from an established culture line of euploid teratocarcinoma cells. Proc Natl Acad Sci USA 1981; 78:6314

Sugarbaker EV, Cohen AM: Altered antigenicity in spontaneous pulmonary metastases from an antigenic murine sarcoma. Surgery 1972; 72:155

Vessella RL et al: Monoclonal antibodies to human renal cell carcinoma: Recognition of shared and restricted tissue antigens. Cancer Res 1985; 45:6131

Immunologische Methoden

Abelev GI et al: Production of embryonal globulin by transplantable mouse hepatoma. Transplantation 1963; 1:174

Ercole C et al: The superiority of serum determinations of prostatic specific antigen (PSA) over prostatic acid phosphatase (A) as a serum marker in carcinoma of the prostate (CAP): AUA Abstract 975. J Urol 1986; 135(4-Part 2):103A

Javadpour N: The role of biologic tumor markers in testicular cancer. Cancer 1980; 45(7 Suppl):1755

Killian CS et al: Prognostic importance of prostate-specific antigen for monitoring patients with stages B_2 and D_1 prostate cancer. Cancer Res 1985; 45:886

Kurman RJ, Scardino PT: Immunoperoxidase localization of alpha-fetoprotein and human chorionic gonadotropin in malignant germ cell tumors of the ovary and testis. In: Diagnostic Immunocytochemistry. DeLellis RA, Sternberg SS (editors). Masson, 1981

Lange PH et al: Serum alpha-fetoprotein and human choricine alone or as an adjunct to surgery. Cancer 1978; 42:2613

Old LJ: Cancer immunology: The search for specificity. GHA Clowes Memorial Lecture. Cancer Res 1981; 41:361

Waldmann TA, McIntire KR: The use of a radioimmunoassay for alpha-fetoprotein in the diagnosis of malignancy. Cancer 1974; 34(Suppl):1510

Wang MC et al: Purification of a human prostate specific antigen. Invest Urol 1979; 17:159

Immuntherapie und Biotherapie

Berd D, Maguire HC Jr, Mastrangelo MJ: Immunopotentiation by cyclophosphamide and other cytotoxic agents. Pages 39-61 in: Immune Modulating Agents and Their Mechanisms. Fenichel R, Chirigos M (editors). Marcel Dekker, 1984

Berd D et al: Augmentation of the human immune response by cyclophosphamide. Cancer Res 1982; 42:4862

Bloch A: Induced cell differentiation in cancer therapy. Cancer Treat Rep 1984; 68:199

Borden EC, Hawkins MJ: Biologic response modifiers as adjuncts to other therapeutic modalities. Semin Oncol 1986; 13:144

Borden EC, Verma AK, Wolberg WH: Potential role of polyribonucleotides in human neoplastic disease. J Biol Response Mod 1985; 4:676

Borden EC et al: Interim analysis of a trial of levamisole and 5-fluorouracil in metastatic colorectal carcinoma. Pages 231-235 in: Immunotherapy of Human Cancer. Terry WD, Rosenberg SA (editors). Elsevier, 1982

Braun DP, Harris JE: Modulation of the immune response by chemotherapy. Pharmacol Ther 1981; 14:89

Brosman SA: Experience with bacillus Calmette-Guérin in patients with superficial bladder carcinoma. J Urol 1982; 128:27

Gabrilove JL: Differentiation factors. Semin Oncol 1986; 13:228

Gutterman JU et al: Pharmacokinetic study of partially pure gamma-interferon in cancer patients. Cancer Res 1984; 44:4164

Hanna MG Jr, Brandhorst J, Peters LC: Active-specific immunotherapy of residual micrometastasis: An evaluation of sources, doses and ratios of BCG with tumor cells. Cancer Immunol Immunother 1979; 7:165

Hanna MG Jr, Peters LC: Specific immunotherapy of established visceral micrometastases by BCG-tumor cell vaccine alone or as an adjunct to surgery. Cancer 1978; 42:2613

Harris JE, Vera R, Sandler S: Randomized trial of two doses of leukocyte interferon in metastatic renal cell carcinoma. Proc Am Assoc Cancer Res 1983; 24:146

Herscowitz HH: Immunophysiology, cellular function and cellular interaction in antibody formation. In: Immunology III. Bellanti JA (editor). Saunders, 1985

Hoover HC Jr et al: Prospectively randomized trial of adjuvant active-specific immunotherapy for human colorectal cancer. Cancer 1985; 55:1236

Isaacs A, Lindemann J: Virus interference. 1. The interferon. Proc R Soc Lond (Biol) 1957; 147:258

Krown SE: Interferon and interferon inducers in cancer treatment. Semin Oncol 1986; 13:207

Lacour J et al: Adjuvant treatment with polyadenylic-polyuridylic acid in operable breast cancer: Updated results of a randomised trial. Br Med J 1984; 288:589

McCune CS, Schapira DV, Henshaw EC: Specific immunotherapy of advanced renal carcinoma: Evidence for the polyclonality of metastases. Cancer 1981; 47:1984

Mitchell M, Oettgen HF (editors): Hybridomas in Cancer Diagnosis and Treatment. Raven Press, 1982

Morales A: Long-term results and complications of intracavitary baccillus Calmette-Guérin therapy for bladder cancer. J Urol 1984; 132:457

Morales A, Eidinger D, Bruce AW: Intracavitary bacillus Calmette-Guérin in the treatment of superficial bladder tumors. J Urol 1976; 116:180

Morton DL: Active immunotherapy against cancer: Present status. Semin Oncol 1986; 13:180

Morton DL et al: Adjuvant immunotherapy of malignant melanoma: Results of a randomized trial in patients with lymph node metastases. Pages 245-249 in: Immunotherapy of Human Cancer. Terry WD, Rosenberg SA (editors). Elsevier, 1982

Neidhart JA et al: Active specific immunotherapy of stage IV renal carcinoma with aggregated tumor antigen adjuvant. Cancer 1980; 46:1128

Prehn RT, Main JM: Immunity to methylocholanthrene-induced sarcomas. J Natl Cancer Inst 1957; 18:769

Quesada JR et al: Renal cell carcinoma: Antitumor effects of leukocyte interferon. Cancer Res 1983; 43:940

Rosenberg SA et al: Biological activity of recombinant human interleukin-2 produced in Escherichia coli. Science 1984; 223:1412

Rosenberg SA et al: Observations on the systemic administration of autologous lymphokine-activated killer cells and recombinant interleukin-2 to patients with metastatic cancer. N Engl J Med 1985; 313:1485

Salmon SE et al: Alternating combination chemotherapy and levamisole improves survival in multiple myeloma: A Southwest Oncology Group study. J Clin Oncol 1983; 1:217

Schmidt JA et al: Interleukin-1, a potential regulator of fibroblast proliferation. J Immunol 1982; 128:2177

Sells S, Reisfeld R (editors): Monoclonal antibodies in cancer. Pages 1–485 in: Contemporary Biomedicine. Humana, 1985

19 Tumoren des Urogenitaltraktes

D. E. JOHNSON, D. A. SWANSON und A. C. VON ESCHENBACH

Neoplasmen der Prostata, der Blase und der Nieren zählen zu den häufigsten Tumoren, die den menschlichen Körper betreffen. Sie sind oft symptomarm, so daß die Diagnose erst zu einem sehr späten Zeitpunkt möglich ist. Hodentumoren sind sehr bösartig und treten vorwiegend bei jungen Männern auf. Neoplasmen der Harnleiter, der Harnröhre, des Penis, des Skrotums, des Nebenhodens und der Samenblasen sind selten.

Die Nebennierentumoren werden in Kap. 22 beschrieben.

Manifestationen von Neoplasmen des Urogenitaltraktes

Hämaturie

Eine Makro- oder Mikrohämaturie tritt häufig auf bei vesikalen und ureteralen Ulzerationen, Nierenbeckentumoren oder wenn ein Tumor des Nierenparenchyms in das Nierenbecken vorwächst. Eine Hämaturie findet sich aber häufig auch bei der benignen Prostatahyperplasie, wobei die Blutung gewöhnlich durch dilatierte Venen in der Blasenhalsregion verursacht wird. Die Symptome einer Prostatitis bei gleichzeitiger Hämaturie bedeuten daher nicht unbedingt Prostatakrebs. Tatsächlich tritt eine Blutung aus einer maligne veränderten Prostata sogar erst dann auf, wenn der Tumor durch die Mukosa der Blase oder der Harnröhre gewachsen ist.

Schmerzen

Nierenschmerzen

Nierenkarzinome können Schmerzen im kostovertebralen Winkel verursachen, wenn es zur Blutung in den Tumor kommt (durch Überdehnung der Nierenkapsel). Nieren- und Harnleiterkoliken treten auf, wenn Koagula oder Tumoranteile in den Harnleiter wandern. Der Schmerz wird durch die Hyperperistaltik des Nierenbeckens oder des Harnleiters hervorgerufen.

Schmerzen im Harnleiter

Die seltener auftretenden Harnleitertumoren führen gewöhnlich zu einer Obstruktion des Harnleiters und damit zu Koliken.

Blasenschmerzen

Durch die Ulzeration eines Blasentumors treten besonders leicht Blaseninfektionen auf mit den typischen Symptomen einer Zystitis. Bei extravesikaler Tumorausdehnung wird ein konstanter suprapubischer Schmerz verspürt, der sich bei der Miktion verstärkt.

Rückenschmerzen

Tiefe Rückenschmerzen, die in ein oder beide Beine ausstrahlen, sprechen bei älteren Männern stark für Beckenmetastasen und Metastasen im Lumbalbereich infolge eines Prostatakarzinoms. Ein lokaler (perinealer) Schmerz ist selten ein Symptom für Prostatakrebs.

Hodenschmerzen

Neoplasmen des Hodens verursachen typischerweise nur geringe oder gar keine Beschwerden. Kommt es jedoch zur Spontanblutung in den Tumor, so können Hodenschmerzen auftreten und andere Hodenverletzungen vortäuschen (z. B. eine Torsion des Samenstrangs oder eine akute Epididymitis).

Dysurie

Miktionsverzögerung, verminderter Harnstrahl und terminales Nachträufeln des Urins werden am häufigsten durch die benigne Prostatahyperplasie verursacht. Dieselben Symptome können jedoch auch bei Prostatakrebs auftreten. Ein Blasentumor im Bereich des Blasenausgangs kann zu ähnlichen Symptomen führen. Deshalb ist die Zystoskopie in allen Fällen einer Blasenhalsobstruktion unumgänglich.

Ein Harnröhrentumor führt zur progressiven Verminderung des Harnstrahls. Ein palpabler Knoten in der Harnröhre deutet auf einen Tumor oder eine Striktur hin. Zur Differentialdiagnose kann eine Biopsie notwendig sein.

Hautverletzungen

Tumore oder Geschwüre des Penis und des Skrotums können sowohl gutartig als auch bösartig sein und durch eine Infektion verursacht werden. Bei den geringsten Zweifeln sollte eine Probe für die histologische Untersuchung entnommen werden.

Palpable Tumoren

Nierentumor

Nierentumoren weisen häufig keinerlei Symptome auf und werden häufig erst durch den Arzt entdeckt. Sie können mit einfachen Nierenzysten, polyzystischer Nierendegeneration, Hydronephrose, einer Pankreaszyste oder einer vergrößerten Milz verwechselt werden.

Palpable Vergrößerungen im Abdomen

Ein intraabdomineller Tumor in der Nähe des Nabels sollte den Arzt an Metastasen eines Hodentumors in den präaortalen Lymphknoten denken lassen. Ein suprapubischer Tumor in der Mittellinie kann durch eine dilatierte (obstruierte) Blase, durch einen Magen-Darm- oder gynäkologischen Tumor verursacht sein. Blasenneoplasmen kann man nur selten suprapubisch palpieren, außer bei bimanueller Untersuchung in Narkose (abdominorektal oder abdominovaginal).

Vergrößerung der Prostata

Wenn die Prostata diffus verhärtet ist, besteht mit ziemlicher Sicherheit ein Prostatakarzinom. Ist nur ein Teil der Drüse verhärtet, so ist die Differentialdiagnose oft schwierig. Hier kann es sich um das Frühstadium eines Malignoms, eine Fibrose infolge chronischer Infektion, um Prostatasteine, eine granulomatöse Prostatitis oder eine Tuberkulose handeln. Gelegentlich kann die Differenzierung nur mit Hilfe der Biopsie vorgenommen werden.

Hodenvergrößerung

Ein schmerzloser vergrößerter Hoden sollte so lange als Hodentumor angesehen werden, bis das Gegenteil bewiesen ist. Gumma können ebenfalls eine Verhärtung verursachen, sie sind jedoch selten. Serologische Tests sind hier aufschlußreich.

Fieber

Nierentumoren verursachen häufig außer Fieber keinerlei Symptome. Tumoren der Harnwege können durch die Obstruktion zu einer Sepsis führen.

Hypertonie

Eine Hypertonie wird etwa bei der Hälfte der Patienten mit einem Wilms-Tumor beobachtet. Gelegentlich treten sie auch bei renalen Adenokarzinomen und bei Patienten mit juxtaglomerulären Adenomen auf.

Anämie

Bei fortgeschrittenem urologischem Tumorwachstum besteht häufig eine Anämie, selbst wenn kein wesentlicher Blutverlust vorliegt. Dies ist besonders beim Prostatakarzinom der Fall, bei dem das Knochenmark umfassend involviert ist.

Erythrozytose

Eine Vermehrung der Erythrozyten tritt bei etwa 4% der Nierentumoren – einschließlich der Wilms-Tumoren – auf. Sie wird aber auch bei gewissen benignen Nierenveränderungen beobachtet.

Nachweis von Übergangsepithelzellen im Urin

Bei den meisten Patienten mit Blasenneoplasmen und Übergangszelltumoren des Harnleiters und des Nierenbeckens finden sich bei der Untersuchung des Urinsediments (Methylenblaufärbung) runde (Übergangs-) epitheliale Zellen. Beim Nachweis derartiger Zellen besteht immer der Verdacht auf einen Tumor. Die zytologische Untersuchung des Urinsedimentes wird in Kap. 5, S. 61, beschrieben.

Symptome und klinische Zeichen bei Metastasen

Tumoren des Urogenitaltraktes verursachen oft keine lokalen Symptome oder klinischen Zeichen. Klinische Symptome entstehen oft erst aufgrund der Metastasierung.

Zentrales Nervensystem

Tumoren der Niere oder der Prostata können in das ZNS metastasieren. Die ersten Symptome können deshalb auch neurologisch sein.

Lungen

Tumoren der Niere, der Prostata und des Hodens metastasieren oft in die Lunge. Ein Pleuraschmerz kann auf eine sekundäre Pleurabeteiligung hinweisen.

Leber

Nierentumoren metastasieren häufig in die Leber, die dann vergrößert und knotig wird. Wenn es dabei zu einer Kompression des Ductus hepaticus communis kommt, tritt ein Ikterus auf.

Lymphknoten

Eine Vergrößerung der linken supraklavikulären Lymphknoten kann oft das einzige Symptom bei Nieren- oder Hodenkrebs sein. Palpable paraaortale, abdominelle Vergrößerungen können bei jungen Männern auf Hodenkrebs hindeuten. Ödeme in einem oder beiden Beinen können sich infolge einer Kompression der iliakalen Gefäße entwickeln. Sie werden durch eine Vergrößerung der Lymphknoten hervorgerufen, die Tumorzellen eines Prostata- oder Blasenkarzinoms enthalten (Abb. 19.1 u. 19.2).

Knochen

Metastasen im Skelettsystem treten am häufigsten bei Prostata- und Nierenkarzinomen auf. Dies kann zu Knochenschmerzen, Spontanfrakturen oder neurologischen Veränderungen infolge der Knochenmetastasen führen.

Tumoren des Nierenparenchyms

Benigne Tumoren

Die meisten benignen Tumoren der Niere stammen aus dem Mesenchym. Sie werden gewöhnlich rein zufällig oder bei der Autopsie entdeckt, und nur wenige sind klinisch bedeutend (Bennington u. Beckwith 1975). Zu ihnen gehören die Leiomyome, Lipome, Myolipome, Angiomyolipome, Hämangiome, juxtaglomeruläre Tumoren, Lymphangiome, kortikale Fibrome, medulläre Fibrome und renomedulläre interstitielle Zelltumoren. Nur selten können diese Tumoren ohne Nephrektomie diagnostiziert werden, selbst wenn sie groß genug sind, um Symptome hervorzurufen. Die Ausnahmen bilden die juxtaglomerulären Tumoren und die Angiomyolipome.

Juxtaglomeruläre Tumoren

Diese Tumoren bilden Renin und verursachen damit eine Hypertonie (Dennis et al. 1985). Die Plasmareninspiegel sind erhöht, besonders in der ipsilateralen Nierenvene, und der Aldosteronspiegel im Urin ist hoch. Häufig besteht eine Hypokaliämie. Die Tumoren, die klein und leicht grau sind, weisen gut begrenzte oder abgekapselte kortikale Neoplasien auf. Röntgenologisch stellen sie sich als solide, gefäßarme Tumoren dar (Dunnick et al. 1983). Histologisch sind sie aus vielen zytoplasmatischen Granula, die Renin enthalten, zusammengesetzt. Dies kann durch Immunfluoreszenzuntersuchungen nachgewiesen werden. Durch Nephrektomie kann bei jüngeren Patienten mit juxtaglomerulären Tumoren die Hypertonie beseitigt werden (Squires et al. 1984).

Angiomyolipom (renales Hamartom)

Obwohl Angiomyolipome nicht sehr häufig auftreten, hat man sich mit ihnen wegen ihres interessanten klinischen Spektrums und wegen der Kontroversen über die Behandlung sehr beschäftigt. In der Mayo-Klinik wurden über einen Zeitraum von 50 Jahren und bei über 400 Nierentumoren bei operativen Eingriffen nur 23 Angiomyolipome gefunden. Durch Autopsien entdeckte man 9 weitere (Farrow et al. 1968). Die Angiomyolipome treten häufig in Verbindung mit einer tuberösen Sklerose (Bourneville-Krankheit), Adenoma sebaceum und anderen Veränderungen, wie z.B. Netzhautphakomatose und

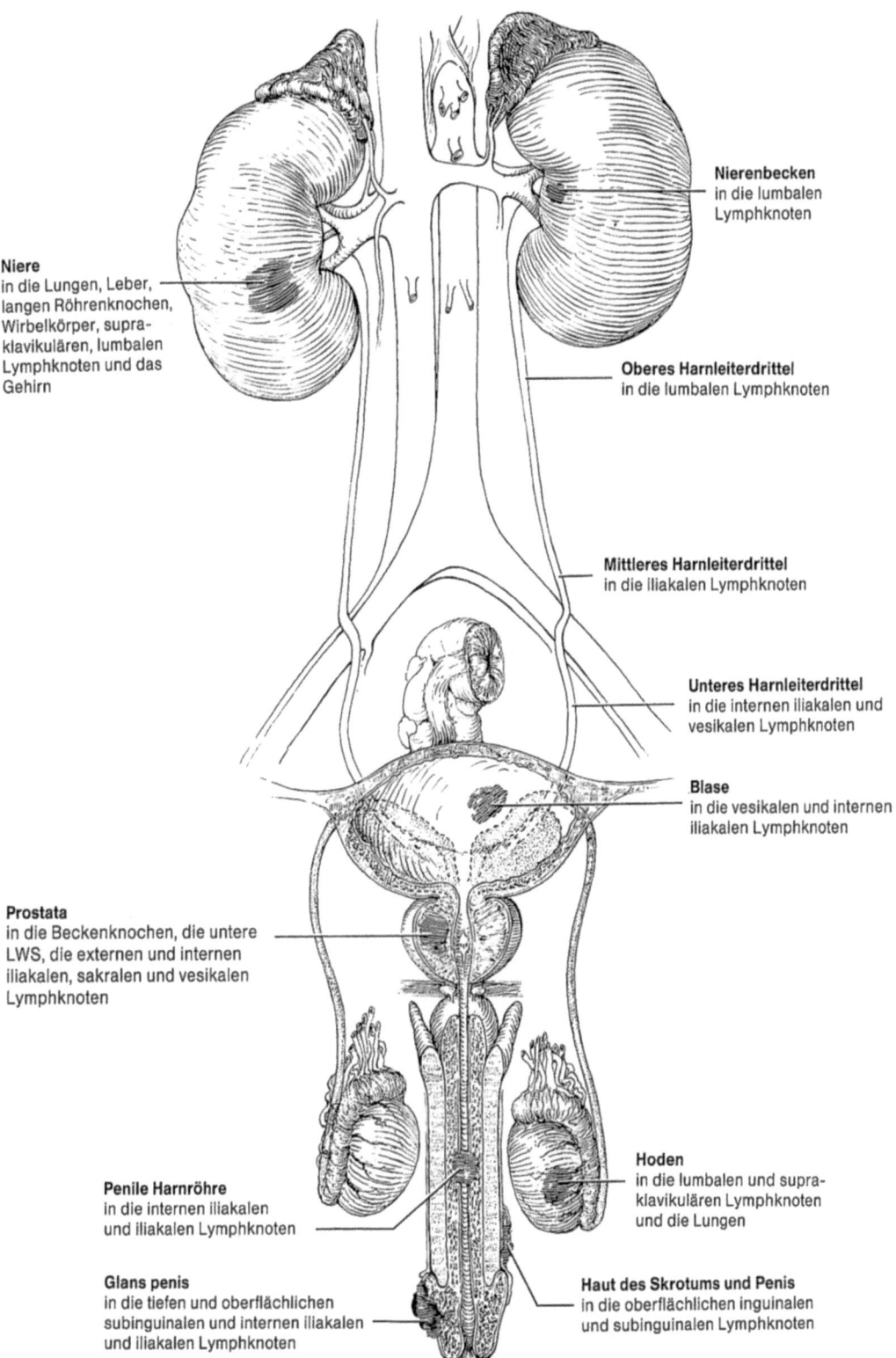

Abb. 19.1. Tumorursprung und typische Wege der Metastasierung beim Mann

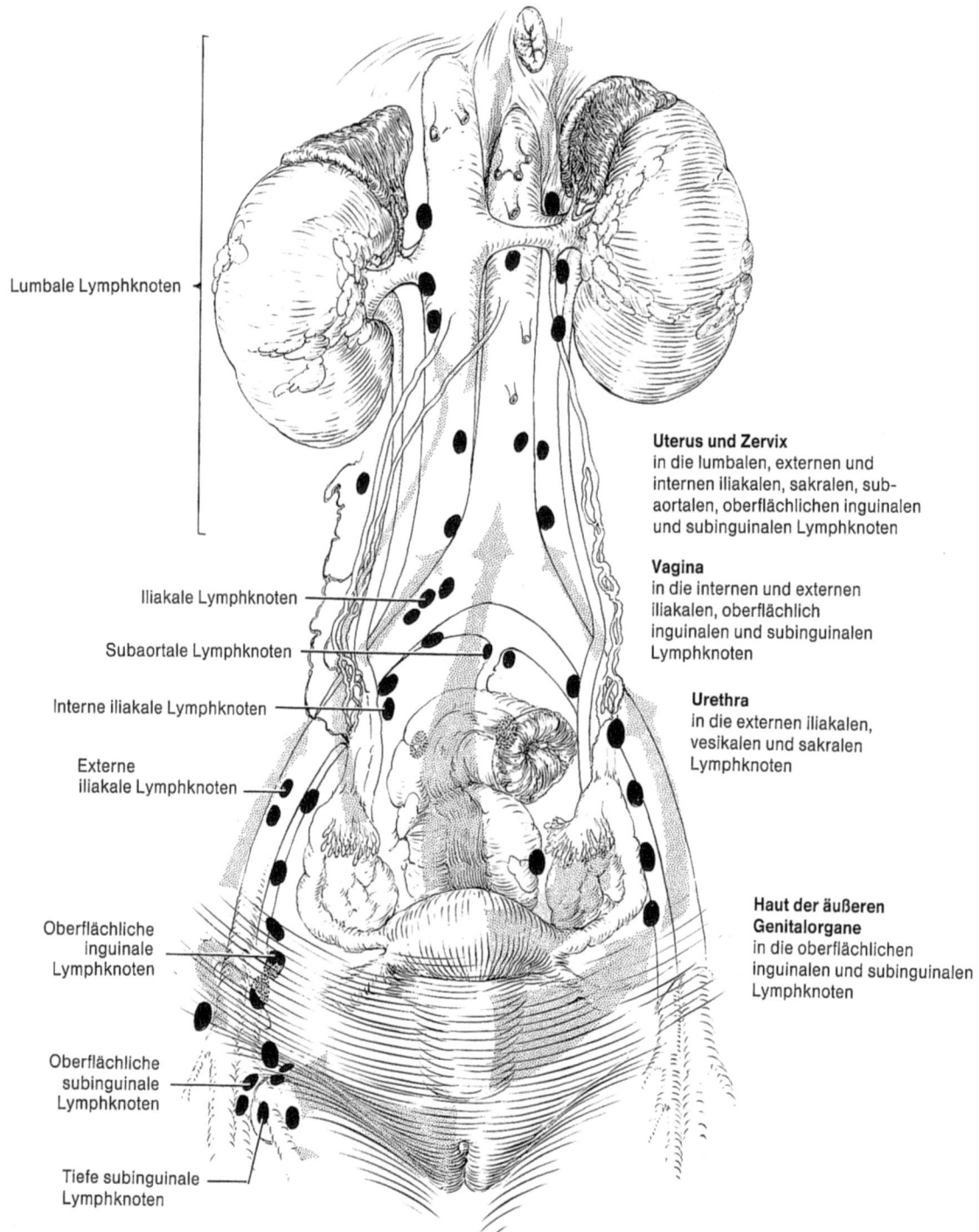

Abb. 19.2. Lage und Ausbreitung der Tumormetastasen bei der Frau

Hamartomen der Niere, des Gehirns oder anderer Organe auf (Bissada et al. 1975). Wenigstens 50% der Patienten mit Angiomyolipomen weisen eine tuberöse Sklerose auf. Bei dieser Kombination sind die Tumoren oft bilateral und multipel. Besteht keine tuberöse Sklerose, so handelt es sich meist um solitäre unilaterale Tumoren, die vorwiegend bei Frauen auftreten.

Angiomyolipome sind typischerweise rund bis oval, sie neigen zur Metastasierung, obwohl auch eine lokale Invasion auftreten kann (Bennington u. Beckwith 1975). Blutungen, Nekrosen, zystische Veränderungen und Verkalkungen sind nachweisbar. Die Schnittfläche ist gelb bis grau. Diese Färbung beruht auf dem Gemisch aus Fett, dickwandigen Blutgefäßen und glatter Muskulatur. Diese können in unterschiedlichen Anteilen bei der mikroskopischen Untersuchung nachgewiesen werden.

Das klinische Bild ist unterschiedlich. Wenn die Veränderungen klein sind, können die Symptome fehlen, und so kann die Krankheit nur schwer nachweisbar sein. Wenn klinische Symptome vorliegen, werden sie meistens durch eine intra- oder perirenale Blutung hervorgerufen. Der Schmerz tritt kolikartig auf und ist sehr heftig, obwohl auch chronische dumpfe Flankenschmerzen auftreten können. Die massive Blutung kann zum Schock führen. Eine Hypertonie und eine Hämaturie sind gelegentlich vorhanden.

Die präoperative Diagnose kann schwierig sein. Fehlt die tuberöse Sklerose, so kann das Angiomyolipom nur sehr schwer von einem Nierenzellkarzinom unterschieden werden. Besonders bei Patienten mit tuberöser Sklerose sind Nierenzellkarzinome – manchmal auch beidseitig – beschrieben worden. Mit Hilfe der Ausscheidungsurographie läßt sich lediglich die Anwesenheit eines Nierentumors nachweisen. Bei der Ultraschalluntersuchung können interne Echos mit hoher Intensität auftreten, wie sie bei Fett typisch sind. Im CT kann das Fett, wenn es in ausreichender Menge vorhanden ist, nachgewiesen werden. Die Arteriogramme ähneln denen beim Nierenzellkarzinom.

Es sind verschiedene therapeutische Verfahren beschrieben worden. Hierzu gehören die klinische Beobachtung, die arterielle Embolisation, das konservative chirurgische Vorgehen (Enukleation oder partielle Nephrektomie) und die Nephrektomie. Da viele dieser Tumoren nur langsam wachsen (wenn überhaupt) und asymptomatisch bleiben, ist eine abwartende Haltung in vielen Fällen einem operativen Eingriff vorzuziehen. Oesterling et al. (1986) empfehlen abzuwarten oder konservativ zu behandeln, je nach Lage der Veränderung und den Begleitsymptomen.

Wenn eine Blutung auftritt, können die konservative Behandlung mit Bluttransfusionen und evtl. die selektive arterielle Embolisation einen operativen Eingriff verhindern (Jardin et al. 1980; Zerhouni et al. 1984). Eine Nephrektomie ist nur selten empfehlenswert, außer bei lebensbedrohlichen Blutungen, die nicht auf andere Weise unter Kontrolle gebracht werden können. Bei einigen Patienten kann auch die Enukleation oder die partielle Nephrektomie bei polaren oder peripheren Veränderungen in Betracht gezogen werden. Das gilt besonders dann, wenn eine anhaltende Blutung, Kalkeinlagerungen oder ausgedehnte Tumorbildung bestehen. Shapiro et al. (1984) empfehlen bei diesen Fällen aggressives chirurgisches Vorgehen mit Erhaltung des Parenchyms.

Adenokarzinom der Niere (Nierenzellkarzinom)

In den USA sind 86% aller malignen Tumoren des Nierenparenchyms Adenokarzinome und schätzungsweise 2% aller jährlich neu auftretenden Krebsfälle. Seit dieser Tumor 1833 durch Grawitz zum ersten Mal beschrieben wurde, ist er unter Namen wie Grawitz-Tumor, Hypernephrom und kleinzelliges Karzinom bekannt geworden. Da er von den Epithelzellen des proximalen Tubuluskonvoluts ausgeht, ist die treffendste Bezeichnung für diesen Tumor „Nierenzellkarzinom" oder „Adenokarzinom der Niere".

Die Tumorhäufigkeit korreliert eng mit dem Alter und dem Geschlecht. Die höchste Tumorrate liegt bei Patienten zwischen 60 und 70 Jahren, wobei sich die Karzinome bei Männern 2- bis 3mal häufiger entwickeln als bei Frauen. Die Rate ist mit den Jahren ständig gestiegen. Ein Nierenzellkarzinom kann gelegentlich auch bei Kindern und Jugendlichen auftreten. Seit 1979 wurden 155 Fälle beschrieben. Bei Kindern ist der Wilms-Tumor häufiger als das Adenokarzinom der Niere. Bei Jugendlichen dagegen handelt es sich meist um Adenokarzinome.

Obwohl keine sicheren Daten über die Häufigkeit dieser Karzinome bei den unterschiedlichen Rassen vorliegen, scheint sie bei Kaukasiern, Mexikanern und Schwarzen gleich hoch zu sein. Die Häufigkeitsrate ist jedoch von Land zu Land unterschiedlich, wobei die skandinavischen Länder die höchsten, Europa und Nordamerika mittlere, Spanien und Südamerika niedrige und Indien, Japan und Teile von Afrika die niedrigsten Raten aufweisen. Die Tumoren treten bei Stadtbewohnern häufiger auf, wobei jedoch kein Zusammenhang mit dem sozioökonomischen Status besteht.

Nierenzellkarzinome sind in 18 Fällen bei mehr als einem Familienmitglied aufgetreten, 2mal waren sogar 3 Generationen betroffen. Der Verdacht auf einen möglichen genetischen Faktor wurde durch Untersuchungen von Cohen et al. (1979) erhärtet, die über eine ausgeglichene reziproke Translokation zwischen den Chromosomen 3 und 8 bei Patienten mit Nierenzellkarzinomen berichteten. In 3 aufeinanderfolgenden Generationen erkrankten 10 Mitglieder. Die Translokation war bei allen 8 Patienten mit Nierenzellkarzinom, deren Karyotyp bekannt war, vorhanden, während keines der anderen Familienmitglieder mit einem normalen Karyotyp (22 untersuchte Personen) einen Nierenkrebs hatte.

Sowohl benigne als auch maligne Nierentumoren stehen in enger Verbindung mit der Hippel-Lindau-Erkrankung, einer autosomal dominant vererbten Krankheit. In dieser Verbindung treten die Tumoren gewöhnlich bilateral auf, können benigne oder zystisch sein und werden bei 25% aller Patienten klinisch diagnostiziert (Horton et al. 1976). Die Rate maligner Tumoren bei der Autopsie kann 40–60% betragen.

Ätiologie

Die Ursache des Nierenzellkarzinoms ist unbekannt. Ähnliche Tumoren können in zahlreichen Tierversuchen mit einer großen Anzahl von Stoffen, einschließlich Chemikalien, natürlichen Stoffen wie Cycasin und Aflatoxin sowie Antibiotika experimentell erzeugt werden. Auch Exposition mit Blei, Cadmium, Radioaktivität und Viren hat zu Nierentumoren geführt.

Die Beziehung zwischen Nierentumoren und Hormonen ist von besonderem Interesse, da die Häufigkeitsrate bei Männern und Frauen unterschiedlich ist, und weil die Hormone bei der klinischen Behandlung von Nierenzellkarzinomen evtl. eine Rolle spielen. Wissenschaftler fanden heraus, daß die Anwendung von Östrogenen bei syrischen Goldhamstern, bei Weibchen in den Perioden niedriger Progesteronaktivität und bei kastrierten Männchen, zu Nierenkarzinomen führten (Kirkman 1959). Die am häufigsten benutzte Methode zur Tumorinduktion ist die subkutane Implantation oder die Injektion von Diäthylstilböstrol, die jedoch fortgesetzt werden muß, um den Tumor zu erhalten.

Die kausale Genese dieser Tumoren beim Menschen konnte bisher nicht mit den oben erwähnten Stoffen nachgewiesen werden. Eine definitive Korrelation mit dem Rauchen und eine wahrscheinliche Korrelation mit der Ernährung konnte nachgewiesen werden (Bennington u. Backwith 1975). Man fand heraus, daß das Risiko, ein Nierenzellkarzinom zu bekommen, bei Männern, die rauchten, über 5mal höher war als bei Nichtrauchern (Bennington u. Laubscher 1968). Auch der Genuß von Kaffee wurde als mögliche Ursache erwähnt. Wynder et al. (1974) konnten jedoch bei ihrer Studie über den Einfluß des Rauchens kein erhöhtes Risiko durch Kaffeegenuß nachweisen.

Es besteht jedoch eine weltweit positive Korrelation zwischen dem Tod durch ein Nierenzellkarzinom und dem Pro-Kopf-Verbrauch von Fetten (besonders tierischen Fetten), Ölen, Milch und Zucker. Die Tatsache, daß japanische Immigranten in den USA häufiger an Nierenzellkarzinomen erkranken als im Mutterland lebende Japaner, kann möglicherweise auf der Basis ernährungsbedingter Einflüsse erklärt werden. Vielleicht sind das Rauchen und die Ernährung Cofaktoren, die erklären könnten, warum eine positive Korrelation zwischen dem Zigarettenrauchen und dem Tod durch Nierenzellkarzinom in den USA, aber nicht weltweit, besteht.

Außerdem hat man kürzlich festgestellt, daß bei Patienten mit Langzeithämodialyse häufig multiple Zysten und gelegentlich auch Nierenzellkarzinome auftreten (Cho et al. 1984; Levine et al. 1984; Hughson et al. 1986). Die Häufigkeit des Auftretens von Zysten korreliert mit der Dauer der Hämodialyse. Nierentransplantierte Patienten werden anscheinend sowohl von der Bildung von Zysten wie auch von Tumoren verschont. Die tatsächliche Ursache der erworbenen Nierenzysten und Tumoren bei Patienten mit chronischem Nierenversagen ist weitgehend unbekannt.

Pathogenese und Pathologie

Trotz der Behauptung von Grawitz (1883), daß das Nierenzellkarzinom sich aus Nebennierenresten entwickelt, vermutete Sudek 1893, daß die renalen Tubuluszellen der Ursprungsort sein könnten (Bennington u. Beckwith 1975). Diese These wurde 1960 erhärtet, als man elektronenmikroskopisch Ähnlichkeiten zwischen den Zellen der proximalen Tubuluskonvolute und den renalen Adenokarzinomzellen nachweisen konnte (Oberlin et al. 1960). Diese Ergebnisse wurden später auch durch Immunfluoreszenz-Untersuchungen untermauert (Wallace u. Nairn 1972).

Das Nierenzellkarzinom wächst gewöhnlich aus der Nierenoberfläche hervor und verändert die normale Kontur der Niere. Es sieht etwas sphärisch aus und ist i. allg. von einer Pseudokapsel aus verdichtetem Bindegewebe an der Peripherie umgeben. Die Schnittfläche des Nierenzellkarzinoms erscheint typischerweise bunt, wobei fibröse Septen oft grobe Lobuli bilden. Zellen, die viel Lipide enthalten, verleihen ihm eine gelb bis orange Farbe, während nekrotische Gebiete grau und Regionen mit Granulazellen bräunlich bis dunkelbraun erscheinen. Blutungen und Nekrosen sind häufig. Häufig sind Verkalkungen vorhanden, und eine Tumordegeneration kann zu einem gelatinösen, zystischen oder fibrösen Bild führen.

Die histologische Untersuchung zeigt klare granuläre sarkomartige Zellen, die in soliden, papillären, tubulären und zystischen Mustern angeordnet sein können (Bennington u. Beckwith 1975). Einzelne Zellen sind i. allg. uniform, haben eine bestimmte zytoplasmatische Membran und sind eng mit anliegenden Zellen verbunden. Die hellen Zellen sind abgerundet oder polygonal und enthalten reichlich Zytoplasma. Obwohl sie sich bei der routinemäßigen Verarbeitung nur schwach anfärben, lassen sie sich aufgrund ihres intrazellulären Glykogengehaltes mit Schiff-Reagenz und mit Färbungen nachweisen, die für neutrale Lipide oder Phospholipide gut geeignet sind. Granuläre Zellen enthalten weniger Glykogen und Lipide, aber mehr Mitochondrien und andere Zellorganellen.

Mit dem Onkozytom, einer speziellen Art des granulären Zelltumors, hat man sich eingehend beschäftigt, seit Klein u. Valensi (1976) vermuteten, daß es sich um eine benigne, klinisch pathologische Sonderform handeln könnte. Obwohl noch nicht vollständig geklärt ist, warum Patienten mit diesem Tumor klinisch unauffällig waren, könnte dies auf die Tatsache zurückzuführen sein, daß es sich bei Onkozytomen, streng definiert, um hochdifferenzierte (Grad I) Nierenzellkarzinome handelt. Wenn man die Kriterien von Klein u. Valensi nicht so eng auslegt, so daß einige Tumoren mit höhrem Grading ausgeschlossen werden, kann man wahrscheinlich unterschiedliche klinische Verläufe erwarten (Lieber et al. 1981; Barnes u. Beckman 1983). Die Onkozytome sind oft ziemlich groß, einheitlich mittel- bis mahagonibraun, ausnahmslos gut begrenzt und ohne Einblutungen oder Nekrosen. Sie setzen sich nur aus eosinophilen Epithelzellen ohne Mitoseformen zusammen und enthalten nur fokale nukleäre Pleomorphismen. Ultrastrukturell gesehen enthalten die onkozytischen Zellen sehr wenig Organellen, abgesehen von der großen Anzahl Mitochondrien, die bei der mikroskopischen und makroskopischen Untersuchung für Farbe und Aussehen der Zellen verantwortlich sind.

Die Pathogenese des Nierenzellkarzinoms ist unklar. Manchmal können sehr kleine Primärtumoren metastasieren, sehr große dagegen verkapselt bleiben. Die meisten Tumoren entwickeln sich als solitäre, sich ausdehnende Masse, die das Nierengewebe an seiner Peripherie zusammendrückt, die Nierenkontur und das Sammelsystem verzerrt und schließlich die Nierenkapsel durchbricht, um in das perinephritische Fett, die Gerota-Faszie und evtl. anliegende Organe einzudringen. Bei seinem Wachstum kann der Tumor in das periphere Sammelsystem vorwachsen und es zerstören (obwohl ein derartiger Durchbruch in das Nierenbecken nicht häufig ist). Er kann die Intrarenalvenen befallen und in das intralymphatische Netzwerk vordringen. Einige Autoren vermuten, daß das makroskopische Einwachsen des Tumors in die Hauptnierenvene und die V. cava inferior nur einen Prolaps des Tumors darstellt, und nicht die Bedeutung wie bei anderen Tumoren hat. Sicherlich stellt jedoch die charakteristische Hypervaskularisation des Tumors nur eine geringe Barriere für den Blutstrom dar.

Die Niere hat 2 lymphatische Netze: ein intrarenales Netz, in dem die Lymphgefäße parallel zum Venensystem verlaufen, und ein kapsuläres Netz, und man weiß, daß diese beiden Netzgebiete miteinander in Verbindung stehen (Rouvière 1938; Cockett 1977). Da lymphovenöse Verbindungen bestehen, können Krebszellen in großem Maße über lymphatische oder hämatogene Wege metastasieren. Die lymphatische Ausbreitung geht jedoch beim Nierenzellkarzinom nicht schrittweise voran. Aufgrund der extensiven Neuvaskularisation und der starken Durchblutung konnten Fernmetastasen nachgewiesen werden (isolierte Lymphknoten in der supraklavikulären, der iliakalen und der kontralateralen Lumbalregion) (Hulten et al. 1969). In einer Autopsiestudie lag die Rate der Lymphknotenmetastasen bei 34% (Bennington u. Beckwith 1975). In verschiedenen anderen klinischen Studien war die Rate etwa gleich hoch.

Die lateralen, aortalen und interaortokavalen Lymphknoten liegen der Cisterna chyli sehr nah, so daß maligne Zellen im lymphatischen System leicht in den Ductus thoracicus und die V. cava superior gelangen können. Nach der Passage durch das Herz können die Tumorzellen in den Lungen verbleiben. Wenn sie jedoch die Pulmonalkapillaren passieren, gelangen sie ins linke Herz und von da in den arteriellen Blutkreislauf. Ebenso können sich maligne Zellen über das axiale Knochenskelett in die venöse Blutbahn der Niere ausbreiten und auf gleiche Weise die Lunge und folgerichtig das linke Herz erreichen oder auch über den paravertebralen Venenplexus (Batson) dorthin gelangen. Die Prozentzahlen der Metastasierung bei der Autopsie betragen: in den Lungen 55%, in der Leber 33%, in den Knochen 32% (vorwiegend im axialen Knochenskelett), in den Nebennieren 19%, in der kontralateralen Niere 11%, im Gehirn 5,7%, im Herzen 5%. In anderen Organen werden sie selten nachgewiesen.

Tumorzellen können sogar retrograd, entlang der gonadalen Venen, zu den Beckenstrukturen gelangen, oder anterograd den Ureter hinunterwandern, um sich dann im Ureter oder der Blase anzusiedeln (Swanson u. Liles 1982). Bennington u. Beckwith (1975) berichteten, daß Nierenzellkarzinome 11%

der penilen, 9% der vaginalen, 4% der uterinen und 15% der ureteralen Metastasen ausmachen.

Tumorstaging und -grading

Tumorstaging

Unsere traditionellen Stagingsysteme für Nierenzellkarzinome sind alle chirurgisch ausgerichtet, d. h., sie basieren auf Informationen, die nur durch eine vollständige histopathologische Untersuchung der Gewebeprobe erhalten werden können. Petkovic (1956) veröffentlichte die erste Stagingklassifizierung, jedoch entspringen die meisten Klassifizierungssysteme in den USA dem System, das von Flocks u. Kadesky (1958) beschrieben wurde. Robson et al. (1969) veröffentlichen zuerst das Stagingsystem, das mit leichten Modifikationen heute noch am häufigsten in den USA eingesetzt wird.

- Stadium I: Der Tumor bleibt auf das Nierenparenchym beschränkt, falls vorhanden, kann die Pseudokapsel rupturiert sein, obwohl die eigentliche Nierenkapsel intakt ist.
- Stadium II: Die Nierenkapsel ist durchbrochen und perirenales Fettgewebe ist befallen, aber der Tumor liegt noch innerhalb des Umschlages der Gerota-Faszie.
- Stadium IIIA: Die Nierenvene oder die V. cava inferior ist in starkem Maße befallen.
- Stadium IIIB: Eine Lymphknotenbeteiligung ist nachweisbar.
- Stadium IIIC: Kombination aus A und B.
- Stadium IVA: Der Tumor befällt, abgesehen von den Nebennieren, auch noch andere anliegende Organe.
- Stadium IVB: Fernmetastasierung.

Die Modifikation nach Holland (1973) vereinfacht das Stagingsystem von Robson et al. durch das Streichen der Unterteilung nach Buchstaben.

Diese Stagingsysteme liefern wertvolle prognostische Informationen, auch wenn die relative Bedeutung der verschiedenen Risikofaktoren noch umstritten ist (z. B. Befall des perinephritischen Fettes, venöse oder lymphatische Beteiligung). Oft stimmen die Daten nicht miteinander überein, was auf folgende Faktoren zurückzuführen ist: Oft ist die Anzahl der Patienten zu klein, häufig werden Risikofaktoren in einer einzigen Stufe zusammengefaßt (z. B. Stadium III, das sowohl durch eine venöse wie auch lymphatische Beteiligung oder durch beide zusammen charakteristisch ist) und die unterschiedliche Beurteilung der Faktoren in höheren Stadien (z. B. Stadium III, in dem der venöse Befall auch zur Tumorausbreitung im perinephritischen Fettgewebe führen kann oder auch nicht).

Das TNM-System [Tumorwachstum (T), Ausbreitung in den primären Lymphknoten (N) und Metastasen (M)] will diese Vorbehalte ausschließen. Es wird angewandt vom American Joint Commitee on Cancer (AJCC) und der International Union Against Cancer (Union Internationale Contre le Cancer: UICC) (Beahrs u. Myers 1983; Spiessl et al. 1982). Das TNM-System gibt an, wann und wie das Staging durchgeführt wurde. Verwirrende klinische und pathologische Stadien sollen hierdurch vermieden werden. Es spezifiziert auch, ob Lymphknoten befallen oder Fernmetastasen vorhanden sind, wobei unterschiedliche N- und M-Bezeichnungen verwendet werden und zusätzliche Bezeichnungen für den Grad (G) und die venöse Beteiligung (V) angewandt werden. Das TNM-System ist mit oder ohne zusätzliche Bezeichnung sehr genau, was einen exakten Vergleich der Daten ermöglicht und eine verläßliche Einschätzung der Prognose zuläßt. Da das System etwas umständlich ist, wird es vielleicht deshalb in den USA nur selten angewandt.

Tumorgrading

Eine Einteilung der Nierenzellkarzinome auf der Basis des Zelltyps oder der Zellanordnung (papillär, tubulär, zystisch) scheint prognostisch keine Bedeutung zu haben. Obwohl schon viele Autoren eine Korrelation zwischen der Prognose und der histologischen Erscheinung des Tumors beobachtet haben, besteht keine Einigung darüber, welche zytologischen oder histologischen Merkmale wichtig sind. Das Grading ist schwierig und die Reproduzierbarkeit oft sehr niedrig. Aus diesem Grund wird das Grading bisher noch nicht im großen Maße beim Nierenzellkarzinom angewandt, insbesondere weil das sorgfältige Staging allein viele der prognostischen Informationen erbringt.

Klinische Befunde

Symptome

Nur wenige, keine pathognomonischen Symptome finden sich beim Nierenzellkarzinom. Tatsächlich stehen bei wenigstens ⅓ der Patienten die Symptome und die klinischen Zeichen in keiner Beziehung zum

Primärtumor. Daher suchen die Patienten ihren Hausarzt oder einen anderen Facharzt und nicht den Urologen auf. Deshalb wird dieser Tumor oft auch als „internistischer" Tumor bezeichnet. Die Symptome und klinischen Zeichen entstehen nicht infolge des Primärtumors in der Niere. Häufig finden sich systemisch-toxische oder endokrine Effekte, wie z.B. die oft zu beobachtenden paraneoplastischen Syndrome. Häufig wird die Symptomatik jedoch bereits durch die Metastasierung hervorgerufen. Ungefähr ⅓ der Patienten hat zum Zeitpunkt der Diagnose bereits Metastasen.

Das häufigste Symptom sind die Schmerzen, obwohl sie nur in 40–50% der Fälle durch den Primärtumor hervorgerufen werden. Der tumorbezogene Schmerz wird gewöhlich als dumpf oder als ein vages Druckgefühl im Flankenbereich beschrieben. Kommt es zur Einblutung in den Tumor oder wandern Koagula durch den Harnleiter, so verstärkt sich der Schmerz bis zur Kolik. Das Vorwachsen des Tumors in benachbarte Strukturen, wie z.B. die hintere Bauchwand, führt zu schweren anhaltenden Schmerzen. Metastasen verursachen häufig Schmerzen, insbesondere die Knochenmetastasen.

Viel häufiger jedoch sind die Symptome subtiler. Berg erkannte schon 1913, daß Schwäche, Gewichtsverlust und Anämie zu den Frühsymptomen zählen (Bennington u. Kradjian 1967). In einer Studie klagten 61% der Patienten über unspezifische abdominelle Magen- oder Darmbeschwerden, wie Anorexie, Übelkeit, Erbrechen, Blähungen und Darmentleerungsstörungen (Gibbons et al. 1976). Fehlen Metastasen, so können viele dieser Symptome durch die retroperitoneale Reizung durch den Tumor hervorgerufen werden. Übelkeit, Müdigkeit und Abgeschlagenheit sind häufige Beschwerden. Es wurde auch von Polyneuritis und Myositis berichtet, obwohl dies selten ist.

Klinische Zeichen

Die Erkrankung wird mehr von unklinischen Zeichen als von Symptomen charakterisiert, doch diese können auch unspezifisch sein. Die Hämaturie, das Hauptmerkmal, kann mikroskopisch nachgewiesen werden. Meistens tritt sie makroskopisch auf und kann wechselhaft und schmerzlos sein, solange es nicht durch Koagula zu Harnleiterkoliken kommt. Es handelt sich um ein Spätsymptom, das jedoch bei bis zu 60% der Patienten auftritt.

Eine palpable Anschwellung im Flankenbereich ist ein anderes charakteristisches Spätzeichen. Es wird bei etwa ⅓ der Patienten beobachtet. Die Trias aus Hämaturie, Flankenschmerzen und einer palpablen Vergrößerung im Nierenlager, wurde lange Zeit als die klassische diagnostische Form angesehen. Mittlerweile hat man jedoch festgestellt, daß es lediglich bei 50% der Patienten zu dieser Kombination kommt und daß sogar bei 35% der Patienten keines dieser Zeichen vorhanden war. Die Symptome und klinischen Zeichen treten erst sehr spät auf, so daß bei bis zu 47% der Patienten bereits Metastasen vorhanden sind.

Bei etwa 30–45% der Patienten tritt als einziges diagnostisches Merkmal der Gewichtsverlust auf. Fieber findet sich bei ungefähr 20% der Patienten und ist bei 2–4% das einzige Zeichen. Hierfür scheint ein endogenes Pyrogen verantwortlich zu sein.

Bei 43% der Patienten beobachtete man eine Hypertonie (Morlock u. Horton 1936), wobei jedoch der Prozentsatz von 25% richtiger zu sein scheint. Der erhöhte Blutdruck kann durch den erhöhten Reninspiegel entstehen (Sufrin et al. 1977), obwohl auch eine Nierenarterienstenose und arteriovenöse Fistel hierfür verantwortlich sein können.

Gelegentlich wird eine Herzvergrößerung oder gar eine Herzinsuffizienz beobachtet. Diese kann durch arteriovenöse Fisteln innerhalb des Tumors oder in großen Metastasen verursacht sein. Eine vollständige Obstruktion der V. cava durch einen Tumorthrombus kann zu Ödemen in den Beinen, im Bereich der Genitalien, zu dilatierten oberflächlichen Venen im Bereich des Abdomens und zum Aszites führen. Kommt es zur Obstruktion der V. hepatica durch Thromben, so kann sich ein Budd-Chiari-ähnliches Syndrom ausbilden (Ödeme, portale Hypertonie und Veränderungen der Leberfunktion). Die Obstruktion der V. spermatica führt zur Varikozele, die sich auch im Liegen nicht entleert. Schließlich kann eine periphere Neuromyopathie bestehen.

Veränderungen durch Metastasen werden i. allg. nicht übersehen. Hierzu zählen besonders pathologische Frakturen, fokale neurologische Störungen infolge raumgreifender Veränderungen im Bereich des ZNS, Hämoptysis und vaginale Blutungen. Endokrine Störungen können sich als Gynäkomastie, Libidoverlust, Hirsutismus, Amenorrhö und Cushing-ähnliche Symptome manifestieren.

Laborbefunde

Die Bedeutung der Urinuntersuchung zur Diagnose eines Nierenzellkarzinoms ist eingeschränkt, da es sich meist um eine Makro- und nicht um eine Mikrohämaturie handelt. Bei manchen Patienten wird die Diagnose auch durch den Nachweis der Mikrohämaturie gestellt. Es ist wichtig, daran zu erinnern, daß normale Befunde der Urinanalyse ein Nierenzellkarzinom nicht ausschließen. Eine Proteinurie kann entweder auf eine Nierenvenenthrombose hindeuten oder durch ein nephrotisches Syndrom bedingt sein, das aufgrund einer Amyloidose entstanden ist.

Die häufigste hämatologische Veränderung ist die Anämie, die bei 30% der Patienten auftritt. Sie ist normozytisch und normochrom und wahrscheinlich durch die tumortoxische Depression des Knochenmarks bedingt. Bei Entfernung des Primärtumors kann die Anämie verschwinden. Bei 5% der Patienten tritt eine Polyzythämie (oder genauer: eine Erythrozytose) auf. Bei einigen Nierenzellkarzinomen konnte eine vermehrte Erythropoetinkonzentration nachgewiesen werden. Der Spiegel korreliert jedoch nicht unbedingt klinisch mit dem Grad der Erythrozytose (Sufrin et al. 1977). Man fand außerdem häufig eine Blutkörperchensenkungsbeschleunigung oder eine Reaktion des weißen Blutbildes.

Pathologische Leberfunktionstests treten in 10–15% der Fälle auf, auch wenn Lebermetastasen nicht nachweisbar sind. Dieses Symptom, das 1961 von Stauffer zuerst beschrieben wurde und dessen Namen trägt, kann zu folgenden Veränderungen führen: Hepatosplenomegalie, Dysproteinämie (erhöhtes α_2-Globulin und vermindertes Albumin), erhöhte alkalische Phosphatase, erhöhter Thymoltest, verlängerte Prothrombinzeit und verzögerte Bromsulfaleinretentionsprobe. Histologisch findet sich eine unspezifische reaktive Hepatitis mit unterschiedlichem Schweregrad. Die Normalisierung der Leberfunktionswerte nach Entfernung des Primärtumors signalisiert eine bessere Prognose (Warren et al. 1970).

Bei 15% der Patienten mit Nierenzellkarzinom beobachtet man eine Hyperkalzämie. Obwohl sie meist erst als Folge der Knochenmetastasen auftritt, wird sie auch bei fehlender Metastasierung beschrieben. Durch Radioimmunoassays konnte man im Tumor eine Substanz nachweisen, die nicht vom Parathormon zu unterscheiden war (Goldberg et al. 1964; Lytton et al. 1965). Auch hohe Konzentrationen von Prostaglandin-ähnlichen Substanzen wurden bei Metastasen gefunden (Brereton et al. 1974).

Tatsächlich produzieren diese Tumoren viele biologisch aktive, hormonähnliche Stoffe, die in Laboratorien nachgewiesen werden können. Erwähnt wurde schon das Renin. Aber auch andere Substanzen erzeugen spezifische klinische Syndrome, wie z.B. die adrenokortikotropen Hormone (Cushing-Syndrom), das Enteroglukagon (Proteinenteropathie), das Prolaktin (Galaktorrhö), das Insulin (Hypoglykämie) und die Gonadotropine (Gynäkomastie und Libidoverlust oder Hirsutismus, Amenorrhö und Veränderungen des Haaransatzes) (Altaffer u. Chenault 1979).

Röntgenbefunde

Die einfachste radiologische Untersuchung ist die Abdomenübersichtsaufnahme (Nieren-, Ureter- und Blasenaufnahme). Sie zeigt ohne Kontrastmittel die

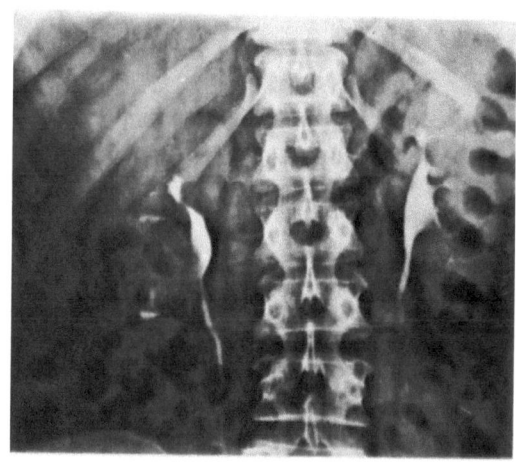

Abb. 19.3. Raumfordernde Veränderung (Adenokarzinom) der Niere. Das Ausscheidungsurogramm zeigt eine Abdrängung des Nierenbeckens und der mittleren und unteren Kelchgruppe der rechten Niere. Die linke Niere ist unauffällig

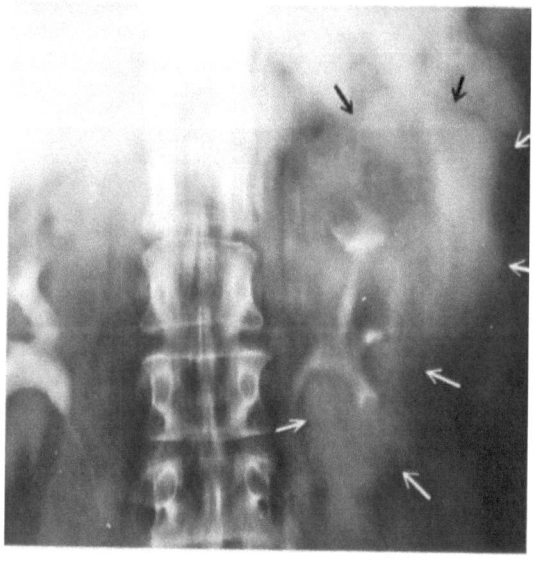

Abb. 19.4. Adenokarzinom der Niere. Das Ausscheidungsurogramm mit Tomogramm zeigt *(Pfeile)* eine deutliche Vergrößerung des oberen Nierenpols und eine Elongation der oberen Kelchgruppe der linken Niere

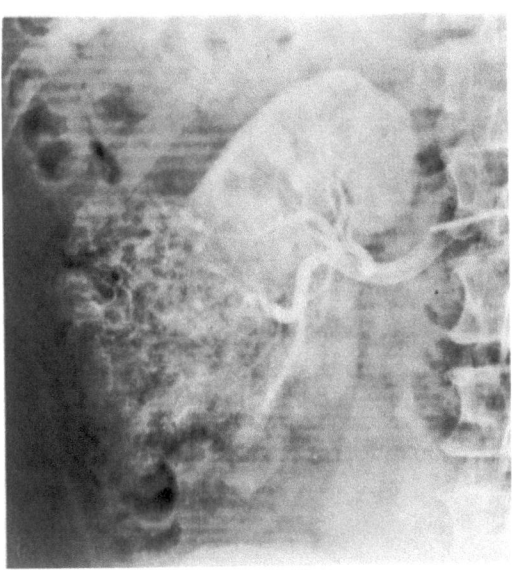

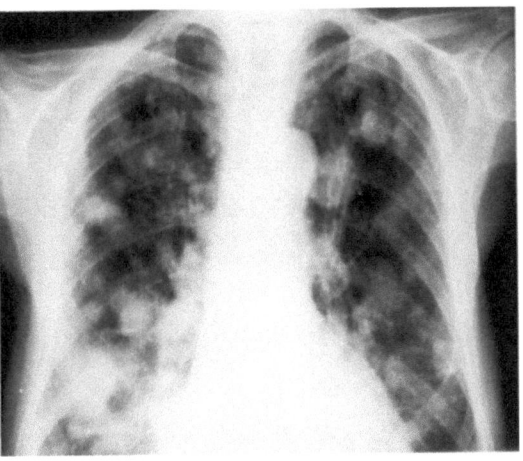

Abb. 19.6. Adenokarzinom der Niere. Die Thoraxaufnahme zeigt Lungenmetastasen. Man beachte die typischen „Cannonball-Veränderungen"

Abb. 19.5. Adenokarzinom der Niere. Auf dem selektiven Nierenangiogramm erkennt man markante neue Tumorgefäße im unteren Anteil der rechten Niere, die typisch sind für einen malignen Tumor

Kontur der Niere im perinephritischen Fettgewebe. Eine einseitige Vergrößerung oder Veränderung der Nierenkontur oder eine Veränderung der Nierenachse deutet auf einen Tumor hin. Bei 7–10% der Nierenkarzinoma kann eine Verkalkung die Nierenschatten überdecken, was jedoch nicht unbedingt für malignes Wachstum pathognomoisch ist (Daniel et al. 1972).

Das Hauptmerkmal im Ausscheidungsurogramm ist die Verdrängung des Hohlraumsystems (Abb. 19.3). Werden Teile des Hohlraumsystems durch den Tumor komprimiert, können sie entweder gar nicht mehr dargestellt werden, oder sie sind hinter der partiellen Obstruktion dilatiert. Das Ausscheidungsurogramm mit Tomographie kann auch noch subtile Veränderungen durch einen Tumor offenbaren (Abb. 19.4).

Die wichtigste Untersuchungsmethode zur Diagnostik des Nierenzellkarzinoms ist die Arteriographie. Sie zeigt in charakteristischer Weise die starke Vaskularisation mit unregelmäßigen Gefäßen unterschiedlichen Kalibers (Abb. 19.5), venöse Kontrastmittelansammlung innerhalb des Tumors, Aneurysmen, arteriovenöse Shunts, vorzeitige venöse Füllung, eine unregelmäßige Kontrastmittelansammlung im nekrotischen Tumorgebiet auf Spätaufnahmen und die fehlende Abgrenzung zwischen Tumor und angrenzendem normalem Gewebe. Ist die Vaskularisation des Tumors gering und die Diagnose schwierig zu stellen, so kann man vor Gabe des Kontrastmittels Adrenalin injizieren, das zu einer Konstriktion der normalen, aber nicht der neoplastischen Gefäße führt. Obwohl durch ein positives Arteriogramm die Diagnose i. allg. gesichert werden kann, können Schwierigkeiten bei nekrotischen malignen Nierentumoren oder bei hypovaskulären Tumoren (10%) auftreten. Obwohl Lang (1973) eine ausgezeichnete Korrelation zwischen arteriographischen und pathologischen Stadien nachweisen konnte, fanden andere Autoren, daß sich nur wenige Tumoren mit Hilfe der Arteriographie sicher klassifizieren lassen.

Die Arteriographie ist bei der Diagnostik von Fernmetastasen wertlos, da die Metastasen charakteristischerweise hypervaskulär sind, wenn der Primärtumor auch hypervaskulär ist. Arteriographisch kann man jedoch Veränderungen von nur 5 mm Größe in der kontralateralen Niere oder der Leber erkennen und selbst verdächtige weiche Gewebe- oder Knochenläsionen identifizieren. In einer Studie konnten mit Hilfe der Angiographie bei 20 von 115 Patienten (17%) Metastasen nachgewiesen werden, von denen 10 keine anderen Metastasen aufwiesen (Hellekant u. Nyman 1979). Aus diesem Grund gehört zu einer vollständigen Untersuchung routinemäßig die Aortographie, die bilaterale selektive Nierenarteriographie, die Zölikographie und die selektive Leberarteriographie sowie normalerweise die Kavographie.

Das Risiko ernster Komplikationen durch eine Arteriographie ist sehr gering. Die Untersuchung ist jedoch teuer, da der Patient stationär aufgenommen werden muß. Die digitale Subtraktionsangiographie, bei der nur eine venöse Kontrastmittelinjektion vorgenommen wird, und die man auch ambulant durchführen kann, kann evtl. die angiographischen Unter-

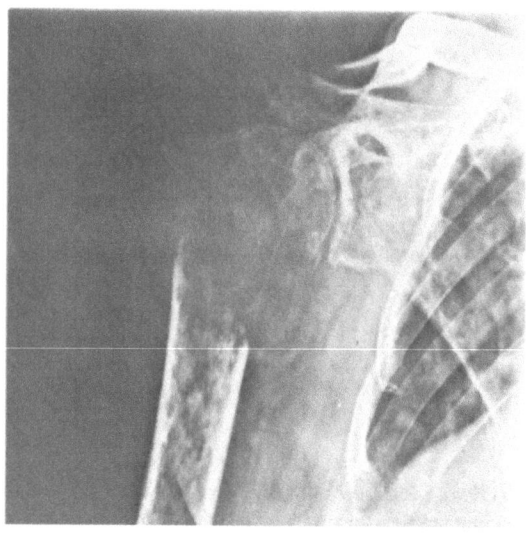

Abb. 19.7. Adenokarzinom der Niere. Die Knochenaufnahme zeigt osteolytische Metastasen im Humerus

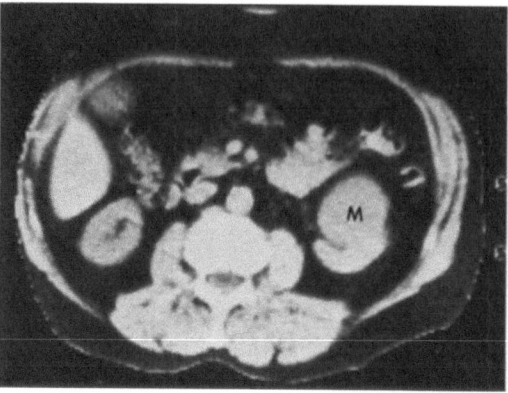

Abb. 19.8. Nierenkarzinom. Das CT zeigt einen raumfordernden Prozeß *(M)*, der vom vorderen Anteil der linken Niere ausgeht. Der Tumor besitzt etwa die Dichte des angrenzenden normalen Nierenparenchyms. Dies deutet darauf hin, daß es sich nicht um eine einfache Zyste handeln kann

suchungen ersetzen. Dieses Verfahren kann man als Ergänzung zur Ultraschalluntersuchung und zum CT betrachten (Engelmann et al. 1984; Zabbo et al. 1985).

Zum Nachweis von Metastasen sind eine Routinethoraxaufnahme (Abb. 19.6) und Knochenaufnahmen oder Knochenszintigramme erforderlich. Bei der Routinetomographie können Veränderungen von 6 mm Durchmesser, im CT sogar von nur 3 mm Durchmesser aufgedeckt werden (Schaner et al. 1978). Knochenaufnahmen können osteolytische Metastasen offenbaren (Abb. 19.7), die primär im Becken oder im axialen Skelett auftreten (Swanson et al. 1981).

Sonographie

Die billigste und sicherste Methode, einen Tumor von einer Nierenzyste zu unterscheiden, ist die Sonographie. Durch die Oberbauchsonographie können bei einem renalen Tumor ein Thrombus in der V. cava inferior, retroperitoneale tumoröse Veränderungen oder Lebermetastasen nachgewiesen werden. Durch die Real-time-Sonographie kann die Flexibilität dieser Methode erhöht werden. Sonographische Schwierigkeiten können bei reichlich vorhandenen Darmgasen auftreten.

Computertomogramm

Zusätzlich zur genauen Differenzierung zwischen einem zystischen und einem soliden Tumor kann das CT die Dichte des Gewebes aufzeigen (gemessen in Hounsfield-Einheiten) (Abb. 19.8). Die Darstellung einer Zyste wird durch Kontrastmittelinjektion nicht verändert, die Darstellung des Tumors jedoch nach Kontrastmittelgabe i. allg. verstärkt. Das CT ist bei einer Genauigkeit von 91% der Arteriographie beim präoperativen Staging des Nierenzellkarzinoms überlegen (Cronan et al. 1982; Richie et al. 1983; Lang 1984). Das CT kann auch zur postoperativen Verlaufskontrolle eingesetzt werden: bei Verdacht auf Residualtumoren, bei Tumorrezidiven (Parienty et al. 1984) und zum Nachweis von latenten Knochenmetastasen, die auf einfachen Röntgenbildern oder Knochenaufnahmen nicht nachweisbar sind (Swanson u. Bernardino 1982). Im CT stellt sich ein Tumor – anders als im Ultraschallbild – auch dar, wenn der Darm reichlich mit Darmgas gefüllt ist. Bei sehr dünnen Patienten können allerdings auch durch das unzureichende retroperitoneale Fettgewebe Schwierigkeiten bei der Differenzierung angrenzender Strukturen auftreten. Einige Autoren meinen, daß das CT bei bestimmten Patienten vor einer Nephrektomie eine Aortographie überflüssig macht. Obwohl bei größeren Tumoren – wie man mit der Arteriographie nachweisen kann – häufiger okkulte Metastasen vorhanden sind, gilt dies weniger für kleinere Tumoren.

Isotopenuntersuchung

Die dynamische und statische Isotopenuntersuchung kann Informationen über die Durchblutung und Funktion eines renalen Tumors liefern. Sie kann das Ausscheidungsurogramm bei Patienten mit Jodallergie oder schlechter Nierenfunktion ersetzen. Mit ihr kann man nachweisen, ob es sich bei einem tumorverdächtigen Bezirk um einen Pseudotumor oder eine hypertrophierte Bertin-Säule handelt.

Häufiger wird das Szintigramm jedoch zum Staging eingesetzt. Obwohl Leber-, Gehirn- und Knochenscans fokale Veränderungen zeigen, die Metastasen vermuten lassen, ist ihre Aussagekraft gering.

Nuclear Magnetic Resonance (NMR)

Obwohl die klinischen Erfahrungen mit diesem relativ neuen Untersuchungsmethoden noch begrenzt sind, sind doch zahlreiche Vorteile gegenüber den konventionellen Röntgenverfahren schon jetzt deutlich geworden: 1. NMR benötigt keine ionisierenden Strahlen. 2. Es werden keine jodhaltigen Kontrastmittel benötigt. 3. Es treten keine Bildstörungen durch Knochen oder durch Metallteile (wie z.B. Clips, wie sie in der Chirurgie verwendet werden) auf. Man hat festgestellt, daß das räumliche Auflösungsvermögen mit der letzten Generation der CT-Geräte vergleichbar ist. Kurz- oder mittelfristige schädliche biologische Einflüsse sind bisher nicht nachgewiesen worden (Williams u. Hricak 1984). Die NMR-Untersuchung unterscheidet zwischen soliden und zystischen Nierentumoren und bietet beim Tumorstaging in 96% zuverlässige Daten (Hricak et al. 1985). Die NMR scheint sich auch besonders gut für die Beurteilung vaskulärer Strukturen zu eignen, da der Blutfluß zu einem charakteristischen Signal führt. Hierdurch wird eine Unterscheidung zwischen Gefäßen und hilären oder perivaskulären Lymphdrüsenveränderungen möglich. Neuere technische Entwicklungen (z.B. Anwendung der NMR für andere Atome) und die Anwendung von Kontrastmitteln steigern die anatomischen Informationen und stimmen die Forscher in diesem Bereich über die zukünftige Rolle der NMR in der klinischen Medizin optimistisch.

Perkutane Nadelaspiration und Biopsie

Wenn sonographisch oder im CT ein offensichtlich zystischer Tumor auffällt, sollte Flüssigkeit aspiriert und untersucht werden, um die benigne Natur der Veränderung sicherzustellen. Mit Hilfe der Röntgendurchleuchtung, des Ultraschalls und des CT läßt sich eine Punktion gut durchführen. Die Flüssigkeit wird abgesaugt, makroskopisch auf Trübungen biochemisch auf Fett und zytologisch auf maligne Zellen untersucht. Zum Ausschluß eines Tumors muß die aspirierte Flüssigkeit klar und leicht gelblich sein. Sie darf keine malignen Zellen enthalten und nur einen niedrigen Fett- und Cholesteringehalt aufweisen (Petersson et al. 1982). Nach Flüssigkeitsaspiration wird gewöhnlich Kontrastmittel injiziert, damit auf den Röntgenaufnahmen der glatte Rand der Zystenwand nachgewiesen werden kann.

Die Nadelaspiration kann auch in unklaren Fällen und bei Verdacht auf eine solide Tumorbildung durchgeführt werden, um Material für zytologische Untersuchungen zu erhalten. In Einzelfällen werden auch Gewebestücke für die histologische Untersuchung mit Hilfe entsprechender Biopsienadeln entnommen. Von einer Beimpfung des Stichkanals mit malignen Zellen wurde erst 2mal berichtet (Bush et al. 1977, Wehle u. Grabstald 1986).

Instrumentelle Untersuchung

Die Zystoskopie ist die einzig wichtige instrumentelle Untersuchung bei Patienten, die sich mit einer Hämaturie vorstellen. Blutige Entleerungen aus dem Ureterostium weisen auf eine Blutung aus dem oberen Harntrakt hin und schließen den unteren Harntrakt als Ursache aus. Retrograde Urogramme sind nicht routinemäßig notwendig, Spülungen des oberen Harntraktes sind meist überflüssig (s. unten).

Zytologische Untersuchung

Die zytologische Untersuchung von Gewebeproben aus dem Inneren des Tumors kann beweisend sein. Zytologische Untersuchungen des frischen Urins oder Spülungen des Nierenbeckens sind häufig nicht aussagekräftig, da das Eindringen von Tumorzellen in das Sammelsystem der Niere ein Spätzeichen ist.

Tumormarker

Das Nierenzellkarzinom hat keine pathognomonischen Marker, obwohl in diesem Zusammenhang einige biologisch aktive Substanzen erwähnt werden müssen. Bei einer Untersuchung von 57 Patienten lagen bei 63% erhöhte Erythropoetinspiegel im Serum vor. Die Höhe der Spiegel korrelierte aber nicht mit dem histologischen Typ des Tumors, dem Tumorgrad, dem Tumorstadium oder der Prognose (Sufrin et al. 1977).

Die Plasma- oder Urinspiegel des karzinoembryonalen Antigens und die Polyamine im Urin (z.B.

Spermin, Spermidin und Putrescin) können erhöht sein, aber sie sind unspezifische Tumormarker. Der Serumhaptoglobinspiegel, ein $α_2$-Globulin, das in der Leber gebildet wird, ist bei Patienten mit Nierenzellkarzinom erhöht und korreliert mit dem Stadium der Erkrankung, besonders bei der Beurteilung, ob Metastasen bestehen oder nicht (Vickers 1974; Babaian u. Swanson 1982). Aber auch hierbei handelt es sich nicht um einen spezifischen Tumormarker.

Neuerdings konnte man einige unterschiedliche Phänotypen durch monoklonale Antikörper von Mäusen gegen Oberflächenantigene von menschlichen Nierenkarzinomen sowohl in vivo als auch in vitro nachweisen (Bander 1984; Finstad et al. 1985). Die klinische Bedeutung dieser Entdeckungen ist noch nicht endgültig zu beurteilen.

Die Tumormarker sind in zweifacher Hinsicht bedeutungsvoll: bei der Kontrolle der Therapie und bei der Beurteilung der Überlebensrate nach der Therapie. In diesem Sinne gibt es viele „Marker" beim Nierenzellkarzinom, weil sich zahlreiche hämatologische und biochemische Veränderungen und die klinischen Zeichen und Symptome nach der Therapie normalisieren. Wenn also ein einzelner Patient mit Fieber bei der Aufnahmeuntersuchung nach der Nephrektomie kein Fieber hat, so kann sein Tumor einen nützlichen „Marker" produziert haben. Ein erneuter Fieberanstieg kann auf ein Krankheitsrezidiv hindeuten, wenn klinisch keine andere Krankheit vorliegt. Typischere Beispiele hierfür sind Anämie oder Erythrozytose, erhöhte BKS, pathologische Leberfunktionstests, Hypertonie und Hyperkalzämie.

Differentialdiagnose

Die Differentialdiagnose eines Nierenzellkarzinoms entspricht der eines Nierentumors. Wie früher schon besprochen, kann die Diagnose gewöhnlich röntgenologisch gestellt werden. Kann ein maligner Tumor durch röntgenologische Standarduntersuchung, einschließlich der Nadelaspiration und -biopsie, nicht sicher ausgeschlossen werden, so muß man operativ vorgehen (Balfe et al. 1982). Manchmal kann eine verdächtige renale Tumorbildung durch folgende Veränderungen vorgetäuscht werden: durch embryonale Lappung, Veränderung der Nierenkontur durch eine vernarbende Pyelonephritis (Abb. 19.9) oder durch eine hypertrophierte Bertin-Säule. Diese Diagnosen können jedoch mit Hilfe der Schichtaufnahmen oder szintigraphisch gesichert werden.

Routinemäßige CT-Scans zeigen, daß viele normale Nieren eine oder mehrere einfache Zysten aufweisen können. Deshalb sind bei fast allen Patienten

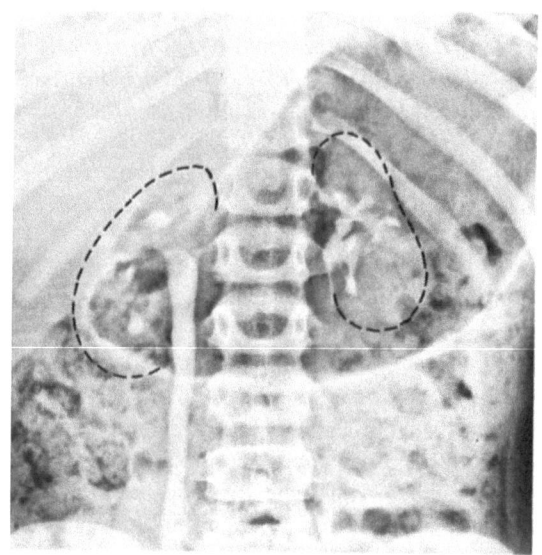

Abb. 19.9. Pseudotumor der Niere. Bilaterale abgeheilte Pyelonephritis infolge eines vesikoureteralen Refluxes. Die Röntgenaufnahme zeigt, daß die lokalisierte kompensatorische Hypertrophie im unteren Pol der linken Niere zu einer Verdrängung der Kelche führt, was auf einen raumfordernden Prozeß hindeutet

mit Zysten operative Eingriffe oder eine Punktion der Zyste überflüssig. Wenn Symptome fehlen und sonographisch oder computertomographisch die klassischen Kriterien einer Zyste vorliegen, ist eine Punktion der Zyste nicht notwendig. Eine weitergehende Diagnostik ist jedoch in allen Fällen angezeigt, in denen Beschwerden, verkalkte Veränderungen oder Tumorbildungen vorliegen, die den fest definierten Kriterien einer Zyste nicht entsprechen.

Zahlreiche raumfordernde Prozesse sind solide, aber dennoch hypovaskulär. Bei einem Nierenkarbunkel oder einem Abszeß weist die Anamnese auf eine Infektion hin. Außerdem bestehen Fieber und Leukozytose. Mit der Nadel läßt sich Eiter aspirieren. Auch Granulome können in der Niere auftreten. Die xanthogranulomatöse Pyelonephritis kann ein Nierenzellkarzinom vortäuschen und durch ihre chronische Infektion auch eine vermehrte Vaskularisation aufweisen. Anamnese und röntgenologische Ergebnisse, die auf einen diffusen Entzündungsprozeß hindeuten, klären die Diagnose. Es ist praktisch unmöglich, Angiomyolipome arteriographisch von Nierenzellkarzinomen zu unterscheiden. Eine Diagnostik ist durch das CT möglich, da sich das Fett im Tumorbereich darstellen läßt. Besteht bei einem Patienten mit ein- oder beidseitigem Nierentumorverdacht eine tuberöse Sklerose, so sollte man unbedingt an ein Angiomyolipom denken.

Bei einem malignen Nierentumor kann es sich auch um eine Metastase handeln. Die Metastasierung erfolgt am häufigsten aus der Lunge, der Brust oder einem malignen Melanom (Bracken et al. 1979). Diese metastatischen Tumoren sind meist bilateral, multipel und kleiner als 3 cm im Durchmesser. Für die Diagnostik sind oft eine Arteriographie und eine Nadelbiopsie erforderlich. Ein mehr diffuses infiltratives Wachstum deutet auf eine Leukämie oder auf ein Lymphom hin.

Nierenbeckentumoren führen häufig zu diagnostischen Schwierigkeiten, insbesondere wenn das Ausscheidungsurogramm keine eindeutigen Befunde ergibt. Mit Hilfe des Ultraschalls und des CT lassen sich die Veränderungen i. allg. innerhalb des Nierenbeckens oder des Hohlraumsystems nachweisen. Gelegentlich kann die Arteriographie von Nutzen sein. Bei der Nadelaspiration können Zellen eines Übergangszellkarzinoms gewonnen werden.

Obwohl große Nebennierentumoren schwer abzugrenzen sind, lassen sich extrarenale Tumoren röntgenologisch von Nierentumoren gut abgrenzen, wie z.B. Pankreaspseudozysten, eine vergrößerte Milz, vergrößerte retroperitoneale Lymphknoten und Nebennierentumoren. Die Diagnose läßt sich bei Nebennierentumoren durch die biochemischen Veränderungen und durch die Symptome, die durch die Überproduktion der Nebennierenhormone entstehen, diagnostizieren.

Therapie

Spezifische Maßnahmen

Lokalisierte Tumoren

Obwohl es nur wenige stichhaltige Fakten gibt, die eine klare Überlegenheit einer radikalen (extrafaszialen) gegenüber einer einfachen (intrafaszialen) Nephrektomie beweisen, stimmen fast alle Ärzte darin überein, daß die radikale Nephrektomie bei einem nicht-metastasierenden Nierenzellkarzinom die Therapiemethode der Wahl ist. Eine radikale Nephrektomie fordert eine frühzeitige Darstellung des Nierenstiels und die En-bloc-Entfernung der Niere, des Tumors, der Nebenniere und der intakten Gerota-Kapsel. Die Nephrektomie kann entweder über den thorakoabdominellen oder den transabdominellen Zugang vorgenommen werden. Obwohl man traditionsgemäß die Nebenniere derselben Seite mitentfernt, wird eine routinemäßige Entfernung neuerdings in Frage gestellt (Robey u. Schellhammer 1986).

Ob eine Lymphadenektomie zusätzlich durchgeführt werden soll, ist nach wie vor umstritten. Obwohl die Rate von Lymphknotenmetastasen größer als 30% sein kann, haben Hulten et al. (1969) nachgewiesen, daß die Patienten isolierte Lymphmetastasen auf der anderen Seite der großen Gefäße, in den Iliakallymphknoten oder sogar in den Supraklavikularlymphknoten haben können. DeKernion (1980) betonte, daß durch die charakteristische starke Gefäßneubildung dieser Tumoren Tumorzellen durch die Lymphe entlang der Gefäße zu jedem Punkt im Retroperitoneum, vom Diaphragma bis zum Becken, transportiert werden können. Dies macht den Versuch, alle Lymphknoten operativ zu entfernen, zu einem risikoreichen und nutzlosen Eingriff. Darüber hinaus hat der Patient mit regionalen Lymphknotenmetastasen fast immer auch schon lymphatische oder nicht-lymphatische Fernmetastasen.

Auf jeden Fall ist die Lymphadenektomie ein Stagingverfahren, das sich besonders dann als sinnvoll erweist, wenn es bisher unbekannte Veränderungen bei einem Patienten ohne nachweisbare Metastasen aufdeckt. Die Lymphadenektomie hat nur selten therapeutische Wirkung. Nur Golimbu et al. (1986) konnten zeigen, daß nach Lymphadenektomie höhere Überlebensraten nachweisbar waren. Bei Patienten mit einem Tumorstadium II und III lag die Fünfjahresüberlebensrate nach Lymphadenektomie und mit unauffälligen Lymphknoten 15% höher als bei vergrößerten Lymphknoten und nicht vorgenommener Lymphadenektomie.

Die Überlebenschancen der Patienten mit Lymphknotenmetastasen sind schlecht, unabhängig davon, ob eine Lymphadenektomie durchgeführt wird oder nicht. In verschiedenen Studien wird von einer Fünfjahresüberlebensrate bei weniger als 10% der Patienten berichtet, wenn regionale Lymphknoten betroffen sind. Petkovic (1980) wies darauf hin, daß Patienten mit beginnendem Lymphknotenbefall (N_1 und N_2) bessere Aussichten haben als solche mit fortgeschrittenen Lymphknotenveränderungen (N_3 und N_4). Diese primären Lymphknoten werden jedoch gewöhnlich schon durch die radikale Standardnephrektomie auch ohne besondere Lymphadenektomie mitentfernt.

In den seltenen Fällen einer Tumorbildung in einer Einzelniere sollte eine partielle Nephrektomie in Betracht gezogen werden (entweder in situ oder ex vivo). Wenn der gesamte sichtbare Tumor erfolgreich entfernt wurde, waren die Überlebensraten überraschend gut – mindestens 65% für diese stark selektierte Patientengruppe (Topley et al. 1984; Zincke et al. 1985). Bei der In-situ-Chirurgie wurde von lokalen Rezidiven lediglich in 4–16% berichtet. Die Rate ist noch niedriger bei Ex-vivo-Operationen unter Schonung des Parenchyms. Für eine sorgfältige ausgesuchte Patientengruppe scheint aber eine Enukleation zuverlässig zu sein und zu einer ausgezeichneten Tumorkontrolle zu führen (Novick et al. 1986). Bei bilateraler Tumorbildung sollten die Eingriffe in gleicher Weise vorgenommen werden. Bei Patienten ohne klinisch nachgewiesene Metastasenbildung können bilaterale partielle Nephrektomien oder die Nephrektomie einer Niere und die partielle Nephrektomie der anderen Niere zu vernünftigen Überlebensraten führen. Bei einigen Patienten wurden bilaterale Nephrektomien mit anschließender chronischer Hämodialysebehandlung oder einer Transplantation durchgeführt (Jacobs et al. 1980). Die totale Entfernung der Nieren ist unter diesen Umständen jedoch möglichst zu vermeiden (Johnson et al. 1978).

Eine radikale Nephrektomie sollte man auch bei Patienten mit Tumorthromben, die sich in die V. cava inferior ausdehnen durchführen (die geschätzte Rate liegt bei etwa 3–6%). Diese Tumorzapfen, die sich bis in den Vorhof ausdehnen können, wachsen i. allg. nicht-invasiv in die Gefäßwand vor und können operativ beseitigt werden. Da aber die Mortalitätsrate bei 4–14% liegt, Komplikationen häufig sind (an erster Stelle Nierenversagen und Sepsis) und die Langzeitüberlebensraten niedrig liegen, sollte eine Entfernung der Tumorzapfen nur dann vorgenommen werden, wenn klinisch vermutlich keine Metastasen vorliegen (Kearney et al. 1981; Cherrie et al. 1982; Prichett et al. 1986).

Bei Tumoren, die in den Vorhof vorwachsen, oder bei sehr großen retroperitonealen Tumoren, ermöglicht eine tiefe Unterkühlung mit Herzstillstand und temporärer Blutleere bei gleichzeitigem kardiopulmonalem Bypass ein operatives Vorgehen in einem blutfreien Arbeitsbereich (Marshall et al. 1984; Krahne et al. 1984). Sicherlich sind noch mehr Erfahrungen mit dieser chirurgischen Technik notwendig, bevor sich beurteilen läßt, ob damit bessere Langzeitergebnisse erzielt werden können.

2 zusätzliche Methoden zur radikalen Nephrektomie werden bei den Patienten empfohlen, bei denen keine Hinweise für eine Metastasierung vorliegen: die Radiotherapie und die präoperative Embolisation. Der Nutzen der Radiotherapie ist schon seit 1951 umstritten, als Riches et al. eine Tumorverkleinerung nach präoperativer Bestrahlung nachwiesen. Zahlreiche Wissenschaftler in den USA und Europa haben verschiedene Dosierungen und Therapiepläne für eine präoperative Bestrahlung erprobt. Überzeugende Ergebnisse liegen bis heute nicht vor. Auch die postoperative Bestrahlung hat zu schweren Komplikationen wie z.B. zum Tod durch Strahlenhepatitis, geführt. Die postoperative Bestrahlung kann die Rate lokaler Tumorrezidive reduzieren, sie kann jedoch eine Metastasierung nicht verhindern.

Die präoperarive arterielle Embolisation oder Infarzierung des Primärtumors erreicht man mit einem sterilen Zellulosestreifen, Polyvinylalkohol, Äthylalkohol oder einer rostfreien Stahlspirale nach Gianturco (Chuang et al. 1981). Die Embolisation vermindert den Blutverlust und verkürzt die Operationszeit, sie führt außerdem zu einer ödematösen Schwellung in der Umgebung des Tumors. Der präoperative Verschluß der Nierenarterie ist, insbesondere bei der transabdominellen, transperitonealen Nephrektomie von Vorteil (Swanson 1982). Fast immer treten jedoch Schmerzen und Fieber, gelegentlich aber auch Übelkeit und Erbrechen auf. Da auch andere schwerwiegende Komplikationen möglich sind, sollte die Embolisation auf große hypervaskularisierte Tumoren oder auf Tumoren mit Tumorzapfen in der Nierenvene oder der V. cava inferior beschränkt bleiben. Die Embolisation führt nur zu technischen Vorteilen, die Überlebensraten konnten nicht verbessert werden. Die Embolisation kann man außerdem auch bei unerträglichen Schmerzen oder anhaltenden Hämaturien bei Patienten einsetzen, die inoperabel sind.

Stadium der Tumormetastasen

Wegen der großen Zahl der Patienten mit bereits metastasierenden Nierenzellkarzinomen ist die Initialtherapie enorm wichtig. Manche Patienten stellen sich bereits mit Metastasen vor, bei anderen entwickeln sie sich erst nach Beginn der Therapie (die schlechten Langzeitüberlebensraten aller Patienten mit Stadium-I-Tumoren reflektieren diese Progression in besonderem Maß), und die Behandlung ist daher zwingend. Die Metastasen wie auch die daraus resultierenden paraneoplastischen Syndrome, wie Hyperkalzämie, müssen behandelt werden, da sie das Leben der Patienten verkürzen und ihr Wohlbefinden beeinflussen.

Die Therapie bei einem Patienten mit unbehandeltem Primärtumor und nachweisbarer Metastasierung verläuft in mehreren Stufen. Bis vor kurzem wurde die Nephrektomie noch routinemäßig empfohlen, da man glaubte, daß sie 1. die Lebenszeit verlängert, 2. die Regression metastatischer Läsionen fördert, 3. die Effektivität anderer Therapieformen steigert, 4. lokale Symptome kontrolliert und 5. den psychologischen Einfluß des Tumors auf den Patienten reduziert. Aufgrund der klinischen Erfahrung kann man diesen Argumenten jedoch nicht ausnahmslos zustimmen (Maldazys u. de Kernion 1986). Hat der Patient in seltenen Fällen nur eine Solitärmetastase (1,6–3,6% der Patienten), so beobachtete man nach Nephrektomie und Resektion der Metastasen bei bis zu 35% der Patienten eine Fünfjahresüberlebensrate (O'Dea et al. 1978). Der Operateur muß jedoch vor der Exzision der Metastase nachweisen, daß es sich um eine einzelne Metastase handelt. Man muß sich gleichzeitig darüber im klaren sein, daß eine Heilung unwahrscheinlich ist, da fast alle Patienten, von denen man bisher berichtete, später jedoch zusätzliche Metastasen entwickelten.

Inzwischen wurden etwa 50 Fälle einer Spontanregression der Metastasen nach Nephrektomie beschrieben. Wenige davon wurden histologisch bestätigt, bei vielen sind auch andere Therapieformen als die Nephrektomie durchgeführt worden (Freed et al. 1977). 1980 beobachteten de Kernion u. Berry Spontanregressionen bei 0,8% von 571 Patienten. Die Nephrektomie scheint die Effektivität gegenüber Standardchemotherapeutika oder hormonellen Substanzen nicht zu erhöhen. Lokale Symptome – wie Schmerzen und Hämaturie – oder systemische Probleme – wie die Hyperkalzämie oder Hypertonie – kann man gewöhnlich medikamentös unter Kontrolle bringen. Eventuell ist auch eine perkutane arterielle Embolisierung des primären oder metastatischen Tumors notwendig. Eine Nephrektomie sollte man i. allg. denjenigen vorbehalten, bei denen eine Behandlung durch nicht-operative Maßnahmen nicht mehr möglich ist, aber doch noch eine Überlebenszeit von mehr als 6 Monaten zu vermuten ist. Bei Patienten mit metastasierenden Nierenzellkarzinomen ist die Mortalitätsrate während und nach der Operation nämlich relativ hoch.

Almgard et al. (1973) beschrieben als erste die Embolisierung der Gefäße bei Patienten mit Nierenzellkarzinomen. Die Ergebnisse mehrerer Untersuchungen lassen vermuten, daß die Nephrektomie bei Patienten mit metastasierendem Nierenzellkarzinom effektiver ist, wenn vorher eine Embolisierung durchgeführt wurde (Almgard et al. 1973; Bracken et al. 1975). Eine kürzlich veröffentlichte Analyse von 100 Patienten, die so behandelt wurden, ergab, daß der therapeutische Nutzen dieser Kombinationstherapie nur bei Patienten mit parenchymalen Lungenmetastasen sinnvoll ist. Diese selektierte Patientengruppe zeigte statistisch eine deutliche Verbesserung der Überlebensraten (Swanson et al. 1983). Bei keiner anderen Patientengruppe konnte die Embolisierung mit Nephrektomie die Überlebenszeit gegenüber der alleinigen Nephrektomie verlängern. Die Embolisierung der Gefäße ohne spätere Nephrektomie verlängerte die Überlebensrate auch nicht.

Trotzdem kann die Embolisierung eine Rolle in der Gesamtbehandlung einnehmen. In Verbindung mit der Chemotherapie ermöglicht sie eine direkte Zuführung höherer Substanzdosen zum Tumor, was auf systemischem Wege unmöglich wäre (Kato et al. 1981). Eine andere Möglichkeit besteht darin, nichtresezierbare Primärtumoren und rezidivierende oder metastasierende Veränderungen mit radioaktivem ^{125}J zu embolisieren. Lang et al. (1983) berichteten von einer Verkleinerung aller Tumoren bei gleichzeitiger Besserung der Beschwerden und der Blutungen. Bei Patienten mit Knochenmetastasen kann eine Embolisierung der metastatischen Region zu deutlicher Besserung der Beschwerden führen. Dies gilt besonders für Patienten, bei denen Knochenmetastasen wieder zu Schmerzen führen, nachdem eine maximale Radiotherapie vorgenommen wurde (Chuang et al. 1979). Da die metastatischen Veränderungen charakteristischerweise ebenso hypervaskulär sind wie die Primärtumoren, hat sich die Embolisierung der Knochenmetastasen vor operativen orthopädischen Eingriffen als wertvolle Zusatzmethode erwiesen (Bowers et al. 1982).

Die Radiotherapie setzt man symptomatisch bei schmerzhaften Knochenmetastasen ein. Ein Linearbeschleuniger wird hierzu nicht benötigt. Die Behandlung mit ^{60}Co ist genauso wirksam. Die externe Bestrahlung wird auch bei Gehirnmetastasen durchgeführt, wenn es sich nicht um eine solitäre Metastase handelt, die entfernt werden kann. Neurologische Veränderungen können hierdurch (zumindest teilweise) verhindert werden, auch wenn die Behandlung nur in wenigen Fällen zu einer Verlängerung der Überlebenszeit führte. Die Bestrahlung des gesamten Gehirns sollte durch Verabreichung hochdosierter Steroidgaben ergänzt werden. Bei schmerzhaften oder blutenden Hautmetastasen können gelegentlich Bestrahlungen mit niedrigen Energien Linderung schaffen.

Seit Kirkman (1959) nachgewiesen hat, daß Testosteron oder Progesteron bei syrischen Goldhamstern östrogen-induzierte Nebennierenrindentumoren blockieren konnte, hat die Hormontherapie bei der Behandlung des Nierenzellkarzinoms viel an Interesse gewonnen. Bloom (1973) und andere Autoren haben die Wirksamkeit von Progestativa und Androgenen in mehreren großen Untersuchungen aufgezeigt. Sie berichteten von einer Erfolgsquote von etwa 16%. Hrushesky u. Murphy (1977) konnten in einer sehr umfassenden Untersuchung bei 400 Patienten, die zwischen 1971 und 1976 mit Progestativa und Androgenen oder beiden behandelt wurden, allerdings lediglich eine objektive Erfolgsrate von weniger als 2% feststellen. Sie betonen außerdem, daß die Erfolgsraten noch niedriger wären, wenn sie strengere kritische Maßstäbe angelegt hätten. Trotzdem sind endgültige, gut dokumentierte, objektive Erfolgsquoten beschrieben worden (vorwiegend bei Lungenmetastasen bei Männern).

Manche Patienten mit Nierenzellkarzinomen sprechen subjektiv auf diese Therapie an und fühlen sich besser. Da die Hormone außerdem nur wenige schwerwiegende Nebenwirkungen haben und noch keine zytostatisch wirksame Substanz zur Behandlung dieser Tumoren bekannt ist, hat die Hormontherapie bei der Behandlung metastasierender Nierenzellkarzinome immer noch eine gewisse Bedeutung, solange keine falschen Erwartungen daran geknüpft werden (z. B. mit Medroxyprogesteron 400 mg 2mal wöchentlich).

Bei der Überprüfung zahlreicher Arbeiten zur zytostatischen Chemotherapie im Jahre 1983 fand sich weder ein einzelnes Medikament noch eine Kombination, die nachweislich beim Nierenzellkarzinom wirksam gewesen wäre (McDonald 1982; Harris 1983). Viele Substanzen oder Substanzkombinationen lieferten Erfolgsraten von 5–10%, doch sind davon praktisch alle nur partiell oder von kurzer Dauer wirksam. In vielen Fällen sind die augenscheinlichen Erfolgsraten lediglich auf die zu kleine Zahl untersuchter Patienten zurückzuführen. Die anfänglich vielversprechenden Erfolge einiger Medikamente ließen sich bei genauer Nachprüfung oft nicht reproduzieren.

Auch die vielversprechenden frühen Erfahrungen mit Interferon müssen in diesem Licht betrachtet werden. Für das gereingite menschliche Leukozyteninterferon (IFN α) fand sich eine 50%ige Tumorreduktion (und eine Totalreduktion in wenigen Fällen) bei 15–26% der Patienten (de Kernion et al. 1983; Quesada et al. 1985). Für das menschliche Lymphoblasteninterferon fand sich eine Rate von 15% (Neidhart et al. 1984) und für das rekombinante Interferon (IFN α-2a) von 29%. Die Entwicklung neutralisierender Antikörper gegen IFN α-2a bei 7 von 12 Respondern, verkürzt allerdings die Dauer der Remissionsrate (Quesada et al. 1985). Kombinationen der verschiedenen Interferone werden inzwischen getestet. Die besten Erfolge hat man im Bereich der Haut und Lunge erzielt, aber auch Veränderungen der retroperitonealen Lymphknoten und der Leber zeigten Reaktionen. Verschiedene Interferone scheinen auch wirksam gegen das Nierenzellkarzinom zu sein und erfordern weitere Untersuchungen, entweder allein oder in Verbindung mit anderen Chemotherapeutika (Figlin et al. 1985; Neidhart 1986; Fossa et al. 1986).

Eine eindeutige therapeutische Bedeutung hat das Mithramycin. Eine Hyperkalzämie ist bei Nierenzellkarzinom häufig (geschätzt 10–12% der Fälle) beobachtet werden, unabhängig davon, ob Knochenmetastasen vorliegen oder nicht. Nierenzellkarzinome selber können parathyroidhormon-ähnliche Substanzen und Prostaglandin E produzieren, die beide den Serumkalziumspiegel anheben. Mithramycin (in einer Infusion mit 25 μg/m^2 Körperoberfläche) vermindert wirkungsvoll den Serumkalziumspiegel, auch wenn es erst 36–48 h nach der Infusion seine Maximalwirkung erreicht. Eine schnelle Senkung des Kalziumspiegels kann man jedoch auch durch eine massive Diurese mit intravenösen Salzlösungen und Furosemid erreichen (Swanson 1983). Auch das Indometacin, ein Antiprostaglandin, senkt den Serumkalziumspiegel (Brereton et al. 1974).

Seit dem Bericht über eine offensichtlich erfolgreiche Injektion von Serum eines geheilten Patienten auf ein anderes Familienmitglied mit Nierenzellkarzinom (Horn u. Horn 1971) wird die Immuntherapie bei Patienten mit fortgeschrittenem Nierenzellkarzinom befürwortet. Auch homogenisierte, polymerisierte und manchmal radioaktiv bestrahlte autologe Tumorzellen, die mit einem Adjuvans injiziert wurden, konnten die Überlebensraten verbessern (Neidhart et al. 1980; McCune et al. 1981; Tallberg et al. 1985). Andere Autoren verwenden Immun-RNA oder den Bacillus Calmette-Guérin (BCG) (de Kernion u. Ramming 1980; Richie et al. 1984; Morales et al. 1982). Neuere Untersuchungen bezüglich der biologischen Immunstimulanzien hat man mit Amplogen, Tumornekrosefaktor, Interleukin-2, lymphokine-aktivierten Killerzellen oder verschiedenen Kombinationen hiervon durchgeführt (Rosenberg et al. 1985). Jedoch konnte keiner von ihnen überzeugend nachweisen, daß die Immuntherapie zu einer wirksamen klinischen Regression der Krankheit führt oder die Überlebenszeit verlängert.

Nachsorge

Die Patienten sollten in regelmäßigen Zeitabständen nachuntersucht werden, damit eine Rezidivbildung oder ein Fortschreiten der Erkrankung erkannt werden kann. Bei der klinischen Untersuchung tastet man nach Abdominaltumoren einer vergrößerten Leber oder etwaigen Lymphknoten. Durch das Blutbild werden eine Anämie und eine Erythrozytose diagnostiziert. Mit verschiedenen Serumanalysen (SMA-12) werden die Leberfunktion, der Serumkreatinin- und der Kalziumspiegel bestimmt. Durch Blutuntersuchungen werden auch unspezifische Tumormarker, wie das Serumhaptoglobin oder andere biologisch aktive Substanzen, die von Nierenzellkarzinomen produziert werden, festgestellt. Eine Thoraxaufnahme ist selbstverständlich. Eine Abdomenübersichtsaufnahme und ein Knochenszintigramm sind kaum sinnvoll, solange die Beschwerden nicht für Knochenmetastasen typisch sind. Ein CT, das jährlich angefertigt wird, ermöglicht die Beurteilung der kontralateralen Niere. Hierdurch können auch lokale Rezidivbildungen im Nierenlager sowie Metastasen in der Leber ausgeschlossen werden, obwohl der Erfolg gering ist, es sei denn, daß Symptome oder ein hohes Risiko für lokale Rezidive bestehen (Parienty et al. 1984).

Prognose

Eine Reihe von Faktoren bestimmt die Lebenserwartung des Patienten: das klinische Stadium der Erkrankung, der histologische Grad, die Größe des Tumors, die Blutkörperchensenkungsgeschwindigkeit und das Geschlecht des Patienten. Kürzlich stellte man fest, daß der DNA-Gehalt gut mit der Prognose übereinstimmte (Otto et al. 1984; Ljungberg et al. 1986). Die besten Aussagen über die Prognose sind durch die chirurgische und histopathologische Festlegung des Tumorstadiums gegeben.

Die Auswirkung des Tumors auf die Lebenserwartung wurde in der Mayo-Klinik sehr genau in einer Analyse bei 89 Patienten zwischen 20 und 40 Jahren beschrieben. In einer alters- und geschlechtsentsprechenden Vergleichsgruppe lag die wahrscheinliche Zehnjahresüberlebensrate bei 97% (Lieber et al. 1981). In der Patientengruppe betrugen die Fünf- und Zehnjahresüberlebensraten 79 und 73% bei Patienten mit Tumorstadium I (der Tumor ist auf die Niere beschränkt). Bei den Tumorstadien II und III lagen die Zahlen bei 40 und 24% (regionale Ausbreitung des Tumors auf das perinephritische Fettgewebe oder die Lymphknoten oder makroskopischer Befall der Nierenvene oder V. cava inferior). Im Stadium IV lag die Fünfjahresüberlebensrate bei 8% (metastasierender Tumor). Patienten mit Stadium-I-Tumoren hatten eine ausgezeichnete Prognose, wenn sie länger als 3 Jahre überlebten. Von den Patienten mit einem Tumorstadium IV überlebten weniger als 50% 1 Jahr und nur 20% 3 Jahre.

Trotz früherer Berichte, daß eine Venenbeteiligung die Überlebenszeit nicht wesentlich beeinflusse, fanden Hoehn et al. (1983) jedoch zunehmend schlechtere Überlebenszeiten für Patienten, bei denen mikroskopisch oder makroskopisch ein Befall der intrarenalen Venen, der Hauptnierenvene und der V. cava inferior auftrat. Eine Untersuchungsgruppe aus Rotterdam fand, daß bei Nierenvenenbeteiligung die Heilungschancen wesentlich schlechter sind (van der Werf-Messing et al. 1978). Vielleicht liegt die Klärung dieser Frage in Studien, die berichteten, daß bei einer sehr kleinen Patientengruppe ein Tumor mit Beteiligung der V. cava inferior die Prognose nicht ungünstig beeinflußte, solange der Primärtumor sich nicht auch in das perinephritische Fett ausdehnte (Heney u. Nocks 1982; Cherrie et al. 1982; Golimbu et al. 1986).

Die regionale Lymphknotenbeteiligung führt zu einer schlechten Prognose. Nur selten überleben Patienten im Erkrankungsstadium IV 5 Jahre, unabhängig von der angewandten Therapie.

Nephroblastom (Wilms-Tumor)

Das Nephroblastom oder der Wilms-Tumor ist ein maligner gemischter Nierentumor, der vorwiegend bei Kindern auftritt, aber auch bei Jugendlichen und Erwachsenen vorkommen kann. Das durchschnittliche Erkrankungsalter beträgt 2 Jahre und 11 Monate (Lemerle et al. 1976). Der Tumor tritt mit gleicher Häufigkeit bei Männern und Frauen auf, und rassische oder geographische Faktoren beeinflussen die Erkrankungsrate nicht wesentlich (Bennington u. Beckwith 1975). Die Tumoren sind beinahe gleich häufig in der rechten und der linken Niere zu finden. Ungefähr 5% sind jedoch bei der Diagnose bilateral nachweisbar. Der Wilms-Tumor steht bei 15% der Patienten in Verbindung mit kongenitalen Anomalien (Pendergrass 1976). Unter den 547 Patienten in der National-Wilms'-Tumor-Study waren die häufigsten Anomalien die Aniridie (1% der Kinder mit Wilms-Tumoren), die Hemihypertrophie (2,9%) und Urogenitalanomalien (4,4%).

Ätiologie

Man nimmt an, daß die Wilms-Tumoren wenigstens teilweise kongenital sind, da sie die einzigen häufig vorkommenden Tumoren mit gemischtem embryonalem Ursprung sind. Knudson u. Strong (1972) haben vermutet, daß der Tumor aus 2 voneinander getrennten Mutanten entsteht, wobei die 1. prä- oder postzygotisch, die 2. dagegen immer postzygotisch ist. Wenn die 1. Mutation präzygotisch ist, so ist der Tumor vererbbar, tritt sie postzygotisch auf, so ist er nicht vererbbar. Dieses Modell würde bedeuten, daß 38% der Wilms-Tumoren hereditär und 62% sporadisch sind. Es wurde eine spezifische Veränderung des Chromosoms 11 bei den Patienten festgestellt, die sowohl eine Aniridie als auch einen Wilms-Tumor aufwiesen (Yunis u. Ramsay 1980).

Pathogenese und Pathologie

Die Hypothese der 2 Mutationen von Knudson u. Strong (1972) kann die Induktion einer malignen

Transformation erklären. Der Ursprung des Nephroblastoms bleibt jedoch unbekannt. Aufgrund der hohen Vorkommensrate persistierender Blastome bei Nieren mit einem Wilms-Tumor haben Bove u. McAdams (1976) und Rous et al. (1976) vermutet, daß dieser Tumor aus einem knotigen renalen Blastom entsteht. Es gibt einige Anzeichen dafür, daß sich ein knotiges Blastom zum Nephroblastom entwickeln kann. Bennington u. Beckwith (1975) nahmen an, daß Blastome als Folge einer präzygoten Mutation persistieren und sich nach der 2. (postzygotischen) Mutation zu Nephroblastomen weiterentwickeln könnten.

Die Tumoren sind i. allg. groß und solitär, obwohl auch eine multifokale Erkrankung bei 7% der Patienten zu beobachten ist (Breslow u. Beckwith 1982). Auf der Schnittfläche sind die Nephroblastome typischerweise weich und multilobulär, erscheinen grau oder bräunlich und quellen aus der Schnittebene hervor. Manchmal bestehen Einblutungen oder Nekrosen, und gelegentlich können auftretende zystische Veränderungen eine polyzystische Nierendegeneration vortäuschen.

Histologisch setzt sich der Tumor aus einer Mischung von epithelialen, stromalen und blastemischen (unreifem Mesenchym) Elementen mit wechselnden Anteilen zusammen. Die Nephroblastome sind in 2 große Kategorien eingeteilt worden, die auf histopathologischen Charakteristika basieren (Beckwith u. Palmer 1978). Ungefähr 11% der Tumoren bei Patienten, die in die National-Wilms'-Tumor-Study eingingen, wiesen eine fokale oder diffuse Anaplasie oder sarkomatöse Charakteristika auf, wobei diese Befunde als „unfavorable histology" (UH) bezeichnet wurden. Die übrigen nannte man „favorable histology" (FH). Die Prognose hing entscheidend davon ab, ob ein Tumor FH oder UH war. Die UH-Tumoren werden noch weiter unterteilt in anaplastische, rhabdoide und Varianten des Klarzelltumors. Jede dieser Arten verhält sich klinisch unterschiedlich, man kann sie tatsächlich als unterschiedliche Tumoren betrachten (D'Angio et al. 1982).

Zur lokalen Ausdehnung des Tumors kommt es gewöhnlich durch ein direktes Durchwachsen durch die Nierenkapsel, wobei i. allg. das retroperitoneale Gewebe befallen wird. Auch ein Einwachsen ins Peritoneum ist möglich. Außerdem kann ein Tumorzapfen in der Nierenvene auftreten, der sich über die V. cava inferior bis in den Vorhof erstreckt. Die Gefäßwände selbst bleiben meistens frei. Auch das Hohlraumsystem kann infiltriert werden, wobei im Nierenbecken und im Harnleiter Tumorknötchen auftreten. Zum Lymphknotenbefall kommt es im Hilus- und periaortalen Bereich. Bei etwa 11% der Patienten bestehen zum Zeitpunkt der Diagnose bereits Metastasen (D'Angio et al. 1981). Mit oder ohne Beteiligung anderer Organe sind die Lungen am häufigsten befallen. Sie sind bei über 80% der Patienten nach dem primären operativen Eingriff die erste Region einer Metastasierung. Gelegentlich treten die Metastasen auch in der Leber, den mediastinalen Lymphknoten, den Nebennieren, im Diaphragma, im Retroperitoneum oder in anderen Regionen auf (Bennington u. Beckwith 1975). D'Angio et al. (1982) berichteten, daß Knochenmetastasen selten sind, solange es sich nicht um ein Sarkom handelt, bei dem gleichzeitig Gehirnmetastasen und kleinzellige Gehirntumoren in der Fossa posterior bei Rhabdomyosarkomen gefunden werden.

Tumorstaging

In dem an häufigsten verwendeten Stagingsystem, das 1976 von der National-Wilms'-Tumor-Study-Group (D'Angio et al. 1976) erstellt wurde, wird der Patient vom Chirurgen im Operationssaal in eine Gruppe eingeteilt, die dann durch den Pathologen bestätigt wird. Diese klinischen Gruppen sind durch eine retrospektive Analyse bestätigt worden und können somit wie folgt als Stadien betrachtet werden (Farewell et al. 1981):

- Stadium I: Der Tumor bleibt auf die Niere beschränkt und kann vollständig exzidiert werden. Die Oberfläche der Nierenkapsel ist intakt; der Tumor war vor oder während der Entfernung nicht rupturiert. Es ist kein Residualtumor jenseits der Exzisionsgrenzen festzustellen.
- Stadium II: Der Tumor dehnt sich über die Niere aus, kann jedoch vollständig exzidiert werden. Der Tumor breitet sich lokal aus, d. h., er dringt durch die Pseudokapsel in das perirenale Gewebe vor oder involviert die periaortalen Lymphknoten. Die renalen Gefäße außerhalb der Nierensubstanz sind infiltriert oder enthalten einen Tumorzapfen. Jenseits der Exzisionsgrenzen ist kein Residualtumor feststellbar.
- Stadium III: Residualer, nicht-hämatogen ausgesäter Tumor, der auf das Abdomen beschränkt bleibt. Eine oder mehrere der folgenden Faktoren liegen vor: 1) Der Tumor wurde biopsiert oder rupturierte vor oder während des Eingriffs. 2) Auf dem Peritoneum sind be-

reits Metastasen nachweisbar. 3) Die Lymphknoten jenseits der abdominellen periaortalen Stränge sind befallen. 4) Der Tumor ist aufgrund der lokalen Infiltration in die vitalen Strukturen nicht vollständig zu entfernen.
- Stadium IV: Hämatogene Metastasen: Ablagerungen über das Stadium III hinaus, z.B. in Lunge, Leber, Knochen oder Gehirn.
- Stadium V: Bilaterales renales Einwachsen des Tumors entweder schon anfangs oder erst als Folge der Tumorentwicklung.

Klinische Befunde

Die folgende Besprechung klinischer Manifestationen basiert auf den Beobachtungen von Bennington u. Beckwith (1975) und von D'Angio et al. (1982).

Symptome

Da die meisten Kinder mit einem Wilms-Tumor gesund erscheinen und keinerlei Symptome aufweisen, wird der Tumor vom Arzt am häufigsten während einer Routineuntersuchung oder durch ein Familienmitglied festgestellt. Bei etwa 20–30% der kleinen Patienten traten Schmerzen auf. Anorexie, Übelkeit und Erbrechen lagen bei etwa 15% vor. Fieber bestand bei etwa 10–20%. Eine Obstipation wird gelegentlich beobachtet.

Klinische Zeichen

Das häufigste klinische Zeichen ist ein Tumor im Abdominalbereich. Er wird in über 90% der Fälle beobachtet. Die Schwellung kann extrem groß sein und ist gewöhnlich fest und unbeweglich. Bei etwa 60% beobachtet man eine Hypertonie, bei etwa 10% eine Makrohämaturie. Aufgrund der großen Tumorbildung kann es zu Beinödemen oder Varikozelenbildung kommen. Da gleichzeitig häufig kongenitale Anomalien bestehen, sollten eine Aniridie, eine Hemihypertrophie oder andere seltene Anomalien den Arzt an die Möglichkeit eines Wilms-Tumors denken lassen.

Laborbefunde

Manchmal ergibt die Urinanalyse eine Hämaturie. Eine Anämie kann auftreten, besonders wenn eine Blutung in den Tumor besteht oder eine Ruptur aufgetreten ist.

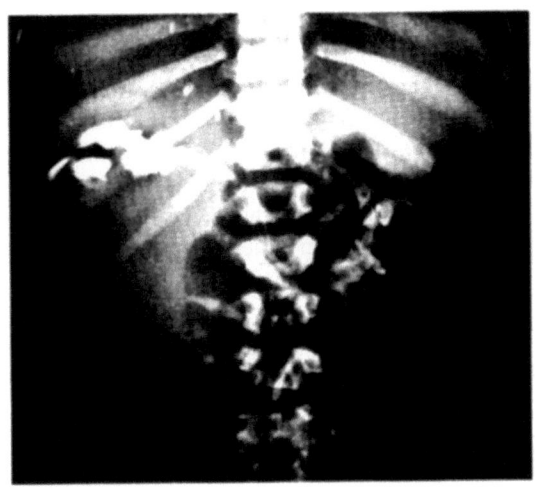

Abb. 19.10. Wilms-Tumor. Das Ausscheidungsurogramm zeigt einen großen kugelförmigen raumfordernden Prozeß im rechten oberen Quadranten mit einer Verlagerung und Verdrängung der Kelche. Der obere rechte Harnleiteranteil ist zur Wirbelsäule abgedrängt

Röntgenbefunde

Eine Abdomenübersichtsaufnahme (Nieren-, Harnleiter- und Blasenaufnahme) kann einen stark vergrößerten Nierenschatten oder eine Verdrängung der Bauchorgane aufweisen. Bei etwa 10% der Wilms-Tumoren sind Verkalkungen nachweisbar, die meistens punkt- oder ringförmig sind.

Das Ausscheidungsurogramm ist der diagnostisch wichtigste und preiswerteste Schritt in der Diagnostik, da nur ein kleiner Prozentsatz der Patienten eine Niereninsuffizienz hat. Die betroffene Niere ist typischerweise unscharf begrenzt, und das Hohlraumsystem aufgrund der intrarenalen Tumorbildung abgedrängt (Abb. 19.10). Das Ausscheidungsurogramm erlaubt außerdem noch eine Beurteilung der kontralateralen Seite in bezug auf Funktion, Tumorbefall und mögliche Mißbildungen.

Obwohl von einigen Ärzten die Darstellung der V. cava inferior routinemäßig vorgenommen wird, sollte sie jedoch wohl nur den Fällen vorbehalten bleiben, bei denen sich die Niere im Ausscheidungsurogramm nicht darstellt, oder wenn Venenstauungen auf die Möglichkeit einer Obstruktion der V. cava hinweisen. Die Arteriographie liefert keine diagnostisch verläßlichen Parameter und ist deshalb routinemäßig nicht sinnvoll.

Aufgrund der hohen Rate von Lungenmetastasen sollten bei jedem Patienten mit Wilms-Tumor Thoraxaufnahmen angefertigt werden. Obwohl die Lungentomographie ohne Zweifel wesentlich aussagekräftiger ist, sollte sie aufgrund des Zeitaufwandes, der Strahlenbelastung und der damit verbundenen Kosten nicht routinemäßig eingesetzt werden. Skelettaufnahmen sind nur bei Patienten mit sarkomartigem Tumor notwendig.

Sonographie und Computertomogramm

Diese Untersuchungsmethoden werden mit steigender Häufigkeit eingesetzt. Ihre Bedeutung bei der Diagnostik nimmt ständig zu. Mit beiden Methoden kann man nachweisen, ob eine renale Tumorbildung solide ist, ob die 2. Niere mitbefallen ist, ob Tumorthromben in der Nierenvene oder der V. cava inferior vorliegen, ob retroperitoneale Lymphknoten vergrößert sind oder ob die Leber Metastasen aufweist. Sonographisch lassen sich Nierenvene und V. cava, insbesondere mit der Real-time-Sonographie gut beurteilen. Das CT ist bei der Beurteilung der Differentialdiagnose von Tumoren noch zuverlässiger. Das CT wird wahrscheinlich auch die Arteriographie bei der Diagnostik des Wilms-Tumors überflüssig machen.

Isotopenuntersuchung

Die szintigraphischen Untersuchungsmethoden werden heute durch bessere Verfahren ersetzt.

Biopsie

Eine Biopsie ist praktisch nie indiziert.

Differentialdiagnose

Ein palpabler Flankentumor bei einem Kind kann entweder benigne oder maligne sein. Die Hydronephrose, die häufigste gutartige Veränderung der Niere, ist gewöhnlich weicher als ein Wilms-Tumor, kann durchscheinend sein und normalerweise durch das Ausscheidungsurogramm differentialdiagnostisch abgegrenzt werden. Eine Zyste läßt sich mit Hilfe der Sonographie oder des CT nachweisen. Eine Lokalisation der Obstruktion ist durch das retrograde Urogramm möglich.

In der First-National-Wilms'-Tumor-Study lag die Häufigkeit der Fehldiagnose „zystische Nieren" bei 25% (D'Angio et al. 1976). Die zystische Beschaffenheit dieser Veränderungen kann i. allg. sonographisch geklärt werden. Da jedoch auch einige Wilms-Tumoren bei Zystennieren auftreten, kann zur exakten Diagnose eine operative Freilegung notwendig sein (D'Angio et al. 1982). Polyzystische Nieren sind normalerweise insuffizient, wobei im retrograden Urogramm die vollständige Obstruktion des Harnleiters nachgewiesen werden kann. Die Nieren können auch bilateral polyzystisch sein. Ein kongenitales mesoblastisches Nephrom (Hamartom), wie es ursprünglich von Bolande et al. (1967) beschrieben wurde, ist ein benigner Tumor, der auch mit Hilfe aller gegenwärtig verfügbaren röntgenologischen Untersuchungsmethoden nicht vom Wilms-Tumor abgegrenzt werden kann (Hartman et al. 1981). Hier muß die Diagnose durch eine operative Freilegung gesichert werden.

Das Neuroblastom ist der häufigste maligne Tumor, der mit dem Wilms-Tumor verwechselt wird. Die Neuroblastome neigen dazu, die Niere nach kaudal zu verdrängen und führen seltener als der Wilms-Tumor zur Deformierung der Kelche. Neuroblastome neigen eher zur Verkalkung (in ungefähr 30% aller Fälle), wobei die Verkalkung häufig in einer feinen diffusen Tüpfelung besteht. Kinder mit Neuroblastomen machen eher einen chronisch-kranken und blassen Eindruck als Kinder mit Nephroblastomen (Leape 1978). Zum Zeitpunkt der Diagnose haben 70% der Patienten mit Neuroblastom bereits Metastasen. Häufig lassen sich Knochenmetastasen nachweisen, und die Leber ist infolge der Metastasierung massiv vergrößert. Der Vanillinmandelsäurespiegel im Urin ist bei Patienten mit Neuroblastom erhöht, bei Patienten mit Wilms-Tumor jedoch normal. Manchmal wird ein intrarenales Neuroblastom erst nach einer Nephrektomie diagnostiziert. 40% der Fehldiagnosen in der First-National-Wilms'-Tumor-Study waren Neuroblastome (D'Angio et al. 1976).

Therapie

Die Überlebensrate für Patienten mit Wilms-Tumor, die allein chirurgisch behandelt wurden, stieg von unter 10% Anfang dieses Jahrhunderts auf 40% bis 1940 an (D'Angio et al. 1980). Daß sich die Überlebensraten so dramatisch verbessert haben, ist eine Bestätigung für das Konzept der multimodalen Therapie und für die National-Wilms'-Tumor-Study-Group, die sich für diese Therapieform einsetzte und ihre Wirksamkeit nachwies. Die Ergebnisse der 1. und 2. Studie sind jetzt verfügbar (D'Angio et al. 1976, 1981), und die abschließenden Ergebnisse der 3. Studie, die vervollständigt wurde, werden erwartet. Das Ziel der Studien bestand darin, die Überlebensrate zu verlängern und nach einer Verfeinerung der Therapiewege zu suchen. Dabei sollten die Toxizität und die Spätfolgen reduziert werden, ohne jedoch die Überlebensraten bei Patienten mit niedrigem Risiko zu verringern. Gleichzeitig sollten Patienten mit hohem Risiko entsprechend wirksamer behandelt werden. Der folgende Abschnitt ist eine Zusammenfassung der Behandlungsempfehlungen dieser Studiengruppe.

Chirurgische Maßnahmen

Grundsätzlich wird bei unilateralen Wilms-Tumoren die Nephrektomie durchgeführt. Der operative Zugang sollte so gewählt werden, daß eine Inspektion des Baumraums, eine Beurteilung der kontralateralen Niere, eine sichere Tumorentfernung und eine Erhaltung der Gerota-Faszie gewährleistet sind. Die regionalen Lymphknoten werden gleichzeitig mitentfernt und verdächtige Knoten biopsiert. Heroische Anstrengungen zur Entfernung des gesamten Tumors durch die Resektion größerer Organe sollte man unterlassen (Leape et al. 1978). Tumorzapfen in der V. cava inferior werden mitentfernt, wenn dies nicht extrem gefährlich ist. Man muß sehr vorsichtig vorgehen, damit der Tumor nicht rupturiert. Ist er sehr ausgeprägt und mit anderen größeren Organen verwachsen, so kann eine präoperative Chemotherapie zur Schrumpfung führen und die Entfernung erleichtern (Bracken et al. 1982). Treten Wilms-Tumoren bilateral auf, ist der Versuch, den gesamten makroskopischen Tumor bilateral zu exzidieren, i. allg. lohnend. Ein solcher Eingriff muß jedoch zugunsten einer Chemotherapie, einer Radiotherapie oder einer Kombinationstherapie zurückgestellt werden (Leape et al. 1978; Lemerle 1982).

Radiotherapie

Nur wenige Ärzte bestreiten, daß der Wilms-Tumor sehr strahlensensibel ist und daß die jüngsten Verbesserungen der Überlebensraten auf den Einsatz der Radiotherapie und der Operation zurückzuführen sind. Der gegenwärtige Trend geht jedoch dahin, eine postoperative Bestrahlung bei Patienten mit einer Erkrankung im niedrigen Tumorstadium zu unterlassen und die Bestrahlungsdosis bei Erkrankungen im fortgeschrittenen Stadium in Verbindung mit einer Chemotherapie herabzusetzen (D'Angio et al. 1982; Clouse et al. 1985). Dies sollte in einer Sitzung durchgeführt werden, um den Kindern langzeitige funktionelle und strukturelle Veränderungen des Skeletts zu ersparen. Man beobachtete dieses bei Patienten, die schon in jungen Jahren eine Radiotherapie erhielten (Leape et al. 1978). Ebenso wird die Radiotherapie bei Lungen-, Leber-, Gehirn- und Knochenmetastasen eingesetzt.

Chemotherapie

Die First-National-Wilms'-Tumor-Study-Group stellte fest, daß die Verwendung einer Kombination aus Vincristin und Dactinomycin besser ist als die alleinige Gabe dieser Medikamente und daß diese 2 Stoffe mindestens postoperativ benötigt werden (D'Angio et al. 1982). Die 2. Studiengruppe fand heraus, daß Adriamycin eine wertvolle Ergänzung zur 2-Medikamententherapie ist. Die 3. Studiengruppe untersucht gerade, ob eine intensive Therapie mit Dactinomycin plus Vincristin zu ebenso guten Resultaten führt wie die 3er-Kombination, da die kardialen Spätfolgen von Adriamycin unbekannt sind. Diese Gruppe untersuchte auch, ob kürzere Behandlungszyklen ebenfalls wirksam sind. Die Berichte haben gezeigt, daß der präoperative Einsatz von Vincristin allein (Brakken et al. 1982) oder die Verbindung Vincristin und Adriamycin (de Kraker et al. 1982; Lemerle et al. 1983) zur Reduzierung der Tumorgröße führt. Dadurch wird die vollständige Resektion erleichtert und die Gefahr einer intraoperativen Tumorruptur vermindert.

Prognose

Eine Reihe von Faktoren, die die Überlebensraten in starkem Maße beeinflussen, ist bisher bekannt, aber am wichtigsten sind der histologische Typ des Tumors, der Lymphknotenbefall und das Stadium der Erkrankung (Lemerle et al. 1976; Beckwith u. Palmer 1978; D'Angio et al. 1982). Die 2. National-Wilms'-Tumor-Study (D'Angio et al. 1981) ergab, daß die Zweijahresüberlebensraten bei Patienten mit FH-Tumoren 90% gegenüber 54% bei Patienten mit UH-Tumoren betrugen. In ähnlicher Weise lagen die Überlebensraten bei Patienten mit Lymphknotenbefall deutlich niedriger, selbst wenn die Lymphknoten noch exzidiert wurden: 82% ohne Lymphknotenbefall gegenüber 54% mit Lymphknotenbefall (bei allen Kindern der Studie): Die Patienten in der 2. Studie wiesen die folgenden rezidivfreien Zweijahresüberlebensraten und Zweijahresüberlebensraten auf:

Stadium I: 88 und 95%; Stadium II: 78 und 90%; Stadium III: 70 und 84%; Stadium IV: 49 und 54%. Von den 30 Patienten mit einer Erkrankung im Stadium V überlebten 26 (87%) 2 Jahre oder länger. Das zeigt, daß selbst Erkrankungen in diesem Stadium noch zu behandeln sind und potentiell gute Ergebnisse bringen können (Bishop et al. 1977; Kay u. Tank 1986).

Obwohl sich die Überlebensraten dramatisch verbessert haben, bleibt das substantielle Risiko, daß bei Patienten, die vom Krebs geheilt sind, Spätfolgen, wie Wachstumsstörungen der Wirbelsäule, Strahlenenteritis, Strahlennephritis oder Hepatopathie, sekundäre maligne Tumoren und Sterilität auftreten können (Jaffe et al. 1980).

Nierensarkom

Nierensarkome sind sehr selten. Sie machen nur 2–3% aller malignen Nierentumoren aus. Leiomyosarkome, Liposarkome und Hämangioperizytome werden später besprochen. Rhabdomyosarkome, Angiosarkome, Fibrosarkome, Fibroxanthosarkome und osteogene Sarkome der Niere wurden beschrieben. Sie treten jedoch noch seltener auf als die 3 erstgenannten Tumoren. Eine ausgezeichnete Übersicht vermittelt die Arbeit von Bennington u. Beckwith (1975).

Leiomyosarkom

Das häufigste Nierensarkom ist das Leiomyosarkom, das über die Hälfte aller in der Mayo-Klinik beobachteten renalen Sarkome ausmacht (Farrow et al. 1968), 44% dieser Tumoren wurden am Memorial Sloan-Kettering Cancer Center beobachtet (Srivnas et al. 1984). Sein Vorkommen steigt mit dem Alter von über 20 Jahren an, wobei es bei Frauen häufiger auftritt als bei Männern. Die Symptome werden durch den bereits bei der Diagnose sehr großen und invasiv-wachsenden Tumor verursacht. Die Leiomyosarkome dehnen sich häufig ins Nierenbecken aus und führen zur Hämaturie. Im Ausscheidungsurogramm lassen sich Defektfüllungen im Nierenbecken nachweisen.

Die Nephrektomie ist die Behandlung der Wahl, wenn sich klinisch noch keine Metastasen nachweisen lassen. Häufig entwickeln sich später Rezidive und Metastasen. Die Tumoren sind relativ strahlenresistent, und auch die zytostatische Kombinationstherapie hat bisher nur wenig ermutigende Resultate erbracht.

Liposarkom

Liposarkome sind selten. Einige retroperitoneale Liposarkome (die häufigsten retroperitonealen Sarkome) sind mit primären Nierentumoren verwechselt worden. Angiomyolipome wurden fälschlicherweise als Liposarkome diagnostiziert. Diese Tumoren sind typischerweise groß, und ihr Ausmaß ist durch ihr infiltrierendes Wachstum makroskopisch nur schwer zu bestimmen. Histologisch können diese Tumoren mit einer xanthogranulomatösen Pyelonephritis oder einem wenig differenzierten Nierenkarzinom verwechselt werden.

Die Behandlung besteht in einer radikalen Nephrektomie, doch sind die Heilungschancen gering. Genau wie bei Liposarkomen in anderen Regionen, sind lokale Rezidive und Fernmetastasen häufig.

Hämangioperizytom

Das Hämangioperizytom ist ein nicht sehr häufiger Tumor mit starker Vaskularisation, der augenscheinlich aus der Nierenkapsel oder dem Retroperitoneum entsteht. Man glaubt, daß juxtaglomeruläre Tumoren eine spezielle Form des Hämangioperizytoms sind. Dieser Tumor kann Renin sezernieren. In der Mayo-Klinik sind 5 Patienten beobachtet worden, von denen 4 trotz Nephrektomie starben (Farrow et al. 1968).

Tumoren des Nierenbeckens

Maligne Tumoren, die aus den Nierenkelchen oder dem Nierenbecken entstehen, machen etwa 7% aller renalen Malignome aus, aber nur weniger als 1% aller Urogenitaltumoren. Sie werden schätzungsweise 3mal häufiger bei Männern als bei Frauen beobachtet. Es gibt keine besondere Prädilektionsstelle, und beidseitiges Auftreten findet sich bei etwa 2–4% der Patienten.

Ätiologie

Die Ursachen der Nierenbeckentumoren sind unbekannt. Man vermutet eine ähnliche Ätiologie wie beim Blasenkrebs (s. S. 431). Die Bezeichnung „Urothel" wurde von Melicow (1945) eingeführt, um die „Einheit" des Epithels, das den gesamten Harntrakt auskleidet, zu beschreiben und den multizentrischen

Ursprung der Uroltheltumoren zu bestärken. Über 20% der Patienten mit Nierenbecken-, Harnleiter- oder Blasentumoren weisen eher multiple als einzelne Veränderungen bei der Diagnostik auf. Über ⅓ der Patienten mit Nierenbeckentumoren hatten, haben oder entwickeln später noch andere Uroltheltumoren.

Man vermutet, daß chronische Infektionen, Urolithiasis, Viren und Umweltfaktoren, wie Zigaretten, Kaffee und organische Lösungsmittel, die in der Farben- und Lederindustrie verwendet werden, die Entwicklung des Nierenbeckenkarzinoms begünstigen. Die Kenntnisse über die Zusammenhänge zwischen den Reizstoffen und den fördernden Komponenten des Tumorwachstums, Karzinogenen und Kokarzinogenen nehmen ständig zu.

Gegenwärtig scheinen besonders 3 Patientengruppen für die Entwicklung eines Nierenbeckentumors stark prädestiniert zu sein: 1. Patienten mit Phenacetinabusus, 2. Patienten mit einer Balkan-Nephropathie und 3. Patienten, bei denen zur retrograden Urographie Thoriumdioxid (Thorotrast) eingesetzt wurde. Eine kausale Genese zwischen reichlicher Zufuhr von Phenacetin- und aspirinhaltigen Analgetika und papillären Nekrosen sowie Übergangszellkarzinomen des Nierenbeckens ist sicher. Bei Patienten, die 1–25 kg Phenacetin über einen Zeitraum von 3–35 Jahren (im Durchschnitt 15 Jahre) eingenommen haben, entwickeln sich Nierenbeckenkarzinome. Der Zeitraum zwischen dem Analgetikaabusus und der klinischen Diagnose des Tumors (Induktionszeit) schwankte zwischen 6 und 35 Jahren (im Durchschnitt 19 Jahre). Tumoren bei Analgetikanephropathie sind gewöhnlich histologisch höher differenziert und bei der Diagnostik weiter fortgeschritten als Erkrankungen, die nicht auf einer Analgetikanephropathie beruhen.

Man konnte mit Sicherheit nachweisen, daß bei den Bewohnern bestimmter Gebiete in den Balkanländern, einschließlich Jugoslawien, Rumänien, Bulgarien und Griechenland, die an einer Balkan-Nephropathie litten, ein erhöhtes Risiko zur Entwicklung von Nierenbeckentumoren besteht. Diese Tumoren verhalten sich jedoch biologisch anders als Tumoren, die in anderen geographischen Bereichen nachgewiesen wurden. Sie sind gewöhnlich klein, verhältnismäßig benigne und treten häufig (in 10% aller Fälle) bilateral auf.

Thorotrast, eine 25%ige kolloidale Thoriumdioxidlösung, wurde 1930 als Röntgenkontrastmittel für die retrograde Urographie eingeführt und wurde bis 1955 immer noch in einigen Ländern der Erde eingesetzt. Durch Reflux kam es zur Ablagerung des Materials im Nierenparenchym. Die Zeitspanne zwischen der Ablagerung und der Entwicklung von Nierenbeckentumoren schwankte zwischen 14 und 41 Jahren. Bei den meisten Tumoren handelt es sich um Plattenepithelkarzinome des Nierenbeckens. In einer Studie starben 4 von 5 Patienten innerhalb von 5 Monaten nach Diagnosestellung (Almgard et al. 1977). Deshalb wurde konsequenterweise eine prophylaktische Nephrektomie bei den Patienten vorgeschlagen, die eine unilaterale „Thorotrast-Niere" ohne Symptome aufwiesen.

Pathogenese und Pathologie

Übergangszellkarzinome machen schätzungsweise 85% der Nierenbeckentumoren aus, wobei etwa ⅔ vom papillären Typ sind. Die meisten dieser papillären Tumoren sind maligne. Es sind nur 7 benigne Tumoren in der englischen Literatur beschrieben worden (Toppercer 1980). Patienten mit papillären Tumoren haben eine bessere Prognose als Patienten mit nicht-papillären Tumoren, wobei die Prognose jedoch gewöhnlich eng mit der Ausdehnung und dem Tumorstadium korreliert.

Plattenepithelkarzinome, die bei Männern und Frauen mit gleicher Häufigkeit auftreten, machen etwa 14% der Gesamtzahl der Nierenbeckentumoren aus. Sie stehen gewöhnlich in Verbindung mit einer Steinerkrankung und einer chronischen Entzündung. Sie sind invasiv und hochgradig maligne. Bis 1960 wurde nur in einem Fall von einer Fünfjahresüberlebensrate berichtet.

Adenokarzinome machen weniger als 1% aller Nierenbeckenkarzinome aus. Der Tumor tritt vorwiegend bei Frauen auf und steht häufig in Verbindung mit Nierensteinen (60% der Fälle), Hydronephrose (40%) und Pyelonephritis (25%). ⅔ der Fälle betreffen die rechte Seite. Die Prognose ist schlecht.

Das Nierenbeckenkarzinom breitet sich aus: 1. durch Wachstum in das benachbarte Nierenparenchym, den Nierenhilus und das peripelvine Gewebe, 2. durch lymphatische Embolisierung in die paraaortalen, mediastinalen und supraklavikulären Lymphknoten und 3. durch hämatogene Metastasen in die Lunge, die Leber, die Knochen und seltener in die Nebennieren, die kontralaterale Niere, das Pankreas und die Milz. Lymphknotenmetastasen deuten i. allg. auf eine systemische Aussaat hin, auch wenn noch keine Metastasen nachweisbar sind. Sie werden klinisch gewöhnlich innerhalb von 6–9 Monaten festgestellt.

Tumorstaging

Da genauere Untersuchungen zum klinischen Staging fehlen, werden die Nierenbeckentumoren nach pathologischen Gesichtspunkten eingeteilt. Grabstald et al. (1971) u. Batata et al. (1975) entwickelten folgendes Stagingsystem für alle Übergangszelltumoren des Nierenbeckens und des Harnleiters.

- Stadium 0: Die Tumoren bleiben auf die Mukosa beschränkt.
- Stadium A: Lediglich eine submuköse Infiltration ist zu erkennen.
- Stadium B: Muskuläre Invasion ohne Ausbreitung durch die Muskelwand der Kelche, des Nierenbeckens oder des Harnleiters.
- Stadium C: Invasion in das Nierenparenchym oder das perinephritische oder periureterale Fettgewebe.
- Stadium D: Ausbreitung über die Niere oder den Harnleiter hinaus in andere Organe, in die regionalen Lymphknoten, oder es sind Fernmetastasen vorhanden.

Klinische Befunde

Symptome

Das häufigste Symptom ist eine schmerzlose Makrohämaturie, die bei etwa 70–95% der Patienten mit Nierenbeckentumoren beobachtet wird. Flankenschmerzen treten bei etwa 8–40% der Patienten auf. Sie können aus einer Obstruktion des Harnleiterabgangs durch den Tumor, aus Harnleiterkoliken infolge der Wanderung von Blutkoagula oder Tumorfragmenten oder durch die lokale Ausbreitung des Tumors in retroperitoneale Strukturen resultieren. Die Symptome einer Blasenreizung sind bei 5–10% der Patienten nachweisbar. Konstitutionelle Symptome (Anorexie, Gewichtsverlust und Lethargie) führen etwa 5% der Patienten zum Arzt.

Klinische Zeichen

Eine gewisse Druckempfindlichkeit kann im Nierenlager bestehen. Dies gilt besonders, wenn eine Harnleiterobstruktion besteht oder eine Infektion hinzugekommen ist. Bei 10–20% der Patienten ist eine Schwellung im Flankenbereich durch den Tumor oder eine damit verbundene Hydronephrose nachweisbar.

Laborbefunde

Bei einer starken Blutung kann die Anämie ausgeprägt sein. Eine Makro- oder Mikrohämaturie ist eigentlich immer zu erwarten, in Intervallen kann der Urin jedoch auch manchmal erythrozytenfrei sein. Bei einer Infektion, bedingt durch die Obstruktion oder den Tumor selbst, finden sich Eiter und Bakterien im Urin.

Röntgenbefunde

Die Diagnose wird gewöhnlich aufgrund des Ausscheidungsurogramms vermutet, das bei Patienten mit Nierenbeckenkarzinom fast immer pathologische Veränderungen aufweist. Der häufigste pyelographische Befund ist ein Füllungsdefekt im Nierenbecken, der bei 50–75% der Urogramme nachweisbar ist (Abb. 19.11). Andere Röntgenbefunde sind Harnleiterabgangs- und Infundibulumstenose, Hydronephrose oder eine Abdrängung der Kelche durch den Tumor. Bei etwa 10% der Patienten findet sich eine sog. stumme Niere.

Obwohl mehrere Wissenschaftlicher (Boijsen u. Falin 1961; Mitty et al. 1969) bestimmte Veränderungen des Nierenbeckenkarzinoms in Angiogrammen beschrieben haben, liegen die falsch-positiven Interpretationen über 40%. Am häufigsten werden entzündliche Veränderungen für ein Malignom gehalten. Mit Hilfe der selektiven Angiographie lassen sich ein oder mehrere der folgenden Charakteristika nachweisen: 1. arterieller Gefäßabbruch, 2. feine Gefäßneubildungen und kontrastreiche Tumordarstellung, 3. vergrößerte und vorspringende Nierenbecken- und Harnleiterarterien und 4. unregelmäßig veränderte Nephrogramme, die anzeigen, daß der Tumor das Nierenparenchym befallen hat. Wird durch einen Füllungsdefekt im Urogramm ein Nierenbeckentumor vorgetäuscht, so kann die Diagnose durch die Angiographie oft geklärt werden (Nierenarterienaneurysma, vaskuläre Vorwölbungen usw.).

Ultraschalluntersuchung

Sonographisch kann man manchmal die Art der Veränderung nachweisen und den Tumor von einem nicht-schattengebenden Stein oder einem Koagulum differenzieren.

Instrumentelle Untersuchung

Bei einer Makrohämaturie sollte sofort eine Zystoskopie durchgeführt werden. Vielleicht läßt sich eine Blutung aus einem Ostium nachweisen, wodurch bereits eine Seitenlokalisation möglich ist. Während der Zystoskopie sollte der Arzt auch nach anderen Uroteltumoren im Bereich der Blase und der Harnröhre suchen.

Selten ist eine transurethrale Ureterorenoskopie notwendig, um eine zuverlässige Diagnose zu stellen. Sie wird nur in ausgewählten Fällen in Erwägung gezogen, da dieses Vorgehen eine Reihe von Komplikationen in sich birgt (z.B. Perforation, Extravasation).

Zytologische Untersuchung

Die routinemäßige zytologische Analyse von miktioniertem oder katheterisiertem Urin ist oft nur von begrenztem Wert, da sich in wenigstens 30% der Proben keine malignen Zellen nachweisen lassen. Im durch Katheterisieren gewonnenen Sammelurin werden die Chancen eines positiven Nachweises besser. Eine retrograde Bürstenbiopsie (Abb. 19.12), um Proben für histologische wie auch zytologische Untersuchungen zu gewinnen, führt oft zu einer genauen präoperativen Diagnose.

Differentialdiagnose

Ein Adenokarzinom der Niere kann ebenfalls eine Hämaturie verursachen. Solche Tumoren sind jedoch häufig palpabel oder auf der Abdomenübersichtsaufnahme als Vorbuckelung der Nierenkontur sichtbar. Durch Urogramme wird das intrarenale Wachstum des Tumors dargestellt. Nierenbeckentumoren können aber auch durch Koagula vorgetäuscht werden. Wenn ein Übergangsepitheltumor in das Parenchym vordringt, kann er ein Adenokarzinom vortäuschen. Man kann die Differentialdiagnose mit Hilfe zytologischer Tests und der Angiographie stellen.

Auch ein nicht-schattengebender Stein kann eine Hämaturie und Nierenschmerzen verursachen. Bei

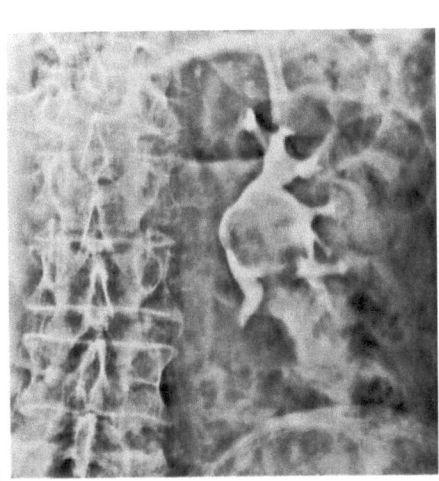
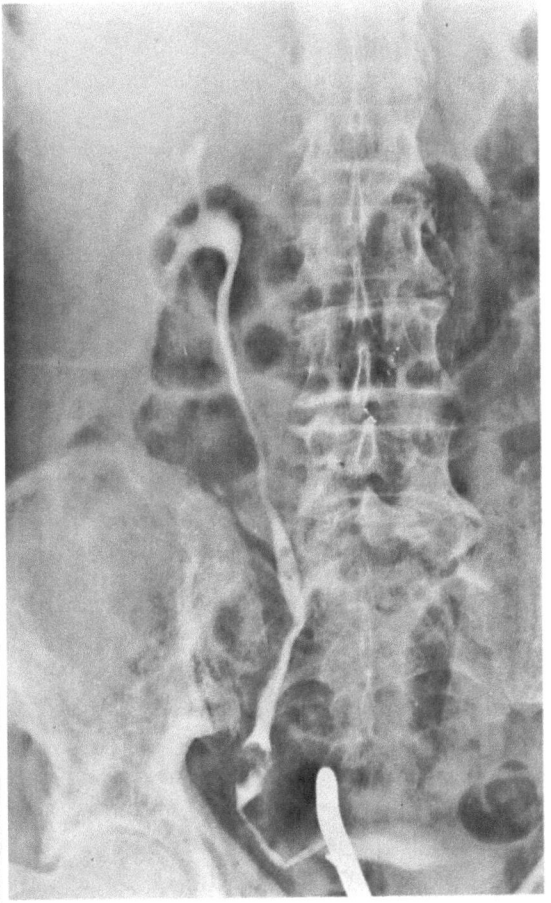

Abb. 19.11a, b. Übergangszellkarzinom des Nierenbeckens. **a** Das Ausscheidungsurogramm zeigt einen raumfordernden Prozeß im linken Nierenbecken. **b** Im retrograden Urogramm erkennt man einen „negativen" Schatten durch ein Übergangszellkarzinom im unteren rechten Harnleiter ohne ersichtliche Obstruktion

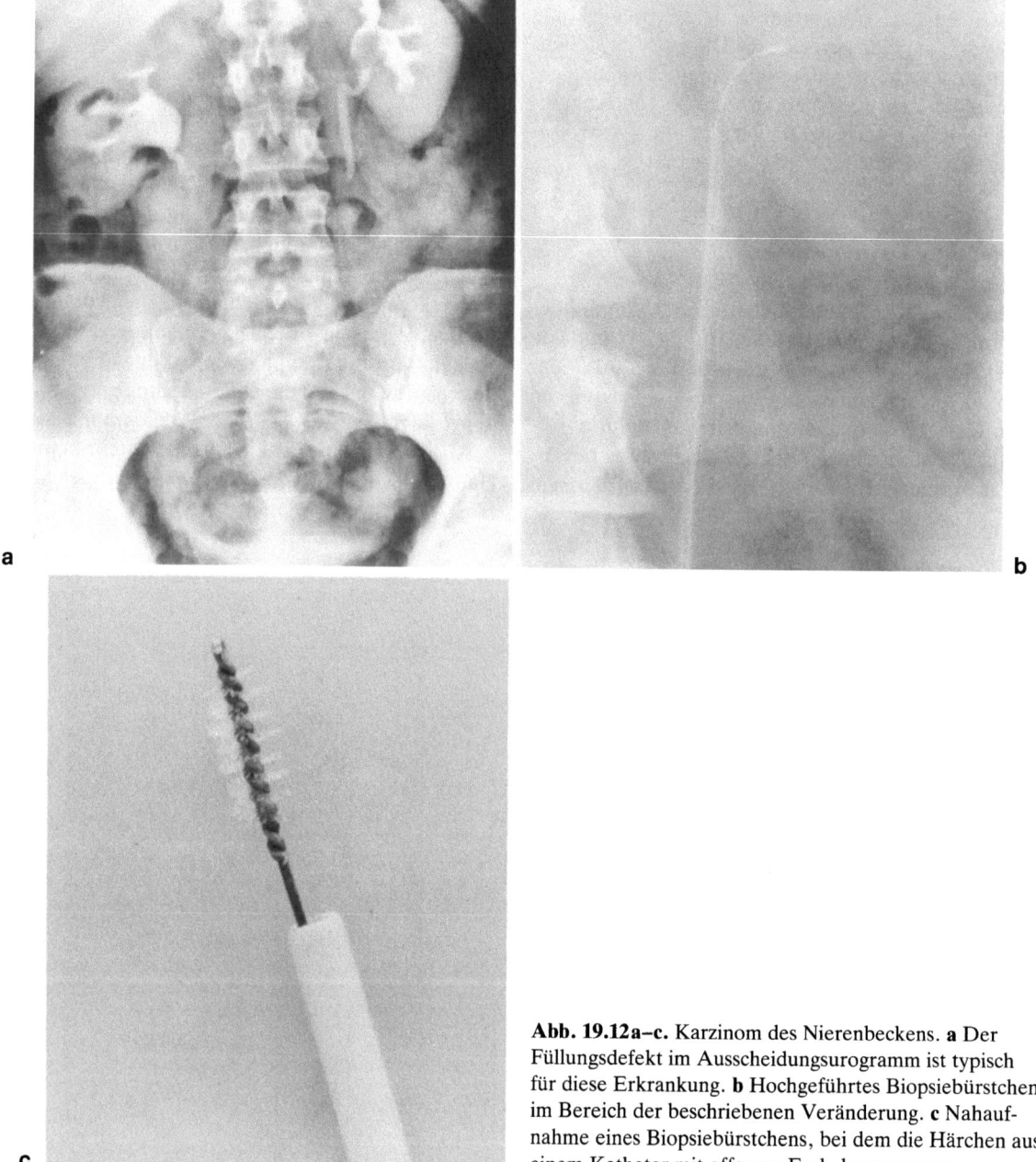

Abb. 19.12a–c. Karzinom des Nierenbeckens. **a** Der Füllungsdefekt im Ausscheidungsurogramm ist typisch für diese Erkrankung. **b** Hochgeführtes Biopsiebürstchen im Bereich der beschriebenen Veränderung. **c** Nahaufnahme eines Biopsiebürstchens, bei dem die Härchen aus einem Katheter mit offenem Ende hervorragen

starker Hydronephrose kann eine Schwellung im Flankenbereich palpiert werden. Im Ausscheidungsurogramm ist die Ektasie des Nierenbeckens nachweisbar. Die Kontrastmittelaussparung durch einen Stein ist eher leicht rundlich oder oval, bei einem Tumor eher unregelmäßig (s. Kap. 16 und Abb. 16.4 u. 16.8). Bei einem Tumor sichert die Zytologie die Diagnose. Sonographie und CT können differentialdiagnostisch weiterhelfen.

Bei einem schattengebenden Nierenstein kann auch gleichzeitig ein epidermoides Nierenbeckenkarzinom vorliegen. Die Diagnose ist sehr schwierig und kann praktisch nur durch operative Freilegung gestellt werden. Manchmal helfen die Urinzytologie oder die Ultraschalluntersuchung weiter.

Gelegentlich wird ein Nierenbeckentumor durch eine Urogenitaltuberkulose vorgetäuscht. Im Ausscheidungsurogramm führen die Ulzerationen zu ei-

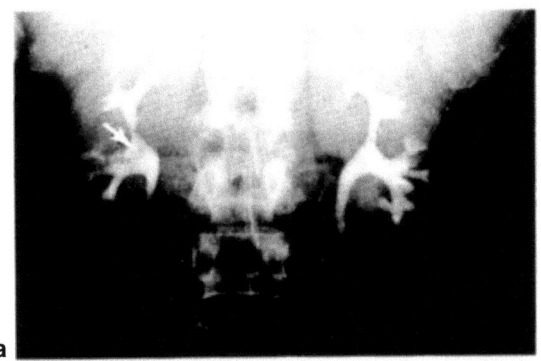

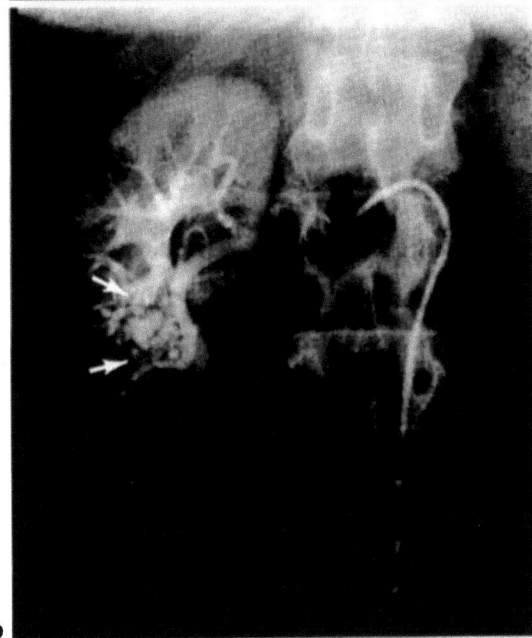

Abb. 19.13 a, b. Hämangiom des Nierenbeckens. **a** Im Ausscheidungsurogramm Füllungsdefekt im rechten Nierenbecken. **b** Selektives Nierenangiogramm. Man beachte die multiplen dilatierten Arterien

ner tumorverdächtigen unregelmäßigen Begrenzung des Nierenbeckens. Patienten mit Urogenitaltuberkulose klagen gewöhnlich über Blasenbeschwerden bei „steriler" Pyurie. Im Urin werden säurefeste Stäbchen nachgewiesen.

Bei einem Cholesteatom des Nierenbeckens findet sich eine tumoröse Veränderung aus keratinisierten Plattenepithelzellen. Urographisch ist ein intrapelviner Tumor nachweisbar. Die Urinuntersuchung ergibt Plattenepithelzellen. In der Angiographie besteht kein Anhalt für einen Tumor.

Eine ektopische Nierenpapille, die sich in das Nierenbecken vorwölbt, kann im Urogramm wie ein raumfordernder Prozeß erscheinen. Die selektive Angiographie klärt die Diagnose.

Ein Hämangiom, eine gelegentliche Ursache für eine Hämaturie, das in das Nierenbecken oder das submuköse Parenchym vorragt, kann gewöhnlich in seiner Gesamtgröße im Urogramm nicht erkannt werden. Größere Hämangiome erscheinen im Urogramm als raumfordernde Veränderungen des Nierenbeckens. Die Diagnose läßt sich mit Hilfe der renalen Angiographie sichern (Abb. 19.13).

Therapie

Spezifische Maßnahmen

Bei fehlenden Metastasen ist die optimale Behandlung die radikale Nephrektomie. Hierbei sollten die Niere und das perinephritische Gewebe unter Schonung der Gerota-Kapsel entfernt werden. Außerdem sollte die ipsilaterale Nebenniere entfernt und der gesamte Harnleiter und die angrenzende Mukosa der Blase exzidiert werden. Wird der distale Harnleiter nicht vollständig entfernt, so ist bei ⅓ der Patienten mit einem Rezidiv zu rechnen. Johannsson u. Wahlqvist (1979) fanden heraus, daß die Fünfjahresüberlebensrate bei Patienten, die sich einer radikalen Nephrektomie unterzogen haben (84%), deutlich besser war als bei den Patienten, bei denen eine intrafasziale Nephrektomie durchgeführt wurde (51%).

Der Wert der Lymphadenektomie bei der Behandlung dieser Erkrankung ist noch nicht gesichert. Bis heute konnte von keiner höheren Überlebensrate bei Patienten mit Nierenbeckentumoren berichtet werden, die sich einer systemischen En-bloc-Lymphadenektomie unterzogen hatten. Das Alter vieler dieser Patienten mit bestehender Arteriosklerose scheint das hohe Risiko des zusätzlichen operativen Eingriffs nicht zu rechtfertigen.

Die Rolle der Strahlentherapie bei dieser Erkrankung ist bisher nicht ausreichend untersucht worden. Die erfolglosen Versuche, die Überlebensraten bei Patienten mit Nierenzellkarzinomen entweder durch prä- oder postoperative Radiotherapie zu verbessern, die Risiken von Veränderungen der Leber oder des Darms durch ionisierende Strahlen und die Annahme, daß ein Lymphknotenbefall eine systemische Erkrankung darstellt, haben zur Zurückhaltung beim Einsatz der Strahlentherapie als Ergänzung zur chirurgischen Behandlung bei Nierenbeckentumoren geführt. Eine neue Studie von Brookland u. Richter (1985) zeigt, daß eine postoperative Radiotherapie bei einigen „High-risk-Patienten" die lokale Tumortherapie verbessern kann.

Palliativmaßnahmen

Auch bei Metastasen kann es ratsam sein, die betroffene Niere zu entfernen, insbesondere wenn starke

Schmerzen oder schwere Infektionen durch eine Obstruktion oder eine starke Blutung bestehen. Gelegentlich kann eine Nierenarterienokklusion die lokale Symptomatik verbessern. Die Chemotherapie sollte auf die Behandlung bekannter metastatischer Veränderungen beschränkt bleiben (Lungen, Leber, Knochen usw.). Der Einsatz der Medikamente entspricht der Behandlung des metastasierenden Blasenkarzinoms.

Nachsorge

Der Patient sollte periodisch untersucht werden, um eine lokale Rezidivbildung (paraaortale Lymphknoten), viszerale Metastasen (Lunge, Leber, Knochen) und Tumoren des kontralateralen oberen Harntraktes oder der Blase ausschließen zu können. Eine sorgfältige körperliche Untersuchung, Thoraxaufnahmen, zytologische Untersuchungen von Urinproben und eine Zystoskopie sollten in 3monatigen Intervallen über etwa 3 Jahre und dann in 6monatigen Intervallen über 2 Jahre durchgeführt werden. Die Untersuchungen sollten dann, falls zu diesem Zeitraum keine neue Erkrankung nachgewiesen wird, in jährlichen Abständen durchgeführt werden.

Prognose

Die Prognose bei Patienten mit benignen Tumoren ist ausgezeichnet. Auch die Aussichten bei Patienten mit Übergangszellkarzinomen in niedrigem Tumorstadium sind hervorragend (annähernd 100% Heilung). Ist der Tumor jedoch wenig differenziert, leben von den Patienten nach 5 Jahren nur noch weniger als 20%. Nur wenige überleben 5 Jahre, wenn Fernmetastasen auftreten. Bei Patienten mit einem Adenokarzinom oder einem Plattenepithelkarzinom ist die Prognose ebenfalls sehr schlecht.

Harnleitertumoren

Harnleitertumoren sind nicht sehr häufig. Sie stellen weniger als 1% aller malignen Veränderungen des Urogenitaltraktes dar. Sie werden doppelt so häufig bei Männern wie bei Frauen beobachtet, wobei die meisten Patienten sich zum Zeitpunkt der Diagnose schon in der 6. und 7. Lebensdekade befinden. Obwohl keine spezielle Lokalisation besteht, finden sich 70% der Tumoren im unteren Harnleiteranteil.

Ätiologie

Man glaubt, daß die Ursache dieser Tumoren der anderer urothelialer Tumoren ähnelt. Schmauz u. Cole (1974) haben nachgewiesen, daß die relativen Risiken zur Entwicklung eines Harnleiterkarzinoms bei Zigarettenrauchern, Kaffeetrinkern und Lederarbeitern erhöht sind. Derartige Karzinogene sind jedoch nur bei hochgradiger Exposition wirksam, da die Durchgangszeit durch den Harnleiter nur kurz ist.

Pathogenese und Pathologie

Die meisten Tumoren, die primär in intakten Uretern entstehen, sind Übergangszellkarzinome (93%). Nur 5% sind Plattenepithelkarzinome. Wenn sich nach einer Nephrektomie (bei nicht-maligner Erkrankung) ein Ureterstumpfkarzinom entwickelt, handelt es sich häufig um Plattenepithelkarzinome. Primäre Adenokarzinome des Harnleiters sind selten. Adenokarzinome des Harnleiters sind meistens Metastasen aus dem Magen-Darm-Trakt, dem Uterus- oder Zervixbereich, der Mamma, der Lunge oder der Prostata.

56–80% der Harnleitertumoren sind papillär. Etwa 50% sind in mittlerem Stadium Grad II und nur 10% in niedrigem Tumorstadium. Der Anaplasiegrad korreliert sehr eng mit dem Invasionsausmaß und ist wichtig bei der Einschätzung der Prognose.

Harnleiterkarzinome breiten sich nach allen Seiten aus und dringen in benachbarte Strukturen und Organe vor (Darm, M. psoas, Iliakalgefäße). Die Tumorzellen gelangen durch die Lymphgefäße in die Becken-, paraaortalen-, Inguinal- und Supraklavikularlymphknoten und auf dem Blutweg in die Lungen, die Knochen und die Leber. Innerhalb von 2 Jahren werden bei allen Patienten mit regionalen Lymphknotenmetastasen diffuse Metastasen festgestellt.

Tumorstaging

Das Stagingsystem basiert auf den chirurgischen Befunden und ist eine Modifikation des Systems von Batata et al. (1975) (s. S. 423).

Klinische Befunde

Symptome

Das häufigste Symptom ist die Hämaturie. Sie tritt bei 59–99% der Patienten auf und ist gewöhnlich intermittierend und manchmal sehr stark. 20–50% der

Patienten klagen über Flankenschmerzen. Durch den vergrößerten Harnleitertumor kann eine chronische Obstruktion entstehen, die zu dumpfen Flankenschmerzen führt, während es durch Koagula im Harnleiter eher zu akuten und heften Schmerzen kommt. Bei 10–52% der Patienten bestehen die Symptome einer Reizblase (Pollakisurie, Strangurie und Dysurie). Als Folge der Metastasierung treten bei den Patienten Beinödeme, Schmerzen durch Drucksymptome der Nervenwurzeln oder andere Symptome auf. Bei 12–26% der Patienten verläuft der Tumor symptomlos. Er wird im Ausscheidungsurogramm oder bei der endoskopischen Untersuchung bei Patienten, bei denen anamnestisch ein Blasenkarzinom bekannt ist, zufällig entdeckt.

Klinische Zeichen

Besondere klinische Zeichen fehlen gewöhnlich. Bei 7–50% der Patienten beobachtet man eine Schwellung im Bereich der Flanke, die durch eine Harnleiterobstruktion oder die daraus resultierende Hydronephrose bedingt ist. Bei gleichzeitig bestehender Infektion treten Schmerzen auf. Bei Metastasierung kommt es zu supraklavikulären Lymphdrüsenbildungen oder zur Hepatomegalie.

Laborbefunde

Manchmal besteht eine Anämie bei längeren oder stärkeren Blutungen. Typisch ist eine Makro- oder Mikrohämaturie. Oft finden sich bei der Urinanalyse auch Zeichen einer Infektion. Bei Metastasierung treten pathologische Leberwerte oder erhöhte Serumspiegel der alkalischen Phosphatase auf.

Röntgenbefunde

Das Ausscheidungsurogramm ist gewöhnlich bei allen Patienten mit Harnleiterkarzinom pathologisch. Die 2 häufigsten urographischen Befunde sind der intraluminale Füllungsdefekt und die Hydronephrose, mit oder ohne Hydroureter. Bei über 1/3 der Patienten findet sich auf der betroffenen Seite eine sog. „stumme Niere". Die Angiographie ist aufgrund der avaskulären Natur der meisten Urotheltumoren nur von geringem Nutzen.

Ultraschalluntersuchung und CT

Bisher reicht die Zahl der sonographisch oder mit dem CT untersuchten Patienten noch nicht aus, um eine endgültige Beurteilung der Validität dieser Untersuchungsverfahren zu erlauben.

Instrumentelle Untersuchung

Bei einer akuten Blutung sollte sofort eine Zystoskopie durchgeführt werden, um den Ursprung der Blutung zu lokalisieren. Zystoskopisch kann man bei etwa 6–18% der Patienten nachweisen, daß der Harnleitertumor aus dem Ureterostium hervortritt. Bei diesen Patienten kann die Biopsie die Diagnose sichern.

Das Katheterisieren des Ureters ist normalerweise bei der Diagnostik günstig, da Urin für die zytologische Untersuchung gewonnen und gleichzeitig ein retrogrades Urogramm angefertigt werden kann. Typische Zeichen für Harnleitertumoren bei der retrograden Untersuchung sind: 1. das Chevassu-Mock-Zeichen, d.h. verstärkte Blutungen nach Manipulation im Tumorbereich; 2. das Marion-Zeichen, d.h. Ablauf klaren Urins, wenn der Harnleiterkatheter oberhalb des Tumors liegt und 3. das Bergman-Zeichen, d.h. das Sichwerfen des Harnleiterkatheters unterhalb des Tumorgebietes. Die beste Methode, Art und Ausmaß der Veränderung darzustellen, ist die retrograde Ureteropyelographie mit einem Okklusionskatheter, der das Ostium verschließt.

Die Entwicklung moderner, starrer wie auch flexibler Ureterorenoskope hat die endoskopische Untersuchung des Harnleiters, eine histologische Diagnose und eine bessere Beurteilung des präoperativen Tumorstagings ermöglicht (Huffman et al. 1985). Das Untersuchungsverfahren ist nicht ohne Risiko, und der Arzt muß die Vorteile der besseren Information gegenüber den möglichen Risiken durch Komplikationen abwägen (z.B. Perforation mit intraperitonealem oder retroperitonealem Extravasat).

Zytologische Untersuchung

Hierzu verwendet man Spontanurin oder Urin, der mit Hilfe des retrograden Katheters gewonnen wird, jedoch bevor Kontrastmittel eingespritzt wird. Leider kommt es bei den zytologischen Urinuntersuchungen von Patienten mit Ureterkarzinomen auch bei Gewinnung des Urins durch retrograde Katheter häufig zu falsch-negativen Resultaten (30%). Die Diagnose eines Harnleiterkarzinoms läßt sich jedoch i. allg. sowohl histologisch als auch zytologisch stellen, wenn die retrograde Bürstentechnik nach Gill et al. (1978) angewandt wird. Gelegentlich kann das Tumorgewebe auch mit einem Dormia-Körbchen erfaßt werden (Kiriyama et al. 1976).

Differentialdiagnose

Ein nicht-schattengebender Harnleiterstein kann die gleichen Symptome und klinischen Zeichen verursachen wie ein Harnleitertumor. Im Ausscheidungsurogramm findet sich eine Kontrastmittelaussparung im Harnleiter. Oberhalb ist das Hohlraumsystem dilatiert. Verspürt man beim Hochschieben des Ureterkatheters ein Knirschen, so spricht dies eher für einen Stein. Durch die Ultraschalluntersuchung (Arger et al. 1979) oder durch das CT kann ein röntgennegativer Stein von einem Tumor unterschieden werden. Oft kann die endgültige Diagnose jedoch erst bei der operativen Freilegung gestellt werden.

Harnleiterstenosen, die durch Kompression der von Krebs befallenen Lymphknoten hervorgerufen werden, können einen Harnleitertumor vortäuschen. Mit dem CT lassen sich die betroffenen Lymphknoten darstellen.

Auch Blutkoagula bei Nierensteinen, eine abgestoßene Papille, ein Adenokarzinom der Niere oder ein Nierenbeckentumor können zu röntgennegativen Aussparungen im Harnleiter führen. Die Differentialdiagnose ist mit Hilfe des Ausscheidungsurogramms i. allg. möglich. Auch Luftbläschen aus einem Harnleiterkatheter können zu Fehldiagnosen führen.

Therapie

Spezifische Maßnahmen

Sind keine Metastasen nachweisbar, so ist die Nephroureterektomie mit Resektion der periureteralen Blasenwand und der angrenzenden Blasenmukosa die Standardtherapie. Bei Patienten mit nicht-invasiven, gut differenzierten Tumoren im unteren Harnleiter kann auch eine distale Ureterektomie mit Reimplantation in Betracht gezogen werden (Johnson u. Babaian 1979). Eine partielle Ureterektomie bei Tumorbefall in anderen Harnleiteranteilen (im mittleren oder oberen Drittel) birgt ein hohes Risiko für eine spätere Rezidivbildung des Tumors unterhalb der Resektionsstelle in sich. In diesen Fällen sollte eine lokale Resektion vermieden werden. Nur bei fibrösen Harnleiterpolypen sollte man eine Resektion des Tumors durch Ureterotomie vornehmen (diese können gewöhnlich durch den typischen Röntgenbefund eines langen, engen und glatten Füllungsdefekts im Harnleiter ohne Hinweise für eine Obstruktion oder eine Nierenschädigung diagnostiziert werden).

Durch postoperative Radiotherapie des Harnleiters (45 Gy in 5 Wochen) konnten Lokalrezidive bei einer kleinen Zahl von Patienten mit invasiv wachsenden Tumoren des distalen Harnleiters erfolgreich verkleinert werden (Babaian et al. 1980). Die Radiotherapie wurde gut vertragen und verursachte keine Langzeitkomplikationen. Ebenfalls ermutigend waren die Ergebnisse einer Kombinationstherapie bei invasiv wachsenden Tumoren des distalen Harnleiters mit präoperativer Bestrahlung (50 Gy verabreicht in 25 Fraktionen über 5 Wochen) und einer innerhalb von 4–6 Wochen vorgenommenen Nephroureterektomie durch Exzision mit einer Blasenmanschette. Weitere Erfahrungen mit dieser Methode müssen jedoch noch gemacht werden.

Palliativmaßnahmen

Bei bestehenden Metastasen ist ein chirurgischer Eingriff selten gerechtfertigt, es sei denn, um Schmerzen zu lindern, die durch die Obstruktion entstanden sind oder um schwere Blutungen zu stillen. Durch Radiotherapie (60 Gy in 30 Fraktionen über 6 Wochen) läßt sich ein lokaler Tumor gewöhnlich beeinflussen. Die Chemotherapie bleibt auf die Behandlung von typischen Metastasen beschränkt (Lunge, Leber, Knochen usw.). Die Behandlungsschemata entsprechen denen, die gegenwärtig bei Patienten mit Metastasen infolge von Blasenkrebs angewandt werden.

Nachsorge

Der Patient sollte während der ersten Jahre sehr sorgfältig beobachtet werden, um Lokalrezidive, viszerale Metastasen oder spätere Blasentumoren auszuschließen. Bei ungefähr 40% der Patienten muß mit Metastasen gerechnet werden. Zusätzlich finden sich bei über 40% der Patienten später maligne Veränderungen in der Blase, so daß die Endoskopie ein wichtiger Bestandteil der Nachsorgeuntersuchung ist (s. auch: Nachsorge, S. 428).

Prognose

Die Prognose bei Patienten mit Harnleiterkarzinomen ist etwas besser als bei Patienten mit Nierenbeckenkarzinomen (Fünfjahresüberlebensraten 67 bzw. 53%). Die Prognose hängt in starkem Maß vom Grad des Tumors und dem Stadium der Erkrankung ab. Liegen bei einem Patienten bereits Metastasen vor, so liegt die Überlebensrate unter 3 Jahren.

Blasentumoren

Blasentumoren sind die zweithäufigsten Neoplasmen im Bereich des Urogenitaltrakts (nur Prostatatumoren treten häufiger auf). Der Blasenkrebs macht schätzungsweise 2% aller malignen Erkrankungen aus, wobei die höchste Rate in den Industrieländern liegt. Blasentumoren werden doppelt so häufig bei Männern wie bei Frauen beobachtet. Das durchschnittliche Alter der Patienten ist 65 Jahre, und weniger als 1% der Patienten waren jünger als 40 Jahre.

Zum Zeitpunkt der Diagnose ist das Malignom gewöhnlich noch lokalisiert. Bei nur 9% der Patienten bestehen bei der Diagnosestellung regionale Metastasen, bei 6% Fernmetastasen (Silverberg 1981). Bei 80% der Patienten kommt es dagegen zu Rezidivtumoren. Wenn die Tumoren rezidivieren, ist ihr biologisches Verhalten (erhöhte zelluläre Anaplasie und höhere Invasivität) bei etwa 30% der Patienten verändert.

Ätiologie

Die gegenwärtigen klinischen- und Laboruntersuchungen zeigen, daß das Blasenkarzinom, wie die meisten malignen Erkrankungen, einen monoklonalen Ursprung hat. In einer einzelnen Zelle kommt es zu einer vererbbaren Veränderung, die zu der folgenden zellulären Duplikation und zu einem autonomen Wachstumsmuster (maligne Transformation) führt. Die Entstehung multipler Tumoren an unterschiedlichen Stellen im Urothel ist bedingt durch ähnliche Veränderungen, die entweder gleichzeitig oder aufeinanderfolgend innerhalb einzelner Zellen an verschiedenen Orten auftreten.

In der Initialphase der Zelltransformation wird eine normale Zelle in eine latente oder ruhende maligne Zelle verwandelt. Dies ist wohl eher das Resultat multipler komplexer Interaktionen einer Vielzahl von Karzinogenen über einen bestimmten Zeitraum (Abb. 19.14) als das Ergebnis eines einzigen Kontakts mit einem spezifischen Karzinogen. Die Wirkungsweise dieser Karzinogene auf die Urothelzellen kann additiv, synergistisch oder antagonistisch sein, d.h., der Gesamteffekt der Karzinogene kann gleich, größer oder kleiner sein als die Summe der Einzeleffekte. Die Wirkung der Karzinogene kann außerdem durch Kofaktoren, die die maligne Transformation steigern, modifiziert werden.

Wenn die maligne Transformation eingetreten ist, kann die betroffene Zelle über einen variablen Zeitraum im Ruhezustand verbleiben, bis es zur Promotion kommt, wobei die ruhende Zelle zur Teilung stimuliert wird und zu einem erkennbaren Tumor heranwächst. Während spezifische Stoffe (Promotoren) erforderlich sind, um latente oder ruhende Tumorzellen zum Wachstum anzuregen, können andere Stoffe (Propagatoren) nachgewiesen werden, die ein schnelles Wachstum unterstützen, wenn die Promotion erst einmal eingesetzt hat. So beobachtete man z.B. ein schnelles Tumorwachstum bei einigen Patienten mit Blasenkarzinom, nach urothelialem Trauma, während der Steinentstehung oder bei Vorliegen einer Harnwegsinfektion. In diesem Zusammenhang wird auf die ausgezeichnete Studie von Hicks (1980) hingewiesen.

Obwohl die mehrstufige Entwicklung des Blasenkarzinoms noch weiter erforscht werden muß, sind mit Hilfe epidemiologischer Studien Hochrisikofaktoren und potentielle Ursachen dieser malignen Erkrankung herausgefunden worden. Das Zigarettenrauchen scheint der wichtigste Einzelfaktor zu sein, da 50% der Blasenkrebsfälle bei Männern und 33% bei Frauen hierauf zurückzuführen sind. Man schätzt, daß 3 mg β-Naphthylamin, eines der zuerst nachgewiesenen Blasenkarzinogene, durch das Rauchen von etwa 20 filterlosen Zigaretten über 2 Jahre, absorbiert werden (Wynder u. Goldsmith 1977).

Auch bei Personen, die aus beruflichen Gründen mit Farbstoffen, Gummi, Leder und Lederprodukten, Farben und organischen Chemikalien zu tun haben, besteht ein erhöhtes Blasenkrebsrisiko. Auf-

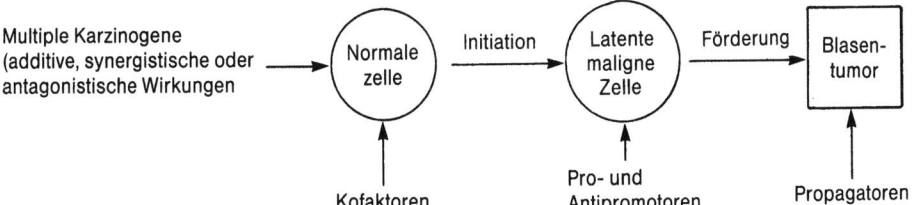

Abb. 19.14. Diagramm der in mehreren Stadien ablaufenden Karzinogenese in der Harnblase. [Modifiziert und reproduziert mit Erlaubnis aus Johnson DE, Boileau MA (eds) (1982) Bladder cancer: Overview. (In: Genitourinary tumors: Fundamental principles and surgical techniques. Grune & Stratton, p 406]

grund neuerer Studien nimmt man außerdem an, daß auch bei Köchen, Küchenarbeitern, Büroangestellten und Angestellten der Aluminium- und Benzinindustrie ein erhöhtes Blasenkrebsrisiko besteht (Cole et al. 1972; Wigle 1977). Die Zahl der Blasenkrebsfälle, die erwiesenermaßen auf berufliche Ursachen zurückzuführen sind, beträgt etwa 17% (in früheren Untersuchungen sprach man von bis zu 25%). Bei gegenwärtigen Studien konnte man auch eine vererbte Neigung bei einigen Fällen von Blasenkarzinomen nachweisen, die zu einer familiären Häufung führte (Purtilo et al. 1979). Weitere Risikofaktoren für die Entstehung eines Blasenkarzinoms sind die Behandlung mit Isoniazid (INH), der Mißbrauch von Phenacetin, die Opiumsucht und der Verzehr von Farnkraut.

Obwohl frühere Untersuchungen auf die Rolle von künstlichen Süßstoffen (Saccharin, Zyklamat usw.) bei der Entstehung von Blasenkrebs hinwiesen, konnte in zahlreichen späteren Untersuchungen jedoch kein Zusammenhang zwischen Blasenkrebs beim Menschen und dem Verzehr von künstlichen Süßstoffen festgestellt werden (Newell et al. 1978; Connolly et al. 1978; Morrison u. Buring 1980). Da man jedoch festgestellt hat, daß diese Substanzen als fördernde Agenzien fungieren, sollten sie von Patienten mit Rezidivtumoren am besten gemieden werden (Hicks et al. 1978).

Pathogenese und Pathologie

Die große Mehrheit der Blasentumoren (98%) ist epithelialen Ursprungs. 92% sind Übergangszellkarzinome, 7% sind Plattenepithelkarzinome, und 1–2% sind Adenokarzinome. Sarkome, Phäochromozytome, maligne Lymphome, gemischte Mesodermaltumoren und primäre Karzinoidtumoren stellen den größten Teil der nicht-epithelialen Tumoren dar.

Die Weltgesundheitsorganisation (WHO) empfiehlt eine Einteilung der Blasenkarzinome nach den 4 primären histologischen Typen: Übergangszell-, Plattenepithel-, Adenokarzinome und undifferenzierte Karzinome. Wenn Mischungen der Primärtypen auftreten, sollten die unterschiedlichen Komponenten in abfallender Wertigkeit aufgelistet werden. Das biologische Verhalten gemischter Tumoren scheint durch die involvierten Typen nicht modifiziert zu werden (Koss 1975). Aus therapeutischen Gründen sollen daher alle 4 histologischen Typen zusammengefaßt und ähnlich, lediglich dem Stadium der Erkrankung entsprechend, behandelt werden (Johnson 1974).

Die meisten Tumoren sind papillär (80%) und maligne. Die WHO spricht von einem Papillom, wenn ein papillärer Tumor mit fibrovaskulärem Anteil vorliegt, der von einer Epithelschicht bedeckt ist, die man nicht von normaler Blasenmukosa unterscheiden kann. Die Epithelschicht soll aus weniger als 6 Schichten bestehen (Mostofi 1979). In einem Beobachtungszeitraum über mindestens 5 Jahre entwickelten 16% der Patienten mit einem Papillom ein Blasenkarzinom (Lerman et al. 1970). Die Behandlung des Papilloms erfolgt konservativ. Eine Überwachung in 6monatigen Abständen ist bei diesen Patienten erforderlich.

Ein Blasenkarzinom breitet sich durch lokales Wachstum, über die Lymphgefäße oder hämatogen aus. Der primäre Lymphweg von der Blase verläuft in Richtung der externen iliakalen, der hypogastrischen und präsakralen Lymphknoten. Metastasen treten am häufigsten in den Beckenlymphknoten, den Lungen, den Knochen und der Leber auf (Babaian et al. 1980). Obwohl sich Metastasen zu jedem Zeitpunkt nach der Diagnose des Primärtumors entwickeln können, betrug der mittlere Zeitraum zwischen der Diagnosestellung und dem klinischen Nachweis von Metastasen i. allg. 11 Monate. Die meisten Patienten starben gewöhnlich innerhalb von 3 Monaten nach der Feststellung von Metastasen.

Tumorstaging und -grading

Tumorstaging

Die Stagingnomenklatur, die heute in den USA verwendet wird, geht auf die Autopsiebefunde von Jewett u. Strong (1946) zurück. Sie setzten die Tiefe der Tumorpenetration der Blasenwand in Beziehung zum Auftreten einer lokalen Ausbreitung und einer Metastasierung. Marshall modifizierte diese Einteilung 1952, wobei sein Stagingsystem für Blasenkrebs (Stadien $0-D_2$, s. unten) bis heute im wesentlichen unverändert blieb. Marshalls Einteilung hatte jedoch auch einige Schwächen: Papilläre nicht-invasive Tumoren wurden von nicht-papillären, nicht-invasiven (Carcinoma in situ) nicht getrennt. Außerdem wurde das Ausmaß der Tumorinvasion in die Blasenwand überbetont. Die Union Internationale Contre le Cancer (UICC) hat versucht, diese Mängel durch die Einteilung des Blasenkrebses auf die Basis der 3 wichtigsten Tumordaten zu stellen: Das Tumorwachstum (T), die Ausbreitung auf primäre Lymphknoten (N) und die Metastasierung (M). Obwohl die TNM-Gruppierung dem Stagingsystem von Marshall in bezug auf das Tumorwachstum in etwa gleicht, sollte für die malignen Blasentumoren die TNM-Klassifikation verwendet werden (International Union Against Cancer 1978). Das folgende Stagingsystem basiert auf der Einteilung nach Marshall, wobei jedoch die UICC-Bezeichnungen („T") in Klammern hinzugefügt werden.

- Stadium 0: Der Tumor bleibt auf die Mukosa beschränkt, sowohl papillär (Ta) als auch bei Carcinoma in situ (TIS).
- Stadium A: Der Tumor wächst in die Lamina propria vor, ist aber noch nicht in den Muskel der Blasenwand eingedrungen (T1).
- Stadium B_1: Die Tumorzellen sind durch weniger als die Hälfte der Muskelwand penetriert (T2).
- Stadium B_2: Der Tumor ist über die Hälfte in die Muskelwand vorgedrungen, bleibt jedoch auf die Tunica muscularis beschränkt (T3a).
- Stadium C: Der Tumor ist in das perivesikuläre Fettgewebe vorgedrungen (T3b).
- Stadium D_1: Der Tumor reicht über die Grenzen der Blase und des perivesikulären Fettgewebes hinaus, er bleibt jedoch immer noch auf das Becken begrenzt, entweder in Höhe oder unterhalb des sakralen Promontoriums. Hierzu gehören auch Tumoren, die auf angrenzende Organe übergegriffen haben (T4a), und Tumoren, die die Beckenwand oder die Rektummuskulatur unterhalb des Nabels befallen haben (T4b) oder Lymphknotenmetastasen unterhalb der Bifurkation der A. iliaca communis.
- Stadium D_2: Der Tumor ist in entfernte Organe oder in die Lymphknoten oberhalb des Promontoriums (Bifurkation der A. iliaca communis) metastasiert, oder es finden sich Absiedlungen außerhalb des Lig. inguinale.

Tumorgrading

Obwohl viele Pathologen immer noch nach den 4 Graden nach Broder beim Tumorgrading verfahren, konnte Dart (1936) nachweisen, daß sich das Verhalten von Tumoren der Grade III und IV so gleicht, daß eine Streichung des Grades IV gerechtfertigt erscheint. Seitdem benutzt man das von Mostofi von der American Bladder Tumor Registry erstellte 3-Stufen-Grading, das von der WHO übernommen wurde (Mostofi et al. 1973):

- Grad I: Die Tumoren haben den niedrigsten Grad einer zellulären Anaplasie, der noch mit der Diagnose einer malignen Erkrankung zu vereinbaren ist.
- Grad II: Die Tumoren liegen zwischen denen der Gruppe I und III.
- Grad III: Die Tumoren weisen den schwersten Grad einer zellulären Anaplasie auf.

Dieses System reduziert erheblich die Variationsbreite der Gradingzuweisung von einem Autor zum anderen. Dadurch wird die interinstitutionelle Vergleichbarkeit von Krebsstatistiken erhöht. Die Nützlichkeit dieses Systems bei der Beurteilung von Überlebensraten konnte von Collan et al. (1979) nachgewiesen werden. Sie beobachteten, daß die Fünfjahresüberlebensraten 70%, 37% und 20% bei Patienten mit den Tumoren der Grade I, II und III betrugen.

Klinische Befunde

Symptome

Das wichtigste Symptom ist die Hämaturie, die bei 75–80% der Patienten sowohl schmerzlos als auch makroskopisch nachweisbar ist. Das Blut wird gewöhnlich während der Miktion festgestellt, obwohl es gelegentlich auch nur am Anfang (initiale Hämaturie) oder nur am Ende (terminale Hämaturie) der Miktion auftreten kann. Bei 17% der Patienten kann die Blutung so heftig sein, daß sich eine Blasentamponade entwickelt. Die Symptome der Reizblase, die gewöhnlich das Resultat einer sekundären bakteriellen Infektion sind, finden sich bei ¼ der Patienten mit Blasenkrebs. Zu diesen Symptomen gehören erhöhte Miktionshäufigkeit, Dysurie, Harndrang und Nykturie. Schmerzen in der Flanke stellen sich ein, wenn der Tumor ein Harnleiterostium obstruiert und damit eine Hydronephrose hervorruft. 20% der Patienten haben keine spezifischen Symptome, so daß die maligne Erkrankung meistens während einer Untersuchung wegen einer okkulten Hämaturie oder Pyurie entdeckt wird.

Klinische Zeichen

Die meisten Patienten weisen bei der körperlichen Untersuchung normale klinische Befunde auf. Nur wenn die maligne Erkrankung invasiv geworden ist und die Blasenwand penetriert hat, kann man mit Hilfe einer rektalen oder vaginalen Untersuchung eine Schwellung oder eine Tumorbildung palpieren. Falls die Diagnose klar ist, muß die bimanuelle abdominorektale Palpation der Blase und des Beckens in Narkose vorgenommen werden. Damit alle Bereiche des Beckens und der Beckenorgane und des Rektums sorgfältig palpiert werden, sollte der Arzt zuerst den Zeigefinger der einen Hand in das Rektum einführen und die andere Hand auf das Abdomen legen, so daß er die Blasen- und Beckenstrukturen nach unten verlagern kann. Die Hände sollten dann gewechselt und der Untersuchungsvorgang noch einmal durchgeführt werden.

Läßt sich bei der histologischen Untersuchung eine Muskelinvasion nachweisen und findet sich bei der bimanuellen Palpation eine Verhärtung der Blasenwand, so muß die Erkrankung dem Stadium B_2 zugerechnet werden. Als Stadium C wird ein palpabler Tumor bezeichnet, der sowohl in der a.-p.-Achse als auch in seitlicher Richtung bewegt werden kann. Kann man den Tumor in keine dieser Richtungen bewegen, so bezeichnet man ihn als fixiert. Er wird damit als D_1 klassifiziert. Zu den D_1-Tumoren gehören außerdem Tumoren, die sich auf die Beckenorgane ausgedehnt haben (Prostata, Vagina, Rektum), und Tumoren, die seitlich an der Beckenwand fixiert sind.

Manchmal lassen sich Metastasen im Abdomen palpieren (Lebermetastasen, iliakale oder paraaortale Lymphknoten), oder es bestehen supraklavikuläre Lymphknoten. Gelegentlich kommt es aufgrund der Kompression der iliakalen Gefäße zu Ödemen in einem oder beiden Beinen.

Laborbefunde

Die Laboruntersuchungen fallen gewöhnlich normal aus, es sei denn, daß Erythrozyten, Eiter oder Bakterien im Urin nachgewiesen werden. Gelegentlich besteht eine Anämie, die auf Blutverlust oder einer chronischen Infektion beruht. Wenn die Nierenfunktion durch eine Harnleiterobstruktion eingeschränkt ist, kann die Anämie auch auf die Azotämie zurückzuführen sein.

Röntgenbefunde

Auch wenn in den letzten Jahren die Kosten der Ausscheidungsurographie als Screeninguntersuchung bei

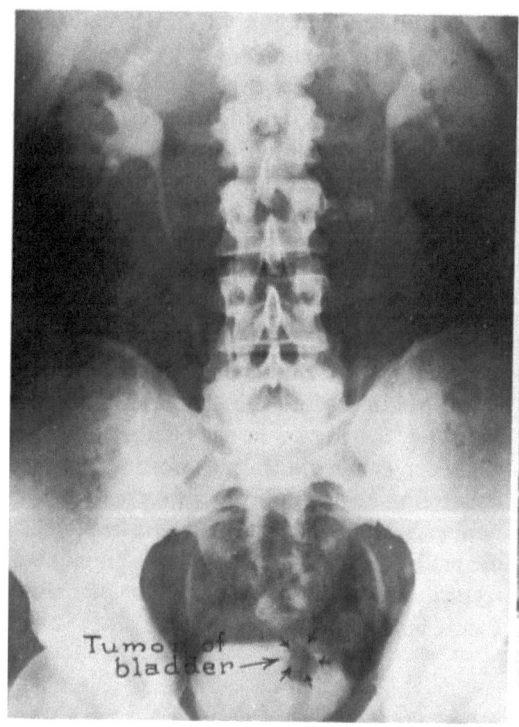
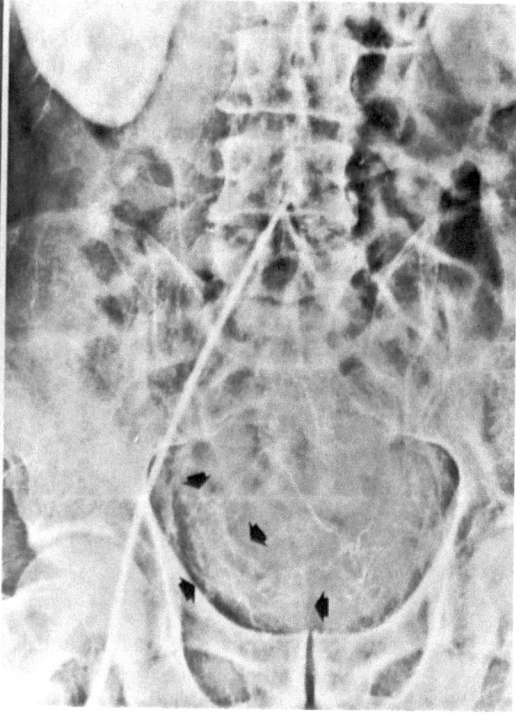

Abb. 19.15a, b. Blasentumoren. **a** Das Ausscheidungsurogramm zeigt einen raumfordernden Prozeß (Übergangszellkarzinom) auf der linken Blasenseite. Der obere Harntrakt ist unauffällig. **b** Die Spätaufnahme des Blasenangiogramms zeigt die verstärkte Vaskularisation eines tief invasiv wachsenden Übergangszellkarzinoms (Grad IV, Stadium C) im Bereich der rechten Blasenwand. Einige dieser Gefäße werden als tumortypisch angesehen

Patienten mit verschiedenen urologischen Störungen zunehmend debattiert wurden, bleibt der erste Schritt der Diagnosestellung eines Blasentumors das Ausscheidungsurogramm. Hiermit läßt sich der obere Harntrakt als Ursache der vom Patienten angegebenen Symptome ausschließen (Nierenparenchym, Harnleiter, Nierenbecken und Nierenkelche). Eine Harnleiterobstruktion bedeutet z. Z. der Diagnosestellung gewöhnlich eine Muskelinfiltration (92%) oder Metastasen (55%) (Hatch u. Barry 1986). Das Ausscheidungszystogramm, das ein integraler Bestandteil der Urographie ist, bestärkt den Verdacht auf einen Blasentumor durch den Nachweis des unregelmäßig begrenzten Füllungsdefekts (Abb. 19.15).

Sonographie, CT und NMR

Neben dem Ausscheidungsurogramm werden andere röntgenologische Verfahren weniger zur Diagnosestellung als zur Beurteilung des Ausmaßes der malignen Tumorbildung benutzt. Mit der transurethralen Ultraschalluntersuchung kann man das Ausmaß des Eindringens des Tumors in die Blasenwand besser beurteilen und die geeignete Therapie anwenden (Resnick u. Kursh 1986). Außerdem zeigt sich, daß mit der zunehmenden Erfahrung bei der Ultraschalluntersuchung von Blasentumoren die Sonographie besonders dann weiterführt, wenn eine Zystoskopie nicht möglich ist oder nicht zu einem diagnostischen Ergebnis führt, wie z. B. bei Patienten, bei denen der Tumor in einem Divertikel liegt (Itzchak et al. 1981).

Vorläufige Erfahrungen mit der NMR deuten auf eine zunehmende Empfindlichkeit bei der Tumorsuche und damit auf ein verfeinertes Staging bei Blasentumoren (Fisher et al. 1985).

Wenn größere Erfahrungen mit diesen neuen bildgebenden Verfahren vorliegen, wird ein wesentlich genaueres Staging der Blasentumoren möglich sein.

Instrumentelle Untersuchung und Biopsie

Der Tumor kann durch die Zystourethroskopie fast immer diagnostiziert werden. Vor der Biopsie sollte eine methodische Untersuchung der gesamten Blasen- und Harnröhrenschleimhaut durchgeführt werden. Obwohl McAninch et al. (1978) meinten, daß entsprechende Biopsien auch ohne Anästhesie durchgeführt werden können, sind nur wenige Patienten in der Lage, sowohl die vorsichtige Endoskopie als auch die Gewebeprobeexzision ohne Narkose zu tolerieren. Idealerweise sollte auch Gewebe aus der Tumorbasis, einschließlich der Muskulatur, in der Probe enthalten sein. Wenn möglich, sollte man auch angrenzendes, gesund erscheinendes Gewebe in der Umgebung des Primärtumors mitentfernen. Unsachgemäße Biopsien können die Beurteilung durch den Pathologen erheblich einschränken, so daß das Ausmaß der Erkrankung nicht richtig beurteilt werden kann. Hierdurch wird gleichzeitig die Prognose des Patienten nachteilig beeinflußt, da möglicherweise aus dem Befund eine falsche Therapie abgeleitet wird.

Zytologische Untersuchung

Im Spontanurin oder in durch Blasenspülungen gewonnenen Proben finden sich oft nur wenige zytologisch abnorme Zellen, so daß der Wert dieser Untersuchung, insbesondere bei Patienten mit gut differenzierten Tumoren, eingeschränkt ist (Papillome oder papilläre Karzinome Grad I oder II). Die Urinzytologie kann jedoch bei Carcinoma in situ und bei einigen Patienten mit Tumoren in einem Blasenvertikel diagnostisch wertvoll sein. Ihr großer Nutzen liegt jedoch in der Nachbehandlung von Patienten nach der Therapie oder beim Screening von Industriearbeitern, bei denen ein erhöhtes Risiko zur Entwicklung eines Blasenkarzinoms besteht.

Tumormarker

Oberflächenantigenuntersuchungen

Oberflächenantigene, die mit denen der AB0-(H-)Blutgruppen identisch sind, finden sich auf der Oberfläche normaler Urothelzellen, fehlen jedoch gewöhnlich bei einem hohen Grading und Staging der Tumorzellen (Javadpour 1982). Spezifische Erythrozytenagglutinationstests (Stein et al. 1981) und die zuverlässigeren und neuerdings erhältlichen immunologischen Peroxidasefärbungen zum Nachweis dieser Antigene haben sich bei der Beurteilung von Tumorprognosen bewährt. Man kann mit ihrer Hilfe voraussagen, welche Tumoren niedrigem Grading und Staging sich später zu Tumoren mit höherem Grading und Staging entwickeln. Sind diese Antigene vorhanden, so kommen invasive Tumoren mit hohem Grading selten vor (0–19%). Fehlen diese Antigene dagegen, so ist die Rate späterer multipler Rezidive mit invasivem Tumorwachstum hoch (60–76%) (Stein et al. 1981). Trotzdem kann man bei dem gegenwärtigen Wissensstand auch bei fehlenden Oberflächenantigenen keine grundsätzliche Empfehlung zur aggressiven Therapie aussprechen. Sind Oberflächenantigene vorhanden, so ist dies ein weiterer Faktor, um eine konservative Behandlung weiterzuführen.

Durchflußzytometrie

Die Durchflußzytometrie wird bei Patienten mit Verdacht auf Blasenkarzinom und zur Beurteilung des Therapieerfolges angewandt (Klein et al. 1982). Sie erfordert hoch entwickelte und teure Instrumente und entsprechendes technisches Training, um den Test durchführen zu können. Ihr Wert liegt in der Zuverlässigkeit des Nachweises von Veränderungen in frühen Stadien. Durch Verwendung einer bestimmten aneuploiden oder tetraploiden Stammzellinie, die als Marker mehr als 15% hyperdiploide Zellen enthält, kann der Arzt 92% der Blasentumoren im Anfangsstadium bei nur 2%iger Fehlerrate erkennen (Klein et al. 1982).

Chromosomenanalyse

Es scheint, daß Markerchromosomen bei nicht-invasiven Blasentumoren darauf hindeuten, daß eine Rezidivbildung in mehr als 90% der Fälle wahrscheinlich ist. Im Gegensatz dazu liegt die Rezidivbildung bei fehlenden Markerchromosomen unter 5% (Sandberg 1981). Finden sich bei mäßig differenzierten Tumoren tetraploide Zellen, Markerchromosomen und ein submuköses invasives Wachstum, so ist die Prognose so schlecht, daß Falor u. Ward (1977, 1978) eine frühe radikale Zystektomie in diesen Fällen vorschlugen. Die breite Anwendung dieser Methode wird jedoch noch durch die Schwierigkeiten bei der Chromosomenanalyse des Blasentumorgewebes begrenzt.

Therapie

Spezifische Maßnahmen

Carcinoma in situ

Unter folgenden Voraussetzungen ist die TUR des malignen Bereiches mit anschließender intravesikaler Zytostatikainstillation zu empfehlen: 1. Die Läsion muß auf ein relativ kleines (< 5 cm) umschriebenes Gebiet in der Blase beschränkt sein. 2. Der Tumor soll die prostatische Harnröhre, den Blasenhals oder die Ostien noch nicht befallen haben. 3. Die zytologischen Untersuchungen von Urinproben aus den oberen Harnwegen sind negativ. 4. Die Symptomatik ist nicht exzessiv (Utz u. Farrow 1980). Wenn die Veränderungen bei der Ausgangsuntersuchung zu ausgedehnt für eine lokale Resektion sind oder nach 3–6 Monaten nicht auf eine Behandlung mit Thiotepa reagiert haben, sind andere therapeutische Methoden wie die Instillation von Mitomycin (Soloway 1985) oder Doxorubicin (Glashan 1983; Jaske et al. 1984) oder BCG (Brosman 1985; de Kernion et al. 1985; Herr et al. 1986) notwendig. Vorläufige Ergebnisse bei der Behandlung der ganzen Blase deuten darauf hin, daß die photodynamische Therapie mit Hämatoporphyrinderivaten bei der Behandlung des diffusen resistenten Carcinoma in situ wirksam ist (Benson 1985). Spricht die Erkrankung auf die konservative Therapie nicht an, wächst der Tumor diffus in die Blasenmukosa vor, befällt er die prostatische Harnröhre oder den distalen Harnleiteranteil oder bestehen heftige Symptome, so ist eine radikale Zystektomie erforderlich.

Oberflächliche Tumoren (Stadium 0 und A)

Ein oberflächliches Blasenkarzinom wird normalerweise durch TUR und Koagulation behandelt. Unglücklicherweise treten bei 48–70% der Patienten Tumorrezidive auf. Diese Rate kann jedoch signifikant reduziert werden, wenn Thiotepa, Mitomycin oder Doxorubicin postoperativ während der ersten 24–48 h in die Blase instilliert werden (Zincke et al. 1985). Bei Patienten, bei denen schon mehrmals Rezidive aufgetreten sind, können Mehrfachdosen Thiotepa die Häufigkeit der Rezidivbildungen deutlich verringern (Veenema et al. 1969; Byar u. Blackard 1977). Erst kürzlich konnte man nachweisen, daß die intravesikale Gabe von Bacillus Calmette-Guérin (BCG) die Rate der Rezidivtumoren deutlich verringert und die erkrankungsfreien Intervalle verlängern kann (Lamm 1985, Pinsky et al. 1985; Schellhammer et al. 1986).

Bei Patienten, bei denen multiple Oberflächenveränderungen bestehen, die bereits einen großen Teil der Blasenmukosa befallen haben und die mit Hilfe der TUR nicht entfernt werden können, ist der Versuch berechtigt, die Veränderungen durch Instillationen von Chemotherapeutika zu beseitigen. Während Thiotepa seit 1962 (Veenema et al.) benutzt wurde, scheint heute das Mitomycin wirksamer zu sein (Henery 1985). Jedoch ist wohl nach neueren Untersuchungen sicher, daß das BCG das wirksamere Medikament ist (Martinez-Peneiro 1984; Lamm 1985). Das intravesikal verabreichte BCG wird i. allg. gut vertragen, obwohl in Einzelfällen lokale Nebenwirkungen und systemische Komplikationen aufgetreten sind (Lamm et al. 1986).

Andere konservative Maßnahmen, die aber nur in begrenztem Maße erfolgreich waren, sind die interstitielle Radiotherapie mit Radiumimplantationen (van der Werf-Messing 1978) oder die Iridiumgabe (Botto et al. 1980), die Anwendung erhöhten hydrostatischen Druckes (England et al. 1973), die Hyperthermie (Hall 1980) und die intrakavitäre Radiotherapie (Hewett et al. 1981). Vorläufige Untersuchungen mit der photodynamischen Therapie der ganzen Blase mit Hämatoporphyrinderivaten lassen vermuten, daß diese Behandlung beim diffusen Übergangszellkarzinom effektiv ist (Benson 1985; Nseyo 1985). Wenn Zahl oder Ausmaß der Oberflächentumoren eine TUR nicht mehr zulassen oder andere konservative Maßnahmen nicht anschlagen, ist eine Zystektomie mit Conduitbildung notwendig (Bracken et al. 1981). Die externe Radiotherapie hat sich in diesem Stadium der Erkrankung nicht als sinnvoll erwiesen.

Invasives Stadium (Stadium B_1, B_2 und C)

Eine endoskopische Resektion ist nur bei Patienten indiziert, bei denen das Grading mittelgradig ist und erst oberflächliche Anteile der Tunica muscularis befallen sind. Wenn der invasive Tumor solitär ist und gut begrenzte Ränder aufweist, weit genug von den fixierten Bereichen der Blase entfernt liegt (Boden, Trigonum oder Hals) und eine umfassende chirurgische Exzision möglich ist, kann eine partielle oder segmentale Resektion vorgenommen werden. Jedoch haben weniger als 8% der Patienten mit Blasenkrebs einen Tumor, der diese Kriterien erfüllt (Utz et al. 1973; Masina 1965). Die Überlebensraten sind schlecht und die lokalen Rezidivraten hoch, wenn eine partielle Zystektomie bei undifferenzierten Tumoren oder im fortgeschrittenen Stadium vorgenommen wird (Periss et al. 1977; Cummings et al. 1978; Resnick u. O'Conor 1973). Trotzdem meinen Ojeda u. Johnson (1983) in einem kürzlich veröffentlichten Bericht, daß die Prognose bei Kombination von präoperativer Radiotherapie (50 Gy über 5 Wochen) mit anschließender partieller Zystektomie besser sei.

Gewöhnlich ist jedoch die radikale Zystektomie mit Harnableitung die Behandlung der Wahl beim invasiven Blasenkarzinom. Die Fünfjahresüberlebensraten nach alleiniger externer Radiotherapie schwanken zwischen 20–39% (Miller u. Johnson 1973; Rider u. Evans 1976; Hope-Stone et al. 1984; Shipley u. Rose 1985). Bei einer präoperativen Radiotherapie (von 20 Gy in 5 Fraktionen über 5 Tage bis zu 50 Gy in 25 Fraktionen über 5 Wochen) mit anschließender Zystektomie, die einige Tage bis Wochen später durchgeführt wurde, stiegen die Fünfjahresüberlebensraten auf 42–50% (Whitmore 1980, Boileau et al. 1980; van der Werf-Messing 1975; Wallace u. Bloom 1976). Doch haben neuere Untersuchungen gezeigt, daß ähnliche Überlebensraten heutzutage auch mit alleiniger radikaler Zystektomie erzielt werden können (Mathur et al. 1981; Montie et al. 1984). In einer prospektiven randomisierten Studie, in der die präoperative Radiotherapie mit Zystektomie mit der Zystektomie als alleiniger Behandlungsmethode beim invasiven Blasenkarzinom verglichen wurde, konnten Anderstrom et al. (1983) keine statistisch signifikanten Unterschiede der Fünfjahresüberlebensraten nachweisen. Eine Chemotherapie, entweder präoperativ (neoadjuvant) oder nach der Zystektomie (adjuvant), wird inzwischen an verschiedenen Zentren überprüft.

Metastasen, beschränkt auf das Becken (Stadium D_1)

Eine operative Behandlung allein ist nicht sinnvoll. Bei der Beurteilung von 97 nacheinander behandelten Patienten, die einen pathologisch nachweisbaren Blasenkrebs im Stadium D aufwiesen, berichteten La Plante u. Brice (1973), daß 5 Jahre nach der radikalen Zystektomie nur 5 von ihnen geheilt waren. (Von 22 Patienten, die eine nachweisbare Stadium-D_2-Erkrankung hatten, überlebte keiner 5 Jahre.) In ähnlicher Weise gab es keine Fünfjahresüberlebenden unter 23 Patienten, bei welchen die Prostata bereits befallen war. Bei 13 Patientinnen, bei denen es zu einer Beteiligung der Vagina, der Zervix, des Uterus oder des Rektums gekommen war, beobachtete man das gleiche Ergebnis. Dretler et al. (1973) berichteten, daß 6 (17%) von 35 Patienten, die eine Stadium-D_1-Erkrankung aufwiesen und sich einer radikalen Zystektomie unterzogen hatten, 5 Jahre ohne Rezidiverkrankung überlebten. Von 23 Patienten, bei denen mehr als 2 Lymphknoten durch den Tumor befallen waren, überlebten nur 2 Patienten 5 Jahre ohne Rezidiv. Kürzlich berichteten Zincke et al. (1985) über 57 Patienten mit einem Tumor im Stadium D und wiesen nach, daß die Radikaloperation allein nur mit einer Fünfjahresüberlebensrate von 10% verbunden war.

Die Behandlung im Stadium D_1 war traditionell die Radiotherapie. Gewöhnlich wurden 60 Gy in 30 Fraktionen über 6 Wochen (5 Fraktionen von 2 Gy pro Woche) verabreicht. Die Fünfjahresüberlebensrate betrug bei diesen Patienten 17% (Miller u. Johnson 1973). Auch andere strahlentherapeutische Behandlungsprogramme führten zu keiner Verbesserung der Überlebensrate, sondern häufig zu Magen-Darm-Komplikationen. Heutzutage besteht die sinnvolle Behandlung in einer kombinierten Chemotherapie mit Cisplatin, Cyclophosphamid und Doxorubicin oder Methotrexat, Vinblastin, Doxorubicin und Cisplatin (M-VAC); diese und ähnliche Therapieprogramme führten zu Langzeitüberlebensraten mit totaler Tumorzerstörung (Logothetis et al. 1985; Sternberg et al. 1985; Meyers et al. 1985).

Stadium der Metastasen (Stadium D_2)
(s. Chemotherapie maligner urolog. Erkrankungen, S. 491)

Palliativmaßnahmen

Wenn ein operativer Eingriff aufgrund des schlechten Zustandes des Patienten mit einer durch den Tumor verursachten schwer zu beherrschenden Blasenblutung oder einer Harnleiterobstruktion und fortschreitender Azotämie kontraindiziert ist, kann eine Beckenbestrahlung mit einer Einzeldosis a.p. (10 Gy) Linderung verschaffen (Chan et al. 1979). Ist auch dies nicht erfolgreich und versagen andere konservative Maßnahmen, so kann bei lebensbedrohlicher Blutung die Instillation einer 10%igen Formalinlösung die Blutung zum Stehen bringen. Auch perkutane vaskuläre Okklusionstechniken können in ähnlicher Weise wirksam sein (s. Kap. 7, S. 136).

Nachsorge

Patienten, die konservativ ohne radikale Zystektomie behandelt wurden, sollten sorgfältig in regelmäßigen Abständen über mindestens 3 Jahre zystoskopisch überwacht werden. Bilden sich keine Tumorrezidive, so kann man die Intervalle zwischen den einzelnen Untersuchungen verlängern. Nach 5 Jahren ist nur eine Untersuchung jährlich erforderlich. Urinzytologische Untersuchungen sind bei hochdifferenzierten Tumoren oder bei Carcinoma in situ angebracht. Häufige i.v.-Urogramme sind, außer bei Verdacht auf maligne Veränderungen im Bereich des oberen Harntraktes, nicht unbedingt indiziert.

Prognose

Die Prognose hängt vom Stadium der Erkrankung ab. Patienten mit oberflächlichen Veränderungen (Stadium 0 und A) haben ausgezeichnete Fünfjahresüberlebenschancen, da die Erkrankung nur bei etwa ⅓ dieser Patienten invasiv wird. Die Fünfjahresüberlebensraten bei Patienten, bei denen ein Einwachsen des Tumors in die Muskulatur nachgewiesen ist, schwanken zwischen 40 und 50%. Ist es zu einer lokalen Ausbreitung der Erkrankung im Becken gekommen, so können 10–17% der Patienten 5 Jahre überleben.

Bei viszeralen Metastasen gibt es nur noch wenige Langzeitüberlebende.

Tumoren der Prostata

Bei älteren Männern treten Hyperplasien und neoplastische Veränderungen so häufig auf, daß die Prostata mittlerweile das Organ mit der häufigsten Tumorbildung beim Mann ist. Man schätzt, daß 80% der Männer zwischen 50 und 60 Jahren oder älter eine benigne Prostatahyperplasie haben. Bei etwa 10% der Männer über 65 Jahren entwickelt sich ein klinisch relevantes Prostatakarzinom.

Dieses Organ aus azinösen Drüsen, Ausführungsgängen und fibromuskulärem Stroma beginnt seine Entwicklung in utero als Anhäufung kleiner Gänge aus der prostatischen Harnröhre, die sich um den Wolff-Gang herum anordnet. Lowsley (1912), dessen Angaben auf embryologischen Untersuchungen basieren, beschrieb die Prostata als ein Organ, das sich aus 5 Lappen zusammensetzt, einem vorderen, einem mittleren, zwei Seiten- und einem hinteren Lappen. Obwohl beim Erwachsenen keine histologischen Unterschiede zwischen diesen Lappen festgestellt werden können, neigen nicht alle Anteile der Prostata einheitlich zur Hyperplasie oder zu malignen Veränderungen. Franks (1954) beschrieb, daß sich die benigne Prostatahyperplasie in den kleinen inneren Drüsen bildet, die die prostatische Harnröhre umschließen. Das Prostatakarzinom dagegen scheint im äußeren Teil der Drüse im Hinterlappen zu beginnen (Abb. 19.16). McNeil (1981) hat die Prostata als ein Organ mit 4 Regionen beschrieben. Die periphere Zone, die größte Region der glandulären Prostata, ist der Ursprungsort des Prostatakarzinoms. Hier tritt keine benigne Prostatahyperplasie auf. Die Hyperplasie dagegen findet sich ausschließlich im Gewebe der periurethralen Region, die sich vom colliculus seminalis bis zum Blasenhals erstreckt. Diese unterschiedliche Lokalisierung zwischen benigner Prostatahyperplasie und Prostatakarzinom bestärkt die Hypothese, daß zentrale und periphere Regionen der Prostata unterschiedlichen embryonalen Ursprungs sind und getrennte endokrine Funktionen haben.

Benigne Prostatahyperplasie und Prostatakrebs sind nicht aufeinanderfolgende Schritte desselben pathologischen Prozesses, sondern viel eher völlig unterschiedliche Krankheiten, von denen jede ihren eigenen spezifischen Mechanismus der Transformation besitzt. Trotzdem können beide Prozesse in derselben Drüse existieren. In einer Studie von 450 Patienten mit Prostatakarzinom fand Geraghty (1922) bei 75% hyperplastische Veränderungen. Karzinome wurden rein zufällig bei etwa 5–15% der Patienten entdeckt, die aufgrund einer benignen Prostatahyperplasie operiert wurden.

Armenian et al. (1974) haben Daten vorgelegt, die zeigen, daß die benigne Prostatahyperplasie eine wichtige Rolle bei der Pathogenese vieler Prostatamalignome spielt. In ihrer Untersuchung wiesen 345 Patienten, die wegen einer benignen Prostatahyperplasie behandelt wurden, aufgrund von Prostatakrebs eine Mortalitätsrate auf, die 3,7mal höher war als die eines altersentsprechenden Kontrollkollektivs. Diese Beobachtungen wurden durch Greenwald et al. (1974) jedoch widerlegt. Sie untersuchten über einen Zeitraum von 11 Jahren 838 Patienten mit benigner Prostatahyperplasie und 802 altersentsprechende Kontrollpersonen und fanden heraus, daß sich ein Prostatakarzinom bei 3,2% der Kontrollpersonen, aber nur bei 2,9% der Patienten entwickelte. Obwohl der Zusammenhang zwischen benigner Prostatahyperplasie und dem Prostatamalignom weiterhin ungeklärt ist, stimmen alle Ärzte i. allg. darin überein, daß diese 2 verschiedenen Krankheitsbilder bei männlichen Erwachsenen in der gleichen Lebensperiode auftreten können (Hodges u. Wan 1983).

Benigne Prostatahyperplasie (Hypertrophie)

Der Zusammenhang zwischen einer benignen Vergrößerung der Prostata und einer Blasenentleerungsstörung ist schon seit Jahrhunderten bekannt. Obwohl sie häufig als benigne Prostatahypertrophie beschrieben wurde, führt diese Erkrankung nicht zur Zellhypertrophie, aber die hyperplastischen Veränderungen können in einigen oder allen zellulären Komponenten der Prostata auftreten. Während die Drüsen im peripheren Anteil der Prostata aufgrund des Alters atrophieren, kommt es in den inneren Drüsen, die sich um die Harnröhre anordnen, zu einer Stroma- und Epithelhyperplasie. Diese hyperplastischen Regionen zeigen charakteristische Veränderungen: Knötchen, die langgezogene Säulenepithelzellen enthalten, begrenzen gewundene alveoläre Drüsen. Hyperplastische mesenchymale Elemente des Stromas oder der glatten Muskulatur können diese hyperplastischen Drüsen umgeben oder davon unabhängig stromale hyperplastische Knötchen aufzeigen. Wenn diese Knötchen dann größer werden und an Zahl zunehmen, können sie die prostatische Harnröhre komprimieren und die Symptome einer Blasenobstruktion erzeugen, wobei sich natürlich auch die Drüse vergrößert.

Ätiologie

Obwohl die genaue Ursache der benignen Prostatahyperplasie unbekannt ist, läßt sich ein Zusammenhang zwischen dem Auftreten und Fortschreiten dieser Erkrankung und dem Alter mit seinen Veränderungen im internen endokrinen Milieu erkennen. Die Beobachtung, daß bei Eunuchen keine benigne Prostatahyperplasie auftritt, zeigt, daß Androgene eine notwendige Voraussetzung für die Entstehung eines Prostataadenoms sind. Die Häufigkeit der Erkrankung nimmt aber bei Zufuhr von Testosteron bei Männern über 45 Jahren nicht zu. Obwohl das Testosteron das vorwiegend zirkulierende Androgen ist, wird es zellulär in Dihydrotestosteron (DHT) umgeformt, das doppelt so wirksam ist. Es wurde beschrieben, daß die DHT-Serumspiegel bei Patienten mit benignem Prostataadenom erhöht sind. Die Ergebnisse von Walsh et al. (1983) deuten darauf hin, daß die DHT-Spiegel bei einer benignen Prostatahyperplasie nicht erhöht sind und daß frühere Ergebnisse auf methodische Fehler zurückzuführen sind. Darüber hinaus können auch Östrogene eine kausale Rolle spielen, weil sich die Hyperplasie in einem Gebiet der Drüse entwickelt, das in utero als besonders östrogenempfindlich angesehen wird. Außerdem ist zum Zeitpunkt der Adenomentwicklung bei älteren Männern das Östrogen/Testosteron-Verhältnis erhöht, und Östrogene können eine Stromahyperplasie induzieren. Experimente an Hunden haben gezeigt,

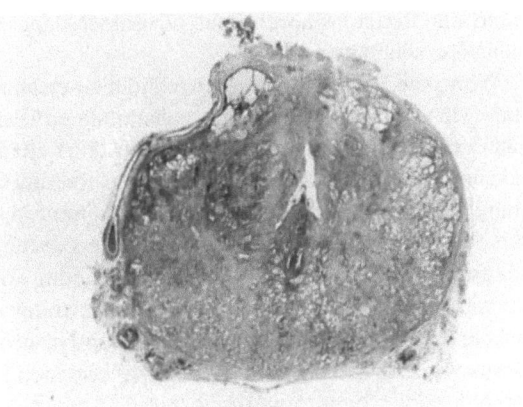

Abb. 19.16. Im Querschnitt durch die Prostata erkennt man die innere periurethrale Region. Hier entwickelt sich die benigne Prostatahyperplasie. Außerdem erkennt man die periphere Region, in der das Prostatakarzinom entsteht. [Reproduziert mit Erlaubnis aus Eschenbach AC; Cancer of the prostate. Curr Probi Cancer (June) 1981; 5:1]

daß, obwohl Testosteron wesentlich für die Entstehung einer Hyperplasie ist, die Induktion hyperplastischer Veränderungen durch Östrogene verstärkt wird. Der genaue Mechanismus der postulierten Östrogen/Androgen-Interaktion bleibt weiterhin unbekannt.

Die Interaktion zwischen Stroma- und Epithelelementen scheint aber darüber hinaus eine Schlüsselfunktion im Prozeß der Hyperplasie einzunehmen. Die Stromaelemente fungieren in der Embryonalentwicklung als Induktoren des epithelialen Wachstums, wobei der Entwicklungsmechanismus einer benignen Prostatahyperplasie praktisch als ein „Wiederauftreten" dieses Prozesses beim Erwachsenen erscheint. Östrogene können ihren Haupteffekt auf die Stromaelemente ausüben, während DHT direkt auf die epithelialen Komponenten einwirkt.

Östrogene haben auch extraprostatische Effekte. Durch Erhöhung des Spiegels der geschlechtshormonbindenden Globuline (SHBG), die vorzugsweise im Zytosol epithelialer Prostatazellen konzentriert sind, kann für eine höhere intrazelluläre Testosteronkonzentration (als DHT) gesorgt werden. Zusätzlich erhöhen Östrogene noch den Prolaktinspiegel, das in der Hypophyse gebildet wird. Prolaktin übt einen fördernden Effekt auf die Aktivität des Testosterons auf zellulärem Niveau aus. Somit sind genügend indirekte Beweise vorhanden, die die Hypothese unterstützen, daß die benigne Hyperplasie der Prostata ein Ergebnis des Einflusses von Östrogenen und Androgenen und der Veränderung ihres Verhältnisses bei steigendem Alter ist. Trotzdem bleibt der genaue Mechanismus unbekannt (Neubauer 1983). Es kommt zu einer komplexen Wechselwirkung zwischen stromalen und epithelialen Elementen, wobei parakrine Wirkungen eines lokalen prostatischen Wachstumsfaktors eine Rolle spielen.

Pathogenese und Pathologie

Eine Vergrößerung der Prostata tritt als schleichender (asymptomatischer) Prozeß auf, der nur an den Symptomen einer Blasenhalsobstruktion erkannt werden kann. Diese resultiert aus einer Kompression des prostatischen Harnröhrenlumens. Die Symptome, die bei der Miktion auftreten, können unterschiedlich sein: Einige Patienten haben eine sehr große Prostata und klagen, wenn überhaupt, nur über wenige Symptome bei der Miktion. Bei anderen kann die Drüse das Lumen der Harnröhre verkleinern, ohne selbst stark vergrößert zu sein. Die Pathogenese der Harnobstruktion infolge benigner Prostatahyperplasie wird in Kap. 11 beschrieben.

Klinische Befunde

Symptome

Wenn der hyperplastische Drüsenanteil in der periurethralen Region an Größe zunimmt, steigt der Strömungswiderstand aufgrund der Kompression der prostatischen Harnröhre an. Dabei können die Symptome anfangs minimal sein. Schließlich können jedoch eine vollständige Obstruktion und Harnverhaltung auftreten. Das durchschnittliche Alter, in dem die Symptome der benignen Prostatahyperplasie beginnen, liegt bei Weißen bei 65 und bei Schwarzen bei 60 Jahren.

Symptome bei der Miktion

Die Abnahme der Stärke und des Kalibers des Harnstrahls sind die ersten und am häufigsten beobachteten Symptome. Wenn das Harnröhrenvolumen an Größe abnimmt und der intraurethrale Widerstand ansteigt, muß die Blase einen höheren Miktionsdruck ausüben, um den Harnfluß aufrechtzuerhalten. Startschwierigkeiten bei der Miktion deuten auf diese steigende Latenzzeit hin, da die Blase vor der Entleerung erst einen genügend hohen intravesikalen Druck aufbauen muß. Da sich der Harnfluß somit verringert, verlängert sich natürlich der Zeitraum, der erforderlich ist, um ein bestimmtes Urinvolumen aus der Blase zu entleeren. Ist die Blase nicht in der Lage, diesen hohen Druck über den verlängerten Zeitraum der Miktion aufrechtzuerhalten, so wird der Harnstrahl unterbrochen, und es kommt zum Tröpfeln des Urins. Um die Miktion zu steigern, kann der Patient während des Urinflusses den Valsalva-Versuch anwenden.

Wenn die Blasenmuskulatur schließlich erschlafft, kann sich die Blase nicht mehr vollständig entleeren. Die Verhaltung größerer Urinmengen führt zur Pollakisurie und Nykturie. Tritt durch die Restharnbildung noch eine Infektion auf, so verschlimmern sich die Symptome, und die Obstruktion kann durch die sekundäre Entzündung und durch Ödembildung noch verstärkt werden. Wenn sich die Prostata weiter vergrößert und die Gefäße der prostatischen Harnröhre porös werden, kann es zur Hämaturie kommen. Bei zunehmender Symptomatik führen die Patienten die Miktion im Sitzen durch. So können sie die übermäßige Verzögerung besser ertragen und außerdem die perinealen Muskeln gut entspannen.

Eine akute Harnverhaltung kann nach verlängertem Aufschieben der Miktion auftreten, da die Blase überdehnt und atonisch wird. Auch ein Infarkt oder eine Infektion im Prostatabereich können durch Ödeme innerhalb der Drüse zu akuter Harnverhaltung führen. Der Patient klagt dann über heftige suprapubische Schmerzen und erheblichen Harndrang. Diese Beschwerden können nur noch durch Katheterisieren oder durch Blasendrainage gelindert werden.

Allgemeine Symptome

Eine anhaltende Blasenhalsobstruktion mit Hypertrophie oder Überdehnung der Blase kann zu einem vesikoureteralem Reflux oder einer Obstruktion der oberen Harnwege führen. Hierdurch kann eine Hydroureteronephrose auftreten, dabei kommt es während der Miktion zu Flankenschmerzen. Bei schwerer Obstruktion und Nierenversagen treten die Symptome der Urämie oder Azotämie auf: Übelkeit, Erbrechen, Somnolenz, Desorientierung, Müdigkeit und Gewichtsverlust. Wenn die Prostata sehr groß wird, kann der Patient auch Veränderungen in Kaliber und Form des Fäzes feststellen.

Klinische Zeichen

Bei Harnverhaltung kann sich die Blase, die normalerweise ein Beckenorgan ist, bis über den oberen Rand der Symphyse ausdehnen und sogar noch in Höhe des Nabels palpiert werden. Manchmal ist eine Palpation, besonders bei fettleibigen Patienten, schwierig. Die Blase kann jedoch durch Perkussion im suprapubischen Bereich beurteilt werden.

Das typische Zeichen der benignen Prostatahyperplasie ist die vergrößerte, glatte, symmetrische Prostata. Dies wird durch die digitale rektale Untersuchung festgestellt. Der Sulcus medianus, der gewöhnlich in der Mittellinie der Prostata liegt, ist verstrichen. Wenn sich die Drüse weiter vergrößert, kann sie eine kugelförmige Gestalt annehmen und sich in das Lumen des Rektums vorwölben. Es kann auch zu einer longitudinalen Vergrößerung kommen, wodurch der Blasenboden angehoben wird, so daß der untersuchende Finger den oberen Rand der Prostata und die Samenblasen nicht mehr erreicht. Die Drüse kann weich oder hart sein, außerdem können Knötchen vorhanden sein. Diese sind jedoch nicht wie beim Prostatakarzinom steinhart (Abb. 19.17).

Laborbefunde

Die Urinanalyse zeigt bei Entzündung oder Infektionen Leukozyten, Bakterien oder eine Mikrohämaturie. Hat die Obstruktion zu einer Schädigung der Nierenfunktion geführt, so können Kreatinin- und Harnstoff-Stickstoffspiegel erhöht sein. Eine metabolische Azidose ist möglich.

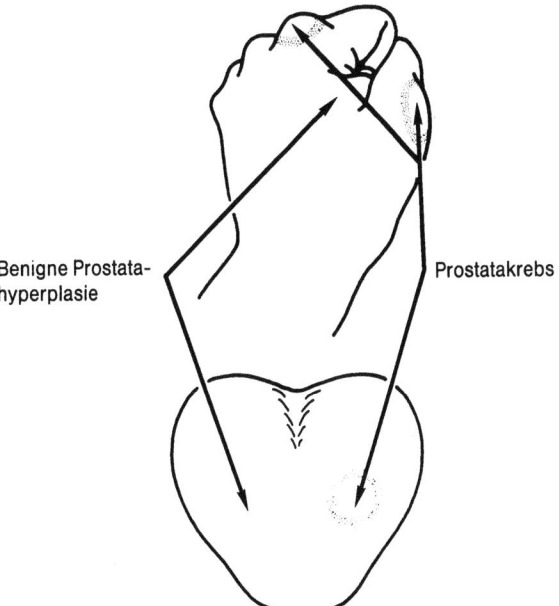

Abb. 19.17. Die normale hyperplastische Prostata besitzt etwa die Konsistenz des Thenarbereichs bei geballter Faust. Im Gegensatz dazu hat das Prostatakarzinom eine steinharte Konsistenz, die mit der des Knochenvorsprungs der Metakarpalphalangen zu vergleichen ist. [Reproduziert mit Erlaubnis aus von Eschenbach AC, Liles AE (1981) The abnormal prostate. Am Fam Physician 25:61]

Röntgenbefunde

Auf der Abdomenübersichtsaufnahme finden sich häufig Prostatasteine, durch die oft eine Vergrößerung der Drüse nachweisbar wird. Im i.v.-Urogramm lassen sich die Hydroureteronephrose, die Verdickung und Trabekulierung der Blase sowie die Anhebung des Blasenbodens und Trigonums durch die vergrößerte Prostata darstellen (Abb. 19.18). Durch eine Blasenentleerungsaufnahme kann man den Restharn nachweisen. Auch die dilatierten Harnleiter sind sichtbar. Bei schwerer Obstruktion entstehen außerdem Blasendivertikel und Blasensteine. Zur Beurteilung der Blasenhalsobstruktion und der benignen Prostatahypertrophie wurde das i.v.-Urogramm aus Kostengründen gelegentlich abgelehnt. Die meisten Urologen bevorzugen dieses Verfahren jedoch als gute Methode zur Beurteilung des Prostataadenoms.

Instrumentelle Untersuchung

Mit Hilfe der Harnröhrenkatheterisierung nach der Miktion kann die Restharnmenge bestimmt werden. Der Grad der Obstruktion läßt sich grob beurteilen, wenn der Arzt die Miktion selbst beobachtet. Eine

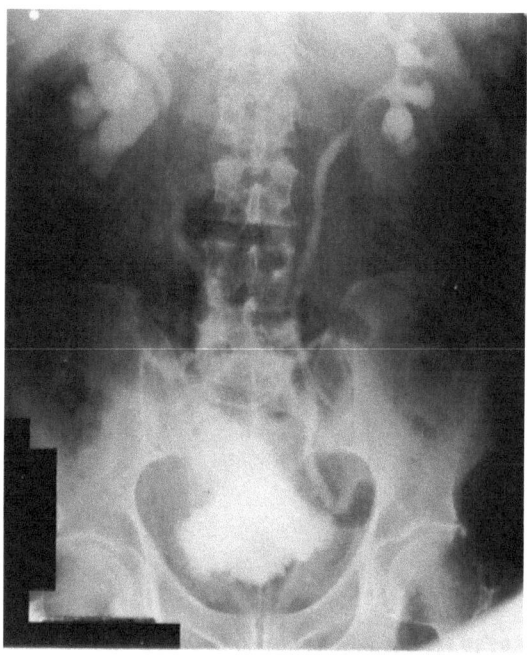

Abb. 19.18. Benigne Prostatahyperplasie. Im präoperativen Ausscheidungsurogramm nach 1 h: Bilaterale Hydronephrose und stark ausgeprägte Trabekelblase

genaue Beurteilung ist durch Messung der Urinflußraten möglich. Dabei wird das Urinvolumen in einem graduierten Zylinder gemessen, wobei gleichzeitig die Zeit gestoppt wird. Neuerdings sind verfeinerte Methoden entwickelt worden, wie Harnröhrendruckprofile und Uroflowmetrie, um die Dysfunktion genau und objektiv nachweisen zu können.

Differentialdiagnose

Ähnliche Symptome wie bei der benignen Prostatahyperplasie können durch neurogene Funktionsstörungen der Blase und durch anatomische Veränderungen des Blasenausgangs und der Harnröhre verursacht werden. Eine neurogene Blasenentleerungsstörung kann eine Atonie der Blasenmuskulatur hervorrufen und dadurch zu verminderten intravesikalen Miktionsdrücken und zu niedrigen Harnflußraten führen. Eine diabetische Neuropathie oder eine direkte Verletzung des Rückenmarks oder des Beckenplexus kann zur atonisch-neurogenen Blase führen. Medikamente, wie z. B. Tranquilizer, Ganglienblocker und Parasympathikolytika schwächen die Detrusorkontraktion. Werden derartige Medikamente bei einem leichten Prostatismus angewandt, so kann es zur akuten Harnverhaltung kommen.

Die atonisch-neurogene Blase erkennt man bei der körperlichen Untersuchung durch einen dumpfen suprapubischen Druckschmerz und den durch die überdehnte Blase hervorgerufenen palpablen suprapubischen Tumor. Die Patienten geben oft keinerlei Beschwerden an und haben die Blasenüberdehnung selbst nicht bemerkt. Die neurologische Untersuchung zeigt häufig eine perineale Anästhesie und eine Atonie des analen Sphinkters. Zystoskopisch finden sich keine Anzeichen einer anatomischen Obstruktion, obwohl ein leichtes Prostataadenom vorhanden sein kann. Bei der urodynamischen Untersuchung findet sich eine große Blasenkapazität bei überdehnter Blase mit abgeschwächter Sensitivität. Ein normaler intravesikaler Miktionsdruck wird nicht aufgebaut.

Eine Rückenmarkverletzung, die zu einem Spasmus der Muskulatur des Beckens und der unteren Extremitäten führt, kann eine Sphinkterdyssynergie verursachen. Während der normalen Miktion kommt es bei Anstieg des intravesikalen Drucks zu einem Abfall des externen Sphinktertonus, wodurch der Strömungswiderstand verringert wird. Beim Syndrom der Detrusor-Sphinkter-Dyssynergie führt der erhöhte Tonus des Blasenhalses oder des externen Sphinkters zu einem erhöhten intraurethralen Druck bei der Miktion. Diese Bereiche mit erhöhtem Tonus lassen sich durch die Harnröhrendruckprofile nachweisen.

Bei der Kontraktur des Blasenhalses nach operativem Eingriff oder bei Harnröhrenstrikturen nach Trauma oder Infektion können die Symptome des Prostatismus durch die Verringerung des Harnstrahls und die Reduzierung der Urinflußrate vorgetäuscht werden. Diese anatomischen Veränderungen können jedoch durch die Panendoskopie nachgewiesen werden. Auch entzündliche Prozesse wie die Prostatitis können zu obstruktiven Symptomen führen. Sie treten jedoch meist akut auf, sind von Fieber begleitet und bei der körperlichen Untersuchung nachweisbar. Wenn Karzinome und Sarkome der Prostata größer werden, können sie für Obstruktion, Distorsion und Abknickung der Harnröhre verantwortlich sein. Dies führt schließlich zur Obstruktion des Blasenausgangs. Auch ein intravesikal gelegener Stein oder ein Tumor können zu einem plötzlichen Abbruch des Harnstrahls führen. Hierbei treten Schmerzen im Bereich der Harnröhre und des Penis auf. Durch Röntgenuntersuchungen und Zystoskopie lassen sich derartige Veränderungen gut diagnostizieren.

In einer Gruppe von 107 Patienten fanden Andersen u. Nordling (1979) bei 25% der Patienten eine Obstruktion ohne anatomische Ursache. Bei 3% ließen sich Harnröhrenstrikturen und bei 5% Detrusor-Sphinkter-Dyssynergien nachweisen. Bevor Patienten an der Prostata operiert werden, muß sich der

Arzt sicher sein, daß die Miktionsstörungen eine direkte Folge der vergrößerten Prostata und nicht die Folge anderer pathologischer Veränderungen sind.

Therapie

Die benigne Prostatahyperplasie ist nicht unbedingt ein progredienter Prozeß. Daher ist nicht bei allen Patienten sofort ein operativer Eingriff notwendig. Lytton (1968) schätzte, daß die Wahrscheinlichkeit, daß ein 40 Jahre alter Mann im Alter von 80 Jahren einer operativen Behandlung wegen eines benignen Prostataadenoms bedarf, 10,9% beträgt. Bei Patienten mit schwerer Obstruktion oder Dilatation der Blase oder des Harntrakts ist allerdings eine operative Korrektur notwendig. Für die große Gruppe der übrigen Patienten kann der Zeitpunkt für den chirurgischen Eingriff jedoch sehr unterschiedlich sein.

Konservative Maßnahmen

Die Behandlung von Sekundärinfektionen durch den vernünftigen Einsatz von Antibiotika kann lokale entzündliche Reaktionen reduzieren und obstruktive Miktionssymptome verbessern. Man sollte die Patienten darauf hinweisen, daß sie den übermäßigen Genuß von Alkohol und stark gewürzten oder reizenden Nahrungsmitteln meiden. Außerdem sollte man bei Harndrang und exzessiver Flüssigkeitszufuhr die Entleerung der Blase nicht zu lange aufschieben, da Überdehnungen zur Atonie und akuten Harnverhaltung führen können. Perioden akuter Harnverhaltung treten bei Männern häufig nach operativen Eingriffen im Becken oder im perinealen Bereich auf, wie z. B. nach Hämorrhoiden oder Leistenbruchoperationen. Wenn sich die Schmerzen bessern, der Patient sich wieder bewegen kann und keine Analgetika mehr benötigt, setzt auch meist der normale Urinfluß wieder ein. Die akute Harnverhaltung wird am besten durch das Einlegen eines Foley-Katheters über 2-3 Tage behandelt. Nach Entfernung des Katheters kann der Patient gewöhnlich wieder normal miktionieren, da sich der Blasentonus wieder normalisiert hat und die Prostatastauung beseitigt ist. Oft ist die konservative Therapie jedoch nur eine Übergangsmaßnahme, so daß bei vielen Patienten doch die Blasenausgangsobstruktion beseitigt werden muß.

Medikamentöse Maßnahmen

Der Nachweis adrenergischer und cholinergischer Rezeptoren im Bereich der Blase und Prostata hat zu der Hoffnung Anlaß gegeben, daß man Methoden zur medikamentösen Behandlung der Obstruktion bei benigner Prostatahyperplasie entwickeln könnte. Obwohl sich die anatomische Obstruktion durch die prostatische Vergrößerung medikamentös nicht beseitigen ließe, könnten der dynamische Prozeß der Miktion beeinflußt und die Symptome gelindert werden. Da die benigne Prostatahyperplasie eine hormonelle Ursache zu haben scheint, könnte durch die Veränderung des endokrinen Milieus vielleicht eine Regression der Hyperplasie und eine Linderung der Obstruktion erreicht werden.

Blockierung α-adrenergischer Rezeptoren

Da Sympathikomimetika wie Ephedrin, Phenylpropanolamin und Phenylephrin, die in Erkältungs- und Hustenmitteln enthalten sind, die Symptome des Prostatismus verschlechtern, liegt die Vermutung nahe, daß eine pharmakologische Blockierung der α-adrenergen Rezeptoren die obstruktive Komponente der benignen Prostatahyperplasie reduzieren und die Blasenentleerung verbessern könnte. Das am häufigsten verwendete Medikament ist das Phenoxybenzamin. Es wird oral verabreicht und hat einen kumulativen Effekt. Laboruntersuchungen konnten eine Verbesserung der maximalen Harnflußrate, eine Reduktion der prostatischen Komponente bei Harnröhrendruckprofilmessungen, eine Abnahme des Restharns und eine Verbesserung der Miktionsqualität belegen.

Caine et al. (1978) beschrieben bei 80% von 200 untersuchten Patienten, die Phenoxybenzamin erhalten hatten, eine symptomatische Besserung der Beschwerden. In der Uroflowmetrie bei 102 Patienten hatte sich bei etwa der Hälfte der Patienten der Harnfluß mehr als verdoppelt, bei ¼ der Patienten war ein Anstieg um mehr als 50% zu verzeichnen. Eine Verbesserung der Miktionsqualität wurde schon nach 2 Tagen beobachtet, das Maximum nach 7 Behandlungstagen erreicht. Wie erwartet, konnte man in der statischen Komponente der Obstruktion keine Besserung erzielen; das Medikament konnte weder die Größe der Prostata reduzieren noch zukünftiges Wachstum unterbinden.

Zu den Nebenwirkungen des Phenoxybenzamins zählen: hypostatische Hypotonie mit Schwindel und Tachykardie, retrograde Ejakulation, Müdigkeit und Verstopfung der Nase. Zu den weniger häufigen Nebenwirkungen gehören: trockener Mund, Schwierigkeiten bei der Akkommodation und ein inneres Spannungsgefühl. Nebenwirkungen wurden bei 30% der Patienten beobachtet, aber nur bei 10% waren sie so lästig, daß die Behandlung abgebrochen werden mußte. Da die induzierte Hypotonie bei älteren Männern möglicherweise zu zerebraler Thrombose oder Koronarinsuffizienz führen kann, sollte die Behandlung wegen des hohen Risikos in diesen Fällen unterbleiben.

Die Verwendung α-adrenerger Rezeptorantagonisten verbessert nicht die ursächliche anatomische Obstruktion. Sie ist lediglich als vorübergehende Maßnahme zur Besserung der Symptome sinnvoll. Medikamente, die die Miktionsfunktion verbessern und gleichzeitig zu einer Regression des hyperplastischen Wachstums führen, befinden sich z. Z. im Forschungsstadium.

Hormontherapie

Im späten 19. Jahrhundert beobachtete man, daß durch Kastration die Harnobstruktion infolge benigner Prostatahyperplasie verbessert wurde. White (1895) berichtete von einer 87%igen Verringerung der Prostatagröße bei 111 Patienten, die so behandelt wurden. In einer Studie an 61 Patienten berichtete Cabot (1896), daß eine Harnverhaltung bei 27 der von ihm untersuchten Patienten verschwand und daß bei 50 Patienten nach der Kastration eine deutliche Verbesserung der Miktion eingetreten war. Experimente von Huggins u. Stevens (1940) ergaben, daß Androgenverlust die Prostata erheblich beeinflußt, wobei der Prozeß allerdings 3 Monate oder länger benötigt. Diese ermutigenden Berichte konnten jedoch später nicht bestätigt werden. Eine Reduzierung des Serumtestosteronspiegels allein scheint auch nicht ausreichend zu sein, um prostatische Beschwerden zu bessern oder obstruktive Symptome der benignen Prostatahypertrophie zu lindern. Aus diesem Grund und wegen der schweren Nebenwirkungen einer Kastration ist die Orchiektomie nicht mehr vertretbar.

Eine Verminderung des Androgenspiegels kann man auch durch Zuführung von Östrogenen erreichen, die die Gonadotropinfreisetzung in der Hypophyse hemmen. Östrogene können auch eine Rolle bei der Entwicklung der benignen Prostatahyperplasie spielen. Außerdem wirken sie auf die glatte Muskulatur der Blase und Harnröhre ein. Gegenwärtig gibt es keine Untersuchungsergebnisse, die eine Östrogenbehandlung bei einer benignen Prostatahyperplasie empfehlen könnten.

Cyproteronacetat, ein Antiandrogen, das eine deutliche Aktivität aufweist (hemmt die Androgenwirkung durch kompetitive Bindung an den Androgenrezeptor), hat bei Patienten mit benigner Prostatahyperplasie zu einer subjektiven Besserung der Beschwerden geführt. Scott u. Wade (1969) berichteten, daß bei 11 von 13 Patienten, die mit Cyproteronacetat behandelt wurden, eine subjektive Besserung auftrat und es zu einer erhöhten Harnflußrate und zur Abnahme der Restharnmenge kam. Eine tatsächliche Abnahme der Größe der Epithelzellen war bei 8 von 11 Patienten nachweisbar, bei denen eine Prostatabiopsie durchgeführt worden war.

Man fand heraus, daß Flutamid, ein in der Tiermedizin benutztes nicht-steroidales Antiandrogen, bei experimentellen Tierversuchen ein potenter Inhibitor des testosteroninduzierten Prostatawachstums war. Die Wirkung des Flutamids scheint darin zu bestehen, daß es den intrazellulären Androgenrezeptorproteinkomplex belegt. In einer randomisierten klinischen Doppelblindstudie berichteten Caine et al. (1975) bei 30 Patienten über eine subjektive Besserung der Beschwerden, die aber nicht andauerte, und außerdem konnten keine Veränderungen in der Prostatagröße oder der Restharnmenge festgestellt werden.

Megestrolacetat blockiert effektiv die Wirkung von Androgen durch Reduzierung der Aktivität der intrazellulären 5-α-Reduktase und Anlagerung an das Androgenrezeptorprotein im Zytosol. Geller et al. (1979) konnten eine Verringerung der Prostatagröße und eine verbesserte Harnflußrate bei 8 von 13 Patienten feststellen. Statistisch konnten jedoch keine signifikanten Unterschiede in der subjektiven Besserung der Beschwerden nachgewiesen werden. Donkervoort et al. (1975) wiesen darauf hin, daß die subjektive Besserung der Beschwerden nur gering und die Veränderungen der Harnflußrate unbedeutend waren.

Bei anderen endokrinwirksamen Stoffen, wie z.B. Medrogeston, Spironolacton, Bromocriptin, Candicidin und Amphotericin B, konnten keine sicheren Veränderungen nachgewiesen werden. Durch den unklaren Wirkungsmechanismus und durch die Schwierigkeiten bei der Beurteilung der subjektiven und objektiven Besserung der Beschwerden kann die Rolle der Hormone bei der Behandlung einer benignen Prostatahyperplasie nur sehr schwer beurteilt werden. Die zukünftige Forschung muß deshalb die Interaktion der Hormone und ihre Wirkung auf die Stroma- und epithelialen Elemente unbedingt in die Untersuchungen miteinbeziehen.

Chirurgische Maßnahmen

Die wirkungsvollste Methode zur Beseitigung einer durch Prostatahyperplasie bedingten Obstruktion ist die operative Entfernung der Prostata. Das Ziel des operativen Eingriffs besteht darin, den Teil der vergrößerten Prostata, der die Obstruktion verursacht, durch eine wirksame und sichere Technik zu entfernen. Heute geschieht dies durch TUR der Prostata oder durch offene Prostatektomie.

Zu diesem Zweck haben Walsh et al. (1983) obligatorische und fakultative Indikationen für eine Prostatektomie beschrieben. Zu den obligatorischen Indikationen zählen die akute Harnverhaltung als Folge einer Prostatavergrößerung, die chronische Obstruktion mit Beeinflussung der Nierenfunktion oder eine anhaltende, den Patienten belastende Symptomatik. Bei chronischen Harnwegsinfektionen mit begleitender rezidivierender Zystitis und Prostatitis kann es notwendig sein, zuerst die ursächliche Obstruktion zu beseitigen, damit die Infektion sinnvoll behandelt werden kann. Bei Blasensteinen ist eine Prostatektomie indiziert, um die Obstruktion und den Restharn zu beseitigen. Auch bei Blasentumoren kann eine vorherige TUR der Prostata notwendig sein, um einen vernünftigen Zugang zur Blase für die endoskopische Untersuchung und die Resektion des Tumors zu erhalten. Auch rezidivierende Makrohämaturien oder chronisches Herzversagen, das durch die prostatische Obstruktion noch verschlimmert werden kann, machen ein operatives Eingreifen erforderlich. Das gilt auch bei chronischer Harnverhaltung mit Überlaufblase, imperativem Harndrang, starker Pollakisurie oder schwerer Nykturie.

Die fakultativen Indikationen für eine Prostatektomie hängen weitgehend von den individuellen Beschwerden des Patienten ab. Während die Miktionshäufigkeit und Nykturie den einen Patienten nur wenig beeinträchtigen, kann ein anderer sie als so störend empfinden, daß ein operativer Eingriff erforderlich ist. Die Größe der Prostata allein sagt über die Notwendigkeit eines chirurgischen Eingriffs nichts aus. Allerdings ist es bei größeren Drüsen wahrscheinlicher, daß sich prostatische Infarzierungen entwickeln und Episoden mit akuter Harnverhaltung auftreten. Wenn die Patienten schon erhebliche Miktionsstörungen haben und sie psychotrope, anticholinergische oder α-adrenergische Medikamente benötigen, kann eine Prostatektomie notwendig werden.

Transurethrale Resektion der Prostata (TUR)

Die TUR wird bei 90–95% der Patienten durchgeführt. Das obstruierende Adenom kann durch eine endoskopische Resektion unter Vollnarkose oder Spinalanästhesie leicht entfernt werden. In den letzten 40 Jahren ist diese Methode wegen ihrer Sicherheit sowohl bei Patienten wie auch bei Urologen sehr populär geworden. Die Mortalitätsrate schwankt zwischen 0 und 1,3%. Bei einem erfahrenen Urologen liegt die Rate durchschnittlich bei 0,4%. Dies ist erheblich niedriger als bei der offenen Prostatektomie (Mebust u. Valk 1983).

Zu den Patienten, bei denen eine TUR nicht empfehlenswert ist, gehören: 1. solche mit einer Lebenserwartung unter 6 Monaten (hier ist eine Dauerkatheterbehandlung sinnvoll) und 2. Patienten mit bestimmten körperlichen Deformitäten, wie z.B. Ankylose der Hüften, da dadurch eine entsprechende Lagerung für den endoskopischen Eingriff unmöglich ist.

Bei Patienten mit chronischer Niereninsuffizienz kann eine TUR vorgenommen werden, allerdings ist eine sorgfältige Überwachung vor, während und nach der Operation notwendig. Während der Resektion beträgt der Einstrom der Spülflüssigkeit durch die offenen Venen durchschnittlich 900 ml. Eine präoperative Beurteilung der Nierenfunktion ist deshalb wichtig. Patienten mit einem Serumkreatininspiegel von mehr als 1,5 mg% weisen nach der Resektion eine 6fach höhere Morbiditäts- und Mortalitätsrate auf (Melchior et al. 1974). Diese Patienten können sicher durch TUR behandelt werden, solange der Flüssigkeits- und Elektrolytstatus kontinuierlich beobachtet werden. Kommt es infolge der Obstruktion zu einer Azotämie, sollte präoperativ über 10–14 Tage ein Dauerkatheter eingelegt werden, damit sich die Nierenfunktion verbessert. Die Flüssigkeitsabsorption während des Eingriffes kann zur Hypervolämie und Verdünnungshyponatriämie führen. In der unmittelbaren postoperativen Phase können bei den Patienten Hypertonie, Tachykardie, Schwächegefühl, Verwirrtheit und (in schweren Fällen) plötzliche Anfälle auftreten. Die Behandlung akuter Fälle besteht in einer Steigerung der Diurese mit Furosemid und Gaben hypertonischer Salzlösungen. Eine andere intraoperative Komplikation ist die Perforation der Prostatakapsel. Sie führt zu einer Extravasation und zur Blutung.

Patienten mit akuten Harnwegsinfektionen sollten vor dem instrumentellen Eingriff entsprechende Antibiotika erhalten, damit die Infektion präoperativ beseitigt wird und eine mögliche Sepsis und Epididymitis vermieden werden.

Ob eine TUR das geeignete Verfahren ist, sollte unbedingt vorher durch Beurteilung der Prostatagröße festgelegt werden. Präoperative Bestimmungen der Prostatagröße sind sehr subjektiv und häufig fehlerhaft: Der Untersucher beurteilt die Ausdehnung der Prostata, schätzt ihr Volumen in Kubikzentimetern und bestimmt daraus das Gewicht nach der Formel 1 g = 1 cm^3. (Obwohl die transurethrale Sonographie genauer ist, kann sie nicht in jeder Klinik durchgeführt werden. Eine Schätzung, die einige

Gramm über oder unter dem genauen Gewicht liegt, ist klinisch jedoch nicht relevant.) Viele Urologen begrenzen die TUR auf ein Prostatagewicht unter 45 g. Andere dagegen resezieren auch Adenome über 100 g. Melchior et al. (1974) berichten von einer höheren Morbiditäts- und Mortalitätsrate nach TUR bei resezierten Patienten mit einem Drüsengewicht von 60 g oder mehr. Die operativen Morbiditäts- und Mortalitätsraten steigen auch mit zunehmender Operationsdauer an, da das Risiko der zunehmenden Absorption von elektrolytfreien Spülflüssigkeiten besteht.

Mehr als 90% der Patienten werden durch die TUR erfolgreich behandelt. Sie sind kontinent und können die Blase normal entleeren. Die permanente Harninkontinenz ist eine sehr unangenehme postoperative Komplikation. Sie tritt jedoch bei weniger als 1% der Patienten auf. In den ersten 4–6 Wochen nach der Operation kann es noch zu plötzlichen Blutungen kommen, da sich die Prostataloge mit einer neuen Epithelschicht überzieht. Bei anhaltender oder heftiger Blutung mit Koagula ist evtl. die vorübergehende Fixierung eines Foley-Katheters von 24 Charr notwendig. Eine Harnröhrenstriktur beobachtete man bei 6%, eine Epididymitis bei 2% der Patienten. Sehr selten tritt als Folge des chirurgischen Eingriffs erektile Impotenz auf. Bei 40–50% der Patienten beobachtet man eine retrograde Ejakulation. Präoperativ muß der Patient hierüber entsprechend aufgeklärt werden.

Offene Prostatektomie

Eine Enukleation des adenomatösen hyperplastischen Gewebes kann von folgenden Zugängen aus vorgenommen werden: 1. die vordere transkapsuläre Inzision (retropubisch); 2. die hintere transkapsuläre Inzision (perineal) oder 3. eine Inzision über der Symphyse durch den Blasenhals (suprapubisch). Bei keiner dieser Operationen wird die gesamte Prostata entfernt. Deshalb spricht man besser von „Adenomektomie" als von „Prostatektomie". Indikationen für eine offene Enukleation sind von der Größe der Prostata abhängig. Drüsen von weit über 60 g, die für viele Urologen die Grenze der TUR darstellen, haben bei offenem chirurgischem Vorgehen ein geringeres Morbiditäts- und Mortalitätsrisiko. Eine offene Prostatektomie sollte außerdem bei großen Blasendivertikeln oder -steinen durchgeführt werden, da sie gleichzeitig entfernt werden können. Auch eine schwere Harnröhrenstriktur und orthopädische Veränderungen, die eine optimale Lagerung des Patienten für endoskopische Operationen nicht zulassen, sind Indikationen zur offenen Prostatektomie. Längere postoperative Katheterdrainagen mit Dauerkathetern oder suprapubischer Harnableitung sind i. allg. für etwa 7–10 Tage oder bis zum Abschluß des Heilungsprozesses notwendig. Die Möglichkeit einer intraoperativen Blutung ist bei der offenen Prostatektomie größer als bei endoskopischen Eingriffen. Etwa 15% der Patienten benötigen Blutkonserven. Postoperative Komplikationen wie Spätblutungen, Harninkontinenz, erektile Impotenz und Harnröhrenstrikturen sind nicht sehr häufig. Oft kommt es jedoch zu retrograden Ejakulationen.

Prognose

Da die Wachstumsrate der benignen Prostatahyperplasie sehr unterschiedlich ist, ist es schwierig, etwas über die Symptome oder die Funktion vorherzusagen. Etwa 50% der Fälle können über Jahre klinisch stabil sein, wobei sich jedoch einige spontan verbessern. Bei den meisten Patienten führt die Zunahme der Symptome jedoch schließlich zur Entfernung des obstruierenden Adenoms. Der Verlauf nach chirurgischer Korrektur wurde bereits oben besprochen.

Prostatakarzinom

Obwohl eine maligne Transformation in jeder zellulären Komponente der Prostata auftreten kann, sind über 95% der Prostatakrebse Adenokarzinome tubuloalveolären oder azinösen Ursprungs. Als man das Prostatakarzinom im frühen 19. Jahrhundert zum ersten Mal als ein eigenständiges Krankheitsbild erkannte, hielt man es für eine seltene Erkrankung. Heute ist es wohl das am weitesten verbreitete Malignom bei Männern. Viele Prostatakarzinome bleiben klinisch unerkannt. Aber auch diagnostizierte Karzinome unterscheiden sich biologisch und in ihrem Malignitätsgrad erheblich voneinander. Diese Unterschiede führten zu erheblicher Verwirrung und zu kontroversen Ansichten über die therapeutischen Wege und die Bewertung der Resultate.

Das Prostatakarzinom ist eine Erkrankung des höheren Alters. Es wird bei Männern unter 50 Jahren kaum beobachtet, wobei die Häufigkeitsrate danach jedoch progressiv ansteigt. Die höchste Karzinomrate liegt in der 8. Lebensdekade. In den USA werden etwa 75000 Erkrankungen jährlich diagnostiziert, und jedes Jahr sterben etwa 24000 Menschen an den direkten Folgen dieser Krankheit. Da die männliche Bevölkerung mit einem Alter von über 50 Jahren zahlenmäßig stetig ansteigt und einiges darauf hindeutet, daß daher ein Anstieg des Prostatakarzinoms zu erwarten ist, vermutet man im Jahr 2000

125 000 zu diagnostizierende Prostatakarzinome. Die Zahl der klinisch unerkannten Krankheitsfälle ist jedoch 3- bis 8mal so hoch. Sie werden zufällig bei der Autopsie oder bei einer Prostatektomie wegen Verdacht auf Prostatadenom entdeckt. Diese „latenten" oder kinisch unerkannten Prostatakarzinome repräsentieren eine große Gruppe von Männern, bei denen die Erkrankung nur ein sehr geringes malignes Potential hat oder die bereits sterben, bevor sich das Prostatakarzinom voll ausbreiten kann. In Zukunft wird man durch verfeinerte diagnostische Verfahren zahlreiche dieser „subklinischen" Fälle diagnostizieren können. Sie werden zu einer weiteren Vergrößerung des Problems des Prostatakarzinoms führen.

Die genaue Zahl von Männern mit Prostatakarzinom ist daher schwierig zu bestimmen. Rich (1935) berichtete, daß die Erkrankung nur bei ⅓ der Patienten vor dem Tod klinisch erkannt wurde. Durch sorgfältige Untersuchungen bei Sektionen beobachtete Franks (1954), daß 30% der über 50 Jahre alten Männer die histologischen Veränderungen eines Prostatakarzinoms aufwiesen. Bei Männern zwischen 70 und 79 Jahren lag diese Rate bei 40% und im Alter zwischen 80 und 89 Jahren bei 67%. Ähnliche Resultate ergab auch das Untersuchungsmaterial, das durch TUR der Prostata wegen benigner Prostatavergrößerung gewonnen wurde. Sheldon et al. (1980) beschreiben in einer Literaturübersicht die Häufigkeitsrate von Prostatakrebs, die zufällig bei Prostata-TUR gefunden wurde: 10,4% bei Männern zwischen 50 und 59 Jahren, 18,5% bei jenen zwischen 60 und 69 Jahren und 28,7% bei Männern zwischen 70 und 79 Jahren.

Die statistischen Untersuchungen über Häufigkeit, klinisches Auftreten und Mortalität durch Prostatakrebs führten zu der Schlußfolgerung, daß dieser Tumor ein breites Spektrum biologischen Verhaltens aufweist. So gibt es Tumoren, die sehr langsam wachsen und bei denen ein langer Zeitraum zwischen Wachstumsbeginn und Diagnostik vergeht. Auch danach ist die Progression in ähnlicher Weise sehr verzögert. Der Prozeß bleibt begrenzt, und wenn er sich erst spät entwickelt, stirbt der Betroffene meist aus anderen Gründen, wobei der Tumor nur rein zufällig entdeckt wird. Andererseits kommen schnell fortschreitende Tumoren mit hohen Zellteilungs- und Mutationsraten vor, die ein erhebliches invasives und metastatisches Potential besitzen. Durch dieses aggressive biologische Verhalten ist das Zeitintervall zwischen Tumorbeginn und Tumorausbreitung sehr kurz. Patienten mit diesen Tumoren haben bereits zum Zeitpunkt der Diagnose Metastasen, und es liegt nur eine kurze Zeitspanne zwischen Diagnosestellung und Tod. Zwischen diesen beiden Extremen liegen Tumoren mit mittlerem malignem Potential. Zwischen lokalem Wachstum und dem Auftreten von Mutationen mit metastatischer Aussaat kann ein längerer Zeitraum liegen.

Die Kenntnis dieser unterschiedlichen klinischen Verläufe des Prostatakarzinoms erfordert neue Perspektiven in der Ätiologie, Pathogenese, klinischen Beurteilung, Auswahl der Therapie und Einschätzung der Resultate (Johnson u. von Eschenbach 1980).

Ätiologie

Die genaue Ursache des Prostatakarzinoms ist unbekannt. Epidemiologische Studien deuten jedoch darauf hin, daß eine große Zahl verschiedener Faktoren bei der Entwicklung eine Rolle spielt und andere Faktoren die Mortalität beeinflussen. Es scheint so zu sein, daß diese ursächlichen Faktoren in einem zeitlichen Zusammenhang mit dem Krebs stehen, schon früh in der Jugend wirksam werden und während des ganzen Lebens weiterwirken.

Genetische Faktoren

In einigen Familien tritt das Prostatakarzinom gehäuft auf, was für eine gemeinsame genetische Prädisposition spricht. Rassebedingte Einflüsse sind nachgewiesen worden; in den USA ist die schwarze Bevölkerung höher gefährdet als die weiße und hat nahezu die doppelte Mortalitätsrate. Die Auswirkungen gemeinsamer Umgebungsfaktoren auf diese genetischen Einflüsse sind schwierig zu bestimmen.

Hormonelle Faktoren

Hormone beeinflussen die Induktion und Promotion dieses Karzinoms. Der exakte Wirkungsmechanismus und die verantwortlichen endokrinen Faktoren sind jedoch unbekannt. Rotkin (1977) nimmt an, daß hormonelle Faktoren schon in der Pubertät wirksam sind. Er beobachtete, daß sich bei Patienten, bei denen die Pubertät später einsetzte, häufiger ein Prostatakarzinom entwickelte. Auch während des Lebens macht sich der hormonelle Einfluß durch Unterschiede in der sexuellen Aktivität und der Häufigkeit sexueller Erfahrungen bemerkbar. Das Prostatakarzinom scheint bei Patienten, die sexuell aktiver sind und eine größere Promiskuität aufweisen, häufiger zu sein.

Die Entstehung des Karzinoms nach dem 50. Lebensjahr deutet darauf hin, daß Veränderungen im endokrinen Milieu, die mit steigendem Alter zunehmen, hierfür verantwortlich sind. Hierzu zählen der Abfall des Serumtestosteronspiegels und der Anstieg des Östrogen/Testosteron-Verhältnisses. Die Reaktion des Prostatakarzinoms auf einen Androgenabfall deutet darüber hinaus auf eine direkte Beziehung zwischen diesem Karzinom und Hormonen hin. Männer mit Prostatakarzinomen bilden geringere Mengen an Androgenen und weisen höhere Östrogen- und Östradiolserumspiegel auf. Erhöhte Östrogenspiegel können aber auch die Tumorentwicklung hemmen. Dies erklärt auch, warum Patienten mit einer Zirrhose nur selten ein Prostatakarzinom entwickeln. Durch die Einschränkung der Leberfunktion ist der Spiegel der zirkulierenden Östrogene hoch (Winkelstein u. Ernster 1979).

Ernährung

Die unterschiedlichen Mortalitätsraten bei Orientalen und Menschen in christlichen Ländern scheinen eine Folge der unterschiedlichen Ernährungsgewohnheiten zu sein. Die niedrige Mortalitätsrate des Prostatakarzinoms in Japan ist nicht nur auf Unterschiede in der Rasse zurückzuführen. Bei Japanern, die in die USA auswandern, steigt die Mortalitätsrate an. Die prospektive Studie Hirayamas (1979) an 122 261 japanischen Männern, die 40 Jahre oder älter waren, deutet darauf hin, daß die westliche Ernährung mit ihrem hohen Anteil an tierischen Fetten ein höheres Mortalitätsrisiko hat als die traditionelle japanische Ernährung, die durch die grünen und gelben Gemüse wohl einen protektiven Effekt auszuüben scheint. Der hohe Fettgehalt in der Nahrung kann möglicherweise den Cholesterin- und Steroidstoffwechsel verändern. Außerdem treten bei der Zubereitung von Fleisch karzinogene Substanzen, wie z. B. Nitrosamine, auf. Es ist bekannt, daß grüne und gelbe Gemüsesorten einen hohen Vitamin-A- und C-Gehalt haben, der wohl einen protektiven Effekt ausüben könnte.

Chemische Karzinogene

Umgebungsfaktoren können als direkte Karzinogene oder als Kokarzinogene bei der Tumorpromotion agieren (Bonar 1982). So erkranken Männer, die bei der Batterieproduktion einer höheren chronischen Kadmiumbelastung, einem bekannten Zinkantagonisten, ausgesetzt sind, häufiger an Prostatakarzinom. Die höhere Rate von Prostatakarzinomen in städtischen Gebieten gegenüber ländlichen Regionen ist möglicherweise durch die Luftverschmutzung zu erklären. Beschäftigte in der Gummi-, Düngemittel- und Textilindustrie weisen eine vergleichsweise höhere Häufigkeit von Prostatakarzinomen auf.

Viren

Ein direkter kausaler Zusammenhang zwischen Viren und Prostatakarzinom konnte bisher nicht erbracht werden. Der Verdacht bleibt jedoch bestehen, da Viruspartikel elektronenmikroskopisch in karzinomatösem Prostatagewebe nachgewiesen wurden. Auch nach einer Gonorrhö stieg die Rate an Prostatakarzinomen an. Man vermutet, daß diese Patienten auch eine Virusinfektion durchgemacht haben. Da die Rolle der Onkogenese beim Prostatakrebs gegenwärtig genauer erforscht wird, bleibt zu hoffen, daß dadurch auch die Rolle der Viren geklärt wird.

Die Heterogenität des Prostatakarzinoms legt nahe, daß nicht ein einzelner spezifischer ursächlicher Faktor für diese maligne Transformation verantwortlich ist. Das Zusammenwirken zahlreicher verschiedener Substanzen mit individueller Zeitabhängigkeit scheint wohl der am meisten logische Ablauf zu sein.

Pathogenese und Pathologie

Die maligne Transformation tritt in den Stammzellen des azinösen Prostataepithels auf. Der Grad der Veränderung verleiht dem Prostatakarzinom eine Vielfalt von Erscheinungsformen: Einige Tumoren sind von einer normalen Prostata nur schwer zu unterscheiden außer, daß die Drüsen klein und dicht sind. Andere zeigen bizarre Veränderungen in der Zellstruktur und weisen solide Formationen ohne glanduläre Differenzierung auf. Es können Unterschiede in der glandulären Struktur innerhalb verschiedener Regionen desselben Tumors auftreten. Dies führt natürlich zu beträchtlichen Schwierigkeiten bei der Beurteilung des Gradings eines Prostatakarzinoms.

Obwohl bei gut differenzierten Tumoren anomale zytologische Merkmale fehlen können, besitzen die meisten malignen Zellen der Prostata einen großen hyperchromatischen Kern mit großen, prominenten Nucleoli. Bei normalen Epithelzellen ist der Kern in direkter Nachbarschaft der Basalmembran lokalisiert, während er bei malignen Zellen exzentrisch liegt. Maligne Drüsen können klein und in Gruppen angeordnet sein. Sie liegen häufig in einer „Rücken-an-Rücken"-Konfiguration. Die Zellen liegen in einer einzigen Schicht, und die sich dunkel anfärbende Basalschicht fehlt.

Tumorstaging und -grading

Tumorstaging

Nach dem Stagingsystem nach Whitmore (1956) werden die Tumoren wie folgt eingeteilt:

- Stadium A: Mikroskopische und intrakapsuläre Tumoren.
- Stadium B: Makroskopische und intrakapsuläre Tumoren.
- Stadium C: Makroskopische und extrakapsuläre Tumoren.
- Stadium D: Metastasierende Erkrankungen.

Die Erfahrung hat jedoch gezeigt, daß die Tumoren innerhalb dieser Kategorien unterschiedliche biologische Verhaltensweisen haben. Damit wird die Beurteilung entsprechender therapeutischer Schritte für den Patienten schwierig und ein Vergleich der Behandlungsergebnisse ungenau. Deshalb haben zahlreiche Wissenschaftler eine Reihe von Unterteilungen für die einzelnen Stadien eingeführt, wobei die Einteilungen auch auf Größe und Ausmaß des Tumors basieren (Abb. 19.19). Einige Wissenschaftler, z. B. die Veterans Administration Cooperative Urologic Research Group (1964), haben die Einordnung der Patienten in eine Gruppe mit Metastasen von den biochemisch bestimmten, erhöhten Serumspiegeln der sauren Prostataphosphatase abhängig gemacht.

Das American Joint Committee on Cancer hat eine Klassifikation vorgeschlagen, die den Primärtumor, den Befall der regionären Lymphknoten und den Nachweis von Fernmetastasen berücksichtigt (TNM) (Tabelle 19.1).

Tumorgrading

Seit Broder (1926) beobachtete, daß das Verhalten maligner Zellen durch die histologische Erscheinungsform vorausgesagt werden kann, sind verschiedene Versuche unternommen worden, um ein einheitliches Gradingsystem für den Prostatakrebs zu entwickeln. Mostofi (1975) schlug ein 3-Stufen-System vor, das sowohl die zytologischen Charakteristika der Kerngröße und Form als auch die glanduläre Morphologie miteinbezieht. Das Gradingsystem von Gleason et al. (1974), das auf der Analyse einer großen Zahl von Fällen beruht, spricht von 5 Formen der glandulären Morphologie. Um die verschiedenen Formen, die innerhalb dieser Tumoren vorkommen, in die Überlegungen miteinzubeziehen, wird den 2 am häufigsten vorkommenden Formen eine primäre und sekundäre Punktezahl zugeordnet. Diese Punktezahlen werden zueinander addiert, woraus sich dann der Grad ergibt. Die Grade reichen von 2–10.

Das Gradingsystem von Gleason et al. ist das z. Z. wohl am häufigsten angewandte, da es die extensiv-

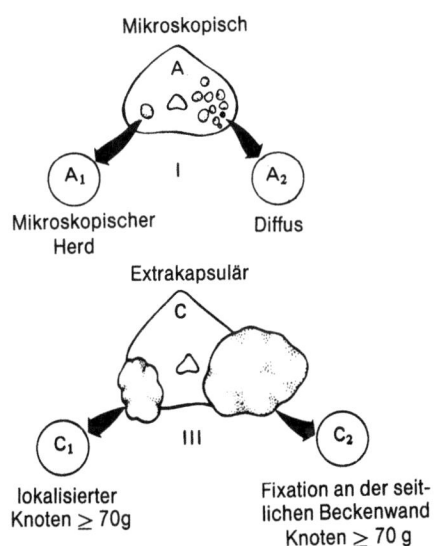
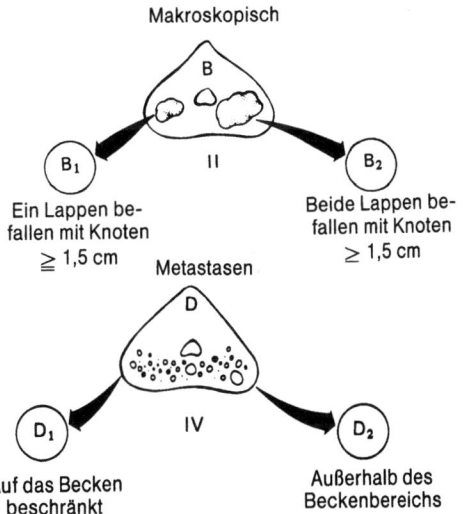

Abb. 19.19. Verschiedene Stagingklassifikationen des Prostatakarzinoms, die man aufgestellt hat, um vergleichbare Patientenkollektive zur Beurteilung der Therapie und Analyse der Ergebnisse zu bekommen. [Reproduziert mit Erlaubnis aus Eschenbach AC von (1981) Cancer of the prostate. Curr Probl Cancer 5:1]

Tabelle 19.1. TNM-Klassifikation des Prostatakarzinoms

Primärtumor (T)

TX	Die Minimalerfordernisse zur Beurteilung eines Primärtumors sind nicht zu erreichen
T0	Kein nachweisbarer Tumor
T1a	Kein palpabler Tumor; histologisch nicht mehr als 3 Gesichtsfelder bei starker Vergrößerung mit Prostatakarzinombefall
T1b	Kein palpabler Tumor; bei starker Vergrößerung histologisch mehr als 3 Gesichtsfelder mit Prostatakarzinombefall
T2a	Palpabler Knoten, im Durchmesser kleiner als 5 cm; an 3 Seiten eindrückbares Gewebe von normaler Konsistenz
T2b	Palpabler Knoten, im Durchmesser größer als 1,5 cm oder Knoten oder Verhärtungen in beiden Lappen
T3	Palpable Tumorausdehnung in oder über die Prostatakapsel hinaus
T3a	Palpabler Tumor mit Invasion in das periprostatische Gewebe oder eine Samenblase
T3b	Palpabler Tumor mit Invasion in das periprostatische Gewebe und in eine oder beide Samenblasen; Tumordurchmesser größer als 6 cm
T4	Fixierter Tumor oder Tumorinvasion in benachbarte Strukturen

Lymphknotenbefall (N)

Zu den regionären Lymphknoten rechnet man nur die Lymphknoten im Beckenbereich; alles andere sind entfernte Lymphknoten. Die histologische Untersuchung ist zur Beurteilung des Stadiums N0 bis N3 notwendig

Prostata

NX	Die Minimalerfordernisse zur Beurteilung der regionären Lymphknoten sind nicht zu erbringen
N0	Kein Befall der regionären Lymphknoten
N1	Befall eines einzigen regionären Lymphknotens auf der gleichen Seite
N2	Regionärer Lymphknotenbefall kontralateral, bilateral oder multipel
N3	Fixiertes Lymphknotenpaket am Beckenrand mit freiem Zwischenraum zum Tumor

Fernmetastasen (M)

MX	Die Minimalerfordernisse zur Beurteilung von Fernmetastasen sind nicht zu erbringen
M0	Keine (nachweisbaren) Fernmetastasen
M1	Fernmetastasen nachweisbar, genauere Angaben

ste klinische Korrelation aufweist. Trotzdem gibt es bei diesem System noch einige Probleme wegen der Reproduzierbarkeit und der Fähigkeit, Prognosen aufgrund dieser Einteilung festzulegen. Andere Gradingsysteme versuchen, einfachere Unterteilungen anzuwenden, aber gleichzeitig die Beurteilung des malignen Potentials zu erhalten. Das am University of Texas M.D. Anderson Hospital (MDAH-System) entwickelte System basiert auf der Bestimmung der prozentualen Drüsenbildung im Tumor. Mit Hilfe des MDAH-Systems konnte man bei der Beurteilung von 182 Patienten, die alle ein Prostatakarzinom im Stadium C aufwiesen und sich alle einer definitiven Megavolttherapie unterzogen hatten, folgende Fünfjahresüberlebensrate ermitteln: Sie lag bei Patienten mit Grad-I-Tumoren (>75% Drüsenanteile) bei 91%, bei Patienten mit Grad-IV-Tumoren (<25% Drüsenanteile) bei nur 15% (Brawn et al. 1982).

Andere Systeme des Tumorgradings schließen das Mostofi-System ein, bei dem die Tumoren aufgrund der Drüsenmorphologie und des Grades der zellulären Anaplasie in 3 Stufen eingeteilt werden. Die Kriterien des Gaeta-Systems und des Systems der Mayo-Klinik sind ähnlich.

Klinische Befunde

Symptome

Trotz der großen Verbreitung des Prostatakarzinoms bleibt der Tumor meist so lange unerkannt, bis die Erkrankung entweder fortgeschritten ist oder rein zufällig bei einer Operation wegen einer benignen Prostataerkrankung entdeckt wird. Die Unfähigkeit, den Tumor frühzeitig zu erkennen, ist auf den Mangel an pathognomonischen Frühzeichen und Symptomen zurückzuführen. Das Prostatakarzinom entwickelt sich nicht immer gleichmäßig vom Stadium einer mikroskopischen Erkrankung zu einer lokalen und schließlich metastasierenden Krankheit. Deshalb können Symptome durch Metastasen auftreten, bevor die Prostataerkrankung selbst erkannt wird.

Lokales Wachstum

Da die benigne Prostatahyperplasie im periurethralen Teil der Drüse auftritt, führt sie gewöhlich zu obstruktiven Symptomen bei der Miktion, die mit steigendem Alter zunehmen. Die Entwicklung des Prostatakarzinoms beginnt dagegen in der Peripherie der Drüse, so daß es gewöhnlich zuerst zur Kompression der Harnröhre kommt, und eine erschwerte Miktion erst dann auftritt, wenn der Tumor eine beträchtliche Größe entwickelt hat. Eine Obstruktion infolge des Karzinoms kann sehr abrupt auftreten und schnell an Schwere zunehmen. Wenn der Patient den Zeitpunkt obstruktiver Symptomatik sehr genau bestimmen kann und die Verschlechterung rasch zunimmt, sollte man an ein Prostatakarzinom denken. Das lokale Tumorwachstum kann zur rektalen Obstruktion mit Abnahme des Stuhlkalibers und zu Schmerzen bei der Defäkation führen. Die lokale Ausbreitung des Tumors kann, insbesondere bei perineuralem, invasivem Wachstum, rektale und perineale Schmerzen hervorrufen. Sexuelle Schwierigkeiten als direkte Folge des Prostatakarzinoms treten i. allg. nicht auf. Allerdings werden gelegentlich Schmerzen bei der Ejakulation beschrieben. Hämospermie und Hämaturie können die benigne Prostatahypertrophie begleiten, doch sollte man durch sorgfältige Untersuchung eine maligne Erkrankung bei Patienten über 50 Jahren immer ausschließen.

Stadium der Metastasierung

Schätzungsweise 15–40% der Patienten stellen sich mit Symptomen vor, die bereits durch Metastasen verursacht werden. Bei älteren Männern sollten Angaben über anhaltende Knochenschmerzen (entweder lokalisiert oder multifokal besonders im Rücken- und Beckenbereich) immer Anlaß zu einer Prostatauntersuchung sein. Müdigkeit, Gewichtsverlust und Übelkeit sind unspezifische Zeichen einer ausgedehnten Erkrankung.

Klinische Zeichen

Veränderungen der Größe, Form oder Konsistenz der Prostata bei einem Mann über 50 Jahren sollten den Arzt immer alarmieren und ein Prostatakarzinom vermuten lassen. Da epitheliale Tumoren der Prostata eine intensive stromale Reaktion hervorrufen, nimmt der Bereich der malignen Transformation eine steinharte Konsistenz an. Eine normale Prostata oder ein Prostataadenom ist weicher. Ein harter, abgegrenzter Knoten in der Prostata eines Mannes über 50 Jahren ist mit 50%iger Wahrscheinlichkeit ein maligner Tumor. Der Verlust der Symmetrie, das Verwischen der anatomischen Grenzen sowie ausgedehnte Verhärtungsbereiche deuten in über 70% der Fälle auf eine maligne Erkrankung hin.

Eine Verhärtung der Prostata kann allerdings auch durch Prostatasteine oder granulomatöse Infektionen bei benigner Prostatahyperplasie auftreten. Unglücklicherweise ist eine Frühdiagnose des Prostatamalignoms schwierig, da 10–20% der Tumoren zu klein sind, um mit Hilfe einer rektalen Untersuchung entdeckt zu werden.

Knochenmetastasen kann man bei der Palpation lokalisierter Bereiche mit großer Schmerzempfindlichkeit erkennen. Gelegentlich besteht eine Lymphadenopathie im Inguinalbereich, der Beckenseitenwand oder der Fossa supraclavicularis.

Laborbefunde

Zu den routinemäßigen Laboruntersuchungen bei der Beurteilung eines Patienten mit Prostatakarzinom zählen der vollständige Blutstatus und die multiple Serumanalyse (SMA-12). Im Stadium der Metastasen kann die Knochenmarkbeteiligung zu einer Anämie führen. Erhöhungen des Harnstoff- und Kreatininspiegels deuten auf eine Niereninsuffizienz, die entweder durch eine Obstruktion des Blasenausganges oder durch eine bilaterale Harnleiterobstruktion als Folge des Tumorwachstums bedingt ist. Bei Lebermetastasen fallen die Leberfunktionsproben pathologisch aus. Bei etwa 85% der Patienten mit fortgeschrittener Krankheit ist der Serumspiegel der alkalischen Phosphatase erhöht. Eine Isoenzymbestimmung der alkalischen Phosphatase kann klären, ob das Enzym aus den Knochen, der Leber oder dem Tumor stammt. Veränderungen des Serumkalziumspiegels sind möglich. Eine Hypokalzämie ist die in der Literatur am häufigsten beschriebene Veränderung. Sie ist durch die starke Kalziumaufnahme in osteoblastischen Metastasen bedingt (Jacobs 1983) (s. auch später „Tumormarker").

Röntgenbefunde

Bei einem Patienten mit Prostatakarzinom sollten eine a.-p.- und eine seitliche Thoraxaufnahme, ein Ausscheidungsurogramm und eine Knochenszintigraphie durchgeführt werden. Vollständige Skelettdarstellungen werden nicht routinemäßig angefertigt. Lassen sich jedoch im Knochenscan Veränderungen nachweisen, so sollten spezielle Knochenaufnahmen zur weiteren Abklärung der pathologischen Veränderungen angefertigt werden.

Thoraxaufnahme

Die Veterans Administration Cooperative Urologic Research Group fand heraus, daß 24% ihrer Patienten bei der Autopsie Metastasen in der Lunge aufwiesen, am häufigsten als Folge lymphatischer Ausbreitung. Klinisch lassen sich jedoch nur bei 6–10% der Patienten Metastasen auf Thoraxaufnahmen nachweisen. Es handelt sich hauptsächlich um Lymphmetastasen. Auf der Thoraxaufnahme lassen sich auch in den Metastasen Hiluslymphknoten oder osteoblastische Metastasen im Bereich der Rippen nachweisen.

Ausscheidungsurogramm

Die Ausscheidungsurographie kann beim Prostatakarzinom eine Reihe von Veränderungen aufzeigen. Die Erkrankung führt charakteristischerweise zu osteoblastischen Metastasen im Knochenskelett. Die am häufigsten betroffenen Bereiche sind das Os ileum (83%), das Os pubis und Os ischii (78%) sowie der lumbosakrale Bereich (71%). Bei der urographischen Untersuchung sollte man die Knochen der Lumbalregion, des Sakrums, des Beckens und der proximalen Femuranteile, die am häufigsten von Metastasen befallen werden, besonders sorgfältig beurteilen. Diese Röntgenaufnahmen und eine zusätzliche Thoraxaufnahme machen routinemäßige Knochenaufnahmen überflüssig. Nach Kontrastmittelinjektion deutet die verzögerte renale Ausscheidung auf eine obstruktive Uropathie hin, die durch die Tumorausdehnung im Trigonumbereich bedingt ist. Außerdem können vergrößerte Lymphknoten zur Abdrängung der proximalen Ureteranteile nach lateral, bzw. der distalen Ureteranteile nach medial, führen. Durch das lokale Tumorwachstum kann es auch zu einer Obstruktion des Blasenausgangs oder zur Deformierung des Blasenbodens kommen.

Lymphangiographie

Die Lymphkapillaren entspringen in den glandulären Acini und bilden ein intraprostatisches Netzwerk, das mit dem periprostatischen Lymphnetz in Verbindung steht. Sie münden in die externen iliakalen, hypogastrischen und präsakralen Lymphknoten. Die Häufigkeit der Lymphknotenmetastasen durch Prostatakrebs korreliert eng mit dem klinischen Stadium des Primärtumors und seiner histologischen Differenzierung. Lymphknotenmetastasen finden sich bei 24% der Patienten mit Prostatatumoren im Stadium A_2, bei 14% mit Tumoren im Stadium B_1, bei 40% im Tumorstadium B_2 und bei 50% im Tumorstadium C. Bei hochdifferenzierten Prostatatumoren treten Lymphknotenmetastasen doppelt so häufig auf wie bei niedrig differenzierten. McLaughlin et al. (1976) berichteten, daß die Häufigkeitsrate von Lymphknotenmetastasen bei Patienten mit Adenokarzinom im B- oder C-Stadium 10% betrug, wenn die Tumoren gut differenziert waren, aber auf 56% bei undifferenzierten Tumoren anstieg.

Mit Hilfe der bilateralen Lymphangiographie läßt sich die Struktur innerhalb der Lymphknoten gut darstellen, so daß ein Nachweis der Lymphknotenmetastasen möglich wird. Durch strenge Kriterien bei der Interpretation können positive Befunde im Lymphangiogramm eine Genauigkeit von 90–95% aufweisen. Durch die Lymphangiogramme werden Metastasen bei Patienten mit Lymphknotenbefall nur in 50–60% entdeckt. Dies hängt z.T. auch damit zusammen, daß das Lymphangiogramm nicht alle Lymphknoten darstellt, die direkt im Abflußbereich der Prostata liegen. So sind die präsakralen Lymphknoten überhaupt nicht sichtbar, und die internen iliakalen oder hypogastrischen Lymphknoten stellen sich nur bei etwa 50% der untersuchten Patienten dar. Wenn die Mikrometastasen zu klein sind, um durch die Lymphangiographie erfaßt zu werden, oder wenn die Lymphknoten durch die Metastasen so stark abgedrängt wurden, daß sie das Kontrastmittel nicht mehr speichern, kommt es zu einem zu niedrigen Staging des Tumors. Obwohl seine Sensitivität begrenzt ist, behält das Lymphangiogramm seine Bedeutung zur Darstellung der Metastasen bei Patienten mit großen, wenig differenzierten Tumoren, die zu Lymphknotenmetastasen führen. Hierdurch vermeidet man eine Beckenlymphadenektomie zum Staging. Wegen ihrer geringen Empfindlichkeit sind Lymphangiogramme zum Tumorstaging als Routinemethode nicht mehr notwendig.

Tumorstaging durch Beckenlymphadenektomie

Mit Hilfe des operativen Staging durch die Beckenlymphadenektomie konnte man nachweisen, daß die Häufigkeitsrate eines „understaging" nach Lymphangiographie 15–24% beträgt. Die Beckenlymphadenektomie zum Tumorstaging ist die zuverlässigste Methode, um Lymphknotenmetastasen zu beurteilen; man muß jedoch bedenken, daß dieses Vorgehen keinen therapeutischen Nutzen hat und ein operatives Morbiditätsrisiko von 20–34% in sich birgt. Zu den Komplikationen zählen Wundinfektionen (5–15%), Atelektasen, Ileus, Sepsis, Lungenembolie (5–10%), Thrombophlebitis, Lymphozelen und Ödeme im Penis und im Bereich der unteren Extremitäten (5–10%). Wird postoperativ noch eine Megavolttherapie der Prostata und des Beckens durchgeführt, so erhöht sich das Morbiditätsrisiko noch (Johnson u. von Eschenbach 1981). Bei dem Bemühen, das postoperative Risiko eines Lymphödems zu reduzieren, haben einige Autoren eine andere Art der Lymphknotenentfernung vorgeschlagen. Sie schonen die Lymphgefäße im Bereich der A. iliaca externa und entfernen die Lymphknoten von den distalen Aa. circumflexae ilii bis zur proximalen A. iliaca communis. Durch die Lymphknotenentfernung im Bereich der A. hypogastrica, des N. obturatorius und der V. externa iliaca erhält man zuverlässige Proben aus der primären Lymphbahn der Prostata. Durch die Exstirpation der Lymphknotengruppen im Bereich der A. hypogastrica und des N. obturatorius können fast alle

Patienten mit Lymphknotenmetastasen ermittelt werden. Die Ausdehnung des Lymphknotenbefalls kann jedoch bei 55–80% der Patienten, die sich dieser leichteren Operation unterziehen, unterschätzt werden.

Die Lymphknoten wurden intraoperativ durch Gefrierschnellschnitt untersucht, wobei diese Technik eine falsch-negative Rate von 20–40% aufweist, wenn die Lymphknoten makroskopisch normal erscheinen (Catalona u. Stein 1982). Deshalb muß der Pathologe hierbei äußerst sorgfältig vorgehen und zahlreiche Schnitte von jedem Lymphknoten anfertigen, um die Rate der falsch-negativen Ergebnisse zu reduzieren.

Lymphknotenmetastasen kommen bei einer Ausbreitung des Prostatakarzinoms früh vor und weisen auf eine systemische Erkrankung hin. Vor dem Therapieplan ist eine sorgfältige Beurteilung der Lymphknoten notwendig, eine operative Lymphadenektomie muß jedoch nicht in jedem Fall durchgeführt werden. Es ist jetzt möglich, Patienten dem Lymphknotenbefall entsprechend auszuwählen. Man teilt die Patienten in niedrige, mittelgradige oder hochgradige Risikogruppen ein. Auf der einen Seite des Risikospektrums stehen jene Patienten, bei denen ein kleiner intrakapsulärer, gut differenzierter Tumor vorliegt. Bei diesen ist das Risiko eines Lymphknotenbefalls so niedrig, daß die denkbaren Komplikationen eines chirurgischen Stagings nicht zu vertreten sind. Wenn der Tumor andererseits extrakapsulär und wenig differenziert ist und der Spiegel der sauren Prostataphosphatase erhöht ist, können die Lymphknotenmetastasen oft durch radiologische Untersuchungen leicht nachgewiesen werden. Freiha et al. (1979) berichteten, daß nur 7% der Patienten mit intrakapsulären Tumoren mit normalen Serumspiegel der sauren Prostataphosphatase Lymphknotenmetastasen hatten. Bei einem extrakapsulären, hochgradigen Primärtumor, der mit erhöhten Serumspiegeln der sauren Prostataphosphatase einherging, lagen in 93% Lymphknotenmetastasen vor. Bei dieser Studie an 100 aufeinander folgenden Patienten fielen 42% klar in eine dieser beiden Gruppen und konnten ohne Operation mit einer Zuverlässigkeit von 93% in die entsprechenden klinischen Stadien eingeteilt werden. Für 58% der Patienten, die auf die mittlere Gruppe entfielen, betrug die Rate der Lymphknotenmetastasen 36%. Paulson (1979) berichtete, daß kein Patient mit klinisch lokalisierter Erkrankung mit einem histologischen Grading von 2, 3 oder 4 nach Gleason Lymphknotenmetastasen hatte. In den Stadien 8, 9 oder 10 nach Gleason lagen bei 93% der Patienten Lymphknotenmetastasen vor. Bei Patienten in der mittleren Risikogruppe ist eine operative Lymphadenektomie vor einer lokalen oder regionalen Therapie notwendig.

Die perkutane Aspiration und zytologische Untersuchung der Lymphknoten erspart bei etwa 50% der Patienten ein offenes chirurgisches Vorgehen. Der untersuchende Arzt kann daher Patienten mit hohem oder niedrigem Risiko für Lymphknotenmetastasen besser ohne routinemäßiges Staging durch Beckenlymphadenektomie erkennen, und wenn nötig, eine weitere Abklärung durch bilaterale Lymphangiographie, das CT oder die perkutane Nadelbiopsie sichern.

Sonographie und Computertomogramm

Die lokale Ausdehnung eines Prostatakarzinoms kann mit Hilfe des CT oder der transrektalen Ultraschalluntersuchung bestimmt werden. Es ist nicht möglich, mit dem CT ein Karzinom von einem benignen Prostataadenom zu unterscheiden. Dies gelingt nur bei großen Tumoren. Bei Einsatz der transrektalen Ultraschalluntersuchung an 100 aufeinander folgenden Patienten berichteten Braeckman u. Denis (1983) von keiner falsch-negativen Diagnose unter 27 Patienten mit einem Prostatakarzinom und von nur 4 falsch-positiven Diagnosen eines Karzinoms bei Patienten, die histologisch ein Adenom aufwiesen. Bei der objektiven Beurteilung von Form und Größe der Prostata, der Lokalisierung von intrakapsulären Prostatatumoren und bei der Festlegung des therapeutischen Vorgehens kann also die transrektale Ultraschalluntersuchung von Vorteil sein.

Die neuen Schallköpfe mit einer Frequenz von 7 MHz führen zu einer besseren Darstellung der inneren Architektur der Prostata. Dadurch, daß Lee et al. (1985) erkannten, daß bösartige Tumoren hypodense Echozonen aufweisen können, müßten häufiger auch kleinere intraprostatische Tumoren aufgespürt werden, die man dann durch eine ultraschallgeführte Biopsie bestätigen kann.

Isotopenuntersuchung

Knochenmetastasen treten bei etwa 75–85% der Patienten mit fortgeschrittenem Prostatakarzinom auf. Davon sind etwa 80% osteoblastisch, 16% gemischt-osteoblastisch und osteolytisch und 4% rein osteolytisch. Osteoblastische Metasasen führen zur Verkalkung des Osteoids, das durch die Osteoblasten gebildet wird. Diese erhöhte Aktivität innerhalb des Knochens kann mit Hilfe des Isotopenszintigramms nachgewiesen werden. 99m Technetium (99mTc) ist eine ausgezeichnete Substanz zur Markierung von Phosphor, der schnell vom Knochen aufgenommen wird (Abb. 19.20a/b).

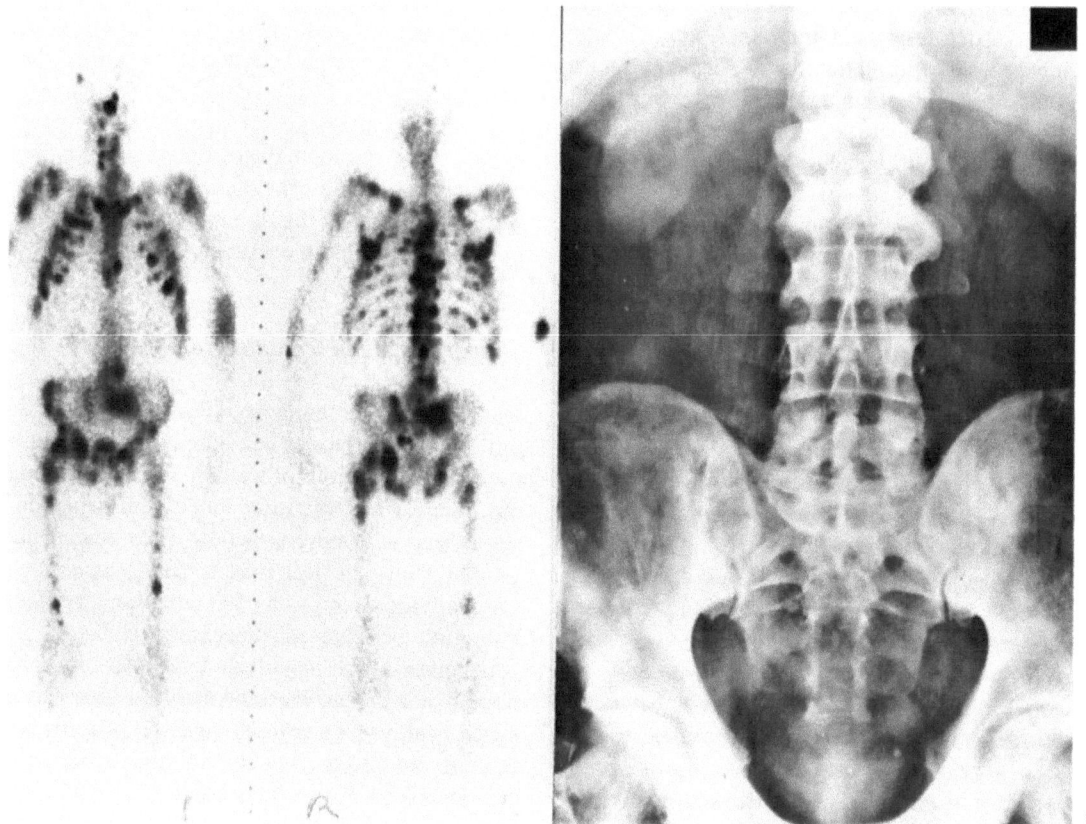

Abb. 19.20a, b. Prostatakarzinom. **a** Das Szintigramm zeigt multiple fokale Stellen einer vermehrten Aktivitätsanreicherung. Diese deuten auf multiple Metastasen hin. **b** Die Röntgenaufnahme der LWS und des Beckens zeigen multiple osteoblastische Läsionen. [Reproduziert mit Erlaubnis aus von Eschenbach AC von (1981) Cancer of the prostate. Curr Probl Cancer 5:1]

Knochenscans sind wesentlich aussagekräftiger als Röntgenaufnahmen und lassen Veränderungen bereits 6 Monate früher oder noch eher erkennen, bevor dies auf Röntgenbildern möglich ist. Damit Veränderungen auf den üblichen Röntgenbildern sichtbar werden, müssen etwa 30–50% der Knochensubstanz verändert sein, und die Knochenprozesse müssen einen Durchmesser von wenigstens 10–15 mm haben. Mit Hilfe des empfindlicheren Knochenszintigramms lassen sich 15–30% mehr metastatische Knochenveränderungen erkennen als mit Röntgenaufnahmen. Die Knochenscans sind jedoch weniger spezifisch. Eine erhöhte Radionuklidspeicherung kann auch bei jeglicher Art von gesteigertem Knochenmetabolismus auftreten, einschließlich bei Trauma, Arthritis und metabolischen Erkrankungen, wie Paget-Syndrom oder Hyperparathyreoidismus. Auch wenn man diffuse fokale Läsionen auf dem Knochenscan beobachtet, die für Metastasen charakteristisch sind, ist eine Röntgenaufnahme zur Bestätigung dieser Diagnose unumgänglich. Auch eine perkutane Feinnadelaspiration und Biopsie der verdächtig erscheinenden Veränderung kann evtl. durchgeführt werden. Man muß jedoch darauf hinweisen, daß bei osteoblastischen Veränderungen eine Feinnadelbiopsie aufgrund der erhöhten Knochendichte schwierig ist.

Da die Radionuklide hauptsächlich von der Niere ausgeschieden werden, kann das Knochenszintigramm auch gleichzeitig zur Beurteilung der Nierenfunktion herangezogen werden. So wird eine Hydronephrose, die durch Obstruktion verursacht wurde, sichtbar.

Tumormarker

Die wichtigste biochemische Untersuchung bei Patienten mit Prostatakarzinom ist die Bestimmung der sauren Phosphatase im Serum. Da sie in zahlreichen Geweben im Körper gebildet wird, ist sie kein spezifischer Tumormarker. Die Prostata enthält jedoch schätzungsweise etwa 1000mal mehr saure Phosphatase als jedes andere Organ. Es besteht eine direkte Abhängigkeit zwischen den erhöhten Serumspiegeln der sauren Prostataphosphatase (SP) und dem Ausmaß des Prostatakarzinoms. Durch Tartratinhibition und Verwendung von spezifischen biochemischen Substraten wie p-Nitrophenylphosphat, β-Glycerolphosphat oder Thymolphthalinmonophosphat ist es möglich, eine Fraktion aus der sauren Serumphosphatase zu isolieren, die vorwiegend in den Epithelzellen der Prostata gebildet wird. Erhöhte Spiegel der SP treten bei 70–85% der Patienten mit metastasierender Erkrankung auf. Ist der Tumor begrenzt, so finden sich nur bei 10–30% der Patienten erhöhte Serumspiegel. Damit macht die SP den Untersucher auf Tumormetastasen aufmerksam. Als Screening-Test zum Nachweis von Tumoren ist die Bestimmung jedoch nur begrenzt geeignet, da es zu einer großen Zahl von falsch-negativen Resultaten bei Patienten kommt, die kleine lokal begrenzte Tumoren haben.

Um empfindlichere Tests für lokal begrenzte Tumoren zu bekommen, wurden immunologische Untersuchungsverfahren entwickelt. Radioimmunassays und Counterimmunelektrophorese haben sich im Vergleich zu biochemischen Untersuchungsmethoden als wesentlich empfindlicher erwiesen. Unglücklicherweise ist ihre Spezifität zum Nachweis maligner Erkrankungen geringer. Foti et al. (1977) berichteten, daß radioimmunologische Untersuchungen erhöhte SP-Spiegel bei 33% der Patienten mit Stadium-A-Tumoren erbrachten. Wurden die Bestimmungen biochemisch durchgeführt, so waren nur 12% der SP-Spiegel erhöht. Bei Patienten mit einer Stadium-D-Erkrankung fanden sich in 92% radioimmunologisch erhöhte SP-Spiegel, bei der enzymatischen Bestimmung dagegen in nur 60%. Allerdings waren mit radioimmunologischen Methoden bei 6% der Patienten mit benignem Prostataadenom, bei 4% der Patienten nach totaler Prostatektomie und bei 5% der Patienten mit anderen Karzinomen die Werte erhöht. Die biochemischen Untersuchungen zeigten bei diesen Patienten jedoch keine pathologischen SP-Spiegel.

Obwohl Immunassays empfindlicher sind als biochemische Bestimmungen, ist ihre Bedeutung durch die geringere Spezifität eingeschränkt. Serienmäßige Bestimmungen der SP-Spiegel, entweder mit enzymatischen oder empfindlichen immunologischen Techniken, können jedoch wichtige Verfahren zur Überwachung des Krankheitsverlaufes und zur Beurteilung der Wirksamkeit der Therapie darstellen.

Immunologische Methoden zur Bestimmung der SP innerhalb der Zellen erleichtern die histologische Diagnose des Prostatakarzinoms. Der Immunperoxidasenachweis von SP in malignen Epithelzellen, die man durch Biopsie von Metastasen erhielt, bestätigt den Ursprung des Tumors in der Prostata.

Kuriyama et al. (1982) entdeckten einen anderen Tumormarker, der als prostataspezifisches Antigen bezeichnet wird, und mit dem man ein Prostatakarzinom immunologisch bestätigen kann. Vorläufige Untersuchungen mit PSA legen nahe, daß sein Serumspiegel volumenabhängig ist, und es daher auch als Maß für die Tumormasse angesehen werden kann. Hierdurch wird das PSA zu einem hervorragenden Marker zur Beurteilung des Therapieerfolgs. Bei einer vergleichenden Untersuchung von PSA und SP lag die Sensitivität bei der Aufdeckung eines Prostatakarzinoms für PSA bei 95% und für SP bei 60%. Bei 35 Patienten mit einem Rezidiv betrug die Sensitivität bei der Diagnostik für PSA 97% und für SP 66%. Die Spezifität betrug für PSA 96,8% und für SP 98,9% (Seamonds et al. 1986).

Immunologische Methoden zum Nachweis von SP oder PSA in den Zellen eignen sich für die histologische Diagnostik des Prostatakarzinoms. Der Immunperoxidasenachweis von SP oder PSA in malignen Epithelzellen, die man durch Biopsie von Metastasen gewonnen hat, können die Prostata als Ausgangstumor bestätigen.

Perkutane Feinnadelaspiration und Biopsie

Bei Verdacht auf eine maligne Erkrankung muß die Diagnose durch eine Biopsie bestätigt werden. Der Zugang zur Prostata kann durch direkte Freilegung der Drüse durch das Perineum erfolgen. Eine offene perineale Biopsie wird jedoch wegen der möglichen nachteiligen Folgen nur sehr selten durchgeführt. Statt dessen können Prostataanteile, die für eine histologische Untersuchung geeignet sind, leicht mit Hilfe der Feinnadelbiopsie entnommen werden. Eine Vielfalt von Biopsienadeln, die fast alle von der Vim-Silverman-Nadel abgeleitet sind, steht zur Verfügung. Das Prostatagewebe kann entweder direkt transrektal oder transperineal entnommen werden. Das transrektale Vorgehen erlaubt eine genaue Führung der Nadelspitze mit Hilfe des Fingers in den verdächtig erscheinenden Bereich des Rektums. Einige Untersucher bevorzugen jedoch die transperineale Biopsie, da hier das Risiko einer fäkalen Kontamination der Prostata ausgeschlossen ist. Es wurde beschrieben, daß bei 15–40% der Patienten nach transrektaler Nadelbiopsie Infektionen auftraten, obwohl diese Rate auf unter 10% gesenkt werden konnte, wenn man prophylaktisch Antibiotika verabreichte und vor der Biopsie für eine mechanische Darmreinigung sorgte. Obwohl viele Urologen die Feinnadelbiopsie der Prostata ambulant vornehmen, wird die diagnostische Zuverlässigkeit durch eine Anästhesie des Patienten gesteigert. In diesem Fall können verschiedene, mit einer großkalibrigen Biopsienadel entnommene Gewebeanteile für Untersuchungen von Gefrierschnitten gewonnen werden. Man nimmt an, daß die Zuverlässigkeit der Feinnadelbiopsie bei der ultraschallkontrollierten Punktion zunimmt. Hierdurch sind weniger Mehrfachpunktionen notwendig, und man benötigt keine Anästhesie.

Nach der Feinnadelbiopsie können Hämaturie oder rektale Blutung bei etwa 5% der Patienten auftreten und Harnverhaltung bei 3%.

Eine TUR der Prosatata wird nicht routinemäßig als Biopsiemethode eingesetzt, da die Tumoren gewöhnlich in der Peripherie der Drüse lokalisiert sind. Wenn eine TUR jedoch zur Beseitigung einer obstruierenden Prostata vorgenommen wird, läßt sich ein Prostatamalignom gut nachweisen, wenn die Resektion auf die peripheren Kapselanteile ausgedehnt wird.

Die Feinnadelaspiration der Prostata ist ein sicherer und wenig belastender Eingriff, der auch am nichtanästhesierten Patienten vorgenommen werden kann. Das aspirierte Material, das für die zytologische Untersuchung geeignet ist, wird nach Papanicolaou, May-Grünwald oder Giemsa gefärbt. Unglücklicherweise können zytologische Zeichen einer malignen Erkrankung, wie z.B. atypische Kerne, bei gut differenzierten Karzinomen fehlen, während sie bei schwach differenzierten Tumoren vorhanden sein können. Darüber hinaus wird man bei der wachsenden Bedeutung des histologischen Gradings für die Therapie eine Biopsie der Aspiration vorziehen, da man so ausreichend Gewebe für eine sichere morphologische Diagnose erhält.

Die perkutane Feinnadelaspiration ist auch zum Nachweis von Metastasen einzusetzen. Lassen sich im CT oder bei der Lymphangiographie Lymphknoten nachweisen, so kann die perkutane Aspiration die Metastasen bestätigen und dem Patienten eine offene operative Biopsie ersparen. Eine Feinnadelbiopsie bei Knochenveränderungen ist schwierig, da die meisten Metastasen osteoblastisch sind und das verkalkte Osteoid eine Penetration der Nadel und die Aspiration von Tumorzellen erschwert. Durch Aspiration von Knochenmark können metastasierende Tumoren manchmal bestätigt werden. Die Befunde sind jedoch nur dann positiv, wenn die Erkrankung bereits weit fortgeschritten ist.

Differentialdiagnose

Bei der benignen Prostatahyperplasie fühlt man während der Palpation zwar eine vergrößerte, aber weiche, symmetrische und glatte Drüse. Knötchen können zwar nachweisbar sein, sind aber gewöhnlich weicher als beim Prostatakarzinom.

Derbe Knötchen können die Differentialdiagnose erschweren. Sie können durch Tuberkulose, granulomatöse Prostatitis oder durch Steine verursacht werden. Tuberkuloseknoten sind multipel und treten häufig mit einer Verhärtung und Verdickung der Samenblasen auf. Eine Tuberkulose befällt außerdem häufig auch die Nebenhoden. Es besteht eine sterile Pyurie. Die Diagnose wird durch den Nachweis der Tuberkelbakterien gesichert. Bei der chronischen Prostatitis finden sich fibröse Knötchen und unregelmäßige, verhärtete Drüsenanteile. Zwar können sich entzündliche Zellen im Prostatasekret nachweisen lassen, doch ist meist eine Biopsie zur Bestätigung der Diagnose notwendig. Die granulomatöse Prostatitis führt zu einer verhärteten knotigen Prostata und ist gewöhnlich mit den chronischen Symptomen der Prostatitis verbunden. Zur Diagnose ist hier wiederum die Biopsie unumgänglich. Prostatasteine können häufig als abgesonderte, erhöhte, kleine harte Knötchen direkt unter der Prostatakapsel palpiert werden. Sie lassen sich gewöhnlich auf einer Röntgenaufnahme des Beckens darstellen.

Die Differentialdiagnose osteoblastischer Veränderungen des Knochens muß Mastozytose und Osteosklerose berücksichtigen. Es ist wichtig, eine Paget-Erkrankung auszuschließen, da auch diese mit erhöhten Serumspiegeln der alkalischen und sauren Phosphatase einhergeht. Auch beim Morbus Paget finden sich abnorme Veränderungen im Knochenscan und sichtbare osteoblastische Herde auf den Knochenaufnahmen. Gewöhnlich treten aber die für diese Krankheit charakteristischen periostealen und kortikalen Verdickungen auf.

Therapie

Zu den Therapieformen beim Prostatakarzinom zählen die TUR der Prostata, die radikale Prostatektomie, die interstitielle Radiotherapie, die externe Megavoltbestrahlung oder eine Kombination aus beiden, die endokrine Therapie und die Chemotherapie. Das Bewußtsein, daß das biologische Verhalten des Prostatakarzinoms sehr unterschiedlich sein kann und daß es mit den gegenwärtigen Stagingmethoden noch nicht gelingt, das maligne Potential der Tumoren genau festzulegen, hinterläßt beim Patienten wie auch beim Arzt eine Unsicherheit über die Wahl der geeigneten Therapie. Der Status des Patienten, das Ausmaß der Erkrankung zum Zeitpunkt der Diagnose, die histologischen Charakteristika des Tumors und die jeweiligen Grenzen der einzelnen Therapieformen bestimmen, ob die Therapie zur Beseitigung des Tumors („Heilung") oder nur zur vorübergehenden Beherrschung des lokalen und entfernten Tumorwachstums („Besserung") führt.

Bei etwa 1/3 der Patienten liegen zum Zeitpunkt der Diagnose schon Metastasen vor. Da bei diesen eine vollständige Heilung der Krankheit nicht möglich ist, sind die therapeutischen Bemühungen folgerichtig auf eine möglichst lange Schmerzfreiheit ausgerichtet. Bei weiteren 1/3 der Patienten hat sich der Tumor zum Zeitpunkt der Diagnose schon über die Prostatakapsel hinaus ausgedehnt, wobei die Hälfte dieser Patienten bereits klinisch nicht erkennbare Metastasen aufweist. Deshalb ist eine Heilung der Krankheit durch lokale Therapie nur noch bei der anderen Hälfte der Patienten möglich. Bei dem restlichen Drittel sind die Tumoren noch intrakapsulär lokalisiert, so daß die theoretische Chance einer totalen Beseitigung des Tumors („Heilung") denkbar ist. Unglücklicherweise sind die kleinen und lokalisierten Tumoren jedoch sehr oft sehr „virulent" und breiten sich sehr schnell aus. Whitmore (1973) hat scharfsinnig darauf hingewiesen, daß „eine Therapie nur dann angemessen ist, wenn sie weder bei Patienten, bei denen sie unnötig ist noch bei Patienten, bei denen sie ineffektiv ist, angewendet wird. Darüber hinaus sollte sie dem Individuum unbedingt ein qualitativ und quantitativ normales Leben ermöglichen. Sie muß nicht notwendigerweise auf eine Heilung des Krebses ausgerichtet sein!"

Die Herausforderung für den Arzt besteht darin, für den Patienten eine therapeutische Wahl zu treffen, die der biologischen Bedrohung durch den Krebs entspricht und die erwünschten Ziele erreicht (s. dazu Therapieauswahlschema Abb. 19.21). Oft sind nachgewiesenermaßen mehrere Behandlungsverfahren wirksam. Bei unklarer Prognose können die Erfolgschancen unterschiedlicher Therapieformen gleich gut erscheinen.

Medikamente und operative Maßnahmen
(Abb. 19.21)

Transurethrale Resektion der Prostata

Bei etwa 15% der Patienten, bei denen wegen benigner Prostatahyperplasie eine Operation zur Beseitigung der Obstruktion des Blasenhalses vorgenommen wird, findet sich histologisch ein Adenokarzinom der Prostata. Sind diese Tumoren lokal begrenzt, haben sie nur wenige Prostataanteile befallen und sind sie histologisch gut differenziert, so ist die biologische Bedeutung für den Patienten ausgesprochen gering. Die Fünf- und Zehnjahresüberlebensraten dieser Patienten sind mit denen altersbezogener Kontrollpersonen zu vergleichen. Bei einer Untersuchung an 148 Patienten mit fokalem Adenokarzinom der Prostata, die entweder mit Plazebos oder mit Hormonen behandelt wurden, fanden Byar (1972) und die Veterans Administration Cooperative Urologic Research Group heraus, daß keiner der Patienten infolge des Karzinoms verstarb und daß nur bei 6,8% ein Fortschreiten der Krankheit feststellbar war. 4 andere Studien und die einer eigenen Gruppe zeigten, daß von insgesamt 262 Patienten mit einem Stadium-A-Prostatakarzinom nur 5 (1,9%) an den direkten Folgen des Krebses starben.

Es muß jedoch darauf hingewiesen werden, daß die TUR der Prostata im diffusen Stadium (Stadium A_2) oder bei undifferenzierten Tumoren keine angemessene Therapieform darstellt. Diese Tumoren haben ein entsprechend größeres malignes Potential: 25–33% weisen zum Zeitpunkt der Diagnose bereits regionale Lymphknotenmetastasen auf. Bezüglich der histologischen Differenzierung der Tumoren beobachteten Hanash et al. (1972) 50 Patienten mit einer Stadium-A-Erkrankung und fanden 15 Jahre später keine Überlebenden, wenn der Tumor undifferenziert war.

Die Unterscheidung zwischen den Stadien A_1 und A_2 wird histologisch durch die Zahl der Gewebefragmente festgelegt, die bei der Untersuchung bereits vom Tumor befallen sind. Wenn nur wenige Stückchen (3 oder weniger) befallen sind oder wenn 5% oder weniger hiervon Tumorgewebe ist, bezeichnet man das Stadium als A_1. Um sicher zu gehen, daß der Tumor voll entfernt ist, empfehlen einige Kliniker basierend auf einer Studie von McMillen u. Wettlaufer (1976), die TUR der Prostata innerhalb von 3 Monaten nach der ersten Operation zu wiederholen. Diese Wissenschaftler fanden heraus, daß bei 26% ihrer Patienten, die im Stadium A_1 klassifiziert waren, bei der zweiten TUR noch Tumorgewebe nachweisbar war, so daß eine Neueinteilung als Stadium A_2 erforderlich wurde. Bei weiteren 11% fand sich ein Resttumor, der jedoch immer noch als fokal angesehen werden konnte. In einer späteren Studie untersuchten Bridges et al. (1983) 40 Patienten mit einer Stadium-A_1-Erkrankung (definitionsgemäß dürfen nur 5% oder weniger der Prostatafragmente karzinom-positiv sein), die sich einer wiederholten TUR der Prostata unterzogen hatten. Bei 28 der Patienten (70%) wurde kein Resttumor gefunden. Bei nur 2 Patienten (5%) war eine Reklassifikation in das Stadium A_2 erforderlich.

Diese Untersuchungen werfen die Frage auf, ob eine wiederholte TUR routinemäßig durchgeführt

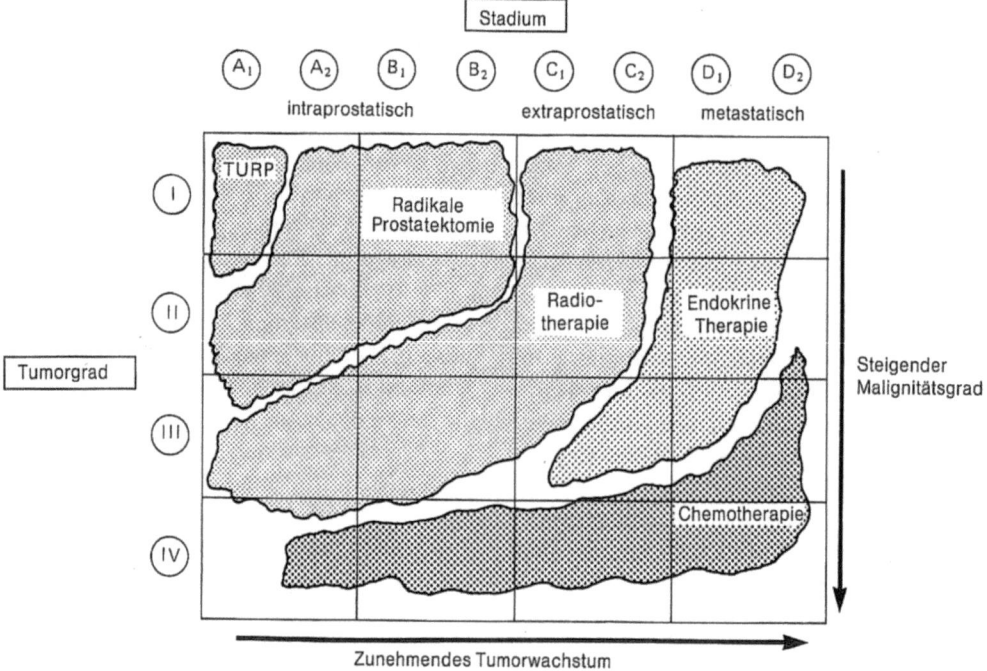

Abb. 19.21. Therapieschema: Der Tumorgrad korreliert mit dem zunehmenden malignen Potential und das Tumorstadium mit dem zunehmenden Tumorwachstum. *TURP* Transurethrale Resektion der Prostata

werden sollte. Wenn die TUR der Prostata gründlich ausgeführt wird (Resektion bis zur Prostatakapsel) und wenn bei sorgfältiger Untersuchung aller Gewebestücke nur wenige Anteile mit gut differenziertem Karzinom nachgewiesen werden, so ist es wohl unwahrscheinlich, daß bei wiederholter Resektion noch so viel Tumorgewebe entfernt wird, daß diese zusätzliche Therapie gerechtfertigt wäre. Wenn die Resektion jedoch nicht radikal ausgeführt wurde und ein Teil des Prostatagewebes verbleibt, ist eine wiederholte TUR notwendig.

Radikale Prostatektomie

Die Möglichkeit einer totalen Entfernung des Prostatakrebses durch vollständige Exzision der Prostata, der Samenblasen und der Ampullen der Vasa deferentia wurde zum ersten Mal zu Anfang des 20. Jahrhunderts nachgewiesen. Die Operation wird entweder perineal oder retropubisch vorgenommen, und ihr Erfolg scheint vom Stadium des Tumors und der histologischen Differenzierung abhängig zu sein. Die operative Mortalitätsrate beträgt weniger als 1%. Die häufigste postoperative Komplikation, die erektile Impotenz, tritt bei 85-90% der Patienten auf, obwohl Walsh u. Donker (1982) berichteten, daß durch Schonung periprostatischer autonomer Nerven während des Eingriffs die Potenz erhalten werden kann. Das Aussparen des neurovaskulären Bündels führt zu einer höheren Zahl an positiven chirurgischen Ergebnissen, besonders bei Patienten mit ausgedehnten Tumoren. Wenn diese Modifikation auch zur Erhaltung der Potenz erfolgreich ist, so muß der Erfolg einer völligen Tumorentfernung sorgfältig in Hinsicht auf die Häufigkeit lokaler Rezidive, insbesondere 5-10 Jahre nach der Operation, beurteilt werden. Postoperativ kommt es beinahe bei allen Patienten zu einer Harninkontinenz, wenn der Verweilkatheter entfernt wird. Diese Störung verschwindet jedoch bei 85-90% der Patienten innerhalb der nächsten 6 Monate. Seit Byar et al. (1972) nachweisen konnten, daß sich bei 75% der 208 Radikalprostatektomierten der Tumor in etwa 1 cm Entfernung vom Apex der Prostata befand, gefährdeten alle Versuche ernsthaft die Effektivität dieser Operation, wenn man die Harninkontinenz verringern wollte, indem man einen Teil des Apex der Drüse zurückließ.

Die Kriterien für die Auswahl der Patienten sind sehr umfassend. Daher bleibt die Zahl der geeigneten Patienten für eine radikale Prostatektomie begrenzt. Man sollte die Patienten bevorzugen, bei denen man eine langfristige krebsfreie Überlebenszeit erwarten kann. Sie sollten keine anderen medizinischen Probleme aufweisen (z. B. kardiovaskuläre Erkrankung), die das Operationsrisiko erhöhen könnten. Die zu erwartende Überlebenszeit sollte mindestens 10–15 Jahre betragen. Ideal sind Patienten, bei denen in der Prostata nur ein einzelner Knoten nachweisbar ist, der weniger als einen ganzen Lappen der Prostata befallen hat (Stadium B_1). In der Analyse seiner Erfahrungen mit 103 Patienten, die einen solchen einzelnen Knoten aufwiesen, berichtete Jewett (1975), daß 27% 15–32 Jahre ohne Hinweise auf einen Rezidivtumor überlebten. Wenn ein ganzer Lappen oder mehr palpabel befallen war (Stadium B_2), fiel die Fünfzehnjahresüberlebensrate auf 18% ab.

Bei klinischer Fehleinschätzung des Tumors ist eine Beseitigung der Erkrankung nur begrenzt möglich. Durch die histologische Untersuchung konnte man bei 17% von Jewetts Patienten mit einer klinischen Stadium-B_1-Erkrankung feststellen, daß der Tumor schon über die Prostata hinaus gewachsen war (pathologisches Stadium C). Bei Patienten mit einer klinischen Stadium-B_2-Erkrankung wiesen 50% pathologische Hinweise auf eine Stadium-C-Erkrankung mit Invasion der Samenblasen auf. Schätzungsweise 40% hatten die Zeichen einer Beckenlymphknotenmetastasierung (Stadium D). Wenn die Erkrankung sowohl klinisch als auch pathologisch auf einen einzelnen Knoten beschränkt blieb, betrug die Fünfzehnjahresüberlebenszeit 33%. Ein neuerer Bericht von Walsh u. Jewett (1980) ergab bei 51% der Patienten mit einem Stadium B_1 eine Fünfzehnjahresüberlebensrate. Beschränkt sich ein Tumor im klinischen Stadium B_2 bei der pathologischen Untersuchung auf die Drüse, so ist die Überlebensrate die gleiche wie für Patienten mit einer Erkrankung im Stadium B_1 (50% sind 15 Jahre rezidivfrei). Middleton u. Smith (1982) haben erkannt, daß der Status der regionalen Lymphknoten ein zuverlässiger Parameter bei der Beurteilung der Frage ist, welche Patienten mit einem Tumor im Stadium B_2 für eine radikale Prostatektomie geeignet sind. Bei 72% ihrer Patienten waren die regionalen Lymphknoten tumorfrei, und bei diesen 50 Patienten lag der Tumor bei 86% innerhalb der Prostatakapsel. Wie oben erwähnt, ist die Anzahl der Patienten, die für eine radikale Prostatektomie geeignet sind, sehr klein. Von über 3 700 Patienten mit einem Prostatakarzinom, die bis Januar 1967 am Johns Hopkins-Hospital beobachtet wurden, hatten nur 292 (8%) eine klinische Stadium-B_1-Erkrankung (Walsh u. Jewett 1980).

Sowohl der histologische Grad als auch die Größe des Tumors muß bei der Auswahl entsprechender Patienten berücksichtigt werden. Unter den 103 Patienten in der Jewett-Studie wurden keine langen karzinomfreien Zeiten erreicht, wenn der Tumor schlecht differenziert war. Bei 33 Patienten mit diffusem intrakapsulärem Karzinom (Stadium A_2), bei denen eine radikale Prostatektomie durchgeführt wurde, fanden Nichols et al. (1977) eine Zehnjahresüberlebensrate von 60%. Diese entspricht der Überlebensrate von gesunden altersentsprechenden Kontrollpersonen. Bei 86% dieser Patienten waren die Tumoren allerdings gut differenziert. Patienten mit mäßigen oder wenig-differenzierten A_2-Tumoren sind für eine Megavolttherapie geeignet.

Bei einigen Patienten mit einer Stadium-A_2-Erkrankung wurde bereits vorher eine TUR der Prostata vorgenommen. Einige Autoren, unter ihnen Jewett, halten die totale Prostatektomie in diesen Fällen für schwierig. Bass u. Barret (1980) fanden jedoch keine erhöhte Morbiditätsrate. Verschiedene Autoren empfehlen, 6 Wochen bis 3 Monate bis zur radikalen Prostatektomie zu warten.

Die radikale Prostatektomie wird auch zur Beherrschung des Tumors im Stadium C vorgenommen. Da bei der Mehrzahl der betroffenen Patienten gleichzeitig eine Hormon- oder Radiotherapie durchgeführt wird, ist der Effekt, den der operative Eingriff auf die Überlebensrate hat, schwierig einzuschätzen. Schroeder u. Belt (1975) berichteten über Fünfzehnjahresüberlebensraten bei 20% der Patienten mit einem Tumorstadium C, die mit radikaler Prostatektomie und Östrogenen behandelt wurden. Neuerdings gaben Zincke et al. (1981) an, daß von 50 Patienten mit einem Tumorstadium C, 65% krankheitsfreie Überlebensraten hatten, wenn sie mit radikaler Prostatektomie behandelt wurden. Eine Begleittherapie wurde aber nur bei einigen dieser Patienten angewandt, wahrscheinlich bei denen mit fortgeschrittenen Tumoren. Durch das hohe Risiko von Metastasen bei Patienten, bei denen klinisch bereits eine extrakapsuläre Form vorliegt, ist eine Heilung durch radikale Prostatektomie alleine unwahrscheinlich.

Radiotherapie

Die Radiotherapie bei Prostatakarzinom wird schon seit Beginn des 20. Jahrhunderts eingesetzt. Ihre Anwendung wurde vorübergehend eingeschränkt, da die Resultate schlecht und die Komplikationen hoch waren. Anfänglich hielt man das Prostatakarzinom für strahlenresistent. Nachdem jedoch von einer beeindruckenden Tumorregression nach Implantation von radioaktivem kolloidalem Gold berichtet wurde und nach der Einführung der Megavolttherapie, wurde die Radiotherapie in großem Maße bei Patienten mit sich lokal ausbreitenden Tumoren eingesetzt. Ein Vergleich der Wirksamkeit der 3 unten besprochenen üblichen Methoden ist schwierig, da sich große Unterschiede finden bei den Kriterien der Auswahl geeigneter Patienten, den angewandten Stagingmethoden und der Handhabung der Nachsorge.

Interstitielle Radiotherapie. Whitmore et al. (1972) vom Memorial Sloan-Kettering Cancer Center haben die Implantation von ^{125}J zur Behandlung lokal fortgeschrittener Prostatakarzinome eingeführt. Nach einer Beckenlymphadenektomie wird ^{125}J in die Prostataloge implantiert. Man hält eine Dosis von etwa 15 Gy über 1 Jahr für eine tumorzerstörende Dosis. Da dieses Isotop nur eine geringe Energie besitzt, aber eine lange Halbwertszeit aufweist (60 Tage), breitet sich die ionisierende Strahlung nur bis zu ungefähr 5 mm von der Strahlenquelle in das umgebende Gewebe aus. Damit erhalten umliegende Geweberegionen nur eine geringe Strahlendosis, wodurch das Risiko der Strahlenkomplikationen verringert wird. Diese Technik erfordert jedoch eine sehr gleichmäßige Verteilung der Radioaktivität über das gesamte Tumorvolumen, um „kalte Bereiche" zu vermeiden. Deswegen müssen die Patienten auch sehr sorgfältig ausgesucht werden. Der Tumor muß isoliert liegen, und wenn es schon zu einer extrakapsulären Ausdehnung gekommen ist, muß er sehr klein sein und klar zu erkennende Grenzen aufweisen. Patienten, deren Tumoren bereits in das Rektum oder das Trigonum eingedrungen sind oder sich auf die Seitenwände des Beckens ausgedehnt haben, sind für eine solche Implantation nicht geeignet.

Die Richtlinien, nach denen Patienten für eine Strahlentherapie ausgesucht werden, führen zu einem falschen Eindruck, wenn man die Ergebnisse der ^{125}J-Implantation mit den Resultaten anderer radioaktiver Bestrahlungsmethoden vergleicht. Bei Nachsorgeuntersuchungen an 91 Patienten mit einer Erkrankung im Stadium B (57%) oder Stadium C (43%) stellte Whitmore (1980) fest, daß 71% nach 5 Jahren noch lebten, aber nur 33% geheilt waren. Durch die Beckenlymphadenektomie konnte man bei 36% einen Lymphknotenbefall nachweisen. Nach 5 Jahren wiesen hiervon 71% Fernmetastasen auf. Bei den Patienten ohne Lymphknotenbefall traten dagegen nur bei 38% nach 5 Jahren Metastasen auf.

Kombinierte interstitielle und externe Bestrahlung. Bei dieser kombinierten Therapie wird zuerst radioaktives Gold in die Prostata implantiert, wobei man Dosen von 30–35 Gy erzielt. Zusätzlich wird eine externe Bestrahlung mit einem Linearbeschleuniger vorgenommen mit einer minimalen Tumordosis von 65–70 Gy. Da ^{198}Au hochenergetisch ist und eine Halbwertszeit von 2,7 Tagen hat, liegt über mehrere Wochen eine wirkungsvolle Strahlendosis vor. Da die ausschließliche Implantation von ^{198}Au in einer tumorzerstörenden Dosis zu schweren Schädigungen des umliegenden Gewebes führen würde, ist eine Kombinationstherapie vorzuziehen. Guerriero et al. (1980) berichteten, daß bei 23 Patienten mit einer Erkrankung im Stadium B bei dieser Kombinationstherapie eine tumorfreie Überlebensrate von 7 Jahren bei 61% bestand. Lymphknotenmetastasen lagen vor bei 24% der Patienten mit einer Erkrankung im Stadium A_2, bei 19% mit einer Erkrankung im Stadium B, bei 31% mit einer Erkrankung im Stadium C_1 (Tumor <6 cm) und bei 86% mit einer Erkrankung im Stadium C_2 (Tumor >6 cm).

Komplikationen bei der interstitiellen radioaktiven Bestrahlung können durch die Radiotherapie allein oder durch den operativen Eingriff auftreten. Bei der ausschließlich mit ^{125}J durchgeführten Therapie berichtete Herr (1979), daß bei 16% Frühkomplikationen, einschließlich Thrombophlebitis und Lymphozelenbildung, auftraten. Bei 8% lagen Spätkomplikationen vor, einschließlich Ödemen, Reizblasensyndromen und obstruktiven Entleerungsstörungen. Guerriero et al. (1980) berichteten von ähnlichen Komplikationen nach interstitieller ^{198}Au-Therapie bei Kombination mit externer Bestrahlung: postoperative Ödeme im Penisbereich und an den unteren Extremitäten bei 10%, Proktitis bei 16%; Zystitis oder Urethritis bei 17% und rektale Stenosen 4%. Ein großer Vorteil der interstitiellen Bestrahlungstherapie besteht darin, daß bei über 90% der Patienten keine Schädigung der erektilen Potenz festgestellt werden kann.

Externe Megavoltbestrahlung. Bleiben die Tumoren auf die Prostata und das periprostatische Gewebe beschränkt, so verabreicht man die tumorzerstörende Dosis von 65–70 Gy i. allg. in Raten von 1,75–2 Gy täglich. Die Telestrahlentherapie mit dem 60 Co-Linearbeschleuniger oder dem Betatron erzeugt Energien von 6–25 Mill. eV. Je größer die Energie, desto größer ist die Penetrationstiefe der maximalen Dosis. Hierdurch ist es möglich, im Bereich der Prostata eine tumorzerstörende Dosis zu verabreichen, ohne umliegendes Gewebe zu schädigen. Die ersten Studien der Telestrahlentherapie berichteten von 193 Patienten mit einer Erkrankung im Stadium B mit einer statistischen Fünfjahresüberlebensrate von 75% und von 177 Patienten mit einer Erkrankung im Stadium C von 52%. Die Zehnjahresüberlebensraten lagen bei 47 und 28%. Eine neuere Analyse der Stanford-Untersuchung über die Radiotherapie bei Prostatakarzinom über einen Zeitraum von 22 Jahren (Bagshaw 1984) ergibt statistische Überlebensraten bei intrakapsulären Tumoren (Stadium A und B) von 79,4% ± 4% für 5 Jahre, 57,5% ± 5,8% für 10 Jahre und 37% ± 8,2% für 15 Jahre. Bei Patienten mit extrakapsulären Tumoren (Stadium C) lagen die Fünf-,

Zehn- und Fünfzehnjahresüberlebensraten bei 59,9% ± 5,4%, 36,1% ± 6% und 22% ± 7%. Von den anfänglich 775 Patienten, die man in dieser Analyse untersuchte, wurden nur 36 Patienten tatsächlich über 15 oder mehr Jahre beobachtet.

Die Beherrschung der lokalen Tumorbildung ist abhängig von Größe und Grad des Tumors, aber insgesamt wurde angegeben, daß annähernd 80–90% beherrscht wurden, wenn sie klinisch erkannt waren.

Die Beurteilung der lokalen Wirkung durch klinische Parameter ist umstritten. Bei einem großen Teil der Patienten wurden durch die Prostatabiopsie Tumorzellen nachgewiesen. Cox u. Stoffel (1977) führten Serienbiopsien an 139 Patienten durch und fanden heraus, daß nach 6 Monaten 60%, nach 30 Monaten aber nur noch 19% der Biopsien positiv waren. In einer anderen Studie wurde von 33% positiven Biopsien bei 43 Patienten, die 12–18 Monate nach einer ^{125}J-Bestrahlung untersucht wurden, berichtet. Bei 23 Patienten waren 19–36 Monate nach der ^{125}J-Behandlung nur 13% bioptisch positiv. 87 Patienten wurden 5 Jahre lang kontrolliert. Bei hiervon 8% mit negativer Biopsie und 44% mit positiver Biopsie konnte die Erkrankung lokal nicht unter Kontrolle gebracht werden. Das deutet darauf hin, daß die Persistenz eines Tumors über 2½ Jahre und mehr nach ^{125}J-Implantation ein Therapieversagen anzeigt. Da sich jedoch ein Prostatakarzinom nach Radiotherapie langsam zurückbilden kann, ist eine histologische Persistenz des Tumors ohne Anhalt für eine Progression etwa 1–2 Jahre nach der Therapie klinisch nicht bedeutsam. Freiha u. Bagshaw (1984) beobachteten in ihrem Bericht über die Stanford-Untersuchungen, daß 61% von 72 Patienten 18 Monate nach einer externen Bestrahlung eine positive Biopsie hatten. Innerhalb von 5–10 Jahren blieben 16% hiervon ohne lokales Rezidiv oder Metastasen im Vergleich zu 75% mit negativen Biopsieergebnissen. Obwohl eine positive Biopsie als schlechtes Zeichen angesehen werden muß, bedeutet dies jedoch nicht grundsätzlich, daß ein aktives Tumorwachstum vorliegt.

Bei dem Bemühen, die Überlebensraten bei Patienten mit gesicherten oder mit Verdacht auf Lymphknotenmetastasen zu verbessern, wurden ausgedehnte Bestrahlungen durchgeführt. Die Untersuchungen einer Anzahl von Therapiezentren haben keinerlei vorteilhafte Veränderungen der Überlebensraten bei ausgedehnter Bestrahlung erbracht. Positive Beckenlymphknoten deuten auf Metastasen hin. Unabhängig von der lokalen Therapie treten bei mehr als 75% der Patienten mit positiven Lymphknoten innerhalb von 5 Jahren Metastasen auf.

Endokrine Therapie
(operativ, medikamentös oder kombiniert)

Als man feststellte, daß die prostatischen Epithelzellen atrophieren, wenn man ihnen Androgene entzieht, begann Huggins in den frühen 40er Jahren bei Patienten mit fortgeschrittenem Prostatakarzinom eine in Kombination mit einer Östrogenbehandlung einzusetzen. Die Erfolge dieser endokrinen Behandlung führten dazu, daß diese Therapie noch heute, hauptsächlich bei fortgeschrittenem Prostatakarzinom, eingesetzt wird.

Die Wirkungsweise der endokrinen Regulation wurde in zahlreichen Untersuchungen dargelegt (Abb. 19.22). Etwa 95% des zirkulierenden Androgens tritt im Serum als Testosteron auf, das in den Leydig-Zellen des Hodens gebildet wird. Es wird in der Prostatazelle mit Hilfe des Enzyms 5-α-Reduktase in Dihydrotestosteron (DHT) umgewandelt. Dort verbindet es sich mit dem Rezeptorkomplex im Zytosol und wird in den Zellkern transportiert; dort sind seine Metaboliten für die vermehrte Proteinsynthese und Zellproliferation verantwortlich. Die Testosteronproduktion im Hoden wird durch das Gonadotropinluteinisierende Hormon der Hypophyse (LH) reguliert. Die Steuerung des LH erfolgt durch das Luteinisierungshormon – Releasing-Hormon (LHRH), das im Hypothalamus gebildet wird. Das Serumtestosteron wird mit großer Affinität (95%) an ein Serum-β-Globulin gebunden, das als globulinbindendes Sexualhormon (SHBG) bezeichnet wird, auch bekannt als Testosteron – östrogenbindendes Globulin (TEBG). Testosteron ist auch mit wesentlich geringerer Affinität an Albumin gebunden.

Kleinere Mengen der schwachen Androgene Androstendion (3 mg/Tag) und Dehydroepiandrosteron (24 mg/Tag) werden von der Nebenniere unter Regulation des andrenokortikotropen Hormons (ACTH) gebildet.

Die Kenntnis der Wirkungsweise dieser endokrinen Regulation hat zu einer Reihe verschiedener Strategien der Hormontherapie geführt: 1. Beseitigung der androgenbildenden Gewebe, 2. Unterdrückung der Gonadotropinbildung in der Hypophyse, 3. Hemmung der Androgensynthese und 4. Hemmung der Androgenwirkung in den Zielzellen.

Die bilaterale skrotale Orchiektomie führt am schnellsten und effektivsten zum Ziel der zuerst genannten Strategie. Mit diesem Eingriff läßt sich die Serumtestosteronkonzentration von 500–700 ng/100 ml bei gesunden männlichen Erwachsenen auf etwa 50 ng/100 ml reduzieren. Durch eine Inzision im Bereich der skrotalen Raphe oder durch getrennte Inzisionen über jeder skrotalen Hälfte lassen sich die Ho-

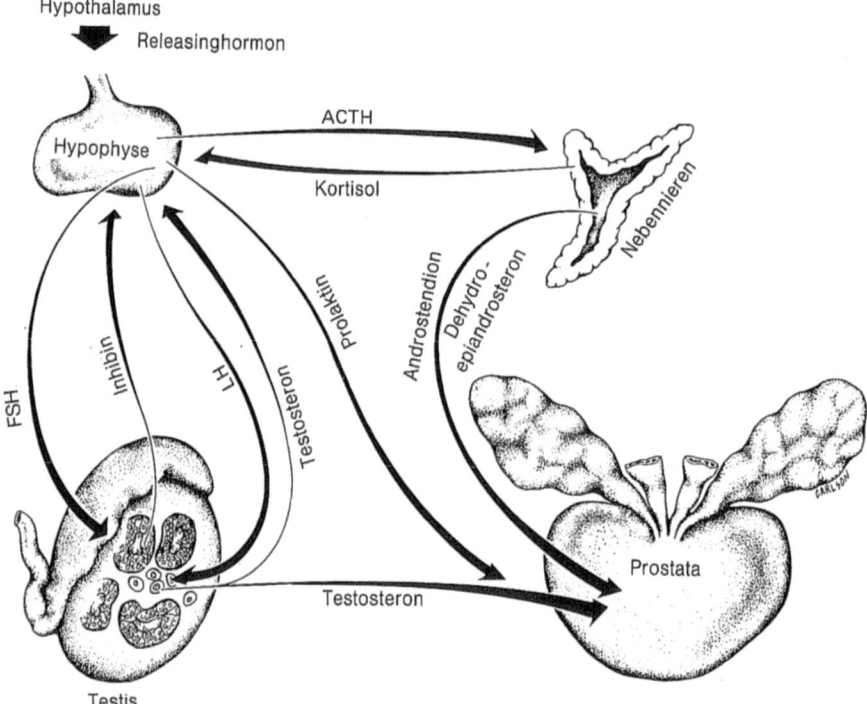

Abb. 19.22. Die Prostata wird direkt von Androgenen stimuliert, die hauptsächlich vom Hoden produziert werden. Diese verschiedenen Regulationsmechanismen ermöglichen zahlreiche endokrine Kontrollstrategien. *ACTH* adrenokortikotropes Hormon, *FSH* follikelstimulierendes Hormon, *LH* luteinisierendes Hormon

den freilegen und in Höhe des Samenstranges amputieren. Bei der subkapsulären Technik wird die Tunica albuginea des Hodens inzidiert und nur das Hodengewebe entfernt, wobei die Tunica albuginea und die Anteile des distalen Samenstranges belassen werden. Clark u. Houghton (1977) konnten nachweisen, daß die zirkulierende Testosteronmengen nach subkapsulärer Orchiektomie trotz exogener Gonadotropinstimulation den Hormonspiegel nach Kastration nicht übersteigen. Nach einer Orchiektomie können die meisten Patienten schon nach wenigen Tagen wieder herumlaufen und das Krankenhaus verlassen. Die physische Aktivität ist nur für wenige Wochen eingeschränkt.

Führt man Östrogene in Form des Diäthylstilböstrol zu, so wird die Produktion hypophysärer Gonadotropine unterdrückt. Hierdurch fällt der Serumspiegel des zirkulierenden Testosterons ab. Die Wirkung ist dosisabhängig. Tägliche Dosen unter 1 mg Diäthylstilböstrol haben keine Wirkung auf den Serumtestosteronspiegel. Obwohl 1 mg Diäthylstilböstrol täglich die Serumtestosteronspiegel bei etwa 50% der Patienten senkt, sind die individuellen Reaktionen sehr unterschiedlich. Eine Dosierung von 3 mg/Tag oder mehr scheint notwendig zu sein, um mit Sicherheit die Kastrationsspiegel des Serumtestosterons zu erreichen. Auch wenn tägliche Dosen von 1 mg des Hormons eine maximale Reduktion der Testosteronspiegel bewirkten, so sind sie doch in der Lage, zur klinischen Regression eines metastasierenden Prostatakarzinoms zu führen.

Andere östrogenhaltige Substanzen, die den Serumtestosteronspiegel wirksam senken, sind konjugierte Östrogene wie Premarin, 2,5 mg oral 3mal täglich und Äthinylöstradiol, 0,5 mg 3mal täglich. Chlorotrianisene (Tace), ein synthetisches Östrogen, hat nur einen sehr schwachen suppressiven Effekt auf Testosteron.

Die direkte Wirkung der Östrogene auf die Prostata ist bereits ausführlich beschrieben worden. Neuere Untersuchungen zeigen, daß Östrogene die DNA-Polymerase und 5-α-Reduktaseaktivität in der Prostatazelle in vitro hemmen können. Das führt vermutlich auch zu einer direkten Wirkung in vivo.

Die 3. Strategie in der Hormontherapie, die Hemmung der Androgensynthese, wird durch Hemmung von einem oder mehr der 5 Enzyme, die bei der Testosteronsynthese aus Cholesterin beteiligt sind, erreicht. Aminoglutethimid hemmt die Umwandlung von Cholesterin in Pregnenolon, während Cyproteronacetat, Medrogeston und Spironolacton die Androgensynthese an einer anderen Stelle der biochemischen Reaktionskette hemmen. Beim Ketokonazol, einem Mittel gegen Pilze, wies man nach, daß es ein Androgensyntheseinhibitor sowohl des Hodens als auch der Nebenniere ist.

Die Androgenwirkung kann auch am Zielorgan gehemmt werden. Dabei reagiert Cyproteronacetat mit dem DHT-Rezeptorkomplex in den Zellkernen der Prostata. Flutamid, ein nicht-steroidales Antiandrogen (steht z. Z. nur für veterinäre Zwecke zur Verfügung), unterdrückt nicht das Plasmatestosteron, sondern hemmt die Wirkung des Androgens auf die Zielzelle. Eine neue Strategie zur Reduzierung von Testosteron wird durch LHRH-Analoga wie Buserelin oder Leuprolide erreicht. Hierdurch wird die Gonadotropinfreisetzung an der Hypothalamus-Hypophysen-Achse gehemmt.

Nesbitt u. Baum (1950) verglichen zwischen 1925 und 1940 Patienten, die durch endokrine Therapie behandelt wurden, mit unbehandelten Patienten. Ihre Untersuchungen bei Patienten mit metastasierendem Prostatakarzinom ergaben, daß die Fünfjahresüberlebensrate von 10% bei den Patienten, die lediglich Diäthylstilböstrol erhielten, anstieg auf etwa 20% bei den Patienten, die mit Diäthylstilböstrol behandelt wurden und bei denen eine Orchiektomie vorgenommen wurde. Obwohl die endgültigen Überlebensraten bei behandelten Patienten und Kontrollpersonen ähnlich erschienen, und die Art der angewendeten endokrinen Therapie die endgültige Überlebenszeit bei Patienten mit einer Kombinationsbehandlung aus Orchiektomie und Östrogengabe (36 Monate) höher als bei denen, die nur orchiektomiert (24 Monate) oder nur mit Östrogenen (12 Monate) behandelt wurden.

Die Untersuchungen der Veterans Administration Cooperative Urologic Research Group 20 Jahre später bestätigten die Wirksamkeit der endokrinen Therapie. Sie konnten eine subjektive und objektive Besserung nachweisen und stellten eine Reduzierung der Mortalitätsrate an Prostatakrebs bei den Patienten fest, die mit Hormonen behandelt wurden. Bei diesen Untersuchungen fand sich jedoch kein eindeutiger Unterschied bei den Überlebensraten von Patienten, die nur durch Orchiektomie, nur durch Östrogene oder durch Kombinationsbehandlung aus beiden therapiert wurden. Darüber hinaus waren die Überlebensraten unabhängig davon, ob die endokrine Therapie zum ersten Male zum Zeitpunkt einer diagnostizierten Metastasierung oder bereits bei den ersten Symptomen begonnen wurde.

Die Art der endokrinen Therapie ist bei den Ärzten sehr unterschiedlich. Die Anwendung der Östrogene wurde wegen der möglichen Nebenwirkungen wie Thromboembolien und Flüssigkeitsretention erheblich eingeschränkt.

Bei der Anwendung von Östrogenen muß man jedoch davon ausgehen, daß bei den meisten Patienten eine Gynäkomastie induziert wird. Diese ist jedoch nur selten so ausgeprägt, daß eine Mastektomie erforderlich wird. Man kann die Gynäkomastie vermeiden oder zumindest verringern, wenn vor der Östrogentherapie eine Radiotherapie durchgeführt wird. Gagnon et al. (1979) beschrieben eine Häufigkeitsrate der Gynäkomastie von 70%. Bei 89% dieser Patienten führte jedoch eine Radiotherapie von 3–5 Gy auf jeder Brustseite an 3 aufeinanderfolgenden Tagen zur Verhinderung oder Verminderung der Gynäkomastie. Die Autoren verwendeten Geräte von 140–300 kV und bestrahlten nur einen Bereich von nicht mehr als 5 cm im Durchmesser um die Brustwarze. Die Radiotherapie sollte 2 oder mehrere Tage vor der Östrogentherapie beendet sein. Wenn Patienten die orale Gabe von Diäthylstilböstrol (DES) nicht vertragen, kann man Polyestradiolphosphat (Estradurin) intramuskulär in einer Dosierung von 40–80 mg alle 3–4 Wochen verabreichen. Einen schnellen Östrogeneffekt erreicht man durch Gaben von 500–1000 mg Diäthylstilböstroldiphosphat, intravenös alle 12 h.

Man stellte synthetische Verbindungen her, die mit dem natürlich vorkommenden Gonadotropin-Releasing-Hormon (GNRH) im Hypothalamus identisch sind. Diese Verbindungen, bei denen man die 6. und 10. Bindung in der Polypeptidkette änderte, wirken genauso intensiv wie das natürlich vorkommende Hormon. Wenn sie täglich in pharmakologischen Dosen verabreicht werden, besetzen sie die Rezeptoren in der Hypophyse und blockieren die zyklische Ausschüttung des LH. Nach einem vorübergehenden Anstieg des Testosterons im Serum während der ersten Tage der Behandlung tritt bei 25% der Patienten eine initiale Stimulation des Tumors und ein „Aufflammen" der Symptome auf. Dann fallen die Testosteronspiegel in den nächsten 1–2 Wochen fortlaufend bis zu den Kastrationsspiegeln ab. In einem Bericht der Leuproreline study group (1984) wurden 199 Patienten mit einem fortgeschrittenen Prostatakarzinom (Stadium D_2) entweder mit 1 mg/d Leuproreline, und zwar 1 mg s.c. tgl. oder mit 3 mg DES tgl. oral behandelt. Insgesamt fand sich bei 85% der Leuproreline-Gruppe und bei 85% der mit DES behandelten Gruppe eine deutliche Reaktion. Leuproreline führte bei 1% zu einem kompletten Response und bei 37% der Patienten zu einem partiellen Response. DES führte bei 2% zu einem kompletten und bei 44% der Patienten zu einem Teilresponse. Nach dem Initialansprechen auf die Therapie betrug die mittlere Zeit bis zur ersten Progression der Krankheit 60 Wochen für die Patienten, die Leuproreline und 61 Wochen für die Patienten, die DES erhielten. Verglich man die mit Leuproreline behandelte Gruppe mit der mit DES behandelten Gruppe, so beobachteten die Untersucher eine signifikant niedrige Rate von Gynäkomastie in der Leuproreline-Gruppe (3 Patienten im Vergleich zu 49 Patienten in der DES-Gruppe), Übelkeit und Erbrechen (5 Patienten im Verhältnis zu 16 Patienten), Ödeme (2 Patienten im Verhältnis zu 16 Patienten) und thromboembolische Phänomene (1 Patient im Verhältnis zu 7 Patienten).

Ein anderer LHRH-Agonist, das Buserelin, wurde in Europa eingehend untersucht und wird z.Z. auch in den USA von mehreren Gruppen geprüft, einschließlich der National Prostate Cancer Project Study Group. Die vorläufigen Ergebnisse zeigen objektives und subjektives Ansprechen in ähnlicher Weise wie es bei der Orchiektomie, der Behandlung mit Östrogenen oder der kombinierten Therapie gefunden wurde, aber mit minimalen Nebenwirkungen. Die Wirksamkeit des Buserelins, die zu einer Regression des Primärtumors führte, wurde in einer Untersuchung mit zytophotometrischen DNA-Histogrammen von Prostataaspiraten festgestellt. Nach der Behandlung mit Buserelin zeigten 17 von 21 Patienten (81%) eine signifikante Regression des Tumors, die mit dem zytologischen Grading übereinstimmte (Borgman 1983).

Bei dem Versuch, die Ergebnisse der endokrinen Therapie zu verbessern, schlug Labrie (1983) ein Konzept der „totalen Androgenblockade" durch Kombination von LHRH mit Antiandrogenen vor. Seine anfänglichen Ergebnisse deuteten auf verbesserte Überlebensraten im Vergleich zu den historischen Ergebnissen hin. Prospektive randomisierte Studien ergaben allerdings keinen Unterschied zwischen den Ergebnissen dieser Behandlungsstrategie und der Behandlung durch Orchiektomie oder mit Östrogenen.

Die Rolle der Androgene der Nebennieren bei der Stimulation des Prostatakarzinoms scheint nicht signifikant zu sein. Bei einer kleinen Patientengruppe allerdings, bei der nach der Standardhormontherapie Rezidive auftraten, konnte mit Substanzen wie Ketoconazol, die die Entstehung von Androgenen in den Nebennieren blocken, subjektive Besserung in bezug auf die Schmerzen und gelegentlich auch objektive Regression (speziell als Abfall der sauren Phosphatasespiegel) erreicht werden.

Nach der Einleitung irgendeiner endokrinen Therapie kann man mit einer Besserung der Erkrankung bei 80-90% der Patienten rechnen. Aber nur bei etwa 40% kann man die Reaktion als eine objektive Regression, gemessen an den Kriterien der bestehenden Chemotherapieprogramme, ansehen. Trotz der anfänglichen und oft dramatischen Besserung kommt es bei den meisten Patienten schließlich zum Rezidiv. In der Veterans Administration Study (Jordan 1977) über Patienten mit Metastasen lebten lediglich 10% länger als 10 Jahre, und 50% starben innerhalb von 36 Monaten, unabhängig von der Therapie.

Man nahm an, daß die Rezidive, die schließlich nach Hormontherapie auftraten, auf eine Reaktivierung des Tumors zurückzuführen waren, die durch die Stimulation der in der Nebenniere gebildeten Androgene zustande kam. Deshalb führte man sekundäre endokrine Therapieformen durch wie die Hypophysektomie oder die Entfernung der Nebennieren. Dies führte jedoch nur zu einem vorübergehenden und meist nur subjektiven Ansprechen. Neuerdings wird eine Behandlung mit Ketoconazol, 20 mg oral alle 8 h, als alternative Therapie zur chirurgischen Entfernung der Nebennieren eingesetzt. Dies führte zu einer sehr guten Besserung der Schmerzen bei etwa 50% der Patienten.

Chemotherapie
(s. auch Therapie mit Hormonen, S. 461)

Bei dem Bemühen, für Patienten mit einem hormonresistenten Prostatakarzinom eine effektive Chemotherapie zu entwickeln, begann das National Prostatic Cancer Project mit gemeinsamen prospektiven randomisierten Chemotherapiebehandlungen in den frühen 70er Jahren (Murphy 1977). Diese Studien zeigen, daß einzelne Substanzen wie Cyclophosphamid, 5-Fluorouracil, Streptozocin, Estramustinphosphat (Estracyt) und Dacarbazin in der Lage sind, zu einer subjektiven Besserung zu führen. In einigen Fällen trat auch eine Tumorregression oder Stabilisation der Erkrankung auf. Die Reaktionen auf chemotherapeutische Programme mit nur einer Substanz sind jedoch begrenzt. Bei 0-40% der Patienten traten objektive Tumorregressionen ein, und die Wirkung war bei den meisten Patienten auf etwa 6 Monate begrenzt. Die Überlebensrate wurde nicht über 1 Jahr verlängert.

Obwohl durch die anfänglichen Bemühungen eine tumorzerstörende Wirkung einzelner Substanzen nachgewiesen wurde, versuchte man in einer Reihe anderer Untersuchungen nachzuweisen, daß eine kombinierte Chemotherapie wirksamer sein könnte.

Logothetis et al. (1983) behandelten 62 hormonrefraktäre Patienten mit einer Kombination aus Doxorubicin, Mitomycin C und 5-Fluorouracil. Sie erreichten eine objektive Responserate von 48% mit einer mittleren Überlebensrate von 47,5 Wochen bei

Respondern im Vergleich zu 23,8 Wochen für Nicht-Responder. Bei anderen Kombinationsprogrammen fanden sich ähnliche Ergebnisse. Insoweit beschränkt sich die Rolle der Chemotherapie, trotz gelegentlicher dramatischer Erfolge, auf die Palliativbehandlung.

Nachsorge

Die ersten 3 Jahre nach Behandlung des Prostatakarzinoms sollte der Patient alle 3–4 Monate untersucht werden, um die Wirksamkeit der Therapie beurteilen zu können. Zum Nachweis lokaler Rezidive ist eine genito-rektale Untersuchung notwendig. Außerdem werden die Serumspiegel der alkalischen und sauren Phosphatase bestimmt. Eine Thorax- und Abdomenübersichtsaufnahme (Niere, Harnleiter und Blase) sind notwendig, um eine Metastasierung nachzuweisen. Regelmäßige Knochenaufnahmen und CT-Scans von Abdomen und Becken sind in 6monatigen Abständen notwendig, um eine Progression der Metastasen im Bereich der Knochen oder regionalen Lymphknoten zu erkennen.

Prognose

Die Überlebensraten wurden bei den verschiedenen Therapieformen besprochen.

Prostatasarkom

Sarkome der Prostata sind selten vorkommende Tumoren, die schätzungsweise 0,1% aller primären Neoplasmen der Prostata ausmachen. Bei ⅓ der Fälle treten die Tumoren schon in der frühen Kindheit auf. Es handelt sich gewöhnlich um Rhabdomyosarkome. In zunehmendem Alter handelt es sich meistens um Leiomyosarkome. Andere Sarkome im Bereich der Prostata sind das maligne fibröse Histiozytom, das Fibrosarkom, das Angiosarkom und das Lymphom.

Das lokale Wachstum des Prostatasarkoms führt zur Kompression der Harnröhre und erzeugt die Symptome einer Blasenobstruktion. Wenn der Tumor in das Rektum vorwächst, kann er zu Obstipation führen oder die Form des Stuhls beeinflussen. Bei massivem Wachstum können Ödeme im Bereich der Genitalien und der unteren Extremitäten auftreten. Bei der rektalen Untersuchung findet sich ein großer weicher bis fester Tumor, der die Prostata befällt und einen großen Teil des Beckens ausfüllt. Der Tumor dehnt sich häufig über den Beckenrand hinaus aus und kann bei abdomineller Untersuchung palpiert werden.

Im Ausscheidungsurogramm liegt die Blase oberhalb des Beckenringes und zeigt einen verlängerten, trichterförmigen Blasenboden. Bei der retrograden Urographie findet sich eine verlängerte, komprimierte hintere Harnröhre. Die Tumorgröße wird durch die Ultraschalluntersuchung oder das CT bestimmt. Bei 40% der Patienten mit embryonalem Rhabdomyosarkom treten Lymphknotenmetastasen auf, die röntgenologisch nicht nachweisbar sind. Oft ist eine Zystoskopie oder Panendoskopie durch die komprimierte Harnröhre nicht möglich. Bei Kindern mit embryonalem Rhabdomyosarkom findet sich bei der Untersuchung der prostatischen Harnröhre und des Blasenhalses die charakteristischen traubenförmig angeordneten Tumoren.

Die Therapie des Prostatasarkoms hängt vom Ausmaß des Tumors und dem histologischen Zelltyp ab. Die Therapieergebnisse bei lokalisierter Begrenzung des Tumors und Behandlung mit nur einem Therapieverfahren, wie etwa einer radikalen Operation oder Bestrahlung, waren enttäuschend, weil die lokalen Rezidivraten hoch lagen. Im fortgeschrittenen Tumorstadium oder bei Metastasen waren die Ergebnisse mit der Chemotherapie ebenfalls enttäuschend. Um die Langzeitergebnisse, besonders bei Patienten mit noch lokalisierter Erkrankung, zu verbessern, setzte man kombinierte Behandlungsprogramme ein. Diese Strategie hat sich besonders bei Kindern mit Rhabdomyosarkom bewährt. Mit einer Kombination von Vincristin, Dactinomycin und Cyclophosphamid erreichte man bei über 50% der Patienten mit extensiver Erkrankung eine Regression des Tumors. Diese Therapie wird als adjuvante Chemotherapie nach operativer Tumorbeseitigung oder präoperativ zur Reduktion der Größe des Primärtumors eingesetzt, um eine Erleichterung der operativen Entfernung oder der Radiotherapie zu erreichen. Die operative Behandlung von Prostatasarkomen besteht in einer radikalen Zystektomie und Prostatektomie mit Harnableitung.

Tumoren der prostatischen Ausführungsgänge

Karzinome der Ausführungsgänge

Adenokarzinome, die ihren Ursprung in den Ausführungsgängen haben, sind selten und machen nach Statistiken der Mayo-Klinik zwischen 1950 und 1970

(Dube et al. 1973) nur 1,3% von 4286 Prostataadenokarzinomen aus.

Sie sind von der Art eher papillar und erscheinen als polypoide oder villöse intraurethrale Tumoren. Symptome der Obstruktion, Makrohämaturie und Schmerzen sind die häufigsten Beschwerden. Die Prostata kann sich bei der rektalen Untersuchung, insbesondere wenn das Stroma nicht mitbeteiligt ist, palpatorisch normal anfühlen.

Karzinome der sekundären Ausführungsgänge sind multizentrisch oder cribriform. Eine Invasion des Stromas ist üblich. Die Prostata kann bei der Palpation vergrößert sein und sich derb anfühlen. Aus den Erfahrungen der Mayo-Klinik schloß Greene (1979), daß die Überlebenschancen für konservativ behandelte Patienten schlecht sind und daß Karzinome der sekundären Ausführungsgänge schlechter auf eine endokrine Therapie ansprechen als die Tumoren der primären Ausführungsgänge.

Übergangszellkarzinom

Das Übergangszellkarzinom der prostatischen Ausführungsgänge kann in Verbindung mit maligner Transformation des Blasenurothels, aber auch als eigenständiger Tumor vorkommen. Oft werden die Veränderungen zufällig entdeckt, oder es treten die Symptome der Obstruktion oder eine Hämaturie auf. Ein Vordringen des Tumors in die Prostata kann zu einer Prostatavergrößerung und Verhärtung der Drüse führen.

Obwohl bei der konservativen Therapie durch Operation therapeutische Erfolge beschrieben wurden, sollte man, wenn keine sichere Beurteilung der Größe des Tumorbefalls und der Invasivität möglich ist, eine radikale Zystoprostatektomie in Kombination mit einer Urethrektomie vornehmen. Die Radiotherapie ist unwirksam.

Tumoren der Samenblasen

Das primäre Karzinom der Samenblase ist äußerst selten, wurde aber bei älteren Männern beobachtet. Im Verdachtsfall ist es häufig schwierig, es von einem Tumor, der aus einem primären Prostatakarzinom metastasierte, zu differenzieren. Der häufigste klinische Befund ist eine palpable Verdickung der Samenblase. Hämaturie, Hämospermie, lokale Schmerzen oder obstruktive Uropathie sind typische Symptome. Häufig finden sich Metastasen.

Die Exstirpation sollte über einen transkokzygealen oder perinealen Zugang bei radikaler Prostatektomie und Vesikulektomie vorgenommen werden. Bei fortgeschrittenen Tumoren ist die Radiotherapie angezeigt. Eine Hormontherapie ist sinnvoll, da die Samenblase wie die Prostata androgenabhängig ist (Lathem 1975).

Tumoren der Harnröhre

Maligne Harnröhrentumoren sind bei Patienten, die weder anamnestisch noch begleitend einen Blasentumor aufwiesen, selten. Die Ursachen sind noch unbekannt, doch scheinen häufige Infektionen und chronische Entzündungen für die Tumorgenese fördernd zu sein. Es ist erwähnenswert, daß dies der einzige urotheliale maligne Tumor ist, der bei Frauen häufiger auftritt als bei Männern. Da das klinische Bild die diagnostischen Methoden und die typischen Therapieformen bei Harnröhrenkarzinomen bei Männern und Frauen unterschiedlich sind, werden die beiden Erkrankungsformen getrennt beschrieben.

Tumoren der weiblichen Harnröhre

Die maligne Erkrankung der weiblichen Harnröhre liegt unter 1% bei Krebserkrankungen im Bereich des weiblichen Genitaltraktes und beträgt 0,02% aller Tumorformen bei Frauen. Sie können in jedem Alter auftreten, werden jedoch am häufigsten während der 7. Lebensdekade beobachtet. Sie entstehen am häufigsten im distalen Harnröhrenanteil oder am vulvourethralen Übergang, seltener im Bereich der proximalen Harnröhre.

Pathogenese und Pathologie

Die häufigsten Harnröhrenkarzinome sind das Plattenepithelkarzinom (68%), das Adenokarzinom (18%), das Übergangszellkarzinom (8%), das Melanom (4%) und undifferenzierte Formen (2%) (Zeigerman u. Gordon 1970). Weitere seltene Tumoren der weiblichen Harnröhre sind das mukoide Karzinom, das sich aus der Kloake entwickelnde Übergangszellkarzinom, das Mesonephrom und das granuläre Zellmyoblastom.

Man hat vermutet, daß Adenokarzinome therapeutisch gut zu behandeln sind. Analysen der histologischen Zelltypen und der Überlebensrate haben jedoch gezeigt, daß die Unterschiede wohl nur auf die Ausbreitung des Tumors zum Zeitpunkt der Diagnose zurückzuführen sind. Die Prognose hängt somit weitgehend vom kinischen Stadium der Erkrankung ab und wird nur wenig vom Zelltyp beeinflußt. Die histologischen Unterschiede sind daher für die Therapie nicht wesentlich.

Das primäre Harnröhrenkarzinom breitet sich anfänglich durch lokale Invasion aus. Der Tumor metastasiert vorwiegend durch die Lymphgefäße in die inguinalen und externen Iliakallymphknoten. Viszerale Metastasen sind selten (14%). Wenn sie jedoch auftreten, so sind sie am häufigsten in der Lunge, der Leber, den Knochen und dem Gehirn zu finden.

Tumorstaging

Das Stagingsystem, das vorwiegend in den USA verwendet wird, stammt von Grabstald et al. (1966):

- Stadium 0: In situ (der Tumor bleibt auf die Mukosa beschränkt).
- Stadium A: Der Tumor dehnt sich nicht über die Submukosa aus.
- Stadium B: Der Tumor infiltriert die Muskelwand der Vagina.
- Stadium C_1: Der Tumor infiltriert die Muskelwand der Vagina.
- Stadium C_2: Der Tumor infiltriert die Muskelwand der Vagina und dringt in die vaginale Mukosa ein.
- Stadium C_3: Der Tumor infiltriert andere anliegende Strukturen wie Blase, Labie oder Klitoris.
- Stadium D_1: Metastasierung in die Inuguinallymphknoten.
- Stadium D_2: Metastasierung in die Beckenlymphknoten unterhalb der Aortengabel (Bifurcatio aortae).
- Stadium D_3: Metastasierung in entfernte Organe.

Klinische Befunde

Symptome

Harnröhrenblutungen oder kleine Ulzera sind die häufigsten Beschwerden bei Frauen mit Harnröhrenkarzinom. Eine Hämaturie besteht meistens nicht. Die Symptomatik ist ähnlich wie bei einer benignen Erkrankung der Blase oder Harnröhre: dysurische Beschwerden, Pollakisurie, perinealer Schmerz und Inkontinenz. Bei ¼ bis ⅓ der Patienten besteht eine Harnverhaltung.

Klinische Zeichen

Tumoren im Bereich des Meatus externus oder des distalen Harnröhrenanteils können als papilläre Tumoren, ringförmige Verhärtungen oder rötliche Vorwölbungen, die aus dem Meatus herausragen, auftreten. Tumoren im Bereich der mittleren oder proximalen Harnröhre palpiert man als Verdickung oder Verhärtung.

Laborbefunde

Manchmal finden sich Eiter und Bakterien im Urin als Folge einer Sekundärinfektion des Tumors oder der Obstruktion. Eine Hämaturie ist häufig, eine Makrohämaturie dagegen selten.

Instrumentelle Untersuchung

Die Befunde der endoskopischen Untersuchung können irreführend sein, wenn der Tumor nur wenig intraluminal wächst, oder wenn das papilläre Wachstum des Tumors nur gering ausgeprägt ist. In diesem Fall kann man den Tumor während der Urethroskopie durch Hochdrücken der Urethra mit dem Finger von der Vagina aus sichtbar machen. Nur selten findet sich ein Karzinom in einem Divertikel.

Differentialdiagnose

Ein Harnröhrenkarzinom wird gelegentlich mit einer Harnröhrenkarunkel verwechselt. Marshall et al. (1960) fanden unter 376 klinisch nachgewiesenen Karunkeln nur 9 Fälle mit Harnröhrenkarzinom, was einer Fehlerrate von 2% entspricht. Im Frühstadium eines Tumors können Verhärtung und Verdickung der Harnröhre mit chronisch-entzündlichen Veränderungen bei benignen Erkrankungen verwechselt werden. Wenn es im Spätstadium zum Tumorbefall der Vagina kommt, läßt sich das Karzinom allein aufgrund der klinischen Untersuchung nur schwer von einem primären Vaginaltumor unterscheiden.

Behandlung

Spezifische Maßnahmen

Sehr kleine, exophytische, gut-differenzierte Tumoren des Meatus externus oder der distalen Urethra können manchmal durch eine großzügige operative

Exzision beseitigt werden. Die meisten oberflächlichen Tumoren (Stadium 0 und A) werden am besten nur bestrahlt oder operativ exzidiert und nachbestrahlt (Johnson et al. 1983). Bei invasivem Tumorwachstum (Stadium B und C) sollte am besten eine präoperative Radiotherapie (50 Gy in 25 Fraktionen über 5 Wochen) verabreicht werden. 6 Wochen später wird eine radikale Zystektomie mit Entfernung der Urethra mit entsprechender Harnableitung vorgenommen (Johnson u. O'Connell 1983). Patienten, die eine radikale Zystektomie ablehnen, werden durch externe Bestrahlung (65 Gy über 6½ Wochen) oder durch eine Kombination aus Radiotherapie und anschließender Iridiumimplantation behandelt. Bei regionaler Lymphknotenbeteiligung (Stadium D_1) wird eine Revision der Leisten und im Stadium D_2 und D_3 eine systemische Chemotherapie empfohlen.

Wichtiger Hinweis: Besteht kein Verdacht auf Tumorausbreitung auf dem Lymphweg, so sollte eine Lymphadenektomie weder routinemäßig noch prophylaktisch durchgeführt werden. Aufgrund der signifikanten Morbiditätsraten bei der Revision der Leistenregion wurde nämlich festgestellt, daß Harnröhrenkarzinome gewöhnlich über längere Zeiträume hinweg regional begrenzt bleiben können. Die Freilegung der Leistenregion sollte auf die Patienten beschränkt bleiben, bei denen Lymphknotenmetastasen durch eine Biopsie nachgewiesen wurden (s. S. 491). Eine prophylaktische externe Bestrahlung der Lymphknoten zur Vermeidung zukünftiger Lymphknotenmetastasen hat sich nicht bewährt.

Palliativmaßnahmen

Wenn sich Patienten mit großen, durch Inguinallymphknotenmetastasen hervorgerufenen, exophytisch wachsenden Hauttumoren vorstellen, kann eine operative Abtragung und Deckung des Wunddefektes mit einem rotierenden Hautlappen nach präoperativer Radiotherapie weiterhelfen (Johnson et al. 1975). Die regionale oder systemische Chemotherapie mit Medikamentenkombinationen, wie sie auch beim Blasenkarzinom eingesetzt werden, kann zur Schmerzlinderung beitragen.

Nachsorge

Regelmäßige Untersuchungen zum frühen Nachweis von Lokalrezidiven sind notwendig. Wurde bei den Patienten eine operative Exzision primär oder eine Radiotherapie durchgeführt, so sind endoskopische Untersuchungen in regelmäßigen Intervallen erforderlich.

Prognose

Die Prognose ist gut. Die Fünfjahresüberlebensraten liegen zwischen 31 und 50%. Bei Tumoren in der distalen Harnröhre oder im Meatusbereich ist die Prognose besser als bei Tumoren, die die proximale oder gesamte Harnröhre befallen haben.

Tumoren der männlichen Harnröhre

Ein primäres Harnröhrenkarzinom beim Mann ist selten. Es sind weniger als 500 Fälle beschrieben worden. Das Karzinom entsteht am häufigsten im bulbomembranösen Bereich (58%), weniger häufig in der penilen Harnröhre (36%) oder der prostatischen Harnröhre (6%). Obwohl es bei Männern in jedem Alter nachgewiesen wurde, findet es sich doch vorwiegend in der 6. Lebensdekade.

Pathogenese und Pathologie

Plattenepithelkarzinome machen ¾ aller Tumoren der männlichen Harnröhre aus (Ray u. Guinan 1979). Zu den weniger häufigen histologischen Typen zählen die Übergangszellkarzinome, die Adenokarzinome und undifferenzierte oder gemischte Karzinome. Da Adenokarzinome nur in der bulbomembranösen Harnröhre auftreten, ist die Frage gestellt worden, ob sie wirklich primär in der Harnröhre entstehen oder vielleicht eher aus den Cowper-Drüsen oder den periurethralen Drüsen stammen. Man glaubt, daß Plattenepithelkarzinome aus dem Epithel der bulbomembranösen und penilen Harnröhre durch Metaplasie entstehen.

Das Harnröhrenkarzinom wächst oft schmerzlos und führt trotz extensiver lokaler Invasion selten zu viszeraler Metastasierung. Die Metastasierung erfolgt meist lymphogen in die Inguinal- und Beckenlymphknoten. Hämatogene Metastasen treten gelegentlich auf, am häufigsten in der Lunge, der Leber, den Nebennieren und der Pleura.

Tumorstaging

Da die Karzinome der männlichen Harnröhre nur selten auftreten, sind die vorhandenen Stagingsysteme von begrenztem Wert. Es ist für die Therapie z. Z.

wichtiger, den Tumor nach seiner Lage, nach vorhandenen regionalen Lymphknoten- oder Fernmetastasen zu beurteilen.

Klinische Befunde

Symptome

Die meisten Patienten (80%) klagen über eine Schwellung im Bereich der Urethra, die häufig schmerzhaft ist. Manchmal bestehen urethrokutane Fisteln oder periurethrale Abszesse.

Klinische Zeichen

Ein Harnröhrenkarzinom kann klinisch wie eine akute oder chronische Entzündung bei Harnröhrenstriktur imponieren. Wenn eine Harnröhrenstriktur nach minimalem Trauma leicht oder übermäßig blutet oder immer häufiger eine Dilatation notwendig macht, sollte der Arzt an ein Harnröhrenkarzinom denken. Jeder ungewöhnliche urethrale oder periurethrale Tumor berechtigt zur Biopsie.

Instrumentelle Untersuchung

Bei endoskopischer Untersuchung finden sich entweder papilläre, polypoide oder zirrhotische Veränderungen, deren ungewöhnliches oder verdächtiges Aussehen den aufmerksamen Untersucher auf die Notwendigkeit einer histologischen Diagnose hinweist. Das Gewebe hierfür wird am besten mit dem Resektoskop, einer PE-Zange oder durch urethrale Kürettage gewonnen. Eine offene Biopsie kann zu einer malignen urethrokutanen Fistel führen, die eine spätere Therapie erschwert.

Zytologische Untersuchung

Die zytologische Untersuchung von Urethralsekreten, Spüllösungen oder Urin ist für eine korrekte Diagnosestellung sehr wichtig.

Differentialdiagnose

Das Karzinom der männlichen Harnröhre wird häufig fälschlicherweise für eine Geschlechtskrankheit oder eine Krankheit infolge einer Harnröhrenstriktur gehalten. Viele Patienten (40%) haben tatsächlich eine Geschlechtskrankheit durchgemacht oder litten an einer Harnröhrenstriktur (20–80%). Nicht selten werden Patienten wegen einer erst kurz zuvor entstandenen Harnröhrenstriktur behandelt, wobei immer häufiger Dilatationen notwendig werden.

Therapie

Spezifische Maßnahmen

Die Behandlung hängt im großen Maß von der Lage und dem Ausmaß des Tumors im Bereich der Harnröhre oder des Penis ab. Dementsprechend wird eine partielle oder totale Penektomie notwendig. Die partielle Penisamputation wird bei Tumoren des distalen Penisanteils empfohlen. Voraussetzung ist, daß dem Patienten noch eine ausreichend große Penislänge verbleibt, um den Harnstrahl zu dirigieren, nachdem mindestens ein 2 cm breiter tumorfreier Rand exzidiert wurde. In allen anderen Fällen ist eine totale Penektomie notwendig. Hierbei soll jedoch eine ausreichende Länge des Corpus spongiosum für eine perineale Urethrostomie erhalten bleiben. Bei Tumoren der bulbomembranösen Region ist ein radikaler operativer Eingriff indiziert. Die totale Penektomie mit En-bloc-Pubektomie, Prostatoseminovesikulektomie, Zystektomie, bilaterale Beckenlymphadenektomie und Exzision des perinealen Gewebes sind obligatorisch. Nur so können Lokalrezidive verhütet und eine Langzeitheilung erreicht werden (Johnson et al. 1983). Häufig werden myokutane Anteile des M. gracilis zur Schließung der perinealen Defekte benötigt.

Ein Primärtumor in der prostatischen Harnröhre ist selten. Oberflächliche, nicht-invasiv wachsende papilläre Tumoren der prostatischen Harnröhre können erfolgreich durch die TUR behandelt werden. Ist der Tumor in die periurethralen Drüsen eingewachsen oder hat er das Stroma der Prostata befallen, so ist eine radikale Zystektomie mit En-bloc-Urethrektomie angezeigt.

Die Radiotherapie hat sich bei Karzinomen der männlichen Harnröhre, unabhängig von der Lage, als unzureichend erwiesen.

Palliativmaßnahmen

Bei etwa der Hälfte der Patienten mit Tumoren im Bereich der hinteren Harnröhre ist bereits z. Z. der Diagnose eine operative Entfernung nicht mehr möglich. Hier sind Palliativmaßnahmen wie die suprapubische Harnableitung, lokale Radiotherapie oder neurochirurgische Eingriffe zur Schmerzausschaltung angezeigt. Ohne Therapie oder Palliativmaßnahmen sterben die Patienten etwa 3 Monate nach Sicherung der Diagnose. Bisher sind keine wirksamen systemischen Chemotherapiekonzepte bekannt.

Nachsorge

Zum frühzeitigen Nachweis von Lokalrezidiven sind periodische Untersuchungen der Harnröhre, des Beckens und der Inguinallymphknoten notwendig. Patienten, bei denen keine ausgedehnte Tumorentfernung durchgeführt wurde, sollten sich in periodischen Abständen einer endoskopischen und zytologischen Untersuchung der Spülflüssigkeit der Harnröhre unterziehen.

Prognose

Bei Patienten mit Tumoren der vorderen Harnröhre liegen die Fünfjahresüberlebensraten deutlich über 60%. Bei Patienten mit Tumoren im Bereich der bulbomembranösen Harnröhre waren sie wegen der hohen Rezidivrate sehr niedrig. Seit der radikalen Tumorausräumung haben sich die Aussichten für diese Patienten jedoch deutlich verbessert (Bracken et al. 1980; Shuttleworth u. Lloyd-Davies 1969).

Tumoren des Samenstranges und des Nebenhodens

Die meisten Tumoren des Samenstranges sind gutartig und bestehen aus bindegewebigen Elementen (Lipom, Fibrom etc.). Weniger als 200 Fälle maligner Tumoren sind in der Literatur bekannt geworden (Arlen et al. 1969). Hierzu gehören 19 verschiedene Sarkomtypen, die von Banowsky u. Schultz (1970) beschrieben wurden.

Die klinische Diagnose eines Samenstrangtumors kann schwierig sein. Häufig werden derartige Veränderungen mit Hernien, Hydrozelen, Spermatozelen oder auch Hodentumoren verwechselt. Diese Tumoren entstehen intraskrotal und liegen entweder getrennt oder dem Hoden benachbart oder oberhalb des Hodens. Auch wenn erwachsene Patienten angeben, daß die Veränderungen schon seit Monaten oder Jahren bestünden, sollte hierdurch eine frühzeitige operative Klärung nicht verzögert werden.

Zuerst wird die Leiste operativ freigelegt. Der Samenstrang wird am inneren Leistenring mit einer weichen Klemme abgeklemmt. Danach werden Tumor- und Skrotalinhalt vorluxiert. Es erfolgt die Gewebeentnahme für die histologische Untersuchung und Diagnose der Gefrierschnitte. Eine ausgedehnte lokale Exzision des Gewebes, das den Tumor umgibt, ist selbstverständlich, um eine Lokalrezidivbildung zu verhindern. Liegt die histologische Diagnose vor, so sollte, ähnlich wie beim Hodenkrebs, was später noch besprochen wird, eine sorgfältige Untersuchung der regionalen und entfernten Tumorausbreitung eingeleitet werden. Liegen keine hämatogenen Metastasen vor, so ist eine retroperitoneale Lymphadenektomie in Betracht zu ziehen. Beim Lipo-, Fibro- oder Leiomyosarkom konnten eindeutige Vorteile bisher nicht sicher nachgewiesen werden (Johnson et al. 1978; Wertzner 1973; Banowsky u. Schultz 1970). Beim Rhabdomyosarkom ist der Eingriff jedoch unbedingt notwendig. Bei 44–50% dieser Patienten bestand bereits ein retroperitonealer Lymphknotenbefall (Johnson et al. 1982; Raney et al. 1978).

Die Prognose hängt sowohl vom histologischen Typ wie auch vom Stadium der Erkrankung ab. Die Ergebnisse waren bei Kindern nach Lymphknotenentfernung, Radiotherapie und Chemotherapie besser. Die Ergebnisse der Intergroup Rhabdomyosarkom Study zeigten, daß von 18 Kindern, die später nachuntersucht wurden, 16 im Durchschnitt 23 Monate nach der Diagnose tumorfrei waren (Raney et al. 1978). Johnson et al. (1978) berichteten, daß 3 von 4 Patienten, die wegen eines Liposarkoms des Samenstranges behandelt wurden, noch länger als 5 Jahre nach der Behandlung lebten.

Hodentumoren

Maligne Tumoren des Hodens sind relativ selten. Nur 2–3 neue Fälle pro etwa 100000 Männer werden jedes Jahr in den USA diagnostiziert (Mostofi u. Price 1973). Von diesen sind 94% germinative Hodentumoren, der Rest sind Tumoren des Gonadenstromas und sekundäre Hodentumoren. 1976 lag der Hodentumor bei Männern zwischen 15 und 34 Jahren an 3. Stelle der Todesursache durch maligne Erkrankungen und wurde nur von der Leukämie und den Tumoren des Gehirns oder des Nervensystems übertroffen (Cancer Facts and Figures 1979).

Obwohl diese Tumoren in jedem Alter auftreten können, finden sie sich gehäuft bei Patienten in bestimmten Altersgruppen. Während Teratome und embryonale Karzinome (einschließlich der Dottersacktumoren) charakteristischerweise bei Kindern beobachtet werden, beobachtet man bei ihnen keine Seminome und Chorionkarzinome. Die germinativen Hodentumoren dagegen treten bei jungen Erwachsenen auf, wenn auch in etwas unterschiedlichen Altersgruppen: Chorionkarzinome zwischen 24 und 26,3 Jahren, Teratokarzinome (embryonales Karzinom plus Teratom) zwischen 26,1 und 33 Jahren und Seminome zwischen 33,7 und 41,9 Jahren (Johnson 1976). Spermoatozytäre Seminome, maligne Lymphome und andere sekundäre Tumoren schließlich dominieren bei Erwachsenen über 50 Jahren.

Germinative Hodentumoren sind bei Farbigen selten, eine Tatsache, die überall in der Welt bestätigt wurde. Die Hodentumoren treten, wie der Kryptorchismus, häufiger auf der rechten Seite auf. Bilaterale Tumoren (Häufigkeit 1–2%) können gleichzeitig oder asynchron auftreten. Das Seminom ist der häufigste Keimzelltumor, der beide Seiten befällt. Das maligne Lymphom ist der häufigste bilateral auftretende Hodentumor. Hodentumoren wurden auch unter Mitgliedern derselben Familie beobachtet.

Obwohl die Ursache des Hodentumors unbekannt ist, fand sich eine eindeutige Häufung bei verzögertem oder fehlendem Deszensus des Hodens (Kryptorchismus). Verschiedene Studien berichten, daß 3,6–11,6% der Hodentumoren bei Patienten mit früherem Kryptorchismus entstehen. Das Risiko einer malignen Entartung beträgt schätzungsweise beim Bauchhoden 1:20, beim Leistenhoden 1:80. Eine Orchidopexie verhindert nicht unbedingt eine Entstehung einer malignen Erkrankung. Jedoch läßt sich eine Tumorbildung leichter diagnostizieren. Mostofi (1973) spricht von 5 Faktoren, die für das Auftreten eines Tumors im nicht-deszendierten Hoden verantwortlich sein können: abnorme Keimzellen, erhöhte Temperatur, Störungen der Blutversorgung, endokrine Störungen oder gonadale Fehlentwicklungen. Diese Vermutungen sind jedoch bisher nicht bewiesen. Vom Karzinoma in situ weiß man, daß es zusammen mit einem Kryptorchismus vorkommt, insbesondere auf der kontralateralen Seite (Berthelsen et al. 1982). Es trat hauptsächlich in Verbindung mit allen Typen von Keimzelltumoren auf (Klein et al. 1985). Darüber hinaus berichteten Muller et al. (1984) von einem Patienten, bei dem sich atypische infantile Keimzellen später zu einem Carzinoma in situ und schließlich 10 Jahre später zu einem invasiven Keimzellkarzinom entwickelten. Obwohl diese Ergebnisse die Hypothese unterstreichen, daß Keimzelltumoren als intratubuläre Neoplasmen oder daß das sog. Carzinoma in situ in den Tubuli seminiferi contorti entstehen, bleibt das therapeutische Vorgehen bei Patienten mit Carcinoma in situ kontrovers.

Obwohl bei Patienten mit einem Hodentumor oft ein Hodentrauma angegeben wird, läßt sich ein direkter kausaler Zusammenhang nur selten nachweisen. Dies trifft zu, obwohl bei mehreren Laboratoriumsversuchen bei intratestikulärer Chemikalieninjektion oder mechanischem Trauma bei Ratten und Geflügel eine Tumorbildung aufgetreten war. Da Hodentumoren gelegentlich auch in atrophischen Hoden auftreten, vermuteten einige Wissenschaftler, daß während der Atrophie eine Induktorsubstanz freigesetzt würde, daß die Hormonstörung neben der Atrophie eine maligne Transformation fördern oder daß eine Virusinfektion die Karzinogenese auslösen könnte.

Das ähnliche Vorkommen von Hodentumoren bei Farbigen in Uganda und den USA und vergleichsweise auch bei Weißen in beiden Ländern, deutet darauf hin, daß Unterschiede in den Häufigkeitsraten eher auf genetische als auf Umgebungsfaktoren zurückzuführen sind (Templeton 1972). Darüber hinaus war die Übereinstimmung der Tumorzelltypen bei monozygoten Zwillingen hoch (71%), während sie bei Vater-Sohn-Vergleichen und Nicht-Zwillingsgeschwistern niedrig war (Mills et al. 1984).

Keimzelltumoren des Hodens

Bei den Keimzelltumoren des Hodens wurde eine Reihe von Klassifikationen vorgeschlagen. Aufgrund einer Studie von 922 Fällen stellten Friedman u. Moore (1946) 5 Gruppen auf: Seminom, Teratom, Teratokarzinom, embryonales Karzinom und Chorionkarzinom. Diese Einteilung wurde 6 Jahre später zu einer heute weitverbreiteten und üblichen Klassifikation modifiziert (Dixon u. Moore 1952):

- Typ I: Reines Seminom.
- Typ II: Reines embryonales Karzinom oder in Verbindung mit einem Seminom.
- Typ III: Teratom oder Teratoseminom.
- Typ IV: Teratom oder Teratom mit embryonalem Karzinom, Chorionkarzinom, jeweils mit oder ohne Seminom.
- Typ V: Chorionkarzinom, allein oder in Verbindung mit embryonalem Karzinom, Seminom oder beiden.

Mostofi (1973) schlug vor, diese Tumoren in Gruppen zu klassifizieren mit nur einem oder mehreren histologischen Typen. Diese Einteilung wurde von der WHO übernommen (Mostofi u. Sobin 1977).

Pathogenese und Pathologie

Histogenese

Heute ist man der Meinung, daß Keimzelltumoren aus den primordialen Keimzellen stammen. Seminome gehen aus dem Keimepithel der Tubuli seminiferi contorti hervor, obwohl die Ursprungszellen noch nicht gefunden wurden. Wegen der großen Ähnlichkeit zwischen den Seminomzellen und den Spermatogonien und dem häufigen Auftreten des Seminoms im Bereich der Tubuli seminiferi contorti, vermutete man einen intratubulären Ursprung dieser Tumoren. Da sich undifferenzierte Seminomzellen, Spermatogonien, primordiale Keimzellen und Spermatozyten sehr gleichen, nehmen die Forscher an, daß die Seminome aus all diesen Zellelementen stammen können, je nach Abhängigkeit ihrer Empfindlichkeit für karzinogene Stimuli (Pierce 1963).

Der Ursprung anderer Keimzelltumoren ist wesentlich umstrittener. Willis (1967) glaubt, daß alle Nicht-Seminome Teratome sind, die sich aus Blastomeren in der frühen embryonalen Entwicklungsphase entwickeln. Dieses Konzept wurde von Collins u. Pugh (1964) übernommen, die die britische Klassifikation für Hodentumoren aufstellten. Die wesentlich mehr akzeptierte Theorie ging jedoch davon aus, daß alle Nicht-Seminome ihren Ursprung in den omnipotenten primordialen Keimzellen haben (Melicow 1965; Stevens 1967). Die primordiale Keimzelle kann sich in 2 Richtungen entwickeln: Im somatischen Bereich führt die vollständige Differenzierung zu teratomatösen Elementen, d.h. Ektoderm, Endoderm und Mesoderm. Im trophoblastischem Bereich führt sie zum Chorionkarzinom. Somit resultiert das embryonale Karzinom aus der frühen Differenzierung. Argumente, die dafür sprechen, daß diese Tumoren aus primordialen Keimzellen entstehen, wurden bereits an anderer Stelle aufgeführt (Johnson 1976).

Pathologie

Bei 60% der Keimzelltumoren wird ein einzelner Zelltyp, bei 40% mehr als ein Zelltyp beschrieben. Mostofi u. Price (1973) haben detaillierte Beschreibungen der verschiedenen Tumoren vorgestellt.

Seminom (35%)

Die Subtypen sind klassisch (am häufigsten), anaplastisch und spermatozyt. Bei 85% der Männer ist der Hoden manchmal stark vergrößert. Die Schnittfläche weist gräulich-weißes, läppchenförmiges, homogenes Gewebe, gewöhnlich ohne Blutungen oder Nekrosen, auf. Obwohl der Tumor keine Kapsel besitzt, ist er deutlich vom normalen Hodengewebe abgesetzt. Bei der mikroskopischen Untersuchung läßt sich eine monotone Schicht aus uniformen Zellen erkennen, die von einem feinen bindegewebigen Stroma umgeben sind. Die Zellen haben ein klares oder leicht granuläres Zytoplasma mit großen, zentral gelegenen, hyperchromen Kernen. Mitosen sind selten. Tumorriesenzellen, entweder Synzytiotrophoblasten oder Fremdkörperriesenzellen, finden sich im Stroma häufig. Eine lymphozytäre Infiltration ist bei 80% der Seminome vorherrschend. Eine granulomatöse Reaktion liegt bei der Hälfte der Fälle vor (fibroblastisch oder histiozytisch).

Viele Seminome weisen einen gewissen Anaplasiegrad auf. Bei etwa 10% ist der Großteil des Tumors anaplastisch. Es gibt keine besonderen äußerlichen Merkmale. Liegen jedoch 3 oder mehr Mitosen pro Gesichtsfeld bei starker Vergrößerung vor, so ist die Bezeichnung „anaplastisches Seminom" gerechtfertigt. Die Prognosen sind beim anaplastischen Seminom nicht schlechter als beim klassischen Seminom (Johnson et al. 1975).

Das Spermatozytenseminom umfaßt 4–8% aller Seminome. Über die Hälfte der untersuchten Patienten sind über 50 Jahre alt (Rosai et al. 1969). Der große Tumor ist gelblich, weich und leicht mukoid oder schleimig. Mikroskopisch variieren die Zellen mehr in der Größe, und das Zytoplasma färbt sich kräftiger an. Die Kerne sind rund und enthalten grob-granulär verdichtetes Chromatin, so daß sie den Kernen der Spermatogonien oder Spermatozyten ähneln. In den Riesenzellen sind mitotische Formen vorhanden. Das Stroma ist jedoch spärlich, und lymphozytäre Infiltrationen und granulomatöse Reaktionen fehlen. In der Ultrastruktur enthalten die Zellen des Spermatozytenseminoms eine größere Anzahl zytoplasmatischer Organzellen als die Zellen des klassischen Seminoms, aber die Kontroverse, ob sie Spermatozyten produzieren, bleibt weiterhin ungeklärt (Rosai et al. 1969; Talerman et al. 1984). Grundsätzlich ist man sich aber darüber einig, daß das Spermatozytenseminom eine besser differenzierte Variante des Seminoms ist als der klassische Typ. Die Prognose scheint, basierend auf den wenigen beschriebenen Fällen, ausgezeichnet zu sein.

Embryonales Karzinom (20%)

Sowohl der Erwachsenentyp als auch die jugendlichen oder kindlichen Varianten sind häufig. Das sog. Polyembryom ist selten. Das embryonale Karzinom ist äußerlich gesehen der kleinste germinative Zelltumor. Die Schnittflächen sind vielfarbig und zeigen gräulich-weißes, glattes oder granuläres, oft hervorquellendes weiches Gewebe. Kapselbildungen, Blutungen oder Nekrosen fehlen. Die Zellen ähneln histologisch malignen Epithelzellen, die in Größe, Form und Anordnung variieren. Sie sind groß, polymorph und ohne besondere Zellgrenzen. Die Kerne sind pleomorph und zeigen zahlreiche Mitosen. Oft sind die Zellen in Schichten, häufig aber auch in unregelmäßigen Drüsen oder papillären Strukturen angeordnet. Meist finden sich mehrere Zellformationen.

Die infantile Variante ist auch als Orchioblastom, Dottersacktumor oder endodermaler Tumor bekannt. Dies ist der häufigste Hodentumor bei Säuglingen und Kindern (bei etwa 75% der Fälle). Er tritt jedoch auch bei Erwachsenen auf (Talerman 1975; Teilum 1978). Makroskopisch sieht er homogen, gelblich und schleimig aus. Histologisch bilden die Endothelzellen ein loses, netzförmiges, vakuolenhaltiges Netzwerk mit weiten Maschen, die zystische Räume enthalten, die von flachen Mesothelzellen umgeben sind. Schiller-Duval-(Embryoid-)Körperchen sind vorhanden. Sie setzen sich aus perivaskulären, endothelioiden Zellen zusammen, die kleine Hohlräume umschließen, die ein zentrales Blutgefäß enthalten.

Teratome (5%)

Teratome sind Tumoren, die Elemente verschiedener Keimanlagen in unterschiedlichen Reifestadien enthalten. Sie treten am häufigsten bei Patienten in der 1., 2. und 3. Lebensdekade auf. Äußerlich ist der Hoden gewöhnlich vergrößert, und die Schnittfläche weist Zysten mit klarem, gelatineartigem oder schleimähnlichem Material auf. Zwischen den Zysten finden sich unterschiedliche Anteile an festem Material, z. B. Muskel, Knorpel oder Knochen. Mikroskopisch präsentiert sich das Ektoderm als Plattenepithel oder neurales Gewebe, das Entoderm als gastrointestinales, respiratorisches oder muköses Drüsengewebe und das Mesoderm als Knochen, Muskel oder Knorpel. Bei Kindern verhalten sich die Teratome klinisch wie benigne Tumoren, bei Erwachsenen sollte man sie immer als maligne ansehen.

Chorionkarzinom

Reine Chorionkarzinome sind äußerst selten. Unter 6000 Hodentumoren wurden am American Testicular Registry at the Armed Forces Institute of Pathology nur 18 Fälle beobachtet. Der Tumor ist sehr bösartig und tritt i. allg. in der 2. und 3. Lebensdekade auf. Mikroskopisch finden sich 2 Zelltypen: Zytotrophoblasten und Synzytiotrophoblasten. Äußerlich ist der Hoden meist hämorrhagisch verändert, mikroskopisch erscheinen die Zytotrophoblasten gewöhnlich uniform, sind mittelgroß und mit klarem Zytoplasma ausgefüllt. Sie haben deutliche Zellgrenzen und nur einen Kern. Die typischen Synzytiotrophoblasten, die die zytotrophoblastischen Zellen gewöhnlich zottenartig umgeben, sind große vielkernige Zellen mit hyperchromen unregelmäßigen Kernen in einem vakuolenhaltigen eosinophilen Zytoplasma. Synzytiotrophoblasten finden sich auch bei anderen Keimzelltumoren. Wenn Zytotrophoblasten und Synzytiotrophoblasten jedoch gemeinsam auftreten, handelt es sich immer um ein Chorionkarzinom.

Mischtumoren (40%)

Die häufigsten gemischten Zelltypen finden sich beim embryonalen Karzinom und Teratom (Dixon-Moore-Typ IV). Man spricht in diesen Fällen von Teratokarzinomen. Seminome können darüber hinaus bei weiteren 6% vorhanden sein. Nur ein geringer Prozentsatz der Tumoren weist andere Kombinationen auf.

Metastasierung

Die testikulären Keimzelltumoren breiten sich zuerst meistens lymphatisch und später hämatogen aus. Lediglich das Chorionkarzinom stellt eine Ausnahme dar, da es schon früh und hauptsächlich hämatogen metastasiert. Die Metastasen sind histologisch gewöhnlich nicht vom Primärtumor zu unterscheiden. Sie können allerdings in seltenen Fällen auch histologisch differieren und mehr als einen Zelltyp enthalten (Dixon u. Moore 1952).

Die Lymphmetastasen breiten sich schrittweise nach einem festen Schema aus, und zwar vom rechten Hoden zu folgenden Lymphknoten: zu den interaortokavalen, präkavalen, präaortalen, parakavalen, den Lymphknoten der rechten A. iliaca communis und denen der rechten A. iliaca externa. Vom linken Hoden zu den paraaortalen, präaortalen und den Lymphknoten der linken A. iliaca communis und denen der rechten A. iliaca externa (Rouvière 1932). Einzelne Cross-over-Metastasen von der rechten zur linken Seite sind häufig. Umgekehrt wurden sie nie beobachtet. Die Lymphknoten des Hodens erstrekken sich von Th1 bis L4 und sind dem Nierenhilus benachbart. Sind keine anderen Lymphknoten beteiligt, so ist auch ein Befall isolierter suprahilärer Lymphknoten äußerst selten (Donohue et al. 1982).

Bei Lymphknotenmetastasen kommt es häufiger auch zum Befall der kontralateralen, suprahilären und iliakalen Lymphknoten wegen der Obstruktion, des retrograden Flusses, der kollateralen Zirkulation und lymphovenöser Anastomosen. Ein Übergreifen des Tumors auf den Nebenhoden oder den Samenstrang verändert die Ausbreitungswege des Tumors und erhöht die Wahrscheinlichkeit des Tumorbefalls der distalen externen Iliakallymphknoten. So können sich Inguinallymphknoten ausbilden, wenn der Tumor in die Tunica albuginea eindringt, oder wenn die normale Lymphdrainage durch frühere operative Eingriffe in der Leiste unterbrochen wurde. Viszerale Metastasen sind am häufigsten lokalisiert in Lunge, Leber, Gehirn, Niere, Magen-Darm-Trakt, Knochen, Nebennieren, Peritoneum und Milz (Johnson et al. 1976).

Tumorstaging

Es sind zahlreiche Stagingschemata entwickelt worden, von denen heute noch mehrere angewandt werden. Die meisten sind Modifikationen des Stagingsystems von Boden u. Gibb (1951). Im Stadium A ist der Tumor auf den Hoden beschränkt, ohne Ausbreitung auf die Kapsel oder den Samenstrang. Im Stadium B bestehen klinische oder röntgenologische Zeichen für ein Tumorwachstum über die Kapsel, jedoch nicht über die regionalen Lymphknoten hinaus. Das Stadium C liegt bei Metastasierung vor.

Seminome

Für Seminome, die primär bestrahlt werden, wurde eine rein klinische Stagingeinteilung vom M.D. Anderson Hospital entwickelt:

- Stadium I: Der Tumor bleibt auf den Hoden beschränkt.
- Stadium IIA: Tumorausbreitung in die regionalen Lymphknoten, wobei die retroperitonealen Lymphknoten nicht größer als 10 cm im Durchmesser sind.
- Stadium IIB: Tumorausbreitung in die regionalen Lymphknoten mit retroperitonealen Lymphknoten von 10 cm im Durchmesser oder größer.
- Stadium IIIA: Tumorausbreitung über dem Diaphragma mit Befall der mediastinalen oder supraklavikulären Lymphknoten.
- Stadium IIIB: Tumormetastasierung über dem Diaphragma mit diffuser Metastasierung.

Nicht-seminomatöse Keimzelltumoren

Die Stagingsysteme für nicht-seminomatöse Keimzelltumoren sind sehr unterschiedlich (Johnson 1983). Die meisten Einteilungen stimmen darin überein, daß das Stadium I (oder A) Tumoren umfaßt, die auf den Hoden beschränkt bleiben. Stadium II (oder B) zeigt Ausbreitungen auf regionale Lymphknoten mit Untergruppen (z.B. B_1, B_2, B_3), je nach Ausbreitung der Krankheit. Palpable abdominelle Tumorbildungen werden in einigen Stagingsystemen als Stadium B_3, in anderen als Stadium III (oder C) angesehen. In jedem Fall soll das Stagingsystem die Planung der Behandlung, die Beurteilung der Prognose und einen Vergleich von Behandlungsresultaten ermöglichen. Dies ist besonders wichtig, um die Ergebnisse verschiedener Behandlungsmethoden, die heute in großer Anzahl angewendet werden, zu vergleichen. Samuels et al. (1976) entwickelten die genaueste Klassifikation für Patienten mit einem Tumorstadium III.

- Stadium IIIA: Die Erkrankung hat sich auf supraklavikuläre Lymphknoten ausgedehnt.
- Stadium IIIB-1: Gynäkomastie, entweder ein- oder beidseitig, mit oder ohne erhöhte Choriongonadotropinspiegel (HCG). Keine erkennbaren äußerlichen Zeichen.
- Stadium IIIB-2: Minimale pulmonale Veränderungen bis zu maximal 5 Metastasen pro Lungenflügel, wobei die größte nicht mehr als 2 cm im Durchmesser messen darf.
- Stadium IIIB-3: Fortgeschrittene pulmonale Erkrankung. Hierzu gehören die mediastinalen oder hilären Tumorbildungen, der tumorbedingte Pleuraerguß oder intrapulmonale Tumoren, die größer als 2 cm im Durchmesser sind.
- Stadium IIIB-4: Fortgeschrittene abdominelle Tumorbildung. Dazu gehören die palpablen Tumoren, die Harnleiterabdrängung durch vergrößerte periaortale Knoten oder die obstruktive Uropathie.
- Stadium IIIB-5: Metastasierung (Lunge ausgeschlossen), z.B. Leber, Magen-Darm-Trakt, Gehirn.

Klinische Befunde

Eine schmerzlose Hodenschwellung muß so lange als Krebs angesehen werden, bis das Gegenteil bewiesen ist. Unglücklicherweise ist eine verspätete Diagnostik häufig, obwohl man zunehmend versucht, junge Männer darüber aufzuklären und ihnen eine Art Selbstuntersuchung empfiehlt. Unter 150 Fällen am Walter Reed Army Medical Center, vergingen vom Auftreten der ersten Symptome bis zur endgültigen Therapie 6 Monate (Borski 1973).

Symptome

Das häufigste Symptom ist eine schmerzlose Hodenschwellung, die bei etwa 65% der Patienten auftritt. Manche Patienten geben ein „Schweregefühl" im Hoden an. In 9 Studien, an insgesamt 3000 Patienten, wurden Schmerzen zwischen 13 und 49% angegeben. Heftige Schmerzen traten nur dann auf, wenn eine Einblutung oder Infarzierung vorlag (Johnson 1976). Bei einem Patienten mit Kryptorchismus können abdominelle Schmerzen auf einen intraabdominellen Hodentumor hinweisen, bei dem eine Torsion, Ruptur oder Infarzierung aufgetreten ist.

Da zum Zeitpunkt der Diagnose bei 32% der Patienten schon Metastasen vorhanden sind (Dixon u. Moore 1952), kommen bereits 14% der Patienten mit Beschwerden, die durch die Tumormetastasen hervorgerufen werden (Johnson 1976). Meistens bestehen Rückenschmerzen aufgrund der vergrößerten retroperitonealen Lymphknoten. Bei größeren Tumoren treten außerdem als zusätzliche Symptome abdominelle Schmerzen, Anorexie, Übelkeit, Erbrechen und Gewichtsverlust auf. Durch große Lungenmetastasen oder Einengung des Tracheobronchialbaums durch Lymphknotenschwellungen kommt es zu Husten und Dyspnö. Bei bis zu 8% der Patienten treten keinerlei Symptome auf, wobei der Tumor dann meistens rein zufällig nach einem Trauma oder während sexueller Aktivität auffällt.

Klinische Zeichen

Eine Hodenvergrößerung wurde als häufigstes Symptom in 9 großen Studien bei 74–91% der Patienten beobachtet (Johnson 1976). Die Hodenvergrößerung nimmt nur langsam zu. Die i. allg. derbe Anschwellung ist meist schmerzlos und wenig druckempfindlich. Wenn eine Hydrozele besteht (5–10% der Patienten), durch die die Untersuchung erschwert ist, sollte man den Hoden nach Absaugen der Flüssigkeit untersuchen. Die Differenzierung zwischen Hodentumor und Hydrozele kann mit Hilfe der Diaphanoskopie erfolgen. Dabei ist der Hoden im Gegensatz zur Hydrozele lichtundurchlässig.

Bei metastasierenden Tumoren kann eine Reihe verschiedener Symptome auftreten, wie die Hämoptysis, die auf eine fortgeschrittene pulmonale Mitbeteiligung deutet, lymphatische Metastasen, die supraklavikulär oder in der Leistengegend tastbar sein können, oder eine palpable Flankenschwellung, die durch eine Hydronephrose infolge Obstruktion durch retroperitoneale Lymphknoten hervorgerufen werden kann. Eine Gynäkomastie ist zwar für den Hodentumor nicht pathognomonisch, findet sich aber bei 2–4% der Patienten.

Laborbefunde

Routinemäßige Laboruntersuchungen spielen bei Diagnose und Behandlung der Hodentumoren keine so wesentliche Rolle. Das große Blutbild ist obligat, aber eine Anämie ist ungewöhnlich, solange es nicht zu ausgedehnter Metastasierung gekommen ist. Durch SMA-12-Serumanalysen wird die Leberfunktion bestimmt. Eine Veränderung der Leberwerte kann auf eine Metastasierung oder eine Hepatitis hindeuten, was bei einer eventuellen Chemotherapie von Bedeutung ist. Die Veränderung der Nierenfunktion mit erhöhtem Kreatininspiegel kann durch Harnleiterobstruktion bei großen Retroperitoneallymphknoten auftreten. Oft ist der Serumspiegel der Lektatdehydrogenase (LDH), insbesondere des Isoenzyms LDH, bei Patienten mit Hodenkrebs erhöht (Javadpour 1980). Durch Urinanalysen werden Infektionen aufgedeckt. Häufig sind abnorme Tumormarker vorhanden (s. S. 477).

Röntgenbefunde

Durch röntgenologische Untersuchungen können die 2 häufigsten Metastasierungsbereiche, das Retroperitoneum und die Lungen, gut untersucht werden. Routinemäßige a.-p.- und laterale Thoraxaufnahmen sind notwendig und decken 85–90% der pulmonalen Metastasen auf. Durch die Tomographie und die CT-Scans (s. S. 476) können selbst kleinere Knoten, wenn auch mit etwas verminderter Spezifität, nachgewiesen werden. Ihre Rolle bei der klinischen Behandlung von Patienten mit Hodentumoren kann bisher noch nicht definiert werden.

Wallace et al. (1961) schlugen zuerst die bilaterale Lymphangiographie zur Beurteilung retroperitonealer

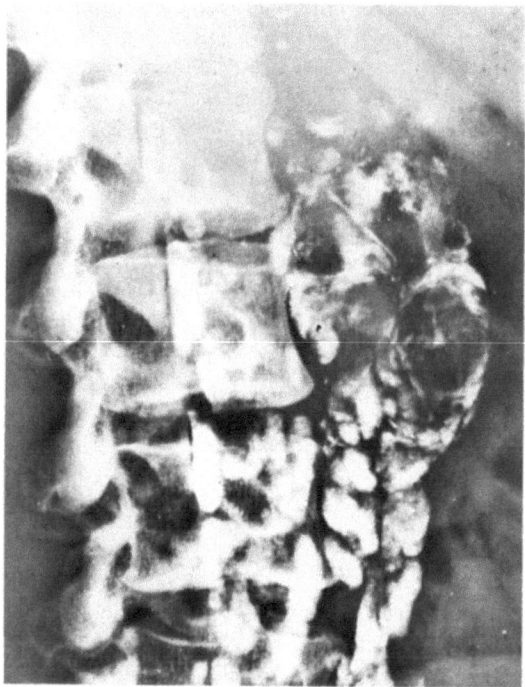

Abb. 19.23. Hodenkarzinom. Das Lymphangiogramm zeigt vergrößerte Lumballymphknoten innerhalb einer Metastase

Lymphknoten bei Patienten mit Hodenkrebs (Abb. 19.23) vor. Die Lymphangiographie kann sehr kleine Veränderungen in den Lymphknoten nachweisen. Falsch-positive Interpretationen sind selten, wenn man sowohl die Füllungsphase der Lymphbahnen wie auch die Speicherphase der Lymphknoten beurteilt. Dabei stellen sich die Metastasen als knotige Defektfüllungen im Bereich der Lymphknoten dar. In etwa 15–20% der Fälle kommt es zu falsch-negativen Befunden. Hierzu gehören Tumoren, die so klein sind, daß sie unterhalb des Auflösungsvermögens dieser Untersuchung liegen. Außerdem können ein oder mehrere Lymphknoten tumorös so verändert sein, daß der Lymphknoten das Kontrastmittel nicht mehr speichern kann. Mindestens eine Studiengruppe konnte nachweisen, daß die Zuverlässigkeit der Lymphangiographie bei der Diagnostik von Hodenkrebs mit 79% hoch ist, selbst wenn sie von einem relativ unerfahrenen Beobachter interpretiert wird (Safer et al. 1975). Darüber hinaus sind, wenn keine operative Lymphknotenentfernung vorgenommen wurde, Nachuntersuchungen möglich, da das Kontrastmittel lange in den Lymphdrüsen gespeichert wird. Oft können durch Abdomenübersichtsaufnahmen (Nieren-, Harnleiter- und Blasenaufnahme) subtile Veränderungen bei späteren Untersuchungen aufgedeckt werden, die bei den frühen Bildern nicht nachweisbar waren.

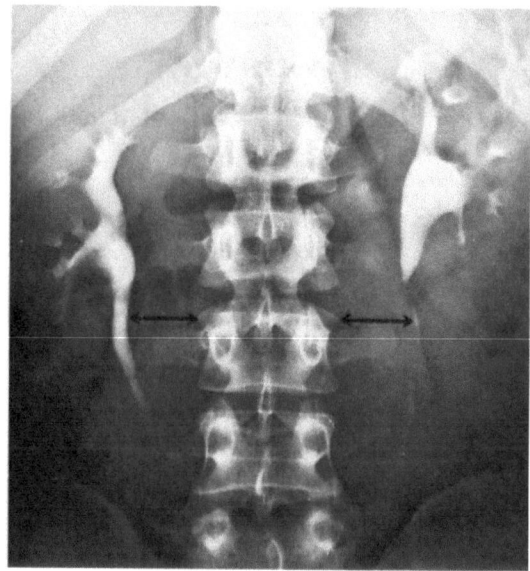

Abb. 19.24. Hodenkarzinom. Das Ausscheidungsurogramm zeigt eine laterale Verdrängung beider oberer Ureterenabschnitte durch Lumballymphknotenmetastasen

Auch das Ausscheidungsurogramm spielt bei Patienten mit Hodenkrebs eine wichtige Rolle, insbesondere wenn kein CT angefertigt wurde. Bei beiden Untersuchungen sind die Nieren zu beurteilen, was besonders bei Patienten mit Seminomen wichtig ist, bei denen die Radiotherapie angewendet wird. Der Strahlentherapeut muß die Lage des Hilus bei der Behandlungsplanung kennen, um Schäden bei Hufeisen- oder ektopischen Nieren zu vermeiden. Die Ausscheidungsurographie ist eine sichere und einfache Methode zum Nachweis einer Abdrängung des Harnleiters (Abb. 19.24). Auch Funktionsveränderungen, die sekundär durch retroperitoneale Lymphknoten verursacht werden, sind nachweisbar.

Die Kavographie und Knochenaufnahmen werden heute nur noch selten durchgeführt.

Sonographie und Computertomogramme

Obwohl Lymphknotenveränderungen durch die Lymphangiographie gut nachgewiesen werden können, lassen sich ausgeprägte Lymphknotenmetastasen besser mit Hilfe der Sonographie oder des CT darstellen. Diese Untersuchungsmethoden stehen häufig auch eher zur Verfügung als die Lymphangiographie. Die CT-Scans sind zuverlässiger und spezifischer, sie sind allerdings schwieriger zu interpretieren, wenn die Patienten wenig oder kein retroperitoneales Fettgewebe aufweisen. In diesen Fällen ist die Ultraschalluntersuchung zuverlässiger. Die Sonographie hat sich außerdem bei der Diagnostik intraskrotaler Tumoren mit einer Genauigkeit von bis zu 96% bewährt (Valvo et al. 1983). Computertomogramme sollen die Lymphangiographie nicht ersetzen, sondern ergänzen.

Isotopenuntersuchungen

Die Leberfunktionstests sind beim Screening einer Lebererkrankung zuverlässiger als Leberscans (Belville et al. 1980). Metastasen, insbesondere des Seminoms, lassen sich mit ^{67}Ga gut nachweisen (Patterson et al. 1977). Radioaktivmarkierte Antikörper gegen Choriongonadotropin (HCG) oder α-Fetoprotein (AFP) und Ganzkörperszintigramme sind in der Erprobung (Javadpour et al. 1981).

Biopsie

Die beste „Biopsie" bei Verdacht auf Hodentumor ist die inguinale Orchiektomie. Eine supraklavikuläre Lymphknotenbiopsie sollte nur bei Patienten mit verdächtigen Lymphknoten durchgeführt werden.

Tumormarker

Die neuesten Entwicklungen hochempfindlicher und spezifischer Radioimmunassays zum Nachweis von HCG and AFP haben die Behandlungsergebnisse bei Hodentumoren erheblich verbessert. Das Glykoprotein HCG hat ein Molekulargewicht von etwa 38000 und setzt sich aus einem α- und einem β-Teil zusammen. Der α-Anteil ist mit dem luteinisierenden Hormon (LH) identisch, während der β-Anteil für die biologische Aktivität des Proteins verantwortlich ist. Bei gesunden Männern finden sich nur geringe Mengen β-HCG. Da das Hormon jedoch von Hodentumoren produziert wird, ist das β-HCG ein sensitiver Tumormarker (Braunstein et al. 1973). Javadpour (1980) berichtete, daß die β-HCG-Serumspiegel bei 100% der Patienten mit Chorionkarzinom, bei 60% mit embryonalem Karzinom, bei 57% mit Teratokarzinom, bei 25% mit Dottersacktumor und bei 7,7% mit Seminom erhöht sind. Die Untersuchungsergebnisse am M.D. Anderson Hospital zeigen jedoch, daß über 40% der Patienten mit Seminomen erhöhte HCG-Spiegel aufweisen.

Das Glykoprotein AFP hat ein Molekulargewicht von etwa 70000. Es ist beim Fetus und Neugeborenen in hohen Konzentrationen nachweisbar. Bei Erwachsenen liegen die Konzentrationen dagegen unter 16 ng/ml (Waldmann u. McIntire 1974). Die Serum-AFP-Spiegel sind bei Patienten mit Dottersacktumor, mit embryonalem Karzinom und mit Teratokarzinom erhöht. Bei Patienten mit Chorionkarzinom oder Seminom wurden keine erhöhten AFP-Spiegel festgestellt. Gegenwärtig ist die Diagnose eines reinen Seminoms zweifelhaft, wenn der AFP-Spiegel erhöht ist. Für einen Anstieg des Hormonspiegels müssen nicht-seminomatöse Komponenten verantwortlich sein.

Sind diese beiden Proteine deutlich erhöht, muß man i. allg. einen Tumor annehmen, obwohl ihr Fehlen einen Tumor nicht ausschließt. Die Halbwertszeit von HCG beträgt 24 Stunden, die von AFP 5 Tage. Deshalb können die Serumspiegel bei tumorfreien Patienten erhöht sein, solange das Protein noch nicht vollständig metabolisiert ist. Schließlich muß man auch darauf hinweisen, daß eine deutliche Erhöhung des HCG-Spiegels durch einen erhöhten LH-Spiegel als Folge einer Orchiektomie oder Chemotherapie bedingt sein kann, da zwischen HCG und LH eine Cross-over-Reaktion möglich ist. Trotzdem deuten anhaltend hohe HCG- und AFP-Spiegel oder beide nach einer Orchiektomie auf Metastasen hin. Aufgrund längerer Erfahrung haben die beiden Hormone ihren festen Platz beim Staging, dem Therapiekonzept und der Tumorüberwachung bewiesen.

Nicht nachweisbare Tumormarker schließen maligne Erkrankungen nicht aus, da viele Tumoren keine Proteine produzieren. In einer Studie wurde nachgewiesen, daß 50% der Patienten mit gering ausgeprägten retroperitonealen Metastasen (Stadium B_1) und 36% mit mäßig ausgeprägten retroperitonealen Metastasen (Stadium B_2) vor der Therapie noch normale Tumormarkerspiegel aufwiesen. Eine andere Arbeitsgruppe berichtete, daß sich bei 10% der Patienten mit fortgeschrittener Metastasierung immer noch normale Proteinspiegel nachweisen ließen (Lange et al. 1980). Die Chemotherapie kann die Rate der falsch-negativen Reaktionen noch erhöhen.

Neben dem HCG und AFP finden sich beim Hodentumor noch andere Tumormarker der Plazentaproteine. Hierzu gehören das schwangerschaftsspezifische B_1-Glykoprotein (SP-1), das Plazentalaktogen (HPL) und die plazentare alkalische Phosphatase (PLAP) (Javadpour 1980; Lange et al. 1980; Jeppsson et al. 1983). Die Laktatdehydrogenase (LDH) ist ein unspezifischer Tumormarker, der besonders bei der Überwachung von Patienten mit Seminom sinnvoll sein kann. Die Serumspiegel anderer unspezifischer Tumormarker, wie z.B. Ferritin im Serum scheinen auch mit der Krankheitsaktivität zu korrelieren.

Differentialdiagnose

Die Differentialdiagnose des Hodenkarzinoms umfaßt alle Veränderungen, die eine Anschwellung des Skrotums hervorrufen. Die häufigste ist die Epididymitis oder Epididymoorchitis, die bei etwa 16% von 510 Patienten mit Hodentumoren am Walter Reed Army Medical Center diagnostiziert wurde (Patton u. Mallis 1959). Bei der Epididymitis ist der Nebenhoden normalerweise schmerzempfindlich und verhärtet, der Hoden dagegen nicht beteiligt. Kann man den Hoden nicht eindeutig palpieren, um eine Hodenschwellung auszuschließen und liegen keine Symptome für eine Harnwegsinfektion vor, so sollte man die Diagnose Epididymitis nur mit Vorbehalt stellen. Eine Epididymitis sollte auf eine Antibiotikatherapie schnell ansprechen. Bessert sich der Zustand innerhalb 1 Woche nicht, so ist eine operative Freilegung zu empfehlen. Eine Mumpsorchitis ohne Epididymitis kann aufgrund der begleitenden Mumpssymptomatik diagnostiziert werden. Bei der Tuberkulose ist der Nebenhoden häufiger beteiligt als der Hoden. Die Diagnose ist einfach, wenn das Vas deferens die für die Tuberkulose typischen perlschnurartigen Veränderungen aufweist.

Die zweithäufigste Fehldiagnose ist die Hydrozele. Bei der Diaphanoskopie kann man jedoch einen Tumor von einer Hydrozele unterscheiden, da auch zystische Tumoren diaphanoskopisch negativ sind. Bei 5–10% der Hodentumoren finden sich zusätzlich auch Hydrozelen. Wenn der Hoden wegen der Hydrozele nicht eindeutig palpiert werden kann, muß man die Hydrozelenflüssigkeit abpunktieren und den Hoden sofort erneut untersuchen. Hodentumoren wurden fälschlicherweise auch schon als Inguinalhernien diagnostiziert. Bei sorgfältiger Untersuchung des Skrotums und der Inguinalregion sollte man diese 2 Veränderungen leicht voneinander unterscheiden können.

Eine Hämatozele oder ein Hämatom kann zu einer intraskrotalen Schwellung führen, die diaphanoskopisch nicht transparent ist. In diesem Fall ist eine operative Freilegung für die exakte Diagnostik notwendig. Die Spermatozele ist ein zystischer, diaphanoskopisch durchscheinender Tumor, der hinter dem Hoden liegt. Bei sorgfältiger Untersuchung kann man Hoden und Spermatozele getrennt palpieren. Varikozelen, die durch eine Prallfüllung des Plexus pampiniformis der Venen des Samenstranges entstehen, sollten beim liegenden Patienten kollabieren.

Therapie

Alle Schwellungen im Skrotalbereich sind so lange als maligne anzusehen, bis das Gegenteil bewiesen ist. Wenn durch die gründliche Untersuchung ein Malignom nicht mit Sicherheit ausgeschlossen werden kann, sollte der Operateur eine Freilegung durch einen Inguinalschnitt vornehmen. Der Samenstrang wird mit einer atraumatischen Klemme abgeklemmt und der Hoden vorsichtig für Untersuchungen und Palpation freigelegt. Wenn ein Hodenkarzinom selbst dann noch nicht sicher ausgeschlossen werden kann, sollte der Operateur eine radikale Orchiektomie durchführen, bei der Hoden, Nebenhoden und Samenstrang bis zum inneren Leistenring entfernt werden.

Spezifische Maßnahmen

Seminome

Die Standardtherapie beim Seminom basiert auf 2 Prinzipien: 1. Seminome sind sehr strahlenempfindlich. 2. Die lymphatische Tumorausbreitung erfolgt nach einem festen Schema (Retroperitoneum, Supraklavikularregion, Mediastinum). Eine frühe hämatogene Ausbreitung ist selten. Die Radiotherapie der Lymphwege erfolgt eine Stufe höher als der klinisch nachweisbare Tumorbereich. Am M. D. Anderson Hospital wird das Seminom im Stadium I durch radioaktive Bestrahlung mit 25 Gy über 3 Wochen (in 15 Fraktionen) einschließlich der iliakalen und periaortalen Lymphknoten bis zum Diaphragma behandelt. Eine prophylaktische Radiotherapie der supraklavikulären und mediastinalen Lymphknoten ist nicht notwendig.

Seminome im Stadium IIA werden ebenfalls 3 Wochen lang mit 25 Gy einschließlich der iliakalen und periaortalen Bereiche behandelt. Außerdem verabreicht man 5 Gy auf einen begrenzten Bereich der initialen Tumormasse. Daten aus dem Princess Margaret Hospital sprechen dafür, daß eine prophylaktische Radiotherapie oberhalb des Diaphragmas bei Patienten ohne retroperitoneale palpable Lymphknoten nicht erforderlich ist (Thomas 1985). Wir haben die Radiotherapie mediastinaler Felder aufgegeben.

Die Behandlung des Seminoms im Stadium IIB ist heute noch nicht einheitlich. Traditionell erhielten die Patienten nur die Radiotherapie. Bei dieser Therapieform wurden jedoch sehr niedrige Heilungs- und sehr hohe Morbiditätsraten festgestellt. Nachdem man nachweisen konnte, daß das Cisplatin beim Seminom sehr wirksam ist, behandeln einige Ärzte Seminome mit retroperitonealer Ausbreitung in der gleichen Weise wie Seminome im Stadium III mit Chemotherapie als primärer Therapieform (Ball et al. 1982; Vugrin et al. 1984; Friedman et al. 1985). Die Radiotherapie in relativ kleinen Dosen und kleineren Bereichen kann noch bei Resttumoren eingesetzt werden.

Die Radiotherapie des Seminoms, selbst bei anaplastischen Formen, war sehr wirksam, unabhängig davon, ob der Serum-HCG-Spiegel erhöht war oder nicht (Johnson et al. 1975; Ball et al. 1982; Swartz et al. 1984). Die Erhöhung des Serum-AFP-Spiegels ist jedoch mit der Diagnose eines reinen Seminoms nicht vereinbar. Deshalb sollte die Radiotherapie in diesem Fall nicht die Primärtherapie sein. Obwohl eine retroperitoneale Lymphadenektomie beim reinen Seminom von einzelnen Operateuren empfohlen wurde, sollte man einen operativen Eingriff grundsätzlich nur dann in Betracht ziehen, wenn der Tumor auf die Radiotherapie nicht anspricht oder der AFP-Spiegel erhöht ist.

Nicht-seminomatöse Keimzelltumoren

Da das klinische Staging von Hodentumoren in 15–20% der Fälle zum „Understaging" führt, erhielten Patienten mit nicht-seminomatösen Keimzelltumoren traditionell die Radiotherapie, wurden retroperitoneal lymphadenektomiert oder nach radikaler Orchiektomie chemotherapeutisch behandelt. Eine subklinische Erkrankung scheint auf 45–50 Gy und bei tastbaren Lymphknoten auf 55 Gy anzusprechen (Caldwell 1978). Dies ist die Grundlage für die historisch bedeutende Pastorchiektomiebehandlung. Entweder wird die „Sandwichtechnik" der Radiotherapie, die retroperitoneale Lymphadenektomie und die Radiotherapie oder die Radiotherapie mit anschließender Lymphadenektomie eingesetzt.

Heutzutage führt man in Europa noch vorwiegend die Radiotherapie ohne Lymphadenektomie durch. Bei Seminomen im Stadium I und II sind die Ergebnisse mit denen bei zusätzlicher Lymphadenektomie vergleichbar (Babaian u. Johnson 1980). Bei Patienten mit einem Seminom im Stadium I treten selten Krankheitsrezidive im Bereich des bestrahlten Gebietes auf. Wenn jedoch die Retroperitonealymphknoten größer als 2 cm sind, bleiben nur 33% der Patienten nach Radiotherapie rezidivfrei (Tyrrell u. Peckham 1976). Die hohe Strahlendosis, die zur Therapie der nicht-seminomatösen Tumoren notwendig ist, führt leicht zu Komplikationen. Eine aggressive Radiotherapie des Hodenkrebses hat schon zu schwerer retroperitonealer Fibrose, Darmschädigung, Nephritis mit renaler Hypertonie und Knochenmarkdepressionen geführt. Eine Myelosuppression kann die Chemotherapie verlängern oder Dosiskorrekturen erforderlich machen. Strahleninduzierte sekundäre maligne Tumoren sind möglich.

Bis vor kurzem war die retroperitoneale Lymphadenektomie in den USA bei nicht-seminomatösen Keimzelltumoren im Stadium I und II die beliebteste Behandlungsmethode. Die Grenzen der Lymphknotenentfernung erstreckten sich traditionell von den Nierengefäßen bis zur Bifurkation der A. iliaca communis. Seitlich reichten sie von einem Harnleiter bis zum anderen, obwohl auch andere Modifikationen durchgeführt wurden. Der operative Eingriff kann von verschiedenen Schnitten aus durchgeführt werden. Am häufigsten werden die thorakoabdominelle und die transabdominelle Schnittführung in der oberen Mittellinie vorgenommen. Man konnte nachweisen, daß mit dieser Methode das gesamte retroperitoneale lymphatische Gewebe erfolgreich entfernt werden kann (Kaswick et al. 1976). Die retroperitoneale Lymphadenektomie erfüllt einen doppelten Zweck: Zum einen ermöglicht sie postoperativ ein genaues histopathologisches Staging, zum andern ist sie bei einigen Patienten therapeutisch wichtig. Zu einer Rezidivbildung im Retroperitoneum kommt es nach einer Lymphadenektomie nur selten. Ohne zusätzliche Therapie treten jedoch, je nach Ausdehnung des Tumors in den retroperitonealen Lymphknoten, bei 30–50% der Patienten Fernmetastasen auf.

Aufgrund der hohen Rezidivrate bei Patienten mit einer Tumorerkrankung im Stadium II, die allein durch die retroperitoneale Lymphadenektomie behandelt wurden, wird die Chemotherapie i. allg. als Ergänzung in das Behandlungsprogramm aufgenommen. Anfänglich führte man diese Behandlung nach Lymphadenektomie nur bei deutlich nachweisbaren Lymphknoten als adjuvante Chemotherapie durch. Verschiedene Autoren haben nach Anwendung unterschiedlicher Chemotherapieprogramme gute Resultate erzielt. Es scheint, daß die aggressiven Programme den weniger intensiven Therapiearten überlegen sind (Vugrin et al. 1981). Während nur geringe Meinungsunterschiede darüber bestehen, daß bei einer mäßig bis stark ausgedehnten Tumorerkrankung im Retroperitoneum die Chemotherapie nach erfolgter Lymphadenektomie erforderlich ist, gibt es kontroverse Ansichten über die Notwendigkeit einer adjuvanten Therapie bei Patienten ohne Tumorbefall der Lymphknoten oder mit nur geringer mikroskopisch nachweisbarer Metastasierung (Scardino 1980; Donohue et al. 1980; Pizzocaro et al. 1984).

Wenn sich Patienten heute mit einer ausgedehnten Tumorerkrankung im Retroperitoneum vorstellen, behandelt man sie ebenso wie Patienten mit einer Tumorerkrankung im Stadium III. Bei ihnen wird also eine aggressive primäre Chemotherapie durchgeführt (Donohue u. Rowland 1984; Stoter et al.

1984). Tatsächlich befürworten heute einige Forscher eine primäre Chemotherapie bei Patienten mit nicht-seminomatösen Keimzelltumoren mit mäßig ausgedehntem Stadium II. Dies gilt besonders für Patienten, bei denen auch sonst ein hohes Risiko für ein mögliches Rezidiv besteht und die in jedem Fall chemotherapeutisch behandelt werden müßten (Logothetis et al. 1985; Peckham u. Hendry 1985; Vugrin u. Whitmore 1985). Die Ergebnisse zeigen, daß es bei vielen dieser Patienten zu einer kompletten Regression der retroperitonealen Tumoren kommt und daß sie keiner operativen Therapie bedürfen. Dies gilt besonders dann, wenn der ursprüngliche primäre Hodentumor keine teratomatösen Elemente enthält. Die Erklärung hierfür liegt nicht darin begründet, daß die Morbidität der intensiven Chemotherapie niedriger ist als eine retroperitoneale Lymphadenektomie, sondern daß einige Patienten mit der Chemotherapie allein erfolgreich behandelt werden und ihnen eine Doppeltherapie erspart bleibt.

Bei Patienten, bei denen zu Anfang ein Stadium II oder III besteht, sich die pulmonalen oder Fernmetastasen zurückgebildet haben und alle biologischen Tumormarker normal sind, muß der Operator die restlichen Retroperitonealtumoren entfernen. Donohue et al. (1982) und Bracken et al. (1983) haben beschrieben, daß bei ⅓ dieser Patienten lebensfähige maligne Elemente, bei ⅓ reife Teratome und bei ⅓ nur noch Narben oder fibröses Gewebe zurückbleiben. Diese Autoren beobachteten, daß ein operativer Eingriff erfolglos war, wenn er vor stabilen Kontrollwerten nach erfolgter Chemotherapie durchgeführt wurde (Tumormarker normal, sogar bei noch vorhandenem Resttumor). In gleicher Weise ist der histologische Nachweis eines Residualtumors (vitaler Tumor) ein schlechtes prognostisches Zeichen (Tait et al. 1984; Kreuser et al. 1985). Nach der Chemotherapie ist ein operativer Eingriff deshalb notwendig, weil nur hierdurch festgelegt werden kann, welche Patienten eine zusätzliche Therapie benötigen und bei welchen man teratomatöse Tumoranteile entfernen muß, die wachsen und Probleme schaffen können (Logothetis et al. 1982).

2 neue Erkenntnisse können in kommenden Untersuchungen zu einem Abfall der Residualtumorrate führen. Logothetis et al. (1985) haben berichtet, daß die alternierende zyklische Chemotherapie mit 2 verschiedenen Medikamentenkombinationen in 2 chemotherapeutischen Behandlungsperioden nach Normalisierung der Biomarker und stabiler Tumorregression die Rate vitaler Tumoranteile in 24 Fällen bei operativer Kontrolle auf 0 abgefallen war. Freiha et al. (1984) haben über eine ähnliche Inzidenz von 2,5% bei 40 Patienten berichtet, bei denen die Chemotherapie weitergeführt wurde, bis die Tumormarker normal waren und kein weiterer Rückgang der röntgenologisch nachweisbaren Residualtumoren festzustellen war.

Bei 7-15% der Patienten wurden nach retroperitonealer Lymphadenektomie Komplikationen festgestellt. Hierzu gehören Wundinfektionen, Lungenembolien, Atelektasen, Bildung von Lymphzysten, chylöser Aszites, Pankreatitis und Darmobstruktion (Babaian u. Johnson 1980). Durch das Ausbleiben der Ejakulation kommt es bei einem hohen Prozentsatz der Männer zur Unfruchtbarkeit. Obwohl die erektile Potenz und der Orgasmus i. allg. nicht beeinträchtigt sind, fand sich bei 82% der Patienten, bei denen am M.D. Anderson Hospital eine retroperitoneale Lymphadenektomie durchgeführt wurde, ein stark reduziertes Samenvolumen. Bei 57% der Patienten traten „trockene" Orgasmen auf (Schover et al. 1985). Die Patienten sind durch diese möglichen Komplikationen verunsichert, da sie gewöhnlich noch jung sind und nur selten ihre Familienplanung bereits begonnen oder abgeschlossen haben. Es sind Versuche beschrieben worden, durch eine modifizierte Operationstechnik bei einer Reihe von Patienten die Ejakulation zu erhalten (Javadpour u. Moley 1985; Pizzocaro et al. 1985; Richie u. Garnick 1985). Es ist jedoch nicht bekannt, ob solche Modifikationen die Fertilität effektiv erhalten können, ohne die vorgesehenen Ergebnisse für das Staging zu gefährden.

Aus obigen Gründen untersucht man z. Z. in zahlreichen Studien, ob die Orchiektomie allein für ausgewählte Patienten als Behandlungsmethode ausreicht, zumal bei etwa 85-90% der Patienten mit einem Hodentumor im Stadium I bei der retroperitonealen Lymphadenektomie keine pathologisch veränderten Lymphknoten auftraten. Neuere Untersuchungen zeigen, daß man auch nach Orchiektomie ohne weitere Behandlung auskommt (Johnson et al. 1984; Sogani et al. 1984; Pizzocaro et al. 1985; Hoskin et al. 1986). Rezidivraten wurden bis 29,5% beschrieben. Die Rezidivraten des embryonalen Karzinoms waren höher als die des Teratokarzinoms, und der vaskuläre oder lymphatische Befall ist ein besonders ungünstiger prognostischer Faktor (Moriyama et al. 1985). Rezidive können wahrscheinlich genauso außerhalb des Retroperitoneums auftreten wie innerhalb der Retroperitoneallymphknoten. Alle Patienten mit Rezidiven konnte man jedoch durch Chemotherapie, Operation oder beides erfolgreich behandeln.

Technologische Entwicklungen, wie z. B. das CT und die empfindlicheren biologischen Tumormarker, haben zu höherer Genauigkeit beim klinischen Staging geführt. Außerdem wurde die Chemotherapie dahingehend entwickelt, daß man heute kleine Metastasen mit der Chemotherapie unter Kontrolle bringen kann. Die Überwachungsprogramme sind z.Z. aber noch kontrovers. Weitere Daten, die durch verläßliche Protokolle gesammelt werden, sind notwendig, um festzustellen, welche Patienten mit dieser Methode erfolgreich behandelt werden können.

Nachsorge

Alle Patienten sollten in regelmäßigen Abständen nachuntersucht werden. Patienten am M.D. Anderson Hospital werden gewöhnlich in den ersten 3 Jahren in 3monatigen Intervallen, danach bis 5 Jahre nach der Behandlung alle 6 Monate und schließlich einmal jährlich untersucht. Patienten im experimentellen Überwachungsprogramm werden während des 1. Jahres in 2monatigen Abständen und danach wie oben beschrieben kontrolliert.

Da die Rate bilateraler Hodentumoren bei 1–2% liegt, ist eine sorgfältige Palpation des anderen Hodens obligatorisch. Mit Hilfe der Palpation können auch Lymphknoten im Bereich des Abdomens und supraklavikulär nachgewiesen werden. Man sollte routinemäßig eine Thoraxaufnahme anfertigen und die AFP- und β-HCG-Spiegel bestimmen. Bei Seminomen kontrolliert man in der Routinenachsorge alle anfänglich erhöhten Serumspiegel der Tumormarker. Bei Patienten mit nicht-seminomatösen Keimzelltumoren, bei denen keine retroperitoneale Lymphadenektomie vorgenommen wurde, fertigt man eine Abdomenübersichtsaufnahme an (Nieren-, Blasen- und Harnleiteraufnahme). Dies sollte bei jedem Klinikbesuch durchgeführt werden, bis kein Kontrastmittel in den dargestellten Lymphknoten mehr nachweisbar ist (Postlymphangiogramm). Ein CT wird nach 6 und 12 Monaten angefertigt.

Prognose

Die Prognose für Patienten mit Hodentumor hat sich in den letzten Jahren erheblich verbessert, was insbesondere auf die Chemotherapie zurückzuführen ist. Obwohl optimale Programme (in bezug auf die Medikamentenauswahl, die Dosierung, die Häufigkeit und die Dauer der Behandlung) bisher noch nicht entwickelt wurden, erreicht man heute bei den meisten Patienten auch bei fortgeschrittener Tumorerkrankung noch gute Resultate. Die Überlebensrate bei 544 Patienten mit nicht-seminomatösen Keimzelltumoren aller Stadien, die über 30 Monate zwischen 1973 und 1976 beobachtet wurden, lag bei 65%. Sie stieg jedoch auf 78% bei der Untersuchung von 545 Patienten mit korrespondierender Erkrankung über 30 Monate zwischen 1977 und 1979 an (Li et al. 1982). Bei Patienten mit Metastasen bei nicht-seminomatösen Tumoren stieg die Dreißigmonatsüberlebensrate von 22% (1973–1976) auf 56% (1977–1979) an. Die Dreißigmonatsüberlebensrate (1977–1979) betrug bei Patienten mit lokalisierten nicht-seminomatösen germinativen Tumoren 91%, bei Patienten mit regionalen nicht-seminomatösen Keimzelltumoren 79% und bei Patienten mit Seminomen aller Stadien 92%.

Die 10jährige Erfahrung des M.D. Anderson Hospitals (1970–1980) an 119 Patienten mit diagnostizierten Seminomen führte zu folgenden symptomfreien Raten: Stadium I, 98%; Stadium IIA, 94%, Stadium IIB, 75%; Stadium IIIA, 72%; Stadium IIIB, 33%. Die Gesamtrate (alle Stadien) lag bei 92%. Diese Patienten wurden über einen variablen Zeitraum, der zwischen 10 Monaten und 10 Jahren von Fall zu Fall schwankte, beobachtet.

Bei den nicht-seminomatösen Keimzelltumoren im Stadium I erzielte man durch die Orchiektomie mit kombinierter retroperitonealer Lymphadenektomie oder Radiotherapie, wobei die Chemotherapie bei Mißerfolgen eingesetzt wird, Langzeitüberlebensraten von 90–100% (Whitmore 1982). Die Resultate bei einem Tumor im Stadium II sind von der Größe der retroperitonealen Beteiligung abhängig. Eine ausgedehnte abdominelle Metastasierung ist prognostisch schlechter als die reine Lymphknotenbeteiligung, wobei diese wiederum prognostisch schlechter ist als ein nur mikroskopisch nachweisbarer Lymphknotenbefall. Somit kann man sagen, daß bei mikroskopisch nachweisbarem Lymphknotenbefall oder kleinem Tumor durch die Kombination von Operation und Chemotherapie Überlebensraten von weit über 90% erreicht werden (Williams u. Einhorn 1982; Vugrin et al. 1983). Bei ausgedehntem retroperitonealem Tumorwachstum sollten durch Chemotherapie und operative Behandlung Überlebensraten zwischen 80 und 85% erreicht werden (Donohue et al. 1980; Bracken et al. 1983). Bei Patienten mit ausgedehnten metastasierenden Hodentumoren hängen die Überlebensraten im starken Maß von der Lage und der Ausdehnung der Metastasen ab. Mit modernen Chemotherapieprogrammen erreicht man Überlebensraten von bis zu 92% (Vugrin et al. 1983; Logothetis et al. 1985).

Trotz der insgesamt guten Erfolgsraten bei der Behandlung des Hodenkrebses, sind die Ergebnisse für eine weniger fortgeschrittene Erkrankung besser, insbesondere wenn die Diagnose früh gestellt wird (Swanson 1985). Darüber hinaus kann man einige ausgesuchte Patienten auch mit einer schonenderen

Therapie behandeln, wenn sie im Frühstadium der Krankheit kommen, da dann mit einer hohen Heilungsrate zu rechnen ist.

Bevor man die Überlebens- oder Heilungschancen bei Patienten mit fortgeschrittener Tumorerkrankung richtig beurteilen kann, müssen die Langzeitergebnisse, die Spätrezidive, die Resistenz gegen wiederholte Chemotherapie, die Residualtumoren nach operativer Exzision extraperitonealer Tumoren und die Induktion sekundärer maligner Tumoren mitberücksichtigt werden. Die Chancen einer Langzeitüberlebensrate oder Heilung der Patienten mit fortgeschrittenem metastasierendem Hodentumor liegen z.Z. bei etwa 50%. Bei Patienten mit Tumorstadium III besteht eine bessere Überlebenschance.

Nicht-germinative Tumoren des Hodens (Tumoren des gonadalen Stromas)

Etwa 6% der Hodentumoren sind Tumoren des gonadalen Stromas (Mostofi u. Price 1973). Dies können reine Leydig-Zelltumoren, reine Sertoli-Zelltumoren, undifferenzierte Tumoren oder Kombinationen aus den oben genannten sein. Das Gonadoblastom ist eine Mischung aus Keimzell- und gonadalen Stromaelementen.

Pathogenese und Pathologie

Leydig-Zelltumoren

Diese Tumoren machen etwa 1–3% aller Hodenneoplasmen aus (Mostofi u. Price 1973; Gallager 1976; Kim et al. 1985). Sie treten in jedem Alter auf, werden jedoch am häufigsten zwischen dem 30. und 50. Lebensjahr beobachtet. Bei 5–10% der Fälle kommt es zu bilateralem Befall. Der betroffene Hoden, der diffus vergrößert sein kann oder einen bis mehrere Knoten aufweist, ist i. allg. weich, kann jedoch auch derb und fest sein. Die Schnittfläche des Tumors ist gelb bis braun. Das histologische Bild kann unterschiedlich sein. Am häufigsten findet sich jedoch ein mosaikähnliches Muster aus mittelgroßen hexagonalen Zellen mit unklaren Zellgrenzen und einem hellen eosinophilen, feingranulären oder vakuolisierten Zytoplasma sowie zarten normalen Kernen. Das pathognomonische Merkmal der Leydig-Zelltumoren ist die Anwesenheit von Reinke-Kristallen, einem zigarrenförmigen, schwach-eosinophilen zytoplasmatischen Einschluß.

Sertoli-Zelltumoren und andere Tumoren des gonadalen Stromas

Diese Tumoren, die weniger als 1% aller Hodenneoplasien ausmachen, können aus reinen Sertoli-Zellen, reinen Granulosazellen, spindelförmigen fibroblastischen thekaähnlichen Zellen oder einer Mischung aus diesen bestehen. Ihre äußerliche Erscheinung ist sehr unterschiedlich. Die mikroskopische Untersuchung zeigt, daß diese Tumoren epitheliale und stromale Elemente enthalten, von denen beide in Differenzierung und Anordnung variieren können. Die Sertoli-Zellen sind als hexagonale oder hohe Stützzellen mit einem einzigen großen runden oder ovalen Zellkern in einem feinen Chromatingerüst mit einem basophilen Nukleolus zu erkennen. Das Zytoplasma enthält große Vakuolen, die oft mit Lipiden angefüllt sind.

Gonadoblastome

Diese Tumoren sind fast ausschließlich bei Patienten zu finden, bei denen gonadale Störungen in Verbindung mit anomalen Gonaden- und Geschlechtsmerkmalen auftreten. Mikroskopisch erkennt man typischerweise eine deutliche Anhäufung proliferierender Keimzellen, die gewöhnlich mit Sertoli- und Granulosazellen gemischt sind. Es können aber auch Leydig-Zellen vorkommen. Die Keimzellen gleichen den Seminomzellen (Dysgerminom). Im gleichen Hoden können sich auch noch andere Keimzelltumoren finden.

Klinische Befunde

Symptome und klinische Zeichen

Alle Kinder mit einem Leydig-Zelltumor weisen einen Hypergonadismus mit vergrößertem Penis, tiefer Stimme, vermehrter Schambehaarung und Hirsutismus, frühreifer Muskel- und Knochenentwicklung und sexuelle Frühreife auf. Bis zu 36% der betroffenen Erwachsenen haben eine Gynäkomastie. Bei Teenagern können sowohl Hypergonadismus als auch Gynäkomastie auftreten. Auch andere Zeichen der Feminisierung können nachweisbar sein.

Bei etwa ⅓ der Patienten mit einem Sertoli-Zelltumor und anderen Tumoren des gonadalen Stromas beobachtet man eine Gynäkomastie. Einige Patienten klagen über Libidoverlust.

Das klinische Bild eines Gonadoblastomas entspricht dem der zugrundeliegenden gonadalen Störung.

Laborbefunde

Charakteristisch für diese Tumoren sind pathologische Resultate bei endokrinen Untersuchungen (Pearson 1981). Beim Leydig-Zelltumor sind die 17-Ketosteroidspiegel im Blut und im Urin erhöht. In Primärtumoren sind diese Spiegel 3- bis 6fach, bei metastasierenden Tumoren 10- bis 30fach erhöht. Auch die Östrogenspiegel und andere Steroidspiegel liegen oberhalb der Norm. Nach einer Orchiektomie fallen die erhöhten Spiegel jedoch gewöhnlich wieder ab. Beim Sertolizelltumor oder anderen Tumoren des gonadalen Stromas kann man mit Hilfe von Hormonuntersuchungen im Urin eine erhöhte Ausscheidung von Androgenen, Östrogenen und Pregnandiol feststellen. Östrogen- und Androgenspiegel können jedoch auch normal sein. Der 17-Ketosteroidspiegel liegt gewöhnlich im Normbereich.

Therapie und Prognose

Alle Tumoren des gonadalen Stromas sollten mit einer radikalen Orchiektomie behandelt werden. Bei Kindern kommt es i. allg. nach der Entfernung des Primärtumors zu einer teilweisen oder vollständigen Rückbildung der sekundären Geschlechtsmerkmale. Bei Erwachsenen bildet sich die Gynäkomastie zurück. Etwa 10% dieser Tumoren können als maligne angesehen werden. Die Metastasierung erfolgt in die Lymphknoten, die Lunge, die Leber und die Knochen. Da die Rate der Metastasen jedoch gering ist, besteht die Routinebehandlung aus der radikalen Orchiektomie mit anschließender sorgfältiger Nachkontrolle. Kommt es zur Ausbildung von Metastasen, so wird die Chemotherapie eingeleitet.

Sekundäre Tumoren des Hodens

Sekundäre (metastasierte) Tumoren des Hodens sind selten. Sie werden am häufigsten rein zufällig bei der Autopsie von Patienten entdeckt, die an einer diffusmetastasierenden Erkrankung starben. Einige sekundäre Tumoren werden jedoch auch klinisch diagnostiziert und können so auf die primäre maligne Erkrankung hindeuten.

Malignes Lymphom

Der häufigste metastasierende Hodentumor ist das maligne Lymphom (Johnson u. Butler 1976). Die Häufigkeitsrate lag bei verschiedenen Studien bei 1–7%, wobei am M.D. Anderson Hospital eine Häufigkeitsrate von knapp 3% nachgewiesen wurde. Der Tumor tritt am häufigsten bei Patienten im Alter zwischen 55 und 75 Jahren auf und ist der häufigste Typ des Hodentumors bei Männern über 50 Jahren (Mostofi u. Price 1973). Er kann bilateral auftreten, kommt bei allen Rassen vor und ist nicht mit Kryptorchismus verbunden.

Das typische Symptom ist die schmerzlose Hodenvergrößerung, obwohl auch Schmerzen bestehen können. Etwa 25% der Patienten haben Symptome wie Anorexie, Gewichtsverlust und Schwächegefühl. Bei der körperlichen Untersuchung finden sich der einseitig oder die beidseitig vergrößerten Hoden und manchmal auch Lymphdrüsenschwellungen.

Die Schnittfläche des Tumors ist vorgewölbt, fest und blaßgrau, creme- oder lederfarben. Die Ränder sind nur unscharf begrenzt, und der Tumor kann sich über den Hoden hinaus ausdehnen. Mikroskopisch findet sich das histologische Bild eines diffusen histiozytären Lymphoms. Aber auch andere Lymphomtypen wurden beobachtet (Turner et al. 1981). Es kann häufig schwierig sein, sofort eine korrekte Diagnose zu stellen. Das maligne Lymphom des Hodens wurde oft fälschlicherweise als granulomatöse Orchitis, embryonales Karzinom oder am häufigsten als Seminom bezeichnet.

Die Initialtherapie des Hodenlymphoms besteht in der radikalen Orchiektomie. Bei den meisten Patienten ist das Hodenlymphom die Initialmanifestation okkulter Metastasen, obwohl auch das auf den Hoden begrenzte maligne Lymphom beschrieben worden ist (Turner et al. 1981). Danach erfolgt eine sorgfältige Untersuchung der übrigen lymphatischen Organe auf Tumorbefall. Zum Zeitpunkt der Diagnose eines Hodenlymphoms besteht bei den meisten Patienten bereits ein ausgedehnter, bisher nicht bekannter Befall des Lymphgewebes (Turner et al. 1981), obwohl auch maligne Lymphome beobachtet wurden, die auf den Hoden beschränkt blieben. In solchen Fällen erzielte man mit der alleinigen radikalen Orchiektomie Überlebenszeiten von mehr als 5 Jahren, obwohl einige Autoren glauben, daß eine zusätzliche Chemo- oder Radiotherapie selbst dann durchgeführt werden sollte, wenn die Staginglaparotomie zu negativen Resultaten führt.

Bei den meisten Patienten, bei denen zum Zeitpunkt der Orchiektomie keine Hinweise auf ein extratestikuläres Lymphom vorliegen, entwickelt sich eine systemische Erkrankung. Tatsächlich wiesen in einer Studie nur 30% der Patienten nach Orchiektomie erkrankungsfreie Intervalle von mehr als 6 Monaten auf, wobei 90% dieser Patienten innerhalb von 2 Jahren an den generalisierten Lymphomen starben (Sussman et al. 1977).

Nicht-lymphomatöse Tumoren

Ein sekundärer Befall des Hodens durch ein metastasierendes Karzinom ist selten. Bis 1976 sind weniger als 200 Fälle bekannt geworden (Johnson u. Ayala 1976). Karzinome, die in den Hoden metastasieren, sind Karzinome der Prostata (am häufigsten), der Lunge, der Nieren, des Darms und des Magens. Der Hoden kann auch bei Leukosen beteiligt sein. Die Resultate einer routinemäßigen bilateralen Hodenbiopsie bei Kindern mit akuter lymphatischer Leukämie deuten allerdings darauf hin, daß der Hoden bei der Erkrankung ausgeschlossen ist (Forrest et al. 1982; Bowman et al. 1984). Nichtsdestoweniger wird gegenwärtig die Notwendigkeit einer routinemäßigen Hodenbiopsie bei Patienten, die wegen akuter lymphatischer Leukämie eine Chemotherapie erhalten, untersucht (Hudson et al. 1985; Pui et al. 1985).

Extragonadale Keimzelltumoren

Diese Tumoren sind histologisch mit den primären Hodentumoren identisch (Luna 1976). Die große Mehrheit der Tumoren tritt bei Männern während der 3. Lebensdekade auf und entwickelt sich im vorderen Mediastinum oder im Retroperitoneum. Andere seltener vorkommende Lokalisationen sind die Hypophyse, die Blase, die Prostata, der Magen und der Thymus. Es sind schätzungsweise 1% aller Keimzelltumoren.

Entgegen früheren Auffassungen, daß extragonadale Keimzelltumoren aus primären Hodentumoren entstehen oder Fernmetastasen und Regression des Primärtumors im Hoden darstellen, gibt es jetzt Beweise dafür, daß es sich hier um eine selbständige klinische Einheit handelt. Die meisten Wissenschaftler sind sich heute darüber einig, daß sich extragonadale Keimzelltumoren aus primordialen Keimzellen entwickeln. Sie sind wahrscheinlich von ihrem normalen Weg (entlang des dorsalen Mesenteriums des Hinterdarms) vom Dottersackentoderm zur urogenitalen Leiste (der sich embryologisch von C6 bis S2 erstreckt und schließlich zu den Gonaden) abgewichen.

Die klinische Manifestation hängt von Lage und Ausmaß des Tumors ab. Tumoren des vorderen Mediastinums können Brustschmerzen, Husten, Dyspnoe, Dysphagie, Heiserkeit oder sogar ein V.-cava-superior-Syndrom verursachen. Sie können auf den routinemäßigen Röntgenthoraxaufnahmen entdeckt werden. Symptome und Zeichen einer fortgeschrittenen Tumorerkrankung (z.B. Gewichtsverlust) wie auch eine Gynäkomastie infolge erhöhter Serum-HCG-Spiegel können vorliegen. Die Differentialdiagnose von Keimzelltumoren des vorderen Mediastinums sollte das Lymphom und Thymom einschließen.

Retroperitonealtumoren präsentieren sich als Abdominaltumoren mit oder ohne Schmerzen. Rückenschmerzen, Anorexie, Gewichtsverlust, Magen-Darm-Symptome, Ödeme in den unteren Extremitäten, Fieber und Nachtschweiße treten auf (Buskirk et al. 1982).

Metastasen sind am häufigsten in den regionalen Lymphknoten, den Lungen, der Leber, den Knochen und dem Gehirn zu finden. Deshalb sollten auch alle Untersuchungsmethoden, die man bei Hodentumoren einsetzt, hier angewendet werden. Dazu gehören die Lymphangiographie, das CT des Abdomens und die Bestimmungen der Serumspiegel der Tumormarker wie β-HCG und AFP. Die sorgfältige Palpation des Hodens ist obligatorisch. Eine Ultraschalluntersuchung der Hoden wird dringend empfohlen.

Die Therapie der extragonadalen Keimzelltumoren entspricht der der Hodentumoren mit gleichem histologischem Bild. Bei einem gering oder mäßig ausgeprägten Seminom ist die alleinige Radiotherapie ausreichend und führt zu guten Resultaten (Buskirk et al. 1982). Wie beim fortgeschrittenen testikulären Seminom, kann auch beim großen extragonadalen Seminom die primäre Chemotherapie mit oder ohne anschließende Bestrahlung von Nutzen sein (Jain et al. 1984; Logothetis et al. 1985). Bei einem nicht-seminomatösen Tumor wird gegenwärtig ein Behandlungsprogramm aus Chemotherapie und nachfolgender operativer Entfernung des Resttumors empfohlen. Wenn die Diagnose durch Probelaparotomie gestellt wird, sollte man den Tumor nicht operativ entfernen. Die Primärtherapie ist die Chemotherapie. Die Prognose entspricht etwa der bei Keimzelltumoren des Hodens; sie ist jedoch etwas schlechter (Israel et al. 1985; Logothetis et al. 1985).

Die Nachsorge sollte immer eine sorgfältige Palpation des Hodens beinhalten, da ein Primärtumor im Hoden manchmal erst Jahre nach der Metastasierung erkannt wird (Meares u. Briggs 1972). Man sollte weder die Kastration für histologische Serienschnitte noch eine wahllose Biopsie durchführen. Routinemäßige Hodenuntersuchungen sind ausreichend, solange keine palpatorischen Veränderungen nachweisbar sind (Luna 1976).

Tumoren des Nebenhodens

Primärtumoren des Nebenhodens sind selten. Am häufigsten handelt es sich um adenomatöse benigne

Tumoren unklarer Genese, die man als Fibroadenome und Mesotheliome bezeichnet (Mostofi u. Price 1973). Der Tumor tritt doppelt so häufig im unteren wie im oberen Pol auf. Er tritt meistens in der 3. bis 5. Lebensdekade auf und ist praktisch immer asymptomatisch. Bei der körperlichen Untersuchung findet sich ein kleiner fester Tumor, der diaphanoskopisch negativ ist. Mikroskopisch weisen diese Tumoren epitheloide Zellen und fibröses Stroma auf. Sie sind i. allg. gut abgegrenzt, können jedoch gelegentlich in das Interstitium des Rete testis und in seltenen Fällen bis in das anliegende Hodenparenchym reichen. Wenn der Tumor nicht vom anliegenden Hoden abgegrenzt werden kann, ist eine operative Freilegung notwendig.

Ein anderer benigner Tumor ist das Zystadenom, das auch als papilläres Adenom oder Hamartom bezeichnet wird (Mostofi u. Price 1973). Die Veränderungen sind oft bilateral und treten häufig bei Patienten mit einem Hippel-Lindau-Syndrom auf. In der Tat glauben Mostofi u. Price (1973), daß das unilaterale papilläre Zystadenom des Nebenhodens als eine atypische Form dieser Erkrankung angesehen werden muß. Der Tumor ist charakteristischerweise asymptomatisch, tritt am häufigsten bei jungen Erwachsenen auf und liegt im oder nahe am Nebenhodenkopf. Er ist typischerweise zystisch infolge der Ektasie der efferenten Ausführungsgänge mit papillären Veränderungen der Epithelzellen. Die Differenzierung von einem Nierenzellkarzinom kann schwierig sein.

Maligne Tumoren des Nebenhodens sind nur selten beobachtet worden. Ihr klinisches Verhalten basiert auf so wenigen Fällen, daß sie schwer zu charakterisieren sind (Farrel u. Donnelly 1980). Wenn eine operative Untersuchung durchgeführt wird und die Gefrierschnitte ergeben, daß der Tumor gutartig ist, reicht eine Epididymektomie aus. Bei Malignität ist eine radikale Orchiektomie notwendig.

Penistumoren

Der Peniskrebs macht, obwohl er ein großes Problem darstellt, weniger als 0,4% aller Krebsfälle bei Männern in den USA aus und verursacht weniger als 0,2% aller Krebstodesfälle. Seine Häufigkeit schwankt jedoch stark in den unterschiedlichen geographischen Regionen. In den letzten 25 Jahren reichte die Häufigkeitsrate (Anzahl der Fälle pro 100000 Männer) von einem Minimum von 0,1 in Israel bis zu einem Maximum von 5 in Puerto Rico. Im Durchschnitt fanden sich statistisch folgende Zahlen: 0,7 in Kanada, Polen, Jugoslawien, Ungarn und Finnland; 1–1,3 in England, Dänemark, Schweden, Island, Norwegen und den Niederlanden; 2,3 in Kolumbien. In früheren Zeiten machte der Peniskrebs 22% aller Krebsfälle in China, 15% in Burma, 14% in Ceylon, 12% in Süd-Vietnam und 7% in Thailand aus (Persky 1977).

In 97% der Fälle entsteht der Peniskrebs aus dem Plattenepithel und ähnelt dem Plattenepithelkarzinom, das überall im Körper auftreten kann. Es sind auch sporadische Fälle eines Melanoms, Kaposi-Sarkoms und Sekundäreinlagerungen anderer maligner Erkrankungen beobachtet worden.

Ätiologie

Die Ursachen des Peniskarzinoms sind weitgehend unbekannt. Lange glaubte man, daß die Phimose, begleitet von angesammeltem Smegma im Präputialsack und häufig durch chronische Entzündung, der wahrscheinlichste ätiologische Faktor sei. Aufgrund von neueren experimentellen Untersuchungen vermutet man jedoch, daß das menschliche Smegma nur ein sehr geringes karzinogenes Potential hat, das von genetischen Faktoren beeinflußt wird (Reddy u. Baruah 1963). Wegen der hohen Rate von Geschlechtskrankheiten bei Patienten mit Peniskrebs wurden auch die Syphilis und die Gonorhö als Kausalfaktoren angesehen. Weitere Untersuchungen ergaben jedoch, daß dies keine wesentlich prädisponierenden Faktoren sind. Ein neuer Bericht von Cartwright u. Sinson (1980) über 3 Fälle, die in einem Zehnjahreszeitraum bei Bewohnern derselben Straße auftraten, erweckte interessante Spekulationen über einen möglichen virusbedingten Ursprung. 2 der 3 Patienten, die Nachbarn waren, hatten Ehefrauen, die beide an einem Zervixkarzinom starben. Obwohl viele Studien auf einen Zusammenhang zwischen diesen beiden malignen Erkrankungen hinweisen konnten, konnte man bisher keine weiteren Gruppen dieser Art beobachten.

Während man nur darüber spekulieren kann, welche Rolle die Phimose, die chronische Entzündung, das Smegma, das Trauma und die Viren bei der Induktion, Promotion und Expression des Peniskarzinoms spielen, gibt es keine Argumente gegen die Ansicht, daß die Erkrankung durch Zirkumzision wirkungsvoll verhindert werden kann.

Pathogenese und Pathologie

Frühe maligne Veränderungen, die innerhalb der Haut auftreten, werden von Queyrat et al. als Erythroplasie und von anderen als Bowenkrankheit bezeichnet. Die Erythroplasie präsentiert sich als kleiner hellroter Fleck, der langsam in eine scharf abgegrenzte, glänzende, samtartige Veränderung übergeht. Beim Bowens-Syndrom scheint er gewöhnlich trockener und oft verkrustet oder ulzeriert. Beide Veränderungen zeigen ähnliche histopathologische Befunde und können klinisch schwierig voneinander zu differenzieren sein. Bei beiden wird die verdickte Epidermis durch atypische Zellen ersetzt, die eine flächenhafte Akanthose bilden. Eine Hypokeratose und weniger vielkernige und maligne dyskeratotische Zellen unterscheiden die Erythroplasie von der Bown-Krankheit.

Plattenepithelkarzinome des Penis treten vorwiegend auf der Glans und der Innenfläche der Vorhaut auf. Das Wachstum beginnt gewöhnlich in Form von erhabenen roten, derben Plaques oder als Ulkus. Wenn die Veränderung zunimmt, kommt es zu Proliferationen oder zu Ulzerationen. Die normale zelluläre Reifung und Polarität geht verloren, und eine große Zahl von abnormen Mitosen ist in allen Schichten der Epidermis festzustellen. Die normalen Retestrukturen sind disruptiert. Man findet fast immer ein deutliches Entzündungsinfiltrat im Stratum corneum, das Regionen einer frühen Invasion verdecken kann.

Metastasen treten gewöhnlich durch Absiedlung durch die Lymphgefäße auf, und sie befallen die oberflächlichen und tiefen Inguinallymphknoten. Die Iliakallymphknoten werden, wenn überhaupt, nur selten befallen, ehe Metastasen bereits die oberflächlichen Inguinal- und Subinguinallymphknoten erreicht haben. Trotz der starken Blutversorgung des Penis und der vielen möglichen Ausbreitungswege über die Beckenvenen und das paravertebrale System, sind viszerale Metastasen selten. Am Peniskrebs stirbt man durch unkontrollierte regionale lymphatische Tumorausbreitung mit Hautnekrosen, chronischer Infektion, Kachexie und Sepsis. Fernmetastasen treten bei weniger als 10% der Patienten auf. Sie sind am häufigsten in Lunge, Leber und Knochen nachzuweisen.

Tumorstaging

Es gibt beim Peniskarzinom kein allgemein akzeptiertes Stagingsystem. Das vielleicht am weitesten verbreitete ist das von Jackson (1966):

- Stadium I: Die Veränderungen sind auf die Glans oder die Vorhaut begrenzt.
- Stadium II: Der Tumor befällt den Penisschaft.
- Stadium III: Die Inguinallymphknoten sind involviert, aber noch operabel.
- Stadium IV: Die Erkrankung ist metastasiert.

Klinische Befunde

Symptome

Das Peniskarzinom kann knotig, ulzerös oder papillär aussehen. Typische Symptome sind Ausfluß, lokaler Schmerz, Blutung und Miktionsprobleme (Pollakisurie, Dysurie, vermehrter Harndrang oder Inkontinenz).

Klinische Zeichen

Ein ulzeröser oder papillärer Tumor kann gelegentlich zum partiellen oder totalen Verlust des Penisschaftes führen. Selten kann der Tumor durch eine Phimose verdeckt sein, und das einzige Zeichen ist dann ein fester, palpabler Tumor im Bereich der Glans. Zur Bestätigung der Diagnose muß eine dorsale Inzision und entsprechende Biopsien vorgenommen werden, die man jedoch im OP durchführen sollte.

Ein Inguinallymphknotenbefall ist zum Zeitpunkt der Diagnose bei mehr als 50% der Patienten vorhanden. In den meisten Fällen haben die Lymphknoten eine weiche, gummiartige Konsistenz und sind nur durch die entzündliche Reaktion auf die infizierte Primärläsion entstanden. Gelegentlich sind die Lymphknoten hart und verbacken, was auf Metastasen hindeutet. Nur in seltenen Fällen ist der Tumor so weit fortgeschritten, daß er durch die inguinale Haut ulzeriert.

Laborbefunde

Labortests dienen hauptsächlich als Ergänzungsuntersuchungen, mit denen das Ausmaß der Erkrankung festgestellt werden kann. Die Leukozytose, ein häufiger Befund, tritt gewöhnlich infolge der lokalen Infektion auf. In Verbindung mit einem lokalisierten Peniskarzinom sind mehrere Fälle einer Hyperkalzämie beobachtet worden, die sich jedoch nach Entfernung des Tumors zurückbildete.

Röntgenbefunde

Mit Hilfe der Lymphangiographie können Metastasen in den Inguinallymphknoten nachgewiesen werden. Die Durchführung der Lymphangiographie ist bei dieser Erkrankung jedoch begrenzt: 1. durch das normalerweise fortgeschrittene Alter der Patienten; 2. durch die häufig vergrößerten, entzündeten Inguinallymphknoten, die durch die Kontrastmittelinjektionen noch zusätzlich gereizt werden können. Die spätere klinische Beurteilung kann dadurch erschwert werden, außerdem bilden sich gelegentlich schwere Ödeme im Bereich der unteren Extremitäten aus; 3. durch die Schwierigkeit, Metastasen im Bereich der Inguinallymphknoten nachzuweisen.

Computertomogramme

Das CT ist eine weniger invasive und sichere Untersuchungsmethode zur Beurteilung der Retroperitoneal- und der Beckenregion.

Differentialdiagnose

Der syphilitische Schanker kann ein kleines ulzerierendes Epitheliom vortäuschen. In diesem Fall findet sich bei der Untersuchung im Dunkelfeld Treponema pallidum. Im Falle eines Zweifels ist eine Biopsie angezeigt.

Ein Ulcus molle kann manchmal diagnostische Schwierigkeiten bereiten. Gewöhnlich handelt es sich um eine sich schnell ausbreitende, schmerzhafte, ulzeröse Veränderung. Die Komplementbindungsreaktion oder der Nachweis von Haemophilus ducreyi sichert die Diagnose.

Die Condylomata acuminata (s. S. 739) sind weiche, warzenartige Hautveränderungen, die durch ein Virus verursacht werden, das normalerweise beim Geschlechtsverkehr übertragen wird. Sie sind normalerweise nicht-invasiv. Im Zweifel muß eine Biopsie vorgenommen werden.

Therapie

Die Behandlung von Patienten mit Peniskarzinom wird am besten stufenweise durchgeführt. Nach der Primärbehandlung werden, wenn der Patient sich erholt hat, die regionalen Lymphknoten untersucht. Das Peniskarzinom breitet sich gewöhnlich schrittweise durch Absiedlung durch die Lymphgefäße oder auf venösem Weg aus.

Lokale Veränderungen

Der erste Schritt bei der Behandlung eines Peniskarzinoms besteht in der Durchführung einer ausreichenden Biopsie, um die Diagnose der malignen Erkrankung zu sichern. Dies wird am besten im OP unter Lokalanästhesie oder Vollnarkose vorgenommen. Es ist manchmal schwierig für den Pathologen, zwischen Condylomata acuminata und entweder einem verrukösem Karzinom oder einem gut differenzierten Plattenepithelkarzinom zu unterscheiden. Tiefenbiopsien ermöglichen gewöhnlich die richtige Diagnose.

Zur Therapie des Peniskarzinoms sollte der Arzt ein Verfahren auswählen, das den Primärtumor beseitigt, eine lokale Rezidivbildung verhindert und zu einer möglichst geringen Verstümmelung des Penis führt. Bei der Wahl der Therapieform spielen auch andere Faktoren eine Rolle, wie das Alter, der allgemeine medizinische Zustand des Patienten, Risiken und Nebeneffekte in verbindung mit der Therapie und die eventuellen Therapiekosten.

Carcinoma in situ

Beim Carcinoma in situ (bowenoide Papulose, pigmentierte Papeln am Penis mit Veränderungen eines Carcinoma in situ, Queyrat-Syndrom, Bowen-Krankheit) findet man das leicht zu erkennende histologische Bild eines intraepithelialen Karzinoms, das gewöhnlich lediglich eine konservative lokale Therapie erfordert. Bei verläßlichen Patienten, die ihre Medikation gewissenhaft durchführen und zu den notwendigen häufigen Nachsorgeuntersuchungen erscheinen, wird eine typische Chemotherapie (mit 5%iger Fluorouracilcreme) empfohlen. Erste Resultate mit dem Neodym-YAG-Laser waren ermutigend. Obwohl der Heilungsprozeß der durch die Laserbestrahlung entstandenen Nekrose 6–8 Wochen dauern kann, waren Langzeitnarben oder -defekte nur minimal und die kosmetischen Resultate gewöhnlich befriedigend.

Verruköses Karzinom

Diese besonders langsam wachsende, aber sich unnachgiebig ausbreitende Variante des Plattenepithelkarzinoms, macht etwa 5–16% aller Peniskarzinome aus. Obwohl das klinische Bild dieses Tumors stark variieren kann, kann er anhand seines histologischen Aussehens gewöhnlich leicht diagnostiziert werden: 1. Er besitzt eine warzenartige, stark keratöse Oberfläche; 2. einen scharf umschriebenen tiefen Rand; 3. einen bulbären Wall aus gut differenziertem keratösem Plattenepithel ohne Anaplasie; 4. einen eher vorspringenden als infiltrierenden Rand und 5. ein begleitendes entzündliches Infiltrat im angrenzenden Stroma. Bei etwa ¼ der Tumoren konnten sehr kleine Herde eines invasiven Plattenepithelkarzinoms entdeckt werden (Johnson et al. 1985). Die bevorzugte Behandlung besteht in einer weiten chirurgischen Exzision. In den Fällen, in denen die Glans und der distale Penisschaft betroffen sind, kann eine partielle Penektomie durchgeführt werden. Voraussetzung dafür ist jedoch, daß die dem Patienten verbleibende Penislänge ausreicht, um den Harnstrahl zu kontrollieren. Wenn die Läsion am proximalen Penisschaft oder an der Basis des Penis lokalisiert ist oder das Ausmaß der Erkrankung eine partielle Penektomie nicht zuläßt, ist eine totale Penektomie und perineale Urethrostomie erforderlich. Mit zunehmender Erfahrung bei der Anwendung des Neodym-YAG-Lasers, könnte dieser die chirurgische Therapie als bevorzugte Behandlungsmethode ablösen.

Plattenepithelkarzinom

Kleinere Karzinome (<3 cm) ohne Anhalt für eine Metastasierung können durch Megavolttherapie zerstört werden (50–57 Gy in 3–5½ Wochen). Duncan u. Jackson (1972) berichten, daß die Primärtumoren nach 3 Jahren bei 18 der ersten 20 Patienten (90%) abgeheilt waren. Delclos (1982) erzielte gute Resultate mit Radiumnadeln oder Iridiumdrahtimplantationen. Obwohl die Resultate bei der Radiotherapie zufriedenstellend sind, muß man darauf hinweisen, daß der lange Zeitraum für die Therapie und die langsame Regression des Tumors, insbesondere durch die langsam abklingende Strahlenreaktion, für ältere und geschwächte Patienten belastend sind. Folglich ist ein operativer Eingriff häufig der einfachste, sicherste, zeit- und kostensparendste Weg zur Behandlung eines Peniskarzinoms. Die Radiotherapie sollte für junge Patienten mit kleinen Tumoren vorbehalten bleiben.

Bei der operativen Therapie ist eine ausgedehnte Exzision bis ins tumorfreie Gebiet notwendig. Eine Zirkumzision kann ausreichend sein, wenn der Tumor nicht-invasiv und auf die Vorhaut beschränkt ist. Eine lokale Exzision von Tumoren, die auf die Glans beschränkt sind, sollte man vermeiden, da die Rezidivraten 40% betragen und die Prognosen schlecht sind. Wenn die Glans und der distale Penisschaft befallen sind, sollte eine partielle Penisamputation vorgenommen werden, insbesondere wenn der restliche Penisanteil noch ein Dirigieren des Harnstrahls ermöglicht. Örtliche Rezidive treten selten auf, wenn die Amputation wenigstens 2 cm proximal vom Tumor vorgenommen wurde. Eine totale Penektomie und perineale Urethrostomie sind erforderlich, wenn der maligne Tumor den proximalen Schaft oder die Basis des Penis befallen hat. Das gilt auch, wenn durch die Ausdehnung des Tumors eine partielle Amputation unmöglich ist und der verbleibende Penisanteil kein Dirigieren des Harnstrahls mehr ermöglicht.

Regionallymphknoten

Bis vor kurzem glaubte man, daß das Peniskarzinom die Inguinallymphknoten gelegentlich umgehen und direkt in die Beckenlymphknoten gelangen könnte. Neuere anatomische und klinische Untersuchungen (Cabanas 1977; Puras et al. 1977) konnten jedoch überzeugend nachweisen, daß lymphatische Kanäle nicht direkt vom Penis in die Beckenlymphknoten führen und daß die Patienten keine iliakalen Metastasen ohne inguinal-femorale Lymphknotenbeteiligung aufweisen. Da die Inguinallymphknoten somit die erste Barriere gegen eine lymphatische Ausbreitung darstellen, muß sich die Aufmerksamkeit des Arztes auf die Leistenregion richten, sobald die primäre maligne Läsion diagnostiziert und entsprechend behandelt wurde.

Die signifikante Morbidität (z.B. verzögerte Wundheilung, Lymphödem) in Verbindung mit einer Dissektion der Inguinallymphknoten und die exzessiven Mortalitätsraten, die aus einer „Warte- und Beobachtungshaltung" (Entfernung der Inguinallymphknoten nur bei verdächtigem Palpationsbefund, Johnson u. Lo 1984) resultierten, führten zu einem Behandlungsdilemma, das erst vor kurzem behoben werden konnte. Heute wird nach Entfernung des Primärtumors eine Lymphknotenbiopsie empfohlen. Wenn Metastasen nachgewiesen werden, sollte üblicherweise eine Dissektion der ileo-inguinalen Lymphknoten vorgenommen werden (Johnson u. Ames 1985). Die Technik wurde ursprünglich von Cabanas (1977) beschrieben. Sie besteht in einer 5 cm langen Inzision parallel zum Lig. inguinale, 2 QF (4,5 cm) lateral und 2 QF distal des Tuberculum pubicum. Die Inzision liegt über der Mündungsstelle der V. saphena magna in die V. femoralis. Auf den zugehörigen Lymphknoten trifft man, wenn der eingeführte Finger in Richtung Tuberculum pubicum vorgeschoben wird. Der Lymphknoten befindet sich nahe der V. epigastrica superficialis.

Bei der Durchführung der Biopsie der zugehörigen Lymphknoten sollte der Chirurg äußerst sorgfältig vorgehen, um sicher zu sein, daß nur die richtigen entfernt werden. Der Pathologe sollte mehrere histologische Schnitte anfertigen, um zu verhindern, daß Mikrometastasen übersehen werden. In der Vergangenheit wurde bei Patienten mit einseitigem Lymphknotenbefall wegen der zahlreichen lymphatischen Verbindungen, die zwischen der Penisbasis und beiden Leisten existieren, eine bilaterale Lymphadenektomie empfohlen. Durch die vorausgehende (Biopsie der „Sentinel-Lymphknoten" braucht heute nur auf der Seite, auf der Metastasen nachgewiesen wurden, eine Lymphadenektomie durchgeführt werden.

Systemische Erkrankung

Die Anzahl der Arbeiten, die eine Behandlung von Patienten mit einer diffusen Metastasierung beschreiben, ist gering. Das ist auf das seltene Auftreten des Peniskarzinoms und seine charakteristische Ausbreitung zurückzuführen, wobei der Tumor auch zum späten Zeitpunkt noch regional begrenzt sein kann. Bis heute konnten erst bei 4 Chemotherapeutika Wirkungen gegen das Peniskarzinom nachgewiesen werden: Bleomycin, Methotrexat, Cisplatin und 5-Fluorouracil. Es sind jedoch noch keine Langzeiterfolge beschrieben worden.

Prognose

Die Fünfjahresüberlebensrate beträgt bei Patienten mit Tumoren, die auf den Penis beschränkt sind (Stadium I und II), 65–90%. Bei Befall der Inguinallymphknoten schwankt die Fünfjahresüberlebensrate zwischen 30 und 50%. Sind die Iliakallymphknoten befallen, fällt die Fünfjahresüberlebensrate auf 20% ab. Bei Anwesenheit von Fernmetastasen ist die Heilungschance gleich Null.

Skrotumtumoren

Tumoren der Skrotalhaut sind selten. Obwohl in der Vergangenheit derartige Tumoren meistens auf berufliche Kontaminationen mit Ruß, Teer, Paraffin, Maschinenöl oder anderen Produkten der Petrochemie zurückzuführen waren, ergaben neuere Berichte (Ray u. Whitmore 1977; McDonald 1982), daß sich die industriellen Bedingungen geändert haben, so daß die meisten Tumoren heute eine Folge schlechter Hygiene oder chronischer Entzündungen sind. Das Plattenepithelkarzinom macht den Großteil der Tumoren aus, gelegentlich wird auch ein Basalzellkarzinom, ein Lymphom, ein Melanom, ein Leiomyosarkom, ein Liposarkom oder ein Kaposi-Sarkom beobachtet.

Der Arzt sollte an die Möglichkeit eines Skrotaltumors denken, wenn eine Hautveränderung entzündet und papulös ist, wenn ein Abszeß, eine Warze oder ein chronisch-juckendes Hautareal nicht abheilen. Dabei können anamnestisch andere Hauttumoren oder Neoplasien im Verdauungs- oder Respirationstrakt bekannt sein. Die richtige histologische Diagnose kann nur durch die Biopsie gesichert werden.

Die Initialtherapie besteht in einer weiten lokalen Exzision, wobei man darauf achten sollte, daß ausreichend große Hautränder und subkutanes Gewebe um den Tumor mitexzidiert werden.

Ähnlichkeiten in der Anatomie, Klinik und Pathologie von Patienten mit Penis- und Skrotalkarzinom stellen eine Indikation für die Entfernung der Leistenlymphknoten dar. Dies gilt, ähnlich wie beim Peniskrebs, für das Plattenepithelkarzinom des Skrotums und den extramammären Morbus Paget (Adenokarzinom). Beide Leisten sollten zu Beginn auf eine mögliche metastatische Erkrankung hin untersucht werden. Dies geschieht durch Biopsien der zugehörigen Lymphknoten. Bei solchen Patienten sollte auf der Seite, auf der die metastatische Erkrankung nachgewiesen ist, eine ilioinguinale Lymphadenektomie durchgeführt werden. Da Basalzellkarzinome nur eine geringe Neigung zur Metastasierung aufweisen, sollte nur dann eine Biopsie des „Sentinel-Lymphknotens" oder eine inguinale Lymphadenektomie vorgenommen werden, wenn nach den histopathologischen Befunden für den Patienten ein hohes Risiko für eine metastatische Erkrankung besteht (lymphatische oder vaskuläre Invasion).

Ist die Erkrankung auf das Skrotum beschränkt, so ist die Prognose gut. Über 60% der Patienten sind nach der Behandlung tumorfrei. Bei inguinalem Lymphknotenbefall liegt die Heilungsrate allerdings unter 25%. Bei Metastasierung in die Iliakallymphknoten gibt es nur wenige Überlebende.

Retroperitoneale extrarenale Tumoren

Auch wenn retroperitoneale extrarenale Tumoren und Zysten selten sind, müssen sie bei renalen und suprarenalen Tumoren differentialdiagnostisch in Betracht gezogen werden, da sie sich als Flankenschwellungen präsentieren. Die meisten dieser Tumoren entstehen aus mesethelialem Gewebe des Retroperitoneums und stammen daher aus dem Bindegewebe. Sie können aus einem einzigen Zelltyp (z.B. Lipom, Fibrom) bestehen, sind jedoch häufiger gemischte Tumoren (z.B. Chondrolipomyxom). Viele von ihnen sind maligne (z.B. Lipomyxorhabdomyosar-

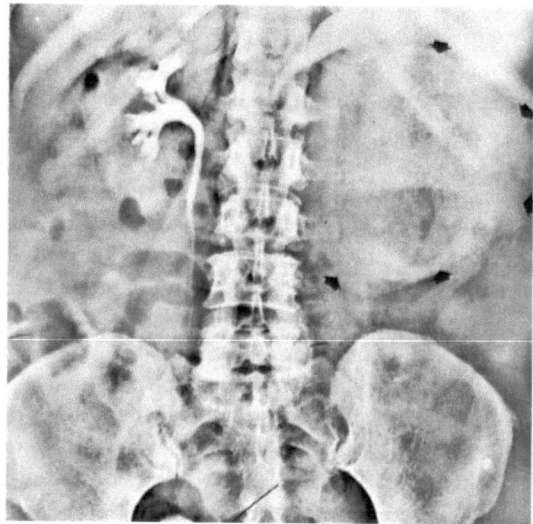
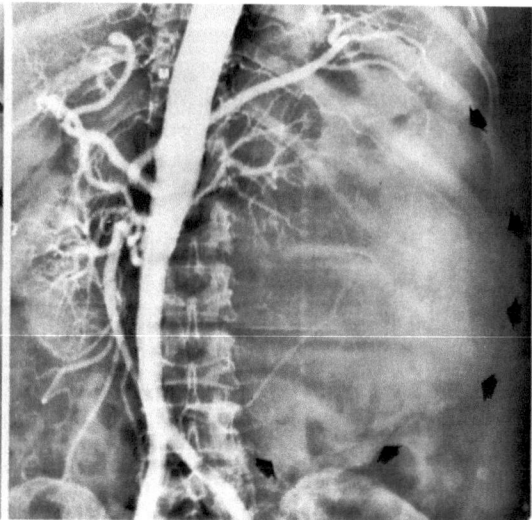

Abb. 19.25a, b. Retroperitoneales Lipom. **a** Im Ausscheidungsurogramm erkennt man einen großen raumfordernden Prozeß *(Pfeile)* im linken oberen Quadranten, der die Niere nach oben medial verdrängt. Die rechte Niere ist unauffällig. **b** Renovasographie beim gleichen Patienten. Sie zeigt einen großen relativ avaskulären raumfordernden Prozeß im linken Abdomen. Das Gefäßsystem der linken Niere ist nach medial und oben verdrängt

kom). Manche Tumoren entstehen aus dem Mesonephros und seinen Ausführungsgängen und aus den Gonaden. Die zystischen Tumoren sind meistens benigne. Derbere Tumoren können benigne sein, sind jedoch meistens maligne. Sie neigen, auch wenn sie benigne sind, dazu, sehr groß zu werden und anliegende Organe einzuschließen oder zu verdrängen.

Der häufigste Befund ist eine schmerzlose Schwellung im Bereich der Flanke. Magen-Darm-Symptome, die durch die Verdrängung oder Verschiebung inttraperitonealer Organe verursacht werden, wurden beobachtet. Bei einer Verlegung der V. cava kann es zu Ödemen in den Beinen kommen. Auf der Abdomenübersichtsaufnahme findet sich ein großer Tumor im Bereich des oberen Abdomens. Manchmal liegt eine Abdrängung der Niere ohne Veränderung des Kelchsystems vor. Dies ist ein typisches Zeichen eines retroperitonealen extrarenalen Tumors (Abb. 19.25). Durch Kompression des Harnleiters kann es auch zur Hydronephrose kommen. Eine Abdrängung des Magens oder des Kolons läßt sich durch Magen-Darm-Untersuchungen nachweisen. Nierentumoren oder -zysten führen zu einer Verzerrung des Nierenbeckens oder der Kelche. Bei extrarenalen Tumoren ist dies nicht zu beobachten. Mit Hilfe des CT und des Ultraschalls läßt sich nachweisen, daß der Tumor nicht von der Niere stammt, sondern sie lediglich abdrängt (Abb. 19.26). Ein Tumor hat eine deutlich höhere Dichte als eine Zyste. In der Angiographie zeigt sich ein gefäßarmer Tumor, dessen Blut-

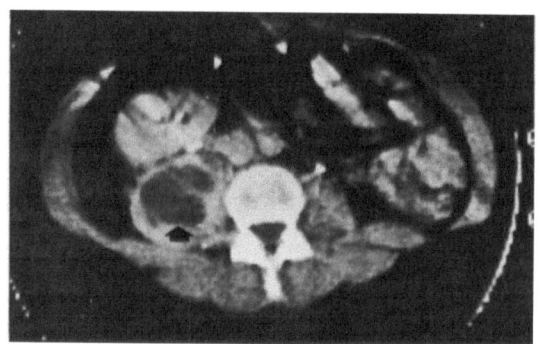

Abb. 19.26. Psoasabszeß rechts. Das CT zeigt eine massive Vergrößerung des rechten M. psoas mit einem Zentrum von geringer Dichte *(Pfeil),* was typisch für einen Psoasabszeß ist. Ein nekrotischer retroperitonealer Tumor kann ähnlich aussehen

versorgung vorwiegend aus den lumbalen Arterien stammt.

Nebennierentumoren sind selten so groß, daß sie palpiert werden können. Die Röntgenbefunde sind bei Nebennieren- und retroperitonealen Tumoren gleich. Bei den meisten Nebennierentumoren treten jedoch die Symptome der Hyperfunktion auf. Mit Hilfe der Angiographie, des Ultraschalls oder des CT ist die Differentialdiagnose möglich.

Die vergrößerte Milz kann als Tumor im linken Oberbauch palpiert werden. Auch sie kann die Niere verdrängen. Hämatologische Veränderungen begleiten jedoch meist die Splenomegalie. Manchmal finden sich auch die Symptome des Lymphoms. Auch hier können Angiographie, Ultraschalluntersuchung und CT die Differentialdiagnose sichern.

Die Hauptkomplikation ist das Verdrängen, Einschließen oder das invasive Wachstum in anliegende Organe (z.B. Milz, Magen, Leber, Harnleiter, Niere, V. cava und Aorta).

Eine operative Entfernung der Zyste oder des Tumors ist die einzige Therapie. Die meisten Tumoren sind als Ganzes schwierig zu entfernen, da sie vitale Organe umgeben oder invasiv in sie einwachsen. Obwohl diese Tumoren strahlenresistent sind, empfehlen Duncan u. Evans (1977) die Radiotherapie nach operativer Exzision des Tumors. Binder et al. (1978) glauben, daß die präoperative Radiotherapie, zum Schrumpfen großer Tumoren führen könne und somit eine Resektion erleichtert. In beiden Fällen sollte die Radiotherapie durch die Chemotherapie unterstützt werden.

Die Prognose nach der Exzision von Zysten ist gut, die Rezidivrate nach Entfernung solider Tumoren ist selbst bei benignen Tumoren hoch.

Chemotherapie maligner urologischer Erkrankungen (S.D. Spivack)

Die Chemotherapie urologischer Tumoren beinhaltet viele der großen Fortschritte auf dem Gebiet der Onkologie. Es gibt jedoch auch noch zahlreiche ungelöste Probleme. Die Anzahl wirksamer Chemotherapeutika stieg in den letzten 3 Jahrzehnten drastisch an. Die Fortschritte bei der adjuvanten Chemotherapie haben zum aggressiven Einsatz einzelner Medikamente oder Medikamentenkombinationen geführt. Interdisziplinäre kooperative Anstrengungen der Onkologen auf den Gebieten der Chirurgie, der Radiotherapie und der Chemotherapie führen zu besseren Ergebnissen als eine einzige Disziplin für sich allein. In der folgenden Besprechung werden aktuelle therapeutische Behandlungsweisen bei urologischen Karzinomen beschrieben.

Klassifikation der Tumoren

Obwohl der Ausdruck „Tumor" ursprünglich jede Anschwellung beschrieb, wird er heute i. allg. bei malignen Tumoren eingesetzt (ein neues pathologisches Gewebewachstum). Ein Neoplasma kann in Abhängigkeit von seinen histologischen, äußerlichen und klinischen Charakteristika als benigne oder maligne bezeichnet werden. Maligne Neoplasmen zeigen gewöhnlich eine schlechte Differenzierung und Strukturen, die atypisch für das Ursprungsgewebe sind. Außerdem besteht ein infiltrierendes Wachstum, das nicht von einer echten Kapsel umgeben ist und verhältnismäßig häufige und anomale Mitosen aufweist. Eine spontane Beendigung des Tumorwachstums ist nur sehr selten, obwohl die Wachstumsraten unregelmäßig sind. Viele maligne Tumoren neigen zur Metastasierung. Bei benignen Tumoren fehlen i. allg. diese Merkmale, obwohl auch sie durch die Einwirkung auf andere Strukturen zu schwerwiegenden Funktionsstörungen führen können.

Die Tumoren werden nach ihrem Ursprungsgewebe klassifiziert. Tumoren, die aus dem Mesenchym entstehen, nennt man Sarkome (Muskeln, Knochen, Sehnen, Knorpel, Fett, Gefäße, Lymph- und Bindegewebe). Maligne Tumoren epithelialen Ursprungs nennt man Karzinome. Sie können aufgrund ihres histologischen Bildes weiter unterteilt werden in Adenokarzinome (glandulär), Plattenepithelkarzinome (Epidermoid), Übergangsepithel- oder undifferenzierte Karzinome. Tumoren können auch aus einem einzigen neoplastischen Zelltyp bestehen, obwohl sie auch nicht-neoplastische Elemente wie z.B. Blutgefäße enthalten. Sie können mehrere neoplastische Zelltypen mit gemeinsamer Herkunft aus derselben Keimzellschicht enthalten (gemischte Tumoren) oder sich aber aus Zelltypen zusammensetzen, die aus mehreren embryonalen Keimzellschichten bestehen (Teratome).

Ätiologische Faktoren bei der Tumorentstehung

Immunologische Veränderungen und Krebs

Daß Krebs Folge immunologischer Störungen sein kann, ist schon lange bekannt. Man glaubt, daß es zur Krebsentstehung kommt, wenn die Immunüberwachung versagt oder nur eine unwirksame immunologische Kontrolle vorliegt. So treten Neoplasmen häufiger auf, wenn die zelluläre Immunität geschwächt ist. Einige Tumoren haben eine deutlich bessere Prognose, wenn sich histologisch eine Infiltration des Tumors oder der regionale Lymphknoten mit Lymphozyten nachweisen läßt. In experimentell bei Tieren durch Chemikalien oder Viren induzierten Tumoren fanden sich spezifische Tumorantigene. Auch das Kolonkarzinom beim Menschen enthält karzinoembryonale Antigene, die in der Lage sind, immunologische Reaktionen auszulösen. Dies wurde auch beim Burkitt-Tumor, beim malignen Melanom, beim Neuroblastom und Osteosarkom nachgewiesen. Bei Patienten mit progressivem unkontrolliertem Tumorwachstum konnten im Serum „Hemmfaktoren" nachgewiesen werden, die die lymphozytenvermittelte Tumorinhibition schwächen. Man versucht z. Z. die Immunabwehr des Patienten zu stärken, obwohl bisher keine spezifische Form der „Immuntherapie" gefunden wurde, die zur Vermeidung oder Therapie von Tumoren beim Menschen wirksam war.

Das jüngste Beispiel einer immunologischen Störung in Verbindung mit Krebs, das erworbene Immundefektsyndrom (Aids), trat erstmals im Sommer 1981 auf. Damals beobachteten Ärzte eine unerwartete und dramatische Zunahme der Häufigkeit des Kaposi-Sarkoms und der Pneumocystis-carinii-Pneumonie bei jungen homosexuellen Männern, gewöhnlich in Großstädten und oft bei Konsumenten von „Entspannungsdrogen". Bei diesen Patienten bestand nur eine defekte Immunabwehr, die zu einer hohen Todesrate an opportunistischen Infektionen führte.

Patienten mit Aids-assoziiertem Kaposi-Sarkom wurden mit biosynthetischem α-2b-Interferon behandelt. Mit intravenös verabreichten hohen Dosen erreichte man eine Gesamtresponserate von 40%. Nur 20% der Patienten sprachen auf niedrigere subkutan applizierte Dosen an – etwa dieselbe Responserate, die mit Vinblastin in niedrigen Dosen, wöchentlich verabreicht, erreicht werden kann.

Vorläufige Ergebnisse mit Zidovudin (Retrovir), einem neuen Virostatikum, deuten auf verbesserte Gesamtüberlebensraten und infektionsfreies Überleben von Aids-Patienten mit einer Pneumocystis-Pneumonie.

Chemische Onkogenese

Einer der ersten dokumentierten Zusammenhänge zwischen beruflicher Exposition und Krebserkrankung wurde von Sir Percival Pott gefunden, der erkannte, daß bei Schornsteinfegern ein erhöhtes Risiko für ein Skrotumkarzinom bestand. Der Tumor wurde durch Kohlenteerkarzinogene induziert. Die chemisch ausgelöste Karzinogenese durch Kohlenteer, aromatische Amine, Azofarbstoffe, Aflatoxine oder Alkylanzien tritt in 2 Stadien auf. Nach der Tumorinitiation folgt das neoplastische Krebswachstum mit einer variablen und deutlichen Latenzzeit zwischen diesen 2 Stadien. In der Karzinogenese folgt auf die maligne Initialsphase das Stadium der Zellproliferation. Karzinogene wirken dosisabhängig, additiv und irreversibel. Nach Huebners Hypothese der Onkogenese können Kanzerogene das „Onkogen" aktivieren oder gemäß der Temin-Theorie die RNA des Patienten so verändern, daß es zu einer fehlerhaften „Reservetranskription" kommt.

Nahrung, Ernährung und Krebs

Die Ernährung kann neben anderen Umweltfaktoren bei der Induktion und Promotion des Krebses beim Menschen eine Rolle spielen. Einige Wissenschaftler nehmen sogar an, daß die Ernährung für etwa 30–50% aller menschlichen Krebserkrankungen verantwortlich sei. Neuere Publikationen des Committe on Diet, Nutrition, and Cancer of the National Research Council (Grobstein 1982) beschreiben ausreichende Beweise für die karzinogenen Eigenschaften gewisser Nahrungsmittel, Pestizide, Chemikalien und Umweltgifte. Die Studie zeigt, daß zahlreiche Tumoren durch die Ernährung beeinflußt werden. Die Untersuchungsergebnisse reichen jedoch nicht aus, um den Einfluß der Ernährung auf das Gesamtkrebsrisiko einzuschätzen oder um nachzuweisen, welche Änderungen in der Ernährung das Krebsrisiko reduzieren könnten. Folgende Ernährungsrichtlinien werden jedoch vom Komitee empfohlen:

a) Der Konsum gesättigter und ungesättigter Fette sollte in der normalen Ernährung der Amerikaner von 40 auf 30% oder weniger der Gesamtkalorienzahl reduziert werden. Dies würde wahrscheinlich zu einem Abfall der Häufigkeitsrate von Brust- und Kolonkrebs führen.

b) Zitrusfrüchte, karotinreiche Gemüse und Vollkorngetreideprodukte sind für die tägliche Ernährung zu empfehlen.

c) Der Konsum von Nahrungsmitteln, die durch Pökeln oder Räuchern konserviert wurden, sollte auf ein Minimum beschränkt werden. Dies würde insbesondere in einigen Teilen der Erde, wie in China, Japan und Island, zur Reduzierung der Häufigkeit von Magen- und Ösophaguskarzinomen führen.

d) Die karzinogenen Eigenschaften von Stoffen, die bewußt oder unbeabsichtigt der Nahrung zugesetzt werden, sollte bestimmt werden. Nur so können ungefährliche Konzentrationen in Nahrungsmitteln erreicht werden.

e) Darüber hinaus sollte man Nahrungsmittel auf Stoffe untersuchen, die zu Mutationen führen und die karzinogenen Eigenschaften austesten. Wenn möglich, sollten solche Mutagene entfernt oder zumindest reduziert werden.

f) Alkoholkonsum, besonders in Verbindung mit dem Zigarettenrauchen, führt zu einem erhöhten

Krebsrisiko im oberen Magen-Darm- und Atmungstrakt. Der Alkohol- und Zigarettenkonsum sollte deshalb eingestellt oder zumindest reduziert werden.

Strahlenkanzerogene

Die Strahlenkanzerogenese ist ein komplexer Prozeß, der mit einer irreversiblen Chromosomenschädigung einherzugehen scheint. Die Rate spontaner Neoplasmen beim Menschen kann durch ionisierende Strahlen ansteigen. Folgende Krebsarten, die 85% der menschlichen Krebsmorbidität und -mortalität ausmachen, sind in Populationen erhöht, die einer höheren als der Grundstrahlung ausgesetzt sind: chronische myeloische Leukämie, alle Formen der akuten Leukämie, maligne Lymphome, Osteosarkome, Brust- und Lungenkarzinome, Pankreas-, Pharnyx-, Schilddrüsen- und Kolonkarzinome.

Virale Onkogenese

Die Behauptung, daß Viren bei Menschen Krebs hervorrufen können, beruht hauptsächlich auf analogen Schlußfolgerungen aus Beobachtungen anderer Arten, insbesondere der Versuchstiere in den Labors. Unter den onkogenen DNA-Viuren ist ein menschliches Herpesvirus von besonderem Interesse: Es handelt sich um das Epstein-Barr-Virus, das mit Hilfe der Elektronenmikroskopie in Kulturen von Burkitt-Tumorzellen entdeckt und später in vielen Proben des Burkitt-Tumors nachgewiesen wurde. Das EB-Virus wird auch mit dem nasopharyngealen Karzinom in Verbindung gebracht, doch ist seine Rolle bei dieser Krankheit noch unklar. Ein Herpesvirus wurde häufig im Zusammenhang mit dem Zervixkarzinom angeführt, da bei vielen Frauen mit diesem Karzinom virale Antikörper häufiger nachgewiesen werden als bei Kontrollpersonen.

Heute nimmt man an, daß einige onkogene RNA-Viren (Onkornaviren) beim Menschen Krebs hervorrufen können. Ein RNA-Tumorvirus könnte ein stabiles genetisches Muster erzeugen, wenn die virale RNA als Matrix für die DNA-Synthese fungiert und die DNA in das Wirtsgenom integriert wird. Dies kann zu neoplastischen Transformationen führen. Diese revolutionäre Erkenntnis widerspricht dem klassischen Watson-Crick-Modell, daß der Informationsfluß nur in einer Richtung von der DNA zur RNA zum Protein erfolgen kann. Diese Hypothese wurde jedoch durch den Nachweis untermauert, daß beinahe in allen RNA-Viren mit onkogenem Potential eine „reverse Transkriptase" existiert, z.B. in menschlichen lymphoblastischen Leukämiezellen, in virusähnlichen C-Partikel in der menschlichen Milch bei Brustkrebspatientinnen und in geringem Ausmaß auch bei deren scheinbar gesunden Verwandten.

Onkogene sind kleine strukturelle Segmente in der DNA. Sie kodieren Substanzen, die bei der normalen Zellteilung beteiligt sind. Für viele bekannte Onkogene sind diese Produkte identifiziert worden. Zu ihnen zählen Wachstumsfaktoren, Proteinkinasen, Membranrezeptoren und DNA-bindende Proteine. Von den mehr als 30 bekannten Onkogenen konnten die meisten auf bestimmten Chromosomen lokalisiert werden; es handelt sich bei ihnen um normale regulatorische Gene, die nur dann eine unkontrollierte Zellteilung hervorrufen, wenn sie fälschlicherweise aktiviert werden. Die Faktoren, die diese Gene aktivieren, sind unbekannt. In der Nähe der aktivierten Organe beobachtete man jedoch häufig Chromosomenaberrationen. Beispielsweise befindet sich die 9:22 Translokation (Philadelphia-Chromosom), die mit der chronisch-myeloischen Leukämie verbunden ist, am c-abl-Onkogen auf dem Chromosom 9. Gegenwärtig werden Versuche zur Blockierung der onkogenen Expression durchgeführt, um dadurch malignes Wachstum hemmen zu können.

Wert des Grading und Staging bei malignen Erkrankungen

Bei den meisten heilbaren Krebsarten muß der erste therapeutische Schritt definitiv sein, damit eine Heilung erzielt werden kann. Die einleitende Therapie muß radikal genug sein, um alle Lokalisationen der Krebserkrankung zu umfassen, zu beseitigen oder unschädlich zu machen. Deshalb ist die Kenntnis des genauen Stadiums und des Ausmaßes der Krankheit ein wichtiger Anfangsschritt bei der Festlegung der optimalen Therapie des Patienten.

Das Grading und Staging von Neoplasmen soll den Grad der Tumormalignität und das Ausmaß der Ausbreitung beschreiben. Das histologische Grading bestimmt den Grad der Anaplasie von Tumorzellen, der zwischen Grad I (sehr gut differenziert) und Grad IV (undifferenziert) schwankt. Bei einigen Tumoren (Übergangsepithelkarzinom der Blase, Astrozytom und Chondrosarkom) hat das Grading einen prognostischen Wert. Bei anderen dagegen spielt dies eine geringere Rolle (Melanom oder Osteosarkom). Das Staging von Tumoren basiert eher auf dem Ausmaß der Tumorausbreitung als auf seiner histologischen Erscheinung. Das Staging wurde durch Verwendung des TNM-Systems für viele Tumoren standardisiert. Das „T" bezieht sich auf den Grad der lokalen Ausdehnung am Primärort, das „N" auf klinische Befunde in den regionalen Lymphknoten und das „M" auf die Anwesenheit von Tumormetastasen. Bei einigen Malignomen erfolgt das Staging allein durch klinische Untersuchung (z. B. Plattenepithelkarzinom der Zervix), wogegen bei anderen das Stadium der Erkrankung durch das resezierte, chirurgisch entnommene Gewebe bestimmt wird. In beiden Fällen besteht eine ausgezeichnete Korrelation zwischen dem Tumorstadium und der Prognose.

Bei vielen Neoplasmen ist sowohl das histologische Grading wie auch das klinische Staging wichtig für die Wahl der Therapie und die Einschätzung der Prognose.

Therapie maligner Erkrankungen

Chirurgie

Bei den meisten Neoplasmen ist die operative Exzision die effektivste Methode zur Beseitigung des Primärtumors. Darüber hinaus führt sie zur Linderung der Symptome, wie z. B. durch Beseitigung einer intestinalen Obstruktion bei Tumoren, die nicht zu resezieren oder bereits metastasiert sind. Bei einer Reihe hochmaligner Tumoren konnte man nachweisen, daß sie sehr gut auf eine begrenzte operative Exzision bei gleichzeitiger Radio- und Chemotherapie ansprachen.

Solitärmetastasen

Selbst wenn man bei mehr als 80% der scheinbaren Einzelmetastasen feststellt, daß bereits mehrere Metastasen vorliegen, läßt sich gelegentlich durch ihre Entfernung eine Heilung erzielen. Bei Patienten mit einer einzelnen Lungenmetastase erreicht man durch eine Lobektomie Fünfjahresüberlebensraten von 15–60%, wobei diese vom Ursprungsgewebe, den histologischen Charakteristika des Tumors und dem Zeitpunkt des Auftretens der Metastasen abhängig ist. Die besten Resultate erzielte man, wenn die Metastasen mehr als 2 Jahre nach Behandlung des Primärtumors entdeckt wurden. Ein operativer Eingriff ist bei Solitärgehirnmetastasen aus Lungentumoren dagegen lange nicht so erfolgreich. Bei solitären Knochen- oder Lebermetastasen ist die Prognose schlecht. Gelegentlich konnten jedoch auch nach Entfernung der Metastasen Heilungen erzielt werden, so z. B. beim Hypernephrom, bei Hoden- und gynäkologischen Neoplasmen, bei verschiedenen Sarkomen und manchmal auch bei Darmtumoren.

Manchmal lassen sich auch durch Radiotherapie von Metastasen bei bestimmten strahlensensiblen Tumoren (Wilms-Tumoren, Seminomen, Neuroblastomen und einigen Sarkomen) gute Langzeitergebnisse erreichen.

Darüber hinaus konnte die Radiotherapie bei Patienten mit Metastasen von Halslymphknoten aus einem unbekannten Primärtumor (vermutlich aus dem Oro- oder Nasopharynx) Langzeitüberlebensraten erreichen.

Radiotherapie

Die Radiotherapie kann auch allein oder in Verbindung mit der operativen oder der Chemotherapie bei gewissen malignen Erkrankungen als definitive Behandungsmethode eingesetzt werden. Lokale Obstruktionen und inoperable Tumoren können häufig und effektiv durch Radiotherapie kontrolliert werden.

Immunologie und Immuntherapie maligner Tumoren

Immunologie und Immuntherapie haben sich zu ergänzenden Disziplinen in der Krebstherapie entwickelt. Die erfolgreiche Behandlung von Tumoren mit Tumorantigenen in Tiermodellen und die vorläufigen Daten von Versuchsreihen am Menschen, ergaben vielversprechende Resultate für die weitere Entwicklung.

Die Suche nach tumor-assoziierten Antigenen beim Menschen führte zu den onkofetalen Antigenen karzinoembryonales Antigen (CEA), α_1-Fetoprotein (AFP), und humanes Choriongonadotropin (HCG). Gegen diese Antigene wurden Antikörper (einschließlich monoklonale Antikörper) entwickelt. Mit diesen Antikörpern lassen sich Patienten überwachen, deren Tumor diese Tumormarker trägt. Gegenwärtig wird untersucht, ob Antikörper gegen diese und andere tumorassoziierte Antigene für die Darstellung und Immuntherapie verwandet werden können. Theoretisch sollte die selektive Bindungsfähigkeit dieser Antikörper ermöglichen, daß hohe Konzentrationen von Radiotherapeutika oder toxischen Substanzen den Tumoren selektiv zugeführt werden können. Des weiteren versucht man, andere Antigene mit hoher Tumorspezifität und niedriger Spezifität für normale Gewebe zu finden und die unspezifische Aufnahme von Antikörpern durch das retikuloendotheliale System zu verhindern.

Es erwies sich als schwierig, tumorspezifische Antigene, Antigene, die nur für einen bestimmten Tumor existieren, beim Menschen zu erkennen. In der Melanomforschung konnten schon mehrere Antigene identifiziert werden. Der Einsatz von Tumorzellimpfstoffen zur Verstärkung von Immunantwort basiert auf der Voraussetzung, daß solche Antigene existierten. Ergebnisse aus Tiermodellen unterstützen dieses Vorgehen für eine adjuvante Therapie. Kontrollierte klinische Versuchsreihen werden gegenwärtig durchgeführt.

In den 70er Jahren wurden unspezifische Immunstimulanzien ausführlich getestet. Trotz erster enthusiastischer Berichte konnte in kontrollierten Versuchsreihen nur eine begrenzte Wirkung nachgewiesen werden. Wurde die BCG-Vakzine direkt in das Melanom injiziert, konnte in etwa 50% eine Regression beobachtet werden. Falls nicht direkt injiziert wurde, war die Wirkung jedoch gering, bei entfernten viszeralen Metastasen war keinerlei Wirkung zu beobachten.

Zytokine sind zelluläre Hormone, die eine komplexe Rolle in der Immunregulation spielen. Die rekombinierte DNA-Technologie wird jetzt dazu verwandt, große Mengen reiner Zytokine für den Einsatz in klinischen Versuchsreihen zu produzieren. Das Zytokin Interferon wird von Leukozyten (α), Fibroblasten (β), und Lymphozyten (γ) erzeugt. α-Interferon war das erste Zytokin, das in großen Mengen zur Verfügung stand. Frühere Untersuchungen deuteten darauf hin, daß α-Interferon bei einer Reihe unterschiedlicher Tumoren von therapeutischem Nutzen sein könnte. Die Ergebnisse nachfolgender kontrollierter Versuchsreihen waren jedoch enttäuschend. Lediglich bei der Behandlung der Haarzellenleukämie wurden bei 90% der Patienten Reaktionen beobachtet. γ-Interferon, das erst seit kurzem in großen Mengen zur Verfügung steht, könnte eine stärkere immuntherapeutische Wirkung besitzen. Ein anderes Zytokin, der Tumornekrosefaktor (TNF), wird gegenwärtig klinisch untersucht. Interleukin-2, ein Zytokin, das von Helferzellen produziert wird, veranlaßt Lymphozyten, sich in vitro auszudehnen und Tumorzellen abzutöten. Vorläufige Ergebnisse klinischer Versuchsreihen zeigen, daß Interleukin-2 bei einigen Tumoren, besonders beim Melanom und bei Nierenkrebs, eine Wirkung aufweist.

Die Übertragung aktivierter Immunzellen (adoptive Immuntherapie) erwies sich in Tiermodellen als vielversprechend. In klinischen Versuchsreihen am Menschen verwandte man Zellen, die durch Kultivierung in Interleukin-2 aktiviert wurden (lymphokinaktivierte Killerzellen). Vorläufige Ergebnisse zeigen eine Wirkung bei einer Reihe von Tumoren. Gegenwärtig wird versucht, die Responserate zu erhöhen und die Toxizität zu vermindern. Bei den tumorinfiltrierenden Lymphozyten handelt es sich um tumorspezifische zytotoxische T-Lymphzyten, mit MHC-Restriktion, die direkt aus den Tumoren kultiviert werden. In Tiermodellen erwiesen sich die tumorinfiltrierenden T-Lymphozyten als äußerst wirkungsvoll zur Bekämpfung immunogener Tumoren. Die Herausforderung für eine Anwendung am Menschen besteht darin, die Immunogenität der Tumoren nachzuweisen und dann die Wirkungsbreite der spezifischen zytotoxischen T-Lymphozyten zu erhöhen.

Darüber hinaus sucht man nach Wegen, die Immunantwort, die durch den Tumor selber und die 3 Hauptbehandlungsmethoden: Chirurgie, Radiotherapie und Chemotherapie unterdrückt wird, zu verstärken. Das zunehmend bessere Wissen über das Immunsystem und seine Reaktionen auf Tumoren stellt einen entscheidenden Faktor für die zukünftige Weiterentwicklung immunologischer Methoden in der Krebsbehandlung dar.

Chemotherapie

Wissenschaftliche Grundlagen der Chemotherapie

Selektive Toxizität

Qualitative Therapieversuche: Ein Grundziel der Krebschemotherapie ist die Entwicklung von Stoffen, die eine „selektive Toxizität" gegen die Autoduplikation von Tumorzellen aufweisen, aber gleichzeitig das sich replizierende Gewebe verschonen. Ein Medikament mit diesen idealen Eigenschaften konnte bisher nicht gefunden werden, lediglich die Hormone und Asparaginase (und, in einem geringeren Maße, auch Mitotan [o.p.-DDD; Lysodren] und Streptozozin) kommen diesem Ziel nahe. Obwohl diese Medikamente deutliche Nebeneffekte haben, richtet sich ihre Toxizität nicht primär gegen sich normal replizierende Zellen.

Therapie durch quantitatives kinetisches Vorgehen

Da in den meisten Fällen keine qualitativen metabolischen Unterschiede zwischen normalen und Tumorzellen entdeckt werden konnten, muß der Chemotherapeut die quantitativen Unterschiede bei der proliferativen Kinetik der normalen und neoplastischen Zellen einplanen, wenn er eine Tumorregression ohne größere Toxizität erreichen will. Schon früh formulierten Bakteriologen in ihren Untersuchungen über keimzelltötende Stoffe das Konzept der „logarithmischen Art der Zellzerstörung". Bezogen auf diese Theorie wird jede Therapie eine gewisse Fraktion an Zellen abtöten, unabhängig von der Gesamtzahl der anwesenden Zellen (vorausgesetzt, die Wachstumsrate ist konstant). Somit kann man eine „Heilung" im Sinn einer Zerstörung der übriggebliebenen Tumorzellen wohl leichter erzielen, wenn die gesamte Tumormenge klein ist, z.B. tötet ein zu 99% wirksames Medikament 2 Logarithmen von Zellen ab, unabhängig von der Gesamtzahl der anwesenden Zellen; d.h., es wird eine Tumorzellproduktion von 100 auf eine einzige übrigbleibende Zelle reduziert, wobei aber bei einer anfänglichen Tumorzellzahl von 1 Million 10000 Zellen übrigbleiben.

Die quantitative Beurteilung der Medikamenteneinwirkung auf normales und neoplastisches Gewebe wurde durch die Entwicklung eines Systems vorangetrieben, mit dem man die Dosis-Reaktions-Beziehung bei einer Vielfalt von Stoffen gegen Tumorzellen oder normale hämatopoetische Stammzellen bestimmen kann. Als Resultat dieser Experimente wurden 2 Kurven überlebender Zellen entwickelt. Die erste Kurve zeigt eine Dezimierung der normalen und der Tumorzellen auf eine fast gleiche Höhe. Die andere Kurve zeigt eine viel größere Dezimierung der Tumorzellen als der normalen Stammzellen. Diese Selektivität der Stoffe der 2. Kurve ist auf eine spezifische Wirkungsweise zurückzuführen, bei der nur proliferierende Zellen im Mitosezyklus angegriffen werden, während ruhende Zellen, die sich nicht in der mitotischen Teilung befinden, nicht reagieren. Dadurch ließen sich die therapeutischen Stoffe folgendermaßen klassifizieren: in 1. Zellzyklus-spezifische Stoffe (ZZS), die nur aktiv-proliferierende Zellen im Mitosezyklus oder während der DNA-Replikation angreifen und 2. Zellzyklus-unspezifische Stoffe (ZZUS), die sowohl normale wie auch Tumorzellen unabhängig von ihrem proliferativen Status angreifen.

Die große Bedeutung dieser Erkenntnisse konnte in experimentellen Tumorsystemen und bis zu einem gewissen Grad auch beim Menschen nachgewiesen werden: 1. Die Sensitivitätsunterschiede zwischen normalen hämatopoetischen Verläufen und Neoplasmazellen sind auf Unterschiede in ihrem proliferativen Status zurückzuführen. Sie liegen nicht in qualitativbiochemischen Unterschieden zwischen beiden Zelltypen. 2. Verletztes oder „stimuliertes" Mark und normales Gewebe, das genauso schnell wie Tumorgewebe proliferiert, wird im selben Ausmaß betroffen sein wie Tumorgewebe.

Es ist bekannt, daß jedes Gewebe, ob normal oder neoplastisch, eine frühe logarithmische Phase exponentiellen Wachstums aufweist, in der sich die meisten Zellen in aktiver Mitose befinden. Wenn eine gewisse Größe erreicht ist, kommt es beim Übergang zum „Fließgleichgewicht" zur Plateauphase des Wachstums, in der sich eine geringe Zellfraktion im proliferativen Zyklus befindet. Um die therapeutische Wirkung von zellzyklusspezifischen antineoplastischen Stoffen zu maximieren, müssen ruhende Zellen angeregt werden, in den proliferativen Zyklus einzutreten, ohne daß jedoch gleichzeitig die normale Gewebeempfindlichkeit verändert wird. Dies führt zur Reduktion der Tumormasse mit Übergang von der Plateauphase in die logarithmische Phase exponentiellen Wachstums. Zur Reduzierung der Tumormassen verwendet man heute Methoden, wie die Behandlung mit ZZUS, Radiotherapie oder Chlormethin. Große Tumoren werden chirurgisch entfernt. Alle oben angegebenen Methoden haben jedoch leider allzuhäufig begleitende toxische Nebenwirkungen.

Schabel (1969) machte sich dieses Konzept zunutze und entwickelte eine Methode zur „kurativen" Chemotherapie fortgeschrittener Tumoren, indem er in wiederholten Fällen ZZUS und ZZS kombinierte.

Dies war ein idealisiertes Vorgehen zur kurativen Therapie. Ähnliche Methoden führten zur Heilung laborinduzierter Neoplasmen. Diese Konzepte bilden die Grundlage für mehrere erfolgreiche antileukämische Therapieformen, besonders bei der Leukämie im Kindesalter. Diese therapeutischen Wege werden logischerweise durch besseres Verständnis der menschlichen Tumorzellkinetik bei individuellen Patienten weiterentwickelt werden. Dabei spielen noch folgende Faktoren eine Rolle: neue Erkenntnisse über Dosis, Dauer und Wirkungsart von tumorwirksamen Stoffen, Entwicklung neuer „knochenmarkschonender" Therapeutika und entsprechende synergistische Kombinationen aus Medikamenten sowie bessere Methoden zur Messung ihrer Effektivität auf mikroskopisch nachweisbare Tumoren.

Vor kurzem konnte eine neue Technik zur Züchtung von Tumorstammzellen, die die Fähigkeit zur Klon- oder Koloniebildung besitzen, entwickelt werden. Die klonogenen Zellen werden aus einer frischen Tumorbiopsie gewonnen. Sie können auf weichem Agar gezüchtet und gegen neue und Standardmedikamente auf Hemmung ihrer Klonbildung getestet werden. Durch diese Technik kann man klinisch wirksame Medikamente einfacher erkennen. Durch die 99%ige Genauigkeit bei der Aussage, ob ein Medikament klinisch wirksam ist oder nicht, können zeitaufwendige und überflüssige klinische Versuche vermieden werden. Weitergehende Studien mit Hilfe der Tumorstammzelltechnik spezialisieren sich auf die Kombinationen von Medikamenten. Wenn die Resultate prospektiver Studien bestätigen, was durch diese Technik erkannt wurde, dann muß die Art der individuellen Patientenbehandlung zukünftig radikal gegenüber dem gegenwärtig empirischen Vorgehen geändert werden.

Richtlinien für die Chemotherapie maligner Tumoren

Erstellung der Diagnose

Bevor die Behandlung eingeleitet wird, muß eine sichere Diagnose der Krebserkrankung gestellt werden. Hierzu gehört gewöhnlich (und vorzugsweise) die histologische Diagnose. In einigen Fällen kann die Diagnose jedoch auch ausschließlich auf der Analyse der Exfoliativzytologie basieren. In seltenen Fällen können auch biochemische Parameter (z. B. Choriongonadotropin) die Therapieeinleitung beeinflussen, obwohl die histologische Diagnose immer zu bevorzugen ist. In Notsituationen (z. B. V.-cava-superior-Syndrom) kann es erforderlich sein, eine entsprechende Therapie ohne histologische oder biochemische Verifikation einzuleiten. In solchen Fällen sollten direkt nach klinischer Stabilisierung des Zustandes die notwendigen diagnostischen Maßnahmen durchgeführt werden.

Zytostatika
Allopurinol
Aminoglutethimid (Orimeten)
Asparaginase (Crasnitin)
BCNU (s. Carmustin)
Bleomycin (Bleomycinum Mack)
Busulfan (Myleran)
Carmustin (Bischlorethylnitrosoharnstoff, BCNU)
CCNU (s. Lomustin)
Chlorambucil (Leukeran)
Cisplatin (Platinex, Cisplatyl)
Cyclophosphamid (Endoxan)
Cyproteronacetat (Androcur)
Cytarabin (Alexan, Udicil)
Dacarbazin (DTIC, Denticene)
Dactinomycin (Actinomycin D, Lyovac-Cosmegen)
Daunorubicin (Daunoblastin)
Doxorubicin (Adriamycin)
Estramustinphosphat (Estracyt)
Etoposid (VP-16-213, Vepesid)
Fuorouracil (5-FU, Efudix)
Flutamid (Fugerel)
Hexamethylmelamin[a]
Hydroxyurea (Litalir)
Interferon α-2a (Roferon-A), Interferon α-2b (Intron A)
Leuprorelin (Carcinil)
Lomustin (Chlorethylcyclohexylnitrosourea, CCNU)
Mechlorethamin (Nitrogen Mustard, HN-2, Mustargen)
Melphalan (Phenylalanin Mustard, L-Sarcolysin, Alkeran)
Mercaptopurin (6-MP, Purinethol)
Methotrexat (Amethopterin)
Methyl-CCNU (Methylchlorethylcyclohexylnitrosourea)
Mithramycin (Mithramycin „Pfizer")
Mitomycin (Mitomycin)
Mitotan (o,p'-DDD, Lysodren)
Mitoxantron (Novantron)
Natoxid[a]
Phenylalanin Mustard (Mephalan, Alkeran, L-Sarcolysin)
Procarbazin (Natulan)
Streptozocin[a]
Tomoxifen (Nolvadex)
Thioguanin (6-TG)
Tiotepa (Triethylenthiophosphorsäuretriamid)
Vinblastin (Velbe)
Vincristin (Oncovin)

[a] *Anmerkung:* Diese Substanzen (s. auch Tabelle 19.3) befinden sich im Stadium der Erforschung und sind für den praktizierenden Arzt noch nicht verfügbar. Nähere Informationen sind in den verschiedenen zusammenarbeitenden regionalen und nationalen Studiengruppen über Krebschemotherapie und im National Cancer Institute erhältlich

Bestimmung von Stadium und Ausmaß der Erkrankung

Dies kann häufig durch Korrelierung der Symptome und der bekannten Entstehungsgeschichte des Neoplasmas mit entsprechenden radiologischen, chemischen und operativen Stagingkenntnissen erreicht werden. Dabei sollte das Staging der Lymphome nach der Ann-Arbor-Klassifizierung vorgenommen werden. Das Staging vieler solider Tumoren wird am besten durch das TNM-System erreicht.

Festlegung des Therapiezieles

Die histologische Diagnose und das Ausmaß der Erkrankung bestimmen die weitere Prognose, ob eine Heilung oder ein Palliativerfolg mit oder ohne Verlängerung der Überlebenszeit möglich ist. Darüber hinaus werden hierdurch auch häufig die optimalen therapeutischen Wege festgelegt: Chirurgie, Radiotherapie, Chemotherapie oder die Kombinationsbehandlung.

Daher sollte das therapeutische Gesamtkonzept alles beinhalten, was sich mit den verschiedenen Therapieformen erreichen läßt. Folgende ausgedehnte

Tumoren sind z. B. durch Chemotherapie heilbar: die meisten postgestationalen Chorionkarzinome, viele Wilms-Tumoren und Seminome, einige akute lymphoblastische Leukämien bei Kindern, Lymphome bei Erwachsenen und Kindern und einige Hodenkarzinome bei jungen Männern. Bei anderen Tumoren kann die Chemotherapie zu deutlicher Schmerzlinderung und Lebensverlängerung führen, sogar bei fortgeschrittenem Stadium des Mamma-, Gebärmutter-, Prostata- und Schilddrüsenkarzinoms und bei akuter Leukämie, Lymphomen, Myelom und Makroglobulinämie. Bei einigen Patienten mit Magen- oder Kolonkarzinomen, Sarkomen, Kopf- und Halstumoren können die Symptome durch die Chemotherapie zwar gelindert, die Überlebenszeit jedoch nicht verlängert werden. Der Zustand der meisten Patienten mit metastasierendem Melanom sowie Lungen-, Nieren- und Pankreaskarzinom kann durch eine systemische Chemotherapie nicht objektiv verbessert werden.

Beurteilung der Wirksamkeit der Therapie

Nach Einleitung der Behandlung sind periodische Untersuchungen objektiv gemessener Parameter zur Beurteilung der Antitumorwirkung notwendig (meßbare Schwellungen, Tumorstoffwechselprodukte und Fernwirkung). Außerdem muß die Toxizität der Behandlung überwacht werden. So muß bei der Behandlung des Trophoblastoms das Choriongonadotropin (HCG) bestimmt werden. Die Höhe des Spiegels korreliert direkt mit der Zahl der Tumorzellen und zeigt schon klinisch noch nicht erfaßbare Tumorzellmengen an (10^6 Zellen oder weniger), die bereits eine zusätzliche Chemotherapie erfordern. Die große Sensitivität dieses Tests ist der Hauptgrund für die 90%ige Heilungsrate bei trophoblastischen Tumoren. Im Gegensatz dazu kommt es bei der akuten Leukämie bei einer Tumorzellmasse von 10^9 Zellen zur „kompletten klinischen Besserung" (normales Knochenmark). Die meisten soliden Tumoren enthalten $10^{10}–10^{11}$ (10–100 g) Tumorzellen, bevor der Tumor klinisch entdeckt wird.

Zu den gegenwärtig verwendeten Tumormarkern bei Hodentumoren zählen das β-HCG, das karzinoembryonale Antigen (CEA) und das α-Fetoprotein (AFP). Periodische Messungen, die einen Anstieg des CEA-Titers signalisieren, können eine Rezidivbildung eines metastasierenden Karzinoms voraussagen. Der Anstieg des AFP-Titers deutet auf ein hepatozelluläres Karzinom. Andere Tumormarker spezifischer Neoplasmen korrelieren mit dem Tumornachweis und dem Tumorstadium, wie monoklonale Paraproteine (Myelom, Makroglobulinämie, Lymphome), 5-Hydroxyindolacetat (Karzinoid), saure Phosphatase (Prostatakrebs) und ektopische Hormonproduktion (Haferzellenkarzinom). Beim Mammakarzinom sollten die Östrogen- und Progesteronrezeptoren im Tumorgewebe bestimmt werden, da durch die Ergebnisse die Ansprechbarkeit einer Hormontherapie bei metastasierender Erkrankung vorausgesagt werden kann. Mit Hilfe der Isotopenuntersuchung, des CT und der Sonographie lassen sich periodische nicht-invasive Messungen der Tumorreaktion auf eine Therapieform vornehmen. Nicht selten ist eine „erneute Laparatomie" erforderlich, um den Status eines früher behandelten Abdominaltumors zu bestimmen.

Bestimmung der tolerablen Medikamententoxizität

Der noch akzeptable Toxizitätsgrad einer Therapie hängt ab von der Wahrscheinlichkeit und den Risiken des therapeutischen Ziels, den klinischen Daten des einzelnen Patienten und der Möglichkeit besonderer therapeutischer Einrichtungen bei vorhersehbaren Folgen der toxischen Wirkung.

Beurteilung des Patientenstatus

Der subjektive und objektive Status des Patienten muß bei der Festlegung und Verordnung eines therapeutischen Programms immer in Betracht gezogen werden. Subjektive Krankheitssymptome gehen gewöhnlich mit objektiven Parametern einer Progression oder Regression des Neoplasmas konform. Wenn dies nicht so ist, müssen andere Faktoren, wie nichtbekannte Medikamententoxizität, unklare Tumorreaktionen oder verdeckte Tumorprogression durch gewisse Therapieformen (z. B. Kortikosteroide) in die Überlegungen miteinbezogen werden. Zur Beurteilung des Patienten ist die Klassifizierung des Allgemeinzustandes nach Karnofsky (Tabelle 19.2) eine große Hilfe. Sie ist genauso wichtig wie die objektiv meßbaren Parameter, insbesondere wenn nur eine Besserung zu erreichen ist.

Die oben beschriebenen Überlegungen lassen sich i. allg. auch auf die Krebschemotherapie anwenden. Der Einsatz experimenteller Medikamente oder Behandlungsprogramme sollte, wenn alle folgenden Kriterien erfüllt sind, in Betracht gezogen werden: 1. Die herkömmlichen Methoden einer wirksamen Therapie sind erschöpft. 2. Alle Behandlungsdaten werden entsprechend gesammelt und die erhaltenen Informationen verbreitet. 3. Die humanitären Rechte des Patienten werden vollständig gewahrt und eine

Tabelle 19.2. Karnofsky-Index

	%	
Patient ist fähig zu normaler Aktivität. Spezielle Versorgung ist nicht notwendig	100	Normal, keine Beschwerden, keine Anhaltspunkte der Krankheit
	90	Patient kann normale Aktivitäten ausüben, kleinere Krankheitssymptome
	80	Normale Aktivität mit Anstrengung, einige Zeichen der Symptome der Erkrankung
Unfähig zu arbeiten, Patient kann zu Hause leben und sich selbst versorgen. Hilfe ist in unterschiedlichem Maße erforderlich	70	Sorgt für sich selbst. Patient kann weder normale Aktivitäten noch aktive Arbeit ausüben
	60	Benötigt gelegentlich Hilfe, kann sich aber größtenteils selbst versorgen
	50	Beträchtliche Hilfe und häufige medizinische Betreuung erforderlich
Nicht in der Lage, sich selbst zu versorgen. Versorgung durch eine Institution oder Hospitalisation erforderlich. Krankheitsverlauf rasch progredient	40	Beeinträchtigt; benötigt spezielle Pflege und Unterstützung
	30	Schwer beeinträchtigt, Hospitalisation indiziert, Tod noch nicht bevorstehend
	10	Moribund; rasch progrediente tödliche Erkrankung
	0	Tod

Erlaubnis des Patienten zur Therapie eingeholt. 4. Es besteht die vernünftige Hoffnung, daß die Behandlung mehr nützt als schadet.

Chemotherapeutika (s. Tabelle 19.3)

Chemotherapeutika mit selektiver Toxizität

Lediglich bei Nebennierenrindenhormonen, Geschlechtshormonen und Asparaginase konnte bisher eine vorhersehbare selektive Wirksamkeit gegen Tumorzellen nachgewiesen werden. Sie beruht auf metabolischen Unterschieden zwischen Tumorzellen und normalem Gewebe.

Glukokortikoide

Die Glukokortikoide üben einen lympholytischen Effekt aus, der bei wiederholter Anwendung zur Remission der akuten lymphatischen Leukämie führen kann, insbesondere in Verbindung mit Vincristin. Dieser lympholytische Effekt ist unabhängig von der mitotischen Aktivität des Tumors und wirksam bei chronischer lymphatischer Leukämie, Lymphomen und Myelom.

Die Nebennierenkortikosteroide können auch bei gewissen hormonsensitiven Tumoren wie Brust- und Prostatakarzinom wirksam sein. Sie verbessern zerebrale Ödeme, die häufig Gehirntumoren begleiten, lindern hämolytische Anämien bei chronisch-lymphozytärer Anämie und Lymphomen und verbessern die Hyperkalzämie bei verschiedenen malignen Tumoren. Ihre antineoplastische Wirkung läßt nach, wenn sie im Intervall verabreicht werden. Deshalb bevorzugt man hohe Dosen in kurzen Zeiträumen, damit die gewünschte Wirkung erzielt werden kann. Als toxische Wirkungen sind bekannt: metabolische Veränderungen (Hyperglykämie, Hypernatriämie, Kaliumverlust), gastrointestinale Wirkungen (höhere Anfälligkeit für Infektionen). Wichtige Nebenwirkungen bei Langzeittherapie sind Myopathie, Psychose, Hypertension und Osteoporose.

Östrogene

Die Östrogensteroide wurden in den frühen 40er Jahren beim Prostatakarzinom eingesetzt. Dies war einer der ersten erfolgreichen Versuche der rationalen Krebschemotherapie. Kurze Zeit später fand man heraus, daß Östrogene auch bei Frauen mit Brustkrebs in der Postmenopause wirksam waren. Diäthylstilböstrol, das am häufigsten verwendete Östrogen, ist kostengünstig und stark wirksam, auch wenn es oral verabreicht wird. Es kann jedoch zu Magen-Darm-Störungen, Ödemen, Feminisierung bei Männern und uterinen Blutungen führen. Derartige Hormongaben können eine Hyperkalzämie und die Aktivierung eines metastasierenden Mammakarzinoms verursachen.

Tabelle 19.3. Wirksame Medikamente bei urologischem Malignom[a]

Substanz	Applikation	Toxizität	Übliche Erwachsenendosis[b]	Spezifität[c]
Hormone				
Glukokortikoide	Oral (i.v.- und i.m.-Präparate erhältlich)	Natriumretention, Kaliumverlust, Hyperglykämie, Ulcus pepticum, Immunsuppression, Hypertonie, Osteoporose	Prednison: 1–2 mg/kg KG/d über kurze Zeiträume (6 Wochen, wenn möglich), dann minimale tägliche Erhaltungsdosis	ZZUS
Östrogene	Oral	Natriumretention, Feminisierung, Uterusblutung, Nausea und Vomitus	Diäthylstilböstrol: 2,5–5 mg/d für Prostata Äthynilöstradiol: 1 mg/d	ZZUS
Progestagene	Oral, i.m.	Natriumretention	Hydroxyprogesteron: 1 g 2- bis 3mal wöchentlich i.m. Medroxyprogesteron: 200–600 mg oral, 2mal wöchentlich	ZZUS
Androgene	Oral, i.m.	Natriumretention, Maskulinisierung, cholestatischer Ikterus bei oraler Gabe	Testosteronpropionat: 100 mg 2- bis 3mal wöchentlich Fluoxymesteron: 10–40 mg/d oral Calusteron: 200 mg/d oral	ZZUS
Antihormone				
Antiöstrogene				
Tamoxifen (Novaldex)	Oral	Nausea, Hitzewallungen	20–60 mg/d	ZZUS
Nafoxidin[a]	Oral	Nausea, Dermatitis, selten Tumorprogression	60–180 mg/d	ZZUS
Antiandrogene				
Flutamid[a]	Oral	Gynäkomastie, Verlust der männlichen Körperbehaarung	750 mg–1,5 g/d	ZZUS
Cyproteronacetat	Oral	Flüssigkeitsretention	200–300 mg/d	ZZUS
Hormon-Alkylans-Komplex				
Estramustinphosphat (Estracyt)	Oral	Nausea und Vomitus, Phlebitis, leichte Knochenmarkdepression	15 mg/kg KG/d als Einzeldosis	Unbekannt
Alkylanzien				
Chlormethin (Nitrogen Mustard, HN-2, Mustargen)	i.v., intrakavitär	Nausea und Vomitus, Knochenmarkdepression, Ulkus bei Extravasation, Hypogonadismus, fetale Anomalien, Alopezie	0,4 mg/kg KG i.v. als Einzeldosis alle 4–6 Wochen; 0,4 mg/kg KG bei intrakavitärer Injektion	ZZUS
Cyclophosphamid (Endoxan)	i.v., oral	Nausea und Vomitus, Knochenmarkdepression, Alopezie, hämorrhagische Zystitis	40–60 mg/kg KG i.v. alle 3–5 Wochen; 5 mg/kg KG/d oral über 10 Tage, dann 1–3 mg/kg KG/d als Erhaltungsdosis	ZZUS (?)
Chlorambucil (Leukeran)	Oral	Knochenmarkdepression, Gastroenteritis	0,1–0,2 mg/kg KG/d	ZZUS
Melphalan (Phenylalanin Mustard, Alkeran)	Oral	Knochenmarkdepression (gelegentlich prolongiert), Gastroenteritis	0,25 mg/kg KG/d oral über 4 Tage alle 6 Wochen; 2–4 mg/d als Erhaltungsdosis	ZZUS

Tabelle 19.3 (Fortsetzung)

Substanz	Applikation	Toxizität	Übliche Erwachsenendosis[b]	Spezifität[c]
Thiotepa	i.v., intrakavitär	Knochenmarkdepression	0,8 mg/kg KG i.v. als Einzeldosis alle 4–6 Wochen; 0,8 mg/kg KG bei intrakavitärer Injektion	ZZUS
Nitrosoharnstoffe				
Carmustin (BCNU)	i.v.	Nausea und Vomitus, prolongierte Knochenmarkdepression, lokale Phlebitis	BCNU: 75–100 mg/m² i.v., tägl. über 2 Tage alle 4–6 Wochen	ZZUS
Lomustin (CCNU)	Oral		CCNU: 130 mg/m² oral alle 6 Wochen	
Methyl-CCNU	Oral		Methyl-CCNU: 200 mg/m² oral alle 6 Wochen	
Strukturelle Analoga				
Methotrexat (Amethopterin)	Oral	Ulzerative Mukositis, Gastroenteritis, Dermatitis, Knochenmarkdepression, Hepatitis, Fehlgeburt	20–40 mg i.v. 2× wöchentlich; 5–15 mg intrathekal wöchentlich; 2,5–5 mg/d oral	ZZS
Fluorouracil (Fluoro-uracil, Efudix)	i.v.	Atrophische Dermatitis, Gastroenteritis, Mukositis, Knochenmarkdepression, Neuritis	15–20 mg/kg KG i.v. wöchentlich über mindestens 6 Wochen	ZZS
Dacarbazin	i.v.	Gastroenteritis, Hepatitis, Knochenmarkdepression, Phlebitis	150–250 mg/m² i.v. über 5 Tage alle 4–6 Wochen	Unbekannt
Zytotoxische Antibiotika				
Dactinomycin (Actinomycin D, Lyovac-Cosmegen)	i.v.	Nausea und Vomitus, Stomatitis, Gastroenteritis, Proktitis, Alopezie, Ulkus bei Extravasation, Knochenmarkdepression, verstärkte Strahlenwirkung	0,01 mg/kg KG/d über 5 Tage alle 4–6 Wochen	ZZS
Doxorubicin (Adriamycin)	i.v.	Alopezie, Kardiomyopathie, Knochenmarkdepression, Ulkus bei Extravasation, Stomatitis	1 mg/kg KG/Woche; die Gesamtdosis sollte 550 mg/m² nicht überschreiten	ZZUS
Mithramycin	i.v.	Knochenmarkdepression, Nausea und Vomitus, Komplexkoagulopathien, Hepatotoxizität	Anwendung nur nach Kenntnis des wissenschaftlichen Prospektes; maximale Tagesdosis: 0,025–0,03 mg/kg KG	Unbekannt
Bleomycin	i.v., i.m., subkutan	Allergische Dermatitis, Lungenfibrose, Fieber, Mukositis	15 mg 2× wöchentlich; die Gesamtdosis sollte 300 mg nicht überschreiten	Unbekannt
Vinca-Alkaloide				
Vinblastin (Velbe)	i.v.	Knochenmarkdepression, Alopezie, Ulkus bei Extravasation, Nausea, Vomitus, Neuropathie	0,1–0,2 mg/kg KG i.v. wöchentlich	ZZS

Tabelle 19.3 (Fortsetzung)

Substanz	Applikation	Toxizität	Übliche Erwachsenendosis[b]	Spezifität[c]
Vincristin (Oncovin)	i.v.	Alopezie, Neuropathie (peripher und autonom), Ulkus bei Extravasation, selten Knochenmarkdepression	1,5 mg/m² wöchentlich oder weniger; die Einzeldosis sollte 2 mg nicht überschreiten	ZZS
Mischsubstanzen				
Mitotan (o,p'DDD, Lysodren)	Oral	Gastroenteritis, Dermatitis, ZNS-Störungen	5–12 g/d oral	Unbekannt
Aminoglutethimid (Orimeten)	Oral	Gastroenteritis, Dermatitis, Somnolenz	1–1,5/d oral in 3–4 Einzeldosen	ZZUS
Anorganisches Metallsalz				
Cisplatin (Platinex, Cisplatyl)	i.v. mit Mannitdiurese	Nausea und Vomitus, Knochenmarkdepression, Nephro-, Ototoxizität	1 mg/kg KG alle 3 Wochen i.v. oder 80 mg/m² i.v. alle 3 Wochen; Dosisreduktion bei eingeschränkter Nierenfunktion	ZZUS
Podophyllotoxinderivat				
Etoposid (VP-16-213, Vepesid)	i.v., oral	Knochenmarkdepression, Nausea und Vomitus, Hypotension, Alopezie	50–100 mg/m²/d i.v. über 5 Tage, oral wird etwa die doppelte i.v.-Dosis verabreicht	ZZS

[a] Siehe Anmerkung S. 497
[b] Modifikationen der Medikamentendosierungen: Wenn die Leukozytenzahl >4500 und die Thrombozytenzahl >150.000 beträgt, wird die volle Dosis verabreicht; wenn die Leukozytenzahl 3500–4500 und die Thrombozytenzahl 100.000–150.000 beträgt, werden 75% der vollen Dosis gegeben; wenn die Leukozytenzahl 3000–3500 und die Thrombozytenzahl 75.000–100.000 beträgt, werden 50–70% der vollen Dosis gegeben; wenn die Leukozytenzahl <3000 und die Thrombozytenzahl <75.000 liegt, werden 0–25% der vollen Dosis verabreicht
[c] *ZZS* Zellzyklus-spezifisch; *ZZUS* Zellzyklus-unspezifisch, s. Text

Synthetische Progestativa

Diese Medikamente sind in pharmokologischen Dosen beim metastasierenden unkontrollierten Endometriumkarzinom, gelegentlich auch beim Hypernephrom und bei Brustkrebs wirksam.

Androgene

Die Androgene werden hauptsächlich bei der Behandlung metastasierender Mammakarzinome, besonders bei Frauen in der Prä- und Perimenopause eingesetzt. Sie spielen darüber hinaus eine Rolle bei der Stimulation der Erythropoese bei anämischen Patienten mit mehreren neoplastischen Erkrankungen. Zu den toxischen Effekten der Androgene zählen die exzessive Virilisation bei Frauen, der Prostatismus bei Männern und die Ödemeinlagerung. Gelegentlich kann es zum Aufflammen des Tumorwachstums und zur Hyperkalzämie kommen. Die halogenisierten Androgene, die auch bei oraler Verabreichung sehr wirksam sind, können zum cholostatischen Ikterus führen. Das ist bei parenteral zugeführten, nichthalogenisierten Stoffen nicht möglich.

Antihormone

Antiöstrogene [Nafoxidin, s. S. 497, und Tamoxifen (Nolvadex)] sind neuere nicht-steroidale Stoffe, die die Östrogenrezeptoren der Tumorzellen blockieren. Sie beeinträchtigen so die Östrogenstimulation hormonabhängiger Tumoren wie des Mammakarzinoms und möglicherweise auch des Nierenkarzinoms. Übelkeit, Hitzegefühl und leichte Thrombozytopenie sind bei oraler Zufuhr mögliche Nebenwirkungen.

Zu den Antiandrogenen gehört Cyproteronacetat, eine steroidähnliche Substanz, die eine potente progestationale Wirkung besitzt und Flutamid, ein nicht-steroidales Anilid, das seine Wirkung durch Hemmung der Androgenbindung an das Tumorgewebe entfaltet. Diese Medikamente wirken beim fortgeschrittenen Prostatakarzinom, das auf die übliche Hormonbehandlung nicht mehr anspricht. Bisher sind aus den klinischen Untersuchungen keine wesentlichen Nebenwirkungen bekannt geworden.

Die Reaktivierung von Tumoren, die auf einer vorherigen Kastration oder Östrogentherapie beruht, oder fehlendes Ansprechen bei 30–40% der Patienten, kann auf persistierende Androgene adrenalen Ursprungs zurückzuführen sein. Deshalb wurde eine neue antihormonelle Strategie entwickelt, um eine vollständige Androgenblockade zu erreichen. Mit einem luteinisierenden Hormon – Releasinghormon- (LHRH-)Agonisten oder durch chirurgische Kastration können die testikulären Androgene blockiert werden. Dies geschieht in Verbindung mit der Gabe eines reinen Antiandrogens (Flutamid), um auch die adrenalen Androgene zu neutralisieren.

Labrie glaubt, daß die vollständige Androgenblockade die Behandlung der Wahl darstellt, um vollständigere Remissionen von längerer Dauer bei metastatischem Prostatakrebs zu erreichen und das Auftreten androgenresistenter Zellklone zu minimieren. In mehreren randomisierten klinischen Versuchsreihen wird gegenwärtig die alleinige Behandlung mit LHRH-Agonisten einer Kombinationsbehandlung mit LHRH-Agonisten und Flutamid gegenübergestellt. Bisher sind keine Ergebnisse veröffentlicht worden.

Die Entdeckung des Gonadotropinreleasing-Hormons (GRH) und seiner Analoga hat die Möglichkeit eröffnet, die Leydig-Zwischenzellen-Funktion beim Menschen zu unterdrücken. Die Wirksamkeit der LHRH-Agonisten bei der Behandlung von Prostatakrebs konnte mit der Beseitigung östrogener Nebenwirkungen nachgewiesen werden. Leuprolid (Lupron) ist ein solcher Agonist. Hierbei handelt es sich um ein synthetisches Nonapeptid, das zu einer medikamentösen Kastration führen kann und ebenso wirksam zu sein scheint wie DES. Es hat jedoch weniger Nebenwirkungen. Leuprolid läßt sich gegenwärtig jedoch nur intravenös applizieren; eine intranasale Verabreichung ist in der Entwicklung.

Alkylanzien

Die Alkylanzien, deren Prototyp Chlormethin ist, reagieren mit nukleophilen Substanzen innerhalb der Zelle und bilden Kreuzbindungen an den Guaninresten der parallelen DNA-Doppelstränge. Mit Ausnahme von Cyclophosphamid sind die Alkylanzien vom Zellzyklus unabhängig und beeinflussen sowohl ruhende wie auch sich teilende Zellen. Es werden normale und maligne Zellen zerstört.

Chlormethin. Dieses Präparat ist entweder allein oder in Verbindung mit anderen Medikamenten die alkylierende Substanz der Wahl beim Morbus Hodgkin. Cyclophosphamid wird beim Burkitt-Tumor eingesetzt und ist außerdem das Mittel der Wahl beim undifferenzierten kleinzelligen Lungenkarzinom. Es spielt eine große Rolle bei der akuten Leukämie im Kindesalter, bei der andere Alkylanzien ohne Wirkung sind. In den meisten Fällen führen jedoch äquivalente Dosen der verschiedenen alkylierenden Substanzen zu entsprechenden Reaktionen, wobei außer für die N-Nitrosoverbindungen, für die verschiedenen Alkylanzien eine Überkreuzresistenz besteht. Die Wahl eines bestimmten Medikamentes richtet sich nach der Art der Zufuhr und der unterschiedlichen Toxizität.

Chlorambucil (Leukeran). Dieses Präparat wird insbesondere bei der chronisch-lymphatischen Leukämie, beim Morbus Hodgkin und der Makroglobulinämie, dem Morbus Waldenström, angewandt. Der große Vorteil liegt in dem engen Toxizitätsspektrum (nur hämatopoetisch) und der problemlosen oralen Zufuhr. Melphalan (Alkeran) wird gewöhnlich beim multiplen Myelom angewandt. Busulfan (Myleran) setzt man normalerweise bei chronisch-myeloischer Leukämie und Polycythaemia vera ein. Alle Alkylanzien sind beim Ovarialkarzinom gleich wirksam.

Mechlorethamin ist bei Extravasation ein Vesikans. Cyclophosphamid (Endoxan) und Thiotepa reizen bei direktem Kontakt das Gewebe viel weniger, da sie erst in die aktive Form umgewandelt werden müssen. Die sofortigen Nebenwirkungen bei der intravenösen Gabe von alkylierenden Substanzen sind Übelkeit und Erbrechen, die schon nach kurzer Zeit (bis 30 min) beginnen und etwa 8–10 h anhalten. Eine Prämedikation mit Phenothiazinen verhindert diese Reaktion. Die wichtigsten später eintretenden Nebenwirkungen richten sich vorwiegend gegen schnell proliferierende Gewebe (hämatopoetisch, gonadal, epithelial und gastrointestinal). Hier spielt die Knochenmarksuppression die größte Rolle. Im Knochenmark beginnt die Zellnekrose nach 12 h, und der tiefste Stand der Blutkörperchen ist nach 7–10 Tagen erreicht. Bedingt durch die Regenerationszeit des Knochenmarks wird die Zufuhr von Mechlorethamin auf 4- bis 6wöchige Intervalle beschränkt.

Viele Alkylanzien rufen relativ charakteristische Abwehrreaktionen hervor. Beispiele dafür sind Alopezie und hämorrhagische Zystitis bei Cyclophosphamid. Melanose und Lungenfibrose bei Busulfan. Alle alkylierenden Substanzen können eine Hypospermie, Menstruationsstörungen und fetale Anomalien verursachen.

Thiotepa wird in Tabelle 19.3 besprochen.

Die Gruppe der N-Nitrosoverbindungen

BCNU, CCNU und Methyl-CCNU sind zellzyklusunabhängige synthetische Chemikalien mit ähnlicher Wirkung wie die klassischen Alkylanzien. Sie haben aber zusätzliche andere nutzbare Eigenschaften, zu denen ihre Fettlöslichkeit und das verzögerte Einsetzen der Knochenmarksuppression im Vergleich zu den Ankylanzien gehören. Darüber hinaus scheint es keine Überkreuzresistenz mit anderen alkylierenden Substanzen zu geben. Diese Stoffe sind beim Morbus Hodgkin stark wirksam, weniger bei Nicht-Hodgkin-Lymphomen. Aufgrund ihrer Lipoidlöslichkeit sind sie vermutlich bei metastasierenden Tumoren des zentralen Nervensystems wirksam. BCNU wird intravenös zugeführt, CCNU und Methyl-CCNU können oral verabreicht werden.

Antimetaboliten

Die Antimetaboliten sind spezifische zytotoxische Stoffe, die eng verwandt sind mit Substanzen, die beim Zellstoffwechsel und Zellwachstum benötigt werden. Sie greifen in die Nukleinsäuresynthese ein und schwächen so die Proliferation normaler und neoplastischer Zellen. Sie sind i. allg. zellzyklusspezifisch, wobei ihre Wirkung auf proliferierende Zellen stärker ist als auf Zellen in der Ruhephase.

Methotrexat

Methotrexat ist ein kompetitiver Hemmstoff der Dihydrofolatreduktase. Die erworbene Resistenz gegen Methotrexat resultiert aus einer erhöhten Dihydrofolatreduktaseaktivität, da die Enzymsyntheserate die Rate der Methotrexataufnahme durch resistente Zellen überschreitet.

Die Toxizität des Methotrexats wirkt sich hämatologisch, gastrointestinal, hepatisch und dermatologisch aus. Die Nebeneffekte können durch sofortige Gabe von Folsäure (Citrovorum-Faktor) abgeschwächt oder verhindert werden (am besten innerhalb 1 h, aber nicht erst einige Stunden später). So hatte man die Folsäure dazu benutzt, das Knochenmark nach Gaben toxischer Dosen zu „retten". Es ist jedoch noch nicht sicher, daß der Antitumoreffekt ausgeprägter ist.

Methotrexat kann oral, intramuskulär, intravenös oder intrathekal verabreicht werden. Es ist an Plasmaproteine gebunden und wird im Urin ausgeschieden. Leber- oder Nierenversagen sind Kontraindikationen. Zu den toxischen Nebenwirkungen, die eine Reduzierung der Dosis erfordern, gehören die Leukopenie, die Thrombozytopenie, die Stomatitis und die Gastroenteritis mit Diarrhö.

Methotrexat kann die meisten Fälle der gestationalen Chorionkarzinome heilen. Es wurde bei der Behandlung epithelialer Neoplasmen des Kopfes und des Halses intensiv eingesetzt und kann auch bei Brustkrebs, Hodentumoren, Lungenkrebs, Medulloblastomen und andere Gehirntumoren eingesetzt werden.

Fluorouracil

Fluorouracil ist ein Thyminanalog, das in vivo die Thymidylatsynthese hemmt. Es ist ein Enzym, das bei der Bildung des Thymidylats, einem DNA-Vorläufer, beteiligt ist. Der Stoff wird zuerst in 2-Desoxy-5-Fluorouridin umgewandelt, das heute zur Perfusion eingesetzt werden kann. Es können jedoch noch keine sicheren Vorteile gegenüber dem Fluorouracil festgestellt werden. Der Fluorouracil-Stoffwechsel findet hauptsächlich in der Leber statt. Zu den größten Nebenwirkungen zählen Stomatitis, Enteritis und Knochenmarksuppression. Gelegentlich beobachtet man eine signifikante atrophische Dermatitis. Eine Neurotoxizität ist selten.

Fluorouracil wird am häufigsten beim Mamma- und Adenokarzinom eingesetzt, ist jedoch auch bei Pankreas-, Magen-, Darm-, Ovarial- und Prostatakarzinom brauchbar. Die bevorzugte Dosierung erfolgt heute einmal wöchentlich, da die früher favorisierte Viertagesdosis nicht wirkungsvoller, aber stärker toxisch war. Die Dosierung sollte zwischen 15 und 20 mg/kg i.v. einmal wöchentlich liegen.

Da die Antimetaboliten, wie Methotrexat und Fluorouracil, ihre Wirkung nur auf schnell proliferierende Zellen ausüben, schädigen sie die Zellen der Mukosaoberfläche wie die des Magen-Darm-Traktes. Methotrexat hat ähnliche Effekte auf die Haut. Die Nebenwirkungen sind gelegentlich signifikanter als die Auswirkungen auf das Knochenmark. Bei Verwendung dieser Stoffe sollte man routinemäßig darauf achten.

Ein Erythem der bukkalen Schleimhaut ist ein Frühzeichen der Schleimhautschädigung. Wenn die Therapie weitergeführt wird, können orale Ulzerationen auftreten. Es ist i. allg. ratsam, die Therapie zu unterbrechen, wenn frühe orale Ulzerationen nachweisbar sind. Dieses Symptom deutet häufig auch auf ähnliche ernstere Ulzerationen an anderen Stellen des Magen-Darm-Traktes hin. Die Therapie kann normalerweise nach Abheilen der oralen Geschwüre fortgesetzt werden (innerhalb 1 Woche bis 10 Tage). Die verwandte Medikamentendosis muß in diesem Fall jedoch soweit reduziert werden, daß die Nebenwirkungen auf die Mukosa akzeptabel sind.

Zytotoxische Antibiotika

Diese Stoffe, von denen das erste das Actinomycin D war, wurden in den 40er Jahren von Waksman aus Bodenbakterien der Streptomyces-Klasse isoliert.

Dactinomycin (Actinomycin D)

Dactinomycin ist ein Hemmstoff der DNA-abhängigen RNA-Synthese durch Ribosomen. Zu seinen Toxizitäten zählen hämatopoetische Suppression, ulzerative Stomatitis und Gastroenteritis. Bei Extravasationen kann es zu intensiven lokalen Gewebenekrosen kommen. Das Medikament wird über eine bestimmte Zeit intrazellulär eingelagert, wobei man glaubt, daß erworbene Resistenz mit schwacher zellulärer Aufnahme und schneller Abgabe des Medikamentes korreliert. Actinomycin D wird hauptsächlich in sequentieller Kombination mit der Radiotherapie bei Wilms-Tumoren eingesetzt. Eine Langzeitbehandlung in Kombination mit operativer und Bestrahlungstherapie kann zu signifikant besseren Behandlungsergebnissen führen. Actinomycin D ist erfolgreich bei trophoblastischen malignen Erkrankungen, bei Sarkomen der weichen Gewebe und bei Hodentumoren eingesetzt worden. Es wird besonders in Verbindung mit Alkylanzien und Antimetaboliten verwendet. Ein optimales Dosierungsschema, auch in Kombination mit anderen Medikamenten, ist noch nicht bekannt. Üblicherweise verabreicht man über mehrere Tage 15 µg/kg/KG i.v. Nach etwa 2–4 Wochen, je nach Toxizität, wird der Zyklus wiederholt.

Doxorubicin (Adriamycin)

Doxorubicin (Adriamycin) und Daunorubicin sind Antibiotika, die sich zwischen benachbarte Basenpaare eines DNA-Doppelstranges schalten. Zu den toxischen Auswirkungen gehören Knochenmarksuppression, Alopezie und Mukositis. Bei Extravasation des Medikamentes kann es zu heftigen Gewebenekrosen kommen. Adriamycin wird hauptsächlich durch die Galle ausgeschieden und muß deshalb bei Patienten mit verminderter Leberfunktion in reduzierter Dosis verabreicht werden. Adriamycin und Daunomycin weisen beide eine kardiale Toxizität auf. Dies ist beim Adriamycin ein größeres Problem, da das Medikament eine große Rolle bei der Behandlung von Sarkomen, Brustkrebs, Lymphomen und gewissen anderen soliden Tumoren spielt. Die Anwendung von Daunorubicin beschränkt sich auf die Behandlung akuter Leukämien. Neuere Untersuchungen der linken Ventrikelfunktion zeigen, daß bei den meisten Patienten reversible Veränderungen in der kardialen Dynamik auftreten, wenn sie von dieser Substanz 300 mg/m^2 Körperoberfläche erhalten haben. Durch regelmäßige echokardiographische Untersuchungen können diese Veränderungen frühzeitig aufgedeckt werden. Insbesondere die echokardiographische Messung des Schlagvolumens des linken Ventrikels ist hier wertvoll. Alternativ kann auch die Spannung des linken Ventrikels im EKG serienmäßig gemessen werden. Trotzdem sollte man Adriblastin bei älteren Patienten mit Herzerkrankungen nicht anwenden. Die Gesamtdosis sollte 550 mg/m^2 Körperoberfläche nicht überschreiten. Bei Patienten, bei denen früher eine Thorax- oder Mediastinalradiotherapie durchgeführt wurde, entwickeln durch Adriblastin eher Herzveränderungen. Regelmäßige EKG sind notwendig. Ein hoher Ruhepuls kann das Auftreten einer kardialen Toxizität ankündigen. Unglücklicherweise kann die Toxizität bei hohen Dosierungen irreversibel und tödlich sein. Bei geringeren Dosierungen (z.B. 350 mg/m^2 Körperoberfläche) bessern sich die Symptome des Herzversagens i. allg. bei Digitalis-Diuretikagaben mit gleichzeitiger Einstellung der Adriblastintherapie.

Mitoxantron (Novantron), ein neues Anthracyklinderivat, zeigt eine ähnliche Antitumorwirkung wie Doxorubizin. Die kardiotoxischen Nebenwirkungen sind jedoch geringer, und die Alopezie tritt in leichterer Form auf. Die dosislimitierende Nebenwirkung ist die Granulozytopenie. Sie tritt auf, wenn das Medikament alle 3 Wochen appliziert wird. Werden niedrigere tägliche Dosen über 5 aufeinanderfolgende Tage verabreicht, so tritt eine Mukositis als Hauptnebenwirkung auf.

Mithramycin

Mithramycin ist bei der gegen hohe Diurese- und Kortikosteroideresistenten Hyperkalzämie wirksam. Die Dosierung kann niedriger sein als bei der Tumortherapie, obwohl sie auch noch im toxischen Bereich liegen kann. Das Mittel wird insbesondere bei embryonalen Karzinomen und anderen Hodentumoren eingesetzt. Zu den Nebenwirkungen zählen Knochenmarksdepression, Leber-, Magen- und Darmveränderungen sowie Koagulopathien.

Bleomycin (Bleomycinum)

Bleomycin besteht in seiner klinischen Anwendungsform aus einer Mischung verschiedener Fraktionen, die sich in ihrem Amingehalt unterscheiden. Die prinzipielle Wirkungsweise scheint in einer Spaltung der DNA-Stränge oder der Hemmung der Ligase und damit einer Hemmung der Zellteilung zu bestehen. Der schwerste toxische Effekt ist die interstitielle Lungenfibrose, die gewöhnlich dosisabhängig ist und zum Tode führen kann. Sie tritt bei kumulativer Dosierung von mehr als 150 E/m^2 Körperoberfläche auf. Bei vorausgegangener Radiotherapie der Lungen können die toxischen Dosen aber auch viel niedriger sein. Ältere Patienten mit bereits bestehenden Lungenerkrankungen sind i. allg. am meisten gefährdet. Überempfindlichkeitsreaktionen der Lunge mit Eosinophilie können bei jeder Dosierung auftreten. Sie sprechen meist günstig auf eine Kortikosteroidbehandlung an. Bei der Lungenfibrose sind die Steroide nicht so wirkungsvoll.

Andere toxische Bleomycin-Wirkungen sind anaphylaktische und akute febrile Reaktionen, Stomatitis und Dermatitis mit Hyperpigmentierung und Schuppung der Handflächen und der Fußsohlen. Ein toxischer Effekt auf das Knochenmark besteht nicht. Bleomcycin kann intravenös, intramuskulär oder subkutan verabreicht werden, wobei die i.v.-Dosierung üblich ist. Man gibt es am häufigsten bei Hodentumoren, Plattenepithelkarzinomen, Lymphomen und zervikalen Karzinomen.

Mitomycin

Mitomycin ist ein wirksamer Stoff gegen Magen- und Pankreasadenokarzinome. Auch beim Brustkrebs sind vielversprechende Erfolge erzielt worden.

Pflanzenalkaloide

Zu den Pflanzenalkaloiden zählen die Immergrünederivate Vincristin und Vinblastin. Es sind 2 eng miteinander verwandte Stoffe mit stark unterschiedlichen Toxizitäten und Wirkungsspektren. Beide Vinca-Alkaloide richten sich gegen zytoplasmatische Vorläufer des mitotischen Spindelapparates in der S-Phase. Sie polymerisieren mit den Mikrotubuli, aus denen der mitotische Spindelapparat besteht.

Vinblastin

Vinblastin (Velbe) ist einer der wichtigsten Stoffe bei der Behandlung des Morbus Hodgkin und des Hodenkarzinoms. Beim Non-Hodgkin-Lymphom liegt nur geringe Wirksamkeit vor. Toxische Nebenwirkungen sind primär die Knochenmarksuppression, aber auch Gastroenteritis, Neurotoxizität und Alopezie, wobei die letztere seltener ist als beim Vincristin. Das Medikament wird gewöhnlich einmal wöchentlich verabreicht. Bei Extravasation kann es zu schweren lokalen Ulzerationen im Bereich des subkutanen Gewebes kommen.

Vincristin

Vincristinsulfat ist primär neurotoxisch und kann periphere autonome und gelegentlich auch enterale Neuropathien induzieren. Die periphere Neuropathie kann sensorisch, motorisch, autonom oder eine Kombination dieser Störungen sein. In der mildesten Form finden sich beim Vincristin Parästhesien der Zehen und Finger („Nadelstiche"). Gelegentlich klagen Patienten nach Vincristintherapie über akute Rachen- und Halsschmerzen (Trigemniusneuralgie). Bei fortgesetzter Vincristintherapie breitet sich die Parästhesie auf die proximalen interphalangealen Gelenke aus. Es kommt zur Hyporeflexie im Bereich der unteren Extremitäten. Manchmal bildet sich eine deutliche Schwächung der Quadrizepsmuskelgruppe aus. Es ist deshalb sinnvoll, die Vincristintherapie so lange zu unterbrechen, bis die Neuropathie einigermaßen abgeklungen ist. Eine Schwächung des Peronäus sollte vermieden werden, damit es durch Peronäuslähmung nicht zu einer Beeinträchtigung des Ganges kommt.

Die Obstipation ist das häufigste Symptom der autonomen Neuropathie, die bei Vincristintherapie auftreten kann. Deshalb sollte man sich schon prophylaktisch auf dieses Symptom einstellen und Patienten, die Vincristin erhalten, Gleit- und Abführmittel verabreichen. Wenn man diese Komplikation zu leicht nimmt, kann es zu schwerer Verstopfung bei atonischem Darm kommen.

Eine schwere autonome Involvierung kann zu einer akuten intestinalen Obstruktion mit den Zeichen eines akuten Abdomens führen. Auch Blasenneuropathien können sehr heftig sein, sind aber selten.

Eine Alopezie tritt bei 20% der Patienten auf. Eine hämatologische Suppression ist jedoch ungewöhnlich. Das Medikament ist äußerst wirksam bei der akuten lymphatischen Leukämie. Hier wird es besonders in Verbindung mit Prednison angewandt. Es wirkt außerdem bei allen Lymphomformen, Tumoren im Kindesalter, Chorionkarzinomen und verschiedenen Sarkomen. Da Vincristin eine signifikante Überlappungstoxizität mit den meisten anderen chemotherapeutischen Agenzien fehlt, wird es im großen Maße in Kombination mit anderen Stoffen eingesetzt. Optimale Dosierung und richtige Behandlungsschemata sind in Erprobung. Am häufigsten wird das Medikament wöchentlich verabreicht, dies muß jedoch nicht die beste Therapieform sein.

Gemischte Präparate

Amphenon B. o,p'DDD ist ein dem DDT verwandter Stoff, der eine Nebennierenrindennekrose verursachen kann. Er führt bei 70% der Patienten mit Nebennierenrindenkarzinomen zu einer Reduktion der exzessiven Steroidproduktion. Bei etwa 35% wird zusätzlich eine Abnahme der Tumormasse beobachtet. Zu den Nebenwirkungen zählen Dermatitis, Gastroenteritis und Veränderungen des ZNS.

Aminoglutethimid (Orimeten). Hier handelt es sich um ein Derivat des Glutethimids, das bei chronischer Einnahme zur Nebenniereninsuffizienz führen kann. Es blockiert die adrenale Steroidgenese durch Hemmung der enzymatischen Umwandlung von Cholesterin in Pregnenolon, wodurch eine Reduktion der Mineralokortikoid-, Glukokortikoid- und Geschlechtshormonproduktion eintritt. Die so induzierte „medikamentöse Adrenalektomie" kann bei Brust- und Prostatakrebs wirksam sein. Zu den Nebenwirkungen zählen Somnolenz, Übelkeit, Erbrechen sowie gelegentlich Hautausschläge. Bei der Therapie müssen zusätzlich Mineralokortikoide und Glukokortikoide ersetzt werden.

Estramustinphosphat (Estracyt). Dieses Präparat besteht aus der Kombination von Östradiol und einem Alkylans. Es ist noch nicht ganz sicher, ob dieser Komplex wirkungsvoller ist als jeder einzelne Stoff isoliert. Ähnliche Kombinationen werden sicherlich in Zukunft angewandt. Zu den Toxizitäten der oralen Verabreichung zählen Übelkeit und Erbrechen, Thrombophlebitis und leichte hämatopoetische Suppression.

Dacarbazin. Hier handelt es sich um ein synthetisches Derivat der Triazen-Klasse. Es wirkt sowohl wie ein Antimetabolit als auch ein Alkylans. Es ist bei Melanomen und in Verbindung mit Doxorubicin bei verschiedenen Sarkomen wirksam. Zu den toxischen Wirkungen zählen Gastroenteritis, Knochenmarkdepression, Hepatitis, Phlebitis, Alopezie und grippeähnliche Syndrome mit Myalgien. Bei Extravasation können Ulzerationen auftreten.

Cisplatin. Cisplatin ist ein Schwermetallantitumormittel, dessen Wirkungsmechanismus noch unbekannt ist. Zu den Nebenwirkungen gehören starkes Erbrechen und Nekrose der Nierentubuli. Bei guter Diurese während der Cysplatin-Infusion durch sorgfältige Hydratation und Mannitol-Zufuhr, kann der Tubulusschaden jedoch auf ein Minimum beschränkt werden. Andere Nebenwirkungen sind Ototoxizität und Suppression des Knochenmarks. Außerdem Leukopenie, Thrombozytopenie und Anämie. Das Medikament wird gewöhnlich als Infusion in 2 h in einer lichtdicht eingerollten Flasche verabreicht (das Medikament ist lichtempfindlich). Häufigste Anwendungen: Hoden-, Blasen- und Ovarialkarzinom.

Podophyllotoxin (Proresid). Dieser Stoff (ein Extrakt der Alraunewurzel) zeigt zytolytische Eigenschaften bei der Behandlung von Warzen. Die antimitotischen Effekte beruhen auf einem Bruch der einsträngigen DNA. Als Monosubstanz zeigt es eine signifikante Wirkung beim kleinzelligen Lungenkarzinom und bei Lymphomen. Außerdem wird es in der Kombinationstherapie und der Behandlung von Hodenkarzinomen eingesetzt. Die toxische Wirkung besteht in der Suppression des hämatopoetischen Systems, vorwiegend mit Leukopenie, bei der der Tiefstand nach 7–14 Tagen und die Erholungsphase nach 21 Tagen erreicht wird. Übelkeit, Erbrechen, Alopezie und gelegentlich periphere Neuropathien wurden beobachtet. Hypotonie und anaphylaktische Reaktionen sind bekannt, insbesondere bei schneller intravenöser Zufuhr. Das Medikament sollte in einer Infusion langsam über 30–60 min verabreicht werden. Die orale Zufuhr ist ebenfalls wirksam, doch muß die Dosierung dann etwa doppelt so hoch sein wie die i.v.-Dosis.

α-Interferon. Die klinischen Erfahrungen mit α-Interferonen zeigten eine deutliche therapeutische Aktivität bei Patienten mit Haarzellenleukämie. Auch bei der Behandlung des multiplen Myeloms könnte Interferon in Kombination mit zytotoxischen Medikamenten eine Rolle spielen. Außerdem scheint Interferon bei der chronisch-lymphatischen Leukämie, der chronisch-myeloischen Leukämie und den kutanen T-Zell-Lymphomen wirksam zu sein. Selbst bei soliden Tumoren wie dem Melanom, dem Nierenkarzinom und dem Ovarialkarzinom war in frühen Versuchsreihen eine mäßige Wirkung zu verzeichnen. Zu den toxischen Nebenwirkungen zählen primär erkältungsähnliche Symptome (Schüttelfrost, Fieber, Übelkeit), zentralnervöse Symptome (Somnolenz, Verwirrung), Hypotension und Granulozytopenie, die alle dosisabhängig und bei Beendigung der Therapie rasch reversibel sind.

Operative Unterstützung der Chemotherapie

Man vermutet, daß operative und strahlentherapeutische Maßnahmen (zellzyklus-unspezifisch), die die Tumorgröße reduzieren und die Wachstumrate des Tumors steigern, die Tumorsensitivität gegen Chemotherapeutika (zellzyklus-spezifisch) erhöhen. Somit können chemotherapeutische Stoffe, die nach einer Operation verabreicht werden, die Resultate verbessern, auch wenn klinisch kein Tumor mehr nachweisbar ist, eine Rezidivbildung aber statistisch wahrscheinlich ist.

Die adjuvante Chemotherapie ist beim Wilms-Tumor und beim Neuroblastom nachgewiesenermaßen wirksam. Sie kann in Verbindung mit der Radiotherapie bei Morbus-Hodgkin im Stadium II-IIIB von Vorteil sein. Man konnte nachweisen, daß die adjuvante Chemotherapie mit hochdosiertem Methotrexat, gefolgt von Folsäure- oder Doxorubicingaben, die erkrankungsfreien Intervalle beim Osteosarkom im Kindesalter nach entsprechender Behandlung des Primärtumors verlängern konnte. Bei Ovarialkarzinomen, Hodentumoren und einigen anderen Sarkomen scheint die adjuvante Chemotherapie sinnvoll zu sein.

Rhabdomyosarkome im Kindesalter können wirkungsvoll behandelt werden. Nach ausgedehnter lokaler Exzision, wobei eine Amputation vermieden werden sollte, erfolgt die Radiotherapie und wiederholte zyklische Therapie mit Dactinomycin und Vincristin.

Die adjuvante Chemotherapie nach operativer Behandlung von Kolon- und Brustkarzinomen wird intensiv untersucht. Die Durchführung einer adjuvanten Chemotherapie wie beim Mammakarzinom ist heute eine anerkannte Vorgehensweise für Patientinnen in der Prämenopause mit hohem Rezidivrisiko (Stadium II); CMF (Cyclophosphamid, Methotrexat und Fluorouracil) wird über 6 Monate verabreicht. Stadium-II-Patientinnen in der Postmenopause, die hormonrezeptor-positiv sind, können prophylaktisch mit Tamoxifen über wenigstens 2 Jahre behandelt werden.

Spätkomplikationen der Chemotherapie

Die wachsende Effektivität der Chemotherapie bei der Verlängerung der Überlebenszeiten bedeutete gleichzeitig, daß bei den behandelten Patienten oft ein erhöhtes Risiko für die Entwicklung eines malignen Sekundärtumors besteht. Der häufigste Sekundärkrebs ist die akute myeloische Leukämie. Andere Sekundärkrebse durch Medikamente oder Radiotherapie traten nur sporadisch auf. Die akute myeloische Leukämie wurde bei bis zu 2% der Langzeitüberlebenden mit Morbus Hodgkin beobachtet, insbesondere wenn die Patienten mit Radiotherapie und einer kombinierten Chemotherapie (Mechlorethamin, Vincristin, Procarbazin, Prednison) behandelt wurden. Das gleiche galt für Patienten mit Ovarialkarzinom oder Myelom, die Melphalan erhielten. Trotz dieser Schwierigkeiten spricht das Schaden-Nutzen-Verhältnis eindeutig für dieses therapeutische Vorgehen. Beim Mammakarzinom im Stadium I können die Risiken einer adjuvanten Chemotherapie mit Alkylanzien den Nutzen überschreiten, da die Häufigkeit der Leukämie 2% übersteigt. Es gibt Hinweise dafür, daß gewisse Medikamente (Melphalan) stärker karzinogen wirken als andere Alkylanzien, wie Cyclophosphamid oder andere Medikamentengruppen, wie z. B. Antimetabolite.

Infusions- und Perfusionstherapie

Die selektive arterielle Infusion wurde eingesetzt, um dem Tumor höhere Konzentrationen an Medikamenten verabreichen zu können, als dies durch systemische Zufuhr möglich war. Ein Wissenschaftler verabreichte Fluorouracil an 200 Patienten mit Lebermetastasen durch Infusionen in die A. hepatica communis, da die meisten von ihnen auf eine intravenöse Fluorouraciltherapie ansprachen. Etwa 60% der Patienten wiesen objektive Besserungen auf und überlebten im Durchschnitt 8,7 Monate. Patienten, die auf die Therapie nicht ansprachen, überlebten 2,5 Monate.

Die regionale Perfusion ist eine experimentelle Technik, die in folgenden Fällen zu vielversprechenden Resultaten geführt hat: 1. Melanom: Perfusion einer Extremität mit Mechlorethamin oder Dacarbazin. 2. Tumoren des Kopfes oder des Halses bei Perfusion durch die A. carotis mit Alkylanzien, Fluorouracil oder Methotrexat. 3. Hepatome und metastasierende Adenokarzinome der Leber, wobei die Perfusion über die A. hepatica communis mit Fluorouracil oder anderen Medikamenten erfolgt.

Vor kurzem konnte man nachweisen, daß ein neu entwickeltes, voll implantiertes Medikamentendosierungssystem zur Chemotherapie durch die A. hepatica communis sicher und effektiv ist. Eine Silastikkanüle wird durch Laparotomie eingesetzt und eine Pumpe subkutan implantiert. Die Pumpe kann perkutan wieder aufgefüllt werden. In einer kleinen vorläufigen Studie sprachen 11 von 13 Patienten auf eine kontinuierliche Infusion von Floxuridin über einen mittleren Zeitraum von 6 Monaten an. Das implantierte System sollte die weitere Untersuchung der regionalen Lebertherapie erleichtern.

Ein weiteres intravaskuläres Vorgehen zur Behandlung abdomineller maligner Tumoren ist die Transkatheterokklusion durch Gelfoam oder Embolisation durch Einsatz einer Spirale (s. Kap. 7). Diese Technik wird am häufigsten beim Nierenzellkarzinom eingesetzt, ist aber auch zur Unterbrechung der Blutzufuhr von Lebertumoren durch embolische Okklusion der A. hepatica sinnvoll.

Kombinierte Chemotherapie

Kombinationen von Medikamenten, die multiple biosynthetische Stoffwechselwege blockieren, verabreicht man, um einen synergistischen Effekt gegen den Tumor auszuüben. Die Medikamente einer Kombination werden so ausgewählt, daß eine überlappende Toxizität vermieden wird. Dieses Vorgehen ist besonders dann nützlich, wenn die einzelnen Stoffe alleine nicht wirksam sind. So führen Vincristin und Prednison oder Cytarabin mit Thioguanin bei der akuten Leukämie zu besseren Erfolgen als die einzelnen Stoffe. Trotzdem ist die Toxizität nicht erhöht. Die Überlebenszeit ist proportional zur Dauer der Besserung der akuten Leukämie. Dies zeigt, wie wichtig es ist, vollständige Remissionen zu erzielen.

Die Behandlung von Hodentumoren steht repräsentativ für eine Ära chemotherapeutischer und radiotherapeutischer Fortschritte, seit der Entwicklung der kombinierten Chemotherapie (Chlorambucil, Methotrexat, Dactinomycin) für Patienten mit ausgedehnter Tumorerkrankung durch Li et al. im Jahre 1960. Nicht-seminomatöse Hodenkarzinome konnten erfolgreich mit verschiedenen Kombinationen aus Bleomycin, Vinblastin und Cisplatin behandelt werden. Samuels (1975) berichtete, daß 75% auf eine Therapie mit Vinblastin und Bleomycin ansprechen. Bei 45% der Fälle wird ein vollständiger Rückgang erreicht. Einhorn u. Donohue (1977) behandelten 50 Patienten mit einer Dreifachkombination aus Bleomycin, Vinblastin und Cisplatin, wobei bei 75% Voll- und bei 25% Teilremission erreicht wurden. Die Toxizität war signifikant. Trotzdem hielten die Remissionen zwischen 6 und mehr als 30 Monaten an, wobei bei Remissionen von mehr als 2 Jahren meist eine Heilung eintrat.

Nicht bewiesene Methoden bei der Krebstherapie

Unorthodoxe Therapieformen und Medikamente ohne nachgewiesene Wirkung gegen Krebs sind von verschiedenen Seiten als „nicht-toxische und wirksamere Alternativen" der gesicherten palliativen und sogar kurativen Chemotherapie bei Erkrankungen wie der akuten lymphatischen Leukämie in der Kindheit und bei Hodenkarzinomen vorgezogen worden. Das am häufigsten angewandte Medikament ist Laetril (Amygdalin), das gegenwärtig in 27 Staaten legal eingesetzt werden kann, selbst wenn keine wissenschaftlichen Beweise für die Wirksamkeit vorliegen. Eine vor kurzem vorgenommene klinische Untersuchung an 178 Patienten konnte keinerlei Nutzen nachweisen. Ganz im Gegenteil zeigte sich bei einigen Patienten sogar eine erhebliche Toxizität durch hohe Zyanidspiegel im Blut. Trotz dieser Fakten weichen Patienten oft auf unorthodoxe Behandlungsmethoden aus, wenn sie das Gefühl haben, daß die herkömmliche Therapie erfolglos ist. Deshalb sollte der Arzt, wenn er Risiken und Nutzen der rationalen Chemotherapie erklärt, seinen Patienten niemals das Gefühl geben, daß die Situation hoffnungslos ist, unabhängig davon, was die Statistik aussagt. Statistiken können Ereignisse für eine Population genau definieren, sind jedoch für das Individuum nicht maßgebend. Ein verzweifelter Patient wird deshalb manchmal eher den Trost eines Wahrsagers suchen als sich einer Therapie zu unterziehen, die statistisch schlechte Resultate aufweist.

Beurteilung und Behandlung von Patienten mit unbekannten Primärtumoren

Etwa 15% der Krebspatienten haben Metastasen mit unbekanntem primärem Ursprung. Die häufigsten Ursprungsorte sind Pankreas und Lunge. Wenn die vorliegende Metastase ein Plattenepithelkarzinom ist, ist der primäre Ursprungsort meistens die Lunge. Gelegentlich wird jedoch auch eine nasale oropharyngeale oder laryngeale Primärläsion gefunden. Wenn eine Ausbreitung über die regionalen Lymphknoten fehlt, ist evtl. eine kurative Behandlung möglich.

Bei Adenokarzinomen und undifferenzierten Karzinomen kann die Suche nach dem Primärtumor bis in das Spätstadium der Erkrankung hin ergebnislos verlaufen. Das Ziel der Behandlung liegt in der Linderung der Symptome, die durch die Metastasen hervorgerufen werden. Gleichzeitig sollte der Primärtumor gesucht werden, insbesondere wenn therapierbare Tumoren wie Brust-, Prostata-, Uterus- oder Schilddrüsentumoren vorliegen (sie sprechen oft auf eine Hormontherapie an). Ausgedehnte radiologische und endoskopische Untersuchungen sind bei einer Solitärmetastase zum Nachweis des Primärtumors gerechtfertigt. Bei Patienten mit diffuser Metastasierung sind sie oft nutzlos. Hier ist die Palliativtherapie der Symptome, die durch die Metastasen hervorgerufen werden, gewöhnlich wichtiger. Zu ungewöhnlicher Lokalisation der Metastasen zählen: die Haut (Primärtumor meist Lunge, Kolon oder Niere), intraokuläre Metastasen (Primärtumor ist meist in der weiblichen Brust lokalisiert) und der untere weibliche Genitaltrakt (Primärtumor: meistens Ovar und Uterus).

Mehrere neue Gewebetechniken können zur Sicherung der histologischen Diagnose hilfreich sein. Hier ist jedoch eine besondere Erfahrung bei der Probenentnahme durch den Chirurgen notwendig. Die Elektronenmikroskopie kann bei endokrinen Tumoren Melanosomen oder spezifische Einschlußkörper im Melanom nachweisen (APUD-Zellen: Amine Precursor Uptake and Decarboxylation). Bei der Diagnostik eines Brust- oder Endometriumkarzinoms ist der Nachweis der Hormonrezeptoren therapeutisch wichtig. Die Lymphozytenmarker für T- und B-Zellen helfen die Diagnose eines malignen Lymphoms zu sichern. Diese Techniken erfordern eine spezielle Fixierung und Behandlung des frisch entnommenen Gewebes. Serummarker [karzinoembryonales Antigen (CEA), α-Fetoprotein (AFP), menschliches Choriongonadotrpin (HCG) und die saure Phosphatase] können bei der Suche des Primärtumors wichtig sein.

Solange die oben angeführten Untersuchungen nicht auf einen chemotherapeutisch sensitiven Tumor hindeuten, sollte die Therapie diffuser Metastasen mit unklarem Primärtumor nur symptomatisch und palliativ erfolgen. Chemotherapeutische Kombinationen wie FAM (Fluorouracil, Adriamycin und Mitomycin) waren in solchen Fällen nicht besonders effektiv. Eine operative Exstirpation oder Radiotherapie der Solitärmetastasen ist jedoch erfolgreich, wenn es sich um gut differenzierte Plattenepithelkarzinome im Bereich der oberen oder mittleren Zervikallymphknoten handelt. Längere Überlebenszeiten werden auch durch Resektion solitärer Lungenmetastasen erreicht. Dies hängt jedoch vom Ursprungsort des Primärtumors und dem erkrankungsfreien Intervall vor dem Auftreten der Solitärmetastase ab.

In neueren Studien wird über junge Männer berichtet, bei denen schlecht differenzierte und schnell wachsende Tumoren retroperitoneal oder mediastinal wuchsen und bei denen meistens die Markersubstanzen (β-HCG oder AFP) im Serum oder intrazellulär erhöht waren. Ob diese Tumoren aus Keimzellanteilen entstehen oder sich durch Umwandlung von somatischen Zellen in maligne Tumoren mit Merkmalen eines Keimzelltumors umwandeln, ist gegenwärtig unbekannt. Es ist jedoch wichtig zu wissen, daß extragonadale Keimzelltumoren sehr gut mit Chemotherapeutika zu behandeln sind und hohe Responseraten aufweisen, selbst wenn es sich um ausgedehnte Tumoren handelt.

Paraneoplastische Syndrome

Die paraneoplastischen Syndrome (Tabelle 19.4) können bizarre Zeichen und Symptome aufweisen, die denen primär-endokriner metabolischer, hämatologischer oder neuromuskulärer Störungen ähneln. Diese Syndrome sind oft der erste Hinweis auf Tumoren, wobei die frühe Diagnostik eine günstige Prognose bewirkt. Allzuhäufig jedoch besteht schon eine disseminierte oder fortgeschrittene Erkrankung. Neben der Reduktion der Tumormasse führt die Palliativbehandlung aber zu einer wesentlichen Linderung der Symptome.

Chemotherapie spezifischer urologischer maligner Tumoren

Nebennierenrindenkarzinom

Bei der Behandlung metastatischer oder funktioneller Nebennierenrindenkarzinome wurde lange Zeit o,p'-DDD eingesetzt. Es führt bei 70% der Patienten zu einer Abnahme der Kortikosteroidausscheidung durch Degeneration der Zona reticularis und der Zona fasciculata der Nebenniere. Das Cushing-Syndrom und der Virilismus in Verbindung mit einem Hyperadrenokortikozismus können oft schon nach 3–4 Therapiewochen gelindert werden. Bei 35% der so behandelten Patienten beobachtet man eine Tumorregression.

Auch Aminoglutethimid hat sich bei der Therapie der Hypersekretion der Kortikosteroide bewährt, da es die adrenale Synthese durch Eingriff in die Umwandlung von Cholesterin zu Pregnenolon hemmt. Wenn das Cushing-Syndrom durch Lysodren nicht beherrscht werden kann oder die Toxizität von Lysodren eine höhere und auch wirkungsvollere Dosie-

Tabelle 19.4. Paraneoplastische Syndrome

Syndrome	Verursachende Erkrankungen
Hyperkalzämie	Mamma-, Lungen-, Nieren- oder Prostatakarzinom, multiples Myelom
Cushing-Syndrom	Lungen-, Nebennierenkarzinom
Unangemessene ADH-Sekretion	Lungenkarzinom
Hypoglykämie	Hepatom, retroperitoneales Sarkom, Insulinom
Hypertrophische Osteoarthropathie	Bronchialkarzinom
Erythrozytose	Nierenkarzinom
Selektive Erythrozytenaplasie des Knochenmarks	Thymom
Hyperthyreoidismus	Chorionkarzinom, Teratokarzinom
Fieber	Hodgkin- und Non-Hodgkin-Lymphome, Hypernephrom, Hepatom
Neuromyopathien	Lungen-, Mamma-, Thymus- und Prostatakarzinom
Dermatomyositis	Lungen-, Mamma- und Pankreaskarzinom
Koagulopathie und Thrombophlebitis	Prostata-, Pankreas- und Mammakarzinom
Immundefekt	Myelom, Lymphom, Thymom
Nonmetastatische Dysfunktion der Leber	Nierenkarzinom

rung unmöglich macht, sollte Aminoglutethimid eingesetzt werden. Es hat jedoch keine zytotoxische Wirkung auf den Tumor und kann somit die Tumormasse nicht reduzieren.

Neuroblastom

Die Chemotherapie ist bei diesem Tumor nicht sehr wirkungsvoll. Man sollte sie jedoch in allen Fällen versuchen, in denen eine Metastasierung eine operative Behandlung unmöglich macht. Cyclophosphamid, Vincristin und Dacarbazin werden eingesetzt. Eine erfolgreiche Chemotherapie wurde außerdem nach operativer Exzision des Tumors erreicht. Evans et al. (1980) berichteten von guten Resultaten bei Kindern mit ausgedehnter Metastasierung (jedoch ohne Knochenmetastasen).

Nierenzellkarzinom (Hypernephrom)

Das metastasierende Nierenzellkarzinom spricht nicht besonders gut auf die zytotoxische Chemotherapie an, obwohl günstige Resultate bei der Behandlung von Lungenmetastasen beschrieben wurden: Vinblastin 0,1–0,2 mg/kg KG wöchentlich i.v. und Nitrosoharnstoffe, wie z.B. CCNV 2,0–3,0 mg/kg KG oral alle 6 Wochen. In einer Untersuchung an 135 Patienten, die mit Vinblastin behandelt wurden, fand sich eine 24%ige Remissionsrate, wogegen Nitrosoharnstoffe nur bei 9% bei 79 untersuchten Patienten zu einer Remission führten. In einer anderen Untersuchung konnte dagegen nur eine geringe Wirkung dieser Stoffe nachgewiesen werden.

Bloom (1973) glaubt, daß die Hormontherapie beim Nierenzellkarzinom sinnvoll ist. Er beobachtete, daß nach Stilböstrolimplantationen bei männlichen Hamstern manchmal Nierenkarzinome und -adenome auftraten. Die Entfernung der Implantate sowie die Zufuhr von Testosteron oder Progesteron reduzierte das Wachstum induzierter Tumoren. Klinisch treten bei weniger als 15% der so behandelten Patienten objektive Reaktionen auf pharmakologische Dosen von Progesteron oder Testosteron auf. Trotzdem kann diese Therapie sinnvoll sein, da es einige sehr gute individuelle Erfolge bei gleichzeitig relativ geringer Toxizität gibt. Man sollte probeweise eine 1- bis 2-monatige Behandlung in Betracht ziehen. Die Wirksamkeit der Antiöstrogene (Tamoxifen, Nolvadex) ist noch nicht abschließend beurteilt. Sie werden aber bei Patienten eingesetzt, deren Tumorgewebe Östrogen- oder Progesteronrezeptoren-positiv ist. Bei neueren Untersuchungen wies die Antiöstrogentherapie eine 15%ige und die Progesterontherapie lediglich eine 5%ige Responserate auf.

α-Interferon führte zu einer wesentlich deutlicheren Tumorregression bei Patienten mit metastatischem Nierenzellkarzinom als irgendeine andere bisher untersuchte hormonelle oder chemotherapeutische Substanz. Die höchste Responserate lag bei etwa 15%.

Obwohl in seltenen Fällen eine Regression der Lungenmetastasen nach Nephrektomie (Entfernung des Primärtumors) bekannt wurde, ist dies bei einer bereits metastasierenden Erkrankung wahrscheinlich nicht von signifikantem Nutzen. Wenn Symptome bestehen, die sich eindeutig auf den Primärtumor beziehen (z.B. Schmerzen oder Hämaturie), kann eine Nephrektomie zur lokalen Sanierung sinnvoll sein.

Das manchmal ungewöhnliche klinische Verhalten von metastasierenden Nierenkarzinomen zeigt, daß Immunfaktoren im Patienten wirksam sind, doch gibt es bisher keine Hinweise dafür, daß irgendeine Form der Immuntherapie von signifikantem Nutzen ist.

Wilms-Tumor (Nephroblastom)

Die Behandlung des Wilms-Tumors ist ein typisches Beispiel für die Wirksamkeit einer adjuvanten Chemotherapie und die vielfältigen Formen einer kombinierten Behandlung, einschließlich der Sequenztherapie, Operationen, Radiotherapie und Chemotherapie, mit Heilerfolgen, auch wenn bereits eine Metastasierung eingetreten ist. Die alleinige Nephrektomie führt bei etwa 20% der Kinder mit lokalisiertem Wilms-Tumor zur Heilung. Eine zusätzliche Radiotherapie des Tumorbettes nach Nephrektomie erhöht die Heilungsrate auf etwa 47%. Wird als begleitende Maßnahme noch eine Behandlung mit Dactinomycin vorgenommen, so steigt die Heilungsrate auf 80%. Darüber hinaus kann die Hälfte der Kinder mit multiplen Lungenmetastasen durch eine bilaterale Radiotherapie der Lungen, kombiniert mit einer Chemotherapie mit Dactinomycin und manchmal auch mit Vincristin, geheilt werden. Die Kombination aus Dactomycin und Vincristin kann bei diesem früher tödlich verlaufenden Krebs wirksamer sein als die einzelnen Medikamente für sich alleine. Falls die Patienten auf Dactinomycin nicht ansprechen, wird auch Doxorubicin, mit oder ohne Vincristin, eingesetzt. Lungenmetastasen allein scheinen eine deutlich bessere Prognose zu haben als Leber-, Gehirn- oder Knochenmetastasen.

Die optimalen Dosen und die Dauer der Therapie sind noch nicht genau festgelegt. Die empfohlenen Therapieschemata sehen jedoch folgendermaßen aus:

a) Dactinomycin 15 mg/kg KG i.v. täglich über 5 Tage oder 600 µg/m² Körperoberfläche, i.v. jeden 2. Tag in 4 Dosen, beginnend nach Sicherung der Diagnose. Spätere Gaben erfolgen 24 h nach dem operativen Eingriff, weitere Anwendungen jeweils nach 6 Wochen und später nach 3, 7, 9, 12 und 13 Monaten.

b) Vincristin 1,5 mg/m² Körperoberfläche, i.v. wöchentlich über 6 Wochen, beginnend nach der Operation. Anschließend werden 15 Monate lang alle 3 Monate 2 Dosen von 1,5 mg/m² Körperoberfläche, i.v. in 4tägigem Abstand verabreicht. Die Einzeldosis Vincristin sollte 2 mg nicht überschreiten.

Übergangszellkarzinom

Tumoren des Nierenbeckens und des Harnleiters, die nicht sehr häufig sind, sind biologisch mit urothelialen Tumoren, die in der Blase entstehen, verwandt. Die Chemotherapie zur Besserung solcher Tumoren war i. allg. nicht besonders effektiv. Doxorubicin und Cisplatin sind jedoch beim Blasenkarzinom wirksam und können auch bei anderen urothelialen Tumoren von Nutzen sein.

Blasenkarzinome sind eine histologisch und biologisch heterogene Gruppe, deren Aggressivität und Prognose eng mit dem Stadium und dem Grad des Tumors zusammenhängen. Zur weiteren Besprechung des Staging und Grading s. S. 433.

Bis zu 2/3 der ausgewählten Patienten mit multiplen, kleinen oberflächlichen, papillären Tumoren zeigen eine günstige Responserate auf Thiotepa. Dabei werden 60 mg in 60 ml sterilem Wasser in die Blase instilliert und über 2 h dort belassen. Bei 1/3 der Patienten kann es zur vollständigen Rückbildung des Tumors kommen. Weitere Instillationen mit 30–60 mg sollen alle 4–6 Wochen durchgeführt werden. Zu den Nebenwirkungen zählen Knochenmarkdepression und Zystitis.

Doxorubicin ist eines der wichtigsten Medikamente zur Linderung der Beschwerden beim fortgeschrittenen Blasenkarzinom. In einer Studie mit 235 Patienten mit objektiven Regressionen von Haut-, Leber-, Lungen- und Lymphknotenmetastasen innerhalb von 1–5 Monaten wurde eine Gesamtresponserate von 23% festgestellt. Fluorouracil ist eines der am besten untersuchten Medikamente zur Behandlung des Blasentumors. Die Gesamtresponserate betrug bei 74 Patienten 35%. Auch Cisplatin ist ein bei der Behandlung des Blasenkrebses wirksamer Stoff (Responserate 40%). Es kann in Kombination mit einer begleitenden Radiotherapie verabreicht werden. Auch Mitomycin ist besonders bei intravesikaler Instillation erfolgreich.

Die Immuntherapie mit α-Interferon erwies sich bei einigen Patienten mit Blasenkarzinom als wirkungsvoll.

Kombinierte Therapien mit Cyclophosphamid, Doxorubicin und Cisplatin sind wirksamer als die einzelnen Stoffe, doch ist die Responserate bei einer großen Anzahl von Patienten noch nicht ermittelt.

Eine adjuvante Chemotherapie bei hochgradig invasivem Blasenkarzinom wurde vorgeschlagen. Die Untersuchungen hierüber laufen noch. Definitive

Resultate aus einer gegenwärtig durchgeführten randomisierten Untersuchung sind noch nicht veröffentlicht worden.

Blasensarkom

Blasensarkome können zeitweise bei bis zu 40% der erwachsenen Patienten vorübergehend auf eine Kombinationsbehandlung mit Doxorubicin und Dacarbazin ansprechen, die folgendermaßen aussieht: Doxorubicin 60 mg/m^2 Körperoberfläche, i.v. am 1. Tag und Dacarbazin 250 mg/m^2 Körperoberfläche, i.v. am 1. bis 5. Tag. Der Zyklus wird alle 22 Tage wiederholt, solange es die Toxizität erlaubt.

Die Rhabdomyosarkome des Kindesalters im unteren Harntrakt, der Blase und der Vagina können durch eine kombinierte Behandlung, bestehend aus operativem Eingriff, Radiotherapie und kombinierter adjuvanter Chemotherapie mit Dactinomycin und Vincristin beeinflußt werden. Bei der Hälfte der Patienten kann hierdurch eine 5jährige Remissionsrate erzielt werden. 20% der Kinder mit den klinischen Zeichen einer Metastasierung können durch aggressive Kombinationstherapie aus 3 Medikamenten (Dactinomycin, Vincristin und Cyclophosphamid) in Kombination mit der Radiotherapie geheilt werden. Die Medikamente werden in der folgenden Therapie in 3 Monatszyklen über etwa 1–2 Jahre verabreicht: Vincristin 2 mg/m^2 Körperoberfläche, i.v. wöchentlich über 12 Wochen (maximal 2 mg/Dosis), Dactinomycin 0,075 mg/kg KG über 5 Tage i.v. (maximal 0,5 mg/Tag) alle 3 Monate (5mal) und Cyclophosphamid 2,5 mg/kg KG, oral täglich über 2 Jahre.

Prostatakarzinom

Ein disseminiertes oder schnell fortschreitendes Prostatakarzinom sollte für eine Palliativtherapie in Betracht gezogen werden, obwohl in kontrollierten Untersuchungen kein Anstieg der Überlebenszeit nachgewiesen werden konnte. 80% der Patienten, die sich einer Hormontherapie oder Orchiektomie unterzogen, verspürten eine subjektive und objektive Besserung der Symptome. Die Ära der hormonellen antineoplastischen Therapie wurde durch die Beobachtung eingeleitet, daß sich der Zustand von Patienten mit Prostatakarzinomen nach Androgensuppression oder Behandlung mit Östrogenen besserte. Die Hormontherapie wird auf S. 461 ausführlich besprochen. Der neue GRH-Agonist Leuprorelin wird auf S. 502 besprochen.

Erwähnenswert ist darüber hinaus die neuere Entwicklung der Antiandrogene (Flutamid und Cyproteronacetat) und der Östradiol-Alkylanskomplex Estramustinphosphat (Estracyt). In Europa ist Estramustin sehr ausführlich erforscht worden. Bei über 200 Patienten mit Prostatakarzinom konnte in 38% eine Responserate nach i.v.-Gaben festgestellt werden. Nach Mittelman et al. (1976) bewirkt die orale Estramustingabe eine 22%ige Responserate.

Die Chemotherapie bei Prostatakarzinomen, die nicht auf eine endokrine Therapie ansprachen, ergab Responseraten von etwa 35% für Fluorouracil, Cyclophosphamid und Doxorubicin als Einzelwirkstoffe. Bei Therapieversagern nach Orchiektomie oder Östrogentherapie waren diese Formen der Sekundärtherapie den palliativen hormonellen Manipulationen gegenüber jedoch überlegen. Als wirksame Einzelsubstanzen wurden auch Cisplatin und Dacarbazin in kleineren Untersuchungsserien eingesetzt.

Patienten, die auf die Chemotherapie ansprechen, entwickeln aufgrund der Schmerzlinderung eine bessere Lebensqualität und weisen 1½- bis 2mal so hohe Überlebensraten auf wie Patienten, bei denen die Chemotherapie nicht anschlägt. Medikamentenkombinationen können bessere Responseraten liefern, wobei Doxorubicin mit Cyclophosphamid oder Cisplatin offensichtlich eine der wirksamsten Kombinationen ist. Die Zahl der so behandelten Patienten ist jedoch noch zu klein und die Kontrollperioden zu kurz, um verläßliche Aussagen über die Dauer der Besserung zu machen. Eine volle Dosierung dieser zytotoxischen Stoffe ist jedoch oft aufgrund extensiv früher Radiotherapie markhaltiger Knochengebiete oder aufgrund einer Infiltration des Knochenmarks durch die Metastasen nicht möglich. Die Hyperkalzämie bei Prostatakarzinom ist manchmal eine Komplikation bei extensiver Knochenbeteiligung.

Hodenneoplasma

Die Behandlung des Hodenkrebses ist ein Beispiel für die großen Fortschritte in der Chemo- und Radiotherapie seit 1960, als Li et al. eine Kombinationstherapie (Chlorambucil, Methotrexat und Dactinomycin) für Patienten mit metastasierenden Hodentumoren entwickelten. Friedman u. Purkayastha (1960) zeigten, daß beim Seminom mit Metastasen in Hals und Mediastinum schon eine relativ geringe Strahlendosis zur Heilung führte.

Die Metastasen enthalten in etwa ⅔ der Fälle rein seminomatöse Elemente, die i. allg. strahlenempfindlich sind. In ¼ der Fälle handelte es sich beim metastasierenden Gewebetyp um ein embryonales Karzinom, was impliziert, daß „reine" Seminome tatsächlich Kombinationen aus Keimzellelementen, Choriongewebe zu 9% und teratomatöse Elemente 4% enthalten. Alkylanzien, wie Melphalan und Chlorambucil, sind in 90% aller Fälle wirksam. Sind mehrere Elemente nachzuweisen, so können Dactinomycin, Cisplatin, Vinblastin oder Bleomycin in verschiedenen Kombinationen die Medikamente der Wahl sein.

Die Anwesenheit nicht-seminomatöser Elemente in einem Hodentumor kann mit Hilfe des Radioimmunoassays nachgewiesen werden, wenn AFP oder β-HCG als Tumormarker im Serum vorhanden sind. Im Tumorgewebe wird die Bestimmung immunzytochemisch durchgeführt.

Die β-Untereinheit des HCG ist einzigartig und spezifisch für das HCG-Molekül, so daß es nicht zu falsch-positiven Radioimmunoassays mit erhöhten Spiegeln des gluteinisierenden Hormons (LH) oder anderen stimulierenden Hormonen kommen kann. Bis zu 60% der nicht-seminomatösen Keimzelltumoren sind anfänglich mit hohen Serum-HCG-Spiegeln verbunden, die sich jedoch bei wirksamer Therapie wieder normalisieren. Ein dauerhaft erhöhter oder steigender Spiegel spricht für eine aktive Erkrankung.

Eine Erhöhung des Serum-AFP zeigt an, daß Elemente des embryonalen Karzinoms im Hodentumor enthalten sind. Mit Hilfe sensitiver Radioimmunoassays kann man bei 70% der Hodenneoplasmen erhöhte AFP-Spiegel feststellen. Anhaltend hohe Spiegel sprechen für ein Rezidiv oder einen progressiven Tumor. Bei 90% der Patienten mit nicht-seminomatösen Hodentumoren ist einer der genannten Marker erhöht, während weniger als 10% der reinen Seminome diese Marker produzieren. Das CEA (karzioembryonales Antigen) ist auch bei testikulären Keimzelltumoren beschrieben worden, doch ist es nicht so gewebespezifisch wie HCG und AFP.

Nicht-seminomatöse Hodenkarzinome konnten vor kurzem mit verschiedenen Kombinationen aus Bleomycin, Vinblastin und Cisplatin erfolgreich behandelt werden. Samuels (1975) berichtete von einer 75%igen Responserate, wobei bei 45% ein vollständiger Rückgang zu verzeichnen war. Folgende Therapie wurde durchgeführt: Vinblastin 0,2 mg/kg KG/Tag an den Tagen 1 und 2; und Bleomycin 30 E in einer 1000-ml-Infusionslösung aus 5%iger Glukose und Wasser über 24 h am 2. und weiteren 5 darauffolgenden Tagen.

Dieses Schema wird alle 3–4 Wochen über 3 oder 4 Zyklen wiederholt in Abhängigkeit vom Grad und der Dauer der Toxizität. Zu den Nebenwirkungen zählen schwere Leukopenie (80%), Thrombozytopenie (40%) und Stomatitis (100%). Anämie und Lungenbeteiligung infolge Bleomycin sind seltener. Die mittlere Dauer der Reaktionen betrug hier 34 Wochen.

Das Memorial Sloan-Kettering-Programm beruht auf einer kontinuierlichen i.v.-Infusion von Bleomycin 0,5 E/kg KG/Tag über 7 Tage, kombiniert mit Cisplatin 1 mg/kg KG, i.v. am 7. Tag. 11 von 16 Patienten, die früher resistent gegen die wöchentliche Bleomycin- und Vinblastin- oder Dactinomycintherapie waren, sprachen auf diese Therapie an. Die Wirkung hielt 2–7 Monate an, und die Toxizität betraf vorwiegend die Mukosa, wobei jedoch ⅓ der Patienten eine vorübergehende Nephro- oder Ototoxizität infolge des Platins aufwiesen.

Einhorn et al. (1976) verwendeten eine Dreifachkombination aus Bleomycin, Vinblastin und Cisplatin bei 20 Patienten mit 100%igem Erfolg, wobei bei 15 ein vollständiger Rückgang mit einer mittleren Dauer von etwa 9 Monaten beobachtet wurde (Schwankungsbreite zwischen 6 und 18 Monaten). Diese Therapie sieht wie folgt aus: Vinblastin 0,2 mg/kg Kg i.v. an den ersten beiden Wochentagen 3 Wochen lang; Bleomycin 30 E i.v. wöchentlich über 12 Wochen und Cisplatin 20 mg/m^2 Körperoberfläche/Tag i.v. an den ersten 5 Wochentagen 3 Wochen lang.

Williams u. Einhorn (1982) haben vor kurzem Kombinationen aus Bleomycin, Doxorubicin und Cisplatin mit Etoposid eingesetzt, wobei sie eine 50%ige Responserate bei den Patienten erzielten, die nicht auf eine einleitende Therapie mit Cisplatin, Vinblastin und Bleomycin angesprochen haben.

Wenn ein vollständiger Rückgang nach 4maliger Durchführung der kombinierten Chemotherapie nicht erreicht wurde, sollte eine operative Exzision des Residualtumors überlegt werden, sofern dies möglich ist. Dies bedeutet eine Keilresektion eines solitären pulmonalen Knotens oder multipler Knoten, die auf einen Lobus der Lunge beschränkt sind, und die Resektion persistierender abdomineller Metastasen, die durch CT oder Palpation diagnostiziert wurden. Gelegentlich ergibt die Untersuchung des resezierten Gewebes lediglich fibrotisches nekrotisches Gewebe oder benigne reife Teratome.

Eine aggressive Chemotherapie sollte nur von einem Arzt durchgeführt werden, der über Erfahrungen im Umgang mit diesen Medikamenten verfügt. Die auftretenden toxischen Schädigungen erfordern einen geübten und erfahrenen Therapeuten. Cisplatin führt beinahe bei allen Patienten zu mäßiger bis schwerer Übelkeit und Erbrechen und erfordert somit eine energische i.v.-Hydration vor und während der Therapie, um eine signifikante Toxizität zu vermeiden. Bei vielen Patienten ist die Kreatininclearence um 25–50% gegenüber dem Ausgangswert reduziert.

Die Granulozytopenie mit Sepsis ist eine schwere Manifestation der hämatologischen Toxizität von Bleomycin, Vinblastin und Cisplatin. Die Verwendung von Aminoglykosidantibiotika kann zu einer weiteren Verschlechterung der Nierenfunktion führen. Anämie und Thrombozytopenie werden auch häufig beobachtet, sind jedoch weniger heftig als die Granulozytopenie. Zu den übrigen Nebenwirkungen zählen Gewichtsverlust, Gehörverlust der hohen Frequenzen, Fieber, Alopezie, Myalgien und pulmonale Zeichen einer Bleomycintoxizität.

Mithramycin hat sich als einzelner Stoff mit einer 36%igen Responserate beim embryonalen Karzinom oder auch in verschiedenen Kombinationen nützlich erwiesen. Auch Doxorubicin kann wirksam sein, wobei die Responserate bei 20% liegt.

Es ist offensichtlich, daß die Verwendung dieser aggressiven Chemotherapeutikakombinationen eine signifikante Kontrolle der Erkrankung über lange Zeiträume erfordert. Werden einige Patienten auch geheilt, so besteht doch gleichzeitig das Risiko einer schweren Toxizität, so daß nur erfahrene Ärzte in einem Umfeld behandeln sollten, in dem alle notwendigen Hilfsmöglichkeiten zur Verfügung stehen.

Peniskarzinom

Das Peniskarzinom mit massiven Inguinal- oder Bekkenlymphknotenmetastasen, das nicht auf die Radiotherapie anspricht und nicht operiert werden kann, sollte versuchsweise mit Bleomycin, mit oder ohne Methotrexat, therapiert werden, obwohl die Vorteile der Chemotherapie bei dieser Art der Karzinome noch nicht endgültig untersucht worden sind.

Schmerzlinderung bei Krebs

Eine maligne Erkrankung kann Schmerzen verursachen durch Obstruktion von Hohlorganen, durch Zerstörung der stützenden Architektur gewichtstragender Knochen, durch Infiltration in die Nervenwurzeln oder in die Nervenstränge und durch infiltratives Wachstum in geschlossenen Räumen, wie z.B. im Periost, in einer Faszie oder in einer viszeralen Kapsel. Oft können die Schmerzen durch Reduzierung der Tumormasse, durch Radiotherapie, Operation oder Chemotherapie gebessert werden. Bei Knochenmetastasen ist die Radiotherapie am wirksamsten. Mit Hilfe der chirurgischen Maßnahmen lassen sich Obstruktionen im Darmbereich oder in den Gallengängen bessern. Eine regionale intraarterielle Chemotherapie kann bei 50–70% ausgewählter Patienten eine Besserung der Leberschmerzen bei Lebermetastasen bewirken.

Häufig jedoch wirken diese Maßnahmen nur vorübergehend oder bringen nur Teilerfolge, so daß eine unspezifische symptomatische Behandlung erforderlich wird. Aspirin und Paracetamol sind die effektivsten Nichtnarkotika und in Verbindung mit Kodein auch bei ambulanten Patienten einzusetzen. Stärkere Analgetika, wie Morphin und Hydromorphen (Dilaudid), sind oft im terminalen Stadium erforderlich. Die Angst vor einer möglichen Medikamentenabhängigkeit sollte den Arzt jedoch nicht davon abhalten, dem Patienten derartige Medikamente zu verabreichen. Bei Patienten mit anhaltenden oder rezidivierenden Schmerzen ist eine regelmäßige Dosierung in 3- bis 4stündlichen Intervallen zur Schmerzlinderung besser als die Gabe größerer Mengen in langen Intervallen.

Neurochirurgische und anästhesiologische Maßnahmen sind bei den Patienten angemessen, die nicht auf eine andere Palliativtherapie ansprechen oder bei denen neurologisch bedingte Schmerzen bestehen, die ohne größere neurologische Ausfälle therapiert werden können. Eine dorsale Rhizotomie ist bei segmentalem somatischem Schmerz der thorakoabdominellen Dermatome angebracht. Man sollte sie jedoch nicht bei Schmerzen in nur einer Extremität anwenden, da sonst gleichzeitig die sensorischen Funktionen der anderen Extremität zerstört werden. Die perkutane Chordotomie läßt sich bei einseitigen Schmerzen in den Segmenten unterhalb der oberen thorakalen Region gut einsetzen. Die Thalamotomie kann, genauso wie die Traktomie (trigeminal oder durch den Tractusspinothalamicus), bei Kopf- und Gesichtsschmerzen eingesetzt werden. Eine Blockade der somatischen Nerven und der autonomen Plexus kann notwendig werden, wenn wirksamere operative Eingriffe verweigert werden oder aus anderen Gründen unmöglich sind.

Linderung des Erbrechens bei Chemotherapie

Übelkeit und Erbrechen zählen zu den häufigsten und störendsten Nebenwirkungen der Krebschemotherapie. Manche Patienten wurden durch das anhaltende Erbrechen dazu veranlaßt, die möglicherweise kurative Therapie zu beenden, besonders wenn mit Cisplatin gearbeitet wurde. Phenothiazinderivate, sind beim Erwachsenen die wirksamsten Antiemetika bei Therapie mit Fluorouracil, Methotrexat und kleineren Dosen Cyclophosphamid. Prochlorperazin kann in 10-mg-Dosen oral oder intramuskulär alle 6 h verabreicht werden. Die Resorption von Suppositorien ist schlecht steuerbar. Die Hauptnebenreaktionen bei Phenothiazinderivaten sind extrapyramidale Reaktionen oder Erregungszustände, die jedoch gewöhnlich durch gleichzeitige Gabe von Diphenhydramin (Benadryl) gebessert werden können. Bei stark emetogenen Medikamenten, wie Cisplatin und hochdosiertem Cyclophosphamid, gibt man über einen Zeitraum von 10–30 min 2 mg/kg KG Metoclopramid alle 2 h langsam i.v., das gut wirkt und gut verträglich ist.

Marihuanaderivate wie Δ^9-Tetrahydrocannabinol (Δ^9-THC) sind in ihrer Wirkung etwa so stark wie orale Prochlorperazine, haben aber bei starken Emetika wie Cisplatin eine geringere Wirksamkeit als Metoclopramid. Δ^9-Tetrahydrocannabinol ist bei jüngeren Patienten besser wirksam und wird auch besser vertragen. Bei älteren Patienten ist es kontraindiziert, besonders wenn kardiovaskuläre oder psychiatrische Störungen vorliegen.

Haloperidol ist bei starken Emetika, wie Cisplatin, Mechlorethamin und Doxorubicin, ebenfalls wirkungsvoll. Kardiovaskuläre Nebenwirkungen treten seltener auf als bei Phenothiazinderivaten. Die Sedierung gehört zu den häufigsten Nebenwirkungen. Die Normaldosierung beträgt 2 mg parenteral vor Beginn der Chemotherapie. Die normale Dosis ist 2 mg parenteral, bevor die Chemotherapie durchgeführt wird. Lorazepam ist ein weiteres nützliches Medikament gegen stark emetogenwirkende Medikamente. Vor Verabreichung der Chemotherapeutika werden 1–2 mg langsam intravenös injiziert.

Bakterielle Sepsis bei Krebspatienten

Bei 60–75% der Patienten mit Leukämie oder Lymphom und 40–50% der Patienten mit soliden Tumoren sind Infektionen die Todesursache. In einigen Fällen ist dies auf die verminderte Abwehrreaktion (Leukämie, Lymphom, Myelom) zurückzuführen. Außerdem wirken sich die myelosuppressiven und immunsuppressiven Effekte der Krebstherapie und die progressive Malignität mit Kachexie aus.

Bei Patienten mit akuter Leukämie oder Granulozytopenie (Granulozytenzahl unter 600/µl) ist die Infektion ein medizinischer Notfall. Bei diesen Patienten ist Fieber praktisch pathognomonisch für eine Infektion, meist mit gramnegativen Keimen.

Entsprechende Kulturen (z. B. Blut, Sputum, Urin, Liquor) sollten immer vor der Therapie angelegt werden. Man kann die Ergebnisse dieser Untersuchungen i. allg. jedoch nicht abwarten, bis eine bakterizide Antibiotikatherapie eingeleitet wird. Durch die Gram-Färbung können die vorherrschenden Keime meist deutlich nachgewiesen werden.

Wenn keine Granulozytopenie vorliegt, hat sich die Kombination eines Cephalosporins mit Tobramycin bei Patienten mit akuter Bakteriämie gut bewährt. Diese Therapie hat ein sehr breites Spektrum und soll deshalb zurückhaltend eingesetzt werden. Nach Vorliegen der Kulturergebnisse wird dann das geeignetste Antibiotikum ausgesucht. Bei einer Pseudomonasinfektion ist die Kombination aus Cephalosporinen und Kanamycin unwirksam. In der gegenwärtigen Ära der intensiven Krebschemotherapie ist die Pesudomonasbakteriämie die häufigste Infektion bei Patienten mit Granulozytopenie und verläuft allzuhäufig leider innerhalb von 72 h tödlich. Sofortige Gaben von Tobramycin und Ticarcillin liefern die besten Heilungschancen. Aufgrund der Wechselwirkungen dieser Medikamente dürfen diese 2 Stoffe nicht gemischt, sondern müssen einzeln verabreicht werden. Bei einer Escherichia-coli-Sepsis ist diese Kombination weniger effektiv und sollte deshalb auch nicht eingesetzt werden. Bei febrilen Patienten mit akuter Leukämie oder Granulozytopenie sollte man eine Dreiermedikation verabfolgen: Cephalothin, Tobramycin und Ticarcillin. Wenn der Erreger isoliert ist, wird die Kombinationsbehandlung durch das wirkungsvollste der Medikamente ersetzt. Andernfalls muß die Kombinationstherapie bis zum Abklingen des Infektes fortgesetzt werden.

Es hat sich erwiesen, daß die Granulozytentransfusionen für granulozytopenische Krebspatienten mit Sepsis signifikant wirksam sind. Unbehandelte Patienten mit chronisch-myeloischer Leukämie sind ausgezeichnete Spender für Patienten mit Granulozytopenie. Obwohl die Isolierung idealerweise mit einem Blutzellseparator durchgeführt wird, können auch einfache Leukopheresetechniken bei Spendern mit chronischer myeloischer Leukämie eingesetzt werden. Die Verwendung normaler Spender erfordert einen Blutzellseparator oder eine Filtrationsleukopheresevorrichtung. Optimalerweise sollten zusätzlich zu den Antibiotika 4 Transfusionen Granulozyten/Tag verabreicht werden, um die Infektion zu begrenzen.

Behandlung von Medikamentenextravasationen

Die Infiltration chemotherapeutischer Stoffe kann zu schweren lokalen Gewebenekrosen führen. Größere Probleme treten auf bei Mechlorethamin, Vincristin, Vinblastin, Dactinomycin, Doxorubicin, Daunorubicin, Mithramycin, Mitomycin und Dacarbazin. Sobald man eine Gewebeinfiltration vermutet, sollte die intravenöse Zufuhr unterbrochen werden. Man soll versuchen, sich ein Bild von der ungefähren Menge, dem Volumen und dem Ausmaß der Extravasation zu machen. Lokal dürfen keine Medikamente injiziert werden. Der Patient wird dann instruiert, die Stelle 4mal/d für 20 min über insgesamt 72 h mit Eis zu kühlen. Dies führt zu einer lokalen Vasokonstriktion und vermindert die Flüssigkeitsabsorption in den ersten Stunden nach der Infiltration. Obwohl anfänglich nur eine lokale Verhärtung und oberflächliche Blasenbildung besteht, kann es später jedoch zu chronischen Ulzerationen, schmerzhafter Fibrose und Verletzung der Muskeln und Sehnen mit Beeinträchtigung der Funktion der Hand kommen. Innerhalb von 72 h sollte der Patient einem Arzt für plastische Chirurgie vorgestellt werden, der ihn weiter mitbetreut. Bei diesem Vorgehen war nur bei 12 von 50 Patienten ein operativer Eingriff erforderlich. Wenn extreme Schmerzen oder Gewebenekrosen bestehen, sollte sofort eine chirurgische Exzision des infiltrierten Gebietes, besonders des subkutanen Gewebes, vorgenommen werden. Bei bereits vorhandenen Geschwüren mit Gewebefibrose ist eine weiträumige Exzision bis auf Höhe des gesunden Gewebes erforderlich. Im Unterarmbereich oder auf dem Handrücken kann die Entfernung der Extensorsehnen und eine Deckung mit einem plastischen Hauttransplantat notwendig werden. Nach Möglichkeit sollte man nie einen gestielten Hautlappen verwenden.

Um Extravasationen zu vermeiden, sollte eine zügig laufende Infusion angelegt werden, bevor die eigentliche Injektion des Medikamentes beginnt. Bei Krebspatienten ist ein guter vaskulärer Zugang durch Einlegen eines Silastikkatheters zu erreichen. Er wird operativ in die V. cephalica oder die V. jugularis eingesetzt und in der V. cava plaziert. In eine Dacronmanschette wächst Bindegewebe ein, wodurch die Katheterlage fixiert und eine Schranke gegen Tunnelinfektionen gebildet wird. Medikamente, Blut und parenterale Nährlösungen können über diesen Katheter verabreicht werden. Auch Blutentnahmen werden so durchgeführt, wodurch Schmerzen und Komplikationen schwieriger Venenpunktionen entfallen. Die Katheter können über einen längeren Zeitraum mit geringer Infektionsgefahr in Position bleiben, so daß Probleme, wie z. B. Medikamentenextravasationen, Phlebitis und schwierige venöse Zugänge, entfallen.

Seit neuestem gibt es auch ein vollimplantierbares System für einen intravenösen Zugang (Porto-Cath, Infusa-Port).

Behandlung lokaler Tumorkomplikationen

Ergußbildung bei Tumoren

Wenigstens bei der Hälfte aller Patienten mit Lungen- oder Brustkrebs kommt es zu irgendeinem Zeitpunkt zum Pleuraerguß. Der Aszites ist eine häufige Komplikation des Ovarialkarzinoms. Lymphome können zu chylösen oder nicht-chylösen Ergüssen einer oder beider Seiten führen. ¼ aller Ergußbildungen sind durch Krebs bedingt. Wenn sich ein Lungeninfarkt ausschließen läßt, ist blutiger Auswurf meist durch Tumoren bedingt. Durch zytologische Untersuchung des Pleuraergusses oder durch Pleuralbiopsie kann die Diagnose eines malignen Pleuraergusses gesichert werden.

Bei durch Krebs ausgelöste Ergüsse können Diuretika therapeutisch ausreichend wirksam sein. Wenn die wiederholte Flüssigkeitsansammlung jedoch zu Dyspnoe, abdominellen Spannungen oder zur perikardialen Tamponade führt, wird eine palliative Kontrolle notwendig.

Pleuraerguß

Eine Therapie der Pleuraergüsse wird am besten durch Obliteration des Pleuraraums mit sklerosierenden Lösungen wie Mechlorethamin, Bleomycin oder Tetrazyklin, erreicht. Bis zu 90% der Pleuraergüsse können mit dieser Technik therapiert werden. Über Kriterien der Therapie und Einzelheiten des Eingriffs sollten nur erfahrene Therapeuten entscheiden.

Aszites

Am besten behandelt man den Aszites durch Therapie der zugrundeliegenden Erkrankung (meist ein Ovarialkarzinom oder ein malignes Lymphom). Chlormethin induziert häufig eine chemisch ausgelöste Peritonitis. Thiotepa und Bleomycin wirken nicht als Vesikans auf das Gewebe und sind somit milder. Bei ausgewählten Patienten läßt sich der Aszites durch einen peritoneovenösen Shunt (Le Veen-Shunt) kontrollieren.

Perikardergüsse

Die wirksamste Möglichkeit, Perikardergüsse zu behandeln, ist die Bestrahlung. Sie sollte nicht durchgeführt werden, wenn der Erguß auf einen strahlenresistenten Tumor zurückzuführen ist oder der Ort des Ergusses bereits einer Strahlentherapie ausgesetzt war. Eine drohende Tamponade muß immer in Betracht gezogen werden. Sie wird durch Perikardiozentese, Anlegen eines Perikardfensters oder durch Perikardektomie behandelt. Wenn eine Nadelperikardiozentese wegen eines malignen Ergusses durchgeführt wird, kann Thiotepa bei Beendigung des Eingriffs in die Perikardhöhle inzidiert werden (in systemischen Dosen). Chlormethin sollte nicht verwendet werden, da es eine zu schwere entzündliche Reaktion induzieren kann.

Obstruktionen und lytische Knochenläsionen

Kavale Obstruktion

Die Obstruktion der V. cava superior ist ein Notfall, der mit einer Kombination von Chemo- und Radiotherapie behandelt werden sollte. Charakteristischerweise entsteht eine venöse Stauung und Dehnung der zur V. cava superior führenden Venen, wodurch klinisch Ödeme im Gesicht und an den Armen auftreten. Häufig bestehen Dyspnoe und die Gefahr einer zerebralen Venenthrombose oder zerebraler Ödeme. Das Syndrom kann bei verschiedenen Erkrankungen des Mediastinums auftreten. Es ist jedoch beim Bronchialkarzinom und bei malignem Lymphom häufig. Man sollte, möglichst im Anschluß an die Biopsie, sofort mit der Therapie beginnen. Operative Thoraxeingriffe und Mediastinoskopien sind nicht angebracht, da solche Eingriffe die Morbiditäts- und Mortalitätsraten erhöhen. Sobald das Syndrom klinisch erkannt ist, sollte die Therapie beginnen mit Diuretika, Kortikosteroiden und in aufrechter Körperhaltung. Alkylanzien sollten intravenös nur durch eine nicht-obstruierte Vene (z.B. die V. femoralis) verabreicht werden. Gleichzeitig beginnt die Radiotherapie. Cyclophosphamid oder Thiotepa sind dem Chlormethin vorzuziehen, da weniger Erbrechen auftritt. Durch Venographie oder das ^{99m}Tc-Natriumpertechnetat-Szintigramm kann man die kollateralen Venen und die Blockade des Kontrastmittelabflusses in das rechte Herz aufzeigen. Obwohl das zugrundeliegende Karzinom gewöhnlich nicht mehr zu heilen ist, führt die Notfalltherapie zu einer sofortigen Linderung.

Lytische Knochenläsionen

Die Behandlung von Metastasen in den gewichtstragenden Knochen erreicht man am besten durch Radiotherapie. Wenn eine pathologische Fraktur droht, kann eine prophylaktische Fixation das Morbiditätsrisiko verringern. Dies gilt besonders für den Schenkelhals, der hierfür besonders anfällig ist. Wenn immer möglich, sollte längere Bettruhe vermieden werden, da Patienten mit einer Knochenerkrankung neben den normalen Komplikationen besonders zur Hyperkalzämie neigen, die durch eine Immobilisation unterstützt wird. Bei Wirbelsäulenbeteiligung sind Stützapparate notwendige Zusatzmaßnahmen.

Metabolische Komplikationen bei Neoplasmen

Hyperkalzämie bei malignen Tumoren

Die Hyperkalzämie tritt am häufigsten beim Myelom, dem Brust- und dem Lungenkarzinom auf und wird gelegentlich auch bei Patienten mit Prostatakarzinomen, Lymphomen und Leukämien beobachtet. Sie kann auch bei einer großen Zahl von metastasierenden oder disseminierten Neoplasmen auftreten. Zu den Symptomen zählen Verwirrung, Somnolenz, Übelkeit und Erbrechen, Dehydratation und Polyurie sowie allgemeine Verschlechterung des klinischen Zustandes. Dies wird fälschlicherweise leicht als Progression der Krebserkrankung oder als direkte neurologische Auswirkung durch den Tumor aufgefaßt. Die tatsächliche Ursache dieser metabolischen Komplikation, die durch kardiale, neurologische oder renale toxische Schäden zum hyperkalzämischen Tod führen kann, wird leider oft übersehen. Die Hyperkalzämie kann auf folgenden Wegen entstehen: durch Bildung einer parathyreoidhormonähnlichen Substanz durch den Tumor (beim Lungenkarzinom), durch osteolytisch wirkende Stoffe (wie sie von Brusttumoren gebildet werden) oder durch vermehrte Knochenresorption durch Invasion und Destruktion des Knochens (wie beim Myelom).

Die wichtigste therapeutische Maßnahme zur Reduzierung des Kalziums ist die hohe Diurese mit isotonen Salzlösungen (um eine Diurese von 2–3 l/24 h zu erreichen). Zusätzlich erfolgt die Chemotherapie des Tumors, die Mobilisierung von Bettlägerigen, Verordnung einer kalziumarmen Diät ohne Milch und Molkereiprodukte und eine entsprechende Behandlung bakterieller Infektionen. Androgene oder Östrogene, die die Patienten aufgrund eines Brustkrebses erhielten, werden abgesetzt. Natriumzitrat fördert die renale Kalziumausscheidung, und potente Diuretika, wie Furosemid oder Etacrynsäure, hemmen die Kalziumresorption in den Nierentubuli. Derartige Maßnahmen sollten jedoch bei Patienten mit geschwächter Nierenfunktion oder kongestivem Herzversagen nicht angewandt werden. In solchen Fällen können Kortikosteroide (Prednison, 60–100 mg/Tag) erforderlich sein. Die Glukokortikoide scheinen ihre Wirkung über eine Reduzierung der Kalziumresorption im Knochen zu entfalten. Oral verabreichte Phosphate sind sehr schnell wirksam. Daher sind i.v.-Gaben von Phosphaten nicht notwendig. Mithramycin 25 µg/kg KG i.v. wirkt bei schwerer Hyperkalzämie schnell und effektiv. Wenn eine vermehrte Diurese aufgrund eines Nierenversagens oder einer Flüssigkeitsüberlastung nicht zu erreichen ist, kann dies das Medikament der Wahl sein. Eine vorher bestehende Panzytopenie ist eine relative Kontraindikation. Ein schneller Abfall der Serumkalziumkonzentration kann auch durch Calcitonin 4 MRCE/kg KG i.m. alle 12 h in Kombination mit den anderen oben besprochenen Maßnahmen erreicht werden.

Hyperurikämie bei malignen Tumoren

Eine Hyperurikämie kann bei hohem Nukleinsäureumsatz bei einigen Krebsarten, besonders nach wirksamer zytotoxischer Therapie, zum Tode führen. Die Harnsäurenephropathie ist mit einer intraluminalen Ablagerung von Harnsäure in den distalen Nierentubuli und Sammelrohren verbunden. Es kommt zu progressiver intrarenaler Obstruktion mit Nierenversagen. Durch Aufrechterhaltung einer ausreichenden Diurese und Alkalisierung des Urins auf einen pH von 7,0 durch orale Gaben von Natriumbikarbonat (6–12 g/Tag) oder Acetazolamid (Diamox) (0,5–1 g/Tag) kann diese Komplikation verhindert werden. Obwohl Allopurinol derartige Maßnahmen nicht ersetzen kann, sollte es bei Patienten mit Leukämie, Lymphomen und Myeloproliferationsstörungen präventiv verabreicht werden (300–800 mg/Tag). Wenn Allopurinol verabreicht wird, sollte gleichzeitig die Merkaptopurindosis auf ¼–⅓ der normalen Dosis reduziert werden. Zusätzlich zu den genannten Maßnahmen können Peritoneal- und Hämodialyse erforderlich sein, um eine bestehende Harnsäureuropathie zu behandeln.

Ernährung bei Krebspatienten

Viele Patienten mit einer malignen Erkrankung essen normal und verlieren trotzdem kontinuierlich an Gewicht. Hinzukommende Schmerzen oder therapeutische Maßnahmen, wie Chemotherapie, Radiotherapie oder operative Eingriffe, können zu Anorexie und Entkräftung führen. Der schnellste und sicherste Weg, um die Ernährung bei kachektischen Patienten zu verbessern, ist die i.v.-Ernährung. Dies ist jedoch nur dann angemessen, wenn eine weitere Antitumortherapie bei den Patienten erfolgversprechend ist.

Psychologische Unterstützung von Patienten mit Tumorerkrankungen

Der Arzt, der die Erstbehandlung eines Patienten mit einem Tumor übernimmt, geht eine Verpflichtung ein, die von der anfänglichen Diagnosestellung bis zur terminalen Behandlung reicht. Aufgrund der großen Vielfalt der klinischen Verläufe der Erkrankung kann die Periode kurz sein oder sich über viele Jahre hinziehen. Während dieser Zeit muß der Arzt die verschiedenen Therapiemethoden koordinieren. Zu den wichtigsten Hilfen für den Patienten und seine Familie zählen erfahrene Behandlung, die effektive und ehrliche Kommunikation sowie menschliche Zuwendung und Unterstützung. Eine solche Beziehung kann dem Patienten, trotz der statistischen Unwahrscheinlichkeit eines langen Überlebens, Hoffnung geben, da die Ängste und Sorgen des Patienten eher durch Selbstaufgabe, Abhängigkeit, Schmerzen, Verlust der Individualität und Würde auftreten als durch den drohenden Tod.

Die häusliche Versorgung von Patienten mit fortgeschrittenem Karzinom

Einige Patienten mit fortgeschrittenen Karzinomen ziehen es vor, das Endstadium der Erkrankung zu Hause bei ihrer Familie in der gewohnten Umgebung durchzustehen. Der Arzt sollte sich jedoch vorher ein gewissenhaftes Bild von der psychischen und emotionalen Verfassung des Patienten machen, bevor er ihn nach Hause entläßt. Die Umstellung auf eine Versorgung zu Hause sollte rechtzeitig durch vorherige Bereitstellung der benötigten Hilfsmittel vorbereitet werden (Tabelle 19.5). Eine Versorgung zu Hause ist nicht bei allen Patienten sinnvoll, sie muß individuell festgelegt werden. Der verantwortliche Arzt sollte idealerweise der Koordinator des gesamten Hilfspersonals sein, inklusive der Krankenschwestern, Diätassistenten, Priester und medizinischen Sozialarbeiter. So wird die Verantwortung nicht auf andere delegiert, die möglicherweise noch keine Beziehung zum Patienten und seiner Familie haben. In vielen Fällen sind die hier besprochenen Maßnahmen und Hilfen viel signifikanter und wichtiger als spezialisierte technische Therapien, die im gesamten Kapitel erwähnt wurden. Die Qualität der Versor-

Tabelle 19.5. Checkliste der notwendigen Ausrüstung für eine Versorgung zu Hause

Schlafzimmer

1. Elektrisch verstellbares Bett mit Antidekubitusmatratze oder Schaffellpolster
2. Nachttisch, Bettschüssel, Urinflasche und Katheterset
3. Sauerstoffflasche, Ventil, Befeuchter und Maske
4. Orale Absaugvorrichtung
5. Gummistütze oder Schaumgummikissen

Bad

1. Duschstuhl oder Sitzbank und Haltegriffe
2. Erhöhter Toilettensitz
3. Stomapflegemittel, Fertigklistiere

Bewegungshilfen

1. Rollstuhl (zusammenklappbar)
2. 4füßige Gehhilfe oder Spazierstock

Medikamente

1. Analgetika
    a) Tabletten oder Flüssigkeit (z. B. Morphinsulfatlösung)
    b) Parenterale Narkotika in Einmalspritzen, Nadeln und Alkoholschwämme (z. B. Tubex)
    c) Suppositorien (z. B. Hydromorphin, Dilaudid, 3 mg)
2. Antiemetika (z. B. Phenothiazine in oraler, parenteraler oder Zäpfchenform)
3. Mundpflegebedarf (z. B. Wasserstoffperoxyd, visköses Lidocain, Glycerintupfer, Nystatin-Suspension oder -Pastillen für Candidiasis)
4. Flüssignahrung

gung wird am besten durch das Behandlungsprinzip gewährleistet, daß man immer noch sehr viel für den Patienten tun kann, auch wenn man den Tumor nicht mehr beeinflussen kann.

Literatur

Gutartige Tumoren des Nierenparenchyms

Bennington JL, Beckwith JB: Tumors of the Kidney, Renal Pelvis, and Ureter. Fascicle 12 of: Atlas of Tumor Pathology, 2nd series. Armed Forces Institute of Pathology, 1975

Bissada NK et al: Tuberous sclerosis complex and renal angiomyolipoma. Urology 1975; 6:105

Dennis RL et al: Juxtaglomerular cell tumor of the kidney. J Urol 1985; 134:334

Dunnick NR et al: The radiology of juxtaglomerular tumors. Radiology 1983; 147:321

Farrow GM et al: Renal angiomyolipoma: A clinical pathological study of 32 patients. Cancer 1968; 22:564

Jardin A et al: Diagnosis and treatment of renal angiomyolipoma (based on 15 cases): Arguments in favor of conservative surgery (based 8 cases). Eur Urol 1980; 6:69

Oesterling JE et al: Management of renal angiomyolipoma. J Urol 1986; 135:1121

Shapiro RA et al: Renal tumors associated with tuberous sclerosis: The case for aggressive surgical management. J Urol 1984; 132:1170

Squires JP et al: Juxtaglomerular cell tumor of the kidney. Cancer 1984; 53:516

Zerhouni EA et al: Management of bleeding renal angiomyolipomas by transcatheter embolization following CT diagnosis. Urol Radiol 1984; 6:205

Adenokarzinom der Niere

Almgard LE et al: Treatment of renal adenocarcinoma by embolic occlusion of the renal circulation. Br J Urol 1973; 45:474

Altaffer LF III, Chenault OW Jr, Paraneoplastic endocrinopathies associated with renal tumors. J Urol 1979; 122:573

Babaian RJ, Swanson DA: Serum haptoglobin: A nonspecific tumor marker for renal cell carcinoma. South Med J 1982; 75:145

Balfe DM et al: Evaluation of renal masses considered indeterminant on computed tomography. Radiology 1982; 142:421

Bander NH: Comparison of antigen expression of human renal cancers in vivo and in vitro. Cancer 1984; 53:1235

Barnes CA, Beckman EN: Renal oncocytoma and its congeners. Am J Clin Pathol 1983; 79–312

Beahrs OH, Myers MH (editors): Manual for Staging Cancer, 2nd ed. Lippincott, 1983

Bell ET: Renal Diseases, 2nd ed. Lea & Febiger, 1950

Bennington JL, Beckwith JB: Tumors of the Kidney, Renal Pelvis, and Ureter. Armed Forces Institute of Pathology, 1975

Bennington JL, Kradjian RM: Renal Carcinoma. Saunders, 1967

Bennington JL, Laubscher FA: Epidemiologic studies on carcinoma of the kidney. 1. Association of renal adenocarcinoma with smoking. Cancer 1968; 21:1069

Bloom HJG: Hormone-induced and spontaneous regression of metastatic renal cancer. Cancer 1973; 32:1066

Bowers TA et al: Bone metastases from renal carcinoma: The preoperative use of transcatheter arterial occlusion. J Bone Joint Surg (Am) 1982; 64:749

Boxer RJ et al: Renal carcinoma: Computer analysis of 96 patients treated by nephrectomy. J Urol 1979; 122:598

Bracken RB et al: Secondary renal neoplasms: An autopsy study. South Med J 1979; 72:806

Brereton HD et al: Indomethacin-responsive hypercalcemia in a patient with a renal cell carcinoma. N Engl J Med 1974; 291:83

Bush WH Jr, Burnett LL, Gibbons RP: Needle tract seeding of renal cell carcinoma. AJR 1977; 129:725

Cherrie RJ et al: Prognostic implications of vena caval extension of renal cell carcinoma. J Urol 1982; 128:910

Cho C, Friedland GW, Swenson RS: Acquired renal cystic disease and renal neoplasms in hemodialysis patients. Urol Radiol 1984; 6:153

Chuang VP, Wallace S, Swanson DA: Technique and complications of renal carcinoma infarction. Urol Radiol 1981; 2:223

Chuang VP et al: Arterial occlusion in the management of pain from metastatic renal carcinoma. Radiology 1979; 133:611

Cockett ATK: Lymphatic network of the kidney. 1. Anatomic and physiologic considerations. Urology 1977; 9:125

Cohen AJ et al: Hereditary renal cell carcinoma associated with a chromosomal translocation. N Engl J Med 1979; 301:592

Cronan JJ, Zeman RK, Rosenfield AT: Comparison of computed tomography, ultrasound, and angiography in staging renal cell carcinoma. J Urol 1982; 127:712

Daniel WW Jr et al: Calcified renal masses: A review of ten years' experience at the Mayo Clinic. Radiology 1972; 103:503

de Kernion JB: Lymphadenectomy for renal cell carcinoma. Urol Clin North Am 1980; 7:697

de Kernion JB, Berry D: The diagnosis and treatment of renal cell carcinoma. Cancer 1980; 44 (Suppl):1947

de Kernion JB, Ramming KP: The therapy of renal adenocarcinoma with immune RNA. Invest Urol 1980; 17:378

de Kernion JB et al: The treatment of renal cell carcinoma with human leukocyte alpha-interferon. J Urol 1983; 130:1063

Engelmann U et al: Digital subtraction angiography in staging renal cell carcinoma: Comparison with computerized tomography and histopathology. J Urol 1984; 132:1093

Figlin RA et al: Treatment of renal cell carcinoma with alpha (human leukocyte) interferon and vinblastine in combination: A phase 1-11 trial. Cancer Treat Rep 1985; 69:263

Finstad CL et al: Specificity analysis of mouse monoclonal antibodies defining cell surface antigens of human renal cancer. Proc Natl Acad Sci USA 1985; 85:2955

Flocks RH, Kadesky MC: Malignant neoplasms of the kidney: An analysis of 353 patients followed 5 years or more. J Urol 1958; 79:196

Fossa SD et al: Recombinant interferon α-2a with or without vinblastine in metastatic renal cell carcinoma. Cancer 1986; 57:1700

Freed SZ, Halperin JP, Gordon M: Idiopathic regression of metastases from renal cell carcinoma. J Urol 1977; 118:538

Gibbons RP et al: Manifestations of renal cell carcinoma. Urology 1976; 8:201

Goldberg MF et al: Renal adenocarcinoma containing a parathyroid hormone-like substance and associated with marked hypercalcemia. Am J Med 1964; 36:805

Golimbu M et al: Renal cell carcinoma: Survival and prognostic factors. Urology 1986; 27:291

Harris DT: Hormonal therapy and chemotherapy of renal-cell carcinoma. Semin Oncol 1983; 10:422

Hellekant C, Nyman CL: Routine celiac arteriography in patients with renal cell carcinoma. J Urol 1979; 122:17

Heney NM, Nocks BN: The influence of perinephric fat involvement on survival in patients with renal cell carcinoma extending into the inferior vena cava. J Urol 1982; 128:18

Hoehn W, Hermanek P: Invasion of veins in renal cell carcinoma: Frequency, correlation and prognosis. Eur Urol 1983; 9:276

Holland JM: Cancer of the kidney: Natural history and staging. Cancer 1973; 32:1030

Hop WCJ, van der Werf-Messing BHP: Prognostic indexes for renal cell carcinoma. Eur J Cancer 1980; 16:833

Horn L, Horn HL: An immunological approach to the therapy of cancer. Lancet 1971; 2:466

Horton WA, Wong V, Eldridge R: Von Hippel-Lindau disease: Clinical and pathological manifestations in nine families with 50 affected members. Arch Intern Med 1976; 136:769

Hricak H et al: Magnetic resonance imaging in the diagnosis and staging of renal and perirenal neoplasms. Radiology 1985; 154:709

Hrushesky WJ, Murphy GP: Current status of the therapy of advanced renal carcinoma. J Surg Oncol 1977; 9:277

Hughson MD, Buchwald D, Fox M: Renal neoplasia and acquired cystic kidney disease in patients receiving long-term dialysis. Arch Pathol Lab Med 1986; 110:592

Hulten L et al: Occurrence and localization in lymph node metastases in renal carcinoma. Scand J Urol Nephrol 1969; 3:129

Jacobs SC, Berg SI, Lawson RK: Synchronous bilateral renal cell carcinoma: Surgical excision. Cancer 1980; 46:2341

Johnson DE, von Eschenbach AC, Sternberg J: Bilateral renal cell carcinoma. J Urol 1978; 119:23

Kato T et al: Transcatheter arterial chemoembolization of renal cell carcinoma with microencapsulated mitomycin C. J Urol 1981; 125:19

Kearney GP et al: Results of inferior vena cava resection for renal cell carcinoma. J Urol 1981; 125:769

Kirkman H: Estrogen-induced tumors of the kidney. Natl Cancer Inst Monogr 1959; 1:1

Klein MJ, Valensi QJ: Proximal tubular adenocarcinoma of the kidney with so-called oncocytic features: A clinical pathologic study of 13 cases of a rarely reported neoplasm. Cancer 1976; 38:906

Krane RJ et al: Removal of renal cell carcinoma extending into the right atrium using cardiopulmonary bypass, profound hypothermia and circulatory arrest. J Urol 1984; 131:945

Krown SE et al: Treatment of advanced renal cell carcinoma (RCC) with recombinant leukocyte A interferon (rIFN-A). (Abstract) Am Soc Clin Oncol 1983; 2:58

Lang ED: Arteriography in the diagnosis and staging of hypernephromas. Cancer 1973; 32:1043

Lang EK: Comparison of dynamic and conventional computed tomography, angiography, and ultrasonography in the staging of renal cell carcinoma. Cancer 1984; 54:2205

Lang EK, Sullivan J, deKernion JB: Work in progress: Transcatheter embolization of renal cell carcinoma with radioactive infarct particles. Radiology 1983; 147:413

Levine E et al: CT of acquired cystic kidney disease and renal tumors in long-term dialysis patients. AJR 1984; 142:125

Lieber MM, Tomera KM, Farrow GM: Renal oncocytoma. J Urol 1981; 125:481

Lieber MM et al: Renal adenocarcinoma in young adults: Survival and variables affecting prognosis. J Urol 1981; 125:164

Ljungberg B et al: Prognostic significance of DNA content in renal cell carcinoma. J Urol 1986; 135:422

Lytton B, Rosof B, Evans JS: Parathyroid hormone-like activity in a renal carcinoma producing hypercalcemia. J Urol 1965; 93:127

Maldazys JD, deKernion JB: Prognostic factors in metastatic renal carcinoma. J Urol 1986; 136:376

Malek RS, Utz DC, Culp OS: Hypernephroma in the solitary kidney: Experience with 20 cases and review of the literature. J Urol 1976; 116:553

Marshall FF, Reitz BA, Diamond DA: A new technique for management of renal cell carcinoma involving the right atrium: Hypothermia and cardiac arrest. J Urol 1984; 131:103

McCune CS, Schapira DV, Henshaw EC: Specific immunotherapy of advanced renal carcinoma: Evidence for the polyclonality of metastases. Cancer 1981; 47:1984

McDonald JR, Priestly JT: Malignant tumors of the kidney: Surgical and prognostic significance of tumor thrombosis of the renal vein. Surg Gynecol Obstet 1943; 77:295

McDonald MW: Current therapy for renal carcinoma. J Urol 1982; 127:211

McNichols DW, Segura JW, DeWeerd JH: Renal cell carcinoma: Long-term survival and late recurrence. J Urol 1981; 126:17

Morales A et al: Cytoreductive surgery and systemic bacille Calmette-Guérin therapy in metastatic renal cancer: A phase II trial. J Urol 1982; 127–230

Morlock CG, Horton BT: Variations in systolic blood pressure in renal tumors: A study of 491 cases. Am J Med Sci 1936; 191:647

Murphy JB, Marshall FF: Renal cyst versus tumor: A continuing dilemma. J Urol 1980; 123:566

Neidhart JA: Interferon therapy for the treatment of renal cancer. Cancer 1986; 57 (8 Suppl):1696

Neidhart JA et al: Active specific immunotherapy of stage IV renal carcinoma with aggregated tumor antigen adjuvant. Cancer 1980; 46:1128

Neidhart JA et al: Interferon-alpha therapy of renal cancer. Cancer Res 1984; 44:4140

Novick AC et al: Partial nephrectomy in the treatment of renal adenocarcinoma. J Urol 1977; 118:932

Novick AC et al: Surgical enucleation for renal cell carcinoma. J Urol 1986; 135:235

Oberling C, Riviere M, Haguenau F: Ultrastructure of the clear cells in renal cell carcinoma and its importance for the demonstration of their renal origin. Nature 1960; 186:402

O'Dea MJ et al: The treatment of renal cell carcinoma with solitary metastasis. J Urol 1978; 120:540

Otto U et al: Tumor cell deoxyribonucleic acid content and prognosis in human renal cell carcinoma. J Urol 1984; 132:237

Parienty RA et al: Local recurrence after nephrectomy for primary renal cancer: Computerized tomography recognition. J Urol 1984; 132:246

Petersson S et al: Diagnostic value of lipid content in cyst fluid. Pages 433–434 in: Renal Tumors: Proceedings of the First International Symposium on Kidney Tumors. Kuss R et al (editors) A.R. Liss, 1982

Petkovic S: Le stade anatomique dans l'appréciation du prognostique des tumeurs rénales. Urologia 1956; 23:125

Petkovic S: The value of tumor tissue penetration into the renal veins and lymph nodes as an anatomical classification in kidney tumor prognostic parameters. Eur Urol 1980; 6:289

Pritchett TR, Lieskovsky G, Skinner DG: Extension of renal cell carcinoma into vena cava: Clinical review and surgical approach. J Urol 1986; 135:460

Quesada JR, Swanson DA, Guttermann JU: Phase II study of interferon alpha in metastatic renal-cell carcinoma: A progress report. J Clin Oncol 1985; 3:1086

Quesada JR et al: Antitumor activity of recombinant-derived interferon alpha in metastatic renal cell carcinoma. J Clin Oncol 1985; 3:1522

Riches EW, Griffiths IH, Thackray AC: New growths of the kidney and ureter. Br J Urol 1951; 23:297

Richie JP et al: Computerized tomography scan for diagnosis and staging of renal cell carcinoma. J Urol 1983; 129:1114

Richie JP et al: Current treatment of metastatic renal cell carcinoma with xenogeneic immune ribonucleic acid. J Urol 1984; 131:236

Robey EL, Schellhammer PF: Adrenal gland and renal cell carcinoma: Is ipsilateral adrenalectomy a necessary component of radical nephrectomy? J Urol 1986; 135:453

Robson CJ, Churchill B, Anderson W: Radical nephrectomy for renal cell carcinoma. J Urol 1969; 101:297

Rosenberg SA et al: Observations on the systemic administration of autologous lymphokine-activated killer cells and recombinant interleukin-2 to patients with metastatic cancer. N Engl J Med 1985; 313:1485

Rouvière H: Anatomy of the Human Lymphatic System. Tobias MJ (translator) Edwards Brothers, 1938

Schaner EG et al: Comparison of computed and conventional whole lung tomography in detecting pulmonary nodules: A prospective radiologic-pathologic study. AJR 1978; 131:51

Spiessl B, Scheibe O, Wagner G (editors) TNM-Atlas: Illustrated Guide to the Classification of Malignant Tumors. Springer-Verlag, 1982

Stauffer MH: Nephrogenic hepatosplenomegaly. Gastroenterology 1961; 40:694

Sufrin G et al: Hormones in renal cancer. J Urol 1977; 117:433

Swanson DA: Management of stage IV renal cancer. In: Principles and Management of Urologic Cancer, 2nd ed. Javadpour N (editor). Williams & Wilkins, 1983

Swanson DA: Transabdominal radical nephrectomy. Pages 321–335 in: Genitourinary Tumors: Fundamental Principles and Surgical Techniques. Johnson DE, Boileau MA (editors). Grune & Stratton, 1982

Swanson DA, Bernardino ME: "Silent" osseous metastases in renal cell carcinoma: Value of CT. urology 1982; 20: 208

Swanson DA, Liles A: Bladder metastasis: A rare cause of hematuria in renal carcinoma. J Surg Oncol 1982; 20:80

Swanson DA et al: Angioinfarction and nephrectomy for metastatic renal cell carcinoma: An update. J Urol 1983; 130:449

Swanson DA et al: Osseous metastases secondary to renal cell carcinoma. Urology 1981; 18:556

Tallberg T et al: Active specific immunotherapy with supportive measures in the treatment of palliatively nephrectomized, renal adenocarcinoma patients: A thirteen-year follow-up study. Eur Urol 1985; 11:233

Topley M, Novick AC, Montie JE: Long-term results following partial nephrectomy for localized renal adenocarcinoma. J Urol 1984; 131:1050

van der Werf-Messing B, van der Heul RO, Ledeboer RC: Renal cell carcinoma trial. Cancer Clin Trials 1978; 1:13

Vickers M Jr: Serum haptoglobins: A preoperative detector of metastatic renal carcinoma. J Urol 1974; 112:310

Wallace AC, Nairn RC: Renal tubular antigens in kidney tumors. Cancer 1972; 29:977

Warren MM, Kelalis PT, Utz DL: The changing concept of hypernephroma. J Urol 1970; 104:376

Wehle MJ, Grabstald H: Contraindications to needle aspiration of solid renal mass: Tumor dissemination by renal needle aspiration. J Urol 1986; 136:446

Williams RD, Hricak H: Magnetic resonance imaging in urology. J Urol 1984; 132:641

Wynder EL, Mabuchi K, Whitmore WF Jr: Epidemiology of adenocarcinoma of the kidney. J Natl Cancer Inst 1974;53:16

Zabbo A et al: Digital subtraction angiography for evaluating patients with renal carcinoma. J Urol 1985; 134:252

Zincke H et al: Treatment of renal cell carcinoma by in situ partial nephrectomy and extracorporeal operation with autotransplantation. Mayo Clin Proc 1985; 60:651

Wilms-Tumor

Beckwith JB, Palmer NF: Histopathology and prognosis of Wilms' tumor. Cancer 1978; 41:1937

Bennington JL, Beckwith JB: Tumors of the Kidney, Renal Pelvis, and Ureter. Armed Forces Institute of Pathology, 1975

Bishop HC et al: Survival in bilateral Wilms' tumor: Review of 30 National Wilms' Tumor Study cases. J Pediatr Surg 1977; 12:631

Bolande RP, Brough AJ, Izant RJ Jr: Congenital mesoblastic nephroma of infancy: A report of 8 cases and the relationship to Wilms' tumor. Pediatrics 1967:40:272

Bove KE, McAdams AJ: The nephroblastomatosis complex and its relationship to Wilms' tumor: A clinical pathologic treatise. Perspect Pediatr Pathol 1976; 3:185

Bracken RB et al: Preoperative chemotherapy for Wilms' tumor. Urology 1982; 19:55

Breslow NE, Beckwith JB: Epidemiological features of Wilms' tumor: Results of the National Wilms' Tumor Study. J Natl Cancer Inst 1982; 68:429

Breslow NE et al: Prognosis for Wilms' tumor patients with nonmetastatic disease of diagnosis: Results of the second National Wilms' Tumor Study. J Clin Oncol 1985; 3:521

Clouse JW et al: The changing management of Wilms' tumor over a 30-year period: 1949–1978. Cancer 1985; 56:1484

D'Angio GJ et al: The treatment of Wilms' tumor: Results of the National Wilms' Tumor Study. Cancer 1976; 38:633

D'Angio GJ et al: The treatment of Wilms' tumor: Results of the Second National Wilms' Tumor Study. Cancer 1981; 47:2302

D'Angio GJ et al: Wilms' tumor: Genetic aspects and etiology: A report of the National Wilms' Tumor Study (NWTS) Committee of the NWTS Group. Pages 43–57 in: Renal Tumors: Proceedings of the First International Symposium on Kidney Tumors. Kuss R et al (editors). A.R. Liss, 1982

D'Angio GJ et al: Wilms' tumor: An update. Cancer 1980; 45:1791

deKraker J et al: Preoperative chemotherapy in Wilms' tumour: Results of clinical trials and studies on nephroblastomas conducted by the International Society of Paediatric Oncology (SIOP). Pages 131–194 in: Renal Tumors: Proceedings of the First International Symposium on Kidney Tumors. Kuss R et al (editors). A.R. Liss, 1982

Farewell VT et al: Retrospective validation of a new staging system for Wilms' tumor. Cancer Clin Trials 1981; 4:167

Hartman DS et al: Mesoblastic nephroma: Radiologic, pathologic correlation of 20 cases. AJR 1981; 136:69

Jaffe N et al: Childhood urologic cancer therapy related sequelae and their impact on management. Cancer 1980; 45:1815

Kay R, Tank E: Current management of bilateral Wilms tumor. J Urol 1986; 135:983

Knudson Ag Jr, Strong LC: Mutation in cancer. A model for Wilms' tumor of the kidney. J Natl Cancer Inst 1972; 48:313

Leape LL: Diagnosis and management of Wilms' tumor and neuroblastomas. Pages 179–199 in: Genitourinary Cancer. Skinner DG, de Kernion JB (editors). Saunders, 1978

Leape LL, Breslow NE, Bishop HC: The surgical treatment of Wilms' tumor: Results of the National Wilms' Tumor Study. Ann Surg 1978; 187:351

Lemierle J: The treatment of Wilms' tumor in 1982: The status of the art. Pages 167–171 in: Renal Tumors: Proceedings of the First International Symposium on Kidney Tumors. Kuss R et al (editors). A.R.Liss, 1982

Lemerle J et al: Effectiveness of preoperative chemotherapy in Wilms' tumor: Results of an International Society of Paediatric Oncology (SIOP) clinical trial. J Clin Oncol 1983; 1:604

Lemerle J et al: Wilms' tumor: Natural history and prognostic factors: A retrospective study of 248 cases treated at the Institute Gustave-Roussy 1952–1967. Cancer 1976; 36:2557

Pendergrass TW: Congenital anomalies in children with Wilms' tumor. Cancer 1976; 37:403

Rous SN et al: Nodular renal blastema, nephroblastomatosis, and Wilms' tumor: Different points on the same disease spectrum. Urology 1976; 8:599

Yunis JJ, Ramsay NKC: Familial occurrence of the aniridia-Wilms' tumor syndrome with deletion 11. J Pediatr 1980; 96:1027

Nierensarkom

Bennington JL, Beckwith JB: Tumors of the Kidney, Renal Pelvis, and Ureter. Armed Forces Institute of Pathology, 1975

Farrow GM et al: Sarcomas and sarcomatoid and mixed malignant tumors of the kidney in adults. Cancer 1968; 22:545

Srinivas V et al: Sarcomas of the kidney. J Urol 1984; 132:13

Nierenbeckentumoren

Almgard LE et al: Thorotrast-induced renal tumors after retrograde pyelograms. Eur Urol 1977; 3:69

Batata MA et al: Primary carcinoma of the ureter: A prognostic study. Cancer 1975; 35:1626

Boijsen E, Falin J: Angiography in carcinoma of the renal pelvis. Acta Radiol [Diagn] (Stockh) 1961; 56:81

Brookland RK, Richter MP: The postoperative irradiation of transitional cell carcinoma of the renal pelvis and ureter. J Urol 1985; 133:952

Grabstald H, Whitmore WF, Melamed MR: Renal pelvic tumors. JAMA 1971; 281:845

Johansson S, Wahlqvist L: A prognostic study of urothelial renal pelvic tumors: Comparison between the prognosis of patients treated with intrafascial nephrectomy and perifascial nephroureterectomy. Cancer 1979; 43:2525

Melicow MM: Tumor of the urinary drainage tract: Urothelial tumors. J Urol 1945; 54:186

Mitty HA, Baron MG, Fuler M: Infiltrating carcinoma of the renal pelvis: Angiographic features. Radiology 1969; 92:994

Toppercer A: Fibroepithelial tumor of the renal pelvis. Can J Surg 1980; 23:269

Harnleitertumoren

Arger PH et al: Ultrasonic assessment of renal transitional cell carcinoma: Preliminary report. AJR 1979; 132:407

Babaian RJ, Johnson DE, Chan RC: Combination nephroureterectomy and postoperative radiotherapy for infiltrative ureteral carcinomas. Int J Radiat Oncol Biol Phys 1980; 6:1229

Batata MA et al: Primary carcinoma of the ureter: A prognostic study. Cancer 1975; 35:1626

Gill WB, Lu CT, Bibbo M: Retrograde ureteral brushing. Urology 1978; 12:279

Huffman JL et al: Endoscopic diagnosis and treatment of upper-tract urothelial tumors: A preliminary report. Cancer 1985; 55:1422

Johnson DE, Babaian RJ: Conservative surgical management for noninvasive distal ureteral carcinoma. Urology 1979; 13:365

Kiriyama T, Hironaka H, Fukuda K: Six years of experience with retrograde biopsy of intraureteral carcinoma using the Dormia stone basket. J Urol 1976; 116:308

Schmauz R, Cole P: Epidemiology of cancer of the renal pelvis and ureter. J Natl Cancer Inst 1974; 52:1431

Blasentumoren

Anderstrom C et al: A prospective randomized study of preoperative irradiation with cystectomy or cystectomy alone for invasive bladder carcinoma. Eur Urol 1983; 9:142

Babaian RJ et al: Metastases from transitional cell carcinoma of urinary bladder. Urology 1980; 16:142

Benson RC Jr: Treatment of diffuse transitional cell carcinoma in situy by whole bladder hematoporphyrin derivative Photodynamic therapy. J Urol 1985; 134:675

Boileau MA et al: Bladder carcinoma: Results with preoperative radiotherapy and radical cystectomy. Urology 1980; 16:569

Botto H et al: Treatment of malignant bladder tumors by iridium-192 wiring. Urology 1980; 16:467

Bracken RB, McDonald MW, Johnson DE: Cystectomy for superficial bladder tumors. Urology 1981; 18:459

Brosman SA: The use of bacillus Calmette-Quérin in the therapy of bladder carcinoma in situ. J Urol 1985; 134:36

Burnand KG et al: Single dose intravesical thiotepa as an adjuvant to cystodiathermy in the treatment of transitional cell bladder carcinoma. Br J Urol 1976; 48:55

Byar D, Blackard C: Veterans Administration Cooperative Urological Research Group: Comparisons of placebo, pyridoxine, and topical thiotepa in preventing recurrence of stage I bladder cancer. Urology 1977; 10:556

Chan RC, Bracken RB, Johnson DE: Single dose whole pelvis megavoltage irradiation for palliative control of hematuria or ureteral obstruction. J Urol 1979; 122:750

Cole P, Hoover R, Fridell GH: Occupation and cancer of the lower urinary tract. Cancer 1972; 29:1250

Collan Y, Makinen J, Heikkinen A: Histological grading of transitional cell tumours of the bladder: Value of histological grading (WHO) in prognosis. Eur Urol 1979; 5:311

Connolly JG et al: Relationship between the use of artificial sweeteners and bladder cancer. (Correspondence.) Can Med Assoc J 1978; 119:408

Cummings KB et al: Segmental resection in the management of bladder carcinoma. J Urol 1978; 119:56

Dan RO: Grading of epithelial tumors of urinary bladder. J Urol 1936; 36:651

deKernion JB et al: The management of superficial bladder tumors and carcinoma in situ with intravesical bacillus Calmette-Quérin. J Urol 1985; 133:598

Dretler SP, Ragsdale BD, Leadbetter WF: The value of pelvic lymphadenectomy in the surgical treatment of bladder cancer. J Urol 1973; 109:414

England HR et al: Evaluation of Helmstein's distention method for carcinoma of the bladder. Br J Urol 1973; 45:593

Falor WH, Ward RM: Prognosis in early carcinoma of the bladder based on chromosomal analysis. J Urol 1978; 119:44

Falor WH, Ward RM: Prognosis in well-differentiated non-invasive carcinoma of the bladder based on chromosomal analysis. Surg Gynecol Obstet 1977; 144:515

Fisher MR, Hricak H, Tanagho EA: Urinary bladder MR imaging. 2. Neoplasm. Radiology 1985; 157–471

Hall RR: Intravesical hyperthermia for transitional cell carcinoma of the bladder. Pages 267–270 in: Bladder Tumors and Other Topics in Urological Oncology. Vol 1. Pavone-Macaluso M, Smith PH, Edsmyr F (editors). Plenum Press, 1980

Glashan RW: Treatment of carcinoma in situ of the bladder with doxorubicin (Adriamycin). Cancer Chemother Pharmacol 1983; II (Suppl):S35

Hatch TR, Barry JM: Value of excretory urography in staging bladder cancer. J Urol 1986; 135:49

Heney NM: First-line chemotherapy of superficial bladder cancer: Mitomycin vs thiotepa. Urology 1985; 26 (Suppl): 27

Herr HW et al: Long-term effect of intravesical bacillus Calmette-Guérin on flat carcinoma in situ of bladder. J Urol 1986; 135:265

Hewitt CB, Babiszewski JF, Antunez AR: Update on intracavitary radiation in the treatment of bladder tumors. J Urol 1981; 126:323

Hicks RM: Multistage carcinogenesis in the urinary bladder. Br Med Bull 1980; 36:39

Hicks RM, Chowaniec J, Wakefield J: Experimental induction of bladder tumors by a two-stage system. Pages 475–489 in: Carcinogenesis: Mechanisms of Tumor Promotion and Cocarcinogenesis. Vol 2. Slaga TJ, Sivak A, Boutwell RK (editors). Raven, 1978

Hope-Stone HF et al: T3 bladder cancer: Salvage rather than elective cystectomy after radiotherapy. Urology 1984; 24:315

International Union Against Cancer: TNM Classification of Malignant Tumors, 3rd ed. International Union Against Cancer, 1978

Itzchak Y, Singer D, Fischelavitch Y: Ultrasonographic assessment of bladder tumors. 1. Tumor detection. J Urol 1981; 126:31

Jakse G, Hofstädter F, Marberger H: Topical doxorubicin hydrochloride therapy for carcinoma in situ of bladder: A follow-up. J Urol 1984; 131:41

Javadpour N: Current status of biological markers in bladder and testis cancer. Lesson 13 in: American Urological Association Update Series. Vol 1. American Urological Association, 1982

Jewett HJ, Strong GH: Infiltrating carcinoma of the bladder: Relation of depth of penetration of the bladder wall to incidence of local extension and metastasis. J Urol 1946; 55:366

Johnson DE: Surgery for carcinoma of the urinary bladder. Cancer Treat Rev 1974; 1:271

Klein FA et al: Flow cytometry of normal and nonneoplastic diseases of the bladder: An estimate of the false-positive rates. J Urol 1982; 127:946

Koss LG: Tumors of the Urinary Bladder, Fascicle II of: Atlas of Tumor Pathology, 2nd series. Armed Forces Institute of Pathology, 1975

Lamm DL: Bacillus Calmette-Quérin-immunotherapy for bladder cancer. J Urol 1985; 134:40

Lamm DL et al: Complications of bacillus Calmette-Quérin immunotherapy in 1,278 patients with bladder cancer. J Urol 1986; 135:272

LaPlante M, Brice M II: The upper limits of hopeful application of radical cystectomy for vesical carcinoma: Does nodal metastasis always indicate incurability? J Urol 1973; 109:261

Lerman RI, Hutter RVP, Whitmore WF Jr: Papilloma of the urinary bladder. Cancer 1970; 25:333

Logothesis CJ et al: Cyclophosphamide, doxorubicin and cisplatin chemotherapy for patients with locally advanced urothelial tumors with or without nodal metastases. J Urol 1985; 134:460

Marshall VF: The relation of the preoperative estimate to the pathologic demonstration of the extent of vesical neoplasms. J Urol 1952; 68:174

Martínez-Piñeiro JA: BCG vaccine in superficial bladder tumors: Eight years later. Eur Urol 1984; 10:93

Masina F: Segmental resection for tumours of the urinary bladder: Ten year follow-up. Br J Surg 1965; 52:279

Mathur VK, Krahn HP, Ramsey EW: Total cystectomy for bladder cancer. J Urol 1981; 125:784

McAninch JW, Kiesling VJ, Beck PN: Diagnostic biopsies of bladder and urethra in outpatients. Page 19 in: Proceedings of the Kimbrough Urological Seminar. Vol 12. Brodock Press, 1978

Meyers FJ et al: Fate of bladder in patients with metastatic bladder cancer treated with cisplatin, methotrexate and vinblastine: Northern California oncology group study. J Urol 1985; 134:1118

Miller LS, Johnson DE: Megavoltage irradiation for bladder cancer: Alone, postoperative, or preoperative. Pages 771–782 in: Seventh National Cancer Conference Proceedings, Lippincott, 1973

Montie JE, Straffon RA, Stewart BH: Radical cystectomy without radiation therapy for carcinoma of the bladder. J Urol 1984; 131:477

Morrison AS, Buring JE: Artificial sweeteners and cancer of the lower urinary tract. N Engl J Med 1980; 302:537

Mostofi FK: Pathology and staging of bladder cancer. Pages 213–218 in: Advances in Medical Oncology, Research and Education. Vol 11: Clinical Cancer: Principal Sites 2. Wilkinson PM (editor). Pergamon, 1979

Mostofi FK, Sobin LH, Torlini H: Histological Typing of Urinary Bladder Tumours. World Health Organization, 1973

Newell GR, Hoover RN, Kolbye AC: Status report on saccharin in humans. J Natl Cancer Inst 1978; 61:275

Nseyo UO et al: Whole bladder photodynamic therapy for transitional cell carcinoma of bladder. Urology 1985; 26:274

Ojeda L, Johnson DE: Partial cystectomy: Can it be incorporated into an integrated program? Urology 1983; 12:115

Periss JA, Waterhouse K, Cole AT: Complications of partial cystectomy in patients with high grade bladder carcinoma. J Urol 1977; 118:761

Pinsky CM et al: Intravesical administration of bacillus Calmette-Quérin in patients with recurrent superficial carcinoma of the urinary bladder: Report of a prospective, randomized trial. Cancer Treat Rep 1985; 69:47

Purtilo DT et al: Familial urinary bladder cancer. Semin Oncol 1979; 6:254

Resnick MI, Kursh ED: Transurethral ultrasonography in bladder cancer. J Urol 196; 135:253

Resnick MI, O'Conor VJ Jr: Segmental resection for carcinoma of the bladder: Review of 102 patients. J Urol 1973; 109:1007

Rider WD, Evans DH: Radiotherapy in the treatment of recurrent bladder cancer. Br J Urol 1976; 48:595

Sandberg AA: Chromosome studies in bladder cancer. Pages 127–141 in: Carcinoma of the Bladder. Connolly JG (editor). Raven, 1981

Schellhammer PF, Ladaga LE, Fillion MB: Bacillus Calmette-Quérin for superficial transitional cell carcinoma of bladder. J Urol 1986; 135:261

Shipley WU, Rose MA: Bladder cancer: The selection of patients for treatment by full-dose irradiation. Cancer 1985; 55:2278

Silverberg E: Cancer statistics, 1981, CA 1981; 31:13

Soloway MS: Treatment of superficial bladder cancer with intravesical mitomycin C: Analysis of immediate and long-term response in 70 patients. J Urol 1985; 134:1107

Stein BS et al: Specific red cell adherence: Immunologic evaluation of random mucosal biopsies in carcinoma of the bladder. J Urol 1981; 126:37

Sternberg CN et al: Preliminary results of M-VAC (methotrexate, vinblastine, doxorubicin, and cisplatin) for transitional cell carcinoma of the urothelium. J Urol 1985; 133:403

Utz DC, Farrow GM: Management of carcinoma in situ of the bladder: The case for surgical management. Urol Clin North Am 1980; 7:533

Utz DC et al: A clinicopathologic evaluation of partial cystectomy for carcinoma of the urinary bladder. Cancer 1973; 32:1075

van der Werf-Messing B: Cancer of the urinary bladder treated by intestitial radium implant. Int J Radiat Oncol Biol Phys 1978; 4:373

van der Werf-Messing B: Carcinoma of the bladder $T_3N_2M_0$ treated by preoperative irradiation followed by cystectomy: Third report of the Rotterdam Radio-Therapy Institute. Cancer 1975; 36:718

Veenema RJ et al: Bladder carcinoma treated by direct instillation of thiotepa. J Urol 1962; 88:60

Veenema RJ et al: Thiotepa bladder instillations: Therapy and prophylaxis for superficial bladder tumors. J Urol 1969; 101:711

Wallace DM, Bloom HJG: The management of deeply infiltrating (T_3) bladder carcinoma: Controlled trial of radical radiotherapy versus preoperative radiotherapy and radical cystectomy. Br J Urol 1976; 48:587

Whitmore WF Jr: Integrated irradiation and cystectomy for bladder cancer. Br J Urol 1980; 52:1

Wigle DT: Bladder cancer: Possible new high-risk occupation. Lancet 1977; 2:83

Wynder EL, Goldsmith K: The epidemiology of bladder cancer: A second look. Cancer 1977; 40:1246

Zincke H et al: Pelvic lymphadenectomy and radical cystectomy for transitional cell carcinoma of the bladder with pelvic nodal disease. Br J Urol 1985; 57:156

Prostatatumoren

Armenian HK et al: Relationship between benign prostatic hyperplasia and cancer of the prostate. Lancet 1974; 2:115

Franks LM: Benign nodular hyperplasia of the prostate: A review. Ann R Coll Surg Engl 1954; 14:92

Geraghty JT: Treatment of malignant disease of the prostate and bladder. J Urol 1922; 7:33

Greenwald P et al: Cancer of the prostate among men with benign prostatic hyperplasia. J Natl Cancer Inst 1974; 53:335

Hodges CV, Wan ST: The relationship between benign prostatic hyperplasia and prostatic carcinoma. Pages 167–173 in: Benign Prostatic Hypertrophy. Hinman F Jr (editor). Springer-Verlag, 1983

Lowsley OS: The development of the human prostate gland with reference to the development of the other structures at the neck of the urinary bladder. Am J Anat 1912:13:299

McNeil JE: Regional morphology and pathology of the prostate. Prostate 1981; 2:35

Gutartige Prostatahyperplasie

Andersen JT, Nording J: Prostatism. 1. The correlation between symptoms: Cystometric and urodynamic findings. Scand J Urol Nephrol 1979; 13:229

Cabot AT: The question of castration for enlarged prostate. Ann Surg 1896; 24:265

Caine M, Perlberg S, Gordon R: The treatment of benign prostatic hypertrophy with flutamide (SCH 13521): A placebo-controlled study. J Urol 1975; 114:564

Caine M, Perlberg S, Meretyk S: A placebo-controlled double-blind study of the effect of phenoxybenzamine in benign prostatic obstruction. Br J Urol 1978; 50:551

Donkervoort TK et al: Megestrol acetate in treatment of benign prostatic hypertrophy. Urology 1975; 6:580

Geller J et al: Effect of megestrol acetate on uroflow rates in patients with benign prostatic hypertrophy. Urology 1979; 14:467

Huggins C, Stevens RA: The effect of castration on benign hypertrophy of the prostate in man. J Urol 1940; 43:705

Lytton B, Emery JM, Harvard BM: The incidence of benign prostatic obstruction. J Urol 1968; 99:639

Mebust WK, Valk WL: Transurethral prostatectomy. Pages 829–846 in: Benign Prostatic Hypertrophy. Hinman F Jr (editor). Springer-Verlag, 1983

Melchior J et al: Transurethral prostatectomy: Computerized analysis of 2.223 consecutive cases. J Urol 1974; 112:634

Melchior J et al: Transurethral prostatectomy in the azotemic patient. J Urol 1974; 112:643

Neubauer DL: Endocrine and cellular inductive factors in the development of human benign prostatic hypertrophy. Pages 179–192 in: Benign Prostatic Hypertrophy. Hinman F Jr (editor). Springer-Verlag, 1983

Scott WW, Wade JC: Medical treatment of benign nodular prostatic hyperplasia with cyproterone acetate. J Urol 1969; 101:81

Walsh A et al: Indications for prostatectomy: Mandatory and optional. Pages 771–775 in: Benign Prostatic Hypertrophy. Hinman F Jr (editor). Springer-Verlag, 1983

Walsh PC, Hutchins GM, Ewing LL: Tissue content of dehydrotestosterone in human prostatic hyperplasia is not supranormal. J Clin Invest 1983; 72:1772

White JW: The results of double castration in hypertrophy of the prostate. Ann Surg 1895; 22:1

Prostatakarzinom

Bagshaw MA: Radiotherapy of prostatic cancer: Stanford University experience. Prog Clin Biol Res 1984; 153:493

Bass RB Jr, Barrett DM: Radical retropubic prostatectomy after transurethral prostatic resection. J Urol 1980; 124:495

Bonar RA: Carcinogenesis in urogenital tissues in genitourinary cancer. In: Cancer Treatment and Research. Vol 6. Paulson DF (editor). Martinus Nijhoff, 1982

Brackman J, Denis L: The practice and pitfalls of ultrasonography in the lower urinary tract. Eur Urol 1983; 9:193

Brawn PN et al: Histologic grading study of prostatic adenocarcinoma: The development of a new system and comparison with other methods. A preliminary study. Cancer 1982; 49:525

Bridges CH et al: Stage A prostatic carcinoma and repeat transurethral resection: A reappraisal 5 years later. J Urol 1983; 129:307

Broder AC: Carcinoma grading and practical applications. Arch Pathol 1926; 2:376

Byar DP: Survival of patients with incidentally found microscopic cancer of the prostate: Results of a clinical trial of conservative treatment. J Urol 1972; 108:908

Byar DP, Mostofi FK, Veterans Administration Cooperative Urological Research Group: Carcinoma of the prostate: Prognostic evaluation of certain pathologic features in 208 radical prostatectomies. Cancer 1972; 30:5

Catalona WJ, Stein AJ: Accuracy of frozen section detection of lymph node metastases in prostatic carcinoma. J Urol 1982; 127:460

Clark P, Houghton L: Subcapsular orchidectomy for carcinoma of the prostate. Br J Urol 1977; 49:419

Cox JD, Stoffel TJ: The significance of needle biopsy after irradiation for stage C adenocarcinoma of the prostate. Cancer 1977; 40:156

Foti AG et al: The detection of prostatic cancer by solid phase radioimmunoassay of serum prostatic acid phosphatase. N Engl J Med 1977; 297:1357

Franks LM: Latent carcinoma of the prostate. J Urol Pathol Bacteriol 1954; 68:603

Freiha FS, Bagshaw MA: Carcinoma of the prostate: Results of postirradiation biopsy. Prostate 1984; 5:19

Freiha FS, Pistenma DA, Bagshaw MA: Pelvic lymphadenectomy for staging prostatic carcinoma: Is it always necessary? J Urol 1979; 122:176

Gagnon JD, Moss WT, Stevens KR: Preestrogen breast irradiation for patients with carcinoma of the prostate: A critical review. J Urol 1979; 121:182

Gleason DF, Mellinger GT: Veterans Administration Cooperative Urologic Research Group: Prediction of prognosis for prostatic adenocarcinoma by combined histological grading and clinical staging. J Urol 1974; 111:58

Guerriero WG, Carlton CE Jr, Hudgins PT: Combined interstitial and external radiotherapy in the definitive management of carcinoma of the prostate. Cancer 1980; 45:1922

Hanash KA et al: Carcinoma of the prostate: A 15 year follow-up. J Urol 1972; 107:450

Herr HW: Complication of pelvic lymphadenectomy and retropubic prostatic ^{125}I implantation. Urology 1979; 14:226

Hirayama T: Epidemiology of prostate cancer with special reference to the role of diet. Natl Cancer Inst Monogr 1979; 53:149

Jacobs SC: Spread of prostatic cancer to bone. Urology 1983; 21:337

Jewett HJ: The present status of radical prostatectomy for stages A and B prostatic cancer. Urol Clin North Am 1975; 2:105

Johnson DE, von Eschenbach AC: Prostatic carcinoma: A trilogy of expressions. South Med J 1980; 73:1304

Johnson DE, von Eschenbach AC: Role of lymphangiography and pelvic lymphadenectomy in staging prostatic carcinoma. J Urol 1981; 17 (Suppl):66

Jordan WP Jr, Blackard CE, Byar DP: Reconsideration of orchiectomy in the treatment of advanced prostatic carcinoma. South Med J 1977; 70:1411

Kuriyama M et al: Multiple marker evaluation in human prostate cancer with the use of tissue-specific antigens. J Natl Cancer Inst 1982; 68:99

Labrie F et al: New approach in the treatment of prostate cancer: Complete instead of partial withdrawal of androgens. Prostate 1983; 4:579

Lee F et al: Transrectal ultrasound in the diagnosis of prostate carcinoma: Location, echogenicity, histopathology, staging. Prostate 1985; 7:117

Leuprolide Study Group: Leuprolide versus diethylstilbestrol for metastatic prostate cancer. N Engl J Med 1984; 311:1281

Logothetis CJ et al: Doxorubicin, mitomycin C, and 5-fluorouracil (DMF) in the treatment of metastatic hormonal-refractory adenocarcinoma of the prostate, with a note on the staging of metastatic cancer. J Clin Oncol 1983; 1:368

McLaughlin AP et al: Prostatic carcinoma: Incidence and location of unsuspected lymphatic metastases. J Urol 1976; 115:89

McMillen SM, Wettlaufer JN: The role of repeat transurethral biopsy in stage A carcinoma of the prostate. J Urol 1976; 116:759

Middleton RG, Smith JA Jr: Radical prostatectomy for stage B2 prostatic cancer. J Urol 1982; 127:702

Mostofi FK: Grading of prostatic carcinoma. Cancer Chemother Res 1975; 59:111

Murphy GP: Chemotherapy of advanced prostatic cancer. Rev Surg 1977; 34:75

Nesbitt RM, Baum WC: Endocrine control of prostatic carcinoma. JAMA 1950:143:1317

Nichols RT, Barry JM, Hodges CV: The morbidity of radical prostatectomy for multifocal stage I prostatic adenocarcinoma. J Urol 1977; 117:83

Paulson DF, Urologic Oncology Research Group: The impact of current staging procedures in assessing disease extent of prostatic carcinoma. J Urol 1979; 121:300

Rich AR: On the frequency of occurrence of occult carcinoma of the prostate. J Urol 1935; 33:215

Rotkin ID: Epidemiologic studies in prostatic cancer. Cancer Treat Rep 1977; 61:173

Schroeder FH, Belt E: Carcinoma of the prostate: A study of 213 patients with stage C tumors treated by total perineal prostatectomy. J Urol 1975; 114:257

Seamonds B et al: Evaluation of prostate-specific antigen and prostatic acid phosphatase as prostate cancer markers. Urology 1986; 28:472

Sheldon CA et al: Incidental carcinoma of the prostate: A review of the literature and critical appraisal of classification. J Urol 1980; 124:626

Veterans Administration Cooperative Urological Research Group: Carcinoma of the prostate: A continuing cooperative study. J Urol 1964; 91:590

Walsh PC: Physiologic basis for hormonal therapy in carcinoma of the prostate. Urol Clin North Am 1975; 2:125

Walsh PC, Donker PJ: Impotence following radical prostatectomy. J Urol 1982; 128:492

Walsh PC, Jewett HJ: Radical surgery for prostatic cancer. Cancer 1980; 45 (Suppl 7):1906

Whitmore WF Jr: Hormone therapy in prostatic cancer. Am J Med 1956; 21:697

Whitmore WF Jr: The natural history of prostatic cancer. Cancer 1973; 32:1104

Whitmore WF Jr, Hilaris B, Grabstald H: Retropubic implantation of iodine 125 in the treatment of prostatic cancer. J Urol 1972; 109:918

Winkelstein W Jr, Ernster VL: Epidemiology and etiology in prostatic cancer. Page 1 in: Prostatic Cancer. Murphy GP (editor). PSG Publishing, 1979

Zincke H et al: Radical retropubic prostatectomy and pelvic lymphadenectomy for high-stage cancer of the prostate. Cancer 1981; 47:1901

Tumoren der Prostatagänge

Dube VE, Farrow GM, Greene LF: Prostatic adenocarcinoma of ductal origin. Cancer 1973; 32:402

Greene LF et al: Prostatic adenocarcinoma of ductal origin. J Urol 1979; 121:303

Tumoren der Samenblasen

Lathem JE: Carcinoma of seminal vesicle. South Med J 1975; 68:473

Tumoren der Urethra

Bracken RB, Henry R, Ordonez N: Primary carcinoma of the male urethra. South Med J 1980; 73:1003

Grabstald H et al: Cancer of the female urethra. JAMA 1966; 197:835

Johnson DE, O'Connell JR: Primary carcinoma of the female urethra. Urology 1983; 12:115

Johnson DE, O'Connell JR, Delclos L: Cancer of the urethra. In: Principles and Management of Urologic Cancer, 2nd ed. Javadpour N (editor). Williams & Wilkins, 1983

Johnson DE et al: Rotational skin flaps to cover wound defect in groin. Urology 1975; 6:461

Marshall FC, Uson AC, Melicow MM: Neoplasms and caruncles of the female urethra. Surg Gynecol Obstet 1960; 110:723

Ray B, Guinan PD: Primary carcinoma of the urethra. In: Principles and Management of Urologic Cancer. Javadpour N (editor). Williams & Wilkins, 1979

Shuttleworth KED, Lloyd-Davies RW: Radical resection for tumors invading the posterior urethra. Br J Urol 1969; 41:739

Zeigerman JH, Gordon SF: Cancer of the female urethra: A curable disease. Obstet Gynecol 1970; 36:785

Tumoren des Samenstrangs und des paratestikulären Gewebes

Adrien M, Grabstald H, Whitmore WF Jr: Malignant tumors of the spermatic cord. Cancer 1969; 23:525

Banowsky LH, Schultz GN: Sarcoma of the spermatic cord and tunica: Review of the literature, case report and discussion of the role of retroperitoneal lymph node dissection. J Urol 1970; 103:628

Johnson DE, Harris JD, Ayala AG: Liposarcoma of spermatic cord Urology 1978; 11:190

Johnson RB Jr et al: Paratesticular rhabdomyosarcoma in childhood. Cancer 1978; 42:729

Wertzner S: Leiomyosarcoma of the spermatic cord and uteroperitoneal lymph node dissection. Am Surg 1973; 39:352

Hodentumoren

Babaian RJ, Johnson DE: Management of stage I and II nonseminomatous germ cell tumors of the testis. Cancer 1980; 45:1775

Ball D, Barrett A, Peckham MJ: The management of metastatic seminoma testis. Cancer 1982; 50:2289

Belville WD et al: The liver scan in urologic oncology. J Urol 1980; 123:901

Berthelsen JG et al: Screening for carcinoma in situ of the contralateral testis in patients with germinal testicular cancer. Br Med J 1982; 285:1683

Boden G, Ribb R: Radiotherapy in testicular neoplasms. Lancetz 1951; 2:1195

Borski AA: Diagnosis, staging and natural history of testicular tumor. Cancer 1973; 32:1202

Bowman WP et al: Isolated testicular relapse in acute lymphocytic leukemia of childhood: Categories and influence on survival. J Clin Oncol 1984; 2:924

Bracken RB et al: The role of surgery following chemotherapy in stage III germ cell neoplasms. J Urol 1983; 129:39

Braunstein GD et al: Ectopic production of human chorionic gonadotropin by neoplasms. Ann Intern Med 1973; 78:39

Caldwell WL: Why retroperitoneal lymphadenectomy for testicular tumors? J Uro 1978; 119:754

Cancer Facts and Figures, 1979, American Cancer Society, 1978

Collins DH, Pugh RCB: Classification and frequency of testicular tumors. Br J Urol 1964; 36 (Suppl):1

Dixon FH, Moore RA: Tumors of the Male Sex Organs, Armed Forces Institute of Pathology, 1952

Donohue JP, Rowland RG: The role of surgery in advanced testicular cancer. Cancer 1984; 54:2716

Donohue JP, Einhorn LH, Williams SD: Cytoreductive surgery for metastatic testis cancer: Considerations of timing and extent. J Urol 1980; 123:876

Donohue JP, Einhorn LH, Williams SD: Is adjuvant chemotherapy following retroperitoneal lymph node dissection for nonseminomatous testicular cancer necessary? Urol Clin North Am 1980; 7:747

Donohue JP, Zachary JM, Maynard BR: Distribution of total metastases in nonseminomatous testis cancer. J Urol 1982; 128:315

Donohue JP et al: Cytoreductive surgery for metastatic testicular cancer: Analysis of retroperitoneal masses after chemotherapy. J Urol 1982; 127:1111

Forrest JB, Sabio H, Howards SS: Testicular relapse in acute childhood leukemia. J Surg Oncol 1982; 21:132

Freiha FS et al: The extent of surgery after chemotherapy for advanced germ cell tumors. J Urol 1984; 132:915

Friedman EL et al: Therapeutic guidelines and results in advanced seminoma. J Clin Oncol 1985; 3:1325

Friedman NB, Moore RA: Tumors of the testis: A report of 922 cases. Milit Med 1946; 99:573

Gallager HS: Pathology of testicular and peritesticular neoplasms. Pages 1–30 in: Testicular Tumors, 2nd ed. Johnson DE (editor). Med Exam Pub, 1976

Hoskin P et al: Prognostic factors in stage I Nonseminomatous germ-cell testicular tumors managed by orchiectomy and surveillance: Implications for adjuvant chemotherapy. J Clin Oncol 1986; 4:1031

Hudson MM et al: Diagnostic value of surgical testicular biopsy after therapy for acute lymphocytic leukemia. J Pediatr 1985; 107:50

Javadpour N: Tumor markers in urologic cancer. Urology 1980; 16:127

Javadpour N, Moley J: Alternative to retroperitoneal lymphadenectomy with preservation of ejaculation and fertility in stage I nonseminomatous testicular cancer: A prospective study. Cancer 1985; 55:1604

Javadpour N et al: The role of radioimmunodetection in the management of testicular cancer. JAMA 1981; 246:45

Jeppsson A et al: A clinical evaluation of serum placental alkaline phosphatase in seminoma patients. Br J Urol 1983; 55:73

Johnson DE: Clinical staging. Pages 131–144 in: Testis Tumors. Donohue JP (editor). Williams & Wilkins, 1983

Johnson DE: Epidemiology. Pages 37–46 in: Testicular Tumors, 2nd ed. Johnson DE (editor). Med Exam Pub, 1976

Johnson DE, Ayala AG: Secondary neoplasms of the testis. Pages 249–260 in: Testicular Tumors, 2nd ed. Johnson DE (editor). Med Exam Pub, 1976

Johnson DE, Bracken RB, Blight EM: Prognosis for pathologic stage I nonseminomatous germ cell tumors of the testis managed by retroperitoneal lymphadenectomy. J Urol 1976; 116:63

Johnson DE, Butler JJ: Malignant lymphoma of the testis. Pages 234–248 in: Testicular Tumors, 2nd ed. Johnson DE (editor). Med Exam Pub, 1976

Johnson DE, Gomez JJ, Ayala AG: Anaplastic seminoma. J Urol 1975; 114:80

Johnson DE et al: Metastases from testicular carcinoma: Study of 78 autopsied cases. Urology 1976; 8:234

Johnson DE et al: Surveillance alone for patients with clinical stage I nonseminomatous germ cell tumors of the testis: Preliminary results. J Urol 1984; 131:491

Kaswick JA, Bloomberg SD, Skinner DG: Radical retroperitoneal lymph node dissection: How effective is removal of all retroperitoneal nodes? J Urol 1976; 115:70

Kim I, Young RH, Scully RE: Leydig cell tumors of the testis: A clinicopathological analysis of 40 cases and review of the literature. Am J Surg Pathol 1985; 9:177

Klein FA, Melamed MR, Whitmore WF Jr: Intratubular malignant germ cells (carcinoma in situ) accompanying invasive testicular germ cell tumors. J Urol 1985; 133:413

Kreuser ED et al: Bulky germinal tumors: Comparison of different induction regimens and significance of residual disease. Eur Urol 1985; 11:163

Lange PH et al: Is SP-1 a marker for testicular cancer? Urology 1980; 15:251

Li SP, Connelly RR, Myers M: Improved survival rates among testicular cancer patients in the US. JAMA 1982; 247:825

Logothetis CJ et al: The growing teratoma syndrome. Cancer 1982; 50:1629

Logothetis CJ et al: Improved survival with cyclic chemotherapy for nonseminomatous germ cell tumors of the testis. J Clin Oncol 1985; 3:326

Logothetis CJ et al: Primary chemotherapy followed by a selective retroperitoneal lymphadenectomy in the management of clinical stage II testicular carcinoma: A preliminary report. J Urol 1985; 134:1127

Melicow MM: The British classification of testicular tumors: A correlation, analysis and critique. J Urol 1965; 94:64

Mills PK, Newell GR, Johnson DE: Familial patterns of testicular cancer. Urology 1984; 24:1

Niruyana B et al: Vascular invasion as a prognosticator of metastatic disease in nonseminomatous germ cell tumors of the testis: Importance in "surveillance only" protocols. Cancer 1985; 56:2492

Mostofi SK: Testicular tumors: Epidemiologic, etiologic, and pathologic features. Cancer 1973; 32:1186

Mostofi SK, Price RB Jr: Tumors of the Male Genital System. Armed Forces Institute of Pathology, 1973

Mostofi SK, Sobin LH: International Histologic Classification of Tumors. No. 16. Histological Typing of Testis Tumors. World Health Organization, 1977

Müller J et al: Cryptorchidism and testis cancer: A typical infantile germ cells followed by carcinoma in situ and invasive carcinoma in adulthood. Cancer 1984; 54:629

Patterson AHG, Peckham MJ, McCready VR: Value of gallium-scanning in seminoma of the testis. Br Med J 1977; 1:1118

Patton JF, Mallis N: Tumors of the testis. J Urol 1959; 81:457

Pearson JC: Endocrinology of testicular neoplasms. Urology 1981; 17:119

Peckham MJ, Hendry WF: Clinical stage II nonseminomatous germ cell testicular tumours: Results of management by primary chemotherapy. Br J Urol 1985; 57:763

Pierce GB: Ultrastructure of human testicular cancer. Cancer 1966; 19:1963

Pizzocaro G, Monfardini S: No adjuvant chemotherapy in selected patients with pathologic stage II nonseminomatous germ cell tumors of the testis. J Urol 1984; 131:677

Pizzocaro G, Salvioni R, Zanoni F: Unilateral lymphadenectomy in intraoperative stage I nonseminomatous germinal testis cancer. J Urol 1985; 134:485

Pizzocaro G et al: Surveillance or lymph node dissection in clinical stage I nonseminomatous germinal testis cancer? Br J Urol 1985; 57:759

Pui CH et al: Elective testicular biopsy during chemotherapy for childhood leukaemia is of no clinical value. Lancet 1985; 2:410

Richie JP, Garnick MB: Limited retroperitoneal lymphadenectomy for patients with clinical stage I testicular tumor. (Abstract.) Proc Am Soc Clin Oncol 1985; 4:110

Rosai J, Silber I, Khodadoust K: Spermatocytic seminoma. 1. Clinicopathologic study of six cases and review of the literature. Cancer 1969; 24:92

Rosai J, Khodadoust K, Silber I: Spermatocytic seminoma. 2. Ultrastructural study. Cancer 1969; 24:103

Rouviere H: Anatomie de lymphatiques de l'homme. Maison et Cie, 1932

Safer ML et al: Lymphangiographic accuracy in the staging of testicular tumors. Cancer 1975; 35:1603

Samuels ML et al: Combination chemotherapy in germinal tumors. Cancer Treat Rev 1976; 3:185

Scardino PT: Adjuvant chemotherpay is of value following retroperitoneal lymph node dissection for nonseminomatous testicular tumors. Urol Clin North Am 1980; 7:735

Schover LR, von Eschenbach AC: Sexual and marital relationships after treatment for nonseminomatous testicular cancer. Urology 1985; 25:251

Sogani PC et al: Orchiectomy alone in the treatment of clinical stage I nonseminomatous germ cell tumor of the testis. J Clin Oncol 1984; 2:267

Stevens LC: Origin of testicular teratoma from primordial germ cells in mice. J Natl Cancer Inst 1967; 138:549

Stoter G et al: Five-year survival of patients with disseminated nonseminomatous testicular cancer treated with cisplatin, vinblastine, and bleomycin. Cancer 1984; 54:1521

Sussman EB et al: Malignant lymphoma of the testis: A clinical pathologic study of 37 cases. J Urol 1977; 17:1004

Swanson DA: Benefits of early diagnosis of testis cancer. Cancer Bull 1985; 37:291

Swartz DA, Johnson DE, Hussey DH: Should an elevated human chorionic gonadotropin titer alter therapy for seminoma? J Urol 1984; 131:63

Tait D et al: Postchemotherapy surgery in advanced nonseminomatous germ-cell testicular tumours: The significance of histology with particular reference to differentiated (mature) teratoma. Br J Cancer 1984; 50:601

Talerman A: The incidence of yolk sac tumor (endodermal sinus tumor) elements in germ cell tumors of the testis in adults. Cancer 1975; 33:211

Talerman A, Fu YS, Okagaki T: Spermatocytic seminoma: Ultrastructural and microspectrophotometric observations. Lab Invest 1984; 51:343

Teilum G: The concept of endodermal sinus (yolk sac) tumor. Scand J Immunol 1978; 8 (Suppl):75

Templeton AC: Testicular neoplasms in Ugandan Africans. Afr J Med Sci 1972; 3:157

Thomas GM: Controversies in the management of testicular seminoma. Cancer 1985; 55 (9 Suppl):2296

Thomas GM et al: Seminoma of the testis: Results of treatment and patterns of failure after radiation therapy. Int J Radiat Oncol Biol Phys 1982; 8:165

Turner RR, Colby TV, MacKintosh FR: Testicular lymphomas: A clinical pathologic study of 35 cases. Cancer 1981; 48:2095

Tyrrell CJ, Peckham MJ: The response of lymph node metastases of testicular teratoma to radiation therapy. Br J Urol 1976; 48:363

Valvo JR, Wilson P, Frank IN: Ultrasonic examination of scrotum: Review of 108 cases. Urology 1983; 22:78

Vugrin D, Whitmore WF Jr: The role of chemotherapy and surgery in the treatment of retroperitoneal metastases in advanced nonseminomatous testis cancer. Cancer 1985; 55:1874

Vugrin D, Whitmore WF Jr: The VAB-6 regimen in the treatment of metastatic seminoma. Cancer 1984; 53:2422

Vugrin D et al: Adjuvant chemotherapy in non-seminomatous testis cancer: "Mini-VAB" regimen. Long-term follow-up. J Urol 1981; 126:49

Vugrin D et al: VAB-6 combination chemotherapy in resected II-B testicular cancer. Cancer 1983; 51:5

Waldmann TA, McIntire KR: The use of radioimmunoassay for alpha-fetoprotein in the diagnosis of malignancy. Cancer 1974; 34:1510

Wallace S et al: Lymphangiograms: Their diagnosis and therapeutic potential. Radiology 1961; 76:179

Whitmore WF Jr: Surgical treatment of clinical stage I nonseminomatous germ cell tumors of the testis. Cancer Treat Rep 1982; 66:5

Williams SD, Einhorn LH: Clinical stage I testis tumor: The medical oncologist's view. Cancer Treat Rep 1982; 66:15

Willis RA: Pathology of Tumors. Appleton-Century-Crofts, 1967

Extragonadale Keimzelltumoren

Buskirk SJ et al: Primary retroperitoneal seminomas. Cancer 1982; 49:1934

Israel A et al: The results of chemotherapy for extragonadal germ-cell tumors in the cisplatin era: The Memorial Sloan-Kettering Cancer Center experience (1975 to 1982). J Clin Oncol 1985; 3:1073

Jain KK et al: The treatment of extragonadal seminoma. J Clin Oncol 1984; 2:820

Logothetis CJ et al: Chemotherapy of extragonadal germ cell tumors. J Clin Oncol 1985; 3:316

Luna MA: Extragonadal germ cell tumors. Pages 261–265 in: Testicular Tumors, 2nd ed. Johnson DE (editor). Med Exam Pub, 1976

Meares EM Jr, Briggs EM: Occult seminoma masquerading as primary extragonadal germinal neoplasms. Cancer 1972; 30:300

Nebenhodentumoren

Farrell MA, Donnelly BJ: Malignant smooth muscle tumors of the epididymis. J Urol 1980; 124:151

Mostofi FK, Price EB Jr: Tumors of the Male Genital System. Armed Forces Institute of Pathology, 1973

Penistumoren

Cabanas RM: An approach for the treatment of penile carcinoma. Cancer 1977; 39:456

Cartwright RA, Sinson JD: Carcinoma of the penis and cervix. Lancet 1980; 1:97

Delclos L: Interstitial irradiation of the penis. Pages 219–225 in: Genitourinary Tumors: Fundamental Principles and Surgical Techniques. Johnson DE, Boileau MA (editors). Grune & Stratton, 1982

Duncan W, Jackson SM: The treatment of early cancer of the penis with megavoltage X-rays. Clin Radiol 1972; 23:246

Jackson SM: The treatment of carcinoma of the penis. Br J Surg 1966; 53:33

Johnson DE, Ames FC: Groin Dissection Doody DJ (editor). Year Book, 1985

Johnson DE, Lo RK: Complications of groin dissection in prenile cancer: Experience with 101 lymphadenectomies. Urology 1984; 24:312

Johnson DE, Lo RK: Management of regional lymph nodes in penile carcinoma: Five-year results following therapeutic groin dissections. Urology 1984; 24:308

Johnson DE et al: Verrucous carcinoma of the penis. J Urol 1985; 133:216

Persky L: Epidemiology of the penis. Pages 97–109 in: Tumors of the Male Genital System. Grundmann E, Vahlensieck W (editors). Springer, 1977

Puras A, Gonzalez-Flores B, Rodriguez R: Treatment of carcinoma of the penis. Pages 143–152 in: Proceedings of the Kimbrough Urological Seminar. Stevenson HG (editor). Brodock Press, 1977

Reddy DG, Baruah IKSM: Carcinogenic action of human smegma. Arch Pathol 1963; 75:414

Tumoren des Skrotums

McDonald MW: Carcinoma of the scrotum. Urology 1982; 19:269

Ray B, Whitmore WF Jr: Experience with carcinoma of the scrotum. J Urol 1977; 117:741

Extrarenale retroperitoneale Tumoren

Binder SC, Katz B, Sheridan B: Repropritoneal liposarcoma. Ann Surg 1978; 187:257

Damascelli B et al: Angiography of retroperitoneal tumors: A review. Am J Roentgenol 1975; 124:565

Duncan RE, Evans AT: Diagnosis of primary retroperitoneal tumors. J Urol 1977; 117:19

Kinne DW et al: Treatment of primary and recurrent retroperitoneal liposarcoma: Twenty-five year experience at Memorial Hospital. Cancer 1973; 31:53

Polsky MS et al: Retrovesical liposarcoma. Urology 1974; 3:226

Sadoughi N et al: Retroperitoneal xanthogranuloma. Urology 1973; 1:470

Smith EH, Bartum RJ Jr: Ultrasonic evaluation of pararenal masses. JAMA 1975; 231:51

Stephans DH et al: Computed tomography of the retroperitoneal space. Radiol Clin North Am 1977; 15:377

Stephens DH et al: Diagnosis and evaluation of retroperitoneal tumors by computed tomography. AJR 1977; 129:395

Chemotherapie bösartiger urologischer Erkrankungen

Allgemeine Literatur

Bagshawe KD (editor): Medical Oncology. Blackwell, 1975

Bodansky O: Biochemistry of Human Cancer. Academic Press, 1975

Brodsky I, Kahn SB, Moyer JH: Cancer Chemotherapy: Basic and Clinical Applications. (Twenty-Second Hahnemann Symposium). Grune & Stratton, 1972

Carter SK et al: Chemotherapy of Cancer. Wiley, 1977

Cline MJ, Haskell CM III: Cancer Chemotherapy; 3rd ed. Saunders, 1980

Criss WE, Ono T, Sabine JR (editors): Control Mechanisms in Cancer. Raven Press, 1976

De Vita VT Jr, Hellman S, Rosenberg S: Cancer: Principles and Practice of Oncology. Lippincott, 1982
Dunphy JE: On caring for the patient with cancer. N Engl J Med 1976; 295:313
Haskell CM: Cancer Treatment. Saunders, 1980
Holland JF, Frei E III (editors): Cancer Medicine. Lea & Febiger, 1973
Horton J, Hill GJ II (editors): Clinical Oncology. Saunders, 1977
Jones SE, Salmon SE (editors) Adjuvant Therapy of Cancer II. Grune & Stratton, 1977
Krakoff IHG: Cancer chemotherapeutic agents. CA 1977; 27:130
Krakoff IH: (editor): Symposium on medical aspects of cancer. Med Clin North Am 1971; 55:525. [Entire issue.]
Lawrence W Jr, Terz JJ (editors): Cancer Management. Grune & Stratton, 1977
Moss WT, Brand WN, Battifora H: Radiation Oncology. Mosby, 1979
Munster AM (editor): Surgical Immunology. Grune & Stratton. 1976
Nealon TF Jr (editor): Management of the Patient With Cancer, 2nd ed. Saunders, 1976
Noskell CM: Cancer Treatment. Saunders, 1980
Salmon SE: Cancer chemotherapy. Chap 45, pp 477–513, in: Review of Medical Pharmacology, 7th ed. Lange, 1980
Salmon SE, Jones SE (editors): Adjuvant Therapy of Cancer. Vol 3, Grune & Stratton, 1981
Van Der Veer LD Jr, Balini JA: Chemotherapy of gastrointestinal malignancy. Am J Gastroenterol 1980; 74:40
Veidenheimer MC (editor): Symposium on the care and treatment of the cancer patient. Surg Clin North Am 1967; 47:557

Ätiologische Faktoren bei der Tumorbildung

Allen DW et al: Viruses and human cancer. N Engl J Med 1972; 286:70
American Cancer Society: Second National Conference on Diet, Nutrition, and Cancer. Cancer 1986; 59 (Suppl): 1791
Bast RC Jr et al: BCG and cancer. (2 parts.) N Engl J Med 1974; 290:1413
Bootwell R: Tumor promoters in human carcinogenesis. Pages 16–27 in: Important Advances in Oncology 1985. De Vita VT, Hellman S, Rosenberg SA (editors). Lippincott, 1985
Durack DT: Opportunistic infections and Kaposi's sarcoma in homosexual men. (Editorial.) N Engl J Med 1981; 305: 1465
Farber E: Chemical carcinogenesis. N Engl J Med 1981; 305:1379
Gallo RC: RNA-dependent DNA polymerase in viruses and cells. Blood 1972; 39:117
Gofman JW, Tamplin AR: Radiation, cancer, and environmental health. Hosp Pract (Oct) 1970; 5:91
Greenwald P, Ershow AG, Novelli WD (editors): Cancer Diet, and Nutrition: A Comprehensive Sourcebook. Who's Who, Inc., 1985

Grobstein C (editor): Diet, Nutrition and Cancer. National Academy Press, 1982
Ryser HJP: Chemical carcinogenesis. N Engl J Med 1971; 285:721
Smith RT: Possibilities and problems of immunologic intervention in cancer. N Engl J Med 1972; 287:439
Zamcheck N et al: Immunologic evaluation of human digestive tract cancer: Carcinoembryonic antigens. N Engl J Med 1972; 286:83

Aids

Allen JR: Epidemiology of the acquired immunodeficiency syndrome (AIDS) in the United States. Semin Oncol 1984; 11:4
Gallo RC et al: T cell malignancies and human T cell leukemia virus. Semin Oncol 1984; 11:12
Volberding P: Therapy of Kaposi's sarcoma in AIDS. Semin Oncol 1984; 11:60

Onkogenese

Gordon H: Oncogenes. Mayo Clin Proc 1985; 60:697
Green AR, Wyke JA: Anti-oncogenes: A subset of regulatory genes involved in carcinogenesis? Lancet 1985; 2: 475

Solitärmetastasen

Adkins PC et al: Thoracotomy on the patient with previous malignancy: Metastasis of new primary? J Thorac Cardiovasc Surg 1968; 56:361
Rubin P, Green J: Solitary Metastases. Thomas, 1968

Immuntherapie

Beutler B, Cerami A: Cachectin and tumour necrosis factor as two sides of the same biological coin. Nature 1986; 320:584
Gutterman JU et al: Leukocyte interferon-induced tumor regression in human metastatic breast cancer, multiple myeloma, and malignant lymphoma. Ann Intern Med 1980; 93:399
Lotze MT et al: Monoclonal antibody imaging of human melanoma: Radioimmunodetection by subcutaneous or systemic injection. Ann Surg 1986; 204:223
Munster AM (editor): Surgical Immunology. Grune & Stratton, 1976
Pinsky CM et al: Biological response modifiers. Semin Oncol 1986; 13:131 [Entire issue]
Rosenberg SA, Speiss P, La Freniere R: A new approach to the adoptive immunotherapy of cancer with tumor-infiltrating lymphocytes. Science 1986; 233:1318
Rosenberg SA et al: Observations on the systemic administration of autologous lymphokine-activated killer cells and recombinant interleukin-2 to patients with metastatic cancer. N Engl J Med 1985; 313:1485
Smith RT: Possibilities and problems of immunologic intervention in cancer. N Engl J Med 1972; 287:437
Terry WD (editor): Symposium on immunotherapy in malignant disease. Med Clin North Am 1976; 60:387. [Entire issue]

Terry WD, Windhorst D (editors): Immunotherapy of Cancer: Present Status of Trials in Man. Vol 6 of: Progress in Cancer Research and Therapy. Raven Press, 1978. [Entire volume.]

Vadhan-Raj S et al: Phase I trial of recombinant interferon gamma in cancer patients. J Clin Oncol 1986; 4:137

Chemotherapie

Alberts DS: In-vitro clonogenic assay for predicting response of ovarian cancer to chemotherapy. Lancet 1980; 2:340

Bergevin PR, Tormey DC, Blom J: Guide to the use of cancer chemotherapeutic agents. Mod Treat 1972; 9:185

Bergsagel DE: New perspectives in chemotherapy: Focus on Novantrone. Semin Oncol 1984; 11 (Suppl 1):1. [Entire issue.]

Borgmann V et al: Treatment of prostatic cancer with LH-RH analogues. Prostate 1983; 4:553

Bruce WR et al: Comparison of the sensitivity of normal hematopoietic and transplanted lymphoma colony-forming cells to chemotherapeutic agents administered in vivo. J Natl Cancer Inst 1966; 37:233

The choice of therapy in the treatment of malignancy. Med Lett Drugs Ther 1973; 15:9

De Vita VT: Cell kinetics and the chemotherapy of cancer. Cancer Chemother Rep 1971; 2:23

De Vita VT, Schein PS: The use of drugs in combination for the treatment of cancer. N Engl J Med 1973; 288:988

Holland JF: Karnofsky Memorial Lecture: Breaking the cure barrier. J Clin Oncol 1983; 1:75

Labrie F et al: New approach in the treatment of prostate cancer: Complete instead of partial withdrawal of androgens. Prostate 1983; 4:579

Livingston RB, Carter SK: Single Agents in Cancer Chemotherapy. Plenum Press, 1970

Philips NC, Lauper RD: Review of etoposide. Clin Pharm 1983; 2:112

Pinedo HM, Chabner BA (editors): Cancer Chemotherapy Annual. Elsevier, 1984

Rall DP (chairman): Design of more selective antitumor agents. Cancer Res 1969; 29:2384

Salmon SE (editor): Clinical correlation of drug sensitivity. Pages 265–285 in: Cloning of Human Tumor Stem-Cells. Liss, 1980

Salmon SE et al: Quantitation of differential sensitivities of human-tumor stem-cells to anti-cancer drugs. N Engl J Med 1978; 298:1231

Santen RJ et al: Long-term effects of administration of a gonadotropin-releasing hormone superagonist along in men with prostatic carcinoma. J Clin Endocrinol Metab 1984; 58:397

Schabel FM: The use of tumor growth kinetics in planning "curative" chemotherapy of advanced solid tumors. Cancer Res 1969; 29:2384

Skipper HE et al: Implications of biochemical, cytokinetic, pharmacologic, and toxicologic relationships in the design of optimal therapeutic schedules. Cancer Chemother Rep 1970; 54:431

Spiegel RJ: Intron A (interferon α-2b): Clinical overview and future directions. Semin Oncol 1986; 13 (Suppl 2): 89

Valeriote FA, Edelstein MB: The role of cell kinetics in cancer chemotherapy. Semin Oncol 1977; 4:217

Adjuvante Chemotherapie

Bonnadonna G et al: Combination chemotherapy as an adjuvant treatment in operable breast cancer. N Engl J Med 1976; 294:405

Fisher B et al: L-Phenylalanine mustard (L-PAM) in the management of primary breast cancer: A report of early findings. N Engl J Med 1975; 292:117

Fisher F et al: Surgical adjuvant chemotherapy in cancer of the breast: Results of a decade of cooperative investigation. Ann Surg 1968; 168:337

Jones SE, Salmon SE (editors): Adjuvant Therapy of Cancer II. Grune & Stratton, 1977

Li MC et al: Chemoprophylaxis for patients with colorectal cancer. JAMA 1976; 235:2825

Mackman S, Curreri AR, Ansfield FS: Second look operation for colon carcinoma after fluorouracil therapy. Arch Surg 1970; 100:527

Infusions- und Perfusionstherapie

Ansfield FJ et al: Intrahepatic arterial infusion with 5-fluorouracil. Cancer 1971; 28:1147

Ensminger W et al: Totally implanted drug delivery system for hepatic arterial chemotherapy. Cancer Treat Rep 1981; 65:393

Freckman HA: Chemotherapy for metastatic colorectal liver carcinoma by intra-aortic infusion. Cancer 1971; 28: 1152

Goldstein HM et al: Transcatheter occlusion of abdominal tumors. Radiology 1976; 120:539

Krementz ET, Creech O Jr, Ryan RF: Evaluation of chemotherapy of cancer by regional perfusion. Cancer 1967; 20:834

Chemotherapeutische Kombinationsbehandlung

Carbone PP, Davis TE: Medical treatment for advanced breast cancer. Semin Oncol 1978; 5:417

De Vita VT Jr, Serpick AA, Carbone PP: Combination chemotherapy in the treatment of advanced Hodgkin's disease. Ann Intern Med 1970; 73:881

De Vita VT Jr et al: Combination versus single agent chemotherapy: A review of the basis for selection of drug treatment of cancer. Cancer 1975; 35:98

Einhorn LH, Donohue J: Cis-diamminedichloroplatinum, vinblastine, and bleomycin combination chemotherapy in disseminated testicular cancer. Ann Intern Med 1977; 87:293

Greenspan EM: Combination cytotoxic chemotherapy in advanced disseminated breast carcinoma. Mt Sinai J Med NY 1966; 33:1

Li MC et al: Effects of combined drug therapy on metastatic cancer of the testis. JAMA 1960; 174:1291

Luce JK: Chemotherapy for lymphomas: Current status. Page 295 in: Leukemia-Lymphoma. Year Book, 1969

Samuels ML: Continuous intravenous bleomycin therapy with vinblastine in testicular and extragonadal germinal tumors. (Abstract.) Proc Am Assoc Cancer Res 1975; 16:112

Ungesicherte Behandlungsmethoden in der Krebstherapie

Herbert V: Unproven (questionable) dietary and nutritional methods in cancer prevention and treatment. Cancer 1986; 58 (8 Suppl):1930

Moertel CG et al: A clinical trial of amygdalin (Laetrile) in the treatment of human cancer. N Engl J Med 1982; 306: 201

Diagnostisches Vorgehen bei Patienten mit unbekanntem Primärtumor

Altman E, Cadman E: An analysis of 1539 patients with cancer of unknown primary site. Cancer 1986; 57:120

Brady LW et al: Unusual sites of metastases. Semin Oncol 1977; 4:59

Didolkar MS et al: Metastatic carcinomas from occult primary tumors: A study of 254 patients. Ann Surg 1977; 186:625

Greco FA, Oldham RK, Fer MF: The extragonadal germ cell cancer syndrome. Semin Oncol 1982; 9:448

Grosbach AB: Carcinoma of unknown primary site: A clinical enigma. Arch Intern Med 1982; 142:357

Karsell PR, Sheedy PF II, O'Connell MJ: Computed tomography in search of cancer of unknown origin. JAMA 1982; 248:340

Nystrom JS et al: Identifying the primary site in metastatic cancer of unknown origin: Inadequacy of roentgenographic procedures. JAMA 1979; 241:381

Nystrom JS et al: Metastatic and histologic presentations in unknown primary cancer. Semin Oncol 1977; 4:53

Osteen RT, Kopf G, Wilson RE: In pursuit of the unknown primary. Am J Surg 1978; 135:494

Woods RL et al: Metastatic adenocarcinomas of unknown primary site: A randomized study of two combination-chemotherapy regimens. N Engl J Med 1980; 303:87

Paraneoplastische Syndrome

Hall TC (editor): Paraneoplastic syndromes. Ann NY Acad Sci 1974; 230:1. [Entire issue.]

Waldenström JG: Paraneoplasia. Wiley, 1978

Neuroblastom

Evans AE et al: A review of 17IV-S neuroblastoma patients at the Children's Hospital of Philadelphia. Cancer 1980; 45:833

Nierenzellkarzinom

Bloom HJG: Proceedings: Hormone-induced and spontaneous regression of metastatic renal cancer. Cancer 1973; 32:1066

Klippel KF, Altwein JE: Palliative Therapiemöglichkeiten beim metastasierten Hypernephrom. Dtsch Med Wochenschr 1979; 104:28

Krown SE: Therapeutic options in renal-cell carcinoma. Semin Oncol 1985; 12 (Suppl 5):13

Lokich JJ, Harrison JH: Renal cell carcinoma: Natural history and chemotherapeutic experience. J Urol 1975; 114:371

Talley RW: Proceedings: Chemotherapy of adenocarcinoma of the kidney. Cancer 1973; 32:1062

Wilms-Tumor

Green DM, Jaffe N: Wilms' tumor: Model of a curable pediatric malignant solid tumor. Cancer Treat Rev (Sept) 1978; 5:143

Übergangszellkarzinom

Carter SK: Chemotherapy and genitourinary oncology. 1. Bladder cancer. Cancer Treat Rev (June) 1978; 5:85

Hahn RG: Bladder cancer treatment considerations for metastatic disease. Semin Oncol 1979; 6:236

Koontz WW Jr: Intravesical chemotherapy and chemoprevention of superficial, low grade, low stage bladder carcinoma. Semin Oncol 1979; 6:217

Prostatakarzinom

Mittelman A, Shukla SK, Murphy GP: Extended therapy of stage D carcinoma of the prostate with oral estramustine phosphate. J Urol 1976; 115:409

Torti FM, Carter SK: The chemotherapy of prostatic adenocarcinoma. Ann Intern Med 1980; 92:681

Hodenkarzinom

Cvitkovic E et al: Bleomycin (BLEO) infusion with cis-platinum diammine dichloride (CPDD) as secondary chemotherapy for germinal cell tumors. (Abstract.) Proc Am Assoc Cancer Res 1975; 16:273

Einhorn LH, Donohue JP: Combination chemotherapy in disseminated testicular cancer. Semin Oncol 1979; 6:87

Einhorn LH, Furnas BE, Powell N: Combination chemotherapy of disseminated testicular carcinoma with cis-platinum diammine chloride (CPDD), vinblastine (VLB), and bleomycin (BLEO). (Abstract.) Proc Am Assoc Cancer Res 1976; 17:240

Friedman M, Purkayastha MC: Recurrent seminoma: The management of late metastasis, recurrence, or a second primary tumor. Am J Roentgenol 1960; 83:25

Golbey RB, Reynolds TF, Vugrin D: The chemotherapy of metastatic germ cell tumors. Semin Oncol 1979; 6:82

Javadpour N: The value of biologic markers in the diagnosis and treatment of testicular carcinoma. Semin Oncol 1979; 6:37

Li MC et al: Effects of combined drug therapy on metastatic cancer of the testis. JAMA 1960; 174:1291

Samuels ML: Continuous intravenous bleomycin therapy with vinblastine in testicular and extragonadal germinal tumors. (Abstract.) Proc Am Assoc Cancer Res 1975; 16:112

Williams SD, Einhorn LH: Etoposide salvage therapy for refractory germ cell tumors: An update. Cancer Treat Rev 1982; 9 (Suppl A):67

Schmerztherapie bei Krebs

Brechner VL, Ferrer-Brechner T, Allen GD: Anaesthetic measures in management of pain associated with malignancy. Semin Oncol 1977; 4:99

Catalano RB: The medical approach to management of pain caused by cancer. Semin Oncol 1975; 2:379

Therapie des Erbrechens bei Chemotherapie

Frytak S, Moertel CG: Management of nausea and vomiting in the cancer patient. JAMA 1981; 245:393

Frytak S et al: Delta-9-tetrahydrocannabinol as an antiemetic for patients receiving cancer chemotherapy: A comparison with prochlorperazine and a placebo. Ann Intern Med 1979; 91:825

Gralla RJ et al: Antiemetic efficacy of high-dose metoclopramide: Randomized trials with placebo and prochlorperazine in patients with chemotherapy-induced nausea and vomiting. N Engl J Med 1981; 305:905

Siegel LJ, Longo DL: The control of chemotherapy-induced emesis. Ann Intern Med 1981; 95:352

Bakterielle Sepsis bei Tumorpatienten

Alavi JB et al: Randomized clinical trial of granulocyte transfusions and infection in acute leukemia. N Engl J Med 1977; 296:706

Dilworth JA, Mandell GL: Infections in patients with cancer. Semin Oncol 1975; 2:349

Herzig R et al: Successful granulocyte transfusion therapy for gram-negative septicemia: A prospectively randomized controlled study. N Engl J Med 1977; 296:701

Ketchel SJ, Rodriguez V: Acute infections in cancer patients. Semin Oncol 1978; 5:167

Wiernik PH: The management of infection in the cancer patient. JAMA 1980; 244:185

Behandlung von Extravasaten durch Vesikanzien

Blacklock HA et al: Use of modified subcutaneous right-atrial catheter for venous access in leukaemic patients. Lancet 1980; 1:993

Larson DL: Treatment of tissue extravasation by antitumor agents. Cancer 1982; 49:1796

Behandlung, lokaler Tumorkomplikationen

Davenport D et al: Radiation therapy in the treatment of superior vena caval obstruction. Cancer 1978; 42:2600

Lambert CJ: Treatment of malignant pleural effusions by closed trocar tube drainage. Ann Thorac Surg 1967; 3:1

Lenhard RE Jr (editor): Clinical case records in chemotherapy: The management of hypercalcemia complicating cancer. Cancer Chemother Rep 1971; 55:509

Levitt SH et al: Treatment of malignant superior vena caval obstruction. Cancer 1969; 24:447

Millburn L, Hibbs GG, Hendrickson FR: Treatment of spinal cord compression from metastatic carcinoma. Cancer 1968; 21:447

Perez CA, Bradfield JS, Morgan HC: Management of pathologic fractures. Cancer 1972; 29:684

Rubin P et al: Superior vena caval syndrome: Slow low dose versus rapid high dose schedule. Radiology 1963; 81:388

Ernährungsbehandlung von Tumorpatienten

Copeland EM, Dudrick SJ: Cancer: Nutritional concepts. Semin Oncol 1975; 2:329

DeWys WD: Nutritional care of the cancer patient. JAMA 1980; 244:374

Psychologische Betreuung von Tumorpatienten

Dunphy JE: Caring for the patient with cancer. N Engl J Med 1976; 295:313

Häusliche Betreuung von Patienten mit fortgeschrittener Krebserkrankung

Rosenbaum EH: Principles of home care for the patient with advanced cancer. JAMA 1980; 244:1484

20 Neurogene Blasenerkrankungen

E. A. TANAGHO und R. A. SCHMIDT

Praktisch kann jeder neurogene Erkrankungsprozeß zu Veränderungen der Blasenfunktion führen. Dies ist auf die komplexe nervale Steuerung der Blase zurückzuführen. Mit modernen Methoden zum Nachweis bestimmter Nervenbahnen im ZNS und durch sorgfältige Untersuchung der Patienten mit Hilfe elektrophysiologischer Techniken konnte nachgewiesen werden, daß die meisten Abschnitte des Nervensystems in irgendeiner Weise an der nervalen Steuerung der Blase beteiligt sind. Wie dies jedoch im einzelnen vor sich geht, oder warum 2 Patienten mit gleichen neurologischen Störungen völlig unterschiedliche Formen einer Blasendysfunktion aufweisen, blieb bisher ungeklärt.

Zu den häufigen Erkrankungen, die mit einer Blasendysfunktion einhergehen, gehören die multiple Sklerose, die Rückenmarkverletzung, die zerebrovaskuläre Erkrankung, der Morbus Parkinson, der Diabetes mellitus, die Meningomyelozele und die amyotrophische Lateralsklerose. Zu den anderen Ursachen einer neurogenen Blase zählen Beckenoperationen, bei denen die motorischen Nerven zur Blase partiell oder vollständig durchtrennt werden können (z. B. Hysterektomie oder abdominelle perineale Resektion), Rückenmarkoperationen oder der Bandscheibenvorfall.

Zu einer signifikanten Blasendysfunktion kann es auch aus Gründen kommen, die bisher noch nicht ganz geklärt sind, möglicherweise aufgrund schlechter Miktionsgewohnheiten während der Kindheit oder durch degenerative Veränderungen in den peripheren Geweben bedingt durch Alter, Entzündungen oder Depressionen. All diese Störungen können die notwendige Koordination zwischen Sphinkter und Blase beeinträchtigen und mit der Zeit zu einer symptomatischen Dysfunktion führen.

Normale Blasenfunktion
Anatomie
M. detrusor vesicae

Die Blasenwand ist aus einem Netz von Muskelfasern aufgebaut, die in verschiedenen Richtungen verlaufen. Lediglich in der Nähe des Meatus internus finden sich 3 eindeutig voneinander getrennte Schichten: 1. eine innere longitudinale, 2. eine mittlere zirkuläre und 3. eine äußere longitudinale Schicht. Die äußere Muskelschicht erstreckt sich über die ganze Länge der weiblichen Harnröhre und reicht beim Mann bis zum distalen Anteil der Prostata. Sie ist zirkulär und spiralig angeordnet und bildet den wichtigen unwillkürlichen Schließmuskel. Die mittlere zirkuläre Detrusormuskelschicht endet am Meatus internus und ist vorn am stärksten entwickelt. Die innere Schicht verläuft longitudinal und erreicht bei Frauen das distale Ende der Harnröhre und bei Männern die Prostata. Diese konvergierenden Muskelfasern bilden somit eine Verdickung, den sog. Blasenhals, wobei rein anatomisch gesehen hier kein wirklicher Sphinkter existiert.

M. sphincter externus

Der willkürliche externe Sphinkter, der von quergestreifter Muskulatur gebildet wird, liegt zwischen den Schichten des Diaphragma urogenitale. Er ist bei Frauen am kräftigsten im distalen Drittel der Harnröhre ausgebildet (extern der äußeren Schicht der Harnröhrenmuskulatur). Diese Muskelfasern umgeben beim Mann den distalen Anteil der Prostata und den membranösen Harnröhrenanteil. Die quergestreifte Muskulatur des Beckenbodens (z. B. der M. levator ani) trägt als indirekter Sphinkter zur Verschlußfunktion bei.

Zwerchfell und Bauchmuskulatur

Diese Muskeln spielen bei der Miktion nur eine sekundäre Rolle. Durch ihre Kontraktion erhöhen sie den intravesikalen Druck noch zusätzlich.

Nervenversorgung

Der distale Anteil des Rückenmarks ist geringfügig verbreitet, da dort wichtige Zentren der Muskelkontrolle liegen. Dieser Abschnitt des Rückenmarks wird als Intumescentia lumbalis bezeichnet. Die distale Hälfte dieses Abschnitts, in Höhe der Wirbelkörper Th11–L1, ist das Zentrum für die Miktionskontrolle. Dieser Abschnitt korreliert mit den Nerven aus S2–S4. Ein Trauma auf dieser Ebene des Rückenmarks führt häufig zu einer schlaffen neurogenen Blase. Da Läsionen des Rückenmarks jedoch häufig unvollständig sind, kann man oft eine Kombination aus spastischer und schlaffer Blasenlähmung beobachten. Oberhalb von Th12 auftretende Traumen des Rückenmarks führen i. allg. zu einer spastischen neurogenen Blase. Der Grad der Spastizität kann jedoch wie gesagt bei Patienten mit ähnlichen Läsionen unterschiedlich sein.

Motorische Innervation

Der Detrusor

Die periphere Innervation des Detrusors ist Teil des parasympathischen Nervensystems. Die motorischen Nerven entspringen aus dem mediolateralen Anteil der grauen Substanz des Rückenmarks und erreichen die Blase über die sakralen und pelvinen Nerven. Die motorische Kontrolle beim Menschen liegt in Höhe von S3, in geringerem Maße auch bei S4. Der S3-Nerv ist hauptverantwortlich für die parasympathische Innervation der Beckenorgane.

Der trigonale Anteil der Blase wird (wegen seines andersartigen entwicklungsgeschichtlichen Ursprungs) vom Sympathikus versorgt. Auch der Blasenhals, die Samenblasen, die Ampulle des Vas deferens und das Vas deferens werden von sympathischen Nerven aus dem thorakolumbalen Plexus (d. h. aus den Spinalnerven Th11–L2) versorgt. Eine Schädigung dieser sympathischen Nervenbahnen führt somit zu einer Beeinträchtigung der Funktion des Trigonums, des Blasenhalses und der Samenblasen. Als Folge davon kommt es bei der Ejakulation nicht zu einer Entleerung der Samenblasen und zum Verschluß des Blasenhalses.

Der externe Sphinkter

Die motorischen Nerven für die quergestreifte Muskulatur des Perineums stammen aus den Spinalnerven S2–S4. Der N. pudendus setzt sich aus Fasern zusammen, die aus einem Nukleus von Zellen im ventralen Anteil der grauen Substanz stammen. Dieses Kerngebiet wird als Nucleus pudendus oder auch Nucleus onuf bezeichnet. Die Innervation der äußeren Harnröhre erfolgt hauptsächlich aus den S2- und zu einem geringeren, aber dennoch signifikanten Anteil, aus den S3-Nerven. Der Beckenboden (d. h. die Levatoren) wird aus den S3- und in geringerem Maße von den S4-Nerven innerviert. Eine Schädigung des S2-Nerven schwächt den Sphincter urethrae externus, spart jedoch die Innervation des Detrusors aus. Die Schädigung des S3-Nerven führt zu einem schlaffen Detrusor, wobei der Sphinktertonus erhalten bleibt.

Sensorische Innervationen

Mit Hilfe der Horseradish-Peroxidase (HRP) Tracing-Techniken konnten die afferenten (und efferenten) Nervenbahnen, die von der quergestreiften perinealen Muskulatur, dem Detrusormuskel, dem Blasenhals und dem Trigonum zum Rückenmark laufen, nachgewiesen werden. Wird HRP auf die Detrusorwand oder das durchtrennte Ende des N. pelvicus appliziert, findet man Ablagerungen in den dorsalen Schichten des Rückenmarks in Höhe von Th1–10. Starke HRP-Ablagerungen lassen sich im Lissauer-Tractus, den dorsalen Bahnen und dem mediolateralen Anteil der grauen Substanz des Rückenmarks in Höhe von Th5–7 nachweisen. Dieses Verteilungsmuster stimmt mit anderen Beobachtungen einer Neurostimulation überein, d. h., daß die Blase durch die S3-4-Nerven kontrolliert wird. Wird HRP auf das durchtrennte Ende des N. pudendus appliziert, findet man dasselbe Verteilungsmuster in den dorsalen Regionen wie bei einem HRP-Transport entlang des N. pelvicus. Zusätzlich findet man Ablagerungen im Nucleus onuf. Mit ähnlichen Untersuchungen hat man spinale Leitungsbahnen zum dorsalen tegmentalen Nukleus im Zervikalmark verfolgt. Die Ergebnisse unterstützen die Theorie, daß von den Zentren im Zervikalmark wichtige Reflexverbindungen zur Blase bestehen.

Die periphere Empfindung läßt sich in exterozeptiv (Schmerz, Temperatur und Berührung) und propriozeptiv (Reaktion auf Dehnung) unterteilen. Alle Detrusornervenendigungen sind frei und unspezifisch. Die afferenten Nerven aus der Region des Blasenhalses und des Trigonums laufen über den Truncus sympathicus zu den Rückenmarksegmenten Th11–L2, jene aus der Detrusorwand über den N. pelvicus zum Rückenmark.

Die sensible Innervation der Harnröhre ist um einiges spezialisierter. In der periurethralen quergestreiften Muskulatur findet man Muskelspindeln, deren Verteilung jedoch spärlicher ist als im übrigen Beckenboden.

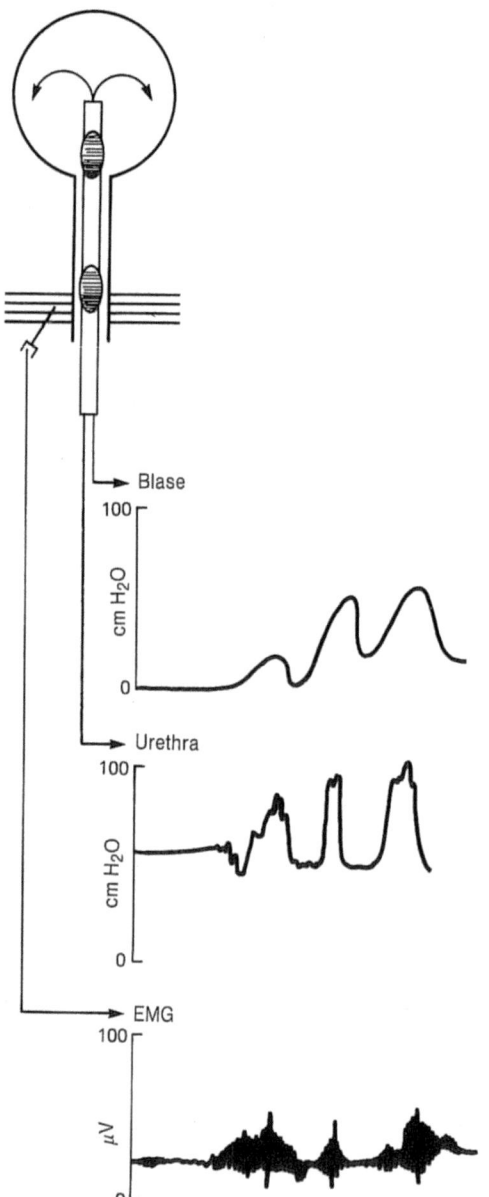

Abb. 20.1. Simultanaufzeichnung des Blasen- und Urethradruckes und Elektromyogramm des externen Sphinkters. Man beachte die Dyssynergie. Bei Kontraktion der Blase steigt auch die Aktivität des externen Sphinkters und des Beckenbodens an, wie aus den intraurethralen Druckkurven und den Ausschlägen des EMG zu entnehmen ist

Urodynamische Untersuchungen
(s. auch Kap. 21)

In urodynamischen Untersuchungen wird die Aktivität von Harnblase, M. sphincter externus und Beckenmuskulatur graphisch aufgezeichnet. Bei den 3 heute gängigen Methoden wird der Druck entweder mit Hilfe von Gas oder Wasser auf einen Transducer, der in der Nähe eines Polygraphen angebracht ist, übertragen, oder man benutzt einen Katheter, an dessen Spitze sich ein Transducer befindet, um die Druckmessungen direkt an einen Polygraphen zu übermitteln. Alle 3 Techniken haben jedoch gewisse Beschränkungen, wobei Gas am wenigsten verläßlich ist. Die Druckaufzeichnungen können durch die Elektromyographie der perinealen Muskulatur, durch Sonographie oder das Röntgen ergänzt werden (Abb. 20.1).

Uroflowmetrie

Die Uroflowmetrie ist zweifellos die nützlichste aller urodynamischen Untersuchungen. Mit ihr wird der Urinfluß aus der Harnröhre untersucht. Sie wird am besten getrennt von allen anderen Tests und, wenn möglich, als Standardmethode zum Screening oder Monitoring durchgeführt. Die normale Urinflußrate beträgt bei Männern 20–25 ml/s und bei Frauen 20–30 ml/s. Niedrigere Flußraten deuten auf eine Blasenausgangsobstruktion oder einen schwachen Detrusor hin; höhere Flußraten sprechen für eine Spastizität der Blase oder einen übermäßigen Einsatz der Bauchmuskulatur zur Unterstützung der Miktion. Intermittierende Harnflußprofile beobachtet man i. allg. bei einer Spastizität des Sphinkters oder bei dem Versuch, einen Harnröhrenwiderstand durch Pressen zu überwinden. Der Test kann zur funktionellen Beurteilung des unteren Harntrakts sehr nützlich sein, sowohl zu diagnostischen Zwecken als auch zur Kontrolle.

Es gibt eine Reihe elektronischer Geräte zur Aufzeichnung der Harnflußrate. Sie läßt sich jedoch auch einfach dadurch bestimmen, daß der Patient das in einem bestimmten Zeitraum miktionierte Harnvolumen abmißt. Die maximale oder Spitzenflußrate kann gemessen werden, indem nur der mittlere Teil der Miktion, wenn der Harnfluß am stärksten ist, registriert wird.

Zystometrie

Unter Zystometrie versteht man die urodynamische Beurteilung der Reservoirfunktion des unteren Harntrakts. Dazu wurden sowohl Gas- als auch Wasserzystometer verwandt. Da die Gaszystometer einfacher und schneller zu bedienen sind, waren sie anfangs weit verbreitet. Im Vergleich mit den Wasserzystometern erwiesen sie sich jedoch als weniger zuverlässig und aussagekräftig. Die Gaszystometrie sollte heute nur noch als primärer Screening-Test eingesetzt werden. Pathologische Veränderungen sollten mit dem Wasserzystometriegerät bestätigt werden.

Zystometrische Untersuchungen vermitteln Informationen über die totale Blasenkapazität, den intravesikalen Druck während der Füllungsphase bis zu dem Zeitpunkt, an dem die Miktion einsetzt (Akkommodation), den Blasendruck während der Miktion, die Fähigkeit der Blase, sich zu kontrahieren und diese Kontraktion aufrechtzuerhalten, die Anwesenheit unkontrollierter ungehemmter Detrusorkontraktionen, die Fähigkeit, die Blasenfüllung wahrzunehmen, die Fähigkeit, die Miktion zu beginnen oder zu inhibieren und die Anwesenheit von Restharn nach der Miktion. Die Zystometrie ist am aussagekräftigsten, wenn sie mit Untersuchungen des M. sphincter urethrae externus und des Beckenbodens kombiniert wird.

Die normale Blasenkapazität beträgt 400–500 ml. Der Blasendruck während der Füllungsphase sollte bis zum Beginn der Miktion konstant bleiben. Ein erster Drang zur Miktion wird i. allg. verspürt, wenn das Volumen 150–250 ml erreicht. Der Detrusorfüllungsdruck sollte jedoch so lange unverändert bleiben, bis ein definitives Völlegefühl bei 350–450 ml, der echten Blasenkapazität, wahrgenommen wird. Bis dahin auftretende Detrusorkontraktionen sind als pathologisch anzusehen. Sie sind die Folge von Hyperreflexie oder ungehemmtem Verhalten. Die normalen Miktionsdrücke in der Blase sollten 30 cm Wassersäule nicht überschreiten. Bei normaler Miktion sollte die Blase restharnfrei entleert werden und die Miktion ohne zusätzliches Pressen beendet werden.

Aufzeichnungen des Harnröhrendrucks

Die Blasenfunktion sollte darauf abzielen, Urin aus der Blase zu entleeren, nicht jedoch einen pathologischen Widerstand in der Harnröhre zu überwinden. Hohe Drücke in der Blase während der Miktion sprechen für einen pathologischen Widerstand in Höhe des Harnröhrenausgangs. Ein erhöhter Harnröhrenwiderstand kann die Folge einer benignen Prostatahypertrophie, einer Harnröhrenstriktur, einer Blasenhalsstriktur oder eines Spasmus des externen Harnröhrensphinkters sein. Einen erniedrigten Harnröhrenwiderstand im Harnröhrenausgang beobachtet man i. allg. bei eingeschränkter Funktion des Sphinktermechanismus. Durch Aufzeichnungen der Harnröhrendrücke in der Ruhe- und Kontraktionsphase der Blase lassen sich funktionelle oder anatomische Störungen nachweisen. Darüber hinaus läßt sich so die Unversehrtheit der Sphinkteraktivität der Harnröhrenmuskulatur beurteilen.

Elektromyographie

Mit der Elektromyographie kann die Aktivität der quergestreiften Harnröhrenmuskeln beurteilt werden, ohne das Harnröhrenlumen zu obstruieren. In der normalen Harnröhre steigt die Aktivität während der Blasenfüllung leicht an und fällt kurz vor Miktionsbeginn wieder steil ab. Eine Denervierung führt zum einen zu einer Abnahme der Gesamtaktivität, zum anderen zur Entstehung von Denervierungspotentialen. Die Zunahme der Gesamtaktivität spiegelt einen Zustand der Hyperreflexie wider. Die Nachteile dieser Technik liegen in ihrer Abhängigkeit von der exakten Nadelposition und der Tendenz, Artefakte mitaufzuzeichnen. Mit der Elektromyographie läßt sich jedoch das Verhalten der Harnröhren- und Beckenmuskulatur sehr sensitiv beurteilen.

Neurophysiologie

Detrusor

Die Harnblase besitzt 2 primäre Funktionen: die Reservoir- und die Entleerungsfunktion. Beide werden jedoch mit niedrigem Druck ausgeführt, um die Integrität der Nieren zu schützen. Die nervale Regulation erfolgt über periphere und zentrale Reflexe, die Detrusorverhalten und Sphinkteraktivität koordinieren.

Pudendale afferente Nerven können die Detrusoraktivität über periphere Reflexe sowohl fördern als auch hemmen. Um die Reservoirfunktion der Blase zu gewährleisten, dominieren normalerweise die Hemmreflexe. Man benutzt auch die willkürliche Verengung des Sphinkters, um einen unangebrachten Miktionsdrang zu unterdrücken. Eine Detrusorhyperreflexie kann die Folge pathologischer Veränderungen in der Harnröhre sein, z. B. einer Prostatitis oder Urethritis.

2 Arten einer zentralen Reflexkontrolle sind bekannt. Zum einen laufen afferente Informationen über eine sehr lange Strecke zum Hirnstamm (dorsolateraler tegmentaler Nukleus des Pons), zum anderen gelangen afferente Informationen über eine kurze Strecke zum Detrusornukleus in den Spinalsegmenten S3–S4. Der letztere Weg scheint nur nach Durchtrennung des Rückenmarks von Bedeutung zu sein. Man glaubt, daß der Hirnstamm ein wichtiges Zentrum für die Steuerung der Blasenfunktion darstellt. Die Stimulation dieser Region führt zu einer Blasenkontraktion, ihre Entfernung zu einer dauerhaften Harnverhaltung. Dies könnte zur Erklärung beitragen, warum bei Patienten mit symptomatischer

Harnröhrenreizung gelegentlich eine Irritation zervikaler Systeme (z. B. Brennen oder Kribbeln der Handflächen oder eine Nackensteife) beobachtet wird.

Auch andere Hirnregionen besitzen regulatorische Einflüsse auf die Blase, da bei gewissen Erkrankungen Veränderungen der Detrusoraktivität beobachtet werden können. Zu einer Detrusorhyperreflexie kommt es häufig beim Morbus Parkinson (dies spricht für eine Beteiligung der Basalganglien an der Detrusorregulation) und bei zerebrovaskulären Läsionen im motorischen Kortex. Auch Gebiete im präfrontalen Kortex und im limbischen System sollen an der nervalen Steuerung der Blase beteiligt sein. Schon lange weiß man, daß das emotionale Verhalten bei bestimmten Miktionsstörungen eine Rolle spielt. Diese Regionen sind jedoch größtenteils für eine Untersuchung am Menschen nicht zugänglich, so daß ihr Einfluß auf die nervale Steuerung der Blase verständlicherweise nur sehr schwierig festzustellen ist. Tests mit evozierten Potentialen erwiesen sich als durchaus hilfreich zur Untersuchung kortikaler Einflüsse auf die Blase.

Urethra

Am Aufbau des externen Sphinkters ist sowohl die periurethrale als auch die urethrale quergestreifte Muskulatur beteiligt. Es gibt 2 Fasertypen quergestreifter Muskulatur. Die Muskelfasern in der Harnröhrenwand sind kleiner und dünner als die periurethral verlaufenden und sie kontrahieren sich langsam. Die periurethrale Muskulatur besteht aus sich schnell und langsam kontrahierenden Fasern. Muskelfasern, die sich langsam kontrahieren, sind mitochondrienreich und ermüdungsresistent. Man glaubt, daß sie zur Aufrechterhaltung der Kontinenz in Ruhe wichtig sind. Sich schnell kontrahierende Muskelfasern haben einen hohen Glykogengehalt und sind leicht ermüdbar. Sie sollen helfen, die Kontinenz in Streßsituationen, z. B. beim Husten oder Laufen, aufrechtzuerhalten.

Bisher ist nur wenig über die nervale Steuerung dieser Muskelfasern bekannt. Eine afferente Rückkoppelung, die auf die Blase inhibierend wirkt, ist mit einem anhaltenden Ruhetonus des Sphinkters verbunden, und die Relaxation der Harnröhre geht einer Detrusorkontraktion immer voraus. Die Detrusorinhibition kann deshalb mit dem Tonus der langsam kontrahierenden Muskelfasern gleichgesetzt werden. Eine spastische Aktivität der Harnröhre beobachtet man häufig in Verbindung mit einer Detrusorhyperreflexie. Die Aktivität sich schnell kontrahierender Muskelfasern entspricht somit einer Detrusorhyperreflexie. Diese Beobachtungen stimmen mit dem Einfluß peripherer afferenter Nerven auf den Detrusornukleus im Conus medullaris überein. Über die suprasegmentale nervale Steuerung der Harnröhre ist nur wenig bekannt; man weiß lediglich, daß Detrusor und Harnröhre ähnliche Regulationszentren besitzen.

Eine Dehnung des Detrusors führt zu einem reflektorischen Anstieg des Harnröhrentonus bis zu dem Punkt, an dem die Inhibition der Harnröhrenaktivität einsetzt. Hierbei könnte es sich um einen rein segmentalen Reflex handeln, wahrscheinlich ist der Einfluß der Detrusordehnung jedoch auf suprasegmentale Zentren zurückzuführen.

Physiologie

Die Miktionskontrolle unterliegt größtenteils einem einfachen peripheren Reflexbogen, der in den sakralen Segmenten des Rückenmarks lokalisiert ist. Dieser wiederum unterliegt der Kontrolle höherer Zentren im Mittelhirn und Kortex. Die gesunde Blase ist in der Lage, sich allmählich bis zu ihrer Kapazität (400 ml) auszudehnen, ohne daß dabei der Blaseninnendruck merklich ansteigt. Zu diesem Zeitpunkt wird dann die Sensation des Völlegefühls zum sakralen Rückenmark geleitet; wenn eine willkürliche (zerebrale) Kontrolle fehlt (wie bei Kindern), wird über den motorischen Schenkel des Reflexbogens eine kräftige, anhaltende Detrusorkontraktion mit spontanem, unwillkürlichem Harnabgang ausgelöst. Mit zunehmender Myelinisation und Übung kann der sakrale Reflexbogen durch zerebrale Hemmungen unterdrückt werden, so daß die Kinder lernen, nur auf eigenen Wunsch zu miktionieren.

Die Harnblase ist der einzige Teil des Harntrakts, der zur Ausübung seiner Funktion auf eine intakte Innvervation vollständig angewiesen ist. Sie besteht aus 3 Hauptteilen, die bestimmte Funktionen erfüllen.

Die Blase als Reservoir

Die charakteristischen Merkmale der Reservoirfunktion sind: 1. eine normale Blasenkapazität von 400–500 ml, 2. ein Gefühl für den Füllungszustand des Organs, 3. die Fähigkeit, ohne Änderung des Blaseninnendrucks unterschiedlich große Volumina aufzunehmen, 4. die Fähigkeit zur Kontraktion und Aufrechterhaltung des Kontraktionsdrucks bis zur völligen Blasenentleerung und 5. die Fähigkeit zur willkürlichen Einleitung oder Unterbrechung der Miktion, obwohl die Blasenfunktion eigentlich unwillkürlich abläuft.

Sphinktermechanismus

Sowohl bei Männern als auch bei Frauen existieren 2 Sphinkterelemente: 1. ein unwillkürlicher Sphinkter aus glatten Muskelfasern am Blasenhals, auch als M. sphincter vesicae internus bezeichnet, und 2. ein willkürlicher Sphinkter aus quergestreifter Muskulatur in Höhe der membranösen Harnröhre. Der M. sphincter vesicae internus ist hauptsächlich aus glatter Muskulatur des Detrusors aufgebaut. Er besitzt die gleiche parasympathische Nervenversorgung und die gleichen kontraktilen Eigenschaften wie die Blase. Darüber hinaus findet man in dieser Region eine Konzentration sympathischer Nervenfasern. Bei entspannter Blase bleibt der Blasenhals verschlossen, wodurch eine zuverlässige Kontinenz der Blase gewährleistet wird. Bei spontaner Kontraktion oder Stimulation der motorischen Nerven zur Blase öffnet sich der Blasenhals. Dies zeigt, daß der Blasenhals durch den Zug der sich kontrahierenden longitudinalen Detrusormuskeln aktiv geöffnet werden kann; es handelt sich also nicht um eine aktive Relaxation. Die aktive Kontraktion der Blasenhalsregion erfolgt gleichzeitig mit der Emission von Samen direkt vor der Ejakulation.

Der willkürliche Sphinkter hält einen konstanten Tonus aufrecht, welcher den primären Kontinenzmechanismus darstellt. Der Ruhetonus ist unwillkürlich, er kann jedoch willkürlich gesteigert werden, um eine Miktion zu verhindern. Die Entspannung des Sphinkters ist zum größten Teil ein willkürlicher Vorgang, ohne den eine Miktion normalerweise verhindert wird. Bleibt die Relaxation des Sphinkters aus, so kommt es zur Harnverhaltung (ein Syndrom, das häufig bei jungen Frauen beobachtet wird).

Der Einfluß höherer Zentren auf die Steuerung der Miktion wird bei der Entwicklung von Säuglingen und Kleinkindern sichtbar. Während der Kindheit ist die Detrusoraktivität ungehemmt, mit zunehmender Reife des ZNS kann der periphere Reflex jedoch durch zerebrale Hemmungen unterdrückt werden. Von großer Wichtigkeit für den Lernprozeß, durch den die Miktion kontrolliert wird, ist die Fähigkeit zur willkürlichen Regulation der Beckenmuskulatur.

Da die Levatoren direkten Anteil an der periurethralen Muskulatur haben, sind sie somit aktiv an der Sphinkterfunktion beteiligt und nehmen durch die Unterstützung des Blasenbodens Einfluß auf die Sphinkterfunktion. Auf diese Weise kann eine Beckenbodenschwäche die Schlußfähigkeit der beiden ansonsten intakten Sphinktere beeinträchtigen.

Ureterovesikaler Übergang

Die Funktion des ureterovesikalen Übergangs besteht in der Verhinderung des Rückflusses von Urin aus der Blase in den oberen Harntrakt (Reflux). Eine intakte Harnleitermündung ermöglicht den freien Fluß von Urin aus dem Harnleiter in die Blase, nicht jedoch in umgekehrter Richtung. Die longitudinale Muskulatur der Ureteren ist am Aufbau des Trigonums beteiligt. Durch Dehnung des Trigonums kommt es zu einem Verschluß der Ureterostien. Während der normalen Detrusorkontraktion verhindert der verstärkte Zug auf die Ureteren den Reflux von Urin. Eine Kombination aus Detrusorhypertrophie und Dehnung des Trigonums als Folge von Restharn kann zu einer signifikanten Obstruktion des Urinflusses aus den Ureteren in die Blase führen.

Miktion

Die Miktion erfolgt vollständig unter willkürlicher Kontrolle. Die Detrusorreaktion auf eine Dehnung kann unterdrückt werden, wodurch die Blase in der Lage ist, größere Volumina aufzunehmen. Eine Detrusorkontraktion kann aber auch unabhängig vom Füllungszustand der Blase eingeleitet werden. Ihr geht gewöhnlich eine Entspannung der Beckenbodenmuskulatur, einschließlich des willkürlichen Sphinkters um die Harnröhre, voraus. Hierdurch wird der Harnröhrenwiderstand deutlich gesenkt. Darüber hinaus kommt es zu einem Absinken des Blasenbodens, wodurch der Widerstand in der Harnröhre zusätzlich vermindert wird.

Durch die Kontraktion des Trigonums wird dann ein verstärkter Zug auf den ureterovesikalen Übergang ausgeübt und somit der Verschluß der Ureterostien verstärkt. Dies verhindert einen vesikoureteralen Reflux durch den hohen Blaseninnendruck, der während der Miktion entsteht. Außerdem öffnet sich durch den Zug der hintere Anteil des Blasenhalses, wodurch dieser seine Trichterform bekommt. Erst dann kontrahieren sich die Detrusorfasern der Blase, und der Blaseninnendruck steigt an. Da die longitudinalen Muskelfasern des Detrusors in die Harnröhre hineinreichen, führt ihre Kontraktion zusammen mit der des Trigonums zu einer Öffnung des Meatus internus; dies trägt zusätzlich zur trichterförmigen Öffnung des Blasenhalses bei. Der vom Detrusor ausgeübte erhöhte hydrostatische Druck (30–

Tabelle 20.1. Verschiedene Einteilungen der neurogenen Blase

International Continence Society

Detrusor: Normal (N), hyperreflexiv (+), hyporeflexiv (−)

Sphincter externus: Normal (N), überaktiv (+), Sphinkterschwäche (−)

Empfindung: Normal (N), hypersensitiv (/), hyposensitiv (−)

Bors und Comarr

Sensorische Neuronenstörung
Motoneuronenläsion (ausgeglichen oder unausgeglichen)
Läsion des sensorischen Motoneurons
  Läsion der oberen Motoneuronen
  Läsion der unteren Motoneuronen
  Kombinierte Läsion der oberen und unteren Motoneuronen

Nesbit, Lapides und Baum

Läsion der sensorischen Neuronen
Motoneuronenläsion
Ungehemmte Blase
Reflexblase
Autonome Blase

Krane

Detrusorhyperreflexie
  Koordinierte Spinkteren
  Dyssynergie der gestreiften Muskulatur
  Dyssynergie der glatten Muskulatur
Detrusorareflexie
  Koordinierte Sphinkterarbeit
  Nicht-relaxierender quergestreifter Sphinkter
  Denervierter quergestreifter Sphinkter
  Nicht-relaxierender glatter Sphinkter

Waine, Benson und Raezer

Entleerungsstörungen
Kontinenzstörungen

---

40 cm Wassersäule) setzt sich in die Harnröhre fort. Der urethrale Gegendruck fällt reziprok dazu ab, und die Miktion setzt ein. Der Detrusor hält die Kontraktion bis zur vollständigen Entleerung der Blase aufrecht.

Wenn die Blase vollständig entleert ist, entspannt sich der Detrusor, und der Blasenhals kann sich schließen; der urethrale und perineale Muskeltonus normalisiert sich wieder. Schließlich wird auch der Tonus des Trigonums wieder normal. Der Harnstrahl kann aber durch willkürliche Kontraktion des externen Sphinkters unterbrochen werden. Dabei kommt es durch einen wechselseitigen Reflexmechanismus zu einer Unterbrechung des Detrusorspasmus, und der Blasenhals schließt sich.

Störungen der Blasenfunktion

Einteilung neurogener Blasenentleerungsstörungen

Über viele Jahre wurden Versuche unternommen, die Blasendysfunktion nach ihrer nervalen Schädigung einzuteilen. Die klassische Einteilung erfolgte bezüglich der neurologischen Schädigung. Dabei wurden die Ausdrücke motorisch, spastisch, oberes Motoneuron, Reflex und ungehemmt verwandt, um eine Dysfunktion zu beschreiben, die bei einer Verletzung oberhalb des Miktionszentrums im Rückenmark beobachtet wurde. Die Koordination zwischen Blase und Sphinkter war dann entweder ausgeglichen oder unausgeglichen. Die Ausdrücke schlaff, atonisch, reflexlos und sensorisch wurden verwandt, um den Verlust der Kontraktionsfähigkeit der Blase als Folge einer Verletzung der pelvinen Nerven oder des spinalen Miktionszentrums zu beschreiben. Eine Dysfunktion mit beiden Merkmalen wurde als gemischt bezeichnet.

Beschreibungen einer neuromuskulären Dysfunktion des unteren Harntrakts sollten jedoch individualisiert werden, da 2 nervale Schädigungen (egal, wie ähnlich sie sich sind) nicht zu derselben Art von Dysfunktion führen. Das „Standardization committee for the International Continence Society" hat versucht, eine funktionelle Einteilung zu schaffen, die leicht verständlich ist und eine einfache Basis für die Therapie bietet (Tabelle 20.1).

Neurogene Blase durch Läsionen oberhalb des Miktionszentrums

Die meisten Rückenmarkschädigungen oberhalb des Miktionszentrums führen zu einer Spastizität der Blase. Die sakralen Reflexbögen bleiben intakt, doch der Verlust der Hemmung durch höhere Zentren hat eine spastische Blase und spastisches Sphinkterverhalten auf segmentaler Ebene zur Folge. Der Grad der Spastizität variiert zwischen Blase und Sphinkter. Er ist von Läsion zu Läsion wie auch unter Patienten mit ähnlichen Schädigungen unterschiedlich ausgeprägt. Zu den häufig auftretenden Läsionen oberhalb des Hirnstamms, die zu einer Beeinträchtigung der Miktion führen, zählen vaskuläre Traumen, Demenz, multiple Sklerose, Tumoren und entzündliche Erkrankungen wie Enzephalitis oder Meningitis. Diese Läsionen können eine Vielzahl funktioneller Veränderungen hervorrufen, einschließlich überstürzten Harndrangs, Pollakisurie, Restharns, Harnverhaltung, rezidivierender Harnwegsinfektionen oder Inkontinenz. Die Symptome reichen von leicht bis behindernd. Offensichtlich ist die Inkontinenz besonders lästig. Hierzu kommt es, entweder weil kein Drang zur Miktion verspürt wird, oder weil der Sphinkter stärker relaxiert ist und daher eine spontane Miktion nicht länger verhindern kann.

Zu den Läsionen der Capsula interna zählen vaskuläre Störungen und der Morbus Parkinson. Bei beiden findet man sowohl spastische als auch semiatonische Miktionsstörungen.

Eine Rückenmarkverletzung kann als Folge eines Traumas, eines Bandscheibenprolaps, vaskulärer Läsionen, einer multiplen Sklerose, eines Tumors, einer Syringomyelie oder einer Myelitis entstanden oder iatrogenen Ursprungs sein. Traumatische Rückenmarkschädigungen sind klinisch als höchst bedrohlich anzusehen. Partielle oder vollständige Verletzungen können zu einer ebenso schweren urogenitalen Dysfunktion führen. Eine Sphinkterspastizität und Miktionsdyssynergie kann zu einer Detrusorhypertrophie, hohen Miktionsdrücken, einem ureteralen Reflux oder einer Harnleiterobstruktion führen. Mit der Zeit kann sich auch die Nierenfunktion verschlechtern. Wenn eine Infektion und ein Urinrückstau in die Niere gleichzeitig auftreten, kann es besonders rasch zu einem Verlust der Nierenfunktion kommen.

Rückenmarkschädigungen auf zervikaler Ebene gehen häufig mit einem Zustand einher, der als Blasenautomatie bezeichnet wird. Da diese Läsionen oberhalb der sympathischen Nervenabgänge des Rückenmarks liegen, können auch hypertensive Blutdruckschwankungen, Bradykardie und Schweißausbrüche durch Einführen eines Katheters, durch leichte Überdehnung der Blase bei der Füllung oder eine Dyssynergie der Miktion ausgelöst werden.

Zusammenfassend kann man sagen, daß die spastisch-neurogene Blasenentleerungsstörung charakterisiert ist durch: 1. reduzierte Blasenkapazität, 2. unwillkürliche Detrusorkontraktionen, 3. hohe intravesikale Miktionsdrücke, 4. deutliche Hypertrophie der Blasenwand, 5. Spastizität der quergestreiften Sphinktermuskulatur und 6. eine autonome Dysreflexie bei Schädigungen des Zerivkalmarks.

Neurogene Blase durch Läsionen in Höhe oder unterhalb des Miktionszentrums

Schädigung des motorischen Detrusorkerns

Die häufigste Ursache einer schlaffen neurogenen Blase ist eine Rückenmarkschädigung in Höhe des Miktionszentrums bei S3–4. Zu den anderen Ursachen einer Schädigung der Vorderhornzellen zählen Infektionen durch das Poliovirus oder das Varicellazoster-Virus und iatrogene Faktoren wie eine Bestrahlung oder ein chirurgischer Eingriff. Ein Bandscheibenprolaps kann zu einer Schädigung des Miktionszentrums führen, häufiger sind jedoch die Cauda equina oder die sakralen Nervenwurzeln betroffen. Myelodysplasien könnte man auch zu dieser Gruppe zählen, wobei jedoch hier pathogenetisch eine fehlende Entwicklung oder Organisation der Vorderhornzellen zugrunde liegt. Läsionen in dieser Rükkenmarkregion sind häufig inkomplett; aus diesem Grund beobachtet man oft eine Kombination aus spastischem Verhalten und verminderter Muskelkontraktilität. Eine leichte Trabekelbildung der Blase kann vorkommen. Externer Sphinkter- und perinealer Muskeltonus sind vermindert. In diesen Fällen kommt es wegen des kompensatorischen Anstiegs des Blasenreservoirs gewöhnlich nicht zu einer Harninkontinenz. Da der Blaseninnendruck niedrig ist, ist nur ein geringer Auslaßwiderstand erforderlich, um eine Kontinenz zu gewährleisten. Die Blase kann durch zusätzliches Pressen, allerdings mit unterschiedlichem Erfolg, entleert werden.

Schädigung der afferenten Rückkoppelungsbahnen

Eine schlaffe neurogene Blase ist auch bei einer Reihe von Neuropathien, einschließlich Diabetes mellitus, Tabes dorsalis, perniziöser Anämie und Läsionen des hinteren Rückenmarks zu beobachten. In diesem Fall entwickelt sie sich jedoch nicht durch eine Schädigung des motorischen Detrusorkerns, sondern durch ein Fehlen sensorischer Impulse zum Detrusorkern oder ein verändertes motorisches Verhalten als Folge fehlender neuronaler Übertragung in den Hinterhörnern des Rückenmarks. Das Ergebnis ist jedoch dasselbe. Durch den Verlust des Perzeptionsvermögens der Blase kommt es zu einer Überdehnung des Detrusors. Die Detrusoratonie führt zu schwachen, ineffizienten Kontraktionen. Die Blasenkapazität ist vergrößert und die Restharnbildung signifikant.

Zusammenfassend kann man sagen, daß die schlaffe neurogene Blase gekennzeichnet ist durch: 1. eine große Kapazität, 2. keine willkürlichen Detrusorkontraktionen, 3. einen niedrigen Blaseninnendruck, 4. eine leichte Trabekelbildung (Hypertrophie) der Blasenwand und 5. einen verminderten Tonus des externen Sphinkters.

Schädigungen, die zu einer Detrusorschwäche führen

Eine weitere Ursache einer atonischen neurogenen Blase ist die periphere Nervenverletzung. Zu dieser Kategorie zählen Verletzungen, die durch radikale chirurgische Eingriffe, wie eine niedrige anteriore Kolonresektion oder eine Wertheim-Operation, verursacht wurden. Diese Art der Dysfunktion wurde als autonom bezeichnet, da die glatte Muskulatur intakt bleibt, jedoch kein zentraler Reflexbogen mehr vorhanden ist, der die Muskelaktivität organisiert. Das Ergebnis ist eine Blase, die wegen ihrer geringen Akkommodationsfähigkeit bei zunehmender Blasenfüllung nur schlecht speichert. Durch den erhöhten Muskeltonus der Detrusorwand kommt es während der Füllungsphase zu einem ziemlich steilen Druckanstieg in der Blase.

Eine Bestrahlung kann zu einer Denervierung des Destrusors oder Sphinkters führen. In der Mehrzahl der Fälle wird jedoch der Detrusor geschädigt; eine Fibrose und ein Verlust der Dehnungsfähigkeit sind die Folge. Andere entzündliche Ursachen einer Schädigung des Detrusors sind chronische Infektionen, interstitielle Zystitis oder das Carcinoma in situ. Diese Läsionen führen zu einer Fibrose der Blasenwand, die hierdurch zunehmend ihre Dehnungsfähigkeit verliert.

Selektive Schädigung des externen Sphinkters

Durch eine Beckenfraktur kommt es häufig zu einer Durchtrennung der den externen Sphinkter versorgenden Nerven. Eine selektive Denervierung des externen Sphinkters mit Inkontinenz kann die Folge sein, wenn die Schlußfähigkeit des Blasenhalses nicht ausreichend intakt ist. Ein radikaler chirurgischer Eingriff im Perineum führt nur selten zu einer Schädigung der pudendalen Innervation der Harnröhre.

Spinaler Schock und Normalisierung der Blasenfunktion nach einer Rückenmarkverletzung

Direkt nach einer schweren Verletzung des Rückenmarks oder des Conus medullaris kommt es, unabhängig in welcher Höhe, unterhalb der Läsion zu einer vollständigen Anästhesie und schlaffen Lähmung. Dabei ist die glatte Muskulatur des Detrusors und Rektums betroffen. Die Folge ist eine Füllung des Detrusors bis zur Überlaufblase mit Druck auf das Rektum.

Der spinale Schock kann über einen Zeitraum von einigen Wochen bis zu 6 Monaten anhalten (gewöhnlich 2–3 Monate). Das Reflexverhalten der quergestreiften Muskeln ist vom Zeitpunkt der Verletzung an gewöhnlich vorhanden, wird jedoch unterdrückt. Mit der Zeit nimmt die Reflexaktivität der quergestreiften Muskeln zu, bis ein spastischer Zustand erreicht ist. Die glatte Muskulatur entwickelt diese Hyperreflexie wesentlich langsamer und zeigt, im Gegensatz zu den quergestreiften Muskeln, zu Beginn der Verletzung kein spontanes Verhalten. Eine Harnverhaltung ist deshalb in den ersten Monaten nach der Verletzung die Regel.

Urodynamische Untersuchungen sind in regelmäßigen Abständen angezeigt, um die zunehmende Rückkehr des Reflexverhaltens zu verfolgen. In den frühen Erholungsphasen können einige schwache Blasenkontraktionen beobachtet werden. Später findet man bei Verletzungen oberhalb des Miktionszentrums eine signifikantere Reflexaktivität. Ein niedriger Blaseninnendruck kann durch intermittierende Katheterisierung erreicht werden. Hohe Drücke sollten früh angegangen werden, um Schädigungen des oberen Harntrakts zu vermeiden.

Ein selten durchgeführter, aber aussagekräftiger Test ist die Instillation von Eiswasser. Eine kräftige Detrusorkontraktion nach Instillation von kalter Salzlösung (3,3°C) ist eines der ersten Zeichen einer Wiederkehr der Reflexaktivität des Detrusors. Mit diesem Test lassen sich in der frühen Erholungsphase Läsionen des oberen Motoneurons von solchen des unteren Motoneurons unterscheiden.

Die Aktivität der Blase nach der Phase des spinalen Schocks hängt zum einen vom Ort der Verletzung, zum anderen vom Ausmaß der nervalen Schädigung ab. Bei Läsionen des oberen Motoneurons (suprasegmental), beobachtet man gegen Ende des spinalen Schockstadiums deutliche Zeichen zunehmender Reflexaktivität (z.B. spontane Spasmen in den Extremitäten, spontaner Urin- oder Stuhlabgang und möglicherweise eine wiedereinsetzende Sensibilität in bestimmten Regionen). Zu diesem Zeitpunkt kann ein Behandlungsplan entworfen werden. Einige Patienten können die Fähigkeit zur Entleerung der Blase wiedererlangen durch Einsatz von Triggertechniken, d.h. durch Beklopfen oder Kratzen der Haut über dem Schambein. Häufiger jedoch muß die Detrusorhyperreflexie durch Einsatz von Anticholinergika unterdrückt werden, um eine Inkontinenz zu verhindern. Die Blase läßt sich dann durch intermittierende Katheterisierung entleeren. Obwohl ein solches Vorgehen bei inkompletten Läsionen erfolgversprechender ist als bei kompletten Verletzungen, können 70% der kompletten Läsionen letztendlich mit diesem Programm behandelt werden. Bei Patienten, für die diese Therapie nicht geeignet ist, muß eine Sphinkterotomie, eine Rhizotomie, eine Harnableitung, eine Blasenvergrößerung oder ein Schrittmacher in Betracht gezogen werden.

In Fällen einer Läsion des unteren Motoneurons (segmental oder infrasegmental), ist es schwierig, den spinalen Schock vom Endstadium einer Verletzung zu unterscheiden. In urodynamischen Untersuchungen läßt sich keine spontane Detrusoraktivität nachweisen. Wenn der Blase ermöglicht wird sich zu füllen, kommt es zur Überlaufblase. Die quergestreiften Muskelreflexe sind unterdrückt oder fehlen. Die Blase kann durch das Credé-Manöver, d. h. durch manuellen Druck auf das Abdomen über der Symphyse, teilweise entleert werden.

Diagnose der neurogenen Blase

Die Diagnose einer neurogenen Blasenentleerungsstörung ist abhängig von einer vollständigen Anamnese und körperlichen (einschließlich neurologischen) Untersuchung, vom Einsatz radiologischer Techniken (Urethrographie, Zystographie, Ausscheidungsurographie, CT-Scan, NMR, wenn nötig) von urologischen Untersuchungen (Zystoskopie, Sonographie), von urodynamischen Untersuchungen (Zystometrie, Aufzeichnungen des Harnröhrendrucks, Uroflowmetrie) und von neurologischen Untersuchungen (Elektromyographie, evozierte Potentiale). Die Patienten sollten während des Erholungsprozesses häufiger untersucht werden.

Spastische neurogene Blase

Die spastische neurogene Blase ist die Folge einer partiellen oder ausgedehnten nervalen Schädigung oberhalb des Conus medullaris (Th 12). Die Blase funktioniert nur durch den sakralen Reflexbogen, die zerebrale Kontrollfunktion fehlt.

Klinische Befunde
Symptome

Die Schwere der Symptome hängt zum einen von der Lage und dem Ausmaß der Läsion, zum anderen von dem Zeitraum, der seit der Verletzung vergangen ist, ab. Bei den häufigen und unwillkürlichen Miktionen wird nur wenig Urin entleert. Oft besteht gleichzeitig ein unwillkürlicher Spasmus im Bereich der unteren Extremitäten. Ein echtes Gefühl für den Füllungszustand der Blase fehlt, obwohl vage Empfindungen im Unterbauch durch Dehnung des Peritoneums verspürt werden. Zu den nicht-urologischen Hauptsymptomen zählen die spastische Lähmung und die objektiven sensorischen Störungen.

Klinische Zeichen

Die vollständige neurologische Untersuchung ist äußerst wichtig. Neben der Untersuchung des renalen, bulbokavernösen, Patellarsehnen-, Achillessehnen- und Zehenreflexes muß der Bereich verletzungsbedingter sensorischer Ausfälle festgestellt werden. Das Reflexverhalten kann im Grad der Hyperreflexie auf einer Skala von 1–4 variieren. Levator und Analtonus sollten auch auf einer Skala von 1–4 getrennt voneinander bestimmt werden. Die Blasenvolumina liegen bei dieser Art von Verletzungen gewöhnlich unter 300 ml (nicht selten unter 150 ml) und können nicht durch Perkussion des Abdomen nachgewiesen werden. Die Sonographie ist eine nützliche und schnelle Methode zur Bestimmung der Detrusorkapazität. Eine Miktion kann häufig durch Reizung der Haut im Abdominal-, Oberschenkel- oder Genitalbereich ausgelöst werden. Dies bezeichnet man als Triggern. Oft findet man gleichzeitig einen Spasmus der unteren Extremitäten.

Liegt die Verletzung im oberen thorakalen oder zervikalen Rückenmarkanteil, so kann eine Überdehnung der Blase (durch einen abgeklemmten Katheter der während der Zystometrie oder Zystoskopie) eine Reihe heftiger autonomer Reflexe auslösen. Hierzu gehören auch Hypertonie, Bradykardie, Kopfschmerzen, Piloarrektion und Schweißausbrüche. Dieses Phänomen bezeichnet man als autonome Dysreflexie. Sie wird durch pelvine autonome afferente Aktivität (Überdehnung von Darm und Blase, Erektion) und somatische afferente Aktivität (Ejakulation, Spasmus der unteren Extremitäten, Einführen eines Katheters, Dilatation des Sphincter urethrae externus) ausgelöst (getriggert). Die Kopfschmerzen können sehr heftig und die Hypertension lebensbedrohlich sein. Die Behandlung muß sofort einsetzen. Durch Einführen und Offenlassen des Katheters läßt sich die Dysreflexie gewöhnlich rasch beheben. Zur Vermeidung dieses bedrohlichen Zustandes empfiehlt sich die Gabe von oralen Herzmitteln oder Chlorpromazin intramuskulär direkt vor dem Katheterisieren;

bei einer Langzeittherapie werden α-Blocker verwandt (z. B. Phenoxybenzamin, Clonidin, Minipress). Eine Spinalanästhesie oder die Verabreichung von ganglionären oder postganglionären Blockern ist nur in seltenen Fällen notwendig, es sei denn daß ein chirurgischer Eingriff geplant ist.

terspasmus fast immer eine verengte Zone. Häufig läßt sich ein stenotisches Harnröhrensegment erkennen. Die meisten, wenn nicht alle, dieser Befunde lassen sich sonographisch nachweisen. Die NMR ist besonders für die sagittale Ansicht des Blasenhalses und der hinteren Harnröhrenanteile von Nutzen.

Laborbefunde

Bei praktisch allen Patienten treten während der Erholungsphase vom spinalen Schock Harnwegsinfektionen auf. Dies ist auf die Notwendigkeit eines intermittierenden oder ständigen Katheterisierens zurückzuführen. Die Steinbildung wird durch Harnstase, längere Immobilisierung und Harnwegsinfektionen begünstigt. Ob die Nierenfunktion normal oder vermindert ist, hängt vom Erfolg der Behandlung und den renalen Komplikationen ab (Hydronephrose, Pyelonephritis, Steinbildung). Der Nachweis von Erythrozyten im Urin kann auf eine Reihe von Störungen hinweisen. Wenn die Komplikationen nicht entsprechend behandelt werden und der Patient nicht in regelmäßigen Zeitabständen untersucht wird, kommt es zur Urämie. Mit den heutigen Möglichkeiten der Medizin kann bei dieser Gruppe von Patienten ein Nierenversagen verhindert werden.

Röntgenbefunde

Da renale Komplikationen häufig auftreten, sind Ausscheidungs- und retrograde Urogramme von großer Wichtigkeit. Eine Trabekelblase mit geringer Blasenkapazität ist bei dieser Art der neurogenen Blasenentleerungsstörung typisch. Der Blasenhals kann dilatiert sein. Die Nieren können Anzeichen einer pyelonephritischen Vernarbung, Hydronephrose oder Steinerkrankung aufweisen. Die Harnleiter können durch eine Obstruktion oder einen Reflux dilatiert sein. Im Miktionszystogramm findet sich durch den Sphink-

Instrumentelle Untersuchung

Durch Zystoskopie und Panendoskopie lassen sich die Integrität der Harnröhre beurteilen und mögliche Strikturen nachweisen. Die Blasenwand zeigt eine mäßige bis stark ausgeprägte Trabekelbildung, gelegentlich mit Divertikeln. Durch instrumentelle Untersuchungen kann man die Blasenkapazität, Steine, die Schlußfähigkeit der Ureterostien, Veränderungen durch chronische Infektionen oder Dauerkatheter und die Integrität des Blasenhalses und des M. sphincter urethrae externus nachweisen.

Urodynamische Untersuchungen

Bei gleichzeitiger Aufzeichnung der Aktivität von Blasen- und Harnröhrensphinkter während der Füllungsphase findet man eine Blase mit geringer Kapazität sowie eine spastische Dyssynergie des M. sphincter urethrae externus (Abb. 20.2). Hohe Miktionsdrücke in der Blase sind nicht ungewöhnlich. Ureteraler Reflux oder Obstruktionen sind wahrscheinlich, wenn die Miktionsdrücke 40 cm Wassersäule überschreiten. Das Harnröhrendruckprofil zeigt einen hohen Ruhedruck im externen Sphinkter. Während der Füllungsphase und Miktion findet man eine labile spastische Aktivität. Obwohl die Blasenfüllung nicht zuverlässig registriert werden kann, bemerkt der Patient uncharakteristische Empfindungen, wenn die Blase voll ist, z. B. Schwitzen, vage Abdominalbeschwerden, Spasmus der unteren Extremitäten. Durch Bewegen des Katheters in der Harnröhre können ei-

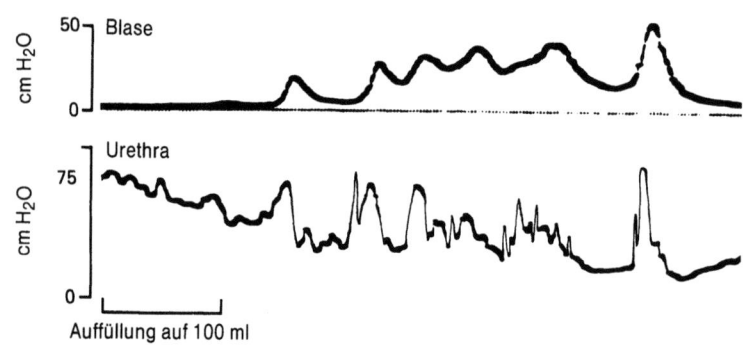

Abb. 20.2. Rückenmarkverletzung bei Th 12. Simultanaufzeichnung des intravesikalen und des Urethradruckes bei zunehmender Blasenfüllung. Man beachte, daß der steigende intravesikale Druck mit instabilen Aktionen des M. sphincter urethrae externus verbunden ist, wie es die Schwankungen des Urethradruckes reflektieren

ne Detrusorkontraktion und Miktion ausgelöst werden.

Leicht spastische neuromuskuläre Dysfunktion

Unvollständige Läsionen des zerebralen Kortex, der Pyramidenbahnen oder des Rückenmarks führen zu einer Abschwächung der zerebralen Hemmung, jedoch nicht zu einer Unterdrückung. Durch imperativen Harndrang kommt es zu Pollakisurie und Nykturie oder Harninkontinenz. Häufige Ursachen sind Hirntumoren, Morbus Parkinson, multiple Sklerose, Demenz, zerebrovaskuläre Insulte, Bandscheibenprolaps oder eine partielle Rückenmarkverletzung.

In vielen Fällen ist die Ursache jedoch unklar. Die Hyperreflexie scheint jedoch häufig mit peripheren Erkrankungen (z. B. Prostatitis, benigne Prostatahypertrophie, Urethritis) einherzugehen. Sie tritt auch nach operativen Eingriffen im Becken (z. B. anteriore Kolporrhaphie, a.-p.-Tumorresektion) auf. Die Symptome sind häufig mit psychologischen Faktoren verknüpft.

Klinische Befunde

Symptome

Die Hauptsymptome sind Pollakisurie, Nykturie und Harndrang. Auch verzögerte, intermittierende oder Doppelmiktion sowie Restharn werden häufig beobachtet. Die Inkontinenz reicht vom Tröpfeln, vor oder nach der Miktion, bis hin zu einer vollständigen Miktion, die der Patient jedoch nicht empfindet oder unterbrechen kann, wenn er einmal begonnen hat.

Klinische Zeichen

Der Grad der Miktionsstörung korreliert nicht mit den neurologischen Ausfällen. Leichte körperliche Behinderungen können mit einer starken Beeinträchtigung der Blasenfunktion einhergehen und umgekehrt. Es ist jedoch immer äußerst wichtig, die untere Extremität und die perinealen Reflexe auf Anzeichen einer Hyperreflexie zu untersuchen. Sensorische oder motorische Ausfälle können auch in den lumbalen oder sakralen Segmenten gefunden werden.

Röntgenbefunde

Zum größten Teil sind die radiologisch sichtbaren Veränderungen im unteren und oberen Harntrakt nur minimal. Gewöhnlich findet man eine geringe Blasenkapazität und eine leichte Trabekelbildung in der Blasenwand.

Instrumentelle Untersuchung

Die Zystoskopie und Urethroskopie sind i. allg. wenig aussagekräftig. Man findet eine leichte Detrusor- und Sphinkterreizung sowie eine verminderte Blasenkapazität.

Urodynamische Untersuchungen

Die Aktivitätsmuster von Sphinkter und Blase entsprechen denen der vorherigen Gruppe, sind jedoch meist etwas geringer ausgeprägt. Eine urodynamisch nachweisbare ungehemmte Detrusoraktivität muß nicht mit entsprechenden klinischen Symptomen einhergehen. Der Patient verspürt gelegentlich Harndrang. Diese Empfindung kann jedoch fehlen, so daß der Patient hauptsächlich über den unfreiwilligen Harnabgang klagt. Die morphologischen Veränderungen in der Blase sind nur diskret. Veränderungen im oberen Harntrakt treten wegen der niedrigen Blaseninnendrücke nur selten auf.

Schlaffe (atonische) Blase

Eine direkte Verletzung der peripheren Innervation der Blase oder der sakralen Rückenmarksegmente S3-4, führt zu einer schlaffen Lähmung der Harnblase. Charakteristischerweise ist die Blasenkapazität groß, der Blaseninnendruck niedrig und unwillkürliche Kontraktionen fehlen. Da die glatte Muskulatur aktiv ist, kann man feine Trabekelbildungen in der Blase finden. Häufige Ursachen dieser Art von Schädigungen sind Traumen, Tumoren, Tabes dorsalis und kongenitale Anomalien (z. B. Spinda bifida, Meningomyelozele).

Klinische Befunde

Symptome

Der Patient klagt in den betroffenen Muskeln und Dermatomen unterhalb der Verletzungsebene über schlaffe Lähmungen und einen Verlust des Empfindungsvermögens. Das urologische Hauptsymptom ist die Harnverhaltung mit Überlaufblase. Männliche Patienten verlieren die Erektionsfähigkeit. Überraschenderweise spielt trotz der Schwäche des quergestreiften Sphinkters weder die Darm- noch die Harninkontinenz eine entscheidende Rolle. Der Blaseninnendruck liegt unterhalb des Blasenausgangswiderstands.

Klinische Zeichen

Bei den neurologischen Untersuchungen finden sich die typischen Symptome einer Verletzung des unteren Motoneurons. Die peripheren Reflexe sind abgeschwächt oder fehlen. Die Sensibilität ist vermindert oder aufgehoben. Es ist wichtig, die Sensibilität über dem Penis (S2) und der perianalen Region (S2–3) auf Anzeichen einer gemischten oder partiellen Verletzung zu überprüfen. Der Analtonus (S2) sollte wegen der Möglichkeit einer gemischten Verletzung mit dem Levatortonus (S3–4) verglichen werden.

Aus den gleichen Gründen sollte die Sensibilität am Fußrücken (S2), an der Fußsohle (S2–3) und am großen Zeh (S3) überprüft werden. Gelegentlich stimmen die Befunde an den Extremitäten nicht mit denen am Perineum überein. Sensibilität und Tonus fehlen an den Füßen, aber ein partieller Tonus oder Sensibilität am Perineum sind vorhanden. Dies ist besonders bei Patienten mit Spina bifida und Meningomyelozele zu beobachten.

Laborbefunde

Wiederholte Urinanalysen in regelmäßigen Zeitabständen sind bei dieser Gruppe von Patienten nicht weniger wichtig als bei anderen. Wegen der Notwendigkeit der Blasenkatheterisierung kann es zu einer Infektion mit Leukozyturie und Bakteriurie kommen. Eine fortgeschrittene Nierenschädigung ist wegen des niedrigen Blaseninnendrucks ungewöhnlich, die Entwicklung eines chronischen Nierenversagens infolge Pyelonephritis, Hydronephrose oder Steinbildung ist dennoch möglich. Der PSP-(Phenolsulfonphthalein-)Test sollte wegen des großen Restharnvolumens bei liegendem Katheter durchgeführt werden. Der Papaverin-Test zur Überprüfung der Potenz ist meist negativ, kann jedoch bei partiellen Verletzungen, bei denen eine gewisse spontane Reflexturgeszenz des Penis erhalten bleibt, positiv ausfallen.

Röntgenbefunde

Durch eine Abdomenübersichtsaufnahme kann eine Fraktur der lumbalen Wirbelsäule oder eine ausgedehnte Spina bifida nachgewiesen werden. Kalkschatten sprechen für Steinbildungen. Zu Anfang sollten Ausscheidungsurogramme angefertigt werden, um eine Steinbildung, Hydronephrose, pyelonephritische Vernarbungen oder Harnleiterobstruktion als Folge einer überdehnten Blase auszuschließen. Mit einem Zystogramm lassen sich morphologische Veränderungen des Detrusors (der gewöhnlich groß und dünnwandig ist) nachweisen. Nachfolgend kann der untere und obere Harntrakt sonographisch untersucht werden.

Instrumentelle Untersuchung

Eine visuelle Inspektion wird vorgenommen, um pathologische Veränderungen auszuschließen (z. B. Blasensteine, Harnröhrenstriktur, einen ureteralen Reflux oder eine Harnleiterobstruktion).

Bei einer einige Wochen oder Monate nach der Verletzung durchgeführten Zystoskopie und Urethroskopie findet man eine Relaxation und Areflexie des Sphinkters und des Beckenbodens. Der Blasenhals sollte intakt sein, da der Sympathikustonus erhalten bleibt, und die Blase sollte groß und glattwandig sein. Die Harnleiterostien sollten intakt sein. Eine feine Trabekelbildung kann vorliegen.

Urodynamische Untersuchungen

Das Harnröhrendruckprofil reflektiert einen niedrigen quergestreiften und glatten Sphinktertonus, der Blasenfüllungsdruck ist niedrig, die Detrusorkontraktionen sind schwach oder fehlen, die Miktion erfolgt, wenn überhaupt, durch zusätzliches Pressen oder den Credé-Handgriff, und es liegt ein großes Restharnvolumen vor. Das Empfindungsvermögen für die Blasenfüllung ist deutlich vermindert, gewöhnlich wird eine Dehnung des Peritoneums oder Abdomens wahrgenommen.

Penodynamische Untersuchungen

Eine Papaverininjektion in die Corpora cavernosa führt zwar zu einer Turgeszenz des Penis, jedoch zu schlechter Rigidität. Die dopplersonographische Messung der Blutströmung zeigt nur eine mäßige Veränderung des arteriellen Gefäßdurchmessers. In der Kavernographie kann man ein venöses Leck finden.

Denervierungshypersensitivitätstest

Bei diesem Test wird üblicherweise Urecholin subkutan verabreicht. Nach 20 min wird eine Zystometrie durchgeführt und mit den Befunden vor der Urecholingabe verglichen. Bei positivem Befund findet man einen Anstieg des Füllungsdrucks um mehr als 15 cm Wassersäule sowie eine Verlagerung der Füllungskurve nach links, d. h., das gleiche Verhalten in der Blase wird nur bei einem niedrigen Füllungsvolumen und etwas höherem Druck beobachtet. Keine Veränderungen während der Füllung sprechen für eine myogene Schädigung des Detrusors. Etwas physiologischer ist das Auffüllen der Blase bis zur halben Kapazität, die Gabe von Urecholin und Messung der Druckveränderungen. Mit dem Eiswassertest läßt sich ebenfalls eine Detrusorhypersensitivität nachweisen.

Urecholin selber löst keine Detrusorkontraktion aus. Es kann lediglich den Tonus in der Detrusorwand erhöhen, wodurch dann ein Miktionsreflex ausgelöst werden kann. Mit diesem Test läßt sich die Integrität des Miktionsreflexes nicht prüfen, dies darf nicht vergessen werden.

Dieser Test sollte nicht bei Patienten mit reduzierter Blasenkapazität, verminderter Compliance (d. h. mit starkem Anstieg des Detrusordrucks während der Blasenfüllung) oder kräftigen Detrusorkontraktionen durchgeführt werden.

Differentialdiagnose neurogener Blasenentleerungsstörungen

In den meisten Fällen ist die Diagnose einer neurogenen Blasenentleerungsstörung durch die Anamnese und körperliche Untersuchung offensichtlich. Eine abnorme sakrale Reflexaktivität und eine verminderte perineale Sensibilität weisen auf eine nervale Schädigung hin. Die neurogenen Blasenentleerungsstörungen können jedoch mit einigen Erkrankungen verwechselt werden. Hierzu zählen Zystitis, chronische Urethritis, Reizblase, interstitielle Zystitis, Zystozele und infravesikale Obstruktion.

Zystitis

Sowohl unspezifische wie auch tuberkulöse Blasenentzündungen führen zu Pollakisurie, Harndrang und selbst zur Inkontinenz. Infektionen, die bei neurogenen Blasenentleerungsstörungen sekundär durch Restharnbildung hervorgerufen werden, sollten ausgeschlossen werden.

Die Urodynamik der entzündeten Blase gleicht der bei ungehemmter neurogener Blasenstörung. Bei der Entzündung verschwinden jedoch die Symptome nach einer Antibiotikatherapie, so daß sich das urodynamische Verhalten anschließend wieder normalisiert. Wenn sich die Symptome nicht bessern oder Infektionen wiederholt auftreten, sollte nach einer neurogenen Läsion gefahndet werden (z. B. multiple Sklerose oder sogar idiopathische Detrusor-Sphinkter-Dyssynergie).

Chronische Urethritis

Symptome wie Pollakisurie, Nykturie und Brennen bei der Miktion können durch eine chronische Entzündung der Harnröhre, die nicht unbedingt mit einer Infektion einhergehen muß, hervorgerufen werden. Bei der Urethroskopie finden sich v. a. in der Region des externen Sphinkters Zeichen einer urethralen Entzündung. Urodynamisch läßt sich eine gereizte urethrale Sphinkterzone mit labiler spastischer Aktivität nachweisen. Die Ursache ist unbekannt, man glaubt jedoch, daß es sich um eine lang andauernde Insuffizienz des Sphinkters handelt, die vielleicht durch eine ernste akute Superinfektion kompliziert wurde.

Blasenreizung infolge psychischer Störung

Ängstliche, angespannte Personen oder Patienten mit einer pathologischen psychologischen Fixierung auf das Perineum können eine lange Anamnese periodischer Schübe mit Pollakisurie oder perinealem bzw. Beckenschmerz aufweisen. Man findet ein ähnliches klinisches Bild und ähnliche urodynamische Befunde wie bei chronischer Urethritis. Häufig verschwinden die Symptome jedoch, wenn die Ängste des Patienten gemildert werden können. Das zugrundeliegende Problem ist die übermäßige Anspannung der Beckenmuskulatur sowie ein insuffizientes Sphinkterverhalten.

Interstitielle Zystitis

Diese Erkrankung ist bis heute nur unzureichend geklärt, wird gewöhnlich überdiagnostiziert und kann mit einer chronischen Urethritis verwechselt werden. Der typische Patient ist über 40 Jahre alt und klagt über Pollakisurie, Nykturie, Harndrang und suprapubische Schmerzen. Die Symptome setzen bei Blasendehnung ein. Die Blasenkapazität ist vermindert (in schweren Fällen oft unter 100 ml). Die Urinanalyse ist normal, und es findet sich kein Restharn. Urodynamische Untersuchungen zeigen eine hypertone Blase mit schlechter Compliance. Eine Überdehnung der Blase bei der Zystoskopie führt zu einer typischen Blutung durch petechiale Hämorrhagien und Fissuren in der Mukosa. Bei diesem Zustand handelt es sich um einen im Endstadium befindlichen entzündlichen Prozeß des Detrusors, dessen Ursache unbekannt ist. Schwere Symptome können meist nur durch Blasenvergrößerung gelindert werden.

Zystozele

Eine Entspannung des Beckenbodens nach der Geburt kann zu Pollakisurie, Nykturie und Streßinkontinenz führen. Häufig findet sich eine durch den Restharn bedingte Infektion. Beim Heben, Stehen oder Husten kommt es zum Harnabgang.

Bei der Untersuchung des Beckens zeigt sich gewöhnlich eine Erschlaffung der vorderen Vaginalwand. Bei der Miktion senken sich die Harnröhre und die Blase nach unten. Zystoskopisch lassen sich ähnliche Befunde nachweisen. Die urodynamischen Untersuchungen zeigen, daß es bei angehobener Blase, im Gegensatz zu einer abgesenkten Blasenlage, zu einer deutlichen Verbesserung des Sphinktertonus kommt.

Infravesikale Obstruktion

Harnröhrenstrikturen, benigne oder maligne Vergrößerungen der Prostata und kongenitale Harnröhrenklappen können zu einer signifikanten infravesikalen Obstruktion führen. Es kommt zu einer Hypertrophie (Trabekelbildung) des Detrusors und zur Restharnbildung. Die hierbei häufig beobachtete ungehemmte Detrusoraktivität kann der einer spastischen neurogenen Blase ähneln.

Wenn es zur Dekompression kommt, wird die Blasenwand dünner und atonisch, und die Kapazität nimmt erheblich zu. Es entsteht eine Überlaufblase. Das Blasenverhalten gleicht dem einer schlaffen neurogenen Blase.

Ist die Störung nicht neurogen bedingt, so ist der anale Sphinktertonus normal und der Bulbokavernosusreflex erhalten. Periphere Sensibilität, willkürliche Muskelkontraktion und Extremitätenreflexe sollten unauffällig sein. Mit Hilfe der Zystoskopie und Urethroskopie läßt sich die Veränderung, die zur Obstruktion geführt hat, feststellen. Wenn die Obstruktion behoben ist, kommt es zu einer Besserung der Blasenfunktion, sie wird sich jedoch nicht wieder normalisieren.

Komplikationen bei neurogener Blase

Die Hauptkomplikationen der neurogenen Blasenlähmung sind rezidivierende Harnwegsinfektionen, eine Hydronephrose als Folge eines ureteralen Refluxes oder einer Obstruktion und die Steinbildung. Diese Komplikationen werden vorwiegend durch Restharnbildung, anhaltend hohe Blaseninnendrücke und Immobilisierung verursacht.

Die Inkontinenz kann bei neurogenen Blasenentleerungsstörungen wie bei schlaffer Lähmung durch den niedrigen Ausgangswiderstand bedingt sein. Bei spastischer Lähmung tritt sie als Folge ungehemmter Detrusorkontraktionen auf.

Infektion

Bei einer neurogenen Blasenlähmung ist das Auftreten einer Infektion praktisch unvermeidbar. Während des spinalen Schocks, der nach der Rückenmarkverletzung auftritt, muß die Blase durch Katheterisierung entleert werden. In diesem Stadium wird eine wiederholte sterile (oder saubere) Katheterisierung empfohlen. Aus praktischen Gründen oder wegen der Bequemlichkeit wird aber häufig ein Foley-Katheter gelegt. Ein Dauerkatheter führt jedoch immer zu einer Infektion, ganz gleich, welche Maßnahmen zur Infektprophylaxe getroffen werden.

Im Normalfall ist der obere Harntrakt durch den intakten ureterovesikalen Übergang vor einer Infektion geschützt. Wenn dieser jedoch insuffizient ist, kommt es zu einem Reflux von infiziertem Urin in die Nieren. Eine Dekompensation des ureterovesikalen Übergangs kann durch hohe intravesikale Drücke bei spastischer Blase verursacht werden. Es ist äußerst wichtig, diese Patienten durch Selbstkatheterisierung und Gabe von Anticholinergika aggressiv zu behandeln. Der Credé-Handgriff sollte vermieden werden.

Durch einen Dauerkatheter können eine Reihe infektiöser Komplikationen auftreten. Hierzu zählen die Zystitis und Periurethritis als Folge mechanischer Reizungen. Auch ein periurethraler Abszeß kann entstehen. Bei einer Ruptur des Abszesses durch die Haut des Perineums kann es zur Fistelbildung kommen. Die Drainage kann auch über die Harnröhre erfolgen. In diesem Fall bildet sich ein Harnröhrendivertikel. Die Infektion kann in die prostatischen Gänge (Prostatitis) oder Samenblasen (Vesikulitis) aufsteigen oder entlang des Vas deferens in die Nebenhoden (Epididymitis) und Hoden (Orchitis) wandern.

Hydronephrose

2 Mechanismen führen zu einem Urinrückstau in die Niere. Zu Beginn entwickelt sich durch Dehnung des Trigonums infolge von Restharnbildung und erhöhtem Detrusortonus eine Hypertrophie des Trigonums. Hierdurch wird ein pathologischer Zug auf den ureterovesikalen Übergang ausgeübt, wodurch ein Anstieg des Strömungswiderstands erfolgt. Diese „funktionelle" Obstruktion führt zu einer progredienten Harnleiterdilatation und zum Urinrückstau in die Niere. In diesem Stadium kann durch kontinuierliche Katheterisierung oder intermittierende Blasendrainage und Gabe von Anticholinergika eine Besserung erzielt werden.

Eine Spätfolge der Hyptertrophie des Trigonums und der Detrusorspastizität ist der Reflux, der auf der Dekompensation des ureterovesikalen Segmentes beruht. Die Kombination aus hohem Blaseninnendruck und Trabekelbildung der Blasenwand scheint hierfür ursächlich verantwortlich zu sein. Die zunehmende Starre des ureterovesikalen Übergangs führt zu einer Beeinträchtigung seiner klappenähnlichen Funktion. Hierdurch geht die Fähigkeit, bei kräftigen Blasenkontraktionen einen Reflux von Urin zu verhindern, allmählich verloren.

Steine

Eine Reihe von Faktoren trägt zur Steinbildung in Blase und Nieren bei. Bettruhe und Inaktivität führen zur Demineralisierung des Skeletts, Mobilisierung von Kalzium und folgender Hyperkalzurie. Bettlägerigkeit und unzureichende Flüssigkeitsaufnahme tragen möglicherweise zusammen mit einer erhöhten Kalziumkonzentration des Urins zu einer Stase des Harns bei. Durch Katheterisierung einer neurogenen Blase können Bakterien in die Blase gelangen. Die nachfolgende Infektion wird meist durch harnstoffspaltende Bakterien hervorgerufen. Diese führen zu einer Alkalisierung des Urins, wodurch die Löslichkeit von Kalzium und Phosphat abnimmt.

Renale Amyloidose

Die sekundäre Amyloidose der Nieren ist eine häufige Todesursache bei Patienten mit neurogener Blasenentleerungsstörung. Sie tritt besonders bei Patienten mit hartnäckigen Dekubitusgeschwüren und unzureichend behandelten Infektionen auf. Allerdings ist dies durch die bessere medizinische Versorgung heutzutage nur noch selten anzutreffen.

Sexuelle Dysfunktion

Männer mit traumatischen Schädigungen des Rückenmarks oder der Cauda equina können unterschiedliche Schweregrade einer sexuellen Dysfunktion aufweisen. Bei der Mehrheit der Patienten mit Läsionen des oberen Motoneurons kommt es zu normalen Reflexerektionen. Bei Patienten mit oberen Thorakal- oder Zervikalschädigungen kann es während der Erektion zu gefährlichen Blutdruckerhöhungen kommen. Verletzungen in jeder Höhe können Erektionsprobleme oder eine vorzeitige Detumeszenz mit sich bringen. Patienten mit einer Läsion des unteren Motoneurons sind in aller Regel impotent, es sei denn, es handelt sich um eine inkomplette Läsion. Je nach Höhe der Rückenmarkschädigung können die sexuellen Fähigkeiten der Patienten sehr unterschiedlich sein. Glücklicherweise liegt keine dauerhafte Impotenz vor, da bei den meisten Patienten durch Implantation einer Penisprothese die Sexualfunktion wiederhergestellt werden kann.

Häufig verlieren Patienten mit einer Rückenmarkverletzung die Fähigkeit zur Ejakulation, selbst wenn die funktionelle Erektionsfähigkeit erhalten bleibt. Dies ist auf die fehlende Koordination der Reflexe zurückzuführen, die normalerweise durch die Regulation übergeordneter Zentren erfolgt. Die Patienten können die Fähigkeit besitzen, nach einer Erektion zu ejakulieren, sie sind jedoch entweder nicht in der Lage diesen Vorgang auszulösen, oder sie sind unfähig, ihn in der richtigen Reihenfolge auszulösen. Gegenwärtig werden Techniken einer elektrischen Stimulation entwickelt, durch die bei Patienten mit „funktioneller Infertilität" ein Auffangen des Samens erreicht wird.

Autonome Dysreflexie

Bei der autonomen Dysreflexie handelt es sich um ein sympathisch gesteuertes Reflexverhalten, das durch eine übermäßige sakrale afferente Rückkoppelung zum Rückenmark ausgelöst wird. Sie wird bei Patienten mit Läsionen oberhalb der sympathischen Abgänge aus dem Rückenmark beobachtet. In der Regel tritt sie eher bei spastischen Läsionen oberhalb Th1 auf, sie ist jedoch auch gelegentlich bei leicht spastischen Läsionen oder Schädigungen in Höhe von Th5 zu finden. Zu den Symptomen zählen dramatische Anstiege des systolischen oder diastolischen Blutdrucks (oder von beiden), ein harter Puls, Schwitzen, Bradykardie, Kopfschmerzen und Pilvarrektion. Die Symptome werden durch eine Überdehnung der Blase oder einen Spasmus der Blase bei verschlossenem Sphinkter ausgelöst. Die sofortige Katheterisierung ist angezeigt und führt i. allg. zur raschen Blutdrucksenkung. Diese Beobachtung führte zu der jetzt häufig durchgeführten Sphinkterotomie, um ein Wiederauftreten der Reflexblase zu verhindern. Eine periphere Rhizotomie kann genauso wirkungsvoll sein. Durch sie kommt es zu einer Unterbrechung der somatischen afferenten Rückkoppelung, die für die Dysreflexie verantwortlich ist.

Behandlung der neurogenen Blase

Bei allen Formen der neurogenen Blase muß versucht werden, die Blasenaktivität unter niedrigem Druck wiederherzustellen. Hierdurch läßt sich die Nierenfunktion erhalten, die Kontinenz rückgewinnen und eine Infektion besser bekämpfen. Wenn die Integrität des Detrusors geschützt und Triggertechniken durchgeführt werden, kann es zu einer reflektorischen Entleerung der Blase kommen.

Spinaler Schock

Nach einer schweren Rückenmarkverletzung ist die Blase atonisch. In der Mehrzahl der Fälle kehrt jedoch die Kontraktionsfähigkeit der Blase in den folgenden Monaten allmählich zurück. Anschließend entwickelt sich ein spastischer Zustand. Der Grad der Spastizität ist je nach Höhe der Verletzung von Patient zu Patient unterschiedlich. Bei Verletzungen des Sakralsegmentes kann es, wenn sie vollständig genug sind, zu einer dauerhaften schlaffen Blasenlähmung kommen. Häufiger treten jedoch partielle Läsionen auf, so daß eine Kombination aus Detrusor-Sphinkter-Spastizität und einer unterschiedlich stark ausgeprägten schlaffen Blasenlähmung beobachtet wird. Bei Läsionen des Zervikalsegmentes findet man im Gegensatz zu Schädigungen des Thorakalsegmentes eher eine hypertone, weniger spastische Blase.

Im Stadium des spinalen Schocks muß für eine sofortige und dauerhafte Harnableitung gesorgt werden. Eine anhaltende Überdehnung führt zu einer Schädigung der glatten Detrusormuskulatur und schränkt die funktionelle Erholungsfähigkeit der Blase ein. Eine intermittierende Katheterisierung unter streng aseptischen Bedingungen hat sich dabei als bestes Behandlungsverfahren erwiesen. Hierdurch lassen sich sowohl Harnwegsinfektionen als auch Komplikationen eines Dauerkatheters (z.B. Harnröhrenstriktur, Abszeß, Erosionen, Steine) vermeiden.

Wenn ein Foley-Katheter erforderlich ist, sollten einige Regeln beachtet werden. Der Katheter sollte nicht größer als 16 Charr sein und, wenn möglich, aus Silikon bestehen. Der Katheter sollte am Abdomen und nicht am Bein fixiert werden, da sonst ein unnötiger Zug auf den penoskrotalen Übergang und die bulbäre Harnröhre (d. h. die Biegungen der Harnröhre) ausgeübt wird; dies könnte zur Strikturbildung führen. Der Katheter sollte unter sterilen Bedingungen alle 2–3 Wochen gewechselt werden.

Einige Urologen ziehen die suprapubische Zystostomie dem Harnröhrenkatheter vor, um die Risiken eines Dauerkatheters zu vermeiden. Sobald Komplikationen durch einen Dauerkatheter auftreten, sollte der Arzt nicht zögern, eine suprapubische Harnableitung vorzunehmen.

Die Bestreichung des Meatus mit Antibiotikacreme führt nicht zu einer signifikanten Verminderung des Langzeitrisikos einer Blaseninfektion. Eine ausreichende Lubrikation hilft jedoch, Meatusstrikturen zu vermeiden.

Wenn die peripheren Reflexe allmählich wiederkehren, sollten urodynamische Untersuchungen durchgeführt werden. Ein Zystogramm ist erforderlich, um einen Reflux auszuschließen. Solange sich die Spastizität bessert, sollte die urodynamische Untersuchung in regelmäßigen Abständen wiederholt werden. Später wird sie jährlich durchgeführt, um nach Komplikationen im oberen Harntrakt zu fahnden.

Um die Infektion zu beherrschen, sollte die tägliche Flüssigkeitsaufnahme mindestens 2–3 l betragen (100–200 ml/h). Hierdurch kommt es zu einer Reduktion der Urinstase, und die Kalziumkonzentration im Urin wird verringert. Der renale und ureterale Urinfluß kann durch häufiges Bewegen des Patienten, durch möglichst frühzeitige Mobilisierung im Rollstuhl und selbst durch Hochstellen des Kopfteils des Krankenbettes gesteigert werden. Durch diese Maßnahmen wird der ureterale Urintransport verbessert, die Harnstase vermindert und das Infektionsrisiko gesenkt.

Zusätzliche Maßnahmen können zur Prophylaxe einer Steinbildung beitragen (z.B. Reduktion der Kalzium- und Oxalataufnahme und Vitamin-D-freie Ernährung).

Spezifische Formen der neurogenen Blase

Wenn die Diagnose einer neurogenen Blasenentleerungsstörung gestellt ist, sollten, unabhängig von deren Ursache, die folgenden Schritte unternommen werden, um eine optimale Funktion zu gewährleisten.

Spastische neurogene Blase

Patienten mit großer Blasenkapazität

Für eine erfolgreiche Wiederherstellung des funktionellen Zustands der Blase sollten zwischen 2 Miktionen 2–3 h liegen, ohne daß der Patient in diesem Zeitraum inkontinent wird. Der Patient muß den Miktionsvorgang durch bestimmte Triggertechniken – Palpation des Abdomens oberhalb der Symphyse, Ziehen am Schamhaar, Zusammendrücken des Penis oder Kratzen der Haut des unteren Abdomens, des Genitales oder der Oberschenkel – selbst einleiten können. Die Patienten sind dazu auch meist selbst in der Lage, es sei denn, sie leiden unter schwerer Quadriplegie ohne Funktion der oberen Gliedmaßen.

Einige dieser Patienten können die Blase vollständig entleeren, sie sind jedoch wegen der unbequemen Art der Auslösung des Miktionsreflexes inkontinent. Ihnen kann durch Gabe von Anticholinergika in niedriger Dosis oder durch Plazierung einer Elektrode auf dem N. pudendus geholfen werden, um eine dauerhafte Stimulation des Harnröhrensphinkters zu gewährleisten.

Patienten mit deutlich verminderter funktioneller Blasenkapazität

Wenn die funktionelle Blasenkapazität weniger als 100 ml beträgt, können alle 15 min unwillkürliche Miktionen auftreten. Da so ein zufriedenstellendes Training der Blasenfunktion unmöglich ist, müssen andere Maßnahmen ergriffen werden. Hierzu zählen folgende Alternativen:

- Wenn ausgeschlossen wurde, daß die reduzierte funktionelle Blasenkapazität Folge eines großen Restharnvolumens ist, kann eine der folgenden Behandlungsmethoden angewandt werden.
- Legen eines Dauerkatheters mit oder ohne Gabe von Anticholinergika.
- Tragen eines Kondomkatheters und eines Urinals bei Männern. Restharn sollte nicht auftreten, und der Patient sollte bei der urodynamischen Untersuchung keine Blasendrücke über 40 cm Wassersäule aufweisen, da sonst die Gefahr einer Obstruktion oder eines Refluxes in den oberen Harntrakt besteht.
- Durchführung einer Sphinkterotomie bei Männern. Es ist möglich, die Blase durch operative Entfernung des gesamten Auslaßwiderstandes zu einem Urinconduit zu machen. Diese Methode sollte man jedoch nur dann anwenden, wenn es keine andere Alternative mehr gibt, da es sich um eine irreversible Maßnahme handelt. Patienten mit einem solchen Eingriff leiden i. allg. an den ernsteren Folgeerscheinungen einer stark spastischen Blase (d. h. an Dilatation des oberen Harntrakts, rezidivierenden Harnwegsinfektionen oder einer deutlichen autonomen Dysreflexie.
- Die spastische Blase kann durch sakrale Rhizotomie in eine atonische Blase umgeformt werden. Hierzu ist eine vollständige operative Durchtrennung oder perkutane Koagulation der S3- und S4-Rückenmarkwurzeln notwendig. Die chemische Rhizotomie ist nicht sehr verläßlich, weil die Spastizität i. allg. nach 6–9 Monaten wiederkehrt. Da diese Eingriffe zu einem Verlust der Erektionsfähigkeit führen können, sollten die Vor- und Nachteile dieser Methode sorgfältig abgewogen werden. Sie können die Spastizität lindern, die intravesikalen Drücke senken, die Blasenkapazität erhöhen und das Risiko einer Schädigung des oberen Harntrakts vermindern. Die Blase würde dann wie eine schlaffe Blase behandelt werden (s. S. 555).
- Neurostimulation der sakralen Nervenwurzeln, um eine Blasenentleerung zu erreichen (s. S. 554).
- Künstliche Harnableitung bei irreversibler, progredienter Schädigung des oberen Harntrakts. Es gibt eine Vielzahl von Techniken, einschließlich des Ileum conduits, der kutanen Ureterostomien, der Transureteroureterostomie oder der refluxfreien Harnableitungen (z. B. Mainz-Pouch, Kock-Pouch oder eine der anderen einfallsreichen und nützlichen Harnableitungen, die entwickelt wurden, um den oberen Harntrakt und die Nieren zu schützen).
- Bei Frauen mit spastischer Blase hat man nicht wie bei Männern die Möglichkeit, eine Sphinkterotomie durchzuführen. Wenn pharmakologische Methoden erfolglos sind, muß eine operative Umwandlung in ein schlaffes Niedrigdrucksystem oder eine künstliche Harnableitung in Betracht gezogen werden.

Parasympatholytika

Da es sich bei der neurogenen Blase um ein chronisches Geschehen handelt, sind die Patienten nicht immer willig, die Nebenwirkungen der Parasympatholytika zu tolerieren. 2 Medikamente aus dieser Gruppe können alternativ gegeben werden, um die individuellen Nebenwirkungen zu reduzieren. Sie können auch von Nutzen sein, wenn sie in Kombination mit Muskelrelaxanzien verabreicht werden. Die Dosierung ist individuell verschieden. Die am häufigsten verwandten Medikamente und Dosen sind: Oxybutyninchlorid (Dridase), 5 mg 2–3 mal tgl; Dicylominhydrochlorid (Bentyl), 80 mg in 4 gleichen Dosen tgl; Methantheliniumbromid (Vagantin), 50–100 mg alle 6 h; Propanthelinbromid (Corrigast), 15 mg 30 min vor den Mahlzeiten und 30 mg zur Nacht. Diese Medikamente können sich als wirkungslos erweisen, wenn die Inkontinenz als Folge einer ungehemmten Sphinkterrelaxation oder durch Complianceveränderungen in der Blasenwand entstanden ist.

Neurostimulation (Blasenschrittmacher)

Blasenschrittmacher sind in den letzten Jahren zu einer echten Alternative in der Behandlung selektiver neurogener Blasenentleerungsstörungen geworden. Die Entscheidung über den Einsatz eines Blasenschrittmachers wird hauptsächlich durch urodynamische Untersuchungen getroffen. Hierbei werden die Blasen- und Sphinkterreaktionen auf eine Stimulation der verschiedenen sakralen Nervenwurzeln aufgezeichnet. Danach werden die rechten und linken Nn. pudendi selektiv blockiert. Wenn es zu einer Miktion kommt, sind die Patienten für einen Blasenschrittmacher geeignet. Andere Faktoren wie Blasenspeicherkapazität, Sphinkterkompetenz, Alter, Nierenfunktion sowie der neurologische und psychologische Status sollten auch in die Überlegungen miteinbezogen werden.

Die Elektroden werden an den motorischen (ventralen) Nervenwurzeln derjenigen sakralen Nerven implantiert, die bei Stimulation eine Detrusorkontraktion auslösen (immer S3, gelegentlich S4) (Abb. 20.3). Anschließend muß versucht werden, die Sphinkterhyperreflexie zu vermindern. Dies geschieht durch eine selektive Durchtrennung der sensorischen (dorsalen) Komponente dieser sakralen Nervenwurzeln und ausgewählter Äste der Nn. pudendi. Die Elektroden werden mit einem subkutan eingelegten Empfänger verbunden, der von außerhalb des Körpers aktiviert werden kann. Die Blasen- bzw. Darmentleerung oder Kontinenz kann dann durch den externen Transmitter selektiv gesteuert werden.

Bei Patienten mit spastischen Läsionen des oberen Motoneurons stehen 3 Behandlungsziele im Vordergrund: die Erhaltung der Nierenfunktion, Kontinenz und Entleerung. Die ersten beiden Ziele erreicht man durch Verminderung der intravesikalen Drücke. Durch diesen Schritt läßt sich die Integrität des oberen Harntrakts sichern und die Kontinenz durch Erhöhung der Speicherkapazität wiederherstellen. Dazu wird eine Kombination aus Neurostimulation des Sphinkters und selektiven sakralen Neurotomien

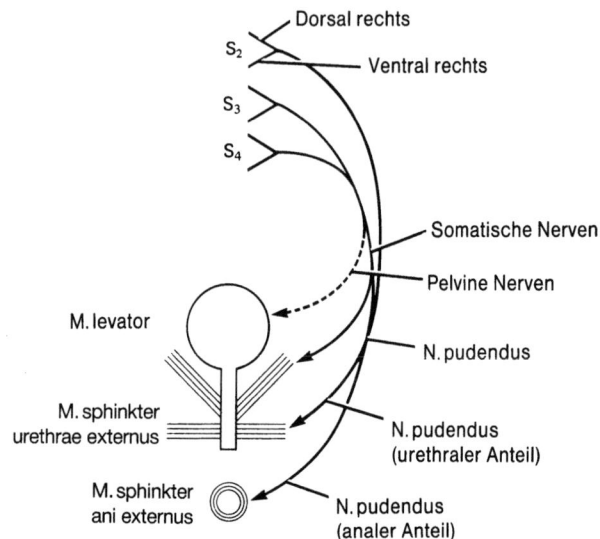

Abb. 20.3. Diagramm der verschiedenen Elemente, die die Innervation des unteren Harntraktes und des Beckenbodens beeinflussen. Angegeben sind auch die wichtigsten Lokalisationen für ausgewählte Stimulationen oder bestimmte Neurotomien

durchgeführt. Bei diesem Vorgehen läßt sich die Sphinkterintegrität erhalten und der Einsatz von Medikamenten vermeiden. Alternativen dazu sind die vollständige Blasendenervierung oder die Blasenaugmentation.

Die Wiederherstellung einer kontrollierten Blasenentleerung, das 3. Behandlungsziel, macht den Einsatz von Kathetern überflüssig und eliminiert das damit einhergehende Infektionsrisiko. Dieses Ziel ist jedoch am schwierigsten zu erreichen, so daß die Patienten sehr sorgfältig auf ihre Eignung hin überprüft werden müssen.

Schlaffe neurogene Blase

Wenn die neurologische Läsion das Miktionszentrum vollständig zerstört, ist eine willkürliche Miktion ohne manuellen suprapubischen Druck, d. h. den Credé-Handgriff, nicht mehr möglich. Eine Blasenentleerung kann durch Pressen, d. h. durch Einsatz der Abdominal- und Diaphragmamuskeln zur Steigerung des intraabdominellen Drucks, erreicht werden. Unvollständige Läsionen des unteren Rückenmarks (Th10–11) führen zu einer spastischen Blase und einem schwachen oder schwächlichen spastischen Sphinkter. Als Folge einer spontanen Detrusorkontraktion kann eine Inkontinenz auftreten.

Blasentraining und Pflege

Bei einer unvollständigen Läsion des unteren Motoneurons sollte versucht werden, die Blase alle 2 h zu entleeren, um den äußerst unangenehmen spontanen Harnabgang zu vermeiden. Dies schützt die Blase vor einer Überdehnung durch Restharn.

Intermittierende Katheterisierung

Bei angemessener Blasenkapazität sind regelmäßige Katheterisierungen alle 3–6 h angezeigt. Hierdurch wird der Restharn beseitigt, die Infektion verhindert, eine Inkontinenz vermieden und der obere Harntrakt vor einer Schädigung geschützt. Die intermittierende Katheterisierung simuliert die natürliche Miktion und kann von den Patienten leicht erlernt und übernommen werden. Sie stellt eine äußerst befriedigende Lösung für die Probleme einer schlaffen neurogenen Blase dar. Eine saubere Technik ist der eher unbequemen und teuren sterilen Technik vorzuziehen. Harnwegsinfektionen sind selten. Wenn sie jedoch auftreten, kann prophylaktisch einmal tgl. ein Antibiotikum verabreicht werden. Bei Vorliegen eines ureteralen Refluxes ist die Gabe kontraindiziert, es sei denn, der Reflux ist nur schwach und die Blase kann häufig entleert werden. Ansonsten sollte besser ein Foley-Katheter gelegt werden, zumindest bis der Reflux behoben ist.

Operative Maßnahmen

Eine TUR ist bei einer Hypertrophie des Blasenhalses oder einer vergrößerten Prostata indiziert. Beide können eine Obstruktion des Blasenausgangs und eine Retention von Restharn hervorrufen. Darüber hinaus kann man sie bei einigen männlichen Patienten durchführen, um den Auslaßwiderstand der Blase zu verringern; dies ermöglicht eine Miktion durch den Credé-Handgriff oder die Bauchpresse.

Eine vollständige Harninkontinenz als Folge einer Sphinkterinsuffizienz kann durch Implantation eines künstlichen Sphinkters behandelt werden. Dies gelingt jedoch nur, wenn der Blasendruck niedrig ist. Zur Erhöhung des Auslaßwiderstands kann auch eine Blasenhalsrekonstruktion in Betracht gezogen werden.

Eine Inkontinenz kann bei dieser Patientengruppe medikamentös oder durch Neurostimulation behandelt werden, wenn sie durch eine leichte Blasenspastizität hervorgerufen wurde.

Parasympathikomimetika

Die stabilen Derivate des Azetylcholins sind gelegentlich zur Unterstützung der Blasenentleerung von Nutzen. Obwohl sich durch sie die Blasenkontraktionen nicht auslösen oder beeinflussen lassen, steigern sie den Blasentonus. Sie können zur symptomatischen Behandlung leichterer Formen einer schlaffen neurogenen Blase eingesetzt werden. Die Medikamente können empirisch verabreicht werden, ihre Wirksamkeit läßt sich jedoch am besten während der urodynamischen Untersuchung beurteilen. Wenn der Füllungsdruck oder Ruhetonus nach Myocholinegabe ansteigt, kommt es durch Auslösemechanismen oder Pressen zu einer wirkungsvolleren Blasenentleerung. In diesem Fall ist das Medikament klinisch von Nutzen.

Bethanecholchlorid (Myocholine) ist das Medikament der Wahl. Es wird oral verabreicht, 25–50 mg alle 6–8 h. In besonderen Situationen (z.B. bei urodynamischer Untersuchung oder direkt nach einer Operation) kann es subkutan appliziert werden, 5–10 mg alle 6–8 h.

Neurogene Blase bei Spina bifida

Bei der Spina bifida handelt es sich um eine unvollständige Bildung der Wirbelbögen. Sie kann in den verschiedenen Teilen der Wirbelsäule vorkommen. Der Defekt wird bei der Geburt erkannt und sofort verschlossen, um eine Infektion zu verhindern. Die sich ausbildende Vernarbung kann zu einer Einschnürung der Nerven in der Cauda equina führen. Da sich die Wirbelbögen nicht schließen, kommt es zu einer gestörten Entwicklung und Struktur der Vorderhornzellen. Das Resultat ist eine Mischform eines neurogenen Defekts. Etwa ⅔ der Patienten weisen eine spastische Blase mit einer Schwäche in den Füßen und Zehen auf. Etwa ⅓ zeigt eine schlaffe Blase. Häufig ist die Schlaffheit im Beckenboden stärker ausgeprägt als im Detrusor.

Das Ziel der Behandlung ist die Kontrolle der Inkontinenz und die Erhaltung der Nierenfunktion.

Konservative Behandlung

Eine saubere intermittierende Katheterisierung ist die beste Behandlung. Die Eltern können diese Methode erlernen, um sie bei ihrem Kind durchzuführen. Später kann das Kind dann diese Funktion selbst übernehmen. Die Häufigkeit einer Katheterisierung ist abhängig von der Speicherkapazität der Blase und der Flüssigkeitsaufnahme, i. allg. sollte sie alle 3–6 h vorgenommen werden. Anticholinergika können zur Verringerung der Blasenspastizität und zur Verbesserung der Blasenspeicherfunktion erforderlich sein, um die Inkontinenz zu kontrollieren.

Leichte Symptome

Wenn es nur gelegentlich zu Harntröpfeln oder Restharnbildung kommt und der Patient keinen Harndrang verspürt, sollte er versuchen, wenn er wach ist, die Blase alle 2 h zu entleeren. Manueller suprapubischer Druck kann die Effektivität der Blasenentleerung steigern. Zum Schutz gegen kleinere Urinverluste kann ein Kondomkatheter oder eine kleine Windel getragen werden.

Ausgeprägtere Symptome

Wenn die Harninkontinenz mit Restharn einhergeht oder ein ureteraler Reflux vorliegt, sollten die folgenden Schritte unternommen werden:

Hypotone Blase. Wenn ein Reflux vorliegt, kann der obere Harntrakt vor einer Schädigung und den Folgen einer Pyelonephritis geschützt werden, indem 4- bis 6mal täglich eine intermittierende Selbstkatheterisierung durchgeführt wird. Wenn alle anderen Umstände günstig sind, kann bei beidseitigem Reflux eine ureterale Reimplantation und bei einseitigem Reflux eine Transureteroureterostomie in Betracht gezogen werden. Die intermittierende Katheterisierung sollte anschließend wieder vorgenommen werden.

Hypertone Blase. Hier sind die Verhältnisse schwieriger, da einerseits die Blase spastisch ist und nur eine geringe Kapazität aufweist, andererseits ein Tonusverlust des Sphinkters vorliegt. Die Folge ist meist ein ständiges Harnträufeln. Das Zystogramm zeigt eine ausgeprägte Trabekelblase, häufig einhergehend mit einem Reflux und einer fortgeschrittenen Hydroureteronephrose. Anticholinergika sollten verabreicht werden, ein Verweilkatheter für mehrere Monate wird empfohlen. Wenn sich die Dilatation des oberen Harntrakts gebessert und die Blase ihre ursprüngliche Form angenommen hat, kann der Patient wieder mit der intermittierenden Selbstkatheterisierung beginnen. Bei richtiger Pflege entwickeln viele dieser Kinder mit der Zeit eine ausgeglichenere Blasenfunktion. So kann ohne Beeinträchtigung des oberen Harntrakts eine Kontinenz erzielt werden.

Wenn die Kinder sorgfältig betreut werden und die Eltern aktiv an ihrer Pflege teilnehmen, ist in den meisten Fällen eine Harnableitung nicht erforderlich.

Operative Behandlung

Wenn es sich um eine spastische Blase mit verminderter Kapazität handelt, gibt es, abgesehen von der eigentlichen Harnableitung, eine Reihe chirurgischer Behandlungsmöglichkeiten. Durch eine sakrale Nervenblockade während der urodynamischen Untersuchung läßt sich feststellen, ob eine Durchtrennung der sakralen Nervenwurzeln von Nutzen ist. Dies ist jedoch nur in Fällen einer spastischen Blase sinnvoll, jedoch nicht bei einer fibrotischen Blase mit geringer Compliance. Mit Hilfe der Durchtrennung der S3-Nerven kann der intravesikale Druck gesenkt, die Speicherkapazität verbessert und das Risiko eines Refluxes oder einer Obstruktion der Harnleiter vermindert werden. Alternativ hierzu kann auch eine selektive Neurektomie des N. pudendus durchgeführt werden. Vor dem Eingriff sollte jedoch ihr Nutzen urodynamisch verifiziert werden.

Bei Patienten mit leicht spastischer Blase und ausreichender Blasenkapazität (>200 ml) kann die Harninkontinenz durch Elektrostimulation des Beckenbodens unter Kontrolle gebracht werden. Viele dieser Patienten weisen eine intakte Nervenversorgung des Sphinkters auf. Um den Sphinktertonus zu steigern und eine Miktion zu verhindern, können die Nerven stimuliert werden.

Treten bei einem Patienten mit Reflux trotz Verweilkatheter rezidivierende Fieberschübe auf (Pyelonephritis) oder besteht wegen der geringen Detrusorcompliance eine unkontrollierte Inkontinenz, so muß eine Harnableitung in Betracht gezogen werden. Refluxfreie Harnableitungen bieten im Hinblick auf die Erhaltung des oberen Harntrakts die günstigste Langzeitprognose.

Behandlung der Harninkontinenz
Im Krankenhaus

Die Harninkontinenz ist eine der lästigsten Begleiterscheinungen der neurogenen Blasendysfunktion, insbesondere wenn der Patient eine gute Blasenfunktion wiedererlangt hat. Bei Männern ist sie während des Krankenhausaufenthaltes weniger unangenehm, da Toiletten in der Nähe sind oder der Urin jederzeit in einer Urinflasche am Bett aufgefangen werden kann. Bei Frauen ist das Problem wesentlich größer, da sie immer eine Bettpfanne benutzen müssen oder einen Verweilkatheter benötigen. Aber Dauerkatheter haben ihre Risiken und führen bei spastischer Blase nicht immer zur Kontinenz. Bisher hat man noch keine einfache und zufriedenstellende Lösung dieses Problems gefunden.

Nach der Entlassung

Nach der Entlassung aus dem Krankenhaus tragen fast alle Männer mit spastischer Blase zum Auffangen des Urins und zum Schutz gegen Inkontinenz einen Kondomkatheter. Die einzige Ausnahme bilden Patienten, die zwischen den Katheterisierungen trokken sind. Der Kondomkatheter kann am Penis ohne Druck fixiert werden und mündet in einem Urinal, das am Bein befestigt wird. Die Pflaster sind hautverträglich und halten lange. Nur bei Patienten ohne Zirkumzision und denjenigen mit großen suprapubischen Fettpolstern, durch die die Länge des Penisschaftes verkürzt wird, treten Probleme bei der Fixierung der Katheter auf. Durch Zirkumzision oder Einsetzen einer Penisprothese lassen sich jedoch diese Probleme beseitigen.

Manche Patienten bevorzugen eine Kompression der Harnröhre mit einer Cunningham-Klemme. Diese schützt jedoch nur bei niedrigem Blasendruck gegen Inkontinenz. Außerdem kann sich bei zu starkem Abklemmen der Harnröhre ein Harnröhrendivertikel entwickeln.

Es gibt auch andere Vorrichtungen zum Auffangen des Urins, z.B. McGuire-Urinal oder Texas-Katheter, aber durch die Verbesserungen der Klebstoffe bei Kondomkathetern und durch Einsatz von Penisprothesen werden diese Methoden heute immer weniger verwandt.

Neueste Entwicklungen

Gegenwärtig wird intensiv nach Möglichkeiten geforscht, die vollständige willkürliche Kontrolle über die Speicher- und Entleerungsfunktion der Blase wiederzuerlangen. Da die Anatomie der sakralen und pudendalen Nerven bekannt ist, ist eine chirurgische Freilegung dieser Nerven und ihrer Äste durchaus möglich. Zur selektiven Stimulation von Blase, Levator und Harnröhren- oder analem Sphinkter kann eine Elektrode implantiert werden. Es gibt eine Reihe von Möglichkeiten zur Neurostimulation oder Rhizotomie, nur einige haben jedoch praktische Bedeutung. Durch urodynamische Untersuchung der Blasenfunktion während einer Neurostimulation oder nach einer Nervenblockade läßt sich der therapeutische Nutzen dieser Verfahren beurteilen.

Eine einzelne oder mehrere Elektroden können im Bereich ausgewählter Nerven implantiert und mit einem subkutan gelegenen Empfänger verbunden werden. Die gewünschte Funktion (Kontinenz oder Entleerung) läßt sich dann bestimmen. Gewöhnlich benötigt jeder Patient nur eine der beiden Funktionen. Durch technologische Fortschritte und ein besseres Verständnis der Blasenphysiologie, sind in dieser Richtung in den kommenden Jahren noch einige Veränderungen zu erwarten. Bei streng ausgewählten Patienten konnten auch mit der Elektroentleerung große Erfolge erzielt werden.

Behandlung der Komplikationen einer neurogenen Blase

Die häufigsten und bedeutendsten Komplikationen lassen sich durch Zystographie, Zystoskopie, Urographie, Sonographie und urodynamische Untersuchungen nachweisen. Die Patienten sollten einmal im Jahr auf Veränderungen im unteren Harntrakt, ureteralen Reflux oder Obstruktion und eine Nierenschädigung untersucht werden.

Infektion

Pyelonephritis

Eine episodische renale Infektion sollte aggressiv und rasch behandelt werden, um einen progredienten Nierenfunktionsverlust zu vermeiden. Entsprechende Antibiotika sollten verabreicht und die Ursache der Infektion festgestellt werden.

Epididymitis

Die Epididymitis entwickelt sich als Folge der Dyssynergie. Die durch den Spasmus des externen Sphinkters bedingten hohen Miktionsdrücke in der prostatischen Harnröhre führen leicht zu einem Reflux von Urin in die prostatischen Gänge und den Ductus deferens. Der infizierte Urin gelangt evtl. in das dilatierte Gangsystem und führt zu einer Entzündung von Prostata, Samenblasen und Nebenhoden. Auch Verweilkatheter können diese Entwicklung begünstigen, da sie zum einen selbst einen Reiz darstellen, zum anderen als Fremdkörper die bakterielle Besiedlung der Harnröhre erhöhen.

Die Behandlung erfolgt durch Gabe entsprechender Antibiotika, Bettruhe und Hochlagerung des Skrotums. Wenn möglich, sollte der Verweilkatheter entfernt oder durch einen suprapubischen Katheter ersetzt werden. Als Langzeittherapie muß eine intermittierende Selbstkatheterisierung des Patienten mit prophylaktischer Antibiotikagabe angestrebt werden. Nur in seltenen Fällen ist eine Vasoligatur erforderlich.

Hydronephrose

Sollte ein ureteraler Reflux auftreten, der zystographisch nachweisbar ist, so müssen die bisherigen Maßnahmen der Blasenbehandlung unbedingt korrigiert werden. Kurzfristig läßt sich das Problem durch einen Verweilkatheter beheben. Wenn der Reflux jedoch trotz andauernder Drainage persistiert, muß eine Harnleiterneostomie in Betracht gezogen werden. Zusätzlich kann es erforderlich sein, die hohen Drücke in der Blase zu senken (Augmentation der Blase, sakrale Rhizotomie, TUR des Blasenausgangs). Bei progredienter Hydronephrose kann eine Nephrostomie lebensrettend sein. Eine künstliche Harnableitung stellt die Ultima ratio dar; wenn der Patient regelmäßig untersucht wird, sollte sie zu vermeiden sein.

Steinbildungen

Blasensteine

Blasensteine, die man röntgenologisch oder durch Zystoskopie diagnostiziert hat, bestehen i. allg. aus Kalziumphosphat. Sie entstehen durch den Restharn, der durch die chronische Infektion einen erhöhten pH-Wert aufweist. Die Blasensteine sind meistens weich, können leicht zerkleinert und durch einen rigiden Zystoskopschaft ausgespült werden. Bei großen Steinen ist eine suprapubische Entfernung notwendig.

Harnleitersteine

Harnleitersteine können auf einer Abdomenübersichtsaufnahme vermutet werden. Zur Sicherung der Diagnose ist jedoch ein i.v.-Urogramm erforderlich. Wenn kein KM ausgeschieden wird, muß eine Zystoskopie durchgeführt werden; durch einen Harnleiterkatheter wird das KM dann retrograd injiziert. Praktisch alle Harnleitersteine werden heute durch antegrade oder retrograde endoskopische Techniken entfernt (s. Kap. 16). Wenn die direkte Ureteroskopie mißlingt, ist eine operative Entfernung angezeigt.

Nierensteine

Die Diagnose wird röntgenologisch gestellt. In zunehmendem Maße wird auch die Sonographie zur Untersuchung auf Steinbildungen im Nierenbecken eingesetzt. Wenn der Stein eine Obstruktion verursacht, muß er entfernt werden; wenn nicht, sollte der Patient eine Zeit lang beobachtet werden. Steine im Nierenbecken können heute durch extrakorporale Stoßwellenlithotripsie (ESWL) entfernt werden. Da nicht operativ vorgegangen werden muß, sollten Nierensteine schon früh entfernt werden. Bei Patienten mit neurogener Blase entwickeln sie sich i. allg. auf dem Boden einer Harnwegsinfektion; darüber hinaus sind sie Ausgangspunkt rezidivierender Infektionen und anderer Komplikationen (z. B. Pyelonephritis, Pyonephrose, Nierenabszeß und Nierenversagen). Da sie eine Gefahrenquelle darstellen, sollten sie entfernt werden, um das Risiko für die Nieren zu minimieren.

Prognose

Die größte Gefahr für einen Patienten mit neurogener Blasenentleerungsstörung ist der progressive Nierenschaden (Pyelonephritis, Steine, Hydronephrose). Durch Fortschritte in der Behandlung der neurogenen Blase und bessere Nachsorge der Patienten in regelmäßigen Zeitabständen konnte die Langzeitprognose substantiell verbessert werden.

Literatur

Applebaum ML et al: Unmyelinated fibers in the sacral 3 and caudal 1 ventral roots of the cat. J Physiol 1976; 256: 557

Barrington FJF: The component reflexes of micturition in the cat. Brain 1941; 64:239

Barrington FJF: The component reflexes of micturition in the cat. (2 parts.) Brain 1931; 54:177

Bazeed MA et al: Histochemical study of urethral striated musculature in the dog. J Urol 1982; 128:406

Bradley WE: Cerebrocortical innervation of the urinary bladder. Tohoku J Exp Med 1980; 131:7

Bradley WE, Conway CJ: Bladder representation in the pontine mesencephalic reticular formation. Exp Neurol 1966; 16:237

Bradley WE, Teague CT: Cerebellar regulation of the micturition reflex. J Urol 1969; 101:396

Bradley WE, Teague CT: Spinal cord organization of micturition reflex afferents. Exp Neurol 1968; 22:504

DeGroat WC, Booth AM: Inhibition and facilitation in parasympathetic ganglia of the urinary bladder. Fed Proc 1980; 39:2990

DeGroat WC et al: Organization of the sacral parasympathetic reflex pathways to the urinary bladder and large intestine. J Auton Nerv Syst 1981; 3:135

DeGroat WC et al: Parasympathetic preganglionic neurons in the sacral spinal cord. J Auton Nerv Syst 1982; 5:23

Donker PJ, Droes JT, VanUlden BM: Anatomy of the musculature and innervation of the bladder and urethra. In: Scientific Foundations of Urology. Williams DI, Chisolm GD (editors). Year Book, 1976

Enhorning G: Simultaneous recording of intraurethral and intravesical pressure. Acta Chir Scand [Suppl] 1961; 276:1

Gosling J: The structure of the bladder and urethra in relation to function. Urol Clin North Am 1979; 6:31

Gosling JA, Dixon JS: Sensory nerves in the mammalian urinary tract: An evaluation using light and electron microscopy. J Anat 1974; 117:133

Gosling JA, Dixon JS, Lendon RG: The autonomic innervation of the human male and female bladder neck and proximal urethra. J Urol 1977; 118:302

Gosling JA et al: A comparative study of the human external sphincter and periurethral levator ani muscles. Br J Urol 1981; 53:35

Hackler RH: A 25-year-prospective mortality study in the spinal cord injured patient: Comparison with the long-term living paraplegic. J Urol 1977; 117:486

Klück P: The autonomic innervation of the human urinary bladder, bladder neck and urethra: A histochemical study. Anat Rec 1980; 198:439

Krane RJ, Siroky MB: Classification of neurourologic disorders. In: Clinical Neurourology. Krane RJ, Siroky MB (editors). Little, Brown, 1979

Kuru M: Nervous control of micturition. Physiol Rev 1965; 45:425

Léger L, Hernandez-Nicaise ML: The cat locus coeruleus: Light and electron microscopic study of the neuronal somata. Anat Embryol 1980; 159:181

Lewin RJ, Porter RW: Inhibition of spontaneous bladder activity by stimulation of the globus pallidus. Neurology 1965; 15:1049

Mackel R: Segmental and descending control of the external urethral and anal sphincters in the cat. J Physiol 1979; 294:105

McGuire EJ, Rossier AB: Treatment of acute autonomic dysreflexia. J Urol 1983; 129:1185

McGuire EJ, Savastano JA: Long-term follow-up of spinal cord injury patients managed by intermittent catheterization. J Urol 1983; 129:775

Millard RJ, Oldenburg BF: Symptomatic, urodynamic and psychodynamic results of bladder re-education programs. J Urol 1983; 130:715

Morgan CW, Nadelhaft I, DeGroat WC: The distribution of visceral primary afferents from the pelvic nerve to Lissauer's tract and the spinal gray matter and its relationship to the sacral parasympathetic nucleus. J Comp Neurol 1981; 201:415

Morgan CW, Nadelhaft I, DeGroat WC: Location of bladder preganglionic neurons in the parasympathetic nucleus of the cat. Neurosci Lett 1979; 14:189

Murnaghan GF: Neurogenic disorders of the bladder in parkinsonism. Br J Urol 1961; 33:403

Pengelly A: Effect of prolonged bladder distention on detrusor function. Urol Clin North Am 1979; 6:279

Rhame FS, Perkash I: Urinary tract infections occurring in recent spinal cord injury patients on intermittent catheterization. J Urol 1979; 122:669

Ryall RW, Piercy MF: Visceral afferent and efferent fibers in sacral ventral roots in cats. Brain Res 1970; 23:57

Satoh K: Descending projection of the nucleus tegmentis laterodorsalis to the spinal cord. Neurosci Lett 1978; 8:9

Satoh K: Localization of the micturition center at dorsolateral pontine tegmentum of the rat. Neurosci Lett 1978; 8:27

Schmidt RA: Advances in genitourinary neurostimulation. Neurosurgery 1986; 19:1041

Schmidt RA: Neural prosthese and bladder control. Engineering in Biology and Medicine 1983; 2:31

Snyder SH: Brain peptides as neurotransmitters. Science 1980; 209:976

Sundin T et al: The sympathetic innervation and adrenoreceptor function of the human lower urinary tract in the normal state and after parasympathetic denervation. Invest Urol 1977; 14:322

Thomas TM, Karran OD, Meade TW: Management of urinary incontinence in patients with multiple sclerosis. J R Coll Gen Pract 1981; 31:296

Tohyama M et al: Organization and projections of the neurons in the dorsal tegmental area of the rat. J Hirnforsch 1978; 19:165

Torrens MJ, Griffith HB: Management of the uninhibited bladder by selective sacral neurectomy. J Neurosurg 1976; 44:176

Twiddy DAS, Downie JW, Awad SA: Response of the bladder to bethanechol after acute spinal cord transection in cats. J Pharmacol Exp Ther 1980; 215:500

Woodside JR, McGuire EJ: Detrusor hypertonicity as a late complication of a Wertheim hysterectomy. J Urol 1982; 127:1143

21 Urodynamische Untersuchungen

E. A. TANAGHO

Die urodynamische Untersuchung ist ein wichtiger Bestandteil bei der Untersuchung von Patienten mit Miktionsstörungen, wie Dysurie, Harninkontinenz, neurogene Blasenentleerungsstörungen usw. Früher beobachtete der Untersucher lediglich den Miktionsvorgang, beurteilte die Stärke des Harnstrahls und zog Schlußfolgerungen über eine mögliche Obstruktion im Bereich des Blasenausgangs. In den 50er Jahren beurteilte man den Miktionsvorgang erstmals während der Durchleuchtung. In den 60er Jahren wurden dann die Prinzipien der Hydrodynamik auch im Bereich der Funktion des unteren Harntrakts angewendet. Das Spektrum der Urodynamik ermöglicht es heute, Miktionsprobleme durch Erkrankungen der abführenden Harnwege genau zu beurteilen.

Die Nomenklatur der Tests, die bei den urodynamischen Untersuchungen angewendet werden, ist noch nicht genau festgelegt und die Deutung urodynamischer Begriffe manchmal ungenau oder verwirrend. Trotzdem sind die urodynamischen Untersuchungen sehr wertvoll. Symptome, die bei der Anamnese oder bei der körperlichen, endoskopischen oder röntgenologischen Untersuchung diagnostiziert werden, können durch die urodynamischen Tests weiter abgeklärt werden. Damit wird eine Therapie ermöglicht, die auf dem Verständnis der veränderten Physiologie des unteren Harntrakts beruht.

Wie bei vielen anderen High-Tech-Untersuchungsmethoden (z. B. EKG, EEG) haben die urodynamischen Untersuchungen die größte klinische Aussagekraft, wenn ihre Interpretation dem behandelnden Arzt vorbehalten bleibt. Er sollte die Untersuchung beaufsichtigen oder für die Korrelation aller Befunde mit den persönlichen klinischen Untersuchungsergebnissen verantwortlich sein.

Indikationen und Arten urodynamischer Untersuchungsverfahren

Die urodynamische Untersuchung des unteren Harntrakts liefert wertvolle klinische Informationen über die Funktionen der Harnblase, des Sphinktermechanismus und des Miktionsablaufes.

Die Blasenfunktion. Sie wird üblicherweise durch die Zystographie und die Durchleuchtung der aktiven Bewegungsabläufe untersucht. Durch die Zystometrie werden urodynamische Vorgänge erfaßt. Herkömmliche röntgenologische und urodynamische Untersuchungsverfahren können sinnvoll miteinander kombiniert werden.

Die Sphinkterfunktion. Sie ist von 2 Komponenten abhängig: dem glatten und dem willkürlichen Sphinkter. Die Aktivität dieser beiden Komponenten kann urodynamisch durch Druckmessung aufgezeichnet werden. Die Aktivität des willkürlichen Sphinkters kann auch durch Elektromyographie registriert werden.

Der Miktionsakt. Er besteht aus der Wechselwirkung zwischen der Blasen- und der Sphinktermuskulatur und hieraus resultiert die Flußrate. Sie ist ein wichtiger Aspekt in der Gesamtfunktion des unteren Harntrakts: Sie wird i. allg. in ml/s oder auch als totales Miktionsvolumen aufgezeichnet. Die Simultanaufzeichnung der Blasenaktivität (durch intraluminale Druckmessung), der Sphinkteraktivität (durch Elektromyographie oder Druckmessungen) und der Flußrate kann die Beziehung dieser 3 Komponenten untereinander verdeutlichen. Jede einzelne Messung kann wichtige Informationen über die Normalität oder Abnormität eines spezifischen Aspektes der Funktion des unteren Harntrakts vermitteln. Ein umfassenderes Bild bekommt man durch die Simultanaufzeichnung dieser 3 Komponenten. Man erhält so synchrone Kurven der verschiedenen Drücke, der Flußrate, des Miktionsvolumens und der elektrischen Aktivität der Skelettmuskulatur im Sphinkterbereich (Elektromyographie). Gleichzeitig kann eine röntgenologische Darstellung des unteren Harntrakts durchgeführt werden. Die verschiedenen aufgezeichneten Druckkurven differieren sehr und zeigen normalerweise den intravesikalen Druck, den intraurethralen Druck in den verschiedenen Abschnitten der Harnröhre, den intraabdominellen Druck und den analen Sphinkterdruck als Funktion der Muskelaktivität des Beckenbodens.

Die Techniken der urodynamischen Untersuchung müssen auf die Bedürfnisse der einzelnen Patienten zugeschnitten sein. Jede Methode hat bestimmte Vorteile und Grenzen, die von den jeweiligen Anforderungen und Untersuchungen abhängen. Bei einem Patienten können die Ergebnisse eines einzelnen Tests ausreichend sein, um die Diagnose zu stellen und eine entsprechende Therapie vorschlagen zu können, während hierzu bei anderen Patienten wesentlich mehr Untersuchungen erforderlich sein können.

Physiologische und hydrodynamische Untersuchungen

Harnflußrate

Da die Harnflußrate aus dem Zusammenspiel zwischen Detrusor und Sphinkter resultiert, zeigen Abweichungen von der Norm eine Dysfunktion einer dieser beiden Komponenten an. Die normale Flußrate einer vollen Blase beträgt bei Männern 20–25 ml/s und bei Frauen 25–30 ml/s. Die Abweichungen hängen vom Miktionsvolumen und dem Alter des Patienten ab. Liegt bei einem Patienten bei voller Blase die Flußrate unter 15 ml/s, so besteht der Verdacht einer Blasenentleerungsstörung. Ist die Flußrate niedriger als 10 ml/s, so ist dies ein sicheres Zeichen für eine Obstruktion. Gelegentlich beobachtet man auch sehr hohe Flußraten, die weit über der Norm liegen. Dies spricht für einen geringen Blasenausgangswiderstand, der jedoch von wesentlich geringerer klinischer Bedeutung ist als die Obstruktion.

Entleerungswiderstand

Der Entleerungswiderstand wird durch die Flußrate determiniert und durch mechanische und funktionelle Faktoren variiert. Er hängt funktionell primär von der Sphinkteraktivität ab, die sowohl durch die glatten, als auch durch die willkürlichen Sphinkteranteile kontrolliert wird. Bei Frauen ist der glatte Sphinkter sehr selten überaktiv. Wir haben bisher in unseren urodynamischen Studien noch kein Beispiel hierfür gefunden. Auch bei Männern wird eine Überaktivität des glatten Muskelanteils nur selten beobachtet. Sie kann jedoch in Verbindung mit einer Hypertrophie des Blasenhalses, die auf einer neurogenen Dysfunktion oder einer distalen Obstruktion beruht, auftreten. Diese Fälle müssen sehr kritisch beurteilt werden.

Eine erhöhte Aktivität des willkürlichen Sphinkteranteils wird dagegen nicht selten beobachtet. Sie wird jedoch häufig als primär zugrundeliegende Ursache des erhöhten Sphinkterwiderstandes vernachlässigt. Sie manifestiert sich entweder als ungenügende Entspannung oder als wirkliche Überaktivität während der Miktion. Der willkürliche sorgt zusammen mit dem glatten Sphinkter für einen angemessenen Widerstand, so daß es nicht zum unwillkürlichen Harnabgang aus der Blase kommt. Wenn sich der willkürliche Sphinkter während der Detrusorkontraktion nicht entspannt, kommt es zu einer partiellen Obstruktion. Eine Überaktivität des Sphinkters mit erhöhtem Entleerungswiderstand ist meist ein neurogenes Phänomen. Sie kann aber auch funktionell bedingt sein: bei Infektionen, bei chemischen, bakteriellen oder hormonellen Veränderungen oder, was häufig beobachtet wird, aus psychologischen Gründen.

Mechanische Faktoren

Mechanische Faktoren, die zur Obstruktion führen, sind am leichtesten durch herkömmliche Methoden zu diagnostizieren. Bei Frauen treten sie auf in Form von Zystozelen, Harnröhrenkarbunkeln oder am häufigsten als iatrogene Vernarbungen, Fibrose und Kompression nach durchgemachten vaginalen oder periurethralen operativen Eingriffen. Mechanische Faktoren bei Männern sind allen Urologen gut bekannt, die klassische Form ist die benigne Prostatahypertrophie. Eine Harnröhrenstriktur, die durch unterschiedlichste Ursachen hervorgerufen werden kann, oder auch Klappen im Bereich der hinteren Harnröhre sind andere häufige Ursachen der Obstruktion bei Männern.

Die normale Miktion mit normaler Flußrate resultiert aus der Detrusoraktivität und dem Ausgangswiderstand. Ein hoher intravesikaler Druck durch die Detrusorkontraktion ist zur Einleitung der Miktion nicht unbedingt erforderlich, da der Ausgangswiderstand gewöhnlich auf ein Minimum abfällt. Üblicherweise geht die Sphinkterentspannung der Detrusorkontraktion wenige Sekunden voraus. Bei maximaler Entspannung setzt die Detrusoraktivität ein und hält so lange an, bis die Blase entleert ist.

Abweichungen bei normaler Flußrate

Der oben beschriebene Ablauf ist nicht allein für normale Flußraten verantwortlich. Auch bei fehlender Detrusorkontraktion kann die Flußrate normal sein, wenn der intraabdominelle Druck bei völliger Entspannung des Sphinkters durch Pressen erhöht wird. Patienten mit schwachem Blasenausgangswiderstand und schwacher Sphinkterkontrolle können, ohne Detrusorkontraktion oder Pressen, durch vollständige Sphinkterentspannung normale Flußraten aufweisen. Auch bei erhöhter Sphinkteraktivität oder fehlender vollständiger Sphinkterentspannung können normale Flußraten erreicht werden, wenn die Detrusorkontraktion entsprechend verstärkt wird, um den erhöhten Entleerungswiderstand zu überwinden.

Da trotz der Abnormitäten einer oder mehrerer dieser Funktionen eine normale Flußrate bestehen kann, vermittelt die Aufzeichnung der Flußraten allein keinen Aufschluß über die Veränderungen im Bereich der Entleerungsfunktionen. Eine Differenzierung der verschiedenen Entleerungsstörungen kann schwierig sein. Derartige Abweichungen sind oft klinisch nicht-relevant, wenn die Harnflußraten angemessen und die Konfiguration der Harnflußkurven normal erscheinen.

Nomenklatur

Die Untersuchung der Harnflußrate bezeichnet man als Uroflowmetrie. Die Flußrate wird i. allg. definiert durch die maximale Harnflußrate, die durchschnittliche Harnflußrate, die Flußzeit, die maximale Flußzeit (die Zeit, die verstreicht, bis der maximale Harnfluß erreicht ist) und die totale Flußzeit (die Summe der einzelnen Flußzeiten bei intermittierender Unterbrechung der Miktion) (Abb. 21.1). Der Kurvenverlauf der Harnflußrate ist kontinuierlich oder unterbrochen usw.

Uroflowmetrie

Das normale Harnflußprofil ist durch eine glockenförmige Kurve charakterisiert (Abb. 21.1). Nur selten verläuft die Kurve jedoch ganz gleichmäßig. Sie kann innerhalb gewisser Grenzen variieren und trotzdem noch keine pathologischen Veränderungen anzeigen. Um die durchschnittliche Harnflußrate pro Sekunde zu erhalten, wird bei maximalem Harnfluß über 5 s der Urin gesammelt und die Menge durch 5 dividiert. Diese grobe Schätzung ist bei normalen Flußraten und bei Werten, die über 20 ml/s liegen, ausreichend. Der maximale Harnfluß kann auch ziemlich einfach mit einem „Peakometer" bestimmt werden. Hierbei wird der maximale Harnfluß durch Farbveränderungen auf einem Indikatorstreifen angezeigt, der mit einer entsprechenden Farbskala verglichen wird. Beim Drake-Uroflowmeter handelt es sich um ein Plastikgefäß mit verschiedenen Kammern. Hier wird die maximale Harnflußrate durch die Anzahl der Kammern festgelegt, die sich bei der Miktion gefüllt haben.

Heutzutage wird die Harnflußrate häufig schon elektronisch aufgezeichnet: Der Patient miktioniert in einen Behälter mit einer Meßvorrichtung, die das

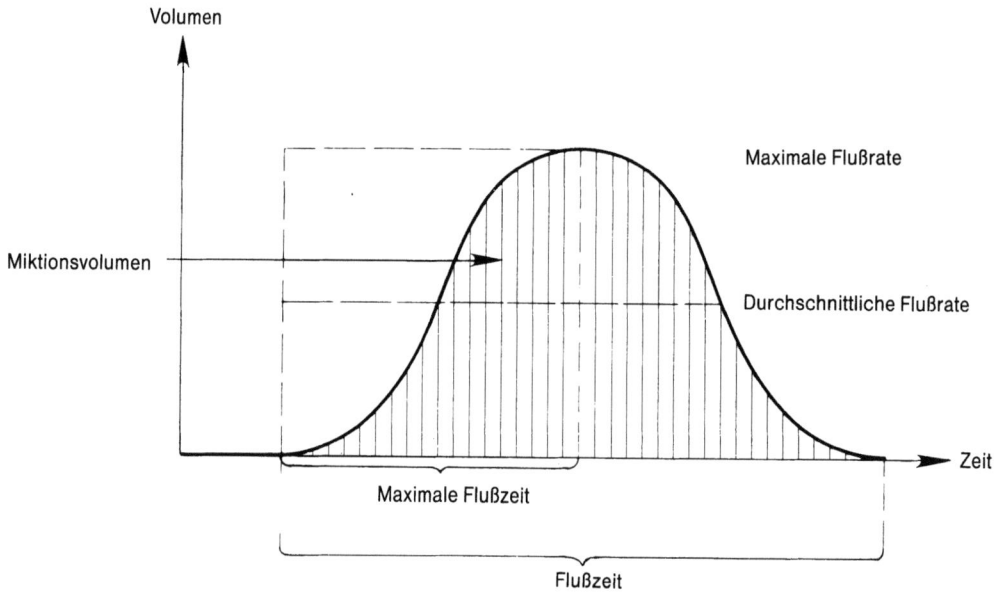

Abb. 21.1. Uroflowmetrie. Grundbegriffe der maximalen Flußrate, mittleren Flußrate, Gesamtflußzeit und des Miktionsvolumens

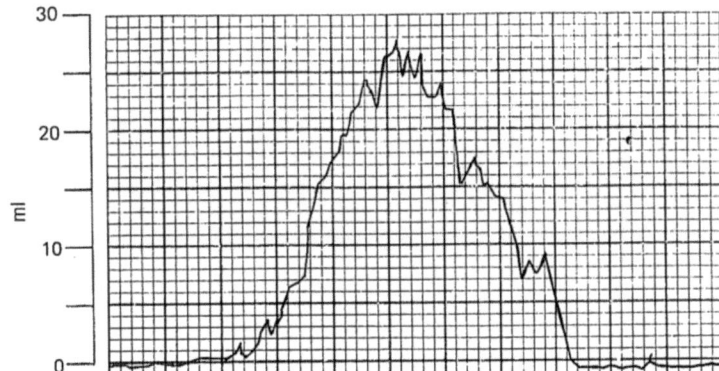

Abb. 21.2. Klassische normale Flußrate mit einem Spitzenwert von etwa 30 ml/s und einer durchschnittlichen Flußrate von ca. 20 ml/s. Auf der *Abszisse* entspricht die Kantenlänge eines großen Quadrats 5 s

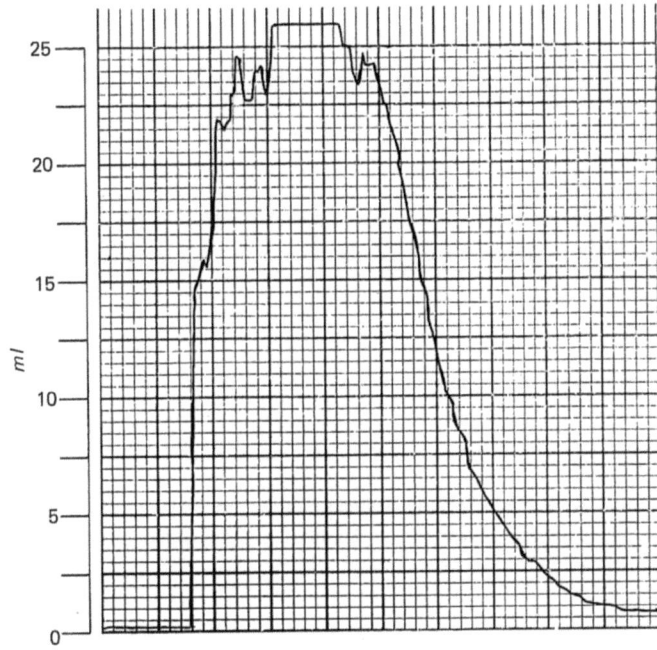

Abb. 21.3. Flußrate eines „Supervoider". Die maximale Flußrate überschreitet die Grenzen der Skala. Die Kurve zeigt einen schnellen Anstieg und die vollständige Blasenentleerung eines großen Harnvolumens in einem sehr kurzen Zeitraum. Auf der *Abszisse* entspricht die Kantenlänge eines großen Quadrats 5 s

Gewicht des Urins in Volumen umrechnet und auf einer Skala in ml/s angibt. In Abb. 21.2 findet sich ein Beispiel für eine normale Harnflußkurve beim Mann. Der glockenförmige Verlauf der Kurve ist deutlich zu erkennen. Alle oben erwähnten Parameter lassen sich ablesen: die totale Flußzeit, die maximale Flußzeit, die maximale Harnflußrate, die durchschnittliche Harnflußrate und das gesamte Miktionsvolumen. Gelegentlich können „Supervoider" die maximale Harnflußrate überschreiten, was jedoch klinisch nicht von Bedeutung ist (Abb. 21.3). Ein Beispiel für einen nicht glockenförmigen Verlauf der Kurve findet sich in Abb. 21.4.

Die Form der Harnflußkurve kann unerwartete Abnormitäten aufzeigen. In Abb. 21.5 ist z. B. die Flußzeit stark verlängert. Selbst wenn die maximale Harnflußrate in einem Zeitabschnitt durchaus normal ist, kann die maximale Flußrate nicht niedrig, dafür aber die durchschnittliche Flußrate sehr niedrig sein. Derartige Schwankungen der Flußrate kommen am häufigsten bei Störungen der willkürlichen Sphinkteraktivität vor. In Abb. 21.6 ist dies noch extremer dargestellt: Die maximale Harnflußrate überschreitet niemals 15 ml/s und die durchschnittliche Harnflußrate liegt bei 10 ml/s. Dies spricht für eine Obstruktion. (Die Schwankung der Harnflußrate ist hier wahrscheinlich durch die Hyperaktivität des Sphinkters bedingt.)

Darüber hinaus gibt die Harnflußkurve Auskunft über die bei der Miktion beteiligten Kräfte. Wenn der Patient z. B. ohne Hilfe der Detrusorkontraktionen, hauptsächlich durch Bauchpresse, miktioniert,

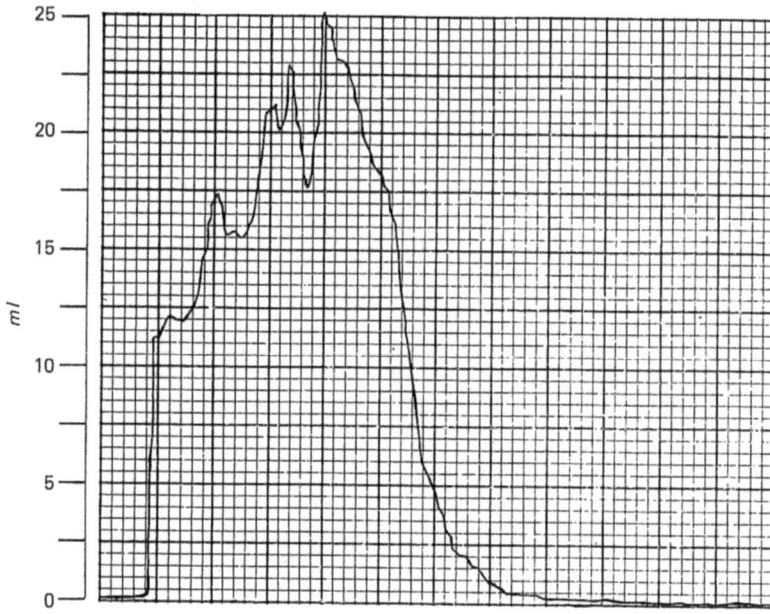

Abb. 21.4. Normale Flußrate, die Kurve weicht jedoch etwas von der Normalform ab. Beachte den schnellen Druckanstieg, aber die progressive Zunahme bis zum Maximum. Dann erfolgt starker Druckabfall. Im aufsteigenden Teil der Kurve ändern sich die Flußraten. Auf der *Abszisse* entspricht die Kantenlänge eines großen Quadrats 5 s

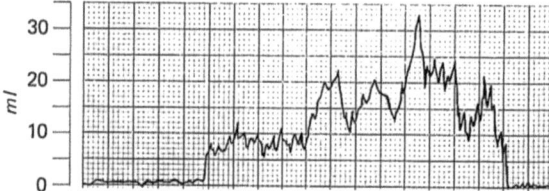

Abb. 21.5. Ziemlich niedrige Flußrate (unter 10 ml/s). An einer Stelle erreicht sie jedoch den Spitzenwert von 30–32 ml/s. Man findet erneut Schwankungen im Harnfluß. Auf der *Abszisse* entspricht die Kantenlänge eines großen Quadrats 5 s

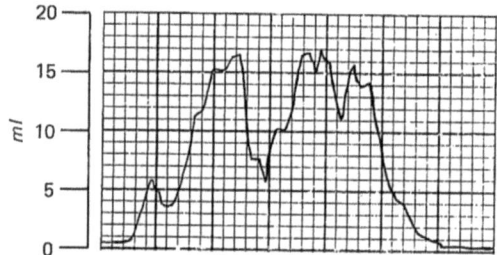

Abb. 21.6. Sehr niedrige Flußrate von kurzer Dauer und geringem Volumen. Die maximale Flußrate überschreitet 15 ml/s nicht. Die durchschnittliche Flußrate beträgt jedoch weniger als 10 ml/s, wobei der Harnfluß etwa in der Mitte beinahe vollständig sistiert. Auf der *Abszisse* entspricht die Kantenlänge eines großen Quadrats 5 s

so ist dies an der Harnflußkurve zu erkennen. Die Abb. 21.7 zeigt eine intermittierende Miktion, bei der die verminderte Harnflußrate primär durch Pressen und Detrusoraktivität erreicht wird. Mit einiger Erfahrung ist es möglich, die Ursachen der zugrundeliegenden Störungen in der Harnflußrate zu erkennen. In Abb. 21.5 liegt der maximale Harnfluß im Normbereich, die durchschnittliche Harnflußrate ist leicht erniedrigt, und der Kurvenverlauf ist generell glockenförmig. Aus der Kurve kann man jedoch ohne Schwierigkeiten intermittierende Abflußbehinderungen durch Überaktivität des willkürlichen Sphinkters entnehmen. Man bezeichnet dies als leichte Form der Detrusor-Sphinkter-Dyssynergie (s. unten).

Bei mechanischer Obstruktion sehen die Harnflußraten wesentlich anders aus und liegen etwa im Bereich von 5–6 ml/s. Die Flußzeit ist deutlich verlängert, und der minimale Harnfluß wird mit kleinen Abweichungen während der gesamten Miktion aufrecht erhalten (Abb. 21.8). In der Abb. 21.9 wird das typische Beispiel eines Patienten mit benigner Prostatahypertrophie dargestellt. Bei einem solchen Kurvenprofil sind keine zusätzlichen Untersuchungen erforderlich, da eine mechanische Obstruktion hier eindeutig diagnostiziert werden kann.

Die reduzierte Harnflußrate. Liegt bei fehlender mechanischer Obstruktion eine reduzierte Harnflußrate vor, so muß eine Störung der Sphinkter- oder Detrusoraktivität angenommen werden. Dies wird bei einer Reihe von Umständen beobachtet, z.B. bei normaler Detrusorkontraktion ohne gleichzeitige Sphinkterentspannung und, was wesentlich ernster ist, bei normaler Detrusorkontraktion mit Überaktivität des Sphinkters. Man bezeichnet diese beiden Zustände

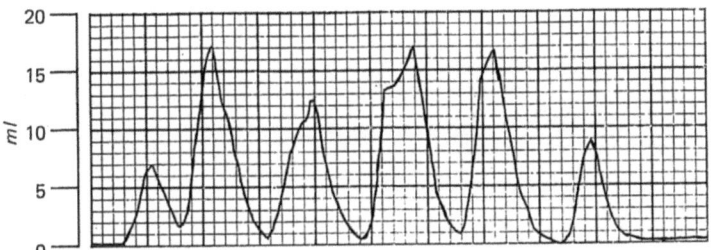

Abb. 21.7. Klassische Flußrate infolge Bauchpresse ohne Detrusoraktivität. Beachte die wiederholten Entleerungen mit Intervallen vollständiger Unterbrechung der Flußrate, da der Patient den erhöhten intraabdominellen Druck nicht ständig aufrechterhalten kann. Auf der *Abszisse* entspricht die Kantenlänge eines großen Quadrats 5 s

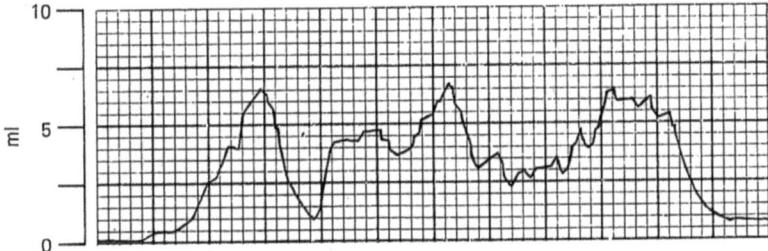

Abb. 21.8. Die Flußrate bei Harnwegsobstruktion zeigt eine sehr niedrige durchschnittliche Flußrate (nicht über 5 oder 6 ml/s). Die verlängerte Flußrate ist mit unvollständiger Blasenentleerung verbunden. Auf der *Abszisse* entspricht die Kantenlänge eines großen Quadrats 5 s

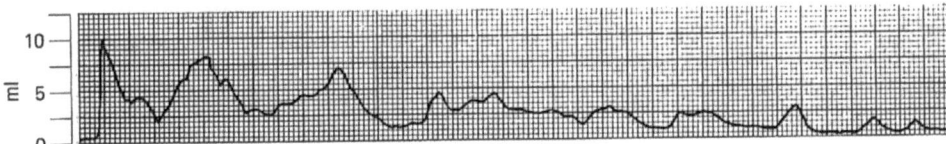

Abb. 21.9. Klassische niedrige Flußrate bei Blasenhalsobstruktion (benigne Prostatahypertrophie). Deutlich verlängerte Flußzeit und Schwankungen der Entleerung durch den Versuch des Patienten, den Harnfluß durch stärkeren intraabdominellen Druck zu verbessern. Auf der *Abszisse* entspricht die Kantenlänge eines großen Quadrats 5 s

auch als Detrusor-Sphinkter-Dyssynergie. Wenn der Sphinkter bei einer Detrusorkontraktion nicht relaxiert und sich öffnet, oder, was noch schlimmer ist, wenn eine Überaktivität vorliegt, kommt es zu einer Behinderung des Harnflusses, d. h. die Harnflußrate ist erniedrigt und zeigt im Diagramm einen abnormen Verlauf. Selbst bei erhöhter Detrusoraktivität nimmt die Harnflußrate ab, wenn der Detrusor den Sphinkterwiderstand nicht überwinden kann.

Die Harnflußkurven zeigen unabhängig von der Technik der Aufzeichnung so viele Variationsmöglichkeiten, daß es sinnvoll ist, sie nur bei Simultanaufzeichnungen anderer Parameter zu beurteilen, wie z. B. Blasendruck, Elektromyographie des Beckenbodens, Harnröhrendruckprofil oder fortlaufende Fluoroskopie. Trotzdem gehört sie zu den wichtigsten urodynamischen Untersuchungen, um bestimmte Formen von Miktionsstörungen zu diagnostizieren. Die Uroflowmetrie hat nicht nur diagnostische Bedeutung, sondern sie ist auch in der Nachsorge und bei der Auswahl der notwendigen Therapiemaßnahmen von Nutzen. In einigen Fällen jedoch sind die Informationen der Uroflowmetrie allein nicht ausreichend, um Miktionsstörungen eindeutig zu diagnostizieren. Zusätzliche Informationen werden dann durch die Beurteilung der Blasenfunktion erhalten.

Blasenfunktion

Die Basisfaktoren der normalen Blasenfunktion sind die Blasenkapazität, die Empfindungen im Blasenbereich, die Anpassung der Blase, die Kontraktilität der Blasenmuskulatur und das Ansprechen auf Medikamente. Diese Funktionen können mit Hilfe der Zystometrie beurteilt werden. Liegen alle Parameter im normalen Schwankungsbereich, so kann man davon ausgehen, daß die Blasenphysiologie normal ist. Die Beurteilung jedes einzelnen Faktors hat seine eigene Bedeutung, und vor einer endgültigen Schlußfolgerung ist eine gesamte Betrachtung zusammen mit anderen vorliegenden Befunden notwendig.

Blasenkapazität, Reservoirfunktion der Blase und Blasensensibilität

Die Zystometrie läßt sich mit 2 Basismethoden durchführen: 1. Während sich die Blase physiologischerweise mit Urin füllt und während eines Miktionszyklus wird der intravesikale Druck kontinuierlich registriert (mit der Aufzeichnung wird begonnen, wenn die Blase des Patienten leer ist). Der Druck wird kontinuierlich bis zur Blasenfüllung aufgezeichnet (an diesem Punkt wird der Patient aufgefordert zu urinieren, und die Miktion beginnt) oder 2. durch Auffüllen der Blase mit Wasser und gleichzeitiger Aufzeichnung des intravesikalen Druckes. (In einigen Laboratorien wird jetzt statt der Wasser- die Gaszystometrie durchgeführt. Die Ergebnisse sind jedoch so unzuverlässig, daß diese Technik nur zum anfänglichen Screening eingesetzt werden sollte. Werden durch die Gaszystometrie Abweichungen festgestellt, sollte eine Zystometrie mit Wasser durchgeführt werden.)

Bei der ersten Methode (physiologische Blasenfüllung) basiert die Beurteilung der Blasenfunktion auf dem miktionierten Harnvolumen (vorausgesetzt, daß die Anwesenheit von Restharn ausgeschlossen werden konnte). Die zweite Methode ermöglicht eine genaue Bestimmung des Volumens. Sie zeigt, wie die Blase sich dehnt und welcher Druck zu jedem Füllungszeitpunkt herrscht. Es gibt jedoch einige Nachteile: Die Flüssigkeit wird an Stelle einer natürlichen Sekretion künstlich instilliert, und die Blasenfüllung geht schneller vor sich als normal.

Das Zystometrogramm (Abb. 21.10) wird in der Füllungsphase der Blase aufgezeichnet; das Flüssigkeitsvolumen in der Blase wird gegen den intravesikalen Druck aufgetragen, um die Blasenwandcompliance während der Füllung darzustellen. Die normale Zystometriekurve zeigt einen ziemlich konstanten niedrigen intravesikalen Druck, bis sich die Blase ihrer Kapazitätsgrenze nähert. Dann folgt ein mäßiger Anstieg bis zur vollständigen Blasenfüllung und ein starker Druckanstieg, wenn die Miktion eingeleitet wird. Normalerweise verspürt der Patient erstmals bei 100–200 ml Füllungsvolumen Harndrang.

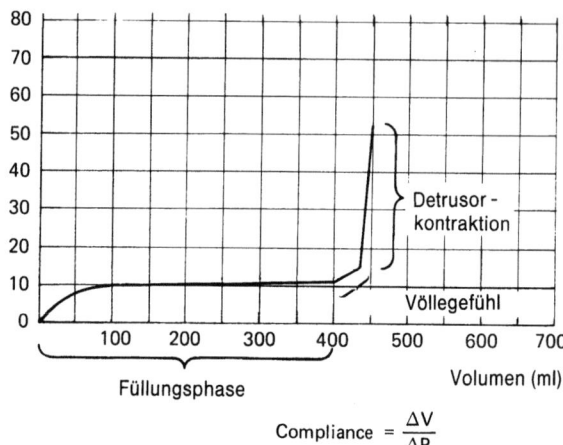

Abb. 21.10. Zystometrie bei einem Patienten mit normaler Blasenkapazität. Beachte den konstanten intravesikalen Druck während der Füllungsphase. Gegen Ende der Füllungsphase findet sich ein leichter Druckanstieg, da die gefüllte Blase Harndrang hervorruft, zum Schluß starker Druckanstieg (Miktionskontraktion)

Diese Empfindung verstärkt sich, wenn sich die Blasenfüllung der Kapazitätsgrenze nähert. Bei voller Blase tritt der Harndrang auf (normale Kapazität 400–500 ml). Die Blase besitzt jedoch eine erhebliche Anpassungsfähigkeit, d.h., sie kann während der Füllungsphase unabhängig vom vorhandenen Flüssigkeitsvolumen einen fast konstanten intraluminalen Druck aufrechterhalten, der die Compliance direkt beeinflußt. Wenn die Blase fortlaufend ohne Veränderung des intraluminalen Druckes größere Volumina aufnimmt, werden die Compliancewerte größer $\left(\text{Compliance} = \dfrac{\text{Volumen}}{\text{Druck}}\right)$ (Abb. 21.10).

Kontraktilität und willkürliche Kontrolle der Blasenfunktion

Während der Füllungsphase weist die Blase normalerweise keine Zeichen kontraktiler Aktivität auf. Wird die Blase jedoch bis zu ihrer Kapazitätsgrenze gefüllt und verspürt der Patient den Wunsch zu miktionieren, so setzen starke Blasenkontraktionen ein, bis die Blase vollständig entleert ist. Diese Blasenkontraktionen kann man bewußt unterdrücken. Beide Aspekte dieser willkürlichen Detrusorkontrolle müssen während der zytometrischen Untersuchung beurteilt werden. Man kann dadurch feststellen, ob unwillkürliche Blasenkontraktionen auftreten. Außerdem läßt sich nachweisen, ob der Patient bei voller Blase die Miktion unterdrücken und sie nach entsprechender Aufforderung wieder starten kann. Dies ist klinisch oft schwierig zu verifizieren, da die Patienten durch die unnatürlichen Untersuchungsumstände irritiert sind.

Reaktionen auf Medikamente

Mit zunehmender Häufigkeit werden Medikamente bei der Beurteilung der Detrusorfunktion eingesetzt. Sie können helfen, eine zugrundeliegende Neuropathie zu diagnostizieren und festzustellen, ob eine medikamentöse Behandlung im Einzelfall sinnvoll ist. Die Untersuchung des Zusammenhangs zwischen der Blasenkapazität und dem intravesikalen Druck bzw. der Blasenkontraktilität eines Patienten kann bereits ein Bild über die Blasenfunktion vermitteln. Ein niedriger intravesikaler Druck kann bei normaler Blasenkapazität unbedeutend sein. Bei großer Blasenkapazität deutet er jedoch auf einen Sensibilitätsverlust, eine schlaffe Lähmung des unteren Motoneurons, eine chronisch überdehnte oder eine große Blase infolge eines myogenen Schadens hin. Ein hoher Blasendruck (gewöhnlich bei reduzierter Blasenkapazität), der mit der Blasenfüllung stark ansteigt, ist meistens auf eine Entzündung, eine Enuresis oder eine reduzierte Blasenkapazität zurückzuführen. Ungehemmte Blasenkontraktionen während der Füllungsphase können jedoch auch auf eine neurogene Blase oder auf eine Läsion der oberen Motoneurone hinweisen.

Parasympathikomimetika wie Bethanecholchlorid (Myocholine), werden oft zur Untersuchung der Muskelfunktion der Blase bei Patienten mit niedrigem Blasendruck und fehlender Detrusorkontraktion verwendet. Erfolgt keine Reaktion, so liegt ein myogener Schaden vor; bei normaler Reaktion findet sich eine Blase mit großer Kapazität und normaler Muskulatur, und eine überschießend starke Reaktion deutet auf eine Läsion des unteren Motoneurons hin. Dieser Test hat jedoch viele Variationsmöglichkeiten, so daß er äußerst gewissenhaft durchgeführt werden muß, wenn man verläßliche Ergebnisse erhalten will.

Untersuchungen mit Anticholinergika und Muskelrelaxanzien sind besonders bei ungehemmter Detrusorkontraktion oder erhöhtem Blasentonus und niedriger Compliance angezeigt. Die so erhaltenen Informationen sind für die Auswahl der Medikamente wesentlich.

Aufzeichnung des intravesikalen Druckes

Man kann den intravesikalen Druck direkt in der Blase messen, entweder über einen suprapubischen

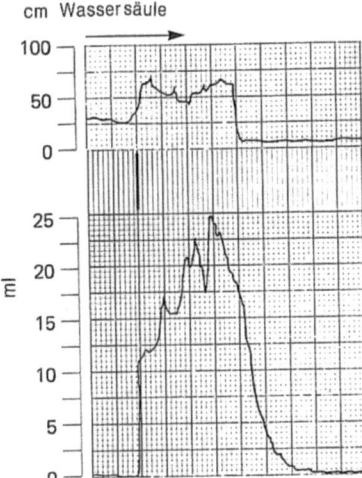

Abb. 21.11. Simultanaufzeichnung von Miktionsdruck und Harnflußrate. Beachte den normalen Schwankungsbereich des intravesikalen Drucks während der Miktionsphase sowie den entsprechenden normalen Verlauf der Flußrate (s. dazu auch Abb. 21.4.). Auf der *Abszisse* entspricht die Kantenlänge eines großen Quadrats 5 s

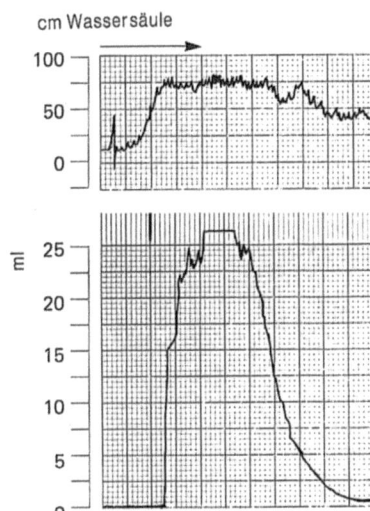

Abb. 21.12. Simultanaufzeichnung von Blasendruck und Harnflußrate. Beachte den leicht erhöhten intravesikalen Druck bei hoher Flußrate. Das Maximum zeigt einen „Supervoider" (Abb. 21.3.). Auf der *Abszisse* entspricht die Kantenlänge eines großen Quadrats 5 s

Zugang oder einen transurethralen Katheter. Der Blaseninnendruck setzt sich aus dem intraabdominellen und dem intravesikalen Druck zusammen. Man erhält den eigentlichen Detrusordruck durch Subtraktion des intraabdominellen Druckes vom intravesikalen Druck. Abweichungen im intraabdominellen

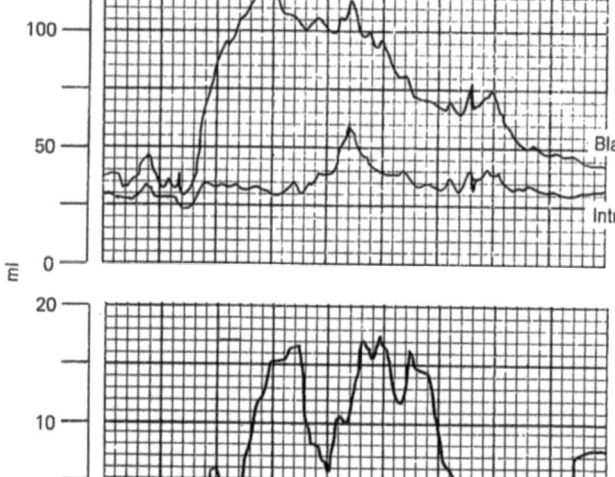

Abb. 21.13. Simultanaufzeichnung von Flußrate und intraabdominellem Druck. In der *oberen* Kurve ist der Verlauf des intravesikalen Drucks registriert. Beachte den sehr hohen Miktionsdruck. Die Flußrate ist jedoch relativ gering, wobei die Unterbrechungen wahrscheinlich auf eine Überaktivität des Sphinkters zurückzuführen sind. Auf der *Abszisse* entspricht die Kantenlänge eines großen Quadrats 5 s

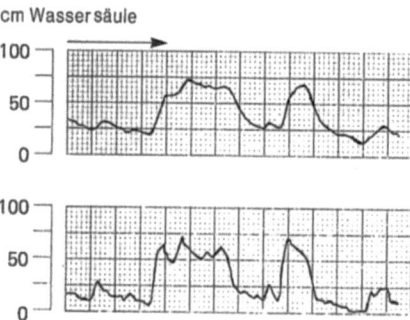

Abb. 21.14. Simultanaufzeichnung der intraabdominellen und intravesikalen Drücke. Wenn man nur den intravesikalen Druck *(oben)* berücksichtigt, könnte man annehmen, daß die Detrusorkontraktion ausreichend ist. Vergleicht man ihn jedoch mit dem intraabdominellen Druck, so fällt auf, daß beide identisch sind, und daß keine Detrusorkontraktion stattfindet

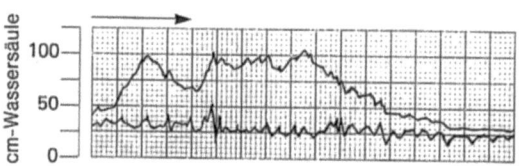

Abb. 21.15. Simultanaufzeichnung von 2 Parametern − intravesikaler Druck *(oben)* und intraabdomineller Druck *(unten)* − auf einem einzigen Kanal. Die Differenz der beiden Drücke ergibt die Detrusorkontraktion

Druck können also den aufgezeichneten intravesikalen Druck verändern. Wenn man fälschlicherweise annimmt, daß der aufgezeichnete intravesikale Druck dem Detrusordruck entspricht, ohne daß man den erhöhten intraabdominellen Druck, z. B. infolge Pressens, mitberücksichtigt, so können hieraus falsche Schlußfolgerungen gezogen werden.

In der täglichen Praxis ist es überflüssig, den intraabdominellen Druck zu messen, da die Kontraktionen der Bauchwand während der Zystometrie beobachtet werden können. Eine Markierung im Diagramm des Patienten kann helfen, die tatsächliche Detrusorkontraktion von einem Anstieg des intraabdominellen Drucks zu unterscheiden. In unklaren Fällen oder bei sehr genauen Untersuchungen sollte der intraabdominelle Druck gleichzeitig mit dem intravesikalen Druck aufgezeichnet werden, da es sonst keine andere Möglichkeit gibt, den tatsächlichen Detrusordruck zu bestimmen. Der intraabdominelle Druck wird normalerweise mit einem kleinen Ballonkatheter, der hoch ins Rektum eingeführt wird und mit einem separaten Transducer verbunden ist, aufgezeichnet.

Der wichtigste Teil der zystometrischen Untersuchung ist die Bestimmung der Miktionsaktivität oder der Kontraktion. Die Charakteristika des intravesikalen Drucks können recht typisch sein. Normalerweise sind die Miktionskontraktionen nicht sehr stark (20−40 cm Wassersäule). Dieser intravesikale Druck ist i. allg. ausreichend, um eine normale Harnflußrate von 20−30 ml/s zu erzielen und die Blase vollkommen zu entleeren. Ein höherer Miktionsdruck deutet nur auf einen möglichen Anstieg des Blasenausgangswiderstandes hin, kann aber auch für eine überaktive gesunde Detrusormuskulatur sprechen. Die Abb. 21.11 zeigt eine normale Flußrate in Verbindung mit einer normalen Detrusorkontraktion mit einem Druck von 20 cm Wassersäule. Der Harnfluß ist gleichbleibend, von kurzer Dauer und führt zur vollständigen Entleerung der Blase.

Auch der Blasendruck selbst kann ohne Simultanaufzeichnung des Harnflusses sehr informativ sein. Es ist jedoch normalerweise ratsam, die Harnflußrate aufzuzeichnen. In Abb. 21.12 sieht man eine anhaltende Detrusoraktion, die zu Beginn sehr stark und später normal ist. In Abb. 21.13 ist der Miktionsdruck zu hoch. Hier handelt es sich um eine Form der Sphinkterdyssynergie, die zu Abweichungen des Miktionsdrucks und der Harnflußrate führt.

Hier würde die Simultanaufzeichnung der Blasen- und intraabdominellen Drücke mehr Information liefern. Wie oben schon beschrieben, vermittelt die alleinige Aufzeichnung des intravesikalen Drucks nicht unbedingt alle nötigen Informationen, da man den erhöhten intraabdominellen Druck fälschlicherweise für eine Detrusorkontraktion halten könnte. Der Blasendruck scheint auf eine gute Detrusorfunktion hinzudeuten (Abb. 21.14). In Wirklichkeit sieht man aber bei gleichzeitiger Aufzeichnung des intraabdominellen Drucks, daß alle Veränderungen des Blaseninnendrucks tatsächlich durch die Abweichungen des intraabdominellen Drucks bedingt sind.

Die Abb. 21.15 zeigt 2 Druckkurven im selben Diagramm, auf demselben Kanal, indem der Schreiber die Zeit zwischen 2 Transducern aufteilt, wobei der eine den intraabdominellen und der zweite den intravesikalen Druck aufzeichnet.

Tabelle 21.1. Ursachen für eine verminderte oder erhöhte Blasenkapazität (normale Blasenkapazität bei Erwachsenen 400–500 ml)

Reduzierte Blasenkapazität

Enuresis oder Inkontinenz

Blaseninfektionen

Blasenkontraktur durch Fibrose
 (Tuberkulose, interstitielle Zystitis usw.)

Läsion des oberen Motoneurons

Funktionslose Blase

Postoperative Blase

Erhöhte Blasenkapazität

Sensible Neuropathien

Schädigung des unteren Motoneurons

Megazystitis (kongenital)

Chronische Harnwegsobstruktion

Tabelle 21.2. Zusammenhang zwischen Blasendruck und Blasenkapazität bei verschiedenen Erkrankungen

Niedriger Blasendruck

Normale Kapazität

Große Kapazität
 Sensorische Störung (Diabetes mellitus, Tabes dorsalis)
 Schlaffe Lähmung des unteren Motoneurons
 Große Blase (verursacht durch wiederholte Überdehnung)

Hoher intravesikaler Druck
 Schneller Druckanstieg
  Verminderte Kapazität
  Entzündung
  Enuresis
 Ungehemmte Kontraktion
  Ungehemmte neurogene Blase
  Läsion des oberen Motoneurons

Pathologische Veränderungen der Blasenkapazität

Die Blasenkapazität beträgt normalerweise 400–500 ml. Sie kann jedoch bei einer Reihe von Störungen und Läsionen (Tabelle 21.1) erniedrigt oder vergrößert sein. Häufigste Ursachen für eine reduzierte Blasenkapazität sind Enuresis, Harnwegsinfektionen, Blasenkontraktur, eine Läsion der oberen Motoneurone und ein Funktionsverlust der Blase. Eine verminderte Kapazität findet sich auch bei einigen Fällen von Blaseninkontinenz und von postoperativen Blasenveränderungen. Große Blasenkapazitäten finden sich nicht selten bei Frauen, die sich daran gewöhnt haben, große Harnvolumina zurückzuhalten. Außerdem ist die Blasenkapazität bei sensorischen, neurogenen Störungen, Läsionen des unteren Motoneurons und bei chronischer Obstruktion infolge neurogener Schäden vergrößert. Es ist wichtig, die Blasenkapazität in ihrer Beziehung zum intravesikalen Druck zu beurteilen (Tabelle 21.2). Leichte Abweichungen der Blasenkapazität ohne Veränderungen des Blasendruckes sind oft weniger wichtig als umgekehrt. Eine ernst zu nehmende Symptomatik liegt bei einer Blase mit verminderter Kapazität vor und bei normalem oder erhöhtem Blasendruck. Das gleiche gilt für eine Blase mit großer Kapazität und vermindertem intravesikalem Druck.

Pathologische Veränderungen der Akkommodation

Die Akkommodation beschreibt die Veränderungen des intravesikalen Druckes als Reaktion auf eine Blasenfüllung. Bei einer Blase mit normaler Akkommodationskraft – in diesem Fall wird das Miktionszentrum des Rückenmarks durch das ZNS kontrolliert – ändert sich der intravesikale Druck bei zunehmender Blasenfüllung bis zur Kapazitätsgrenze nicht, – oder anders ausgedrückt, wenn die Compliance reduziert ist –, dann kommt es zu einem progressiven Anstieg des intravesikalen Druckes und zu einem Akkommodationsverlust. Dies beobachtet man gewöhnlich bei kleinem Volumen und reduzierter Kapazität. Der zystometrisch untersuchte Patient kann zu jedem Zeitpunkt angeben, ob Harndrang besteht oder nicht. Normalerweise verspürt man keine Volumina in der Blase, sondern nur Druckveränderungen.

Pathologische Veränderungen der Blasensensibilität

Ein leichter Anstieg des intravesikalen Druckes bei der Zystometrie zeigt an, daß die Blase ihre normale Kapazitätsgrenze erreicht hat und daß der Patient dies spürt. Dieses Zeichen fehlt gewöhnlich bei einer rein sensorischen Neuropathie sowie bei gemischtsensorisch und motorischen Defekten. (Andere Empfindungen können auf verschiedene Weise getestet werden; s. Kap. 20.)

Pathologische Veränderungen der Kontraktilität

Die Blase ist normalerweise in der Lage, die Kontraktionen so lange aufrechtzuerhalten, bis sie völlig entleert ist. Ist nach der Miktion kein Restharn nachweisbar, spricht dies gewöhnlich für anhaltende Kontraktionen. Eine neurogene Dysfunktion ist gewöhnlich mit Restharn verbunden, wobei die Menge von der Art der Dysfunktion abhängig ist. Ein signifikanter Anstieg des Blasenentleerungswiderstandes – mechanisch oder funktionell – kann ebenfalls Ursache einer Restharnbildung sein.

Durch zystometrische Untersuchungen kann man ein vollständiges Fehlen der Detrusorkontraktilität infolge motorischer, sensorischer oder bewußter Unterdrückung der Detrusoraktivität (Tabelle 21.3) nachweisen. Eine Überaktivität des Detrusors findet sich als ungehemmte Aktivität, gewöhnlich als Folge einer Unterbrechung einer Nervenverbindung zwischen den Zentren im Rückenmark und den höheren Zentren im Mittelhirn und dem Kortex.

Tabelle 21.3. Unterschiedliche Detrusoraktivität bei verschiedenen Erkrankungen

Normale Kontraktionen
Normales Volumen
Gut unterstützte Kontraktionen

Fehlende oder schwache Kontraktion
Sensible Neuropathien
Bewußte Hemmung der Kontraktion
Schädigung des unteren Motoneurons

Ungehemmte Kontraktionen
Schädigung des oberen Motoneurons
Zerebrovaskuläre Läsionen

Die gemeinsame Beurteilung von Blasenkapazität, intravesikalem Druck und Kontraktilität ist bei der Bewertung der grundlegenden physiologischen Mechanismen der Blase besonders günstig. Ein niedriger intravesikaler Druck bei einem Patienten mit normaler Blasenkapazität hat klinisch meistens keine Bedeutung, wogegen ein niedriger Druck bei sehr großer Kapazität auf einen sensorischen Defekt hinweist, der durch eine schlaffe Lähmung des unteren Motoneurons, eine chronisch überdehnte Blase oder eine große Blase infolge eines myogenen Schadens verursacht wird. Ein hoher Druck (gewöhnlich mit reduzierter Kapazität verbunden), der bei der Blasenfüllung weiter ansteigt, wird am häufigsten bei einer Entzündung, bei einer Enuresis oder tatsächlich reduzierter Blasenkapazität beobachtet. Ungehemmte Aktivitäten in der Druckanstiegsphase der Blasenfüllung können jedoch auf eine neurogene Blase oder eine Läsion des oberen Motoneurons hinweisen.

Sphinkterfunktion

Die Beurteilung der Sphinkterfunktion ist auf zweierlei Weise möglich: 1. durch Aufzeichnung der elektromyographischen Aktivität des willkürlichen Sphinkters und 2. durch Aufzeichnung der Aktivität der glatten und willkürlichen Sphinkterkomponente durch Messung des intravesikalen Druckes. Die letzte Methode wird als Druckprofilmessung (Profilometrie) bezeichnet.

Urethradruckprofil

Das Urethradruckprofil erhält man durch Aufzeichnung der Drücke in der Harnröhre, im Bereich der gesamten Sphinktereinheit vom Meatus internus bis zum Ende des Sphinktersegmentes. Die Messung kann mit Gas- oder Wasserperfusionstechniken durchgeführt werden. Beide Methoden haben jedoch bestimmte Nachteile. Die Gasdruckmessung erfordert sehr hohe Flußraten (120–150 ml/min) und ist relativ ungenau und unempfindlich. Sie sollte heute nicht mehr durchgeführt werden. Mit der Wasserdruckmessung, die eine Flußrate von etwa 2 ml/min erfordert, erhält man recht genaue Ergebnisse. Sie ist bei Patienten mit Inkontinenz oder funktioneller Obstruktion geeignet. Sie ist nicht sehr empfindlich und liefert eigentlich nur Informationen über den totalen Harnröhrendruck. Der Membrankatheter und die Mikrotransducertechnik, die später beschrieben werden, liefern wesentlich genauere und detailliertere Informationen.

Membrankathetertechnik

Bei dieser Technik werden zur Aufzeichnung der Druckprofile Katheter mit mehreren Kanälen verwendet, so daß unterschiedliche Messungen gleichzeitig durchgeführt werden können. Der heute verwendete Membrankatheter hat 4 Lumina und einen äußeren Durchmesser von 7 Charr. 2 der 4 Lumina sind am Ende offen, eins für die Blasenfüllung und das andere für die Aufzeichnung des Blasendruckes. Die beiden anderen Lumina, die 7 und 8 cm von der Katheterspitze entfernt liegen, münden in eine kleine Kammer, die von einer dünnen Membran bedeckt ist (Abb. 21.16). Der Raum unterhalb der Membran und das damit verbundene Lumen sind mit Flüssigkeit gefüllt, frei von Gas und an einen Transducer angeschlossen. Der Druck unter dieser Membran sollte am Transducer 0 betragen, so daß jeder Druck, der auf die Membran in irgendeiner Höhe und zu irgendeiner Zeit einwirkt, aufgezeichnet werden kann. Der Katheter besitzt in etwa 1 cm großen Abständen, beginnend an der Katheterspitze, mit strahlendurchlässigen Markierungen, die alle 5 cm besonders deutlich hervorgehoben werden. Darüber hinaus geben spezielle Markierungen die Lage der Membranen an. Damit kann man röntgenologisch die Position des Katheters und der Membranen während der gesamten Untersuchung erkennen.

Mikrotransducertechnik

Die Ergebnisse dieser Technik sind etwa so genau wie die des Membrankatheters. 2 Mikrotransducer können am gleichen Katheter befestigt sein: einer an

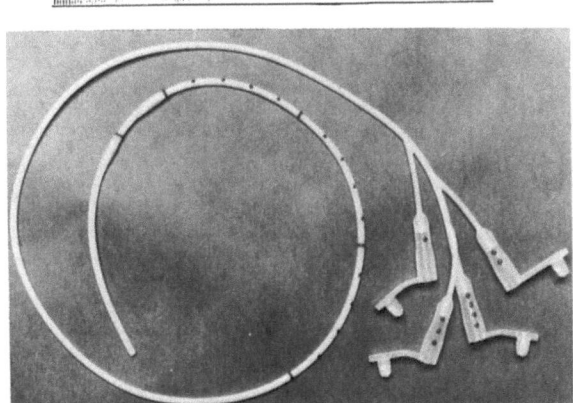

Abb. 21.16. Membrankatheter mit strahlenundurchlässigen Markierungen. Beachte die 2 Membrankammern zur Messung des Harnröhrendrucks und die 4 separaten Kanäle – 2 Kanäle zur Aufzeichnung des Harnröhrendrucks, einer für die Aufzeichnung des Blasendrucks und einer für die Blasenfüllung – jeder Kanal besitzt ein separates Ende. (Wiedergegeben mit Erlaubnis von Tanagho u. Jonas 1977)

der Katheterspitze zur Aufzeichnung des Blasendruckes und der andere etwa 5–7 cm von der Spitze entfernt zur Registrierung des Harnröhrendruckprofils, wenn der Katheter langsam aus der Blase bis distal des Sphinkters zurückgezogen wird.

Elektromyographische Untersuchung der Sphinkterfunktion

Die Elektromyographie liefert besonders gute Informationen über die Blasenfunktion, sie ist insbesondere aussagekräftig, wenn sie in Verbindung mit der Zystometrie durchgeführt wird. Es gibt verschiedene Techniken mit oberflächlichen oder mit Nadelelektroden zur elektromyographischen Untersuchung des Sphinkters. Ableitungen mit Oberflächenelektroden erhält man entweder aus dem Lumen der Harnröhre in der Region des willkürlichen Sphinkters oder mit analen Elektroden im Bereich des Darmschließmuskels. Aufzeichnungen über Nadelelektroden können entweder am analen Sphinkter, am Hauptteil der Beckenbodenmuskulatur oder am externen Sphinkter selbst abgeleitet werden. Im letzten Fall ist jedoch die Plazierung der Elektroden schwierig und damit die Meßgenauigkeit fraglich.

Die direkte Nadelelektromyographie des urethralen Sphinkters liefert natürlich die genauesten Informationen. Da diese Technik jedoch sehr schwierig ist, werden meist einfachere Methoden angewandt. Der anale Sphinkter ist zur elektromyographischen

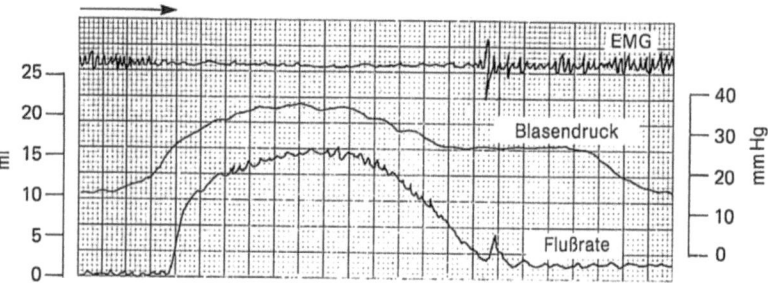

Abb. 21.17. Simultanaufzeichnung von Blasendruck, Flußrate und Elektromyographie des analen Sphinkters. Während der Blasendruck zur Miktion ansteigt, verläuft die Kurve der Flußrate von Beginn an ruhig kontinuierlich und glockenförmig. Während der gesamten Miktion zeigt der anale Sphinkter keine elektromyographische Aktivität. Auf der *Abszisse* entspricht die Kantenlänge eines großen Quadrats 5 s

Untersuchung leicht zugänglich, und die Untersuchung spiegelt i. allg. die elektrische Gesamtaktivität im Bereich der Beckenbodenmuskulatur inklusive des externen Sphinkters gut wider. Die Elektromyographie ist schwierig und sollte von einem erfahrenen Untersucher durchgeführt werden. Bei dieser Untersuchung werden die elektrischen Aktivitäten des Beckenbodens und des externen Harnröhrensphinkters in Ruhe und bei zunehmender Blasenfüllung aufgezeichnet. Bei Blasenkontraktion sistiert die elektrische Aktivität im Sphinkterbereich vollständig, so daß es zum freien Harnabfluß kommen kann. Gegen Ende der Detrusorkontraktion steigt die Aktivität wieder an, so daß es zum Verschluß des Blasenausgangs kommt (Abb. 21.17). Dieser Effekt kann nur durch die Elektromyographie nachgewiesen werden und zeigt bei gleichzeitiger Blasendruckmessung den genauen Zeitpunkt der Detrusorkontraktionen. Ein Andauern der elektromyographischen Aktivität des Sphinkters während der Kontraktionsphase des Detrusors – oder eine Überaktivität – führt zu falscher Koordination zwischen Detrusor und Sphinkter (Detrusor-Sphinkter-Dyssynergie). Während der Detrusoraktion überschneidet sich die erhöhte elektromyographische Aktivität mit der Amplitude der Harnflußrate, wenn diese gleichzeitig registriert wird.

Die Elektromyographie zeichnet nur die Aktivität der willkürlichen Komponente des externen Sphinkters und die Gesamtaktivität des Beckenbodens auf. Die gleichzeitige Aufzeichnung des Detrusordruckes und der Harnflußrate vermittelt erheblich mehr Informationen. Aussagen über die Aktivität des glatten Muskelsphinkters sind jedoch nicht möglich.

Druckmessung zur Beurteilung der Sphinkterfunktion

Bei der Perfusionsdruckmessung, bei der der Patient mit leerer Blase auf dem Rücken liegt, wird ein ein-

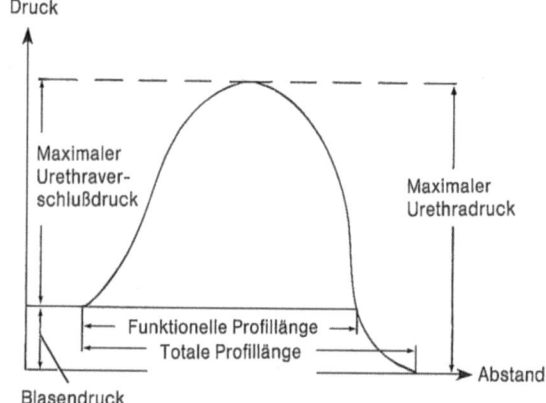

Abb. 21.18. Das urethrale Druckprofil und seine Komponenten: funktionelle Länge, anatomische Länge und Form des Druckprofils. Der maximale Verschlußdruck herrscht im mittleren Harnröhrensegment, nicht im Bereich des Meatus internus. [Wiedergegeben mit Erlaubnis von Bradley W (1976) Cystometry and sphincter electromyography. Mayo Clin Proc 329:335]

faches Druckprofil aufgenommen, mit dem sich der maximale Druck in der Harnröhre bestimmen läßt. Die Untersuchung eignet sich zum Screening bei Patienten mit Inkontinenz oder funktioneller Obstruktion. Um jedoch den maximalen Verschlußdruck (s. unten) zu bestimmen, muß der Blasendruck gleichzeitig mit dem Urethradruckprofil aufgezeichnet werden. Derartige Aussagen sind bei der einfachen Perfusionsdruckmessung nicht möglich. Der Membrankatheter und die Mikrotransducertechnik liefern hier viel detailliertere Informationen, da die Aufzeichnungen über mehrere Kanäle vorgenommen werden. Mindestens 4 verschiedene Parameter können mit Hilfe des Membrankatheters oder des Mikrotransducers abgelesen werden (Abb. 21.18): 1. der maximale vom Sphinktersegment ausgeübte Druck, 2. der Nettoverschlußdruck der Harnröhre, 3. die Druckkurve entlang der gesamten Länge des Sphinkters, 4. die genaue funktionelle Länge der Sphinktereinheit und ihre Beziehung zur anatomischen Lage.

Gesamtdruck

Das urethrale Druckprofil gibt den Druck an, der direkt innerhalb des Harnröhrenlumens über die gesamte Länge der Harnröhre vom inneren zum externen Meatus aufgezeichnet wird. Hiermit kann man den maximalen Druck des Sphinktersegmentes bestimmen.

Verschlußdruck

Der urethrale Verschlußdruck ist die Differenz aus intravesikalem Druck (Blasendruck) und dem Harnröhrendruck, d. h. der Nettoverschlußdruck. Der maximale Verschlußdruck ist das wichtigste Meßergebnis zur Beurteilung der Aktivität der Sphinktereinheit und ihrer Reaktion auf verschiedene Faktoren.

Verteilung des Verschlußdruckes

Wenn der Katheter durch die Harnröhre gezogen wird, kann der Verschlußdruck an verschiedenen Stellen im Bereich des gesamten Sphinktersegmentes aufgezeichnet werden.

Funktionelle Länge der Sphinktereinheit

Die funktionelle Länge der Sphinktereinheit ist der Teil, an dem der Verschlußdruck positiv ist, d. h. an dem der Harnröhrendruck größer ist als der Blasendruck. Die Unterscheidung zwischen funktioneller und anatomischer Länge ist wichtig. Unabhängig von der anatomischen Länge kann die Wirksamkeit des urethralen Sphinkters deutlich begrenzt sein. Bei Frauen ist der Druck in Höhe des Meatus internus normalerweise ziemlich niedrig, steigt aber allmählich an und erreicht ein Maximum etwa in der Mitte der Harnröhre, wo der willkürliche Sphinkter liegt. Danach fällt der Druck ab und erreicht am Meatus externus den niedrigsten Stand. Diese Messungen haben ergeben, daß die anatomische und funktionelle Länge der normalen Harnröhre bei Frauen etwa identisch sind. Hier liegt der maximale Verschlußdruck etwa in der Mitte der Harnröhre und nicht etwa in Höhe des Meatus internus. Bei Männern sieht das Druckprofil etwas anders aus: Die

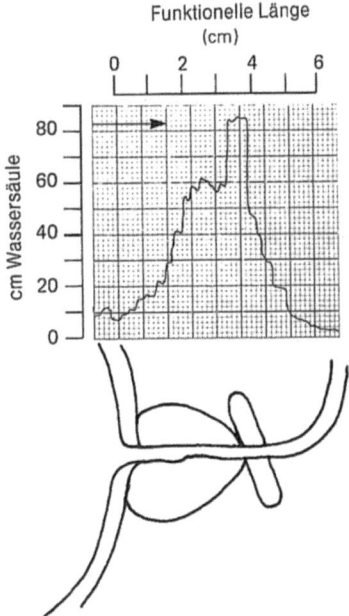

Abb. 21.19. Das normale Urethradruckprofil beim Mann zeigt einen progredienten Druckanstieg im prostatischen Anteil. Der Spitzenwert wird in der Pars membranacea erreicht. (Wiedergegeben mit Erlaubnis von Tanagho 1979)

funktionelle Länge ist größer, der maximale Verschlußdruck steigt im prostatischen Harnröhrenanteil an, erreicht einen Spitzenwert in der membranösen Harnröhre und fällt in Höhe der bulbären Harnröhre wieder ab (Abb. 21.19). Die gesamte funktionelle Länge beträgt bei Männern etwa 6–7 cm; bei Frauen etwa 4 cm.

Dynamische Veränderungen im Druckprofil

Die Aussagefähigkeit des Druckprofils kann man verbessern, wenn man die Sphinkterreaktionen auf verschiedene physiologische Stimuli untersucht:

a) Lageveränderungen (auf dem Rücken liegend, sitzend, stehend),
b) Veränderungen im intraabdominellen Druck (starker Anstieg beim Husten, anhaltender Anstieg beim Pressen),
c) willkürliche Kontraktionen der Beckenbodenmuskulatur als Ausdruck der Aktivität des willkürlichen Sphinkters,
d) Blasenfüllung.

Der letzte Test basiert darauf, Aufzeichnungen bei leerer und voller Blase vorzunehmen und diese Untersuchungen unter Streßsituationen (Husten, Bükken) und bei willkürlichen Kontraktionen mit leerer und voller Blase zu vergleichen.

Ein einfaches Druckprofil ist zwar informativ, liefert jedoch nicht genügend Informationen, um spezifische Veränderungen bei Sphinkterdysfunktionen beurteilen zu können. Der Vorteil des Membrankatheters oder des Mikrotransducers besteht darin, daß das Druckprofil durch langsames Zurückziehen des Katheters und Erhöhung der Papiergeschwindigkeit entsprechend verändert werden kann. Da der Katheter in jeder Höhe und beliebig lange belassen werden kann, können unterschiedliche Tests durchgeführt und die Resultate aufgezeichnet werden. So kann man die Reaktionen auf Streß (besonders beim Stehen), die Reaktionen auf Blasendehnung oder Lageveränderung, die Wirksamkeit von Medikamenten und die Nervenstimulation bei der Beurteilung des Druckprofils miteinbeziehen. Die Blasenfüllung führt gewöhnlich im Sphinktersegment zum Anstieg des Tonus und gleichzeitigen Anstieg des Verschlußdrukkes, insbesondere wenn sich die Blasenfüllung der Kapazitätsgrenze nähert. Durch Streßsituationen infolge Hustens oder Pressens tritt normalerweise ein anhaltender und erhöhter Verschlußdruck auf (Abb. 21.20). Beim Aufstehen steigt der Verschlußdruck gewöhnlich an (Abb. 21.21). Auch bei der Untersuchung der Aktivität des willkürlichen Sphinkters erzeugt man einen signifikanten Anstieg im Harnröhrendruck (Abb. 21.22). Hierbei fordert man den Patienten auf, die perineale Muskulatur aktiv zu kontrahieren. Wenn alle diese Reaktionen gleichzeitig mit dem intravesikalen Druck aufgezeichnet werden, so kann man die Informationen zueinander in Beziehung setzen und den Verschlußdruck zu jeder vorgegebenen Zeit bestimmen.

Die Streßreaktion sollte bei stehendem Patienten aufgezeichnet werden. Bei Streßinkontinenz kann die Schwäche des Sphinktermechanismus bei liegendem oder sitzendem Patienten oft nicht sichtbar sein. Sie wird im Stehen jedoch nachweisbar.

Man kann auch die Effektivität von Medikamenten bei Erhöhung oder Erniedrigung des urethralen Druckprofils untersuchen. So kann man Phenoxybenzamin (Regitin) verabreichen, um das urethrale Druckprofil zu verändern: Ein Druckabfall zeigt, daß α-Rezeptorenblocker ein wirksames Mittel zur Reduzierung des Harnröhrenwiderstandes sind. Sie können ein wirksames Mittel zur Behandlung einer

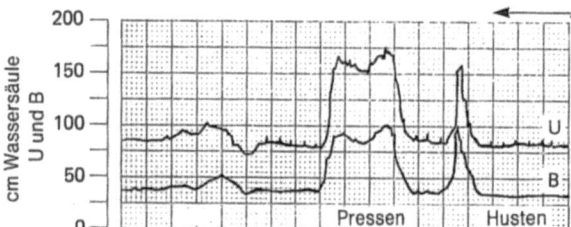

Abb. 21.20. Simultanaufzeichnung des intraurethralen *(U)* und intravesikalen *(B)* Druckes und das Verhalten beim Husten und Pressen. Der Anstieg des intravesikalen Drucks als Folge der Zunahme des intraabdominellen Drucks geht mit einem simultanen Anstieg des intraurethralen Drucks einher. Hierdurch wird ein konstanter Verschlußdruck aufrechterhalten

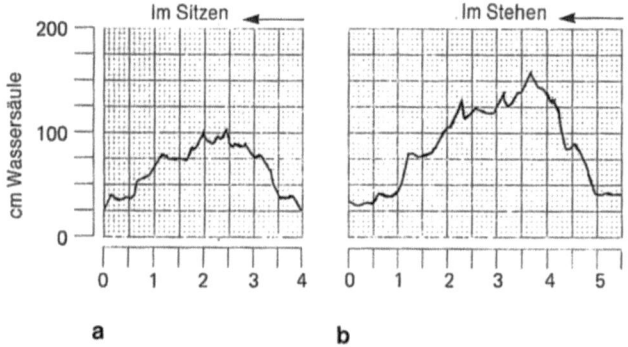

Abb. 21.21a, b. Normales Urethradruckprofil einer Frau. **a** Im Sitzen. **b** Im Stehen. Man erkennt eine deutliche Zunahme des Verschlußdrucks (an funktioneller Länge und Größe), wenn die Patientin aufsteht. (Wiedergegeben mit Erlaubnis von Tanagho 1979)

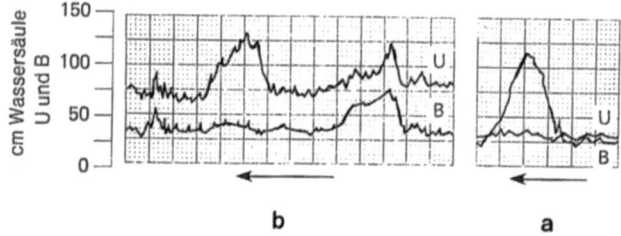

Abb. 21.22. a Normales Urethradruckprofil *U* Urethra, *B* Blase. **b** Die wesentliche Auswirkung: Hält man den Urin zurück, so steigt der urethrale Verschlußdruck *(U)* signifikant an, wobei der Blasendruck *(B)* unverändert bleibt durch den Einfluß des willkürlichen Sphinkters

entsprechenden Obstruktion sein. Anticholinergika wie Propanthelinbromid (Corrigast) können als mögliche Detrusorblocker getestet werden. Die Detrusoraktivität kann auch durch gleichzeitige Aufzeichnung der Blasen- und Harnröhrendrücke untersucht werden, wenn man Bethanecholchlorid (Myocholine) verabreicht.

Charakteristika des normalen Druckprofils
(Abb. 21.23)

Die Hauptmerkmale eines idealen Druckprofils sind nicht leicht zu definieren. Bei Frauen hat das normale Urethradruckprofil einen Spitzenwert von etwa 100–120 cm Wassersäule. Dabei liegt der Verschlußdruck zwischen 90 und 100 cm Wassersäule. Der Verschlußdruck ist im Bereich des Meatus internus am niedrigsten, steigt über 0,5 cm kontinuierlich an und erreicht etwa 1 cm distal des Meatus internus sein Maximum. In den darauffolgenden 2 cm bleibt er anhaltend hoch und fällt im distalen Harnröhrenabschnitt wieder ab. Die funktionelle Länge der normalen weiblichen Harnröhre beträgt somit etwa 4 cm. Die erhöhte Anspannung beim Husten oder Pressen führt zu einem Anstieg des Verschlußdrucks. Auch beim Aufstehen erhöht sich der Druck und erreicht, insbesondere im mittleren Segment, sein Maximum. Eine Nervenstimulation wird bei normalen Personen selten durchgeführt. Durch Stimulation der Sakralwurzeln kann jedoch der Verschlußdruck im willkürlichen Anteil des Sphinktersegments der Urethra dargestellt werden.

Pathologisches Urethradruckprofil

Streßinkontinenz

Die klassischen Druckveränderungen bei dieser Form der Inkontinenz sind folgende:

– Niedriger urethraler Verschlußdruck.
– Kurze funktionelle Länge der Harnröhre auf Kosten des proximalen Segments.
– Schwache Reaktion auf Anspannung.
– Verlust des urethralen Verschlußdrucks bei Blasenfüllung.
– Abfall des Verschlußdrucks beim Stehen.
– Schwache Reaktion auf Anspannung im Stehen.

Urge-Inkontinenz

Die üblichen Druckveränderungen bei dieser Form der Inkontinenz sind normaler oder hoher Verschluß-

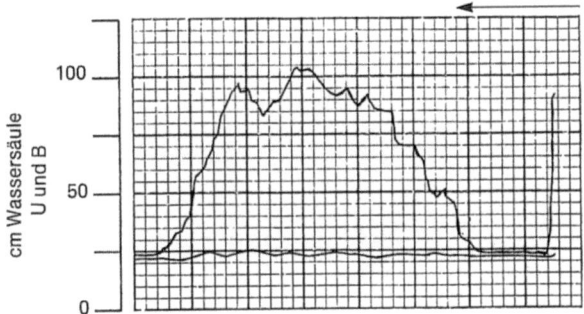

Abb. 21.23. Die Aufzeichnung des normalen Urethradruckprofils bei der Frau zeigt die grundlegenden Merkmale und tatsächlichen Meßwerte, einschließlich der anatomischen und funktioneller Länge der Harnröhre. *U* Urethra, *B* Blase. (Wiedergegeben mit Erlaubnis von Tanagho 1979)

druck bei normaler Reaktion auf Anspannung, Blasenfüllung und aufrechte Körperhaltung. Eine Urge-Inkontinenz tritt bei folgenden Mechanismen auf (Abb. 21.24):

– Detrusorübererregung, bei der die Detrusorkontraktionen den urethralen Widerstand überschreiten und unwillkürlicher Urinabgang auftritt.
– Das genaue Gegenteil: d.h. konstanter Detrusordruck ohne Anzeichen einer Instabilität. Wechselnder Sphinkterdruck führt zu einem Abfall des Verschlußdrucks unter den Blaseninnendruck, so daß es ohne Detrusoraktivität zum unwillkürlichen Urinabgang kommt.
– Eine Kombination der beiden oben genannten Mechanismen (die häufigste Form), d.h. ein Abfall des Verschlußdrucks und ein Anstieg des Blasendrucks. In diesen Fällen ist der Abfall des urethralen Drucks oft der auslösende Faktor.

Kombination aus Streß- und Urge-Inkontinenz

Bei dieser klinisch oft zu beobachtenden Kombination wird die Druckprofilmessung eingesetzt, um die Wertigkeit der einzelnen Komponenten zu bestimmen. Hier kann nachgewiesen werden, ob es sich mehr um eine Streß-, eine Urge- oder eine Kombination aus beiden Inkontinenzen handelt. Derartige Untersuchungen, die zur Beurteilung der Therapieformen notwendig sind, ergeben manchmal, daß eine Streßinkontinenz eine Urge-Inkontinenz noch verstärkt. Die Streßelemente leiten den unwillkürlichen Urinabgang in der proximalen Harnröhre ein, regen die Detrusoraktivität und die Sphinktererschlaffung an und führen zur vollständigen Inkontinenz. Werden die Streßkomponenten behoben, ist auch die Urge-

URGE-Inkontinenz

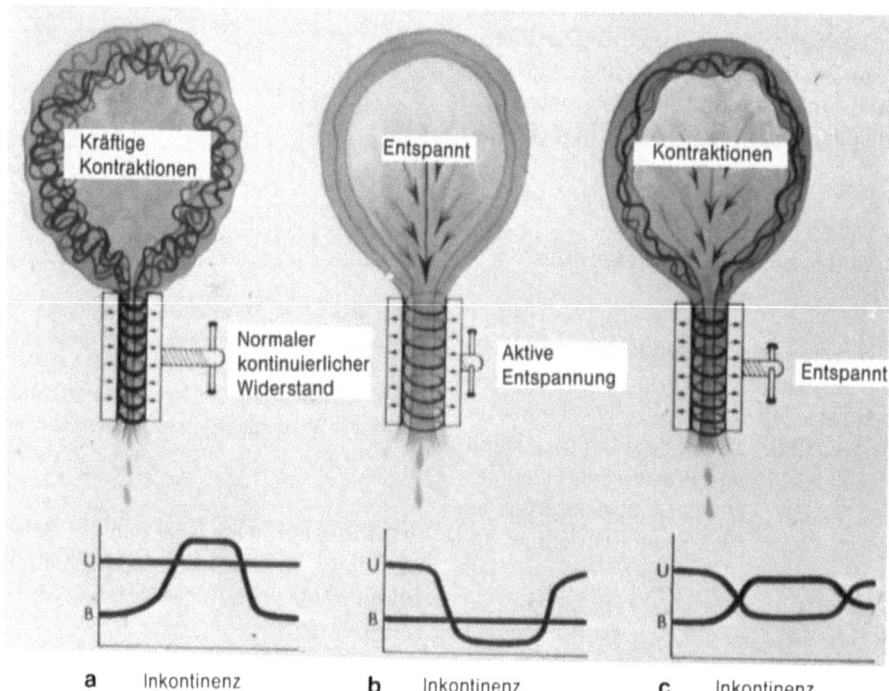

Abb. 21.24a–c. Die 3 Mechanismen der Urge-Inkontinenz. **a** Die normale Sphinkteraktivität wird durch die Hyperaktivität des Detrusors überschritten. **b** Normaler Detrusor ohne jegliche Überaktivität, aber instabile Harnröhre mit deutlichem urethralem Druckabfall, der zu unwillkürlichem Urinabgang führt. **c** Die häufigste Kombination – ein gewisser Anstieg des intravesikalen Druckes durch Übererregung des Detrusors, verbunden mit einem Abfall des Harnröhrendruckes aufgrund einer Sphinkterrelaxation. *U* Ureter, *B* Blase

Komponente beseitigt. Diese Kombination kann klinisch oft nicht unterschieden werden.

Inkontinenz nach Prostatektomie

Nach Prostatektomie findet man gewöhnlich einen negativen Druck in der gesamten Prostataloge. Außerdem besteht ein minimaler Verschlußdruck am Apex der Prostata und ein normaler oder erhöhter Druck innerhalb des willkürlichen Sphinktersegmentes der membranösen Harnröhre. Die funktionelle Länge des Sphinktersegments oberhalb des Diaphragma urogenitale bestimmt den Grad der Inkontinenz; die Größe des Verschlußdrucks im willkürlichen Sphinktersegment hat keinen Einfluß auf die Symptome des Patienten. Im willkürlichen Sphinktersegment wird beinahe immer ein hoher Druck registriert, obwohl immer wieder angenommen wird, daß die sog. „iatrogen-induzierte Inkontinenz" auf eine Schädigung des willkürlichen Sphinkters zurückzuführen ist, was sicherlich nicht zutrifft.

Detrusor-Sphinkter-Dyssynergie

In diesem Fall sind die Befunde der zystometrischen Untersuchung bei Blasenfüllung normal, wobei der Verschlußdruck möglicherweise etwas erhöht sein kann. Die Fehlregulation wird jedoch bei der Miktion nachweisbar: Die Detrusorkontraktion ist mit einem gleichzeitigen Anstieg des urethralen Verschlußdruckes anstelle eines Druckabfalls verbunden. Dies ist eine direkte Folge der Überaktivität des willkürlichen Sphinkters, die zu erschwerter Miktion oder niedrigen Harnflußraten und häufigen Unterbrechungen der Miktion führt. Man beobachtet dieses Phänomen häufig bei Patienten mit supraspinalen Läsionen. Es kann jedoch auch aus anderen Gründen auftreten.

Bedeutung von Simultanaufzeichnungen

Die Messung der oben besprochenen physiologischen Parameter ergibt wertvolle klinische Informationen.

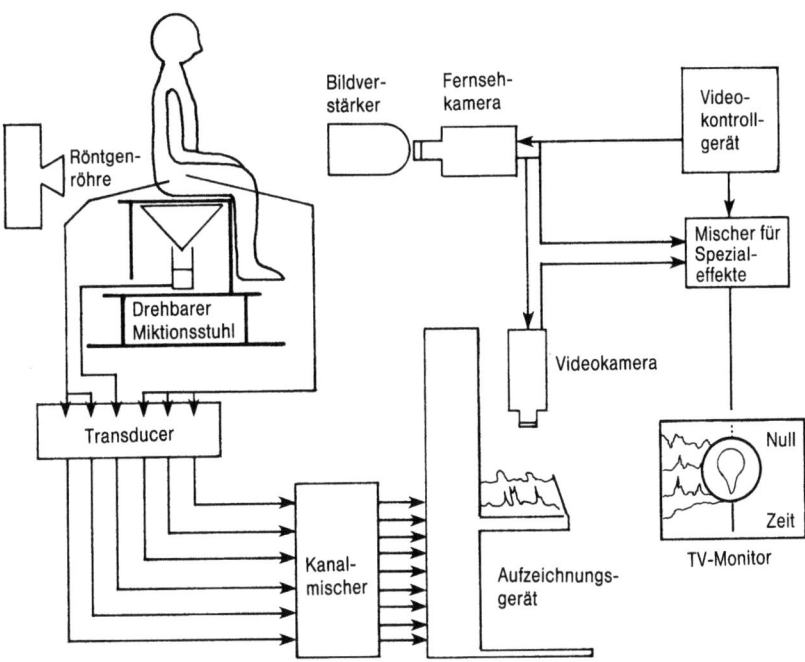

Abb. 21.25. Urodynamische Untersuchungseinheit mit speziell entwickeltem Toilettenstuhl, auf dem der Patient zwischen Röntgenröhre und Bildverstärker sitzt. Eine Fernsehkamera zeichnet das Röntgenbild auf, eine 2. Kamera registriert die aufgezeichneten Kurven, um sie auf dem Fernsehmonitor abzubilden, zu photographieren oder auf Videoband aufzuzeichnen

Ein Anstieg des intravesikalen Drucks hat jedoch eine größere Bedeutung, wenn er in Beziehung zum intraabdominellen Druck gesetzt wird. Die Harnflußrate ist aussagekräftiger, wenn sie gleichzeitig mit dem totalen Miktionsvolumen und den Detrusorkontraktionen aufgezeichnet wird. Die Urethradruckprofilmessung ist aussagekräftiger, wenn sie gleichzeitig mit dem Blasendruck und den Abweichungen des intraabdominellen Druckes und der willkürlichen Muskelaktivität aufgezeichnet wird. Die besten klinischen Ergebnisse erhält man, wenn alle diese Informationen gleichzeitig dargestellt werden, so daß der Untersucher die Aktivität in jeder Sequenz analysieren kann.

Für eine zuverlässige urodynamische Untersuchung sollten folgende Messungen gleichzeitig möglich sein: intravesikaler Druck, intraabdomineller Druck (reiner Detrusordruck ist gleich intravesikalem Druck minus intraabdominellem Druck), Urethradruck oder eine Elektromyographie, die Harnflußrate und, wenn möglich, das Miktionsvolumen. Für eine vollständige Untersuchung sind außerdem folgende Aufzeichnungen notwendig: intraabdomineller Druck, intravesikaler Druck, urethraler Sphinkterdruck in verschiedenen gewöhnlich in 2 Höhen, die Harnflußrate, das miktionierte Volumen, analer Sphinkterdruck (als Funktion der Beckenbodenaktivität) und die Elektromyographie des analen oder urethralen quergestreiften Sphinkters. Diese physiologischen Informationen können am ruhenden wie auch am aktiven Patienten gemessen werden (z.B. willkürlicher Anstieg des intraabdominellen Druckes, Veränderung der Blasenfüllung, willkürliche Kontraktion der perinealen Muskeln oder – umfassender gesagt – Erfassung des gesamten Miktionsvorgangs, beginnend bei leerer Blase bis zur vollständigen Füllung, Einleiten der Miktion bis zur Blasenentleerung).

Die Informationen, die mit Hilfe der urodynamischen Untersuchung erhalten werden, beschreiben die Funktionen des Harntrakts. Die gleichzeitigen Darstellungen der verschiedenen urodynamischen Aufzeichnungen des unteren Harntrakts liefern viel genauere Informationen über die pathologischen Veränderungen, die den Symptomen zugrundeliegen. Mit Hilfe der Röntgenkinematographie kann der Untersucher die Konfiguration der Blase, des Blasenbodens und des Blasenausgangs während der Blasenfüllung (gewöhnlich mit Kontrastmittel) beobachten. Die erhaltenen Informationen können dann mit der Lage der Katheter, mit den Druckaufzeichnungen und den Veränderungen des Beckenbodens während der Miktion verglichen werden. Kombinierte Röntgenkinematographie mit gleichzeitiger Druckmes-

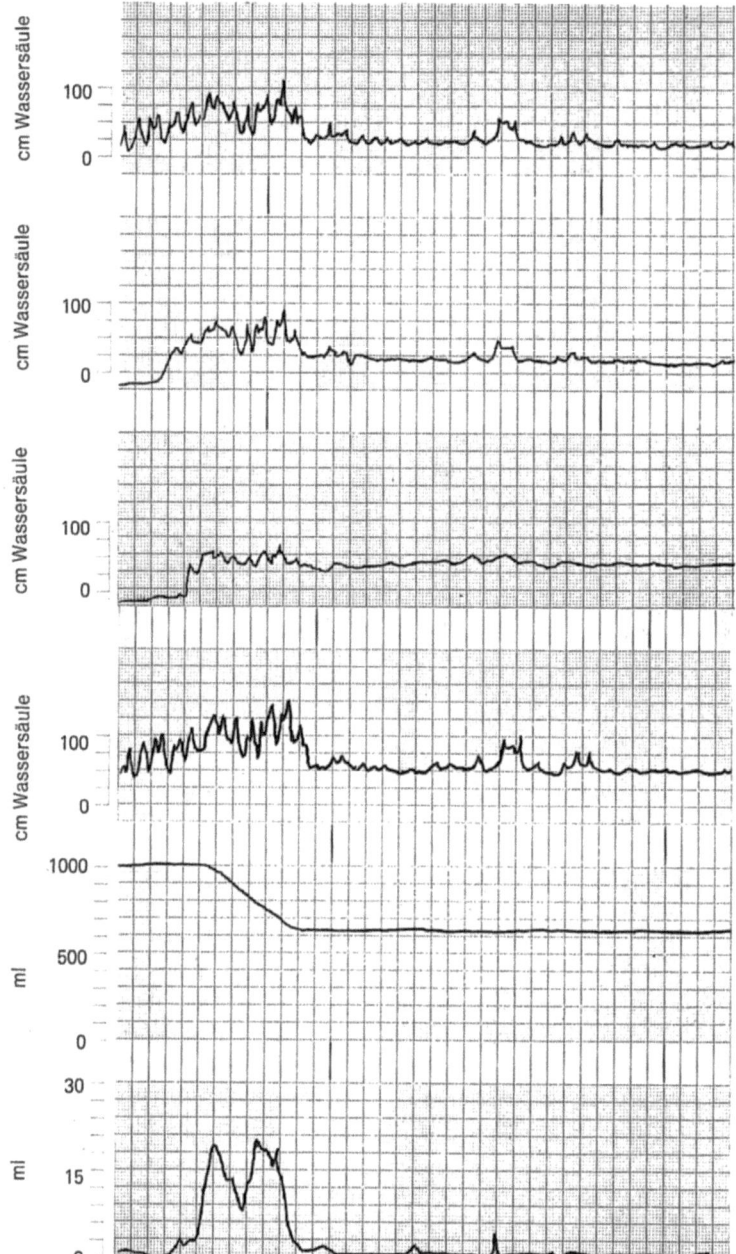

Abb. 21.26. Simultanaufzeichnungen (von oben nach unten) des Blasendruckes, des proximalen und mittleren Harnröhrendruckes, des intraabdominellen Druckes, des totalen Miktionsvolumens und der Harnflußrate. Auf der *Abszisse* entspricht die Kantenlänge eines großen Quadrats 5 s

sung stellt somit das Optimum urodynamischer Untersuchungen dar.

Ein Modell einer solchen integrierten urodynamischen Untersuchungseinrichtung ist in der University of California School of Medicine (San Francisko) entwickelt worden. Wie die Abb. 21.25 zeigt, sitzt der Patient auf einem speziell dafür entworfenen Toilettenstuhl, der eine Vorrichtung zum Sammeln und zur Messung der Urinflußrate enthält. Der Patient sitzt dem Röntgengerät gegenüber, das Blase und Blasenausgang aufzeichnet. Dieses Bild wird auf dem Bildschirm sichtbar gemacht. Die druckaufnehmenden Katheter sind mit einer Reihe von Transducern verbunden, die die verschiedenen Kurven auf einem Fernsehschirm darstellen. Auf einem zusätzlichen Fernsehmonitor wird dann das Bild der Druckkurven

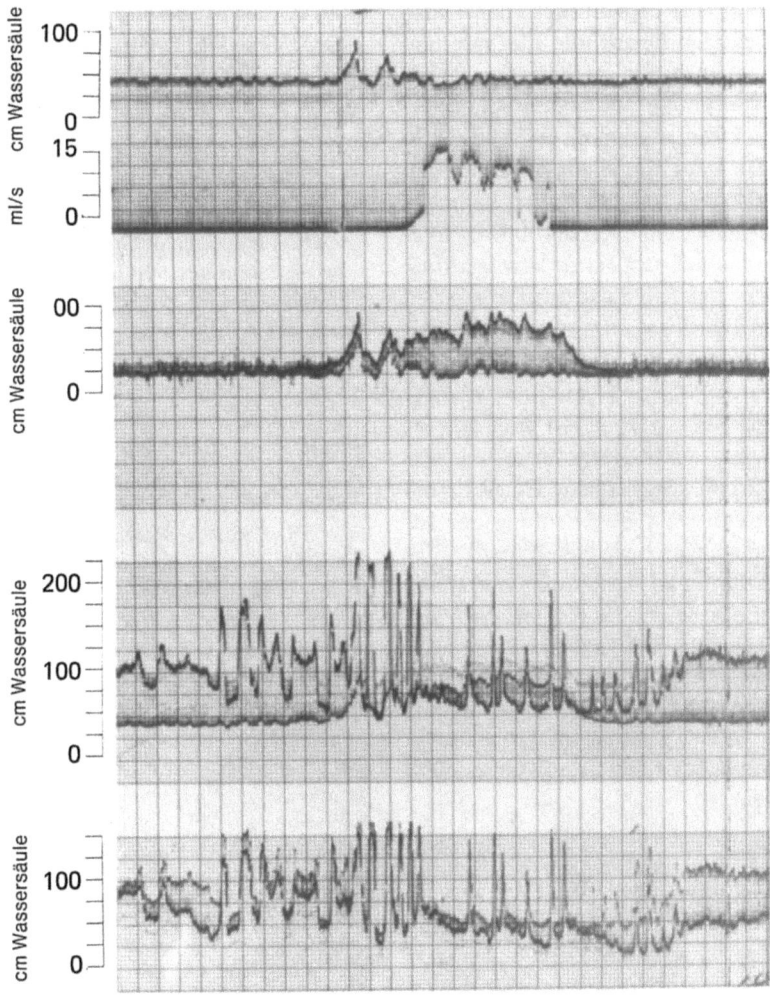

Abb. 21.27. Aufzeichnung von 8 Parametern einer Vierkanaleinheit, wobei jeder Schreiber 2 Aufzeichnungen vornimmt. *Oberster Kanal:* Flußrate und intraabdomineller Druck. *2. Kanal:* Kombination aus Blasendruck und intraabdominellem Druck. Die Differenz zwischen beiden entspricht dem reinen Detrusorkontraktionsdruck. *3. Kanal:* Kombination aus Blasendruck und maximalem Harnröhrendruck. Die Differenz zwischen beiden entspricht dem urethralen Verschlußdruck. *Unterster Kanal:* analer Sphinkterdruck und mittlerer Harnröhrendruck als Ausdruck der gesamten perinealen Aktivität. Mit einer solchen Vierkanaleinheit sind alle Kombinationen möglich

mit dem Bildverstärkermonitor kombiniert. Eine permanente Aufzeichnung kann mit einer Video- oder Filmkamera vorgenommen werden.

Derartige Untersuchungsergebnisse können sowohl auf Diagrammen als auch auf Video- oder Filmband aufgezeichnet werden. Dem Video- oder dem Filmband kann auch der entsprechende Ton zugemischt werden, um sowohl die Anamnese des Patienten als auch die Beobachtungen und Instruktionen des Untersuchers während der Untersuchung und eine mündliche Version der Druckmessungen mitzuteilen. Die Untersuchung kann damit auch außerhalb des Untersuchungsraums mitverfolgt werden.

Es gibt verschiedene Geräte zur Aufzeichnung urodynamischer Untersuchungen. Einige von ihnen sind sehr einfach und haben nur einen oder 2 Kanäle. Umfangreichere Geräte haben bis zu 8 Kanälen. Die unterschiedlichen Typen wurden entwickelt, um die verschiedenen Anforderungen der Untersucher zu erfüllen. In der Praxis wird man andere Geräte benötigen als in großen Zentren bei der Untersuchung komplexer urologischer Probleme, insbesondere neurogener Genese. In unserem eigenen Laboratorium haben wir eine Reihe von Meßgeräten entwickelt, die vom Ein- bis Vierkanalsystem reichen. Jeder Kanal kann 2 unterschiedliche Messungen aufzeichnen, so daß der Einkanalmonitor in Wirklichkeit 2, der Vierkanalmonitor in Wirklichkeit 8 Funktionen messen kann. Die Druckaufzeichnungen werden mit einem Achtkanalgerät vorgenommen (Abb. 21.26). 6 Kanäle werden benötigt für den Blasendruck, den Harnröhrendruck, den rektalen Druck, die Flußrate und das totale Miktionsvolumen. 2 zusätzliche Kanäle benötigt man zur Aufzeichnung des analen Sphinkterdruckes und des Elektromyogramms (in Abb. 21.26 nicht dargestellt). Da jeder Kanal zur gleichzeitigen Messung von 2 Funktionen ausgerüstet ist, kann der Untersucher den intraabdominellen und intravesikalen Druck simultan (so daß der Nettodetrusordruck abgebildet wird), den analen Sphinkterdruck und den mittleren urethralen Druck so aufzeichnen, daß beide auf demselben Diagramm erscheinen (Abb. 21.27).

Das komplette Gerät enthält 4 Datenübertragungskanäle, die mit Transducern verbunden sind. Das instillierte Volumen, das miktionierte Volumen und die Harnflußrate werden ausgedruckt. Es gibt Vorrichtungen zur audiovisuellen Beobachtung der Informationen. Die Pumpengeschwindigkeit für die Blasenfüllung ist regulierbar und besitzt eine automatische Kontrolle zur Begrenzung des totalen instillierten Volumens (zwischen 25 und 1000 ml, je nach Alter des Patienten und der Blasenkapazität). Die Untersuchungseinheit ist mobil, d. h., sie kann überall aufgestellt werden. Darüber hinaus kann sie, wenn das gewünscht wird, an eine Filmbetrachtungseinheit angeschlossen werden.

Literatur

Urethra und Blase

Abrams PH: Perfusion urethral profilometry. Urol Clin North Am 1979; 6:103
Abrams PH, Martin S, Griffiths DJ: The measurement and interpretation of urethral pressures obtained by the method of Brown and Wickham. Br J Urol 1978; 50:33
Andersen JT, Bradley WE: Urethral pressure profilometry: Assessment of urethral function by combined intraurethral pressure and EMG recording. Urol Int 1978; 33:40
Attenburrow AA, Stanley TV, Holland RPC: Nocturnal enuresis: A study. Practitioner 1984; 228:99
Awad SA et al: Urethral pressure profile in female stress incontinence. J Urol 1978; 120:475
Bazeed MA et al: Histochemical study of urethral striated musculature in the dog. J Urol 1982; 128:406
Bruschini H, Schmidt RA, Tanagho EA: Effect of urethral stretch on urethral pressure profile. Invest Urol 1977; 15:107
Bruschini H, Schmidt RA, Tanagho EA: The male genitourinary sphincter mechanism in the dog. Invest Urol 1978; 15:288
Bruskewitz R, Raz S: Urethral pressure profile using microtip catheter in females. Urology 1979; 14:303
Coolsaet B: Bladder compliance and detrusor activity during the collection phase. Neurourol Urodynam 1985; 4:263

Desai P: Bladder pressure studies combined with micturating cystourethrography. Radiography 1985; 51:2
Drutz HP, Mandel F: Urodynamic analysis of urinary incontinence symptoms in women. Am J Obstet Gynecol 1979; 134:789
Eastwood HDH: Provocative cystometry in the elderly patient with urinary incontinence. Proc Int Continence Soc 1985; 15:129
Erlandson B-E, Fall M: Urethral pressure profile studies by two different microtip transducers and an open catheter system. Urol Int 1978; 33:79
Finkbeiner AE: Is bethanechol chloride clinically effective in promoting bladder emptying? A literature review. J Urol 1985; 134:443
Gershon CR, Diokno AC: Urodynamic evaluation of female stress urinary incontinence. J Urol 1978; 119:787
Gilmour RF et al: Analysis of the urethral pressure profile using a mechanical model. Invest Urol 1980; 18:54
Glen ES, Eadie A, Rowan D: Urethral closure pressure profile measurements in female urinary incontinence. Acta Urol Belg 1984; 52:174
Gosling JA et al: A comparative study of the human external sphincter and periurethral levator ani muscles. Br J Urol 1981; 53:35
Graber P, Laurent G, Tanagho EA: Effect of abdominal pressure rise on the urethral profile: An experimental study on dogs. Invest Urol 1974; 12:57
Henriksson L, Andersson K-E, Ulmsten U: The urethral pressure profiles in continence and stress-incontinent women. Scand J Urol Nephrol 1979; 13:5
Henriksson L, Aspelin P, Ulmsten U: Combined urethrocystometry and cinefluorography in continent and incontinent women. Radiology 1979; 130:607
Hurt WG, Fantl JA: Direct electronic urethrocystometry. Clin Obstet Gynecol 1978; 21:695
Jonas U, Hohenfellner R: Which anatomical structures in fact achieve urinary continence? Urol Int 1978; 33:199
Jonas U, Klotter HJ: Study of three urethral pressure recording devices: Theoretical considerations. Urol Res 1978; 6:119
Jones KW, Schoenberg HW: Comparison of the incidence of bladder hyperreflexia in patients with benign prostatic hypertrophy and age-matched female controls. J Urol 1985; 133:425
Khan Z, Mieza M, Leiter E: Role of detrusor hyperreflexia (bladder instability in primary enuresis). Proc Int Continence Soc 1984; 14:107
Koefoot RB Jr, Webster GD: Urodynamic evaluation in women with frequency, urgency symptoms. Urology 1983; 21:648
Lindstrom K, Ulmsten U: Some methodological aspects on the measurement of intraluminal pressures in the female urogenital tract in vivo. Acta Obstet Gynecol Scand 1978; 57:63
Mayo ME, Ansell JS: Urodynamic assessment of incontinence after prostatectomy. J Urol 1979; 122:60
McGuire EJ, Brady S: Detrusor-sphincter dyssynergia. J Urol 1979; 121:774

Meunier P, Mollard P: Urethral pressure profile in children: A comparison between perfused catheters and microtransducers, and a study of the usefulness of urethral pressure profile measurements in children. J Urol 1978; 120:207

Nørgaard JP, Djurhuus JC: Detrusor activity at rest in patients with idiopathic detrusor hyperreflexia. Urol Res 1984; 12:209

Parnell JP II, Marshall VF, Vaughan ED Jr: Primary management of urinary stress incontinence by the Marshall-Marchetti-Krantz vesicourethropexy. J Urol 1982; 127:679

Robertson JR: Gynecologic urology. 2. Gas urethroscopy with pressure studies. Clin Obstet Gynaecol 1978; 5:39

Rossier AB et al: Urodynamics in spinal shock patients. J Urol 1979; 122:783

Schmidt RA, Tanagho EA: Urethral syndrome or urinary tract infection? Urology 1981; 18:424

Schmidt RA, Witherow R, Tanagho EA: Recording urethral pressure profile. Urology 1977; 10:390

Schmidt RA et al: Urethral pressure profilometry with membrane catheter compared with perfusion catheter systems. Urol Int 1978; 33:345

Tanagho EA: Interpretation of the physiology of micturition. Pages 18–45 in: Hydrodynamics. Hinman F Jr (editor). Thomas, 1971

Tanagho EA: Membrane and microtransducer catheters: Their effectiveness for profilometry of the lower urinary tract. Urol Clin North Am 1979; 6:110

Tanagho EA: Neurophysiology of urinary incontinence. Pages 31–60 in: Female Urinary Stress Incontinence. Cantor EB (editor). Thomas, 1979

Tanagho EA: Urinary stress incontinence. Urol Arch (Belgrade) 1977; 8:17

Tanagho EA: Urodynamics of female urinary stress incontinence with emphasis on stress incontinence. J Urol 1979; 122:200

Tanagho EA: Vesicourethral dynamics. Pages 215–236 in: Urodynamics. Lutzeyer W, Melchior H (editors). Springer-Verlag, 1974

Tanagho EA, Jones U: Membrane catheter: Effective for recording pressure in lower urinary tract. Urology 1977; 10:173

Tanagho EA, Meyers FH, Smith DR: Urethral resistance: Its components and implications. 2. Striated muscle components. Invest Urol 1969; 7:136

Tanagho EA, Miller ER: Functional considerations of urethral sphincteric dynamics. J Urol 1973; 109:273

Teague CT, Merrill DC: Comparative study of air and water measurements of peak and stabilized static urethral pressures. Urology 1978; 12:481

Teague CT, Merril DC: Laboratory comparison of urethral profilometry techniques. Urology 1979; 13:221

Ulmsten U, Hok B, Lindstrom K: Aspects of present and future possibilities for intraluminal pressure recordings in the urogenital tract. Acta Pharmacol Toxicol 1978; 43:41

Woodside JR, McGuire EJ: A simple inexpensive urodynamic catheter. J Urol 1979; 122:788

Yalla SV et al: Striated sphincter participation in distal passive urinary continence mechanisms: Studies in male subjects deprived of proximal sphincter mechanism. J Urol 1979; 122:655

Uroflowmetrie

Abrams P, Torrens M: Urine flow studies. Urol Clin North Am 1976; 6:71

Drach GW, Ignatoff J, Layton T: Peak urinary flow rate: Observation in female subjects and comparison to male subjects. J Urol 1979; 122:215

Gleason DM, Bottaccini MR: Urodynamic norms in female voiding. 2. Flow modulation zone and voiding dysfunction. J Urol 1982; 127:495

Jensen KM-E, Jørgensen JB, Mogensen P: Relationship between uroflowmetry and prostatism. Proc Int Continence Soc 1985; 15:134

Jørgensen JB, Jensen KM-E, Mogensen P: Uroflowmetry in asymptomatic elderly males. Proc Int Continence Soc 1985; 15:136

Kondo A, Mitsuya H, Torll II: Computer analysis of micturition parameters and accuracy of uroflowmeter. Urol Int 1978; 33:337

Nyman CR, Boman J, Gidlof A: Von Garrelts' uroflowmeter. A technical evaluation. Urol Int 1979; 34:184

Siroky MB, Olsson CA, Krane RJ: The flow rate nomogram. 1. Development. J Urol 1979; 122:665

Siroky MB, Olsson CA, Krane RJ: The flow rate nomogram. 2. Clinical correlation. J Urol 1980; 23:208

Stubbs AJ, Resnic MI: Office uroflowmetry using maximum flow rate purge meter. J Urol 1979; 122:62

Tanagho EA, McCurry E: Pressure and flow rate as related to lumen caliber and entrance configuration. J Urol 1971; 105:583

Elektromyographie

Colstrup H et al: Urethral sphincter EMG activity registered with surface electrodes in the vagina. Neurourol Urodynam 1985; 4:15

DiBenedetto M, Yalla SV: Electrodiagnosis of striated urethral sphincter dysfunction. J Urol 1979; 122:361

Girard R et al: Anal and urethral sphincter electromyography in spinal cord injured patients. Paraplegia 1978; 16:244

King DG: Anal stimulating electrodes in electromyography. Urology 1979; 13:345

King DG, Teague CT: Choice of electrode in electromyography of external urethral and anal sphincter. J Urol 1980; 124:75

Koyanagi T et al: Experience with electromyography of the external urethral sphincter in spinal cord injury patients. J Urol 1982; 127:272

Nielsen KK et al: A comparative study of various electrodes in electromyography of the striated urethral and anal sphincter in children. Br J Urol 1985; 57:557

Urodynamische Untersuchungen

Barrent DM, Wein AJ: Flow evaluation and simultaneous external sphincter electromyography in clinical urodynamics. J Urol 1981; 125:538

Bauer SB et al: Predictive value of urodynamic evaluation in newborns with myelodysplasia. JAMA 1984; 252:650

Blaivas JG: Multichannel urodynamic studies. Urology 1984; 23:421

Blaivas JG: Urodynamics: Second generation. J Urol 1983; 129:783

Blaivas JG, Fischer DM: Combined radiographic and urodynamic monitoring: Advances in technique. J Urol 1981; 125:693

Blaivas JG, Salinas JM, Katz GP: The role of urodynamic testing in the evaluation of subtle neurologic lesions. Neurourol Urodynam 1985; 4:211

Blaivas JG et al: Cystometric response to propantheline in detrusor hyperreflexia: Therapeutic implications. J Urol 1980; 124:259

Bratt CG et al: Intrapelvic pressure and urinary flow rate in obstructed and nonobstructed human kidneys. J Urol 1982; 127:1136

Giacobini S et al: To the ICS committee for standardization of the terminology in urodynamics: A possible contribution to define urethral functionality. Proc Int Continence Soc 1985; 15:201

Hinman F Jr: Electronic or clinical urodynamic testing. Pages 75–78 in: Current and Future Trends in Urology. Miranda SI, de Voogt HJ (editors). Bunge Scientific Publishers, 1979

Hinman F Jr: Urodynamic testing: Alternatives to electronics. J Urol 1980; 121:256

Layton TN, Drach GW: Selectivity of peak versus average male urinary flow rates. J Urol 1981; 125:839

Massey A, Abrams P: Urodynamics of the female lower urinary tract. Urol Clin North Am 1985; 12:231

McGuire EJ: Observations of part-time urodynamicist. J Urol 1983; 129:102

McGuire EJ, Woodside JR: Diagnostic advantages of fluoroscopic monitoring during urodynamic evaluation. J Urol 1981; 125:830

Penders L, De Leval J: Simultaneous urethrocystometry and hyperactive bladders: A manometric differential diagnosis. Neurourol Urodynam 1985; 4:89

Plevnik S, Janez J: Urethral pressure variations. Urology 1983; 21:207

Resnick NM, Yalla SV, Reilly CH: Detrusor hyperreflexia with impaired contractility: A previously uncharacterized, distinct and common cause of incontinence in frail elderly. Proc Int Continence Soc 1985; 15:53

Ryall R, Marshall VR: Laws of urodynamics. Urology 1982; 20:106

Ryall RL, Marshall VR: Office method for calibrating uroflowmeter. J Urol 1982; 127:482

Sand PK, Bowen LW, Ostergaard DR: Uninhibited urethral relaxation: An unusual cause of incontinence. Proc Int Continence Soc 1985; 15:117

Schafer W: Urethral resistance? Urodynamic concepts of physiological and pathological bladder outlet function during voiding. Neurourol Urodynam 1985; 4:161

Schmidt RA: Urethrovesical reflexes and their inhibition. Pages 589–596 in: Benign Prostatic Hypertrophy. Hinman F Jr (editor). Springer-Verlag, 1983

Shulman Y, Brown J: Pressure flow-analysis of micturition: A reappraisal. Urology 1982; 19:450

Siroky MB: Urodynamic assessment of detrusor denervation and areflexia. World J Urol 1984; 2:181

Sutherst JR, Brown MC: Comparison of single and multichannel cystometry in diagnosing bladder instability. Br Med J 1984; 288:1720

Tanagho EA: Membrane and microtransducer catheters: Their effectiveness for profilometry of the lower urinary tract. Urol Clin North Am 1979; 6:110

Tanagho EA: Urodynamics of female urinary incontinence with emphasis on stress incontinence. J Urol 1979; 122:200

Thüroff JW: Mechanism of urinary continence: Animal model to study urethral responses to stress conditions. J Urol 1982; 127:1202

Toguri AG, Bee DE, Bunce H III: Variability of water urethral closure pressure profiles. J Urol 1980; 124:407

Turner-Warwick R, Brown AD: A urodynamic evaluation of urinary incontinence in the female and its treatment. Urol Clin North Am 1979; 6:203

Turner-Warwick R, Milroy E: A reappraisal of the value of routine urological procedures in the assessment of urodynamic function. Urol Clin North Am 1979; 6:63

Vardi Y, Ginesin Y, Levin DR: Preoperative evaluation of prostatic size by urethral pressure profilometry. Eur Urol 1985; 11:257

Webster GD, Older RA: Video urodynamics. Urology 1980; 16:106

Wein AJ et al: Effects of bethanechol chloride on urodynamic parameters in normal women and in women with significant residual urine volumes. J Urol 1980; 124:397

Winter CC: Peripubic urethropexy for urinary stress incontinence in women. Urology 1982; 20:408

Zinner NR: Progress in urodynamics. (Editorial.) J Urol 1980; 124:683

22 Krankheiten der Nebennieren

P. H. FORSHAM

Bei Erkrankungen der Nebennieren bestehen charakteristische körperliche Veränderungen infolge der Hormonstörungen, durch Druckgefühl im abdominellen Bereich oder durch Schmerzen aufgrund der vergrößerten erkrankten Drüsen. Die Diagnose läßt sich mit Hilfe entsprechender Hormonbestimmungen und des lokalen Untersuchungsbefundes stellen (Abb. 22.1).

Neben den hormonell wirksamen Tumoren und Hyperplasien der Nebennierenrinde und des Markes gibt es nicht-hormonaktive maligne und oft auch benigne Formen. Auch diese müssen in die Differential-

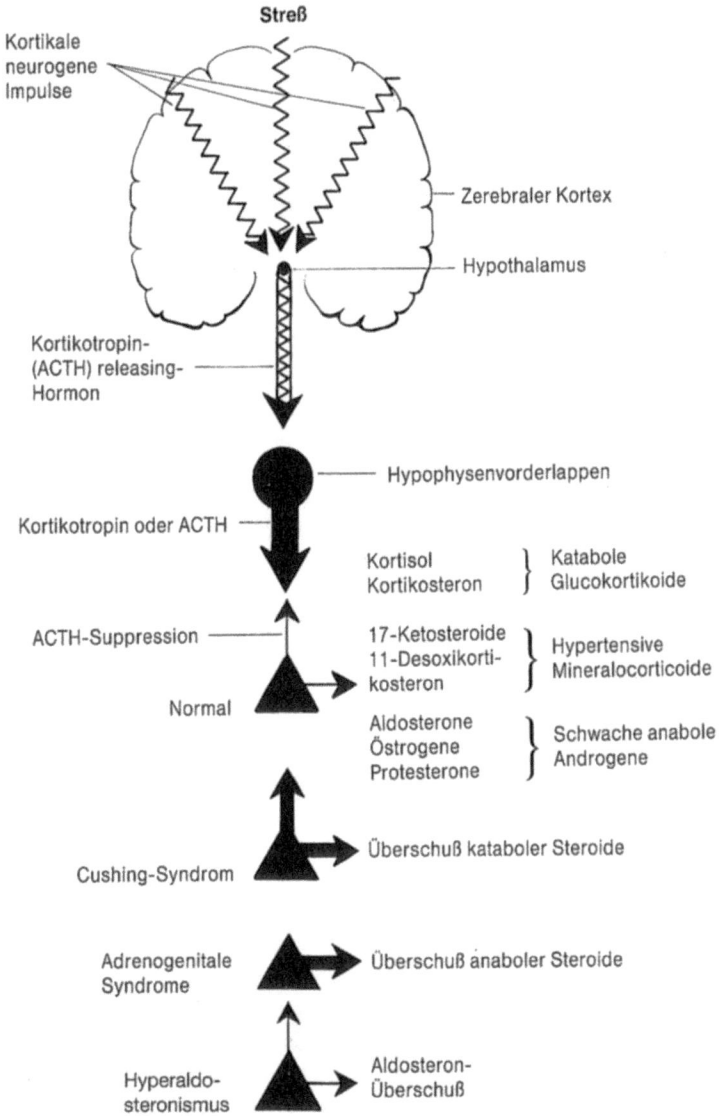

Abb. 22.1. Das Hypothalamus-Hypophysen-System bei verschiedenen adrenokortikalen Syndromen

diagnose von Nebennierenrindenerkrankungen einbezogen werden.

Nebennierenblutung beim Neugeborenen

Die Nebennierenblutung beim Neugeborenen kann als Folge eines Geburtstraumas auftreten (Khuri et al. 1980). Sie kann ein- oder beidseitig sein. Es findet sich ein Tumor im oberen Abdominalbereich, ein Ikterus und eine Anämie. Bei einigen Patienten kommt auch eine Nebenniereninsuffizienz hinzu. Zwischen der Nebennierenblutung und der Nierenvenenthrombose konnte ein Zusammenhang nachgewiesen werden (Lebowitz u. Belman 1983). Ausscheidungsurographie, Sonographie oder CT zeigen eine Verdrängung der ipsilateralen Niere nach unten. Das Hämatom stellt sich unterschiedlich dicht dar. Da es durch die umgebende Faszie zu einer Tamponade kommt, ist eine konservative Behandlung indiziert, solange es trotz Blutersatzes nicht zu einem zu hohen Blutverlust kommt. Das retroperitoneale Blut wird allmählich resorbiert. Eine Hormonersatztherapie kann bei Nebenniereninsuffizienz notwendig werden. In der Nebenniere kommt es später häufig zu Verkalkungen, die Prognose ist oft ungewiß.

Nebennierenzyste

Die Nebennierenzysten sind gewöhnlich asymptomatisch. Jedoch können große Zysten die angrenzenden Organe verdrängen und dadurch Beschwerden verursachen. Nebennierenzysten werden i. allg. bei der Untersuchung anderer Organe entdeckt. Oft kann die Zyste im Ausscheidungsurogramm sichtbar sein und die ipsilaterale Niere nach unten abdrängen. Die Diagnose wird sonographisch und durch das CT gesichert. Die Zystenkapsel enthält oft unregelmäßige Verkalkungen. Inzwischen sind einige Fälle bei Kindern und 13 bei Neugeborenen beschrieben worden (Zivković et al. 1983).

Aufgrund der Verwachsungen mit lebenswichtigen Organen kann die operative Resektion der Nebennierenzysten schwierig sein. Kleine und asymptomatische Zysten werden am besten belassen. Große Zysten, die Beschwerden verursachen, können gewöhnlich unter sonographischer Kontrolle durch perkutane Aspiration entfernt werden (Nosher et al. 1982). Spontaninfektionen von Zysten sind beschrieben worden (Okafo et al. 1983).

Fernmetastasen

Metastasen aus malignen Tumoren anderer Organe sind häufig. Bei der Autopsie werden bei 20% der Krebspatienten Nebennierenmetastasen beobachtet. Der Primärtumor findet sich am häufigsten in der Brust, der Lunge oder den Lymphgefäßen (Cedermark u. Ohlsen 1981). Der Nachweis metastatischer Nebennierentumoren wird am besten durch das CT erbracht. Wenn notwendig, kann auch eine Nadelbiopsie durchgeführt werden (Zornoza et al. 1981).

Nebennierenmyelolipom

Das Nebennierenmyelolipom ist ein ziemlich seltener benigner Nebennierentumor. Sonographisch und im CT-Scan erscheint er als heller, knochenhaltiger Tumor. In der Nebennierenangiographie wirkt er avaskulär (Ishikawa et al. 1981).

Erkrankungen der Nebennierenrinde (NNR)

Cushing-Syndrom

Das Cushing-Syndrom oder der Morbus Cushing wird durch eine Überproduktion von Kortisol (Hydrokortison) verursacht. Die meisten Fälle (85%) sind Folge einer bilateralen adrenokortikalen Hyperplasie, die durch eine Überproduktion des Hypophysenhormons (ACTH, Kortikotropin) hervorgerufen wird. Einige Fälle sind auch auf einen undifferenzierten ektopischen ACTH-produzierenden Tumor zurückzuführen, der (in abnehmender Reihenfolge) in den Lungen, dem Bronchialbaum, den Nieren, den Pankreasinseln oder dem Thymus lokalisiert ist. In 10% der Fälle ist ein Nebennierenadenom, in 5% ein Adenokarzinom die Ursache. Bei Kindern sind Tumore die häufigste Ursache.

Pathophysiologie

Eine Überproduktion von Kortisol oder den damit nahe verwandten Glukokortikoiden durch anomales NNR-Gewebe führt zu einem Eiweißkatabolismus. Hierdurch werden Aminosäuren aus dem Muskelgewebe freigesetzt. Die Aminosäuren werden in der Leber durch Glukoneogenese in Glukose und Glykogen umgewandelt. Die daraus resultierenden geschwächten Proteinstrukturen (Muskel und elastisches Bindegewebe) sind für das vorgewölbte Abdomen, die schlechte Wundheilung, die generalisierte Muskelschwäche und die ausgeprägte Osteoporose

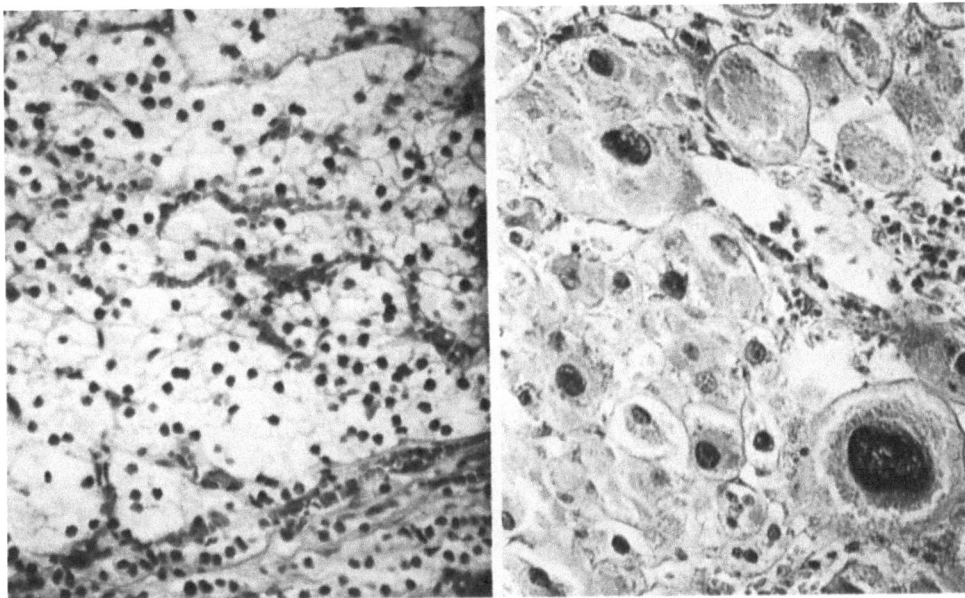

Abb. 22.2. a Histologisches Präparat eines typischen benignen Adenoms der Nebennierenrinde bei einer 39jährigen Frau mit Cushing-Syndrom. Man erkennt eine große Zahl identischer Zellen aus der Zona fasciculata. **b** Im histologischen Bild dieses Adenokarzinoms einer 36jährigen Frau mit metastasierendem Adenokarzinom fällt der signifikante Pleomorphismus der Zellen auf. Das invasive Wachstum in eine große Vene ist in diesem Schnitt nicht erkennbar. Man muß daran denken, daß auch benigne Adenome histologisch gelegentlich so aussehen können. Sie dringen jedoch nicht in die Blutgefäße ein. [Wiedergegeben mit Erlaubnis von Forsham PH (1968). The adrenal cortex. In: Williams RH (ed) Textbook of endocrinology, 4th edn. Saunders, Philadelphia]

verantwortlich, die durch einen übermäßigen Kalziumverlust im Urin noch verschlimmert wird und bei Erwachsenen irreversibel ist.

Darüber hinaus führt der proteinkatabole Status zu einer Reihe von sekundären Veränderungen. Überschüssige Glukose wird hauptsächlich in Fett umgewandelt und erscheint an charakteristischen Stellen wie dem Abdomen, den supraklavikulären Fettpolstern und den Wangen. Es besteht eine Diabetesneigung, wobei in 20% der Fälle ein erhöhter Nüchternplasmaglukosespiegel und in 80% der Fälle eine diabetische Glukosetoleranzkurve gefunden werden. In der Mehrzahl der Fälle besteht eine ausreichende Insulinproduktion.

Die Veränderungen des größten Teils des Lymphgewebes führt zu einer Schwächung der Immunmechanismen, so daß die Patienten für rezidivierende Infekte empfänglich sind. Die Hemmung der Bindegewebebildung durch große Mengen Kortisol führt außerdem zu gestörter Wundheilung, und die Abwehrmechanismen des Körpers gegen Infektionen werden geschwächt.

In 99% der Fälle tritt eine Hypertonie auf. Obwohl der Aldosteronspiegel gewöhnlich nicht erhöht ist, verursacht Kortisol selbst eine Hypertonie, wenn es in übermäßigen Mengen vorhanden ist. Das gleiche gilt für 11-Desoxikortikosteron, das bei den meisten Formen des Cushing-Syndroms erhöht ist.

Der mäßige Anstieg des Serumnatriums, verbunden mit einem Abfall des Serumkaliums, ist durch den Überschuß von Kortisol und des primären Mineralokortikoids, 11-Desoxikortikosteron, bedingt. Der Plasmabikarbonatspiegel ist als Folge des niedrigen Serumkaliumspiegels oft erhöht.

Ein Nebennierenadenom wird genauso wie die Nebennierenhyperplasie durch Zufuhr von ACTH zum Wachstum angeregt. Ein Adenokarzinom der Nebenniere ist dagegen unabhängig vom Einfluß der Hypophyse und spricht nicht auf die Zufuhr von exogenem ACTH an.

Pathologie

Die Zellen bei der Nebennierenhyperplasie ähneln denen der Zona fasciculata der normalen NNR. Ein Adenokarzinom ist pleomorph und weist eine Invasion der Kapsel oder des Gefäßsystems (oder beides) auf (Abb. 22.2). Oft besteht ein lokales invasives Wachstum und funktionelle Metastasen in der Leber, in den Lungen, im Knochen oder im Gehirn. Manchmal ist die Unterscheidung zwischen einem

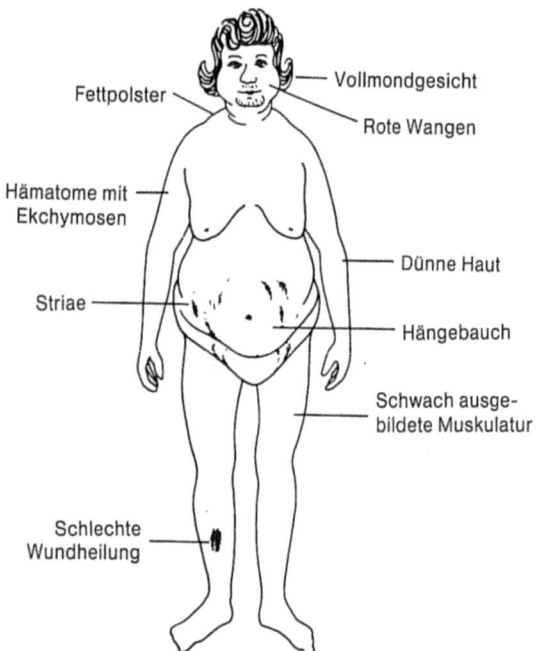

Abb. 22.3. Diese Zeichnung einer typischen Cushing-Syndrom-Patientin weist auf die wichtigsten klinischen Merkmale dieser Krankheit hin. [Wiedergegeben mit Erlaubnis von Forsham PH (1968) The adrenal cortex. In: Williams RH (ed) Textbook of endocrinology, 4th edn. Saunders, Philadelphia]

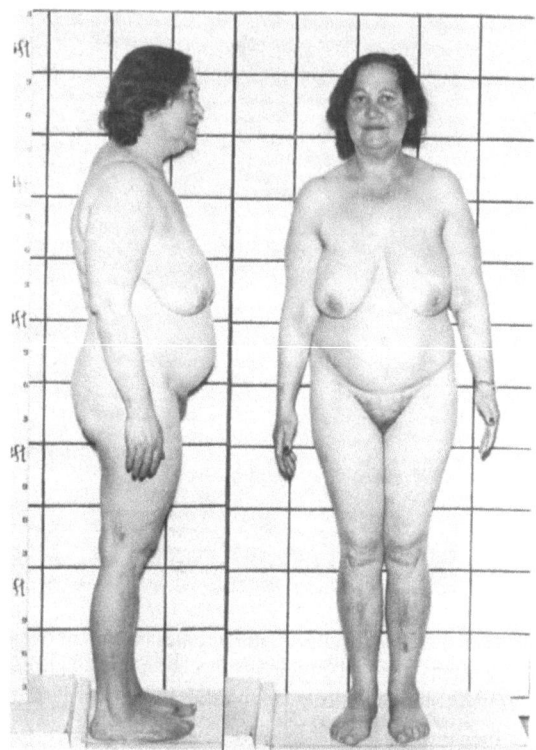

Abb. 22.4. Patientin mit Cushing-Syndrom aufgrund einer bilateralen Hyperplasie. Auffällig sind das rote Vollmondgesicht, der zurückweichende Haaransatz, der Büffelnakken über dem 7. Wirbelkörper, das vorgewölbte Abdomen und die unpassenden dünnen Arme und Beine. Das Gesamtgewicht der Nebenniere betrug 20 g (im Gegensatz zu einem normalen Gesamtgewicht von 10 g)

Adenom und einem Adenokarzinom schwierig. Das Adenom kann durch Gaben von ACTH stimuliert werden, so daß es zu erhöhten Hydroxikortikosteroidspiegeln im Harn oder Plasma kommt. Beim Adenokarzinom ist dies normalerweise nicht zu beobachten.

Beim Adenom oder malignen Tumor kommt es zu einer Atrophie der Rinde beider Nebennieren, da das Hauptsekretionsprodukt des Tumors Kortisol ist, das die hypophysäre Sekretion von ACTH hemmt. Somit kommt es trotz des kontinuierlichen Tumorwachstums zu einer Atrophie der kontralateralen Nebennierenrinde.

Klinische Befunde

Symptome und klinische Zeichen
(Abb. 22.3 und 22.4)

Sind wenigstens 3 der folgenden Symptome vorhanden, so liegt höchstwahrscheinlich ein Cushing-Syndrom vor:

- Ausgeprägte Muskelschwäche, besonders im M. quadriceps femoris, die das Aufstehen aus einem Stuhl ohne Hilfe erschwert.
- Fettleibigkeit (außer an den Extremitäten), Vollmondgesicht und Fettpolster über den Schlüsselbeinen und C7 (Büffelhöcker). Die anomale Verteilung des Fettes ist charakteristischer für diese Erkrankung als der Anstieg des Körpergewichtes, das selten 100 kg überschreitet.
- Striae (rot und eingezogen) im Bereich des Abdomens und der Oberschenkel. Auch eitrige Geschwüre der Haut können vorliegen.
- Reizbarkeit, Schlafstörungen und manchmal psychotische Veränderungen.
- Hypertonie (beinahe immer nachweisbar).
- Osteoporose (meistens) mit Rückenschmerzen infolge Kompressionsfrakturen der Lumbalwirbel oder mit Rippenfrakturen.
- In 80% der Fälle findet sich eine diabetische Glukosetoleranzkurve, bei 20% ein erhöhter Nüchternblutzuckerspiegel.
- In unterschiedlichem Ausmaß kann man beim Cushing-Syndrom Merkmale des adrenogenitalen Syndroms feststellen, weniger deutlich beim Adenom,

deutlicher beim Karzinom und geringer ausgeprägt auch bei bilateraler NNR-Hyperplasie. Zu diesen Merkmalen zählen das Zurückweichen des Haaransatzes, Hirsutismus, kleine Brüste und generalisierte Muskelüberentwicklung sowie eine tiefe Stimme. Dies ist hauptsächlich auf eine Überproduktion der Ketosteroide zurückzuführen.

Allein aufgrund der klinischen Befunde läßt sich keine Unterscheidung zwischen bilateraler NNR-Hyperplasie, unilateralem Adenom und Adenokarzinom treffen.

Der schnellste Verlauf findet sich beim ektopischen ACTH-produzierenden Tumor mit hoher Glukokortikoidproduktion oder beim Adenokarzinom. Beim Adenom oder Adenokarzinom kann der Tumor über den Nieren palpabel sein.

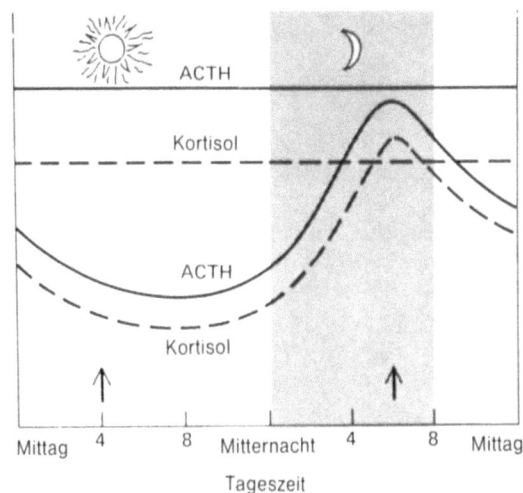

Abb. 22.5. Der zirkadiane Rhythmus der ACTH- und Kortisolsekretion bildet die Basis des Dexamethason-Suppressions-Test beim Cushing-Syndrom

Laborbefunde

Die Leukozytenzahl ist erhöht und liegt zwischen 12.000–20.000/μl, wobei die Lymphozyten unter 20% liegen. Es finden sich nur wenige Eosinophile oder sie fehlen ganz. In über der Hälfte der Fälle besteht eine Polyzythämie mit Hämoglobinwerten von 14–16 g/100 ml. Eine Anämie tritt auf bei ektopischen ACTH-produzierenden Tumoren in der Lunge, im Pankreas, in den Nieren, im Thymus und in anderen Organen.

Die chemischen Blutanalysen ergeben einen Anstieg des Serumnatriums und des CO_2-Spiegels und einen Abfall des Kaliumspiegels (metabolische Alkalose). Die Glukosetoleranzkurve ist normalerweise pathologisch.

Spezifische Tests beim Cushing-Syndrom

Die folgenden Tests werden durchgeführt, um festzustellen, ob der Patient tatsächlich ein Cushing-Syndrom hat oder ob er sehr ängstlich ist und deshalb erhöhte Plasmakortisolspiegel auftreten.

Der freie Kortisolspiegel im 24-h-Sammelurin. Die Bestimmung des freien Kortisolspiegels im 24-h-Sammelurin ist ein sehr spezifischer und zuverlässiger Test zur Diagnose des Cushing-Syndroms. Um sicher zu gehen, daß es sich tatsächlich um eine komplette 24-h-Sammelurinprobe handelt, sollte die Kreatininausscheidung mitbestimmt werden. Liegt diese zwischen 800 und 1500 mg, so ist die Probe vollständig; wenn nicht, sollte eine neue 24-h-Urinsammelperiode angeschlossen werden. Ein freier Kortisolspiegel im Urin von über 120 μg in einer 24-h-Urinprobe bestätigt mit ziemlicher Sicherheit die Diagnose eines Cushing-Syndroms. Fettleibigkeit oder Schilddrüsenüberfunktion steigern den freien Kortisolspiegel im Urin nicht wesentlich.

Suppression von ACTH und Plasmakortisol durch Dexamethason. Bei gesunden Personen ist der ACTH-Spiegel nachts doppelt so hoch wie am späten Nachmittag (Abb. 22.5). Bei Patienten mit einer Nebennierenhyperplasie ist dies nicht so. Wird durch den NNR-Tumor Hydrokortison gebildet, so ist die ACTH-Produktion erniedrigt. Wenn man gegen 23 Uhr Dexamethason verabreicht, wird die ACTH-Produktion bei Gesunden unterdrückt, bei Patienten mit Cushing-Syndrom jedoch nicht. Dexamethason ist deswegen angezeigt, weil es 30mal stärker als ACTH-Suppressor wirkt als Hydrokortison. Man kann es deshalb in so kleinen Mengen anwenden, daß dies keinen Einfluß auf die Bestimmung der zirkulierenden 17-Hydroxikortikosteroide hat.

Man verabreicht um 23 Uhr 1–2 mg Dexamethason zusammen mit 0,2 g Pentobarbital oral, um mögliche Angstreaktionen auszuschließen, die die Aktivität der NNR stimulieren könnten. Am Morgen wird Blut zur Bestimmung des Plasmaspiegels der 17-Hydroxikortikosteroide abgenommen. Wenn der Wert unter 5 μg/100 ml liegt (normal 5–20 μg/100 ml), kann ein Cushing-Syndrom ausgeschlossen werden. Bei Werten über 10 μg/100 ml handelt es sich um ein Cushing-Syndrom (Abb. 22.6), bei Werten zwischen 5 und 10 μg/100 ml sollte der Test wiederholt werden.

Frauen, die Ovulationshemmer einnehmen, weisen höhere Plasmakortisolspiegel auf, da hier, wie

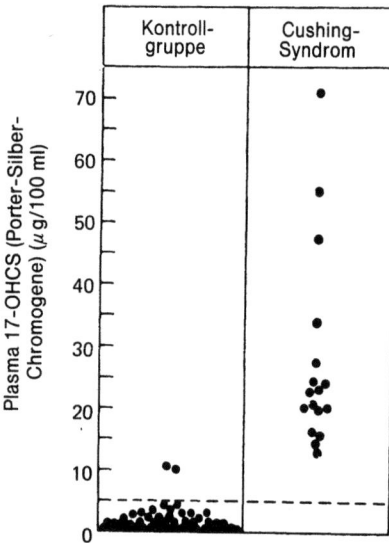

Abb. 22.6. Ergebnisse des Dexamethason-Suppressionstests bei fettleibigen Kontrollpersonen und Patienten mit Cushing-Syndrom. Genauere Ausführungen im Text. 17-OHCS = 17 Hydroxikortikosteroide. [Wiedergegeben mit Erlaubnis von Pavlatos FC, Smilo RP, Forsham PH (1975) A rapid screening test for Cushing's syndrome. JAMA 193:720]

Tabelle 22.1. Normale Steroidspiegel in Plasma und Urin (je nach Bestimmungstechnik und Labor gibt es erhebliche Schwankungen)

	Kinder	Männer	Frauen
Plasma			
17-Hydroxikortikosteroide (µg/dl als Kortisol)	5–20	5–20	5–20
Testosteron (ng/dl)	<10	300–1200	30–120
Urin (mg/24 h als Kortisol oder Dehydroepiandrosteron[a])			
17-Hydroxikortikosteroide (pro kg KG)	0,02–0,04	6–10	4–8
17-Ketogensteroid[b]	0,03–0,05	8–12	6–10
Freies Kortisol	1 µg/kg	20–120	20–120
17-Ketosteroide	Niedrig, aber in der Pubertät ansteigend zu Normalwerten der Erwachsenen	8–20	5–15
Pregnanetriol		0,5–3	0,5–2,5

[a] Anders als beim Kortisol (s. 2. Spalte)
[b] Diese künstlich abgeleitete Substanz wird in manchen Laboratorien statt der 17-Hydroxikortikosteroide bestimmt

während der Schwangerschaft, das Östrogen die Produktion des kortisolbildenden Globulins stimuliert. Deshalb müssen Ovulationshemmer mindestens 3 Wochen vor dem Dexamethason-Suppressionstest abgesetzt werden, oder es muß an einem Morgen, kurz vor dem Test, eine Basisbestimmung des Plasmakortisolspiegels durchgeführt werden. Normalerweise wird eine mehr als 50%ige Suppression beobachtet, die jedoch beim Cushing-Syndrom erheblich geringer ist.

17-Hydroxikortikosteroide und 17-Ketosteroide im 24-h-Sammelurin. Diese Werte müssen in einer exakt 24 h gesammelten Urinprobe bestimmt werden, wenn man sie mit den Normalwerten vergleichen will (Tabelle 22.1). Dieser Test ist diagnostisch nicht so zuverlässig wie die beiden vorher beschriebenen, da hier der Androgenüberschuß im Vergleich zu den Glukokortikoiden gemessen wird. Beim Cushing-Syndrom ist der 17-Hydroxikortikosteroid- sowie der 17-Ketosteroidspiegel höher, wenn eine Nebennierenhyperplasie oder ein Adenokarzinom vorliegt. Beim Adenom ist der 17-Ketosteroidspiegel normal oder erniedrigt. Da die 17-Hydroxikortikosteroidspiegel vom Körpergewicht abhängen, ist ein hoher Spiegel bei einem fettleibigen Patienten nur dann signifikant, wenn der Wert (in mg) das Körpergewicht in Pfund · 0,06 überschreitet. Bei der Schilddrüsenüberfunktion finden sich hohe Spiegel bei gleichzeitig normalen Plasmaspiegeln.

Spezifische Tests zur Unterscheidung der Ursachen des Cushing-Syndroms

Die verschiedenen Ursachen des Cushing-Syndroms können heute mit großer Genauigkeit differenziert werden (in 95% der Fälle).

Plasma-ACTH-Spiegel. Wenn die Diagnose eines Cushing-Syndroms gestellt wurde, kann man mit diesem Test die Differentialdiagnose zwischen einer Nebennierenhyperplasie und einem Tumor stellen (Abb. 22.7). Hierfür wird am Morgen Blut mit einer heparinisierten Plastikspritze abgenommen (Glas absorbiert ACTH). Das Blut muß mit Eis gekühlt werden (bei neueren Methoden zur Bestimmung des Pro-ACTH, das stabiler ist als ACTH, ist eine Kühlung der Blutprobe nicht mehr erforderlich). Die Normalwerte des ACTH liegen zwischen 20 und 100 pg/ml. Ein höherer Wert weist auf eine Hyperplasie, ein niedriger auf einen Tumor hin. Die höchsten Werte werden beim ektopischen ACTH-Syndrom beobachtet. Die

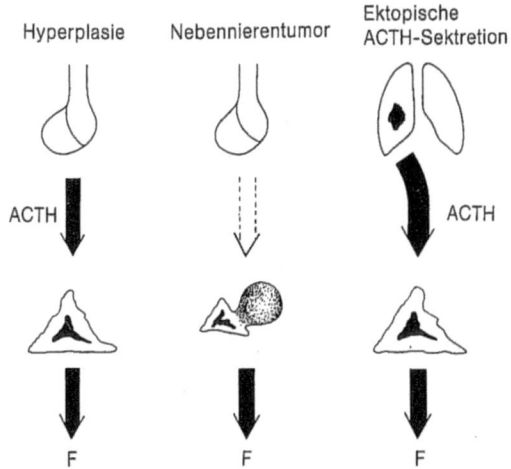

Abb. 22.7. Schematische Darstellung der Wechselbeziehung von Hypophyse und Nebennieren bei Nebennierenrindenhyperplasie, funktionellen adrenokortikalen Tumoren und ektopischen ACTH-Syndrom. [Wiedergegeben mit Erlaubnis von Forsham PH (1968). The adrenal cortex. In: Williams RH (ed) Textbook of endocrinology, 4th edn. Saunders, Philadelphia]

Zufuhr des Kortikotropin-releasing-Hormons führt bei Patienten mit hypophysären ACTH-Tumoren zum Anstieg des Plasma-ACTH-Spiegels. Bei Patienten mit ektopischen ACTH-produzierenden Tumoren, z.B. in der Lunge oder im Pankreas, bleibt der Spiegel gleich.

ACTH-Zufuhr. Man gibt 0,25–0,5 mg ACTH, um Nebennierentumore nachzuweisen, die zu einem Cushing-Syndrom führen. Nach 1 und 2 h wird Blut zur Bestimmung der Hydroxikortikosteroide im Plasma abgenommen. Beim Adenom findet sich gewöhnlich ein Anstieg, beim Karzinom nicht.

11-Desoxikortisolspiegel. Ein deutlicher Anstieg der 11-Desoxikortisolkonzentrationen im Urin spricht für ein Adenokarzinom.

Röntgenbefunde und Spezialuntersuchungen

Bestimmung des Ursprungs des erhöhten ACTH-Spiegels

Wenn Tests auf eine bilaterale NNR-Überaktivität hinweisen und der Plasma-ACTH-Spiegel erhöht ist, muß lokalisiert werden, wo das ACTH gebildet wird. Eine mögliche Ursache wäre ein Mikroadenom der Hypophyse. Ein Adenom kann jedoch meist radiologisch nachgewiesen werden. Handelt es sich nicht um ein Hypophysenadenom, muß nach einer ektopischen ACTH-Quelle gesucht werden.

Lokalisation eines Tumors

Nach guter Darmentleerung kann ein CT-Scan der suprarenalen Region eine Vergrößerung der einen und eine Atrophie der anderen Nebenniere aufzeigen (Abb. 22.8). Dieser Befund ist typisch für einen Nebennierentumor. Bei bilateraler Hyperplasie sind beide Nebennieren vergrößert dargestellt. Dieser Befund ist jedoch diagnostisch nicht beweisend, da das perirenale Fettgewebe eine Nebennierenvergrößerung vortäuschen kann.

Ein CT-Scan oder besser die NMR der Sella turcica kann einen schmalen Defekt niedriger Dichte durch das Kontrastmittel und das die Sella turcica umgebende Blut aufzeigen. Dies spricht für ein Mikroadenom der Hypophyse. Diese Tumoren haben normalerweise nur einen Durchmesser von 3–5 mm, größere Tumoren sind selten.

Differentialdiagnose

Eine Nebennierenzyste, die sich als suprarenaler Tumor mit Verdrängung der Niere darstellt, kann durch die Ultraschalluntersuchung verläßlich abgegrenzt werden. Man findet oft eine Verkalkung der Kapsel (Ghandur-Mnaymneh et al. 1979), außerdem findet sich keinerlei Hormonaktivität.

Tumoren oder Zysten im Bereich des oberen Nierenpols können als suprarenale Tumoren imponieren. Die Ausscheidungsurographie zeigt jedoch die typischen Verdrängungen der Kelche durch derartige raumfordernde Prozesse, während sich durch die Nierenangiographie die innere Struktur darstellen läßt.

Flüssigkeit in der Kardia des Magens kann sich auf einer Abdomenübersichtsaufnahme als rundlicher Schatten in der linken suprarenalen Region darstellen. Er ist jedoch auf einer Aufnahme im Stehen nicht mehr nachweisbar. Auch hier können CT-Scans aussagekräftig sein. Gelegentlich täuscht der Milzschatten eine Vergrößerung der linken Nebenniere vor.

Auch eine Vergrößerung der Leber oder der Milz kann die Nieren nach unten verdrängen. Dies kann man jedoch schon bei der körperlichen Untersuchung oder durch das CT nachweisen.

Komplikationen

Ein Hypertonus kann zu Herzversagen oder zum Schlaganfall führen. Der meist nur geringgradig aus-

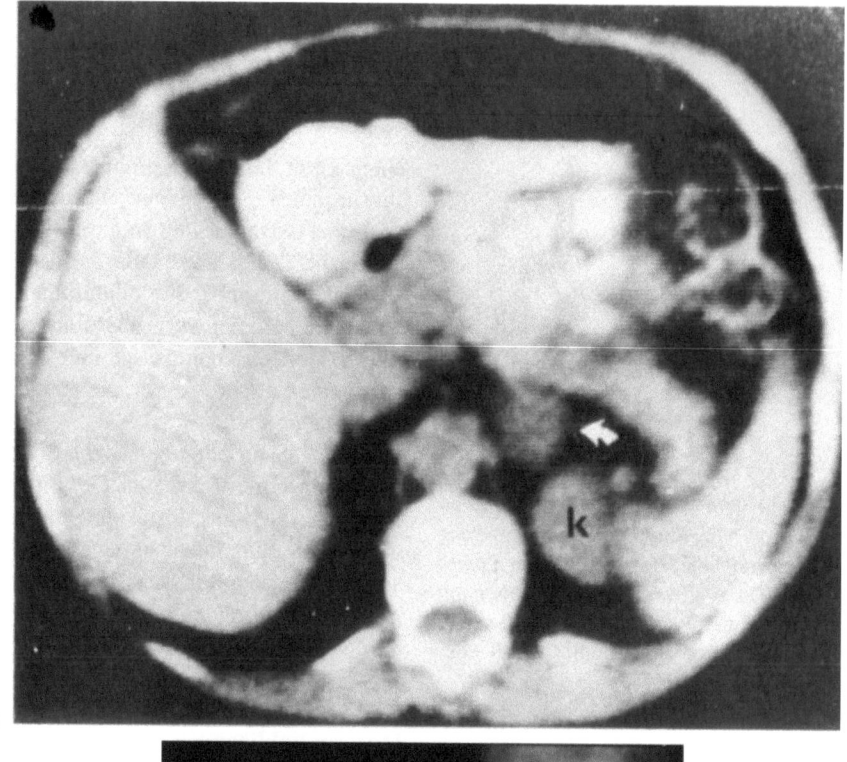

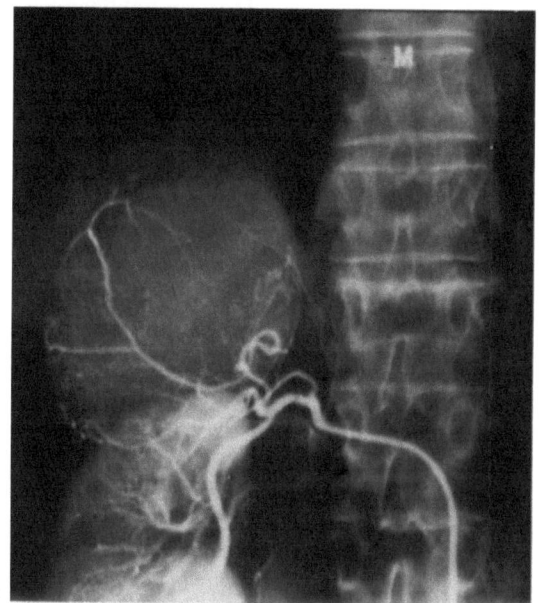

Abb. 22.8a, b. Topographische Lage von Nebennierenveränderungen. **a** CT-Scan eines 3 cm großen Adenoms der linken Nebenniere *(weißer Pfeil),* das anteromedial der linken Niere *(k)* liegt. (Reproduktion mit Erlaubnis von Korobkin MT et al. AJR 1979, 132:231.) **b** Das selektive Arteriogramm zeigt ein großes Nebennierenadenom über dem oberen Pol der rechten Niere

geprägte Diabetes kann gelegentlich problematisch sein. Schwer zu behandelnde Haut- oder systemische Infektionen sind häufig. Kompressionsfrakturen osteoporotischer Wirbel oder Rippenfrakturen (oft erstaunlicherweise schmerzlos) kommen vor. Nicht selten entwickeln sich durch die Freisetzung des Kalziums aus den Knochen Nierensteine. Magen-(Streß-)Geschwüre können zu Problemen führen. Nicht selten kommen Psychosen vor, die jedoch nach erfolgreicher Therapie wieder verschwinden.

Therapie

Bilaterale NNR-Hyperplasie

Das Mikroadenom der Hypophyse ist die häufigste Ursache einer bilateralen NNR-Hyperplasie. Es muß lokalisiert und operativ entfernt werden. Dabei ist die transsphenoidale Resektion, die von einem erfahrenen Neurochirurgen durchgeführt werden muß, die Methode der Wahl. Der Eingriff ist in über 90% der Fälle erfolgreich, und oft kann die endokrine Funktion der Hypophyse erhalten werden.

Bei Patienten mit Hypophysentumor oder ektopischem Karzinom ist die totale bilaterale Adrenalektomie erforderlich, wenn die Ursache der ACTH-Überproduktion nicht beseitigt werden kann. Das gleiche gilt, wenn sich während der Operation kein Hypophysenadenom nachweisen läßt. Meistens wird man die totale Entfernung der Nebennierenrinde einem subtotalen Eingriff vorziehen, da es sonst oft zu unvorhersehbaren Rezidiven kommt. In etwa 5% der Fälle, die durch totale Adrenalektomie behandelt wurden, führte ektopisches NNR-Gewebe erneut zum Auftreten des Cushing-Syndroms. Eine unangenehme Folge der totalen Adrenalektomie ist das rasche Wachstum chromophober Hypophysenadenome in bis zu 25% der Fälle, die zu übermäßiger ACTH-Sekretion führen (Nelson-Syndrom). Diese Tumoren können durch Radiotherapie der Hypophyse oder operativ behandelt werden (oder durch beides). Sie können jedoch auch maligne entarten und schwierig zu entfernen sein. Eine totale Vorderlappenhypophysektomie ist nur bei Patientinnen außerhalb des gebärfähigen Alters gerechtfertigt.

Präoperative Vorbereitung

Da eine Entfernung des ACTH-produzierenden Tumors zu einer vorübergehenden oder dauerhaften Nebenniereninsuffizienz führt, muß präoperativ Kortisol verabreicht und diese Substitution nach dem operativen Eingriff fortgesetzt werden, um eine Addison-Krankheit unter Kontrolle zu halten. In der postoperativen Phase wird die Dosis so lange erniedrigt, bis die orale Medikation gerade ausreichend ist.

Postoperativer Status

Nach Normalisierung des ACTH-Spiegels, nach der Adrenalektomie, oder wenn er entsprechende Dosen Hydrokortison erhält, die über der normalen täglichen Sekretion von etwa 20 mg liegen, fühlt sich der Patient wohl. Nähern sich die Dosen der normalen maximalen physiologischen Sekretion, so kann der Patient über Übelkeit und Bauchschmerzen wie bei einer Pankreatitis klagen (die auch tatsächlich auftreten kann). Außerdem kann während des Abfalls des NNR-Hormonspiegels extreme Schwäche und Symptome des adrenokortikalen Hormonmangels auftreten. Deshalb ist es wichtig, die Steroidsubstitution über einen Zeitraum von mehreren Tagen allmählich zu reduzieren. Am Tag der Operation werden 200 mg Kortisol verabreicht; die Dosis wird in den folgenden Tagen kontinuierlich reduziert (150, 100, 80, 60 und 40 mg), bis man eine gleichbleibende Dosis von 20–30 mg Kortisol, kombiniert mit 0,1 mg Fludrocortison, erreicht.

Nachsorge

Die Höhe der adrenokortikalen Sekretion kann während der Substitutionstherapie nicht bestimmt werden, da 1/3 des zugeführten Kortisols im Urin erscheint. Um eine verläßliche Bestimmung der 17-Hydroxikortikosteroidausscheidung im 24-h-Sammelurin zu erhalten, muß die Substitutionstherapie unterbrochen werden. Man gibt über 2 Tage 1 mg Dexamethason täglich, während man zusätzlich reichlich Natriumchlorid zuführt.

Die 17-Hydroxikortikosteroidspiegel oder die 17-Ketosteroidspiegel im Urin sollten in Intervallen von 3–6 Monaten bestimmt werden. Dabei sollte der Patient kein Kortisol einnehmen; man verabreicht 1 mg Dexamethason oral zusammen mit einer größeren Natriummenge, und zwar am Tag vor und am Tag der Sammelperiode. Hierdurch kann eine Reaktivierung des restlichen NNR-Gewebes festgestellt werden.

Entwickelt sich postoperativ ein Nelson-Syndrom, so steigen die Plasma-ACTH-Werte progressiv an. Diese sind gewöhnlich nur leicht erhöht, wenn eine entsprechende adrenokortikale Standardsubstitutionstherapie durchgeführt wird. Außerdem verfärbt sich die Haut des Patienten deutlich dunkler. CT-Aufnahmen der Sella turcica können, wenn sie mit präoperativen Bildern verglichen werden, einen zunehmenden chromophoben Tumor aufweisen. Diese Untersuchung sollte man alle 6 Monate vornehmen, bis der Patient über ein Jahr asymptomatisch geblieben ist. Das gilt besonders dann, wenn die erhöhte Melaninpigmentierung auf einer übermäßigen ACTH-Sekretion beruht.

Nebennierenadenom und Adenokarzinom

Je nach Größe des Tumors und dem Körperbau des Patienten kann die operative Freilegung über einen Flankenschnitt mit Resektion der 11. oder 12. Rippe erfolgen. Bei großen Tumoren ermöglicht die transthorakale-transdiaphragmale Schnittführung eine optimale Freilegung des Tumors.

Präoperative Vorbereitung

Sie ist dieselbe wie bei bilateraler Hyperplasie, da die Entfernung einer Nebenniere bei gleichzeitiger Atrophie der kontralateralen Drüse beinahe immer zu einem sofortigen Hypoadrenalismus führt.

Postoperative Behandlung und Nachsorge

Aufgrund der Atrophie der kontralateralen Nebenniere muß postoperativ eine Substitutionstherapie eingeleitet werden, um eine Normalisierung der atrophischen Drüse zu gewährleisten. Anfangs wird Hydrokortison oral in Dosen von 10 mg 3mal täglich verabreicht; innerhalb der nächsten 2–3 Wochen wird diese Dosis auf 10 mg täglich reduziert (verabreicht um 7 oder 8 Uhr morgens). Diese Substitutionstherapie kann über 1 Monat bis zu 2 Jahren erforderlich sein. Dies hängt von der Erholungsrate der vorhandenen Drüse ab. Eine Natriumsubstitution ist nur selten notwendig, da bei atrophierter Nebenniere meist genügend Aldosteron produziert wird. Regelmäßige Bestimmungen der Kortisol-, 17-Hydroxikortikosteroid- und 17-Ketosteroidspiegel im Urin können als Tumormarker verwendet werden.

Prognose

Die Behandlung der NNR-Überfunktion führt normalerweise innerhalb von Tagen bis Wochen zu einer Besserung der Symptome. Bei Erwachsenen persistiert die Osteoporose dagegen jedoch oft, während sich der Hypertonus und der Diabetes oft bessern. Die bilaterale Hyperplasia, die durch eine Hypophysenadenektomie behandelt wurde, hat eine ausgezeichnete Prognose. Es besteht eine Rezidivrate von etwa 10%. Auch die Entfernung eines Nebennierenadenoms hat eine ausgezeichnete Prognose.

Dagegen sind die Aussichten für einen Patienten mit Adenokarzinom schlecht. Die Zytostatikatherapie mit Mitotane (Lysodren)[1], verabreicht in Dosen bis zu 30 mg täglich oral, lindert zwar die Symptome des Cushing-Syndroms, trägt jedoch nur wenig zur Verlängerung der Überlebensrate bei. Darüber hinaus ist die Übelkeit oft sehr lästig. Kürzlich konnte gezeigt werden, daß dieses Medikament in Kombination mit Fluorouracil eine Metastasierung aufhalten kann.

Androgene Syndrome der Nebenniere

Diese kommen häufiger bei Frauen vor. Man hat kongenitale bilaterale Nebennierenhyperplasien und maligne wie benigne Tumoren beobachtet. Sie alle führen zu exzessiven Androgenspiegeln. Im Gegensatz zum proteinkatabolen Cushing-Syndrom sind androgene Syndrome stark anabol. Bei unbehandelten Fällen kommt es i. allg. zu deutlichem Zurückweichen des Haaransatzes, vermehrtem Bartwuchs und exzessivem Wachstum der Schambehaarung bei beiden Geschlechtern. Bei Männern tritt meist eine Vergrößerung des Penis bei gleichzeitiger Hodenatrophie auf. Bei Frauen kommt es zur Vergrößerung der Klitoris mit Atrophie der Brüste und Amenorrhö (Abb. 22.9). Die Muskelmasse steigt, der Fettgehalt nimmt ab, was zu einer kräftigen, aber guten Figur führt. Die Stimme wird, insbesondere bei Frauen, tiefer. Dieser Zustand ist irreversibel, da er auf eine Vergrößerung des Larynx zurückgeht. Oft ist auch die Psyche dieser Patienten gestört. Bei beiden Geschlechtern findet

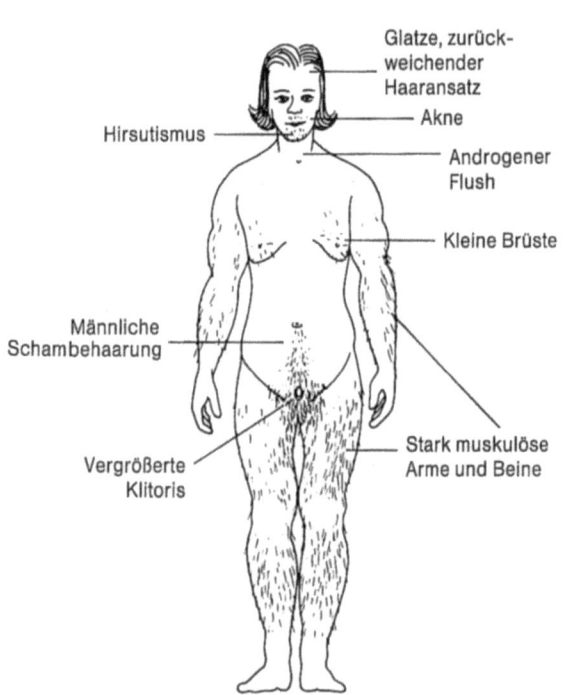

Abb. 22.9. Klinische Merkmale bei ausgeprägter Virilisierung einer Frau mit adrenogenitalem Syndrom. [Reproduktion mit Erlaubnis von Forsham PH (1968) The adrenal cortex. In: Williams RH (ed) Textbook of endocrinology, 4th edn. Saunders, Philadelphia]

---

[1] Lysodren: nur in Amerika im Handel

man vermehrte körperliche Aggressivität und eine Zunahme der Libido.

Kongenitale, bilaterale, androgene Nebennierenhyperplasie

Pathophysiologie

Ein kongenitaler Defekt bestimmter Nebennierenenzyme führt zur Produktion anomaler Steroide (Abb. 22.10), die bei Frauen zu einem Pseudohermaphroditismus und bei Männern zu einer Makrogenitosomie führt. Der Enzymdefekt ist mit einer übermäßigen Androgenproduktion in utero verbunden. Bei Frauen entwickeln sich die Müller-Gänge normal (z.B. Ovarien, Uterus und Vagina). Der Androgenüberschuß übt jedoch einen maskulinisierenden Effekt auf den Sinus urogenitalis und den Genitalhöcker aus, so daß Vagina und Urethra miteinander verbunden sind, wobei die Harnröhrenmündung an der Basis der vergrößerten Klitoris mündet. Oft sind die Labien hypertrophiert. Äußerlich findet man eine ausgeprägte Hypospadie mit Kryptorchismus.

Die Nebennierenrinde bildet anabole und androgene Steroide, die zu einem unterschiedlich hohen Kortisolmangel führen können, der jeweils von der Art des Enzymblocks abhängig ist. Hierdurch kommt es zu einem Anstieg der ACTH-Sekretion und zu einer Hyperplasie beider Nebennierenrinden. Sie bilden außerdem große Mengen an androgenen, anabolen oder blutdrucksteigernden Steroiden. Der Mangel oder die starke Reduktion verschiedener Enzyme – Oxidasen, Hydrogenasen, Isomerasen oder Desmolasen – führt zu Enzymstörungen in den adrenokortikalen Synthesen (Abb. 22.10).

Ein Enzymblock bei C_{20} mit Fehlen der 20,22-Desmolase, führt zu der seltenen kongenitalen, lipoiden Nebennierenhyperplasie mit vollständigem Steroidhormonmangel. Diese Kinder müssen früh sterben, wenn sie nicht eine lebenslange vollständige Substitutionstherapie erhalten.

Ein Enzymblock bei C_3 mit Fehlen der 3-β-Hydroxidehydrogenase und -isomerase verhindert die Bildung von Progesteron, Aldosteron und Kortisol. Dehydroepiandrosteron wird im Überschuß produziert. Dieses seltene Syndrom ist gekennzeichnet durch Hypotonie, Hypoglykämie und männlichen Hermaphroditismus. Frauen weisen eine ungewöhnliche Sexualentwicklung mit Hirsutismus auf. Es kommt zu einer unregelmäßigen Melaninpigmentierung.

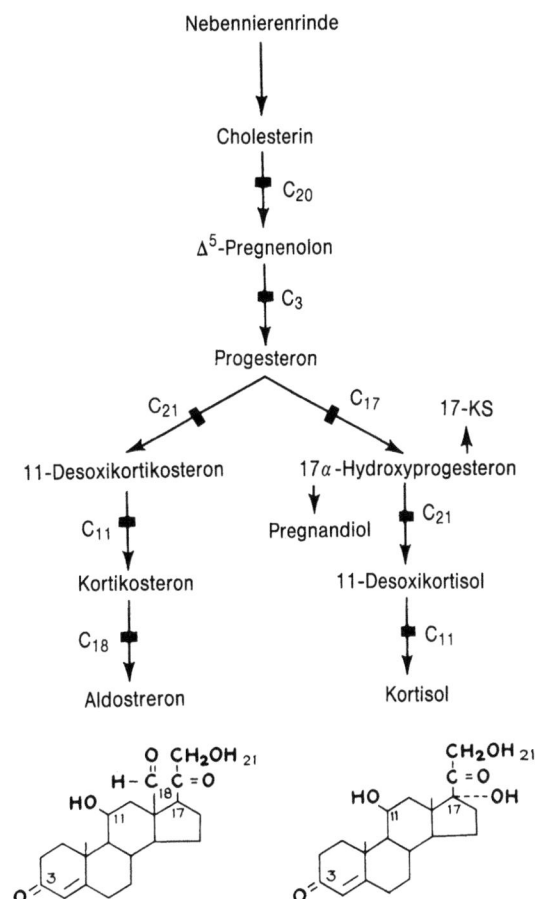

Abb. 22.10. Durch den Mangel an Hydroxilasen und verwandten Enzymen in der Nebennierenrinde kommt es zu typischen Fällen des adrenogenitalen Syndroms

Ein Enzymblock bei C_{21} mit einem Mangel oder Fehlen der 21-Hydroxilase verhindert die Umwandlung von 17-α-Hydroxyprogesteron in Kortisol. Dieser etwas häufigere Defekt tritt in 2 Formen auf: in der Form mit Salzverlust und Aldosteronmangel und der häufigeren Form ohne Salzverlustsyndrom. Es finden sich Hirsutismus, Virilismus, Hypotonie und Melaninpigmentierung.

Ein Enzymblock bei C_{17} mit Fehlen der 17-Hydroxilase tritt meistens bei Frauen auf und kann bis ins Erwachsenenalter unentdeckt bleiben. Zu den Befunden zählen: erniedrigte Kortisolspiegel mit hohen ACTH-Spiegeln, primäre Amenorrhö und sexueller Infantilismus, da weder Glukokortikoide noch Geschlechtshormone in ausreichender Menge gebildet werden. Ein männlicher Pseudohermaphroditismus wird nur selten beobachtet. Typischerweise findet sich eine Hypertonie infolge des Mineralokortikoidüberschusses (11-Desoxikortikosteron).

Ein Enzymblock bei C_{11} mit Fehlen der 11-Hydroxilase verhindert die Bildung von Kortisol und Kortikosteron und führt daher zu einem deutlichen ACTH-Überschuß mit starker Melaninpigmentierung. Anders als beim Morbus Addison entsteht hier eine Hypertonie infolge des 11-Desoxikortikosteronüberschusses. Ausgeprägte sexuelle Veränderungen treten nicht auf.

Ein Enzymblock bei C_{18} mit Fehlen einer Oxidase ist äußerst selten. Das 11-Desoxikortikosteron übernimmt die Funktion von Aldosteron als wichtigstem Mineralokortikoid.

Erhöhte Androgenspiegel, die zu Hirsutismus und Amenorrhö führen, entwickeln sich nur selten nach der Pubertät. Sie führen im mittleren Alter gelegentlich zu Virilismus. Dieser erworbene leichte Enzymdefekt der Nebennieren wird als benigne androgene Überaktivität der NNR bezeichnet.

Klinische Befunde

Symptome und klinische Zeichen

Bei neugeborenen Mädchen besteht im Genitalbereich eine ausgeprägte Hypospadie mit Kryptorchismus. Bei Jungen finden sich bei der Geburt keine Abweichungen. Je eher der Fetus dem Androgenüberschuß intrauterin ausgesetzt wurde, desto ausgeprägter sind die Anomalien.

In unbehandelten Fällen sind Hirsutismus, exzessive Muskelmasse und schließlich Amenorrhö die Regel. Die Brust wird nur schwach ausgebildet. Bei Männern ist das Peniswachstum sehr ausgeprägt. Die Hoden sind oft atrophisch aufgrund der Hemmung der Gonadotropinsekretion durch den hohen Adrogenspiegel. In seltenen Fällen können hyperplastische adrenokortikale Anteile im Hoden zu einer harten Hodenvergrößerung führen. In den meisten Fällen kommt es nach der Pubertät zu einer Aspermie.

Sowohl bei Männern als auch bei Frauen mit androgener Hyperplasie ist das Wachstum anfänglich beschleunigt, so daß daraus ein erhöhtes Längenwachstum resultiert. Im Alter von 9–10 Jahren führt der vorzeitige Epiphysenschluß, der durch den Androgenüberschuß hervorgerufen wird, zum Wachstumsstillstand, so daß diese Patienten als Erwachsene meist nicht sehr groß sind. Bei beiden Geschlechtern kann die gesteigerte Aggressivität und die Zunahme der Libido, besonders bei Jungen, zu sozialen und disziplinären Problemen führen.

Laborbefunde

Die 17-Ketosteroidspiegel sind höher, als für Alter und Geschlecht üblich sind (Tabelle 22.1). Die Preg-

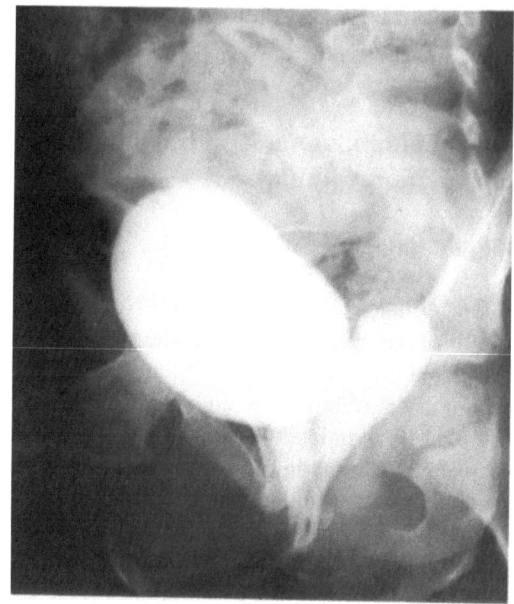

Abb. 22.11. Sinusurogenitalis bei kongenitaler virilisierender Nebennierenrindenhyperplasie. Die Schrägaufnahme der Urethrographie zeigt die Verbindung zwischen Vagina und distaler Harnröhre. (Mit freundlicher Genehmigung von F. Hinman jr.)

nenolonspiegel im Urin sind schon früh erhöht (dieser Test ist empfindlicher als die Bestimmung der 17-Ketosteroide, da Pregnenolon ein Vorläufer der androgenen Steroide ist). Der empfindlichste Indikator einer Androgenaktivität ist die Erhöhung des Plasma-17-Hydroxyprogesteronspiegels. Diese Untersuchung ist besonders bei Kindern wichtig. Bei Frauen ist der Abstrich der Mundschleimhaut zum Nachweis von Barr-Körperchen positiv.

Röntgenbefunde

Die Röntgenaufnahmen zeigen ein beschleunigtes Knochenalter. Auf einem seitlichen Zystourethrogramm können Vagina, Blase und Urethra abgebildet werden (Abb. 22.11).

Computertomogramme

Mit Hilfe der CT-Scans lassen sich die hypertrophierten Nebennieren darstellen.

Instrumentelle Untersuchung

Mit Hilfe der Urethroskopie findet sich die Stelle, an der die Vagina in die hintere Harnröhrenwand einmündet. Von hier aus erreicht man den Vaginaltrakt, und der Zervikalkanal wird sichtbar.

Differentialdiagnose

Eine Reihe kongenitaler Anomalien, die die Entwicklung der äußeren Genitalen beeinflussen, ähnelt dem adrenogenitalen Syndrom der Nebenniere. Hierzu zählen 1. ausgeprägte Hypospadie mit Kryptorchismus, 2. der weibliche Pseudohermaphroditismus des nicht-adrenalen Typs (hervorgerufen durch Zufuhr von Androgenen oder Progesteron während der Schwangerschaft), 3. der männliche Pseudohermaphroditismus und 4. der echte Hermaphroditismus. Diese Kinder weisen keine hormonellen Abnormitäten auf, und Knochenalter und Reifung sind nicht beschleunigt.

Therapie

Die Diagnose sollte möglichst früh gestellt werden. Die Behandlung der zugrundeliegenden Ursache erfolgt medikamentös. Dabei soll die übermäßige ACTH-Sekretion unterdrückt und der Androgeneffekt vermindert werden. Dies erreicht man mit Hilfe des langwirkenden Glukokortikoids Dexamethason. Man gibt jede Nacht 0,5–1,5 mg oral gegen 23 Uhr, so daß die NNR in der Zeit ihrer größten Aktivität, d. h. von 2–8 Uhr morgens, supprimiert wird. Bei schwerem Salzverlustsyndrom sind Gaben von Fludrokortison (0,05–0,3 mg, abhängig von Schweregrad und Alter) in Verbindung mit erhöhter Salzzufuhr, je nach Blutdruck und Körpergewicht, notwendig.

Nach der Pubertät können Vagina und Harnröhre operativ voneinander getrennt werden. Wenn es zu häufigen Klitoriserektionen kommt, ist eine Resektion oder Rückverlagerung angezeigt (Parrott et al. 1980). Vernünftige Gaben von Östrogen oder Ovulationshemmern können bei Pseudohermaphroditismus zu einer weiblichen Figur führen und den psychischen Zustand der Patienten bessern.

Prognose

Wenn die Erkrankung früh erkannt und die ACTH-Suppression schon begonnen wird, bevor eine chirurgische Korrektur der Genitalanomalien vorgenommen wird, sind die Aussichten für ein normales Wachstum und eine zufriedenstellende Entwicklung ausgezeichnet. Wird die Behandlung zu spät eingeleitet, kommt es zu verzögertem Wachstum und zu einer Neigung zur koronaren Herzkrankheit. Die Patienten sterben meist schon früh durch Myokardinfarkt. Bei einigen weiblichen Pseudohermaphroditen setzen die Menses nach der Behandlung ein, und es kann zu Empfängnis und Geburt kommen, wenn die anatomischen Abnormitäten minimal sind oder operativ korrigiert wurden.

Nebennierenrindentumoren

Der Dexamethason-Suppressionstest wird zur Differenzierung einer Hyperplasie (ein medikamentöses Problem) und NNR-Tumoren (ein chirurgisches Problem) eingesetzt. Es steht eine Reihe von Methoden zur Bestimmung der Dexamethasonsuppression zur Verfügung: Plasmaspiegel von 17-Hydroxyprogesteron, Dehydroepiandrosteron oder Androstendion. Meistens wird beim Dexamethason-Suppressionstest jedoch der 17-Ketosteroidspiegel im Urin bestimmt. Der Text wird folgendermaßen durchgeführt. Im 24-h-Sammelurin werden die 17-Ketosteroide bestimmt. Dem erwachsenen Patienten wird dann Dexamethason 2 mg oral 4mal täglich verabreicht. Am 2. Tag wird wieder der 24-h-Urin gesammelt und die Konzentration der 17-Ketosteroide bestimmt. Wenn in der 2. Urinprobe weniger als die Hälfte der Konzentration der 1. Probe vorliegt, so ist eine Suppression der Nebennierenaktivität eingetreten, und es handelt sich um eine Hyperplasie. Die Hyperaktivität durch einen Nebennierentumor führt nicht zu einer Suppression. Zaitoon u. Mackie (1978) haben die Literatur über NNR-Tumoren bei Kindern aufgearbeitet.

Ein Tumor kann durch CT lokalisiert werden (Abb. 22.8). In diesem Fall findet man keine Atrophie der kontralateralen Nebenniere, da keine deutliche Erhöhung des 17-Hydroxikortikosteroidspiegels vorliegt. Deshalb kann auch die präoperative Kortisolmedikation gering gehalten werden, d. h. 50 mg Kortisolphosphat kurz vor Einleitung der Anästhesie intramuskulär. Der Tumor kann i. allg. leicht von einem Flankenschnitt aus entfernt werden. Im Gegensatz zu Patienten mit Cushing-Syndrom sind Blutstillung und Wundheilung meistens normal.

Das Adenokarzinom ist ein extrem bösartiger Tumor, der in Leber, Lungen und Gehirn metastasiert. Regelmäßige Bestimmungen der 17-Ketosteroide im Urin können als Tumormarker die Vollständigkeit einer Resektion oder die Ausbildung einer Metastasierung aufzeigen. Bei Metastasen verabreicht man bis zu 30 g Mitotane (Lysodren)/Tag oral. Leider kommt es durch dieses Medikament nur zu einer vorübergehenden Hemmung des Tumorwachstums. Auch Fluorouracil ist nicht erfolgreich. Eine Radiotherapie in hoher Dosierung verzögert den Krankheitsverlauf nur. Eine Kombination aus Mitotane und Fluorouracil kann gelegentlich hilfreich sein.

Hypertonie-Hypokaliämie-Syndrom (primärer Hyperaldosteronismus)

Die übermäßige Produktion von Aldosteron führt zu einer Kombination aus Hypertonie, Hypokaliämie, Nykturie und gelegentlich Diabetes insipidus. Sie ist meist Folge eines Aldosteronismus oder einer spontanen bilateralen nodulären Hyperplasie der Zona glomerulosa der NNR. Seltenere Ursachen sind das adrenokortikale aldosteronproduzierende Karzinom, eine durch Glukokortikoidgabe zu behebende ACTH-Überproduktion, oder ein unklarer Aldosteronismus, der teilweise auf ein Adenom oder eine Hyperplasie zurückzuführen ist. Der niedrige Serumkaliumspiegel kann zu Muskelschwäche führen, bis hin zum Kollaps, zur orthostatischen Hypotonie infolge einer Paralyse der Druckrezeptoren und zu Synkopen. Als Folge einer reversiblen Schädigung der renalen Sammelrohre kann ein Diabetes-insipidus-ähnliches Syndrom entstehen. Durch die Alkalose kommt es zur Tetanie.

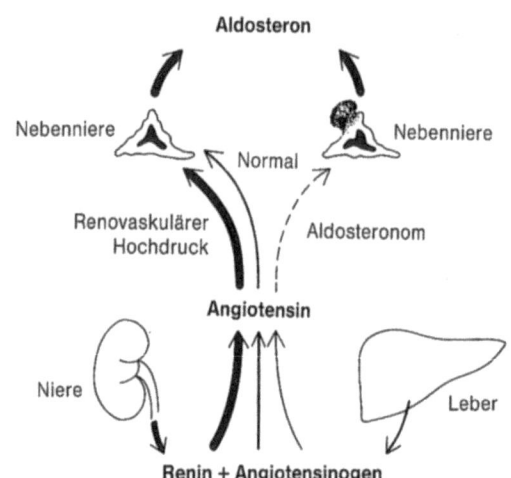

Abb. 22.12. Die Beziehungen zwischen Angiotensin und Aldosteron bei einem Aldosteronom und renovaskulärem Hochdruck. [Reproduktion mit Erlaubnis von Forsham PH (1968) The adrenal cortex. In: Williams RH (ed) Textbook of endocrinology, 4th edn. Saunders, Philadelphia]

Pathophysiologie

Ein Aldosteronüberschuß, der auf die meisten Zellmembranen im Körper wirkt, führt zu typischen Veränderungen in den distalen Nierentubuli und im Dünndarm. Die Folge ist Kaliumverlust im Urin, verbunden mit vermehrter Natriumresorption und gesteigerter Wasserstoffionensekretion. Dies führt zu Kaliummangel, metabolischer Alkalose, erhöhter Natriumkonzentration im Plasma und zur Hypervolämie. Der Kaliummangel beeinflußt die Druckrezeptoren, so daß ein orthostatisch bedingter Blutdruckabfall nicht mehr zu einer reflektorischen Tachykardie führt. Bei niedrigen Serumkaliumspiegeln fällt die Konzentrationsfähigkeit der Niere ab, die Tubuli reagieren nicht mehr auf die Zufuhr von Vasopressin, und eine gesteigerte Wasserresorption bleibt aus. Schließlich führt die Verminderung der Insulinfreisetzung infolge des Kaliummangels bei etwa 50% der Fälle zu einer verstärkten Kohlenhydratintoleranz.

Das Plasmarenin und sekundär auch die Plasmaangiotensinspiegel werden durch den Aldosteronüberschuß gesenkt, vermutlich als Folge der Blutvolumenvermehrung (Abb. 22.12). Schon im Frühstadium der übermäßigen Aldosteronproduktion kann es zu Hypertonie bei noch normalen Serumkaliumspiegeln kommen. Später sinkt auch der Kaliumspiegel, wodurch die Diagnose erleichtert wird.

Klinische Befunde

Symptome und klinische Zeichen

Während des Adenom vorwiegend bei Frauen zu finden ist, tritt die bilaterale noduläre Nebennierenhyperplasie hauptsächlich bei jungen Männern auf. Kopfschmerzen sind häufig, fast immer findet sich eine Nykturie, und gelegentlich kommt es bei sehr niedrigen Serumkaliumspiegeln zu Lähmungen. Taubheit und Kribbeln in den Extremitäten sind auf die Alkalose zurückzuführen, die auch zur Tetanie führen kann. Der Hypertonus kann unterschiedlich stark ausgeprägt sein. Eine orthostatische Hypotonie ist häufig. Gewöhnlich ist ein unzureichender Vasomotorentonus nachweisbar. Deshalb sollte der Puls beim stehenden Patienten kontrolliert werden. Der Patient wird aufgefordert, in die Hocke zu gehen und sich wieder aufzurichten. Bei einer Kontrollperson wird der Puls nach dem Aufrichten langsamer sein. Beim Hyperaldosteronismus ist dies nicht so.

Die ophthalmologische Untersuchung zeigt normalerweise Gefäße, die nicht dem Grad der Hypertonie entsprechen. Solange kein akutes Herzversagen besteht, liegen keine Ödeme vor. Das Chvostek-Zeichen ist oft positiv.

Tabelle 22.2. Desoxikortikosteronazetat-Test bei primärem Hyperaldosteronismus

Vorbereitung des Patienten
1. Absetzen aller hypotensiven Medikamente für 1 Woche
2. 3 Tage lang je 6 g Natriumchlorid verabreichen
3. 3 Tage lang 7 g Kaliumchlorid verabreichen

Testablauf
1. 24-h-Sammelurin zur Aldosteronbestimmung
2. 5 mg Desoxikortikosteronazetat 3 Tage lang tgl. i.m. oder 1 mg Fludrokortison 2mal tgl. oral, 3 Tage lang
3. am 3. Tag Aldosteronbestimmung im 24-h-Sammelurin

Ergebnis (Aldosteronkonzentration im Urin in μg/d)

	Normal	Primärer Hyperaldosteronismus	Sekundärer Hyperaldosteronismus
Kontrolltag	9	18	25
3. Tag der Suppression	3	17	9

Laborbefunde

Bevor die unten beschriebenen Tests durchgeführt werden, muß man sicher sein, daß der Patient keine oralen Kontrazeptiva oder andere Östrogenpräparate einnimmt. Diese erhöhen den Renin-, den Angiotensin- und dadurch auch den Aldosteronspiegel und können daher zu einem künstlichen Blutdruckanstieg führen. Deshalb ist das Absetzen dieser Medikamente für 1 Woche unbedingte Voraussetzung. Auch Diuretika sollten abgesetzt werden, da sie das Blutvolumen erniedrigen und zu einem sekundären Aldosteronismus und zur Hypokaliämie führen. Auch bei salzarmer Diät ist der Aldosteronwert normalerweise erhöht.

Vor der Serumelektrolytbestimmung erhält der Patient eine Belastungsdosis von etwa 6 g Kochsalz über wenigstens 2 Tage. Auf diese Weise kommt austauschbares Natrium in die distalen Tubuli, so daß das Kalium gegen Natrium ausgetauscht werden kann. Hierdurch läßt sich der niedrige Serumkaliumspiegel und das fehlende Elektrolytgleichgewicht verdeutlichen. Später muß das Serumkalium wieder ausgeglichen werden, da ein sehr niedriger Spiegel dieses Ions die Sekretionsrate des Aldosterons künstlich vermindern kann.

Bei einem wirklichen Aldosteronüberschuß werden das Serumnatrium und der CO_2-Spiegel leicht erhöht sein. Das Serumkalium wird dagegen stark erniedrigt

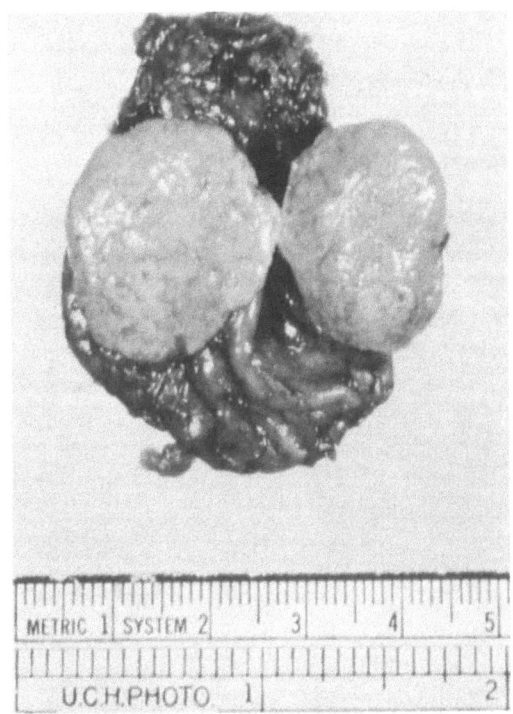

Abb. 22.13. Typisches „kanarienvogelgelbes" Aldosteronom, das mit Hypertension, Hypokaliämie und Alkalose einhergeht. Dieser Tumor ist im Vergleich zu anderen adrenokortikalen Tumoren relativ klein

sein, z. B. 3 meq/l oder weniger. Als Screening-Test eignen sich Kaliumbestimmungen im Serum und Urin, wobei der Patient eine entsprechende Natriumgabe erhalten muß. Man spricht von Kaliumverlust, wenn der Kaliumspiegel im Urin >30 meq/l in 24 h und der Kaliumspiegel in Serum <3 meq/l ist.

Die endgültige Diagnose beruht auf dem Nachweis eines erhöhten Aldosteronspiegels im Plasma oder Urin oder einem positiven Desoxikortikoronacetat-Test (Tabelle 22.2). Vor der Aldosteronbestimmung sollte bei dem Patienten eine Kochsalzbelastung (6 g/Tag) durchgeführt werden, um ein Absinken des Plasmavolumens zu vermeiden, was natürlich auch eine Erhöhung des Aldosteronspiegels bewirken könnte. Bei einem Hyperaldosteronismus ist der Aldosteronwert im Urin nach Suppression mit Desoxikortikosteronacetat oder Fludrokortison >10 μg/Tag.

Lokalisation

Gewöhnlich können Tomogramme keine kleineren Adenome als 1–2 cm im Durchmesser nachweisen (Abb. 22.13). Oft können die Tumoren durch CT-

Scans lokalisiert werden. Die Isotopenuntersuchung mit ^{131}J-19-Jodcholesterol ist die nicht-invasive Methode der Wahl (Abb. 22.8).

Differentialdiagnose

Ein sekundärer Hyperaldosteronismus kann einen renovaskulären Hypertonus begleiten. Ein Stenosegeräusch im Bereich des Abdomens kann anfänglich darauf hindeuten. Es besteht eine hypokaliämische Alkalose. Zur Differenzierung ist die Messung des Blutvolumens und des Serumnatriums erforderlich. Beim primären Aldosteronismus sind beide erhöht. Bei der sekundären Form können beide niedrig sein.

Ein essentieller Hypertonus verursacht i. allg. keine Veränderungen im Elektrolythaushalt. Definierte Tests zur Erkennung des Hyperaldosteronismus weisen negative Resultate auf.

Die Diagnose des Phäochromozytoms (s. unten) basiert auf Katecholaminbestimmungen, die bei Patienten mit paroxysmalem Hypertonus während den blutdrucknormalen Phasen nicht erhöht sind. Die vorsichtige Gabe von Glukagon, 1 mg i.v., führt zu einem Anstieg des Blutdrucks und des Katecholaminspiegels. Die Aldosteronwerte bleiben normal.

Auch das Cushing-Syndrom ist mit einem Hypertonus verbunden. Die Diagnose läßt sich jedoch aufgrund der körperlichen Untersuchung und der entsprechenden Hormontests stellen.

Therapie

Aldosteronom

Wenn der Tumor nachgewiesen wird, muß nur die betroffene Nebenniere entfernt werden. Ein Flankenschnitt mit Resektion der 11. oder 12. Rippe ist ein guter Zugang. ²⁄₃ aller Adenome finden sich im Bereich der linken Nebenniere. Sie treten beinahe nie bilateral auf.

Bilaterale noduläre Hyperplasie

Die meisten Wissenschaftler lehnen eine Resektion beider Nebennieren ab, da der Druckabfall nur vorübergehend ist und die Störungen im Elektrolythaushalt anhalten können. Eine medikamentöse Behandlung ist sinnvoller.

Medikamentöse Therapie

Wenn der chirurgische Eingriff verschoben werden muß, wenn der Hypertonus bei älteren Personen nur leicht ist oder eine bilaterale Hyperplasie die Ursache ist, kann man medikamentös mit Spironolacton (Aldactone) 25–50 mg oral 4mal täglich behandeln.

Prognose

Nur in seltenen Fällen persistiert der Hypertonus länger als 2 Jahre nach Entfernung des Adenoms. Dies kann durch vermehrte Natriumaufnahme kontrolliert werden. Nach Entfernung der adenomatösen Nebenniere findet man bei etwa 60% der Patienten einen normalen Blutdruck, bei 40% zeigt sich eine gewisse Besserung. Die bilaterale noduläre Hyperplasie läßt sich chirurgisch nicht behandeln, und die Ergebnisse der medikamentösen Behandlung sind nur mäßig.

Erkrankungen des Nebennierenmarks

Phäochromozytom

Das Phäochromozytom, das aus der Neuralleiste stammt, gehört zu den operativ zu beeinflussenden hypertonieerzeugenden Tumoren. Es tritt bei beiden Geschlechtern mit gleicher Häufigkeit auf. Es ist für weniger als 1% aller Hypertonien verantwortlich, kann aber leicht diagnostiziert werden, wenn man daran denkt. Es tritt gewöhnlich spontan auf, kann aber auch die Folge einer familiär-erblichen Erkrankung sein, die man als multiple, endokrine Adenomatose Typ II bezeichnet, die autosomal-dominant vererbt wird. Bei bis zu 5% der Patienten tritt das Phäochromozytom als Teil eines pluriglandulären Syndroms auf, zu dem auch das medulläre Karzinom der Schilddrüse, der Hyperparathyreoidismus (Adenom oder Hyperplasie), das Cushing-Syndrom mit ACTH-Überschuß und orale Neurome der Mukosa mit neuroektodermaler Dysplasie sowie die Neurofibromatose gehören. Der Tumor tritt bei 5% der Erwachsenen bilateral oder extraadrenal auf. Bei Kindern liegt der Prozentsatz noch höher, und hier wird das Phäochromozytom beinahe immer vererbt.

Klinische Befunde

Symptome und klinische Zeichen

Der Hypertonus führt zum Anstieg der systolischen und diastolischen Werte. Bei der ophthalmoskopischen Untersuchung entspricht das Aussehen der Retinagefäße dem Schweregrad des Hypertonus und der Dauer der Erkrankung. Die Druckerhöhung kann dauerhaft sein. Sie ist dann von einer gewöhnlichen Hypertonie nicht zu unterscheiden. Sie kann jedoch auch anfallsweise auftreten, wobei über unterschiedlich lange Zeit ein Hochdruck besteht, der dann wieder auf Normwerte abfällt. Solche Attacken können durch Auslösemechanismen verschiedenster Art beschleunigt werden, z.B. durch emotionale Erregung oder durch Pressen beim Stuhlgang.

Kopfschmerzen sind ein häufig auftretendes Symptom, und ihre Intensität hängt vom Schweregrad der Hypertonie ab. Häufig besteht vermehrtes Schwitzen ohne Anstrengung oder Hitze, ähnlich wie in der Menopause. Tachykardie mit Herzklopfen tritt hauptsächlich als Folge eines Adrenalin- statt eines Noradrenalinüberschusses auf. Häufig liegt eine orthostatische Hypotonie vor, die teilweise als Folge des verminderten Blutvolumens und der Blockade der Druckrezeptoren durch Katecholaminüberschuß auftritt.

Nach einem Hypertonieanfall können sich ausgeprägte Schwächezustände entwickeln. Häufig tritt ein Gewichtsverlust durch Anorexie auf, und zwar 1. durch den erhöhten Blutzuckerspiegel als Folge einer gesteigerten Glukoneogenese und 2. durch erhöhte Fettsäurespiegel durch die verstärkte Lipolyse und die erhöhten Katecholaminspiegel.

Die verringerte Magen-Darm-Motilität führt, besonders bei Kindern, zu Übelkeit, Erbrechen und Obstipation. Dieser Effekt ist eine direkte pharmakologische Folge der überschüssigen zirkulierenden Katecholamine. Episoden psychischer Instabilität, die an Hysterie grenzen können, sind häufig und wahrscheinlich auf die erhöhte Konzentration von Katecholaminen und anderen Neurotransmittern im Gehirn zurückzuführen, obwohl die zirkulierenden Katecholamine, im Gegensatz zu einigen Vorstufen, die Blut-Hirn-Schranke nur in einem gewissen Ausmaß passieren können.

Bei 5% der Patienten mit gleichzeitigen neurodermalen Syndromen werden „Café-au-lait-Flecken" mit glatten Rändern gefunden. Bei der fibrösen Dysplasie des Knochens dagegen treten unregelmäßig begrenzte Hautflecken auf. Gleichzeitig können Teleangiektasien oder seltener eine zerebelläre Involvierung auftreten.

Nur bei sehr wenigen Patienten ist der Tumor palpabel. Auch wenn er nicht zu palpieren ist, kann der erhöhte Druck beim Untersuchen zu einer Verstärkung der Hypertonie führen. So kann der Blutdruck z.B. bei einem Tumor, der in der Blase liegt, bei der Miktion ansteigen (Flanigan et al. 1980).

Tabelle 22.3. Katecholamine im Urin und Plasma. (Die Zahlen geben den mittleren Bereich der Normalwerte an, mit Abweichungen je nach Labor.)

Urin

Noradrenalin: 10–100 µg/24 h

Adrenalin: Bis zu 20 µg/24 h

Normetanephrin und Metanephrin: <1,5 mg/24 h

Vanillinmandelsäure: 2–9 mg/24 h

Plasma

Noradrenalin: 100–200 pg/ml

Adrenalin: 30–50 pg/ml

Laborbefunde

Der Hämatokritwert ist meist erhöht, die Leukozytenzahl ist hoch, und man findet nur wenige Lymphozyten. Die Serumproteinspiegel steigen an. Der Nüchternblutzuckerspiegel ist oft erhöht und wird von einer diabetischen Glukosetoleranzkurve begleitet.

Im Urin sollten die Katecholaminspiegel bestimmt werden. Der Patient muß alle Medikamente außer Diuretika, Digitalis und Barbiturate über mindestens 2 Tage absetzen. Daraufhin wird der 24-h-Urin in einem Gefäß, das 15 ml 6 N Salzsäure enthält, gesammelt. Die Bestimmung muß innerhalb von 48 h durchgeführt werden. Die Normalwerte finden sich in Tabelle 22.3.

In einzelnen Fällen können Adrenalin oder Noradrenalin (oder beide) erhöht sein. Ist nur das Adrenalin erhöht, so liegt der Tumor im Nebennierenmark, in ektopischem medulärem Gewebe oder im Zuckerkandl-Organ, da das für die Umwandlung von Noradrenalin in Adrenalin notwendige Enzym, das die Methylgruppen überträgt, nur im Mark zu finden ist.

Normetanephrin, Metanephrin und Vanillinmandelsäure im Urin sind Abbauprodukte von Adrenalin und Noradrenalin. Weniger als 5% der sezernierten Katecholamine erscheinen in dieser Form im Urin. Über 50% werden als Metaboliten wie Metanephrin und Normetanephrin ausgeschieden, und diese sind gewöhnlich unabhängig von den Medikamenten, die der Patient einnimmt. Bis zu 48 h vor der Urinsammelperiode zur Bestimmung der Vanillinmandelsäure darf der Patient kein Vanilleeis, keine Schokolade, Kaffee, Tee oder Zitrusfrüchte essen. Die Schwankungsbreite der Normalwerte zeigt die Tabelle 22.3.

Die diagnostische Zuverlässigkeit der Bestimmung der Katecholamine und der Vanillinmandelsäure liegt bei 98%. Bei Patienten mit paroxysmalem Hypertonus sollte der Urin während des Anfalls gesammelt werden. Nur wenige Tropfen Urin, die während des Anfalls gewonnen wurden, reichen meist aus, um die Katecholamine und Vanillinmandelsäure zu bestimmen. Diese Werte kann man mit dem gleichzeitig bestimmten Kreatininwert vergleichen. Da die durchschnittliche Kreatininausscheidung im Urin in 24 h 1,4 g beträgt, bedeutet ein Wert von 0,2 g Kreatinin in der Urinprobe, daß die Katecholamin- und Vanillinmandelsäurewerte mit 7 multipliziert werden müssen, um einen groben Schätzwert der 24-h-Ausscheidung dieser Substanzen zu erhalten.

Als Regel kann man sagen, daß ein hoher Vanillinmandelsäure-/Katecholamin-Quotient einen großen Tumor, ein niedriger einen kleinen indiziert (Farndon et al. 1980).

Glukagonbelastung. Wenn man vermutet, daß ein Phäochromozytom die Ursache einer Hypertonie bei einem Patienten ist, der sich in der Remission befinden kann, d. h. normoton ist, sollte 1 mg Glukagon intravenös gegeben werden. Wenn es sich um ein Phäochromozytom handelt, werden der Blutdruck und die Katecholaminspiegel innerhalb von 2 min deutlich ansteigen. Dann kann eine Hormonbestimmung durchgeführt werden. Gleichzeitig ist es ratsam, das Plasmakalzitonin zu bestimmen, das bei Vorliegen eines medullären Schilddrüsenkarzinoms erhöht ist.

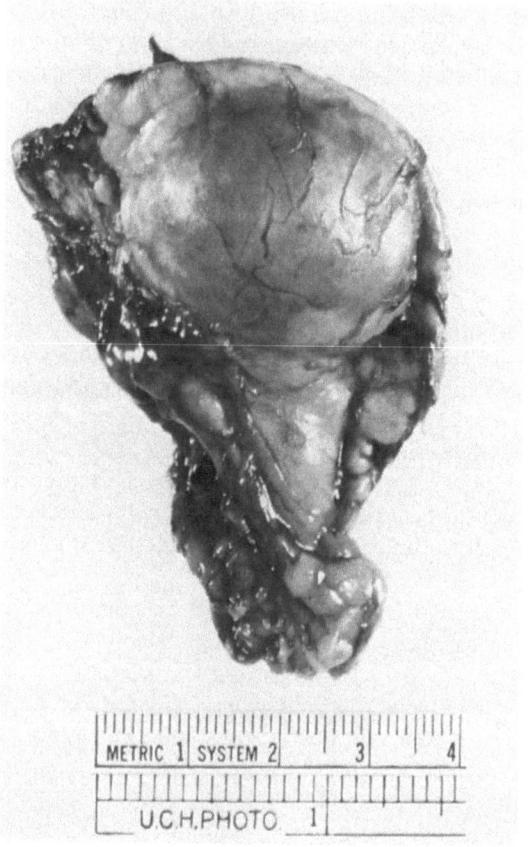

Abb. 22.14. Ein typisch großes Phäochromozytom. Nach Entfernung des Tumors kommt es zu einer vollständigen Rückbildung der Hypertonie

Röntgenbefunde

Die präoperative röntgenologische Lokalisation hat nur geringe Bedeutung, da bis zu 7% der Tumoren multipel sind und 13% extraadrenal liegen und daher einer direkten Exploration bedürfen. Da die Tumoren oft ziemlich groß sind (Abb. 22.14), können Tomogramme mit oder ohne Ausscheidungsurogramm sinnvoll sein (Abb. 22.15a). In Computertomogrammen lassen sich oft mehr als 1 Tumor nachweisen (Laursen u. Damgaard-Pedersen 1980).

Kleine oder mittlere Tumoren lassen sich mit Hilfe eines retrograden Arteriogramms (Abb. 22.15b) oder durch ein Venogramm nachweisen. Die Bestimmung der Plasmakatecholaminkonzentrationen in verschiedenen Höhen während der Katheterisierung der V. cava ist zur Lokalisierung ektopischer Tumoren angezeigt (Modlin et al. 1979).

Radioaktives jodmarkiertes Metajodbenzylguanidin hat sich bei der strukturellen und funktionellen Lokalisation von Phäochromozytomen und ihren Metastasen bewährt. Das liegt besonders daran, daß es vom normalen Nebennierenmark nicht gespeichert wird.

Differentialdiagnose

Man kann aufgrund der gesteigerten Stoffwechselaktivität, der Nervosität und des Gewichtsverlustes eine Thyreotoxikose vermuten. Die Diagnose einer Thyreotoxikose kann jedoch ausgeschlossen werden, wenn eine Obstipation statt einer Diarrhö und eine niedrige Lymphozytenzahl statt einer hohen vorliegen (wie beim Phäochromozytom).

Aufgrund des erhöhten Nüchternblutzuckerspiegels besteht immer der Verdacht auf einen Diabetes mellitus. Beim Phäochromozytom hemmt das Adrenalin die Insulinsekretion der B-Zellen, da durch Stimulierung der Glykogenolyse das Glykogen der Leber in Glukose umgewandelt wird. Nur eine persistierende Hyperglykämie nach Entfernung des Phäochromozytoms zeigt, ob ein permanenter Diabetes mellitus vorliegt.

Bei vielen Patienten mit Phäochromozytom wird aufgrund der Hypertonie, der kardialen Geräusche und der ventrikulären Hypertrophie eine organische

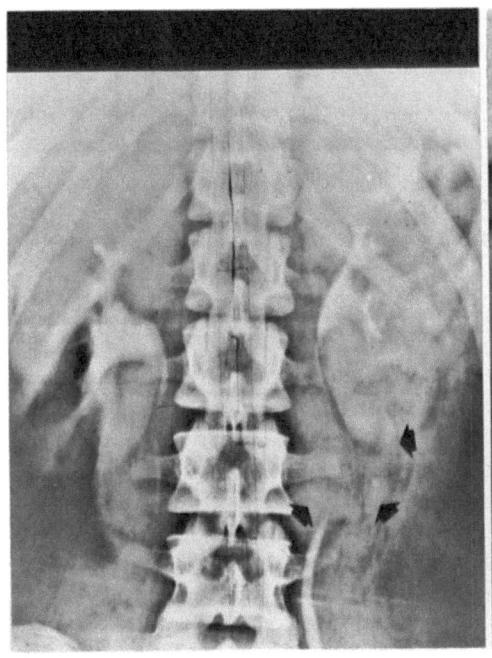
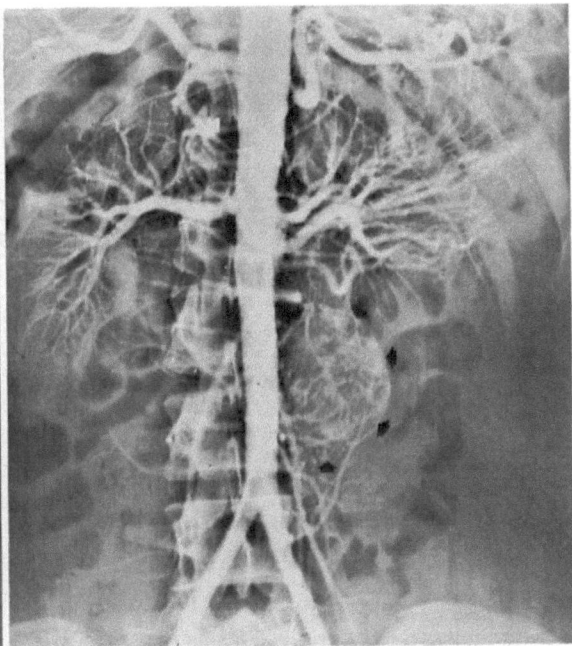

Abb. 22.15a, b. Extraadrenales Phäochromozytom. **a** Das Ausscheidungsurogramm zeigt normale Nieren mit einem raumfordernden Prozeß direkt unterhalb und medial der linken Niere. **b** Angiogramm bei dem gleichen Patienten. Vaskulärer raumfordernder Prozeß unterhalb der linken Nierenarterie

Herzerkrankung vermutet. Diese Symptome verschwinden jedoch bei den meisten Patienten nach Beseitigung der hohen Katecholaminwerte. Eine primäre Herzerkrankung wird erst durch weiterbestehende Symptome bestätigt.

Therapie

Je früher der Hypertonus beseitigt wird, desto besser ist dies für den Patienten. Vaskuläre Zwischenfälle sind sehr häufig, und je länger die Erkrankung andauert, desto wahrscheinlicher kommt es zu einem irreversiblen Hypertonus.

Präoperative Behandlung

Eine Hypovolämie wurde bei bis zu 80% der Fälle beobachtet. Sie kann zu einem fatalen postoperativen vaskulären Kollaps führen. Blut- und Plasmavolumen müssen kontrolliert und vor dem operativen Eingriff normalisiert werden. Durch Verabreichung eines α-Rezeptorenblockers, wie Phenoxybenzamin (Dibenzyran) 40–200 mg/d in 2 Dosen, läßt sich der Blutdruck kontrollieren. Wenn dies 3 Wochen vor dem chirurgischen Eingriff erfolgt, läßt sich hiermit auch die Hypovolämie beseitigen. Zur genauen Einstellung des Blutdruckes vor und während der Einleitung der Anästhesie, wo die Gefahr einer hypertonen Krise am größten ist, kann der α-Rezeptorenblocker Phentolamin (Regitin) 5 mg in 200 ml 5%iger wäßriger Dextroselösung intravenös appliziert werden. Hierdurch kann man den Blutdruck auf normale Werte einstellen.

Anästhesie

Eine Kombination aus Thiopental-Natrium und Lachgas wird zusammen mit Kurare oder einem anderen Muskelrelaxans eingesetzt, da diese nicht wie einige andere Stoffe die Katecholaminsekretion steigern.

Chirurgische Behandlung

Da 10% der Tumoren multipel und ektopisch sind (bei Kindern noch mehr), ist ein transperitonealer Zugang zu empfehlen. Am besten ist eine subkostale Schnittführung. Findet sich ein Nebennierentumor, so sollte die Nebennierenvene möglichst schnell unterbunden werden, um einen plötzlichen Blutdruckanstieg durch Berührung des Tumors zu vermeiden.

Während des Eingriffs sollte Phentolamin zur Stabilisierung des Blutdruckes intravenös verabreicht werden. Nach Resektion des Tumors kommt es immer zu einem systemischen Blutdruckabfall von unterschiedlicher Schwere und Dauer. Dies kann durch Wiederherstellung des präoperativen Blutvolumens auf ein Minimum beschränkt werden (s. oben). Der Hypotonus sollte durch Infusion von Noradrenalin oder entsprechenden blutdrucksteigernden Substanzen behandelt werden. Bei persistierender Hypotonie kann Hydrokortisonphosphat, 100 mg i.v., den Blutdruck normalisieren. Nur bei Entfernung beider Nebennieren ist eine Kortisolbehandlung unbedingt erforderlich.

Sofortige postoperative Versorgung

2–3 Tage nach dem Eingriff sollte im 24-h-Sammelurin der Vanillinmandelsäurespiegel bestimmt werden. Wenn er normal ist, müssen ähnliche Tests nur dann alle 6 Monate vorgenommen werden, wenn in der Familienanamnese des Patienten ein Phäochromozytom bekannt ist. Ist der VMS-Spiegel nach dem chirurgischen Eingriff immer noch erhöht, so existiert noch ein weiteres Phäochromozytom. Maligne Veränderungen mit funktionellen Metastasen kommen nur sehr selten vor.

Medikamentöse Behandlung

Obwohl Medikamente wie Metyrapon die Katecholaminproduktion wirkungsvoll verhindern können, sind sie i. allg. nicht sehr gebräuchlich, da sie das weitere Wachstum des Tumors nicht verhindern. Darüber hinaus bestehen erhebliche Nebenwirkungen wie Angst, Sedierung, Diarrhö, Laktation und Tremor. Zytostatika zur Verhinderung von Metastasenbildung sind nur wenig erfolgreich.

Prognose

Die Prognose ist i. allg. gut. Durch die Kenntnis der Pathophysiologie der Erkrankung sind operative Todesfälle selten geworden. Bei etwa 70% der Patienten normalisiert sich der Blutdruck. Bei einem Großteil der restlichen 30% bleibt der Blutdruck erhöht. Nur in wenigen Fällen kommt es zu einer Verschlechterung des Zustandes der Patienten durch sekundäre Gefäßveränderungen, die die verschiedenen druckerhöhenden Systeme irreversibel aktiviert haben. Obwohl dieser persistierende Hypertonus mit einer antihypertonen Therapie kontrolliert werden kann, sollten diese Schwierigkeiten durch eine frühe Diagnose und Operation umgangen werden.

Neuroblastom

Das Neuroblastom (Abb. 22.16) hat seinen Ursprung in der Neuralleiste und kann sich deshalb aus jedem Abschnitt des Sympathikusstrangs entwickeln. Die meisten Neuroblastome entstehen im Retroperitoneum, und 45% davon involvieren die Nebenniere. Im letzten Fall ist die Prognose sehr schlecht. Während der Kindheit ist das Neuroblastom nach der Leukämie und den Hirntumoren die dritthäufigste neoplastische Erkrankung. Die meisten werden in den ersten 2½ Lebensjahren entdeckt. Manchmal werden sie jedoch erst in der 6. Lebensdekade gefunden, wenn sie bereits weniger aggressiv zu sein scheinen (Rowe et al. 1979). Die meisten dieser Patienten haben Lymphozyten, die für Neuroblastomzellen in Gewebekulturen zytotoxisch sind. Die meisten Familienmitglieder eines solchen Patienten zeigen dieselbe Lymphozytenreaktion. Man hat festgestellt, daß die Prognose um so besser war, je mehr Lymphozyten im peripheren Blut oder im Tumor gefunden wurden (Bill 1971). Mancini et al. (1982) fanden 24 Fälle mit mehr als einem Neuroblastom pro Familie. In 5 Fällen wurden bilaterale Tumoren bei eineiigen Zwillingen gefunden. Das deutet auf die Heredität dieser Erkrankung hin. Abnormitäten in Muskel und Herz und Hemihypertrophie sind in Zusammenhang mit einem Neuroblastom beobachtet worden.

Metastasen breiten sich lymphogen und hämatogen aus. Die häufigsten Metastasen entwickeln sich bei Kindern im Schädel, in den langen Knochen, in den Regionallymphknoten, in der Leber und in den Lungen (Holland et al. 1980). Lokalinfiltrationen sind häufig. Bei Kleinkindern mit der besten Prognose sind die Metastasen gewöhnlich auf die Leber und das subkutane Fettgewebe beschränkt.

Evans et al. (1971) entwickelten ein Stagingsystem für das Neuroblastom:

– Stadium A: Der Tumor bleibt auf das Ursprungsorgan beschränkt.
– Stadium B: Der Tumor breitet sich kontinuierlich über das Organ aus, überschreitet aber nicht die Mittellinie. Auf dieser Seite können Lymphknoten nachweisbar sein.

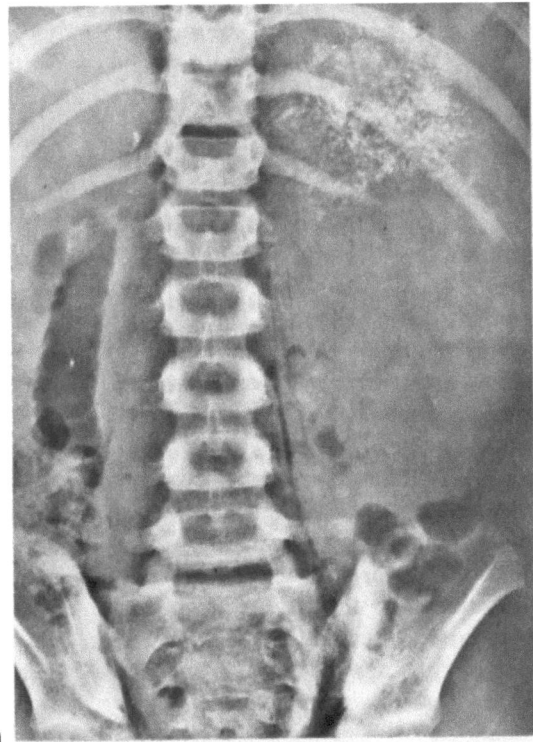

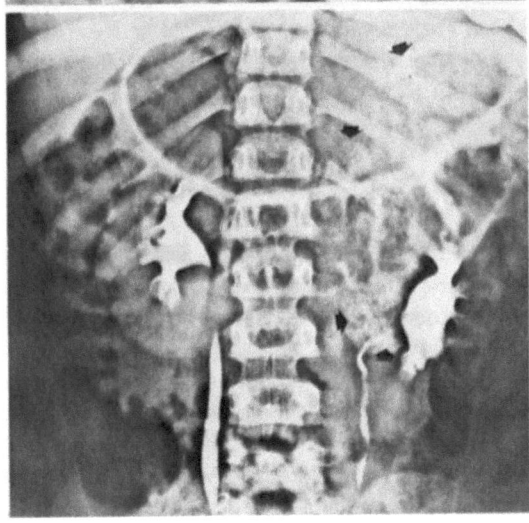

- Stadium D: Ausdehnung der Erkrankung mit Beteiligung des Skeletts, der weichen Gewebe und entfernter Lymphknotengruppen.
- Stadium E: Wie Stadium A oder B, aber mit Fernmetastasen.

Klinische Befunde

Symptome

Eine Anschwellung im Bereich des Abdomens wird meist von den Eltern, dem Arzt oder dem Patienten selbst bemerkt. Etwa 70% der Patienten weisen bei der Erstuntersuchung schon Metastasen auf. Zu den durch die Metastasierung bedingten Symptomen zählen Fieber, Übelkeit, Knochenschmerzen, schlechter Allgemeinzustand, Obstipation oder Diarrhö.

Klinische Zeichen

Gewöhnlich ist eine Schwellung im Bereich der Flanke palpabel, sie kann sogar sichtbar sein. Häufig breitet sie sich über die Mittellinie aus. Der Tumor ist meist knotig und fixiert, da er dazu neigt, lokal invasiv zu wachsen. Es können Zeichen für eine Metastasierung vorliegen: Vorwölbung der Augen infolge Schädelmetastasen, eine vergrößerte knotige Leber oder Schwellungen im Bereich der Knochen. Oft beobachtet man einen Hypertonus.

Laborbefunde

Häufig besteht eine Anämie. Die Urinanalyse und die Nierenfunktion sind normal. Da 70% aller Neuroblastome erhöhte Adrenalin- oder Noradrenalinspiegel aufweisen, sollte man die VMS- und Homovanillinsäurespiegel im Urin bestimmen. Regelmäßige Bestimmungen dieser Substanzen können auch während der Therapie als Tumormarker betrachtet werden. Eine Normalisierung der Werte ist ein günstiges Zeichen, da ansteigende Spiegel auf einen Residualtumor hinweisen. Oft finden sich im Knochenmarkpunktat Tumorzellen.

Hann et al. (1981) beobachteten einen deutlichen Unterschied in der Prognose bei Patienten mit fortgeschrittener Lokalerkrankung und mit diffuser Metastasierung. Bei Patienten ohne Knochenbefall fand sich eine hohe spontane Regressionsrate, bei Knochenmetastasierung nicht. Beinahe alle Patienten mit Knochenmetastasen wiesen erhöhte Serumferritin-

Abb. 22.16 a, b. Neuroblastom der Nebenniere. **a** Die Abdomenübersichtsaufnahme eines 7jährigen Kindes zeigt einen großen raumfordernden Prozeß, der die linke Flanke ausfüllt. Die punktförmigen Verkalkungen im oberen Anteil sind typisch für ein Neuroblastom. **b** Das Ausscheidungsurogramm bei einem 4jährigen Kind zeigt eine Rotation und Verdrängung der linken Niere nach lateral und kaudal durch einen suprarenalen raumfordernden Prozeß. Keine Kelchdeformitäten. Die verkalkten Anteile in dem Tumor sind mit einem Neuroblastom vereinbar

- Stadium C: Der Tumor breitet sich kontinuierlich über die Mittellinie aus, die Regionallymphknoten sind befallen.

spiegel auf. Bei Patienten ohne Knochenbefall waren diese Werte normal. Bei beiden Gruppen wurde auch der Rosettentest durchgeführt. Er war bei den meisten Patienten mit Knochenmetastasen positiv, in der 2. Gruppe negativ. Auch diese Tests scheinen eine gewisse Aussage bei der Beurteilung der Prognose zu besitzen.

Reynolds et al. (1981) bemerkten gewisse Schwierigkeiten bei der Differenzierung zwischen dem Neuroblastom, dem Ewing-Sarkom, der akuten lymphatischen Leukämie und dem Lymphom. Sie entwickelten einen schnell durchführbaren Katecholaminfluoreszenztest. Beim Neuroblastom war der Fluoreszenztest für Katecholamine positiv, und die Gewebekulturen zeigten neuritische Veränderungen. Andere Rundzelltumoren reagierten anders.

Röntgenbefunde

Die Ausscheidungsurographie zeigt häufig eine große graue Region in den oberen Bauchquadranten. Wenigstens 50% dieser Tumoren enthalten punktförmige Kalkablagerungen. Durch den suprarenalen Tumor werden Darmgase und die ipsilaterale Niere, die funktionsmäßig unauffällig ist, verdrängt (Abb. 22.16).

Eine Kavographie kann den Verschluß der Vene infolge der Tumorinvasion aufzeigen. In diesem Fall sollte vor der chirurgischen Exzision eine Radiotherapie durchgeführt werden. Andere notwendige röntgenologische Untersuchungen sind: Thoraxaufnahme, Knochenstatus, Ganzkörperknochenscan (Howmann-Giles et al. 1979) und Leberscan.

Computertomogramme zeigen nicht nur den Tumor, sondern vermitteln darüber hinaus Informationen über die Infiltration des Tumors in anliegende Organe oder Gewebe.

Differentialdiagnose

Das Nephroblastom (Wilms-Tumor) ist eine Krankheit des Kindesalters. Bei einem intrarenalen Nierentumor findet man im i.v.-Urogramm die typische Abdrängung der Kelche. Derartige Veränderungen bestehen bei einem Neuroblastom nicht. Hier findet sich vorwiegend eine Verdrängung der Niere. Die Katecholaminwerte im Urin sind beim Wilms-Tumor normal, beim Neuroblastom gewöhnlich erhöht. Die Laktatdehydrogenase im Urin kann beim Wilms-Tumor erhöht sein, beim Neuroblastom ist sie normal. Mit der Aortographie kann die befallene Seite nachgewiesen werden. Sonographie und Computertomogramme sind differentialdiagnostisch wesentlich.

Auch eine Hydronephrose kann als Anschwellung im Flankenbereich sichtbar werden. Sie ist jedoch nicht höckerig oder knotig.

Häufig bestehen Anzeichen für eine Harnweginfektion. Die Hydronephrose tritt oft bilateral auf, wodurch dann auch die Nierenfunktion reduziert ist. Im Ausscheidungsurogramm finden sich dilatierte Nierenbecken und Kelche. Die Ursache der Obstruktion läßt sich meistens nachweisen.

Die Polyzystische Nierendegeneration führt zu palpablen Schwellungen im Bereich beider Flanken. Die Nierenfunktion ist vermindert. Mit Hilfe von Urogramm, Nierenscan oder Angiographie läßt sich die Diagnose erhärten.

Eine neonatale Nebennierenblutung kann mit einem Neuroblastom verwechselt werden (Smith u. Middleton 1980). Diese Säuglinge zeigen im oberen Bauchquadranten eine palpable Anschwellung, neigen zur Gelbsucht und haben erhöhte Serumbilirubinwerte und einen erniedrigten Hämatokrit. Im Ausscheidungsurogramm findet sich in diesem Bereich eine Verschattung und eine Verdrängung des gasgefüllten Darms. Die ipsilaterale Niere ist nach unten verlagert. Das Hämatom ist sonographisch gut nachweisbar (Mittelstaedt et al. 1979). Die Neuroblastome führen zur Ausscheidung großer Katecholaminmengen (z. B. VMS).

Therapie

Der operativen Entfernung des Tumors sollte eine Radiotherapie des Tumorbettes folgen. Bei sehr großen Tumoren sollte eine präoperative Radiotherapie durchgeführt werden. Erst danach sollte die operative Entfernung erfolgen. Lassen sich Metastasen nachweisen, wird eine Chemotherapie angeschlossen. Zu den wirksamsten Medikamenten zählen Cyclophosphamid (z. B. Endoxan), Vincristin und Dacarbazin. Bisher war man mit der Chemotherapie zurückhaltend, doch Lopez et al. (1980) behandelten 4 Erwachsene mit einer Chemotherapie nach operativer Tumorentfernung. Bei einer Nachuntersuchung konnte man bei einem dieser 4 Patienten eine vollständige Remission der Metastasen nachweisen. Evans et al. (1980) beobachteten sehr gute Resultate bei Kindern mit ausgedehnter Metastasierung (jedoch nicht bei Knochenmetastasen).

Prognose

Bei etwa 90% der Patienten, die an dieser Krankheit sterben, tritt der Tod innerhalb von 14 Monaten nach

Einleitung der Behandlung ein. Kleinkinder haben die beste Prognose; ihre Zweijahresüberlebensrate nähert sich 60%. Bleibt der Tumor auf den Ausgangsort ohne Ausbreitung auf benachbarte Gebiete beschränkt, beträgt die Heilungsrate etwa 80%. Weniger als 10% der Kinder im Alter von 2 Jahren oder älter können geheilt werden. Bei fortgeschrittener Krankheit sind es nur noch sehr wenige.

Bei einigen Säuglingen wurde eine spontane Ausreifung des Neuroblastoms zum Ganglioneurom beobachtet. Einige Autoren nehmen an, daß Röntgen- und Chemotherapie hierfür verantwortlich sein könnten.

Regelmäßige Bestimmungen der Katecholamine im Urin nach der Therapie deuten auf einen Residualtumor hin.

Literatur

Allgemeine Literatur
Goldman SM, Siegelman SS: Computerized tomography in the scheme of things. J Urol 1982; 127:724
Siekavizza JL, Bernardino ME, Samaan NA: Suprarenal mass and its differential diagnosis. Urology 1981; 18:625
Stewart BH: Adrenal surgery: Current state of the art. J Urol 1983; 129:1
Yeh H-C: Sonography of the adrenal glands: Normal glands and small masses. AJR 1980; 135:1167

Nebennierenblutung beim Neugeborenen
Khuri FJ et al: Adrenal hemorrhage in neonates: Report of 5 cases and review of the literature. J Urol 1980; 124:684
Lebowitz JM, Belman AB: Simultaneous idiopathic adrenal hemorrhage and renal vein thrombosis in the newborn. J Urol 1983; 129:574

Nebennierenzyste
Cheema P, Cartgena R, Staubitz W: Adrenal cysts: Diagnosis and treatment. J Urol 1981; 126:396
Nosher JL et al: Fine needle aspiration of the kidney and adrenal gland. J Urol 1982; 128:895
Okafo BA, Nickel C, Morales A: Pyogenic cyst of the adrenal gland. Urology 1983; 21:619
Zivokvić SM et al: Adrenal cysts in the newborn. J Urol 1983; 129:1031

Fernmetastasen
Cedermark BJ, Ohlsén H: Computed tomography in the diagnosis of metastases of the adrenal gland. Surg Genecol Obstet 1981; 152:13
Zornoza J et al: Percutaneous biopsy of adrenal tumors. Urology 1981; 18:412

Nebennierenmyelolipom
Ishikawa H et al: Myelolipoma of the adrenal gland. J Urol 1981; 126:777

Cushing-Syndrom und NNR-Tumoren
Aron DC et al: Cushing's syndrome: Problems in management. Endocr Rev 1981; 3:229
Baxter JD, Tyrrell JB: The adrenal cortex. In: Endocrinology and Metabolism. Felig P et al (editors). McGraw-Hill, 1981
Burke CW, Beardwell CG: Cushing's syndrome: An evaluation of the clinical usefulness of urinary free cortisol and other urinary steroid measurements in diagnosis. Q J Med 1972; 42:175
Chandur-Mnaymneh L, Slim M, Muakassa K: Adrenal cyst: Pathogenesis and histologic identification with report of 6 cases. J Urol 1979; 122:87
Chrousos GP et al: The corticotropin-releasing factor stimulation test: An aid in the evaluation of patients with Cushing's syndrome. N Engl J Med 1984; 310:622
Crapo L: Cushing's syndrome: A review of diagnostic tests. Metabolism 1979; 28:955
Cushing H: The basophil adenomas of the pituitary body and their clinical manifestations (pituitary basophilism). Bull Johns Hopkins Hosp 1932; 50:137
Findling JW et al: Selective venous sampling for ACTH in Cushing's syndrome. Ann Intern Med 1981; 94:647
Fitzgerald PA et al: Cushing's disease: Transient secondary adrenal insufficiency after selective removal of pituitary microadenomas: Evidence for a pituitary origin. J Clin Endocrinol Metab 1982; 54:413
Flint LD: Surgical exposures for adrenal endocrinopathies. Surg Clin North Am 1973; 53:445
Herwig KR, Sonda LP III: Usefulness of adrenal venography and iodocholesterol scan in adrenal surgery. J Urol 1979; 122:7
Krieger DT: Physiopathology of Cushing's disease. Endocr Rev 1983; 4:22
McKeever PE et al: Refractory Cushing's disease caused by multinodular ACTH-cell hyperplasia. J Neuropathol Exp Neurol 1982; 41:490
Nelson DH et al: ACTH-producing tumor of the pituitary gland. N Engl J Med 1958; 259:161
Singer W et al: Ectopic ACTH syndrome: Clinicopathological correlations. J Clin Pathol 1978; 31:591
Wilson CB et al: Cushing's disease: Surgical management. Pages 199–208 in: Hormone-Secreting Pituitary Tumors. Year Book, 1982
Wilson JM, Woodhead DM, Smith RB: Adrenal cysts: Diagnosis and management. Urology 1974; 4:248
Zaitoon MM, Mackie GG: Adrenal cortical tumors in children. Urology 1978; 12:645

Adrenogenitales Syndrom
Biglieri EG, Herron MA, Brust N: 17-Hydroxylation deficiency in man. J Clin Invest 1966; 45:1946
Bongiovanni AM et al: Disorders of adrenal steroid biogenesis. Recent Prog Horm Res 1967; 23:375
Felig P et al (editors): Hirsutism and virilism. Pages 488–496 in: Endocrinology and Metabolism. Felig P et al (editors). McGraw-Hill, 1981
Givens JR: Hirsutism and hyperandrogenism. Adv Intern Med 1976; 21:221

Goldzieher JW: Polycystic ovarian disease. Fertil Steril 1981; 35:39

Gooding GA: Ultrasonic spectrum of adrenal masses. Urology 1979; 13:211

Hajjar RA, Hickey RC, Samaan NA: Adrenal cortical carcinoma: A study of 32 patients. Cancer 1975; 35:549

Harrison JH, Mahoney E, Bennett AH: Tumors of the adrenal cortex. Cancer 1973; 32:1227

Hoffman DL, Mattox VR: Treatment of adrenocortical carcinoma with o,p'-DDD. Med Clin North Am 1972; 56:999

Maroulis GB: Evaluation of hirsutism and hyperandrogenemia. Fertil Steril 1981; 36:273

New MI et al: Congenital adrenal hyperplasia and related conditions. Chap 47, pp 973–1000, in: The Metabolic Basis of Inherited Disease, 5th ed. Stanbury JB et al (editors). McGraw-Hill, 1983

Parrott TS, Scheflan M, Hester TR: Reduction clitoroplasty and vaginal construction in a single operation. Urology 1980; 16:367

Shons AR, Gamble WG: Nonfunctioning carcinoma of the adrenal cortex. Surg Gynecol Obstet 1974; 138:705

Tang CM, Gray GF: Adrenocortical neoplasms: Prognosis and morphology. Urology 1975; 5:691

Zaitoon MM, Mackie GG: Adrenal cortical tumors in children. Urology 1978; 12:645

Hyperaldosteronismus

Conn JW et al: Normokalemic primary aldosteronism. JAMA 1966; 195:21

Horton R, Finck E: Diagnosis and localization in primary aldosteronism. Ann Intern Med 1972; 76:885

Hunt TK, Schambelan M, Biglieri EG: Selection of patients and operative approach in primary aldosteronism. Ann Surg 1975; 182:353

Liddle GW: The adrenal cortex. Pages 233–283 in: Textbook of Endocrinology, 5th ed. Williams RH (editor). Saunders, 1974

Tarazi RC et al: Hemodynamic characteristics of primary aldosteronism. N Engl J Med 1973; 289:1330

Weinberger MH, Donohue JP: Aldosterone updated. J Urol 1973; 110:1

White EA et al: Use of computed tomography in diagnosing the cause of primary aldosteronism. N Engl J Med 1980; 303:1503

Phäochromozytome und verwandte Tumoren

Bravo EL et al: Pheochromocytoma: Diagnosis, localization and management. N Engl J Med 1984; 311:1298

Farndon JR et al: VMA excretion in patients with pheochromocytoma. Ann Surg 1980; 191:259

Flanigan RC et al: Malignant pheochromocytoma of urinary bladder. Urology 1980; 16:386

Freier DT, Tank ES, Harrison TS: Pediatric and adult pheochromocytomas: A biochemical and clinical comparison. Arch Surg 1973; 107:252

Funyu T et al: Familial pheochromocytoma: Case report and review of the literature. J Urol 1973; 110:151

Himathongkam T et al: Pheochromocytoma: Medical emergency management. JAMA 1974; 230:1692

Laursen K, Damgaard-Pedersen K: CT for pheochromocytoma diagnosis. AJR 1980; 134:277

Mahoney EM, Harrison JH: Malignant pheochromocytoma: Clinical course and treatment. J Urol 1977; 118:225

Melmon KL: Catecholamines and the adrenal medulla. Pages 283–322 in: Textbook of Endocrinology, 5th ed. Williams RH (editor). Saunders, 1974

Modlin IM et al: Phaeochromocytoma in 72 patients: Clinical and diagnostic features, treatment and long term results. Br J Surg 1979; 66:456

Pont A: Multiple endocrine neoplasia syndromes. West J Med 1980; 59:100

Swensen T et al: Use of ^{131}I-MIBG scintigraphy in the evaluation of suspected pheochromocytoma. Mayo Clin Proc 1985; 60:299

Neuroblastom

Bill AH: Immune aspects of neuroblastoma: Current information. Am J Surg 1971; 122:142

D'Angio GJ, Evans AE, Koop CE: Special pattern of widespread neuroblastoma with favorable prognosis. Lancet 1971; 1:1046

Evans AE, D'Angio GJ, Randolph J: A proposed staging for children with neuroblastoma. Cancer 1979; 27:374

Evans EA et al: A review of 17 IV-S neuroblastoma patients at the Children's Hospital of Philadelphia. Cancer 1980; 45:833

Gitlow SE et al: Diagnosis of neuroblastoma by qualitative and quantitative determination of catecholamine metabolites in urine. Cancer 1970; 25:1377

Green AA, Hayes FA, Hustu HO: Sequential cyclophosphamide and doxorubin for induction of complete remission in children with disseminated neuroblastoma. Cancer 1981; 48:2310

Hann H-WL et al: Biologic differences between neuroblastoma stages IV-S and IV: Measurement of serum ferritin and E-rosette inhibition in 30 children. N Engl J Med 1981; 305:425

Harrison J et al: Results of combination chemotherapy, surgery, and radiotherapy in children with neuroblastoma. Cancer 1974; 34:485

Hayes FA et al: Clinical evaluation of sequentially scheduled cisplatin and VM26 in neuroblastoma. Cancer 1981; 48:1715

Holland T et al: The current management of neuroblastoma. J Urol 1980; 124:579

Howman-Giles RB, Gilday DL, Ash JM: Radionuclide skeletal survey in neuroblastoma. Radiology 1979; 131:497

Liebner EJ: Serial catecholamines in the radiation management of children with neuroblastoma. Cancer 1973; 32:623

Lopez R, Karakousis C, Rao U: Treatment of adult neuroblastoma. Cancer 1980; 45:840

Mancini AF et al: Neuroblastoma in a pair of identical twins. Med Pediatr Oncol 1982; 10:45

Mittelstaedt CA et al: The sonographic diagnosis of neonatal adrenal hemorrhage. Radiology 1979; 131:453

Ninane J, Pritchard J, Malpas JS: Chemotherapy of advanced neuroblastoma: Does Adriamycin contribute? Arch Dis Child 1981; 56:544

Reynolds CP et al: Catecholamine fluorescence and tissue culture morphology: Technics in the diagnosis of neuroblastoma. Am J Clin Pathol 1981; 75:275

Rogers LE, Lyon GM Jr, Porter FS: Spot test for vanillylmandelic acid and other guaiacols in urine of patients with neuroblastoma. Am J Clin Pathol 1972; 58:383

Rowe PH, Oram JJ, Scott GW: Neuroblastoma in adults. Postgrad Med J 1979; 55:579

Smith JA Jr, Middleton RG: Neonatal adrenal hemorrhage. J Urol 1980; 122:674

Varkarakis MJ et al: Current status of prognostic criteria in neuroblastoma. J Urol 1973; 109:94

Wilson LMK, Draper GJ: Neuroblastoma, its natural history and prognosis: A study of 487 cases. Br Med J 1974; 3:301

23 Mißbildungen der Niere

J. W. McAninch

Kongenitale Anomalien der Niere

Kongenitale Anomalien finden sich im Bereich der Nieren häufiger als in jedem anderen Organ. Einige führen kaum zu Störungen, bei anderen dagegen (z.B. Hypoplasien, polyzystische Nierendegeneration) kommt es zur Einschränkung der Nierenfunktion. Man hat beobachtet, daß Kinder mit Ohrdeformitäten und Fehlentwicklung der Gesichtsknochen auch Anomalien der ipsilateralen Niere aufweisen (z.B. Ektopie, Hypoplasie). Auch eine laterale Verlagerung der Brustwarzen wurde in Verbindung mit bilateraler Nierenhypoplasie beobachtet.

Bei kongenitaler Skoliose und Kyphose fand man ein signifikant höheres Auftreten von Nierenaplasie, Ektopie, Malrotation und Doppelnieren. Eine unilaterale Aplasie, Hypoplasie und Dysplasie wurde oft in Verbindung mit analen Mißbildungen beobachtet (s. allgemeine Literatur am Ende des Kapitels).

Zum besseren Verständnis dieser kongenitalen Anomalien wird auf die Besprechung der Embryologie und Entwicklung der Niere in Kap. 2 verwiesen.

Nierenaplasie

Eine bilaterale Nierenaplasie ist äußerst selten. Bisher sind nicht mehr als 400 Fälle bekanntgeworden. Die Kinder können nicht überleben. Es scheint keine prädisponierenden Faktoren für diese Mißbildung zu geben. Wird bei der pränatalen Ultraschalluntersuchung eine Oligohydramnie gefunden, besteht der Verdacht auf eine Nierenaplasie. Sie geht gewöhnlich mit einer pulmonalen Hypoplasie und Gesichtsdeformitäten (Potter-Syndrom) einher. Die Diagnose läßt sich i. allg. durch eine Abdominalultraschalluntersuchung sichern.

Eine Niere kann fehlen. Dies ist wahrscheinlich darauf zurückzuführen, daß sich die Ureterknospe (aus dem Wolff-Gang) nicht entwickelt hat. Hat sie sich jedoch entwickelt, so kann sie das Metanephros (die ausgewachsene Niere) nicht erreichen. Ohne Drainagesystem kommt es zur Atrophie. In 50% der Fälle fehlt der Harnleiter auf der Seite der nicht-angelegten Niere, obwohl gelegentlich auch ein blinder Gang auftritt (s. Kap. 2).

Die renale Aplasie verursacht keinerlei Symptome. Sie wird meist zufällig bei einer Urographie entdeckt. Die Diagnostik ist oft schwierig, obwohl die Ureterenleiste fehlt und kein Ostium vorhanden ist. Oft findet sich eine Niere mit ektopisch mündendem Harnleiter (in die Harnröhre, die Samenblase oder die Vagina). Ist eine genaue Diagnose notwendig, so kann sie mit Hilfe der Aortographie, der renalen Venographie, der Isotopenuntersuchung, der Sonographie oder des CT gestellt werden (Cope u. Trickey 1982).

In der kontralateralen Seite treten häufiger Infektionen, Hydronephrose und Steinbildungen auf. Außerdem kommen bei der renalen Aplasie auch andere kongenitale Mißbildungen vor, wie z.B. Mißbildungen des Herzens, der Wirbelsäule, des Anus sowie der langen Röhrenknochen, der Hände und der Genitalien.

Hypoplasie

Hypoplasie bedeutet verkleinerte Niere. Die gesamte Nierenmasse kann jedoch ungleich verteilt sein, wobei die eine Niere dann kleiner und die andere größer als normal ist. Pathologisch-anatomisch erweisen sich einige dieser kongenital kleinen Nieren als dysplastisch. Qazi et al. (1979) haben bei Säuglingen, die an einem fetalen Alkoholsyndrom leiden, eine ein- oder beidseitige Hypoplasie beobachtet.

Die Differenzierung von einer erworbenen Atrophie ist schwierig. Die atrophische Pyelonephritis zeigt gewöhnlich die typische Veränderung der Kelche. Ebenso kann der vesikoureterale Reflux bei Säuglingen auch ohne Infektion zu Zwergnieren führen. Auch eine Stenose der Nierenarterie führt zu einer Schrumpfung des Organs.

Cha et al. (1972) stellten fest, daß solche Nieren nur kleine Nierenarterien und -äste aufweisen und daß häufig ein Hypertonus besteht, der sich durch Nephrektomie bessert. Durch die selektive renale

Venographie kann festgestellt werden, ob eine Aplasie oder eine kleine, nicht darstellbare Niere vorliegt. Der häufigste Nebeneffekt der Cisplatin-Therapie sind Nierenschrumpfungen, die durch regelmäßige Isotopenuntersuchungen nachgewiesen werden können.

Überzählige Nieren

Eine 3. Niere ist selten, 4 getrennte Nieren bei einem Menschen sind bisher nur einmal beobachtet worden. Diese Mißbildung darf jedoch nicht mit der häufig vorkommenden Verdoppelung (oder Verdreifachung) des Nierenbeckens in einer Niere verwechselt werden (Guessan u. Stephens 1983).

Nierendysplasie und multizystische Nierendysplasie

Die Nierendysplasie zeigt eine vielgestaltige Manifestation. Die multizystische Niere des Neugeborenen tritt gewöhnlich einseitig auf. Sie ist nicht erblich und durch unregelmäßige Zystenansammlungen charakterisiert. Meist fehlt der Harnleiter oder er ist atretisch. Die multizystische Niere entwickelt sich aufgrund einer mangelhaften Verbindung von Nephron und Sammelsystem. Meistens finden sich nur wenige embryonale Glomeruli und Tubuli. Als einziger klinischer Befund besteht oft eine unregelmäßige Anschwellung in der Flanke. Urographisch ist die Niere meistens nicht dargestellt, gelegentlich sieht man geringgradige Kontrastmittelansammlungen (Warshawsky et al. 1977). Bloom u. Brosman (1978) konnten feststellen, daß bei einer großen zystisch veränderten Niere die andere Seite meistens normal ist. Ist die zystische Niere dagegen klein, so ist meistens auch die andere Niere verändert. Die Zysten lassen sich sonographisch gut diagnostizieren. Friedberg et al. (1979) konnten die Diagnose schon im Uterus sonographisch stellen. Wenn die Diagnose gesichert ist, ist keine besondere Behandlung erforderlich (Bloom u. Brosman 1978). Ist die Diagnose zweifelhaft, sollte eine Nephrektomie durchgeführt werden.

Die multizystische Nierendysplasie ist oft mit kontralateralen Nieren- und Harnleiteranomalien vergesellschaftet. Oft findet sich kontralateral eine Nierenbeckenabgangsstenose. Um das Ausmaß der Anomalien festzustellen, müssen beide Nieren untersucht werden.

Eine Dysplasie des Nierenparenchyms wird auch in Verbindung mit einer Harnleiterobstruktion oder einem Reflux beobachtet, die wahrscheinlich bereits im Frühstadium der Schwangerschaft bestanden haben. Man findet sie relativ häufig auch als segmentale Nierenveränderung. Hierbei ist der obere Pol einer Doppelniere verändert, deren Ureter durch eine kongenitale Ureterozele obstruiert ist. Eine Dysplasie beobachtet man auch, wenn die Harnwege mehrfach durch hintere Harnröhrenklappen gestaut sind. In diesem Fall kann die Läsion beidseitig sein.

Mikroskopisch findet sich zerstörtes Nierenparenchym. Tubuläre und glomeruläre Zysten sind nachweisbar. Diese Elemente sind fetalen Ursprungs. Oft sieht man auch metaplastische Knorpelinseln. Die gemeinsame Ursache scheint eine fetale Obstruktion zu sein (Fisher u. Smith 1975).

Polyzystische Nierendegeneration beim Erwachsenen (s. auch S. 643)

Die polyzystische Nierendegeneration wird autosomal-dominant vererbt und tritt beinahe immer beidseitig auf (in 95% der Fälle). Lee et al. (1978) beschrieben den Fall einer einseitigen polyzystischen Nierendegeneration. Es ist jedoch nicht eindeutig, ob dieser Patient multiple Nierenzysten oder tatsächlich eine kongenitale zystische Nierendegeneration aufwies. Die bei Kindern auftretende Erkrankung unterscheidet sich deutlich von der bei Erwachsenen beobachteten. Allerdings haben Kaye u. Lewy (1974) 4 Fälle aus der Literatur beschrieben, bei denen bei Kindern eine polyzystische Nierendegeneration vom Erwachsenentyp auftrat. Diese Krankheit tritt i. allg. im Kindesalter auf und wird autosomal-rezessiv vererbt, und es besteht nur eine kurze Lebenserwartung. Die polyzystische Degeneration im Erwachsenenalter wird autosomal-dominant vererbt. Gewöhnlich treten erst nach dem 40. Lebensjahr Symptome auf. Zysten der Leber, der Milz und des Pankreas werden bei beiden Erkrankungsformen beschrieben. Die Nieren sind größer als normal und mit Zysten unterschiedlicher Größe durchsetzt.

Ätiologie und Pathogenese

Es gibt Hinweise darauf, daß die Zystenbildung durch einen Entwicklungsdefekt bei der Vereinigung der Sammelrohre und harnführenden Tubuli bedingt ist. Blind endende sezernierende Tubuli, die in Verbindung mit funktionierenden Glomeruli stehen, werden zystisch. Wenn die Zysten wachsen, komprimieren sie das Parenchym, zerstören es durch Ischämie und verschließen noch vorhandene normale Tubuli.

Dadurch kommt es zu einer progressiven funktionellen Beeinträchtigung der Nierenfunktion.

Pathologie

Makroskopisch sind die Nieren deutlich vergrößert. Ihre Oberflächen sind mit zahlreichen Zysten unterschiedlicher Größe bedeckt (Abb. 23.1). Man sieht i. allg., daß die Zysten über das gesamte Parenchym verstreut sind. Eine Verkalkung besteht selten. Die Flüssigkeit in den Zysten ist meist gelblich, kann jedoch auch hämorrhagisch sein.

Mikroskopisch erkennt man, daß die Zystenwand aus einer einlagigen Zellschicht besteht. Das Nierenparenchym kann eine peritubuläre Fibrose und die Zeichen einer Sekundärinfektion aufweisen. Die Zahl der Glomeruli ist verringert. Einige sind hyalinisiert. Auffällig ist bei Erwachsenen eine Verdickung der renalen Arteriolen.

Klinische Befunde

Symptome

Aus unterschiedlichen Gründen können Schmerzen über einer oder beiden Nieren auftreten: durch Zug der Niere am Gefäßstiel, durch Obstruktion oder Infektion oder durch Blutungen in eine Zyste. Eine Makrohämaturie ist nicht selten und kann sehr ausgeprägt sein. Die Ursache hierfür ist bisher nicht geklärt. Es kann zu Koliken kommen, wenn Blutkoagula oder Steine den Harnleiter blockieren. Oft bemerken die Patienten eine Anschwellung im Abdomenbereich (Segal et al. 1977).

Die Infektion (Schüttelfrost, Fieber, Nierenschmerzen) ist eine häufige Komplikation der polyzystischen Nierenerkrankung. Schmerzen im Blasenbereich gehören oft zu den ersten Beschwerden. Bei zunehmender Niereninsuffizienz treten Kopfschmerzen, Übelkeit, Erbrechen, Schwäche und Gewichtsabnahme auf.

Klinische Zeichen

Meist sind eine oder beide Nieren palpabel. Sie fühlen sich höckerig an. Bei Infektion besteht Druckschmerzhaftigkeit. Bei 60–70% dieser Patienten findet man einen Hypertonus. Darüber hinaus bestehen die Zeichen einer Herzvergrößerung.

Bei Pyelonephritis oder infizierten Zysten kann Fieber auftreten. Die Urämie führt zur Anämie und

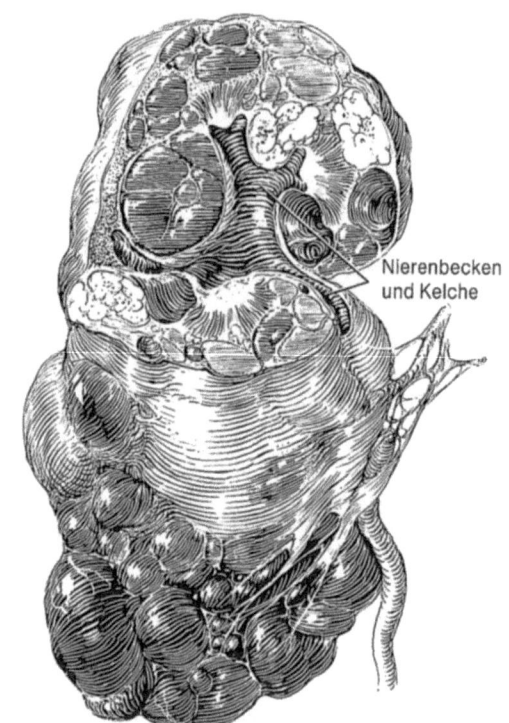

Abb. 23.1. Polyzystische Niere. Man erkennt multiple Zysten im Parenchym und auf der Oberfläche. Beachte die Abdrängung der Kelche durch die Zysten

zu Gewichtsverlust. Bei der ophthalmoskopischen Untersuchung finden sich Veränderungen des Augenhintergrundes, die typisch sind für eine mäßige bis schwere Hypertonie.

Laborbefunde

Durch den chronischen Blutverlust, oder häufiger durch Rückgang der Hämopoese bei Urämie, kommt es zur Anämie. Proteinurie und Mikro- (wenn nicht Makrohämaturie) sind die Regel. Häufig lassen sich auch Leukozyten und Bakterien im Urin nachweisen.

Die Konzentrationsfähigkeit der Nieren läßt kontinuierlich nach. Mit den renalen Clearencetests können unterschiedliche Schweregrade bei nachlassenden Nierenfunktionen festgestellt werden. Etwa 1/3 aller Patienten mit polyzystischer Nierendegeneration ist bereits bei der ersten Vorstellung urämisch.

Röntgenbefunde

Die beiden Nierenschatten erscheinen normalerweise auf der Abdomenübersichtsaufnahme vergrößert, sogar bis zum 5fachen der Normalgröße. Nieren mit

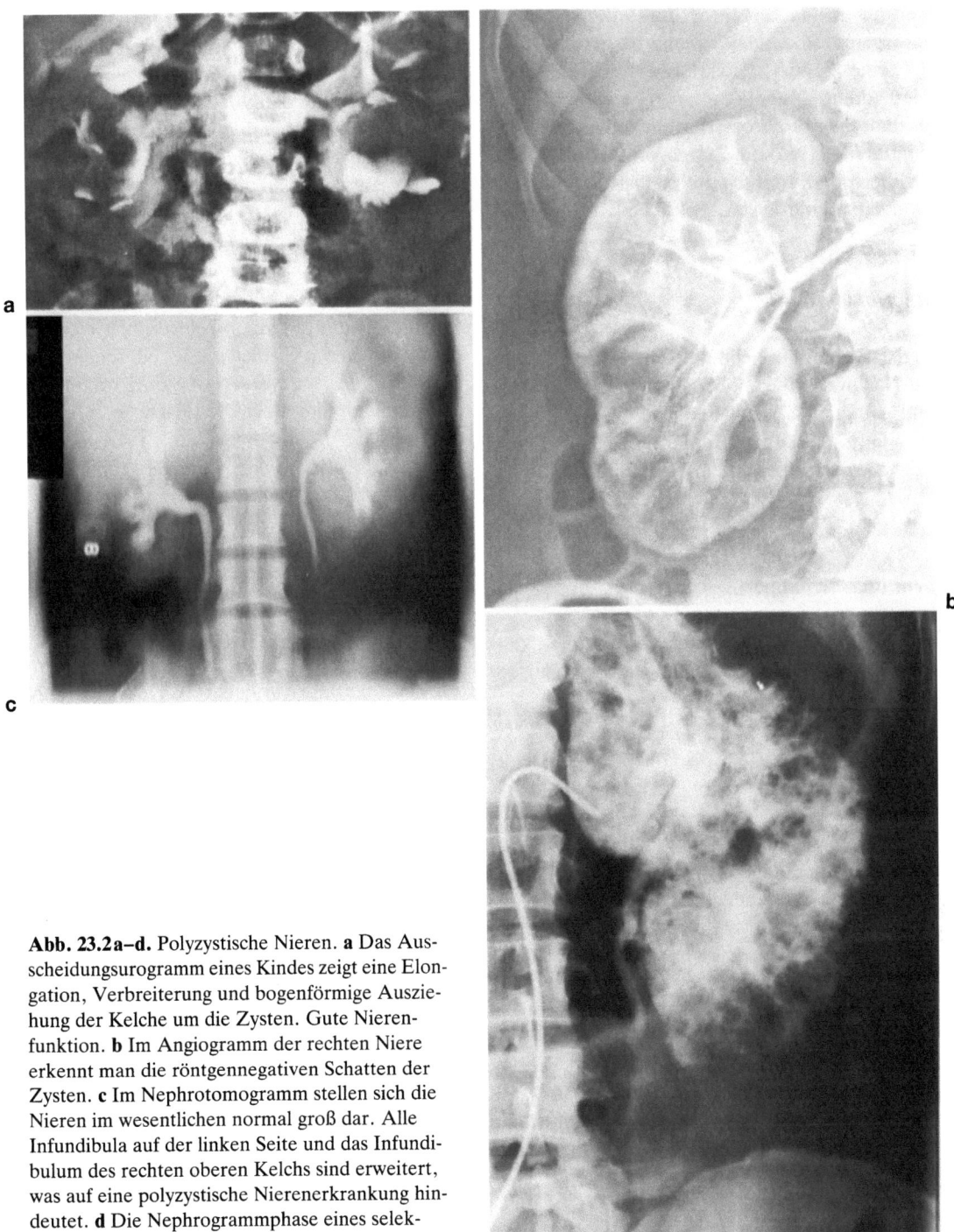

Abb. 23.2 a–d. Polyzystische Nieren. **a** Das Ausscheidungsurogramm eines Kindes zeigt eine Elongation, Verbreiterung und bogenförmige Ausziehung der Kelche um die Zysten. Gute Nierenfunktion. **b** Im Angiogramm der rechten Niere erkennt man die röntgennegativen Schatten der Zysten. **c** Im Nephrotomogramm stellen sich die Nieren im wesentlichen normal groß dar. Alle Infundibula auf der linken Seite und das Infundibulum des rechten oberen Kelchs sind erweitert, was auf eine polyzystische Nierenerkrankung hindeutet. **d** Die Nephrogrammphase eines selektiven Angiogramms der linken Nierenarterie (derselbe Patient) zeigt multiple kleine röntgennegative Verschattungen, die Zysten darstellen

einem Längsdurchmesser von mehr als 16 cm sind verdächtig.

Zur Sicherung der Diagnose sind Ausscheidungsurogramme mit Tomographie sinnvoll. Tomographisch lassen sich die Zysten als unterschiedliche Aufhellungen darstellen. Sowohl auf den Tomogrammen wie auf den retrograden Urogrammen sind die Nierenschatten meist vergrößert und das Kelchmuster ist bizarr (girlandenförmige Deformität). Die Kelche sind verbreitert und abgeflacht, vergrößert und oft abgerundet, da sie durch die benachbarten Zysten gedehnt werden (Abb. 23.2). Oft sind derartige Veränderungen nur mäßig ausgeprägt und können auf einer Seite ganz fehlen. Dies kann zur irrtümlichen Diagnose eines Tumors der anderen Niere führen.

Bei infizierten Zysten kann eine Perinephritis die Nieren- und sogar die Psoasschatten verdecken.

Angiographisch sind die Zysten von kleinen Gefäßen umgeben, die Zystenschatten selbst sind röntgennegativ und avaskulär (Abb. 23.2).

Computertomographie

Das CT ist eine ausgezeichnete nicht-invasive Technik zum Nachweis einer polyzystischen Nierendegeneration. Durch die vielen dünnwandigen, flüssigkeitsgefüllten Zysten und die vergrößerte Niere kann man die Diagnose mit diesem Aufnahmeverfahren mit großer Sicherheit (95%) stellen.

Isotopenuntersuchungen

Szintigraphisch (s. Kap. 9) finden sich multiple „kalte" avaskuläre Zonen im Bereich der vergrößerten Nierenschatten.

Sonographie

Die Sonographie scheint der Ausscheidungsurographie und der Isotopenuntersuchung bei der Diagnostik polyzystischer Nierendegenerationen überlegen zu sein (Adult polycystic disease of the kidneys 1981).

Instrumentelle Untersuchung

Gelegentlich findet sich bei der Zystoskopie eine Zystitis mit den typischen Urinveränderungen. Manchmal besteht eine Blutung aus einem Harnleiterostium.

Harnleiterkatheterisierung und retrograde Urogramme sind i. allg. nicht indiziert.

Differentialdiagnose

Die bilaterale Hydronephrose (basierend auf einer kongenitalen oder erworbenen Harnleiterobstruktion) führt oft zu einer beidseitigen Anschwellung im Flankenbereich mit Beeinträchtigung der Nierenfunktion. Durch Ausscheidungsurographie und Sonographie können diese Veränderungen jedoch von der polyzystischen Nierendegeneration abgegrenzt werden.

Ein bilateraler Nierentumor ist selten, kann jedoch in der Urographie eine polyzystische Nierenerkrankung vortäuschen. Die Unterscheidung von einem unilateralen Tumor kann schwierig sein, wenn eine der polyzystischen Nieren nur geringe oder gar keine Kelchveränderungen in der Ausscheidungsurographie aufweist. Tumoren sind jedoch gewöhnlich in einem Teil der Niere lokalisiert, wogegen Zysten die gesamte Niere diffus durchsetzen. Beim unilateralen Tumor ist außerdem die Nierenfunktion normal, bei Patienten mit polyzystischen Nieren ist sie meistens beeinträchtigt. Gelegentlich sind zur Differentialdiagnose CT-Scans oder Nierenangiogramme notwendig (Abb. 23.2). Auch Szintigramme oder Sonogramme unterstützen die Diagnose.

Bei der *Hippel-Lindau-Erkrankung* (angiomatöse zerebellare Zysten, Angiomatose der Retina und Tumoren oder Zysten des Pankreas) können sich multiple bilaterale Zysten oder Adenokarzinome beider Nieren entwickeln. So kann eine polyzystische Nierenerkrankung im Ausscheidungsurogramm oder im Nephrotomogramm vorgetäuscht werden. Die Diagnose wird jedoch durch die oben beschriebenen anderen Veränderungen gesichert. CT, Angiographie, Sonographie oder Szintigraphie geben endgültige Aufschlüsse (Lamiell et al. 1980; Sandle et al. 1985).

Die *tuberöse Sklerose* (konvulsive plötzliche Anfälle, verzögerte geistige Entwicklung und Adenoma sebaceum) ist charakterisiert durch Hamartome, die häufig die Haut, das Gehirn, die Retina, die Knochen, die Leber, das Herz und die Nieren befallen (s. Kap. 19). Die Nierenläsionen sind meistens multipel und treten beidseitig auf. Histologisch handelt es sich um Angiomyolipome. Ausscheidungsurogramme im Stadium der Urämie können eine polyzystische Nierendegeneration vortäuschen. Andere Symptome und die Anwendung der Angiographie und der Sonographie ermöglichen eine Differenzierung.

Eine *Solitärzyste* (s. unten) tritt meistens einseitig und einzeln auf. Die Nierenfunktion ist unauffällig. Die Urogramme zeigen gewöhnlich eine solitäre Veränderung (Abb. 23.3). Die polyzystische Nierendegeneration dagegen ist beidseitig und zeigt multiple Füllungsdefekte.

Komplikationen

Aus bisher ungeklärten Gründen ist die Pyelonephritis eine häufige Komplikation der Zystenniere. Sie kann asymptomatisch sein. Oft sind Leukozyten im

Urin nur in geringem Maße vorhanden oder fehlen ganz. Gefärbte Ausstriche oder quantitative Kulturen sichern die Diagnose. Im ^{67}Galliumcitratscan kann der definitive Ort der Infektion, einschließlich des Abszesses, nachgewiesen werden.

Eine Infektion der Zysten ist mit Schmerzen und Druckempfindlichkeit über der Niere sowie mit Fieber verbunden. Die Differentialdiagnose zwischen einer Zysteninfektion und einer Pyelonephritis kann schwierig sein. Auch hier erweist sich das Galliumszintigramm als hilfreich.

In seltenen Fällen kann eine bestehende Makrohämaturie so stark und anhaltend sein, daß sie lebensbedrohlich ist.

Therapie

Außer bei ungewöhnlichen Komplikationen erfolgt die Behandlung konservativ und unterstützend.

Allgemeine Maßnahmen

Der Patient erhält eine eiweißarme Diät (0,5–0,75 g Eiweiß/kg KG/Tag) und soll außerdem mehr als 3000 ml Flüssigkeit pro Tag trinken. Körperliche Aktivität kann im vernünftigen Rahmen erlaubt werden, Überanstrengung ist jedoch kontraindiziert. Im Stadium der Niereninsuffizienz erfolgt die Behandlung wie bei der Urämie. Der Hochdruck wird medikamentös eingestellt. Oft muß eine Hämodialyse eingeleitet werden.

Operative Maßnahmen

Es gibt bisher keine sicheren Anzeichen dafür, daß eine Exzision oder Dekompression der Zysten zu einer Verbesserung der Nierenfunktion führt. Eine große Zyste sollte reseziert oder aspiriert werden, wenn sie den oberen Harnleiter komprimiert oder eine Obstruktion verursacht und die Nierenfunktion dadurch einschränkt. Bei zunehmender Niereninsuffizienz sollte eine Langzeitdialyse eingeleitet oder eine Transplantation in Betracht gezogen werden (Pechan et al. 1981).

Behandlung der Komplikationen

Um eine zusätzliche Schädigung der Nieren zu vermeiden, sollte die Pyelonephritis energisch behandelt werden. Infizierte Zysten müssen operativ drainiert werden. Bei lebensbedrohlicher Nierenblutung muß eine Nephrektomie oder die Embolisation der Nierenarterie oder eines segmentalen Arterienanteils als lebensrettende Maßnahme in Betracht gezogen werden.

Begleiterkrankungen (z. B. Tumor, obstruierende Steine) können operative Eingriffe erforderlich machen.

Prognose

Bei Kindern hat die Erkrankung eine sehr schlechte Prognose. Bei der großen Gruppe jedoch, bei der die Symptome der Erkrankung erst nach dem 35. bis 40. Lebensjahr auftritt, ist der Verlauf günstiger. Obwohl große Unterschiede bestehen, beträgt die Überlebenszeit meist nicht mehr als 5–10 Jahre, wenn nicht eine Dauerdialysebehandlung begonnen oder eine Nierentransplantation durchgeführt wird.

Solitärzysten

Solitärzysten (Abb. 23.3 und 23.4) der Niere treten meist einseitig und einzeln auf. Sie finden sich jedoch auch multipel und multilokulär oder seltener bilateral. Sie unterscheiden sich von der zystischen Nierendegeneration klinisch und pathologisch.

Ätiologie und Pathogenese

Es ist bis heute unklar, ob die Solitärzyste kongenital oder erworben ist. Ihr Ursprung kann der gleiche sein wie bei Zystennieren, wobei der Unterschied dann lediglich im Grad der Erkrankung läge. Allerdings konnten im Tierversuch Solitärzysten auch durch tubuläre Obstruktion oder lokale Ischämie erzeugt werden. Dies spricht dafür, daß Zysten auch erworben sein können.

Durch die Größenzunahme der Zysten wird das Nierenparenchym komprimiert und kann dadurch zerstört werden. Nur selten wird jedoch so viel Nierengewebe zerstört, daß die Nierenfunktion beeinträchtigt ist (Roth u. Roberts 1980). Die Solitärzyste kann so ungünstig liegen, daß sie den Ureter komprimiert und zu einer zunehmenden Hydronephrose führt. Infektionen können das Krankheitsbild zusätzlich komplizieren.

Feiner et al. (1981) konnten nachweisen, daß Nierenzysten häufig bei Dauerdialyse auftreten. Kessel

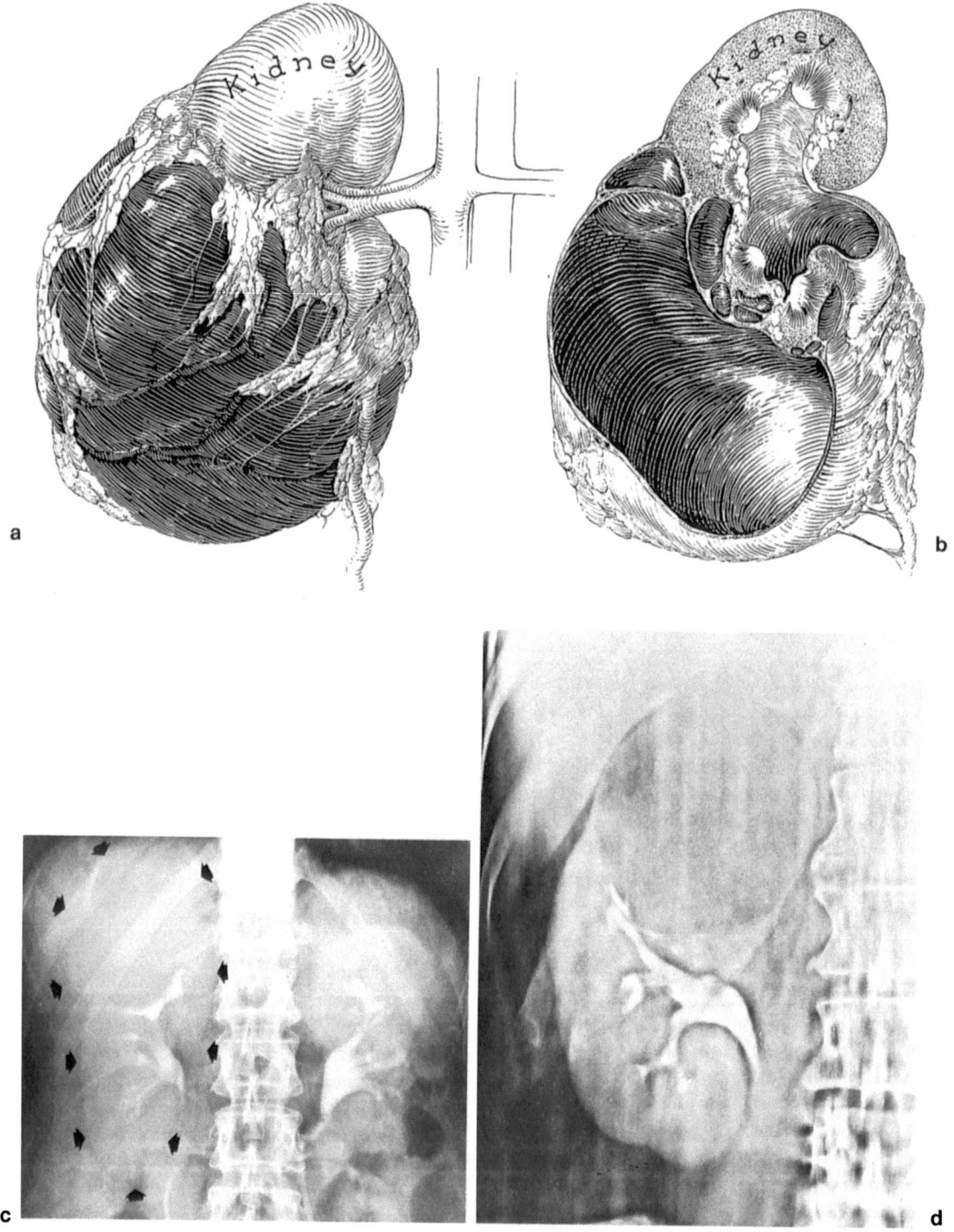

Abb. 23.3a–d. Solitärzyste. **a** Die große Zyste führt zu einer Verdrängung des unteren Nierenpols nach lateral. **b** Der Schnitt durch die Niere zeigt eine große und einige kleine Zysten. **c** Im Ausscheidungsurogramm erkennt man einen Weichteilschatten im Bereich des oberen Pols der rechten Niere. Elongation und Abdrängung der oberen Kelche durch die Zyste. **d** Das Infusionsnephrotomogramm zeigt eine große Zyste im oberen Nierenpol, die zu einer Abdrängung der oberen Kelche und zu einer Verschiebung des oberen Nierenanteils nach lateral führt

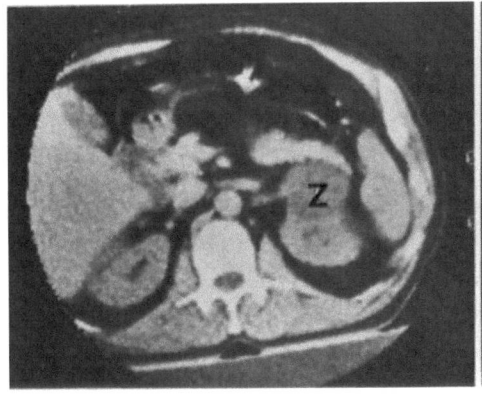 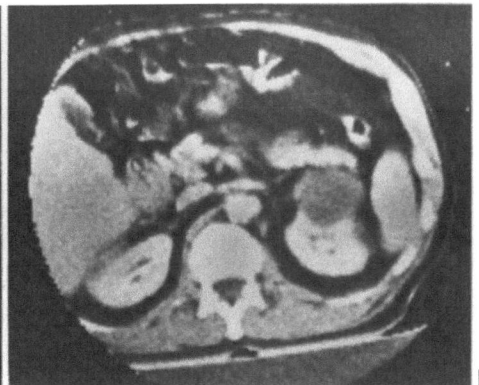

Abb. 23.4 a, b. Nierenzyste links. **a** Im CT erkennt man einen homogenen raumfordernden Prozeß *(Z)* von geringer Dichte, der aus dem vorderen Anteil der linken Niere hervorgeht und direkt hinter dem Pankreasschwanz lokalisiert ist. Die CT-Zahl entspricht etwa der von Wasser, was auf eine einfache Nierenzyste hindeutet. **b** Nach i.v.-Injektion von Kontrastmittel steigt die CT-Zahl des raumfordernden Prozesses nicht an. Dies ist ein zusätzlicher Beweis für seine benigne zystische Natur

u. Tynes (1981) konnten in 2 Fällen die Spontanrückbildung von Zysten beobachten.

Pathologie

Solitärzysten entstehen meist am unteren Nierenpol. Sie entwickeln i. allg. erst dann Symptome, wenn ihr Durchmesser größer als 10 cm ist. In Einzelfällen können sie jedoch so groß sein, daß sie die gesamte Flanke ausfüllen. Ihr Inhalt besteht meist aus einer klaren gelblichen Flüssigkeit. Die Wände sind ziemlich dünn, und die Zysten sehen makroskopisch „bläulich" aus. Gelegentlich beobachtet man auch Verkalkungen der Zystenwand. In etwa 5% ist der Inhalt blutig, bei etwa der Hälfte dieser Zysten findet man papilläre Karzinome.

Die Solitärzysten liegen normalerweise oberflächlich, können jedoch auch tiefer lokalisiert sein. Wenn sie im Nierengewebe liegen, grenzt die Zystenwand an die epitheliale Auskleidung des Nierenbeckens oder der Kelche, wodurch eine Abgrenzung schwierig wird. Die Zysten stehen nicht mit dem Nierenbecken in Verbindung (Abb. 23.3). Die histologische Untersuchung der Zystenwand zeigt eine schwere Fibrose und Hyalinose, auch Verkalkungen werden beobachtet. Das angrenzende Nierengewebe wird komprimiert und vernarbt. Eine Reihe von Solitärzysten wurde auch bei Kindern beobachtet (Bartholomew et al. 1980). Große Zysten sind jedoch bei Kindern selten. Hier sollten Malignome sorgfältig ausgeschlossen werden.

Multilokuläre Nierenzysten können bei der Ausscheidungsurographie mit einem Tumor verwechselt werden. Durch die Sonographie kann jedoch die Diagnose meist gesichert werden (Banner 1981).

Klinische Befunde

Symptome

Intermittierende und dumpfe Rücken- oder Flankenschmerzen treten gelegentlich auf. Wird die Zystenwand durch eine Blutung überdehnt, treten plötzlich heftige Schmerzen auf. Häufig beobachtet man auch Magen-Darm-Symptome, die ein peptisches Ulkus oder eine Gallenblasenerkrankung vortäuschen können. Manchmal bemerkt der Patient eine Schwellung im Abdominalbereich, obwohl Zysten dieser Größe recht selten sind. Bei Infektion der Zyste klagen die Patienten über Schmerzen in der Flanke, über Übelkeit und Fieber.

Klinische Zeichen

Die körperliche Untersuchung ergibt meist keinen besonderen Befund. Nur eine Anschwellung im Bereich der Flanke kann gelegentlich palpiert oder perkutiert werden. Bei einer infizierten Zyste kann eine Druckempfindlichkeit im Flankenbereich bestehen.

Laborbefunde

Die Urinanalyse ist üblicherweise normal. Eine Mikrohämaturie tritt nur selten auf. Die Nierenfunktions-

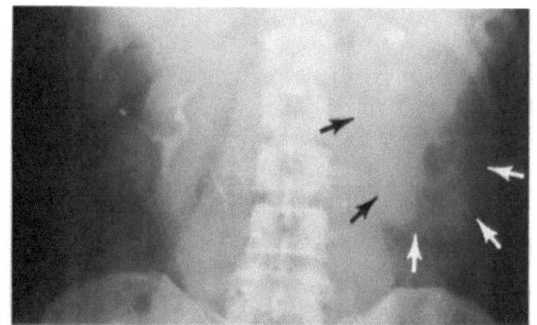

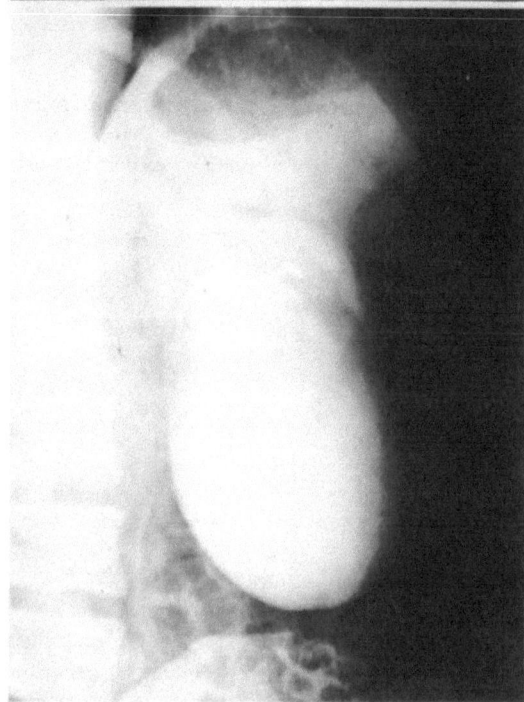

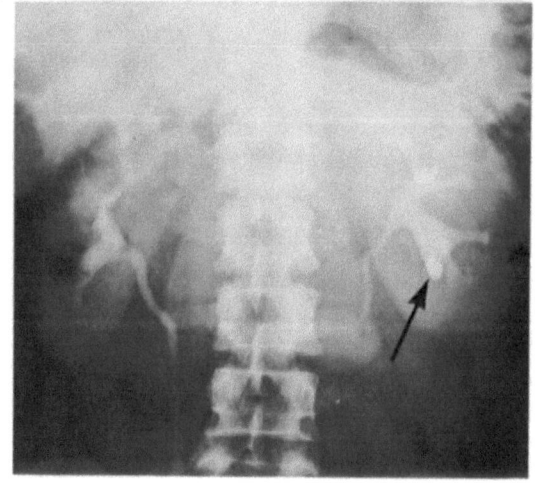

Abb. 23.5. a Das Ausscheidungsurogramm zeigt einen großen, nicht-schattengebenden raumfordernden Prozeß im unteren Pol der linken Niere mit Abdrängung der Kelche. **b** Zyste nach Punktion und Instillation von Kontrastmittel. Die Zyste besitzt eine homogene glatte Wand. Dann wird Iophendylat instilliert. **c** Ausscheidungsurogramm 3 Monate später. Das Iophendylat füllt den von der Zyste im Bereich des unteren medialen Kelchs *(Pfeil)* übriggebliebenen Raum aus. Unauffälliges Urogramm

◀────────────

Röntgenbefunde

Gewöhnlich sieht man auf der Abdomenübersichtsaufnahme eine Vergrößerung eines Teils des Nierenschattens oder einen überlagernden Tumor. Die Nierenachse kann aufgrund der Rotation, durch das Gewicht oder die Lage der Zyste verschoben sein. Manchmal finden sich kalkdurchsetzte Einlagerungen an den Zystenrändern.

Oft kann im Ausscheidungsurogramm die Verdachtsdiagnose bestätigt werden. Die Frühaufnahmen, 1–2 min nach Kontrastmittelinfusion, zeigen das vaskularisierte Parenchym hell, während die raumeinnehmende avaskuläre Zyste dunkel erscheint. Die Urographieserie zeigt Veränderungen, die mit einem Tumor vereinbar sind: einen oder mehrere komprimierte Kelche oder komprimierte Nierenbecken, die verbreitert, abgeflacht oder auch obliteriert erscheinen können (Abb. 23.3 und 23.5). Oft helfen Schräg- und seitliche Aufnahmen weiter. Befindet sich der zystische Tumor am unteren Nierenpol, so kann der obere Ureteranteil zur Wirbelsäule hin verdrängt sein. Gelegentlich tritt auch eine Drehung der ganzen Niere ein. Durch die nicht-schattengebende Zystenflüssigkeit wird der M. psoas sichtbar.

Gelingt es mit der routinemäßigen Ausscheidungsurographie nicht, das Nierenparenchym deutlich darzustellen, so kann der Kontrast zwischen dem vaskularisierten Nierengewebe und der Zyste durch die Infusionsnephrotomographie verdeutlicht werden (Abb. 23.3). Gelegentlich kann auch ein Nierenparenchymtumor bei schlechter Durchblutung mit einer Zyste verwechselt werden. Manchmal kommt es zum Karzinomwachstum auf der Zystenwand (Ambrose et al. 1977; Sufrin et al. 1975; Varma et al. 1974). Deshalb sind weitere differentialdiagnostische Untersuchungen notwendig.

proben sind unauffällig, solange die Zysten nicht multipel und beidseitig (selten) auftreten. Auch bei ausgedehnter Zerstörung einer Niere kann durch die kompensatorische Hypertrophie der anderen Niere eine normale Gesamtfunktion aufrechterhalten werden.

Computertomographie

Das CT scheint die genaueste Methode zur Differenzierung zwischen einer renalen Zyste und einem Tumor zu sein (Abb. 23.4) (Sagel et al. 1977). Zysten haben eine Dichte, die etwa der von Wasser entspricht. Die Dichte der Tumoren gleicht dagegen etwa der des normalen Nierenparenchyms (Abb. 19.8). Das Parenchym wird durch i.v.-Injektion von Kontrastmitteln dichter, die Zyste bleibt jedoch unverändert. Die Zystenwand ist vom Nierenparenchym deutlich abgegrenzt, der Tumor nicht. Die Wand der Zyste ist dünn, die des Tumors nicht. Das CT kann in vielen Fällen eine Zystenpunktion zur Differenzierung zwischen Zyste und Tumor ersetzen.

Nierensonographie

Sie ist eine nicht-invasive diagnostische Technik, die in einem hohen Prozentsatz der Fälle zwischen einer Zyste und Tumor differenzieren kann (Bartholomew et al. 1980). Deutet die sonographische Untersuchung auf eine Zyste, so kann gleichzeitig eine Punktion unter röntgenologischer oder sonographischer Kontrolle durchgeführt werden.

Isotopenuntersuchung

Der Tumor läßt sich im Szintigramm zwar darstellen, es kann jedoch nicht zwischen Tumor und Zyste unterschieden werden. Dagegen kann das mit Technetium und der γ-Kamera aufgenommene Bild die Gefäßarmut des Tumors darstellen (s. Kap. 9).

Perkutane Zystenaspiration mit Zystographie

Wenn die oben besprochenen Untersuchungen immer noch Zweifel über die Differenzierung zwischen Tumor und Zyste bestehen lassen, sollte eine Aspiration durchgeführt werden. (S. dazu „Therapie" weiter unten und S. 123.)

Differentialdiagnose

Das Nierenkarzinom ist ein raumfordernder Prozeß, der jedoch meist tiefer im Organ lokalisiert ist und daher zu stärkerer Verdrängung der Kelche führt. Eine Hämaturie besteht beim Tumor häufig, bei der Zyste nur selten. Wenn ein fester Tumor auf der Übersichtsaufnahme den M. psoas überdeckt, ist der Muskelrand nicht sichtbar. Durch eine Zyste kann er jedoch gut nachweisbar sein. Folgende Zeichen deuten auf ein Karzinom: Metastasenbildung (z.B. Gewichtsverlust und Schwäche, palpable Supraklavikularlymphknoten, Metastasennachweis auf der Thoraxaufnahme), Erythrozytose, Hyperkalzämie, erhöhte CEA-Spiegel im Plasma oder im Urin und eine Beschleunigung der Blutsenkung. Man muß jedoch daran erinnern, daß auch die Wände einer Solitärzyste karzinomatös entarten können. Ist die Nierenvene durch ein Karzinom verschlossen, findet sich im Ausscheidungsurogramm eine schwache oder gar keine Kontrastmittelausscheidung. Die Diagnose kann meist definitiv durch die Sonographie oder das CT gesichert werden. Auch die Angiographie (Abb. 19.5) oder die Nephrotomographie (Abb. 19.4) kann durch die Kontrastmittelanreicherung einen stark vaskularisierten Tumor hervorheben. Diese Verdichtung fehlt bei Zysten (Abb. 23.6). Es ist ratsam, alle raumfordernden Prozesse der Niere so lange als Karzinom anzusehen, bis dies eindeutig widerlegt ist.

Polyzystische Nieren treten, wie im Ausscheidungsurogramm sichtbar (Abb. 23.2), immer bilateral auf. Eine diffuse Deformation der Kelche und des Nierenbeckens ist die Regel. Die einfache Zyste tritt dagegen meist einzeln und einseitig auf. Die polyzystische Niere ist außerdem häufig durch eine eingeschränkte Nierenfunktion und einen Hypertonus charakterisiert, die einfache Zyste nicht.

Ein Nierenkarbunkel ist selten. Hierbei tritt meist einige Wochen vor Einsetzen des Fiebers und der lokalen Schmerzen eine Hautinfektion auf. In den Ausscheidungsurogrammen können Veränderungen auftreten, die auf eine Zyste oder einen Tumor hindeuten. Fast immer sind aber die Nierenschatten und der Psoasrand durch die Perinephritis überdeckt. Oft ist die Niere fixiert, was durch Aufnahmen beim stehenden und liegenden Patienten nachgewiesen werden kann. In der Angiographie finden sich gefäßarme Veränderungen (Abb. 19.8). Durch ein ^{67}Gallium-Szintigramm kann die Entzündung nachgewiesen werden. Dieser Befund kann jedoch auch dem einer infizierten Solitärzyste ähneln.

Eine Hydronephrose kann die gleichen Symptome und Zeichen wie eine Solitärzyste aufweisen. Die Ausscheidungsurogramme sind jedoch sehr unterschiedlich. Während die Zyste Kelchdeformationen verursacht, kommt es bei der Hydronephrose durch die Obstruktion zu einer Dilatation der Kelche und des Nierenbeckens. Die akute oder subakute Hydronephrose führt aufgrund des erhöhten Druckes im Nierenbecken meist zu größeren lokalen Schmerzen. Außerdem treten darüber hinaus häufiger Infektionen auf.

Ein extrarenaler Tumor (z.B. der Nebenniere oder eine Mischform eines retroperitonealen Sarkoms) kann die Niere verdrängen, wächst jedoch nicht in das Organ vor und führt zu keiner Deformation der Kelche.

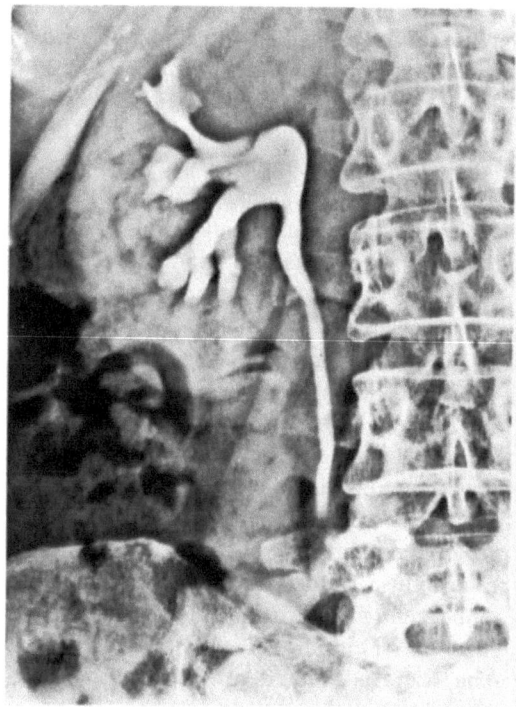 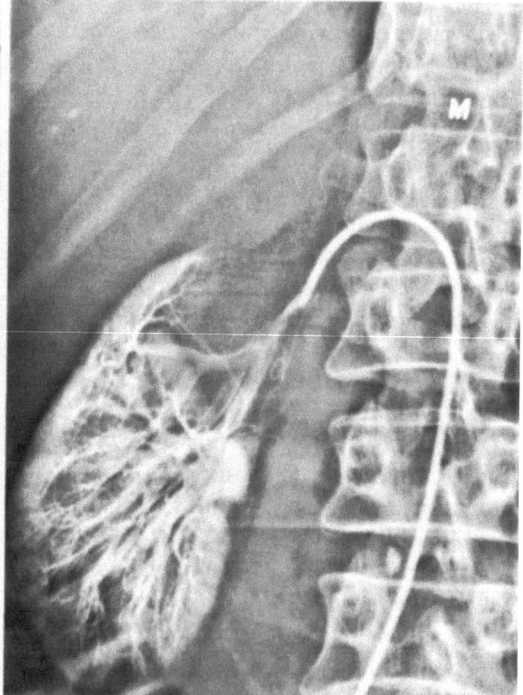

Abb. 23.6a, b. Diagnose einer einfachen Nierenzyste. **a** Im Ausscheidungsurogramm erkennt man eine Verdrängung der rechten Niere nach lateral und unten, sowie eine Abdrängung des oberen Kelchs. Differentialdiagnose: Zyste oder Tumor. **b** Derselbe Patient. Das selektive Angiogramm zeigt einen vollständig avaskulären raumfordernden Prozeß, typisch für eine Zyste

Wenn eine Echinokokkuszyste der Niere nicht mit dem Nierenbecken verbunden ist, kann die Differenzierung von einer Solitärzyste schwierig sein, da sich keine Skolizes oder Häkchen im Urin nachweisen lassen. Röntgenologisch sieht man häufig Verkalkungen der Echinokokkuszystenwand (Abb. 14.5). Der Casoni-Intrakutantest kann differentialdiagnostisch nützlich sein.

Komplikationen (selten)

Es kommt nur selten zu einer Spontaninfektion der Solitärzyste. Die differentialdiagnostische Abgrenzung von einem Karbunkel ist schwierig. Manchmal kommt es zur Einblutung in die Zyste. Hierbei treten plötzlich heftige Schmerzen auf. Die Blutung kann auch aus einem Karzinom stammen, das aus der Zystenwand entsteht.

Komprimiert eine Zyste am unteren Nierenpol den Harnleiter, so kann sich eine Hydronephrose entwickeln. Durch die Stauung des Nierenbeckens treten Schmerzen auf. Als Folge der Obstruktion sind renale Infektionen möglich.

Therapie

Spezifische Maßnahmen

a) Wenn Ausscheidungsurographie, Nephrotomogramme, Sonogramme und Computertomogramme nicht zu einer endgültigen Diagnose führen, ist eine renale Angiographie notwendig. Als nächstes sollte jedoch eine perkutane Punktion der Zyste durchgeführt werden (s. S. 123). Dies kann entweder unter röntgenologischer oder unter sonographischer Kontrolle erfolgen (Gross 1979). Findet sich bei der Punktion klare Flüssigkeit, ist das ein gutes Zeichen. Eine zytologische Untersuchung sollte jedoch angeschlossen und der Fettgehalt bestimmt werden. Ein erhöhter Fettgehalt deutet auf einen Tumor. Nach Absaugen des Zysteninhalts wird die Zyste mit Kontrastmittel gefüllt. Dann werden in unterschiedlichen Ebenen Röntgenaufnahmen angefertigt, um zu prüfen, ob die Zystenwand glatt ist und keine Wucherungen vorliegen, die tumorverdächtig sind. Bevor das Kontrastmittel entfernt wird, sollten 3 ml Iophendylat in die Zystenhöhle instilliert werden. Hierdurch kann man wahrscheinlich eine erneute Füllung der Zyste verhindern (Abb. 23.5) (Wettlaufer u. Modarelli 1978). Bean (1981) empfiehlt die Injektion 95%igen Äthylalkohols in die entleerte Zystenhöhle. Mit dieser Methode wurde bei 29 Patienten nur 1 Rezidiv beobachtet. Wird nur eine einfache Zystenabsaugung durchgeführt, füllen sich die meisten Zysten spontan wieder an (Raskin et al. 1975).

Bei Aspiration von Blut sollte eine Nephrektomie diskutiert werden, da es sich mit großer Wahrscheinlichkeit um einen karzinomatösen Prozeß handelt.

b) Bei eindeutiger Diagnose sollte man die Zyste belassen, da nur sehr selten ein Schaden der Niere auftritt.

c) Bei unklarer Diagnose ist eine operative Freilegung indiziert. Ambrose et al. (1977) halten eine Freilegung bei den meisten Zysten für angezeigt. Von den 55 Patienten hatten 5 ein Malignom (9%). Oft wird nur der extrarenale Teil der Zyste exzidiert. Bei erheblicher Schädigung der Niere ist eine Nephrektomie angezeigt, dies ist jedoch selten.

Therapie der Komplikationen

Bei infizierten Zysten ist eine intensive Antibiotikatherapie notwendig, obwohl Muther u. Bennett (1980) herausfanden, daß es in der Zystenflüssigkeit nur zu sehr geringen Konzentrationen der Antibiotika kommt. Daher ist eine operative Drainage häufig erforderlich. Die operative Exzision des extrarenalen Teiles der Zystenwand und Drainage führen zur Heilung.

Wenn sich bei der Freilegung herausstellt, daß der Zysteninhalt blutig ist (bei sonst gesunder 2. Niere), ist eine sofortige Nephrektomie ohne vorherige Inzision der Zyste indiziert, da es sich mit großer Wahrscheinlichkeit um ein Malignom handelt. Die Drainage einer karzinomatösen Zyste durch Inzision oder Punktion fördert das Wachstum eines Karzinoms im Wundbereich.

Bei Hydronephrose führt die Exzision der obstruierenden Zyste zu einer Besserung der ureteralen Obstruktion (Hinman 1978).

Bei einer Pyelonephritis der betroffenen Niere sollte man immer an eine Stauung durch den erschwerten Harnabfluß durch den Ureter denken. Durch die Entfernung der Zyste und die daraus resultierende bessere Urindrainage wird die Antibiotikatherapie wirkungsvoller.

Prognose

Einfache Zysten lassen sich sonographisch und mit dem CT-Scan mit großer Sicherheit nachweisen. Um Veränderungen in Größe, Konfiguration und innerer Konsistenz der Zyste feststellen zu können, sollte die Sonographie einmal jährlich durchgeführt werden. Wenn die Veränderungen ein Karzinom vermuten lassen, kann ein CT-Scan angefertigt werden. Anschließend kann, wenn erforderlich, zur Sicherung der Diagnose eine Aspiration vorgenommen werden. Die Diagnostik der meisten Zysten bereitet wenig Schwierigkeiten.

Verschmelzungsnieren

Unter 1000 Personen findet sich einmal eine Verschmelzungsniere. Die häufigste Form ist die Hufeisenniere. Das verschmolzene Nierengewebe besitzt beinahe immer 2 Ausscheidungssysteme und deshalb auch 2 Harnleiter. Das Nierengewebe ist häufig auf die 2 Flanken gleichmäßig verteilt. Die gesamte Nierenmasse kann sich jedoch auch nur auf einer Seite befinden. Auch dann münden die 2 Harnleiter an ihrer üblichen Stelle in die Blase.

Ätiologie und Pathogenese

Scheinbar findet die Verschmelzung der 2 Metanephren schon früh während der Embryonalentwicklung statt, wenn die Nieren noch tief im unteren Becken liegen. Sie erreichen nur selten die Position, die normale Nieren später einnehmen würden. Sie können sogar im Becken verbleiben. Diese Nieren können dann sogar ihre Blutversorgung aus den Gefäßen dieser Region beziehen (z. B. Aorta, iliakale Gefäße).

Bei Patienten mit Ektopie und Verschmelzungsniere findet man in 78% der Fälle extraurologische Mißbildungen, 65% weisen zusätzlich andere Defekte im Bereich des Urogenitaltraktes auf.

Pathologie (Abb. 23.7)

Da das Nierengewebe schon früh verschmilzt, kommt es nicht zu einer normalen Rotation. Deshalb liegt jedes Nierenbecken an der Vorderfläche seines jeweiligen Organs. Damit kreuzen die Harnleiter den Isthmus der Hufeisenniere beiderseits. Hierdurch kann es zu einer unterschiedlich starken Kompression des Harnleiters kommen. Dies kann durch ein oder mehrere aberrierende Gefäße noch verstärkt

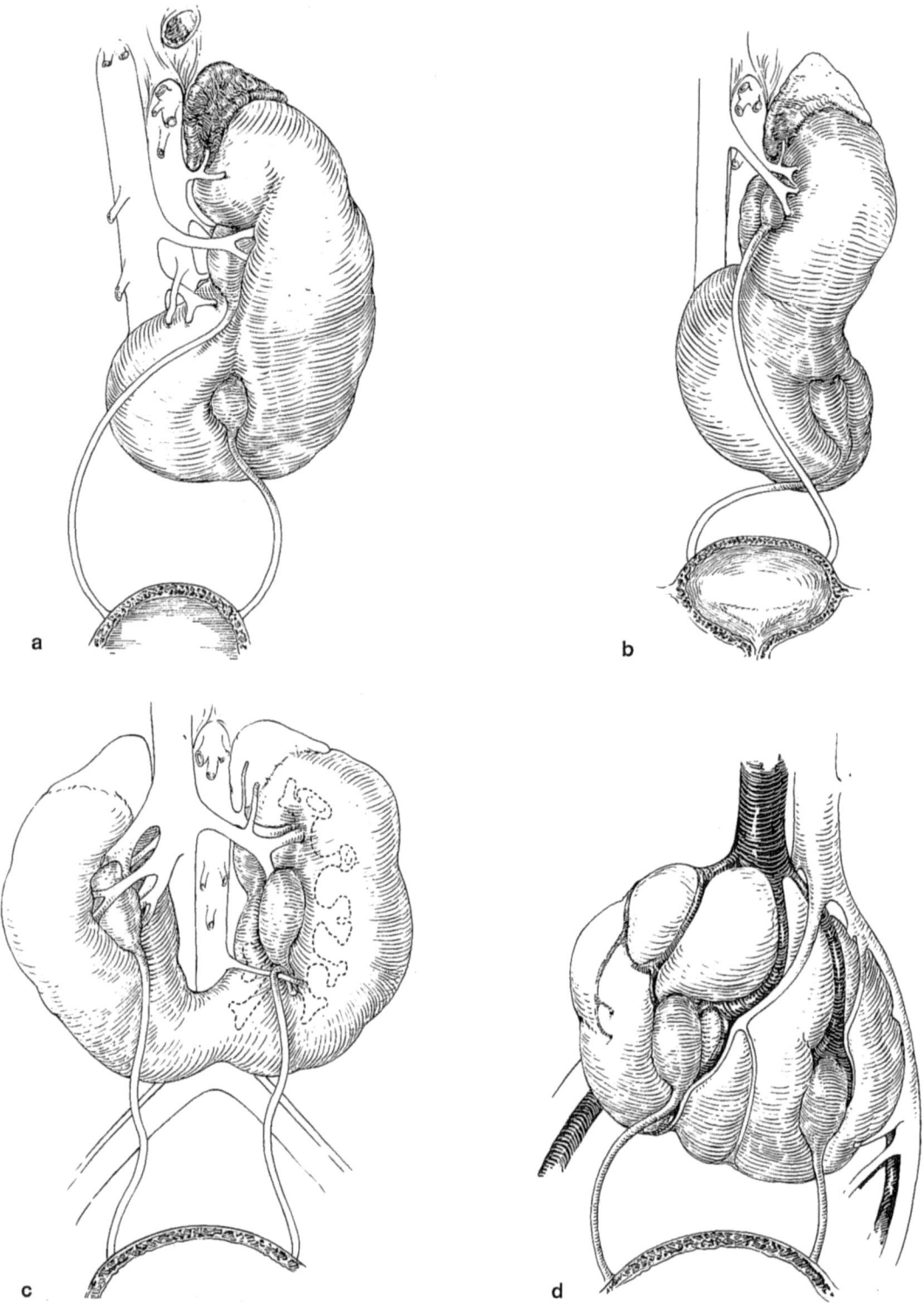

Abb. 23.7a–d. Verschmelzungsniere. **a** Gekreuzte Nierendystopie mit Fusion. Die Verschmelzungsniere liegt in der linken Flanke. Der rechte Harnleiter muß die Mittellinie kreuzen. **b** Beispiel für eine „Sigmoid-Niere". **c** Hufeisenniere. Die Nierenbecken zeigen nach ventral. Man erkennt eine aberrierende Arterie, die den linken Harnleiter und den unteren Teil der Hufeisenniere obstruiert. **d** Beckenniere. Die Nierenbecken sind nach anterior verlagert. Man beachte die aberrierende Blutversorgung

werden. Dadurch entwickelt sich eine Hydronephrose, und Infektionen treten häufiger auf. Auch ein vesikoureteraler Reflux wurde häufig in Verbindung mit einer Verschmelzungsniere beobachtet.

Bei der Hufeisenniere verbindet der Isthmus meist die 2 unteren Pole der Niere. Ein Großteil des Gewebes liegt daher tiefer als normal. Die Achsen der 2 Nieren stehen vertikal, während sie normalerweise schräg in Richtung zur Wirbelsäule verlaufen, etwa entlang der Psoasränder.

In seltenen Fällen ist das Nierengewebe zu einer Masse verschmolzen, die 2 Nierenbecken und 2 Harnleiter aufweist. Diese Verschmelzungsnieren können in der Mittellinie liegen, mit normaler Einmündung der Harnleiter in die Blase (gekreuzte renale Ektopie mit Verschmelzung).

Klinische Befunde

Symptome

Die meisten Patienten mit Verschmelzungsnieren haben keinerlei Beschwerden. Falls Symptome bestehen, sind sie meist durch eine Harnleiterobstruktion bedingt. Gelegentlich werden gastrointestinale Symptome (renodigestive reflex), die ein peptisches Ulkus, eine Cholelithiasis oder eine Appendizitis vortäuschen, beobachtet. Bei Harnleiterobstruktion, Hydronephrose oder Steinbildung können Infektionen auftreten.

Klinische Zeichen

Die körperliche Untersuchung ist meist unauffällig. Gelegentlich kann das im Abdomen gelegene Nierengewebe palpiert werden. Bei einer Hufeisenniere ist eine Schwellung über der unteren LWS (Isthmus) zu palpieren. Bei gekreuzter Ektopie kann ein Tumor in der Flanke oder im unteren Abdomen palpatorisch festgestellt werden.

Laborbefunde

Die Urinanalyse ist normal, solange keine Infektion vorliegt. Auch die Nierenfunktion ist ohne besondere Begleiterkrankungen unauffällig.

Röntgenbefunde

Im Fall einer Hufeisenniere verlaufen die 2 Nierenachsen, wenn dies auf der Übersichtsaufnahme zu sehen ist, parallel zur Wirbelsäule. Gelegentlich erkennt man den Isthmus. Zusätzlich kann eine relativ große Parenchymmasse in einer Flanke sichtbar sein, während ein Nierenschatten auf der anderen Seite fehlt (Abb. 23.8).

Bei normaler Nierenfunktion kann das Ausscheidungsurogramm die Diagnose sichern. Durch die zunehmende Kontrastdichte des Parenchyms kann die Lage oder die Konfiguration der Niere deutlicher abgegrenzt werden. Auch die Nierenbecken und die Harnleiter werden durch Urogramme sichtbar.

a) Bei Hufeisennieren liegen die Nierenbecken auf der Vorderfläche der entsprechenden Organe. Bei normaler Niere dagegen befindet sich das Nierenbecken medial. Der deutlichste Hinweis auf eine Hufeisenniere sind die am unteren Nierenpol lokalisierten Kelche, die nach medial zeigen und medial vom Harnleiter liegen (Abb. 23.7 und 23.8).

b) Bei gekreuzter Dystopie mit Verschmelzung finden sich 2 Nierenbecken und 2 Harnleiter. Dabei muß ein Harnleiter die Mittellinie überkreuzen, um an normaler Stelle in die Blase zu münden (Abb. 23.7 und 23.8).

c) Eine Kuchen- oder Klumpenniere kann im Beckenbereich liegen (verschmolzene Beckenniere), aber Nierenbecken und Harnleiter sind röntgenologisch gut darstellbar (Abb. 23.7 und 23.8). Diese Niere kann das Blasendach eindellen.

Das Nierengewebe kann im CT-Scan deutlich abgegrenzt werden. Diese Untersuchungen sind jedoch zur Diagnose selten erforderlich.

Bei einer Verschmelzungsniere im Becken oder in der Flanke, kann bereits eine Übersichtsaufnahme mit liegendem Harnleiterkatheter Hinweise auf die Diagnose geben. Retrograde Urogramme zeigen die Lage der Nierenbecken oder entzündliche oder obstruktive Veränderungen (Abb. 23.9). Durch Szintigraphie oder Sonographie können das Nierenparenchym und seine Kontur dargestellt werden (s. Kap. 9).

Differentialdiagnose

Wenn die Nieren während der Embryonalentwicklung die normale Rotation nicht mitgemacht haben, können sie mit einer Hufeisenniere verwechselt werden. Die Nierenachsen verlaufen dann normalerweise entlang der Psoasränder, während die Pole der Hufeisenniere parallel zur Wirbelsäule verlaufen und die unteren Pole auf dem M. psoas lokalisiert sind. Die Kelche finden sich in der Umgebung des Isthmus einer

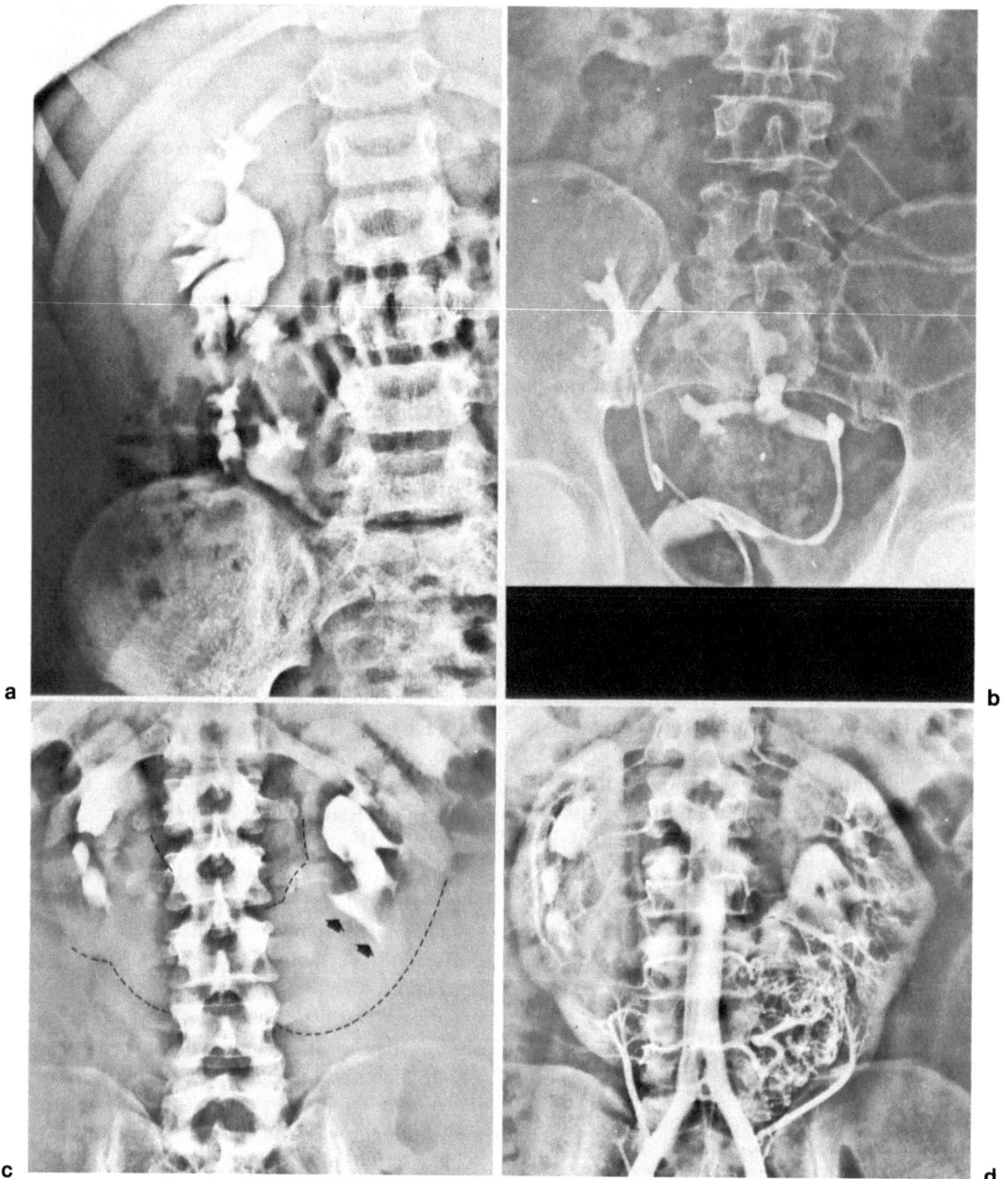

Abb. 23.8a–d. Verschmelzungsniere. **a** Das Ausscheidungsurogramm zeigt verschmolzene Nieren auf der rechten Seite. Beide Nieren sind normal. Gekreuzte Nierendystopie. **b** Beckenniere im retrograden Urogramm. **c** Auf dem Ausscheidungsurogramm erkennt man eine Hufeisenniere mit Erweiterung der linken Seite des Isthmus und Kompression des linken unteren Kelchsystems. **d** Angiogramm desselben Patienten. Hypervaskulärer raumfordernder Prozeß in der linken Isthmusseite, typisch für ein Adenokarzinom

Hufeisenniere, sie zeigen nach medial und liegen der Wirbelsäule eng an.

Die Diagnose einer Verschmelzungs- oder Klumpenniere ist im Ausscheidungsurogramm oft schwierig zu stellen, wenn einer der Harnleiter obstruiert ist, so daß ein Teil der Niere, des Nierenbeckens und des Harnleiters nicht sichtbar werden. Durch Infusions- oder retrograde Urogramme können die Ausscheidungssysteme der entsprechenden Nierenanteile dargestellt werden.

Komplikationen

Verschmelzungsnieren neigen zu ureteralen Obstruktionen, da häufig aberrierende Nierengefäße auftreten und ein oder beide Harnleiter um oder über das Nierenparenchym hinwegziehen. Hydronephrose, Steine und Infektionen sind deshalb häufig.

Eine große Verschmelzungsniere, die im kleinen Becken liegt, kann ein Geburtshindernis sein.

Therapie

Eine Behandlung ist nicht notwendig, solange keine Infektionen oder Obstruktionen vorliegen. Die Abflußverhältnisse der Hufeisenniere können manchmal durch eine Durchtrennung des Isthmus verbessert werden. Wenn 1 Pol der Hufeisenniere stark geschädigt ist, kann eine operative Resektion notwendig sein.

Prognose

In den meisten Fällen ist die Prognose günstig. Bei Ureterostruktion oder -infektionen müssen die Abflußverhältnisse oft durch operative Maßnahmen verbessert werden, wenn eine Antibiotikatherapie allein nicht ausreichend ist.

Die ektopische Niere

Die kongenitale Ektopie der Niere verursacht meist keine Symptome, solange keine Komplikationen wie Harnleiterobstruktion oder -infektion auftreten.

Einfache Ektopie

Bei der einfachen kongenitalen Ektopie handelt es sich meist um eine tiefstehende Niere, die während der Embryonalentwicklung nicht normal aufgestiegen ist. Sie kann in Höhe des Beckenkammes oder sogar im Becken liegen. Nur selten findet sie sich im Thoraxbereich (Abb. 23.9) (Kirshenbaum et al. 1981). Die Blutversorgung stammt aus den anliegenden Gefäßen, der Harnleiter ist kurz. Die Neigung zu Harnleiterobstruktion oder -infektionen kann zu Schmerzen und Fieber führen. Gelegentlich kann eine solche Niere bei der Untersuchung palpiert werden, so daß falsche Verdachtsdiagnosen gestellt werden (z.B. Darmtumor, appendizitischer Abszeß).

Ausscheidungsurogramme (Abb. 23.9) zeigen die wahre Lage der Niere und falls vorhanden eine Hydronephrose. Man findet keine Schlängelung des Harnleiters wie bei Nephroptose oder erworbener Ektopie (z.B. Verdrängung durch einen großen suprarenalen Tumor).

Obstruktion und Infektion können als Komplikationen einer einfachen Ektopie auftreten und sollten mit entsprechenden Methoden behandelt werden.

Gekreuzte Ektopie ohne Fusion

Bei der gekreuzten Ektopie ohne Verschmelzung liegt die Niere auf der anderen Seite, ohne jedoch mit der dort vorhandenen Niere verbunden zu sein. Wenn nicht 2 getrennte Nierenschatten sichtbar sind, kann dieser Befund nur schwer von einer gekreuzten Ektopie mit Verschmelzung unterschieden werden (Abb. 23.7). Mit Hilfe der Sonographie, Angiographie oder des CT kann man die Differentialdiagnose sichern.

Rotationsanomalien

Wenn die Niere normal in die Lumbalregion aufsteigt, liegt das Nierenbecken auf der Vorderseite. Später verlagert es sich mehr nach medial. Wenn diese Rotation jedoch ausbleibt, kann dies in seltenen Fällen zu einer Nierenerkrankung führen. Die Rotationsanomalie kann im Ausscheidungsurogramm nachgewiesen werden.

Markschwammniere (zystische Dilatation der renalen Sammelrohre)

Die Markschwammniere ist angeboren und wird autosomal-rezessiv vererbt. Sie ist charakterisiert durch eine Erweiterung der distalen Sammelrohre. Sie tritt meist 2seitig auf und betrifft alle Papillen. Sie kann jedoch auch einseitig sein und gelegentlich auch nur 1 Papille betreffen. Oft besteht gleichzeitig eine zystische Erweiterung der Tubuli. Durch die Harnstauung in den Tubuli kommt es gelegentlich zu Infektionen und Steinbildung. Man nimmt an, daß die Markschwammniere mit der polyzystischen Nierendegeneration verwandt ist. Sie wurde gelegentlich auch bei Hemihypertrophie des Körpers nachgewiesen.

Die einzigen Symptome beruhen auf Infektionen oder Steinbildung. Die Diagnose wird meist durch die Ausscheidungsurographie gestellt (Abb. 23.10). Nierenbecken und Kelche sind normal. Lateral davon sieht man jedoch die dilatierten (gestreiften) Tu-

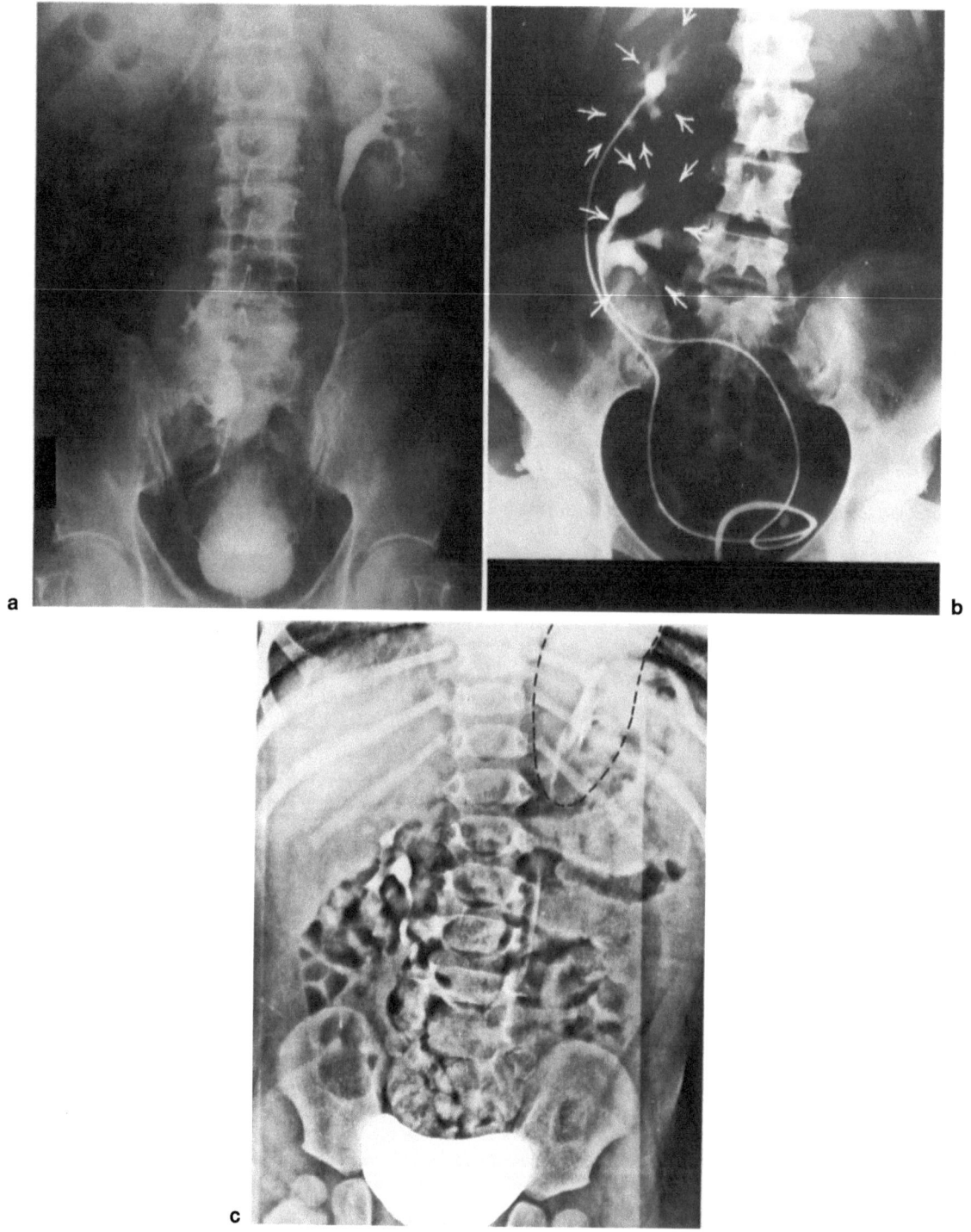

Abb. 23.9a–c. Nierendystopie. **a** Das Ausscheidungsurogramm zeigt eine kongenitale Dystopie der rechten Niere. **b** Im retrograden Urogramm erkennt man eine gekreuzte Nierendystopie. Auf dieser Aufnahme kann man nicht zwischen Fusion oder Nichtfusion unterscheiden. **c** Linke Niere, Ektopie im Thorax

buli. Viele dieser dilatierten Tubuli enthalten rundlich erscheinende Kontrastmittelansammlungen (zystische Dilatation). Die Steine kann man bereits auf der Übersichtsaufnahme als kleine runde Konkremente in den pyramidalen Regionen, direkt hinter den Kelchen, nachweisen. Bei der retrograden Urographie sind die Veränderungen oft erst nachweisbar, wenn die Mündungen stark dilatiert sind.

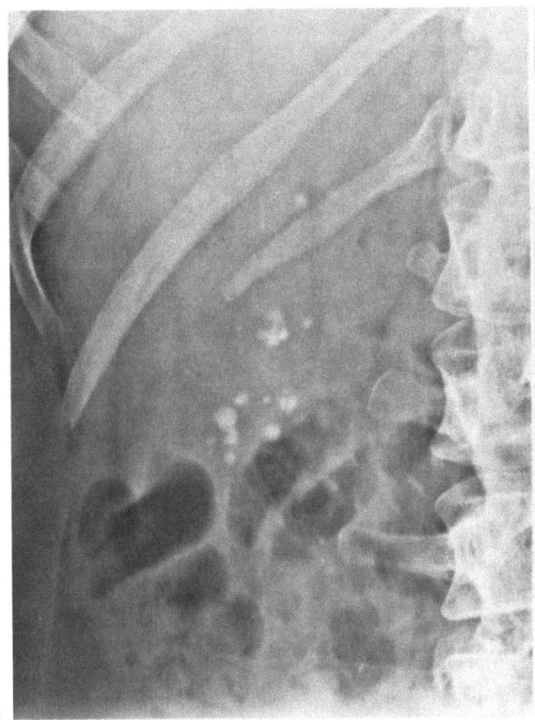 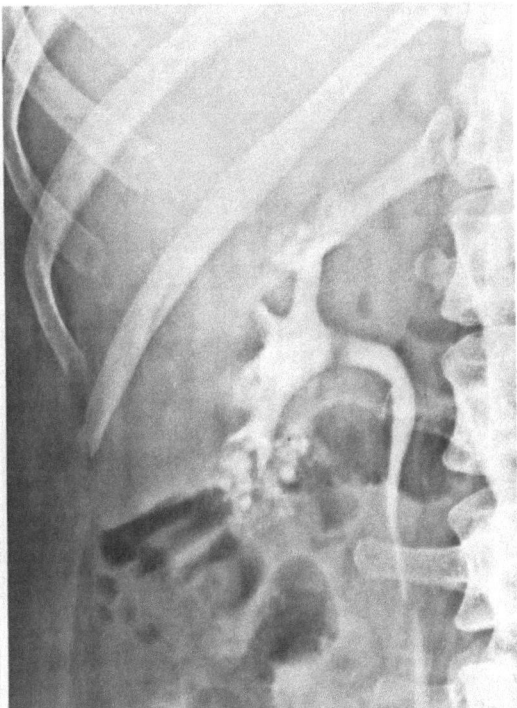

Abb. 23.10a, b. Markschwammnieren. **a** Die Röntgenaufnahme der rechten Niere zeigt multiple kleine Steine im mittleren Anteil. **b** Im Ausscheidungsurogramm erkennt man die Lage der Steine in bezug auf das Kelchsystem. Typischerweise sind die Kelche weit, die Steine befinden sich in den dilatierten Sammelrohren

Differentialdiagnostisch sind die Tuberkulose, die abgeheilte Papillennekrose und die Nephrokalzinose zu diskutieren. Die Tuberkulose tritt gewöhnlich einseitig auf, und die Urographie zeigt die Ulzeration der Kelche. Außerdem werden bei der bakteriologischen Untersuchung Tuberkelbakterien nachgewiesen. Eine abgeheilte Papillennekrose kann durch Verkalkungen kompliziert sein. Sie kann jedoch durch die typischen Kelchdeformitäten, die Infektion und die meist eingeschränkte Nierenfunktion differentialdiagnostisch abgegrenzt werden (Abb. 13.5 und 13.6). Die tubulären und parenchymalen Verkalkungen bei der Nephrokalzinose sind diffuser als die der Schwammniere (Abb. 16.7). Es finden sich die Symptome und Zeichen eines primären Hyperparathyreoidismus oder einer renalen tubulären Azidose.

Bei der Markschwammniere ist eine spezielle Behandlung nicht erforderlich. Die Therapie richtet sich nur gegen die Komplikationen (z. B. Pyelonephritis und Nierensteine).

Nur bei einem kleinen Prozentsatz der Patienten mit Markschwammniere entwickeln sich überhaupt Komplikationen. Die Prognose ist gut. Bei einigen Patienten kann es gelegentlich zum Abgang kleinerer Steine kommen.

Angeborene Nierengefäßveränderungen

Bei 75–85% der Menschen findet man eine einzelne Nierenarterie; für die einzelne Nierenvene ist der Prozentsatz noch höher. Aberrierende Venen und Arterien kommen vor. Eine aberrierende Arterie, die zum unteren Nierenpol läuft oder den Harnleiterabgang kreuzt, kann eine Obstruktion und Hydronephrose verursachen. In diesen Fällen läßt sich die Diagnose angiographisch sichern.

Erworbene Veränderungen der Niere

Aneurysma der Nierenarterie

Ein Aneurysma der Nierenarterie entwickelt sich gewöhnlich aus einer degenerativen Arterienveränderung, wobei die Arterienwand soweit zerstört wird, daß sie durch den intravaskulären Druck erweitert wird. Die häufigsten Ursachen sind Arteriosklerose oder Periarteriitis nodosa (Fisher 1981), Sekundärursachen können aber auch ein Trauma oder Syphilis

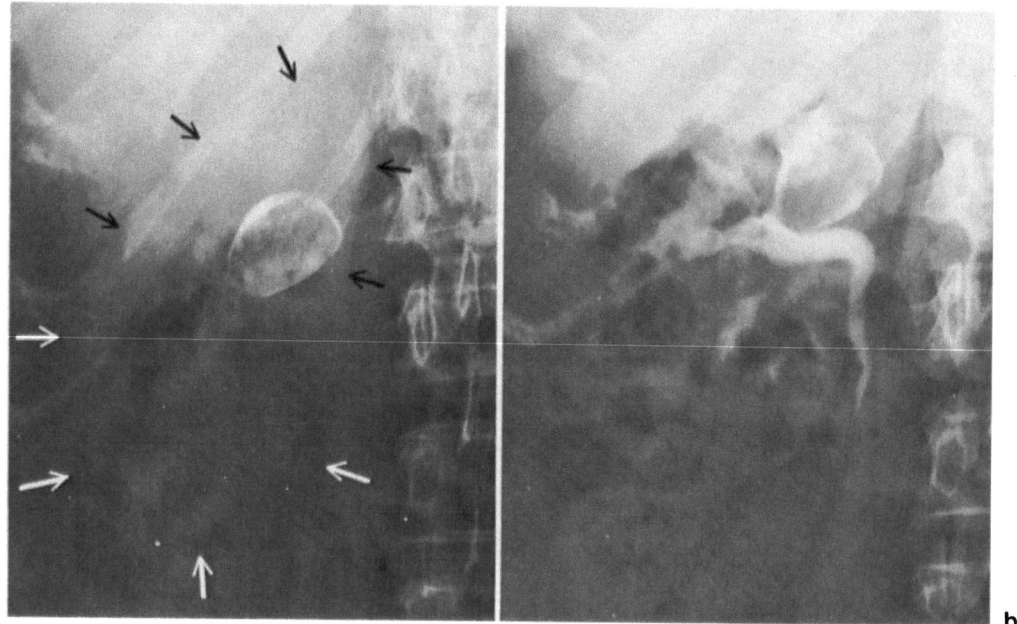

Abb. 23.11 a, b. Intrarenales Aneurysma der Nierenarterie. **a** Die Abdomenübersicht zeigt eine kalzifizierte Struktur über dem rechten Nierenschatten. **b** Im Ausscheidungsurogramm erkennt man, daß der kalzifizierte raumfordernde Prozeß zum Nierenbecken und oberen Kelch gehört. (Mit freundlicher Genehmigung von C. D. King)

sein. Inzwischen sind mehr als über 300 Fälle beschrieben worden. Es wurde auch über angeborene Aneurysmen berichtet, die in den meisten Fällen zufällig bei der Angiographie entdeckt wurden (Hageman et al. 1978).

Ein Aneurysma führt nur zu einer Schädigung der Niere, wenn die Nierenarterie komprimiert wird. In diesem Fall tritt eine renale Ischämie mit Atrophie ein. Ein echtes Aneurysma kann rupturieren und zu einem falschen Aneurysma führen. Dies tritt besonders häufig während der Schwangerschaft auf. Das Hämatom wird schließlich im Retroperitoneum durch einen fibrösen Überzug eingekapselt. Auch in den kleinen Arterien im Nierenparenchym kann es zur Aneurysmabildung kommen. Rupturen ins Nierenbecken oder in die Kelche sind möglich.

Die meisten Aneurysmen verursachen keine Symptome, solange sie nicht rupturieren. Bei einer Ruptur in das Nierenbecken stellen sich heftigste Schmerzen in der Flanke ein, häufig besteht ein Schock. Wenn ein Aneurysma ins Nierenbecken rupturiert, tritt eine ausgeprägte Hämaturie auf. Die häufigste Todesursache ist das Verbluten durch die Ruptur des Aneurysmas. Meist besteht kein Hypertonus. Man sollte im kostovertebralen Winkel in der Region über der Nierenarterie nach Hämatomen suchen. Bei spontaner oder traumatischer Ruptur tritt gewöhnlich eine Schwellung im Flankenbereich auf.

Gelegentlich findet sich auf der Abdomenübersichtsaufnahme eine intra- oder extrarenale ringähnliche Verkalkung (Abb. 23.11). Die Ausscheidungsurogramme können normal sein oder eine renale Atrophie zeigen. Ist eine Kompression oder die partielle Obstruktion der Nierenarterie entstanden, kommt es zur Beeinträchtigung der Nierenfunktion. Durch die Aortographie können die Umrisse des Aneurysmas dargestellt werden. Auch die Sonographie und das CT sind wichtige diagnostische Hilfsmittel.

Die Differentialdiagnose zwischen der Ruptur eines Aneurysmas oder einer Verletzung der Niere kann schwierig sein, wenn in der Anamnese kein Trauma bekannt oder keine Anzeichen dafür vorliegen. Auch eine hydronephrotische Niere kann als Vorwölbung tastbar sein, die Diagnose läßt sich aber durch die Ausscheidungsurographie sichern.

Da eine große Zahl nicht-verkalkter oder verkalkter Aneurysmen spontan rupturiert, besteht eine Indikation zur operativen Versorgung, insbesondere in der Schwangerschaft (Love et al. 1981). Eine operative Korrektur extrarenaler Aneurysmen sollte man überlegen. Komplikationen (z. B. Thrombosen) treten jedoch nicht selten auf. Bei intrarenalem Aneurysma an einem Nierenpol ist evtl. eine Heminephrektomie möglich. Bei zentraler Lage kann jedoch auch eine Nephrektomie notwendig werden. Der therapeutische Verschluß eines Aneurysmas durch intraarterielle Injektion von autologem Muskelgewebe wurde beschrieben. Bei Patienten mit Hypertonie kann sich der Blutdruck nach erfolgreichem operativem Eingriff normalisieren.

Niereninfarkte

Niereninfarkte entstehen durch arteriellen Verschluß. Die Hauptursachen sind: die subakute infektiöse Endokarditis, Vorhof- oder Ventrikelthromben, Arteriosklerose, Periarteriitis nodosa und Traumen. Thrombosen im Bereich der Aorta abdominalis können sich nach kranial auf die Nierenarterie hin ausweiten und zum Verschluß führen. Die Niereninfarkte können ein- oder beidseitig auftreten.

Sind kleinere Arterien oder Arteriolen obstruiert, so kommt es erst zu einer Schwellung des Gefäßes und dann zur Nekrose und Fibrose. Multiple Infarkte sind die Regel. Bei Verschluß der Hauptnierenarterie ist die gesamte Niere betroffen. Durch Nekrose und Fibrose kann es zum völligen Funktionsverlust der Niere kommen.

Ein partieller Niereninfarkt ist gewöhnlich eine symptomlos verlaufende Erkrankung. Ein plötzlicher und vollständiger Infarkt kann zu Nieren- oder Thoraxschmerzen führen. Gelegentlich tritt eine Makro- oder Mikrohämaturie auf. Außerdem bestehen eine Proteinurie und Leukozytose. Warner et al. (1982) haben eine Ausscheidung von Epithelien im Urin beschrieben, die durch die Abstoßung renaler Tubuluszellen bedingt ist. Häufig besteht Druckschmerz im Flankenbereich. Die Niere ist durch den arteriellen Verschluß nicht signifikant vergrößert. Oft sind die SGOT- und LDH-Spiegel noch 1–2 Tage nach dem Infarkt erhöht.

Partielle Infarkte können durch die Ausscheidungsurographie nicht nachgewiesen werden. Bei vollständigem Infarkt besteht jedoch eine stumme Niere. Bei Verdacht auf Niereninfarkt sollte eine Funktionsszintigraphie durchgeführt werden. Bei vollständig infarzierter Niere zeigt das Szintigramm nur eine geringe oder gar keine Aktivität. Ein ähnliches Bild findet sich in den CT-Scans nach Kontrastmittelinjektion. Selbst bei vollständigem meßbaren Verlust der Nierenfunktion kann es in einigen Fällen wieder zu einer spontanen Zirkulation kommen.

Die endgültige Diagnose wird durch die Angiographie gesichert. Bei der Nierenszintigraphie mit Technetium werden die betroffenen Nierengefäße nicht dargestellt.

In der akuten Phase kann ein Niereninfarkt einen Harnleiterstein vortäuschen. Im Ausscheidungsurogramm besteht bei einem Stein oft auch eine stumme Niere, meistens ist aber noch so viel Kontrastmittel in den Tubuli, daß ein „Nephrogramm" sichtbar wird (Abb. 16.3). Dies fehlt bei vollständigem Niereninfarkt. Zur Sicherung der Diagnose sind außerdem Zeichen kardialer oder vaskulärer Veränderungen wichtig.

Die Komplikationen ergeben sich meist aus der primären kardiovaskulären Erkrankung, einschließlich Embolien anderer Organe. In wenigen Fällen kann sich einige Tage oder Wochen nach dem Infarkt ein Hypertonus entwickeln. Dieser kann später spontan verschwinden.

Nach dem sofortigen operativen Eingriff ist eine Langzeitbehandlung mit Antikoagulanzien die Methode der Wahl. Es konnte auch gezeigt werden, daß die Infusion von Streptokinase den Embolus auflösen kann (Rudy et al. 1982; Fischer et al. 1981). In den meisten Fällen kam es zu einer Normalisierung der Nierenfunktion.

Nierenvenenthrombose

Bei Erwachsenen tritt selten eine Thrombose der Nierenvene auf. Sie ist meist einseitig und geht gewöhnlich mit einer membranösen Glomerulonephritis und einem nephrotischen Syndrom einher. Ursache kann auch eine Invasion der Nierenvene durch einen Tumor oder eine retroperitoneale Erkrankung sein. Eine Thrombose der Nierenvene kann als Komplikation einer schweren Dehydratation und Hämokonzentration bei Kindern mit schwerer Diarrhö durch eine Ileokolitis auftreten. Die Thrombose kann sich von der V. cava in die peripheren Venulae ausdehnen oder aber in den peripheren Venen entstanden sein und sich in die Hauptnierenvene ausbreiten. Die sich entwickelnde schwere passive Kongestion führt zu einer Schwellung der Niere und Degeneration der Nephren. Die Patienten klagen i. allg. über Flankenschmerzen; eine Hämaturie kann auftreten. Oft kann man eine große, druckempfindliche Schwellung in der Flanke tasten. Eine Thrombozytopenie kann vorliegen. Im Urin findet man Albumin und Erythrozyten. Im akuten Stadium zeigt das Ausscheidungsurogramm eine flaue oder fehlende Kontrastmittelanreicherung in einer großen Niere. Man findet verlängerte und dünne Kelchhälse. Gerinnsel im Nierenbecken können zu Kontrastmittelaussparungen führen. Später wird die Niere atrophisch. Im Urogramm erkennt man dann Eindellungen der Harnleiterwand im oberen Ureter, die durch die gestauten kollateralen Venen hervorgerufen werden.

In etwa 50% der Fälle kann man den Thrombus in der V. cava sonographisch nachweisen. Das betroffe-

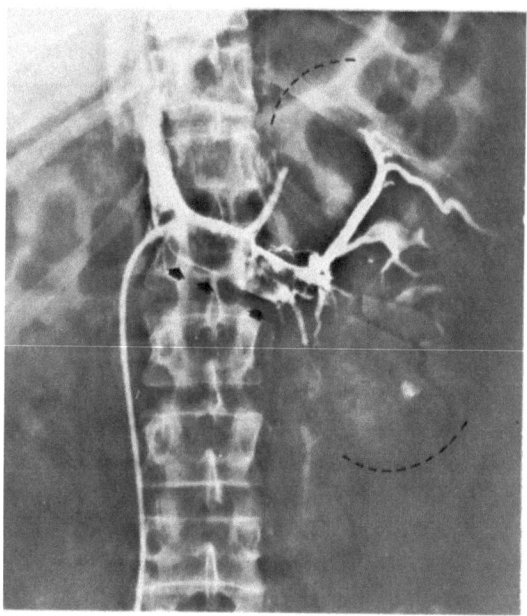

Abb. 23.12. Nierenvenenthrombose. Das selektive Venogramm der linken Niere zeigt eine beinahe vollständige Okklusion der Vene. Die zum unteren Nierenpol verlaufenden Venen füllen sich nicht. Die Niere ist deutlich vergrößert

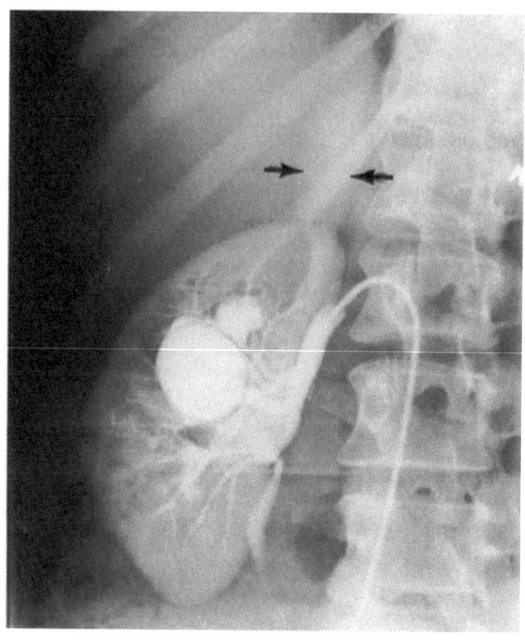

Abb. 23.13. Arteriovenöses Aneurysma. Selektives Nierenangiogramm. Das Aneurysma befindet sich im Zentrum der Niere, die V. cava füllt sich prompt an *(Pfeile)*

ne Organ ist vergrößert (Fowler u. Paciulli 1977; Braun et al. 1981). Das CT ist ebenfalls ein wertvolles diagnostisches Verfahren. Bei einem hohen Prozentsatz der Fälle läßt sich der Thrombus so nachweisen. Angiographisch findet sich eine Dehnung und Schlängelung der kleinen Arteriolen. In der nephrographischen Phase sind die Pyramiden kontrastreich dargestellt. Auf Spätaufnahmen finden sich venöse Kollateralen. Mit der Venokavographie oder besser mit der selektiven renalen Venographie läßt sich der Thrombus in der Nierenvene (Abb. 23.12) und gelegentlich auch in der V. cava nachweisen. Führt der Kontrastmittelaustritt aus der Vene nur zu einer schwachen Füllung, kann dies durch Einspritzen von Adrenalin in die Nierenarterie verbessert werden.

Die Symptome und klinischen Zeichen können auf eine Obstruktion durch Harnleitersteine hindeuten. Oft kann ein Harnleiterstein direkt nachgewiesen werden, und es besteht meist eine Dilatation des Harnleiters oder des Nierenbeckens. Differentialdiagnostisch muß ein Verschluß des Harnleiters durch ein Gerinnsel von einem obstruierenden Stein unterschieden werden.

Während früher die Thrombektomie und sogar die Nephrektomie empfohlen wurden, hat man in der letzten Zeit immer eindeutiger festgestellt, daß auch die medikamentöse Behandlung wirksam ist. Die Anwendung der Antikoagulation mit Heparin in der akuten und in der chronischen Phase führt bei den meisten Patienten zu zufriedenstellenden Ergebnissen. Bei Kleinkindern und Kindern ist es wichtig, Störungen im Flüssigkeits- und Elektrolythaushalt zu korrigieren. Außerdem sind nach der Behandlungsphase Antikoagulanziengaben wichtig. Die Nierenfunktion erholt sich meist vollkommen.

Arteriovenöse Fisteln

Eine arteriovenöse Fistel kann angeboren (25%) oder erworben sein. Man hat inzwischen festgestellt, daß eine Reihe dieser Fisteln nach einer Nierenpunktion oder einem Nierentrauma auftraten. Einige Fistelbildungen wurden auch nach Nephrektomie und Unterbindung oder Vernähung des Nierenstiels beobachtet. In diesen Fällen ist eine chirurgische Korrektur erforderlich. Auch beim Adenokarzinom der Niere hat man einige Fistelbildungen beobachtet.

Oft kann man, sowohl von vorne wie von hinten, ein Schwirren palpieren und ein Strömungsgeräusch auskultieren. Bei ausgeprägtem Shunt kann der systolische Blutdruck erhöht und der Puls abgeflacht sein. Die Diagnose wird mit Hilfe der renalen Angiographie oder durch Isotopenuntersuchungen gesichert. Auch das CT und die Sonographie sind diagnostisch aussagekräftig. Arteriovenöse Fisteln, die die Nie-

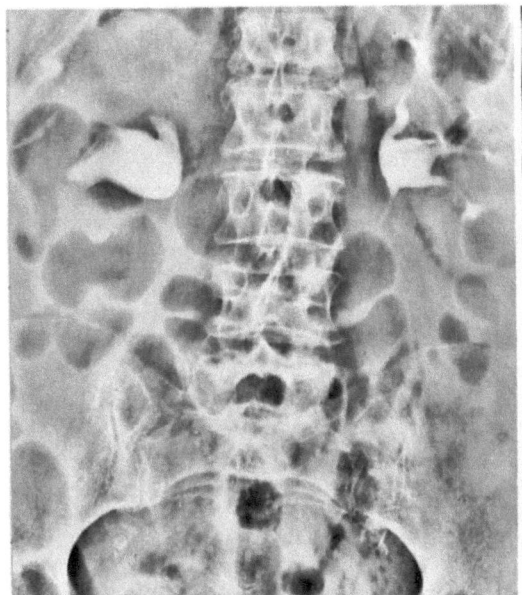 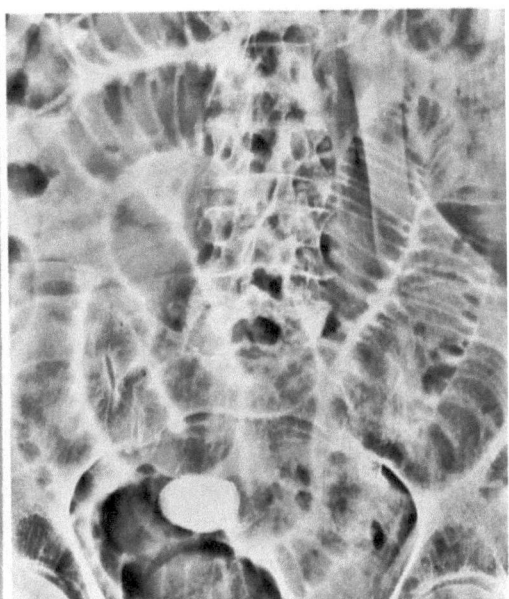

Abb. 23.14a, b. Nephroduodenale Fistel und Obstruktion des Dünndarms durch einen Ausgußstein. **a** Das Ausscheidungsurogramm zeigt eine funktionslose rechte Niere, Ausgußstein. **b** Der Patient kam 4 Jahre später mit den Symptomen und klinischen Zeichen einer Darmobstruktion. Die Abdomenübersichtsaufnahme zeigt dilatierte Dünndarmschlingen, die bis kurz vor die Ileozökalklappe gebläht sind. Die Obstruktion ist auf den ins Duodenum gewanderten Stein zurückzuführen. (Mit freundlicher Genehmigung von C.D. King)

renarterie und -vene betreffen, machen die operative Korrektur durch Nephrektomie erforderlich. Die meisten Fisteln können jedoch durch Embolisation, mit dem Ballonkatheter oder der Stahlspirale verschlossen werden. Fisteln, die nach einer Nierenpunktion entstehen, schließen sich meist spontan.

Arteriovenöse Aneurysmen

Etwa 100 dieser Fälle sind bisher bekannt geworden (Abb. 23.13). Die meisten treten nach einem Trauma auf. Der bestehende Hypertonus ist durch ein hohes Schlagvolumen bedingt. Oft ist ein Hämatom vorhanden.

In den meisten Fällen ist eine Nephrektomie indiziert.

Nieren-Darm-Fistel

Über 100 Fälle einer Nieren-Darm-Fistel sind bekanntgeworden. Meistens sind Magen, Duodenum oder angrenzendes Kolon betroffen, obgleich auch eine Fistelbildung mit Ösophagus, Dünndarm, Appendix und Rektum beschrieben worden ist.

Die zugrundeliegende Ursache ist normalerweise eine Pyonephrose, die mit einem Teil des Verdauungstrakts kommuniziert und dann spontan rupturiert, so daß eine Fistel entsteht (Abb. 23.14). In einigen Fällen kam es nach einem Trauma zur Fistelbildung. Die Symptome und klinischen Zeichen ähneln denen einer akuten Pyelonephritis. Urographisch findet man einen Übertritt von KM in den Gastrointestinaltrakt. Bei der Magen-Darm-Passage läßt sich die Verbindung zur Niere röntgenologisch genauso nachweisen. Die Behandlung besteht in einer Nephrektomie mit Verschluß der Fistelöffnung in den Darm.

Renobronchiale Fistel

Renobronchiale Fisteln sind selten. Sie entstehen durch die Ruptur einer infizierten Steinniere durch das Zwerchfell. Rubin u. Morettin (1982) haben 2 solche Fälle beobachtet und 67 andere aus der Literatur zitiert.

Literatur

Angeborene Veränderungen

Allgemeine Literatur

Belman AB, King LR: Urinary tract abnormalities associated with imperforate anus. J Urol 1972; 108:823

Fleisher DS: Lateral displacement of the nipples, a sign of bilateral renal hypoplasia. J Pediatr 1966; 69:806

Kaplan MR: Inherited renal disease and genetic counseling. Clin Exp Dial Apheresis 1981; 5:213

Taylor WC: Deformity of ears and kidneys. Can Med Assoc J 1965; 93:107

Vitko RJ, Cass AS, Winter RB: Anomalies of the genitourinary tract associated with congenital scoliosis and congenital kyphosis. J Urol 1972; 108:655

Nierenaplasie

Cain DR et al: Familial renal agenesis and total dysplasia. Am J Dis Child 1974; 128:377

Cope JR, Trickey SE: Congenital absence of the kidney: Problems in diagnosis and management. J Urol 1982; 127:10

Emanuel B et al: Congenital solitary kidney: A review of 74 cases. J Urol 1974; 111:394

Kohn G, Born PF: The association of bilateral and unilateral renal aplasia in the same family. J Pediatr 1973; 83:95

Potter EL: Bilateral absence of kidneys and ureters: A report of 50 cases. Obstet Gynecol 1965; 25:3

Hypoplasie

Cha EM, Kandzari S, Khoury GH: Congenital renal hypoplasia: Angiographic study. Am J Roentgenol 1972; 114:710

Kanasawa M et al: Dwarfed kidneys in children. Am J Dis Child 1965; 109:130

Überzählige Nieren

N'Guessan GH, Stephens FD: Supernumerary kidney. J Urol 1983; 130:649

Dysplasie und multizystische Nierendysplasie

Abt AB, Demers LM, Shochat SJ: Cystic nephroma: An ultrastructural and biochemical study. J Urol 1979; 122:539

Azimi F, Kodroff MB: Congenital renal dysplasia: Osathanondh-Potter type II polycystic kidneys. Urology 1976; 7:550

Bloom DA, Brosman S: The multicystic kidney. J Urol 1978; 120:211

DeKlerk DP, Marshall FF, Jeffs JD: Multicystic dysplastic kidney. J Urol 1977; 118:306

Fisher C, Smith JF: Renal dysplasia in nephrectomy specimens from adolescents and adults. J Clin Pathol 1975; 28:879

Friedberg JE, Mitnick JS, Davis DA: Antipartum ultrasonic detection of multicystic kidney. Radiology 1979; 131:198

Hattery RR: Computed tomography of renal abnormalities. Radiol Clin North Am 1977; 15:401

Stecker JF Jr, Rose JG, Gillenwater JT: Dysplastic kidneys associated with vesicoureteral reflux. J Urol 1973; 110:341

Warshawsky AB, Miller KE, Kaplan GW: Urographic visualization of multicystic kidneys. J Urol 1977; 117:94

Polyzystische Nierendegeneration

Adult polycystic disease of kidneys. (Leading article.) Br Med J 1981; 282:1097

Bernstein J: Heritable cystic disorders of the kidney: The mythology of polycystic disease. Pediatr Clin North Am 1971; 18:435

Kaye C, Lewy PR: Congenital appearance of adult-type (autosomal dominant) polycystic kidney disease. J Pediatr 1974; 85:807

Kendall AR, Pollack HM, Karafin L: Congenital cystic disease of kidney: Classification and manifestations. Urology 1974; 4:635

Lamiell JM, Stor RA, Hsia YE, Von Hippel-Lindau disease simulating polycystic kidney diseases. Urology 1980; 15:287

Lee JKT, McClennan BL, Kissane JM: Unilateral polycystic kidney disease. AJR 1978; 130:1165

Levine E et al: Computed tomography in the diagnosis of renal carcinoma complicating Hippel-Lindau syndrome. Radiology 1979; 130:703

Lufkin EG et al: Polycystic kidney disease: Earlier diagnosis using ultrasound. Urology 1974; 4:5

Pechan W et al: Management of end stage polycystic kidney disease with renal transplantation. J Urol 1981; 125:622

Qazi Q et al: Renal anomalies in fetal alcohol syndrome. Pediatrics 1979; 63:886

Sagel SS et al: Computed tomography of the kidney. Radiology 1977; 124:359

Segal AJ, Spataro EF, Barbaric ZL: Adult polycystic kidney disease: A review of 100 cases. J Urol 1977; 118:711

Solitärzyste

Ambrose SS et al: Unsuspected renal tumors associated with renal cysts. J Urol 1977; 117:704

Androulakakis PA, Kirayiannis B, DeLiveliotis A: The parapelvic cyst: A report of 8 cases with particular emphasis on diagnosis and management. Br J Urol 1980; 52:342

Banner MP: Multilocular renal cysts: Radiologic-pathologic correlation. AJR 1981; 136:239

Bartholomew TH et al: The sonographic evaluation and management of simple renal cysts in children. J Urol 1980; 123:732

Bean WJ: Renal cysts: Treatment with alcohol. Radiology 1981; 138:329

Feiner HD, Katz LA, Gallo GR: Acquired cystic disease of kidney in chronic dialysis patients. Urology 1981; 17:260

Gross DM: Diagnostic renal cyst puncture and percutaneous nephrostomy. Urol Clin North Am 1979; 6:409

Harris RD, Goergen TG, Talner LB: The bloody cyst aspirate: A diagnostic dilemma. J Urol 1975; 114:832

Hattery RR: Computed tomography of renal abnormalities. Radiol Clin North Am 1977; 15:401

Hinman F Jr: Obstructive renal cysts. J Urol 1978; 119:681

Kessel HC, Tynes WV II: Spontaneous regression of renal cysts. Urology 1981; 17:356

Lang EK et al: Assessment of avascular renal mass lesions: The use of nephrotomography, arteriography, cyst punc-

ture, double contrast study and histochemical and histopathologic examination. South Med J 1972; 65:1
Mullin EM, Paulson DF: Renal cystic disease. Urology 1976; 8:5
Muther RS, Bennett WM: Concentration of antibiotics in simple renal cysts. J Urol 1980; 124:596
Norfray JF et al: Carcinoma in a renal cyst: Computed tomography diagnosis. J Urol 1981; 125:102
Raskin MM et al: Percutaneous management of renal cysts: Results of a four-year study. Radiology 1975; 115:551
Roth JK Jr, Roberts JA: Benign renal cysts and renal function. J Urol 1980; 123:625
Sagel SS et al: Computed tomography of the kidney. Radiology 1977; 124:359
Sandler CM, Raval B, David CL: Computed tomography of the kidney. Urol Clin North Am 1985; 12:657
Stables DP, Jackson RS: Management of an infected simple renal cyst. Br J Radiol 1974; 47:290
Sufrin G et al: Hypernephroma arising in wall of simple renal cyst. Urology 1975; 6:507
Varma KR et al: Papillary carcinoma in wall of simple renal cyst. Urology 1974; 3:762
Wettlaufer JN, Modarelli RO: Triple contrast percutaneous nephrocystography and analysis of cyst aspirate. Urology 1978; 12:373

Verschmelzungsniere

Connelly TL et al: Abdominal aortic surgery and horseshoe kidney. Arch Surg 1980; 115:1459
Fishman M, Borden S: Crossed fused renal ectopia with single crossed ectopic ureterocele. J Urol 1982; 127:117
Friedland GW, de Vries P: Renal ectopia and fusion: Embryologic basis. Urology 1975; 5:698
Hendron WH, Donahoe PK, Pfister RC: Crossed renal ectopia in children. Urology 1976; 7:135
Kvarstein B, Mathisen W: Surgical treatment of horseshoe kidney: A follow-up study. Scand J Urol Nephrol 1974; 8:10
Pitts WR Jr, Muecke EC: Horseshoe kidneys: A 40-year experience. J Urol 1975; 113:743

Nierendystopie

Hertz M et al: Crossed renal ectopia: Clinical and radiological findings in 22 cases. Clin Radiol 1977; 28:339
Hildreth TA, Cass AS: Crossed renal ectopia with familial occurrence. Urology 1978; 12:59
Kirshenbaum AS, Puri HC, Rao BR: Congenital intrathoracic kidney. J Urol 1981; 125:412
Marshall FF: Freedman MT: Crossed renal ectopia. J Urol 1978; 119:188

Markschwammniere

Eisenberg RL, Pfister RC: Medullary sponge kidney associated with congenital hemihypertrophy (asymmetry): A case report and survey of the literature. Am J Roentgenol 1972; 116:773
Hayt DB et al: Direct magnification intravenous pyelography in re-evaluation of medullary sponge kidney: Am J Roentgenol 1973; 119:701

Spence HM, Singleton R: What is sponge kidney disease and where does it fit in the spectrum of cystic disorders? J Urol 1972; 107:176
Swenson RS, Kempson RL, Friedland GW: Cystic disease of the renal medulla in the elderly. JAMA 1974; 228:1404

Erworbene Veränderungen

Nieren-Darm-Fisteln

Bissada NK, Cole AT, Fried FA: Reno-alimentary fistula: An unusual urological problem. J Urol 1973; 110:273
Dunn M, Kirk D: Renogastric fistula: Case report and review of the literature. J Urol 1973; 109:785
Greene JE, Bucy JG, Wise L: Spontaneous pyeloduodenal and renocolic fistulas. South Med J 1975; 68:641
Newman JH, Jeans WD: Reno-colic fistula demonstrated by antegrade pyelography. Br J Urol 1972; 44:692
Schwartz DT et al: Pyeloduodenal fistula due to tuberculosis. J Urol 1970; 104:373

Renobronchiale Fisteln

Rubin SA, Morettin LB: Nephrobronchial fistual: An uncommon manifestation of inflammatory renal disease. J Urol 1982; 127:103

Nierenarterienaneurysma

Altebarmakian VK et al: Renal artery aneurysm. Urology 1979; 13:257
Carron J et al: Renal artery aneurysm: Polyaneurysmal lesion of kidney. Urology 1975; 5:1
Clouse ME, Levin DC, Desautels RE: Transcatheter embolotherapy for congenital arteriovenous malformations. Urology 1983; 22:360
DuBrow RA, Patel SK: Mycotic aneurysm of the renal artery. Radiology 1981; 138:577
Fisher RG: Renal artery aneurysms in polyarteritis nodosa: A multiepisodic phenomenon. AJR 1981; 136:983
Hageman JH et al: Aneurysms of the renal artery: Problems of prognosis and surgical management. Surgery 1978; 84:563
Love WK, Robinette MA, Vernon CP: Renal artery aneurysm rupture in pregnancy. J Urol 1981; 126:809
Poutasse EF: Renal artery aneurysms. J Urol 1975; 113:443

Niereninfarkte

Chehval MJ, Mehan DJ: Nonoperative management of renal artery embolus. Urology 1979; 14:569
Fay R et al: Renal artery thrombosis: A successful revascularization by autotransplantation. J Urol 1974; 111:572
Fergus JN, Jones NF, Thomas ML: Kidney function after arterial embolism. Br Med J 1969; 4:587
Fischer CP et al: Renal artery embolism: Therapy with intra-arterial streptokinase infusion. J Urol 1981; 125:402

Frank PH et al: The cortical rim sign of renal infarction. Br J Radiol 1974; 47:875

Grablowsky OM et al: Renal artery thrombosis following blunt trauma: Report of four cases. Surgery 1970; 67:895

Harris RD, Dorros S: Computed tomographic diagnosis of renal infarction. Urology 1981; 17:287

Lessman RK et al: Renal artery embolism: Clinical features and long-term follow-up of 17 cases. Ann Intern Med 1978; 89:477

Mounger EJ: Hypertension resulting from segmental renal artery infarction. Urology 1973; 1:189

Rudy DC et al: Segmental renal artery emboli treated with low-dose intra-arterial streptokinase. Urology 1982; 19:410

Schramek A et al: Survival following late renal embolectomy in a patient with a single functioning kidney. J Urol 1973; 109:342

Smith SP Jr et al: Occlusion of the artery to a solitary kidney: Restoration of renal function after prolonged anuria. JAMA 1974; 230:1306

Warner RS, Tessler AN, Andronaco RB: Epitheliuria and early diagnosis of renal artery embolus. Urology 1982; 19:628

Nierenvenenthrombose

Baum NH, Moriel E, Carlton CE Jr: Renal vein thrombosis. J Urol 1978; 119:443

Belman AB: Renal vein thrombosis in infancy and childhood: A contemporary survey. Clin Pediatr 1976; 15:1033

Braun B, Welleman LS, Welgand W: Ultrasonic demonstration of renal vein thrombosis. Radiology 1981; 138:157

Cade R et al: Chronic renal vein thrombosis. Am J Med 1977; 63:387

Chugh KS et al: Renal vein thrombosis in nephrotic syndrome: A prospective study and review. Postgrad Med J 1981; 57:566

Clark RA, Wyatt GM, Colley DP: Renal vein thrombosis: An underdiagnosed complication of multiple renal abnormalities. Radiology 1979; 132:43

Fowler JE Jr, Paciulli J: Renal vein thrombosis: Diagnosis by B-scan ultrasonography. J Urol 1977; 118:849

Kiruluta HG et al: The protean manifestations of renal vein thrombosis in the adult. J Urol 1976; 115:634

Llach F, Papper S, Massrey SG: The clinical spectrum of renal vein thrombosis. Acute and chronic. Am J Med 1980; 68:819

Rosenberg ER et al: Ultrasonic diagnosis of renal vein thrombosis in neonates. AJR 1980; 134:35

Thompson IM, Schneider R, Lababidi Z: Thrombectomy for neonatal renal vein thrombosis. J Urol 1975; 113:396

Arteriovenöse Fisteln

Hart PL, Ingram DW, Peckham GB: Postnephrectomy arteriovenous fistula causing "stroke" and congestive heart failure. Can Med Assoc J 1973; 108:1400

Hawkins IF, Garin EH: Therapeutic renal embolization in children. J Pediatr 1979; 94:415

Lisbona R et al: Radionuclide detection of iatrogenic arteriovenous fistulas of the genitourinary system. Radiology 1980; 134:201

Marshall FF et al: Treatment of traumatic renal arteriovenous fistulas by detachable silicone balloon embolization. J Urol 1979; 122:237

Tepper JP et al: Renal arteriovenous fistula: Angiographic and sonographic correlation. J Urol 1982; 127:106

Tucci P, Doctor D, Diagonale A: Embolization of post-traumatic renal arteriovenous fistula. Urology 1979; 13:192

Wallace S et al: Intrarenal arteriovenous fistulas: Transcatheter steel coil occlusion. J Urol 1978; 120:282

Arteriovenöse Aneurysmen

Merrit BA, Middleton RG: Repair of a huge renal arteriovenous aneurysm with preservation of the kidney. J Urol 1972; 107:521

O'Donnel KF, Pais VM: Arteriovenous aneurysm of kidney after open renal biopsy. Urology 1976; 7:305

24 Diagnostik nephrologischer Nierenerkrankungen

M. A. Krupp

Die nephrologischen Nierenerkrankungen beschränken sich meist auf das Nierenparenchym. Viele der klinischen Zeichen und Symptome einer Erkrankung der Niere oder der ableitenden Harnwege treten sowohl bei nephrologischen wie auch bei urologischen Erkrankungen der Niere oder anderer Organe des Urogenitaltrakts auf. Bei einer Reihe von Erkrankungen des Nierenparenchyms, der Blutgefäße oder der ableitenden Harnwege können folgende Symptome auftreten: Hämaturie, Proteinurie, Pyurie, Oligurie, Schmerzen, Niereninsuffizienz mit Azotämie, Azidose, Anämie, Elektrolytstörungen, Hypertonie, Kopfschmerzen und Sehstörungen.

Eine nicht-chirurgische Erkrankung des Harntrakts sollte unter allen Umständen ausgeschlossen werden, bevor diagnostische oder therapeutische Maßnahmen ergriffen werden, die sich später als überflüssig oder gar gefährlich erweisen können.

Die vollständige Anamnese und körperliche Untersuchung, die Untersuchung des Urins und die chemischen Blutanalysen sind die wichtigsten Schritte bei der Untersuchung eines Patienten.

Anamnese

Familienanamnese

Aus der Familienanamnese können sich Erbkrankheiten ableiten, z.B. tubuläre metabolische Anomalien, polyzystische Nierendegeneration, ungewöhnliche Nephritisformen oder vaskuläre oder Gerinnungsstörungen, die wichtige Anhaltspunkte für die Diagnose sein können.

Eigenanamnese

Sie ergibt Informationen über frühere Infektionen, Verletzungen, Schädigungen durch toxische Stoffe, Antikoagulanzien und andere Medikamente mit toxischen oder Sensibilitätswirkungen, einschließlich Dyskrasie des Blutes. Darüber hinaus erhält man Hinweise auf diabetische Erkrankungen, Hypertonie oder Autoimmunopathien. Oft finden sich auch Symptome, die auf eine Urämie, Debilitas und vaskuläre Komplikationen bei chronischen Nierenerkrankungen hinweisen.

Körperliche Untersuchung

Bei der körperlichen Untersuchung muß man auf Blässe, Ödeme, Hypertonie, Retinopathie und die Merkmale einer kongenitalen und hereditären Erkrankung (z.B. vergrößerte Nieren bei der polyzystischen Nierendegeneration) achten.

Urinanalyse

Die Untersuchung des Urins ist ein wesentlicher Bestandteil der Gesamtuntersuchung des Patienten.

Proteinurie

Eine Proteinurie unterschiedlichen Ausmaßes (2–4+) deutet auf eine nephrologische Nierenerkrankung (Parenchymbeteiligung) hin. Eine Proteinurie sollte man immer im Zusammenhang mit dem spezifischen Gewicht des Urins beurteilen, da eine 1+-Proteinurie in verdünntem Urin einen erheblichen Proteinverlust bedeuten kann. Korpuskuläre Bestandteile im Urin sichern meist die Diagnose. Nur nach sorgfältiger Untersuchung des Patienten, entsprechender Urinuntersuchung und Analyse der Laborparameter ist eine Ausscheidungsurographie oder Zystoskopie indiziert.

Pathologische Proteinurie

Eine signifikante Proteinurie tritt auf bei der Glomerulonephritis, der chronischen oder subakuten Nephritis, dem nephrotischen Syndrom, einer Autoimmunkrankheit, der diabetischen Nephropathie, einem Myelom der Niere, bei Amyloidose der Niere oder bei polyzystischer Nierendegeneration.

„Nicht-pathologische" Proteinurien

Hierbei dürfen leichte Glomerulonephritisformen oder andere leichte Parenchymerkrankungen nicht übersehen werden.

„Physiologische" Proteinurie. Nach starker Anstrengung oder längerer körperlicher Belastung kann man vorübergehend Eiweiß, Erythrozyten, Zylinder und Tubuluszellen im Urin finden. Bei einer Kontrolluntersuchung des Urins nach einer Ruhepause ist der Urin wieder normal.

„Orthostatische" Proteinurie. Einige Personen weisen auch im Stehen eine Proteinurie auf, die sich im Liegen nicht nachweisen läßt. Bei jedem Patienten mit einer nachweisbaren Proteinurie ist die Eiweißausscheidung im Stehen und besonders bei Aktivität verstärkt. Wenn es in einem bestimmten Zeitraum bei einem auf dem Rücken liegenden Patienten nicht zu einer Proteinurie kommt, ist die Diagnose einer orthostatischen Proteinurie gesichert.

Erythrozytenzylinder

Erythrozyten im Urin deuten auf einen Blutaustritt irgendwo im Harntrakt hin. Erythrozytenzylinder sind für den renalen Ursprung einer Blutung beweisend. Die typischen Erythrozytenzylinder sind ein Zeichen für die Glomerulitis.

Fettzylinder und ovale Fettkörper

Tubuluszellen mit Fettveränderungen findet man bei einigen degenerativen Erkrankungen der Nieren (Nephrose, Glomerulonephritis, Autoimmunkrankheiten, Amyloidose und bei einer Schädigung durch Toxine wie Quecksilber).

Andere Befunde

Oft ist der Nachweis abnormer chemischer Stoffe im Urin der einzige Hinweis auf eine metabolische Krankheit der Nieren. Hierzu zählen der Diabetes mellitus, die renale Glukosurie, die Aminoacidurie (einschließlich der Zystinurie), die Oxalurie, die Gicht, der Hyperparathyreoidismus, die Hämochromatose, die Hämoglobinurie und die Myoglobinurie.

Untersuchung der Nieren und der Harnwege

Röntgenologische, sonographische und Isotopenuntersuchungen vermitteln Informationen über die Größe, die Struktur, die Blutversorgung und die Funktion der Niere und des Harntrakts.

Nierenbiopsie

Die Nierenbiopsie ist die wertvollste diagnostische Maßnahme, durch die erst eine vernünftige Behandlung ermöglicht wird. Sie hat sich zu einer häufig verwendeten Untersuchungsmethode etabliert, da sich so ausreichende Gewebemengen für die licht- und elektronenmikroskopische sowie die Immunfloreszenzmikroskopische Untersuchung entnehmen lassen. Absolute Kontraindikationen für eine Nierenbiopsie sind die anatomisch vorliegende Einzelniere, die hochgradig eingeschränkte Funktion von einer Niere, auch wenn die andere intakt ist, eine hämorrhagische Diathese, ein Hämangiom, ein Tumor oder große Zysten, ein Abszeß oder eine Infektion, die Hydronephrose oder ein nicht-kooperativer Patient. Zu den relativen Kontraindikationen zählen ein ausgeprägter Hypertonus, die Urämie, eine schwere Arteriosklerose und ungewöhnliche Schwierigkeiten bei der Durchführung einer Biopsie aufgrund von Fettleibigkeit, Anasarka oder der Unfähigkeit des Patienten, flach zu liegen.

Zu den klinischen Indikationen für eine Nierenbiopsie zählen unabhängig von der Notwendigkeit der Sicherung der Diagnose, die Abschätzung der Prognose einer Nierenerkrankung, die Beobachtung des Verlaufes und des Ansprechens der Therapie, der Nachweis einer generalisierten Erkrankung (Autoimmunkrankheit, Amyloidose, Sarkoidose) und die Beobachtung einer Abstoßungsreaktion bei der Nierentransplantation.

Glomerulonephritis

Die Informationen, die man durch experimentell-induzierte glomeruläre Erkrankungen bei Tieren und durch moderne histologische Untersuchungsmethoden des Biopsie- und Sektionsmaterials erhielt, führten zu einer neuen Auffassung über die Glomerulonephritis.

Die klinischen Manifestationen einer Nierenerkrankung bestehen häufig nur in unterschiedlichen Graden der Hämaturie, in der Ausscheidung charakteristischer Formelemente im Urin, in Proteinurie und Niereninsuffizienz mit ihren Komplikationen. Die Veränderung glomerulärer Strukturen ist lichtmikroskopisch oft nur gering und schwierig zu interpretieren. Aus diesem Grund ist es nicht gelungen, die klinischen Symptome mit den histologischen Merk-

Tabelle 24.1. Typische pathologische Urinbefunde bei verschiedenen Erkrankungen. [Mod. nach Krupp et al. (1985) Physician's Handbook, 21st. edn. Lange]

Krankheit	Spezifisches Gewicht	Eiweiß[a]	Erythrozyten[a]	Zylinder[a]	Mikroskopischer Befund (Zylinder und Zellen) und andere Bestandteile
Normal	1003–1030	0–0,05 g	0 bis vereinzelt	0 bis vereinzelt	Hyaline Zylinder (Urin muß sauer und frisch sein)
Erkrankungen mit hohem Fieber	Steigend	Trübung oder +	0	0 bis vereinzelt	Hyaline Zylinder, Tubuluszellen
Kongestives Herzversagen	Hoch, je nach Nierenfunktion	1–2+	0 bis +	+	Hyaline und granulierte Zylinder
Eklampsie	Steigend	3–4+	0 bis +	3–4+	Hyaline Zylinder
Coma diabeticum	Hoch	+	0	0 bis +	Hyaline Zylinder, Glukose und Ketonurie
Akute Glomerulonephritis	Steigend	2–4+	1–4+	2–4+	Ery-, Zell-, granulierte hyaline Zylinder, Tubulusepithelien
Subakute Glomerulonephritis	Normal oder steigend	4+	1–2+	4+	Granulierte, Wachs-, hyaline und Fettzylinder, verfettete Tubuluszellen
Endstadium der Glomerulonephritis	Niedrig fixiert	1–2+	Spur bis +	1–3+	Granulierte, hyaline und Fettzylinder
Lipoidnephrose	Sehr hoch	4+	0 bis Spur	4+	Hyaline, granulierte Fett- und Wachszylinder, verfettete Tubuluszellen
Kollagenosen	Normal oder abnehmend	1–4+	1–4+	1–4+	Ery-, Zell-, granulierte, hyaline, Wachs- und Fettzylinder, verfettete Tubuluszellen
Pyelonephritis	Normal oder abnehmend	0 bis +	0 bis +	0 bis +	Leukozyten- und hyaline Zylinder, Eiterzellen, Bakterien
Benigne Hypertonie (Spätstadium)	Normal oder niedrig	0 bis +	0 bis Spur	0 bis +	Hyaline und granulierte Zylinder
Maligne Hypertonie	Niedrig fixiert	1–2+	Spur bis +	1–2+	Hyaline und granulierte Zylinder

[a] Bereich von 0–4+

malen des Nierengewebes zu korrelieren, um eine zufriedenstellende Grundlage für eine präzise Diagnose, Behandlung und Prognose zu erhalten.

Immunologische Techniken haben durch den Nachweis einer Vielfalt von Antigenen, Antikörpern und Komplementfraktionen zu neuen Konzepten über den Ursprung und die Pathogenese glomerulärer Erkrankungen geführt. Die immunologischen Methoden wurden durch die Elektronenmikroskopie erweitert.

Durch immunologische Reaktionen hervorgerufene glomeruläre Erkrankungen können in 2 Hauptgruppen eingeteilt werden:

Die Immunkomplexkrankheit. Hier gelangen lösliche Antigen-Antikörper-Komplexe durch den Kreislauf in die Glomeruli. Die Antigene stammen nicht aus den glomerulären Komponenten, sie können exogener (bakteriell, viral oder chemisch) oder endogener Natur sein (zirkulierende körpereigene DNS, Thyreoglobulin). Zu den Faktoren im pathogenetischen Potential der Antigene zählen der Ursprung, die Qualität, der Weg des Eintrittes und die Dauer des Kontakts mit dem Wirt. Die Immunreaktion auf das Antigen hängt von der Schwere der Entzündung oder der Infektion ab sowie der Fähigkeit des Wirts, auf das Antigen zu reagieren (Immunkompetenz).

Bei Antigenüberschuß kommt es im Kreislauf zur Bildung von Antigen-Antikörper-Komplexen; diese werden in den Kapillaren der Glomeruli, die durch die Wirkung vasoaktiver Amine permeabel geworden sind, gefiltert. Die Antigen-Antikörper-Komplexe binden Komplementanteile, besonders C3. Das aktivierte Komplement setzt chemoaktive Faktoren frei, die Leukoyzten anziehen, deren lysosomale Enzyme zu einer Schädigung der Glomeruli führen.

Elektronenmikroskopisch und mit Immunfluoreszenzmethoden erscheinen diese Komplexe als klumpige Ablagerungen zwischen den Epithelzellen und der Basis der Glomeruli. Nachweisbar sind: IgG, IgM, gelegentlich IgA, β1C und C3.

Die Anti-GBM-Nephritis (glomeruläre Basalmembran).
Hierbei entwickeln sich Antikörper gegen die glomeruläre Basalmembran der Niere und oft auch Antikörper gegen die Lunge, die einen ähnlichen Antigencharakter wie die glomeruläre Basalmembran zu haben scheint. Diese Autoantikörper können durch die autologe GBM in einer bestimmten Art verändert oder in Verbindung mit einem exogenen Agens stimuliert werden. Die Reaktion des Antikörpers mit der GBM wird begleitet von einer Komplementaktivierung, der Attraktion von Leukozyten und der Freisetzung lysosomaler Enzyme. Neben Thrombenbildung in den glomerulären Kapillaren findet man oft den Austritt von Fibrinogen und Fibrinpräzipitationen in die Bowman-Kapsel. Hierdurch bilden sich im Zwischenraum die typischen epithelialen „Halbmonde".

Die Immunfluoreszenztechniken und die Elektronenmikroskopie zeigen die Anti-GBM-Komplexe als lineare Ablagerungen, die die glomeruläre Basalmembran begrenzen. IgG und C3 sind meist nachweisbar.

Die aktuelle Klassifizierung der Glomerulonephritisformen erfolgt nach den oben beschriebenen immunologischen Konzepten. Die Besprechung auf den folgenden Seiten ist jedoch noch nach den traditionellen klinischen Gesichtspunkten angelegt.

Höchstwahrscheinlich immunologisch-bedingte Mechanismen

Immunkomplexkrankheiten

- Glomerulonephritisformen verbunden mit Krankheitserregern, einschließlich Streptokokken, Staphylokokken und Pneumokokken; bei infektiöser Endokarditis, sekundärer Syphilis, Malaria, Hepatitisviren (HBsAg) und Masern,
- Lupus erythematodes,
- Glomerulonephritis bei anderen Systemerkrankungen (? Autoimmunerkrankungen) wie Periarteriitis nodosa, Sklerodermie und idiopathischer Kryoglobulinämie,
- membranöse Glomerulonephritis, Ursache unbekannt,
- membranoproliferative Glomerulonephritis,
- fokale Glomerulonephritis, rapid progressive Glomerulonephritis (einige Fälle).

Anti-GBM-Nephritis

- Goodpasture-Syndrom,
- rapid progressive Glomerulonephritis (einige Fälle).

Nicht eindeutig nachweisbare immunologische Mechanismen

Lipoidnephrose,

- fokale Glomerulonephritis (einige Fälle),
- chronisch-sklerosierende Glomerulonephritis,
- diabetische Glomerulosklerose,
- Amyloidose,
- hämolytisch-urämisches Syndrom und thrombohämolytisch-thrombozytopenische Purpura,
- Wegener-Granulomatose,
- Alport-Syndrom,
- Sichelzellenanämie.

Poststreptokokkennephritis

Diagnostische Charakteristika

- Vorausgegangene, frühere Streptokokkeninfektion, Übelkeit, Kopfschmerzen, Anorexie, leichtes Fieber,
- leichte generalisierte Ödeme, leichte Hypertonie, Netzhautblutung,
- Makrohämaturie; Proteinurie, Erythrozytenzylinder, granulierte und hyaline Zylinder, Leukozyten und Nierenepithelzellen im Urin,
- erhöhter Antistreptolysintiter, unterschiedliche Azotämie.

Grundsätzliche Überlegungen

Die Glomerulonephritis ist eine Erkrankung, die beide Nieren befällt. In den meisten Fällen kommt es zu einer vollständigen Erholung nach dem akuten Stadium. Eine fortschreitende Erkrankung kann jedoch das Nierengewebe zerstören und zur Niereninsuffizienz führen. Die akute Glomerulonephritis tritt am häufigsten bei Kindern im Alter von 3–10 Jahren auf, obwohl 5% oder mehr der Erstfälle auch bei Erwachsenen über 50 Jahren vorkommen. Die bei weitem häufigste Ursache ist eine vorausgegangene Infektion des Pharynx und der Tonsillen oder der Haut mit β-hämolysierenden Streptokokken der Gruppe A. Bei etwa 10–15% der Kinder und Jugendlichen findet sich bei klinisch nachgewiesenen Infekten mit solchen Stämmen eine Nephritis. Bei Kindern unter 6 Jahren ist eine Pyodermie (Impetigo) die häufigste vorausgegangene Erkrankung. Bei älteren Kindern und Erwachsenen ist die Pharyngitis die häufigste, die Hautinfektion eine seltenere vorausgegangene Erkrankung. Selten tritt eine Nephritis nach Infektionen mit Pneumokokken, Staphylokokken, einigen Bakterien und Viren oder Plasmodium malariae oder nach Medikamenten auf. Eine Rhus-Dermatitis und bestimmte Reaktionen auf Toxine oder chemische Stoffe können zu einer Nierenerkrankung führen, die klinisch nicht von einer Glomerulonephritis zu unterscheiden ist.

Neuere immunologische Techniken (Immunfluoreszenz) und die Elektronenmikroskopie haben zu neuen Erkenntnissen über die Pathogenese der glomerulären Läsion geführt. Die Infektion durch β-hämolysierende Streptokokken kann zu einer Schädigung der Mesangiumzellen im Interkapillarspalt führen. Durch die durch die Immunreaktion auf die Streptokokkeninfektion entstandenen Antigen-Antikörper-Komplexe kommt es zu einer Schädigung der Glomeruli. Das β1C-Globulin des Komplementsystems wird in Verbindung mit IgG oder allein in granulärer Form auf der epithelialen Seite der Basalmembran, gelegentlich auch subendothelial abgelagert.

Bei der äußerlichen Inspektion der befallenen Niere sind nur punktförmige Blutungen in der Nierenrinde erkennbar. Mikroskopisch findet man primäre Veränderungen in den Glomeruli. Es besteht eine Proliferation und Anschwellung des Mesangiums und der Endothelzellen des Kapillarbaumes. Die Proliferation des Kapselepithels führt zu einer halbmondförmigen Verdickung im Bereich der Bowman-Kapsel. Zwischen Kapsel und Kapillarschlingen finden sich Ansammlungen von Leukozyten, Erythrozyten und Exsudat. Häufig besteht ein Ödem des interstitiellen Gewebes und eine Schwellung des Tubulusepithels. Bei fortschreitender Erkrankung nehmen die Nieren an Größe zu. Die typischen histologischen Befunde bei der Glomerulitis sind vergrößerte Halbmonde, die hyalinisiert und in Narbengewebe umgebaut werden. Damit wird die Blutzirkulation durch die Glomeruli erschwert. Es kommt zu degenerativen Veränderungen mit Fettdegeneration, Nekrose und schließlicher Vernarbung des Nephrons. Verdikkungen und Obliterationen der Arteriolen treten hervor.

Klinische Befunde

Symptome und klinische Zeichen

Oft verläuft die Erkrankung sehr leicht, so daß eine renale Beteiligung erst auffällt, wenn der Urin untersucht wird. In schweren Fällen kommt es bei den Patienten etwa 2 Wochen nach dem akuten Streptokokkeninfekt zu Kopfschmerzen, Übelkeit, leichtem Fieber, zu Lid- und Gesichtsödemen, Flankenschmerzen und zu Oligurie. Die Hämaturie wird gewöhnlich als „blutig" oder bei saurem Urin „braun" oder „kaffeesatzartig" beschrieben. Respiratorische Störungen mit Kurzatmigkeit können als Folge der Salz- und Wasserretention sowie der Überwässerung auftreten. Es besteht eine mäßige Tachykardie und ein leicht bis deutlich erhöhter Blutdruck. Häufig klagen die Patienten über Schmerzen im kostovertebralen Winkel.

Laborbefunde

Die Diagnose wird durch die Urinuntersuchung bestätigt. Der Urin kann deutlich blutig oder kaffeesatzartig (saures Hämatin) aussehen, es kann jedoch auch lediglich eine Mikrohämaturie bestehen. Zusätzlich enthält der Urin Protein (1–3+) und Zylinder. Normalerweise kommen hyaline und granulierte Zylinder in großer Zahl vor, aber das klassische Zeichen der Glomerulonephritis, die Erythrozytenzylinder, treten nur selten im Harnsediment auf. Der Erythrozytenzylinder ähnelt einem Blutgerinnsel, das im Lumen eines Nierentubulus gebildet wird. Der Zylinder ist meist im Durchmesser klein, intensiv orangeoder rotgefärbt. Bei starker Vergrößerung findet sich der mosaikartige Aufbau der zusammengepreßten und durch Fibrinklumpen und Plasmaprotein verklebten Erythrozyten.

Durch Verschlechterung der Nierenfunktion (Abnahme der GFR und des Blutflusses) und bei Oligurie kommt es zu einer Erhöhung der Plasma- oder Serumharnstoff- und -kreatininspiegel in Abhängigkeit vom Schweregrad der Nierenerkrankung. Die Blutsenkung ist beschleunigt. Eine leichte normochrome Anämie kann als Folge der Flüssigkeitsretention und durch den Verdünnungseffekt auftreten. Die Infektion des Rachens mit nephritisverursachenden Streptokokken führt häufig zum Anstieg des Antistreptolysintiters (ASL) im Serum. Nach Hautinfektionen sind gewöhnlich keine hohen Titer nachweisbar. Nach Pharynx- und Hautinfektionen lassen sich meist Antikörper gegen die Streptokokken-Desoxiribonuklease-B (Anti-DNase-B) beobachten. Die Serumkomplementspiegel sind meist erniedrigt.

Die Diagnose wird durch die Urinuntersuchung gesichert, obwohl die Anamnese und die klinischen Befunde in typischen Fällen ausreichend sind. Der Nachweis von Erythrozytenzylindern ist ein Beweis dafür, daß die Erythrozyten aus den Nierentubuli stammen und nicht aus dem Urogenitaltrakt.

Differentialdiagnose

Obwohl die Erythrozytenzylinder das Erkennungsmerkmal der Glomerulonephritis sind, können sie, neben anderen pathologischen Elementen, bei jeder Erkrankung mit glomerulärer Entzündung und tubulärer Schädigung im Urin auftreten, z.B. bei Periarteriitis nodosa, Lupus erythematodes, Dermatomyositis, Sarkoidose, bei subakuter Endokarditis, bei der Herdnephritis, beim Goodpasture-Syndrom, der Schoenlein-Henoch-Purpura oder bei Vergiftungen durch nephrotoxische Stoffe.

Therapie

Es gibt keine spezifische Behandlung. Infektionen sollten völlig beseitigt, Überwässerung vermieden, ein Hypertonus medikamentös eingestellt werden. Im Vordergrund steht die sofortige sorgfältige Beobachtung und Behandlung der Komplikationen, z.B. einer hypertensiven Enzephalopathie und einer Herzinsuffizienz.

Prognose

Bei den meisten Patienten mit akuter Glomerulonephritis kommt es innerhalb von 1–2 Jahren zur vollständigen Ausheilung. 5–20% dagegen zeigen eine fortschreitende Nierenschädigung. In der akuten Phase kann es zu Todesfällen kommen, wenn eine schwere Oligurie, eine Herzinsuffizienz oder eine hypertensive Enzephalopathie auftritt. Aber auch bei schwerer akuter Erkrankung ist eine Genesung, insbesondere bei Kindern, die Regel.

Chronische Glomerulonephritis

Die fortschreitende Zerstörung der Niere kann sich in klinisch-latenter oder -subaktuer Form über mehrere Jahre hinziehen. Die subakute Form ähnelt der latenten (s. unten), außer daß hier Symptome wie Übelkeit, leichtes Fieber und manchmal Flankenschmerzen und Oligurie auftreten. Die Behandlung entspricht der akuten Form. Von Zeit zu Zeit können akute Schübe auftreten, die das Entwicklungsstadium der Erkrankung widerspiegeln.

Latente Glomerulonephritis

Wenn eine akute Glomerulonephritis nicht innerhalb von 1–2 Jahren abheilt, kommt es zu einem kontinuierlichen Fortschreiten vaskulärer und glomerulärer Läsionen, und es treten tubuläre Veränderungen auf. Bei einer schwelenden aktiven Nephritis ist der Patient meist asymptomatisch, und der einzige Hinweis auf die Erkrankung besteht im pathologischen Urinbefund.

Es werden vermehrt Proteine, Erythrozyten, Leukozyten, Epithelzellen und Zylinder im Urin ausgeschieden (einschließlich Erythrozytenzylinder, granulierte Zylinder, hyaline Zylinder und Wachszylinder). Bei fortschreitender Nierenschädigung entwickeln sich die Zeichen der Niereninsuffizienz (s. unten).

Die Differentialdiagnose ist dieselbe wie bei der akuten Glomerulonephritis. Neuere Untersuchungen von Nierenpunktaten bei rezidivierender oder persistierender Hämaturie zeigen vermehrte mesangiale Ablagerungen von Immunkomplexen, die aus IgM oder IgA (selten IgG) und Komplementfraktionen aufgebaut sind.

Vorbeugung

Intermittierend auftretende Infektionen sollten rasch und energisch behandelt werden. Überflüssige Immunisierungen sollte man vermeiden.

Prognose

Eine Verschlechterung der Urinbefunde kann bei Infektionen, Trauma oder Erschöpfung auftreten. Verschlimmerungen des klinischen Bildes ähneln einem akuten Schub und werden durch zwischenzeitliche Infektionen oder Traumen ausgelöst. Andere auffällige Veränderungen des Allgemeinzustandes treten wie beim nephrotischen Syndrom auf (s. unten). Bei fortschreitender Krankheit kann der Tod durch Urämie eintreten. Bei der chronischen Glomerulonephritis werden aber auch Verläufe über 20–30 Jahre beobachtet.

IgA-Nephritis (idiopathische benigne Hämaturie, primäre Hämaturie)

Es ist bekannt, daß die primäre, idiopathische, benigne und rezidivierende Hämaturie (Berger-Nephropathie) eine Immunkomplexglomerulopathie ist. Hierbei kommt es zur Ablagerung von IgA und gelegentlich auch von IgG mit C3 und fibrinähnlichen Antigenen in granulärer Form im Mesangium des Glomerulus.

Eine rezidivierende Makro- und Mikrohämaturie sowie eine leichte Proteinurie sind die einzigen Symptome dieser Erkrankung. Normalerweise kommt es bei Fortschreiten der glomerulären Erkrankung zu zunehmender Zerstörung der Glomeruli und zur Niereninsuffizienz, oft verbunden mit einem Hypertonus. Eine Verschlimmerung tritt durch Infektionen des oberen Respirationstraktes ein. Das Fortschreiten der Erkrankung ist gewöhnlich langsam und zieht sich über Jahrzehnte hin.

Die Diagnose wird durch Nierenbiopsie und den Nachweis von Immunkomplexablagerungen im Mesangium gesichert. Ähnliche Ablagerungen finden sich auch beim Lupus erythematodes, bei der Eklampsie, der Schoenlein-Henoch-Purpura, der membranösen Glomerulonephritis, bei der akuten postinfektiösen Glomerulonephritis und anderen selteneren Ursachen der Glomerulopathie. Das Urinsediment mit Proteinurie, Erythrozyturie und Zylindrurie, einschließlich der Erythrozytenzylindrurie, gleicht dem jeder latenten Glomerulonephritis. Die wenigen klinischen Zeichen und die langsame Progression und die charakteristischen diagnostischen Merkmale dieses Krankheitsverlaufs.

Eine besondere Therapie ist nicht bekannt.

Antibasalmembrannephritis (Goodpasture-Syndrom)

In der Anamnese gibt der Patient oft blutigen Auswurf, Übelkeit, Anorexie und Kopfschmerzen an. Das klinische Syndrom entspricht dem einer schweren akuten Glomerulonephritis und kann von einer diffusen hämorrhagischen Entzündung der Lungen begleitet sein. Der Urin zeigt eine Makro- oder Mikrohämaturie. Die Laborbefunde ergeben eine stark eingeschränkte Nierenfunktion. Bioptisch finden sich glomeruläre Halbmonde, glomeruläre Adhäsionen und eine entzündliche Infiltration des Interstitiums. Elektronenmikroskopisch erkennt man eine Verbreiterung der Basalmembran und Fibrinablagerungen unterhalb des Kapillarendothels. In einigen Fällen zeigen sich auch zirkulierende Antikörper gegen die glomeruläre Basalmembran. IgG, C3 und oft auch andere Komponenten des klassischen Komplementsystems können als lineare Ablagerungen auf der Basalmembran der Glomeruli und den Lungen nachgewiesen werden. Anti-GBM-Antikörper reagieren auch mit der Basalmembran der Lunge.

Die Überlebenschancen sind nicht sehr günstig. Große Dosen Kortikosteroide in Verbindung mit Immunsuppressiva können helfen. In einigen Fällen war auch die Plasmapherese mit Entfernung der zirkulierenden Antikörper erfolgreich. Die Hämodialyse und die Nephrektomie mit anschließender Nierentransplantation sind die einzigen Heilungschancen. Mit der Transplantation sollte jedoch so lange gewartet werden, bis die zirkulierenden Anti-GBM-Antikörper abgefallen sind.

Gelegentlich kann eine akute Nierenerkrankung mit ähnlichen klinischen und immunologischen Charakteristika auch ohne begleitende Lungenerkrankung auftreten. Die als idiopathische rapid progressive Glomerulonephritis bezeichnete Erkrankung führt charakteristischerweise innerhalb weniger Wochen zu einer schweren Niereninsuffizienz.

Nephrotisches Syndrom

Diagnostische Charakteristika

- Massive Ödeme
- Proteinurie >3,5 g/d
- Hypalbuminämie <3 g/100 ml
- Hyperlipidämie: Cholesterin >300 mg/100 ml
- Lipidurie: freies Fett, ovale Fettkörnchenzellen, Fettzylinder

Grundsätzliche Überlegungen

Da die Behandlung und die Prognose von den Ursachen des nephrotischen Syndroms (Nephrose) abhängen, sind die Nierenbiopsie und die entsprechenden Untersuchungen einer genügend großen Gewebeprobe von großer Bedeutung. Die lichtmikroskopische, elektronenmikroskopische und immunfluoreszenzmikroskopische Untersuchung der Immunmechanismen liefern wertvolle Informationen zur Bestimmung der Ursachen eines nephrotischen Syndroms.

Zu den glomerulären Erkrankungen, die mit einem nephrotischen Syndrom verbunden sind, zählen:

Glomeruläre Minimalveränderungen

Die Lipoidnephrose macht etwa 20% aller Fälle eines nephrotischen Syndroms bei Erwachsenen aus. Lichtmikroskopisch sind bei der Untersuchung des Punktats keine Abnormitäten zu erkennen. Elektronenmikroskopisch findet man Veränderungen der glomerulären Basalmembran mit Vakuolisierung und Verschmelzung der Fußfortsätze der Epithelzellen (Fußfortsatzentzündung). Die immunfluoreszenzmikroskopischen Untersuchungen ergeben keine Hinweise auf eine Immunerkrankung. Eine Therapie mit Kortikosteroiden ist erfolgversprechend, die Nierenfunktion bleibt meistens erhalten.

Die membranöse Glomerulonephritis

(Etwa 25–27% aller Fälle.) Die lichtmikroskopische Untersuchung des Biopsiematerials zeigt eine Verdickung der glomerulären Kapillarwände und eine geringe Schwellung der Mesangiumzellen, jedoch keine Zellproliferation. Elektronenmikroskopisch findet man unregelmäßige klumpige Ablagerungen zwischen der Basalmembran und den Epithelzellen. Außerdem beobachtet man stachel- oder kuppelartige Veränderungen der Basalmembran. Die immunfluoreszenzmikroskopischen Untersuchungen zeigen diffuse granuläre Ablagerungen von Immunglobulinen (besonders IgG) und von Komplement (C3-Komponente). Bei der Verdickung der Membran werden die Glomeruli sklerotisch und hyalinisiert.

Diese Form der Erkrankung spricht auf keine Therapie an. Sie führt normalerweise in einem Zeitraum von wenigen bis zu 10 Jahren zu Nierenversagen.

Die membranoproliferative Glomerulonephritis

(Etwa 5% der Fälle.) Lichtmikroskopisch sieht man eine Verdickung der glomerulären Kapillaren, die von einer mesangialen Proliferation und Obliteration der Glomeruli begleitet werden. Elektronenmikroskopisch finden sich subendotheliale Ablagerungen und eine Verbreiterung des Mesangiums in die Kapillarwände. Durch immunfluoreszenzmikroskopische Untersuchungen lassen sich die C3-Komplementkomponente und seltener Immunglobuline nachweisen. Eine Therapie ist nicht bekannt.

Die proliferative Glomerulonephritis

Diese kommt etwa in 5% der Fälle vor und wird als ein Stadium im Verlauf der Poststreptokokkennephritis aufgefaßt.

Gemischte Formen

Eine große Zahl metabolischer autoimmuner infektiöser und Tumorerkrankungen sowie Reaktionen auf Medikamente oder andere toxische Substanzen können eine glomeruläre Erkrankung hervorrufen. Hierzu zählen die diabetische Glomerulopathie, der systemische Lupus erythematodes, die Panarteriitis nodosa, die Wegener-Granulomatose, die Amyloidose, das multiple Mylom, die Lymphome, die Karzinome, die Syphilis, Reaktionen auf Toxine (Bienengift, Rhus-Antigen), Reaktionen auf Medikamente (Trimethadion usw.) und der Kontakt mit Schwermetallen.

Klinische Befunde

Symptome und klinische Zeichen

Die Ödeme treten häufig schleichend auf und nehmen langsam zu. Oft entstehen sie jedoch auch plötzlich und vergrößern sich schnell. Wenn sich die Flüssigkeit auch in den serösen Körperhöhlen ansammelt, kommt es zum Aszites, und der Patient kann über Anorexie und Kurzatmigkeit klagen. Wesentliche andere Symptome neben den mechanischen Folgen der Ödeme und der Flüssigkeitsansammlung in den serösen Höhlen bestehen nicht.

Bei der körperlichen Untersuchung fallen die massiven Ödeme auf. Anzeichen eines Hydrothorax und eines Aszites sind häufig. Die Blässe wird durch die Ödeme noch unterstrichen, und häufig finden sich Striae auf der überdehnten Haut der Extremitäten. Bei Kollagenosen, Diabetes mellitus oder Niereninsuffizienz treten Hypertonus, Veränderungen der Netzhaut und der Netzhautgefäße sowie kardiale und zerebrale Symptome auf.

Laborbefunde

Im Urin sind große Mengen Protein nachweisbar, 4–10 g oder mehr/24 h. Das Urinsediment enthält Zylinder, einschließlich der charakteristischen Fett- und Wachszylinder; außerdem renale Tubuluszellen, von denen einige Fetttröpfchen enthalten und unterschiedliche Erythrozytenzahlen. Eine leichte normochrome Anämie ist häufig. Sie kann jedoch bei schwerer Nierenschädigung auch hochgradig sein. Die Höhe der Reststickstoffwerte hängt vom Grad der Beeinträchtigung der Nierenfunktion ab. Oft ist das Plasma lipämisch und der Blutcholesterinspiegel erhöht. Die Plasmaproteine sind stark erniedrigt. Die Albuminfraktion kann auf weniger als 2 g oder sogar unter 1 g/100 ml abfallen. Beim reinen nephrotischen Syndrom kommt es auch zum Abfall der γ-Globuline. Beim systemischen Lupus erythematodes dagegen können die Proteine der γ-Fraktion stark erhöht sein. Im akuten Stadium ist das Serumkomplement erniedrigt. Die Serumelektrolytkonzentrationen sind meist normal, obwohl das Serumnatrium leicht erniedrigt sein kann. Häufig ist auch der Gesamtkalziumwert in Abhängigkeit vom Grad der Hypalbuminämie und der Abnahme des proteingebundenen Kalziumanteils erniedrigt. Durch die Ödembildung kommt es zu einer stark verminderten Natriumausscheidung im Urin, und die Aldosteronausscheidung im Urin ist erhöht. Bei der Niereninsuffizienz (s. unten) sind die Blut- und Urinbefunde gewöhnlich entsprechend verändert.

Die Nierenbiopsie ist zur Sicherung der Diagnose und zur Beurteilung der Prognose von Bedeutung.

Differentialdiagnose

Das nephrotische Syndrom (Nephrose) kann in Verbindung mit einer Reihe von Nierenerkrankungen auftreten, einschließlich der Glomerulonephritis (membranös und proliferativ), Kollagenosen (disseminierter Lupus erythematodes, Periarteriitis nodosa und andere), der Amyloidose, Thrombosen der Nierenvenen, der diabetischen Nephropathie, des Myxödems, des multiplen Myeloms, Malaria, Syphilis, der Reaktionen auf Toxine, wie Bienengift, Rhus-Antigen oder Schwermetalle, der Medikamente, wie Trimethadion und konstriktiver Perikarditis. Bei kleinen Kindern kann ein nephrotisches Syndrom ohne nachweisbare Ursache auftreten.

Therapie

Die Grundlagen der Therapie bilden eine eingeschränkte Natriumzufuhr (0,5–1 g/d) sowie sofortige Behandlung interkurrenter Infektionen. Zusätzliche Maßnahmen können erforderlich werden.

Es konnte nachgewiesen werden, daß Kortikosteroide bei der Behandlung des nephrotischen Syndroms bei Kindern und Erwachsenen erfolgreich sind, wenn es sich bei der zugrundeliegenden Erkrankung um einen minimal-changes-nephritis (Lipoidnephrose), um einen systemischen Lupus erythematodes, eine proliferative Glomerulonephritis oder um idiosynkratische Reaktionen auf Toxine oder Gifte handelt. Bei der membranösen oder membranoproliferativen Glomerulonephritis sind die Erfolgsaussichten geringer. Bei der Nierenamyloidose oder der Nierenvenenthrombose sind sie kaum wirksam oder meistens nutzlos, bei der diabetischen Nephropathie kontraindiziert.

Man kann Diuretika verabreichen, sie sind jedoch oft wirkungslos. Günstig sind Thiazidderivate, z.B. Hydrochlorothiazid 50–100 mg alle 12 h. Man kann auch andere Thiazide, Chlortalidon und andere Diuretika bei entsprechender Dosierung einsetzen. Spironolacton ist insbesondere in der Kombination mit Thiaziden erfolgversprechend. Onkotisch-wirksame Substanzen, wie salzfreies Albumin oder Dextran sind nur wenig erfolgreich und ihr Effekt ist nur vorübergehend.

Zur Behandlung des nephrotischen Syndroms können außerdem Immunsuppressiva eingesetzt werden (Alkylanzien, Cyclophosphamid, Mercaptopurin und Azathioprin). Eine Kombination dieser Medikamente mit Kortikosteroiden wird – ähnlich wie bei der Nierentransplantation zur Verhinderung der Abstoßung – durchgeführt. Bei Kindern und Erwachsenen mit proliferativer oder membranöser Glomerulonephritis und beim Lupus erythematodes hat man mit dieser Therapie deutliche Erfolge erzielt. Auch die kortikosteroidresistente minimal-changes nephritis spricht manchmal an, wenn gleichzeitig Immunsuppressiva gegeben werden. Es kann bei vielen Patienten, die auf eine Behandlung ansprechen, zu einer Verbesserung der glomerulären Veränderungen und damit der Nierenfunktion kommen. Genaue prozentuale Angaben der Erfolgsrate dieser Therapien liegen noch nicht vor.

Sowohl bei den Kortikosteroiden, als auch bei den zytotoxischen Medikamenten treten ernsthafte Nebenwirkungen auf. Deshalb sollten zum gegenwärtigen Zeitpunkt derartige Therapieformen nur von Ärzten eingesetzt werden, die sich auf Erfahrungen in der Behandlung des nephrotischen Syndroms stützen können. Darüber hinaus sollte man diese Therapie nur dann anwenden, wenn der Patient auf keine der üblichen etablierten Behandlungsarten anspricht.

Bei der Nierenvenenthrombose richtet sich die Behandlung mit Heparin und die Langzeitanwendung von Cumarinderivaten gegen ein Fortschreiten der Thrombusbildung.

Prognose

Der Verlauf und die Prognose hängen von der Grunderkrankung ab, die zum nephrotischen Syndrom geführt hat. Im Kindesalter heilt das nephrotische Syndrom bei entsprechender Behandlung in etwa 50% der Fälle ab. Die Spätfolgen sind dann unbedeutend. Beim großen Teil kommt es jedoch unerbittlich zur Niereninsuffizienz. Bei Erwachsenen sind die Aussichten deutlich ungünstiger, besonders wenn es sich bei der Grunderkrankung um eine Glomerulonephritis, einen systemischen Lupus erythemadodes, eine Amyloidose oder eine diabetische Nephropathie handelt. Bei der minimal-changes-nephritis ist eine Ausheilung entweder spontan oder nach Kortikosteroidtherapie häufig. Bei anderen glomerulären Erkrankungen ist die Behandlung häufig erfolglos und führt nur zu geringer Besserung. Hochdruck und Anstieg der Reststickstoffwerte sind ernste Zeichen.

Nierenbeteiligung bei Kollagenosen

Die Kollagenosen führen oft zu Symptomen und klinischen Zeichen, die sich von einer akuten oder chronischen Glomerulonephritis, einer Nephrose, einer Nierenvenenthrombose oder einem Niereninfarkt nicht unterscheiden lassen. Die folgenden Erkrankungen führen zu einem Syndrom, das dem der Glomerulonephritis ähnelt: systemischer Lupus erythematodes, Periarteriitis nodosa, Sklerodermie, Dermatomyositis, Wegener-Granulomatose und thrombotischthrombozytopenische Purpura. Bei etwa 1/3 bis der Hälfte der Fälle findet sich ein pathologisches Urinsediment mit Erythrozyten, Erythrozytenzylindern, Tubuluszellen, einige mit Fetttröpfchen, und Wachs- und granulierten Zylindern. Derartige Befunde deuten auf einen aktiven glomerulären und tubulären Prozeß mit ausgedehnter fokaler Zerstörung der Nephrone hin. Die Identifizierung der entsprechenden Kollagenose erfolgt durch die Symptome, die klinischen Zeichen und eine Vielzahl neuer Tests zur Differenzierung der Autoimmunerkrankungen. Wenn bei Kollagenosen eine Nierenbeteiligung besteht, ist eine vollständige Ausheilung, auch bei Behandlung mit Steroiden und Immunsuppressiva (allein oder in Kombination), unwahrscheinlich, auch wenn oft eine Langzeitbesserung zu erreichen ist.

Erkrankungen der Nierentubuli und des Interstitiums

Interstitielle Nephritis

Eine akute interstitielle Nephritis kann durch systemische Infektionen, wie Syphilis oder Überempfindlichkeit gegen Medikamente, insbesondere Antibiotika (Penizilline, Colistin, Sulfonamide), Phenindion und Diphenylhydantoin zurückzuführen sein. Oft kommt es zur vollständigen Ausheilung der Erkrankung.

Die chronisch-interstitielle Nephritis ist charakterisiert durch eine fokale und diffuse Fibrose, die von einer Infiltration mit leukozytären Zellen begleitet ist. Es kommt schließlich zu einer ausgiebigen Atrophie der Nierentubuli. Die chronisch-interstitielle Nephritis ist eine unspezifische Reaktion auf eine Reihe von Ursachen: Analgetikaabusus, Blei- und Kadmiumvergiftung, Nephrokalzinose, Uratnephropathie, Strahlennephritis, Sarkoidose, Balkan-Nephritis und einige Fälle einer obstruktiven Uropathie. In einigen Fällen fanden sich Antikörper gegen die Tubulusbasalmembran.

Analgetische Nephropathie

Die Langzeitbehandlung mit nicht-steroidalen Analgetika und entzündungshemmenden Medikamenten und die fulminante Harnwegsinfektion bei Diabetes mellitus sind die 2 Hauptursachen der Papillennekrose. Es handelt sich meistens um Frauen im mittleren Alter mit chronischen und rezidivierenden Kopfschmerzen oder um Patienten mit chronischer Arthritis und hoher Analgetika-Medikation. Hierfür wurde anfänglich nur das Phenazetin verantwortlich gemacht. Aber, nachdem man das Phenazetin aus den Schmerzmittelkombinationen entfernt hatte, trat die Analgetikanephropathie auch nicht weniger häufig auf. Die Nierenschädigung wird meist erst spät, wenn bereits eine Niereninsuffizienz eingetreten ist, entdeckt.

Die Veränderungen des Nierengewebes sind pathologisch-unspezifisch. Man findet eine peritubuläre und perivaskuläre Entzündung mit degenerativen Veränderungen der Tubuluszellen (chronisch-interstitielle Nephritis). Glomeruläre Veränderungen treten nicht auf. Eine Papillennekrose, die sich bis ins Mark ausdehnt, kann zahlreiche Papillen befallen.

Eine Hämaturie ist häufig. Bei Abstoßung nekrotischer Nierenpapillen kommt es zu Nierenkoliken. Oft besteht eine Polyurie. Klinisch finden sich außerdem Zeichen für die Azidose (Hyperpnoe), eine Dehydratation und Hautblässe durch die bestehende Anämie. Infektionen gehören zu den typischen Komplikationen. Häufig wird der exzessive Analgetikaabusus von den Patienten verschwiegen.

Der Urin enthält normalerweise nur Blut und geringe Proteinmengen. Manchmal besteht eine hämolytische Anämie. Häufig sind erhöhte Reststickstoff- und Kreatininspiegel sowie Elektrolytveränderungen.

Bei Papillennekrosen finden sich im Urogramm die typischen Aussparungen und Ringschatten.

Die Behandlung besteht im Verbot der entsprechenden phenazetin- und aspirinhaltigen Analgetika. Nierenversagen und Infektionen werden nach dem in diesem Kapitel beschriebenen Therapieschema behandelt.

Harnsäurenephropathie

Harnsäurekristalle erzeugen in der Niere eine interstitielle entzündliche Reaktion. Urate können im sauren Urin in den Kelchen ausfallen und Harnsäuresteine bilden. Bei myeloproliferativem Syndrom kann in der Behandlungsphase eine Hyperurikämie auftreten und zur Obstruktion der oberen Harnwege durch Harnsäurekristalle führen. Durch Alkalisierung des Urins und entsprechende Flüssigkeitszufuhr kann die Kristallbildung unterbunden werden. Allopurinol verhindert die Hyperurikämie und Hyperurikosurie.

Obstruktive Uropathie

Eine interstitielle Nephritis infolge einer Obstruktion muß nicht immer mit einer Infektion verbunden sein. Die tubuläre Salz- und Wasserretention ist vermindert. Nach Beseitigung der Obstruktion kann es zur massiven Diurese kommen. Oft wird eine energische und ausgewogene Wasser- und Elektrolytzufuhr notwendig.

Multiples Myelom

Typische Zeichen der Myelomatose mit Nierenbeteiligung sind die Proteinurie (einschließlich der filtrierbaren Bence-Jones-Eiweißkörper und der κ- und λ-Ketten). Es kommt zu einer Ausfällung und Anhäufung pathologischer Proteine in den Tubuluszellen. Außerdem besteht eine Hyperkalzämie und gelegentlich ein Anstieg der Blutviskosität mit Makroglobulinämie. Häufig entwickelt sich ein Fanconi-ähnliches Syndrom.

Bei der histologischen Untersuchung des Nierengewebes finden sich eine Verstopfung der Tubuli, eine Ansammlung von Riesenzellen, tubuläre Atrophie und gelegentlich eine Anhäufung von Amyloid.

Ein Nierenversagen kann sich akut oder langsam entwickeln. Oft ist die Hämodialyse lebensrettend, während man gleichzeitig mit der Chemotherapie des Myeloms beginnt.

Hereditäre Nierenerkrankungen

Die Bedeutung der Vererbung und der familiären Häufigkeit rechtfertigt die Anwendung des Schemas der erebten Nierenerkrankungen. Obwohl vererbte Nierenerkrankungen in der Bevölkerung insgesamt relativ selten sind, müssen sie erkannt werden, damit sie bei anderen Familienmitgliedern frühzeitig diagnostiziert und behandelt werden können. Darüber hinaus sollte eine genetische Beratung erfolgen.

Die hereditäre chronische Nephritis

Oft deuten schon im Kindesalter rezidivierende Hämaturien auf diese Art der Erkrankung hin, die oft nach Infektionen des oberen Respirationstrakts auftreten. Bei Männern entwickelt sich daraus häufig eine Niereninsuffizienz, bei Frauen nur selten. Eine Überlebenszeit von mehr als 40 Jahren ist selten.

In vielen Familien bestehen neben der Nierenkrankheit noch Schwerhörigkeit und Mißbildungen im Bereich der Augen. Bei einer anderen Form der Erkrankung findet man eine Polyneuropathie. Harnwegsinfektionen sind häufige Komplikationen.

In einigen Fällen ähnelt der histologische Befund der proliferativen Glomerulonephritis. Bei anderen zeigt sich eine Verbreiterung der glomerulären Basalmembran oder eine Proliferation der Podozyten mit Verbreiterung der Bowman-Kapsel. Manchmal lassen sich Schaumzellen im Interstitium oder in den Glomeruli nachweisen.

Die Laborbefunde entsprechen der Nierenfunktion. Die Therapie ist symptomorientiert.

Zystische Erkrankungen der Niere

Angeborene Anomalien der Niere muß man bei Patienten mit Hypertonie, Pyelonephritis oder Niereninsuffizienz immer in Betracht ziehen. Das Vorkommen anatomischer Veränderungen ist auf übergeordnete Störungen zurückzuführen. Die Behandlung und die Prognose hängen dagegen allein von den anatomischen Veränderungen der Nieren ab.

Die polyzystische Nierendegeneration

Diese Krankheit wird familiär vererbt und befällt häufig nicht nur die Nieren, sondern auch die Leber und das Pankreas.

Man glaubt, daß es bei der Zystenbildung im Nierenkortex nicht zu einer Vereinigung der Sammelrohre und der Tubuli in einigen Nephronen kommt. Es treten also nicht immer neue Zysten auf, sondern die vorhandenen Zysten vergrößern sich und zerstören durch den Druck das angrenzende Nierengewebe. Auch in Leber und Pankreas kommen Zysten vor. Gleichzeitig beobachtet man häufig Aneurysmen in den zerebralen Gefäßen.

Meistens finden sich Zystennieren bei der Abklärung eines Hypertonus, bei diagnostischer Untersuchung von Patienten mit Pyelonephritis oder Hämaturie oder bei der Durchuntersuchung von Familien, bei denen bereits Zystennieren aufgetreten sind. Gelegentlich wird man auch durch Flankenschmerzen, die durch Einblutung in eine Zyste entstehen, auf eine solche Nierenerkrankung aufmerksam. Im übrigen entsprechen die Symptome denen des Hypertonus oder der Niereninsuffizienz. Bei der klinischen Untersuchung sind die großen und unregelmäßig begrenzten Nieren leicht zu palpieren.

Im Urin können Erythrozyten und Leukozyten enthalten sein. Bei einer Blutung in die Zysten kann auch eine Hämaturie auftreten. Die chemischen Blutbefunde spiegeln den Grad der Niereninsuffizienz wider. Bei der sonographischen oder röntgenologischen Untersuchung finden sich große Nieren. Bei der Ausscheidungsurographie erkennt man die typischen verlängerten Kelche und die über die Zystenoberfläche elongierten Nierenbecken.

Eine spezifische Therapie ist nicht bekannt. Ein operativer Eingriff ist kontraindiziert, solange es nicht zu einer Harnleiterobstruktion durch eine obstruierende Zyste kommt. Hypertonie, Infektion und Urämie werden in üblicher Weise behandelt.

Da Menschen mit Zystennieren relativ normal und ohne Beschwerden leben können bei nur langsam fortschreitender Urämie, ist der Zeitpunkt einer Nierentransplantation meist schwer bestimmbar. Die Hämodialyse verlängert das Leben der Zystennierenpatienten, doch machen häufig-rezidivierende Blutungen und andauernde Schmerzen eine Transplantation notwendig.

Auch wenn die Erkrankung schon während der Kindheit oder im frühen Erwachsenenalter Beschwerden machen kann, wird sie meist erst in der 4. oder 5. Lebensdekade entdeckt. Solange es nicht zu Komplikationen wie Hypertonie oder Harnwegsinfektionen kommt, entwickelt sich die Urämie nur langsam, und die Patienten leben damit länger als bei anderen Ursachen einer Niereninsuffizienz.

Zystische Erkrankungen des Nierenmarks

2 Syndrome werden mit zunehmender Häufigkeit beobachtet, seit die diagnostischen Merkmale besser bekannt sind.

Markzysten der Niere. Hier handelt es sich um eine Erbkrankheit, die schon in der Jugend auftritt. Meist besteht anfänglich eine Anämie, und bald treten jedoch auch Azotämie, Azidose und Hyperphosphatämie auf. Es kann sich eine Hypertonie entwickeln. Der Urinbefund ist oft unauffällig, die Konzentrationsfähigkeit der Niere ist eingeschränkt. Zahlreiche kleine Zysten sind über das gesamte Nierenmark verteilt. Wenn die typischen Kriterien erfüllt sind, sollte eine Transplantation durchgeführt werden.

Die Markschwammniere. Sie ist i. allg. asymptomatisch und wird durch ihre charakteristischen Veränderungen im Ausscheidungsurogramm entdeckt. Hier sammelt sich das Kontrastmittel in den vergrößerten Papillen und Kelchen, wie in kleineren Hohlräumen innerhalb der Pyramide, an. In den kleinen Zysten finden sich oft viele Steine. Die Infektionen sind oft hartnäckig. Die Lebenserwartung der Patienten ist i. allg. nicht eingeschränkt. Bei Harnleitersteinen oder bei Infektionen ist eine entsprechende symptomatische Therapie notwendig.

Anomalien des proximalen Tubulus

Störungen der Aminosäurereabsorption

Angeborene Zystinurie

Eine erhöhte Zystinausscheidung führt zur Bildung von Zystinsteinen im Urin. Ornithin, Arginin und Lysin werden ebenfalls in zu großen Mengen ausgeschieden. Darüber hinaus ist auch die Resorption dieser Aminosäuren im Jejunum gestört. Röntgennegative Steine sollten chemisch untersucht werden, um die Diagnose zu sichern.

Therapeutisch sollte man durch hohe Flüssigkeitszufuhr ein großes Urinvolumen erreichen. Eine Alkalisierung des Urins, der nachts über einem pH-Wert von 7,0 liegen soll, wird durch Gaben von Natriumbikarbonat, Natriumzitrat und Azetazolamid erreicht. In schwer zu behandelnden Fällen ist eine methioninarme Diät (Vorstufe des Zystins) erforderlich. Medikamentös hat sich Penicillamin bewährt.

Aminoazidurie

Viele Aminosäuren werden bei dieser Erkrankung schlecht resorbiert, was zu ungewöhnlichen Verlusten dieser Aminosäuren führt. Diagnostisch finden sich Wachstumsstörungen und andere tubuläre Defekte. Es gibt keine Therapie.

Die hepatolentikuläre Degeneration

Bei dieser angeborenen familiären Erkrankung steht die Aminoazidurie in Verbindung mit einer Leberzirrhose und neurologischen Befunden. Hepatomegalie, Zeichen für die schlechte Leberfunktion, Spastizität, Athetose, emotionale Veränderungen und Kayser-Fleischer-Ringe um die Kornea sind typisch für dieses Syndrom. Es kommt zu einem Abfall der Ceruloplasminsynthese mit einem Mangel an Plasmaceruloplasmin und einem Anstieg des freien Kupfers, das der spezifische ätiologische Faktor sein kann.

Man gibt Penicillamin, um das Kupfer zu binden und den Kupferüberschuß zu verringern. Auch Äthylendiamintetraessigsäure (EDTA) kann zur Kupfersenkung eingesetzt werden.

Multiple Störungen des tubulären Systems (Debré-Toni-Fanconi-Syndrom)

Dieses Syndrom ist durch Aminoazidurie, Phosphaturie, Glukosurie und renale tubuläre Azidose unterschiedlicher Stärke charakterisiert. Die Osteomalazie ist ein typisches klinisches Zeichen. Andere klinische Symptome und Laborbefunde sind mit spezifischen tubulären Störungen verbunden, die oben besprochen werden.

Der proximale Teil des Nierentubulus wird durch eine dünne tubuläre Struktur ersetzt, die man als „Schwanenhals"-Veränderung bezeichnet. Darüber hinaus ist der proximale Teil auf weniger als die Hälfte verkürzt.

Die Behandlung besteht in einem Ausgleich des Kationenmangels (besonders Kalium), der Beseitigung der Azidose mit Bikarbonat oder Zitrat, im Ersatz des Phosphatverlustes mit isotonischem neutralem Phosphat (Mono- und Dinatriumsalze) und einer großzügigen Kalziumzufuhr. Vitamin D wird therapeutisch eingesetzt, doch muß die verwendete Dosis durch Kontrollen der Serumkalzium- und -phosphatspiegel eingestellt werden.

Störungen der Phosphor- und Kalziumresorption

Vitamin-D-resistente Rachitis

Ein exzessiver Phosphor- und Kalziumverlust führt zur Rachitis oder Osteomalazie, die nur schlecht auf eine Vitamin-D-Therapie anspricht. Die Behandlung besteht in Gaben großer Dosen Vitamin D und einer kalziumreichen Ernährung.

Pseudohypoparathyreoidismus

Als Folge der exzessiven Phosphorresorption kommt es zu einer Hyperphosphatämie und Hypokalzämie. Zu den Symptomen zählen Muskelkrämpfe, Müdigkeit, Schwäche, Tetanie und geistige Retardierung. Die Patienten sind meist klein, rundgesichtig und haben charakteristischerweise eine Verkürzung des 4. und 5. Metakarpal- und Metatarsalknochens. Der Serumphosphorspiegel ist hoch, der Serumkalziumspiegel niedrig und die alkalische Phosphatase im Serum normal. Parathormon ist therapeutisch wirkungslos.

Die Vitamin-D-Therapie mit Kalziumzusatz kann eine Tetanie verhindern.

Störungen der Glukoseresorption (renale Glukosurie)

Sie resultieren aus einer zu geringen Fähigkeit zur Glukoseresorption, so daß es bei normalem Blutglukosespiegel zu einer Glukosurie kommt. Es findet sich keine Ketose. Der Glukosetoleranztest ist meist normal. In einigen Fällen kann eine renale Glukosurie dem Beginn eines wahren Diabetes mellitus vorausgehen. Für die renale Glukosurie gibt es keine Therapie.

Störungen der Glukose- und Phosphatresorption (glukosurische Rachitis)

Die Symptome und die klinischen Zeichen sind die der Rachitis oder der Osteomalazie mit Schwäche, Schmerzen oder Beschwerden in den Beinen oder der Wirbelsäule sowie Tetanie. Die Knochen werden deformiert. Man beobachtet eine Verbiegung der gewichttragenden langen Knochen, eine Kyphoskoliose und bei Kindern die Zeichen einer Rachitis. Röntgenologisch findet sich eine ausgesprochen verminderte Knochendichte mit Pseudofrakturlinien und anderen Deformitäten. Im Zusammenhang mit der exzessiven Phosphaturie kann es zu einer Nephrokalzinose kommen. Als Folge kann eine Niereninsuffizienz resultieren. Die Kalzium- und Phosphatspiegel im Urin sind erhöht, und man findet eine Glukosurie. Der Blutzuckerspiegel im Serum ist normal, das Serumkalzium normal oder erniedrigt, Serumphosphor erniedrigt und die alkalische Phosphatase im Serum erhöht.

Zur Behandlung verordnet man große Dosen Vitamin D und kalziumreiche Ernährung.

Störungen der Bikarbonatreabsorption

Die proximale renale tubuläre Azidose (RTA, Typ II) tritt als Folge der fehlenden H^+-Produktion in den proximalen Tubuli mit resultierendem Bikarbonatverlust im Urin und verminderter Bikarbonatkonzentration in der extrazellulären Flüssigkeit auf. Die eingeschränkte H^+-Sekretion wird von einer verstärkten K^+-Sekretion in den Urin und einer Zurückhaltung des Cl^- an Stelle des HCO_3^- begleitet. Die Azidose ist deshalb mit einer Hypokaliämie und einer Hyperchlorämie verbunden. Da auch der Transport der Glukose, der Aminosäuren, der Phosphate und der Harnsäure gestört ist, kann ein Fanconi-Syndrom auftreten.

Störungen der distalen Tubulusfunktion

Störungen der Wasserstoffionensekretion und der Bikarbonatreabsorption (klassische renale tubuläre Azidose, Typ I)

Die Unfähigkeit zur Sekretion von Wasserstoffionen und zur Bildung von Amoniumionen führt zu einem Verlust von Natrium, Kalium und Kalzium. Darüber hinaus kommt es zu einer hohen Phosphatausscheidung. Erbrechen, schlechtes Wachstum und die Symptome und die klinischen Zeichen der metabolischen Azidose werden von Schwäche durch den Kaliummangel und Knochenschmerzen infolge der Osteomalazie begleitet. Bei etwa der Hälfte der Fälle kommt es zur Nephrokalzinose mit Verkalkung der medullären Anteile der Niere. Der Urin ist alkalisch und enthält erhöhte Natrium-, Kalium-, Kalzium- und Phosphatkonzentrationen. Die chemischen Blutbefunde sind die der metabolischen Azidose mit Hyperchlorämie (niedriges HCO_3 oder CO_2), niedrigem Serumkalzium- und -phosphorspiegel, niedrigem Serumkalium- und gelegentlich niedrigem Serumnatriumspiegel.

Die Behandlung besteht in einem Ausgleich der erniedrigten Ionen und der verstärkten Aufnahme von Natrium, Kalium, Kalzium und Phosphor. Natrium und Kalium sollten als Bikarbonat oder Zitrat verabreicht werden. Zusätzlich kann Vitamin D erforderlich sein.

Übermäßige Kaliumsekretion (Kaliumverlustsyndrom)

Eine exzessive renale Kaliumsekretion oder ein Kaliumverlust können zu 4 verschiedenen Störungen führen: 1. chronische Niereninsuffizienz mit verminderter H^+-Sekretion, 2. renale tubuläre Azidose und Debré-Toni-Fanconi-Syndrom mit Kationenverlust als Folge einer verminderten H^+- und NH_4^+-Sekretion, 3. Hyperaldosteronismus und vermehrte Adrenalinausschüttung und 4. die tubuläre Sekretion von Kalium, deren Ursache bisher unbekannt ist. Eine Hypokaliämie spricht für eine schwere Störung. Muskelschwäche und metabolische Alkalose mit Polyurie und wäßrigem Urin sind die Anzeichen der Hypokaliämie. Die Behandlung besteht in der Korrektur der Primärerkrankung und der zusätzlichen Gabe von Kalium.

Störungen der Wasserresorption (renaler Diabetes insipidus)

Der nephrogene Diabetes insipidus ist bei Männern häufiger zu finden. Das Nichtansprechen auf Adiuretin ist das wesentliche Merkmal zur Differenzierung vom Diabetes insipidus der Hypophyse.

Neben einer angeborenen Resistenz gegen die Adiuretinwirkung können auch andere Störungen die Reaktionen des Adiuretins auf den Tubulus verändern: obstruktive Uropathie, Lithium, Methoxyfluranum und Demeclocyclin (7-Chlor-6-desmethyl-tetrazyklin).

Die Symptome sind auf die fehlende Wasserresorption zurückzuführen mit Polyurie und Polydipsie. Das Urinvolumen erreicht Werte bis zu 12 l/d, und die Osmolalität sowie das spezifische Gewicht des Urins sind niedrig. Geistige Retardierung, atonische Blase und Hydronephrose treten häufig auf.

Die Behandlung besteht primär in einer angemessenen Wasserzufuhr. Chlorothiazid kann den Diabetes bessern. Der genaue Wirkungsmechanismus ist bisher unbekannt, doch könnte das Medikament seine Wirkung durch vermehrte isoosmotische Resorption im proximalen Teil des Tubulus bekommen.

Unspezifische Veränderungen der Nierentubuli

Bei der idiopathischen Hyperkalziurie führt eine verminderte Resorption von Kalzium zur Bildung von Nierensteinen. Das Serumkalzium und die Serumphosphatwerte sind normal. Die Kalziumausscheidung im Urin ist hoch, die Phosphatausscheidung dagegen gering.

Zur Therapie verweisen wir auf „die Behandlung von kalziumhaltigen Harnsteinen".

Literatur

Allgemeine Literatur

Anaemia of chronic renal failure. (Editorial). Lancet 1983; 1:965

Anderson RJ, Schrier RW: Clinical Uses of Drugs in Patients With Kidney and Liver Disease. Saunders, 1981

Bennett WM et al: Drug prescribing in renal failure: Dosing guidelines for adults. Am J Kidney Dis 1983; 3:155

Brenner BM, Rector FC Jr: The Kidney, 3rd ed. Saunders, 1986

Carvalho AC: Bleeding in a uremia: A clinical challenge. (Editorial.) N Engl J Med 1983; 308:38

Heptinstall RH: Pathology of the Kidney, 3rd ed. Little, Brown, 1983

Klahr S: Pathophysiology of obstructive nephropathy. Kidney Int 1983; 23:414

Krupp MA: Genitourinary tract. Chapter 15 in: Current Medical Diagnosis & Treatment 1987. Krupp MA, Tierney LM Jr, Schroeder SA (editors). Appleton & Lange, 1987

Massry SG, Glasscock RJ: Textbook of Nephrology. Williams & Wilkins, 1983

Nephrology: An annotated bibliography of recent literature. Ann Intern Med 1983; 98:563

Schrier RW (editor): Renal and Electrolyte Disorders, 2nd ed. Little, Brown, 1980

Urinuntersuchungen

Haber MH: Urine Casts: Their Microscopy and Clinical Significance. American Society of Clinical Pathologists, 1975

Hauglustaine D et al: Detection of glomerular bleeding using a simple staining method for light microscopy. Lancet 1982; 2:761

Stamey TA, Kindrachuk RW: Urinary Sediment and Urinalysis: A Practical Guide for the Health Professional. Saunders, 1985

Sternheimer R: A supravital cytodiagnostic stain for urinary sediments. JAMA 1975; 231:826

Glomerulonephritis

Baldwin DS: Chronic glomerulonephritis: Nonimmunologic mechanisms of progressive glomerular damage. Kidney Int 1982; 21:109

Carpenter CB: Immunologic aspects of renal disease. Annu Rev Med 1970; 21:1

Couser WG: Mesangial IgA nephropathies: Steady progress. (Editorial.) West J Med 1984; 140:89

Couser WG: What are circulating immune complexes doing in glomerulonephritis? (Editorial.) N Engl J Med 1981; 304:1230

Culpepper RM, Andreoli TE: The pathophysiology of the glomerulpathies. Adv Intern Med 1983; 28:161

Hood SA et al: IgA-IgG nephropathy: Predictive indices of progressive disease. Clin Nephrol 1981; 16:55

Seymour AE: Glomerulonephritis: Approach to classification. Pathology 1985; 17:219

Wilson CB: Immunological mechanisms of glomerulonephritis. Calif Med (March) 1972; 116:56

Nephrotisches Syndrom

Cogan MG: Nephrotic syndrome. West J Med 1982; 136:411

Glasscock RJ et al: Primary glomerular disease. Page 955 in: The Kidney, 3rd ed. Brenner BM, Rector FC Jr (editors). Saunders, 1986

Harrington JT: Thrombolytic therapy in renal vein thrombosis. (Editorial.) Arch Intern Med 1984; 144:33

Kaplan BS, Klassen J, Gault MH: Glomerular injury in patients with neoplasia. Annu Rev Med 1976; 27:117

Ponticelli C: Prognosis and treatment of membranous nephropathy. Kidney Int 1986; 29:927

Interstitielle Nephritis

Blackshear JL, Davidman M, Stillman MT: Identification of risk for renal insufficiency from nonsteroidal anti-inflammatory drugs. Arch Intern Med 1983; 143:1130

Carmichael J, Shankel SW: Effects of nonsteroidal anti-inflammatory drugs on prostaglandins and renal function. Am J Med 1985; 78:992

Clive DM, Stoff JS: Renal syndromes associated with nonsteroidal anti-inflammatory drugs. N Engl J Med 1984; 310:563

Eknoyan G et al: Renal papillary necrosis: An update. Medicine 1982; 61:55

Garella S, Matarese RA: Renal effects of prostaglandins and clinical adverse effects of nonsteroidal anti-inflammatory agents. Medicine 1984; 63:165

Hartman GW et al: Analgesic-associated nephropathy: Pathophysiological and radiological correlation. JAMA 1984; 251:1734

Zystische Nierenveränderungen

Gardner KD Jr (editor): Cystic Diseases of the Kidney. Wiley, 1976

Hatfield PM, Pfister RC: Adult polycystic disease of the kidneys (Potter type 3). JAMA 1972; 222:1527

Wahlqvist L: Cystic disorders of kidney: Review of pathogenesis and classification. J Urol 1967; 97:1

Tubuläre Erkrankungen

Brenner RJ et al: Incidence of radiographically evident bone disease, nephrocalcinosis, and nephrolithiasis in various types of renal tubular acidosis. N Engl J Med 1982; 307:217

Chan JC, Alon U: Tubular disorders of acid-base and phosphate metabolism. Nephron 1985; 40:257

Hruska KA, Ban D, Avioli LV: Renal tubular acidosis. Arch Intern Med 1982; 142:1909

Mattern WD: Renal tubular acidosis. Kidney 1982; 15:11

Morris RC Jr: Renal tubular acidosis. (Editorial.) N Engl J Med 1981; 304:418

Morris RC Jr, Sebastian A: Disorders of renal tubules that cause disorders of fluid, acid-base, and electrolyte metabolism. In: Clinical Disorders of Fluid and Electrolyte Metabolism, 3rd ed. Maxwell MH, Kleeman CR (editors). McGraw-Hill, 1980

Segal S: Disorders of renal amino acid transport. N Engl J Med 1976; 294:1044

Stanbury JB et al (editors): The Metabolic Basis of Inherited Disease, 5th ed. McGraw-Hill, 1983

25 Oligurie, akutes Nierenversagen

W. J. C. AMEND JR. und F. G. VINCENTI

Oligurie bedeutet wörtlich „zu geringes" Harnvolumen in bezug auf die notwendige Ausscheidungsmenge des Körpers. Eine Oligurie liegt vor, wenn das tägliche Harnvolumen nicht ausreicht, um die endogen entstandenen Stoffwechselendprodukte zu beseitigen. Die Menge des 24-h-Urinvolumens ist für die Oligurie nicht durch eine präzise Zahl festgelegt, da die Harnvolumina normalerweise mit der Flüssigkeitsaufnahme und der Konzentrationsfähigkeit der Nieren variieren. Wenn die Niere den Urin auf ein spezifisches Gewicht von 1035 konzentrieren kann, liegt bei einem Harnvolumen unter 400 ml/Tag eine Oligurie vor. Wenn auf der anderen Seite die Konzentrationsfähigkeit der Niere vermindert ist und der Patient nur ein spezifisches Gewicht von 1010 erreicht, spricht man schon bei einem Harnvolumen von unter 1000–1500 ml/Tag von Oligurie.

Das akute Nierenversagen ist ein Zustand, bei dem die glomeruläre Filtrationsrate abrupt reduziert ist; dies führt zu einer plötzlichen Retention endogener Metaboliten (Harnstoff, Kalium, Phosphat, Sulfat und Kreatinin), die normalerweise von den Nieren ausgeschieden würden. Das Harnvolumen ist meist niedrig (< 400 ml/d). Wenn jedoch der normale Konzentrationsmechanismus beeinträchtigt ist (s. oben), kann das tägliche Harnvolumen normal oder sogar erhöht sein („polyurisches" Nierenversagen). Nur in seltenen Fällen findet man beim akuten Nierenversagen keine Urinausscheidung (Anurie).

Die Ursachen des akuten Nierenversagens sind in Tabelle 25.1 aufgeführt. Die sofortige Differenzierung der Ursache ist wichtig zur Festlegung der geeigneten Therapie. Ein prärenales Nierenversagen ist bei sofortiger Behandlung reversibel, durch eine Verzögerung in der Therapie kann es jedoch zu einem fixierten unspezifischen renalen Nierenversagen kommen (z.B. akute tubuläre Nekrose). Die anderen Ursachen des akuten Nierenversagens werden nach der Art ihrer Entstehung als vaskuläres, renales oder postrenales Nierenversagen bezeichnet.

Tabelle 25.1. Ätiologie des akuten Nierenversagens

I. *Prärenales Nierenversagen*
  1. Dehydratation
  2. Vaskulärer Kollaps bei Sepsis, Hochdrucktherapie
  3. Reduziertes Herzzeitvolumen
  4. Antihypertonika (z.B. Captopril), die die Autoregulation stören

II. *Vaskulär bedingtes Nierenversagen*
  1. Atheroembolisation
  2. Aneurysma dissecans
  3. Maligne Hypertonie

III. *Parenchym (intrarenal) bedingtes Nierenversagen*
  1. Spezifisch
    a) Glomerulonephritis
    b) Interstitielle Nephritis
    c) Toxisch bedingte Nephritis
  2. Unspezifisch
    a) Akute tubuläre Nekrose
    b) Akute Nierenrindennekrose

IV. *Funktionell-hämodynamisches Nierenversagen*
  1. Captopril
  2. Nichtsteroidale entzündungshemmende Medikamente
  3. Cyclosporin

V. *Postrenales Nierenversagen*
  1. Steine bei Patienten mit Einzelniere
  2. Bilaterale Harnleiterobstruktion
  3. Blasenabflußbehinderung
  4. Posttraumatische Fistel

Prärenales Nierenversagen

Der Ausdruck prärenal bedeutet unzureichende renale Perfusion aufgrund eines nicht ausreichenden oder ineffektiven intravaskulären Volumens. Die häufigste Ursache dieser Form des akuten Nierenversagens ist die Dehydratation infolge renaler oder extrarenaler Flüssigkeitsverluste durch Diarrhö, Vomitus und exzessiven Diuretikagebrauch. Weniger häufige Ursachen sind der septische Schock und der übermäßige Einsatz von Antihypertensiva, die eine relative oder absolute Depletion des intravaskulären Flüssigkeitsvolumens zur Folge haben. Eine Herzinsuffizienz mit reduziertem Herzminutenvolumen kann auch zu einer Verminderung des effektiven renalen Blutflusses führen. Durch sorgfältige klinische Beurteilung läßt sich die primäre Ursache für das prärenale Nierenversagen erkennen.

Klinische Befunde

Symptome und klinische Zeichen

Abgesehen von den seltenen Fällen mit begleitender Herzinsuffizienz, klagen die Patienten gewöhnlich über Durst und über Schwindelgefühl während des Stehens (orthostatischer Schwindel). Anamnestisch lassen sich evtl. deutliche Flüssigkeitsverluste eruieren. Ein plötzlicher Gewichtsverlust spiegelt den Grad der Dehydratation wider.

Bei der körperlichen Untersuchung findet man häufig einen verminderten Hautturgor, kollabierte Halsvenen, trockene Schleimhäute und Falten und als wichtigstes Symptom orthostatische oder lagebedingte Veränderungen von Blutdruck und Puls.

Laborbefunde

Urin

Das Harnvolumen ist gewöhnlich vermindert. Zur genauen Bestimmung des Urinvolumens kann eine Blasenkatheterisierung und nachfolgende stündliche Ausscheidungsmessung notwendig sein (hierdurch läßt sich auch eine Obstruktion des unteren Harntrakts ausschließen, s. unten). Bei dieser Form des akuten Nierenversagens findet man ein hohes spezifisches Gewicht des Urins (>1025) und eine Urinosmolalität von >600 mosm/kg H_2O. Die routinemäßige Urinanalyse ist i. allg. nicht sehr aufschlußreich.

Chemische Blut- und Urinwerte

Das Harnstoff-Stickstoff/Kreatinin-Verhältnis, das normalerweise 10:1 beträgt, ist beim prärenalen Nierenversagen gewöhnlich erhöht. Andere Werte finden sich in Tabelle 25.2. Da Mannitol und andere Diuretika die tubuläre Rückresorption von Harnstoff, Natrium und Kreatinin beeinflussen, führen chemische Untersuchungen in Blut und Urin nach Gabe dieser Medikamente zu falschen Resultaten.

Tabelle 25.2. Differentialdiagnose: Akutes Nierenversagen – prärenale Azotämie

	Akutes Nierenversagen	Prärenale Azotämie
Urinosmolalität (mosm/l)	<350	>500
Urin/Plasma Harnstoff	<10	>20
Urin/Plasma Kreatinin	<20	>40
Urin Natrium (mg/l)	>40	<20
Index bei Nierenversagen $\dfrac{U_{Na}}{U/P_{Kreat}}$	>1	<1
Ausscheidungsfraktion filtrierten Natriums FE_{Na} $FE_{Na} = \dfrac{U/P_{Na}}{U/P_{Kreat}} \cdot 100$	>1	<1

Zentraler Venendruck

Ein erniedrigter zentraler Venendruck deutet auf eine Hypovolämie hin, die als Folge eines Blutverlustes oder einer Dehydratation auftreten kann. Ist eine schwere Herzinsuffizienz die Hauptursache des prärenalen Nierenversagens (dies ist selten die einzige Ursache), so findet man ein reduziertes Herzminutenvolumen und einen erhöhten ZVD.

Flüssigkeitssubstitution

Die Zunahme der Urinausscheidung durch eine vorsichtig vorgenommene Volumenssubstitution ist beim prärenalen Nierenversagen sowohl diagnostisch wie auch therapeutisch bedeutsam. Eine rasche intravenöse Zufuhr von 300–500 ml physiologischer Kochsalzlösung oder von 125 ml 20%iger Mannitollösung (25 g/125 ml) gilt als übliche Initialbehandlung. Die Urinausscheidung wird in den darauffolgenden 1–3 h gemessen. Ein Harnvolumen von mehr als 50 ml/h ist als günstig anzusehen; um das Plasmavolumen wieder aufzufüllen und die Dehydratation zu korrigieren, sollte man kontinuierlich physiologische Kochsalzlösung intravenös infundieren. Wenn das Harnvolumen nicht ansteigt, muß der Arzt die Resultate der chemischen Untersuchungen in Blut und Urin sorgfältig überprüfen, den Flüssigkeitshaushalt des Patienten erneut beurteilen und die körperliche Untersuchung wiederholen, um zu entscheiden, ob eine erneute Flüssigkeitsbelastung (mit oder ohne Furosemid) zu rechtfertigen ist.

Therapie

Im Zustand der Dehydratation müssen gemessene und geschätzte Flüssigkeitsverluste rasch korrigiert werden, um die Oligurie zu behandeln, die auf einem prärenalen Nierenversagen beruht. Die unangemessene Flüssigkeitssubstitution kann zu einer weiteren hämodynamischen Beeinträchtigung der Niere und schließlich zur Schädigung der Nierentubuli führen (manifeste akute Tubulusnekrose, s. unten). Wenn die Oligurie bei einem gut hydrierten Patienten persistiert, ist die Gabe von Vasokonstriktiva zu empfehlen, um den Hypotonus, der mit einer Sepsis oder einem kardiogenen Schock verbunden ist, zu beheben. Vasokonstriktiva, die den Blutdruck erhöhen, wobei der renale Blutfluß und die Nierenfunktion aufrechterhalten bleiben, sind besonders günstig (z. B. Dopamin 1,5 µg/kg KG/min). Allein das Absetzen einer Therapie mit Antihypertonika oder Diuretika kann das offensichtliche akute Nierenversagen prärenalen Ursprungs oft beseitigen.

Vaskuläres Nierenversagen

Zu den häufigsten Ursachen des akuten Nierenversagens vaskulärer Genese zählen atheroembolische Erkrankungen, disseminierte arterielle Aneurysmen und maligne Hypertonie. Die atheroembolische Erkrankung tritt selten vor dem 60. Lebensjahr auf. Man findet sie häufig bei Patienten, deren Gefäßsystem bisher nie untersucht wurde (Gefäß- oder angiographische Untersuchungen). Ein Aneurysma dissecans und eine maligne Hypertonie sind gewöhnlich klinisch bekannt. Eine akute Nierenvenenthrombose hat, solange sie nicht beidseitig auftritt, keine schädigende Auswirkung auf die Clearancefunktion der Nieren.

Zur raschen Beurteilung der arteriellen Blutversorgung der Niere ist eine Arteriographie erforderlich. Die Ursache einer malignen Hypertonie läßt sich evtl. bei der körperlichen Untersuchung aufdecken (Sklerodermie). Primär ist die Behandlung des vaskulären Prozesses notwendig, um ein Nierenversagen zu beeinflussen.

Renale Erkrankungen, renales akutes Nierenversagen

Die Erkrankungen dieser Gruppe lassen sich in spezifische und unspezifische parenchymatöse Prozesse einteilen.

Spezifische intrarenale Erkrankungen

Die häufigsten Ursachen eines akuten renalen Nierenversagens sind die akute oder rapid-progressive Glomerulonephritis, die akute interstitielle Nephritis und toxische Nephropathien.

Klinische Befunde

Symptome und klinische Zeichen

Gewöhnlich findet man in der Anamnese einige hervorstechende Hinweise wie eine Halsentzündung oder eine Infektion im oberen Respirationstrakt, die Einnahme von Antibiotika oder eine intravenöse Gabe von Medikamenten (häufig verbotene Substanzen). Gelegentlich beobachtet man bilaterale Flankenschmerzen, die teilweise sehr heftig sein können. Manchmal besteht eine Makrohämaturie. Eine Pyelonephritis geht selten in ein akutes Nierenversagen über, solange nicht 1. eine begleitende Sepsis oder Dehydratation, 2. eine Obstruktion oder 3. eine Einzelniere vorliegen. Systemische Erkrankungen, bei denen ein akutes Nierenversagen auftreten kann, sind die Schoenlein-Henoch-Purpura, thrombotisch-thrombozytopenische Purpura, systemischer Lupus erythematodes und Sklerodermie.

Laborbefunde

Urin

In der Urinanalyse findet man viele rote und weiße Blutzellen und multiple Formen zellulärer und granulierter Zylinder („telescopic urine"). Bei der allergischen interstitiellen Nephritis können Eosinophile nachweisbar sein. Die Natriumkonzentration im Urin liegt zwischen 10 und 40 meq/l.

Serum

Komponenten des Serumkomplementsystems sind durch die Ablagerung von Immunkomplexen oft vermindert. In wenigen Laboratorien lassen sich zirkulierende Immunkomplexe nachweisen. Mit anderen Tests kann man systemische Erkrankungen wie den Lupus erythematodes und die thrombotisch-thrombozytopenische Purpura diagnostizieren.

Nierenbiopsie

Die Biopsie zeigt charakteristische Veränderungen einer akuten interstitiellen Nephritis oder Glomerulonephritis. Es lassen sich extensive Halbmondbildungen mit Einengung des Bowman-Kapselraums nachweisen.

Röntgenbefunde

Das i.v.-Urogramm oder Nierenszintigramme sind wenig aussagekräftig. Ein Routine-i.v.-Urogramm sollte wegen der Gefahr einer KM-induzierten Nierenschädigung vermieden werden. Aus diesem Grund ist die Sonographie vorzuziehen.

Therapie

Die Therapie zielt auf eine Beseitigung der Infektion, Entfernung des Antigens, Elimination toxischer Substanzen und Medikamente, Suppression autoimmuner Mechanismen, Entfernung von Autoimmunantikörpern oder einer Reduktion entzündungsfördernder Ursachen. Zur Immuntherapie setzt man Medikamente, Antikoagulanzien oder vorübergehend die Plasmapherese ein.

Nicht-spezifische intrarenale Erkrankungen

Zu ihnen zählen die akute Tubulusnekrose und die akute Nierenrindennekrose. Die letztere geht mit Anurie und einer begleitenden intrarenalen intravaskulären Gerinnung einher und hat i.allg. eine schlechtere Prognose als die akute Tubulusnekrose.

Die akute toxische Tubulusnekrose wurde zuerst von Lücke im Zweiten Weltkrieg bei Patienten beschrieben, die Verletzungen durch Crush oder einen Schock erlitten. Man glaubte, daß die degenerativen Veränderungen der mehr distal liegenden Tubuli auf die Ischämie zurückzuführen seien (lower-nephron nephrosis). Nach Einführung der Dialysetherapie erholten sich die meisten dieser Patienten wieder – manchmal sogar vollständig – vorausgesetzt, daß keine renalen intravaskulären Gerinnsel und kortikale Nekrose vorlagen.

Ältere Patienten neigen eher dazu, diese Form des oligurischen akuten Nierenversagens nach hypotensiven Episoden zu entwickeln. Es scheint, daß die Einnahme gewisser Medikamente (z.B. Prostaglandininhibitoren wie nicht-steroidale Antiphlogistika) die Patienten mit einem erhöhten Risiko einer akuten toxischen Tubulusnekrose belastet. Auch wenn sich das klassische Bild einer lower-nephron nephrosis nicht entwickeln muß, findet man ein ähnliches unspezifisches akutes Nierenversagens bei einigen Fällen einer Quecksilberververgiftung (besonders Quecksilberchlorid) und auch nach Gaben von Röntgen-KM bei Patienten mit Diabetes mellitus oder Myelom.

Klinische Befunde

Symptome und klinische Zeichen

Gewöhnlich entspricht das klinische Bild dem klinischen Zustand. Oft liegen Dehydratation und Schock gleichzeitig vor, bessern sich jedoch nicht, wie beim prärenalen Nierenversagen, nach intravenöser Infusion (s. oben). In Fällen eines akuten Nierenversagens nach Röntgen-KM findet sich häufig als einziges Symptom eine exzessive Flüssigkeitsretention. Die Symptome einer Urämie (verändertes psychisches Bild oder gastrointestinale Symptome) sind beim akuten Nierenversagen eher ungewöhnlich (im Gegensatz zum chronischen Nierenversagen).

Laborbefunde (S. Tabelle 25.2)

Urin

Obwohl das spezifische Gewicht direkt nach dem akuten Ereignis hoch sein kann, sinkt es gewöhnlich wieder auf Werte zwischen 1005 und 1015 ab. Die Urinosmolalität ist ebenfalls erniedrigt (<450 mosm/kg bei einem Urin/Plasma-Osmolalitätsverhältnis von $<1,5:1$). In der Urinanalyse findet man häufig Tubuluszellen und granulierte Zylinder; der Urin sieht oft schmutzigbraun aus. Wenn der Test auf okkultes Blut positiv ausfällt, muß man daran denken, daß auch Hämoglobin und Myoglobin vorliegen können. Zum Nachweis von Myoglobin gibt es bestimmte Untersuchungen.

Zentraler Venendruck

Der zentrale Venendruck ist gewöhnlich normal bis leicht erhöht.

Flüssigkeitsbelastung

Nach i.v.-Gabe von Mannitol oder physiologischer Kochsalzlösung kommt es zu keiner Zunahme des Harnvolumens. Gelegentlich kann nach Verabreichung von Furosemid eine geringe Urinausscheidung verstärkt werden (oligurisches Nierenversagen in polyurisches Nierenversagen). Die Harnstoff-Stickstoff- und Kreatininspiegel im Blut werden dadurch jedoch nicht beeinflußt.

Therapie

Wenn die initiale Flüssigkeits- oder Mannitolgabe nicht zum Erfolg führt, muß man das Volumen der zugeführten Flüssigkeit deutlich reduzieren und die verabreichte Menge zum gemessenen Harnvolumen in Beziehung setzen. Eine frühzeitige Bewertung der Zunahme des Serumkreatinins, des Harnstoff-Stickstoff-Spiegels und der Elektrolytkonzentrationen ist notwendig, damit man entsprechende Kriterien für den Einsatz einer Dialysebehandlung bekommt. Es gibt einige Hinweise dafür, daß die frühe Durchführung einer Hyperalimentation von Nutzen sein könnte: Zum einen ist der Einsatz einer Dialysetherapie seltener, zum anderen reduzieren sich Morbiditäts- und Mortalitätsraten. Bei entsprechender Regulation des zugeführten Flüssigkeitsvolumens können Lösungen mit Glukose und essentiellen Aminosäuren infundiert werden (30–35 kcal/kg KG), um das Ausmaß der katabolen Stoffwechsellage, die eine akute toxische Tubulusnekrose begleitet, zu korrigieren oder zu reduzieren.

Das Serum- oder Plasmakalium muß engmaschig überwacht werden. Man sollte regelmäßig EKG anfertigen, um eine Hyperkaliämie frühzeitig zu erkennen. Diese wird folgendermaßen behandelt: 1. intravenöse Gabe von Natriumbikarbonatlösung, 2. Kaliumionenaustauscher, 25–50 g (mit Sorbit) oral oder durch Einlauf, 3. intravenöse Gabe von Glukose und Insulin und 4. intravenöse Kalziumgabe, um kardiale Reizleitungsstörungen zu vermeiden. Bei drohender oder bestehender Urämie, Hypokaliämie oder zu hoher Flüssigkeitsbelastung sollte, falls notwendig, eine Peritoneal- oder Hämodialyse vorgenommen werden.

Prognose

In den meisten Fällen ist das akute Nierenversagen innerhalb von 7–14 Tagen reversibel. Ein Folgeschaden der Niere kann besonders bei älteren Patienten resultieren.

Postrenales akutes Nierenversagen

Die in Tabelle 25.1 aufgeführten Ursachen des postrenalen Nierenversagens erfordern primär urologisch-diagnostische und -therapeutische Maßnahmen. Nach einem chirurgischen Eingriff im unteren Abdomen sollte eine urethrale oder ureterale Obstruktion als Ursache eines akuten Nierenversagens in Betracht gezogen werden. Die Ursachen einer bilateralen Harnleiterobstruktion sind 1. peritoneale oder retroperitoneale Auswirkungen von Tumoren oder Metastasen, 2. retroperitoneale Fibrose, 3. Steinerkrankungen oder 4. postoperative oder traumatische Harnleiterstenosen. Bei einer Einzelniere können Harnleitersteine zu einer vollständigen Obstruktion des Harntrakts und damit zum akuten Nierenversagen führen. Die Harnröhren- oder Blasenhalsobstruktion ist bei älteren Männern eine häufige Ursache eines Nierenversagens. Posttraumatische Harnröhrenabrisse werden in Kap. 17 besprochen.

Klinische Befunde

Symptome und klinische Zeichen

Häufig finden sich Nierenschmerz und Klopfempfindlichkeit des Nierenlagers. Wenn eine operative Harnleiterverletzung mit begleitender Extravasation des Urins vorliegt, kann Urin durch eine Wunde ablaufen. Durch die Hyperhydratation kommt es zur Ausbildung von Ödemen. Oft besteht ein Ileus mit Meteorismus und Erbrechen.

Laborbefunde

Die Urinanalyse ist meist wenig ergiebig. Erhält man bei der Katheterisierung ein großes Harnvolumen, so ist dies sowohl therapeutisch wie auch diagnostisch für eine Obstruktion im unteren Harntrakt verdächtig.

Röntgenbefunde

Typisch ist eine flaue Darstellung im Ausscheidungsurogramm. Mit Hilfe der Nierenszintigraphie läßt sich eine Extravasation von Urin nachweisen. Bei einer Obstruktion besteht eine Retention des Isotops im Nierenbecken. Nierenszintigramme sind bei akuter, nicht jedoch bei einer chronischen Obstruktion von Nutzen. Sonographisch findet man oft ein dilatiertes oberes Hohlraumsystem mit den typischen Veränderungen wie bei Hydronephrose.

Instrumentelle Untersuchung

Durch Zystoskopie und retrograde Harnleiterkatheterisierung läßt sich eine Harnleiterobstruktion nachweisen.

Therapie

Die Behandlung von Harnleiterverletzungen wird in Kap. 17 besprochen.

Literatur

Abel RM et al: Improved survival from acute renal failure after treatment with intravenous essential L-amino acids and glucose: Results of a prospective, double-blind study. N Engl J Med 1973; 288:695

Anderson RJ et al: Nonoliguric acute renal failure. N Engl J Med 1977; 296:1134

Cohn HE, Capelli JP: The diagnosis and management of oliguria in the postoperative period. Surg Clin North Am 1967; 47:1187

Davis BB Jr, Knox FG: Current concepts of the regulation of urinary sodium excretion. A review. Am J Med Sci 1970; 259:373

Figueroa JE: Acute renal failure: Its unusual causes and manifestations. Med Clin North Am 1967; 51:995

Hall JW et al: Immediate and long-term prognosis in acute renal failure. Ann Intern Med 1970; 73:515

Harrington JT, Cohen JJ: Acute oliguria. N Engl J Med 1975; 292:89

Lewers DJ et al: Long-term follow up of renal function and histology after acute tubular necrosis. Ann Intern Med 1970; 73:523

Lyon RP: Nonobstructive oliguria: Differential diagnosis. Calif Med 1963; 99:83

McMurray SD et al: Prevailing patterns and predictor values in patients with acute tubular necrosis. Arch Intern Med 1978; 138:950

Miller TR et al: Urinary diagnostic indices in acute renal failure: A prospective study. Ann Intern Med 1978; 89:47

Myers BD, Moran SM: Hemodynamically mediated acute renal failure. N Engl J Med 1986; 314:97

Schrier RW: Nephrology forum: Acute renal failure. Kidney Int 1979; 15:205

Tan SY, Shapiro R, Kish MA: Reversible acute renal failure induced by indomethacin. JAMA 1979; 241:2732

Wilkes BM, Mailloux LU: Acute renal failure: Pathogenesis and prevention. Am J Med 1986; 80:1129

26 Chronisches Nierenversagen und Dialyse

W. J. C. Amend jr. und F. G. Vincenti

Beim chronischen Nierenversagen beruht die verminderte Clearance bestimmter Stoffe, die hauptsächlich durch die Niere ausgeschieden werden, auf der Retention dieser Stoffe in den Körperflüssigkeiten. Es handelt sich um Endprodukte des Stoffwechsels exogenen (z. B. Nahrung) oder endogenen Ursprungs (z. B. Katabolismus des Gewebes). Die am häufigsten gemessenen Indikatoren für ein Nierenversagen sind der Harnstoff-Stickstoff im Blut und das Serumkreatinin. Eine deutliche Erhöhung des Harnstoff-Stickstoffs im Blut kann auch auf nicht-renale Ursachen zurückzuführen sein, wie z. B. auf eine prärenale Azotämie, auf eine gastrointestinale Blutung oder eine hohe Proteinaufnahme. Die Kreatininclearence ist ein gutes Maß für die glomeruläre Filtrationsrate (GFR).

Ein Nierenversagen kann akut oder chronisch sein. Dies ist abhängig von der Schnelligkeit des Beginns und dem nachfolgenden Verlauf der Azotämie. Eine Analyse der akuten oder chronischen Entwicklung eines Nierenversagens ist für das Verständnis der physiologischen Anpassungsmechanismen und des Krankheitsablaufs und die endgültige Therapie wichtig. In einzelnen Fällen ist es oft schwierig, die Dauer des Nierenversagens festzustellen. Anamnestische Angaben, wie vorausgehender Hypertonus oder röntgenologisch nachgewiesene Schrumpfnieren, deuten eher auf einen chronischen Prozeß. Gewisse Formen des akuten Nierenversagens gehen leicht in ein irreversibel-chronisches Nierenversagen über.

Zur Besprechung des akuten Nierenversagens s. Kap. 25.

In den USA beträgt die Rate des chronischen Nierenversagens etwa 50 auf 1 Million Menschen pro Jahr. Sie wird definiert als „Anzahl derjenigen Menschen, die eine Hämodialyse oder Nierentransplantation benötigen". Die medizinischen Auswahlkriterien sind streng. Es sind alle Altersgruppen betroffen. Schweregrad und Schnelligkeit der Entwicklung der Urämie sind schwer vorauszusagen. Die Dialyse- und Transplantationsraten steigen weltweit ständig an. Etwa 90.000 Patienten werden z. Z. mit Dialyse und Transplantation behandelt. Man schätzt, daß ab 1988 jährlich etwa 95.000 Patienten behandelt werden. Dabei steigt in beiden Behandlungsgruppen die Zahl älterer Patienten an.

Historischer Hintergrund

Es gibt verschiedene Ursachen für ein Fortschreiten der Nierenfunktionsstörung bis zum terminalen Nierenversagen. Im 19. Jahrhundert beschrieb Bright mehrere Fälle, bei denen Ödeme, Hämaturie und Proteinurie auftraten und die verstarben. Durch die chemische Analyse der Seren dieser Patienten stieß man schon früh auf nicht aus dem Protein stammende Stickstoffkomponenten. Zwischen dieser Beobachtung und den Symptomen der Urämie vermutete man einen Zusammenhang. Obwohl die Pathophysiologie der Urämie in den vergangenen Jahren gut beschrieben wurde, erreichte man bei einem wesentlichen Anteil der Patienten erst Langzeitüberlebensraten, seitdem Langzeitdialyse und Nierentransplantation verfügbar sind.

Ätiologie

Eine Vielzahl von Störungen kann zu einer terminalen Niereninsuffizienz führen. Dabei kann es sich um einen primären renalen Prozeß (z. B. Glomerulonephritis, Pyelonephritis, kongenitale Hypoplasie) oder um einen sekundären renalen Prozeß handeln (z. B. Zerstörung der Niere durch Diabetes mellitus oder Lupus erythematodes). Leichtere physiologische Veränderungen, wie Dehydratation, Infektion oder Hypertonie sind dann oft der sekundäre auslösende Faktor, der bei einem gefährdeten Patienten zu einer dekompensierten Urämie führen kann.

Klinische Befunde

Symptome und klinische Zeichen

Symptome, wie Juckreiz, allgemeines Unwohlsein, Abgespanntheit, Vergeßlichkeit, Libidoverlust, Übelkeit und Verhaltensänderungen sind subtile Beschwerden bei dieser chronischen Erkrankung. In der Familienanamnese werden häufig Nierenerkrankungen angegeben. Bei jungen Patienten kommt es häufig zum Wachstumsstillstand. Bei Systemerkrankungen treten häufig auch andere Symptome gleichzeitig auf (z. B. Arthritis bei Lupus erythematodes). Bei den meisten Patienten mit Nierenversagen liegt ein erhöhter Blutdruck durch das vermehrte Volumen und die Hyperhydratation vor. Gelegentlich beobachtet man auch einen erhöhten Reninspiegel im Blut. Der Blutdruck kann jedoch auch normal oder erniedrigt sein, wenn sich die Patienten natriumarm ernähren oder zu starkem Salzverlust neigen (z. B. bei Markschwammniere). Puls und Atemfrequenz sind durch die Anämie und die metabolische Azidose erhöht. Häufig bestehen klinisch außerdem Foetor uraemicus, Perikarditis, neurologische Veränderungen, Bewußtseinstrübung und periphere Neuropathie. Palpable Nieren deuten auf eine polyzystische Nierenerkrankung hin. Bei ophthalmoskopischer Untersuchung kann man hypertensive oder diabetische Retinopathien finden. Veränderungen der Cornea können durch Stoffwechselkrankheiten hervorgerufen werden (z. B. Fabry-Syndrom).

Laborbefunde

Urinzusammensetzung

Das Harnvolumen ist von der Schwere und der Art der Erkrankung abhängig. Bei polyzystischen oder interstitiellen Formen der Nierenkrankheit können quantitativ normale Mengen an Wasser und Salzen ausgeschieden werden. Meist sind die Harnvolumina jedoch eingeschränkt, wenn die GFR unter 5% des Normalwertes fällt. Die täglichen Salzverluste sind gleichbleibend, und meist kommt es schon bald zu einer Natriumretention. Die Proteinurie kann unterschiedlich stark sein, ist aber bei erheblich erniedrigter GFR i. allg. nicht überhöht.

Blutuntersuchungen

In der Regel besteht eine Anämie, der Hämatokritwert kann jedoch bei polyzystischer Nierendegeneration normal sein. Durch Dysfunktion der Thrombozyten und durch Thrombasthenie kommt es zu pathologischen Blutungszeiten. Die Thrombozytenzahl und der Prothrombingehalt sind jedoch normal.

Wenn die GFR unter 30 ml/min fällt, treten meist schwere Störungen der Serumelektrolyte und des Mineralstoffwechsels auf. Die ständige Abnahme der Puffervorräte im Körper und die Unfähigkeit zur Ausscheidung titrierbarer Säuren führen zu einer zunehmenden Azidose, die durch erniedrigtes Serumbikarbonat und eine kompensatorische respiratorische Hyperventilation gekennzeichnet ist. Neben der metabolischen Azidose der Urämie bestehen oft ein Ionenmangel und eine Normokaliämie. Eine Hyperkaliämie tritt erst dann auf, wenn die GFR unter 5 ml/min abfällt. Einen Anstieg des Serumkaliumspiegels beobachtet man auch bei Krankheiten mit erhöhtem katabolem Stoffwechsel oder bei akuter Azidose. Bei Patienten mit interstitiellen Nierenerkrankungen, Gicht- oder diabetischer Nephropathie, kann selbst dann eine hyperchlorämische metabolische Azidose mit Hyperkaliämie auftreten (renale tubuläre Azidose Typ IV), wenn die GFR über 30 ml/min liegt. Die Azidose und die Hyperkaliämie verlaufen nicht proportional zur Schwere des Nierenversagens, sondern sind abhängig von der Veränderung der Renin- und Aldosteronsekretion. Verschiedene Faktoren führen zum Anstieg des Serumphosphats und zur Abnahme des Serumkalziums. Da urämische Patienten wenig Appetit haben, nehmen sie wenig Kalzium auf. Zusätzlich ist die Vitamin-D-Wirkung durch die verminderte Umwandlung von Vitamin D_2 in das aktive Vitamin D_3 in der Niere gestört. Die Hyperphosphatämie entsteht als Folge der reduzierten Phosphat-Clearence durch die Niere. Diese Veränderungen führen zu einem sekundären Hyperparathyreoidismus mit Skelettveränderungen in Form der Osteomalazie und der Ostitis fibrosa. Durch die verminderte Ausscheidung der Harnsäure durch die Niere kommt es zum Anstieg des Harnsäurespiegels, wobei jedoch nur selten Steine oder eine Gicht auftreten.

Röntgenbefunde

Liegt die Konzentration des Serumkreatinins über 3 mg/100 ml, so sind Infusionsnephrotomogramme erforderlich. Meist erkennt man kleine Nieren, eine kongenitale Hypoplasie, eine polyzystische Nierendegeneration oder andere Anomalien. Die Knochenaufnahmen zeigen verzögertes Wachstum, Osteomalazie (renale Rachitis) oder eine Ostitis fibrosa. Auch Weichteilverkalkungen sind manchmal nachweisbar.

Mit Hilfe der Sonographie kann man die Nierengröße und die Dicke der Rinde bestimmen. Gleichzeitig sind unter sonographischer Kontrolle perkutane Nierenbiopsien möglich.

Nierenbiopsie

Sie ist bei chronischer Niereninsuffizienz nicht sehr aussagekräftig, außer im Endstadium, bei Vernarbung und bei Glomerulosklerose. Manchmal finden sich ausgeprägte vaskuläre Veränderungen in Form einer Mediaverdickung, Einrisse der elastischen Fasern und Proliferation der Intima. Diese sekundären Veränderungen sind auf eine urämische Hypertonie oder eine Arteriolosklerose der Niere zurückzuführen. Perkutane oder offene Biopsien bei Schrumpfnieren im Endstadium haben eine hohe Morbiditätsrate und führen oft zu Blutungen. Wenn die Nieren jedoch noch normal groß sind, erbringt die Nierenbiopsie die Diagnose. Entsprechende licht- und elektronenmikroskopische sowie immunfluoreszenzmikroskopische Untersuchungen sind indiziert.

Therapie

Die Behandlung sollte so lange konservativ erfolgen, wie der Patient seinen normalen Lebensstil einhalten kann. Bei der konservativen Behandlung ist eine eingeschränkte Protein- (0,5 g/kg KG/d), Kalium- und Phosphorzufuhr mit der Nahrung notwendig. Die Natriumaufnahme sollte so eingestellt sein, daß es weder zu einem Natriumanstieg noch zu einer Natriumverarmung kommt. Die Azidose wird mit Bikarbonat ausgeglichen. Wenn Transfusionen notwendig sind, sollte man Frischblut verwenden, um eine massive Kaliumfreisetzung zu vermeiden. Um eine urämische Osteopathie zu verhindern, sollten das Kalzium- und das Phosphorgleichgewicht streng eingestellt werden. Phosphatbindende Antazida und die Zufuhr von Kalzium oder Vitamin D können hierzu verwendet werden. Diese Therapie muß jedoch sehr vorsichtig durchgeführt werden, da ein Kalzium · Phosphat-Produkt von mehr als 65 mg/100 ml zu metastatischen Verkalkungen führt.

Langzeitperitonealdialyse

Sie kommt bei besonders ausgesuchten Fällen oder immer dann zum Einsatz, wenn eine Langzeithämodialyse nicht durchgeführt werden kann (z. B. bei fehlendem Gefäßzugang). Verbesserte flexible Katheter (Tenckhoff) können auf lange Zeit verwendet werden. Im Vergleich zur Hämodialyse werden kleinere Moleküle (wie Kreatinin und Harnstoff) weniger effektiv entfernt als große Moleküle (wie Vitamin B_{12}). Die Behandlungsergebnisse sind jedoch trotzdem gut. Sowohl die intermittierende Behandlung 3mal in der Woche (IPPD) als auch die ambulante Langzeitperitonealdialyse (CAPD) ist möglich. Bei der letzteren führt der Patient täglich 3-4 Spülungen durch, wobei pro Spülung etwa 1-2 l Dialysat verwendet werden. Durch die zunehmend bessere Technik wird eine bakterielle Kontamination mit Peritonitis seltener.

Langzeithämodialyse

Die chronische Hämodialyse mit Verwendung semipermeabler Dialysemembranen ist heute weitverbreitet. Der Gefäßzugang wird durch den Scribner-Shunt, eine arteriovenöse Fistel oder durch Gefäß-Transplantationen erreicht. Man kann Platten-, Spulen- oder Hohlfaserdialysatoren verwenden. Die Dialyse erfolgt mit Dialysatlösungen in bekannter chemischer Zusammensetzung. Neuere hocheffektive Membranen ermöglichen eine Verkürzung der Dialysedauer.

Die Behandlung erfolgt meist intermittierend (3mal wöchentlich 3-5 h). Sie kann in einem Nierenzentrum, im Krankenhaus, in einem Dialysezentrum oder auch zu Hause durchgeführt werden. Schwerkranke oder Patienten, die aus anderen Gründen den Umgang mit den Dialysegeräten auch mit Hilfspersonal nicht erlernen können, müssen im Dialysezentrum dialysiert werden. Die Heimdialyse ist für alle anderen Patienten optimal. Sie ermöglicht eine freiere Zeiteinteilung und ist für den Patienten bequemer und angenehmer. Jedoch erfüllen nur 30% der Dialysepatienten die medizinischen und die Trainingsanforderungen für diese Form der Therapie.

Durch die weitverbreitete Anwendung der Dialyse sind die Patienten mobiler geworden. Die Behandlung kann nach vorheriger Anmeldung auch während des Urlaubs oder auf Geschäftsreisen durchgeführt werden.

Zu den häufigsten Problemen der Langzeitdialyse gehören Infektionen, Knochensymptome, technische Schwierigkeiten, die persistierende Anämie und psychische Störungen. Die erhöhte Morbidität mit Arteriosklerose beruht auf der Langzeitbehandlung. Eine beidseitige Nephrektomie sollte man vermeiden, da hierdurch die Transfusionsfrequenz steigt, und das Morbilitäts- und Mortalitätsrisiko erhöht wird. Sie sollte nur durchgeführt werden bei therapierefraktärem Hypertonus, bei Reflux und bei Zystennieren mit rezidivierenden Blutungen und Schmerzen.

Die jährlichen Kosten reichen von etwa 15.000 $ bei Heimdialysepatienten bis zu 30.000-50.000 $ bei der Behandlung im Dialysezentrum. Die Mortalitätsraten liegen bei 8-10% pro Jahr nach Beginn der Dialysetherapie. Trotz all dieser medizinischen, psychologischen, sozialen und finanziellen Schwierigkeiten führen die meisten Patienten auch während der Dialysezeit ein produktives Leben.

Nierentransplantation

Durch die Entwicklung der Immunsuppressionsbehandlung und der genetischen Untersuchungsverfahren wurde die Nierentransplantation zu einer akzeptablen Alternative zur Langzeithämodialyse. Der große Vorteil der Transplantation liegt in der Wiederherstellung der normalen Körperphysiologie und -chemie ohne intermittierende Dialyse. So bestehen für die Ernährung dann nur noch geringe Beschränkungen. Zu den Nachteilen zählen die Knochenmarksuppression, die Neigung zu Infekten, das begleitende Cushing-Syndrom und die psychologische Ungewißheit, wie das Transplantat vertragen wird. Die meisten Nachteile der Nierentransplantation sind jedoch durch die Medikamente, die zur Verhinderung der Abstoßungsreaktion gegeben werden, bedingt (Azathioprin und Kortikosteroide). Zu den Spätkomplikationen der Transplantation gehören die rezidivierenden Erkrankungen des Transplantates. Infektionen des Urogenitaltrakts sind weniger häufig, wenn keine strukturellen urologischen Komplikationen bestehen (z. B. Extravasate).

In Nierenzentren mit enger Zusammenarbeit von internistischem und chirurgischem Team werden die verschiedenen Behandlungsverfahren, wie Dialyse und Transplantation, in sinnvoller Weise kombiniert. Detaillierte Angaben s. Kap. 27.

Literatur

Bell PRF, Calman KC: Surgical Aspects of Hemodialysis. Churchill Livingstone, 1974

Bricker NS: Adaptations in chronic uremia: Pathophysiologic "trade-offs." Hosp Pract (July) 1974; 9:119

Dunham C, Mattern WD, McGaghie WC: Preferences of nephrologists among end-stage renal disease treatment options. Am J Nephrol 1985; 5:470

Evans RW et al: The quality of life of patients with end-stage renal disease. N Engl J Med 1985; 312:553

Freeman RB: Treatment of chronic renal failure: An update. (Editorial.) N Engl J Med 1985; 312:577

Friedman E et al: Pragmatic realities in uremia therapy. N Engl J Med 1978; 298:368

Hampers CL, Schupak E: Long-Term Hemodialysis, 2nd ed. Grune & Stratton, 1973

Laouari D, Kleinknecht C: The role of nutritional factors in the course of experimental renal failure. Am J Kid Dis 1985; 5:147

Lazarus JM: Complications in hemodialysis: An overview. Kidney Int 1980; 18:783

Merrill JP, Hampers CL: Uremia. (2 parts.) N Engl J Med 1970; 282:953, 1014

Nolph KD et al: Continuous ambulatory peritoneal dialysis in the United States: A three-year study. Kidney Int 1985; 28:198

Novick AC: Progress in renal transplantation. (Editorial.) J Urol 1985; 133:439

Proceedings of a conference on adequacy of dialysis: Eighth Scientific Conference of the Artificial Kidney-Chronic Uremia Program. Kidney Int 1975; 7 (Suppl 2):S1–S265. [Entire issue.]

Rubin J et al: Peritonitis during continuous ambulatory peritoneal dialysis. Ann Intern Med 1980; 92:7

Strange PD, Sumner AT: Predicting treatment costs and life expectancy in end stage renal disease. N Engl J Med 1978; 298:372

27 Nierentransplantationen

O. Salvatierra und N. J. Feduska

Die Nierentransplantation ist bei Patienten mit terminaler Niereninsuffizienz eine wirkungsvolle Therapie. An der Universität von San Franzisko in Kalifornien sind schätzungsweise 2800 Nierentransplantationen durchgeführt worden. Viele Informationen dieses Kapitels basieren auf den Erfahrungen dieser Universität. Obwohl die immunologischen Probleme der Abstoßungsreaktion nach wie vor bestehen, konnten die technischen Komplikationen und Mortalitätsraten signifikant reduziert werden durch gezielte Entnahme und Konservierung von Leichennieren, durch neue Operationstechniken und die Reduzierung hochdosierter Langzeitkortikosteroidtherapien. Die Transplantatüberlebenszeiten konnten durch Bluttransfusionen vor einer Transplantation und durch den Einsatz des neuen Immunsuppressivums Cyclosporin besonders bei der Leichennierentransplantation deutlich verlängert werden.

Auswahl und Vorbereitung der Empfänger

Die Hauptindikation für eine Nierentransplantation ist das terminale Nierenversagen. Nach dem neuesten Bericht des Human Renal Transplant Registry sind die häufigsten Erkrankungen, die durch eine Nierentransplantation therapiert werden, folgende: die chronische Glomerulonephritis (54%), die chronische Pyelonephritis (12%), polyzystische Nierendegeneration (5%), und die maligne Nephrosklerose (6%). Die übrigen Erkrankungen, einschließlich der erblichen Nephritis, machen 23% aus.

Kontraindikationen

Patienten mit akuten Infektionen und Patienten, deren Nierenversagen auf eine primäre Oxalose zurückzuführen ist, werden i. allg. für eine Transplantation nicht akzeptiert. Dagegen können auch Patienten mit systemischen Erkrankungen, wie z.B. dem juvenilen Diabetes mellitus oder einem Lupus erythematodes, durchaus transplantiert werden.

Nephrektomie vor Transplantation

Schätzungsweise 90% aller Patienten, bei denen heute eine Transplantation durchgeführt wird, behalten ihre eigene Niere. Für eine vorausgehende Nephrektomie bestehen folgende Indikationen:

1. Anatomische Abnormitäten des Harntrakts mit oder ohne Infektion, z.B. Hydronephrose oder zystoureteraler Reflux. Bei Patienten mit Reflux oder Harnleiteranomalien sollte eine Nephroureterektomie durchgeführt werden.
2. Schwere Hypertonien, die weder medikamentös noch durch Dialyse therapiert werden können. Dies ist z.Z. jedoch eine seltene Indikation für eine Nephrektomie.
3. Einige Patienten mit polyzystischer Nierendegeneration. Hier ist eine Nephrektomie als Vorbereitung für die Transplantation insbesondere dann angezeigt, wenn eine Pyelonephritis oder eine Hämaturie, die Bluttransfusionen erfordern, bestehen. Fehlen derartige Veränderungen, so hat sich die Transplantation ohne Nephrektomie bewährt. Nach unserer Erfahrung spielt die Größe der Nieren bei polyzystischer Nierendegeneration als Indikation für eine vorausgehende Nephrektomie keine Rolle.

Splenektomie

Einige Transplantationszentren führen vor der Transplantation eine Splenektomie durch. Es gibt jedoch bis heute keine Beweise dafür, daß hierdurch die immunologischen Reaktionen günstig beeinflußt werden. Dagegen gibt es Hinweise darauf, daß bei Patienten (insbesondere bei Kindern) nach einer Splenektomie Pneumokokken- und andere Infektionen häufiger vorkommen.

Spenderauswahl

Das Transplantat kann entweder von einem verwandten Lebendspender oder von einem Toten stammen.

Verwandter Lebendspender

Als Lebendspender werden meistens Geschwister oder Eltern akzeptiert, gelegentlich können jedoch auch entfernte Verwandte in Frage kommen.

Übereinstimmung zwischen Spender und Empfänger

Die Histokompatibilität wird wie folgt beurteilt: durch Bestimmung des menschlichen Leukozytenantigens (HLA), um das Vererbungsmuster einer Familie nachzuweisen. Die besten Spender-Empfänger-Kombinationen bilden Geschwister, bei denen alle HLA-Antigene übereinstimmen (HLA-identisch) und deren Lymphozyten in den gemischten Lymphozytenkulturen nicht stimuliert werden. Die Prognose für eine Langzeitüberlebensrate des Transplantats ist in solchen Fällen etwa 90%.

Spenderspezifische Bluttransfusionen

1978 wurde an der UCSF ein Prätransplantationsprotokoll angelegt, um die Immunreaktion bei lebenden verwandten HLA-nichtidentischen Transplantatempfängern zu verbessern. Die Empfänger erhalten 3 spenderspezifische Bluttransfusionen von möglichen Nierenspendern nach einem bestimmten Protokoll. Während und nach der Transfusion werden regelmäßig immunologische Untersuchungen an T- und B-zytotoxischen Antikörpern durchgeführt (die gegen T- und B-Lymphozyten gerichtet sind). Die Transplantation wird frühestens 4 Wochen nach der 3. Transfusion vorgenommen und nur, wenn beim Empfänger gegen den Spender keine Sensibilisierung eingetreten ist. Mehr als 300 Patienten haben nach spenderspezifischen Bluttransfusionen Transplantate von Blutspendern erhalten. Nach dieser neuen Methode kam es zu folgenden Transplantatüberlebenszeiten: 95% 1 Jahr und 77% 7 Jahre. Spender-spezifische Bluttransfusionen führten auch bei Patienten mit juvenilem Diabetes mellitus und mäßiger Transplantatübereinstimmung zu guten Ergebnissen. Darüber hinaus kam es auch bei Patienten, die nach spender-spezifischen Bluttransfusionen eine Sensibilisierung aufwiesen, nicht zu Schwierigkeiten bei der Übertragung von Leichentransplantaten. Die Wahrscheinlichkeit einer Sensibilisierung ist bei demjenigen Transplantatempfänger am geringsten, der 1. zum erstenmal ein Transplantat erhält und 2. weniger als 10% Antikörper in einem ausgewählten Feld mit 40 Spenderzellen aufweist.

Leichennierentransplantation

Wenn kein passender Lebendspender gefunden wird, sind Patienten mit einer terminalen Nierenerkrankung auf Transplantate von Leichen angewiesen.

Nicht-akzeptable Leichennieren

Leichennieren sind bei den folgenden Fakten ungeeignet:

a) bei Nieren von Neugeborenen und von Patienten über 55 Jahren. Bei Neugeborenennieren treten meist früh Thrombosen oder schlechte Funktion des Organs auf. Bei Spendern über 55 Jahren sind die Ergebnisse ungünstiger als bei jüngeren Spendern. Nieren von Kindern, die 10 Monate und älter sind, haben sich ausgezeichnet als Transplantate bewährt, da es nach der Transplantation schnell zu einer Hypertrophie der Niere kommt,
b) bei generalisierter oder abdomineller Sepsis,
c) bei bereits bestehenden Erkrankungen, wie Hypertonus, Diabetes, Lupus erythematodes, bei denen das Risiko einer renalen Involvierung besteht,
d) bei malignen Tumoren, wegen möglicher Gefahren einer Übertragung von Tumorzellen mit dem Transplantat, einige Formen von Hirntumoren sind ausgenommen.

Spender-Empfänger-Übereinstimmung

a) Bei mehr als 1800 Leichentransplantationen an der UCSF konnte keine Korrelation zwischen der Qualität der HLA-Übereinstimmung der A- und B-Loci auf dem Haupthistokompatibilitätskomplex (der auf Chromosom 6 lokalisiert ist) und der Überlebensdauer der Leichentransplantate festgestellt werden. Wir konnten auch zeigen, daß ein empfindliches Cross-matching, besonders bei Empfängern mit präformierten zytotoxischen Antikörpern, eine große Rolle spielt. Mit Cross-matching bezeichnet man die Inkubation von Empfängerserum mit Spenderlymphozyten. An der UCSF, wo alle antikörperreaktiven Seren vor der Transplantation getestet werden, beobachtete man auch bei Patienten mit hohen präformierten zytotoxischen Antikörperspiegeln keine Beeinträchtigung der Transplantatüberlebenszeit.
b) Gegenwärtig werden an vielen Zentren Untersuchungen durchgeführt, um festzustellen, ob eine Übereinstimmung am HLA-DR-Locus die Überlebenszeit des Transplantats beeinflußt. Die Meinungen sind momentan noch unterschiedlich.
c) Es ist jedoch jetzt nachgewiesen, daß Bluttransfusionen vor einer Transplantation die Überlebens-

zeit des Transplantats verlängern. Früher wurden bei Dialysepatienten keine Transfusionen durchgeführt. Die schlechteren Transplantationsüberlebenszeiten bei denjenigen Patienten, die keine Transfusionen erhalten hatten, haben jedoch dazu geführt, daß man heute die Bluttransfusionen wegen ihrer positiven Wirkung günstiger beurteilt. Bei herkömmlicher Immunsuppression wirkt sich der Transfusionseffekt vorteilhaft aus, bei einer Immunsuppression mit Cyclosporinen kann dieser Effekt jedoch weniger ausgeprägt sein.

Organkonservierung

Die Konservierung der Leichenniere vor der Transplantation kann auf 2erlei Wegen erfolgen: durch einfache Kühlung oder durch pulsierende Perfusion. Die Konservierung beeinflußt die Überlebenszeit des Transplantats nicht, wenn die Transplantation zeitlich innerhalb der Grenzen der jeweiligen Konservierungsmethode durchgeführt wird.

Hypothermische Lagerung

Bei der einfachen Kühlung werden die Nieren nach der Entnahme vom hirntoten Spender sofort gekühlt, wobei man gleichzeitig eine Spülung der Niere und eine äußere Kühlung zur Senkung der Kerntemperatur vornimmt. Die Nieren werden dann in einem einfachen Behälter, der in einem 2. mit zerkleinertem Eis gefüllten Gefäß steht, gelagert. Diese Methode hat jedoch 2 Nachteile: 1. Eine verläßliche Konservierung ist nach 24 h nicht mehr gewährleistet, insbesondere wenn die warme Ischämie zum Zeitpunkt der Organerholung aufgetreten ist. 2. Man erhält bei dieser Methode keine Hinweise auf die Vitalität oder die physiologische Qualität der Niere. Es bestehen bereits Erfahrungen mit Transplantaten nach längerer Lagerung, wobei jedoch sehr häufig postoperative Dialysen erforderlich werden.

Pulsierende Perfusion

Als Perfusat zur kontinuierlichen pulsierenden Perfusion des Organs verwendet man z. Z. eine modifizierte Albuminlösung. Die 2 Hauptvorteile dieser Methode bestehen darin, daß keine Nieren wegen zeitlicher Begrenzung der Aufbewahrungsmethoden verworfen werden müssen und bei plötzlicher Anlieferung von mehreren Leichennieren in einem Transplantationszentrum alle Organe von einem kleinen Transplantationsteam zufriedenstellend transplantiert werden können. Auf diese Weise sind Nieren auch noch nach einer Konservierung von bis zu 3 Tagen transplantiert worden. Die kontinuierliche Perfusion des Transplantats erlaubt außerdem eine Überprüfung der Vitalität des Organs nach der Nephrektomie des Spenders und vor der eigentlichen Transplantation. Diese Funktionsprüfung ist bei Spendern, die vor ihrem Tod längere Zeit im Schock lagen oder eine schlechte Nierenfunktion aufwiesen, von großer Bedeutung. Die 3 Kriterien für die Vitalität eines Organs sind eine warme-Ischämiezeit von weniger als 1 h, ausreichende Perfusionscharakteristika und ein Spenderserumkreatininspiegel, der zum Zeitpunkt der Nephrektomie niederiger ist als der doppelte normale Kreatininwert. Diese Kriterien werden eingehalten, wenn direkt nach der Spendernephrektomie mit der Perfusionskonservierung begonnen wird. Diese Kriterien sind jedoch unzureichend, wenn vor der Perfusionskonservierung eine einfache Kältekonservierung durchgeführt wurde.

Wenn im Anschluß an eine Spendernephrektomie sofort eine Perfusionskonservierung durchgeführt wurde, betrug die postoperative Dialyserate nach der Transplantation 20%, und bei den Patienten waren nur 2 oder 3 Dialysebehandlungen im Durchschnitt notwendig. Das Auftreten einer renalen Dysfunktion ist wegen der größeren Prävalenz einer Cyclosporinnephrotoxizität in Anwesenheit einer nach der Transplantation entstandenen akuten Tubulusnekrose gegenwärtig von größter Bedeutung.

Spendernephrektomie

Während der Nephrektomie ist eine strenge Einhaltung der technischen Details von sehr großer Bedeutung.

Technik der Spendernephrektomie

Die Spendernephrektomie muß bei Leichen und bei den verwandten Lebendspendern so durchgeführt werden, daß die Blutversorgung des Harnleiters aus den Nierengefäßen erhalten bleibt. Auch wenn der Harnleiter in situ aus vielen Ästen mit Blut versorgt wird, erhält der Harnleiter der transplantierten Niere sein Blut nur aus den Ästen der Nierengefäße, die im hilären und oberen periureteralen Fettgewebe verlaufen. Aus diesem Grund dürfen der Nierenbecken- oder der Hilusbereich der Niere bei der Nephrektomie nicht verletzt werden. Da die ureteralen Blutgefäße in der Adventitia verlaufen, muß der Ureter äußerst sorgfältig mit ausreichendem umgebendem Gewebe entfernt werden. Um zu gewährleisten, daß die ureterale Blutversorgung erhalten bleibt, werden hiläres und periureterales Fettgewebe zusammen mit der Niere und dem Harnleiter entnommen.

Vorgehen bei multiplen Gefäßen

Wenn eine Leichenniere von mehreren Gefäßen versorgt wird, wird die Niere en bloc mit der Aorta entfernt, so daß sie durch die Aorta perfundiert werden kann. Die Niere kann dann mit einem Carrel-Patch der Aorta, einschließlich der verschiedenen Gefäße, transplantiert werden. Wenn die Gefäße nahe beieinander liegen, reicht meist eine einzelne Patch-Plastik aus, wenn sie jedoch weiter auseinander liegen, sollten vorzugsweise 2 Carrel-Patches verwandt werden. Bei den meisten verwandten Lebendspendern liegt wenigstens bei einer ihrer Nieren nur eine Arterie vor. Manchmal kann bei einem verwandten Lebendspender mit multiplen Arterien kein Carrel-Patch entnommen werden, da dies für den Spender ein zu großes Risiko bedeuten würde.

Vorgehen bei verwandten Lebendspendern

Die Anästhesie wird erst dann eingeleitet, wenn eine intravenöse Hydratation zu einer kräftigen Diurese geführt hat. Wenn man mit der Anästhesie vor der Diurese beginnt, kann der ADH-Effekt (antidiuretisches Hormon, Vasopressin) die Einleitung einer Diurese später erschweren. Bei der Spendernephrektomie sollte ein Zug am Nierenstiel vermieden werden. Außerdem sollte man die Niere während der Operation häufiger palpieren, um sicher zu gehen, daß sie gut perfundiert ist. Die Stimulation der Nervenversorgung der Niere während der Entnahme ist für den Vasospasmus und das „Weicherwerden" der Niere und das Nachlassen der Urinproduktion verantwortlich. Wenn sich die Niere weicher anfühlt, so sollte der Eingriff so lange unterbrochen werden, bis das Gewebe wieder fester ist. Während der Unterbindung des Nierenstiels gibt man in intermittierenden Dosen Mannitol. Es ist sehr wichtig, daß die Niere fest ist und Urin aus dem Harnleiter tropft, bevor die Nierengefäße durchtrennt werden. Bei diesem Vorgehen einer Spendernephrektomie ist eine Dialysebehandlung bei verwandten Lebendspendern nur selten notwendig.

Vorgehen bei Leichennieren

Spenderleichen sind oft hypovolämisch mit hohem Vasopressinspiegel, so daß rasche i.v.-Infusion notwendig sind, um das reduzierte Blutvolumen zu normalisieren. Danach gibt man α-Rezeptorenblocker, wie Phenoxybenzamin (Dibenzyran) und Phentolamin (Regitin) gegen den renalen Vasospasmus. Diese Medikamente sind besonders wichtig, wenn die Nieren nach einem Herzversagen entnommen wurden. Ist ein renaler Vasospasmus aufgetreten, so bleibt er meist während der Organkonservierung bestehen und führt zu unzureichender Gewebedurchblutung und zu Organschäden.

Technik der Nierentransplantation

Zur operativen Technik der Nierentransplantation gehören vaskuläre Anastomosen und die Implantation des Harnleiters. Auf einige Besonderheiten soll hingewiesen werden:

Beim Erwachsenen wird die Niere nach einem schrägen Unterbauchschnitt eingesetzt. Die A. iliaca communis und die A. iliaca interna werden mobilisiert. Die iliakalen Venen werden in ähnlicher Weise freipräpariert, so daß eine End-zu-Seit-Anastomose der Nierenvene an die Iliakalvene geschaffen werden kann. Wenn die A. iliaca interna nicht durch Arteriosklerose verändert ist, wird eine End-zu-End-Anastomose der Nierenarterie an die A. iliaca interna (Abb. 27.1) geschaffen. Finden sich arteriosklerotische Veränderungen, wird die Nierenarterie als End-zu-Seit-Anastomose an die A. iliaca communis transplantiert.

Wenn bei der Niere eines hirntoten Spenders multiple Arterien vorhanden sind, werden die Nieren durch eine Anastomose zwischen dem Carrel-Patch der Aorta und der A. iliaca communis transplantiert.

Bei kleinen Kindern führt man einen Bauchschnitt in der Mittellinie durch. Zökum und Colon ascendens werden mobilisiert und die Aorta und die V. cava freigelegt. Eine End-zu-Seit-Anastomose der Nierengefäße an die V. cava und Aorta kann jetzt leicht durchgeführt werden. Danach wird die Niere retroperitoneal eingesetzt, nachdem das vorher mobilisierte Kolon wieder in seine ursprüngliche Lage zurückgebracht wurde.

Entnimmt man die Spenderorgane den Leichen kleiner Kinder, so müssen zusammen mit der Spenderniere die Aorta und die V. cava mitentnommen werden. Die Konservierung erfolgt dann durch hypothermische pulsierende Perfusion durch die Aorta. Dann werden die Kindernieren als einzelne Einheiten transplantiert, wobei jeder Spender Organe für 2

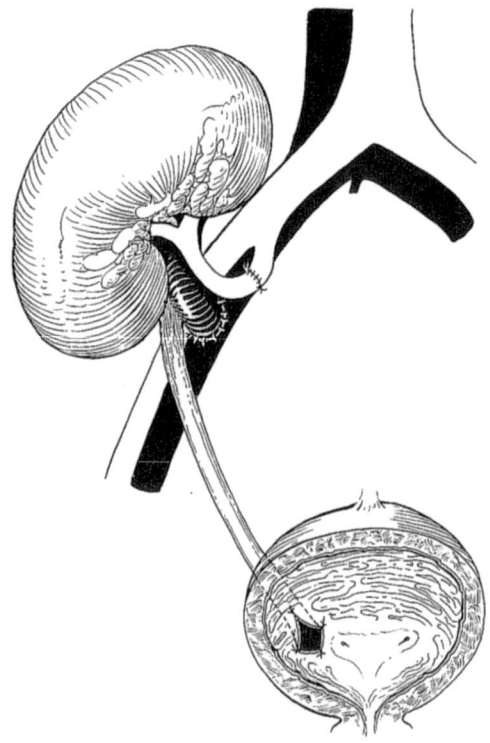

Abb. 27.1. Nierentransplantation (Anastomose zwischen der A. iliaca interna, V. iliaca und der Blase)

Empfänger liefert. Die arterielle Anastomose wird durch die Verwendung eines Carrel-Patches aus der Spenderaorta möglich. Ebenso verfährt man beim Anastomosieren der Vene mit der V. cava. Andernfalls wird die venöse Anastomose durch Einzelknopfnähte hergestellt. Zur arteriellen und venösen Anastomose benutzt man meist die iliakalen Gefäße. Nur bei sehr kleinen Kindern werden die Anastomosen an Aorta und V. cava vorgenommen.

Eine Harnableitung kann durch Pyelo-Ureterostomie, Uretero-Ureterostomie oder Uretero-Neozystostomie geschaffen werden. An der UCSF wird die Uretero-Neozystostomie mit Hilfe einer modifizierten Politano-Leadbetter-Technik durchgeführt. Bei dieser Methode lag die Rate primärer Harnleiterkomplikationen unter 1%.

Sofortige postoperative Versorgung

Die postoperative Behandlung unterscheidet sich im wesentlichen nicht von der Versorgung anderer frischoperierter Patienten. Auf einige Punkte muß man jedoch Wert legen:

Wegen der schlechten Wundheilung aufgrund der immunsuppressiven Therapie, ist eine Urinableitung über einen Foley-Katheter notwendig. Hierdurch verhindert man eine Extravasation von Urin aus der Blase. Tritt eine Bakteriurie auf, so kann sie durch entsprechende Urinkulturen nachgewiesen und spezifisch behandelt werden.

Postoperative intravenöse Infusionen sorgen für eine gute Diurese. Da die Urinproduktion eines frischtransplantierten Patienten sehr hoch sein kann, muß dies bei der Berechnung der zu ersetzenden Flüssigkeitsmenge beachtet werden.

Die Nierenszintigraphie in der direkten postoperativen Phase bildet die Grundlage für spätere vergleichende Untersuchungen. Sie ist für die Beurteilung der Funktionsfähigkeit vaskulärer und ureteraler Anastomosen wichtig. Ein guter Aktivitätsanstieg in der Nierenrinde spricht für eine ausreichende Perfusion, ein normaler Harnabfluß für eine gute Funktion der ureteralen Anastomose. Die Nierenszintigraphie mit ^{131}J-Hippuran ist die beste Methode zur Beurteilung des Transplantats und zur Ergänzung der klinischen und chemischen Untersuchungsergebnisse.

Die Differentialdiagnose eines Nierenversagens nach Transplantation kann in 2 Situationen äußerst schwierig sein: 1. wenn die Harnproduktion der Niere direkt nach der Transplantation plötzlich abnimmt, und 2. wenn eine Abstoßung des Organs von einer akuten tubulären Nekrose überdeckt wird. Unsere Erfahrung mit der Szintigraphie bei nierentransplantierten Patienten hat gezeigt, daß diese Untersuchungen zur Beurteilung der Struktur, der Funktion und der Lebensfähigkeit des Transplantats äußerst wertvoll sind. Diese Untersuchung ist für den Patienten nicht unangenehm und schadet ihm nicht. Darüber hinaus ist auch bei Patienten mit einer Oligurie oder einer Anurie noch eine gute Darstellung der Nieren möglich. Die Nierensonographie ist für die frühzeitige Unterscheidung zwischen einer akuten Abstoßungsreaktion und einer Cyclosporinnephrotoxizität von großem Nutzen.

Abstoßungsreaktion

Durch humorale Antikörper kann es zu einer hyperakuten Abstoßungsreaktion kommen. Sie tritt bei Patienten auf, bei denen sich bereits zirkuläre zytotoxische Antikörper gebildet haben, die mit der Spenderniere reagieren. Das klassische Beispiel einer hyperakuten Abstoßung beobachtet man, wenn man nach Anlegen einer vaskulären Anastomose die Gefäßklemmen öffnet und sich die anfänglich normalaussehende Niere schließlich in ein bläulichschwarzes nicht-lebensfähiges Organ umwandelt. Die einzige Behandlung ist die sofortige Nephrektomie. Es kann auch zu einer schleichenden Abstoßung kommen. In diesem Fall vergehen bis zum irreversiblen Nierenversagen einige Tage. Man bezeichnet dies als subakute Abstoßungsreaktion.

Eine akute Abstoßungsreaktion tritt i. allg. während der ersten Monate nach der Transplantation auf. Diese Form ist meist charakterisiert durch Fieber, Oligurie, Gewichtszunahme, Schmerzempfindlichkeit und Vergrößerung des Transplantats, Hypertonie und chemische Zeichen der nachlassenden Nierenfunktion. Die Behandlung besteht traditionell in einer höheren Dosierung der Kortikosteroide, aber auch die Verwendung von Antithymozyten-Globulin oder von monoklonalen Antikörpern hat sich bei der Bekämpfung der Infektion bewährt. Der Vorteil der letztgenannten Methoden besteht darin, daß hohe intermittierende Steroidgaben vermieden werden.

Die chronische Abstoßungsreaktion ist eine Spätfolge der verschlechterten renalen Funktion. Es kommt zu einer langsam abnehmenden Nierenfunktion in Verbindung mit Proteinurie und Hypertonie. Diese Form der Abstoßungsreaktion ist gegen die üblichen Behandlungsmethoden mit Kortikosteroiden resistent, so daß es evtl. zu einer Transplantatabstoßung kommen kann, jedoch erst einige Jahre nach dem Einsetzen der eingeschränkten Nierenfunktion.

Immunsuppressive Therapie

Die Hauptmedikamente, die zur konventionellen Immunsuppression eingesetzt werden, sind als Kombination Prednison und Azathioprin (Imurek) – ein Antimetabolit. Der Hauptnachteil der konventionellen Immunsuppression liegt darin, daß ihre geringe Spezifität zu einer gleichzeitigen Suppression multipler Organsysteme und immunologischer Reaktionen führt und nur eine geringe selektive Immunreaktion auf die Histokompatibilitätsantigene des Spenderorgans erfolgt. Die Durchführung einer herkömmlichen Immunsuppression ist primär beschränkt auf die Transplantation von verwandten Lebendspendern nach Vorbehandlung mit DST, wo als Erhaltungsmedikation eine Langzeitbehandlung mit niedrig dosierten Steroiden durchgeführt wird.

Das Cyclosporin, ein neuer immunsuppressiver Stoff, hat in der klinischen Therapie jedoch zu einem großen Fortschritt geführt. Die potenten immunsuppressiven Eigenschaften wurden zuerst von Borel (1976) beschrieben. Neben der Tatsache, daß Cyclosporin zu einer entscheidend längeren Überlebenszeit des Transplantats beiträgt, besteht der größte Vorteil darin, daß nur diskrete Bereiche der Immunreaktion gehemmt werden, und daß die Abwehrlage des Transplantierten nur unwesentlich beeinflußt wird. Seine Hauptnebenwirkung ist die Nephrotoxizität, insbesondere wenn gleichzeitig eine akute Tubulusnekrose vorliegt. Regelmäßig liegen die Einjahresüberlebensraten des Leichennierentransplantats über 80% – eine Steigerung von 25% gegenüber früheren Überlebensraten des Leichennierentransplantats unter herkömmlicher Immunsuppression.

Komplikationen

Urologisch

Die urologische Komplikationsrate, einschließlich der Extravasate aus Blase und Harnleiter und der Harnleiterobstruktion, liegt in unserem Zentrum unter 2%.

Vaskulär

Eine Nierenarterienstenose trat bei 17 unserer Patienten auf (Häufigkeit <1%). Es gibt 2 Stenosearten: 1. eine, die auf die Naht begrenzt ist und durch eine Reaktion auf das Nahtmaterial auftritt, und 2. eine generalisierte Stenose der Hauptnierenarterie bis zur Bifurkation, hervorgerufen durch eine ausgedehnte Narbenbildung der Adventitia, die wahrscheinlich auf der generalisierten Immunreaktion gegen das Transplantat beruht. Die Nierenarterienstenose wird am häufigsten operativ korrigiert. In einigen Fällen kann jedoch auch eine transluminale Angioplastie von Nutzen sein.

Infektion

Die primäre Wundinfektionsrate liegt bei etwa 0,7%. Die lokale Verwendung von Antibiotika, eine sorgfältige Operationstechnik sowie der Verzicht auf Wunddrainagen sind wohl für die niedrige Infektionsrate verantwortlich.

Komplikationen infolge der Immunsuppressionstherapie

Durch eine niedrigdosierte immunsuppressive Therapie können diese Komplikationen, wie Infektion und Sepsis, auf ein Minimum begrenzt werden.

Ergebnisse

Patientenüberlebenszeit

Nach Einführung der niedrigdosierten immunsuppressiven Therapie im Jahre 1972, konnte die kumulative

Mortalitätsrate der Patienten bei verwandten Lebendspendern nach 1 Jahr auf 2%, nach 2 Jahren auf 3% reduziert werden. Bei Leichennierentransplantaten betrugen diese Raten 4 und 6%.

Transplantatüberlebenszeit

a) Bei verwandten Lebendspendertransplantationen sollten mit Hilfe der konventionellen Immunsuppression mehr als 90% der Transplantate 2 Jahre überleben, sowohl bei HLA-identischen Geschwisterkombinationen, wie auch bei nicht-identischen Paaren mit spender-spezifischen Bluttransfusionen.
b) Die Transplantatüberlebensrate von Leichennieren betrug bei konventioneller Immunsuppression etwa 60% nach 1 Jahr und 55% nach 2 Jahren. Durch die Verbesserung der immunsuppressiven Therapie, hauptsächlich durch die Anwendung von Cyclosporin, konnten die Überlebensraten von Leichennierentransplantaten auf etwa 80% nach 1 Jahr und auf 75% nach 2 Jahren gesteigert werden.

Literatur

Advisory Committee to the Renal Transplant Registry: The 13th Report of the Human Renal Transplant Registry. Transplant Proc 1977; 9:9

Belzer FO, Southard JH: The future of kidney preservation. Transplantation 1980; 30:161

Borel JF et al: Biologic effects of cyclosporin A: A new antilymphocytic agent. Agents Actions 1976; 6:468

Burlingham WJ et al: Improved renal allograft survival following donor-specific transfusions. Transplantation 1987; 43:41

Carpenter CB: HLA and renal transplantation. N Engl J Med 1980; 302:860

Casimi AB et al: Use of monoclonal antibodies to T-cell subsets for immunologic monitoring and treatment in recipients of renal allografts. N Engl J Med 1981; 305:308

Feduska NJ et al: Do blood transfusions enhance the possibility of a compatible transplant? Transplantation 1979; 27:35

Feduska NJ et al: Graft survival with high levels of cytotoxic antibodies. Transplant Proc 1981; 13:73

Ferguson RM et al: Cyclosporin A in renal transplantation: A prospective randomized trial. Surgery 1982; 92:175

Flechner SA et al: The effect of cyclosporine on early graft function in human renal transplantation. Transplantation 1983; 36:268

Melzer JS et al: The beneficial effect of pretransplant blood transfusions in cyclosporine-treated cadaver renal allograft recipients. Transplantation 1987; 43:61

Morris PJ: Kidney Transplantation: Principles and Practice. Grune & Stratton, 1984

Najarian JS, Simmons RL: Transplantation. Lea & Febiger, 1972

Salvatierra O: Renal transplantation. Pages 359–367 in: Urologic Surgery. Glenn JF (editor). Lippincott, 1983

Salvatierra O et al: The advantages of ^{131}I-orthoiodohippurate scintiphotography in the management of patients after renal transplantation. Ann Surg 1974; 180:336

Salvatierra O et al: Deliberate donor-specific blood transfusions prior to living related renal transplantation. Ann Surg 1980; 192:543

Salvatierra O et al: Donor-specific blood transfusions versus cyclosporine – the DST story. Transplant Proc 1987; 19:160

Salvatierra O et al: End-stage polycystic kidney disease: Management by renal transplantation and selective use of preliminary nephrectomy. J Urol 1976; 115:5

Salvatierre O et al: Improved patient survival in renal transplantation. Surgery 1976; 79:166

Salvatierra O et al: Procurement of cadaver kidneys. Urol Clin North Am 1976; 3:457

Salvatierra O et al: The role of blood transfusions in renal transplantation. Urol Clin North Am 1983; 10:243

Salvatierra O et al: Urological complications of renal transplantation can be prevented or controlled. J Urol 1977; 117:421

Strom TB: The improving utility of transplantation in the management of end-stage renal disease. Am J Med 1982; 73:105

Terasaki PI: Clinical Transplants 1986. UCLA Tissue Typing Laboratory, 1986

Terasaki PI et al: Microdroplet testing for HLA-A, -B, -C, and -D antigens. The Phillip Levine Award Lecture. Am J Clin Pathol 1978; 69:103

28 Erkrankungen des Harnleiters und des Harnleiterabgangs

B. A. Kogan

Der Harnleiter sorgt für den Urintransport von den Nieren zur Blase. Jede pathologische Veränderung, die diese Funktion stört, kann zu Erkrankungen der Niere führen, wobei die Hydronephrose (s. S. 195–198) und Infektionen die häufigsten sind. Die Erkrankungen des Harnleiters können angeboren oder erworben sein.

Angeborene Mißbildungen des Harnleiters

Angeborene Harnleitermißbildungen kommen häufig vor. Der Harnleiter kann ganz fehlen, es kann aber auch ein Doppelureter vorliegen. Diese Harnleiterveränderungen können durch schwere Obstruktion auffallen oder auch asymptomatisch und ohne klinische Signifikanz sein. Die Nomenklatur kann zu Mißverständnissen führen und wurde neuerdings standardisiert, um Verwechslungen zu vermeiden (Glassberg et al. 1984).

Harnleiteratresie

Der Harnleiter kann völlig fehlen oder nach einem kurzen Verlauf blind enden. Diese Mißbildung entsteht während der Embryonalentwicklung, weil sich die Harnleiterknospe nicht aus dem Wolff-Gang gebildet hat, oder weil ihre Entwicklung beendet ist, bevor sie mit dem metanephrischen Blastem in Kontakt kommt. Eine 2seitige Harnleiteratresie nennt man Potter-Syndrom. Diese Mißbildung ist mit dem Leben nicht vereinbar. Bei einseitigem Auftreten ist sie meist asymptomatisch und ohne klinische Signifikanz, obwohl sie mit einer Hypertonie (Javadpour et al. 1970) oder Infektion (Yoshida u. Sakamoto 1986) verbunden sein kann. Die Diagnose kann verwirrend sein (Rubenstein u. Brenner 1985).

Doppelureter

Die vollständige oder unvollständige Verdoppelung des Harnleiters ist eine der häufigsten angeborenen Mißbildungen des Harntrakts. Bei einer Serie von Autopsien fand Nation (1944) bei 0,9% eine Harnleiterverdoppelung. Die Mißbildung tritt bei Frauen häufiger auf als bei Männern und ist oft 2seitig. Der Erbgang ist autosomal-dominant, obwohl das Gen eine unvollständige Penetranz hat (Atwell et al. 1974).

Der unvollständige (Y-)Typ dieser Verdoppelung wird durch ein Aufzweigen der Ureterknospe vor Erreichen des Blastems der Nachniere verursacht. In den meisten Fällen treten bei dieser Mißbildung keine klinischen Symptome auf. In dem Bereich jedoch, wo sich die 2 Harnleiter vereinigen, kann es zu Störungen der Peristaltik kommen (Abb. 28.1) (O'Reilly et al. 1984). In solchen Fällen kann ein Segment durch einen ureteroureteralen Reflux obstruiert oder dilatiert sein. Wenn es zu einem vesikoureteralen Reflux kommt, sind sowohl der obere wie auch der untere Anteil der Niere betroffen.

Beim Ureter duplex entstehen durch die Ausbildung von 2 Harnleiterknospen 2 voneinander völlig getrennte Harnleiter und Nierenbecken. Da der Harnleiter, der zum oberen Nierensegment führt, aus einer höheren Position des Mesonephrosganges entspringt, bleibt er länger mit dem Mesonephrosgang verbunden und wandert folglich weiter, so daß er medial und kaudal zur Mündung des anderen Harnleiters endet (Meyer-Weigert-Regel). Der Harnleiter, der zum oberen Nierensegment führt, kann zu weit nach kaudal wandern, ektopisch liegen und so zu einer Obstruktion führen. Der Harnleiter, der zum kaudalen Segment verläuft, kann lateral enden und nur einen kurzen intravesikalen Verlauf aufweisen, was zum vesikoureteralen Reflux führt (Abb. 28.2) (Kaplan et al. 1978; Tanagho 1976). Das gleiche grundsätzliche Prinzip wurde auch bei dem selten auftretenden Ureter triplex beschrieben (Zaontz u. Maizels 1985).

Auch wenn bei einigen Patienten mit Ureter duplex keinerlei Symptome auftreten, gibt es bei anderen jedoch immer wieder persistierende oder rezidivierende Infektionen. Bei Frauen kann der Harnleiter, der zum oberen Nierensegment führt, ektopisch sein, so daß die Mündung distal des äußeren Sphinkters oder sogar außerhalb des Harntrakts liegt. Bei

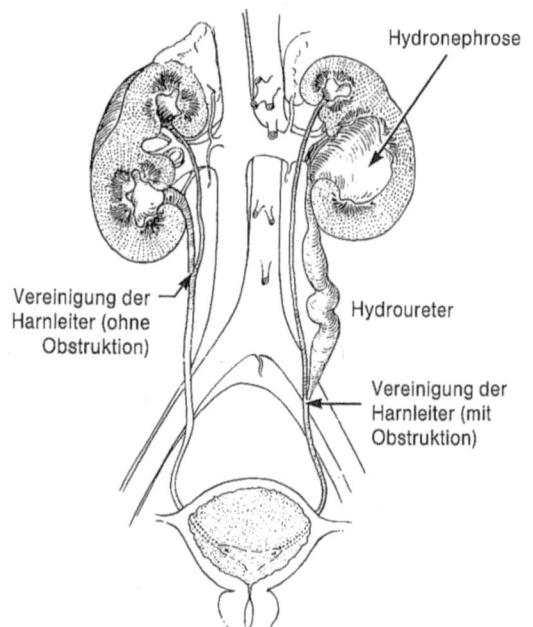

Abb. 28.1. Ureter duplex. Inkompletter (Y-)Typ mit Hydronephrose des unteren Pols der linken Niere

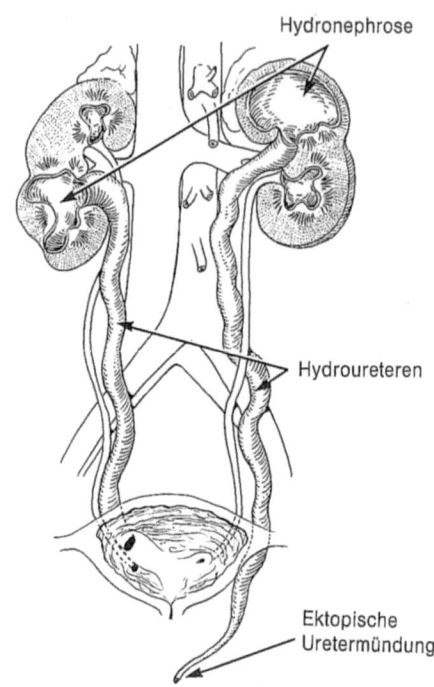

Abb. 28.2. Ureter duplex. Komplette Duplikatur mit Reflux in den unteren Pol der rechten Niere und chronischer pyelonephritischer Vernarbung. Der zum oberen Pol verlaufende Harnleiter der linken Niere ist ektopisch, das dazugehörige Nierenparenchym dysplastisch

solchen Patienten findet man die folgenden klassischen Symptome: bei völlig normalem Miktionsablauf eine Inkontinenz, die durch konstantes Abtropfen des Urins charakterisiert ist. Eine solche Form der Inkontinenz gibt es bei Männern nicht, da der ektopische Harnleiteranteil immer proximal des äußeren Schließmuskels mündet.

Zur Diagnostik sind die Ausscheidungs- und Miktionszystourethrographie notwendig. Auf den Ausscheidungsurogrammen erkennt man in den meisten Fällen den Ureter duplex. Oft kann auch ein Harnleitersegment so verändert sein, daß es sich röntgenologisch nicht darstellt. Durch die Verdrängung der sichtbaren Kelche oder aus der Diskrepanz zwischen dem relativ großen Nierenparenchym und der kleinen Zahl sichtbarer Kelche kann die Diagnose häufig gestellt werden. Auf dem Ausscheidungsurogramm lassen sich darüber hinaus pyelonephritische Veränderungen nachweisen. Das Miktionszystoureterogramm deckt den vesikoureteralen Reflux oder eine Ureterozele auf. Die Nierenszintigraphie (besonders mit ^{99m}Tc-Dimercaptosuccinat) ermöglicht eine Beurteilung der Nierenfunktion jeder Niere und auch der einzelnen Segmente (Abb. 28.3).

Die Behandlung des Refluxes allein sollte nicht von der Ausbildung eines Ureter duplex beeinflußt werden. Ein leichter Reflux wird i. allg. medikamentös, ein schwerer operativ korrigiert. Bei Obstruktionen oder Ektopien sind beinahe immer operative Eingriffe notwendig. Dazu werden verschiedene operative Verfahren empfohlen (Belman et al. 1974). Ist die Nierenfunktion eines Segmentes schlecht, so wird die Heminephrektomie empfohlen (Barrett et al. 1975). Zur Erhaltung des Nierenparenchyms kann eine Pyeloureterostomie, eine Ureteroureterostomie oder eine Reimplantation des Harnleiters durchgeführt werden (Amar 1970; Amar 1978; Bockrath et al. 1983).

Ureterozele

Eine Ureterozele ist eine Aussackung des terminalen Harnleiteranteils (Abb. 28.4). Sie kann entweder intravesikal oder ektopisch liegen. In diesem Fall liegt ein Teil am Blasenhals oder in der Harnröhre. Intravesikale Ureterozelen treten i. allg. nur bei Einzelharnleitern auf. Ektopische Ureterozelen gehören meistens beim Ureter duplex zu dem Anteil, der zum oberen Nierenpol verläuft. Ektopische Ureterozelen sind 4mal häufiger als intravesikale (Snyder u. Johnston 1978). Ureterozelen treten bei Mädchen 7mal häufiger auf als bei Jungen. In 10% der Fälle sind sie beidseitig. Leichtere Formen der Ureterozelen finden

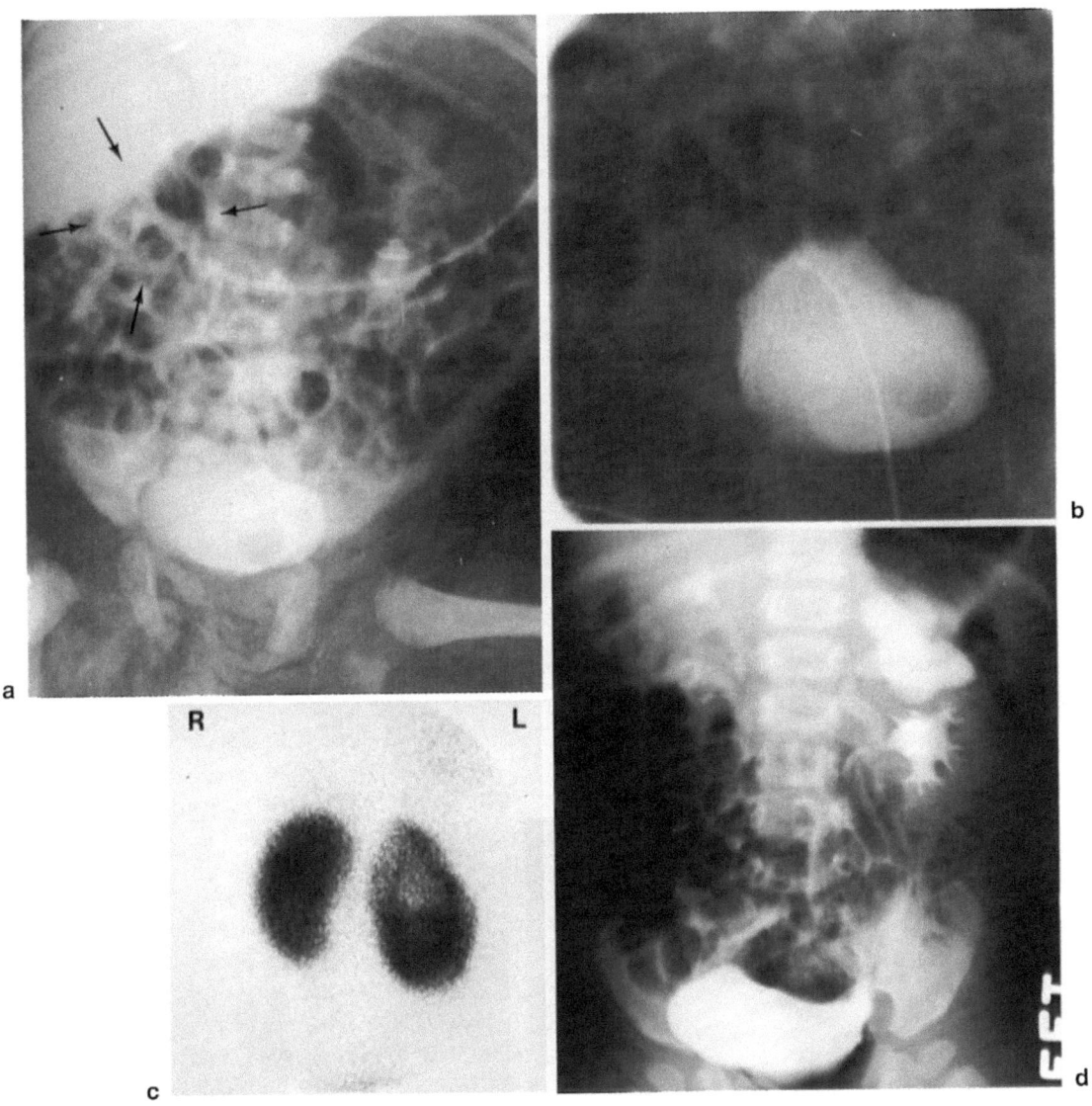

Abb. 28.3a–d. Ureter duplex und Ureterozele. **a** Das Ausscheidungsurogramm zeigt eine Doppelniere rechts. Von der linken Niere ist nur der untere Pol sichtbar. Auf der linken Blasenseite findet man einen Füllungsdefekt. **b** Das Zystogramm bestätigt den Füllungsdefekt. Es liegt kein Reflux vor. **c** Das Nierenszintigramm mit ^{99m}Tc-Dimercaptosuccinat zeigt intaktes Parenchym im oberen Pol der linken Niere. **d** Nach Exzision der Ureterozele und Reimplantation beider Harnleiter auf der linken Seite, erkennt man im neuangefertigten Ausscheidungsurogramm eine gute Kontrastmittelausscheidung aus dem oberen Pol der linken Niere

sich bei Erwachsenen gelegentlich zufällig bei Untersuchungen aus anderen Gründen.

Man führt die Bildung der Ureterozele auf eine verzögerte oder unvollständige Kanalisation der Harnleiterknospe zurück. Damit kommt es zu einer frühen pränatalen Obstruktion und zur Aufdehnung der Harnleiterknospe, bevor sie im Urogenitalsinus aufgenommen wird (Tanagho 1976). Die zystische Dilatation bildet sich zwischen den oberflächlichen und tiefen Muskelschichten des Trigonums aus. Große Ureterozelen können die anderen Ostien verlegen, in die Muskularis der Blase eindringen und sogar zu einer Obstruktion des Blasenausgangs führen. Oft bestehen signifikante Hydroureteronephrosen. Nicht selten finden sich auch dysplastische Segmente des oberen Nierenpols in Verbindung mit einer Ureterozele. Vor kurzem konnte gezeigt werden, daß das dysplastische Segment noduläres Nierenblastem ent-

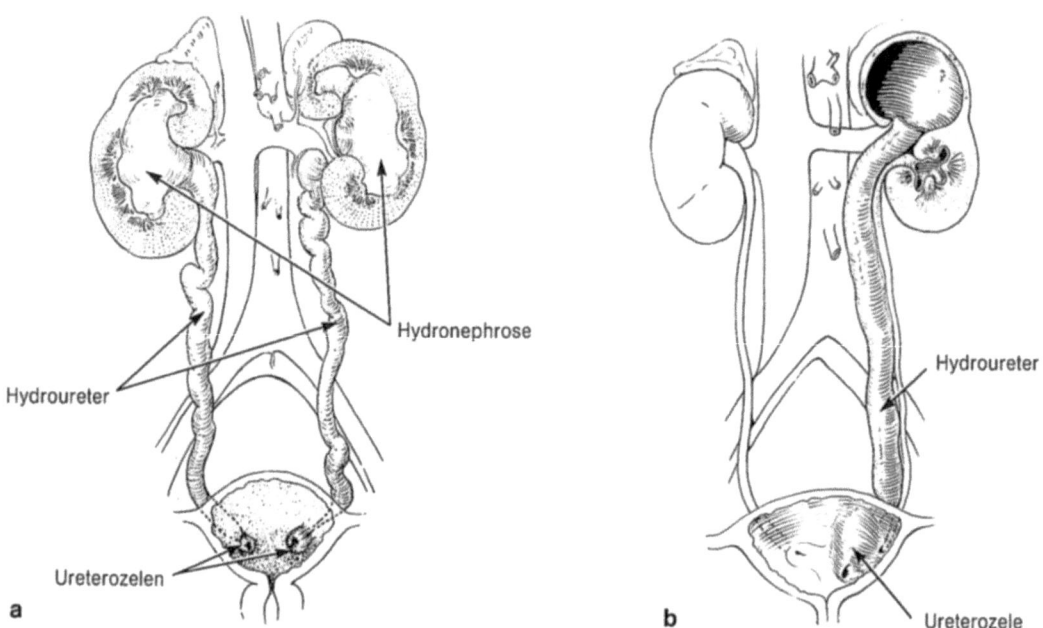

Abb. 28.4a, b. Ureterozele. **a** Orthotope Ureterozele, bei einem einzelnen Ureter. **b** Ureterozele, bei Ureter duplex und schlechter Funktion des oberen Nierenpols

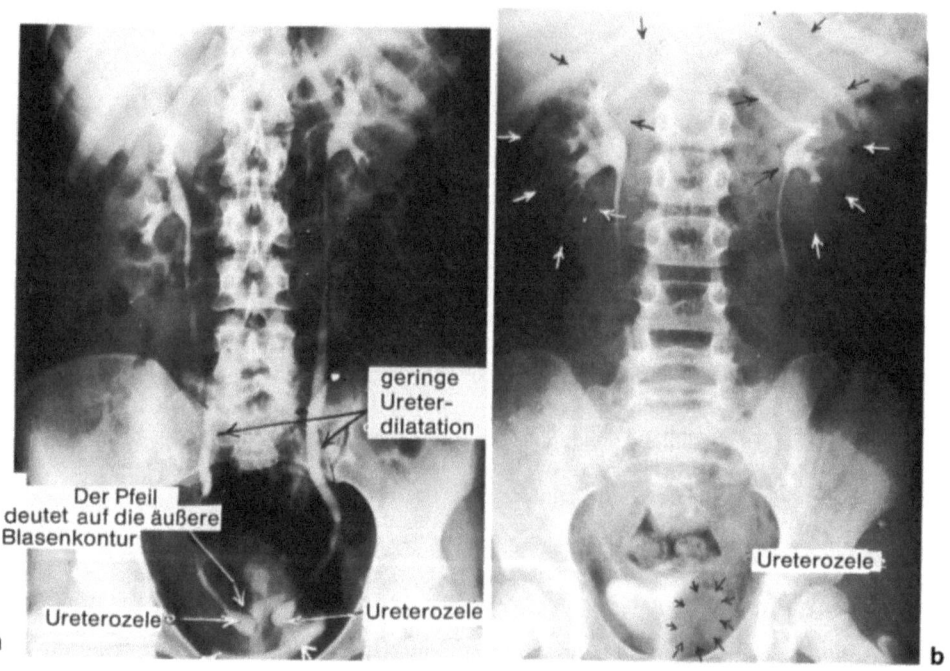

Abb. 28.5a, b. Ureterozele. **a** Im Ausscheidungsurogramm dieser Frau erkennt man eine kobrakopfähnliche Deformierung der distalen Enden beider Ureteren, bilaterale Ureterozelen, die eine minimale Obstruktion verursachen. Der Uterus komprimiert die Blase. Eine Behandlung ist nicht indiziert. **b** Das Ausscheidungsurogramm eines 8jährigen Mädchens mit einer raumfordernden Veränderung (auf der linken Blasenseite), die durch eine Ureterozele hervorgerufen wird. Das Fehlen des Kelchsystems im oberen Anteil der linken Niere spricht für eine Duplikation der Harnleiter und Nierenbecken und einen funktionslosen oberen Nierenpol (fortgeschrittene Hydronephrose). Der dilatierte Harnleiter aus diesem Nierenpol mündet in eine obstruierende Ureterozele und verdrängt den sichtbaren Harnleiter direkt unterhalb der Niere nach lateral

halten und hierdurch die Entstehung einer Neoplasie begünstigt werden kann (Cromie et al. 1980).

Die klinischen Befunde können stark variieren. Die Patienten kommen meist mit einer Infektion, gelegentlich aber auch mit einer Blasenhalsobstruktion oder mit Inkontinenz. Manchmal tritt auch ein Prolaps der Ureterozele durch die weibliche Harnröhre auf (Ahmed 1984). Durch die Harnstase kann es zur Steinbildung im dilatierten Ureter kommen. Die Diagnose wird durch die Ausscheidungsurographie gesichert (Abb. 28.3 und 28.5). Dabei findet sich eine zystische Dilatation des Harnleiters oder ein Füllungsdefekt in der Blase. Durch das Urogramm lassen sich auch die Schwere der Hydronephrose oder eine Doppelniere nachweisen. Man sollte immer ein Miktionszystourethrogramm anfertigen (Bauer u. Retik 1978). So kann man einen Reflux meist in dem Harnleiter, der zum unteren Nierenpol führt, nachweisen. Manchmal kann man auch während der Miktion eine Vorwölbung der Ureterozele nach außen erkennen, wobei die Ureterozele dann wie ein Divertikel aussieht. Die Nierenfunktion wird durch die Nierenszintigraphie beurteilt (Geringer et al. 1983).

Die Behandlung richtet sich nach dem Einzelfall. Eine transurethrale Inzision kann zur Vorbereitung eines späteren rekonstruktiven Eingriffs oder bei einem sehr kranken Kind mit Pyohydronephrose durchgeführt werden; i. allg. sollte sie jedoch vermieden werden, da sich häufig ein vesikoureteraler Reflux entwickelt (Tank 1986). Ist ein operativer Eingriff notwendig, so müssen für die Art der Operation die anatomische Lage der Harnleiteröffnung, die Lage der Ureterozele, der Grad der Hydroureteronephrose und die Beeinträchtigung der Nierenfunktion mitberücksichtigt werden. Eine Heminephrektomie, eine Ureterektomie, eine Exzision der Ureterozele, eine vesikale Rekonstruktion oder eine Harnleiterreimplantation können nötig sein. Oft ist auch ein 2. Eingriff erforderlich (Caldamone et al. 1984).

Ektopisches Harnleiterostium

Obwohl ein ektopisches Harnleiterostium häufig in Verbindung mit einer Ureterozele bei Ureter duplex auftritt (s. oben), gibt es jedoch auch einzelne ektopisch-mündende Ureteren (Gotoh et al. 1983). Sie entstehen durch eine verzögerte oder ausgebliebene Trennung der Ureterknospe vom Mesonephrosgang während der Embryonalentwicklung. Auch eine anomal gelegene Harnleiterknospe könnte die Ursache sein. Dies würde die hohe Rate dysplastischer Nieren in Verbindung mit einzelnen ektopischen Harnleitern erklären.

Das klinische Bild ist je nach Geschlecht des Patienten oder der Lage der Harnleitermündung unterschiedlich. Bei Jungen besteht meistens keine Inkontinenz, oft jedoch eine Nebenhodenentzündung. In diesen Fällen mündet der Harnleiter direkt im Vas deferens oder in der Samenblase (Umeyama et al. 1985). Bei Mädchen kann die Harnleitermündung in der Harnröhre, der Vagina oder dem Perineum liegen. Obwohl Infektionen vorkommen, insbesondere wenn der ektopische Harnleiter einen Reflux aufweist, besteht in der Regel eine Inkontinenz. Typisch ist ein kontinuierliches Tröpfeln des Urins bei normaler Miktion. Vermehrter Harndrang und eine Urge-Inkontinenz können die Diagnose erschweren. Bei Patienten mit ektopischem Harnleiterostium finden sich häufig auch noch andere Anomalien des Urogenitaltrakts (Johnson u. Perlmutter 1980).

Zur Diagnostik sind die Ausscheidungsurographie und die Miktionszystourethrographie sinnvoll. Bei einem einzelnen ektopischen Harnleiter ist die ganze Niere betroffen, und es kommt zu keiner Ausscheidung von Kontrastmittel. Zur Darstellung zystischer Veränderungen ist die Sonographie besonders geeignet. Bei Jungen kann man während der Zystoskopie das ektopische Harnleiterostium häufig sehen oder durch retrograde Katheterisierung des Ductus ejaculatorius nachweisen (Abb. 28.6). Ist nur das halbe Trigonum angelegt und ein zystischer Tumor in der Flanke nachweisbar, so deutet dies auf eine ektopische Harnleitermündung. Bei Mädchen kann das Ostium bei der Zystoskopie oder Vaginoskopie manchmal direkt neben der Harnröhre sichtbar sein. Anatomische Abnormitäten können durch retrograde Urethrogramme dargestellt werden (Abb. 28.7). Durch die Nierenszintigraphie werden Nierengröße und Funktion beurteilbar.

Wie bei Ureterozelen und Verdoppelung des Harnleiters, werden auch hier das klinische Bild und der Grad der Nierenfunktion die therapeutischen Schritte beeinflussen. Operativ ist entweder eine Harnleiterimplantation oder eine Nephroureterektomie möglich. Anders als beim Ureter duplex, ist es gelegentlich möglich, nur den ektopischen Ureter zu reimplantieren (Marshall 1986).

Abnormitäten des Harnleiterverlaufs

Der retrokavale Harnleiter (auch zirkumkaval oder postkaval genannt) ist eine seltene Anomalie. Hier verläuft der embryologisch normalentwickelte Harnleiter aufgrund einer abnormen Veränderung der abdominellen Bauchgefäße hinter der V. cava. Ein Per-

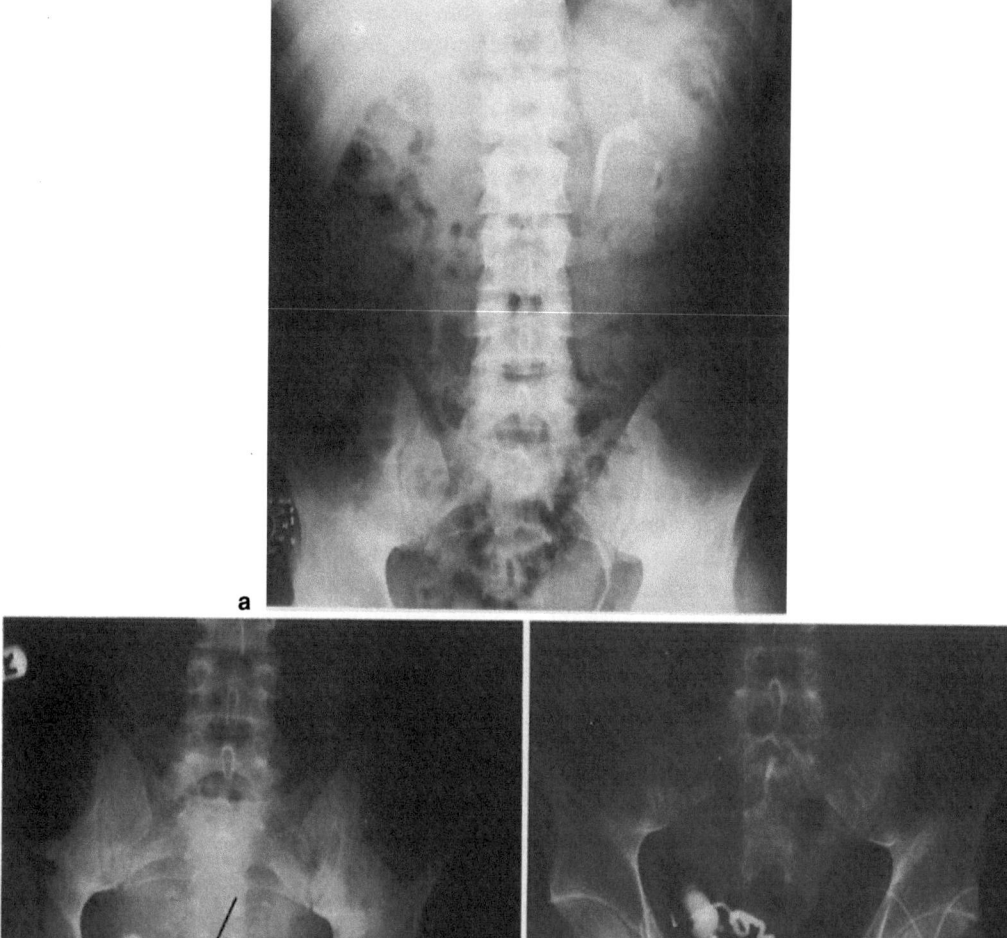

Abb. 28.6a–c. Ektopischer Harnleiter. **a** Im Ausscheidungsurogramm läßt sich weder der rechte Nierenschatten abgrenzen noch die Ausscheidung von Kontrastmittel aus der rechten Niere nachweisen. **b** Durch endoskopische Injektion von Kontrastmittel in den Ductus ejaculatorius lassen sich die Samenblasen und der Stumpf des ektopischen Harnleiters darstellen. **c** Die gleiche Region im Vasogramm. (Mit freundlicher Genehmigung von D.W. Ferguson)

sistieren der rechten subkardinalen Vene gegenüber der suprakardinalen zwingt den rechten Harnleiter dazu, die V. cava dorsal zu umgehen. Es gibt 2 anatomische Formen des retrokavalen Ureters (Kenawi u. Williams 1976). Bei der ersten Form liegen der obere Harnleiter und das Nierenbecken beinahe horizontal, da sie hinter der V. cava verlaufen. Meist besteht keine Obstruktion, so daß eine Therapie unnötig ist. Bei der 2. Form verläuft der Harnleiter in Höhe von L3 nach kaudal, läuft dann jedoch J-förmig zurück nach kranial und von hinten um die V. cava. Meistens führt dies zu einer Obstruktion.

Die Diagnose eines retrokavalen Ureters kann mit der Ausscheidungsurographie gestellt werden. Falls die Veränderungen nur schlecht sichtbar sind, lassen sie sich durch ein retrogrades Urogramm recht gut darstellen. Man kann auch gleichzeitig ein Kavogramm anfertigen, dies ist jedoch meistens nicht erforderlich (Abb. 28.8).

Wenn ein operativer Eingriff zur Korrektur des retrokavalen Harnleiters notwendig wird, muß der Ureter zuerst durchtrennt werden (vorzugsweise über dem dilatierten Anteil). Dann wird der distale Harnleiteranteil hinter der V. cava nach vorn verlegt und

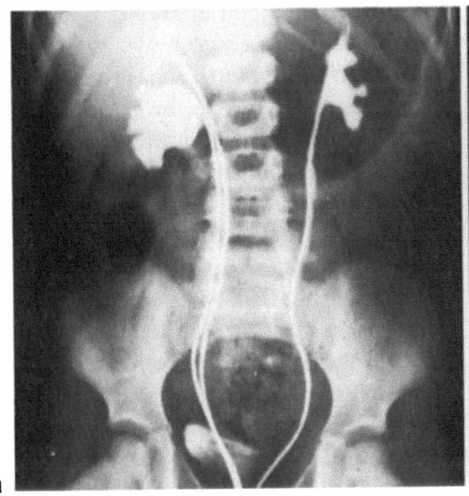
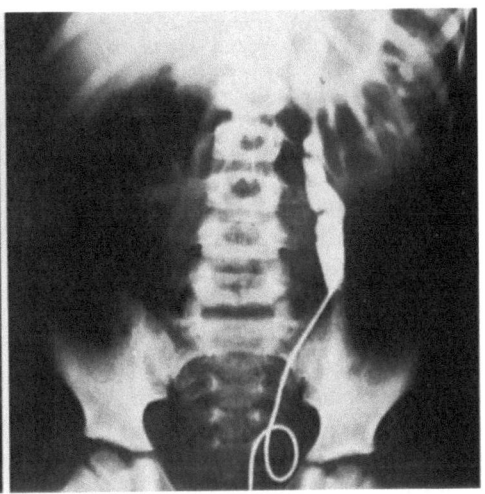

Abb. 28.7a, b. Ektopischer Harnleiter. **a** Die Zystoskopie enthüllt bei einem 6jährigen Mädchen mit der Anamnese einer Harninkontinenz 2 Harnleiterostien auf der rechten und 1 auf der linken Seite; diese wurden sondiert und retrograde Urogramme angefertigt. **b** Gleiches Mädchen. Ein ektopisches Harnleiterostium am meatus urethrae wurde sondiert. Im retrograden Urogramm erkennt man *links* ein 2. hydronephrotisches Nierenbecken. Durch Resektion des oberen Pols und Harnleiters konnte die Inkontinenz beseitigt werden

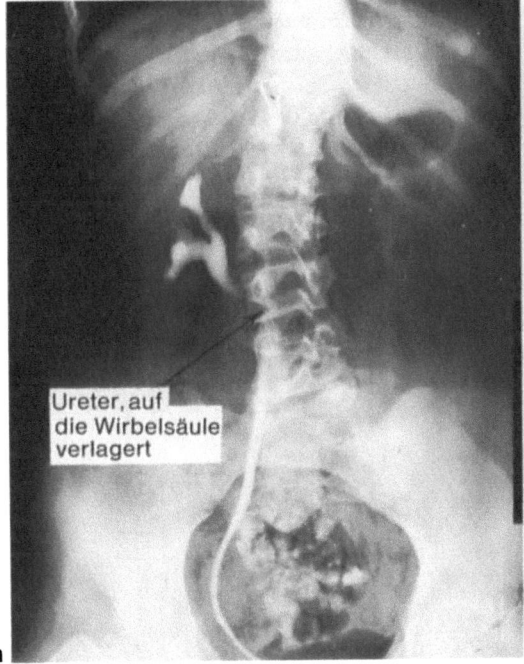
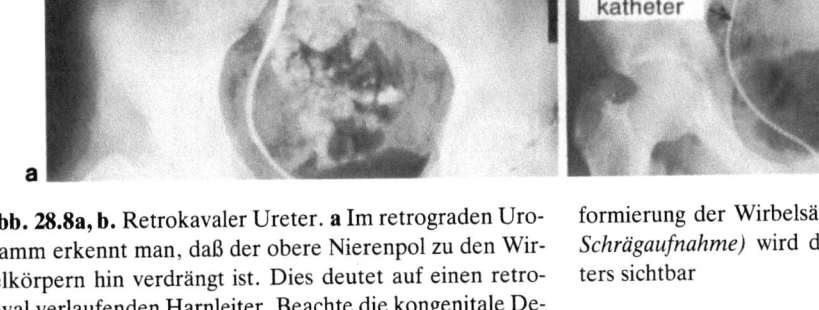

Abb. 28.8a, b. Retrokavaler Ureter. **a** Im retrograden Urogramm erkennt man, daß der obere Nierenpol zu den Wirbelkörpern hin verdrängt ist. Dies deutet auf einen retrokaval verlaufenden Harnleiter. Beachte die kongenitale Deformierung der Wirbelsäule. **b** In der Kavographie *(rechts Schrägaufnahme)* wird die retrokavale Lage des Harnleiters sichtbar

mit dem proximalen Anteil reanastomosiert. Ist der rektrokavale Teil des Harnleiters nekrotisch oder stenotisch, so wird der infrakavale Ureteranteil zur Anastomose benutzt (Kumar u. Bhandari 1985).

Es gibt eine Reihe anderer seltener Anomalien des Harnleiterverlaufs. Brooks (1962) berichtete bei einem Patienten mit Situs inversus von einem linken retrokavalen Ureter. Mehrere Fälle von retroiliakalen

Harnleitern wurden bekannt (Hanna 1972). Die Behandlung erfolgt in ähnlicher Weise wie oben besprochen.

Obstruktion des Harnleiterabgangs

Die primäre Obstruktion des Harnleiters findet sich bei Kindern meist am Harnleiterabgang oder der Harnleitermündung (Abb. 28.9). Eine Obstruktion im Bereich des Harnleiterabgangs ist wahrscheinlich die häufigste angeborene Störung des Harnleiters. Sie tritt bei Jungen häufiger auf als bei Mädchen (Verhältnis 5:2). Bei einseitigem Vorkommen ist häufiger die linke als die rechte Seite betroffen (Verhältnis 5:2). Beidseitige Obstruktionen beobachtet man in 10–15% der Fälle, besonders bei Säuglingen (Johnson et al. 1977). Diese Anomalie kann bei mehreren Familienmitgliedern auftreten, ein klares Vererbungsmuster liegt jedoch nicht vor.

Die genaue Ursache einer Obstruktion des Harnleiterabgangs ist selten bekannt. Harnleiterpolypen und -klappen wurden beschrieben, sind aber sehr selten (Punjani 1983; Sant et al. 1985). An der Verbindungsstelle zwischen dem dilatierten Nierenbecken und dem Harnleiter findet sich fast immer eine Winkelbildung oder Abknickung. Dies kann alleine eine Obstruktion bewirken. Es ist jedoch unklar, ob sie primär oder eher sekundär, infolge einer anderen obstruktiven Läsion, entstanden ist. Man findet nur selten eine echte Stenose. Häufig beobachtet man jedoch einen dünnwandigen hypoplastischen proximalen Ureter. Charakteristische histologische und ultrastrukturelle Veränderungen in diesem Bereich können für die abnorme Peristaltik am Harnleiterabgang und für die daraus folgenden Störungen bei der Nierenbeckenentleerung verantwortlich sein (Hanna et al. 1976). Außerdem findet man während der Operation häufig noch 2 andere Befunde: einen hohen Harnleiterabgang aus dem Nierenbecken und eine Abknickung des proximalen Harnleiters durch eine Arterie, die zum unteren Nierenpol führt. Es ist strittig, ob diese Befunde Folge oder Ursache der Nierenbeckenerweiterung sind. Stephens (1982) hat jedoch Untersuchungsergebnisse vorgelegt, die darauf hindeuten, daß der Harnleiter durch eine abnorme Rotation des Nierenbeckens durch die Gefäße zum unteren Nierenpol verlegt wird. Durch sorgfältige Untersuchungen während der Operation kann man feststellen, ob es sich um eine innere oder äußere Läsion handelt (Koff et al. 1986; Johnston 1969).

Die klinischen Befunde hängen davon ab, in welchem Alter des Patienten die Diagnose gestellt wird. Durch die Verbesserung der pränatalen Sonographie werden zunehmend mehr Anomalien schon intrauterin diagnostiziert. Bei Säuglingen findet sich häufig eine Anschwellung des Abdomens. Bei Kindern sind Schmerzen und Erbrechen typische Symptome. Außerdem treten Hämaturie und Harnwegsinfektionen

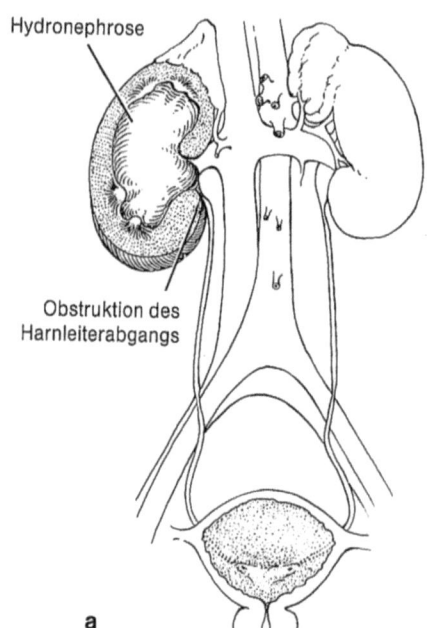
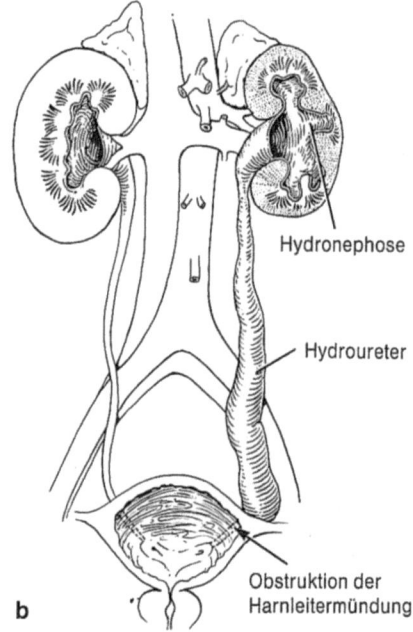

Abb. 28.9a, b. Kongenitale Harnleiterobstruktion. **a** Obstruktion des rechten Harnleiterabgangs mit Hydronephrose. **b** Obstruktion der linken Harnleitermündung (obstruierter Megaureter) mit Hydroureteronephrose

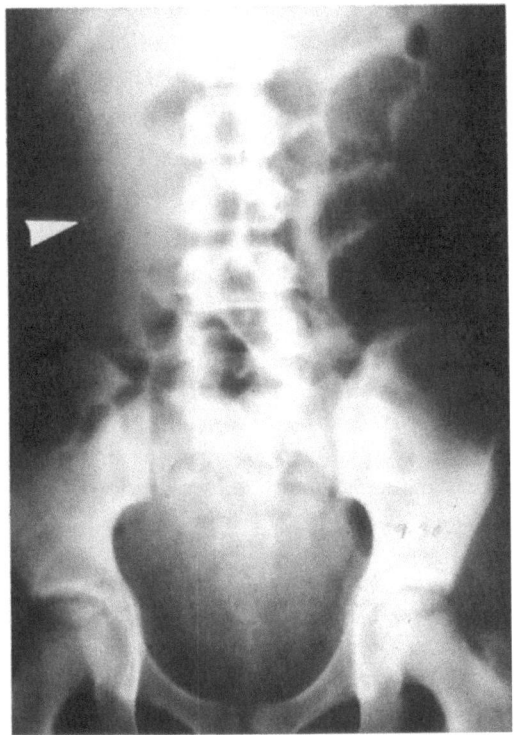
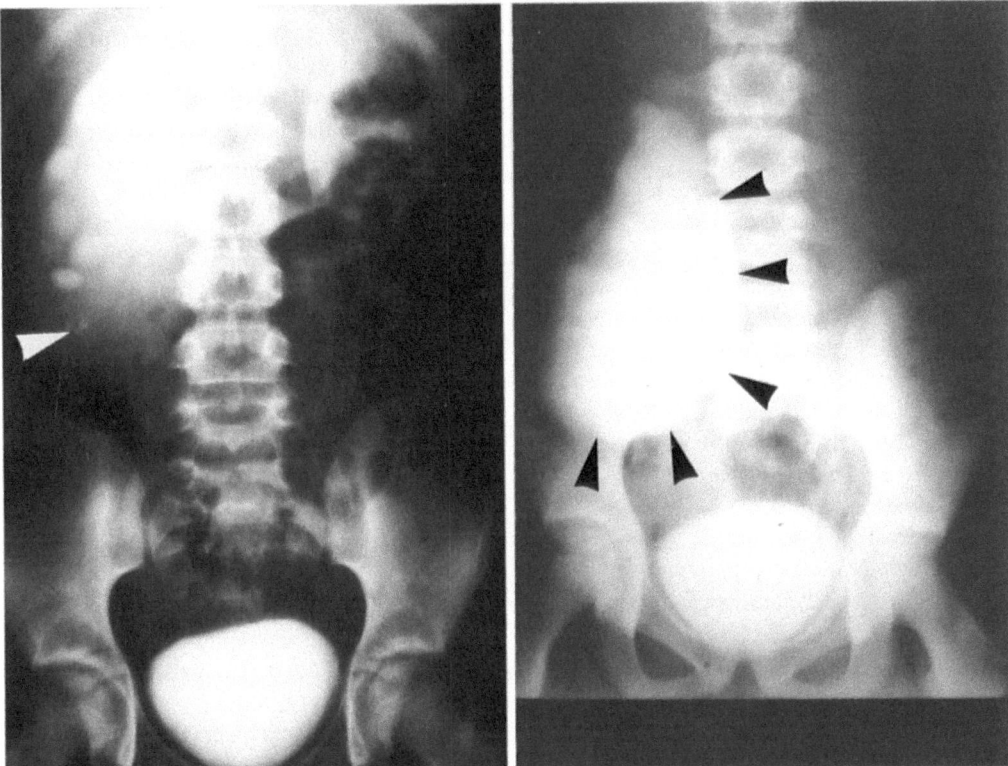

Abb. 28.10a–c. Obstruktion des Harnleiterabgangs mit Steinen. **a** Die Abdomenübersichtsaufnahme zeigt schattengebende Strukturen im Bereich der rechten Niere. **b** In der Frühaufnahme des Ausscheidungsurogramms ist eine Dilatation der Kelche rechts und eine Ablagerung von Steinen im erweiterten rechten Nierenbecken erkennbar. **c** Auf der Spätaufnahme des Ausscheidungsurogramms sieht man eine deutliche Obstruktion am rechten Harnleiterabgang

auf. Bei manchen Patienten finden sich als Komplikationen Steine (Abb. 28.10), Verletzungen der vergrößerten Niere oder (seltener) eine Hypertonie. Manchmal bestehen auch keinerlei Symptome.

Die Diagnose wird durch die Ausscheidungsurographie gestellt. In zweifelhaften Fällen hilft die Ausscheidungsurographie bei gleichzeitiger Gabe von Diuretika oder die anterograde Urographie mit entsprechenden Druckmessungen weiter (Thrall et al. 1981; Whitaker 1973). Einige Chirurgen empfehlen ein Miktionszystourethrogramm routinemäßig zur präoperativen Vorbereitung, da die Befunde beim vesikoureteralen Reflux einer Harnleiterabgangsstenose ähneln können. Dies ist besonders dann von Bedeutung, wenn der Harnleiter unterhalb des Abgangs verbreitert oder dilatiert ist (oder beides) (Maizels et al. 1984).

Eine Obstruktion am pyeloureteralen Übergang muß operativ behandelt werden. Wegen der anatomischen Unterschiede gibt es keinen operativen Standardeingriff für alle Situationen (Smarz 1979). Unabhängig von der durchgeführten Technik haben alle erfolgreichen Korrekturmaßnahmen die Schaffung eines guten trichterförmigen Harnleiterabgangs mit ausreichendem Kaliber gemeinsam. Obwohl man die Harnleiterkontinuität in einigen Fällen erhalten kann (Perlberg u. Pfau 1984), ist die Durchtrennung des Harnleiters mit Ureteropyeloneostomie die populärste Operationsmethode, weil man weiß, daß die Obstruktion durch ein dyskinetisches Segment des proximalen Harnleiters verursacht wird (Anderson 1963). Die Nierenbeckenplastik mit Durchtrennung des Harnleiters hat sich insbesondere bewährt, wenn der proximale Harnleiter über ein zum unteren Nierenpol ziehendes Gefäß verläuft. Bei einem dilatierten extrarenalen Nierenbecken kann man das oben angegebene Vorgehen auch mit einer Y-V-Plastik nach Foley verbinden, um einen mehr trichterförmigen Harnleiterabgang zu schaffen (Foley 1937). Lappenplastiken des Nierenbeckens (Culp u. DeWeerd 1951; Scardino u. Prince 1953) sind immer dann sinnvoll, wenn der pyeloureterale Übergang trotz der Nierenbeckendilatation sehr weit distal liegt. Sie haben außerdem den Vorteil, daß sie die ureterale Blutversorgung nicht so stark beeinträchtigen. Das ist besonders wichtig, wenn später noch ein Eingriff am distalen Harnleiter vorgesehen ist (z. B. eine ureterale Reimplantation). Sowohl die Y-V-Plastik, wie auch die Lappenplastiken, sind bei der Therapie von Harnleiterabgangsstenosen bei Hufeisen- oder Beckennieren geeignet. Bei tiefliegendem pyeloureteralem Übergang kann man in diesen Fällen eine Lappenplastik und eine neue Anastomose nach Durchtrennung des Harnleiters vornehmen. Man hat lange darüber diskutiert, ob ein Harnleitersplint und eine proximale Harnableitung nach Pyeloplastik sinnvoll sind. Die Frage ist noch nicht entschieden. Ausgezeichnete Resultate sind sowohl mit und ohne Splint und Harnableitung erzielt worden (Bejjani u. Belman 1982; Perlmutter et al. 1980; King et al. 1984).

Die Prognose ist i. allg. gut, da die Erkrankung meist einseitig auftritt und bei beidseitigem Vorkommen eine Seite fast immer weniger verändert ist als die andere. In mehreren Untersuchungen lag die Rate von Rezidivoperationen bei 2-4%. Das direkte postoperative Röntgenergebnis ist jedoch meist enttäuschend. Wenn ein großes extrarenales Nierenbecken eine massive Kelchdilatation verhindert hat, läßt sich postoperativ röntgenologisch eine deutliche Besserung nachweisen. In den meisten Fällen bleiben jedoch die Kelchdeformierungen, trotz guter Drainage des Nierenbeckens, bestehen.

Die in jüngster Zeit explosionsartige Entwicklung der Endourologie zu einem urologischen Spezialgebiet ermöglichte den Einsatz perkutaner Techniken zur Behandlung einer Harnleiterabgangsstenose (Ramsey et al. 1984; Badlani et al. 1986). Die Technik gleicht der von Davis (1943) beschriebenen, sie wird jedoch vollständig endoskopisch durchgeführt. Obwohl die frühen Erfolgsraten im Bereich von 50-80% liegen, ist eine viel längere Nachsorge notwendig, bevor die tatsächliche Wirksamkeit dieses Vorgehens ersichtlich wird. Gegenwärtig scheint es gerechtfertigt, diese Technik bei denjenigen Patienten anzuwenden, bei denen sowieso eine perkutane Steinentfernung durchgeführt wird oder eine frühere offene Pyeloplastik mißlang (King et al. 1984).

Megaureter mit Obstruktionen

Eine Obstruktion der Harnleitermündung findet man bei Jungen 4mal häufiger als bei Mädchen. Sie ist oft beidseitig, aber meist asymmetrisch. Der linke Harnleiter ist etwas häufiger betroffen als der rechte. Auffällig ist jedoch die Beobachtung, daß die Niere der anderen Seite in 10-15% der Fälle fehlt oder dysplastisch ist (Tiburcio u. Lima 1978).

Die Störung in der Embryogenese ist unklar. Sicher ist jedoch, daß in den meisten Fällen keine Striktur der Harnleitermündung vorliegt. Bei der Operation können gewöhnlich ein retrograder Katheter oder eine Sonde leicht durch den engen Teil hindurchgeführt werden. Durch genaue Beobachtung beim Operieren oder bei der Röntgendurchleuchtung erkennt man die Unfähigkeit des distalen Harnleiters, normale peristaltische Wellen weiterzuleiten, wodurch eine funktionelle Obstruktion auftritt. Histologisch finden sich zu viele zirkuläre Muskelfasern und -stränge, die

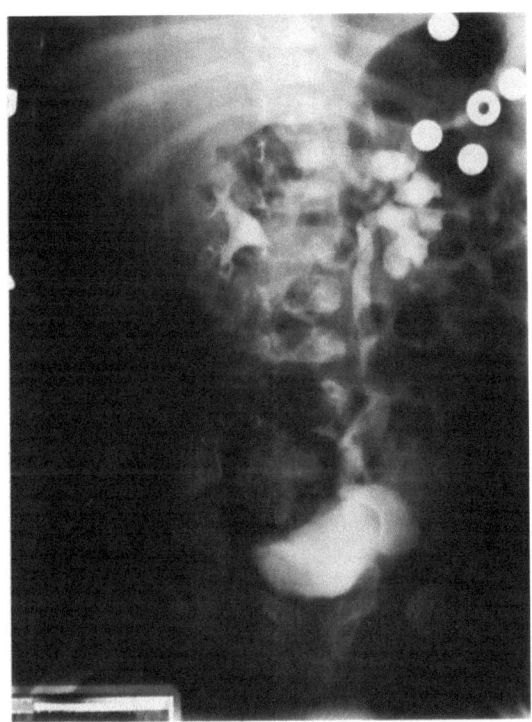

Abb. 28.11. Obstruierter Megaureter. Nachsorgeuntersuchung bei einem 9 Monate alten Jungen mit einseitiger Hydronephrose, die durch Sonographie intrauterin entdeckt wurde. Das Ausscheidungsurogramm zeigt die klassische Konfiguration eines dilatierten distalen Harnleiters, eines weniger dilatierten proximalen Harnleiters und plumpe Kelche

für diese Störung verantwortlich sein können (Tanagho et al. 1970). Ultramikroskopische Untersuchungen zeigen, daß diese Obstruktion mit der Obstruktion im Bereich des Harnleiterabgangs identisch ist.

Häufig treten Infektionen, Fieber und Bauchschmerzen auf. Oft findet sich eine Hämaturie, auch wenn keine Infektionen bestehen. Sie beruht wahrscheinlich auf dem Einreißen der Gefäße in der Harnleiterschleimhaut durch die zu starke Dehnung. Sie kann natürlich aber auch Hinweis auf eine Steinbildung durch die Harnstase sein. Das Ausscheidungsurogramm zeigt die typische Konfiguration des dilatierten distalen Harnleiters, einen weniger dilatierten proximalen Harnleiteranteil, ein relativ normales Nierenbecken und erweiterte Kelche (Abb. 28.11). Manchmal müssen retrograde oder anterograde Urogramme zur weiteren Diagnostik angefertigt werden. Ein Urogramm mit Diuretikagabe oder Perfusionsstudien können nötig sein.

In den meisten Fällen ist eine operative Korrektur indiziert. Am erfolgreichsten ist die Reimplantation des Harnleiters mit Exzision des distalen Ureters. Wegen der massiven Dilatation ist meistens eine Verkleinerung des Harnleiters notwendig. Dies erreicht man durch eine Exzision eines Teils der Harnleiterwand im antimesenterischen Bereich (Hendren 1969). Gute Resultate wurden auch beschrieben, wenn die Harnleiterwand übereinander gelegt wird (Hanna 1982; Ehrlich 1985).

Dilatation des oberen Harntrakts ohne Obstruktion

Bei einem dilatierten oberen Harntrakt liegt nicht grundsätzlich eine Obstruktion vor. Das Miktionszystourethrogramm ist deshalb so wichtig, weil nicht nur ein Reflux ausgeschlossen wird, sondern gleichzeitig auch nachgewiesen wird, daß keine Veränderung des unteren Harntrakts zu einer Dilatation des oberen Harntrakts geführt hat. Diagnostische Schwierigkeiten bestehen auch noch bei folgenden Befunden: Dilatation bei einem früher obstruierten System, Dilatation in Verbindung mit bakteriellen Infektionen (sie gehen vermutlich auf eine direkte Schädigung der Harnleitermuskulatur durch Endotoxine zurück), angeborene Hydronephrose (Homsy et al. 1986) und Dilatationen bei massiver Polyurie bei Patienten mit Diabetes insipidus. In diesen Fällen reichen die üblichen Untersuchungen nicht aus. Durch die Nierenszintigraphie ist es möglich, die nicht-obstruktive von der obstruktiven Dilatation zu unterscheiden (Abb. 28.12) (Thrall et al. 1981). In zunehmenden Maße wird die perkutane Nierenpunktion angewandt. Bei dilatiertem Hohlraumsystem ist das Risiko minimal, so daß anterograde Urogramme und Druckmessungen durchgeführt werden können. Die Messung des Nierenbeckeninnendruckes während der Infusion von physiologischer Kochsalzlösung ins Nierenbecken mit hoher Flußrate (10 ml/min) (Whitaker-Test, s. Kap. 7, S. 126) ist eine ausgezeichnete Methode zur Differenzierung zwischen obstruktiver und nicht-obstruktiver Dilatation (Wolk u. Whitaker 1982). Unglücklicherweise gibt es keine „goldene Regel". Außerdem stimmen diese Untersuchungen nicht immer überein; letztendlich ist die klinische Beurteilung entscheidend (Lupton et al. 1985).

Erworbene Harnleitererkrankungen

Beinahe alle erworbenen Harnleitererkrankungen sind obstruktiv bedingt. Sie werden häufig beobachtet, obwohl ihre eigentliche Ursache unbekannt ist.

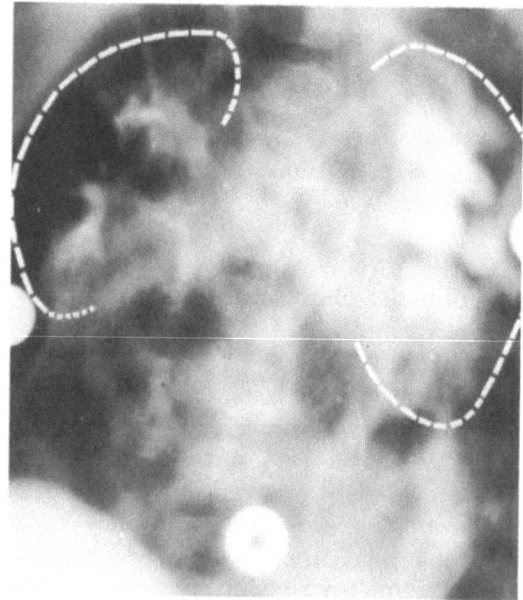

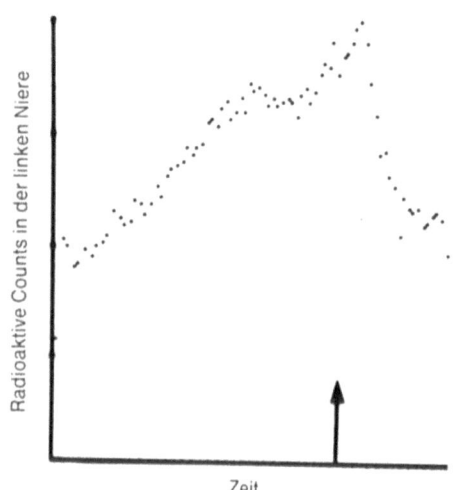

Abb. 28.12a, b. Dilatation des oberen Harntrakts. **a** 3 Monate nach Resektion von hinteren Harnröhrenklappen hat sich die Hydronephrose in der rechten Niere vollständig zurückgebildet. Das linke Sammelsystem bleibt dilatiert (die *gestrichelten* Linien zeigen den Nierenumriß). **b** Ein Radioisotopennephrogramm mit Diuretikabgabe wurde angefertigt, um festzustellen, ob eine sekundäre Obstruktion des Harnleiterabgangs oder der Harnleitermündung vorliegen. Im Radioisotopennephrogramm ist deutlich der „Auswascheffekt" der Radionuklide nach Injektion von Furosemid erkennbar *(Pfeil)*. Es liegt keine signifikante Obstruktion vor

Ihre klinische Manifestation, ihre Auswirkung auf die Niere, die Komplikationen und ihre Behandlung entsprechen denen, die schon beschrieben wurden. Diese Erkrankungen können aufgrund ihrer Ursache grob in innere und äußere Harnleiterobstruktionen eingeteilt werden.

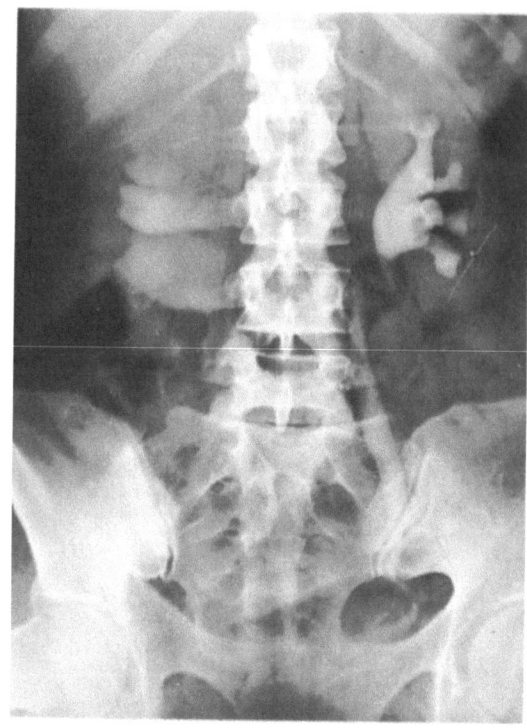

Abb. 28.13. Harnleiterobstruktion. Das Ausscheidungsurogramm, das 2 Wochen nach einer Wertheim-Operation angefertigt wurde, zeigt eine bilaterale Harnleiterobstruktion und eine fortgeschrittene Hydronephrose rechts

Innere Harnleiterobstruktion

Die häufigsten Ursachen der inneren Harnleiterobstruktion sind folgende:

1. Harnleitersteine (s. Kap. 16),
2. Übergangsepitheltumoren des Harnleiters (s. Kap. 19),
3. chronisch-entzündliche Veränderungen der Harnleiterwand (meist aufgrund einer Tuberkulose oder Schistosomiasis), die zur Kontraktur oder unzureichender Peristaltik führen (s. Kap. 14 und Abb. 14.2 und 14.4).

Äußere Harnleiterobstruktion

Die häufigsten Ursachen der äußeren Harnleiterobstruktion sind folgende:

1. schwere Darmträgheit, manchmal mit Blasenhalsobstruktion, die primär bei Kindern, aber auch bei erwachsenen Frauen beobachtet wird,
2. sekundäre Obstruktion infolge von Abknickungen oder Fibrose bei überzähligen Harnleitern. Die primäre Ursache ist meist eine distale Obstruktion oder ein massiver Reflux,

3. benigne gynäkologische Erkrankungen, wie Endometriose oder Vena-ovarica-Syndrom (Gourdie u. Rogers 1986).
4. lokale Infiltration durch maligne Tumoren bei Zervix-, Blasen- oder Prostatakarzinom (Richie et al. 1979),
5. eine Vergrößerung der Beckenlymphknoten bei metastasierenden Tumoren,
6. iatrogene Harnleiterverletzungen, primär nach ausgedehnten operativen Beckeneingriffen (Abb. 28.13) und auch nach ausgedehnter Radiotherapie,
7. retroperitoneale Fibrose.

Retroperitoneale Fibrose (retroperitoneale Fasziitis, chronische retroperitoneale Fibroplasie, Ormond-Syndrom)

Ein oder beide Ureteren können durch einen chronisch-entzündlichen Prozeß, der das retroperitoneale Gewebe im Bereich der unteren LWS befällt, komprimiert werden. Die Erkrankung tritt meist primär bei Erwachsenen auf, kann jedoch auch bei Kindern vorkommen (Chan et al. 1979). Es gibt zahlreiche Ursachen einer retroperitonealen Fibrose. Maligne Erkrankungen (am häufigsten Morbus Hodgkin, das Mammakarzinom und Kolonkarzinome) müssen als Ursache immer in Betracht gezogen und ausgeschlossen werden. Auch Medikamente scheinen eine Rolle zu spielen. An erster Stelle Methysergid (z.B. Deseril), ein Mutterkornderivat, das zur Behandlung der Migräne eingesetzt wird. Nur selten ist eine entzündliche Darmerkrankung (Siminovitch u. Fazio 1980) oder ein Aortenaneurysma (Brock u. Soloway 1980; Peters u. Cowie 1978) dafür verantwortlich. Die restlichen Fälle sind idiopathisch und werden manchmal als Ormond-Syndrom bezeichnet.

Die Symptome sind unspezifisch, wie Rückenschmerzen, Übelkeit, Anorexie, Gewichtsverlust und, in schweren Fällen, auch Urämie. Eine Infektion ist selten. Die Diagnose wird normalerweise durch die Ausscheidungsurographie gestellt (Abb. 28.14). Man kann eine mediale Verschiebung der Ureteren und eine proximale Dilatation erkennen. Gewöhnlich ist ein langes Uretersegment betroffen, in einigen Fällen mit malignem Verlauf, der in früheren Zeiten fast immer letal endete. Da es heute jedoch auch bei malignem Verlauf verbesserte Therapiemöglichkeiten gibt, ist in solchen Fällen häufiger eine Harnableitung indiziert. Bei eingeschränkter Nierenfunktion ist ein retrogrades Urogramm notwendig. Hiermit kann man auf jeden Fall die Länge des betroffenen Harnleitersegmentes bestimmen. Auch die Sonographie kann zur Diagnostik beitragen und ist insbesondere zur

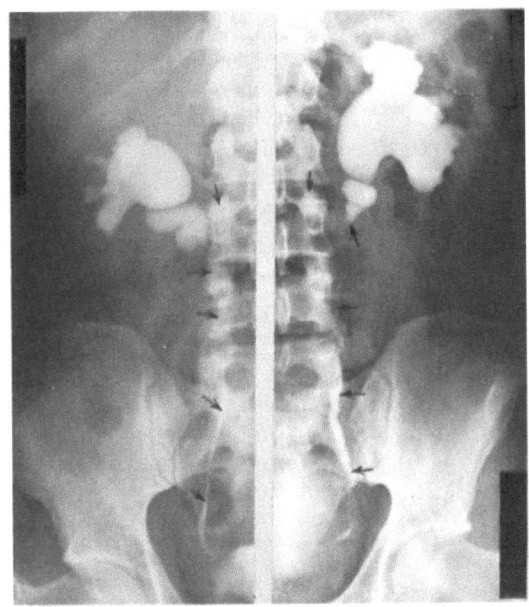

Abb. 28.14. Retroperitoneale Fibrose. Rechte und linke Niere desselben Patienten im Ausscheidungsurogramm. Beachte die Abdrängung der oberen Harnleiteranteile *(Pfeile)* nach medial mit deutlicher Obstruktion. (Mit freundlicher Genehmigung von J. A. Hutch)

Kontrolle einer durchgeführten Therapie von Nutzen. CT und NMR sind sowohl zur Beurteilung des Retroperitoneums als auch zur Darstellung der Ureteren unentbehrlich (Hricak et al. 1983).

Die Behandlung erfolgt normalerweise operativ, obwohl man bei geringgradiger Hydronephrose eine Kortikosteroidtherapie versuchen sollte (Moody u. Vaughan 1979). Wenn die Kortikosteroidtherapie keinen Erfolg hat oder die Obstruktion sehr schwer ist, muß der Ureter operativ aus den fibrösen Plaques gelöst werden. Danach sollte man ihn intraperitoneal fixieren oder in das Omentum einlegen, um eine Rezidivbildung zu verhindern (Lepor u. Walsh 1979). Nur selten ist eine Autotransplantation notwendig (Deane et al. 1983). Während der Operation sollten zahlreiche Biopsien aus dem fibrösen Gewebe entnommen werden, um sicherzustellen, daß es sich nicht um malignes Material handelt. Manchmal werden Kortikosteroide auch postoperativ angewendet. Die Wirksamkeit ist jedoch noch nicht bewiesen.

Sekundäre Harnleiterobstruktion infolge einer malignen Erkrankung

Eine Harnleiterobstruktion in Verbindung mit einer disseminierten malignen Erkrankung führte früher immer zum Exitus. Seit man jedoch die Therapie der malignen Erkrankungen wesentlich verbessern konnte, ist in solchen Fällen immer häufiger eine Harnableitung indiziert. Sie ist meist nur über einen kurzen Zeitraum erforderlich. Entweder schreitet das Tumorwachstum voran, oder die Obstruktion bildet sich bei wirksamer Therapie zurück. Das Ziel der Behandlung besteht also darin, den Harntrakt möglichst wenig zu verändern und die Nebenwirkungen so gering wie möglich zu halten. Dies läßt sich entweder mit Verweilkathetern, die retrograd während der Zystoskopie eingelegt werden (Hepperlen et al. 1979), oder durch anterograde perkutane Techniken (Elyaderani et al. 1982) verwirklichen. Die vorübergehende perkutane Nephrostomie ist eine vernünftige Alternative, obwohl innere Schienen für den Patienten vorzuziehen sind (Ball et al. 1983; Andriole et al. 1984).

Literatur

Angeborene Anomalien

Übersichtsreferate

Glassberg KI et al: Suggested terminology for duplex systems, ectopic ureters and ureteroceles. J Urol 1984; 132: 1153

Harnleiteratresie

Javadpour N et al: Hypertension in a child caused by a multicystic kidney. J Urol 1970; 104:918

Rubenstein DJ, Brenner RJ: Misleading features of blind-ending bifid ureter on computerized tomography examination. J Urol 1985; 134:342

Yoshida T, Sakamoto K: Bilateral blind-ending duplex ureters. Br J Urol 1986; 58:459

Ureter duplex

Amar AD: Ipsilateral ureteroureterostomy for single ureteral disease in patients with ureteral duplication: A review of 8 years of experience with 16 patients. J Urol 1978; 119: 472

Amar AD: Ureteropyelostomy for relief of single ureteral obstruction in cases of ureteral duplication. Arch Surg 1970; 101:379

Atwell JD et al: Familial incidence of bifid and double ureters. Arch Dis Child 1974; 49:390

Barrett DM, Malek RS, Kelalis PP: Problems and solutions in surgical treatment of 100 consecutive ureteral duplications in children. J Urol 1975; 114:126

Belman AB, Filmer RB, King LR: Surgical management of duplication of the collecting system. J Urol 1974; 112: 316

Bockrath JM, Maizels M, Firlit CF: The use of lower ipsilateral ureteroureterostomy to treat vesicoureteral reflux or obstruction in children with duplex ureters. J Urol 1983; 129:543

Kaplan WE, Nasrallah P, King LR: Reflux in complete duplication in children. J Urol 1978; 120:220

Nation EF: Duplication of the kidney and ureter. A statistical study of 203 new cases. J Urol 1944; 51:456

O'Reilly PH et al: Ureteroureteric reflux: Pathologic entity or physiological phenomenon? Br J Urol 1984; 56:159

Tanagho EA: Embryologic basis for lower ureteral anomalies: A hypothesis. Urology 1976; 7:451

Zaontz MR, Maizels M: Type I ureteral triplication: An extension of the Weigert-Meyer law. J Urol 1985; 134:949

Ureterozele

Ahmed S: Prolapsed single system ureterocele in a girl. J Urol 1984; 132:1180

Bauer SB, Retik AB: The non-obstructive ectopic ureterocele. J Urol 1978; 119:804

Caldamone AA, Snyder HM 3rd, Duckett JW: Ureteroceles in children: Follow-up of management with upper tract approach. J Urol 1984; 131:1130

Cromie WJ, Engelstein MS, Duckett JW Jr: Nodular renal blastema, renal dysplasia and duplicated collecting systems. J Urol 1980; 123:100

Geringer AM et al: The diagnostic approach to ectopic ureterocele and the renal duplication complex. J Urol 1983; 129:539

Snyder HM, Johnston JH: Orthotopic ureteroceles in children. J Urol 1978; 119:543

Tanagho EA: Embryologic basis for lower ureteral anomalies: A hypothesis. Urology 1976; 7:451

Tank ES: Experience with endoscopic incision and open unroofing of ureteroceles. J Urol 1986; 136:241

Ektopische Uretermündung

Gotoh T et al: Single ectopic ureter. J Urol 1983; 129:271

Johnson DK, Perlmutter S: Single system ectopic ureteroceles. J Urol 1980; 123:81

Marshall S: Reimplantation of the dilated ectopic ureter of the duplex system as a separate unit. J Urol 1986; 135: 574

Umeyama T et al: Ectopic ureter presenting with epididymitis in childhood: Report of 5 cases. J Urol 1985; 134:131

Pathologischer Harnleiterverlauf

Brooks RJ: Left retrocaval ureter associated with situs inversus. J Urol 1962; 88:484

Hanna MK: Bilateral retroiliac artery ureters. Br J Urol 1972; 44:339

Kenawi MM, Williams DI: Circumcaval ureter: A report of 4 cases in children with a review of the literature and a new classification. Br J Urol 1976; 48:183

Kumar S, Bhandari M: Selection of operative procedure for circumcaval ureter (type I): A rational approach. Br J Urol 1985; 57:399

Ureterabgangsstenose

Anderson JC: Hydronephrosis. Heinemann, 1963

Badlani G, Eshghi M, Smith AD: Percutaneous surgery for ureteropelvic junction obstruction (endopyelotomy): Technique and early results. J Urol 1986; 135:26

Bejjani B, Belman AB: Ureteropelvic junction obstruction in newborns and infants. J Urol 1982; 128:270

Culp OS, DeWeerd JH: A pelvic flap operation for certain types of ureteropelvic obstruction. Mayo Clin Proc 1951; 26:483

Davis DM: Intubated ureterotomy: A new operation for ureteral and ureteropelvic strictures. Surg Gynecol Obstet 1943; 76:513

Foley FEB: A new plastic operation for stricture at the ureteropelvic junction. J Urol 1937; 38:643

Hanna MK et al: Ureteral structure and ultrastructure. 1. The normal human ureter. 2. Congenital ureteropelvic junction obstruction and primary obstructive megaureter. J Urol 1976; 116:718, 725

Johnston JH: The pathogenesis of hydronephrosis in children. Br J Urol 1969; 41:724

Johnston JH et al: Pelvic hydronephrosis in children: A review of 219 personal cases. J Urol 1977; 117:97

King LR et al: The case for immediate pyeloplasty in the neonate with ureteropelvic junction obstruction. J Urol 1984; 132:725

King LR et al: Initial experiences with percutaneous and transurethral ablation of postoperative ureteral strictures in children. J Urol 1984; 131:1167

Koff SA et al: Pathophysiology of ureteropelvic junction obstruction: Experimental and clinical observations. J Urol 1986; 136:336

Maizels M, Smith CK, Firlit CF: The management of children with vesicoureteral reflux and ureteropelvic junction obstruction. J Urol 1984; 131:722

Perlberg S, Pfau A: Management of ureteropelvic junction obstruction associated with lower polar vessels. Urology 1984; 23:13

Perlmutter AD, Kroovand RL, Lai Y-W: Management of ureteropelvic obstruction in the first year of life. J Urol 1980; 123:535

Punjani HM: Transitional cell papilloma of the ureter causing hydronephrosis in a child. Br J Urol 1983; 55:572

Ramsay JWA et al: Percutaneous pyelolysis: Indications, complications and results. Br J Urol 1984; 56:586

Sant GR, Barbalias GA, Klauber GT: Congenital ureteral valves: An abnormality of ureteral embryogenesis? J Urol 1985; 133:427

Scardino PL, Prince CL: Vertical flap ureteropelvioplasty. South Med J 1953; 46:325

Smart WR: Surgical correction of hydronephrosis. Page 2047 in: Campbell's Urology. Vol 3. Harrison JH et al (editors). Saunders, 1979

Stephens FD: Ureterovascular hydronephrosis and the „aberrant" renal vessels. J Urol 1982; 128:984

Thrall JH, Koff SA, Keyes JW Jr: Diuretic radionuclide renography and scintigraphy in the differential diagnosis of hydroureteronephrosis. Semin Nucl Med 1981; 11:89

Whitaker RH: Methods of assessing obstruction in dilated ureters. Br J Urol 1973; 45:15

Abflußbehinderung bei Megaureter

Ehrlich RM: The ureteral folding technique for megaureter surgery. J Urol 1985; 134:668

Hanna MK: Recent advances and further experience with surgical techniques for one-stage total remodeling of massively dilated ureters. Urology 1982; 19:495

Hendren WH: Operative repair of megaureter in children. J Urol 1969; 101:491

Tanagho EA: Smith DR, Guthrie TH: Pathophysiology of functional ureteral obstruction. J Urol 1970; 104:73

Tiburcio MA, Lima SVC: Functionally obstructed megaureter. Braz J Urol 1978; 4:36

Stauung des oberen Harntraktes ohne Obstruktion

Homsy YL, Williot P, Danais S: Transitional neonatal hydronephrosis: Fact or fantasy? J Urol 1986; 136:339

Lupton EW et al: A comparison of diuresis renography, the Whitaker test and renal pelvic morphology in idiopathic hydronephrosis. Br J Urol 1985; 57:119

Thrall JH, Koff SA, Keyes JW Jr: Diuretic radionuclide renography and scintigraphy in the differential diagnosis of hydroureteronephrosis. Semin Nucl Med 1981; 11:89

Wolk FN, Whitaker RH: Late follow-up of dynamic evaluation of upper urinary tract obstruction. J Urol 1982; 128:346

Erworbene Erkrankungen

Übersichtsreferate

Gourdie RW, Rogers ACN: Bilateral ureteric obstruction due to endometriosis presenting with hypertension and cyclical oliguria. Br J Urol 1986; 58:244

Richie JP, Withers G, Ehrlich RM: Ureteral obstruction secondary to metastatic tumors. Surg Gynecol Obstet 1979; 148:355

Retroperitoneale Fibrose

Brock J, Soloway MS: Retroperitoneal fibrosis and aortic aneurysm. Urology 1980; 15:14

Chan SL, Johnson HW, McLoughlin MG: Idiopathic retroperitoneal fibrosis in children. J Urol 1979; 122:103

Deane AM, Gingell JC, Pentlow BD: Idiopathic retroperitoneal fibrosis: The role of autotransplantation. Br J Urol 1983; 55:254

Hricak H, Higgins CB, Williams RD: Nuclear magnetic resonance imaging in retroperitoneal fibrosis. AJR 1983; 141:35

Lepor H, Walsh PC: Idiopathic retroperitoneal fibrosis. J Urol 1979; 122:1

Elyaderani MK et al: Facilitation of difficult percutaneous ureteral stent insertion. J Urol 1982; 128:1173

Hepperlen TW, Mardis HK, Kammandel H: The pigtail ureteral stent in the cancer patient. J Urol 1979; 121:17

Moody TE, Vaughan ED Jr: Steroids in the treatment of retroperitoneal fibrosis. J Urol 1979; 121:109

Peters JL, Cowie AG: Ureteric involvement with abdominal aortic aneurysm. Br J Urol 1978; 50:313

Siminovitch JM, Fazio VW: Ureteral obstruction secondary to Crohn's disease: A need for ureterolysis? Am J Surg 1980; 139:95

Harnleiterobstruktion durch Malignome

Andriole GL et al: Indwelling double-J ureteral stents for temporary and permanent urinary drainage: Experience with 87 patients. J Urol 1984; 131:239

Ball AJ et al: The indwelling ureteric stent: The Bristol experience. Br J Urol 1983; 55:622

29 Erkrankungen der Blase, der Prostata und der Samenblasen

E. A. TANAGHO

Angeborene Mißbildungen der Blase

Blasenekstrophie

Die Blasenekstrophie ist ein vollständiger ventraler Defekt des Sinus urogenitalis und des darüber liegenden Skelettsystems (s. Kap. 2). Andere angeborene Mißbildungen sind häufig damit verbunden. Bei dieser Mißbildung wird die Mitte des Unterbauches von der Innenfläche der Blasenhinterwand gebildet, deren Schleimhautränder mit der Haut verwachsen sind. Der Urin tritt aus den Harnleiterostien auf die Bauchwand aus.

Da die Schambeinknochen weit voneinader entfernt sind, fehlt dem Beckenring die Stabilität. Die Oberschenkel sind nach außen rotiert, und das betroffene Kind „watschelt wie eine Ente". Da die Rektusmuskeln an den Schambeinknochen inserieren, sind die 2 Muskelanteile weit voneinander entfernt. Deshalb besteht eine Hernie, die aus der ekstrophischen Blase und der umgebenden Haut gebildet wird. Sie wird beinahe immer von einer Epispadie begleitet.

Bei vielen unbehandelten ekstrophischen Blasen kommt es zur Fibrose, zur Zerstörung der Lamina muscularis mucosae und zum chronischen Infekt (Rudin et al. 1972). Hierdurch können Versuche, eine Blase mit normaler Kapazität zu bilden, oft scheitern. Inzwischen sind etwa 60 Fälle eines Adenokarzinoms beschrieben worden, das aus einer solche Blase entstanden ist.

Niereninfektionen sind häufig. Oft kann man durch die Ausscheidungsurographie eine Hydronephrose oder eine ureterovesikale Obstruktion beobachten. Auf den Bildern sieht man gleichzeitig die Trennung der 2 Schambeinknochen.

In den letzten Jahren sind viele ermutigende Berichte über eine vollständige Korrektur dieser Mißbildung bekannt geworden. Früher sorgte man meist für eine Harnableitung und resezierte die Blase bei späterer Korrektur der Epispadie. Heute hat man jedoch durch die verbesserte Technik und durch eine frühzeitige Operation, vor der Zerstörung der Blasenschleimhaut, sehr gute Resultate mit der vollständigen Rekonstruktion erzielt. Lattimer et al. (1978), Pioniere auf diesem Gebiet, betreuten ihre 17 Patienten mit neugebildeten Blasen über 20 Jahre. Sie berichteten von einer guten Lebensqualität.

Ansel (1979) führte bei 28 Patienten in der neonatalen Phase eine Blasenrekonstruktion durch, um die Blase vor späteren Schädigungen zu schützen. Die Hälfte dieser Patienten entwickelte sich gut, die meisten waren kontinent. De Maria et al. (1980) fanden bei ihren Patienten eine normale Nierenfunktion und unauffällige Urinkulturen. 8 ihrer Patienten waren vollständig kontinent, bei 12 anderen bestand eine Enuresis. Toguri et al. (1978) berichteten, daß ihre 23 Patienten alle kontinent waren.

Lima et al. (1981) führten die Blasenrekonstruktion mit menschlicher Dura durch, um die Blasenkapazität zu vergrößern. In 8 Fällen waren sie erfolgreich. Sie nahmen in der 1. Sitzung die Osteotomie vor und empfehlen den Eingriff im Alter von 3–18 Lebensmonaten durchzuführen. Mollard (1980) empfiehlt folgende Maßnahme zur Korrektur einer Blasenekstrophie: 1. Blasenverschluß mit sakraler Osteotomie, um den Beckenring an der Symphyse zu verschließen, außerdem eine Verlängerung des Penis; 2. Korrektur des ureteralen Refluxes und eine Blasenhalsrekonstruktion und 3. Korrektur der Epispadie. Er führte 16 solcher Operationen in 3 Sitzungen durch. Bei 11 Patienten waren die Resultate zufriedenstellend. Jeffs berichtete 1983 über folgende Resultate bei einer stufenweisen Rekonstruktion: 19 von 22 Patienten, die sich dem primären Eingriff unterzogen, waren kontinent (86%), und bei etwa 90% konnte die Nierenfunktion erhalten werden. Die Rekonstruktion der Harnröhre und der Genitalien verlief ähnlich erfolgreich. Von allen veröffentlichten Ergebnissen sind dies die besten.

Wenn die Blase klein, fibrotisch und unelastisch ist, ist ein funktioneller Verschluß nicht anzuraten; in diesem Fall ist eine Harnableitung mit Zystektomie die Behandlung der Wahl.

Einige Ärzte bevorzugen die ureteroileokutane Anastomose, während andere eine Harnableitung ins Kolon vorziehen. Spence et al. (1975) führen die

Ureterosigmoidostomie durch. Turner et al. (1980) stellten fest, daß bei unbehandelten Neugeborenen, die einen normalen oberen Harntrakt aufwiesen, eine Harnableitung oft zu Hydronephrose oder Pyelonephritis führt.

Boyce (1972) und Gregoire u. Schulman (1978) legen nach Verschluß der Blase eine vesikorektale Fistel an; eine proximale Kolostomie ist erforderlich.

Eine häufige Komplikation der totalen Blasenrekonstruktion ist die Harninkontinenz, aber Light u. Scott (1983) beschrieben die Implantation eines künstlichen Sphinkters bei 11 Patienten, die nach der totalen Rekonstruktion noch inkontinent waren. Bei 10 Patienten erzielten sie ausgezeichnete Resultate. Ikeme (1981) beschrieb 2 Patientinnen, die nach der Korrektur der Blasenekstrophie schwanger wurden. Bei der einen Frau kam es zu 3, bei der anderen zu 1 erfolgreichen Schwangerschaft.

Persistierender Urachus

Embryologisch verbindet die Allantois den Sinus urogenitalis mit dem Umbilicus. Normalerweise obliteriert die Allantois, so daß nur ein fibröser Strang zurückbleibt (Urachus), der sich von der Blasenkuppel bis zum Nabel zieht (s. Kap. 2). Die Urachusbildung ist eng mit dem Blasendeszensus verbunden. Ein fehlender Deszensus geht häufiger mit einem offenen Urachus als mit einer Blasenhalsobstruktion einher.

Manchmal kommt es zu einer unvollständigen Obliteration. Ist nur der obere Urachusanteil nicht-obliteriert, so bleibt ein nässender umbilikaler Sinus bestehen. Wenn es zur Infektion kommt, wird der Ausfluß eitrig. Obliteriert das untere Urachusende nicht, so kann eine Verbindung zur Blase bestehenbleiben, was meist jedoch nicht zu Symptomen führt. Nur selten bleibt der gesamte Gang offen, so daß es zu einem ständigen Urinabfluß durch den Nabel kommt. Dies bemerkt man bereits wenige Tag nach der Geburt. Sind nur die Enden des Urachus verschlossen, so kann eine Zyste entstehen, die recht groß werden kann. Man palpiert sie als Anschwellung im Bereich des mittleren Anteils des Unterbauchs (Abb. 29.1). Bei infizierter Zyste entwickeln sich die Zeichen allgemeiner und lokaler Sepsis.

In einer Urachuszyste kann auch ein Adenokarzinom auftreten. Es geht meist vom Blasenbereich aus und kann die vordere Bauchwand infiltrieren. Meist wird die Diagnose zystoskopisch gestellt. Wenn Steine im Urachus entstehen, können sie mit Hilfe der Abdomenübersichtsaufnahme nachgewiesen werden.

Die Behandlung besteht in der Exzision des Urachus, der auf dem Peritoneum liegt. Beim Adenokarzinom ist eine radikale Resektion erforderlich.

Solange nicht noch andere schwere Mißbildungen vorhanden sind, ist die Prognose gut. Beim Auftreten eines Adenokarzinoms ist die Prognose jedoch ungünstig.

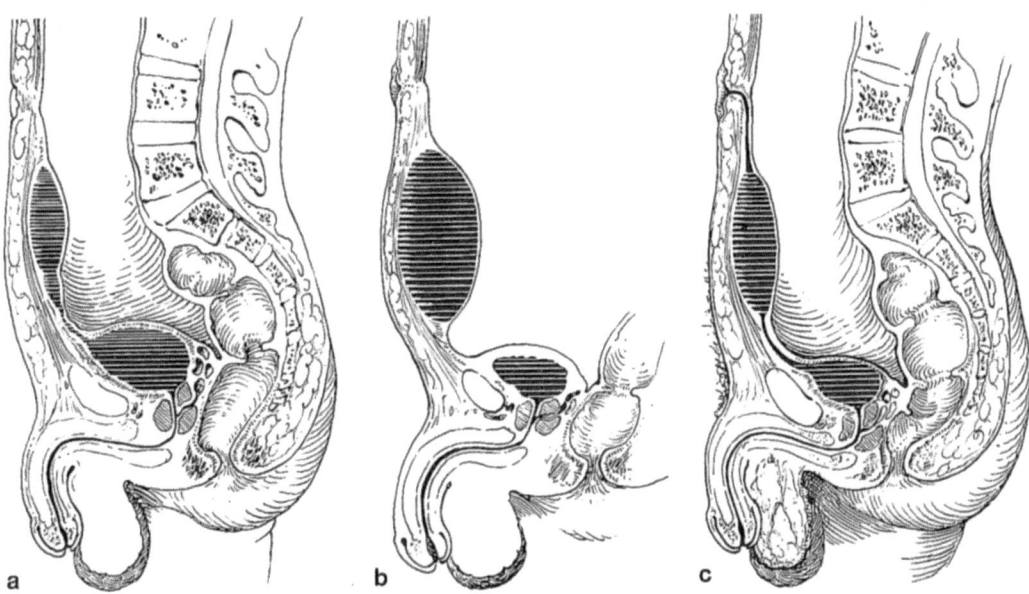

Abb. 29.1a–c. Die verschiedenen Formen des persistierenden Urachus. **a** Urachus mit Verbindung zur Blase. Es handelt sich hier um ein Pseudodivertikel, das i. allg. keine Symptome verursacht. **b** Urachuszyste, die i. allg. keine Symptome oder klinischen Zeichen hervorruft, solange sie nicht größer wird oder infiziert ist. **c** Offener Urachus. Es fließt kontinuierlich Urin aus dem Nabel

Blasenhalsstenose

Die Meinungen über eine angeborene Blasenhalsverengung sind unterschiedlich. Manche glauben, daß sie häufig zum vesikoureteralen Reflux, zum Blasendivertikel, zu großer Blasenkapazität und zur Reizblase mit Enuresis führt. Wenige Beobachter halten die Blasenhalsstenose für ein seltenes Phänomen und glauben, daß es sich nur um eine fragliche Diagnose handelt. Die Diagnose basiert auf der endoskopischen Untersuchung, die jedoch nicht immer verläßlich ist. Um eine solche Enge darzustellen, wurde auch das Miktionszystourethrogramm empfohlen. Die Interpretation der Aufnahmen ist jedoch von Urologe zu Urologe und von Radiologe zu Radiologe unterschiedlich.

Nunn (1965) untersuchte bei Fällen, die das oben erwähnte klinische Bild zeigten, die intravesikalen und urethralen Drücke, konnte jedoch keine Anzeichen einer Blasenhalsobstruktion feststellen. Die 2 gemessenen Drücke waren im wesentlichen gleich. Es ist wohl so, daß der Blasenhals äußerst stenotisch sein muß, um den Harnfluß wirklich zu behindern. Man ist außerdem zunehmend der Meinung, daß die Obstruktion bei kleinen Mädchen auf einen Spasmus der periurethralen gestreiften Muskulatur zurückzuführen ist, die sich sekundär durch die distale Harnröhrenstenose entwickelt (s. Kap. 31).

Oft wird eine „empirische" Behandlung durchgeführt. Diese besteht in einer Revision des suprapubischen Blasenhalses oder einer TUR. Wird der Blasenhals bei kleinen Jungen durch diesen Eingriff insuffizient, so kann es später zu retrograder Ejakulation und damit zur Unfruchtbarkeit kommen. Eine Revision des Blasenhalses kann bei Frauen zur Harninkontinenz führen. Die Diagnose muß daher mit Vorsicht gestellt werden.

Eine echte funktionelle Blasenhalsobstruktion läßt sich nur nachweisen bei Vorliegen bereits hoher Miktionsdrücke in Verbindung mit einem niedrigen Auslaßwiderstand am äußeren Sphinktersegment und einer niedrigen Harnflußrate. Dieser Befund hat hohe diagnostische Aussagekraft, ist jedoch nicht absolut beweisend für eine funktionelle Blasenhalsobstruktion.

Erworbene Erkrankungen der Blase

Interstitielle Zystitis
(**Hunner-Ulkus, submuköse Fibrose**)

Die interstitielle Zystitis ist primär eine Erkrankung der Frauen im mittleren Alter. Sie ist charakterisiert durch eine Fibrose der Blasenwand mit zunehmendem Verlust der Blasenkapazität. Leitsymptome sind die Pollakisurie, der imperative Harndrang und Schmerzen im Becken mit Blasenerweiterung.

Pathogenese und Pathologie

Eine Infektion ist wohl nicht die Ursache der Blasenwandfibrose, da der Urinbefund meist normal ist. Man hat angenommen, daß die Fibrose auf einen Verschluß der vesikalen Lymphgefäße nach einem operativen Eingriff im Becken oder auf eine Infektion zurückzuführen ist. Bei vielen dieser Patienten fehlt jedoch eine derartige Anamnese. Die Fibrose kann als Folge einer Thrombophlebitis nach akuten Infektionen der Blase oder der Beckenorgane entstanden oder durch einen prolongierten Arteriolenspasmus infolge Vaskulitis oder psychogener Impulse verursacht worden sein. Auch endokrinologische Faktoren und ein neurogener Ursprung werden diskutiert.

In der letzten Zeit fand man jedoch zunehmend Hinweise dafür, daß die interstitielle Zystitis eine Autoimmunkollagenose ist. Oravisto et al. (1970) untersuchten 54 Frauen mit dieser Erkrankung. Sie beobachteten bei 85% antinukleäre Antikörper. Eine signifikante Zahl wies eine Allergie (Reagin-Typ) oder eine Überempfindlichkeit gegen Medikamente auf. Jacobo et al. (1974) und Gordon et al. (1973) haben diese Befunde bestätigt. Eine allergische Genese würde auch das günstige Ansprechen auf Kortikosteroide erklären.

Die primäre Veränderung ist eine Fibrose in den tieferen Schichten der Blase. Die Kapazität des Organs ist vermindert, manchmal sogar erheblich. Die Schleimhaut ist dünner geworden, besonders an den Stellen, an denen sich die Blasenwand während der Blasenfüllung und -entleerung am stärksten bewegt (d. h. am Blasendach). Darüber hinaus findet man an diesen Stellen kleinere Ulzerationen oder Schleimhauteinrisse. In schweren Fällen ist der normale Mechanismus der Harnleitermündungen zerstört, so daß es zum vesikoureteralen Reflux kommt. Eine Hydroureteronephrose und eine Pyelonephritis sind die Folge.

Mikroskopisch ist die Mukosa oft sehr dünn oder kann ganz fehlen. Die Kapillaren der Tunica propria sind oft gestaut und zeigen entzündliche Veränderungen. Die Muskulatur wird unterschiedlich stark durch fibröses Gewebe ersetzt, das oft sehr schlecht durchblutet ist. Oft sind die Lymphgefäße gestaut. Das Gewebe ist mit Mastzellen und Lymphozyten infiltriert (Jacobo et al. 1974).

Klinische Befunde

Eine interstitielle Zystitis sollte stets in Betracht gezogen werden, wenn eine Frau im mittleren Alter bei unauffälligem Urin über Pollakisurie, Nykturie und suprapubische Schmerzen klagt.

Symptome

Man findet in der langen Vorgeschichte eine langsam zunehmende Miktionshäufigkeit und Nykturie; beide können sehr heftig sein. Anamnestisch deutet nichts auf eine Infektion hin (Brennen bei der Miktion, trüber Urin). Bei voller Blase ist der suprapubische Schmerz meist sehr heftig. Die Schmerzen können jedoch auch in der Harnröhre oder im Perineum verspürt werden. Sie bessern sich bei der Miktion. Gelegentlich beobachtet man auch eine Makrohämaturie, insbesondere wenn die Miktion hinausgezögert werden mußte (d. h. nach einer Blasenüberdehnung). Die Patienten sind meist angespannt und ängstlich. Ob dies sekundär auf die lang anhaltende und schwere Symptomatik zurückzuführen ist oder ob es die primäre Ursache dieser Blasenveränderung ist, ist noch unklar (s. Kap. 36). Oft wird eine allergische Disposition angegeben.

Klinische Zeichen

Bei der körperlichen Untersuchung findet man keine pathologischen Veränderungen. Manchmal besteht eine gewisse Druckempfindlichkeit in der suprapubischen Region. Dieser Druckschmerz kann auch in der Blasenregion auftreten, wenn man die Blase durch die Vagina palpiert.

Laborbefunde

Wenn der Patient vorher nicht behandelt wurde (z. B. durch instrumentellen Eingriff), findet man im Urin keine Anzeichen für eine Infektion. Gelegentlich besteht eine Mikrohämaturie. Die Untersuchungen der Nierenfunktion sind unauffällig, solange es bei den Patienten nicht durch die Fibrose zu einem vesikoureteralen Reflux oder zu einer Obstruktion gekommen ist.

Röntgenbefunde

Solange kein Reflux vorliegt, sind die Ausscheidungsurogramme normal. Beim Reflux besteht meist auch eine Hydronephrose. Im Zystogramm ist die Blasenkapazität deutlich vermindert. Meist besteht ein Reflux in den dilatierten oberen Harntrakt.

Instrumentelle Untersuchung

Meist führt die Zystoskopie zur richtigen Diagnose. Bei der langsamen Blasenfüllung verspürt der Patient einen zunehmenden suprapubischen Schmerz. Die Blasenkapazität kann unter 60 ml liegen. Bei noch unbehandelten Patienten (durch Fulguration oder hydraulische Überdehnung) kann die Blase noch völlig normal aussehen. Bei einer 2. Überdehnung (Messing u. Stamey 1978) kann es jedoch zu punktförmigen Blutungen an den am stärksten gedehnten Stellen der Blasenwand kommen. Bei noch stärkerer Dehnung treten bogenförmige Risse der Schleimhaut mit z. T. heftigen Blutungen auf.

Lapides (1975) glaubt, daß diese Erkrankung häufig bei jungen Frauen auftritt, die lediglich eine Pollakisurie aufgrund einer zu geringen Blasenkapazität haben. In diesen Fällen fand er jedoch keinerlei Veränderungen der Blase.

Differentialdiagnose

Eine Blasentuberkulose kann zu echten Ulzerationen führen. Diese liegen meist in der Region des Harnleterostiums, da hier der tuberkulös-infizierte Urin der Niere austritt. Man findet die typischen Tuberkel. Es besteht eine Pyurie. Im Urin werden Tuberkelbakterien nachgewiesen. Darüber hinaus zeigen die Ausscheidungsurogramme oft die typischen Veränderungen der Nierentuberkulose.

Blasenulzera nach einer Schistosomiasis verursachen ähnliche Symptome wie die interstitielle Zystitis. Diese Diagnose liegt immer dann nahe, wenn sich der Patient in einem für diese Krankheit endemischen Gebiet aufhält. Bei den meisten Patienten handelt es sich um Männer. Die Diagnose läßt sich durch den Nachweis der typischen Eier und das pathognomonische Bild der Blase stellen.

Eine unspezifische Blaseninfektion führt selten zur Ulzeration. Man findet Eiter und Bakterien im Urin. Eine Antibiotikatherapie führt schnell zum Erfolg.

Utz u. Zinke (1974) beobachteten, daß 20% ihrer männlichen Patienten, bei denen eine interstitielle Zystitis diagnostiziert worden war, in Wirklichkeit ein Karzinom hatten. Sie betonten die Notwendigkeit einer zytologischen Untersuchung und einer transurethralen Biopsie.

Komplikationen

Es kann zu einer allmählichen Harnleiterstenose oder zu einem Reflux mit den typischen Folgeerscheinungen (z. B. Hydronephrose) kommen.

Therapie

Spezifische Maßnahmen

Für die interstitielle Zystitis scheint es keine genau festgelegte Behandlung zu geben. Die normalerweise vorgenommene Therapie kann zur teilweisen Besserung führen, jedoch auch völlig unwirksam sein.

Durch die hydraulische Überdehnung, mit oder ohne Anästhesie, läßt sich die Blasenkapazität manchmal schrittweise vergrößern. Durch Blasenspülung mit steigenden Silbernitratkonzentrationen (1:5.000–1:100) läßt sich eine ähnliche Wirkung erzielen. Eine Elektrokoagulation der Schleimhautrisse wird häufig endoskopisch durchgeführt und kann ebenfalls zu einer vorübergehenden Schmerzlinderung führen. Greenberg et al. (1974) glauben, daß die TUR zu besseren Ergebnissen führt als die Fulguration.

Stewart u. Shirley (1976) berichten über einen guten Rückgang der Beschwerden nach Instillation von 50 ml 50%igem Dimethylsulfoxid (DMSO) alle 2 Wochen in die Blase. Die Lösung wird 15 min in der Blase belassen. Fowler (1981) erzielte mit dieser Methode ähnliche Erfolge.

Messing u. Stamey (1978) erhielten die besten Resultate nach Spülung mit 0,4%iger Oxychlorosene-Sodium-Lösung (Clorpactin WCS-90). Jeweils bei einem Anstieg des Drucks um 10 cm Wassersäule wird die Blase weiter aufgefüllt bis zu 1 l. Dies muß jedoch unter Anästhesie durchgeführt werden. Vor der Therapie sollte man eine Zystographie vornehmen. Wenn ein vesikoureteraler Reflux besteht, kann eine Harnleiterfibrose auftreten (Messing u. Freiha 1979).

Parsons et al. (1983) überwachten Patienten, die nicht auf eine hydraulische Überdehnung oder eine Instillation von DMSO ansprachen. Sie stellten fest, daß die Blasenschleimhaut eine Schicht von sulfonierten Glukosaminoglykanen an ihrer Oberfläche benötigt, um das Übergangsepithel vor der Wirkung des Urins zu schützen. Diese Substanz war bei diesen Patienten in der Schleimhaut nicht nachweisbar. Sie verabreichten Natriumpentosanpolysulfat (Elmiron) oral in Dosen von 50 mg 4mal tgl. oder 150 mg 2mal tgl. über 4–8 Wochen. Von den 24 Patienten bemerkten 20 eine mehr als 80%ige Besserung der Pollakisurie, Nykturie und des Harndrangs. 2 verspürten eine 50–80%ige Linderung. Der Zustand der 22 Patienten verbesserte sich ständig. Nur bei 2 Patienten konnte keine Linderung nachgewiesen werden.

100 mg Kortisonazetat oder Prednison, 10–20 mg/d, in fraktionierten Dosen oral über 21 Tage und danach in abnehmender Dosierung über weitere 21 Tage, haben sich als erfolgreich erwiesen (Badenoch 1971). Es gibt auch Autoren, die die endoskopische Injektion von Prednison in die erkrankten Bereiche empfehlen.

Antihistaminika (z. B. Pyribenzamin 50 mg 4mal tgl.) führen zu einer gewissen Linderung. Auch Heparin-Natrium (langanhaltend), 20000 E i.v. tgl., blockiert die Histaminwirkung. Hierdurch konnten ermutigende Resultate bei der Behandlung der interstitiellen Zystitis erreicht werden.

Freiha et al. (1980) führten bei 5 Patienten, die nicht auf Oxychlorosen ansprachen, eine Zystolyse durch. Bei allen trat eine Besserung ein. Wird die Blase fibrotisch und nimmt die Blasenkapazität ab, so kann eine Zökal- oder Ileozystoplastik vorgenommen werden, um die Blasenkapazität zu vergrößern (Green et al. 1983; Chang et al. 1980). Die meisten Patienten können geheilt oder ihre Beschwerden deutlich gebessert werden. In Einzelfällen kann eine Harnableitung notwendig werden.

Von einer Denervierung durch präsakrale und sakrale Neurektomie und von perivesikalen Eingriffen (Zystolyse, Zystoplastik, transvaginale Neurotomie) ist abzuraten, da sie nur selten von dauerhaftem Nutzen sind. Bei einer schweren Kontraktur ist eine Augmentationszystoplastik angezeigt.

Allgemeine Maßnahmen

Man kann allgemeinwirkende oder auf die Blase beschränkte Sedativa verordnen. Sie führen jedoch nur selten zu einer Linderung der Beschwerden. Bei der Harnwegsinfektion (meist nach einem instrumentellen Eingriff) sollte mit entsprechenden Medikamenten behandelt werden. Bei der senilen Urethritis kann sich Diäthylstilböstrol in From von Vaginalsuppositorien als hilfreich erweisen.

Behandlung der Komplikationen

Bei einer progredienten Hydronephrose infolge einer Harnleiterstenose ist mit einer ureteralen Dilatation wenig zu erreichen. Eine Harnableitung kann notwendig werden (z. B. durch ureteroileokutane Anastomose).

Abb. 29.2a–c. Innere Blasenhernie. Seitliches Zystogramm bei Streßinkontinenz. **a** 6 Monate altes Mädchen. Die Zystographie im Rahmen der Ausscheidungsurographie zeigt einen Blasenzipfel in einer Femoralhernie rechts *(Pfeile)*. **b, c** Die *gestrichelte* Linie entspricht der normalen Lage des Blasenbodens. Die *SK-RIP*-Linie ist eine Linie zwischen dem sakrokokzygealen Gelenk *(SK)* und dem Unterrand des R. inferior *(RIP)*. **b** Ruhezystogramm bei Streßinkontinenz. Der Blasenboden liegt 2 cm tiefer als normal. **c** Zystogramm während des Pressens bei einer Patientin mit Streßinkontinenz. Der Blasenboden senkt sich etwa 4 cm, was einer mangelnden Unterstützung der urethrovesikalen Verbindung entspricht. (Mit freundlicher Genehmigung von J. A. Hutch)

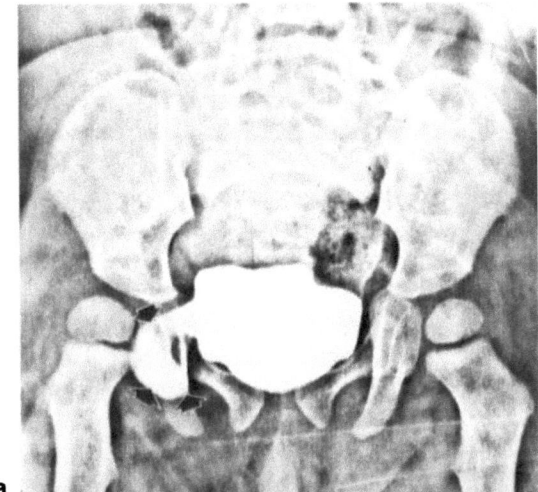

a

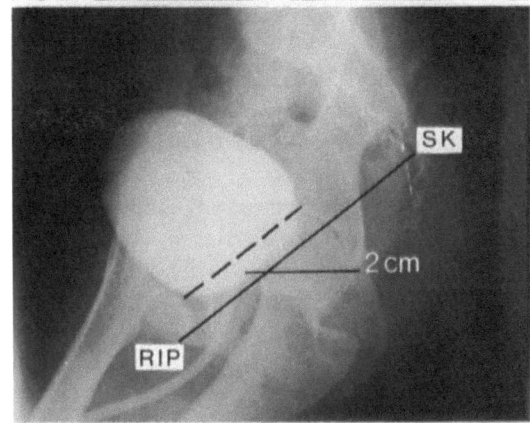

b

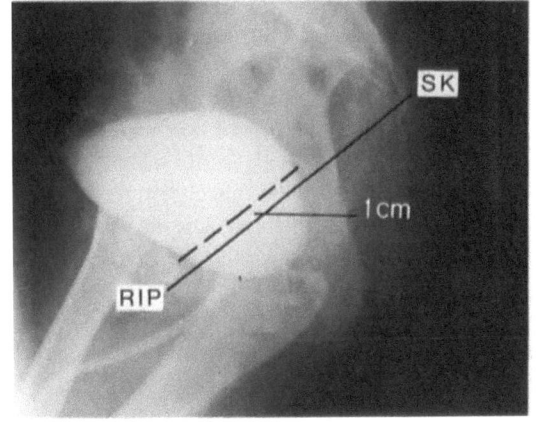

c

Prognose

Die meisten Patienten sprechen auf eine der oben besprochenen konservativen Behandlungsmethoden an. Bei den übrigen sollte ein operativer Eingriff in Betracht gezogen werden.

Äußere Blasenhernie

Die Blase eines jungen Mädchens kann durch eine zu weite Harnröhre vorfallen und äußerlich sichtbar werden. Die Behandlung erfolgt in Trendelenburg-Lage durch sanften Druck auf die vorgefallene Blase. Nach Reposition sollte ein kleiner Harnröhrenkatheter mehrere Tage in der Blase belassen werden. Tritt eine erneute Blasenhernie auf, so sollte die Blase mit der Harnröhre an der Linea alba vernäht werden.

Innere Blasenhernie

Eine Blasenhälfte kann sich in eine Inguinalhernie (bei Männern) oder in eine Schenkelhernie (bei Frauen) vorwölben (Abb. 29.2). Bei der Miktion zieht sich dieser Blasenanteil jedoch wieder zurück. Man beobachtet diese Störung am häufigsten als Komplikation bei der operativen Korrektur von Leisten- oder Schenkelhernien (Bell u. Witherington 1980). Weitzenfeld et al. (1980) berichteten von einem Fall, in dem sich sowohl die rechte Niere mit dem Harnleiter als auch der linke Harnleiter in Inguinalhernien im Skrotum befanden.

Streßinkontinenz

Die Streßinkontinenz, d. h. der Verlust von Urin bei körperlicher Anstrengung (z. B. Husten, Niesen) findet sich häufig bei älteren Frauen. Obwohl sie meist nach Geburten auftritt, wird sie auch bei Mädchen und kinderlosen Frauen beobachtet.

Der normale Harnröhrenwiderstand liegt bei etwa 100 cm Wassersäule. Dieser Druck setzt sich aus der Summe des Widerstandes des glatten Sphinkters (50 cm Wassersäule) und des quergestreiften Sphinkters in der Mitte der Harnröhre (50 cm Wassersäule) zusammen. Normalerweise steigt der intraperitoneale Druck beim Husten oder Pressen stark an. Der Widerstand in der mittleren Harnröhre nimmt jedoch ebenfalls zu, so daß das relativ hohe Harnröhren-Detrusor-Druckverhältnis erhalten bleibt. Bei einem Patienten mit Streßinkontinenz sinkt der Widerstand im mittleren Harnröhrenbereich ab. Diese Veränderung ist durch eine starke Aussackung des Blasenbodens und der Harnröhre durch eine Insuffizienz des Stützgewebes bedingt. Die Sphinktermuskulatur ist gewöhnlich unauffällig, kann jedoch bei einem Deszensus von Blase und Harnröhre nicht mehr wirksam arbeiten. Normalerweise beträgt die Länge der Harnröhre 4 cm. Bei Harnröhrendruckmessungen findet man nur einen geringen Teil des Verschlußdrucks im proximalen Anteil der Harnröhre. Somit beträgt die funktionelle Länge solcher Harnröhren lediglich 2 cm (Tanagho 1979). Außerdem sind die hintere Harnröhre und der Blasenhals aus dem Becken nach unten verlagert, so daß die Bauchpresse, die plötzlich den intravesikalen Druck erhöht, mit einem verminderten Widerstand im proximalen und mittleren Harnröhrenanteil einhergeht und dadurch zur Inkontinenz führt.

Susset et al. (1976); Gershon u. Diokno (1978); Faysal et al. (1981) und Lockhart et al. (Urology 1982) veröffentlichten eingehende Studien über die Urodynamik bei Streßinkontinenz.

Klinische Befunde

Die Patientinnen klagen nur im Stehen über unkontrollierten Urinabgang durch Pressen. Im Liegen sind sie trocken. Oft findet man eine unterschiedlich stark ausgeprägte Urethrozele. Es ist diagnostisch von großer Bedeutung, wenn die Patientin während des Hustens oder des Pressens bei gleichzeitigem Anheben des Blasenhalses kontinent ist. Dieser Test sollte bei stehender Patientin durchgeführt werden. Die Region des Blasenhalses wird mit 2 Fingern oder 2 Klemmen bis unter die Symphyse angehoben. (Wenn Klammern verwendet werden, ist eine Lokalanästhesie erforderlich.) Manchmal erhält man auch falsch-positive Resultate.

Ein wichtiger Test zur Diagnose einer echten Streßinkontinenz ist das seitliche Zystogramm, das mit und ohne Pressen aufgenommen wird. Eine kontrastgebende Kette oder ein Katheter sollten in die Blase eingelegt werden, damit man den urethrovesikalen Übergang erkennt (Abb. 29.2). Bei einer gesunden Frau liegt der Blasenboden etwa 2 cm oberhalb einer Linie zwischen dem unteren Schambeinrand und der Verbindungstelle zwischen Kreuzbein und Steißbein. Beim Pressen sollte sich der Blasenboden um nicht mehr als 1,5 cm absenken. Bei einer echten Streßinkontinenz zeigt sich auf dem statischen seitlichen Zystogramm schon eine gewisse Senkung der Blase. Dies wird noch wesentlich verstärkt auf der Aufnahme sichtbar, die während des Pressens angefertigt wird (Noll u. Hutch 1969; Susset et al. 1976).

Differentialdiagnose

Bei sorgfältiger Anamnese kann meistens schon zwischen Streß- und Urge-Inkontinenz unterschieden werden. Bei letzterer muß jedoch eine Entzündung oder nervliche Anspannung vorliegen. Um gute operative Resultate zu bekommen, sollte man folgende Erkrankungen, die auch zur Inkontinenz führen, ausschließen: ektopisches Harnleiterostium, neurogene Blase, senile Urethritis, Harnröhrendivertikel und lokale Harnröhren- oder Blasenläsionen (z. B. Zystitis, Urethritis). Durch Anamnese, körperliche Untersuchung, Urinanalyse und Nierenfunktionstests sowie durch Zystoskopie, Ausscheidungsurographie, seitliche Zystographie und Zystometrie ist eine Differenzierung möglich. Mit urodynamischen Untersuchungen kann die Diagnose mit großer Sicherheit gestellt werden.

Therapie

Wenn ein Östrogenmangel der Vagina und der Harnröhre vorliegt, muß eine lokale oder orale Östrogenbehandlung erfolgen (s. Kap. 31).

Obwohl der vaginale Zugang zur Stützung des Blasenhalses am häufigsten gewählt wird, scheint die retropubische urethrovesikale Blasensuspension (Op. nach Marshall-Marchetti) zu besseren Resultaten zu führen (Tanagho 1976; Parnell et al. 1982). Stamey et al. (1975) empfehlen eine ähnliche endoskopische Methode mit guten Ergebnissen. Cobb u. Ragde (1978) berichten auch von guten Ergebnissen mit dieser Methode. Andere Operationen, die auf den gleichen Prinzipien beruhen, enthalten eine Modifikation der Pereira-Operation (Roberts et al. 1981) oder eine modifizierte Burch-Operation (Lockhart et al. 1983).

Lockhart et al. (J Urol 1982) untersuchten die Ursachen erfolgloser Operationen. Sie fanden unangemessene Operationsindikationen, falsche Nähte oder Fehler bei der Korrektur der urethrovesikalen Verbindung.

Prognose

Bei richtiger Diagnose beträgt die Heilungsrate annähernd 85–90%. Unglücklicherweise kann es in einigen Fällen nach einem oder mehreren Jahren zu einem erneuten Auftreten der Streßinkontinenz kommen. Dadurch kann eine 2. Operation notwendig werden.

Harninkontinenz

Eine teilweise oder vollständige Harninkontinenz kann nach Prostatektomie oder besonders nach TUR auftreten. Eine Schädigung des glatten Sphinkters ist die Ursache. Obwohl häufig eine Verletzung oder Resektion des äußeren willkürlichen Sphinkters dafür verantwortlich gemacht wird, ist dies nur sehr selten der Fall. Ein solcher Patient kann den Miktionsstrahl durch Kontraktion des willkürlichen Sphinkters unterbrechen. Dies ist jedoch wegen der schnellen Erschlaffung des quergestreiften Muskels nur kurz möglich. Nur der glatte Schließmuskel mit seinem gleichmäßigen Tonus kann eine Kontinenz gewährleisten.

Scott et al. (1974) und Light u. Scott (1983) haben eine raffinierte Methode zur Wiederherstellung der Kontinenz beschrieben. Eine Silikonprothese wird dem Patienten implantiert. Sie besteht aus einem flüssigkeitsgefüllten Plastikbeutel, der unterhalb der Bauchwand nahe der Blase eingesetzt wird, und einer Plastikmanschette, die entweder den Blasenhals (bei Frauen) oder die bulbäre Harnröhre (bei Männern) umgibt. In eine Labie oder eine Skrotalseite wird dann je 1 kleiner Plastikball implantiert. Dieser Ball besitzt einen speziellen Ventilmechanismus, durch den sich die Manschette, die die Harnröhre umgibt, mit Flüssigkeit auffüllen oder entleeren läßt. Die komprimierte Flüssigkeit fließt aus der Manschette in den Plastikbeutel, wodurch eine freie Miktion ermöglicht wird. Nach etwa 2 min füllt sich die Manschette spontan wieder mit Flüssigkeit. In den meisten Fällen konnte durch diese Vorrichtung mit Erfolg eine Kontinenz erzielt werden. In mehr als 75% der Fälle sind die Ergebnisse ausgezeichnet. Die meisten Versager sind auf technische Schwierigkeiten mit der Prothese zurückzuführen, z.B. Flüssigkeitsaustritt, so daß eine erneute Operation erforderlich wird.

Es sind zahlreiche andere Operationen zur Korrektur der Harninkontinenz beschrieben worden. Kaufman hat eine Reihe von Techniken entwickelt, bei denen Druck auf die perineale Harnröhre distal der Prostata ausgeübt wird. Hierzu gehören die Apposition oder die Transposition des M. ischiocavernosus und die Implantation einer Kunststoffprothese. Er setzt (Kaufman u. Raz 1979) einen kleinen Plastikbehälter in das Perineum oberhalb der bulbären Harnröhre ein. Danach wird so lange Silikongel in den Behälter instilliert, bis der gewünschte Verschlußdruck erreicht ist. Tritt postoperativ immer noch eine Inkontinenz auf, kann mehr Silikon perkutan instilliert werden. Politano (1982) injizierte Teflon in das perineale periurethrale Gewebe oder submukös am Blasenhals, um die Harnröhre komprimieren zu können. Auch er erzielte ausgezeichnete Resultate.

Einige leichtere Fälle sprechen auf Ephedrin an. Diokno u. Taub (1975) verabreichten bis zu 200 mg/d in 4 fraktionierten Dosen mit gutem Erfolg. Bei Kindern gibt man eine Lösung, die in 5 ml 11 mg Ephedrin enthält.

Tanagho u. Smith (1972) entwickelten aufgrund vernünftiger anatomischer Prinzipien eine Operationsmethode, die bei der Behandlung der Harninkontinenz erfolgreich ist. Ein rechteckiger Streifen aus dem dicken Mittelteil der zirkulären Fasern der Detrusormuskulatur wird an der Vorderseite zu einer Schlinge geformt, die Sphinkterwirkung ausüben kann. Diese wird mit der prostatischen Harnröhre verbunden. Mit diesem Eingriff konnten 44 von 50 Patienten mit einer Inkontinenz nach Prostatektomie geheilt werden. Williams u. Snyder (1976) haben diese Methode auch schon erfolgreich bei Kindern angewandt.

Enuresis

Enuresis bedeutete ursprünglich Harninkontinenz. Heute ist der Ausdruck jedoch ein Synonym für Bettnässer, die älter sind als 3 Jahre. Innerhalb dieser Zeit verfügen die meisten Kinder über eine normale Blasenkontrolle, Mädchen früher als Jungen. Im Alter von 6 Jahren findet sich in etwa 10% eine Enuresis. Selbst mit 14 Jahren sind noch 5% der Kinder Bettnässer (Simonds 1977). Wahrscheinlich sind mehr als 50% auf eine verspätete Reifung des Nervensystems oder eine myoneurogene Blasendysfunktion zurückzuführen. 30% sind psychogenen Ursprungs, und 20% entstehen offensichtlich sekundär bei organischen Erkrankungen. Die meisten Kinder mit funktioneller Enuresis sind im Alter von 10 Jahren kontinent.

Psychodynamik

Mit dem Training der Blasenkontrolle sollte im Alter von 1½ Jahren begonnen werden. Frühere Versuche sind meistens nutzlos und können sogar Schaden anrichten. Wenn den Eltern das Training nicht gelingt, kann das Kind die zerebrale inhibitorische Kontrolle über die infantile ungehemmte Blase bis ins späte Kindesalter nicht erlernen. Wenn Eltern emotional-labil sind, können sie ihre Ängste auf das Kind übertragen, wobei sich die psychische Anspannung durch Enuresis manifestiert.

Durch die Geburt eines 2. Kindes kann das erste seine Ausnahmestellung in der Familie verlieren. Es kann deshalb in infantile Verhaltensweisen zurückfallen, um die Zuneigung der Eltern wiederzuerlangen. Die Enuresis nocturna kann aber auch durch eine akute Erkrankung oder als deren Folge auftreten. Physiologische oder psychologische Anspannung (Furcht oder Angst) kann zur Blaseninkontinenz führen.

Etwa 40% der enuretischen Kinder haben ein EEG, das auf eine Epilepsie oder eine verzögerte Reifung des ZNS hindeutet.

Klinische Befunde

Symptome

Ein Kind kann nur gelegentlich oder auch regelmäßig das Bett einnässen. Durch vorsichtige Befragung der Eltern oder durch Beobachtung kann der Arzt feststellen, ob das Kind im freien Strahl und mit normalem Kaliber miktionieren kann. Schon hierdurch läßt sich eine Obstruktion des unteren Harntrakts als Ursache der Enuresis ausschließen. Kinder mit Enuresis diurna haben meist mehr als nur eine psychogene Enuresis. Viele lassen zu häufig Wasser und haben erwiesenermaßen eine verminderte Blasenkapazität, die jedoch unter Anästhesie normal ist. Das zeigt wahrscheinlich den verzögerten Reifungsprozeß.

Es besteht kein Brennen beim Wasserlassen, obwohl hohe Miktionsfrequenz und Harndrang häufig sind. Der Urin ist klar.

Bei der Beobachtung der Eltern erkennt man oft, daß diese ängstlich und angespannt sind. Dies sind 2 typische Charakterzüge, die die Enuresis des Kindes noch verschlimmern können.

Klinische Zeichen

Die allgemeine körperliche und urologische Untersuchung ist meist ohne pathologischen Befund.

Laborbefunde

Bei Patienten mit psychogener Enuresis oder einer Enuresis aufgrund verzögerter Reifung sind alle Untersuchungen, einschließlich der Urinuntersuchung, normal. Das EEG kann jedoch pathologisch sein.

Röntgenbefunde

Die Ausscheidungsurogramme sind unauffällig. Auf den Zystogrammen findet man keine Trabekelblase. Nach der Miktion ist auf der Aufnahme kein Restharn nachweisbar.

Instrumentelle Untersuchung

Ein Katheter entsprechender Größe wird in die Blase vorgeschoben, so daß eine Striktur ausgeschlossen werden kann. Legt man den Katheter nach der Miktion ein, findet sich kein Restharn. Die Urethrozystoskopie ist ohne Befund. Die zystometrischen Kurven ergeben typische Diagramme für eine „ungehemmte" (überreizbare) neurogene Blase. Solange keine Infektion oder eine ausgeprägte organische Erkrankung besteht, sind instrumentelle Eingriffe, Röntgen- und urodynamische Untersuchungen nicht erforderlich.

Differentialdiagnose

Obstruktion

Eine Obstruktion des unteren Harntrakts (z. B. durch hintere Harnröhrenklappen, Meatusstenose) verursacht einen abgeschwächten Harnstrahl. Oft bestehen Strangurie, schmerzhafte Pollakisurie bei Tag und Nacht, Pyurie und Fieber (z. B. Pyelonephritis). Es kann eine Überdehnung der Blase vorliegen. Die Infektion wird durch die Urinuntersuchung bestätigt. Manchmal finden sich auch eine Anämie und Einschränkung der Nierenfunktion.

Ausscheidungsurogramme zeigen die Dilatation der Blase und des oberen Harntraktes. Die Aufnahmen nach der Miktion ergeben eine unvollständige Blasenentleerung. Bei der Zystographie können sich eine distale Harnröhrenstenose oder ein Reflux nachweisen lassen. Die organische Ursache wird durch die Urethrozystoskopie festgestellt.

Auch eine schwere Obstruktion durch einen psychosomatisch bedingten Spasmus der gesamten Beckenbodenmuskulatur kann zu einer Schädigung der Blase und der Nieren führen. Eine Infektion ist die Regel.

Infektionen

Eine chronische Harnwegsinfektion, die nicht auf einer Obstruktion beruht, verursacht Pollakisurie, Nykturie und Dysurie, obwohl solche Infektionen manchmal auch ohne die Symptome einer Reizblase auftreten können. Rezidivierende Fieberschübe sind häufig.

Die Allgemeinuntersuchung kann unauffällig sein. Gelegentlich besteht eine Anämie. Im Urin finden sich Leukozyten, Bakterien oder beides. Manchmal ist die Nierenfunktion eingeschränkt. Die Ausscheidungsurogramme sind meistens normal, obwohl man gelegentlich auch die Zeichen einer abgelaufenen Pyelonephritis sieht. Bei der Zystoskopie finden sich die durch die Infektion hervorgerufenen Veränderungen. Werden die Urinproben mittels Ureterenkatheter entnommen, kann evtl. eine Infektion der Niere nachgewiesen werden. Ein vesikoureteraler Reflux wird durch Zystographie gesichert.

Neurogene Erkrankung

Kinder mit Mißbildungen des Sakralmarks (z. B. Myelodysplasie) können eine Enuresis diurna et nocturna aufweisen. Da gewöhnlich erhebliche Restharnmengen in der Blase vorhanden sind, findet sich bei der Untersuchung meist auch ein Infekt. Der Restharn kann mit einem Katheter oder durch eine Entleerungsaufnahme bei der Ausscheidungsurographie nachgewiesen werden. Eine Spina bifida kann man auf der Abdomenübersichtsaufnahme erkennen.

Das Zystometrogramm ähnelt normalerweise dem einer schlaffen neurogenen Blase. Bei der Zystoskopie findet sich eine atonische Blase mit mäßiger Trabekelbildung und den Zeichen einer Infektion.

Distale Harnröhrenstenose

Bei vielen jungen Mädchen ist diese angeborene Mißbildung die Ursache der Enuresis, auch wenn eine Zystitis fehlt. Die Diagnose kann durch Messung des Harnröhrendurchmessers gestellt werden.

Komplikationen

Die Komplikationen einer funktionellen Enuresis sind psychisch, nicht organisch. Die Kinder sind besonders dann beeinträchtigt, wenn sie eingeschult werden. Der psychische Druck wird durch die Eltern meist verstärkt. Für diese Kinder ist es unmöglich, bei einem der Spielgefährten zu übernachten. Es kann zu einer ungesunden Introversion kommen. Eine Enuresis kann auch durch übertriebene Anforderungen der Eltern oder als Folge von Straf- oder anderen Maßnahmen länger anhalten.

Spätfolgen

Gelegentlich kann man auch bei Erwachsenen bei psychischer Anspannung beobachten, daß die Miktionshäufigkeit nachts höher ist als am Tage. Bei gründlicher urologischer Untersuchung finden sich keine pathologischen Veränderungen. Viele dieser Patienten geben an, schon in der Kindheit eine langanhaltende Enuresis gehabt zu haben. Man vermutet, daß die zerebrovesikalen Verbindungen bei übermäßiger emotioneller Anspannung versagen. Eine ausgeprägte Nykturie kann bei Erwachsenen Ausdruck einer Enuresis sein.

Therapie

Eine Behandlung der Enuresis sollte nach dem 3. Lebensjahr beginnen.

Allgemeine Maßnahmen

Nach dem Mittagessen kann man die Flüssigkeitsaufnahme einschränken. Vor dem Schlafengehen wird die Blase vollständig entleert und das Kind vor dem üblichen Zeitpunkt des Einnässens rechtzeitig aufgeweckt, um erneut die Blase zu entleeren.

Auch eine Behandlung mit Medikamenten hat ihre Befürworter.

1. Berichten zufolge kann Imipramin bei 50–70% der Patienten zu einer Heilung führen. Damit ist es wahrscheinlich das Medikament der Wahl. Man beginnt mit 25 mg vor dem Abendessen. Die Dosis kann, wenn nötig, auf 50 mg gesteigert werden. Meist sind jedoch 25 mg ausreichend (Kass et al. 1979).
2. Parasympathikolytika, wie Atropin oder Belladonna, die den Detrusortonus erniedrigen, führen häufig zur Besserung der Beschwerden. Methanthelinumbromid (z. B. Vagantin) 25–75 mg zur Schlafenszeit, ist jedoch wirksamer.
3. Sympathikomimetika zur Schlafenszeit vermeiden eine zu große Schlaftiefe, so daß das Kind den Drang zur Miktion verspürt.
4. Mit Phenytoin konnten einige Kinder erfolgreich behandelt werden, deren EEG abnorm waren.

Die Verwendung mechanischer Hilfsmittel, wie elektrisch leitende Kissen, die bei Nässe Alarm geben, sind bei verzögerter Reifung von Nutzen, da hierdurch ein entsprechender Reflex ausgebildet wird (Close 1980).

Urologische Eingriffe (z. B. Harnröhrendilatation, urethrale Instillationen von Silbernitrat) sollten, obwohl sie oft empfohlen werden, ohne sicher nachweisbare Veränderungen nicht angewendet werden. Sie wirken psychisch und physisch traumatisch und verängstigen das ohnehin verstörte Kind noch mehr.

Psychotherapie

Eine analytische Behandlung und Beurteilung kann bei einigen Kindern mit Enuresis und auch bei ihren Eltern indiziert sein. Die Eltern dürfen die Unsicherheit des Kindes nicht verstärken und müssen davor gewarnt werden, das Kind zu bestrafen oder in irgendeiner Weise Schuld- oder Unsicherheitsgefühle zu verstärken. Ist die Beeinflussung der Eltern schwierig, so sollte man in solchen Fällen einen Psychiater hinzuziehen.

Prognose

Das Training des Kindes und vor allen Dingen die in dieser Hinsicht wichtige Erziehung der Eltern kann schwierig und zeitaufwendig sein. Eine psychiatrische Beratung der Eltern und gelegentlich auch des Kindes ist manchmal notwendig. Bei den meisten Patienten hört die Enuresis im Alter von etwa 10 Jahren spontan auf. Bei einigen ist das nicht so, und sie können später als Reaktion auf die Spannungs- oder Angstgefühle eine Reizblase vom psychogenen Typ entwickeln.

Fremdkörper in Blase und Harnröhre

In der Harnröhre und der Blase von Männern und Frauen sind schon zahlreiche Gegenstände gefunden worden. Einige von ihnen gelangen als Folge einer Selbstuntersuchung aus Neugierde in die Harnröhre. Andere werden zur Empfängnisverhütung in die Harnröhre eingeführt (bei Männern), im Glauben, daß die Verstopfung der Harnröhre den Austritt von Ejakulat verhindert.

Ein Fremdkörper in der Blase führt zur Zystitis. Eine Hämaturie ist nicht selten. Schamgefühle können die Patienten dazu verleiten, sich erst spät in ärztliche Behandlung zu begeben. Metallgegenstände können dann auf einer Röntgenaufnahme in der Blasenregion sichtbar werden. Kontrastarme Fremdkörper werden manchmal mit einem Kalziummantel überzogen. Sie lassen sich gut zystoskopisch nachweisen.

Eine Entfernung des Fremdkörpers ist zystoskopisch oder suprapubisch notwendig. Geschieht dies nicht, so kommt es zur Blaseninfektion. Bei harnstoffspaltenden Organismen kommt es im alkalischen Urin (der zu einer erhöhten Unlöslichkeit der Kalziumsalze führt) zur raschen Steinbildung um den Fremdkörper (Abb. 16.13).

Allergische Reaktionen der Blase

Da fast alle Schleimhäute allergisch reagieren, muß man auch an allergische Reaktionen der Blasenschleimhaut denken. Deshalb sollte man bei rezidivierenden Symptomen einer akuten „Zystitis" ohne Harnwegsinfektion oder andere nachweisbare Veränderungen an eine allergische Reaktion denken. Hierbei finden sich ein generalisiertes Erythem der Blasenschleimhaut und ödematös verquollene Harnleiterostien.

Bei sorgfältiger Anamnese kann man feststellen, daß diese Anfälle vorwiegend nach dem Verzehr nicht alltäglicher Nahrungsmittel (z. B. von frischem Hummer) auftreten. Gelegentlich findet man auch allergische Reaktionen gegen spermizide Cremes. Vermutet man eine Blasenallergie, so kann diese durch subkutane Injektion von 0,5–1 ml einer 1:1.000 verdünnten Adrenalinlösung beseitigt werden. Antihistaminika sind sinnvoll. Hauttests haben sich i. allg. zur Diagnostik derartiger Allergien nicht besonders bewährt.

Blasendivertikel

Die meisten Blasendivertikel sind erworben und entstehen sekundär, entweder durch eine Obstruktion distal des Blasenhalses oder durch eine neurogene Blasenentleerungsstörung. Durch den erhöhten intravesikalen Druck wird die Blasenschleimhaut zwischen den hypertrophen Muskelbünden nach außen gepreßt, so daß es zu einer extravesikalen Ausstülpung der Schleimhaut kommt. Oft befinden sich diese Divertikel oberhalb des Harnleiters und führen zu einem vesikoureteralen Reflux (Hutch-Säckchen; Abb. 12.6). Da die Divertikelwand keine Muskelfasern enthält, besitzt sie auch keine Austreibungskraft. Der meist vorhandene Restharn führt zur Infektion. Wenn ein enger Divertikeleingang die Entleerung erschwert, kann der Urinabfluß durch eine TUR des Divertikelhalses verbessert werden (Vitale u. Woodside 1979). Reece et al. (1974) empfehlen für die Untersuchung ein flexibles Endoskop. Es wird durch einen Endoskopschaft in das Divertikel eingeführt, damit die gesamte Divertikelwand inspiziert werden kann, da hier gelegentlich Karzinome entstehen. Mićić u. Ilić (1983) fanden 13 Divertikel, in denen sich maligne Tumoren befanden: 9 Übergangszellkarzinome, 2 Plattenepitheltumoren und 2 Adenokarzinome. Gerridzen u. Futter (1982) untersuchten 48 Patienten mit Blasendivertikeln. Bei 5 dieser Patienten fanden sie ein Übergangszellkarzinom. Fast alle übrigen wiesen einen abnormen histopathologischen Befund auf: chronische Entzündung und Metaplasie. Diese Autoren halten es für notwendig, die gesamte Innenwand des Divertikels endoskopisch sorgfältig zu untersuchen. Bei offener Prostatektomie sollte eine Resektion des Divertikels erwogen werden.

Blasenfisteln

Blasenfisteln sind häufig. Es kann zur Fistelbildung mit der Haut, dem Darmtrakt oder den weiblichen Geschlechtsorganen kommen. Die Primärerkrankung ist meist nicht urologisch. Zu den Ursachen zählen: 1. primäre Darmerkrankung – Divertikulitis 50–60%, Kolonkarzinom 20–25%, Morbus Crohn 10% (Badlani et al. 1980); 2. primäre gynäkologische Erkrankungen – Drucknekrosen bei schwerer körperlicher Anstrengung, fortgeschrittenes Zervixkarzinom; 3. Behandlung gynäkologischer Erkrankungen nach durchgeführter Hysterektomie, tiefem Kaiserschnitt oder Radiotherapie bei malignen Tumoren; 4. Traumata.

Maligne Tumoren des Dick- und Dünndarms, des Uterus oder der Zervix können die Blase befallen und zur Perforation führen. Auch Entzündungen angrenzender Organe können die Blasenwand arrodieren. Schwere Blasenverletzungen führen manchmal zu perivesikaler Abszeßbildung. Diese Abszesse können durch die Haut des Perineums oder des Abdomens rupturieren. Die Blase kann auch während eines gynäkologischen oder operativen Darmeingriffs versehentlich verletzt werden. Eine Zystostomie zur Blasensteinentfernung oder eine Prostatektomie kann die Ursache einer persistierenden Hautfistel sein.

Klinische Befunde

Blasen-Darm-Fistel

Bei einer Blasen-Darm-Fistel finden sich die Symptome einer Reizblase, Abgang von Stuhl und Gas durch die Harnröhre und häufig Darmentleerungsstörungen (z.B. Obstipation, Blähungen, Diarrhö). Manchmal finden sich Hinweise für einen Ileus. Bei entzündlicher Genese klagen die Patienten über abdominelle Schmerzen. Der Urin ist stets infiziert.

Die Fistel kann durch einen Bariumeinlauf, Aufnahmen des oberen Magen-Darm-Trakts oder durch die Sigmoidkopie nachgewiesen werden. Nach einem Bariumeinlauf sollte man den zentrifugierten Urin auf eine Röntgenkassette bringen und eine Aufnahme anfertigen. Läßt sich röntgenologisch Barium nachweisen, ist die Diagnose einer Blasen-Kolon-Fistel sicher. Auf Zystogrammen lassen sich Darmgase in der Blase nachweisen. Oft besteht auch ein Reflux des Kontrastmittels in den Darm (Abb. 29.3). Die wichtigste diagnostische Maßnahme ist die Zystoskopie. Hierbei finden sich eine massive lokalisierte Entzündung und Austritt von Darminhalt in die Blase. Häufig kann der Fistelgang katheterisiert werden. Die Diagnose läßt sich durch Instillation von Kontrastmittel sichern (Carson et al. 1978).

Vesikovaginalfistel

Diese relativ häufige Fistel kommt sekundär nach geburtshilflichen, operativen oder Strahlenschädigungen oder bei invasiv-wachsenden Zervixkarzinomen vor. Der ständige Urinabgang ist für die Patientinnen äußerst störend. Bei einer gynäkologischen Untersuchung ist die Fistel meist direkt sichtbar, sie läßt sich auch zystoskopisch nachweisen. Oft kann ein Harnleiterkatheter durch die Fistel in die Vagina vorgeschoben werden. Durch eine Vaginographie lassen sich urethrovaginale, vesikovaginale und rektovaginale Fisteln erfolgreich darstellen. Ein 30-ml-Foley-Katheter wird in die Vagina eingeführt und der Ballon geblockt. Danach füllt man Kontrastmittel ein und fertigt entsprechende Aufnahmen an. Karzinome können durch Biopsie der Fistelränder nachgewiesen werden. Persky et al. (1980) beschrieben vesikovaginale Fisteln bei 6 Mädchen; alle entwickelten sich als Komplikation nach operativen Eingriffen, 3 nach TUR des Blasenhalses.

Vesikoadnexalfisteln

Diese seltene Form der Fistelbildung kann durch vaginale Untersuchung oder den Nachweis der Fistelöffnung bei einer Zystoskopie diagnostiziert werden.

Differentialdiagnose

Es ist notwendig, Harnleiter-Scheiden- von Blasen-Scheiden-Fisteln zu differenzieren.

Gibt man oral Pyridium, so färbt sich der Urin orange. 1 h später werden 3 Baumwolltupfer in die Vagina eingeführt und Methylenblaulösung in die Bla-

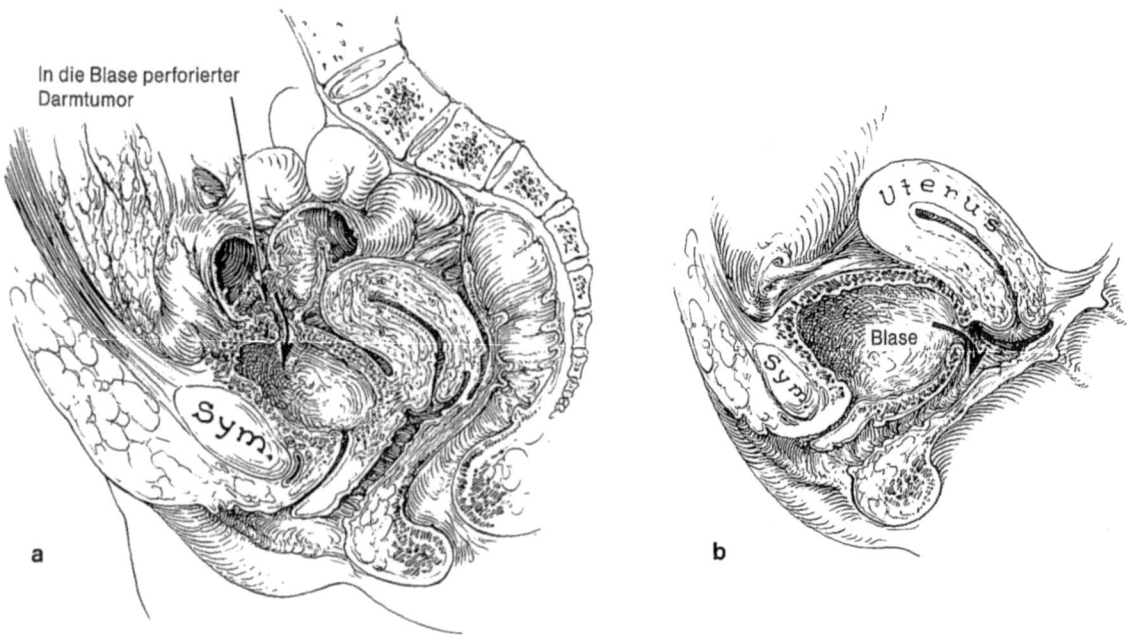

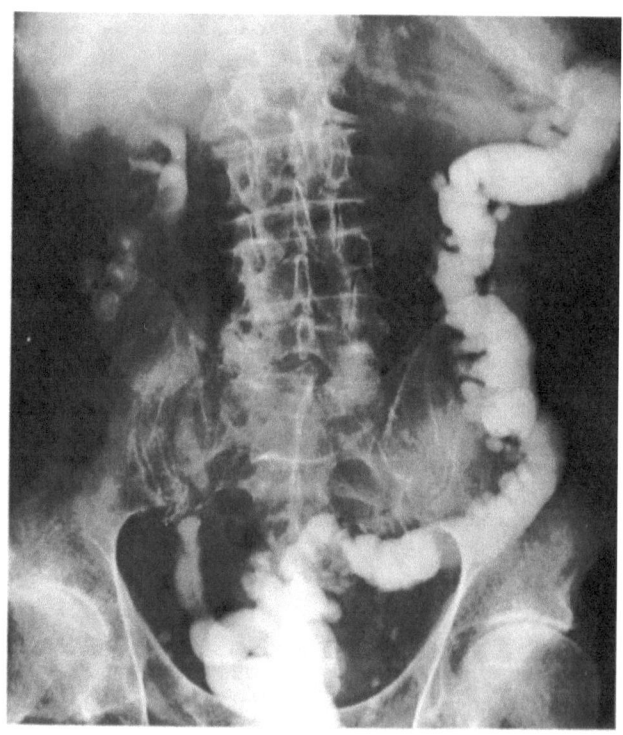

Abb. 29.3a–c. Blasenfisteln. **a** Primäres Sigmakarzinom mit Perforation durch die Blasenwand. **b** Verletzung des Blasenbodens nach einer Zangengeburt. **c** Im Zystogramm erkennt man den Eintritt von Kontrastmittel in das Sigmoid, das multiple Divertikel enthält. Ureteraler Reflux rechts, Gallenblasenstein

se instilliert. Wenn die Patienten eine Zeit herumgelaufen sind, werden die Tupfer untersucht. Wenn der proximale Tupfer naß und orange gefärbt ist, handelt es sich um eine Ureter-Scheiden-Fistel. Bei Blaufärbung des tieferen Tupfers liegt eine Blasen-Scheiden-Fistel vor. Ist nur der distale Tupfer blau, so besteht wahrscheinlich eine Harninkontinenz (Raghavaiah 1974).

Therapie

Blasen-Darm-Fistel

Findet sich die Läsion rektosigmoidal, so sollte eine proximale Kolostomie vorgenommen werden. Nach Abklingen der entzündlichen Reaktion kann das entsprechende Darmstück reseziert und die Öffnung der Blase verschlossen werden. Die Kolostomie wird später verschlossen. Manche Autoren empfehlen auch ein Vorgehen in 1 Sitzung, um eine vorausgehende Kolostomie zu vermeiden. Bei Dünndarm- oder Blinddarm-Blasen-Fisteln ist eine Resektion des Darms oder des Appendix mit Verschluß der Blase notwendig (Goodwin u. Scardino 1980).

Vesikovaginalfistel

Sehr kleine Fistelöffnungen können nach Einführung einer Elektrode in die Fistel durch Koagulation verschlossen werden. Beim Zurückziehen der Elektrode wird das Epithel des Fistelganges durch Koagulation zerstört. Man sollte für 2- oder mehrere Wochen einen Dauerkatheter legen. Aycinena (1977) berichtete über gute Erfolge durch Eindrehen einer Metallschraube in die Vesikovaginalfistel. Man bewegt die Schraube nach oben und unten wie eine Kürette. Die Vaginalschleimhaut wird dann verschlossen und ein Verweilkatheter über 3 Wochen eingelegt.

Größere Fisteln, die sich sekundär nach geburtshilflichen oder anderen operativen Eingriffen entwickelt haben, lassen sich leicht chirurgisch transvaginal oder transvesikal korrigieren (Goodwin u. Scardino 1980). Persky et al. (1979) empfehlen eine sofortige Korrektur der Fistel. Sie lehnen die sonst übliche 3- bis 6monatige Wartezeit, wie sie von den meisten Chirurgen praktiziert wird, ab. Fistelbildungen nach Radiotherapie eines Zervixkarzinoms sind sehr viel schwieriger zu verschließen, da das Gewebe kaum noch durchblutet ist (Patil et al. 1980). Ist eine Fistel direkt durch ein invasiv in die Blase wachsendes Zervixkarzinom entstanden, so ist ein operativer Verschluß unmöglich. In diesem Fall sollte eine suprapubische Harnableitung vorgesehen werden (z.B. Ureterosigmoidostomie).

Vesikoadnexalfistel

Derartige Fisteln können durch Entfernung der beteiligten weiblichen Geschlechtsorgane und durch Verschluß der Blasenöffnung behandelt werden (Henricksen 1981).

Prognose

Die chirurgische Korrektur von Fisteln, die durch eine gutartige Erkrankung oder ein operatives Trauma verursacht wurden, ist sehr erfolgreich. Bei Fistelbildungen nach Radiotherapie ist die Prognose wesentlich schlechter. Sekundäre Fisteln bei invasiv-wachsenden Karzinomen sind ein sehr schwerwiegendes Problem.

Perivesikale Lipomatose

Die Ursache dieser Störung ist unbekannt. Sie tritt hauptsächlich bei schwarzen Frauen im Alter von 20–40 Jahren auf. Es gibt keine typischen Symptome. Manchmal beobachtet man dysurische Beschwerden oder leichte obstruktive Symptome. Bei der Untersuchung findet man eine überdehnte oder vergrößerte birnenförmige Blase. Durch die Ausscheidungsurographie und die Zystographie läßt sich eine Dilatation des oberen Harntrakts sowie eine nach kranial verdrängte und nach lateral komprimierte Blase nachweisen. Im perivesikalen Bereich finden sich röntgenologische Zeichen für eine Fettgewebeeinlagerung. Der Bariumkontrasteinlauf zeigt auch eine Einengung des Rektums. In der Angiographie finden sich keine Hinweise für Tumorgefäße.

Mit Hilfe der Szintigraphie und der obigen Befunde läßt sich die Diagnose durch Nachweis des Fettgewebes in diesem Bereich stellen (Levine et al. 1978; Susmano u. Dolin 1979). Church u. Kazam (1979) empfehlen für die Diagnostik die Sonographie.

Bei der operativen Exploration findet sich Fettgewebe, das die Blase und das Rektum und Sigmoid umgibt. Eine Teilresektion führt nicht zum Erfolg. Die Obstruktion konnte durch solche Eingriffe gewöhnlich nicht beseitigt werden. Sacks u. Dresnick (1975) beschreiben einen Rückgang der Harnleiterobstruktion nach Fettreduktion durch kalorienarme Ernährung in 1 Fall. Nach Gewichtszunahme trat auch die Dilatation wieder auf.

Ballesteros (1977) glaubt, daß eine operative Exzision möglich ist, und erzielte in 1 Fall ausgezeichnete Resultate. Crane u. Smith (1977) berichteten nach 5jähriger Beobachtungszeit, daß sich bei der Mehrzahl der Fälle eine Hydronephrose entwickelte. Bei vielen Patienten war schließlich eine Harnableitung notwendig.

Strahlenzystitis

Bei vielen Frauen entsteht nach Radiotherapie eines Zervixkarzinoms eine mehr oder weniger ausgeprägte Strahlenzystitis. Diese Symptome können Monate nach der Beendigung der Behandlung auftreten. Der Urin kann steril oder auch infiziert sein. Meist ist die Blasenkapazität erheblich reduziert. Zystoskopisch findet sich eine blasse Blasenschleimhaut, die in multiplen Bereichen Teleangiektasien aufweist. Oft beobachtet man Ulzerationen und Vesikovaginalfisteln. Wenn die Symptome ausgeprägt und anhaltend sind, kann oft eine Harnableitung notwendig werden.

Nicht-infektiöse hämorrhagische Zystitis

Bei einigen Patienten besteht nach Strahlentherapie eines Zervix- oder Blasenkarzinoms die Neigung zu intermittierenden, oft sehr heftigen, Blasenblutungen. Dies wird auch bei Patientinnen nach Cyclophosphamidbehandlung beobachtet.

In diesem Fall muß das Medikament sofort abgesetzt werden. Eine zystoskopische Verödung der Gefäße zur Therapie der Blutung ist meist ohne Erfolg. Wirkungsvoller ist die Instillation von 3,9%igem Formalin in die Blase (die 39%ige Standardlösung wird auf das 10fache verdünnt). Der Katheter wird für 30 min abgeklemmt und die Blase anschließend mit 10%-igem Alkohol gespült. In den folgenden Tagen kann eine 2. oder 3. Instillation durchgeführt werden. Holstein et al. (1973) empfehlen das transurethrale Einlegen eines großen Ballons in die Blase. Der Ballon wird bis zu einem Druck, der dem systolischen Blutdruck entspricht, aufgefüllt und über 6 h in der Blase belassen. McGuire et al. (1974) halten dies für das Mittel der Wahl.

Pyeritz et al. (1978) konnten die Blutung mit Formalin oder Silbernitrat nicht stoppen. Sie beobachteten eine Blutstillung nach kontinuierlicher intravenöser Infusion von Vasopressin. Giulani et al. (1979) hatten Erfolg mit der selektiven Embolisation der Aa. iliacae internae. Ostroff u. Chenault (1982) halten die kontinuierliche Spülung der Blase mit 1%iger Alaunlösung (das Ammonium- oder Kaliumsalz) durch einen Dreiwege-Foley-Katheter für die beste und unschädlichste Behandlungsmethode.

Trotz dieser Maßnahme ist die Mortalitätsrate erheblich. Droller et al. (1982) haben eine Methode zur Vermeidung einer cyclophosphamid-induzierten hämorrhagischen Zystitis entwickelt. Sie sorgen für eine erhebliche Diurese und lassen den Patienten häufig miktionieren (oder benutzen die offene Katheterdrainage). Hierdurch werden die Konzentration der Cyclophosphamidmetaboliten und die Dauer ihres Kontakts mit der Blasenschleimhaut verringert. Vor Einführung dieser Therapie starben 8 von 97 Patientinnen, danach 1 von 198.

Blasenempyem

Führt man eine supravesikale Harnableitung ohne Zystektomie durch, so kann sich aufgrund des fehlenden Spüleffekts eine schwere Blaseninfektion entwickeln. Bei Männern kann deswegen eine Zystostomie oder kutane Vesikostomie erforderlich werden. Bei Frauen kann der Abfluß durch eine Vesikovaginalfistel erreicht werden (Spence u. Allen 1971). Gelegentlich kann eine Zystektomie notwendig werden.

Angeborene Mißbildungen der Prostata und der Samenblasen

Angeborene Mißbildungen der Prostata sind selten. Zysten in der Prostata und den Samenblasen wurden beschrieben. Vergrößerungen des Utriculus prostaticus finden sich oft bei penoskrotaler oder perinealer Hypospadie. Die zystischen Veränderungen sind meist klein, liegen in der Mittellinie hinter der Prostata und entleeren sich durch den Colliculus. Diese Zysten sind embryologische Relikte des distalen Endes der Müller-Gänge (s. Kap. 2). Sie werden nur selten so groß, daß sie rektal oder abdominell palpiert werden können. Durch lokalen Druck können sie die Symptome einer Obstruktion des Blasenhalses verursachen.

Blutige Ejakulation

Die Hämospermie findet sich häufig bei Männern im mittleren Alter. Meist erkennt die Ehefrau das Symptom zuerst. Man nimmt an, daß die Ursache in einer Hypoplasie der Samenblasenschleimhaut liegt. Aus diesem Grund wurden Gaben von Diäthylstilböstrol, 5 mg/d über 1 Woche, vorgeschlagen. Nach Angaben der Autoren war die Wirkung ausgezeichnet. Tolley u. Castro (1975) stellten fest, daß sich auch bei eingehender urologischer Untersuchung bei diesen Männern keine pathologischen Veränderungen nachweisen ließen. Die Ursache ist deshalb unklar. Stein et al. (1980) fanden dieses Symptom bei 3 Männern mit adenomatösen Polypen, bei einem weiteren ein prostatisches intraduktales Karzinom. Cattolica (1982) heilte 3 Patienten durch Elektrokoagulation von Granulationen der hinteren Harnröhre. Van Poppel et al. (1983) stellten fest, daß die Hämaturie aus einer Utrikuluszyste stammte. Eine Punktion führte zur Heilung.

Literatur

Blasenekstrophie

Ansel JS: Surgical treatment of extrophy of the bladder with emphasis on neonatal primary closure. Personal experience with 28 consecutive cases treated at the University of Washington hospitals from 1962 to 1977: Techniques and results. J Urol 1979; 121:650

Boyce WH: A new concept concerning treatment of exstrophy of the bladder: 20 years later. J Urol 1972; 107:476

DeMaria JE et al: Renal function in continent patients after surgical closure of bladder extrophy. J Urol 1980; 124:85

Gregoire W, Schulman CC: Exstrophy of the bladder. Treatment by trigonosigmoidostomy: Long-term results. Br J Urol 1978; 50:90

Ikeme AC: Pregnancy in women after repair of bladder exstrophy: Two case reports. Br J Obstet Gynaecol 1981; 88:327

Jeffs RD: Complications of exstrophy surgery. Urol Clin North Am 1983; 10:509

Johnston JH: The genital aspects of exstrophy. J Urol 1975; 113:701

Kandzari SJ et al: Exstrophy of urinary bladder complicated by adenocarcinoma. Urology 1974; 3:496

Lattimer JK et al: Long-term follow-up after exstrophy closure: Late improvement and good quality of life. J Urol 1978; 119:664

Light JK, Scott FB: Treatment of the epispadias-exstrophy complex with the AS792 artificial urinary sphincter. J Urol 1983; 129:738

Lima SVC et al: Bladder exstrophy: Primary reconstruction with human dura mater. Br J Urol 1981; 53:119

Mollard P: Bladder reconstruction in exstrophy. J Urol 1980; 124:525

Rudin L, Tannenbaum M, Latimer JK: Histologic analysis of the exstrophied bladder after anatomical closure. J Urol 1972; 108:802

Spence HM, Hoffman WW, Pate VA: Exstrophy of the bladder. 1. Long-term results in a series of 37 cases treated by ureterosigmoidostomy. J Urol 1975; 114:133

Toguri AG et al: Continence in cases of bladder exstrophy. J Urol 1978; 119:538

Turner WR, Ransley PG, Williams DI: Patterns of renal damage in the management of vesical exstrophy. J Urol 1980; 124:412

Weed JC, McKee DM: Vulvoplasty in cases of exstrophy of the bladder. Obstet Gynecol 1974; 43:512

Persistenter Urachus

Bauer SB, Retik AB: Urachal anomalies and related umbilical disorders. Urol Clin North Am 1978; 5:195

Blichert-Toft M, Kock F, Nielsen OV: Anatomic variants of the urachus related to clinical appearance and surgical treatment of urachal lesions. Surg Gynecol Obstet 1973; 137:51

Morin ME et al: Urachal cyst in the adult: Ultrasound diagnosis. AJR 1979; 132:831

Walden TB, Karafin L, Kendall AR: Urachal diverticulum in a 3-year-old boy. J Urol 1979; 122:554

Blasenhalskontraktur

Chang SL et al: Cecocystoplasty in the surgical management of the small contracted bladder. J Urol 1980; 124:338

Green D, Mitcheson HD, McGuire EJ: Management of the bladder by augmentation ileocecocystoplasty. J Urol 1983; 130:133

Grieve J: Bladder neck stenosis in children: Is it important? Br J Urol 1967; 39:13

Kaplan GW, King LR: An evaluation of Y-V vesicourethroplasty in children. Surg Gynecol Obstet 1970; 130:1059

Leadbetter GW Jr: Urinary tract infection and obstruction in children. Clin Pediatr 1966; 5:377

Moir JC: Vesicovaginal fistulae caused by wedge-resection of the bladder neck. Br J Surg 1966; 53:102

Nunn IN: Bladder neck obstruction in children. J Urol 1965; 93:693

Ochsner MG, Burns E, Henry HH Jr: Incidence of retrograde ejaculation following bladder neck revision in the child. J Urol 1970; 104:596

Shopfner CE: Roentgenologic evaluation of bladder neck obstruction. Am J Roentgenol 1967; 100:162

Smith DR: Critique on the concept of vesical neck obstruction in children. JAMA 1969; 207:1686

Interstitielle Zystitis

Badenoch AW: Chronic interstitial cystitis. Br J Urol 1971; 43:718

Fowler JE: Prospective study of intravesical dimethylsulfoxide in treatment of suspected early interstitial cystitis. Urology 1981; 18:21

Freiha FS, Faysal MH, Stamey TA: The surgical treatment of intractable interstitial cystitis. J Urol 1980; 123:632

Gordon HL et al: Immunologic aspects of interstitial cystitis. J Urol 1973; 109:228

Greenberg E et al: Transurethral resection of Hunner's ulcer. J Urol 1974; 111:764

Jacobo EJ, Stamler FW, Culp DA: Interstitial cystitis followed by total cystectomy. Urology 1974; 3:481

Jokinen EJ, Oravisto KJ, Alfthan OS: The effect of cystectomy on antitissue antibodies in interstitial cystitis. Clin Exp Immunol 1973; 15:457

Lapides J: Observations on interstitial cystitis. Urology 1975; 5:610

Messing EM, Freiha FS: Complications of clorpactin WCS-90 therapy for interstitial cystitis. Urology 1979; 13:389

Messing EM, Stamey TA: Interstitial cystitis: Early diagnosis, pathology and treatment. Urology 1978; 12:381

Oravisto KJ, Alfthan OS, Jokinen EJ: Interstitial cystitis: Clinical and immunological findings. Scand J Urol Nephrol 1970; 4:37

Parsons CL, Schmidt JD, Pollen JJ: Successful treatment of interstitial cystitis with sodium pentosanpolysulfate. J Urol 1983; 130:51

Rosin RD et al: Interstitial cystitis. Br J Urol 1979; 51:524

Stewart BH, Shirley SW: Further experience with intravesical dimethyl sulfoxide in the treatment of interstitial cystitis. J Urol 1976; 116:36

Utz DC, Zinke H: The masquerade of bladder cancer as interstitial cystitis. J Urol 1974; 111:160

Worth PHL, Turner-Warwick R: The treatment of interstitial cystitis by cystolysis with observations on cystoplasty. Br J Urol 1973; 45:65

Äußere Blasenhernie

Ray B et al: Massive inguinoscrotal bladder herniation. J Urol 1977; 118:330

Redman JF et al: The treatment of massive scrotal herniation of the bladder. J Urol 1973; 110:59

Innere Blasenhernie

Bell ED, Witherington R: Bladder hernias. Urology 1980; 15:127

Liebeskind AL, Elkin M, Goldman SH: Herniation of the bladder. Radiology 1973; 106:257

McCarthy MP: Obturator hernia of urinary bladder. Urology 1976; 7:312

Weitzenfeld MB et al: Scrotal kidney and ureter. An unusual hernia. J Urol 1980; 123:437

Streßinkontinenz

Beck RP et al: Recurrent urinary stress incontinence treated by the fascia lata sling procedure. Am J Obstet Gynecol 1974; 120:613

Biggers RD, Soderdahl DW: Per os pubis (POP) urethropexy. Urology 1980; 16:36

Cobb OE, Ragde H: Simplified correction of female stress incontinence. J Urol 1978; 120:418

Faysal MH et al: The impact of bladder neck suspension on the resting and stress urethral pressure profile: A prospective study comparing controls with incontinent patients preoperatively and postoperatively. J Urol 1981; 125:55

Gershon CR, Diokno AC: Urodynamic evaluation of female stress urinary incontinence. J Urol 1978; 119:787

Lockhart JL, Maggiolo LF, Politano VA: Modified Burch colposuspension in treatment of female urinary incontinence. Urology 1983; 21:382

Lockhart JL et al: Urodynamics in women with stress incontinence. Urology 1983; 20:333

Lockhart JL et al: Vesicourethral dysfunction following cystourethropexy. J Urol 1982; 128:943

Nol LE, Hutch JA: The SCIPP line: An aid in interpreting the voiding lateral cystourethrogram. Obstet Gynecol 1969; 33:680

Parnell JP, Marshall VF, Vaughan ED Jr: Primary management of urinary stress incontinence by the Marshall-Marchetti-Krantz vesicourethropexy. J Urol 1982; 127:679

Roberts JA et al: Modified Pereyra procedure for stress incontinence. J Urol 1981; 125:787

Stamey TA, Schaeffer AJ, Condy M: Clinical and roentgenographic evaluation of endoscopic suspension of the vesical neck for urinary incontinence. Surg Gynecol Obstet 1975; 14:355

Stewart BH, Banowsky HW, Montague DK: Stress incontinence: Conservative therapy with sympathomimetic drugs. J Urol 1976; 115:558

Susset JG et al: Urodynamic assessment of stress incontinence and its therapeutic implications. Surg Gynecol Obstet 1976; 142:343

Tanagho EA: Colpocystourethropexy: The way we do it. J Urol 1976; 116:751

Tanagho EA: Simplified cystography in stress urinary incontinence. Br J Urol 1974; 46:295

Tanagho EA: Urodynamics of female urinary incontinence with emphasis on stress incontinence. J Urol 1979; 122:200

Harninkontinez

Diokno AC, Taub M: Ephedrine in treatment of urinary incontinence. Urology 1975; 5:624

Farghaly SA, Hindmarsh JR: Changes in urethral function following hysterectomy. Proc Int Continence Soc 1985; 15:195

Furlow WL: Postprostatectomy urinary incontinence: Etiology, prevention, and selection of surgical treatment. Urol Clin North Am 1978; 5:347

Gleason DM, Bottaccini MR: The effect of a fine urethral pressure-measuring catheter on urinary flow in females. Neurourol Urodynam 1984; 3:163

Glen ES, Eadie A, Rowan D: Urethral closure pressure profile measurements in female urinary incontinence. Acta Urol Belg 1984; 52:174

Hertogs K, Stanton SL: Mechanism of urinary continence after colposuspension: Barrier studies. Br J Obstet Gynaecol 1985; 92:1184

Hetzenauer A, Bazzanella A, Reider W: Unstable female urethra: Incidence and significance. Proc Int Continence Soc 1985; 15:111

Kaufman JJ, Raz S: Urethral compression procedure for the treatment of male urinary incontinence. J Urol 1979; 121:605

Kramer AEJL, Venema PL: Dynamic urethral pressure measurements in the diagnosis of incontinence in women. World J Urol 1984; 2:203

Massey A, Abrams P: Urodynamics of the female lower urinary tract. Urol Clin North Am 1985; 12:231

McGuire EJ, Woodside JR: Suprapubic suspension of Kaufman urinary incontinence prosthesis. Urology 1980; 15:256

Pagani JJ et al: Radiographic evaluation of an artificial urinary sphincter. Radiology 1980; 134:311

Persky L, Forsythe WE, Herman G: Vesicovaginal fistula in childhood. Urology 1980; 15:36

Politano VA: Periurethral polytetrafluoroethylene injection for urinary incontinence. J Urol 1982; 127:439

Raezer DM et al: A clinical experience with the Scott genitourinary sphincter in the management of urinary incontinence in the pediatric age group. J Urol 1980; 123:546

Raz S: Diagnosis of urinary incontinence in the male. Urol Clin North Am 1978; 5:305

Raz S: Pathophysiology of male incontinence. Urol Clin North Am 1978; 5:295

Scott FB, Bradley WE, Timm GW: Treatment of urinary incontinence by implantable prosthetic urinary sphincter. J Urol 1974; 112:75

Sørensen S et al: Urethral pressure variations in healthy females. Proc Int Continence Soc 1985; 15:109

Tanagho EA: Bladder neck reconstruction for total urinary incontinence: 10 years of experience. J Urol 1981; 125:321

Tanagho EA, Schmidt RA: Bladder pacemaker: Scientific basis and clinical features. Urology 1982; 20:614

Tanagho EA, Smith DR: Clinical evaluation of a surgical technique for the correction of complete urinary incontinence. J Urol 1972; 107:402

Westby M, Asmussen M: Anatomical and functional changes in the lower urinary tract after radical hysterectomy with lymph node dissection as studied by dynamic urethrocystography and simultaneous urethrocystometry. Gynecol Oncol 1985; 21:261

Williams DI, Snyder H: Anterior detrusor tube repair for urinary incontinence in children. Br J Urol 1976; 48:671

Winter CC: Peripubic urethropexy for urinary stress incontinence in women. Urology 1982; 20:408

Enuresis

Andersen OO, Petersen KE: Enuresis: An attempt at classification of genesis. Acta Paediatr Scand 1974; 63:512

Arnold ST, Ginsburg A: Enuresis: Incidence and pertinence of genitourinary disease in healthy enuretic children. Urology 1973; 2:437

Bradley WE, Anderson JT: Techniques for analysis of micturition reflex disturbances in childhood. Pediatrics 1977; 59:546

Butcher C, Donnai D: Vaginal reflux and enuresis. Br J Radiol 1972; 45:501

Buttarazzi PJ: Oxybutynin chloride (Ditropan) in enuresis. J Urol 1977; 118:46

Campbell EW, Young JD Jr: Enuresis and its relationship to electroencephalographic disturbances. J Urol 1966; 96:947

Close GC: Nocturnal enuresis and the buzzer alarm: Role of the general practitioner. Br Med J 1980; 281:483

Forsythe WI, Redmond A: Enuresis and spontaneous cure rate: Study of 1129 enuretics. Arch Dis Child 1974; 49:259

Fraser MS: Nocturnal enuresis. Practitioner 1972; 208:203

Gibbon NO et al: Transection of the bladder for adult enuresis and allied conditions. Br J Urol 1973; 45:306

Kass EJ, Diokno AC, Montealegre A: Enuresis: Principles of management and results of treatment. J Urol 1979; 121:794

Kolvin I: Enuresis in childhood. Practitioner 1975; 214:33

Linderholm BE: The cystometric findings in enuresis. J Urol 1966; 96:718

Marshall S, Marshall HH, Lyon RP: Enuresis: An analysis of various therapeutic approaches. Pediatrics 1973; 52:813

Martin GI: Imipramine pamoate in the treatment of childhood enuresis. Am J Dis Child 1971; 122:42

Murphy S et al: Adolescent enuresis: A multiple contingency hypothesis. JAMA 1971; 218:1189

Oppel WC, Harper PA, Rider RV: Social, psychological, and neurological factors associated with nocturnal enuresis. Pediatrics 1968; 42:627

Simonds JF: Enuresis: A brief survey of current thinking with respect to pathogenesis and management. Clin Pediatr 1977; 16:79

Fremdkörper in Blase und Harnröhre

Najafi E, Maynard JF: Foreign body in lower urinary tract. Urology 1975; 5:117

Prasad S et al: Foreign bodies in urinary bladder. Urology 1973; 2:258

Allergische Erkrankungen der Blase

Pastinszky I: The allergic diseases of the male genitourinary tract with special reference to allergic urethritis and cystitis. Urol Int 1960; 9:288

Rubin L, Pincus MD: Eosinophilic cystitis: The relationship of allergy in the urinary tract to eosinophilic cystitis and the pathophysiology of eosinophilia. J Urol 1974; 112:457

Divertikel

Barrett DM, Malek RS, Kelalis PP: Observations on vesical diverticulum in childhood. J Urol 1976; 116:234

Bauer SB, Retik AB: Bladder diverticula in infants and children. Urology 1974; 3:712

Gerridzen R, Futter NG: Ten-year review of vesical diverticula. Urology 1982; 10:33

Mićić S, Ilić V: Incidence of neoplasm in vesical diverticula. J Urol 1983; 129:734

Reece RW et al: Evaluation of bladder diverticulum using fiberoptic bronchoscope. Urology 1974; 3:790

Vitale PJ, Woodside JR: Management of bladder diverticula by transurethral resection: Re-evaluation of an old technique. J Urol 1979; 122:744

Blasenfisteln

Aycinena JF: Small vesicovaginal fistula. Urology 1977; 9:543

Badlani G et al: Enterovesical fistulas in Crohn disease. Urology 1980; 16:599

Birkhoff JD, Wechsler M, Romas NA: Urinary fistulas: Vaginal repair using labial fat pad. J Urol 1977; 177:595

Carson CC, Malek RS, Remine WH: Urologic aspects of vesicoenteric fistulas. J Urol 1978; 119:744

Goodwin WE, Scardino PT: Vesicovaginal and ureterovaginal fistulas: A summary of 25 years of experience. J Urol 1980; 123:370

Gross M, Peng B: Appendico-vesical fistula. J Urol 1969; 102:697

Henricksen HM: Vesicouterine fistula following cesarean section. J Urol 1981; 125:884

Krompier A et al: Vesicocolonic fistulas in diverticulitis. J Urol 1976; 115:664

Patil U, Waterhouse K, Laugani G: Management of 18 difficult vesicovaginal and urethrovaginal fistulas with modified Ingelman-Sundberg and Martius operations. J Urol 1980; 13:653

Persky L, Forsythe WE, Herman G: Vesicovaginal fistulas in childhood. Urology 1980; 15:36

Persky L, Herman G, Guerrier K: Nondelay in vesicovaginal fistula repair. Urology 1979; 13:273

Raghavaiah NV: Double-dye test to diagnose various types of vaginal fistulas. J Urol 1974; 112:811

Shield DE et al: Urologic complications of inflammatory bowel disease. J Urol 1976; 115:701

Wolfson JS: Vaginography for demonstration of ureterovaginal, vesicovaginal and rectovaginal fistulas, with case reports. Radiology 1964; 83:438

Perivesikale Lipomatosis

Ambos MA et al: The pear-shaped bladder. Radiology 1977; 122:85

Ballesteros JJ: Surgical treatment of perivesical lipomatosis. J Urol 1977; 118:329

Church PA, Kazam E: Computed tomography and ultrasound in diagnosis of pelvic lipomatosis. Urology 1979; 14:631

Crane DB, Smith MJV: Pelvic lipomatosis: Five-year follow-up. J Urol 1977; 118:547

Joshi KK, Wise HA II: Pelvic lipomatosis: 9-year follow-up in a woman. J Urol 1983; 129:1233

Levine E, Farber B, Lee KR: Computed tomography in diagnosis of pelvic lipomatosis. Urology 1978; 12:606

Radinsky S, Cabal E, Shields J: Pelvic lipomatosis. Urology 1976; 7:108

Sacks SA, Dresnick EJ: Pelvic lipomatosis: Effect of diet. Urology 1975; 6:609

Susmano DE, Dolin EH: Computed tomography in diagnosis of pelvic lipomatosis. Urology 1979; 13:215

Yalla SV et al: Cystitis glandularis with perivesical lipomatosis: Frequent association of two unusual proliferative conditions. Urology 1975; 5:383

Strahlenzystitis

Maatman TJ et al: Radiation-induced cystitis following intracavitary irradiation for superficial bladder cancer. J Urol 1983; 130:338

Mallik MKB: Study of radiation necrosis of the urinary bladder following treatment of carcinoma of the cervix. Am J Obstet Gynecol 1962; 83:393

Nichtinfektiöse hämorrhagische Zystitis

Bennett AH: Cyclophosphamide and hemorrhagic cystitis. J Urol 1974; 111:603

Droller MJ, Saral K, Santos G: Prevention of cyclophosphamide-induced hemorrhagic cystitis. Urology 1982; 20:256

Giulani L et al: Gelatin foam and isobutyl-2-cyanoacrylate in the treatment of life-threatening bladder haemorrhage by selective transcatheter embolisation of the internal iliac arteries. Br J Urol 1979; 51:125

Holstein P et al: Intravesical hydrostatic pressure treatment: New method for control of bleeding from bladder mucosa. J Urol 1973; 109:234

McGuire EJ et al: Hemorrhagic radiation cystitis: Treatment. Urology 1974; 3:204

Marshall FF, Klinefelter HF: Late hemorrhagic cystitis following low-dose cyclophosphamide therapy. Urology 1979; 14:573

Moinuddin SM, Upton DW: Urothelial carcinoma after cyclophosphamide therapy. J Urol 1983; 129:143

Ostroff EB, Chenault OW Jr: Alum irrigation for the control of massive bladder hemorrhage. J Urol 1982; 128:929

Pyeritz RE et al: An approach to the control of massive hemorrhage in cyclophosphamide-induced cystitis by intravenous vasopressin: A case report. J Urol 1978; 120:253

Scott MP Jr, Marshall S, Lyon RP: Bladder rupture following formalin therapy for hemorrhage secondary to cyclophosphamide therapy. Urology 1974; 3:364

Spiro LH et al: Formalin treatment for massive bladder hemorrhage. Urology 1973; 2:669

Blasenempyem

Dretler SP: The occurrence of empyema cystitis: Management of the bladder to be defunctionalized. J Urol 1972; 108:82

Spence HM, Allen TD: Vaginal vesicostomy for empyema of the defunctionalized bladder. J Urol 1971; 106:862

Kongenitale Anomalien der Prostata und der Samenblasen

Donohue RE, Greenslade NF: Seminal vesical cyst and ipsilateral renal agenesis. Urology 1973; 2:66

Feldman RA, Weiss RM: Urinary retention secondary to Müllerian duct cyst in a child. J Urol 1972; 108:647

Rieser C, Griffin TL: Cysts of the prostate. J Urol 1964; 91:282

Warren MM, Greene LF: Calculus in the prostatic utricle. J Urol 1972; 107:82

Blutige Ejakulation

Cattolica EV: Massive hemospermia: A new etiology and simplified treatment. J Urol 1982; 128:151

Ross JC: Haemospermia. Practitioner 1969; 203:59

Stein AJ, Prioleau PG, Catalona WJ: Adenomatous polyps of the prostatic urethra: A cause of hematospermia. J Urol 1980; 124:298

Tolley DA, Castro JE: Hemospermia. Urology 1975; 6:331

Van Poppel R et al: Hemospermia owing to utricular cyst: Embryological summary and surgical review. J Urol 1983; 129:608

30 Erkrankungen des Penis und der männlichen Harnröhre

J. W. McANINCH

Angeborene Mißbildungen des Penis

Penisagenesie

Ein kongenitales Fehlen des Penis ist äußerst selten. In diesem Fall mündet die Harnröhre meist auf dem Perineum oder innerhalb des Rektums.

Patienten mit Penisagenesie müssen dem weiblichen Geschlecht zugerechnet werden. Während der Kindheit sollten eine Kastration und eine Vaginalplastik in Verbindung mit einer Östrogenbehandlung durchgeführt werden.

Megalopenis

Eine starke Vergrößerung des Penis in der Kindheit (Megalopenis) findet sich bei Jungen mit Erkrankungen, die auf einer vermehrten Testosteronproduktion beruhen, z. B. interstitielle Zelltumoren des Hodens oder Hypoplasie oder NNR-Tumoren. Die Behandlung besteht in der Korrektur der zugrundeliegenden endokrinen Störung.

Mikropenis

Diese häufigere Mißbildung beruht auf einem Mangel an Testosteron und führt zu verzögertem Wachstum der Zielorgane dieses Hormons. Ist der Penis kleiner als 2 Standardabweichungen von der Norm, so wird er als Mikropenis bezeichnet (Tabelle 30.1). Die Hoden sind klein und meist nicht-deszendiert. Auch andere Organe, einschließlich des Skrotums, können betroffen sein. Es gibt schon frühe Hinweise darauf, daß der Hypothalamus zu wenig Releasinghormon des luteinisierenden Hormons (LHRH) ausscheidet. Meist ist die Hypophysen-Gonaden-Verbindung intakt, da diese Organe auf Testosteron ansprechen. Die Reaktion ist aber gelegentlich verzögert. Untersuchungen haben gezeigt, daß die lokale Anwendung einer 5%igen Testosteroncreme zu einem vermehrten Peniswachstum führt. Dieser Effekt ist jedoch auf eine Absorption des Hormons zurückzuführen, das dann das Genitalwachstum systemisch stimuliert (Jacobs et al. 1975). Patienten mit Mikropenie müssen sorgfältig auf andere Mißbildungen des endokrinen und Zentralnervensystems untersucht werden. Verzögertes Knochenwachstum, Anosmie, Lernschwäche und Mangel an adrenokortikotropem Hormon (ACTH) und thyreotropem Hormon (TSH) gehen häufig mit einer Mikropenie einher. Darüber hinaus sollte die Möglichkeit intersexueller Probleme sorgfältig erforscht werden, bevor man mit der Therapie beginnt.

In den letzten Jahren hat sich die Therapie bei Mikropenie allmählich verändert. Der Einsatz von Androgenen ist jedoch noch immer die Grundlage der Therapie. Das Ziel liegt darin, bei ausreichender Testosteronzufuhr eine Wachstumsverzögerung oder den Verschluß der Epiphysenfugen zu vermeiden. Allen (1980) empfiehlt die Gabe von Testosteron in Dosen von 25 mg oral, alle 3 Wochen, insgesamt nicht mehr als 4 Gaben. Das Peniswachstum beurteilt man vor und nach der Behandlung durch Messung der Länge des gestreckten Penis (Schambein bis Glans

Tabelle 30.1. Größe von Penis und Hoden von der Kindheit bis zum Erwachsenenalter. [Mit freundlicher Genehmigung von: Winter JSD, Faiman C (1972) Pituitary-gonadal relations in male children and adolescents. Pediatr Res 6:126]

Alter (in Jahren)	Länge des Penis (cm ± SD)	Hodendurchmesser (cm ± SD)
0,2– 2	2,7 ± 0,5	1,4 ± 0,4
2,1– 4	3,3 ± 0,4	1,2 ± 0,4
4,1– 6	3,9 ± 0,9	1,5 ± 0,6
6,1– 8	4,2 ± 0,8	1,8 ± 0,3
8,1–10	4,9 ± 1	2 ± 0,5
10,1–12	5,2 ± 1,3	2,7 ± 0,7
12,1–14	6,2 ± 2	3,4 ± 0,8
14,1–16	8,6 ± 2,4	4,1 ± 1
16,1–18	9,9 ± 1,7	5 ± 0,5
18,1–20	11 ± 1,1	5 ± 0,3
20,1–25	12,4 ± 1,6	5,2 ± 0,6

penis). Die Therapie sollte bereits mit 1 Jahr beginnen und darauf ausgerichtet sein, das Genitalwachstum dem allgemeinen Körperwachstum anzupassen. Eine erneute Behandlung kann notwendig werden, wenn die Größe des Penis dem Wachstum des Kindes nicht mehr entspricht. Bei Maldescensus testis sollte eine Orchidopexie durchgeführt werden, bevor das Kind 2 Jahre alt ist. In Zukunft kann man sicherlich die Mikropenie, wie auch den Maldescensus testis, durch LHRH behandeln. Dieses Hormon ist z. Z. jedoch noch nicht ausreichend für diesen Zweck getestet.

Angeborene Mißbildungen der Harnröhre

Urethra duplex

Eine Verdoppelung der Harnröhre ist selten. Sie kann komplett oder inkomplett sein (Wirtshafter et al. 1980).

Bis auf eine vollständige Harnröhre kann alles reseziert werden.

Harnröhrenstriktur

Eine angeborene Harnröhrenstriktur ist bei männlichen Neugeborenen nicht sehr häufig. Meist sind die Fossa navicularis und der membranöse Harnröhrenanteil betroffen. Schwere Strikturen führen zur Blasenschädigung und zur Hydronephrose (s. Kap. 11, S. 195–198). Durch die Obstruktion treten eine erhöhte Miktionsfrequenz und vermehrter Harndrang auf. Häufig bestehen Harnwegsinfektionen. Eine sorgfältige Erhebung der Anamnese und eine gründliche körperliche Untersuchung sind bei diesen Patienten notwendig. Die Ausscheidungsurographie und die Miktionsurethrographie zeigen häufig Art und Ausmaß der Obstruktion an. Auch retrograde Urethrogramme können notwendig sein (Abb. 30.1). Wird eine Harnröhrenstriktur vermutet, so sollte bei allen Patienten eine Zystourethroskopie durchgeführt werden.

Strikturen kann man häufig endoskopisch behandeln. Diaphragmastrikturen werden dilatiert. Andere Strikturen sollte man unter direkter Sicht durch Urethrotomia interna mit den heute verfügbaren pädiatrischen Urethrotomen behandeln. Zur vollständigen Strikturbeseitigung können mehrere Sitzungen erforderlich sein. Bei Rezidiven wird evtl. eine offene Operation notwendig.

Hintere Harnröhrenklappen

Die häufigsten obstruierenden Veränderungen der Harnröhre bei Säuglingen und Neugeborenen sind hintere Harnröhrenklappen. Sie treten nur bei männlichen Säuglingen im distalen Teil der prostatischen Harnröhre auf. Die Klappen bestehen aus Schleimhautfalten, die wie dünne Membranen aussehen. Versucht das Kind zu miktionieren, kommt es zur mehr oder weniger starken Obstruktion (Abb. 30.2).

Klinische Befunde

Symptome und klinische Zeichen

Kinder mit hinteren Harnröhrenklappen können über leichte, mäßige oder schwere Symptome klagen (Uehling 1980). Oft zeigt sich ein schwacher, intermittierender, tröpfelnder Harnstrahl. Harnwegsinfektionen und Sepsis sind häufig. Eine schwere Obstruktion kann auch zur Hydronephrose führen (s. Kap. 11, S. 195–198), die man als abdominelle Schwellung tasten kann. Eine palpable Schwellung im mittleren Unterbauch ist typisch für eine überdehnte Blase. Gelegentlich beruhen palpable Schwellungen im Flankenbereich auf hydronephrotischen Nieren. Bei vielen Kindern kann das schlechte Gedeihen das einzige Symptom sein, und bei der Untersuchung findet man lediglich Zeichen einer chronischen Erkrankung.

Laborbefunde

Azotämie und reduzierte renale Konzentrationsfähigkeit sind häufig. Oft ist der Urin infiziert, und man beobachtet eine Anämie bei chronischer Infektion. Die Serumkreatinin- und die Blutharnstoff-Stickstoff-Spiegel und die Kreatinin-Clearance sind die besten Indikatoren zur Beurteilung einer Niereninsuffizienz.

Röntgenbefunde

Die zuverlässigste Untersuchungsmethode bei hinteren Harnröhrenklappen ist das Miktionszystourethrogramm. Bei der vorher durchgeführten Katheterisierung in Verbindung mit radiologischen Untersuchungen finden sich große Restharnmengen. Daher sollte eine nicht-kontaminierte Harnprobe über den Katheter gewonnen und eine Kultur angelegt werden. Im Zystogramm kann ein vesikoureteraler Reflux und eine starke Trabekelblase bei länger bestehender Ob-

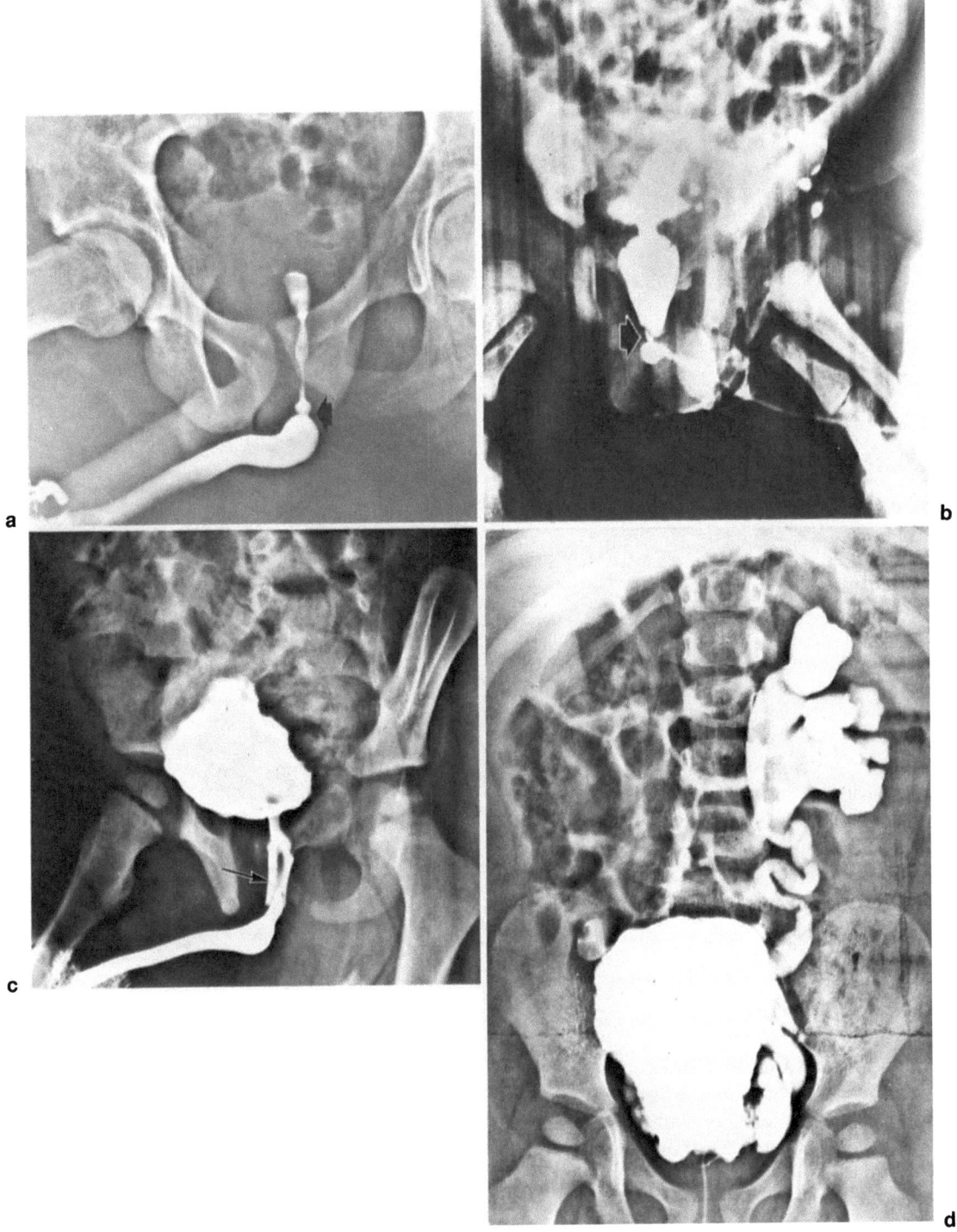

Abb. 30.1. a Das retrograde Urethrogramm zeigt eine kongenitale Diaphragmastriktur. **b** Hintere Harnröhrenklappen im Miktionszystourethrogramm. Der *Pfeil* zeigt auf eine schwere Stenose am distalen Ende der prostatischen Harnröhre. **c** Hintere Harnröhrenklappen. Der Patient konnte bei der Zystographie nicht miktionieren. Im retrograden Urethrogramm erkennt man die Klappenbildung *(Pfeil)*. **d** Zystogramm beim gleichen Patienten. Vesikoureteraler Reflux und Trabekelblase mit Divertikel

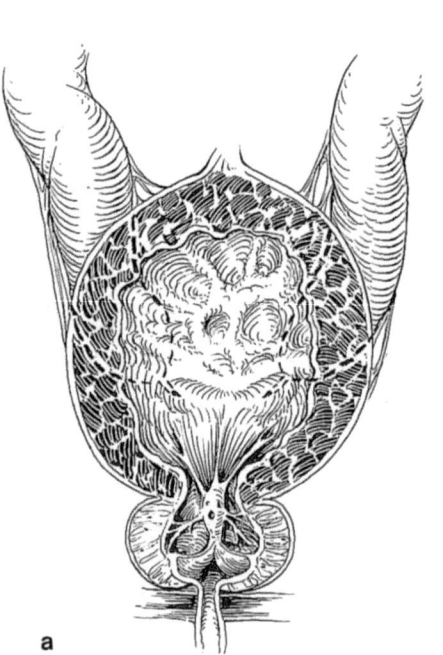 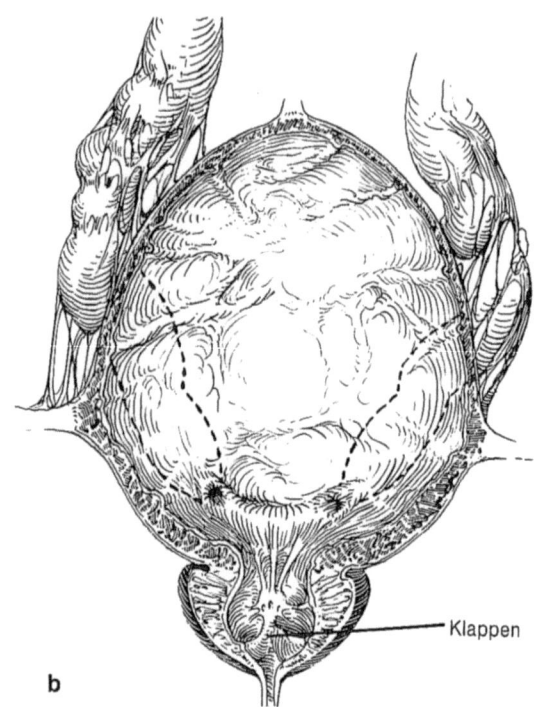

Abb. 30.2a, b. Hintere Harnröhrenklappen. **a** Dilatation der prostatischen Harnröhre, Hypertrophie der Blasenwand und des Trigonums im Stadium der Kompensation; beidseitige Hydroureter infolge der Hypertrophie des Trigonums. **b** Überdehnung der Blasenmuskulatur im Stadium der Dekompensation. Fortgeschrittene Dilatation und Schlingenbildung der Ureteren, gewöhnlich als Folge eines vesikoureteralen Refluxes

struktion nachgewiesen werden. Oft erkennt man die verlängerte und dilatierte hintere Harnröhre mit prominentem Blasenhals (Abb. 30.1). Bei hochgradiger und länger bestehender Obstruktion zeigt das Ausscheidungsurogramm einen Hydroureter und eine Hydronephrose.

Ultraschalluntersuchung

Die Sonographie kann bei Kindern mit schwerer Azotämie zum Nachweis einer Hydronephrose, eines Hydroureters oder einer überdehnten Blase eingesetzt werden. Eine fetale Hydronephrose, die bei Harnröhrenklappen typisch ist, läßt sich schon nach 28 Schwangerschaftswochen sonographisch nachweisen. Ist die Hydronephrose durch Klappenbildung entstanden, findet man eine vergrößerte Blase mit 2seitiger Hydroureteronephrose (Abb. 30.3).

Instrumentelle Untersuchung

Bei der Urethrozystoskopie und der Zystoskopie, die in Vollnarkose durchgeführt werden, finden sich eine Trabekelblase sowie gelegentlich Blasendivertikel. Der Blasenhals und das Trigonum können hypertrophiert sein. Der Nachweis von Klappen im distalen Teil der prostatischen Harnröhre sichert die Diagnose. Die supravesikale Kompression beweist, daß die Klappen die Ursache der Obstruktion sind.

Therapie

Die Therapie besteht in der Entfernung der Klappen, wobei die Art des Vorgehens vom Grad der Obstruktion und dem Allgemeinbefinden des Kindes abhängt. Bei Kindern mit leichter bis mäßiger Obstruktion und minimaler Azotämie ist die transurethrale Verödung der Klappen normalerweise erfolgreich (Johnston u. Kulatilake 1971). Gelegentlich können die Klappen auch schon durch Katheterisierung, Zystoskopie oder Harnröhrendilatation (durch perineale Urethrostomie) beseitigt werden.

Bei hochgradiger Obstruktion finden sich unterschiedliche Grade der Hydronephrose, die einer individuellen Behandlung bedürfen. Kinder mit Urosepsis und Azotämie bei Hydronephrose behandelt man mit Antibiotika bei gleichzeitiger Katheterdrai-

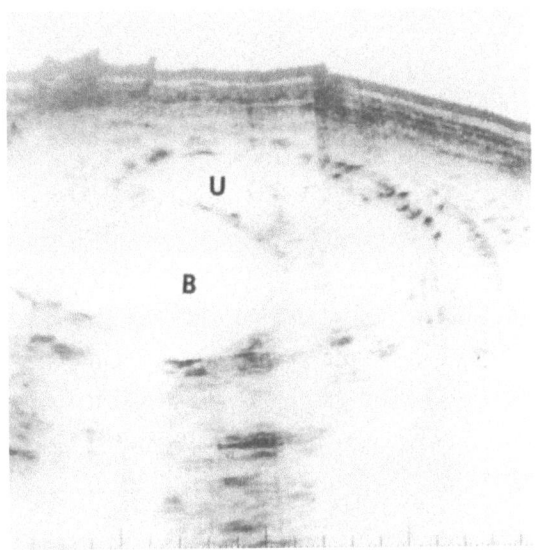

Abb. 30.3. Im intrauterinen Sonogramm erkennt man eine fetale Hydronephrose in der 32. Schwangerschaftswoche. Eine massive Vergrößerung von Blase *(B)* und Ureter *(U)* sind typisch für hintere Harnröhrenklappen

nage der Blase und Bilanzierung des Flüssigkeits- und Elektrolytgleichgewichts. Eine Vesikostomie kann bei Patienten mit Reflux oder renaler Dysplasie notwendig sein.

Bei schwerster Hydronephrose reicht die Beseitigung der Klappen oder die Vesikostomie wegen der Harnleiteratonie mit Obstruktion der Harnleitermündung durch die Hypertrophie des Trigonums oder beides, nicht aus. In solchen Fällen kann man perkutane Fisteln anlegen, um die Nierenfunktion zu erhalten und eine Rückbildung der Hydronephrose zu ermöglichen. Nach Stabilisierung der Nierenfunktion werden die Klappen beseitigt, und die Rekonstruktion des Harntrakts wird eingeleitet.

Der Zeitraum einer proximalen Ableitung sollte so kurz wie möglich sein, da die Blasenkontraktur nach langer supravesikaler Harnableitung irreversibel sein kann (Tanagho 1974).

Johnston (1979) stellte fest, daß etwa 50% der Kinder mit Harnröhrenklappen einen vesikoureteralen Reflux aufwiesen. Die Prognose war bei beidseitigem Reflux schlecht. Nach Beseitigung der Obstruktion bildete sich bei ⅓ der Patienten der Reflux zurück. Bei den übrigen ⅔ war eine operative Korrektur notwendig.

Die Langzeitbehandlung mit Antibiotika ist oft erforderlich, um eine rezidivierende Urosepsis oder Harnwegsinfektion zu verhindern, selbst wenn die Obstruktion bereits beseitigt wurde.

Prognose

Die Früherkennung ist der beste Weg, um die Nieren- und Blasenfunktion zu erhalten. Dies geschieht durch Sonographie während der Schwangerschaft, durch sorgfältige körperliche Untersuchung des Neugeborenen und durch Beobachtung der Miktion. Kinder mit Harnwegsinfektionen sollten genau untersucht werden. Bleibt bei Kindern die Azotämie und die Infektion nach Beseitigung der Obstruktion bestehen, so ist die Prognose schlecht.

Vordere Harnröhrenklappen

Die Zeichen einer Klappenbildung in der vorderen Harnröhre, einer seltenen kongenitalen Mißbildung, sind Harnröhrendilatation oder Divertikel proximal der Klappe, Inkontinenz nach der Miktion und Infekte. Oft kann auch eine Enuresis bestehen. Die Veränderungen lassen sich durch die Urethroskopie und die Miktionszystourethrographie nachweisen. Die Therapie erfolgt durch endoskopische Verödung der Klappen.

Urethrorektale und vesikorektale Fisteln

Diese Fisteln sind selten und gehen beinahe immer mit einer Analatresie einher. Die nichtvollständige Entwicklung des urorektalen Septums führt zu einer fehlenden Trennung von Rektum und Urogenitaltrakt, so daß eine Verbindung zwischen diesen 2 Systemen besteht (s. Kap. 2). Bei Kindern mit diesen Fisteln entleeren sich Fäzes und Darmgase durch die Harnröhre. Hat sich der Anus normal entwickelt, kann Urin durch das Rektum abfließen.

Mit der Zystoskopie und der Panendoskopie läßt sich die Fistelöffnung meist nachweisen. Oral verabreichtes Kontrastmittel gelangt in die blind endende rektale Tasche, so daß die Distanz zwischen dem Ende des Rektums und dem Perineum auf den entsprechenden Röntgenaufnahmen nachweisbar wird.

Der verschlossene Darmausgang muß sofort eröffnet und die Fistel verschlossen werden. Liegt das Rektum hoch, sollte eine vorübergehende Kolostomie angelegt werden. Die endgültige operative Korrektur der Harnröhrenfistel kann zu einem späteren Zeitpunkt erfolgen.

Hypospadie

Bei der Hypospadie findet sich der Meatus externus an der Vorderseite des Penis, proximal der Glans penis (Abb. 30.4).

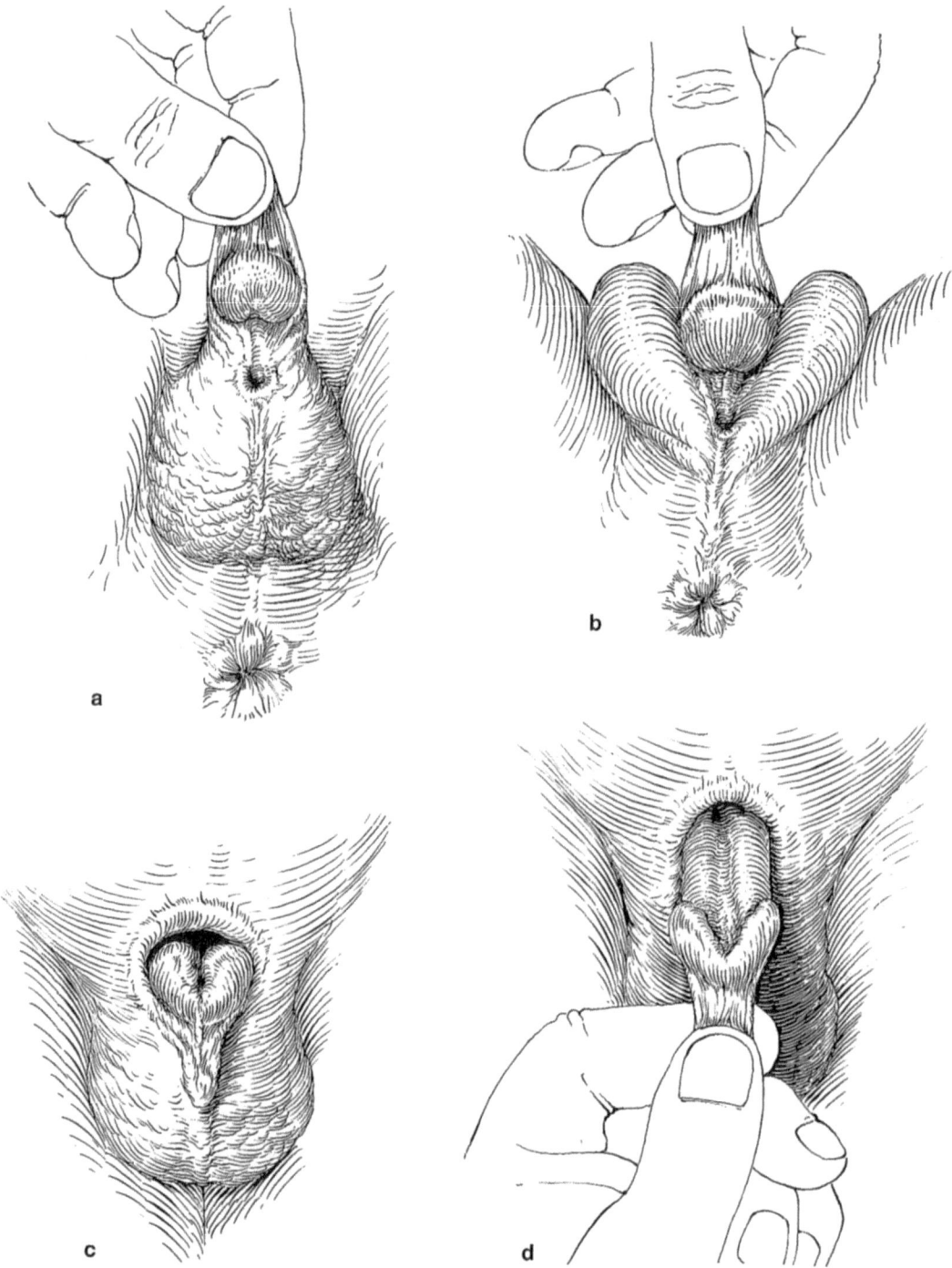

Abb. 30.4a–d. Hypospadie und Epispadien. **a** Hypospadie. Penoskrotaler Typ. Überschüssige Vorhaut am Penisrükken, die ventral fehlt. Ventrale Chorda. **b** Hypospadie, skrotaler Typ. Deutliche Chorda. Kleiner Penis. **c** Epispadien. Überschüssige Vorhaut an der ventralen Seite, die dorsal fehlt. Ausgeprägte dorsale Chorda. **d** Durch Zug an der Vorhaut wird der dorsale Defekt sichtbar

Die Differenzierung und Entwicklung der Harnröhre beginnt im Uterus nach etwa 8 Wochen und endet nach 15 Wochen. Die Harnröhre entsteht durch Verwachsen der Harnröhrenfalten entlang der Vorderseite des Penis, vom distalen Schaft bis zur Eichel. Die glanduläre Harnröhre wird durch Kanalisation eines ektodermalen Strangs gebildet, der durch die Glans penis gewachsen ist und sich mit den verschmolzenen Harnröhrenfalten verbindet (s. Kap. 2). Eine Hypospadie entsteht durch die unvollständige Verschmelzung der Harnröhrenfalten.

Unter 300 männlichen Säuglingen beobachtet man eine Hypospadie. Es wurde nachgewiesen, daß während der Schwangerschaft verabreichte Östrogene und Progesterone die Hypospadierate erhöhen. Obwohl eine familiäre Häufung der Hypospadie erkannt wurde, sind keine speziellen Erbgänge nachgewiesen worden.

Einteilung

Es gibt verschiedene Formen der Hypospadie, die entsprechend ihrer Lokalisation eingeteilt werden: 1. Hypospadia glandis, d.h. mit Öffnung am proximalen Anteil der Eichel, 2. Hypospadia coronaria, d.h. mit Öffnung an der Corona glandis, 3. Hypospadia penis, 4. Hypospadia scrotalis, 5. Hypospadia perinealis. Etwa 70% aller Fälle sind glandulär oder koronal.

Die Hypospadie bei Männern ist Zeichen einer Feminisierung. Bei Patienten mit penoskrotalem oder perinealem Meatus müssen mögliche sexuelle Probleme in Betracht gezogen werden. Bei der Hypospadie der Neugeborenen sollte keine Zirkumzision durchgeführt werden, da die präputiale Haut für eine spätere Rekonstruktion benötigt werden kann.

Klinische Befunde

Symptome und klinische Zeichen

Obwohl Neugeborene und kleine Kinder selten Hypospadie-ähnliche Symptome zeigen, können ältere Kinder und Erwachsene über Schwierigkeiten bei der Steuerung des Harnstrahls klagen. Die Chorda führt zu einer Verbiegung des Penisschaftes, so daß Geschlechtsverkehr unmöglich sein kann. Bei perinealen oder penosakralen Hypospadien ist eine Miktion nur im Sitzen möglich. Diese proximalen Formen der Hypospadien können bei Erwachsenen die Ursache der Unfruchtbarkeit sein. Die Patienten klagen häufig über das unnatürliche Aussehen des Gliedes, das durch die zu kurze oder fehlende ventrale Vorhaut verursacht wird. Der hypospadische Meatus kann stenotisch sein und sollte deshalb sorgfältig untersucht und kalibriert werden. (Bei einer Stenose ist eine Meatotomie notwendig.) Bei Kindern mit Hypospadien beobachtet man häufig nicht-deszendierte Hoden. Zur Beurteilung der Lage der Hoden ist eine Untersuchung des Skrotums notwendig.

Labor-, Röntgen- und endoskopische Befunde

Bei Kindern mit perinealen oder penoskrotalen Hypospadien besteht oft ein gespaltenes Skrotum. Bei unklaren Fällen sollte ein Abstrich der Mundschleimhaut entnommen werden, damit das genetische Geschlecht festgelegt werden kann. Die Urethroskopie und die Zystoskopie sind erforderlich, um die normale Entwicklung der männlichen Geschlechtsorgane festzustellen. Eine Ausscheidungsurographie ist indiziert, um zusätzliche angeborene Mißbildungen der Nieren und der Harnleiter zu erkennen.

Einige Autoren empfehlen routinemäßig die Anfertigung eines Ausscheidungsurogramms bei allen Patienten mit Hypospadien. Dies scheint jedoch bei den mehr distal lokalisierten Formen nicht notwendig zu sein, da hier angeborene Mißbildungen des oberen Harntrakts nur selten auftreten.

Differentialdiagnose

Jeder Grad der Hypospadie ist Ausdruck einer Feminisierung. Perineale und skrotale Harnröhrenöffnungen müssen sorgfältig untersucht werden, um sicherzugehen, daß es sich nicht um einen Patienten weiblichen Geschlechts mit adrenogenitalem Syndrom handelt. Die Urethrozystoskopien sind bei der Beurteilung der inneren Sexualorgane sinnvoll.

Therapie

Aus psychologischen Gründen sollte die Hypospadie therapiert werden, bevor die Kinder schulpflichtig sind.

Es sind mehr als 150 verschiedene korrigierende Operationen bekannt. Gegenwärtig werden von einer zunehmenden Zahl der Urologen Korrekturen in 1 Sitzung unter Verwendung von gestielten Läppchen und freien Hauttransplantaten durchgeführt. Bei 15–30% dieser Fälle kommt es später zur Fistelbildung, die jedoch in einer 2. Sitzung leicht verschlossen werden kann. Das Vorgehen in 2 Sitzungen hat über Jahre hinweg zu ausgezeichneten Resultaten geführt und scheint für Chirurgen, die nur gelegentlich Hypospadien korrigieren, die sicherste Methode zu sein.

Bei allen Operationstechniken wird zur Begradigung des Penis eine operative Entfernung der Chorda vorgenommen. Um sicherzugehen, daß die Chorda wirklich entfernt ist, sollte man während der Operation eine künstliche Erektion nach Rekonstruktion der Harnröhre erzeugen. Bei den erfolgreichsten Operationstechniken zur Korrektur einer Hypospadie wird zur Bildung der neuen Harnröhre Haut oder Vorhaut verwendet. In den letzten Jahren ist die Verlängerung der Harnröhre bis zur Glans penis technisch durchführbar und kosmetisch akzeptabel geworden.

Prognose

Nach operativer Korrektur sind die meisten Patienten wieder in der Lage im Stehen zu miktionieren und normal zu kopulieren. Die größte Herausforderung dieses Eingriffs bleibt das kosmetische Aussehen und die Verhinderung der Fistelbildung.

Chorda ohne Hypospadie

Gelegentlich beobachtet man eine angeborene ventrale Chorda ohne Hypospadie. Sie wird entweder durch eine zu kurze Harnröhre oder durch fibröses Gewebe im Corpus spongiosum oder durch beides hervorgerufen. Die Harnröhrenöffnung befindet sich an normaler Stelle auf der Glans penis. Bei der Erektion kommt es dann zu einer Verbiegung des Penis, so daß eine Immissio penis in die Vagina unmöglich wird. Kann der Patient bei der Untersuchung keine Erektion hervorrufen, so kann man nach Anlegen einer Stauung an der Basis des Penis physiologische Kochsalzlösung in das Corpus cavernosum injizieren. Diese Technik kann auch während der operativen Korrektur zum Nachweis des gestreckten Gliedes angewandt werden.

Wenn der Penis eine ausreichende Länge hat, kann die dorsale Fläche verkürzt werden 1. durch Exzision ellipsenförmiger Teile der Tunica albuginea auf der Dorsalseite des Penis seitlich der Mittellinie (Redman 1978) oder 2. durch schräge Schnitte, die danach longitudinal verschlossen werden, wodurch sich der Penisrücken verkürzt (Udall 1980). Fibröses Gewebe, das Harnröhre und Corpus spongiosum verbindet, sollte man vollständig entfernen.

Epispadie

Die Inzidenz einer vollständigen Epispadie beträgt bei Männern etwa 1 zu 120.000, bei Frauen 1 zu 450.000. Die Urethra ist nach dorsal verlagert, und die Einteilung der Epispadien erfolgt bei Männern nach der Lage der Harnröhre am Penisrücken. Bei glandulären Epispadien mündet die Harnröhre auf der Dorsalseite der Glans penis, welche breit und abgeflacht ist. Bei der penilen Epispadie liegt die Harnröhrenöffnung, die oft breit und spaltförmig ist, zwischen der Symphyse und dem Sulcus coronarius des Penis. Gewöhnlich verläuft eine distale Furche vom Meatus durch die abgeschrägte Glans. Bei der kompletten Epispadie mündet die Harnröhre am Übergang zwischen Penis und Symphyse, und über den gesamten Penis verläuft eine distale dorsale Rinne, die bis über die Glans reicht.

Patienten mit glandulären Epispadien klagen nur selten über eine Harninkontinenz. Bei kompletten und penilen Epispadien findet sich jedoch in 95%, respektive 75% der Fälle eine Inkontinenz (Kramer u. Kelalis 1982).

Frauen mit Epispadien haben eine Clitoris bifida und getrennte Labien, die meisten sind inkontinent.

Durch die Fehlentwicklungen der Sphinkteren ist die Harninkontinenz ein häufiges Problem. Gleichzeitig findet man auch eine dorsale Verkrümmung (dorsale Chorda) des Penis (Abb. 30.4). Wie bei der Blasenekstrophie liegt eine klaffende Symphyse vor. Die Epispadie ist eine leichte Form der Blasenekstrophie; in schweren Fällen bestehen Ekstrophie und Epispadie nebeneinander.

Eine operative Korrektur der Epispadie ist erforderlich, um die Harninkontinenz zu beseitigen, den Penis durch Exzision der Chorda zu begradigen und die Harnröhre auf die Glans penis zu verlegen. Versuche einer Rekonstruktion des Sphinkters waren nicht sehr erfolgreich. Tanagho u. Smith (1972) konnten jedoch durch Implantation eines aus der vorderen Blasenwand geformten Röhrchens zwischen Blase und prostatischer Harnröhre eine vollständige Kontinenz erreichen. Durch Exzision der Chorda und Urethroplastik mit Verlegung der Harnröhrenöffnung konnten akzeptable kosmetische und funktionelle Resultate erzielt werden (Kramer u. Kelalis 1982; Duckett 1978; Hendren 1979). In den Fällen, in denen sich die Inkontinenz nicht beseitigen läßt, kann eine Harnableitung erforderlich sein.

Erworbene Erkrankungen und Veränderungen des Penis und der männlichen Harnröhre

Priapismus

Der Priapismus ist eine relativ seltene Erkrankung, bei der eine lang andauernde Erektion vorliegt. Sie ist für den Patienten sehr schmerzhaft und nicht mit sexueller Erregung verbunden. Die Störung tritt in 60% der Fälle idiopathisch auf. Bei den übrigen 40%

liegen andere Erkrankungen vor (z. B. Leukämie, Sichelzellenanämie, Beckentumoren, Beckeninfektionen), Penistrauma, Rückenmarktrauma oder medikamentöse Auswirkungen. In Ägypten sind Skorpionbisse eine häufige Ursache des Priapismus bei Kindern. Obwohl die idiopathische Form anfangs oft durch längere sexuelle Stimulation hervorgerufen wird, sind andere Priapismusformen nicht auf psychische sexuelle Erregungen zurückzuführen.

Der Patient kommt meist mit einer über mehrere Stunden bestehenden schmerzhaften Erektion zum Arzt. Die Glans penis und das Corpus spongiosum sind weich. Die Corpora cavernosa sind durch das angestaute Blut angespannt und bei der Palpation schmerzempfindlich. Trotz zahlreicher Theorien über den Entstehungsmechanismus, nehmen die meisten Wissenschaftler heute an, daß die Hauptursache in einer physiologischen Obstruktion des venösen Abflusses liegt (Fitzpatrick 1973). Diese Obstruktion führt zu einer Stauung stark viskösen sauerstoffarmen Blutes innerhalb der Corpora cavernosa. Hält dieser Zustand über mehrere Tage an, kann das interstitielle Ödem und die Fibrose der Corpora cavernosa zur Impotenz führen.

Der Priapismus muß als urologischer Notfall angesehen werden. Die Gabe von Sedativa und Einläufe eiskalter physiologischer Kochsalzlösungen können die Dauererektion beseitigen. Ketaminhydrochlorid, intramuskulär oder intravenös verabreicht, soll bei etwa 50% der Patienten wirksam sein (Sagalowsky 1982). Auch die Epidural- oder die Spinalanästhesien können zum Erfolg führen. Das dickflüssige Blut kann dann mit Hilfe einer großkalibrigen Nadel, die durch die Glans penis eingeführt wird, aus den Corpora cavernosa abgezogen werden. Mit einer Travenol-Biopsienadel kann man multiple Gewebezylinder entfernen, um eine Fistel zwischen Glans penis und den Corpora cavernosa zu schaffen (Winter 1978). Mit dieser Technik, die sich oft als sehr erfolgreich erwiesen hat, wird durch die innere Fistel ein erneuter Anstau vermieden. Um einen kontinuierlichen Fistelabfluß zu gewährleisten, sollte intermittierend (alle 15 min) Druck auf den Penis ausgeübt werden. Nach Abklingen der Betäubung kann der Patient dies auch manuell vornehmen.

Führt obige Technik nicht zum Erfolg, so kann auch eine andere Shunttechnik versucht werden. Barry (1976) beschrieb eine einfache Methode durch Anastomosierung der Vv. dorsalis penis superficiales mit den Corpora cavernosa. Wirksam ist auch eine Shuntverbindung zwischen den Corpora cavernosa und dem Corpus spongiosum durch perineale Anastomose, außerdem die Verbindung zwischen der V. saphena magna und den Corpora cavernosa. Gates u. Middleton (1980) beschrieben eine besondere Art der Dekompression.

Bei Patienten mit Sichelzellenanämie führten Bluttransfusionen, Austauschtransfusionen oder beides zum Erfolg (Baron u. Leiter 1978). Es wurde auch eine Sauerstoffüberdrucktherapie vorgeschlagen. Bei Patienten mit Leukämie sollte eine sofortige Chemotherapie eingeleitet werden. Überhaupt sollte man die ursächlichen Krankheitszustände schnell beseitigen. Besteht die Erektion über mehrere Stunden, muß eine aggressive Therapie des Priapismus eingeleitet werden.

Impotenz ist die schlimmste Folge des Priapismus. Sie tritt vermehrt nach länger anhaltendem Priapismus auf (über mehrere Tage). Früherkennung und sofortige Behandlung helfen, diese hauptsächlichen Komplikationen zu vermeiden.

Peyronie-Krankheit (Induratio penis plastica)

Diese Krankheit (Induratio penis plastica) wurde 1742 erstmals beschrieben und tritt vorwiegend bei Männern im mittleren oder höheren Alter auf. Die Patienten klagen über schmerzhafte Erektion, Krümmung des Penis und eine schlechte Erektion des distalen Gliedanteils. Die Verbiegung des Gliedes kann so schwerwiegend sein, daß Geschlechtsverkehr nicht mehr möglich ist. Bei fehlender Erektion verspürt der Patient keine Schmerzen.

Bei der Untersuchung des Penisschafts findet sich ein derber, fibröser Strang unterschiedlicher Dicke, der die Tunica albuginea befällt. Die Verhärtung liegt meist nahe der dorsalen Mittellinie des Penisschafts. Manchmal beobachtet man auch mehrere verhärtete Bezirke. In schweren Fällen können die Verkalkung und die Verknöcherung sogar röntgenologisch nachgewiesen werden. Obwohl die eigentliche Ursache der Induratio penis plastica unklar ist, gleicht der fibröse Strang mikroskopisch den Befunden bei schwerer Vaskulitis. Die Erkrankung wird häufig in Verbindung mit einer Dupuytren-Kontraktur der Handsehnen beobachtet, bei der die Fibrose der der Peyronie-Krankheit histologisch-ähnlich ist.

Für diese Krankheit gibt es bisher keine zufriedenstellende Behandlung. In etwa 50% der Fälle kommt es zur spontanen Remission. Anfänglich genügen Überwachung und psychologische Betreuung. Wenn es nicht zur Remission kommt, kann man über mehrere Monate Para-Aminobenzosäure in Pulver- oder Tablettenform oder Vitamin-E-Tabletten versuchen. Diese Medikamente führen gelegentlich zum begrenzten Erfolg (Wild et al. 1979). In den letzten Jahren wurde für therapierefraktäre Fälle eine Reihe verschiedener Operationsmethoden entwickelt. Von mehreren Autoren wurde eine erfolgreiche Entfernung der Plaque und Ersatz durch ein Hauttransplantat beschrieben (Wild et al. 1979). Das (1980) verwendete nach Inzision der Plaque als Transplantat die Tunica vaginalis. Bruskewitz u. Raz (1980) setzten nach Entfernung der Induration Penisprothesen in die Corpora cavernosa ein. Außerdem gibt es noch eine Reihe anderer Behandlungsverfahren, wie die Radiotherapie und die Injektion von Steroiden, Dimethylsulfoxid (DMSO) oder Parathormon in die Plaque. Über den Erfolg dieser Behandlungsmethoden gibt es nur wenige Informationen.

Phimose

Bei einer Phimose kann die zu enge Vorhaut nicht mehr über die Eichel zurückgezogen werden. Die häufigste Ursache ist die chronische Infektion durch mangelnde Hygiene. Am häufigsten tritt die Phimose bei Männern auf, bei denen keine Zirkumzision durchgeführt wurde. Aber auch nach einer Zirkumzision kann die verbliebene Haut stenotisch werden und zu einer Phimose führen. Unter der Vorhaut kann es zur Steinbildung oder zu Plattenepithelkarzinombildung kommen. Die Phimose kann in jedem Alter auftreten. Bei älteren diabetischen Männern führt eine chronische Balanoposthitis häufig zur Phimose. Bei Kindern unter 2 Jahren besteht selten eine echte Phimose. Die anfänglich relativ lange und enge präputiale Öffnung weitet sich allmählich aus und ermöglicht dann ein normales Zurückschieben der Vorhaut über die Eichel. Bei Kindern, bei denen zur Zirkumzision eine Vollnarkose erforderlich ist, sollte man diese unterlassen. Außer bei rezidivierenden Infektionen, kann der Eingriff in ein Alter verschoben werden, in dem eine Lokalanästhesie möglich ist.

Meist kommen die Patienten mit Ödemen, Erythemen oder Schmerzen im Bereich des Präputiums oder mit eitrigem Ausfluß in die ärztliche Behandlung. Ein weniger häufiger Grund ist die Unmöglichkeit, die Vorhaut über die Eichel zurückzuziehen.

Die Initialinfektion sollte mit einem Breitbandantibiotikum behandelt werden. Ist die Miktion erschwert, so kann man die Vorhaut dorsal schlitzen. Eine Zirkumzision wird, wenn notwendig, erst nach Abklingen der Entzündung vorgenommen.

Paraphimose

Bei der Paraphimose kann die Vorhaut, nachdem sie einmal über die Eichel zurückgezogen wurde, nicht mehr zurückgestreift werden. Dies ist meist auf eine chronische Entzündung unter der zu langen Vorhaut zurückzuführen. Die Verengung der präputialen Öffnung und die Ausbildung eines engen Hautringes verhindern ein Zurückstreifen der Vorhaut über die Eichel. Der Hautring verursacht eine Venenstauung, durch die es zur Ödembildung, zum Anschwellen der Eichel und damit zu einer zunehmenden Verschlechterung des Befundes kommt. Bei progredientem Verlauf kann ein Verschluß der Arterie auch zur Nekrose der Eichel führen.

Die Paraphimose kann man normalerweise durch Kompression der Eichel über etwa 5 min behandeln, wobei das Gewebeödem reduziert und der Umfang der Eichel verringert wird. Manchmal muß der strangulierende Hautring jedoch unter Lokalanästhesie inzidiert werden. Nach dem Abklingen der Entzündung durch Antibiotikagaben wird eine Zirkumzision durchgeführt.

Zirkumzision

Obwohl die Zirkumzision in einigen Ländern aus religiösen oder kulturellen Gründen routinemäßig vorgenommen wird, ist sie bei guter Hygiene meist überflüssig. Die Peniskarzinomrate ist bei Männern, bei denen keine Zirkumzision durchgeführt wurde, zwar höher, jedoch handelt es sich hier meist um unterstützende chronische Infektionen und mangelnde Hygiene. Bei Infektionen, Phimose oder Paraphimose ist die Zirkumzision indiziert (s. oben).

Harnröhrenstriktur

Die erworbene Harnröhrenstriktur tritt bei Männern häufig, bei Frauen selten auf. (Die angeborene Harnröhrenstriktur wird weiter oben besprochen.) Die meisten erworbenen Strikturen sind auf eine Infektion oder auf ein Trauma zurückzuführen. Obwohl die Gonokokkenurethritis heutzutage nur noch selten die Ursache einer Striktur ist, bleiben Infektionen die Hauptursache der Harnröhrenstriktur, insbesondere durch Infektionen bei längerem Tragen eines Dauerkatheters. Dicke Katheter und Instrumente führen eher zur Ischämie und Traumatisierung der Harnröhre als dünnere. Äußere Traumata, z. B. eine Beckenfraktur (s. Kap. 17), können zu teilweisem oder vollständigem Einriß der membranösen Harnröhre führen und schwere und ausgedehnte Strikturen zur Folge haben. Pfählungsverletzungen können Bulbusstrikturen verursachen.

Bei den Harnröhrenstrikturen handelt es sich um fibrotische Veränderungen aus dichtem Kollagen und Fibroblasten. Die Fibrose dehnt sich meist in das angrenzende Corpus spongiosum aus, so daß sich eine Spongiosafibrose bildet. Die Strikturen behindern den Harnabfluß und führen zur Dilatation der proximalen Harnröhre und der prostatischen Ausführungsgänge. Daher ist die Prostatitis eine häufige Komplikation der Harnröhrenstriktur. Die Blasenmuskulatur hypertrophiert und es kommt zur Restharnbildung. Eine schwere, lang anhaltende Obstruktion kann zu einer Insuffizienz der Harnleitermündung, einem Reflux, einer Hydronephrose und zu nachfolgendem Nierenversagen führen. Der chronische Harnstau führt meistens zur Infektion. Bei schweren chronischen Strikturen bestehen Harnröhrenfisteln und periurethrale Abszesse.

Klinische Befunde

Symptome und klinische Zeichen

Am häufigsten wird ein Nachlassen des Harnstrahls beobachtet. Oft beobachtet man ein Sprühen oder eine Teilung des Harnstrahls oder Nachträufeln nach der Miktion. Anhaltender Ausfluß aus der Harnröhre, wahrscheinlich durch die chronische Prostatitis, ist oft ein Hauptsymptom. Gelegentlich finden sich auch eine akute Zystitis oder die Symptome einer Infektion. Solange keine Infektion oder eine prostatische Obstruktion vorliegt, tritt keine akute Harnverhaltung auf. Pollakisurie und leichte Dysurie sind initiale Beschwerden.

Manchmal kann man im Bereich der Striktur eine Verhärtung palpieren. Druckempfindliche vergrößerte Schwellungen entlang der Harnröhre entsprechen meistens periurethralen Abszessen. Urethrokutane Fisteln sind möglich. Bei chronischer Harnverhaltung kann die vergrößerte Blase palpabel sein.

Laborbefunde

Vermutet man eine Harnröhrenstriktur, so sollten die Harnflußraten bestimmt werden. Der Patient wird instruiert, erst dann zu miktionieren, wenn die Blase voll ist. Bei maximalem Harnfluß wird eine 5-s-Portion gesammelt und das Volumen registriert. Wenn der Patient diesen Vorgang über mehrere Tage, etwa 8- bis 10mal in entspannter Atmosphäre wiederholt hat, kann der durchschnittliche Spitzenfluß errechnet werden. Bei problematischen Strikturen ist die Flußrate kleiner als 10 ml/s (normal 20 ml/s).

Manchmal ist eine Urinkultur notwendig. Oft ist der Mittelstrahlurin bakterienfrei, obwohl in der sorgfältig gesammelten 1. Urinprobe eine Pyurie (8–10 Leukozyten pro Gesichtsfeld bei starker Vergrößerung) nachweisbar sein kann. Bei Prostatainfektionen finden sich die Bakterien auch in den Urinproben nach Prostatamassage. Bei einer Zystitis ist der Urin stark infiziert.

Röntgenbefunde

Auf einem Urethrogramm oder Miktionszystourethrogramm (oder auf beiden) kann man Lage und Ausmaß der Striktur erkennen. Manchmal finden sich Harnröhrenfisteln und Divertikel, Blasensteine oder eine Trabekelblase.

Instrumentelle Untersuchung

Bei der Urethroskopie erkennt man die Striktur. Bei kleinkalibrigen Strikturen ist ein Vorschieben des Instruments über diesen Bereich unmöglich. Durch die direkte Beobachtung können Ausmaß, Ort und Grad der Vernarbung gut beurteilt werden. Durch die Urethroskopie werden auch die Mitbeteiligung benachbarter Regionen und Narbenbildungen in der Nähe der Striktur erkannt.

Die Kalibrierung der Striktur nimmt man durch Vorschieben eines Bougie à boule (s. Kap. 10) vor.

Differentialdiagnose

Die Symptome einer benignen oder malignen Prostataobstruktion können denen einer Striktur ähneln. Nach operativer Prostataentfernung können sich Narbenkontrakturen und Strikturen mit ähnlichen Symptomen bilden. Durch die rektale Untersuchung und die Panendoskopie können diese Veränderungen der Prostata diagnostiziert werden. Das Harnröhrenkarzinom, das oft zur Striktur führt, kann urethroskopisch an seiner unregelmäßigen Oberfläche erkannt werden. Die Diagnose wird durch Biopsie gesichert.

Komplikationen

Zu den Komplikationen zählen die chronische Prostatitis, die Zystitis, chronische Harnwegsinfektionen, Divertikel, ureterokutane Fisteln, periurethrale Abszesse und das Harnröhrenkarzinom. Durch chronischen Rückstau des Urins und durch Infektionen kann es zur Blasensteinbildung kommen.

Therapie

Spezifische Maßnahmen

Dilatation

Eine Dilatation der Harnröhrenstriktur führt meist nicht zur Heilung, aber das Narbengewebe der Striktur reißt ein, und das Lumen wird vorübergehend erweitert. In der Abheilungsphase kommt es erneut zur narbigen Verengung.

Anfänglich kann jedoch zur Linderung der Beschwerden und zur Beseitigung der chronischen Harnverhaltung eine Dilatation notwendig sein. Vor dem Eingriff sollte die Harnröhre gut mit wasserlöslichem Gleitmittel gefüllt werden. Ein filiformes Bougie wird in die Harnröhre eingeführt und vorsichtig durch die Engstelle bis zur Blase vorgeschoben. Anschließend schraubt man einen Dilatator an (s. Kap. 10) und dehnt das Gewebe allmählich bis auf 22 Charr auf (mit zunehmend größerwerdenden Dilatatoren). Dann wird ein 16-Charr-Silikonkatheter eingelegt. Kann man das filiforme Bougie nicht durch die Striktur vorschieben, so ist dies unter urethroskopischer Sicht möglich.

Eine Alternativmethode der Harnröhrendilatation wird mit den Bougies nach Van Buren vorgenommen. Diese Instrumente sollten nur von einem erfahrenen Urologen, der die Größe und das Ausmaß der Striktur kennt, eingesetzt werden. Zuerst wird ein 22-Charr-Bougie bis zur Striktur vorgeschoben. Falls leichter Druck nicht zum Erfolg führt, wird ein 20-Charr-Bougie angewendet. Noch kleinere Bougies sollte man vermeiden, da sie leicht die Harnröhrenwand perforieren und zu einem Via falsa führen können. Als Hauptfolge der Dilatation können Blutungen und Schmerzen auftreten.

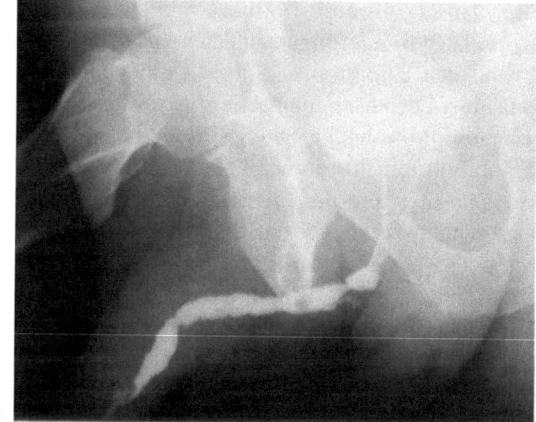
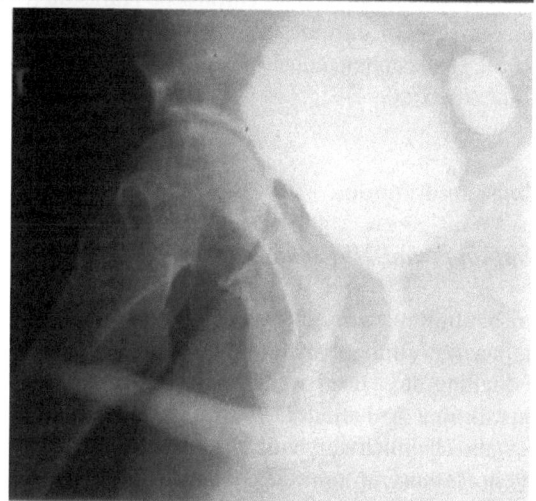

Abb. 30.5. a Das Urethrogramm zeigt multiple Strikturen im Bereich der vorderen Harnröhre. **b** Miktionszystourethrogramm desselben Patienten nach Transplantation eines 14 cm langen Hautlappens. Es sind keine Strikturen mehr nachweisbar

Urethrotomie unter direkter endoskopischer Sicht

Man kann die Harnröhrenstrikturen mit einem scharfen Messer, das im Endoskop eingebaut ist, schlitzen. So ist während des Schneidens eine ständige Sichtkontrolle durch das Endoskop möglich. Man schiebt ein filiformes Bougie an der Striktur vorbei und benutzt dies als Führung während der Spaltung der Striktur. Die Striktur wird i. allg. dorsal inzidiert, zur Weitung eines engen Segmentes sind jedoch multiple Inzisionen erforderlich. Man sollte ein 22-Charr-Instrument leicht vorschieben können. Der Katheter bleibt für kurze Zeit liegen, um eine Blutung und Schmerzen zu verhindern. Bei 70–80% dieser Patienten waren die Resultate zufriedenstellend (Sacknoff u. Kerr 1980; Walther et al. 1980). Die Methode hat mehrere Vorteile: 1. Es ist nur eine leichte Anästhesie erforderlich, oft nur Lokalanästhesie in Verbindung mit Sedativa. 2. Beim Rezidiv kann der gleiche Eingriff leicht wiederholt werden. 3. Die Methode ist sehr sicher und führt nur selten zu Komplikationen.

Operative Rekonstruktion

Mißlingt die Urethrotomia interna unter direkter Sicht, so muß offen operiert werden. Kurze Strikturen (<1,5 cm) der vorderen Harnröhre sollten vollständig exzidiert und eine primäre Anastomose vorgenommen werden. Wenn möglich, sollte der entfernte Harnröhrenanteil etwa 1 cm über die Striktur hinausreichen, da die Entfernung einer Spongiosafibrose den postoperativen Heilungsprozeß verbessert.

Sind die Strikturen mehr als 2 cm lang, so wird eine Urethroplastik mit einem Transplantat vorgenommen

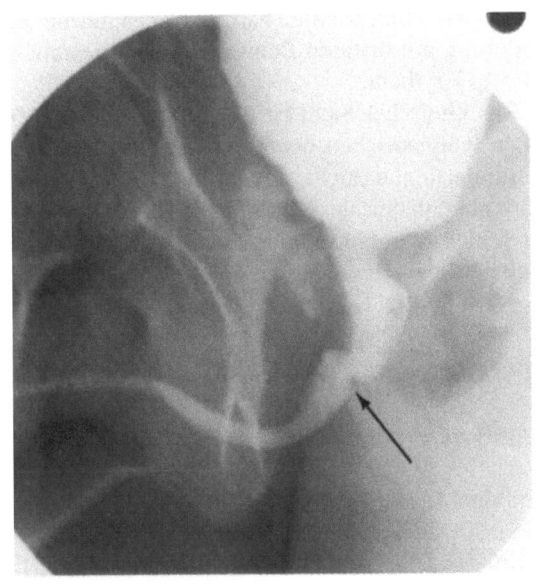

Abb. 30.6. Miktionsurogramm nach transpubischer Korrektur der traumatischen Striktur im Bereich der hinteren Harnröhre. Der *Pfeil* zeigt auf die ehemalige Strikturregion

(Devine et al. 1979). Man inzidiert die Harnröhre in der Mittellinie im Strikturbereich und etwa 1,5 cm mehr nach proximal und distal. Das Hauttransplantat wird i. allg. aus der Penishaut entnommen und sorgfältig vom Subkutangewebe getrennt. Das Transplantat wird so zugeschnitten, daß es den Defekt vollständig bedeckt. Es wird äußerst gewissenhaft eingenäht (Abb. 30.5). Wenn man die Haut aus dem Penisbereich nicht entnehmen kann, kann sie auch aus dem Oberarm, dem Abdomen oder dem Hals (d. h. haarlosen Regionen) entnommen werden. Die Harnröhre sollte nach Beendigung der Operation einen Durchmesser von etwa 30 Charr haben.

Bei sehr engen, langen, stark fibrotischen Strikturen muß eine Totalexzision der Striktur und eine Implantation eines röhrenförmigen Transplantats durchgeführt werden. Mehrere Untersuchungen haben ergeben, daß bei etwa 85% der Patienten bei Eingriffen mit Hauttransplantaten zufriedenstellende Resultate erreicht wurden.

Strikturen der membranösen Harnröhre entstehen meistens durch externe Traumata (s. Kap. 17) und sind problematisch zu rekonstruieren. Das Vorgehen in 2 Sitzungen nach Turner-Warwick (1977) hat sich durchgesetzt. Andere Autoren (Pierce 1979; Tilak et al. 1976) führten erfolgreiche Operationen von einem perinealen Zugang aus. Der Autor selbst bevorzugt eine Kombination aus perinealem Zugang und transpubischem Vorgehen nach Waterhouse et al. (1980) und McAninch (1981) (Abb. 30.6). Die Entfernung des suprapubischen Anteils des Schambeinknochens ermöglicht eine gute Freilegung des Rekonstruktionsbereichs, und es kommt nicht zu postoperativen Komplikationen beim Gehen oder in der Beckenstabilität.

Behandlung der Komplikationen

Harnwegsinfektionen bei Patienten mit Strikturen erfordern eine spezifische Antibiotikatherapie mit nachfolgender Langzeitbehandlung, bis die Striktur beseitigt ist. Bei periurethralen Abszessen muß neben der Antibiotikabehandlung für einen Abfluß des Eiters gesorgt werden. Harnröhrenfisteln behandelt man operativ.

Prognose

Eine Striktur sollte erst dann als „geheilt" angesehen werden, wenn 1 Jahr seit der Therapie vergangen ist, da sie jederzeit leicht rezidivieren kann. Zur Beurteilung des Ausmaßes eines Rezidivs sind die Testung der Harnflußraten und die Anfertigung von Ausscheidungsurogrammen erforderlich.

Urethrale Condylomata acuminata (spitze Kondylome der Harnröhre)

Spitze Kondylome werden nicht häufig in der Harnröhre beobachtet. Sie treten fast immer erst im Hautbereich auf (s. S. 739). Es handelt sich um warzenförmige Papillome, die durch ein Papovavirus verursacht und gewöhnlich durch direkten Sexualkontakt übertragen werden, wahrscheinlich aber auch ohne sexuellen Kontakt.

Die Patienten geben häufig Blutabgang aus der Harnröhre an und klagen gelegentlich über dysurische Beschwerden und Harnröhrenausfluß. Bei der Untersuchung des Orificium externum findet sich oft ein kleines prominentes Kondylom. Sind äußerlich keine Veränderungen zu sehen, sollte das Orifizium externum mit den Fingern gespreizt werden, so daß man die distale Harnröhre untersuchen kann. Etwa 90% dieser Veränderungen sind auf die distale Harnröhre beschränkt. Zum Ausschluß noch weiterer Kondylome sollte man eine Urethroskopie vornehmen.

Kondylome im Bereich des Orificium externum können lokal exzidiert werden. Nach Infiltration eines Lokalanästhetikums an der Basis werden die meist gestielten Kondylome mit einer Schere abgetrennt. Anschließend wird die Region koaguliert. Zur Exzision von Kondylomen in der Fossa navicularis oder dem glandulären Harnröhrenanteil kann eine Meatotomie notwendig werden.

Tiefer in der Harnröhre liegende Kondylome werden transurethral mit dem Resektoskop reseziert. Auch mit dem CO_2-Laser ist eine Kondylomentfernung möglich. Durch Lasertherapie wird die Schleimhaut nur minimal geschädigt, und eine Strikturbildung der Harnröhre ist unwahrscheinlich (Fuselier et al. 1980).

Zahlreiche Kondylome sind auch mit Fluorouracil, 5%ige Lösung oder Creme, behandelt worden. Das Medikament wird über 5 Wochen 2mal wöchentlich für 20 min in die Harnröhre instilliert. Man muß jedoch darauf achten, daß die Penishaut und das Skrotum mit dem Medikament nicht in Berührung kommen, da es sonst zu erheblichen Reizungen kommen kann (Weimer et al. 1978).

Die Kondylome können sich infizieren und ulzerieren. Dies deutet manchmal auf ein Karzinom hin, wobei die Diagnose jedoch histologisch gesichert werden muß. Gelegentlich finden sich auch ausgedehnte Kondylome (Buschke-Löwenstein-Kondylome), die die Glans penis und auch die Harnröhre befallen. Sie deuten auf ein Karzinom und müssen histologisch untersucht werden. Die operative Exzision ist die Behandlung der Wahl.

Um eine Rezidivbildung der Kondylome zu vermeiden, muß auch der Sexualpartner untersucht und wenn nötig, behandelt werden.

Meatusstenose

Bei Neugeborenen findet sich oft eine beträchtliche Meatusstenose. Man vermutet, daß dies sekundär bei Ammoniakdermatitis auftritt, die sich nach einer Zirkumzision entwickelt und auf einer längerbestehenden Entzündung des Meatus beruht.

Eine Kalibrierung ist notwendig, da die tatsächliche Größe oft äußerlich nicht zu beurteilen ist. Man sollte einen 8-Charr-Katheter leicht in die Harnröhre einführen können. Über die Definition einer Meatusstenose wird noch diskutiert. Ein Meatuskaliber unter 8 Charr bei Kindern unter 10 Jahren ist jedoch eine Indikation für eine Meatotomie (Litvak et al. 1976).

Thrombophlebitis des Penis und lymphatischer Verschluß

Die oberflächlichen Venen und Lymphgefäße des dorsalen Penisschaftes proximal der Corona können gereizt und entzündet sein. Bei sorgfältiger Anamnese hört man meist, daß ein kleines Trauma in diesem Bereich vorausgegangen ist (z.B. bei längerem Geschlechtsverkehr). Bei der Untersuchung findet sich eine druckschmerzhafte, harte, strangähnliche Veränderung am distalen Penisschaft. Oft besteht ein leichtes Erythem.

Aus klinischer Sicht ist die Unterscheidung zwischen lymphatischen oder venösen Ursachen dieser Veränderungen nicht notwendig, da sowohl die Thrombophlebitis des Penis als auch der lymphatische Verschluß spontan wieder abklingen. Der Patient muß beruhigt werden.

Literatur

Angeborene Anomalien

Penis und Urethra

Allen TD: Congenital microphallus. Page 327 in: Current Urologic Therapy. Kaufman JJ (editor). Saunders, 1980

Hinman F Jr: Microphallus: Distinction between anomalous and endocrine types. J Urol 1980; 123:412

Jacobs SC, Kaplan GW, Gittes RF: Topical testosterone therapy for penile growth. Urology 1975; 6:708

Johnston WG Jr, Yeatman GW, Weigel JW: Congenital absence of the penis. J Urol 1977; 117:508

Jones HW Jr, Park IJ, Rock JA: Technique of surgical sex reassignment for micropenis and allied conditions. Am J Obstet Gynecol 1978; 132:870

Klugo RC, Cerny JC: Response of micropenis to topical testosterone and gonadotropin. J Urol 1978; 119:667

Kogan SJ, Williams DI: The micropenis syndrome: Clinical observations and expectations for growth. J Urol 1977; 118:311

Naparstek S et al: Complete duplication of male urethra in children. Urology 1980; 16:391

Wilson SA, Walker RD: Megalourethra and hypospadias. J Urol 1983; 129:556

Wirtshafter A et al: Complete trifurcation of the urethra. J Urol 1980; 123:431

Urethrastriktur

Kaplan GW, Brock WA: Urethral strictures in children. J Urol 1983; 129:1200

Kramer SA et al: Transpubic urethroplasty in children. J Urol 1981; 126:767

Redman JF, Fraiser LP: Apparent congenital anterior urethral strictures in brothers. J Urol 1979; 122:707

Hintere Harnröhrenklappen

Egami K, Smith ED: A study of the sequelae of posterior urethral valves. J Urol 1982; 127:84

Friedland GW et al: Posterior urethral valves. Clin Radiol 1977; 27:367

Johnston JH: Vesicoureteric reflux with urethral valves. Br J Urol 1979; 51:100

Johnston JH, Kulatilake AE: The sequelae of posterior urethral valves. Br J Urol 1971; 43:743

Pinto MH, Markland C, Fraley EE: Posterior urethral valves managed by cutaneous ureterostomy with subsequent ureteral reconstruction. J Urol 1978; 119:696

Rabinowitz R et al: Upper tract management when posterior urethral valve ablation is insufficient. J Urol 1979; 122:370

Schoenberg HW, Miyai K, Gregory JG: Posterior urethral valves. Urology 1976; 7:611

Scott TW: Urinary ascites secondary to posterior urethral valves. J Urol 1976; 116:87

Tanagho EA: Congenitally obstructed bladder: Fate after prolonged defunctionalization. J Urol 1974; 111:102

Tank ES, Carey TC, Seifert AL: Management of neonatal urinary ascites. Urology 1980; 16:270

Uehling DT: Posterior urethral valves: Functional classification. Urology 1980; 15:27

Whitaker RH: The ureter in posterior urethral valves. Br J Urol 1973; 45:395

Vordere Harnröhrenklappen

Firlit RS, Firlit CF, King LR: Obstructing anterior urethral valves in children. J Urol 1978; 119:819

Golimbu M et al: Anterior urethral valves. Urology 1978; 12:343

Harnröhren-Rektum- und Blasen-Rektum-Fisteln

Blandy JP, Singh M: Fistulae involving the adult male urethra. Br J Urol 1972; 44:632

Glenn JF: Eccentric flap repair of urethral fistulas. J Urol 1983; 129:510

Wesolowski S, Bulinski W: Vesico-intestinal fistulae and recto-urethral fistulae. Br J Urol 1973; 45:34

Hypospadie

Aarskog D: Current concepts in cancer: Maternal progestins as a possible cause of hypospadias. N Engl J Med 1979; 300:75

Bauer SB, Bull MJ, Retik AB: Hypospadias: A familial study. J Urol 1979; 121:474

Belman BA, Kass EJ: Hypospadias repair in children less than 1 year old. J Urol 1982; 128:1273

Devine CJ Jr, Franz JP, Horton CE: Evaluation and treatment of patients with failed hypospadias repair. J Urol 1978; 119:223

Devine CJ Jr, Horton CE: Hypospadias repair. J Urol 1977; 118:188

Duckett JW: Island flap technique for hypospadias repair. Urol Clin North Am 1981; 8:503

Duckett JW: MAGPI (meatoplasty and glanuloplasty): A procedure for subcoronal hypospadias. Urol Clin North Am 1981; 8:513

Genetics of hypospadias. Br Med J 1972; 4:189

Golimbu M, al-Askari S, Morales P: One-stage hypospadias repair. Urology 1977; 9:672

Gonzales ET et al: The management of distal hypospadias with meatal-based vascularized flaps. J Urol 1983; 129:119

Kelalis PP, Benson RC Jr, Culp OS: Complications of single and multistage operations for hypospadias: A comparative review. J Urol 1977; 118:657

Lutzker LG, Kogan SJ, Levitt SB: Is routine intravenous urography indicated in patients with hypospadias? Pediatrics 1977; 59:630

Shima H et al: Developmental anomalies associated with hypospadias. J Urol 1979; 122:619

Smith DR: Repair of hypospadias in the preschool child: A report of 150 cases. J Urol 1967; 97:723

Wettlaufer JN: Cutaneous chordee: Fact of fancy? Urology 1974; 4:293

Woodard JR, Cleveland R: Application of Horton-Devine principles to the repair of hypospadias. J Urol 1982; 127:1155

Chorda ohne Hypospadie

Kaplan GW, Lamm DL: Embryogenesis of chordee. J Urol 1975; 114:769

Kramer SA et al: Chordee without hypospadias in children. J Urol 1982; 128:559

Perlmutter AD, Vatz AD: Meatal advancement for distal hypospadias without chordee. J Urol 1975; 113:850

Redman JF: Extended application of Nesbit ellipses in the correction of childhood penile curvature. J Urol 1978; 119:122

Udall DA: Correction of 3 types of congenital curvature of the penis, including the first reported case of dorsal curvature. J Urol 1980; 124:50

Epispadien

Ambrose SS, O'Brien DP III: Surgical embryology of the exstrophy-epispadias complex. Surg Clin North Am 1974; 54:1379

Duckett JW Jr: Epispadias. Urol Clin North Am 1978; 5:107

Hendren WH: Penile lengthening after previous repair of epispadias. J Urol 1979; 121:527

Kramer SA, Kelalis PP: Assessment of urinary continence in epispadias: Review of 94 patients. J Urol 1982; 128:290

Light JK, Scott FB: Treatment of the epispadias-exstrophy complex with the AS792 artificial urinary sphincter. J Urol 1983; 129:738

Tanagho EA, Smith DR: Clinical evaluation of a surgical technique for the correction of complete urinary incontinence. J Urol 1972; 107:402

Erworbene Erkrankungen und Veränderungen

Priapismus

Baron M, Leiter E: The management of priapism in sickle cell anaemia. J Urol 1978; 119:610

Barry M: Priapism: Treatment with corpus cavernosum to dorsal vein of penis shunts. J Urol 1976; 116:754

Erocle CJ, Pierce JM Jr: Changing surgical concepts in the treatment of priapism. J Urol 1981; 125:210

Fitzpatrick TJ: Spongiograms and cavernosograms: A study of their value in priapism. J Urol 1973; 198:843

Gates CL Jr, Middleton RG: Extracorporeal corpus-venous shunting for priapism. J Urol 1980; 123:595

Goulding FJ: Modification of cavernoglandular shunt for priapism. Urology 1980; 15:64

Guerriero WG: Corpus cavernosum-corpus spongiosum shunts. Surg Gynecol Obstet 1978; 146:792

Kinney TR et al: Priapism in association with sickle hemoglobinopathies in children. J Pediatr 1975; 86:241

Lue TF et al: Priapism: Refined approach to diagnosis and treatment. J Urol 1986; 136:104

Persky L, Kursh E: Post-traumatic priapism. J Urol 1977; 118:397

Resnick MI et al: Priapism in boys: Management with cavernosaphenous shunt. Urology 1975; 5:492

Sagalowsky AI: Priapism. Urol Clin North Am 1982; 9:255

Schreibman SM, Gee TS, Grabstald H: Management of priapism in patients with chronic granulocytic leukemia. J Urol 1974; 111:786

Seeler RA: Intensive transfusion therapy for priapism in boys with sickle cell anemia. J Urol 1973; 110:360

Wear JB Jr, Crummy AB, Munson BO: A new approach to the treatment of priapism. J Urol 1977; 117:252

Winter CC: Priapism cured by creation of fistulas between glans penis and corpora cavernosa. J Urol 1978; 119:227

Peyronie-Krankheit

Bruskewitz R, Raz S: Surgical considerations in treatment of Peyronie disease. Urology 1980; 15:134

Das S: Peyronie's disease: Excision and autografting with tunica vaginalis. J Urol 1980; 124:818

Helvie WW, Ochsner SF: Radiation therapy in Peyronie's disease. South Med J 1972; 65:1192

Hicks CC et al: Experience with the Horton-Devine dermal graft in the treatment of Peyronie's disease. J Urol 1978; 119:504

Nyberg ML et al: Identification of an inherited form of Peyronie's disease with autosomal dominant inheritance and association with Dupuytren's contracture. J Urol 1982; 128:48

Poutasse EF: Peyronie's disease. J Urol 1972; 107:419

Pryor JP, Fitzpatrick JM: New approach to correction of penile deformity in Peyronie's disease. J Urol 1979; 122:622

Wild RM, Devine CJ Jr, Horton CE: Dermal graft repair of Peyronie's disease: Survey of 50 patients. J Urol 1979; 121:47

Phimose

Redman AJ, Scribner LJ, Bissada NK: Postcircumcision of phimosis and its management. Clin Pediatr 1975; 14:407

Paraphimose

Oster J: Further fate of the foreskin: Incidence of preputial adhesions, phimosis, and smegma among Danish boys. Arch Dis Child 1968; 43:200

Skoglund RW Jr, Chapman WH: Reduction of paraphimosis. J Urol 1970; 104:137

Zirkumzision

Dagher R, Selzer ML, Lapides J: Carcinoma of the penis and the anti-circumcision parade. J Urol 1973; 110:79

Fetus and Newborn Committee, Canadian Pediatric Society: Benefits and risks of circumcision: Another view. Can Med Assoc J 1982; 126:1399

Murdock MI, Selikowitz SM: Diabetes-related need for circumcision. Urology 1974; 4:60

Harnröhrenstriktur

Azoury BS, Freiha FS: Excision of urethral stricture and end to end anastomosis. Urology 1976; 8:138

Bekirov HM et al: Internal urethrotomy under direct vision in men. J Urol 1982; 128:37

Betts JM, Texter JH Jr, Crane DB: Single stage urethroplasty as treatment for stricture disease. J Urol 1978; 120:412

Blandy JP et al: Urethroplasty in context. Br J Urol 1976; 48:697

Devine PC, Wendelken JR, Devine CJ Jr: Free full thickness skin graft urethroplasty: Current technique. J Urol 1979; 121:282

Madduri S, Kamat MH, Seebode J: Urethral stricture treated with soft catheter dilatation: Reappraisal of an old technique. Urology 1974; 4:504

Malek RS, O'Dea MJ, Kelalis PP: Management of ruptured posterior urethra in childhood. J Urol 1977; 117:105

McAninch JW: Traumatic injuries to the urethra. J Trauma 1981; 21:291

Oswalt GC Jr, Lloyd LK, Bueschen AJ: Full thickness skin graft urethroplasty for anterior urethral strictures. Urology 1979; 13:45

Pierce JM Jr: Posterior urethral stricture repair. J Urol 1979; 121:739

Quartey JKM: One-stage penile/preputial cutaneous island flap urethroplasty for urethral stricture. J Urol 1983; 129:284

Sacknoff EJ, Kerr WS Jr: Direct vision cold knife urethrotomy. J Urol 1980; 123:492

Schreiter F: Mesh-graft urethroplasty: Our experience with a new procedure. Eur Urol 1984; 10:338

Tilak GH, Dhayagude HC, Joshi SS: Badenoch's pull-through operation for urethral stricture. Br J Urol 1976; 48:83

Turner-Warwick R: Complex traumatic posterior urethral strictures. J Urol 1977; 118:564

Walther PC, Parsons CL, Schmidt JD: Direct vision internal urethrotomy in the management of urethral strictures. J Urol 1980; 123:497

Waterhouse K, Laungani G, Patil U: The surgical repair of membranous urethral strictures: Experience with 105 consecutive cases. J Urol 1980; 123:500

Spitze Kondylome der Harnröhre

Bissada NK, Redman JF, Sulieman JS: Condyloma-acuminatum of the male urethra: Successful management with 5-fluorouracil. Urology 1974; 3:499

Bruns TNC et al: Buschke-Lowenstein giant condylomas: Pitfalls in management. Urology 1975; 5:773

Dretler SP, Klein LA: The eradication of intraurethral condyloma acuminatum with 5 percent 5-fluorouracil cream. J Urol 1975; 113:195

Fuselier HA Jr et al: Treatment of condylomata acuminata with carbon dioxide laser. Urology 1980; 15:265

Pollack HM et al: Urethrographic manifestations of venereal warts (condyloma acuminata). Radiology 1978; 126:643

Rosenberg SK et al: Some guidelines in treatment of urethral condylomata with carbon dioxide laser. J Urol 1982; 127:906

Weimer GW et al: 5-Fluorouracil urethral suppositories for the eradication of condyloma acuminata. J Urol 1978; 120:174

Stenose des Orificium externum

Allen JS, Summers JL: Meatal stenosis in children. J Urol 1974; 112:526

Belman AB et al: Urethral meatal stenosis in males. Pediatrics 1978; 61:778

Litvak AS, Morris JA Jr, McRoberts JW: Normal size of the urethral meatus in boys. J Urol 1976; 115:736

Thrombophlebitis im Penisbereich und lymphatischer Verschluß

Harrow BR, Sloane JA: Thrombophlebitis of superficial penile and scrotal veins. J Urol 1963; 89:841

31 Erkrankungen der weiblichen Harnröhre

E. A. TANAGHO

Angeborene Mißbildungen

Distale Harnröhrenstenose im Säuglings- und Kindesalter (Spasmus des M. sphincter urethrae)

Es hat einige Unklarheiten gegeben über die Lokalisation einer Obstruktion im unteren Harntrakt bei kleinen Mädchen, bei denen man Enuresis, einen schwachen oder unterbrochenen Urinstrahl, rezidivierende Zystitis oder Pyelonephritis oder bei sorgfältiger Untersuchung einen vesikoureteralen Reflux diagnostiziert. Aus empirischen Gründen hat man sich bei der Behandlung hauptsächlich auf den Blasenhals konzentriert. Die meisten dieser Kinder zeigen jedoch statt einer Blasenhalskontraktur eine angeborene distale Harnröhrenstenose mit sekundärem Spasmus der quergestreiften Muskulatur des M. sphincter urethrae.

Bei der Geburt findet man bei Kalibrierung der Harnröhre mit einem Bougie à boule keine Hinweise auf eine distale Harnröhrenstenose (Fisher et al. 1969). Innerhalb einiger Monate entsteht jedoch eine ringförmige Enge als normale anatomische Struktur. Sie bildet sich nach der Pubertät wieder zurück. Man weiß, daß ein Mangel an Östrogenen zu dieser Veränderung führt. Lyon u. Tanagho (1965) stellten fest, daß dieser Ring im Alter von 2 Jahren ein Kaliber von 14 Charr und zwischen 4 und 10 Jahren von 16 Charr besitzt. Auch wenn dieser enge Bezirk aus hydrodynamischer Sicht keine echte Obstruktion darstellt, so stimmen doch beinahe alle Beobachter darin überein, daß die Beseitigung dieses Ringes zu einer Linderung der Symptome bei diesen Kindern führt, und daß es in 80% der Fälle zu einer Besserung oder Heilung der persistierenden Infektion und zur Rückbildung der Blasendysfunktion kommt. Lyon u. Tanagho nehmen an, daß die zugrundeliegende Ursache ein Reflexspasmus der periurethralen gestreiften Sphinktermuskulatur ist. Diese Vermutung konnten sie durch Miktionszystourethrogramme bestätigen (Abb. 31.1).

Tanagho et al. (1971) zeichneten bei Mädchen mit derartigen Beschwerden den Druck in der Blase und in der proximalen und der mittleren Harnröhre simultan auf und stellten im mittleren Segment der Harnröhre einen Ruhedruck bis zu 200 cm Wassersäule fest (normal 100 cm Wassersäule). Während der Miktion stieg der intravesikale Druck auf über 225 cm Wassersäule an (normal 30–40 cm Wassersäule). Bei Anwendung von Curare fielen die urethralen Verschlußdrücke auf den Normwert ab (40–50 cm Wassersäule). Hierdurch wurde gezeigt, daß der obstruierende Druck durch einen Spasmus der quergestreiften Sphinktermuskulatur bedingt ist. Nach Behandlung der distalen Harnröhrenstenose und Besserung der Symptome fand man bei erneuten Druckuntersuchungen normale Drücke der mittleren Harnröhre und normale intravesikale Miktionsdrücke. Wenn die Symptome jedoch anhielten, blieben auch die Druckwerte äußerst hoch.

Aus diesem Grund ist ein Spasmus des M. sphincter urethrae und nicht etwa eine Blasenhalsstenose eindeutig die Ursache der Miktionsstörungen bei kleinen Mädchen (Smith 1969).

Neben den rezidivierenden Harnwegsinfekten besteht bei diesen Kindern eine verzögerte Miktion und ein verlangsamter oder unterbrochener Urinstrahl. Auch eine Enuresis und unfreiwilliger Urinabgang am Tag sind häufige Beschwerden. Zur Miktion kann die Bauchpresse notwendig werden. Es finden sich kleine Restharnmengen, die die Abwehrkraft der Blase schwächen (Hinman 1966). Durch den Spasmus des äußeren Schließmuskels findet man im Miktionszystourethrogramm einen sekundär entstandenen getrichterten Blasenhals und eine überdehnte proximale Harnröhre (Abb. 31.1).

Im Miktionszystogramm können sich Zeichen für eine distale Enge finden. Diese Veränderungen sind jedoch nicht immer nachweisbar, insbesondere wenn die Harnflußraten niedrig sind. Die Diagnose wird durch die Bougierung gesichert.

Die einfachste und am wenigsten schädliche Behandlungsmethode ist die Dilatation mit 32–36-Charr-Sonden oder dem Kollmann-Dilatator (Lyon u. Tanagho 1965; Lyon u. Marshall 1971; Hendry et al. 1973). Bei dieser Methode wird der enge Ring „gesprengt", wobei eine Blutung auftreten kann. Eine

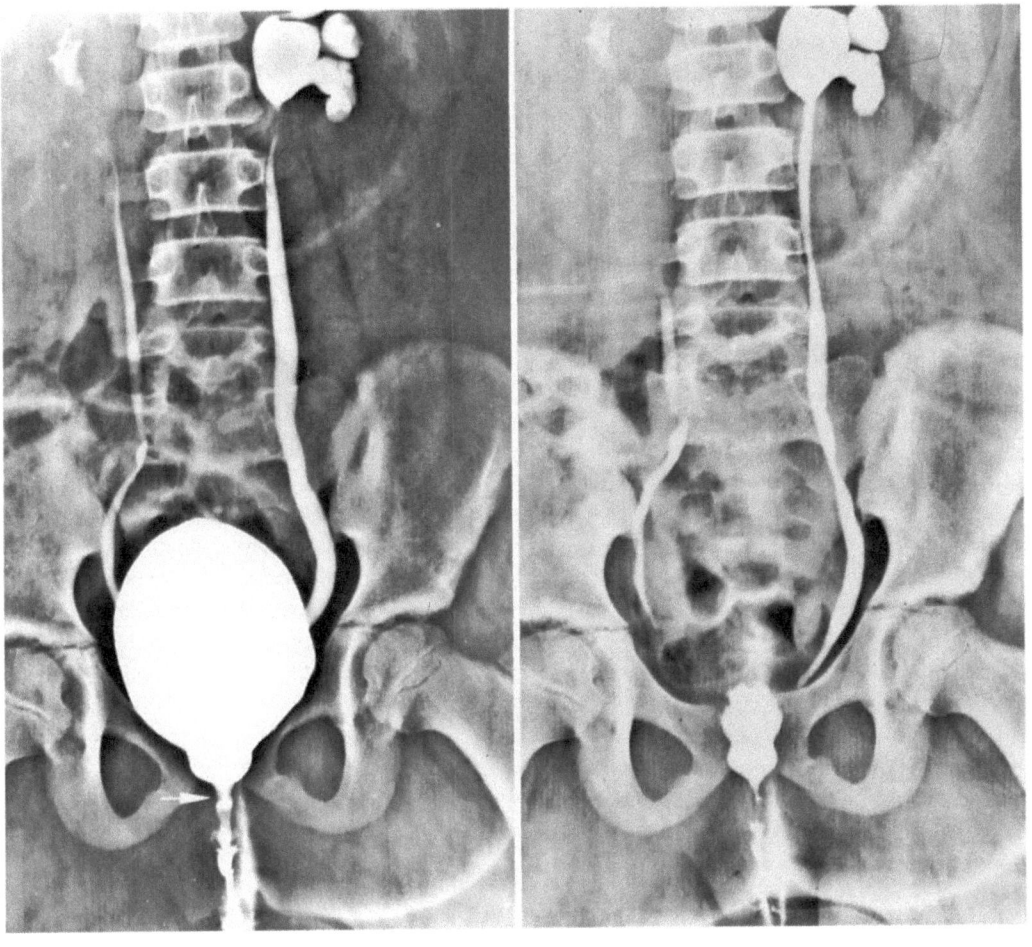

Abb. 31.1a, b. Distale Harnröhrenstenose mit Spasmus des willkürlichen Harnröhrensphinkters. **a** Im Miktionszystourethrogramm findet man einen bilateralen vesikoureteralen Reflux, einen weit offenen Blasenhals und einen schweren Spasmus des quergestreiften Harnröhrensphinkters im mittleren Anteil der Harnröhre *(Pfeil)* als Folge einer distalen Harnröhrenstenose. **b** Aufnahme nach der Miktion. Die Blase ist leer, der Blasenhals steht offen, die dilatierte Harnröhre enthält jedoch proximal der stenotischen Region Kontrastmittel. Es kann somit zu einem Reflux von Bakterien aus der Harnröhre in die Blase kommen. (Mit freundlicher Genehmigung von A. D. Amar)

Rezidivbildung ist selten. Auch die innere Urethrotomie hat ihre Befürworter (Immergut u. Gilbert 1973; Hradec et al. 1973), doch Kaplan et al. (1973) berichteten über schlechte Resultate, da durch die Inzision der gesamten Harnröhre der M. sphincter urethrae, dessen abnormer Tonus die Ursache der Obstruktion ist, oft nicht geschlitzt wird. Dies wird jedoch durch eine „Sprengung" der Enge erreicht.

Bei 80% der betroffenen Kinder kann durch die Zerstörung des Ringes der distalen Harnröhrenenge die Enuresis beseitigt, eine normale Miktion erreicht und eine rezidivierende Zystitis oder persistierende Bakteriurie beseitigt werden (Lyon u. Marshall 1971). Eine Besserung des Refluxes ist nur in leichten Fällen möglich, wenn der Reflux nur bei hohem Miktionsdruck oder bei Infektionen auftritt.

Da sich die Harnröhrenenge während der Pubertät zurückbildet, kann man eine spontane Besserung durchaus abwarten. Eine Dehnung ist jedoch angezeigt, wenn die Symptome so ausgeprägt sind, daß ein Urologe eingeschaltet werden muß.

Synechien der Labien

Bei einigen Kindern mit rezidivierenden Harnwegsinfektionen kommt es zur Bridenbildung an den Labia minora, die zu einer Behinderung des Urinflusses und zu einer Ansammlung des Urins in der Vagina führt. Die lokale Östrogenapplikation (Auftragen von Creme 2mal tgl. über 2–4 Wochen) führt meist zur spontanen Öffnung der Labien. Auch die mechanische

Durchtrennung oder Eröffnung hat seine Befürworter (Podolsky 1973; Christensen u. Oster 1971).

Erworbene Erkrankungen

Akute Urethritis

Bei Frauen mit Gonorrhö tritt häufig eine akute Urethritis auf. Die Krankheit äußerst sich anfangs meistens durch Miktionsbeschwerden. Die Diagnose wird durch Kulturen und Abstriche gesichert. Eine Ausheilung ist mit Antibiotika schnell zu erreichen.

Detergenzien im Schaumbad oder spermizide Gele können eine Vaginitis oder Urethritis verursachen. Oft bestehen die Symptome einer Reizblase.

Chronische Urethritis

Die chronische Urethritis ist eine der häufigsten urologischen Probleme bei Frauen. Die distale Harnröhre ist normalerweise von pathogenen Keimen besiedelt. Durch kontaminierte Binden, durch Einführen eines Verweilkatheters, durch Infektionen der Zervix oder der Vagina oder durch Geschlechtsverkehr mit einem infizierten Partner, kann das Infektionsrisiko wesentlich erhöht sein. Eine Harnröhrenentzündung tritt auch nach Traumen bei Geschlechtsverkehr oder nach einer Entbindung auf, insbesondere wenn eine angeborene oder erworbene Harnröhrenstenose besteht.

Klinische Befunde

Die Harnröhrenschleimhaut ist gerötet, empfindlich und oft verengt. Es finden sich granuläre Regionen und polypoide Knötchen distal des Blasenhalses.

Symptome

Die Symptome gleichen denen einer Zystitis, obwohl der Urin unauffällig ist. Zu den Beschwerden zählen Strangurie, Pollakisurie und Nykturie. Oft verspüren die Frauen ein unangenehmes Gefühl im Bereich der Harnröhre, insbesondere beim Gehen.

Klinische Zeichen

Bei der Untersuchung besteht eine Rötung des Orificium urethrae, eine Überempfindlichkeit der Harnröhre bei vaginaler Palpation sowie die Zeichen einer Zervix- oder Scheidenentzündung. Es besteht kein Harnröhrenausfluß.

Laborbefunde

Werden der Anfangs- und der Mittelstrahlurin in getrennten Behältern aufgefangen, so findet man im 1. Glas Eiter, während das 2. unauffällig ist (Marshall et al. 1970). In der 1. Urinportion läßt sich oft Ureaplasma urealyticum nachweisen (früher als T-Stämme der Mykoplasmen bezeichnet). Die Befunde entsprechen denen einer nicht-gonorrhoisch bedingten Urethritis bei Männern (Chlamydieninfektion). Finden sich bei einer Routinefärbung oder Kultur Leukozyten ohne Bakterien, so spricht dies für eine nichtgonorrhoische Urethritis. Manchmal können auch verschiedene Bakterien (z. B. Streptococcus faecalis, Escherichia coli) durch Spülungen der Harnröhre oder durch Entnahme einer Probe aus dem Introitus vaginae mit Kulturverfahren nachgewiesen werden.

Instrumentelle Untersuchung

Bei einer Harnröhrenstenose kann das Einführen eines Katheters oder eines Bougie à boule schwierig sein. Endoskopisch ist die Schleimhaut gerötet und granuliert. Im proximalen Teil der Harnröhre kann man eine polypös entzündlich-veränderte Schleimhaut feststellen. Zystoskopisch läßt sich eine vermehrte Rötung im Trigonumbereich (Trigonitis) oft in Verbindung mit einer Urethritis nachweisen.

Differentialdiagnose

Die Differenzierung zwischen einer Urethritis und einer Zystitis basiert auf der bakteriologischen Untersuchung des Urins. Die Veränderung der Harnröhre läßt sich endoskopisch nachweisen. Es können sowohl eine Urethritis wie auch eine Zystitis bestehen.

Auch psychologische Veränderungen können Symptome verursachen, die denen einer chronischen Urethritis entsprechen. Finden sich anamnestisch kurze Episoden einer Pollakisurie ohne Nykturie, so spricht dies für eine funktionelle Erkrankung. Meist ist jedoch das neurotische Bild offensichtlich (Zufall 1963).

Therapie und Prognose

Bei einer Harnröhrenstenose sollte eine graduelle urethrale Dilatation vorgenommen werden (bis zu 36

Charr bei Erwachsenen). Dies führt unvermeidlich zu einer gewissen Kontraktur. Immergut u. Gilbert (1973) ziehen deshalb die interne Urethrotomie vor. Ureaplasma urealyticum spricht auf Tetrazykline oder Erythromycin an. Bei Chlamydien-Urethritis nimmt man Sulfonamide oder Tetrazykline. Bei aufsteigenden bakteriellen Infektionen empfehlen Bruce et al. (1973) die regelmäßige lokale Anwendung eines Antiseptikums (z. B. Hexachlorophen, Chlorhexidincreme) im Bereich des Introitus vaginae, um eine Reinfizierung der Harnröhre durch Bakterien aus dem Perineum, der Vagina oder der Vulva zu verhindern.

Senile Urethritis

Nach der physiologischen (oder operativ-induzierten) Menopause kommt es zu einem Östrogenmangel und regressiven (senilen) Veränderungen des Vaginalepithels, das dann trocken und blaß wird. Ähnliche Veränderungen finden sich auch im unteren Harntrakt, der sich ja embryologisch aus den gleichen Geweben wie die weiblichen Sexualorgane entwickelt. Meist findet sich eine gewisse Vorwölbung der Harnröhrenschleimhaut durch die Verkürzung des Vaginalkanals. Dies wird häufig als Karunkel fehldiagnostiziert.

Klinische Befunde

Symptome

Bei vielen Frauen bestehen nach der Menopause die Symptome einer Reizblase (Brennen, Pollakisurie, Harndrang) und Streßinkontinenz. Sie klagen über vaginalen und urethralen Juckreiz sowie über Ausfluß.

Klinische Zeichen

Das Vaginalepithel ist trocken und blaß. Die Schleimhaut der Harnröhrenöffnung ist oft gerötet und überempfindlich. Eine Eversion durch Verkürzung der urethrovaginalen Wand ist häufig.

Laborbefunde

Im Urin lassen sich keine Mikroorganismen nachweisen. Die Diagnose wird folgendermaßen gesichert: Man färbt einen trockenen Ausstrich von vaginalen Epithelzellen mit Lugol-Lösung an. Der Objektträger wird dann mit Wasser gewaschen und sofort, in nassem Zustand, mikroskopisch untersucht. Bei Östrogenmangel nehmen die Zellen das Jod nur schlecht auf und sehen daher gelb aus. Bei normaler Schleimhaut färben sich die Zellen wegen ihres Glykogengehalts tiefbraun. Man kann die Diagnose auch durch einen Abstrich nach Papanicolaou sichern.

Instrumentelle Untersuchung

Endoskopisch findet man gewöhnlich nur eine gerötete und granulierte Harnröhrenschleimhaut. Manchmal besteht auch eine leichte Harnröhrenstenose.

Differentialdiagnose

Die senile Urethritis wird fälschlicherweise oft für eine Harnröhrenkarunkel gehalten. Bei beiden findet man eine Eversion der hinteren Harnröhrenlippe. Ein überempfindlicher vaskulärer Tumor ist jedoch bei der senilen Urethritis nicht nachweisbar.

Bevor eine operative Versorgung bei Streßinkontinenz vorgenommen wird, sollte eine Östrogen- (oder Androgen-)therapie durchgeführt werden.

Therapie

Die senile Urethritis spricht gut auf eine vaginale Diethylstilböstrolzäpfchenbehandlung an, 0,1 mg nachts über 3 Wochen. Auch Östrogencremes, die lokal aufgetragen werden, helfen. Auch Östrogensuppositorien für die Harnröhre wurden empfohlen. Sie bieten jedoch keine wesentlichen Vorteile und sind schwierig einzuführen. Nach 3wöchiger Behandlung wird das Medikament für 1 Woche abgesetzt und dann mit einem neuen Zyklus begonnen. Gelegentlich sind 3 oder mehr Zyklen indiziert, was von den Symptomen und den Veränderungen der gefärbten Vaginalabstriche abhängt.

Tritt nach Absetzen der Östrogenzäpfchen eine Blasenreizung oder Blutung auf, so können Methyltestosterontabletten als vaginale Suppositorien eingesetzt werden. Dabei wird täglich eine 5-mg-Tablette über 5–8 Wochen in die Vagina eingeführt. Auch Diäthylstilböstrol, 0,1 mg/d oral, ist wirksam.

Prognose

Die senile Urethritis spricht meist rasch auf eine Östrogen- oder Androgentherapie an.

Harnröhrenkarunkel

Die Harnröhrenkarunkel ist ein benigner, roter, himbeerähnlicher, vaskulärer Tumor, der am hinteren Rand des Orificium urethrae externum auftritt. Man beobachtet ihn vor der Menopause nur sehr selten. Mikroskopisch findet sich Bindegewebe, das viele Entzündungszellen und Blutgefäße enthält und von einer Epithelschicht bedeckt ist.

Klinische Befunde

Zu den Symptomen zählen Schmerzen bei der Miktion und beim Geschlechtsverkehr, außerdem Kontaktblutungen bei leichten Traumen. Am hinteren Rand des Orificium urethrae findet sich eine breitbasige oder gestielte rote bröckelige, schmerzempfindliche Tumormasse.

Differentialdiagnose

Ein Harnröhrenkarzinom kann den Meatus urethrae befallen. Bei diesen Patienten findet man in diesem Bereich eine verhärtete Schwellung. Mit Hilfe der Biopsie läßt sich die richtige Diagnose stellen.

Die senile Urethritis geht oft mit einer polypoiden Wucherung der Schleimhaut des Meatus urethrae einher. Sie ist tatsächlich die häufigste Ursache von Tumoren in diesem Gebiet. Die Diagnose wird durch den Nachweis des Östrogenmangels gesichert. Außerdem zeigt sich, daß sich der Befund bei der Patientin nach Östrogengaben zurückbildet. Im Zweifelsfall sollte immer eine Biopsie durchgeführt werden.

Bei einer Thrombose der Harnröhrenvene kommt es zu einer bläulichen schmerzhaften Anschwellung im Bereich des hinteren Randes des Meatus der Harnröhre. Der Befund gleicht einem thrombosierten Hämorrhoidenknoten. Die Rückbildung erfolgt spontan ohne besondere Behandlung.

Therapie

Eine Exzision ist nur dann notwendig, wenn die Symptome sehr unangenehm sind.

Prognose

Die echte Harnröhrenkarunkel kann durch Exzision entfernt werden, in einigen Fällen bildet sich jedoch ein Rezidiv.

Thrombose der Harnröhrenvene

Bei älteren Frauen kann es zu einer spontanen Thrombose der Harnröhrenvene an der Unterseite der distalen Harnröhre kommen. Die Patientinnen klagen über plötzliche lokale Schmerzen mit einer Anschwellung im Bereich der Harnröhrenöffnung. Bei der Untersuchung findet sich am hinteren Rand der Harnröhre eine purpurrote schmerzempfindliche Schwellung. Durch den plötzlichen Beginn lassen sich eine Karunkel oder ein Malignom ausschließen. Bei zweifelhaften Befunden sollte man eine Biopsie durchführen.

Gewöhnlich ist keine Behandlung erforderlich, da sich die Veränderungen allmählich von selbst zurückbilden. Eine Entfernung der Koagula wurde empfohlen.

Harnröhrenprolaps

Ein echter Prolaps der weiblichen Harnröhre ist nicht sehr häufig. Er findet sich meist nur bei Kindern oder bei Paraplegikern mit einer Läsion der unteren Motoneuronen. Die Harnröhrenschleimhaut sieht rot entzündet und geschwollen aus und kann gangränös werden, wenn sie nicht sofort reponiert wird. Bei kleinen Mädchen muß der Harnröhrenprolaps von dem Prolaps einer Ureterozele differenziert werden.

Nach der Reposition sollte man eine Zystoskopie durchführen, um eine Ureterozele auszuschließen. Rezidivbildungen sind selten. Während des Heilungsprozesses wird das Gewebe wohl durch die begleitende Entzündung an Ort und Stelle „fixiert". Falls der Harnröhrenprolaps nicht reponiert werden kann oder erneut auftritt, sollte man einen Verweilkatheter einlegen. Während man den Katheter nach distal zieht, wird ein kräftiger Faden über Gewebe und Katheter genau proximal der Schwellung eng verknotet. Das nekrotische Gewebe löst sich später spontan ab. Mit der gleichen Technik kann man das Gewebe auch resezieren, vorzugsweise mit einer Resektoskopschlinge.

Harnleiter-Scheiden-Fisteln

Harnleiter-Scheiden-Fisteln treten sekundär nach lokaler Verletzung durch Beckenfraktur oder geburtshilfliche oder chirurgische Eingriffe auf (s. Kap. 16). Häufige Ursachen sind versehentliche Traumata der Harnröhre oder die Reduzierung ihrer Blutversorgung bei der operativen Korrektur einer Zystozele oder der Exzision eines Harnröhrendivertikels. Eine vaginale Urethroplastik ist indiziert.

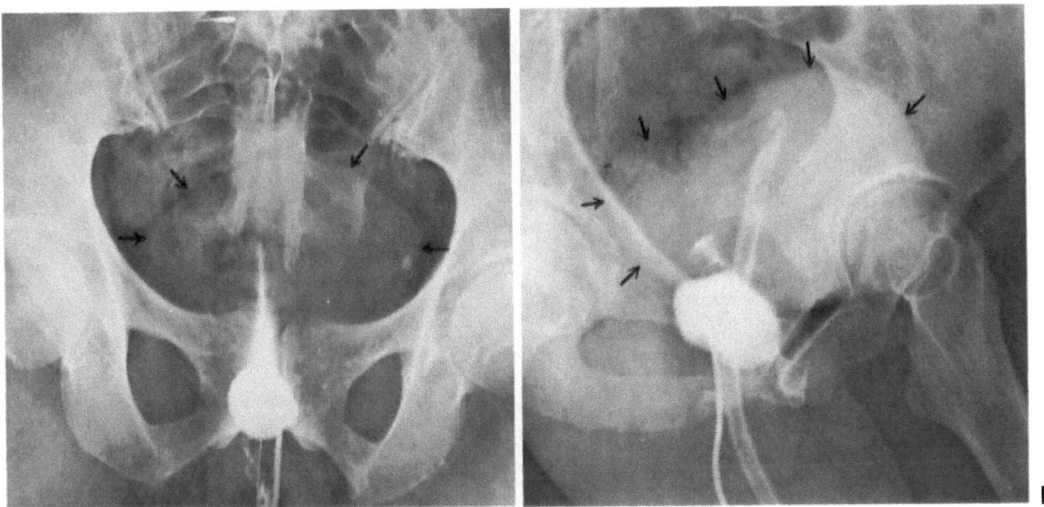

Abb. 31.2a, b. Harnröhrendivertikel mit Stein. a Die Leeraufnahme zeigt einen Stein. Die *Pfeile* deuten auf den Blasenumriß. b Das Divertikel ist mit Kontrastmittel, das durch einen Harnleiterkatheter instilliert wurde, gefüllt

Harnröhrendivertikel

Divertikelbildungen in der Harnröhre sind nicht sehr häufig, gelegentlich jedoch multipel. Die meisten Fälle treten wahrscheinlich nach einem geburtshilflichen Harnröhrentrauma oder einer schweren Harnröhreninfektion auf. In einigen Fällen wurden Karzinome in den Divertikeln nachgewiesen. Harnröhrendivertikel gehen meist mit rezidivierenden Schüben einer Zystitis einher. Bei der Entleerung des infizierten Divertikels findet man manchmal eitrigen Harnröhrenausfluß. Gelegentlich ist eine Dyspareunie die Folge. Das Divertikel kann so groß sein, daß es von der Patientin selbst entdeckt wird.

Die Diagnose wird normalerweise durch Palpation eines runden zystischen Tumors in der vorderen Vaginalwand gestellt. Übt man Druck auf den Tumor aus, so kommt es zur Eiterentleerung aus der Harnröhrenöffnung. Endoskopisch läßt sich der Divertikeleingang in der Harnröhre nachweisen. Auch auf den Miktionsspätaufnahmen nach Ausscheidungsurographie werden die Veränderungen sichtbar. Manchmal kann man einen kleinen Katheter einführen und Kontrastmittel instillieren. Danach werden entsprechende Röntgenaufnahmen angefertigt (Abb. 31.2). Steine kann man bereits auf der Übersichtsaufnahme erkennen. Wenn diese Untersuchungsmethoden nicht ausreichen, geht man folgendermaßen vor:

1. Das Divertikel wird manuell entleert. Über einen Katheter werden 5 ml Indigokarmin und 60 ml Kontrastmittel in die Blase instilliert. Nach Entfernung des Katheters wird die Patientin aufgefordert, die Blase zu entleeren. Der Meatus wird dabei mit dem Finger verschlossen. Hierdurch füllt sich das Divertikel mit der Testlösung. Man fertigt entsprechende Röntgenaufnahmen an und sucht endoskopisch nach der Austrittstelle des blauen Farbstoffs aus der Divertikelmündung (Borski u. Stutzman 1965).
2. Man legt einen Davis-TeLinde-Katheter ein. Dieser sieht wie ein Foley-Katheter aus, besitzt jedoch noch einen 2. beweglichen Ballon. Der Katheter wird in die Blase vorgeschoben und der proximale Ballon aufgeblasen. Man übt Zug auf den Katheter aus, schiebt den 2. Ballon gegen die Harnröhrenmündung und bläst ihn auf. Dann wird Kontrastmittel in den Katheter injiziert. Das Kontrastmittel tritt durch eine Öffnung zwischen den 2 Ballons aus und gelangt in die Harnröhre und das Divertikel. Jetzt können entsprechende Röntgenaufnahmen angefertigt werden.

Man entfernt das Divertikel durch eine Inzision im Bereich der vorderen Vaginalwand, wobei man darauf achten muß, daß die urethrale Sphinktermuskulatur nicht verletzt wird. Die Inzision wird bis auf die Divertikelschleimhaut vorgenommen. Das Divertikel wird als Ganzes freipräpariert und der Divertikelsack vollständig exzidiert. Anschließend wird der Harnröhrendefekt vernäht. Elik (1957) empfiehlt, das Divertikel zu öffnen, mit Oxycel zu füllen und wieder zu verschließen. Die daraus resultierende entzündliche Reaktion zerstört die Zyste. Nach der operativen Exzision eines Divertikels sollte eine suprapubische Zystostomie 15 Tage belassen werden.

Das Ergebnis ist meistens gut, solange nicht durch die Lage des Divertikels bei der Exzision der externe Harnröhrensphinktermechanismus verletzt wird. Manchmal entsteht eine Harnröhren-Scheiden-Fistel. Wenn sich die Fistel bei ausreichender suprapubischer Drainage nicht schließt, ist ein operativer Eingriff nach etwa 2–3 Monaten angezeigt.

Harnröhrenstriktur

Eine echte organische Striktur der weiblichen Harnröhre ist selten. (Die funktionelle Harnröhrenobstruktion kommt häufiger vor.) Sie kann angeboren oder erworben sein. Ein Trauma beim Geschlechtsverkehr oder bei der Geburt kann zu einer periurethralen Fibrose mit Kontraktur führen. Die Striktur kann jedoch auch durch einen operativen Eingriff im Bereich der Vagina verursacht werden. Außerdem tritt sie nach akuten oder chronischen Entzündungen der Harnröhre auf.

Eine verzögerte Miktion sowie ein dünner Harnstrahl sind die Leitsymptome einer Striktur. Strangurie, Pollakisurie, Nykturie und Schmerzen in der Harnröhre können durch sekundäre Urethritis oder Zystitis auftreten. Bei sekundärer Infektion der Blase finden sich Eiter und Bakterien im Urin. Ein größerer Katheter (22 Charr) läßt sich nur schwer in die Blase einführen. Endoskopisch lassen sich die verengte Stelle und die Zeichen der Harnröhrenentzündung erkennen. Zystoskopisch findet man eine trabekuläre Blasenwand (Hypertrophie).

Die chronische Zystitis verursacht oft ähnliche Symptome. Bei der Urinuntersuchung finden sich jedoch die typischen Zeichen für eine Infektion. Ein Harnröhrenkarzinom führt zur progredienten Verlegung der Harnröhre. Bei der Vaginaluntersuchung erkennt man die begleitende Induration und Infiltration. Die Diagnose wird durch Endoskopie und Biopsie gestellt. Auch ein Blasentumor, der den Blasenhals befällt, führt zu einem verzögerten und abgeschwächten Urinstrahl. Der Befund wird durch eine Zystoskopie gesichert. Eine Harnröhrenstenose wird häufig von einer chronischen Urethritis begleitet. Beide können jedoch auch primär auftreten. Als Folge einer Stenose treten oft rezidivierende oder chronische Blasenentzündungen auf.

Die Stenose wird durch graduelle urethrale Dilatation (bis 36 Charr) in wöchentlichen Intervallen behandelt. Eine leichte Überdehnung ist notwendig, da nach Beendigung der Therapie eine gewisse Kontraktur auftritt. Darüber hinaus müssen die Urethritis und die Zystitis therapiert werden. Manche Autoren empfehlen auch die innere Urethrotomie.

Bei richtiger Dehnung der Harnröhre und spezifischer Behandlung der begleitenden Urethritis ist die Prognose gut.

Literatur

Distale Urethrastenose

Farrar DJ, Green NA, Ashken MH: An evaluation of the Otis urethrotomy in female patients with recurrent urinary tract infections: A review after 6 years. Br J Urol 1980; 52:68

Firlit CF: Urethral anomalies. Urol Clin North Am 1978; 5:31

Fisher RE et al: Urethral calibration in newborn girls. J Urol 1969; 102:67

Hendry WF, Stanton SL, Williams DI: Recurrent urinary infections in girls: Effects of urethral dilatation. Br J Urol 1973; 45:72

Hinman F Jr: Mechanisms for the entry of bacteria and the establishment of urinary infection in female children. J Urol 1966; 96:546

Hojsgaard A: The urethral pressure profile in female patients with meatal stenosis. Scand J Urol Nephrol 1976; 10:97

Hradec E et al: Significance of urethral obstruction in girls. Urol Int 1973; 28:440

Immergut MA, Gilbert EC: Internal urethrotomy in recurring urinary infections in girls. J Urol 1973; 109:126

Kaplan GW, Sammons TA, King LR: A blind comparison of dilatation, urethrotomy and medication alone in the treatment of urinary tract infection in girls. J Urol 1973; 109:917

Kilner TP, Peet EW: Urethra and Bladder: Congenital Malformations. Butterworth, 1953

Lyon RP, Marshall S: Urinary tract infections and difficult urination in girls: Long-term follow-up. J Urol 1971; 105:314

Lyon RP, Tanagho EA: Distal urethral stenosis in little girls. J Urol 1965; 93:379

Obrink A, Bunne G, Hedlund PO: Cultures from different parts of the urethra in female urethral syndrome. Urol Int 1979; 34:70

Smith DR: Critique on the concept of vesical neck obstruction in children. JAMA 1969; 207:1686

Tanagho EA, Lyon RP: Urethral dilatation versus internal urethrotomy. J Urol 1971; 105:242

Tanagho EA, Meyers FH, Smith DR: Urethral resistance: Its components and implications. 1. Smooth muscle component. 2. Striated muscle component. Invest Urol 1966; 7:136, 195

Tanagho EA et al: Spastic external sphincter and urinary tract infection in girls. Br J Urol 1971; 43:69

Uehling DT: The normal caliber of the adult female urethra. J Urol 1978; 120:176

Van Gool J, Tanagho EA: External sphincter activity and recurrent urinary tract infection in girls. Urology 1977; 10:348

Vermillion CD, Halverstadt DB, Leadbetter GW Jr: Internal urethrotomy and recurrent urinary tract infection in female children. 2. Long-term results in the management of infection. J Urol 1971; 106:154

Walker D, Richard GA: A critical evaluation of urethral obstruction in female children. Pediatrics 1973; 51:272

Synechien der Schamlippen

Aribarg A: Topical oestrogen therapy for labial adhesions in children. Br J Obstet Gynaecol 1975; 82:424

Christensen EH, Oster J: Adhesions of labia minora (synechia vulvae) in childhood: A review and report of fourteen cases. Acta Paediatr Scand 1971; 60:709

Podolsky ML: Labial fusion: A cause of recurrent urinary tract infections. Clin Pediatr 1973; 12:345

Akute Urethritis

Bass HN: "Bubble bath" as an irritant to the urinary tract of children. Clin Pediatr 1968; 7:174

Marshall S: The effect of bubble bath on the urinary tract. J Urol 1965; 93:112

Chronische Urethritis

Batra SC, Iosif CS: Female urethra: Target for estrogen action. J Urol 1983; 129:418

Bruce AW et al: Recurrent urethritis in women. Can Med Assoc J 1973; 108:973

Farrar DJ, Green NA, Ashken MH: An evaluation of Otis urethrotomy in female patients with recurrent urinary tract infections: A review after 6 years. Br J Urol 1980; 52:68

Immergut MA, Gilbert EC: The clinical response of women to intestinal urethrotomy. J Urol 1973; 109:90

Marshall S, Lyon RP, Schieble J: Nonspecific urethritis in females. Calif Med (June) 1970; 112:9

Moore T, Hira NR, Stirland RM: Differential urethrovesical urinary cell-count. Lancet 1965; 1:626

Obrink A, Bunne G, Hedlund P-O: Cultures from different parts of the urethra in female urethral syndrome. Urol Int 1979; 34:70

O'Neil AGB: The bacterial content of the female urethra: A new method of study. Br J Urol 1981; 53:368

Pfau A, Sacks T: Bacterial flora of vaginal vestibule, urethra and vagina in normal premenopausal woman. J Urol 1977; 118:292

Zimskind PD, Mannes HA: Approach to bladder neck and urethral obstruction in women. Surg Clin North Am 1973; 53:571

Zufall R: Treatment of the urethral syndrome in women. JAMA 1963; 184:894

Senile Urethritis

Quinlivan LG: The treatment of senile vaginitis with low doses of synthetic estrogens. Am J Obstet Gynecol 1965; 92:172

Smith P: Age changes in the female urethra. Br J Urol 1972; 44:667

Harnröhrenkarunkel

Marshall FC, Uson AC, Melicow MM: Neoplasms and caruncles of the female urethra. Surg Gynecol Obstet 1960; 110:723

Thrombose der Vene der Urethra

Falk HC: Treatment of urethral vein thrombosis. Obstet Gynecol 1964; 23:85

Harrow BR: The thrombosed urethral hemorrhoid: 3 case reports. J Urol 1967; 98:482

Harnröhrenprolaps

Capraro VJ, Bayonet-Rivera NP, Magoss I: Vulvar tumor in children due to prolapse of urethral mucosa. Am J Obstet Gynecol 1970; 108:572

Devine PC, Kessel HC: Surgical correction of urethral prolapse. J Urol 1980; 123:856

Klaus H, Stein RT: Urethral prolapse in young girls. Pediatrics 1973; 52:645

Potter BM: Urethral prolapse in girls. Radiology 1971; 98:287

Smith HW Jr, Campbell EW Jr: Benign periurethral masses in women. J Urol 1976; 116:451

Turner RW: Urethral prolapse in female children. Urology 1973; 2:530

Harnröhren-Scheiden-Fistel

Gray L: Urethrovaginal fistulas. Am J Obstet Gynecol 1968; 101:28

Hendren WH: Construction of female urethra from vaginal wall and perineal flap. J Urol 1980; 123:657

Tehan TJ, Nardi JA, Baker R: Complications associated with surgical repair of urethrovaginal fistula. Urology 1980; 15:31

Urethradivertikel

Benjamin J et al: Urethral diverticulum in adult female: Clinical aspects, operative procedure, and pathology. Urology 1974; 3:1

Borski AA, Stutzman RE: Diverticulum of female urethra: A simplified diagnostic aid. J Urol 1965; 93:60

Bracken RB et al: Primary carcinoma of the female urethra. J Urol 1976; 116:188

Dretler SP, Vermillion CD, McCullough DL: The roentgenographic diagnosis of female urethral diverticula. J Urol 1972; 107:72

Elik M: Diverticulum of the female urethra: A new method of ablation. J Urol 1957; 77:243

Glassman TA, Weinerth JL, Glenn JF: Neonatal female urethral diverticulum. Urology 1975; 5:249

Golimbu M, al-Askari S: High pressure voiding urethrography. Urology 1974; 3:717

Lapides J: Transurethral treatment of urethral diverticula in women. J Urol 1979; 121:736

Marshall S, Hirsch K: Carcinoma within urethral diverticula. Urology 1977; 10:161

Palagiri A: Urethral diverticulum with endometriosis. Urology 1978; 11:271

Presman D, Rolnick D, Zumerchek J: Calculus formation within a diverticulum of the female urethra. J Urol 1964; 91:376

Roberts TW, Melicow MM: Pathology and natural history of urethral tumors in females: Review of 65 cases. Urology 1977; 10:583

Sholem SL, Wechsler M, Roberts M: Management of the urethral diverticulum in women: A modified operative approach. J Urol 1974; 112:485

Spence HM, Duckett JW Jr: Diverticulum of the female urethra: Clinical aspects and presentation of a simple operative technique for cure. J Urol 1970; 104:432

Torres SA, Quattlebaum RB: Carcinoma in a urethral diverticulum. South Med J 1972; 65:1374

Urethrastriktur

Essenhigh DM, Ardran GM, Cope V: A study of the bladder outlet in lower urinary tract infections in women. Br J Urol 1968; 40:268

Immergut MA, Gilbert EC: The clinical response of women to internal urethrotomy. J Urol 1973; 109:90

Chirurgische Eingriffe

Hajj SN, Evans MI: Diverticula of the female urethra. Am J Obstet Gynecol 1980; 136:335

Hendren WH: Construction of female urethra from vaginal wall and perineal flap. J Urol 1980; 123:657

Steward M, Bretland PM, Stidolph NE: Urethral diverticula in the adult female. Br J Urol 1981; 53:353

Symmonds RE, Hill LM: Loss of the urethra: A report on 50 patients. Am J Obstet Gynecol 1978; 53:130

Woodhouse CRJ et al: Urethral diverticulum in females. Br J Urol 1980; 52:305

32 Erkrankungen des Hodens, des Skrotums und des Samenstrangs

J. W. McAninch

Erkrankungen des Skrotums

Eine Hypoplasie des Skrotums begleitet den Kryptorchismus. Ein 2geteiltes Skrotum findet sich bei skrotaler oder perinealer Hypospadie und bei bestimmten Fällen von Intersexualität. Die 2 Skrotalanteile entsprechen den großen Schamlippen.

Gelegentlich beobachtet man bei Kindern idiopathische Ödeme des Skrotums. Sie können sich in einen oder beiden Skrotalanteilen sowie auch im Bereich des Penis, des Perineums oder der Inguinalregion befinden. Die genaue Ursache ist unbekannt. Wahrscheinlich handelt es sich um allergische Reaktionen oder um angioneurotische Ödeme. Antihistaminika können nützlich sein, obwohl sich dieser Zustand auch spontan zurückbildet.

Conn (1971) hat skrotale Ödeme beobachtet, die durch eine Fistelbildung zwischen dem Peritoneum und dem subkutanen Gewebe nach einer Punktion bei Leberzirrhose hervorgerufen wurden. Bei Frauen sind die Labien ödematös geschwollen. 3 Ursachen eines skrotalen Emphysems wurden beschrieben: 1. nach der Behandlung rektaler Polypen, 2. nach offener Nierenbiopsie und 3. bei traumatischen Pneumothorax. Man muß jedoch daran erinnern, daß eine Torsion des Samenstrangs die Skrotalhaut in ähnlicher Weise beeinflussen kann. Udall et al. (1981) beschrieben die akute skrotale Anschwellung bei einem Säugling als mögliches Zeichen einer akuten Peritonitis. In diesem Fall muß allerdings ein offener Processus vaginalis peritonaei vorliegen.

Auch nach einer abgeheilten Mekoniumperitonitis kann eine Schwellung im Skrotalbereich (oder in der Inguinalregion) auftreten (Heydenrych u. Marcus 1976). Die Untersuchung bei der Geburt kann zur Diagnose einer Hydrozele führen. 1 Monat später sind die Schwellungen im Skrotalbereich jedoch verhärtet. Auf der Abdomenübersichtsaufnahme kann man im Bereich des Skrotums und des Abdomens Verkalkungen erkennen. Hierdurch lassen sich die Veränderungen von einem Teratom differenzieren.

Angeborene Mißbildungen des Hodens

Zahlenmäßige Veränderungen

Nur selten fehlen ein oder beide Hoden. Brothers et al. (1978) betonen, daß man sehr sorgfältig nach einem nicht-deszendierten Hoden suchen muß. Sie beschrieben 13 Fälle eines Hodentumors bei intraabdominellem Kryptorchismus; in den meisten Fällen handelte es sich um Seminome. Die selektive Phlebographie der Hodenvenen, die Ultraschalluntersuchung, das CT und die Laparoskopie sind bei der Lokalisation nicht-palpabler Hoden hilfreich.

In einer Literaturübersicht fanden sich 53 Fälle von Polyorchidie. Oft wird eine Spermatozele oder ein Tumor des Samenstrangs fälschlicherweise für einen 3. Hoden gehalten.

Hypogonadismus

Männer mit angeborenem oder präpuberalem primärem testikulärem Eunuchismus oder hypophysärem Hypogonadismus (angeboren oder sekundär nach einer Gehirnläsion) sind groß und haben wegen des verspäteten Epiphysenschlusses verhältnismäßig lange Extremitäten. Die Hoden sind klein und die sekundären Geschlechtsmerkmale nur mangelhaft ausgebildet. Meist besteht ein Libido- und Potenzverlust. Die meisten dieser Männer sind steril. Oft besteht eine feminine Fettverteilung und Faltenbildung im Augenbereich. Der primäre Gonadendefekt führt zu Farbblindheit und verzögerter geistiger Entwicklung.

Auf den Röntgenaufnahmen der Knochen erkennt man nur einen mangelhaften Verschluß der Epiphysenfugen. Die Differentialdiagnose dieser beiden Störungen hängt von der Bestimmung der FSH- und der 17-Ketosteroid- (oder Serumtestosteron-)ausscheidung im Urin ab. Bei der hypophysären Form wird kein FSH ausgeschieden. Beim gonadalen Eunuchen lassen sich im Urin große Mengen FSH (etwa 80 Mäuse-E/24 h), aber nur kaum verringerte Mengen an 17-Ketosteroiden nachweisen und das Testosteron ist ebenfalls kaum vermindert. Beim hypophysären männlichen Eunuchen können infolge des Tumors eine vergrößerte Sella turcica oder Skotome auftreten.

Beide Erkrankungen behandelt man mit lange wirkenden Estern des Testosterons, 200 mg/Monat intramuskulär oder mit einem vergleichbaren Präparat (täglich oral).

Stearns et al. (1974) haben die Abnahme der Hodenfunktion in Abhängigkeit vom Alter untersucht. Sie stellten fest, daß die Serumtestosteronspiegel bis zu einem Alter von 70 Jahren normal bleiben. Bei über 40jährigen beobachteten sie jedoch einen leichten, aber stetigen Anstieg des Serum-LH und -FSH.

Das Klinefelter-Syndrom wird in Kap. 34 besprochen.

Ektopie und Kryptorchismus

Bei der Ektopie weicht der Hoden von seinem normalen Deszensus ab. Beim Kryptorchismus bleibt er auf dem normalen Weg an einer bestimmten Stelle stehen. Die Ektopie ist auf eine anomale Verbindung des distalen Endes des Gubernaculums testis zurückzuführen, wobei der Hoden in eine abnorme Position gelangt. Die ektopischen Positionen sind die folgenden (Abb. 32.1):

1. *Oberflächlich-inguinal (am häufigsten).* Nach Durchtritt durch den äußeren Leistenring wandert der Hoden nach oben außen und liegt dann auf der Aponeurose des M. obliquus externus abdominis.
2. *Perineal (selten).* Man findet den Hoden direkt vor dem Anus, etwas seitlich der Mittellinie (Middleton et al. 1976).
3. *Femoral oder krural (selten).* Der Hoden liegt im Scarpa-Dreieck auf den Femoralgefäßen, dabei verläuft der Samenstrang unter dem Lig. inguinale.
4. *Penil (selten).* Der Hoden liegt unter der Haut auf dem Rücken der Peniswurzel.
5. *Schräger oder paradoxer Deszensus (selten).* Beide Hoden deszendieren durch denselben Inguinalkanal (Golladay u. Redman 1982). Hierfür fanden sich in der Literatur 85 Beispiele.
6. *Im Becken gelegen (selten).* Der Hoden ist im Becken selbst lokalisiert (er wird nur bei operativer Exploration entdeckt).

Beim Kryptorchismus wird der Hoden bei seinem normalen Deszensus an irgendeinem Punkt zwischen der Nieren- und der Skrotalregion aufgehalten. Einseitig ist dies häufiger als 2seitig. Bei der Geburt (9-monatige Schwangerschaft) liegt die Rate eines Maldescensus bei 3,4%. ½ dieser Hoden deszendiert noch im 1. Lebensmonat. Bei Erwachsenen liegt die Rate eines Kryptorchismus bei 0,7–0,8%. Bei Frühgeburten beträgt die Rate 30%. Einige Hoden können noch in der Pubertät deszendieren.

Chromosomenuntersuchungen bei Kryptorchismus ergaben keinerlei Abnormitäten. Bartone u. Schmidt (1982) beobachteten bei 48 von 50 aufeinanderfolgenden Fällen unauffällige Chromosomen. Bei 1 der 2 Patienten mit abnormen Chromosomen stellte man ein Klinefelter-Syndrom fest.

Ätiologie

Die Ursache eines Maldescensus ist unklar. Folgende Möglichkeiten müssen diskutiert werden:

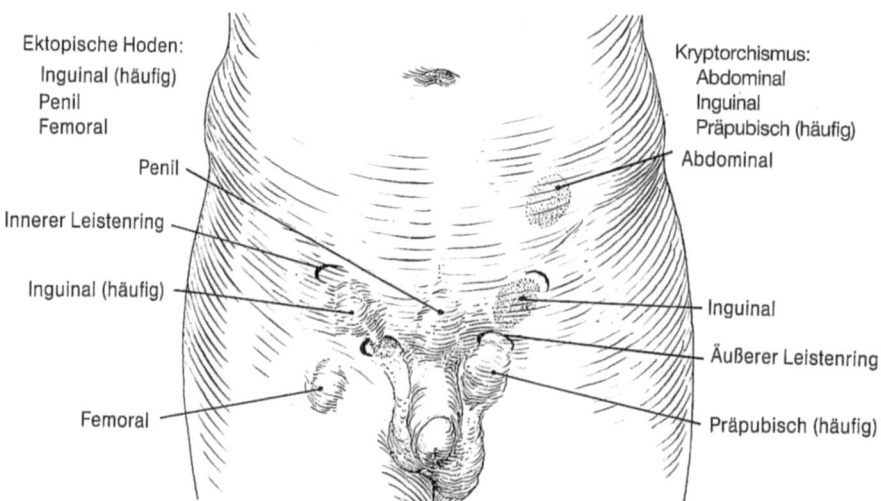

Abb. 32.1. Nicht-deszendierte Hoden. Die Lage der Hoden bei verschiedenen Arten von Ektopie oder Kryptorchismus

Veränderungen des Gubernaculum testis

Das unterschiedliche Wachstum des Embryos scheint für den Abstieg der Hoden aus ihrer ursprünglichen lumbalen Lage verantwortlich zu sein. Die Wanderung des Hodens wird vom Gubernaculum testis, einem strangähnlichen Gewebe, das sich vom unteren Hodenpol bis zum Skrotum erstreckt, gesteuert. Beim Embryo ist dies natürlich sehr kurz. Das Fehlen oder eine abnorme Veränderung des Gubernaculum testis könnte die Ursache des Maldescensus sein.

Veränderungen im Hoden selbst

Der Maldescensus kann auch durch einen engen angeborenen Gonaden-(dysgenetischen)defekt verursacht werden. Dabei ist der Hoden für Gonadotropine unempfindlich. Diese Theorie könnte den einseitigen Kryptorchismus plausibel erklären. Gleichzeitig würde klar, warum viele Patienten mit 2seitigem Kryptorchismus steril sind, selbst wenn sie im richtigen Alter vernünftig behandelt werden.

Unzureichende Gonadotropinstimulation

Auch ein Fehlen des mütterlichen Gonadotropins kann die Ursache eines unvollständigen Deszensus sein. Dies erklärt den 2seitigen Kryptorchismus bei frühreifen Säuglingen, da der mütterliche Gonadotropinspiegel bis zu den beiden letzten Schwangerschaftswochen niedrig ist. Diese Theorie würde jedoch einen einseitigen Kryptorchismus nicht erklären.

Rajfer u. Walsh (1977) haben gezeigt, daß der Deszensus der Hoden durch Androgene vermittelt und durch das hypophysäre Gonadotropin reguliert wird. Dieser Prozeß bedingt hohe Dihydrotestosteronspiegel. Die Autoren weisen daraufhin, daß die Hoden zum normalen Abstieg auch einen freien Weg zum Skrotum benötigen.

Pathogenese und Pathologie

Moore konnte die Wirksamkeit des Skrotums als Temperaturregulator für die Hoden eindeutig nachweisen. Die Hodentemperatur ist etwa 1°C niedriger als die Körpertemperatur. Die spermienbildenden Zellen sind temperaturempfindlich. Cooper konnte bereits bei 2jährigen Jungen mit Kryptorchismus mikroskopische Veränderungen des Hodengewebes nachweisen. Mininberg et al. (1982) führten ultrastrukturelle Untersuchungen bei nicht-deszendierten Hoden durch und fanden bereits im 1. Lebensjahr pathologische Veränderungen. Bereits im Alter von 4 Jahren ließ sich eine erhebliche Bindegewebevermehrung nachweisen. Sie folgerten daraus, daß die Hoden schon im Alter von 1 Jahr in das Skrotum deszendiert sein sollten.

Nach dem 6. Lebensjahr sind die Veränderungen deutlicher ausgeprägt. Der Durchmesser der Hoden ist meist kleiner als normal. Die Zahl der Spermatogonien nimmt ab, und es kommt zu zunehmender Fibrose zwischen den Tubuli. Auch wenn der Hoden nach der Pubertät eine normale Größe aufweist, sind die spermatogenen Anteile doch verringert und häufig besteht Unfruchtbarkeit.

Man muß allerdings darauf hinweisen, daß etwa 10% dieser Hoden schon angeborene Veränderungen aufweisen (primärer Hypogonadismus, Hypogonadismus infolge eines Hypopituitarismus). Diese Hoden weisen auch trotz Behandlung eine erniedrigte spermatogene Aktivität auf.

Die Leydig-Zwischenzellen werden glücklicherweise nicht durch die Körpertemperatur beeinflußt. Man findet sie daher beim Kryptorchismus in normaler Zahl vor. Eine endokrinologisch bedingte Impotenz ist daher sehr selten.

In einer Studie mit neuesten analytischen Methoden fanden sich bei Biopsien keine Chromosomenaberrationen bei nicht-deszendierten Hoden. Maldescensus und karzinomatöse Entartung können nicht auf Chromosomendefekte im nicht-deszendierten Hoden zurückgeführt werden.

Marshall u. Shermeta (1979) stellten fest, daß man bei diesen Hoden häufig auch Veränderungen im Nebenhoden findet. Hierzu zählen Agenesie, Atresie und erweiterte Nebenhoden, die nur unzureichend mit dem Hoden verbunden sind.

Klinische Befunde

Symptome

Das Leitsymptom der Ektopie oder des Kryptorchismus ist das Fehlen eines oder beider Hoden im Skrotum. Die Patienten können über Schmerzen nach einem Hodentrauma klagen, da der Hoden an einer leicht verletzlichen Stelle liegen kann (z.B. über dem Schambein). Erwachsene mit bilateralem Kryptorchismus stellen sich oft wegen der Kinderlosigkeit zur Untersuchung vor.

Klinische Zeichen

Beim echten Maldescensus ist das Skrotum auf der betroffenen Seite atrophisch. Der Hoden ist entweder nicht-palpabel (er liegt innerhalb oder sogar proximal des Leistenkanals), oder er liegt extern vor dem Leistenring. Eine manuelle Verlagerung in das Skrotum ist nicht möglich. Diese Hoden liegen häufig im Leistenkanal. Wenn man den Hoden in dieser Region palpiert, handelt es sich meistens um einen oberflächlichen inguinalen ektopischen Hoden (der subkutan liegt), da es meist unmöglich ist, einen kleinen Hoden durch die kräftige Aponeurose des M. obliquus externus zu palpieren. Manchmal findet sich auf der betroffenen Seite eine Inguinalhernie.

Laborbefunde

Zur Beurteilung der Ursache des Kryptorchismus können Bestimmungen der 17-Ketosteroide und der Gonadotropine im Urin und der Serumtestosteronspiegel sinnvoll sein. Beim primären Hypogonadismus sind die Gonadotropine im Urin (FSH) deutlich erhöht, die Androgene dagegen mäßig vermindert. Beim primären Hypopituitarismus sind die Androgene und die pituitären Gonadotropine deutlich vermindert. Beim „primären" Kryptorchismus sind die Androgene und die pituitären Gonadotropine oft mäßig reduziert.

Kann keiner der 2 Hoden nachgewiesen werden, so schlagen Shapiro u. Bodai (1978) eine Herniographie, Venographie und Arteriographie vor. Falls auch dies erfolglos bleibt, empfehlen sie den Choriongonadotropin-(HCG-)Test. Hierbei wird der Ausgangstestosteronspiegel bestimmt und täglich über 4 d 2000 E HCG verabreicht. Am 5. Tag wird der Serumtestosteronspiegel erneut bestimmt. Sind Hoden vorhanden, steigt der Hormonspiegel auf das 10fache an.

Röntgenbefunde

Die selektive gonadale Venographie ist wohl die beste Methode zum Nachweis und zur Lagebestimmung der Hoden. Läßt sich ein Plexus pampiniformis nachweisen, kann man davon ausgehen, daß ein Hoden vorhanden ist (Khan et al. 1982; Pommerville et al. 1982). Greenberg et al. (1981) beschrieben 2 Fälle, bei denen keine Hoden nachgewiesen wurden, obwohl Plexus pampiniformes vorhanden waren.

Computertomographie

Mit Hilfe des CT konnten Lee et al. (1980) bei 8 untersuchten Patienten 3 Bauch- und 5 Leistenhoden nachweisen. Das CT ist insbesondere postpubertal hilfreich, wenn der Bauchhoden hinreichend entwickelt ist, so daß man ihn nachweisen kann.

Ultraschalluntersuchung

Mit der Sonographie hatten Madrazo et al. (1979) keine Schwierigkeiten Leistenhoden nachzuweisen. Die Methode war jedoch zur Erkennung von Bauchhoden weniger erfolgreich. Hoden im Leistenkanal oder nahe innerhalb des inneren Leistenringes lassen sich leicht nachweisen.

Differentialdiagnose

Ein physiologischer Kryptorchismus (Pendelhoden) wird häufig beobachtet und ist nichtbehandlungsbedürftig. Aufgrund der geringen Größe des präpuberalen Hodens und der kräftigen Muskulatur des M. cremaster, der am Samenstrang inseriert, neigen die Hoden bei Kälte, bei Aufregung oder körperlicher Anstrengung dazu, sich unwillkürlich aus dem Skrotum zurückzuziehen. Diagnostisch stellt man fest, daß das Skrotum auf der verdächtigen Seite normal entwickelt ist und daß man den „inguinalen" Hoden in das Skrotum zurückstreifen kann. In einer warmen Badewanne wird eine maximale Muskelentspannung erreicht, so daß der Hoden in diesem Fall im Skrotum nachweisbar ist. Ein solcher Hoden deszendiert während der Pubertät und kann als normal angesehen werden (Puri u. Nixon 1977).

Komplikationen

Bei 25% der Patienten mit einem Maldescensus findet sich eine begleitende Inguinalhernie. Bei der operativen Korrektur zeigt sich, daß etwa 95% dieser Patienten einen offenen Processus vaginalis peritonaei aufweisen.

Gelegentlich findet sich auch eine Torsion des Samenstrangs als Komplikation bei Kryptorchismus. Phillips u. Holmes (1972) nehmen an, daß dies bei spastischen neurologischen Erkrankungen häufig ist. Eine Hodentorsion muß differentialdiagnostisch von einer inkarzerierten Hernie, einer Appendizitis oder einer Divertikulitis abgegrenzt werden.

Die meisten Wissenschaftler stimmen darin überein, daß eine maligne Entartung bei einem nicht korrekt plazierten Hoden 35- bis 48mal häufiger auftritt als bei normal-deszendierten Organen (Batata et al. 1980). Darüber hinaus sind viele dieser Hoden dysgenetisch. Martin (1979) berichtete von 220 Krebsfällen bei nicht-deszendierten Hoden. Das Seminom ist der am häufigsten vorkommende Tumor. Diese Veränderungen treten selten in einem Alter unter 10 Jahren auf. Deshalb schlägt Martin vor, daß ein nicht-deszendierter Hoden bei 10jährigen oder älteren Jungen eher entfernt, als durch Orechidopexie behandelt werden soll. Hinman (1979) empfiehlt bei einseitigem Bauchhoden eine Orchiektomie, da diese Organe, die nur mit sehr geringer Wahrscheinlichkeit fertil sind, eher zu maligner Entartung neigen und nur schwer im Skrotum zu fixieren sind.

Therapie

Da in einem nicht-deszendierten Hoden schon im Alter von 1 Jahr definitive histologische Veränderungen nachgewiesen werden können, sollte eine Orchidopexie bereits bis zu diesem Alter durchgeführt werden. Scorer (1967) empfiehlt die operative Korrektur im Alter von etwa 1 Jahr. Er wies nach, daß 83% der Patienten eine Inguinalhernie hatten. Auch eine erfolgreiche Operation kann natürlich bei einem bereits von Geburt an defekten Hoden nicht zur Fertilität führen.

Hormontherapie

Job et al. (1982) schlagen die Durchführung einer Hormontherapie vor dem operativen Eingriff vor. Sie konnten nachweisen, daß die Hormontherapie schon im Alter von 3 Jahren wirksam ist (optimale Wirksamkeit bei 5jährigen). Man verabreicht HCG, 1500 E/m^2 Körperoberfläche jeden 2. Tag oder 3mal pro Woche intramuskulär für insgesamt 9 Injektionen. Dies ist die erfolgreichste Behandlung.

Wenn ein physiologischer Kryptorchismus ausgeschlossen worden ist, kommt es nach der Hormontherapie in 10–20% der Fälle innerhalb 1 Monats zum Deszensus. Bei 2seitigem Kryptorchismus ist der Erfolg größer als bei einseitigem. Einige dieser Fälle könnten physiologisch retraktile Hoden gewesen sein, die trotz häufiger Untersuchung nicht richtig diagnostiziert wurden. Ein Deszensus durch Hormontherapie erspart dem Kind eine Operation und dem Chirurgen Schwierigkeiten, obwohl der Hoden, wenn die Behandlung erfolgreich ist, während der Pubertät wahrscheinlich spontan deszendiert wäre.

Operative Behandlung

Wenn die Hormontherapie nicht anschlägt oder eine Inguinalhernie nachgewiesen wird, sollte sofort eine Orchidopexie (und Herniotomie) durchgeführt werden. Der Hoden sollte sich ohne Spannung im Skrotum fixieren lassen, da die Blutversorgung des Organs gewährleistet werden muß. Beim Leistenschnitt stellt man manchmal fest, daß der Gefäßstiel zu kurz ist, um eine Reposition bis zum Skrotum vorzunehmen. In diesem Fall sollte man den Hoden so tief wie möglich plazieren und 2 Jahre später die Fixation im Skrotum durchführen. In 62 Fällen fanden Zer et al. (1975), daß bei etwa 17% der Patienten mit Atrophie des Hodens eine Orchiektomie erforderlich war. Früher wurde von einigen Autoren eine Durchtrennung der A. spermatica empfohlen, wenn der Gefäßstiel zu kurz war. Die Originalmethode wurde von Fowler u. Stephens 1959 beschrieben. Sie behaupteten, daß trotzdem die Vitalität des Hodens erhalten bliebe. Datta et al. (1977) durchtrennten diese Arterie am inneren Leistenring, achteten aber auch darauf, daß die kollateralen Arterien zum Vas deferens, dem M. cremaster und dem Skrotum erhalten blieben. Mit Hilfe der Szintigraphie konnten sie eine normale vaskuläre Perfusion des Hodens nachweisen. Auch Gibbons et al. (1979) empfehlen dieses Vorgehen. Jones u. Bagley (1979) wählten bei 85 von 86 Fällen zur Verlagerung einen extraperitonealen Zugang. Durch mikrochirurgische Anastomosierung der Hodenarterie und -vene mit der A. epigastrica inferior und der V. epigastrica inferior wurde der Hoden ins Skrotum verlagert (Martin u. Salibian 1980; Silber 1981). Ist der Hoden nicht auffindbar oder wird ein atrophischer Hoden entfernt, so kann eine Prothese ins Skrotum eingesetzt werden. Eine Orchidopexie kann auch ambulant vorgenommen werden (Caldamone u. Rabinowitz 1982).

Prognose

Ein richtig in das Skrotum verlagerter Hoden hat eine angemessene hormonelle Funktion und gibt dem Skrotum ein normales Aussehen. Etwa 20% der Männer mit einseitigem Maldescensus des Hodens bleiben unfruchtbar, selbst wenn im entsprechenden Alter eine Orchidopexie durchgeführt wird (Gross u. Replogle 1963). Ein Mann mit einem unbehandelten Kryptorchismus produziert Spermien in niedriger Konzentration und schlechterer Qualität als ein Mann mit normal-deszendierten Hoden (Lipschultz et al. 1976). Bei beidseitigem Maldescensus, behandelt oder unbehandelt, sind die Fertilitätsraten in jedem Fall nur sehr niedrig (Scheiber et al. 1981).

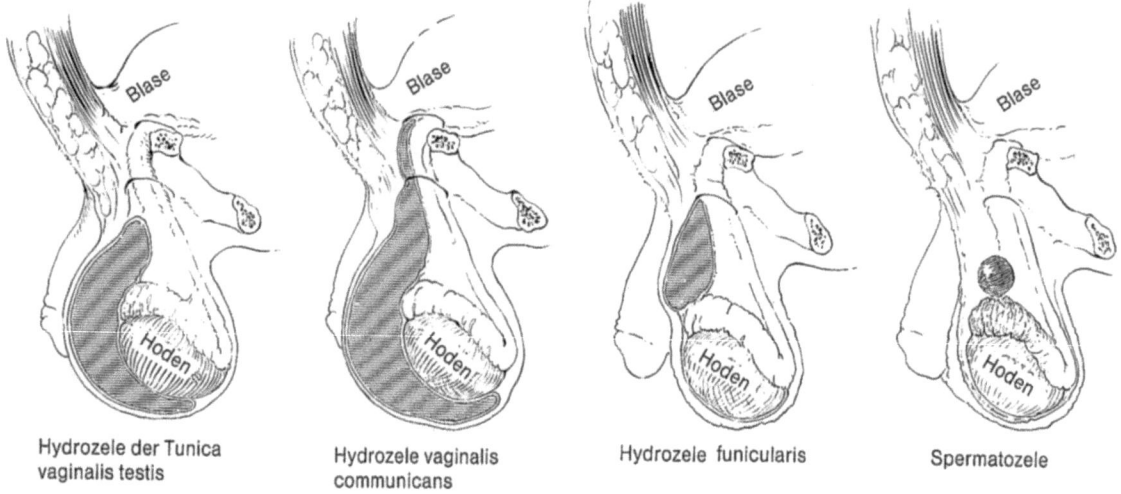

Abb. 32.2. Hydrozele der Tunica vaginalis testis und Hydrocele funicularis; Spermatozele

Angeborene Mißbildungen des Nebenhodens

Eine angeborene Aplasie des Nebenhodens ist selten. Gelegentlich kann der Nebenhoden vor, statt hinter dem Hoden liegen. Eine Verschmelzung von Nebenhoden und Hoden kommt nicht vor.

Erkrankungen des Samenstrangs[1]

Spermatozele

Eine Spermatozele ist eine schmerzlose zystische Schwellung, die Spermien enthält. Sie ist direkt über und hinter dem Hoden lokalisiert, aber von ihm getrennt (Abb. 32.2). Die meisten Spermatozelen sind kleiner als 1 cm im Durchmesser. Sie können jedoch gelegentlich auch recht groß werden, so daß sie mit Hydrozelen verwechselt werden können. Durch ihre häufig derbe Konsistenz können sie einen soliden Tumor vortäuschen. Ihre Entstehungsursache ist bis heute nicht vollständig geklärt. Wahrscheinlich entstehen sie aus den Tubuli, die die Rete testis mit dem Nebenhodenkopf (Vasa efferentia) verbinden, oder aus zystischen Strukturen am oberen Hoden- oder Nebenhodenpol.

Da die Spermatozelen relativ klein sind, werden sie häufig erst bei einer ärztlichen Routineuntersuchung entdeckt. Gelegentlich werden sie jedoch so groß, daß der Patient sie selbst bemerkt. Bei der Untersuchung findet sich ein beweglicher zystischer, diaphanoskopisch-positiver Tumor über dem Hoden. Bei der mikroskopischen Untersuchung des aspirierten Zysteninhalts finden sich meist abgestorbene Spermien. Makroskopisch ist der Zysteninhalt dünnflüssig, hell und manchmal trübe.

Man kann eine Spermatozele von einer Hydrozele dadurch unterscheiden, daß die Hydrozele die gesamte Vorderfläche des Hodens bedeckt. Bei der Hydrozelenpunktion findet sich eine gelbe, klare Flüssigkeit. Ein Tumor in den Höhlen des Samenstrangs (z. B. Mesotheliom, Fibrom) kann sich wie eine Spermatozele anfühlen. Er enthält jedoch keine Flüssigkeit und ist diaphanoskopisch-negativ.

Eine Spermatozele ist nicht therapiebedürftig, solange sie nicht so groß ist, daß sie den Patienten belästigt. In diesem Falle sollte sie exzidiert werden.

Varikozele
(s. auch „männliche Infertilität", Kap. 36, S. 782–813)

Eine Varikozele tritt bei ungefähr 10% der jungen Männer auf und ist auf eine Dilatation des Plexus pampiniformis oberhalb des Hodens zurückzuführen. Die linke Seite ist häufiger betroffen. Die Venen fließen in die V. spermatica interna in Höhe des inneren Leistenringes ab. Die V. spermatica interna verläuft am inneren Leistenring lateral vom Vas deferens und mündet auf der linken Seite in die Nierenvene. Auf der rechten Seite führt sie in die V. cava.

---

[1] Bei einem Fehlen des Ductus deferens handelt es sich um eine primäre angeborene Mißbildung des Samenstrangs. Fehlt der Ductus deferens auf beiden Seiten, kommt es zur Infertilität

Verschlußunfähige Venenklappen finden sich häufig in der linken V. spermatica interna. Dies führt, auch aufgrund der Schwerkraft, zu einem unzureichenden Abfluß des Plexus pampiniformis. Hierdurch kommt es zu einer zunehmenden Dilatation und zur Elongatio der Venen. Bei sexuell wenig aktiven Männern kann dies schmerzhaft sein.

Das plötzliche Auftreten einer Varikozele beim älteren Mann deutet manchmal auf einen Nierentumor, da Tumoren, die in die Nierenvene eingewachsen sind, die V. spermatica verschließen können.

Bei der Untersuchung im Stehen findet man ein Knäuel dilatierter geschlängelter Venen hinter und oberhalb des Hodens. Die Varikozele kann sich bis zum äußeren Leistenring erstrecken und druckempfindlich sein. Durch den Valsalva-Versuch nimmt der Grad der Dilatation noch zu. Beim liegenden Patienten bildet sich die Schwellung zurück. Infolge der verminderten Blutzirkulation kann eine Hodenatrophie auftreten.

Spermienkonzentration und -motilität sind bei 65–75% der Patienten signifikant vermindert. Oft findet man eine Infertilität, die jedoch bei einem hohen Prozentwert der Patienten durch Korrektur der Varikozele beseitigt werden kann.

Operativ wird die Unterbindung der Vv. spermatica internae am inneren Leistenring empfohlen. Dieser Eingriff kann auch ambulant durchgeführt werden. Vor kurzem sind perkutane Methoden, z. B. Ballonkatheter und sklerosierende Flüssigkeiten, zur Okklusion der Venen eingesetzt worden. Dies ist besonders günstig, wenn sich der infertile Patient einer perkutanen Venographie der V. spermatica interna unterzieht. Eine oder beide Venen können, wie erwähnt, verschlossen werden (Formanek et al. 1981; Reidl et al. 1981; Walsh u. White 1981). Bei Patienten mit chronischen Schmerzen sollte man versuchsweise ein Suspensorium verordnen.

Hydrozele

Eine Hydrozele ist eine Ansammlung von Flüssigkeit innerhalb der tunica vaginalis testis oder im Processus vaginalis peritonaei. Obwohl sie auch im Bereich des Samenstrangs auftreten kann, findet man sie doch meistens im Hodenbereich. Eine Hydrozele kann sich nach lokaler Verletzung, Radiotherapie einer akuten unspezifischen oder tuberkulösen Hoden- oder Nebenhodenentzündung entwickeln. Oft tritt sie als Komplikation beim Hodenkarzinom auf. Auch chronische Hydrozelen sind häufig. Ihre Entstehungsursache ist meist unbekannt. Sie finden sich gewöhnlich bei Männern über 40 Jahren. Die Flüssigkeitsansammlung und die sichtbare Schwellung nimmt langsam zu (Abb. 32.2).

Die Hydrozele kann weich und zystisch, aber auch recht gespannt sein. Die Flüssigkeit ist klar und gelb.

Eine kommunizierende Hydrozele im Säuglings- und Kindesalter wird durch einen offenen Processus vaginalis peritonaei verursacht, der eine Verbindung zur Bauchhöhle herstellt. Es handelt sich gleichzeitig um eine Form der indirekten Leistenhernie. Wenn die Hydrozele groß ist, kann Darm im Bruchinhalt gefunden werden. Die meisten kommunizierenden Hydrozelen des Säuglingsalters schließen sich spontan im 1. Lebensjahr. Wenn Darm im Bruchsack vermutet wird, sollte eine operative Korrektur durchgeführt werden.

Klinische Befunde

Bei kleinen Jungen mit einer Hydrozele besteht anamnestisch meist eine zystische Schwellung, die am Morgen klein und weich und am Abend größer und gespannter ist. Dies deutet daraufhin, daß im Processus vaginalis peritonaei eine kleine Verbindung zwischen der Bauchhöhle und der Tunica vaginalis testis besteht (Abb. 32.2). Es kann daher eine Hernie oder eine Hydrozele mit offenem Processus vaginalis peritonaei vorliegen. Die Hydrozele ist schmerzlos, solange sie nicht von einer äkuten Nebenhodeninfektion begleitet wird. Die Patienten können jedoch aufgrund des Gewichts bzw. der Größe Beschwerden haben.

Bei der Palpation findet sich ein rundlicher zystischer intraskrotal gelegener Tumor ohne Druckempfindlichkeit, wenn keine Entzündung vorliegt. Die Diaphanoskopie ist positiv. Liegt die Hydrozele innerhalb des Samenstrangs, so kann sie in der Leistengegend oder dem oberen Skrotalanteil als zystische Schwellung beobachtet werden. Bei unklarer Diagnose ist die Sonographie angezeigt.

Eine straffe Hydrozele muß man von einem Hodentumor differentialdiagnostisch abgrenzen, wobei der Tumor diaphanoskopisch-negativ ist. Bildet sich bei einem jungen Mann ohne offensichtlichen Grund eine Hydrozele, so sollte man die Flüssigkeit aspirieren, damit eine sorgfältige Palpation des Hodens und des Nebenhodens vorgenommen werden kann, um Karzinome oder eine Tuberkulose auszuschließen.

Zu den Komplikationen zählen die Kompression der Blutversorgung des Hodens mit nachfolgender Atrophie und eine Blutung in die Hydrozele nach Trauma.

Therapie

Solange keine Komplikationen auftreten, ist eine aktive Therapie nicht unbedingt erforderlich. Indikationen für die Behandlung sind eine sehr gespannte Hydrozele, die die Blutversorgung des Hodens beeinträchtigen kann, oder die erhebliche Größe einer Hydrozele, die aus kosmetischen Gründen unerwünscht oder für den Patienten lästig ist.

Im Säuglingsalter kann es zu einem spontanen Verschluß und zur Rückbildung der Hydrozele kommen. Wenn die Hydrozele über das 1. Lebensjahr hinaus persistiert, ist ein Verschluß unwahrscheinlich. Ist eine Behandlung erforderlich, so wird eine operative Korrektur durchgeführt. Hierbei wird der offene Processus vaginalis peritonaei hoch am inneren Leistenring ligiert und der distale Bruchsack exzidiert. Bei allen Kindern sollte zur Hydrozelenkorrektur ein Leistenschnitt durchgeführt werden, um den offenen Processus vaginals peritonaei zu beseitigen. Bei Erwachsenen hat Lord (1972) eine einfache Operation beschrieben, bei der der Hydrozelensack nach Öffnung einfach zusammengenäht wird, so daß die Wände kollabieren (Haas et al. 1978). Bei beiden Eingriffen wurden gute Ergebnisse erzielt, in einigen Fällen kam es jedoch zu einem Rezidiv.

Torsion des Samenstrangs

Die Torsion des Samenstrangs (Hodentorsion) ist eine nicht sehr häufig auftretende Erkrankung, die insbesondere bei jungen Männern zu beobachten ist. Sie führt zu einer Unterbrechung der Blutversorgung des Hodens. Wenn die Therapie nicht innerhalb von 3 oder 4 h erfolgt, kann eine testikuläre Atrophie entstehen.

Auch ein nicht-deszendierter Hoden neigt zur Torsion. Torsionen treten häufig auch in der neonatalen Phase auf (Guiney u. McGlinchey 1981; Jerkins et al. 1983). Lee et al. (1983) stellten fest, daß 26% ihrer Patienten mit Hodentorsion über 21 Jahre alt waren. Shulka et al. (1982) beobachteten, daß die Torsionen häufig bei kaltem Wetter auftraten. Oft kann auch ein Trauma der auslösende Faktor sein. Bei einigen intraabdominellen Hodenkarzinomen stellt man eine Torsion fest. Die Hodentorsion tritt etwa bei der Hälfte der Patienten während des Schlafs auf. In den meisten Fällen ist eine angeborene Veränderung der Tunica vaginalis oder des Samenstrangs vorhanden. Die Torsion scheint am häufigsten durch eine sehr große Tunica vaginalis verursacht zu werden, die breitflächig auf dem Samenstrang inseriert. Hierdurch kann sich der Hoden innerhalb der Tunica leicht drehen. Der auslösende Faktor ist wohl ein Spasmus des M. cremaster, der am Samenstrang schräg inseriert. Die Kontraktion dieses Muskels führt im linken Hoden des Patienten zu einer Rotation im Gegenuhrzeigersinn, im rechten dagegen zu einer Drehung im Uhrzeigersinn (wenn der Arzt den Patienten vom Fußende des Bettes aus betrachtet). Beim Gefäßverschluß kommt es zur Ausbildung von Ödemen im Bereich des Hodens und des Samenstrangs. Der vaskuläre Verschluß führt zur Gangrän des Hodens und des Nebenhodens.

Klinische Befunde

Man muß an eine Hodentorsion denken, wenn bei einem Jungen plötzlich heftige Schmerzen in einem Hoden auftreten und es danach zu einer Schwellung des Organs, an einer Rötung der Skrotalhaut und zu Schmerzen im Unterbauch mit Übelkeit und Erbrechen kommt. Eine Hodentorsion kann jedoch auch nur mit mäßiger skrotaler Schwellung und geringen oder keinen Schmerzen einhergehen.

Bei der Untersuchung findet sich ein geschwollenes schmerzempfindliches Organ, das als Folge der Verkürzung des Samenstrangs durch Rotation nach kranial hochgezogen ist. Hoden, die zu einer Torsion neigen, liegen horizontal, wenn der Patient steht. Man bemerkte diese Veränderungen bei einer Reihe von Jungen, die früher über vorübergehende Hodenschmerzen klagten. Die Beschwerden waren auf eine Torsion mit spontaner Detorsion zurückzuführen. Der Schmerz kann erheblich verstärkt sein, wenn der Hoden über die Symphyse angehoben wird. (Der Schmerz bei Epidydimitis, selten bei Kindern, wird hierdurch meist gelindert.) Innerhalb weniger Stunden nach der Torsion können mäßiges Fieber und eine Leukozytose auftreten.

Die Diagnose kann bereits im Frühstadium gestellt werden, wenn der Nebenhoden in abnormer Position palpiert wird (z. B. anterior). Nach einigen Stunden schwillt jedoch der gesamte Hoden so stark an, daß Hoden und Nebenhoden palpatorisch nicht mehr von einander unterschieden werden können. Oft kann die Torsion von einer Epididymitis durch Einsatz der Doppler-Sonographie differenziert werden (Rodriguez et al. 1981). Der durch die Torsion ischämische Hoden zeigt nur eine geringe Dichte der Echos. Die Hypervaskularisation bei Epididymitis führt dagegen zu einer Verstärkung der Echos (Smith u. King 1979). Der zuverlässigste Test scheint das Szintigramm mit ^{99m}Tc-Pertechnetat zu sein. Die Zuverlässigkeit liegt bei 90–100%. Der gedrehte Hoden ist avaskulär, die Epididymitis dagegen „heiß". Hodentumoren zeigen eine verstärkte Durchblutung. Beim Trauma ist die Durchblutung meist vermindert (Thomas et al. 1981).

Differentialdiagnose

Differentialdiagnostisch müssen die akute Epididymitis, die akute Orchitis und ein Trauma in Betracht gezogen werden. Die Epididymitis tritt selten vor der Pubertät auf und geht oft mit einer Pyurie einher. Die Mumps-Orchitis, die ebenfalls selten vor der Pubertät beobachtet wird, tritt mit einer Parotitis auf. Eine traumatische Orchitis kann bei stummer Anamnese und fehlenden Befunden als Hodentorsion aufgefaßt werden.

Eine Epididymitis ist im Alter unter 16 Jahren ungewöhnlich. Die Differenzierung von einer Hodenentzündung kann schwierig sein, wenn bei der Epididymitis keine Pyurie vorliegt, da bei beiden Erkrankungen Fieber auftritt. Im Zweifelsfall ist eine Isotopenuntersuchung indiziert (Valvo et al 1982; Levy et al. 1983).

Therapie

Wenn der Patient innerhalb weniger Stunden nach Einsetzen der Torsion untersucht wird, kann man eine manuelle Detorsion versuchen (King et al. 1974). Bei der Torsion kommt es am linken Hoden zu einer Rotation entgegen dem Uhrzeigersinn, am rechten Hoden zu einer Rotation im Uhrzeigersinn. Dementsprechend muß der Hoden in der entgegengesetzten Richtung gedreht werden. Der rechte Hoden muß „aufgeschraubt" und der linke „zugeschraubt" werden. Diese Maßnahme wird durch Infiltration von 10–20 ml einer 1%igen Prokainhydrochloridlösung im Bereich des äußeren Leistenringes erleichtert. Bei erfolgreicher Therapie sollte trotzdem einige Tage später eine operative Fixation beider Hoden durchgeführt werden. Mißlingt eine manuelle Detorsion, so muß sofort eine operative Versorgung vorgenommen werden, obwohl bei einer Drehung des Samenstrangs um 720° ein Infarkt schon 4–6 h bestehen kann. Bei der Frühoperation beobachteten Cattolica et al. (1982) in 79% ihrer Fälle vitale Hoden. Berücksichtigt man die Patienten nicht, die erst sehr spät zur Untersuchung kamen, so betrug die Heilungsquote 93%. Unabhängig davon, ob der Hoden vital oder nicht-vital aussieht, sollte man immer eine Fixation vornehmen, um eine erneute Torsion auszuschließen. Selbst wenn die Tubuli seminiferi contorti nekrotisch werden, bleiben die robusteren interstitiellen Zellen lebensfähig. Eine Entfernung der parietalen Tunica vaginalis testis führt zu einer Verwachsung des Hodens mit der Skrotalwand. Da der andere Hoden meist die gleiche Neigung zur Torsion aufweist, sollte hier unbedingt prophylaktisch eine Fixation vorgenommen werden.

Prognose

Unglücklicherweise wird die Diagnose häufig erst zu spät gestellt. Hierdurch beginnt die Behandlung zu spät, so daß eine Hodenatrophie eintreten kann. Wright (1977) beobachtete, daß eine Detorsion auch noch 12 h nach Einsetzen der Erkrankung zu gutem Resultat führte. Auch nach 12–24 h war noch eine Erholung des Organs möglich. Nach 24 h ist die Prognose allerdings zweifelhaft. Erfolgt die Detorsion erst nach 48 h, so ist eine Orchiektomie ratsam.

Torsion der Appendices von Hoden und Nebenhoden

An den oberen Polen beider Hoden und Nebenhoden finden sich kleine rudimentäre Anhängsel, die breitbasig oder gestielt aufsitzen können (Abb. 1.8). Bei der letztgenannten Form kann spontan eine Torsion auftreten, die eine entzündliche Reaktion mit ischämischer Nekrose zur Folge hat.

Diese Veränderungen finden sich meistens bei Jungen bis zu einem Alter von 16 Jahren, obwohl Altaffer u. Steele (1980) 350 Fälle einer Torsion bei Erwachsenen beschreiben konnten. Klinisch treten plötzlich Hodenschmerzen auf. Kurz darauf kann man am oberen Pol des Hodens oder des Nebenhodens eine kleine schmerzempfindliche Schwellung tasten. Dies ist beweisend, besonders wenn der Bereich bei gespannter Skrotalhaut blau erscheint (Dresner 1973; Puri u. Boyd 1976).

Zu einem späteren Zeitpunkt ist der gesamte Hoden geschwollen und druckempfindlich. Man muß dann zwischen einer Torsion dieser Hydatide oder einer Hodentorsion differenzieren. Eine sofortige operative Exploration ist indiziert, da der Zeitfaktor bei der Hodentorsion besonders wichtig ist. Bei stielgedrehter Hydatide erfolgt die operative Exzision. Holland et al. (1981) sind der Meinung, daß ein operativer Eingriff nicht erforderlich ist, wenn bei der Untersuchung eine stielgedrehte Hydatide diagnostiziert wird. Die Schmerzen lassen nach 5–7 Tagen langsam nach, und die Hodenschwellung bildet sich zurück.

Literatur

Skrotum

Conn HO: Sudden scrotal edema in cirrhosis: A postparacentesis syndrome. Ann Intern Med 1971; 74:943

Heydenrych JJ, Marcus PB: Meconium granulomas of the tunica vaginalis. J Urol 1976; 115:596

Kaplan GW: Acute idiopathic scrotal edema. J Pediatr Surg 1977; 12:647

Malloy TR, Wein AJ, Gross P: Scrotal and penile lymphedema: Surgical considerations and management. J Urol 1983; 130:263

Udall DA, Drake DJ Jr, Rosenberg RS: Acute scrotal swelling: A physical sign of primary peritonitis. J Urol 1981; 125:750

Hoden

Veränderung der Anzahl

Brothers LR III, Weber CH Jr, Ball TP Jr: Anorchism versus cryptorchidism: The importance of a diligent search for intra-abdominal testes. J Urol 1978; 119:707

Goldberg LM, Skaist LB, Marrow JW: Congenital absence of the testes: Anorchism and monorchism. J Urol 1974; 111:840

Lazarus BA, Tessler AN: Polyorchidism with normal spermatogenesis. Urology 1974; 3:615

Reckler JM, Rose LI, Harrison JH: Bilateral anorchism. J Urol 1975; 113:869

Hypogonadismus

Clarke BF, Ewing DJ, Campbell IW: Clinical features of diabetic autonomic neuropathy. Horn Metab Res (Suppl) 1980; 9:50

Federman DD: The assessment of organ function: The testis. N Engl J Med 1971; 285:901

Handelsman DJ, Swerdloff RS: Male gonadal dysfunction. Clin Endocrinol Metab 1985; 14:89

Stearns EL et al: Declining testicular function with age. Am J Med 1974; 57:761

Ektopie und Kryptorchismus

Bartone FF, Schmidt MA: Cryptorchidism: Incidence of chromosomal anomalies in 50 cases. J Urol 1982; 127:1105

Batata MA et al: Cryptorchidism and testicular cancer. J Urol 1980; 124:286

Caldamone AA, Rabinowitz R: Outpatient orchiopexy. J Urol 1982; 127:286

Datta NS et al: Division of spermatic vessels in orchiopexy: Radionuclide evidence of preservation of testicular circulation. J Urol 1977; 118:447

Fowler R, Stephens FD: The role of testicular vascular anatomy in the salvage of the high undescended testes. Aust NZ J Surg 1959; 29:92

Gibbons MD, Cromie WJ, Duckett JW Jr: Management of the abdominal undescended testicle. J Urol 1979; 122:76

Giuliani L, Carmignani G: Microsurgical testis autotransplantation: A critical review. Eur Urol 1983; 9:129

Golladay ES, Redman JF: Transverse testicular ectopia. Urology 1982; 19:181

Greenberg SH et al: The falsely positive gonadal venogram: Presence of a pampiniform plexus without a gonad. J Urol 1981; 125:887

Gross RE, Replogle RL: Treatment of the undescended testis. Postgrad Med 1963; 34:266

Hinman F Jr: Unilateral abdominal crytorchidism. J Urol 1979; 122:71

Job JC et al: Hormonal therapy of cryptorchidism with human chorionic gonadotropin (HCG). Urol Clin North Am 1982; 9:405

Jones PF, Bagley FH: An abdominal extraperitoneal approach for the difficult orchidopexy. Br J Surg 1979; 66:14

Khan O et al: Testicular venography for the localization of the impalpable undescended testis. Br J Surg 1982; 69:660

Lee JKT, Glazer HS: Computed tomography in the localization of non-palpable testis. Urol Clin North Am 1982; 9:397

Lee JKT et al: Utility of computed tomography in the localization of the undescended testis. Radiology 1980; 135:121

Lipshultz LI et al: Testicular function after orchiopexy for unilaterally undescended testis. N Engl J Med 1976; 295:15

Madrazo BL et al: Ultrasonographic demonstration of undescended testes. Radiology 1979; 133:181

Marshall FF, Shermeta DW: Epididymal abnormalities associated with undescended testis. J Urol 1979; 121:341

Martin DC: Germinal cell tumors of the testis after orchiopexy. J Urol 1979; 121:422

Martin DC, Salibian AH: Orchiopexy using microvascular surgical technique. J Urol 1980; 123:435

Middleton GW, Beamon CR: Gillenwater JV: Two are cases of ectopic testis. J Urol 1976; 115:455

Miller HC: Transseptal orchiopexy for cryptorchism. J Urol 1967; 98:503

Mininberg DT, Rodger JC, Bedford JM: Ultrastructural evidence of the onset of testicular pathological conditions in the cryptorchid human testis within the first year of life. J Urol 1982; 128:782

Phillips NB, Holmes TW Jr: Torsion infarction in ectopic cryptorchidism: A rare entity occurring most commonly with spastic neuromuscular disease. Surgery 1972; 71:335

Pommerville P et al: The role of gonadal venography in the management of the adult with non-palpable undescended testis. Br J Urol 1982; 54:408

Puri P, Nixon HH: Bilateral retractile testes: Subsequent effects on fertility. J Pediatr Surg 1977; 12:563

Rajfer J, Walsh PC: Hormonal regulation of testicular descent: Experimental and clinical observations. J Urol 1977; 118:985

Rajfer J et al: The use of computerized tomography scanning to localize the impalpable testis. J Urol 1983; 129:972

Saha SK: Cordopexy: A new approach to the undescended testis: A review of 2- to 5-year follow-up. J Urol 1983; 129:561

Scheiber K et al: Late results after surgical treatment of maldescended testes with special regard to exocrine and endocrine testicular function. Eur Urol 1981; 7:268

Scorer CG: Early operation for the undescended testis. Br J Surg 1967; 54:694

Shapiro SR, Bodai BI: Current concepts of the undescended testis. Surg Gynecol Obstet 1978; 147:617

Sheldon CA: Undescended testis and testicular torsion. Surg Clin North Am 1985; 65:1303

Silber SJ: The intra-abdominal testes: Microvascular autotransplantation. J Urol 1981; 125:329

Smolko MJ, Kaplan GW, Brock WA: Location and fate of the nonpalpable testis in children. J Urol 1983; 129:1204

Weiss RM, Glickman MG: Venography of the undescended testis. Urol Clin North Am 1982; 9:387

Zer M, Wolloch Y, Dintsman M: Stage orchiorrhaphy: Therapeutic procedure in cryptorchic testicle with a short spermatic cord. Arch Surg 1975; 110:387

Samenstrang

Spermatozele

Clarke BG, Bamford SB, Gherardi GJ: Spermatocele: Pathologic and surgical anatomy. Arch Surg 1963; 86:351

Lord PH: A bloodless operation for spermatocele or cyst of the epididymis. Br J Surg 1970; 57:641

Schoenberg HW, Murphy JJ: The differential diagnosis of intrascrotal masses. GP (March) 1962; 25:82

Varikozele

Formanek A et al: Embolization of the spermatic vein for treatment of infertility: A new approach. Radiology 1981; 139:315

Reidl P, Lunglmayr G, Stacki W: A new method of transfemoral testicular vein obliteration for varicocele using a balloon catheter. Radiology 1981; 139:323

Ross LS, Lipson S, Dritz S: Surgical treatment of varicocele. Urology 1982; 19:179

Shafik A: Venous tension patterns in cord veins. 2. After varicocele correction. J Urol 1983; 129:749

Turner TT: Varicocele: Still an enigma. J Urol 1983; 129:695

Walsh PC, White RI: Balloon occlusion of the internal spermatic vein for the treatment of varicoceles. JAMA 1981; 246:1701

Hydrozele

Ariyan S: Hydrocele of the canal of Nuck. J Urol 1973; 110:172

Black RE et al: Abdominoscrotal hydrocele: Cause of abdominal mass in children. Pediatrics 1981; 67:420

Haas JA et al: Operative treatment of hydrocele: Another look at Lord's procedure. Urology 1978; 12:578

Kaye KW, Clayman RV, Lange PH: Outpatient hydrocele and spermatocele repair under local anesthesia. J Urol 1983; 130:269

Lord PH: Bloodless surgical procedures for the cure of idiopathic hydrocoele and epididymal cyst (spermatocoele). Prog Surg 1972; 10:94

Rifkin MD: Ultrasonography of the lower genitourinary tract. Urol Clin North Am 1985; 12:645

Rodriguez WC, Rodriguez DD, Fortuno RF: The operative treatment of hydrocele: A comparison of 4 basic techniques. J Urol 1981; 125:804

Torsion des Samenstrangs

Anderson PA, Giacomantonio JM: The acutely painful scrotum in children: Review of 113 consecutive cases. Can Med Assoc J 1985; 132:1153

Bartsch G et al: Testicular torsion: Late results with special regard to fertility and endocrine function. J Urol 1980; 124:375

Cattolica EV et al: High testicular salvage rate in torsion of the spermatic cord. J Urol 1982; 128:66

Cos LR et al: Torsion of intrascrotal malignant testis tumors. J Urol 1983; 130:145

Guiney EJ, McGlinchey J: Torsion of the testes and spermatic cord in the newborn. Surg Gynecol Obstet 1981; 152:273

Jerkins GR et al: Spermatic cord torsion in the neonate. J Urol 1983; 129:121

Kay R, Strong DW, Tank ES: Bilateral spermatic cord torsion in the neonate. J Urol 1980; 123:293

King LM et al: Untwisting in delayed treatment of torsion of the spermatic cord. J Urol 1974; 122:217

Knight PJ, Vassy LE: The diagnosis and treatment of the acute scrotum in children and adolescents. Ann Surg 1984; 200:664

Lee LM, Wright JE, McLoughlin MG: Testicular torsion in the adult. J Urol 1983; 130:93

Levy OM et al: Diagnosis of acute testicular torsion using radionuclide scanning. J Urol 1983; 129:975

Rodriguez DD et al: Doppler ultrasound vs testicular scanning in the evaluation of the acute scrotum. J Urol 1981; 125:343

Schneider RE, Laycob LM, Griffin WT: Testicular torsion in utero. Am J Obstet Gynecol 1973; 117:1126

Sellu DP, Lynn JA: Intermittent torsion of the testis. J R Coll Surg Edinb 1984; 29:107

Shulka RB et al: Association of cold weather with testicular torsion. Br Med J 1982; 285:1459

Smith SP, King LR: Torsion of the testis: Techniques of assessment. Urol Clin North Am 1979; 6:429

Stage KH, Schoenvogel R, Lewis S: Testicular scanning: Clinical experience with 72 patients. J Urol 1981; 125:334

Thomas WEG et al: Dynamic radionuclide scanning of the testis in acute scrotal conditions. Br J Surg 1981; 68:621

Valvo JR et al: Nuclear imaging in the pediatric acute scrotum. Am J Dis Child 1982; 136:831

Wright JE: Torsion of the testis. Br J Surg 1977; 64:274

Appendices der Hoden und Nebenhoden

Altaffer LF III, Steele SM Jr: Torsion of testicular appendages in men. J Urol 1980; 124:56

Dresner ML: Torsed appendage diagnosis and management: Blue dot sign. Urology 1973; 1:63

Holland JM, Graham JB, Ignatoff JM: Conservative management of twisted testicular appendages. J Urol 1981; 125:213

Puri P, Boyd E: Torsion of the appendix testis: A survey of 22 cases. Clin Pediatr 1976; 15:949

33 Hauterkrankungen des äußeren Genitales[1]

T. G. Berger

Entzündliche Dermatosen

Beinahe jede Hautläsion, einschließlich Psoriasis, Dermatitis seborrhoica, Lichen ruber planus, Ekzeme usw., kann in der Region des äußeren Genitales und des Perineums auftreten. Man sollte den Patienten auch nach anderen Lokalisationen befragen und untersuchen. Bei jedem Auftreten von Juckreiz oder einer infektiösen Dermatitis in dieser Region ist es wichtig, einen Diabetes, Pedikulose oder Skabies auszuschließen.

Begleitende vaginale und andere urologische Erkrankungen müssen behandelt werden. Die Eigen- und Überbehandlung kann das Krankheitsbild im genitalen Bereich beeinflussen und komplizieren. Emotionelle Faktoren, die mit wiederholtem Kratzen und Reiben verbunden sind, verlängern und komplizieren den Krankheitsverlauf genitaler Veränderungen.

Viele Patienten mit Hauterkrankungen in diesem Bereich haben Angst vor einer Geschlechtskrankheit. Wenn hierfür kein Hinweis besteht, muß man dem Patienten die Angst nehmen.

Kontaktdermatitis

Die Kontaktdermatitis führt zu Veränderungen, die durch primäre Reizstoffe und echte Allergene hervorgerufen werden. Mögliche Ursachen sind Kosmetika, Intimdeodorantsprays, Duschen, Kontrazeptiva, Seifen, Hautmittel („Überbehandlungsdermatitis"), Kleidung, Pflanzen (Toxine von Eiche und Efeu) usw.

Die Behandlung besteht zunächst, wenn möglich, in der Erkennung und Beseitigung der Allergene. Kalte, feuchte Umschläge stellen eine ausgezeichnete Initialbehandlung dar. Man kann Kortikosteroidcremes einsetzen, wenn keine Infektion besteht. Fluorhaltige Kortikosteroidcremes verursachen eher atrophische Striae in der Leistengegend als hydrokortisonhaltige.

Neurodermitis circumscripta (Lichen simplex chronicus circumscriptus)

Diese schwartigen Veränderungen sind unabhängig von ihrer eigentlichen Ursache für das Fortbestehen jeder Hautveränderung der Vulva oder des Skrotums von großer Bedeutung. Reiben und Kratzen verlängern den Krankheitsprozeß unbegrenzt. Aus diesem Grund begeben sich die Patienten gewöhnlich in medizinische Behandlung. Das Reiben oder Kratzen geschieht meist unbewußt. Es kommt zu einem kontinuierlichen Wechselspiel zwischen Jucken und Kratzen, das man unterbrechen muß, damit eine Heilung eintreten kann.

Die Behandlung ist die gleiche wie bei der Kontaktdermatitis (s. oben). Darüber hinaus müssen Reiben und Kratzen verhindert werden.

Eczema atopicum

Derartige Veränderungen imponieren als trockene Lichenifikation am Penis und Skrotum, in der Leiste oder im Vulvabereich. Ähnliche Veränderungen findet man gewöhnlich auch im Gesicht und am Hals sowie in der Ellenbeuge und Kniekehle. Es besteht eine generalisierte Trockenheit der Haut. In der Eigen- oder Familienanamnese finden sich gewöhnlich Asthma oder Heuschnupfen.

Die Behandlung ist die gleiche wie bei der Kontaktdermatitis (s. oben). Gleichzeitig verabreicht man orale Antihistaminika (Hydroxyzin oder Diphenhydramin).

Intertrigo

Intertrigo (teigige, mazerierte Dermatitis) entsteht durch Überwärmung und Reibung benachbarter Oberflächen. Sie findet sich besonders in der Leisten-

---

[1] Sexuell übertragene Krankheiten s. Kap. 15; Tumoren s. Kap. 19

region, unter den Mammae und in Hautfalten usw., gewöhnlich bei dicken Menschen, und tritt besonders bei heißem und feuchtem Wetter auf. Oft beobachtet man eine oberflächliche bakterielle Infektion oder eine Kandidose. Die Behandlung besteht in kalten Umschlägen, um den Bereich zu trocknen und der anschließenden kombinierten Anwendung eines nichtfluorierten topischen Steroids und einer Anticandidacreme (s. S. 738, Candidosis).

Arzneimittelexantheme

Die meisten medizinischen Exantheme sind disseminiert. Sie können jedoch zuerst in der Genitalregion auftreten. Beim fixen Arzneimittelexanthem, das gewöhnlich nach Einnahme von Laxanzien (Phenolphthalein), Sulfonamiden oder Barbituraten entsteht, können sich kreisrunde hellrote bis violette Makula bilden, die schnell zu Bläschen werden und eine oberflächliche Erosion hinterlassen. Bei erneuter Einnahme des Medikaments tritt des Exanthem an gleicher Stelle auf. Das Erythema exsudativum multiforme sieht im Bereich der Genitalregion ähnlich aus.

Psoriasis

Die Psoriasis tritt besonders in faltigen Hautpartien (Psoriasis inversa) wie der Leistengegend, perianal sowie submammär auf. Sie ist meist hellrot, nässend und gewöhnlich schuppenfrei. Der Juckreiz kann sehr intensiv sein. Gelegentlich findet man nur einen Befall der anogenitalen Region. Auf dem Penis kann nur eine solitäre Plaque zu sehen sein, was zu Verwechslungen mit dem Morbus Bowen oder einigen anderen ernsthaften Erkrankungen führen kann. Die Diagnose wird gewöhnlich durch Untersuchung und Nachweis anderer Befallsregionen wie der Kopfhaut, der Ellenbogen und der Knie gestellt. Tüpfelnägel sind, wenn sie vorliegen, beinahe pathognomonisch für die Psoriasis. Die Behandlung erfolgt mit 0,1%-iger Dithranolsalbe, die bei Intertrigo morgens und nachts sparsam auf die Haut aufgetragen wird. Gleichzeitig kann man 1%ige Hydrokortisoncreme verwenden.

Dermatitis seborrhoica

Bei der Dermatitis seborrhoica beobachtet man schuppige erythematöse Flecken, die leicht mit einer Candidosis, Intertrigo und Psoriasis verwechselt werden können. Die typischen Befallsregionen sind jedoch anders lokalisiert, z. B. an der Kopfhaut, den Augenbrauen, Wangen und Kinnfalten, in und um den Ohrbereich, auf dem Manubrium sterni und im Bereich der Axillae. Therapeutisch verwendet man Kortikosteroidcremes, besonders in Kombination mit Imidazolcreme. Hochwirksame Kortikosteroidcremes sollte man nicht über längere Zeiträume anwenden, da bei den disponierten Patienten temporäre Atrophie oder Striae cutis atrophicae auftreten können.

Lichen ruber planus

Der Lichen ruber planus kann die Glans penis oder die Labien und den Introitus vaginae befallen. Bei diesen Veränderungen handelt es sich um kleine polygonale violettfarbene Papeln mit einem Durchmesser von 1–2 cm. Auf der glänzenden Oberfläche zeigen sich milchige Streifen. Sie können miteinander konfluieren und Plaques bilden. Der Juckreiz ist ein großes Problem. Es kann zu einem generalisierten Befall oder auch nur zu den typischen Veränderungen der Wangenschleimhaut kommen, die wie „verschüttete Milch" aussehen.

Kortikosteroidcremes können zur Linderung des Juckreizes eingesetzt werden. Die Erkrankung bildet sich gewöhnlich nach mehrmonatigem Verlauf zurück.

Lichen sclerosus et atrophicus

Dies ist ein besonderes Krankheitsbild, das durch abgeflachte weiße Papeln, die konfluieren und weiße Herde ohne Infiltration bilden, charakterisiert ist. Die Oberfläche zeigt komedonenähnliche Dellen oder Knötchen. Im Endstadium gleicht die Haut sehr dünnem Pergament- oder Seidenpapier. Die Herde findet man hauptsächlich im oberen Rückenbereich, auf der Brust und den Brüsten, meistens bei Frauen. Die anogenitalen Regionen sind fast ausnahmslos befallen. Oft treten schmerzhafte Fissuren auf. Der Juckreiz ist ein sehr störendes Symptom. Am Penis tritt die Erkrankung als Balanitis xerotica obliterans auf. Sie kann zur Harnröhrenstenose und Atrophie mit Teleangiektasien um den Meatus und auf der Glans penis führen und eine Phimose verursachen. Es besteht eine direkte Beziehung zwischen dieser Erkrankung und dem Peniskarzinom. Dies ist jedoch recht selten und macht eine prophylaktische operative Entfernung derartiger Veränderungen nicht erforderlich. Der anogenitale Lichen sclerosus et atrophicus kann als Leukoplakie fehldiagnostiziert werden.

Der Lichen sclerosus atrophicus kann sich besonders bei jungen Mädchen spontan zurückbilden. Eine Zirkumzision wegen einer aufgetretenen Balanitis xerotica obliterans ist nicht sehr erfolgversprechend.

Bei Frauen setzt man 2%ige Testosteron-propionat-Salbe ein. Bei Männern und Frauen, die nicht auf die lokale Testosteronbehandlung ansprechen, verordnet man zur lokalen Therapie eine blande Salbe oder leichte Steroide in Kombination mit einem Lokalanästhetikum (1%iges Pramocainhydrochlorid).

Häufige oberflächliche Infektionen

Arthropoden

Pediculosis pubis (Filzlaus)

Die Pedikulose ist ein Parasitenbefall der Kopfhaut, der Haut des Rumpfes oder der Schamregion. Die Pediculosis pubis kann sexuell oder nicht-sexuell übertragen werden.

Der Juckreiz ist sehr intensiv und führt zum Kratzen. Hierdurch kann eine Pyodermie auftreten. Die Nissen finden sich an den Haarschäften. Die Behandlung besteht in der Applikation von Lindan (γ-Hexachlorcyclohexan) als 1%ige Lösung oder Creme, die man nach 8 h auswaschen soll. Ebenso wirksam ist Pyrethrum als Lotion. Man sollte auch den Sexualpartner untersuchen und behandeln. Die gesamte Kleidung, das Bettzeug und die Handtücher müssen in sehr heißem Wasser gewaschen oder chemisch gereinigt werden. Finden sich noch nach 1 Woche Läuse, so muß die Behandlung wiederholt werden.

Skabies (Krätze)

Diese stark juckende, weitverbreitete Dermatitis, die häufig die Genitalregion befällt, wird durch Sarcoptes Scabiei, eine Milbe, hervorgerufen. Bei Männern findet man häufig auf der Glans, dem Penisschaft oder dem Skrotum stark juckende Papeln oder Knötchen mit einer zentralen Kruste. Die Knoten können noch Wochen bis Monate nach erfolgreicher Behandlung persistieren. Bei Erwachsenen ist die Skabies oft eine sexuell-übertragene Erkrankung. Die Behandlung besteht in der Applikation von Lindan (γ-Hexachlorcyclohexan) in 1%iger Lösung oder Creme im gesamten Körperbereich unterhalb des Halses über 12–24 h. Alle Haushaltsmitglieder (>6 Jahre) und Sexualpartner müssen ähnlich behandelt werden. Zur Behandlung von Kindern unter 6 Jahren verwendet man Crotamiton. Die gesamte Kleidung, das Bettzeug und die Handtücher müssen gewaschen oder chemisch gereinigt werden. Man kann die Behandlung nach 1 Woche wiederholen. Die Behandlung von persistierenden Knötchen im Genitalbereich erfolgt durch die lokale Anwendung von Steroiden oder Teer.

Mykosen (Tinea cruris)

Hitze, Feuchtigkeit und Dunkelheit begünstigen derartige Infektionen. Sie werden häufig durch Überbehandlung verschlimmert.

Tinea cruris ist charakterisiert durch am Randbezirk leicht erhabene schuppige Herde auf den Oberschenkelinnenseiten und in der Leistenregion. Manchmal liegt eine scharfe zirkuläre Begrenzung vor. Der Juckreiz kann intensiv sein. Durch die direkte mikroskopische Untersuchung der Hautschuppen in Kaliumhydroxidlösung lassen sich die Hyphen nachweisen. Differentialdiagnostisch müssen Dermatitis seborrhoica, Psoriasis, Intertrigo und die lokalisierte Neurodermitis in Betracht gezogen werden. Zur Behandlung eignen sich folgende Medikamente: Miconazol, 2%ige Creme oder Lösung; Clotrimazol, 1%ige Creme oder Lösung; Econazol, 1%ige Creme, Ciclopirox, 1%ige Creme, und Haloprogin, 1%ige Creme, bei 2mal täglicher Anwendung. Bei Reizzuständen gibt man gleichzeitig 1%ige Hydrokortisoncreme. Auch Griseofulvin (pulverisiert), 500 mg oral 2mal tgl. für 4–6 Wochen, wird verwendet.

Candidosis

Die Infektion mit Candida albicans ist durch erythematöse, nässende umschriebene Veränderungen mit peripheren Pustulationen charakterisiert. Die Veränderungen treten am häufigsten an den Oberschenkelinnenseiten auf, wobei die Hautfalten bevorzugt sind. Ein Befall des Skrotums ist bei Candidosis häufig, bei Tinea cruris selten. Bei Sexualpartnern treten häufig „Pingponginfektionen" auf. Schwangerschaft, Diabetes, Adipositas und Immunsuppression sind prädisponierende Faktoren. Nach einer Breitbandantibiotika- oder Östrogentherapie kann es zur Superinfektion mit Candida kommen. Manchmal tritt ein Befall der Haut erst nach dem vaginalen Befall auf. Veränderungen kommen auch unter dem Präputium vor. Bei der Untersuchung von Hautschuppen in Kaliumhydroxidlösung mit starker mikroskopischer Vergrößerung finden sich Zusammenballungen winziger Sporen und feiner Myzelfilamente. In den meisten Fällen ist Nystatin wirksam. Es ist als Puder, Creme, Vaginalkugeln und in Tablettenform zur oralen Anwendung erhältlich. Alternativ zum Nystatin lassen sich folgende Medikamente einsetzen: Miconazol, 2%ige Creme oder Lösung; Clotrimazol, 1%ige Creme oder Lösung; Econazol, 1%ige Creme; Ciclopirox, 1%ige Creme und Haloprogin, 1%ige Creme, Anwendung jeweils 2mal tgl. Mit Ketoconazol, 200 mg oral über 10 Tage, lassen sich die meisten Fälle einer Candidosis heilen.

Bakterielle Infektionen (Pyodermie)

Staphylococcus aureus ist der häufigste Erreger primärer bakterieller Infektionen in der Genitalregion. Darüber hinaus können viele entzündliche Dermatosen durch Staphylococcus aureus oder andere Bakterien als Superinfektion entstehen. Im nach Gram gefärbten Abstrich findet man Kokkenansammlungen und viele polymorphkernige Leukozyten. Kulturen sind obligatorisch zur Sicherung der Diagnose. Staphylococcus aureus ruft 2 Typen primärer Veränderungen hervor: Eine follikuläre Pustel (Follikulitis) und eine oberflächliche Blase (Impetigo follicularis).

Die Staphylokokkenfollikulitis beginnt als oberflächliche Infektion der Haarfollikel, kann sich jedoch in die Tiefe ausdehnen (Furunkulose). Sie tritt meist akut auf, kann jedoch auch chronisch oder rezidivierend sein. Die chronische Follikulitis ist meist auf eine nasale Übertragung von Staphylococcus aureus zurückzuführen. Tiefe ausgedehnte Abszesse sind selten die Folge einer alleinigen bakteriellen Infektion. Meist liegt eine Sekundärinfektion durch eine chronisch-eitrige Erkrankung vor, z.B. Histiocytosis X, Enteritis regionalis, Lymphom, Hidradenitis suppurativa, Schistosomiasis oder Amöbiasis. Eine rezidivierende Follikulitis in der Leiste beobachtet man häufig beim erworbenen Immundefektsyndrom (Aids).

Eine alleinige lokale Behandlung ist bei der bakteriellen Follikulitis oft unzureichend. Das Mittel der Wahl ist ein penizillinasefestes Penizillin (Dicloxacillin). Patienten mit Penizillinallergie können mit Zephalosporin oder Erythromycin behandelt werden. Die Behandlung wird so lange fortgesetzt, bis alle Veränderungen abgeheilt sind. Bei häufigen Rezidiven wird zusätzlich eine Gabe von Rifampicin zur oben genannten Therapie empfohlen. Die Reinigung der befallenen Region durch Waschungen mit einer antibakteriellen Seife oder mit Benzoylperoxid ist zusätzlich sinnvoll und kann helfen, Rezidive zu verhindern.

Die Staphylokokkenimpetigo beginnt als äußerst oberflächliche Blase, die schnell platzt und eine verkrustete, nässende Erosion hinterläßt. Die Behandlung ist dieselbe wie bei der Staphylokokkenfollikulitis, sie ist jedoch meist von kürzerer Dauer.

Virusinfektionen

Warzen

Warzen kommen häufig in der Vulvaregion, unter der Vorhaut und am Penisschaft vor. Wenn sie auf mukösen oder mukokutanen Oberflächen lokalisiert sind, bezeichnet man sie als Condylomata acuminata. Die Condylomata acuminata sind oberflächliche anogenitale Papillome, die durch einen sexuell-übertragbaren Papovavirus hervorgerufen werden. Obwohl sie meistens am äußeren Genitale auftreten, können sie nach analem oder oralem Geschlechtsverkehr auch die Analregion oder den Mund befallen. Sie müssen von den Condylomata lata, die bei Syphilis auftreten, unterschieden werden. Condylomata acuminata sind meist nässend und mazeriert. Sie sprechen häufig auf eine lokale Behandlung mit Podophyllinlösung 25% in einer Benzoetinktur, die einmal wöchentlich sparsam aufgetragen wird, an. Das Mittel sollte nach mehreren Stunden abgewaschen werden. Wenn die Therapie mit Podophyllin nicht erfolgreich ist, kann eine Fulguration notwendig sein. Bei Verwendung von flüssigem Stickstoff wird ein Applikator mit einer Baumwollspitze benutzt. Jede Läsion soll über 10–30 s vereist werden. Urethrale Warzen werden in Kap. 30, S. 711, besprochen. Um ein Rezidiv der Condylomata acuminata zu verhindern, muß auch der Sexualpartner untersucht und falls erforderlich behandelt werden.

Molluscum contagiosum

Molluscum contagiosum ist eine häufig vorkommende Infekton der Haut, die bei Erwachsenen sexuell übertragbar ist. Sie wird durch ein Pockenvirus hervorgerufen, das bisher noch nicht erfolgreich in der Kultur angezüchtet werden konnte. Bei den charakteristischen Veränderungen handelt es sich um 2–5 mm große derbe, perlförmige Papeln mit glatter Oberfläche und einer zentralen Eindellung. Bei den meisten infizierten Personen findet man 5–15 Papeln im Bereich des unteren Abdomens, des oberen Teils der Oberschenkel oder der Haut im Genitalbereich. Ein extensiver Befall über die Genitalregion hinaus ist beim Erwachsenen selten, außer bei Patienten mit Immunosuppression. Die Behandlung zielt darauf ab, die lokale Zerstörung durch Kürettage, Kryotherapie oder Verödung mit Laserstrahlen eine Heilung zu erreichen.

Herpes simplex

In 85% der Genitalinfektionen durch das Herpes-simplex-Virus handelt es sich um HSV2. Die Initial- oder Primärinfektion kann sich als schmerzahfte, ausgedehnte, symmetrische Bläscheneruption mit leichten systemischen Symptomen präsentieren. Sie hält durchschnittlich länger als 2 Wochen an. Häufig besteht eine Dysurie, besonders bei Frauen. Es kann zur Autoinokulation anderer Körperstellen (Finger, Augen) kommen. Eine Kultur oder ein Tzanck-Test sind für die Sicherung der Diagnose erforderlich. Therapeutisch wird Aciclovir (Zovirax), 200 mg 5mal tgl. oral verabreicht.

Das Herpes-simplex-Virus HSV2 führt häufig zu rezidivierendem Herpes genitalis. Das Rezidiv tritt in Form von lokalisierten gruppenweise angeordneten Bläschen auf. Es finden sich nur wenige systemische Symptome. Der Verlauf erstreckt sich über 1 Woche. Als Prodromalsymptom treten vor der Bläschenbildung häufig lokale Schmerzen oder Juckreiz auf. Bei den meisten Patienten mit rezidivierendem Herpes sollte lediglich eine lokal austrocknende Behandlung (z.B. 5%iges Benzoylperoxidgel) vorgenommen werden. Patienten, bei denen es häufig zu störenden Rezidiven, die kulturell gesichert worden sind, kommt, sollten mit Aciclovir, 200 mg oral 5mal tgl. über 5 Tage, bei Auftreten der Symptome oder Bläschen behandelt werden. Bei schwerst betroffenen Patienten muß eine chronische Suppressionstherapie mit Aciclovir, 3mal tgl. 200 mg, in Betracht gezogen werden. Persistierende Ulzerationen in der Genital- oder Perianalregion einer immunsuppressiv behandelten Person erfordern Kulturen zum Nachweis des Herpex-simplex-Virus und intravenöse Aciclovirtherapie, wenn die Kulturen positiv ausfallen.

Literatur

Allgemeinliteratur

Fitzpatrick TB et al: Dermatology in General Medicine. McGraw-Hill, 1986

Holmes KK et al (editors): Sexually Transmitted Diseases. McGraw-Hill, 1984

Moschella SL, Pillsbury DM, Hurley JF Jr: Dermatology. Saunders, 1985

Rook A, Wilkinson DS, Ebling FJ: Textbook of Dermatology. Blackwell, 1985

Entzündliche Dermatosen

Chalmers RJG et al: Lichen sclerosis et atrophicus: A common and distinctive cause of phimosis in boys. Arch Dermatol 1984; 120:1025

Farber EM, Abel EA, Charuworn A: Recent advances in the treatment of psoriasis. J Am Acad Dermatol 1983; 8:311

Fisher A: Contact Dermatitis, 3rd ed. Lea & Febiger, 1986

Ford GP et al: The response of seborrhoeic dermatitis to ketoconazole. Br J Dermatol 1984; 111:603

Hanifin JM: Atopic dermatitis. J Am Acad Dermatol 1982; 6:1

Mahmood JM: Familial lichen planus: A report of 9 cases from 4 families with a brief review of the literature. Arch Dermatol 1983; 119:292

Wintroub BU, Stern R: Cutaneous drug reactions: Pathogenesis and clinical classification. J Am Acad Dermatol 1985; 13:167

Häufige oberflächliche Infektionen

Bunney MH: Viral Warts: Their Biology and Treatment. Oxford Univ Press, 1982

Corey L et al: Genital herpes simplex virus infections: Clinical manifestations, course, and complications. Ann Intern Med 1983; 98:958

Feingold DS, Wagner RF Jr: Antibacterial therapy. J Am Acad Dermatol 1986; 14:535

Smith EB (editor): Superficial fungal infections. Dermatol Clin 1984; 2:1. [Entire issue.]

34 Störungen der Geschlechtsdifferenzierung

F. A. CONTE und M. M. GRUMBACH

Abkürzungen in diesem Kapitel	
ACTH	Adrenocorticotropic hormone
DHEA	Dehydroepiandrosteron
DHT	Dihydrotestosteron
DNA	Desoxiribonukleinsäure
DOC	Desoxikortikosteron
DOCA	Desoxicorticosteronacetat
FSH	Follikelstimulierendes Hormon
GRH	Gonadotropin-releasing-Hormon
HCG	Choriongonadotropin
HLA	Human leucocyte antigen
LH	Luteinisierendes Hormon
RNA	Ribonukleinsäure
STH	Somatotropes Hormon
TSH	Thyreoideastimulierendes Hormon, syn. Thyreotropin

Fortschritte in der Zytogenetik, der experimentellen Embryologie, der Steroidbiochemie und bei den Methoden zur Beurteilung der Interaktion zwischen dem Hypothalamus, der Hypophyse und den Gonaden haben wesentlich zur Klärung von Problemen der Geschlechtsdifferenzierung beigetragen. Mißbildungen können in jedem Stadium des intrauterinen Reifungsprozesses auftreten und zu makroskopischer ambisexueller Entwicklung oder zu subtilen Veränderungen führen, die sich erst im sexuell-reifen Alter manifestieren.

Normale Geschlechtsdifferenzierung

Chromosomales Geschlecht

Die normale diploide menschliche Zelle enthält 22 autosomale Chromosomenpaare und 2 Geschlechtschromosomen (2 X- oder 1 X- und 1 Y-Chromosom). In der Reihenfolge ihrer Größe und nach der Lage ihres Zentromers angeordnet und durchnumeriert bezeichnet man sie als Karyotyp. Neuere Fortschritte in den Färbetechniken von Chromosomen (Abb. 34.1) ermöglichen eine Identifizierung jedes einzelnen Chromosoms aufgrund seines einzigartigen „Banden"-Musters. Sie werden entweder angefärbt mit dem fluoreszierenden Farbstoff Quinacrin (Q-Bänder), in der Zentromeregion (C-Bänder) oder mit der Giemsa-Färbung (G-Bänder). Die Färbung dieser Bänder (Abb. 34.2) ist deshalb besonders nützlich, da sich das Y-Chromosom so hell anfärbt, daß es sowohl in Interphasen- wie auch in Metaphasenzellen leicht erkannt werden kann. Die Standardnomenklatur zur Beschreibung des menschlichen Karyotyps ist in Tabelle 34.1 aufgeführt.

Untersuchungen an Patienten mit Abnormitäten der Geschlechtsdifferenzierung haben gezeigt, daß die Geschlechtschromosomen (X- und Y-Chromoso-

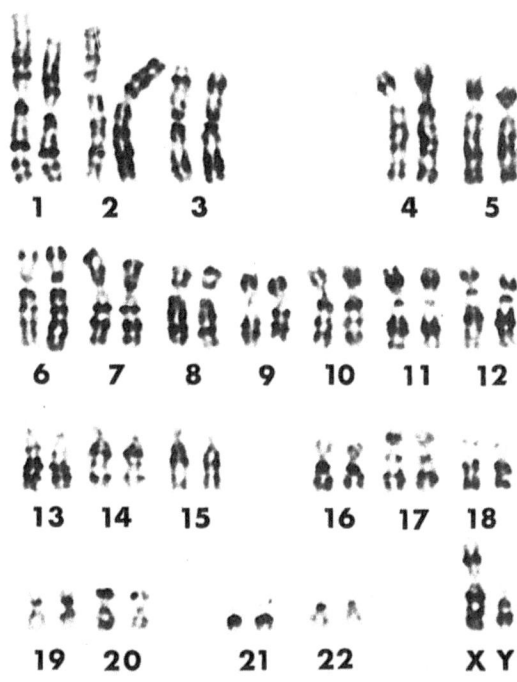

Abb. 34.1. Ein normaler 46,XY-Karyotyp gefärbt mit Giemsa-Lösung zur Darstellung des G-Musters. Zu beachten ist, daß jedes Chromosom ein ganz spezifisches Bandmuster hat

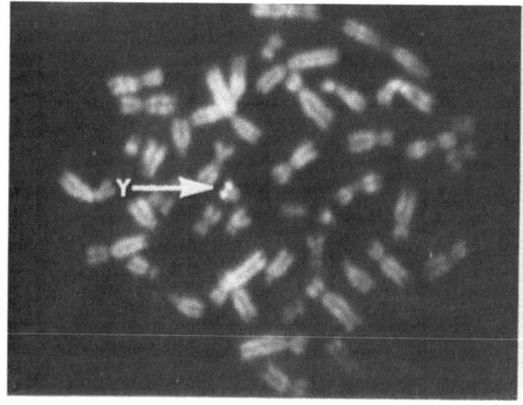 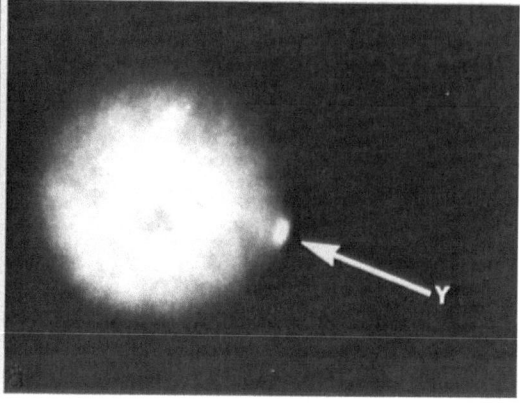

Abb. 34.2a, b. Chromosomen in der Metaphase, gefärbt mit Quinacrin bei Betrachtung im Fluoreszenzmikroskop. Beachte die helle Fluoreszenz der distalen Arme des Y-Chromosoms, die man auch bei Zellen in der Interphase sehen kann (Y-Chromatin, *langer Pfeil*)

men) und mit ähnlicher Wahrscheinlichkeit auch die Autosomen Gene tragen, die die Geschlechtsdifferenzierung beeinflussen können, indem sie die bipotente Gonade entweder dazu veranlassen, sich als Hoden oder als Eierstock zu entwickeln. 2 normal funktionierende X-Chromosomen führen, ohne Y-Chromosom und ohne die Gene der testikulären Organogenese, zur Bildung eines Eierstocks.

Bei sorgfältiger Untersuchung des menschlichen Karyotyps erkennt man deutliche Größenunterschiede zwischen den X- und den Y-Chromosomen. Es gibt Hinweise dafür, daß es bei allen Menschen mit 2 oder mehr X-Chromosomen im Genotyp zu einer Kompensation der Genveränderung durch Inaktivierung aller X-Chromosomen bis auf eins kommt. Dieses Phänomen, die sog. Lyon-Hypothese, scheint im späten Blastozytenstadium der Embryonalentwicklung in jeder Zelle zufällig aufzutreten. Die Folge dieses Prozesses ist die Bildung eines oder mehrerer Geschlechtschromatinkörperchen (Barr-Körperchen) bei Menschen mit 2 oder mehr X-Chromosomen (Abb. 34.3).

Neuere Ergebnisse zeigen, daß der distale Teil des kurzen Arms des X-Chromosoms nicht inaktiviert wird. Auf diesem Abschnitt sind mehrere Gene lokalisiert einschließlich der Steroidsulfatase, des Xg^a-Erythrozytenantigens und des Zelloberflächenantigens MIC2; darüber hinaus befindet sich hier ein Locus, der die Expression des H-Y-Antigens beeinflußt. Es handelt sich auch um den Teil des X-Chromosoms, der sich während der Meiose mit dem kurzen Arm des Y-Chromosoms paart; dies deutet auf eine mögliche Homologie der beiden Regionen hin.

In Abstrichen der Mundschleimhaut von 46,XX-Frauen findet man in 20–30% der untersuchten Kerne ein Geschlechtschromatinkörperchen, wogegen bei

Tabelle 34.1. Nomenklatur der menschlichen Karyotypen zur Beschreibung der Anomalien der Geschlechtschromosomen

Pariser Konferenz	Beschreibung	Alte Nomenklatur
46,XX	Normaler weiblicher Karyotyp	XX
46,XY	Normaler männlicher Karyotyp	XY
47,XXY	Karyotyp mit 47 Chromosomen, einschließlich eines besonderen X-Chromosoms	XXY
45,X	Monisom X	X0
45,X/46,XY	Mosaikkaryotyp bestehend aus einer 45,X- und 46,XY-Zellinie	X0/XY
p	Kurzer Arm	p
q	Langer Arm	q
46,X,del(X) (qter→p21:)	Fehlen des kurzen Arms des X-Chromosoms distal zum Band Xp21	XXp−
46,X,del(X) (pter→q21:)	Fehlen des langen Arms des X-Chromosoms distal zum Band Xq21	XXq−
46,X,i(Xq)	Isochromosom des langen Arms des X-Chromosoms	XXqi
46,X,i(Xp)	Isochromosom des kurzen Arms des X-Chromosoms	XXpi
46,X,r(X)	Ringförmiges X-Chromosom	XXr
46,X,t(Y;7) (q11;q36)	Translokation des distalen fluoreszierenden Anteils des Y-Chromosoms zum langen Arm des 7. Chromosoms	46,XYt (Yq−7q+)

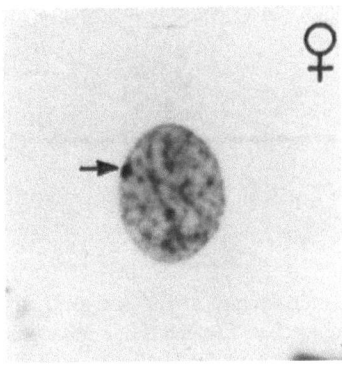

Abb. 34.3. Barr-Körperchen im Kern einer Wangenschleimhautzelle einer gesunden Frau

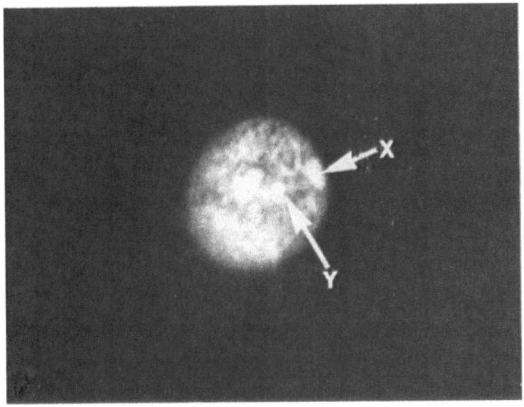

Abb. 34.4. Ein Kern in der Interphase, gefärbt mit Quinacrin und beobachtet durch das Fluoreszenzmikroskop. Diese Zelle enthält einen „Y-Körper" und ein Barr-Körperchen. Der Patient hat einen 47,XXY-Karyotyp

Tabelle 34.2. Anordnung der Geschlechtschromosomen im Verhältnis zum X-Chromatin und Y-Körpern in somatischen Kernen in der Interphase. (Die höchste Zahl von X-Chromatinkörpern in diploiden somatischen Kernen ist um 1 niedriger als die Zahl der Xs, wogegen die höchste Zahl fluoreszierender Y-Körper der Zahl der Ys in der Chromosomenanordnung entspricht.)

Geschlechts- chromosomen	Höchste Zahl in diploiden somatischen Kernen	
	X-Körper	Y-Körper
45,X0	0	0
46,XX	1	0
46,XY	0	1
47,XXX	2	0
47,XXY	1	1
47,XYY	0	2
48,XXXX	3	0
48,XXXY	2	1
48,XXYY	1	2
49,XXXXX	4	0
49,XXXXY	3	1
49,XXXYY	2	2

normalen 46,XY-Männern ein vergleichbares Geschlechtschromatinkörperchen fehlt. Bei Patienten mit mehr als 2 X-Chromosomen ist die maximale Anzahl der Geschlechtschromatinkörperchen in diploiden Kernen immer um 1 niedriger als die Gesamtzahl der X-Chromosomen. Durch die Untersuchung des Geschlechtschromatins und durch die Y-Chromosomen-Fluoreszenzfärbung (Abb. 34.4) kann man indirekt die Zusammensetzung der Geschlechtschromosomen für jedes Individuum bestimmen (Tabelle 34.2).

H-Y-Antigen

1955 zeigten Eichwald u. Silmser, daß bei Mäusearten, die man durch Inzucht gezüchtet hatte, die meisten Hauttransplantationen, die man von männlichen auf weibliche Tiere übertragen hatte, abgestoßen wurden, wogegen Transplantate von männlichen auf männliche Tiere und von weiblichen auf weibliche Tiere nicht abgestoßen wurden. Dieses Phänomen wurde auf einen spezifischen Y-Chromosom-gebundenen-Histokompatibilitätslocus, das H-Y-Antigen, zurückgeführt.

Durch Verwendung eines Spermienzytotoxizitätsassays zur Bestimmung dieses Antigens erweiterten Wachtel et al. die H-Y-Antigenuntersuchungen an Mäusen auf Ratten, Guinea-Schweine, Kaninchen und Menschen. Bei einer großen Zahl von Wirbeltieren konnten sie den Zusammenhang zwischen dem H-Y-Antigen und dem heterogametischen Geschlecht (gewöhnlich dem männlichen) nachweisen. Bei Säugetieren ist das H-Y-Antigen bei den heterogametischen Männchen ausgeprägt, bei homogametischen XX-Weibchen dagegen meist nicht.

Wachtel et al. konnten die Erhaltung dieses überall vorhandenen Histokompatibilitätsantigens während der Evolution, sein Auftreten in der frühen Embryonalentwicklung (im 8zelligen männlichen Mäuseembryo) sowie seine Verbindung mit der heterogametischen Geschlechtsentwicklung nachweisen. Diese Beobachtungen veranlaßten sie zu der Vermutung, daß dieses phylogenetische Antigen der verantwortliche Faktor für die Induktion der testikulären Organogenese der bipotenten fetalen Gonaden ist. Sie überprüften ihre Hypothese durch Untersuchungen von Hodengewebe bei Patienten mit XX-Karyotyp, z. B. bei XX-Männern und bei XX-echten Hermaphroditen. Trotz Fehlen eines Y-Chromosoms bei diesen Patienten, fand sich bei allen getesteten Personen das H-Y-Antigen (obwohl der Antigenspiegel meist niedriger war als bei den 46,XY-Männern der Kontrollgruppe). Außerdem reagieren die Gonaden von „Freemartin-Rindern" (das ist die XX-Scheinzwitterform eines männlichen Zwillingsfetus) positiv auf das H-Y-Antigen. Viele Anzeichen deuten darauf hin, daß der Test auf H-Y-Antigen im Hodengewebe positiv ist, auch wenn ein Y-Chromosom fehlt, oder Karyotypzeichen für ein X- zu Y-Chromosom oder ein Y-Chromosom zu autosomer Translokation oder Insertion vorliegen. Wo die Struktur und die Regulatororgane zur Bildung des H-Y Antigens in den Chromosomen liegen ist unbekannt. Manches spricht dafür, daß es Genloci in der perizentrischen Region des Y-Chromosoms, auf dem kurzen Arm des X-Chromosoms und möglicherweise auf den Autosomen, die die Synthese und die Wirkung des H-Y-Antigens beeinflussen, gibt.

Nach Ohno handelt es sich bei dem biologisch-aktiven H-Y-Antigen um ein Protein (MG 16.000–18.000) aus hydrophoben Peptideinheiten, die durch Disulfidbrücken miteinander verknüpft sind. Die einzige Zelle, von der man weiß, daß sie H-Y-Antigen trägt, ist die primitive Sertolizelle. Das H-Y-Antigen konnte auf allen Zellmembranen von „normalen" XY-Männern nachgewiesen werden, außer bei denen mit unreifen Keimzellen. Es gibt offensichtlich 2 Rezeptoren für das H-Y-Antigen. Ohno glaubt, daß ein Rezeptor unspezifisch und überall vorhanden ist und den stabilen Bindungsort der Zellmembran für das H-Y-Antigen bei allen männlichen Zellen darstellt. Diese Stelle wird als eine Verbindung aus dem „bedeutsamsten Histokompatibilitätssystem" (HLA) und dem B-2-Mikroglobulin angesehen. Der 2. Rezeptor findet sich nur auf gonadalen Zellen, sowohl auf männlichen wie auch auf weiblichen. Er bindet nur freies H-Y-Antigen.

Die Hypothese einer Organogenese der indifferenten embryonalen Gonaden wie der Hoden, kann man wie folgt zusammenfassen: Die perizentrische Region des Y-Chromosoms enthält einen Locus (oder Loci), der entweder das H-Y-Antigen kodiert oder dessen Ausstoß reguliert. Das H-Y-Antigen wird von Zellen des gonadalen Blastems abgegeben, bindet sich an die gonaden-spezifischen H-Y-Rezeptoren und induziert in der 7. Schwangerschaftswoche die Differenzierung der primitiven Gonade zum Hoden (Abb. 34.5). Beim Fehlen kritischer H-Y-Antigenspiegel und der Anwesenheit 2er strukturell-normaler X-Chromosomen entwickelt sich ein funktioneller Eier-

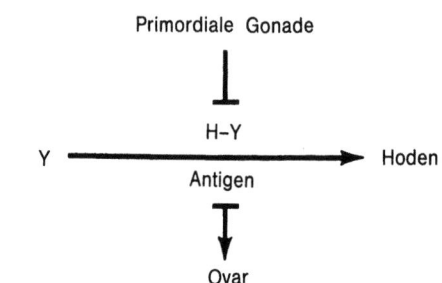

Abb. 34.5. Interaktion des H-Y-Antigens, der Keimzellen und der somatischen Elemente der primordialen Gonade bei der Differenzierung der Hoden

stock. Direkte Anzeichen sprechen für das Vorhandensein eines spezifischen Antigens, das das Ovar aufbaut.

Alle bisher angesprochenen Kenntnisse über die Funktion des H-Y-Antigens beim Aufbau des Testis waren indirekt und zufällig. Neure In-vitro-Untersuchungen liefern direktere Beweise für diese Hypothese. In einer Studie haben Ohno et al. von Zelltrennungs- und Reaggregrationsexperimenten bei den Gonaden neugeborener Ratten und Mäuse berichtet (Abb. 34.6). Zur Gewinnung einer Suspension von Einzelzellen aus den Hoden neugeborener Ratten und Mäuse wurde die Moscona-Technik angewandt. Die freie Zellsuspension wurde einem Überschuß von Anti-H-Y-Serum ausgesetzt und in einer Rotationskultur inkubiert. Die H-Y-antikörperbehandelten getrennten Hodenzellen vereinigten sich wieder und bildeten ovariale „primordiumähnliche Follikel". Dagegen reorganisierten sich die unbehandelten Hodenzellen zu „Tubuli-seminiferi-ähnlichen Strukturen". In einem späteren Experiment (Abb. 34.6) isolierten Ohno et al. das H-Y-Antigen aus dem Kulturmedium eines Patienten mit Burkitt-Lymphom, dem die β-2-Mikroglobulinbindungsstelle zum H-Y-Antigen fehlt. Fetale XX-indifferente Gonaden beim Rind zeigten bei Anwesenheit des isolierten H-Y-Antigens eine testikuläre Organisation. Mit Hilfe dieser Experimente läßt sich somit direkt die Fähigkeit des H-Y-Antigens nachweisen, die indifferente Gonade zur Hodenbildung zu induzieren.

Neuerdings berichteten verschiedene Gruppen von der Entdeckung des H-Y-Antigens unter ganz unerwarteten Umständen, und zwar bei Patienten mit einem Turner-Syndrom (X0 und XXqi). Bevor man die Diskrepanzen zwischen einem vermeintlich-immunreaktiven H-Y-Antigen und dem gonadalen und dem chromosomalen Geschlecht interpretieren kann, muß man sich mit der Spezifität, der Reproduzierbarkeit und der Quantifizierung dieser technisch-schwierigen serologischen Assays befassen (s. Ohno 1986).

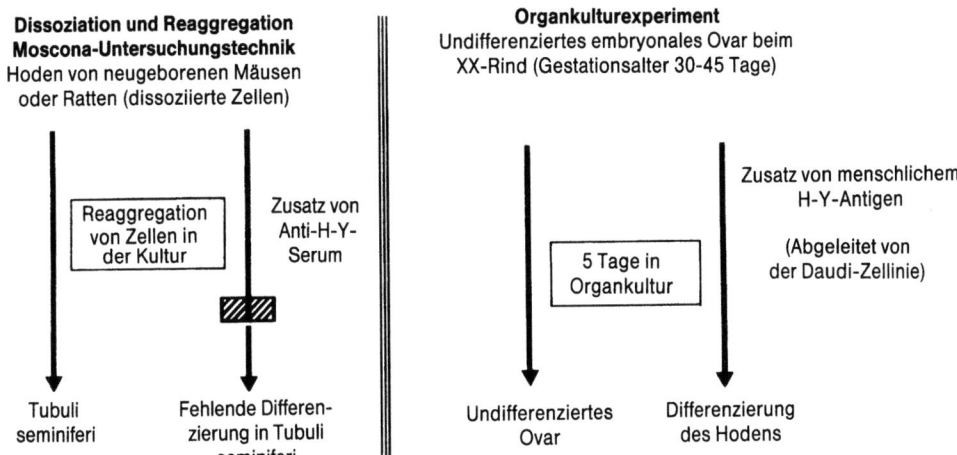

Abb. 34.6. Schematische Diagramme fassen die experimentellen Ergebnisse des Einflusses des H-Y-Antigens als Induktor der Hodenentwicklung bei der Gonadenorganogenese zusammen. [Wiedergegeben mit der Erlaubnis von Grumbach MM, Conte FA (1981) Disorders of sex differentiation, chapt 9. In: Williams RH (ed) Textbook of endocrinology, 6th edn. Saunders, Philadelphia]

Testikuläre und ovarielle Differenzierung

Bis zu einer Fruchtgröße von 12 mm (nach etwa 42 Schwangerschaftstagen) sind die embryonalen Gonaden von Mann und Frau nicht zu unterscheiden. Nach 42 Tagen haben 300–1300 primordiale Keimzellen die undifferenzierte Gonade erreicht. Diese großen Zellen werden später zu Oogonien und Spermatogonien; sind diese Zellen nicht vorhanden, ist eine weitere ovarielle Differenzierung unmöglich. Unter dem Einfluß der Gene, die das H-Y-Antigen kodieren, beginnen die Gonaden nach 43–50 Schwangerschaftstagen mit der testikulären Differenzierung. Das Auftreten von Sertoli-Zellen ist der frühest erkennbare Schritt in der testikulären Organogenese. Dies korreliert mit der Entstehung der seminiferen Stränge. Nach etwa 60 Tagen sind die Leydig-Zwischenzellen erkennbar, und die Tunica albuginea entwickelt sich. Die Differenzierung des männlichen äußeren Genitales erfolgt nach etwa 65–77 Schwangerschaftstagen.

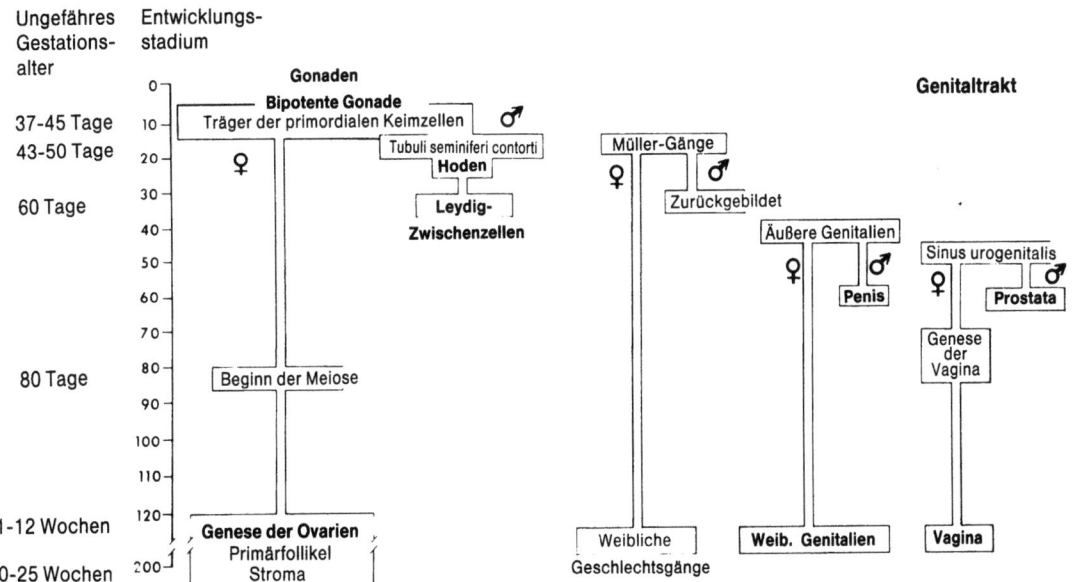

Abb. 34.7. Schematischer Ablauf der sexuellen Differenzierung beim menschlichen Fetus. Beachte, daß die Differenzierung des Hodens vorrangig vor allen anderen Differenzierungen verläuft

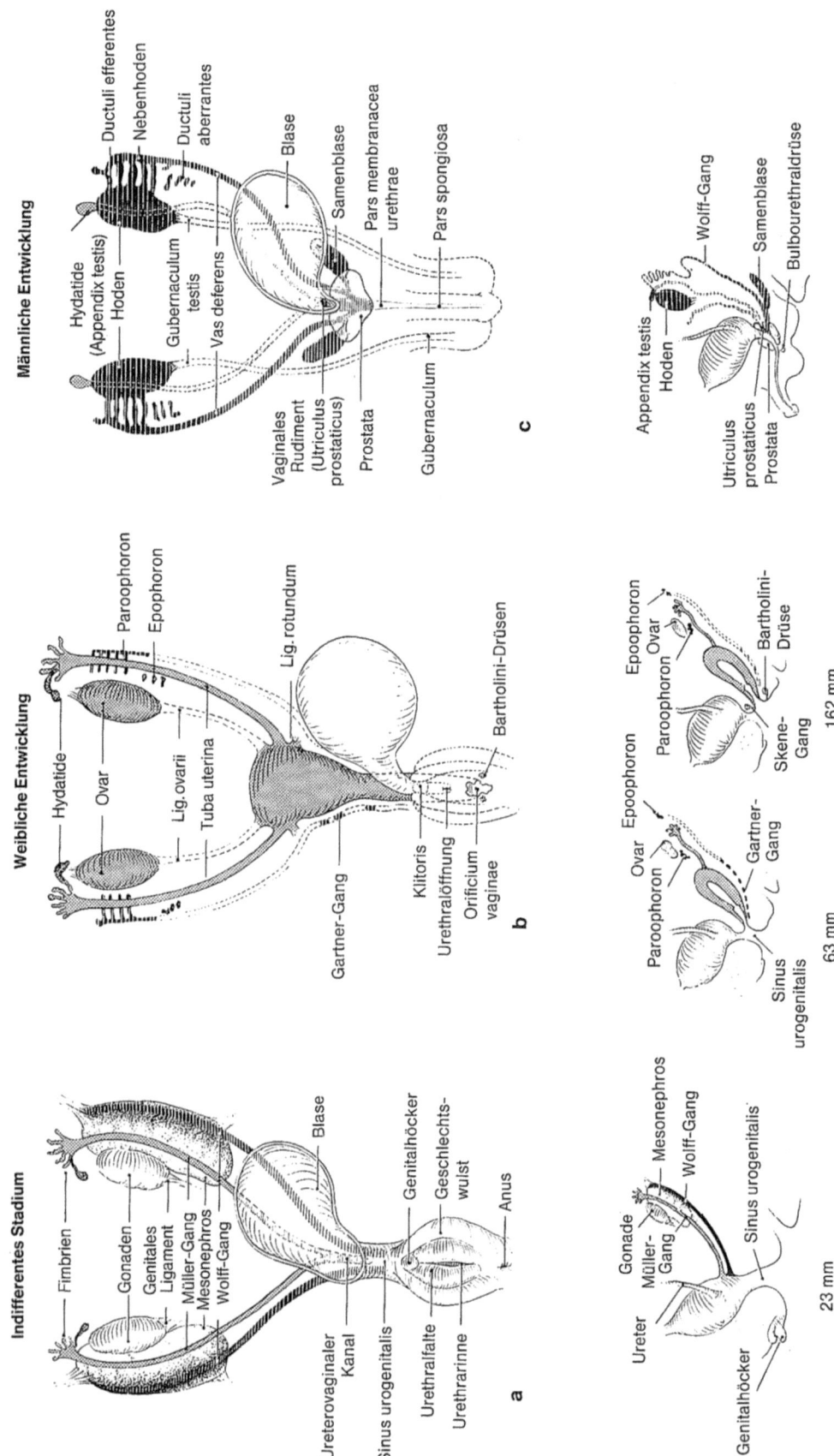

Abb. 34.8a–c. Embryonale Differenzierung der männlichen und weiblichen Genitalien aus dem Wolff- und Müller-Gang. **a** Indifferentes Stadium mit breitem Mesonephros. **b** Weibliches Genitale. Die Reste des Mesonephros und des Wolff-Ganges bilden nun das Epoophoron, Paroophoron und den Gartner-Gang. **c** Entwicklung der männlichen Organe vor Deszensus ins Skrotum. Der einzige Überrest des Müller-Ganges ist der Appendix testis. Der Utriculus prostaticus (Vagina masculina) stammt vom Sinus urogenitalis. (Wiedergegeben aus Corning and Wilkins)

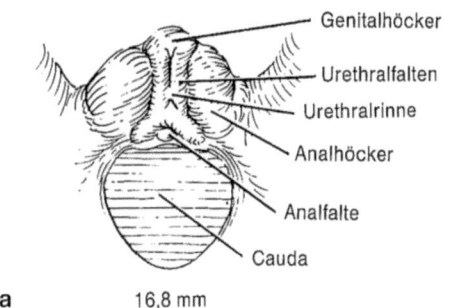

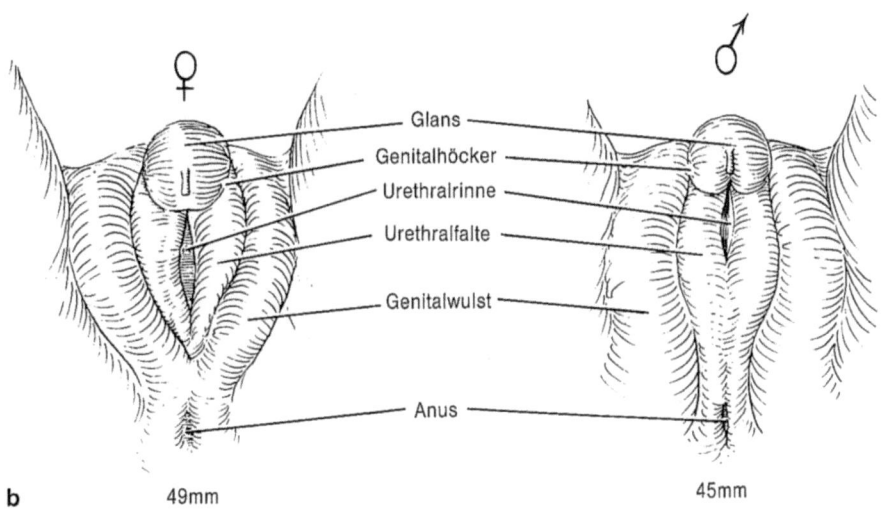

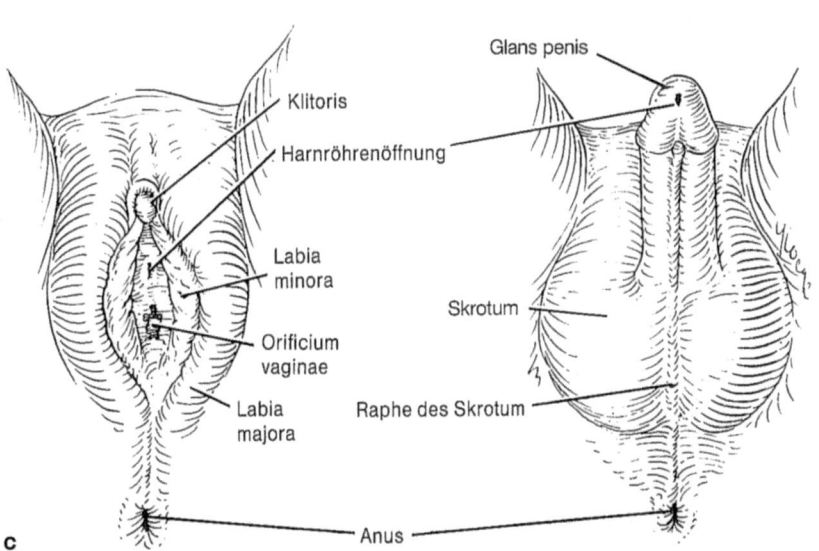

Abb. 34.9. Differenzierung des männlichen und weiblichen äußeren Genitales aus den bipotentiellen Anlagen

In der Gonade, die sich später zum Eierstock entwickeln soll, tritt keine Differenzierung auf. Nach 77–84 Tagen tritt, lange nach Differenzierung des Hodens im männlichen Fetus, eine signifikante Zahl von Keimzellen in die Prophase der Meiose ein, die für die Übergangsphase der Oogonien in Oozyten charakteristisch ist; dies ist der Beginn der ovariellen Differenzierung aus vormals undifferenzierten Gonaden (Abb. 34.7).

Differenzierung der Genitalgänge (Abb. 34.8)

In der 7. Woche der Embryonalentwicklung wird der Fetus mit den primordialen männlichen und weiblichen Genitalgängen ausgestattet. Die Müller-Gänge bilden, wenn sie persistieren, die Eileiter, den Uterus, die Zervix und das obere Drittel der Vagina. Die Wolff-Gänge dagegen differenzieren sich beim Mann zum Nebenhoden, zum Vas deferens, zu den Samenblasen und den Ductus ejaculatorii. Liegt ein funktioneller Hoden vor, wird die Entwicklung der Müller-Gänge durch den „Müller-Gang-Hemmfaktor", ein nicht-steroidales Makromolekül, das von den Sertoli-Zellen sezerniert wird, gestoppt. Diese Substanz wirkt „lokal", indem sie die Rückbildung der Müller-Gänge auf der ipsilateralen Seite hervorruft. Die Differenzierung des Wolff-Ganges wird durch Testosteronsekretion aus dem Hoden stimuliert. Liegt ein Ovar vor oder fehlt ein funktioneller fetaler Hoden, kommt es zu einer Differenzierung des Müller-Ganges mit gleichzeitiger Rückbildung der Wolff-Gänge.

Entwicklung der äußeren Genitalien (Abb. 34.9)

Bis zur 8. Woche der Embryonalentwicklung sind die äußeren Genitalien beider Geschlechter identisch und besitzen die Fähigkeit zur Differenzierung in Genitalien beiderlei Geschlechts. Zur weiblichen Geschlechtsdifferenzierung kommt es durch ein vorhandenes Ovar, durch dysgenische Gonaden oder bei Agonadismus (Abb. 34.10). Die Entwicklung der äußeren Genitalien beim Mann ist abhängig von der Wirkung des Testosterons und besonders des Dihydrotestosterons, dem 5-α-reduzierten Metaboliten des Testosterons. Im männlichen Feten wird Testosteron von den Leydig-Zwischenzellen gebildet, anfangs möglicherweise auch autonom, danach unter Einfluß des HCG und später durch Stimulation von fetalem hypophysärem LH und FSH. Die Maskulinisierung der äußeren Genitalien und des Sinus urogenitalis des Feten beruht auf der Einwirkung des Dihydrotestosterons, das in den Target-Zellen durch das Enzym 5-α-Reduktase aus Testosteron entsteht. Das Dihydrotestosteron wird in der Target-Zelle an einen Zytosolrezeptor (bindendes Protein) gebunden. Es gelangt dann in den Zellkern, wo es an Chromatin gebunden wird. Hierdurch wird die DNA-gesteuerte, RNA-vermittelte Transkription eingeleitet, die zu einer androgeninduzierten Differenzierung und zum Wachstum der Zelle führt. Das Gen, das das androgenbindende Protein im Zytosol kodiert, ist auf dem X-Chromosom lokalisiert. Somit kontrolliert ein an ein X-Chromosom gebundenes Gen die Androgenwirkung aller somatischen Zelltypen durch Spezifizierung des Androgenrezeptorproteins im Zytosol.

Wie bei den Genitalgängen gibt es bei Frauen auch bei der Entwicklung der äußeren Genitalien und des Sinus urogenitalis eine inhärente Differenz. Die Differenzierung der äußeren Genitalien bei Männern erfordert schon früh in der Embryonalentwicklung eine Androgenstimulation. Der Testosteronmetabolit Dihydrotestosteron und sein spezifischer Zytosolrezeptor müssen vorhanden sein, um eine Maskulinisierung zu bewirken. Dihydrotestosteron stimuliert das genitale Wachstum, die Verschmelzung der urethralen Falten und die Senkung der labioskrotalen Schwellungen, um Penis und Skrotum zu bilden. Androgene hemmen auch den Abstieg und das Wachstum des vesikovaginalen Septums und die Differenzierung der Vagina. Für die Wirkung der Androgene gibt es eine kritische Periode. Nach der 12. Schwangerschaftswoche etwa kommt es selbst bei intensiver Androgenstimulation nicht zu einer Verschmelzung der labioskrotalen Falten, obwohl das phallische Wachstum induziert werden kann. Eine Beeinträchtigung der Synthese oder der Sekretion des fetalen Testosterons oder seine Umwandlung in Dihydrotestosteron, eine mangelhafte oder defekte Androgenrezeptoraktivität oder eine unzureichende Produktion oder Wirkung des „Müller-Gang-Hemmfaktors" führen zu einer unvollständigen Maskulinisierung des männlichen Fetus (Abb. 34.10). Der Kontakt des weiblichen Feten mit abnormen Mengen von Androgenen aus endogenen oder exogenen Quellen, kann besonders vor der 12. Schwangerschaftswoche eine Virilisierung der äußeren Genitalien zur Folge haben.

Psychosexuelle Entwicklung

In der psychosexuellen Entwicklung unterscheidet man 4 Hauptkategorien: 1. die Geschlechtsidentität: Hierunter versteht man die Selbstidentifikation als Mann oder Frau; 2. die Geschlechtsrolle, d. h. solche Verhaltensaspekte, in denen sich Männer und Frauen in unserem Kulturkreis in der heutigen Zeit vonein-

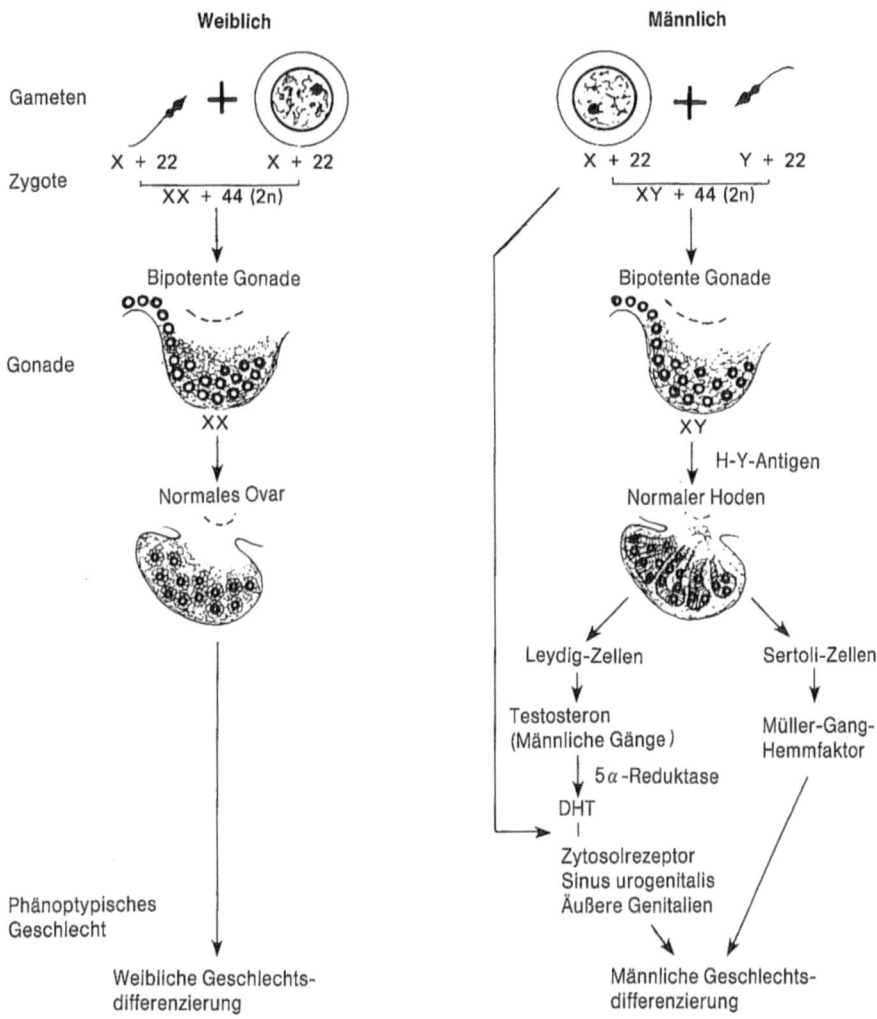

Abb. 34.10. Zusammenfassung der menschlichen Sexualentwicklung im Diagramm. *DHT* Dihydrotestosteron

ander unterscheiden; 3. die Geschlechtsorientierung: Dies beinhaltet die freie Wahl des Geschlechtspartners; und 4. kognitive Unterschiede.

Untersuchungen an Personen, die entgegen ihrem eigentlichen chromosomalen oder gonadalen Geschlecht andersgeschlechtlich erzogen wurden, – als auch an pränatal vermännlichten Frauen mit verilisierender Nebennierenrindenhyperplasie – lieferten eindeutige Hinweise dafür, daß die Geschlechtsidentität nicht primär durch die Geschlechtschromosomen oder den pränatalen Einfluß von Geschlechtshormonen festgelegt wird. Es scheint eher so, daß sie erst postnatal durch Worte, Einstellungen und den Vergleich des eigenen Körpers mit anderen geprägt wird. Beim Intersexpatienten stimmen i. allg. Geschlechtsidentität und zugewiesenes Geschlecht überein. Voraussetzung ist jedoch, daß das Kind nicht ambivalent erzogen wird und daß eine entsprechende operative und hormonelle Therapie durchgeführt wird, so daß das Kind einen eindeutigen männlichen oder weiblichen Phänotyp besitzt. Unter diesen Umständen wird die Geschlechtsidentität gewöhnlich zwischen dem 18. und 30. Lebensmonat erworben. Wenn jedoch zugelassen wird, daß sich während der Pubertät diskordante sekundäre Geschlechtsmerkmale entwickeln und persistieren, entstehen bei einigen Intersexpatienten Zweifel über ihre Geschlechtsidentität, so daß sie eine Geschlechtsumwandlung wünschen. Dies spricht dafür, daß die Geschlechtsidentität formbarer ist, als früher angenommen wurde, und daß während der Pubertät sowohl Geschlechtshormone als auch die Sozialisation Einfluß auf die Geschlechtsidentität haben. Dennoch werden nach allen bisherigen Untersuchungen Umgebungsfaktoren in unserem Kulturkreis als Hauptdeterminanten der Geschlechtsindentität angesehen.

Anomale Geschlechtsdifferenzierung

Einteilung der Störungen der Geschlechtsdifferenzierung (Tabelle 34.3)

Störungen der Geschlechtsdifferenzierung sind die Folge von Abnormitäten im Ablauf komplexer Prozesse bei der Geschlechtsdifferenzierung. Diese finden ihren Ursprung in der genetischen Information auf den X- und den Y-Chromosomen sowie auf den Autosomen. Ein echter Hermaphrodit ist als eine Person charakterisiert, die sowohl ovarielles als auch testikuläres Gewebe besitzt. Bei einem männlichen Pseudohermaphroditen finden sich ausschließlich Hoden, wobei die genitalen Gänge oder die äußeren Genitalien oder beide nur unvollständig maskulinisiert sind. Beim weiblichen Pseudohermaphroditen ist das gonadale Gewebe ausschließlich ovariell, die Geschlechtsentwicklung ist jedoch indifferent oder männlich.

Dysgenesie der Tubuli seminiferi contorti: Chromatin-positives Klinefelter-Syndrom und seine Varianten

Das Klinefelter-Syndrom ist eine der häufigsten Formen des primären Hypogonadismus und der Infertilität bei Männern. Diese Patienten haben gewöhnlich einen XXY-Genotyp und einen X-Chromatin-positiven Mundschleimhautabstrich. Es wurden jedoch eine Vielfalt verschiedener geschlechtschromosomaler Veränderungen, einschließlich Mosaikbildungen, beschrieben. Bei praktisch allen Varianten findet man aber mindestens 2 X-Chromosomen und 1 Y-Chromosom, außer in den seltenen Fällen, wo eine XX-Konstellation vorliegt.

Eine Untersuchung nichtausgewählter Neugeborener zur Abklärung der Häufigkeit von XXY-Feten anhand der Karyotypanalyse ergab eine Rate von 1 auf 1000 männliche Neugeborene. Die typischen klinischen Merkmale des Klinefelter-Syndroms beim Erwachsenen sind der männliche Phänotyp, kleine feste Hoden, die kleiner als 3 cm sind, und Azoospermie. In der präpuberalen Phase manifestiert sich die Erkrankung durch disproportionierte lange Beine, kleine Hoden sowie Persönlichkeits- und Verhaltensstörungen und, beim Vergleich mit einer Kontrollgruppe, durch einen niedrigeren verbalen IQ, ohne daß der Gesamt-IQ verändert ist. Postpuberal treten Gynäkomastie und andere Zeichen eines Androgenmangels auf, wie spärliche Gesichts- und Körperbehaa-

Tabelle 34.3. Einteilung von Störungen der Geschlechtsentwicklung

Störungen der Gonadendifferenzierung
A. Dysgenesie der Tubuli seminiferi contorti (Klinefelter-Syndrom)
B. Syndrom der Gonadendysgenesie und seiner Varianten (Turner-Syndrom)
C. Vollständige und unvollständige Form einer XX- und XY-Gonadendysgenesie
D. Echter Hermaphroditismus

Weiblicher Pseudohermaphroditismus
A. Angeborene virilisierende NNR-Hyperplasie
B. Aus dem mütterlichen Kreislauf stammende Androgene und synthetische Gestagene
C. Mißbildungen des Darm- und Harntrakts (nicht-adrenergischer Pseudohermaphroditismus)
D. Andere teratogene Faktoren

Männlicher Pseudohermaphroditismus
A. Nichtansprechen des Hodens auf HCG und LH (Agenesie und Hypoplasie der Leydig-Zellen)
B. Angeborene Störungen der Testosteronbiosynthese
  1. Enzymdefekte in der Kortikosteroid- und Testosteronsynthese (Varianten der angeborenen NNR-Hyperplasie)
     a) Störungen in der Seitenkettenabspaltung des Cholesterin, P-450$_{scc}$-Mangel (angeborene lipoide NNR-Hyperplasie)
     b) 3β-Hydroxisteroid-Dehydrogenasemangel
     c) 17α-Hydroxilasemangel
  2. Enzymdefekte, die primär die Testosteronsynthese in den Hoden betreffen
     a) 17,20-Lyasemangel
     b) 17β-Hydroxisteroid-Oxidoreduktasemangel
C. Defekte in den androgenabhängigen Zielgeweben
  1. Endorganresistenz gegen androgene Hormone (Androgenrezeptor- und Postrezeptordefekte)
     a) Vollständiges Syndrom und Androgenresistenz und seine Varianten (testikuläre Feminisierung und ihre Varianten)
     b) Unvollständiges Syndrom einer Androgenresistenz und ihrer Varianten (Reifenstein-Syndrom)
     c) Androgenresistenz bei infertilen Männern
  2. Störungen im Testosteronstoffwechsel von peripheren Geweben: 5α-Reduktasemangel – pseudovaginale perineoskrotale Hypospadien
D. Dysgenetischer männlicher Pseudohermaphroditismus
  1. X-chromatinnegative Varianten einer Gonadendysgenesie (z.B. X0/XY, XYp−)
  2. Unvollständige Form einer XY-Gonadendysgenesie
  3. Verbunden mit einer degenerativen Nierenerkrankung
  4. „Verschwindende Hoden" (embryonale testikuläre Regression; XY-Agonadismus → XY-Gonadenagenesie → rudimentäre Hoden → Anorchie)

Tabelle 34.3 (Fortsetzung)

E. Störungen in der Synthese, Sekretion oder dem Ansprechen auf den Müller-Gang-Hemmfaktor: weibliche Geschlechtsgänge bei sonst normalen Männern – „uteri-herniae-inguinale"; persistierendes Müller-Gang-Syndrom
F. Mütterliche Einnahme von Östrogenen und Gestagenen

Nicht-klassifizierte Formen einer abnormen Geschlechtsentwicklung

A. Bei Männern
  1. Hypospadien
  2. Ambivalentes äußeres Genitale bei XY-Männern mit multiplen angeborenen Anomalien
B. Bei Frauen: Fehlen oder abnorme Entwicklung von Vagina, Uterus und Eileitern (Rokitansky-Küster-Syndrom)

rung, kleiner Penis, schwache Muskelausbildung und eine eunuchoide Körperstatur. Männliche Erwachsene mit einem XXY-Karyotyp sind meist größer als der Durchschnitt, hauptsächlich aufgrund ihrer disproportionierten langen Beine. Darüber hinaus findet man bei ihnen ein gehäuftes Auftreten eines leichten Diabetes mellitus, von Varizen, von chronischen Lungenerkrankungen und von Brustkrebs. Bei 6 XXY-Patienten wurde eine Pubertas praecox durch eine HCG-sezernierende Polyembryonie beschrieben.

Die Hodenveränderungen scheinen progredient und gonadotropinabhängig zu sein. Sie sind beim Erwachsenen durch übermäßige Hyalinisierung der Tubuli seminiferi contorti und Fibrose, eine fehlende oder unzureichende Spermatogenese und eine pseudoadenomatöse Verklumpung der Leydig-Zwischenzellen charakterisiert. Obwohl die Hyalinisierung der Tubuli meist sehr stark ist, kann sie von Patient zu Patient und sogar in den Hoden desselben Patienten jeweils sehr unterschiedlich sein. Eine Spermiogenese findet sich nur selten. Bei den Berichten über fertile Patienten handelte es sich um XY-/XXY-Mosaiktypen.

Man stellte fest, daß ein fortgeschrittenes Alter der Mutter und Non-disjunction eine Rolle bei der Entstehung des XXY-Karyotyps spielen. Stammbaumuntersuchungen zeigen, daß in 67% aller XXY-Patienten beide X-Chromosomen mütterlichen Ursprungs sind.

Die Diagnose des Klinefelter-Syndroms stützt sich auf den klassischen Phänotyp und die Hormonveränderungen. Sie wird durch den Nachweis eines X-Chromatin-positiven-Mundschleimhautabstrichs und eines XXY-Karyotyps in Blut, Haut oder Gonaden gesichert. Nach der Pubertät sind die Gonadotropine, besonders FSH, im Serum und im Urin erhöht. Der Plasmatestosteronspiegel kann dagegen normal oder erniedrigt sein. Bei einer Hodenbiopsie findet man eine Hyalinisierung der Tubuli seminiferi contorti, zu wenig Spermatogonien und eine pseudoadenomatöse Verklumpung der Leydig-Zwischenzellen.

Die Behandlung von Patienten mit Klinefelter-Syndrom besteht, wenn notwendig, in Androgengaben. Öliges Testosteronönanthat, 200 mg alle 2 Wochen intramuskulär, wird bei Erwachsenen empfohlen. Die Gynäkomastie kann man durch Hormontherapie nicht behandeln, sie kann aber operativ korrigiert werden, wenn sie sehr ausgeprägt und für den Patienten psychologisch störend ist.

Varianten der Chromatin-positiven Tubuli-seminiferi-Dysgenesie

XY-/XXY-Chromosomen-Mosaik

Dies ist die zweithäufigste Chromosomenkonstellation beim Klinefelter-Phänotyp. Eine Mosaikbildung kann das klinische Syndrom modifizieren und zu einer weniger ausgeprägten Gynäkomastie und geringerer Schädigung des Hodengewebes führen. Einige dieser Patienten sind fertil. Die durchschnittlichen Testosteronspiegel sind bei XY-/XXY-Patienten meist höher als bei XXY-Patienten. Um eine XY-/XXY-Mosaik-Konstellation auszuschließen, sollten Kulturen aus 2 oder mehr Geweben zur Analyse des Karyotyps entnommen werden. Man sollte eine ausreichende Zahl von Zellen (50 oder mehr) aus jedem Gewebe untersuchen. Die Therapie ist abhängig vom Schweregrad der klinischen und gonadalen Veränderungen, die mit der XXY-Konstellation verbunden sind.

XXYY

Diese Patienten machen 3% der Chromatin-positiven Männer aus. Zusätzlich zu den üblichen Charakteristika des Klinefelter-Syndroms sind diese Patienten meist sehr groß und beinahe immer geistig retardiert. Die Testosterontherapie entspricht der von Patienten mit einem XXY-Klinefelter-Syndrom.

XXXY und XXXYY

Diese Patienten weisen alle eine signifikante geistige Retardierung auf. Bei der Hälfte der Patienten finden sich entwicklungsbedingte Mißbildungen (kurzer Hals, Mongolenfalten, radioulnare Synostose und Klinodaktylie).

XXXXY

Diese Patienten sind stärker betroffen als solche mit weniger X-Chromosomen. Außer der schweren geistigen Retardierung findet man bei Ihnen eine radioulnare Synostose, hypoplastische äußere Genitalien und einen Kryptorchismus. Darüber hinaus bestehen oft andere Mißbildungen, wie angeborene Herzerkrankungen, Gaumenspalten, Strabismus und Mikrozephalie. Der Gesichtsausdruck ist typisch: Prognathie, Hypertelorismus und Myopie.

XX-Männer

Seit 1964 sind über 100 Männer mit einem 46,XX-Karyotyp beschrieben worden. Im allgemeinen haben sie einen männlichen Phänotyp, eine männlich-psychosoziale Geschlechtsidentifikation und Hoden mit den histologischen Merkmalen der Patienten mit XXY-Karyotyp. Mindestens 10% der Patienten weisen eine Hypospadie oder ambivalente äußere Genitalien auf. XX-Männer haben normale Körperproportionen und eine mittlere Körpergröße. Sie sind kleiner als normale Männer oder als Männer mit XXY-Karyotyp, aber größer als normale Frauen. Wie bei XXY-Männern ist der Testosteronspiegel normal oder erniedrigt, die Gonadotropinspiegel sind erhöht, und die Spermiogenese ist vermindert. Bei etwa 1/3 der Patienten findet sich eine Gynäkomastie.

Das Vorhandensein der Hoden und die männliche Geschlechtsdifferenzierung bei 46,XX-Individuen stellt ein verwirrendes Problem dar. Durch die Entdeckung, daß XX-Männer H-Y-Antigen-positiv sind, wurde das Paradoxon gelöst.

Zur Erklärung dieses seltenen Beispiels einer Geschlechtsumkehrung sind 3 Theorien entwickelt worden: 1. Es gibt bei einem XX-Mann eine verborgene geschlechtschromosomale Mosaikbildung mit einer unbekannten Zellinie, die ein Y-Chromosom enthält. 2. Es besteht ein gegenseitiger Genaustausch oder die Translokation zwischen einem Y- und einem X-Chromosom oder einem Autosom, was zur Übertragung maskulinisierender Gene vom Y-Chromosom auf ein X-Chromosom führt. 3. Ein vermeintlich mutiertes autosomales Gen, das eine Differenzierung der Hoden im XX-Embryo zur Folge hat (wie bei der „Saanen"-Ziege). Neuere Ergebnisse zeigen, daß 2/3 der getesteten XX-Männer Y-Chromosomensequenzen erbten, vermutlich durch eine Y-zu-X-Translokation während der männlichen Meiose. Bei XX-Männern ohne nachweisbare Y-Chromosomensequenzen wurde eine erhöhte Inzidenz an Zwittergenitalien festgestellt. Das Auftreten von XX-Männern und echten Hermaphroditen in derselben Familie läßt vermuten, daß die Pathogenese dieser Erkrankungen verwandt ist.

Syndrom der Gonadendysgenesie: Das Turner-Syndrom und seine Varianten

Turner-Syndrom: X0-Gonadendysgenesie

Von 10.000 weiblichen Neugeborenen hat 1 die geschlechtschromosomale Konstitution X0. Die Hauptmerkmale der X0-Gonadendysgenesie sind eine Vielzahl somatischer Mißbildungen, sexueller Infantilismus in der Pubertät infolge der Gonadendysgenesie und geringe Körpergröße. Patienten mit einem X0-Karyotyp können gewöhnlich schon während der Kindheit aufgrund der Lymphödeme der Extremitäten und der großen Nackenhautfalten am Hals erkannt werden. Später erkennt man sie an ihrem typischen Gesichtsausdruck: Man sieht eine Mikrognathie, Mongolenfalten, vorstehende tiefsitzende Ohren, einen fischmaulähnlichen Mund und eine Ptosis unterschiedlichen Ausmaßes. Der Thorax ist schildähnlich, der Hals ist kurz, breit und weist schwimmhautähnliche Hautfalten auf (40% der Patienten). Zu den weiteren Mißbildungen beim Turner-Syndrom zählen die Isthmusstenose der Aorta (10%), die Bikuspidalität der Aorta, eine Hypertonie, renale Mißbildungen (50%), pigmentierte Naevi, Cubitus valgus, eine Neigung zur Keloidbildung, Schwellung der Handrücken, kurze Metacarpalia 4 und eine rezidivierende Otitis media. Bei allen Patienten ist eine routinemäßige i.v.-Urographie indiziert, um operativ-korrigierbare renale Veränderungen auszuschließen. Die äußeren und inneren Genitalien dieser Patienten sind weiblich.

Der Kleinwuchs ist ein konstantes Merkmal bei Gonadendysgenesie. Bei X0-Patienten beträgt die mittlere Körpergröße 142 cm mit einer Schwankungsbreite zwischen 133 und 153 cm. Neuere Untersuchungen deuten daraufhin, daß die geringe Körpergröße bei Patienten mit Gonadendysgenesie nicht auf einen Mangel an Wachstumshormon, Somatomedin, Geschlechtshormonen oder Schilddrüsenhormonen zurückzuführen ist. Auch nach Behandlung mit Wachstumshormon, anabolen Steroiden und Östrogenen konnte bei diesen Patienten keine signifikante Zunahme der Körpergröße nachgewiesen werden. Die bei der Kurzzeitbehandlung mit pharmakologischen Dosen von Wachstumshormon allein oder zusammen mit Oxandrolon erzielten linearen Wachstumsdaten sind vielversprechend, bisher liegen jedoch noch keine Ergebnisse über die Endgröße vor.

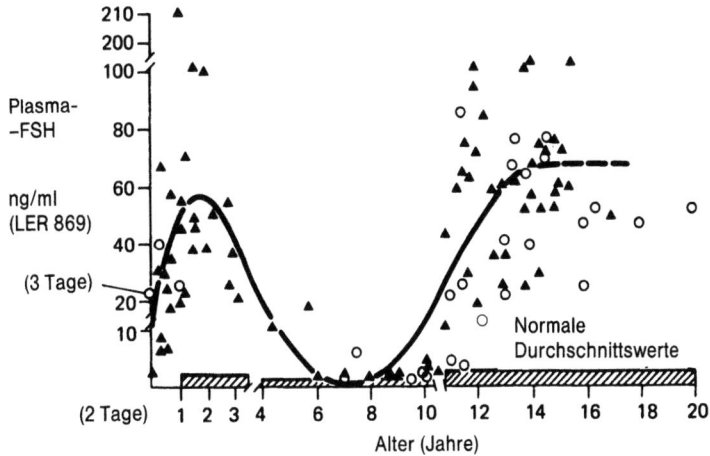

Abb. 34.11. Diphasische Abweichung der basalen Plasma-FSH-Spiegel (ng/ml-LER 869) bei Patienten mit X0-Karyotyp *(dunkle Dreiecke)* und bei Patienten mit strukturellen Abweichungen des X-Chromosoms und Mosaiks *(offene Kreise)*. Beachte, daß die basalen Plasmaspiegel des FSH bei Patienten mit Gonadendysgenesie so hoch liegen wie bei Kastraten vor dem 4. und nach dem 10. Lebensjahr. [Wiedergegeben mit Erlaubnis von Conte FA, Grumbach MM, Kaplan SL (1975) A diphasic pattern of gonadotropin secretion in patients with the syndrome of gonadal dysgenesis. J Clin Endocrinol Metab 40:670]

Gonadendysgenesie ist ein weiteres Merkmal der Patienten mit X0-Karyotyp. Die typischen „Streak"-Gonaden enthalten meist nur fibröses Stroma, das in gewundener Form angeordnet ist. Längenuntersuchungen sowohl der basalen sowie der durch GRH hervorgerufenen Gonadotropinsekretion zeigen bei den betroffenen Säuglingen und Kindern eine Aufhebung der Feedback-Hemmung der Hypothalamus-Hypophysen-Achse (Abb. 34.11). Aus diesem Grund sind die Plasma- und die Uringonadotropinspiegel, vor allem FSH, besonders im frühen Kindesalter und nach dem 10. Lebensjahr hoch. Da die Ovarialfunktion gestört ist, kommt es nicht spontan zur Pubertät. Der sexuelle Infantilismus ist deshalb ein typisches Merkmal dieses Syndroms.

Außerdem gibt es eine Reihe anderer Störungen wie Fettleibigkeit, Diabetes mellitus, Hashimoto-Thyreoiditis, Rheumatoidarthritis und entzündliche Darmerkrankungen.

Phänotypische Frauen mit folgenden Merkmalen sollte ein Wangenschleimhautabstrich zur Bestimmung des Geschlechtschromatins und für die Analyse des Karyotyps entnommen werden: 1. Minderwuchs (>2,5 SD unterhalb des altersspezifischen Mittelwerts), 2. somatischen Mißbildungen bei Gonadendysgenesie, 3. verzögerte Adoleszenz und erhöhter Plasmagonadotropinkonzentration. Bei normalen XX-Frauen sind 20–30% der Kerne Geschlechtschromatin-positiv. Obwohl ein Abstrich der Wangenschleimhaut zum Nachweis des Geschlechtschromatins sinnvoll ist, sollte zur definitiven Diagnose eine Analyse des Karyotyps vorgenommen werden.

Die Behandlung besteht in einer Östrogentherapie, damit sich normale sekundäre Geschlechtsmerkmale entwickeln. Außerdem sollte die Menarche in einem vergleichsweise normalen Alter eintreten. Die Therapie wird im Alter von 12–13 Jahren, entweder mit 0,3 mg konjugierter Östrogene oder mit Äthinylöstradiol, 5 µg oral über die ersten 21 Tage des Kalendermonats begonnen. Danach wird die Östrogendosis in den nächsten 2–3 Jahren allmählich auf 0,6–1,25 mg konjugierter Östrogene tgl. oder 10 µg Äthinylöstradiol täglich erhöht. Der Patient soll die niedrigste notwendige Östrogendosis erhalten, so daß Geschlechtsmerkmale und Menstruation normal sind. Medroxyprogesteron, täglich 5 mg, verabreicht man vom 12.–21. d des Zyklus, um eine physiologische Menstruation zu gewährleisten und das Risiko eines Endometriumkarzinoms durch die anhaltenden Östrogenstimulation zu vermindern.

X-Chromatin-positive Varianten des Syndroms der Gonadendysgenesie

Patienten mit strukturellen Veränderungen des X-Chromosoms (Deletionen und Additionen) und mit Mosaikbildungen mit XX-Zellinien können somatische und gonadale Merkmale des Syndroms der Gonadendysgenesie aufweisen (Tabelle 34.4). Es gibt Anzeichen dafür, daß Gene auf den langen und kurzen Armen des X-Chromosoms die Gonadendifferenzierung kontrollieren. Dagegen verhindern Gene auf den kurzen Armen des X-Chromosoms den Minder-

Tabelle 34.4. Beziehung zwischen strukturellen Anomalien der X- und Y-Chromosomen und den klinischen Manifestationen der Syndrome der Gonadendysgenesie. (Modifiziert und gedruckt mit Erlaubnis von Grumbach u. Conte 1974.)

Art der Geschlechts-chromosomenanomalie	Kariotypen[a]	Phänotypen	Sexueller Infantilismus	Minderwuchs	Somatische Anomalien des Turner-Syndroms
Fehlen eines X- oder Y-Chromosoms	XY	Weiblich	+	+	+
Deletion des kurzen Arms eines X-Chromosoms[b]	XXqi	Weiblich	+ (occ ±)	+	+
	XXp−	Weiblich	+, ±, oder −	+ (−)	+ (−)
Deletion des langen Arms eines X-Chromosoms[b]	XXpi	Weiblich	+	−	− oder (±)
	XXq−	Weiblich	+	− (+)	− oder (±)
Deletion der Enden beider Arme eines X-Chromosoms	XXr	Weiblich	− oder +	+	+ oder (±)
Fehlen des kurzen Arms eines Y-Chromosoms	XYp−[c]	Unklar	+	+	+

[a] S. Tabelle 34.1: neue Nomenklatur (Pariser Conference)
[b] In XXp− und XXq−: Größe und Stelle des fehlenden Segmentes sind unterschiedlich
[c] XYp−: Deletion des kurzen Arms eines Y-Chromosoms

wuchs und somatische Mißbildungen, die man bei X0-Patienten findet. Mosaike mit einer XX-Zellinie, die mit einer X0-Zellformation verbunden ist, verändern den Phänotyp i. allg. zum Normalen, wodurch es sogar zu normaler Gonadenfunktion kommen kann.

X-Chromatin-negative Varianten des Syndroms der Gonadendysgenesie

Diese Patienten haben gewöhnlich Mosaike mit einer X0- und einer X-tragenden Zellinie – X0/XY, X0/XXY, X0/XY/XYY – oder vielleicht auch ein strukturell-verändertes Y-Chromosom. Die phänotypische Schwankungsbreite zeigt Frauen mit dem Merkmal des Turner-Syndroms, Patienten mit indifferenten Genitalien bis zu (selten) komplett virilisierten Männern mit einigen Charakteristika des Turner-Syndroms. Die Gonadendifferenzierung variiert zwischen beiderseitigen Streaks, beidseitigen dysgenetischen Hoden und einer asymmetrischen Entwicklung, d. h. einem „Streak"-Hoden, auf der einen und ein dysgenetischer Hoden (oder, selten, ein beinahe normaler Hoden) auf der anderen Seite. Dies wird auch manchmal als „gemischte Gonadendysgenesie" bezeichnet. Die Entwicklung der äußeren und inneren Genitalien korreliert sehr genau mit dem Grad der testikulären Differenzierung und der Fähigkeit der fetalen Hoden, den Müller-Gang-Hemmfaktor und Testosteron zu sezernieren.

Bei Patienten mit einem X0-XY-Mosaik ist das Risiko für die Entwicklung von Hodentumoren stark erhöht, so daß eine prophylaktische Entfernung von „Streak"-Gonaden oder nicht-deszendierter Hoden mit testikulärer Dysgenese bei diesem Syndrom indiziert ist. Bei diesen Patienten führt ein Hodenneoplasma, gewöhnlich ein Gonadoblastom, in oder nach der Pubertät zur Entwicklung der Brust. Die Beckensonographie, das CT und die NMR sind bei diesen Patienten zum Nachweis von bösartigen Tumoren von Nutzen. Die Gonadoblastome sind verkalkt, so daß sie bereits auf einer Abdomenübersichtsaufnahme sichtbar sind.

Die Diagnose eines X0-/XY-Mosaiks kann durch Nachweis von X0- und XY-Zellen im Blut, in der Haut und im Gonadengewebe gestellt werden. Die Entscheidung, zu welchem Geschlecht das Kind heranwachsen soll, sollte man vom Alter, dem Zeitpunkt der Diagnose und der Art der äußeren Genitalien abhängig machen. Bei Kindern, denen eine weibliche Geschlechtsrolle zugewiesen wird, sollte man die Gonaden entfernen und die äußeren Genitalien entsprechend korrigieren. In der Pubertät beginnt man mit einer Östrogentherapie wie bei den Patienten mit einem X0-Karyotyp (s. oben). Bei Kleinkindern, denen eine männliche Geschlechtsrolle zugeteilt wird, sollte das gesamte gonadale Gewebe, bis auf das histologisch normal erscheinende und im Skrotum befindliche Gewebe, entfernt werden. Auch eine Beseitigung der Müller-Gänge und die Korrektur von Hypospadien sind notwendig. Beim Einsetzen der Pubertät wird in Abhängigkeit von der Funktion der retinierten Gonaden eine Androgenersatztherapie durchgeführt. Die Dosierung entspricht der Therapie bei Patienten mit einer XY-Gonadendysgenesie (s. unten).

XX- und XY-Gonadendysgenesie

Die Ausdrücke XX- und XY-Gonadendysgenesie werden auch bei XX- oder XY-Patienten angewandt, die 2seitige „Streak-Gonaden", einen weiblichen Phänotyp und keine Anzeichen eines Turner-Syndroms haben. Nach der Pubertät finden sich bei ihnen ein Geschlechtsinfantilismus mit Plasma- und Uringonadotropinspiegeln wie beim Kastraten. Die Patienten sind normal groß oder groß und haben eunuchoide Proportionen.

XX-Gonadendysgenesie

Es sind familiäre und sporadische Fälle einer XX-Gonadendysgenesie bekannt geworden. Die Stammbaumanalyse familiärer Fälle ergaben einen autosomal-rezessiven Erbgang. In 3 Familien ging die XX-Gonadendysgenesie mit einer Taubheit vom sensorisch-neuralen Typ einher. Bei mehreren betroffenen Gruppen von Geschwistern konnte man bestimmte klinische Symptome beobachten, z. B. unterschiedliche Ovarialfunktion, einschließlich der Brustentwicklung und der Menstruation, mit anschließender sekundärer Amenorrhö. Die Diagnose einer XX-Gonadendysgenesie sollte bei phänotypischen Frauen mit sexuellem Infantilismus und normalen Müller-Strukturen vermutet werden, wenn die somatischen Merkmale einer Gonadendysgenesie (Turner-Syndrom) fehlen. Bei der Analyse des Karyotyps findet man nur 46,XX-Zellen. Wie beim Turner-Syndrom sind die Gonadotropinspiegel hoch und die Östrogenspiegel niedrig. Die Behandlung besteht in zyklischem Östrogenersatz.

Sporadische Fälle einer XX-Gonadendysgenesie können aus pathogenetischer Sicht eine heterogene Patientengruppe repräsentieren. Die XX-Gonadendysgenesie muß gegen eine Ovarialinsuffizienz durch Infektionen, wie Mumps, Antikörper gegen Gonadotropinrezeptoren, biologisch-inaktives FSH, Gonadotropinunempfindliche Ovarien und Störungen der Östrogenbiosynthese abgegrenzt werden.

XY-Gonadendysgenesie

Die XY-Gonadendysgenesie tritt sowohl sporadisch als auch familiär gehäuft auf. Patienten mit diesem Syndrom haben weibliche äußere Genitalien, einen normalen oder erhöhten Körperwuchs, beidseitige Streak-Gonaden, Entwicklung des Müller-Ganges, Geschlechtsinfantilismus, eunuchoiden Habitus und einen 46,XY-Karyotyp. Eine Klitorisvergrößerung ist häufig. Die Schwankungsbreite reicht in familiären Fällen von dem vollständigen Syndrom bis zu indifferentem Aussehen der äußeren Genitalien. Der Unterschied des Phänotyps zwischen der vollständigen und der unvollständigen Form der XY-Gonadendysgenesie ist auf den Grad der Differenzierung des Hodengewebes und seiner Funktionsfähigkeit zur Produktion des Müller-Gang-Hemmfaktors und des Testosterons zurückzuführen.

Die Analyse von familiären Fällen ergab, daß die XY-Gonadendysgenesie X-chromosomal-rezessiv oder geschlechtsbegrenzt autosomal-dominant vererbt wird. Sowohl H-Y-Antigen-positive als auch H-Y-Antigen-negative Formen dieses Syndroms sind beschrieben worden. Dies spiegelt die genetische Heterogenität dieses Syndroms wider. Die XY-Gonadendysgenesie kann aus einem mutierten Gen resultieren, das die Expression des H-Y-Antigens (H-Y-negativ) beeinflußt, aus einem Defekt im gonaden-spezifischen H-Y-Antigenrezeptor (H-Y-positiv) und möglicherweise aus der Produktion eines serologisch-reaktiven, aber abnormen H-Y-Antigens, dem die Affinität zu den H-Y-Antigenrezeptoren auf den Gonadenzellen fehlt (H-Y-antigen-positiv). Sporadische Fälle können auf teratologische Defekte in der gonadalen Morphogenese zurückzuführen sein.

Die Therapie für Patienten mit XY-Gonadendysgenesie und weiblichen äußeren Genitalien umfaßt eine prophylaktische Gonadenentfernung mit Östrogensubstitution während der Pubertät. Bei der unvollständigen Form der X-Y-Gonadendysgenesie ist die Zuteilung einer männlichen Geschlechtsrolle möglich. Dies hängt vom Grad der Indifferenz der Genitalien und der Möglichkeit, eine normale Funktion zu erreichen, ab. Eine prophylaktische Entfernung der Gonaden muß in Betracht gezogen werden, da eine Fertilität unwahrscheinlich ist, und bei diesen Patienten ein erhöhtes Risiko einer malignen gonadalen Transformation besteht. In neueren Untersuchungen wurde eine Beziehung zwischen der Entstehung gonadaler Neoplasmen und dem H-Y-Antigen-Serotyp festgestellt; 95% der Patienten mit gonadalem Tumor waren H-Y-Antigen-positiv. Bei der Hodenentfernung sollten gleichzeitig Hodenprothesen implantiert werden. Im Pubertätsalter kann dann eine Androgensubstitutionstherapie vorgenommen werden. Man verwendet dazu öliges Testosteronönanthat, beginnend mit 50 mg i.m. monatlich. Über 3–4 Jahre wird die Dosis dann allmählich auf die volle Substitutionsdosis von 200 mg i.m. alle 2 Wochen gesteigert.

Echter Hermaphroditismus

Echte Hermaphroditen haben sowohl testikuläres als auch ovarielles Gewebe in den Gonaden. Die Differenzierung der inneren und äußeren Genitalien ist äußerst veriabel. Die äußeren Genitalien können männlich oder weiblich aussehen, meistens sind sie jedoch indifferent. Kryptorchismus und Hypospadien sind häufig. In allen Fällen findet man einen Uterus. Die Differenzierung der Genitalgänge entspricht normalerweise der der Gonaden der ipsilateralen Seite. Bei echten Hermaphroditen ist die Gonade am häufigsten ein Ovotestis, weniger häufig ein Ovar und selten ein Hoden. In der Pubertät tritt bei unbehandelten Patienten gewöhnlich eine Brustentwicklung auf. Eine Menstruation besteht in 50% der Fälle. Während das Ovar oder die ovariellen Anteile des Ovotestis normal funktionieren können, sind die Hoden oder der testikuläre Anteil des Ovotestis beinahe immer dysgenetisch.

60% der echten Hermaphroditen haben einen 46,XX-Karyotyp. Bei 20% liegt ein 46,XY- und bei bis zu 20% ein Mosaik oder eine XX-/XY-Chimäre vor. Echter Hermaphroditismus kann sich entwickeln aus: 1. einem chromosomalen Mosaik oder aus einer Chimäre, 2. einer Y- zu Autosom- oder Y-zu X-Chromosomentranslokation oder einem Genaustausch oder 3. einem autosomal-mutierten Gen. Jede dieser 3 Möglichkeiten muß bei der Pathogenese dieses klinisch und anatomisch heterogenen Syndroms in Betracht gezogen werden. Darüber hinaus könnten alle den serologischen Befund des H-Y-Antigens zeigen.

Die Diagnose eines echten Hermaphroditismus muß bei allen Patienten mit indifferenten Genitalien vermutet werden. Der Nachweis eines XX-/XY-Karyotyps oder eines Ovotestis in der Inguinalregion oder den Labioskrotalfalten, deutet auf diese Diagnose hin. Wenn alle anderen Formen eines männlichen und weiblichen Pseudohermaphroditismus ausgeschlossen worden sind, läßt sich die Diagnose durch Laparotomie und die histologische Untersuchung des ovariellen und testikulären Gewebes sichern. Die Behandlung eines echten Hermaphroditismus ist abhängig vom Alter des Patienten. Zum Zeitpunkt der Diagnosestellung und der sorgfältigen Untersuchung der Funktionsfähigkeit der Gonaden, der embryonalen Geschlechtsgänge und der inneren und äußeren Genitalien.

Gonadentumoren bei Gonadendysgenesie

Während Gonadentumoren bei Patienten mit Klinefelter-Syndrom und X0-Gonadendysgenesie selten sind, finden sich maligne Gonadentumoren bei Patienten mit gewissen Formen der Gonadendysgenesie deutlich häufiger. Gonadoblastome, Dysgerminome, Seminome und Teratome kommen am häufigsten vor. Die Häufigkeitsrate ist erhöht bei 1. einem X0-/XY-Mosaik und Patienten mit einer strukturell-abnormen Veränderung des Y-Chromosoms und 2. bei der XY-Gonadendysgenesie, entweder mit weiblichem Phänotyp oder mit indifferenten Genitalien. In diesen 2 Kategorien und bei Individuen mit einer Gonadendysgenesie und den Anzeichen einer Virilisierung, unabhängig vom Karyotyp, ist eine prophylaktische Entfernung der Gonaden ratsam.

Sie sollten bei Patienten, die als Männer angesehen werden, nur dann erhalten bleiben, wenn es sich um relativ normale Hoden handelt, die ins Skrotum verlagert werden können. Auch wenn der Hoden im Skrotum nachweisbar ist, kann eine maligne Degeneration und Metastasierung vorliegen, da Seminome die Neigung haben, schon im Frühstadium, also schon

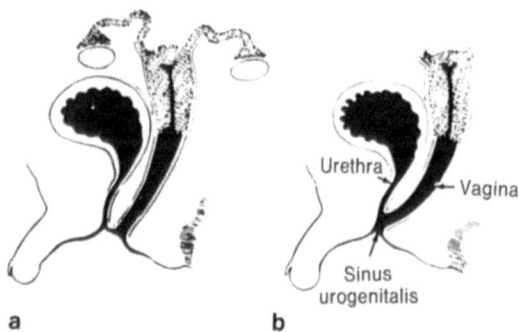
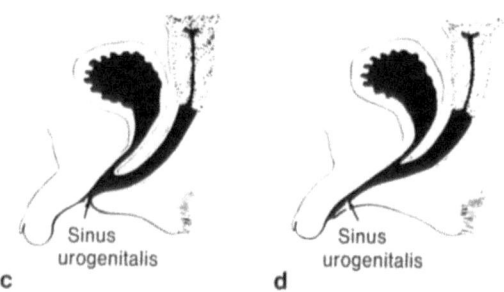

Abb. 34.12a–d. Weiblicher Pseudohermaphroditismus, hervorgerufen durch pränatalen Androgeneinfluß. Dieser Einfluß führt nach der 12. fetalen Lebenswoche nur zu einer Klitorishypertrophie (**a**). Ein Kontakt in progressiven früheren Differenzierungsstadien (**b–c**) führt zu einer Retention des Sinus urogenitalis und der labioskrotalen Verschmelzung. Ist der Einfluß ausreichend früh, verschmelzen die Labien und bilden eine penile urethra. [Wiedergegeben mit Erlaubnis von Grumbach MM, Ducharme J (1960) Fertil steril 11:757]

bevor eine lokale Schwellung nachweisbar ist, zu metastasieren.

Weiblicher Pseudohermaphroditismus

Bei diesen Menschen finden sich normale Ovarien und Organe aus den Müller-Gängen bei gleichzeitigen indifferenten äußeren Geschlechtsmerkmalen. Fehlen die Hoden, so wird ein weiblicher Fetus, wenn er erhöhten Androgenspiegeln aus einer extragonadalen Quelle ausgesetzt ist, maskulinisiert. Der Grad der Maskulinisierung hängt vom Stadium der Geschlechtsdifferenzierung zum Zeitpunkt des Androgenkontaktes ab (Abb. 34.12). Nach der 12. Schwangerschaftswoche führen Androgene nur noch zu einer Hypertrophie der Klitoris. Nur selten sind indifferente Genitalien die Folge teratogener Mißbildungen.

Angeborene Nebennierenrindenhyperplasie
(Abb. 34.13)

Es gibt 6 Hauptformen der Nebennierenrindenhyperplasie, die alle autosomal-rezessiv vererbt werden. Bei diesen 6 Formen besteht eine Synthesestörung des Kortisons, die zu einem Anstieg des ACTH und damit zu einer Nebennierenrindenhyperplasie führt. Männer und Frauen können betroffen sein. Beim männlichen Geschlecht wird die Diagnose selten bei der Geburt gestellt, es sei denn, es liegen indifferente Genitalien oder ein Salzverlustsyndrom vor und es manifestiert sich eine Nebennierenrindeninsuffizienz. Die Formen I–III sind auf die Nebennierenrinde beschränkt und führen zu einer Virilisierung. Bei den Formen IV–VI finden sich Störungen in der Kortisol- und der Steroidsynthese, und zwar sowohl in den Nebennierenrinden wie auch in den Gonaden. Die letzten 3 Formen führen beim Mann zu einer primär unvollständigen Maskulinisierung und bei der Frau zu einer geringgradigen (Typ IV) oder fehlenden Virilisierung (Tabelle 34.5). Folglich werden sie primär als Formen des männlichen Pseudohermaphroditismus angesehen und dort besprochen.

Typ I – C21-Hydroxilasemangel, der primär die C21-Hydroxilierung in der Zona fasciculata betrifft (einfache Virilisierung)

Dies ist die häufigste Form der angeborenen NNR-Hyperplasie. Bei einer Untersuchung im Kaukasus

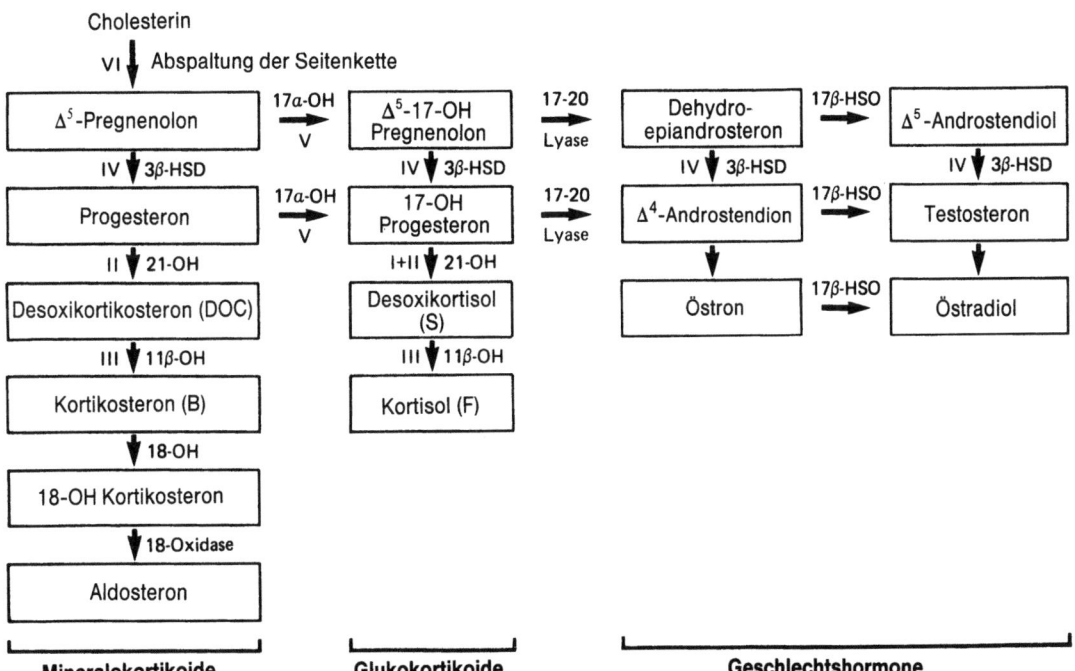

Abb. 34.13. Übersicht der Biosynthese der Steroide in den Nebennieren und den Gonaden. *I–VI* entsprechen den Enzymen, deren Fehlen zu einer angeborenen NNR-Hyperplasie führen. Abkürzungen der Enzyme *(Pfeile): OH* Hydroxi; *3β-HSD* 3β-Hydroxisteroiddehydrogenase; *17β-HSO* 17β-Hydroxisteroidoxidoreduktase. [Reproduziert mit Erlaubnis von Conte FA, Grumbach MM (1979) Pathogenesis, classification, diagnosis and treatment of anomalies of sex, chapt 106. In: DeGroot L (ed) Endocrinology. Grune & Stratton]

Tabelle 34.5. Klinische Bilder der verschiedenen Arten angeborener NNR-Hyperplasien

	Enzymdefekt				
	Cholesterol, Abspaltung der Seitenkette (P-450$_{occ}$)	3β-Hydroxysteroid-Dehydrogenase	17α-Hydrolase	17β-Hydrolase	21α-Hydrolase
	Typ VI	Typ IV	Typ V	Typ III	Typ II und I
Chromosomen	XX XY	XX XY	XX XY	XX XY	XX XY
Äußere Geschlechts-merkmale	Weiblich Weiblich	Weiblich (Megalo-klitoris) Zweideutig	Weiblich Weiblich oder zwei-deutig	Zweideutig Männlich	Zweideutig Männlich
Postnatale Virili-sation	− (Sexueller Infantilismus bis zur Pubertät)	± Leicht bis mäßig	− (Sexueller Infantilismus bis zur Pubertät)	+	+
Addison-Krisen	+	+	−	−	−
Hypertonie	−	−	+	(±)	+ in 66% (Typ II)

betrug die Prävalenz 1:5000 zu 1:15000 Lebendgeburten. Es handelt sich um eine autosomal-rezessive Erbkrankheit. Neuere Untersuchungen haben gezeigt, daß der Genlocus, der die 21-Hydroxilierung kodiert, auf dem kurzen Arm von Chromosom 6 in enger Nachbarschaft zum Genlocus für C4 (Komplement) zwischen HLA-B und HLA-D liegt. Damit ist das Gen, das für den 21-Hydroxilasemangel verantwortlich ist, eng mit dem HLA-Genkomplex verbunden. Darüber hinaus stellte man fest, daß bei Patienten mit einem 21-Hydroxilasemangel gewisse spezifische HLA-Subformen statistisch erhöht waren. Hierzu gehören auch der virilisierende Typ auf B5 und das Salzverlustsyndrom auf Bw47.

Ein Defekt der 21-Hydroxilaseaktivität der Nebennierenrinde führt zu einer verminderten Kortisolsynthese, erhöhten ACTH-Spiegeln und zu einer vermehrten Produktion von adrenalen Androgenen und von Androgenvorstufen. In der Zeit vor der 12. Schwangerschaftswoche führen erhöhte fetale Androgenspiegel zu einer unterschiedlich starken labioskrotalen Verschmelzung und zu einer Vergrößerung der Klitoris beim weiblichen Fetus. Die Androgeneinwirkung nach der 12. Woche führt lediglich noch zu einer Vergrößerung der Klitoris. Beim männlichen Fetus finden sich bei der Geburt keine strukturellen Abnormitäten der äußeren Genitalien. Lediglich der Penis kann vergrößert sein. Da ausreichende Mengen an Aldosteron produziert werden, fehlen das klinische Bild und die Symptome eines Mineralokortikoidmangels.

Vor kurzem konnte die Heterogenität des 21-Hydroxilasemangels durch die Entdeckung nachgewiesen werden, daß sowohl „klassischer" und erworbener (spätes Auftreten) als auch latenter 21-Hydroxilasemangel HLA-gebunden sind und somit Formen eines 21-Hydroxilasemangels darstellen, die sich in ihrem klinischen und biochemischen Schweregrad deutlich unterscheiden. Die „nicht-klassischen" Varianten des 21-Hydroxilasemangels sollen auf Allelvarianten des 21-Hydroxilasegens auf Chromosom 6 zurückzuführen sein (New 1986).

Typ II – C21-Hydroxilasemangel, der die C21-Hydroxilierung in der Zona fasciculata und der Zona glomerulosa betrifft (Virilisierung mit Salzverlust)

Bei diesem 21-Hydroxilasemangel mit Salzverlust stellt man ein schweres Defizit an 21-Hydroxilase in der Zona fasciculata und der Zona glomerulosa der NNR fest. Damit wird vermindert Kortisol (Zona fasciculata) und Aldosteron (Zona glomerulosa) produziert. Die Folge sind Elektrolyt- und Flüssigkeitsverluste nach dem 5. Lebenstag mit Hyponatriämie, Hyperkaliämie, Azidose, Dehydratation und vaskulärem Kollaps. Die Maskulinisierung der äußeren Genitalien ist meist stärker als bei einem einfachen 21-Hydroxilasemangel.

Die Diagnose eines 21-Hydroxilasemangels muß immer in Betracht gezogen werden 1. bei Patienten mit indifferenten Genitalien, die einen XX-Karyotyp besitzen und somit weibliche Pseudohermaphroditen sind, 2. bei Männern mit einem offensichtlichen Kryptorchismus, 3. bei jedem Kleinkind mit Schock, Hypoglykämie und chemischen Befunden, die auf eine NNR-Insuffizienz hindeuten und 4. bei Jungen und Mädchen mit den Anzeichen einer Virilisierung vor der Pubertät. In der Vergangenheit stützte sich die Diagnose eines 21-Hydroxilasemangels auf erhöhte Befunde der 17-Ketosteroid- und Pregnantriolspiegel im Urin. Obwohl dies immer noch gültig und nützlich ist, sind Steroidbestimmungen im Urin durch die Messung des Plasma-17-Hydroxiprogesterons ersetzt worden. Die Konzentration des 17-Hydroxiprogesterons ist im Nabelschnurblut normalerweise erhöht, fällt jedoch innerhalb von 24 h nach der Geburt auf 100–200 ng/100 ml rasch ab. Bei Patienten mit einem 21-Hydroxilasemangel schwanken die 17-Hydroxiprogesteronwerte zwischen 3000 und 40.000 ng/100 ml in Abhängigkeit vom Schweregrad der Störung und dem Alter des Patienten. Patienten mit einem leichten 21-Hydroxilasemangel, d. h. bei späterem Einsetzen bei kryptogenen Formen, weisen grenzwertige 17-Hydroxiprogesteronwerte auf. Sie können jedoch von Heterozygoten durch die verstärkte 17-Hydroxiprogesteronproduktion nach Zufuhr von ACTH unterschieden werden. Ein Salzverlust manifestiert sich gewöhnlich klinisch durch Hyponatriämie und Hyperkaliämie bei normaler oder salzarmer Ernährung. Er läßt sich somit stets leicht nachweisen. Bei diesen Patienten sind die Aldosteronspiegel im Serum und im Urin im Verhältnis zu den Serumelektrolyten erniedrigt, während die Plasmareninaktivität erhöht ist. Zur pränatalen Diagnostik bedient man sich der HLA-Typisierung. Außerdem wird der 17-Hydroxiprogesteronspiegel in der Amnionflüssigkeit gemessen. Eine Heterozygotie ist bei entsprechenden Familien durch HLA-Typisierung und den Nachweis von ACTH-induzierten Anstiegen der Plasma-17-Hydroxiprogesteronspiegel nachgewiesen worden.

Typ III – C11-Hydroxilasemangel (Virilisierung mit Hypertonus)

Ein Defekt der Hydroxilierung bei C11 führt zur Hypersekretion von 11-Desoxikortikosteron und 11-Desoxikortisol, zusätzlich zu den adrenalen Androgenen. Bei Patienten mit dieser Form der Nebennierenhyperplasie findet man eine sekundäre Virilisierung infolge der gesteigerten Androgenproduktion und einen Hypotonus, der auf die vermehrte 11-Desoxikortikosteronsekretion zurückzuführen ist. Neuere Untersuchungen zeigen, daß der Defekt der 11β-Hydroxilierung primär in der Zona fasciculata auftritt. Das 11β-Hydroxilasegen ist nicht an den HLA-Komplex gebunden. Wie auch bei anderen Formen der angeborenen Nebennierenrindenhyperplasie, können sich beide Formen eines 11β-Hydroxilasemangels erst in der Adoleszenz oder im frühen Erwachsenenalter manifestieren.

Die Diagnose eines 11β-Hydroxilasemangels kann durch den Nachweis erhöhter Plasmaspiegel an 11-Desoxikortisol und 11-Desoxikortikosteron sowie der verstärkten Ausscheidung ihrer Metaboliten im Urin (hauptsächlich Tetrahydro-11-Desoxikortisol) nachgewiesen werden.

Typ IV – 3β-Hydroxisteroid-Dehydrogenasemangel

Männlicher oder weiblicher Pseudohermaphroditismus und Nebennierenrindeninsuffizienz: s. S. 760.

Typ V – 17α-Hydroxilasemangel

Männlicher Pseudohermaphroditismus, sexueller Infantilismus, Hypertonie und hypokaliämische Alkalose: s. S. 761.

Typ VI – Cholesterin-Desmolase-Komplexmangel, angeborene Lipoidnebennierenrindenhyperplasie

Männlicher Pseudohermaphroditismus, sexueller Infantilismus und Nebennierenrindeninsuffizienz: s. S. 760.

Therapie

Die Behandlung von Patienten mit einer Nebennierenrindenhyperplasie kann in akute und chronische Phasen aufgeteilt werden. In der akuten Nebennierenkrise führt ein Kortisol- und Aldosteronmangel zu Hypoglykämie, Hyponatriämie, Hyperkaliämie, Hypovolämie und zum Schock. Mit der Infusion von 5%-iger Glukose in isotonischer Kochsalzlösung sollte sofort begonnen werden. In der 1. Stunde können bei einem Patienten im Schock 20 ml Salzlösung/kg KG zugeführt werden. Danach wird der Umfang des Elektrolyt- und Flüssigkeitsersatzes auf der Basis des bestehenden Defizits und des Standardbedarfs berechnet. Hydrokortisonnatriumsukzinat 50 mg/m² Körperoberfläche sollte als Bolus verabreicht werden und weitere 50–100 mg/m² Körperoberfläche der Infusionsflüssigkeit in den ersten 24 h der Therapie gegeben werden. Wenn eine profunde Hyponatriämie und Hyperkaliämie vorliegen, injiziert man alle 12–24 h 1–2 mg Desoxikortikosteronazetat (Doca) intramuskulär. Die Menge an DOCA und die Konzentration und Menge der Salzlösung müssen den Ergebnissen der laufenden Elektrolytbestimmungen, dem Hydratationsstatus und dem Blutdruck angepaßt werden. Ein DOCA- und Salzüberschuß können zu Hypokaliämie, einem Hypertonus, einer Herzinsuffizienz und einer hypertensiven Enzephalopathie führen. Werden Salz und DOCA zu niedrig dosiert, läßt sich die Elektrolytstörung nicht beseitigen.

Wenn der Patient stabilisiert und die endgültige Diagnose durch entsprechende Steroiduntersuchungen gestellt ist, sollte man ausreichende Glukokortikoiddosen geben, um ein normales Wachstum, eine normale Entwicklung und Knochenreifung zu gewährleisten (Hydrokortison etwa 18 mg/m² Körperoberfläche/d oral in 3 fraktionierten Dosen). Bei Salzverlust ist eine Behandlung mit Mineralokortikoiden und erhöhtem Salzgehalt in der Nahrung indiziert. Die Mineralokortikoidtherapie muß so dosiert werden, daß die Plasmareninaktivität im altersentsprechenden Normalbereich bleibt.

Bei Patienten mit indifferenten äußeren Genitalien sollte eine plastische Korrektur vor Ende des 1. Lebensjahres durchgeführt werden. Dabei ist eine Verkleinerungs- oder Vergrößerungsplastik der Klitoris einer operativen Entfernung vorzuziehen. Es ist von großer Bedeutung, daß man der Familie des Kindes erklärt, daß dieses sich zu einem normalen Erwachsenen entwickeln wird. Bei Patienten mit der häufigsten Form der Nebennierenrindenhyperplasie, dem 21-Hydroxilasemangel, darf bei entsprechender Behandlung eine Fertilität und bei Frauen eine Feminisierung, Menstruation und Fertilität erwartet werden. Eine ständige psychologische Beratung und Unterstützung des Patienten und seiner Familie durch den Arzt ist äußerst wichtig.

Versprengte Nebennierenrindenanteile beobachtet man häufig bei unbehandelten Männern mit einer Nebennierenrindenhyperplasie. Diese können fälschlicherweise für zu frühe testikuläre Reifung oder für testikuläre Neoplasmen gehalten werden. Diese Nebennierenrindenanteile treten oft beidseitig auf und bestehen aus Zellen, die von Leydig-Zwischenzellen histologisch nicht zu unterscheiden sind, außer daß die Reinke-Kristalle fehlen. Bei allen Patienten mit einer Nebennierenrindenhyperplasie wird eine lebenslange Glukokortikoid- und, wenn nötig, auch eine Mineralokortikoidtherapie durchgeführt. Hierdurch werden die Risiken einer Nebennierenrindeninsuffizienz, eines Nebennierenkarzinoms, einer Hypophysenhyperplasie und einer Hyperplasie versprengter Nebennierenreste im Hoden vermindert.

Androgen- und Gestageneinnahme der Mutter

Bei weiblichen Kleinkindern kann es zu einer Maskulinisierung der äußeren Genitalien kommen, wenn die Mutter während des 1. Schwangerschaftstrimesters Testosteron- oder Androgenderivate eingenommen hat. Nach der 12. Schwangerschaftswoche führt dies lediglich nur noch zu einer Vergrößerung der Klitoris. Synthetische Progestative, wie Norethindrone, Ethisteron, Norethynodrel und Medroxyprogesteron führen ebenfalls zur Maskulinisierung. In seltenen Fällen kann es sekundär auch infolge eines ovarialen oder adrenalen Tumors, einer Nebennierenrindenhyperplasie oder eines Luteoms während der Schwangerschaft zu einer Maskulinisierung des weiblichen Feten kommen.

Die Diagnose eines weiblichen Pseudohermaphroditismus als Folge eines transplazentaren Durchtritts androgener Steroide basiert auf dem Ausschluß anderer Formen eines weiblichen Pseudohermaphroditismus. Auch die Einnahme von Medikamenten muß anamnestisch ausgeschlossen werden. Die operative Korrektur der Genitalien ist, wenn erforderlich, die einzig notwendige Therapie. Ein nicht-adrenaler weiblicher Pseudohermaphroditismus kann mit einer Analatresie, renalen Mißbildungen und anderen angeborenen Mißbildungen des unteren Darm- und Harntrakts einhergehen. Sowohl sporadische als auch familiäre Fälle sind bekannt geworden.

Männlicher Pseudohermaphroditismus

Männliche Pseudohermaphroditen besitzen Hoden. Die inneren sowie die äußeren Genitalien sind jedoch nicht völlig maskulinisiert. Ein männlicher Pseudohermaphroditismus resultiert aus einer unzureichenden Testosteronsekretion als Folge von 1. einem Versagen der testikulären Differenzierung, 2. einem Versagen der Sekretion von Testosteron oder des Müller-Gang-Hemmfaktors oder 3. eines Nichtansprechens des Rezeptors auf Testosteron oder Dihydrotestosteron und 4. auf einer Nichtumwandlung von Testosteron in Dihydrotestosteron.

Testikulärbedingtes Nichtansprechen auf HCG und LH

Die männliche Geschlechtsdifferenzierung hängt von der Testosteronproduktion der fetalen Leydig-Zwischenzellen ab. Untersuchungen haben gezeigt, daß der Testosteronsekretion der Leydig-Zwischenzellen in der kritischen Periode der männlichen Geschlechtsdifferenzierung unter dem Einfluß des plazentaren HCG und während der Schwangerschaft unter dem Einfluß des fetalen hypophysären LH und FSH steht.

Die Beobachtung einer normalen männlichen Geschlechtsdifferenzierung bei XY-Männern mit Anenzephali, Apituitarismus und angeborenem hypothalamischem Hypopituitarismus beweist, daß die männliche Geschlechtsdifferenzierung unabhängig von der Sekretion fetaler hypophysärer Gonadotropine ablaufen kann.

Ein Fehlen, eine Hypoplasie oder das fehlende Ansprechen der Leydig-Zwischenzellen auf HCG-LH führt zu einer unzureichenden Testosteronproduktion und damit zu einem männlichen Pseudohermaphroditismus. Das Ausmaß der genitalen Ambivalenz korreliert mit dem Grad des Testosteronmangels. Es ist eine kleine Zahl von Patienten beschrieben worden, bei denen die Leydig-Zwischenzellen fehlten, hypoplastisch waren oder nicht ansprachen (auf eine unzureichende Rezeptoraktivität für HCG-LH zurückzuführen); dasselbe gilt für ein Tiermodell – die „VET"-Ratte. Bei den meisten Patienten führte der Defekt, soweit bisher berichtet, zu weiblich aussehenden äußeren Genitalien. Die Regression des Müller-Ganges war vollständig. Bei postpuberalen Patienten waren sowohl die basalen als auch die GNRH-evozierten Gonadotropinspiegel erhöht. Die basalen 17α-Hydroxyprogesteron-, Androstendion- und Testosteronspiegel im Plasma waren niedrig, und unter HCG kam es nur zu einem geringen oder keinem Anstieg dieser Steroide.

Angeborene Störungen der Testosteronbiosynthese

Die Abb. 34.14 verdeutlicht die Hauptstoffwechselwege der Testosteronbiosynthese in den Gonaden. Jeder Schritt kann mit einem angeborenen Defekt verbunden sein, der zum Testosteronmangel und folglich zum männlichen Pseudohermaphroditismus führt. Die Schritte 1, 2 und 3 beruhen auf Enzymopenien, die in den Nebennieren und den Gonaden auftreten und eine gestörte Synthese der Glukokortikosteroide und des Testosterons zur Folge haben. Somit stellen sie Formen einer angeborenen Nebennierenrindenhyperplasie dar.

1. Typ VI der Nebennierenrindenhyperplasie, angeborene Lipoidnebennierenrindenhyperplasie (männlicher Pseudohermaphroditismus, sexueller Infantilismus und Nebennierenrindeninsuffizienz). Dies ist eine sehr frühe Störung in der Synthese aller Steroide, die zu einer schweren adrenalen und gonadalen Insuffizienz führen. Betroffene Männer haben weibliche (in selte-

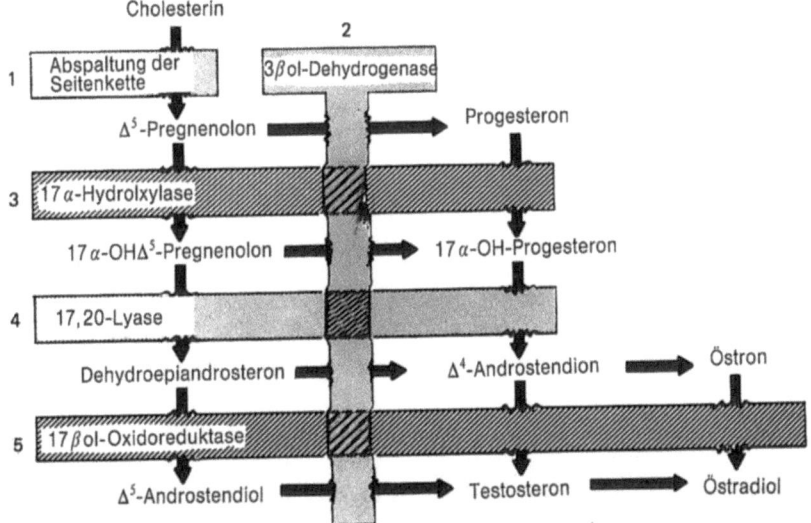

Abb. 34.14. Enzymatische Störungen in der Biosynthese des Testosterons. Alle 5 enzymatischen Störungen verursachen männlichen Pseudohermaphroditismus bei den betreffenden Männern. Obwohl alle Enzymdefekte die Steroidhormonsynthese in den Gonaden beeinflussen, finden sich bei den Schritten *1, 2,* und *3* erhebliche Störungen der Glukokortikoid- und Mineralokortikoidbiosynthese in der Nebenniere

nen Fällen auch ambivalente) äußere Genitalien mit einer blind endenden Vaginaltasche und hypoplastischen männlichen Geschlechtsgängen, jedoch keine Müller-Derivate; die Genitalien betroffener Frauen sehen normal aus. Bei der i.v.-Urographie, der Sonographie und im CT sieht man große lipoidbeladene Nebennieren, die die Nieren nach kaudal verdrängen. Nicht selten tritt der Tod im frühen Kleinkindesalter durch Nebennierenrindeninsuffizienz auf. Betroffene Männer haben weiblich aussehende äußere Genitalien. Die Diagnose ergibt sich durch den Nachweis fehlender oder niedriger Steroide im Plasma und Urin und durch ein Nicht-Ansprechen auf eine ACTH-Stimulation.

2. 3β-Hydroxisteroid-Dehydrogenasemangel, Typ IV der angeborenen Nebennierenrindenhyperplasie (männlicher oder weiblicher Pseudohermaphroditismus und Nebennierenrindeninsuffizienz). Der 3β-Hydroxisteroid-Dehydrogenasemangel ist ein früher Defekt in der Steroidsynthese, der dazu führt, daß in den Nebennieren und den Gonaden 3β-Hydroxy-Δ^5-Steroide nicht in 3-Keto-Δ^4-Steroide umgewandelt werden können. In seiner ausgeprägten Form führt dieser Defekt zum Mangel an Aldosteron, Kortisol, Testosteron und Östradiol. Mildere Formen können sich klinisch manchmal erst in der Adoleszenz manifestieren und gehen nicht mit einem schweren Salzverlust einher. Männer mit diesem Defekt sind unvollständig maskulinisiert, betroffene Frauen weisen eine leichte Klitorismegalie auf. Salzverlust und Nebennierenkrisen treten bei den betroffenen Patienten meist im frühen Kleinkindesalter auf.

Wie auch bei anderen Formen der kongenitalen Nebennierenrindenhyperplasie sind leichte oder „nichtklassische" Fälle mit normalen Genitalien (oder leichten Hypospadien bei Männern) und normaler Mineralokortikoidaktivität beschrieben worden. Diese Patienten präsentieren sich gewöhnlich mit vorzeitiger Pubarche oder Hirsutismus.

Die Diagnose eines 3β-Hydroxysteroid-Dehydrogenasemangels beruht auf dem Nachweis erhöhter Konzentration an 17α-Hydroxypregnenolon, Dehydroepiandrosteron (DHEA) und seiner Sulfate sowie anderer 3β-Hydroxy-Δ^5-Steroide in Plasma und Urin. Durch Suppression der erhöhten Plasma- und Urin-3β-Hydroxy-Δ^5-Steroide mit Dexamethason läßt sich der 3β-Hydroxysteroid-Dehydrogenasemangel von einem virilisierenden Nebennierentumor unterscheiden.

3. 17α-Hydroxylasemangel, Typ V der angeborenen Nebennierenrindenhyperplasie (männlicher Pseudohermaphroditismus, sexueller Infantilismus, Hypertonus und hypokaliämische Alkalose). Ein Defekt der 17α-Hydroxylierung in der Zona fasciculata der Nebenniere und den Gonaden führt zu einer verminderten Synthese von 17α-Hydroxyprogesteron und 17α-Hydroxypregnenolon und damit zu einem Mangel an Kortisol und Geschlechtshormonen. Die Sekretion großer Mengen Kortikosteron und Desoxikortikosteron (DOC) führt zu Hypertonie, Hypokaliämie und Alkalose. Eine verstärkte DOC-Sekretion mit resultierender Hypertonie führt zu einer Suppression der Renin- und folglich auch der Aldosteronsekretion.

Die klinischen Manifestationen sind auf den adrenalen und gonadalen Defekt zurückzuführen. Bei XX-Frauen beobachtet man eine normale Entwicklung der inneren und äußeren Genitalien. In der Pubertät manifestiert sich der Defekt jedoch durch sexuellen Infantilismus mit erhöhten Gonadotropinkonzentrationen. Die XY-Männer weisen eine verminderte Testosteronsynthese in den fetalen Hoden auf, die zu weiblichen oder indifferenten Genitalien führt. Im Jünglingsalter sind sexueller Infantilismus und Hypertonie die Charakteristika dieser Störung.

Die Diagnose eines 17α-Hydroxilasemangels muß bei XY-Männern mit weiblichen oder indifferenten Genitalien und bei XX-Frauen mit sexuellem Infantilismus vermutet werden, wenn gleichzeitig auch noch eine Hypertonie und eine hypokaliämische Alkalose bestehen. Der Nachweis hoher Spiegel an Progesteron, Δ^5-Pregnenolon, DOC und Kortikosteron im Plasma sowie eine erhöhte Ausscheidung dieser Metaboliten im Urin sichert die Diagnose. Die Plasmareninaktivität und die Aldosteronsekretion sind bei diesen Patienten deutlich vermindert.

Die folgenden Störungen betreffen primär die Testosteron- und die Östrogenbiosynthese in den Gonaden:

4. 17,20-Lyasemangel. Dies ist ein seltener Defekt der Testosteronsynthese, der die Umwandlung der C21-Steroide 17α-Hydroxyprogesteron und 17α-Hydroxy-Δ^5-Pregnenolon in die C19-Steroide Androstendion und DHEA betrifft. Patienten mit einem 17,20-Desmolasemangel sind männliche Pseudohermaphroditen mit weiblichen oder zwittrigen Genitalien und inguinalen oder intraabdominellen Hoden. Die aus den Müller-Gängen zu bildenden Organe fehlen, vermutlich als Folge der Sekretion des Hemmfaktors für das Wachstum der Müller-Gänge. Während der Pubertät kann es zu einer unvollständigen Virilisierung ohne Gynäkomastie kommen.

Patienten mit einem 17,20-Desmolasemangel haben niedrige zirkulierende Testosteron-, Androstendion-, DHEA- und Östradiolspiegel. Die Diagnose wird gesichert durch einen erhöhten Quotienten aus 17α-

Hydroxy-C21- zu C19-Steroiden (Testosteron, DHEA, Δ^5-Androstendiol und Androstendion), und zwar nach Stimulation mit ACTH oder Choriongonadotropin.

5. 17β-Hydroxysteroid-Oxidoreduktasemangel. Der letzte Schritt der Testosteron- und Östradiolbiosynthese in den Gonaden ist die Reduktion von Androstendion zu Testosteron und Östron zu Östradiol. Bei der Geburt weisen Männer mit einem Mangel des Enzyms 17β-Hydroxysteroid-Oxidoreduktase weibliche oder leicht indifferente äußere Genitalien auf, da das Testosteron während der männlichen Geschlechtsdifferenzierung fehlte. Man findet eine männliche Genitalentwicklung, fehlende Strukturen der Müller-Gänge mit einer blind endenden vaginalen Tasche und Leisten- oder Bauchhoden. Während der Pubertät kommt es zu einer progressiven Virilisierung mit Hypertrophie der Klitoris. Es liegt oft auch gleichzeitig eine Gynäkomastie vor. Plasmagonadotropin, Androstendion und die Östronspiegel sind erhöht, während die Testosteron- und Östradiolkonzentrationen erniedrigt sind.

Der 17β-Hydroxysteroid-Oxidoreduktasemangel sollte bei der Differentialdiagnose folgender Krankheitsbilder mitberücksichtigt werden: 1. bei männlichen Pseudohermaphroditen mit fehlenden Müller-Gängen und ohne Störungen der Glukokortikoid- oder Mineralokortikoidsynthese und 2. bei männlichen Pseudohermaphroditen, die während der Pubertät virilisieren, besonders wenn eine Gynäkomastie vorliegt. Die Diagnose eines 17β-Hydroxysteroid-Oxidoreduktasemangels kann durch Nachweis unangemessen hoher Östron- und Androstendionplasmaspiegel sowie durch ein vermindertes Verhältnis von Plasmatestosteron zu -androstendion und von Östradiol zu Östron nach Stimulation mit HCG gesichert werden.

Die Behandlung der Patienten ist, wie bei anderen Formen eines männlichen Pseudohermaphroditismus, abhängig vom Alter des Patienten zum Zeitpunkt der Diagnosestellung und dem Grad der Indifferenz der äußeren Genitalien. Bei Patienten, denen eine Geschlechtsrolle zugeteilt wurde, ist eine plastische Korrektur der äußeren Genitalien und eine Testosteronsubstitution während der Pubertät erforderlich. Wird den Patienten eine weibliche Geschlechtsrolle zugeordnet (der häufigere Fall), so besteht die Behandlung in einer Kastration und einer Östrogensubstitutionstherapie während der Pubertät.

Störungen in den androgenabhängigen Geweben

Der komplexe zelluläre Wirkungsmechanismus der Steroidhormone wurde inzwischen geklärt (Abb. 34.15). Freies Testosteron tritt in die Targetzellen ein und wird zu Dehydrotestosteron durch 5α-Reduktion, das dann an ein Rezeptorprotein gebunden wird. Der Rezeptor-Protein-Komplex gelangt dann in den Kern der Zielzelle. Im Kern verbindet sich der Rezeptor-Dihydrotestosteron-Komplex mit dem Chromatin und leitet die Transkription ein. Die Messenger-RNA (mRNA) wird synthetisiert, modifiziert und ins Zytoplasma der Zelle transportiert, wo die Ribosomen die m-RNA in neue Proteine umwandeln. Diese neuen Proteine haben eine androgene Wirkung auf

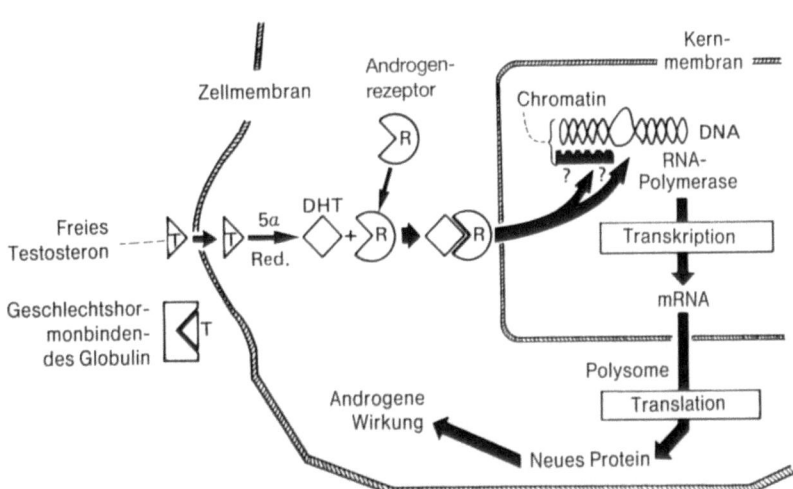

Abb. 34.15. Vereinfachtes Schema der Wirkungsweise des Testosterons am Zielorgan (*5α-Red.* 5α-Reduktase, *DHT* Dihydrotestosteron). [Wiedergegeben mit der Erlaubnis von Conte FA, Grumbach MM (1979) Pathogenesis, classification, diagnosis and treatment of anomalies of sex, chapt 106. In: DeGroot L (ed) Endocrinology. Grune & Stratton]

die Zelle. Bei Störungen der 5α-Reduktaseaktivität, der Dihydrotestosteronrezeptoraktivität, der Translokation des Steroid-Rezeptor-Komplexes, der Bindung an den Kern, der Transkription oder der Translation kommt es zu unzureichender Androgenwirkung am Erfolgsorgan und damit zu einem männlichen Pseudohermaphroditismus.

Mangelnde Ansprechbarkeit des Erfolgsorgans auf androgene Hormone (Androgenrezeptor- und Postrezeptordefekte)

Syndrom der kompletten Androgenresistenz und seine Varianten (testikuläre Feminisierung)

Das komplette Syndrom der Androgenresistenz (testikuläre Feminisierung) ist durch einen 46,XY-Karyotyp, beidseitige Hoden, weiblich aussehende äußere Genitalien, einen blind endenden vaginalen Schlauch und fehlende Organe der Müller-Gänge gekennzeichnet. Während der Pubertät entwickeln sich sekundäre weibliche Geschlechtsmerkmale, die Menarche bleibt jedoch aus. Die Scham- und die Achselbehaarung ist meist sehr spärlich, bei ⅓ der Patienten fehlt sie ganz. Einige dieser Patienten können eine Variante dieses Syndroms aufweisen. Bei ihnen findet man eine Klitorisvergrößerung und eine leichte Virilisierung in Verbindung mit der Entstehung von Brüsten und einem weiblichen Habitus während der Pubertät.

Das fehlende Ansprechen auf Androgene während der Embryogenese verhindert eine Maskulinisierung der äußeren Genitalien und eine Differenzierung der Wolff-Gänge. Die Sekretion des Hemmfaktors der Müller-Gänge durch fetale Sertoli-Zellen, führt zur Regression der Müller-Gänge. Somit werden Feten mit weiblichen äußeren Genitalien und einem blind endenden Vaginalschlauch geboren. Während der Pubertät führt mangelnde Ansprechbarkeit auf Androgene zu einer vermehrten LH-Sekretion und damit zu einem Anstieg von Testosteron und Östradiol. Das Östradiol kann durch Umwandlung aus Testosteron und Androstendion entstehen oder auch direkt vom Hoden sezerniert werden. Die Androgenresistenz führt in Verbindung mit verstärkter Östradiolsekretion während der Pubertät zur Ausbildung weiblicher sekundärer Geschlechtsmerkmale.

Untersuchungen an Nagetieren und Säugetieren haben gezeigt, daß die fehlende Ansprechbarkeit auf Androgene wenigstens teilweise durch Störungen der Androgen-Rezeptor-Aktivität in androgen-empfindlichen Geweben moduliert wird. Untersuchungen an Fibroblasten, die aus dem Genitalhautbereich stammen, ergeben, daß Patienten mit einer vollständigen Androgenunempfindlichkeit genetisch heterogen sind. Es sind Patienten beschrieben worden, die 1. eine nicht-nachzuweisende oder sehr geringe Androgen-Rezeptor-Aktivität aufweisen, 2. einen instabilen (thermolabilen) Androgenrezeptor haben und 3. eine normale Androgen-Rezeptor-Aktivität (einen vermutlichen Postrezeptordefekt) besitzen. Die Vererbung scheint bei all diesen Formen X-chromosomal gebunden zu sein.

Die Diagnose einer vollständigen Androgenresistenz kann anhand des klinischen Bildes vermutet werden. Präpuberal geben hodenähnliche Schwellungen im Leistenkanal oder den Labien beim Phänotyp einer Frau Hinweise auf die Diagnose. Postpuberal präsentieren sich solche Patienten mit primärer Amenorrhö, normaler Brustentwicklung und fehlender oder spärlicher Sexualbehaarung. Die deutliche Erhöhung der LH- und Testosteronkonzentration ist charakteristisch. Dieser Befund ist ein wichtiges hormonelles Charakteristikum der Androgenresistenz. Die Familienanamnese, der Phänotyp, die endokrine Beurteilung, Untersuchungen der Androgenrezeptoren und wenn notwendig, das metabolische Ansprechen auf Testosteron, kann helfen, die Diagnose zu sichern.

Zur Therapie von Patienten mit vollständiger Androgenresistenz gehört auch die Bestätigung und Betonung ihrer weiblichen Geschlechtsidentität. Wegen des erhöhten Risikos gonadaler Neoplasmen im Alter ist eine Kastration entweder vor oder nach der Pubertät angezeigt. Anschließend muß eine Östrogenersatztherapie durchgeführt werden.

Syndrom der unvollständigen Androgenresistenz und seine Varianten (Reifenstein-Syndrom)

Bei Patienten mit einem unvollständigen Ansprechen auf Androgene findet man ein breites Spektrum von Phänotypen in bezug auf den Grad der Maskulinisierung. Die äußeren Genitalien können indifferent sein, einen blind endenden vaginalen Sack aufweisen oder hypoplastisches männliches Aussehen haben. Die Organe aus den Müller-Gängen fehlen, Organe aus den Wolff-Gängen sind vorhanden, meist jedoch hypoplastisch. Während der Pubertät findet man nur eine schwache Virilisierung, gewöhnlich aber eine Scham- und Achselbehaarung sowie eine Gynäkomastie. Die Hoden sind klein, und es besteht eine Azoospermie als Folge der Keimzellenblockierung. Wie bei Patienten mit vollständiger Androgenresistenz liegen hohe Spiegel an Plasma-LH, Testosteron und Östradiol vor. Der Grad der Feminisierung ist bei diesen Patienten jedoch trotz hoher Östradiolspiegel geringer als beim vollständigen Syndrom der Androgenresistenz.

Bei Androgen-Rezeptor-Untersuchungen fand sich 1. ein partieller Mangel der Androgen-Rezeptor-Aktivität und 2. eine qualitativ abnorme Androgen-Rezeptor-Störung. Wie beim Syndrom der vollständigen Androgenresistenz scheint die Vererbung X-chromosomal gebunden zu sein.

Androgenresistenz bei infertilen Männern

Bei einer Gruppe von infertilen Männern, die normale männliche Genitalien haben und eine Gynäkomastie aufweisen können, ist eine partielle Androgenresistenz beschrieben worden. Im Gegensatz zu anderen Patienten mit einer Androgenresistenz haben einige dieser Patienten normale LH- und Testosteronspiegel. Somit kann eine Infertilität bei sonst normalen Männern die einzige klinische Manifestation der Androgenresistenz sein. Wie In-vitro-Untersuchungen gezeigt haben, ist die Infertilität nur ein Extrem der sehr stark variierenden Phänotypausprägung der Androgenresistenz bei Patienten mit einem vergleichbaren Mangel an Androgen-Rezeptor-Aktivität.

Defekte im Testosteronstoffwechsel von peripheren Geweben; 5α-Reduktase-Mangel (männlicher Pseudohermaphroditismus mit einer Maskulinisierung während der Pubertät, pseudovaginale, perineoskrotale Hypospadien)

Die gestörte Umwandlung von Testosteron in Dihydrotestosteron führt zu einer besonderen Form des männlichen Pseudohermaphroditismus (Abb. 34.16). Bei der Geburt finden sich indifferente äußere Genitalien. Der Penis ist klein, durch eine Chorda nach unten gebogen und weist eine Hypospadie auf. Außerdem findet sich ein geteiltes Skrotum und ein Sinusurogenitalis, der im Perinealbereich mündet. Der Vaginalschlauch endet blind. Die Hoden liegen entweder im Leistenbereich oder labial. Die Organe der Müller-Gänge fehlen, die der Wolff-Strukturen sind gut differenziert. Während der Pubertät tritt eine Virilisierung auf, die Stimme wird tiefer, die Muskelmasse nimmt zu und der Phallus vergrößert sich. Die Haut des geteilten Skrotums wird runzelig und pigmentiert. Die Hoden vergrößern sich und deszendieren in die labioskrotalen Falten. Die Spermatogenese setzt ein. Eine Gynäkomastie besteht nicht. Bemerkenswert ist auch das Fehlen einer Akne, das Zurückweichen des Haaransatzes und der Hirsutismus. Ein Merkmal dieser Form des männlichen Pseudohermaphroditismus ist der Wechsel der Geschlechtsidentität während der Pubertät vom männlichen zum weiblichen Typ. Das Bild wurde bei betroffenen Individuen in ländlichen Gemeinden der Dominikanischen Republik beschrieben.

Nach Einsetzen der Pubertät weisen Patienten mit einem 5α-Reduktase-Mangel normale bis erhöhte Testosteronspiegel und erhöhte LH-Plasmakonzentrationen auf. Wie erwartet, ist das Plasmadihydrotestosteron erniedrigt und das Testosteron-Dihydrotestosteron-Verhältnis unnatürlich hoch. Offensichtlich führt in utero eine mangelhafte 5α-Reduktion von Testosteron zu Dihydrotestosteron während der kritischen Phase der männlichen Geschlechtsdifferenzierung zu einer unvollständigen Maskulinisierung der äußeren Genitalien, während sich die testosteronabhängigen Wolff-Strukturen normal entwickeln. Die ausgeprägte Virilisierung, die bei diesen Patienten während der Pubertät auftritt, steht im scharfen Kontrast zu der Virilisierung, die in der Schwangerschaft stattfindet. Dieses Phänomen konnte aber bisher noch nicht zufriedenstellend erklärt werden. Da der Androgenrezeptor sowohl Dihydrotestosteron als auch Testosteron (allerdings mit geringerer Affinität) bindet, könnten die anhaltend hohen Spiegel zirkulierenden Testosterons während der Pubertät ein Faktor in der erreichten Virilisierung sein. Darüber hinaus ist der Enzymdefekt unvollständig. Außerdem kann man während der Pubertät eine niedrige Plasmakonzen-

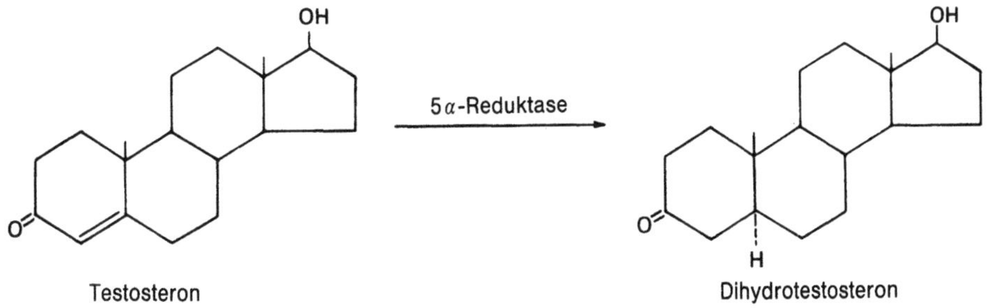

Abb. 34.16. Metabolismus des Testosterons

tration an Dihydrotestosteron feststellen. Auch die anderen Hormone unterscheiden sich während der Pubertät deutlich von den Werten in utero, da große Mengen kompetitiver Steroide (Östrogene und Gestagene) fehlen. Im besonderen können hohe Konzentrationen an Progesteron eine starke Wirkung auf die 5α-Reduktase-Aktivität in utero haben. Während der Pubertät sind die Progesteronspiegel bei Männern jedoch niedrig. Der 5α-Reduktase-Mangel wird autosomal-rezessiv vererbt, und der enzymatische Defekt zeigt genetische Heterogenität.

Man sollte bei männlichen Pseudohermaphroditen mit einem blind endenden Vaginalsack an einen 5α-Reduktase-Mangel denken. Die Diagnose wird gesichert durch ein hohes Plasmatestosteron-/Dihydrotestosteron-Verhältnis, entweder unter normalen Bedingungen oder nach Stimulation mit HCG. Zu den bestätigenden Befunden zählt ein erhöhtes 5β- zu 5α-Verhältnis der C19-Steroidmetaboliten des Testosterons im Urin, ein verminderter Spiegel der 5α-Reduktase-Aktivität in der Genitalhaut in vitro und eine verminderte Umwandlung von zugeführtem Testosteron zu Dihydrotestosteron in vivo.

Die Frühdiagnose dieser Störung ist besonders kritisch. Im Hinblick auf den natürlichen Verlauf dieser Erkrankung kann den betroffenen Männern eine männliche Geschlechtsidentität zugeordnet werden. Sie werden mit Dihydrotestosteron behandelt, und gleichzeitig wird eine plastische Korrektur der äußeren Genitalien vorgenommen. Wird die Diagnose erst nach dem Kleinkindesalter gestellt und liegt bereits eine eindeutige weibliche Geschlechtsidentität vor, so sollte als Therapie der Wahl eine prophylaktische Orchiektomie und Östrogensubstitutionstherapie vorgenommen werden, bis neuere Kenntnisse über den Ablauf dieser Störung und die Geschlechtsumwandlung verfügbar sind.

Dysgenetischer männlicher Pseudohermaphroditismus (indifferente Genitalien infolge einer Gonadendysgenesie)

Eine gestörte Gonadenentwicklung führt zu indifferenter Entwicklung der Genitalgänge, des Urogenitalsinus und der äußeren Geschlechtsmerkmale. Bei Patienten mit einem X0-/XY-Mosaik, strukturellen Aberrationen des Y-Chromosoms und Formen einer XY-Gonadendysgenesie findet man eine defekte Gonadenentwicklung und damit eine gestörte Virilisierung. Diese Erkrankungen werden zwar zu den Störungen der gonadalen Differenzierung gerechnet, viele halten sie jedoch für eine Untergruppe des männlichen Pseudohermaphroditismus.

Indifferente Genitalien, verbunden mit degenerativer Nierenerkrankung

Es sind mehrere Fälle eines männlichen Pseudohermaphroditismus bekannt geworden, die mit einer degenerativen Nierenerkrankung, einem Hypertonus und einem Wilms-Tumor einhergehen. Bei diesem Syndrom findet sich sowohl eine Nieren- wie auch eine Hodendysgenesie, und es besteht eine Prädisposition für renale Neoplasmen.

Syndrom der Hodenregression (embryonales testikuläres Regressionssyndrom; XY-Agonadismus; rudimentäres Hodensyndrom; angeborene Anorchie)

Ein Nachlassen der Hodenfunktion während der kritischen Phase der männlichen Geschlechtsentwicklung kann zu unterschiedlichen klinischen Syndromen führen, je nachdem, zu welchem Zeitpunkt die testikuläre Funktion aufhört. Am Ende des klinischen Spektrums dieser heterogenen Erkrankungen findet man XY-Patienten, bei denen der testikuläre Funktionsverlust vor der 8. Schwangerschaftswoche auftrat und zu einer weiblichen Entwicklung der inneren und äußeren Genitalien führte. Am anderen Ende des Spektrums beobachtet man Patienten mit „Anorchie" oder „abnehmenden Hoden". Die Patienten weisen eine absolut normale Differenzierung ihrer inneren und äußeren Geschlechtsmerkmale auf, sie besitzen jedoch kein gonadales Gewebe. Die Diagnose einer Anorchie muß bei allen Männern mit Kryptorchismus in Betracht gezogen werden. Die Zufuhr von HCG, 1000–2000 E i.m. jeden 2. Tag (insgesamt 7 Injektionen), ist ein guter Test zur Bestimmung der Funktionen der Leydig-Zwischenzellen. Bei einer normalen Leydig-Zell-Funktion kommt es unter präpuberalen Männern zu einem Anstieg des Plasmatestosterons von Konzentrationen unter 20 ng/100 ml auf über 200 ng/100 ml. Bei Kleinkindern unter 4 Jahren und bei Kindern über 10 Jahren stellen die Plasma-FSH-Spiegel einen sensitiven Index der gonadalen Integrität dar. Die Gonadotropinreaktion auf 100 μg einer Bolusinjektion von Gn-RH kann zur Abgrenzung eines fehlenden gonadalen Feedbacks zum Hypothalamus und zur Hypophyse herangezogen werden. Bei agonadalen Kindern kommt es durch Gn-RH zu einem Anstieg der LH- und FSH-Spiegel, der größer ist als bei präpuberalen Kindern mit normaler Gonadenfunktion. Patienten mit hohen Gonadotropinspiegeln und fehlender Testosteronreaktion auf HCG fehlt konstant erkennbares Gonadengewebe bei der Laparotomie (Lustig 1987).

Defekte in der Synthese, der Struktur oder dem Ansprechen auf den Hemmfaktor des Müller-Gangs

Es ist eine kleine Zahl von Patienten mit normaler männlicher Entwicklung der äußeren Genitalien bekannt geworden, bei denen jedoch die Müller-Gänge persistieren. Die Retention der Müller-Strukturen kann entweder auf ein Versagen der Sertoli-Zellen zurückzuführen sein, bei der Synthese des Hemmfaktors der Müller-Gänge oder auf einen Defekt in der Reaktion des Müller-Gangs auf diesen Faktor. Die Störung scheint autosomal-rezessiv vererbt zu werden. Die Therapie besteht in der Entfernung der Müller-Strukturen.

Nicht-klassifizierte Formen einer abnormen Geschlechtsentwicklung bei Männern

Hypospadien

Die Hypospadie ist eine häufige Anomalie des Urogenitaltrakts, die bei 1–8 von 1000 männlichen Neugeborenen auftritt. In der embryologischen Entwicklung beruht eine mangelhafte Virilisierung des äußeren Genitales auf einer subnormalen Funktion der Leydig-Zwischenzellen, einer Endorganresistenz oder einer gestörten zeitlichen Korrelation zwischen Hormonspiegel und dem kritischen Zeitraum für eine Gewebeantwort. Obwohl bei den meisten Patienten nur wenig Grund besteht, einen dieser Mechanismen zu vermuten, weisen neuere Berichte darauf hin, daß bei einer kleinen Zahl von Patienten einfache Hypospadien mit einer abnormen Androgen-Rezeptor-Aktivität, einer nukleären Lokalisation des Androgenrezeptors oder einer Reifestörung des Hypothalamus-Hypophysen-Systems verbunden sein könnten. Um die genaue Rolle, die diese Faktoren in der Pathogenese der Hypospadie spielen, festzustellen, sind weitere Untersuchungen erforderlich.

In einer prospektiven Studie mit 100 Patienten mit Hypospadien fand man 1 genetisch-weiblichen Patienten mit angeborener Nebennierenrindenhyperplasie, 5 mit Geschlechts-Chromosomenaberrationen und 1 mit der unvollständigen Form einer XY-Gonadendysgenesie. 9 Patienten stammten aus Schwangerschaften, in denen die Mutter während des 1. Trimesters Progestativa eingenommen hatte. Somit wurde nur bei 15% dieser Patienten ein pathogenetischer Mechanismus gefunden. Hypospadien sind in Verbindung mit Chromosomenaberrationen und generalisierten dysmorphen Syndromen, z.B. dem Smith-Lemli-Opitz-Syndrom, beschrieben worden.

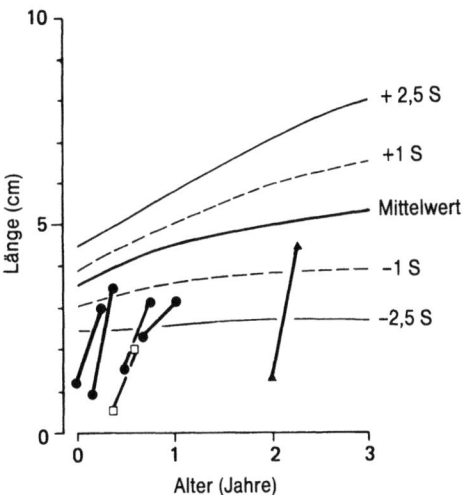

Abb. 34.17. Die Veränderung der Phalluslänge während 3monatiger Testosteronbehandlung von 6 Patienten unter 2 Jahren mit Mikrophallus. Jeder Patient erhielt monatlich 25 mg öliges Testosteron-Enanthat i.m. über 3 Monate. ▲, □ zeigt 2 Patienten, die später noch einen 2. Testosteronbehandlungszyklus erhielten. [Wiedergegeben mit Erlaubnis von Burstein S, Grumbach MM, Kaplan SL (1979) Early determination of androgen-responsiveness is important in the management of microphallus. Lancet II:983]

Mikrophallus

Der Mikrophallus kann aus einer heterogenen Gruppe von Störungen resultieren. Die häufigste ist jedoch der fetale Testosteronmangel. Im menschlichen männlichen Fetus steht die Testosteronsynthese durch die fetalen Leydig-Zwischenzellen während der kritischen Periode der männlichen Geschlechtsentwicklung (8–12 Wochen) unter dem Einfluß des plazentaren HCG. Etwa von der Mitte der Schwangerschaft an scheinen fetales hypophysäres LH und plazentares HCG die fetale Testosteronsynthese der Leydig-Zwischenzellen und folglich auch das Phalluswachstum zu modulieren. GH scheint auch eine Rolle beim Wachstum des Phallus zu spielen. Bei Männern mit angeborenem Hypopituitarismus und mit isoliertem Gonadotropinmangel sowie mit „spätem" testikulärem Versagen, können eine normale männliche Geschlechtsentwicklung und einen Mikrophallus bei der Geburt haben (Phallus mit einer Länge von weniger als 2,5 cm bei einem ausgereiften Kind). Bei Patienten mit Hypopituitarismus oder mit Hypophysenaplasie können oft auch Mittelhirndefekte, eine Hypoglykämie und eine Riesenzellhepatitis vorliegen. Nach entsprechender Beurteilung der Funktion des Hypophysenvorderlappens (d.h. GH, ACTH, Kortisol, TSH und Gonadotropine) und Stabilisierung des Patienten durch eine

Hormonsubstitution sollte, wenn nötig, ein HCG-Stimulationstest durchgeführt werden. Danach sollte bei allen Patienten mit Mikrophallus ein Testosterontherapiezyklus eingeleitet werden, bevor die endgültige Geschlechtsidentität festgelegt wird. Patienten mit fetalem Testosteronmangel und Mikrophallus sprechen auf die Gabe von Testosteron-Onanthat, 25–50 mg i.m. monatlich über 3 Monate, mit einem mittleren Phalluswachstum von 2 cm an (Abb. 34.17). Wenn ein Testosterontherapiezyklus nicht zu einem vernünftigen Anstieg der Phallusgröße führt, sind bei der Behandlung eines Patienten mit Mikrophallus die Kastration und die Zuweisung einer weiblichen Geschlechtsidentität berechtigte Maßnahmen.

Nicht-klassifizierte Formen einer abnormen Geschlechtsentwicklung bei Frauen

Ein angeborenes Fehlen der Vagina findet man bei 1 von 5000 weiblichen Neugeborenen. Die aus den Müller-Gängen stammenden Organe können fehlen, jedoch auch vorhanden sein. Die Ovarialfunktion ist meist normal. Die Therapie besteht in einer plastischen Korrektur der Vagina, falls indiziert.

Behandlung von Patienten mit intersexuellen Problemen

Wahl des Geschlechtes

Das Ziel der Behandlung von Patienten mit indifferenten Genitalien besteht für den Arzt darin, die Diagnose zu stellen und eine Geschlechtsidentität zu finden, die eine zufriedenstellende weitere Lebensführung und sexuelle Ausgeglichenheit ermöglicht. Wenn das zukünftige Geschlecht einmal festgelegt ist, muß die Geschlechtsrolle durch entsprechende operative, hormonelle oder psychologische Maßnahmen betont werden. Außer bei weiblichen Pseudohermaphroditen werden indifferente Genitalen durch Veränderungen verursacht, die beinahe immer zu einer Infertilität des Patienten führen. Bei der Zuweisung einer männlichen Geschlechtsidentität muß die Größe des Phallus das wichtigste Kriterium bei den Überlegungen bleiben.

Differentialdiagnose

Die Schritte bei der Diagnose von Intersexualität sind in Abb. 34.18 aufgeführt.

Geschlechtsumwandlung

Die Geschlechtsumwandlung im Säuglings- und Kindesalter stellt immer ein schwieriges Problem für den Patienten, die Eltern und den Arzt dar. Da dies im Kleinkindesalter leichter ist als nach einem Alter von 2 Jahren, sollte eine solche Beratung immer mit viel Bedacht und mit sorgfältiger Planung für eine lange medizinische und psychologische Beratung vorgenommen werden.

Rekonstruktive Chirurgie

Es ist wünschenswert, daß die plastische Korrektur der äußeren Genitalien durchgeführt wird, bevor das Kind 6–12 Monate alt ist. Bei Kindern, denen eine weibliche Geschlechtsidentität gegeben wurde, sollte die Klitoris, wenn möglich, durch eine Klitorisplastik oder Klitorisreduktion korrigiert werden. Eine etwaige Rekonstruktion der Vagina kann bis zur Adoleszenz verschoben werden.

Eine Entfernung der Gonaden wird bei Kindern mit verschiedenen Formen der Gonadendysgenesie zum Zeitpunkt der plastischen Rekonstruktion der äußeren Genitalien durchgeführt, da Gonadoblastome, Seminome und Dysgerminome bereits in der 1. Lebensdekade auftreten können.

Bei einem Patienten mit testikulärer Feminisierung können die Gonaden in situ belassen werden (vorausgesetzt, sie sind nicht in den Labia majora lokalisiert), um eine Östrogenproduktion bis zur späten Adoleszenz zu gewährleisten. Der Patient kann dann prophylaktisch kastriert werden, nachdem seine weibliche Geschlechtsidentität während der Pubertät durch normale Feminisierung erreicht wurde.

Patienten mit einer unvollständigen testikulären Feminisierung, denen eine weibliche Geschlechtsidentität zugewiesen wird, oder bei Patienten mit Defekten in der Testosteronbiosynthese, bei denen in der Pubertät ein gewisser Grad einer Maskulinisierung zu beobachten ist, sollten vor der Pubertät eine Gonadektomie erhalten.

Hormonelle Substitutionstherapie

Zyklisches Östrogen und Gestagen werden bei Patienten mit zugeordneter weiblicher Geschlechtsidentität verwendet, wenn ein Uterus vorhanden ist (s. S. 752). Bei Männern kann man eine Virilisierung durch Gabe von Testosteron erreichen (s. S. 755).

Diagnose der Intersexualität
1. Anamnese: Familienanamnese, Schwangerschaft.
2. Körperliche Untersuchung: Palpation der Inguinalregion, der labioskrotalen Region, rektale Untersuchung.
3. Primäre Untersuchungen: X-Chromatinmuster, Karyogramm, Serumelektrolyte, 17α-Hydroxiprogesteron, Androstendion, Dehydroepiandrosteron, Testosteron, Dihydrotestosteron. Sonographie der Nieren, der Harnleiter und des Beckens.
4. Vorläufige Diagnose: „Anomalie" der äußeren Genitalien – weiteres Vorgehen s. unten.

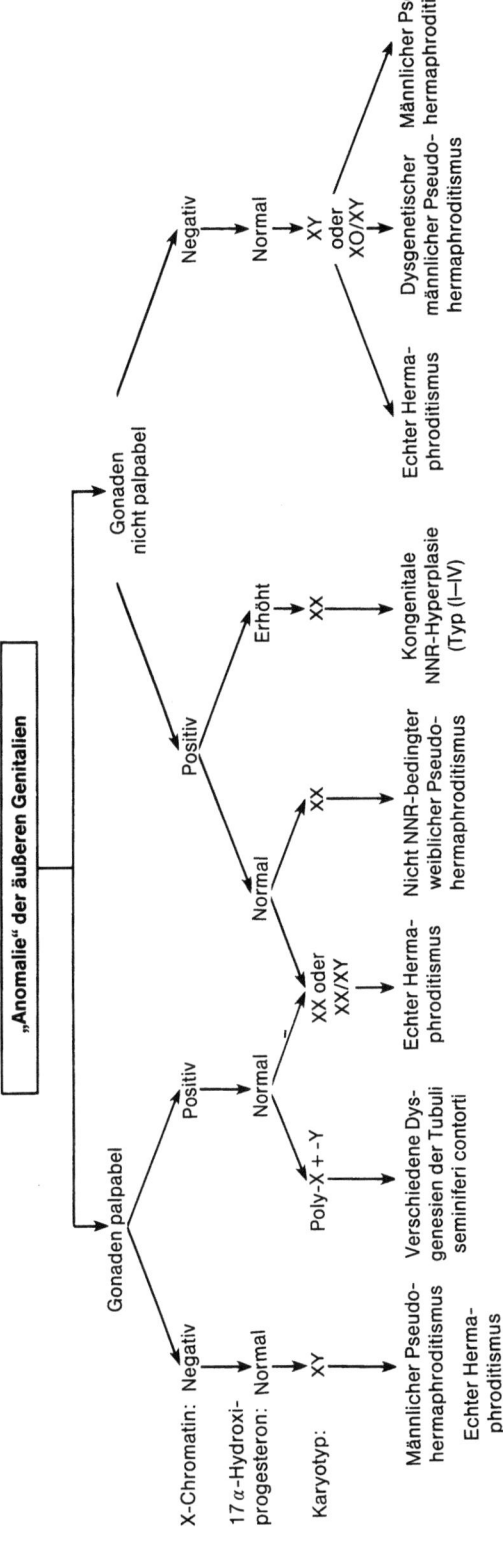

Abb. 34.18. Diagnostische Schritte bei Intersexualität von Kleinkindern und Kindern. Die 17-Hydroxiprogesteronspiegel können bei Patienten mit einem 3β-Hydroxisteroid-dehydrogenasemangel (Typ IV) mäßig erhöht sein. Bei Patienten mit einem 17α-Hydroxilasemangel (Typ V) und einem Cholesteroldesmolasemangel (Typ VI) sind sie erniedrigt. [Modifiziert mit Erlaubnis von Grumbach MM (1962) In: Holt LE jr, McIntosh R, Barnett HL (eds) Pediatrics, 13th edn. Appleton-Century-Crofts]

Psychologische Behandlung

Das Geschlecht ist keine isolierte biologische Einheit, sondern die Summe vieler morphogenetischer, funktioneller und psychologischer Potentiale. Bei den Eltern oder dem Kind dürfen niemals irgendwelche Zweifel über das Geschlecht des Kindes aufkommen. Das chromosomale und gonadale Geschlecht ist nur von sekundärer Bedeutung; an erster Stelle steht das anerzogene Geschlecht. Bei richtiger operativer Rekonstruktion und Hormonsubstitution wird der Patient, dessen psychosexuelles Geschlecht von seinem chromosomalem Geschlecht abweicht, keine psychologischen Schwierigkeiten bekommen, solange das anerzogene Geschlecht von der Familie und den anderen während der kritischen frühen Jahre akzeptiert wird. Diese Menschen sollten das Erwachsenenalter als gut angepaßte Männer oder Frauen erreichen, die in der Lage sind, normale sexuelle Kontakte zu haben, obwohl sie meist nicht zeugungsfähig sind.

Literatur

Austin CR, Edwards RB (editors): Mechanisms of Sex Differentiation in Animals and Man. Academic Press, 1981

Bandmann JH, Breit R (editors): Klinefelter's Syndrome. Springer-Verlag, 1984

Conte FA, Grumbach MM: Pathogenesis, classification, diagnosis, and treatment of anomalies of sex. In: Endocrinology, 2nd ed. DeGroot L (editor). Grune & Stratton, 1987

George FW, Wilson JD: Embryology of the genital tract. In: Campbell's Urology, 5th ed. Walsh PC et al (editors). Saunders, 1986

Goodfellow PN: The case of the missing H-Y antigen. Trends Genet 1986; 2:87

Griffin JE, Wilson JD: Disorders of sexual differentiation. In: Campbell's Urology, 5th ed. Walsh PG et al (editors). Saunders, 1986

Griffin JE, Wilson JD: The syndromes of androgen resistance. N Engl J Med 1980; 302:198

Grumbach MM, Conte FA: Disorders of sex differentiation. In: Williams Textbook of Endocrinology, 7th ed. Wilson JD, Foster DW (editors). Saunders, 1985

Hamerton JL: Human Cytogenetics. Vols 1 and 2. Academic Press, 1971

Imperato-McGinley JL et al: Androgens and the evolution of male-gender identity among male pseudohermaphrodites with 5α-reductase deficiency. N Engl J Med 1979; 300:1233

Lee PA et al. (editors): Congenital Adrenal Hyperplasia. University Park Press, 1977

Lustig RH et al: Ontogeny of gonadotropin secretion in congenital anorchia: Sexual dimorphism versus syndrome of gonadal dysgenesis and diagnostic considerations. J Urol 1987; 138:587

McKusick VA: Mendelian Inheritance in Man, 6th ed. Johns Hopkins Univ Press, 1983

Money J, Ehrhardt AA: Man and Woman, Boy and Girl: The Differentiation and Dimorphism of Gender Identity From Conception to Maturity. Johns Hopkins Univ Press, 1972

New MI, Levine LS: Steroid 21-hydroxylase deficiency. Pages 83–94 in: Adrenal Diseases in Childhood. New MI, Levine LS (editors). Karger, 1984

New MI, Speiser PW: Genetics of adrenal steroid 21-hydroxylase deficiency. Endocr Rev 1986; 7:331

Ohno S: Major Sex Determining Genes. Springer-Verlag, 1979

Ohno S: The Y-linked testis determining gene and H-Y plasma membrane antigen gene: Are they one and the same? Endocr Rev 1986; 6:421

Peters H, McNulty KP: The Ovary. Univ of California Press, 1980

Peterson RE et al: Male pseudohermaphroditism due to steroid 5α-reductase deficiency. Am J Med 1977; 62:170

Rosenfield RL, Lucky AW, Allen TD: The diagnosis and management of intersex. Curr Probl Pediatr 1980; 10:1. [Entire issue.]

Serio M et al (editors): Sexual Differentiation: Basic and Clinical Aspects. Vol 11 of: Serono Symposia. Raven Press, 1984

Simpson JL, Photopulos G: The relationship of neoplasia to disorders of abnormal sexual differentiation. Birth Defects 1976; 12 (Suppl 1):15

Singh L, Jones KW: Sex reversal in the mouse (Mus musculus) is caused by a recurrent nonreciprocal crossover involving the X and an aberrant Y chromosome. Cell 1982; 28:205

Vallet HL, Porter IH (editors): Symposium on Genetic Mechanisms of Sexual Development. Academic Press, 1979

Van Niekerk WA: True Hermaphroditism: Clinical, Morphological and Cytogenetic Aspects. Harper & Row, 1974

Wachtel SS: H-Y Antigen and the Biology of Sex Determination. Grune & Stratton, 1983

Wilson JD et al: The androgen resistance syndromes: 5α-Reductase deficiency, testicular feminization, and related disorders. Chap 48, pp 1001–1026, in: The Metabolic Basis of Inherited Disease, 5th ed. Stanbury JB et al (editors). McGraw-Hill, 1983

35 Renovaskuläre Hypertonie

R. E. Sosa und E. D. Vaughan Jr.

Etwa 50 Millionen Amerikaner haben eine Hypertonie. Bei den meisten Patienten ist die Ursache unbekannt, man bezeichnet die Erkrankung deshalb als essentielle Hypertonie. Bei 5–15% der Patienten mit Hypertonie ist eine Nierenerkrankung ursächlich beteiligt. Man spricht hier von renaler Hypertonie. Ein renaler Hypertonus kann vaskulär bedingt sein (d. h. infolge einer Nierenarterienerkrankung (s. Tabelle 35.1)), er kann auf eine renale Nierenparenchymerkrankung zurückzuführen sein (Tabelle 35.2), oder er kann die Folge einer Kombination aus beiden sein. Viele Fälle einer renalen Hypertension sind reversibel, wenn sie richtig diagnostiziert und behandelt werden.

Ätiologie

Nierenerkrankungen, die mit einer Hypertonie einhergehen, sind schon seit dem frühen 19. Jahrhundert bekannt. 1898 stellten Tigerstadt u. Bergman fest, daß eine wasserlösliche Substanz, die aus der Nierenrinde eines gesunden Kaninchens extrahiert und als Renin bezeichnet wurde, einen deutlichen und anhaltenden Hypertonus erzeugte, wenn man sie einem 2. gesunden Kaninchen intravenös injizierte.

1934 zeigten Goldblatt's klassische Experimente an Hunden, daß eine reversible Erhöhung des systemischen Blutdrucks durch Unterbindung der A. renalis einer oder beider gesunder Nieren zu einem Bluthochdruck führte. Der Blutdruck noramlisierte sich wieder, wenn die Drosselung der betroffenen Seite beseitigt wurde. In diesen Modellversuchen wurde die überhöhte Reninsekretion der ischämischen Niere als ursächlicher pathogenetischer Faktor der renovaskulären Hypertonie erkannt (Abb. 35.1). Bei Menschen führte eine einseitige renale Ischämie, wie beim Goldblatt-Experiment, zu einem reninerhöhten angiotensinabhängigen Hypertonus, der durch Rekonstruktion der Nierenarterie, durch perkutane Ballonkatheterdilatation des stenosierten Arteriensegments oder durch Nephrektomie beseitigt werden konnte.

Pathogenese

Das Renin-Angiotensin-Aldosteron-System (Abb. 35.2) ist eine zusammenhängende hormonelle Kas-

Tabelle 35.1. Ursachen renovaskulärer Hypertonie

Häufige Ursachen
Arteriosklerose (66%)
Fibromuskuläre Dysplasie (33%)
  Fibroplasie der Intima (5%)
  Fibromuskuläre Hyperplasie (2%)
  Fibroplasie der Media (etwa 80%)
  Fibroplasie der Perimedia (etwa 15%)

Seltene Ursachen ($\leq 1\%$)
Periarteriitis nodosa
Takayasu-Arteriitis
Arteriovenöse Fistel
Aortenaneurysma
Aortenisthmusstenose
Abdominale Aortenstenose
Strahlenarteriitis

Tabelle 35.2. Nicht-vaskuläre Ursachen renaler Hypertonie bei einseitigen Nierenparenchymerkrankungen

Operation indiziert
Nierenkarzinom
Wilms-Tumor
Reninom
Obstruktive Uropathie
Funktionslose atrophische Niere

Operation nur bei besonderer Indikation
Chronische Pyelonephritis mit vesikoureteralem Reflux
Polyzystische Niere
Niere nach Radiatio
Perinephritische Vernarbung (Page kidney)
Segmentale Hypoplasie (Ask-Upmark-Syndrom)
Nierentuberkulose

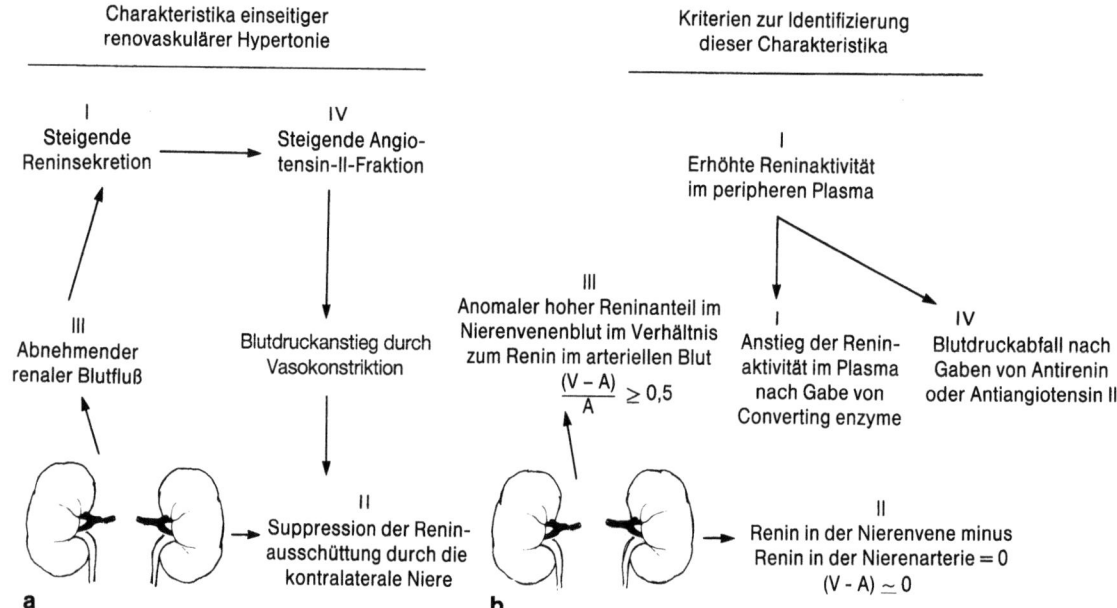

Abb. 35.1. a Charakteristika der Frühphase einer Goldblatt-Hypertonie der Ratte bei 2 Nieren, wovon eine durch einen Clip gedrosselt ist. **b** Die vom Tierversuch abgeleiteten Kriterien, mit denen Patienten mit reversibler renaler Hypertonie herausgefunden werden. *I–IV* beziehen sich auf **a** und **b**. (Modifiziert und wiedergegeben mit Erlaubnis von Vaughan et al. 1984)

kade, die gleichzeitig den Blutdruck, das Natrium- und das Kaliumgleichgewicht sowie den regionalen Blutstrom beeinflußt. Das Renin ist ein proteolytisches Enzym, das in den juxtaglomerulären Zellen der afferenten Arteriolen produziert wird. Es wirkt auf das Reninsubstrat (Angiotensinogen), ein α-2-Globulin, das in der Leber produziert wird, ein. Das Convertingenzyme, das man in Lunge und Niere nachweisen kann, spaltet 2 Aminosäuren vom Angiotensin I ab, so daß das Oktapeptid Angiotensin II entsteht, ein potentieller arterieller Vasokonstriktor. Angiotensin II stimuliert darüber hinaus die Zona glomerulosa der Nebenniere und führt damit zur Sekretion von Aldosteron. Eine Erhöhung des Blutdrucks und eine Wiederherstellung des Natriumgleichgewichts hemmt die weitere Reninsekretion.

Zu den Mechanismen, die für die Reninsekretion verantwortlich sind, zählen ein afferenter arteriolärer Druckrezeptor, der auf eine Verminderung des renalen Perfusionsdrucks anspricht, ein Sensor an der Macula densa, der auf eine verminderte Zufuhr von Natrium und Chlorid im Bereich der distalen Tubuli reagiert und eine gesteigerte Aktivität des sympathischen Nervensystems, die durch β_1-adrenerge Rezeptoren vermittelt wird. Häufige Ursache einer übermäßigen Reninsekretion sind Natriumverlust, Blutung, Schock, Stauungsinsuffizienz und Nierenarterienstenose.

Die Plasmareninaktivität ist eng verknüpft mit der Nahrungsaufnahme und der Natriumausscheidung im Urin, d. h. mit dem Natriumgleichgewicht. Das Renin-Angiotensin-Aldosteron-System wird durch Natriumverlust aktiviert, durch Natriumüberschuß supprimiert. Die Plasmareninaktivität muß deshalb mit dem Natriumgleichgewicht korrelieren, um wirksam zu sein. Die Abb. 35.3 zeigt, wie die Plasmareninaktivität mit dem Natriumgleichgewicht variiert. Die Natriumbilanz bestimmt man bei Normalpersonen durch Messung der Natriumausscheidung im 24-h-Sammelurin.

Pathologie

Eine Nierenarterienstenose (und dadurch ein renovaskulärer Hypertonus) wird am häufigsten durch arteriosklerotische Plaques und eine fibromuskuläre Dysplasie verursacht (Tabelle 35.1). Nicht alle Nierenarterienstenosen sind jedoch physiologisch signifikant und führen zu einer Hypertonie. Diese Veränderung muß den Gefäßdurchmesser um wenigstens 70% reduzieren, bevor der renale Plasmafluß soweit vermindert ist, daß eine klinisch-signifikante Ischämie resultiert. Die klinische Signifikanz einer anatomischen Stenose, die man auf der Angiographie in Abb. 35.4 sieht, wird – wie vorher beschrieben – durch Reninassays bestimmt.

Anamnese und körperliche Untersuchung

Anamnese

Eine vollständige und gründliche Anamnese und körperliche Untersuchung liefern wichtige Informationen über den gegenwärtigen Gesundheitszustand des Patienten, seine eigene medizinische Vorgeschichte sowie die familiären Hintergründe. Klinische Hinweise und andere Faktoren, die einen renovaskulären Hypertonus vermuten lassen, sind in Tabelle 35.3 aufgeführt. Das Alter des Patienten, die Umstände beim Einsetzen der Hypertonie, nachweisbare Blutdruckschwankungen, die frühere Therapie, die Therapieresultate und die Vorgeschichte einer Organschädigung spielen eine Rolle. Bei der Anamnese sollte man auf folgende Krankheitshinweise achten (z. B. Glomerulonephritis, chronische Pyelonephritis mit oder ohne vesikoureteralen Reflux, Hydronephrose, Urolithiasis) oder andere Faktoren (z. B. Nierentrauma, Radiotherapie im Abdominalbereich), die zu einer Hypertonieentstehung beitragen können.

Eine Hypertonie kann abrupt einsetzen und sich rasch verschlimmern, z. B. bei Kindern mit Wilms-Tumor, bei jungen Erwachsenen mit fibromuskulärer Dysplasie und bei älteren Patienten mit einer arteriosklerotischen Okklusion der Nierenarterie. Anorexie, Gewichtsverlust und Übelkeit können auf eine maligne Erkrankung mit Hypertoniefolge deuten. Allein das Fehlen der Symptome reicht jedoch nicht aus, die Diagnose eines heilbaren Hypertonus auszuschließen.

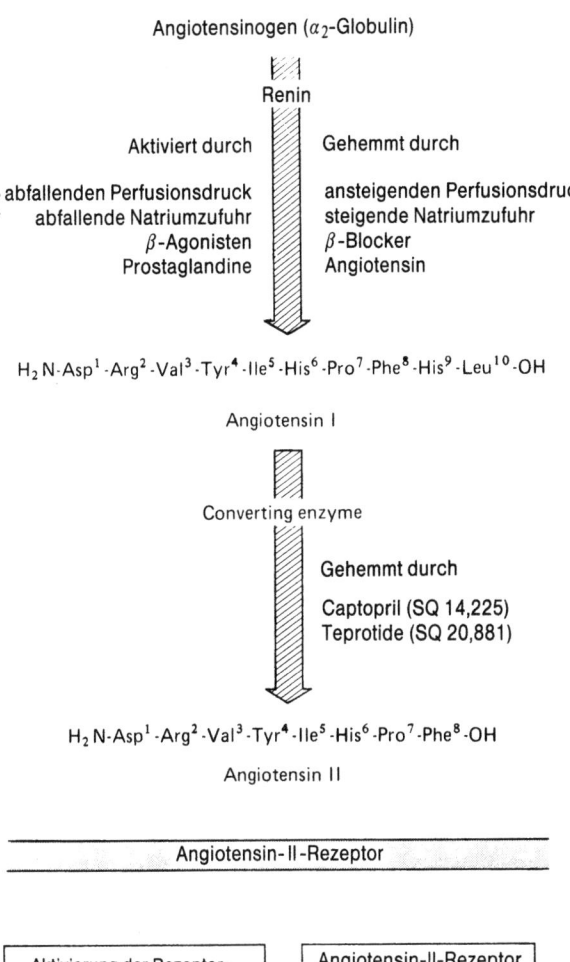

Abb. 35.2. Das Renin-Angiotensin-Aldosteron-System

Körperliche Untersuchung

Die Untersuchung sollte regelmäßig Messungen des Blutdrucks beinhalten, um den Grad der Hypertonie festzustellen. Die Messungen werden an beiden Armen, bei entsprechendem Sitz der Manschette, am stehenden, sitzenden und liegenden Patienten durchgeführt. Wenn 3 Messungen beim Erwachsenen unter 40 Jahren einen Druck ergeben, der höher als 140/90 mm Hg ist, sind weitere Untersuchungen notwendig. Der Arzt sollte alle peripheren Pulse palpieren. Bei einem jungen Patienten deuten abgeschwächte Pulse und ein niedriger Blutdruck in den unteren Extremitäten auf eine Aortenisthmusstenose hin. Ein anderes charakteristisches Zeichen ist ein Strömungsgeräusch im Bereich der Skapula. Bei Patienten mit Nierenarterienstenose kann ein kontinuierliches Strömungsgeräusch auf beiden Seiten der Mittellinie, direkt über dem Nabel, auskultiert werden.

Zu anderen urologischen Erkrankungen, die zu einer reninabhängigen Hypertonie führen, zählen die obstruktive Uropathie, benigne und maligne raumfordernde Prozesse der Niere und die chronische Pyelonephritis, die sehr häufig mit einem vesikoureteralen Reflux einhergeht (Tabelle 35.2). Bei einigen Patienten kann es nach entsprechender operativer Behandlung der zugrundeliegenden urologischen Erkrankung zu einer Normalisierung der vormals erhöhten Plasmareninaktivität und zu einer Besserung der Hypertonie kommen. Eine Hypertonie durch renale Parenchymerkrankung ist meist operativ nicht zu behandeln. Bei den meisten Patienten muß der Blutdruck medikamentös eingestellt werden.

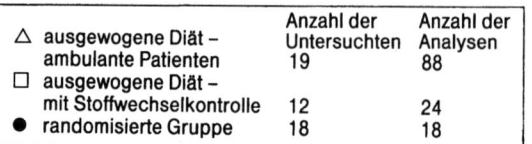

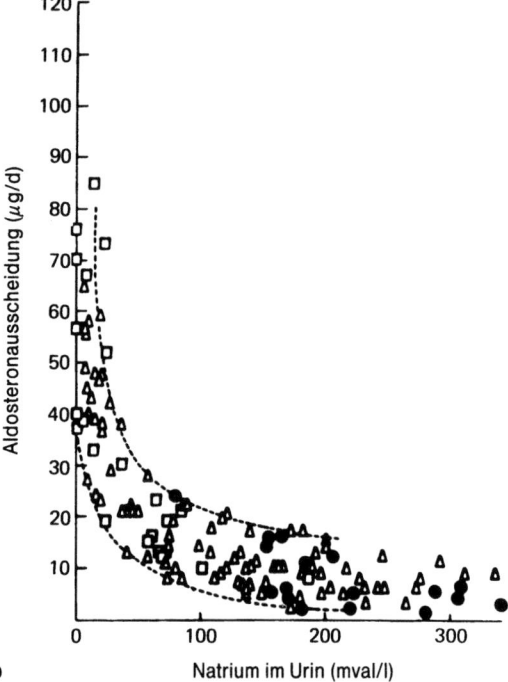

Abb. 35.3a, b. Plasmareninspiegel am Nachmittag (a) und Ausscheidungsspiegel des Aldosterons im 24-h-Sammelurin (b) in Abhängigkeit von der täglichen Urinnatriumausscheidung bei Gesunden. Die Plasmareninaktivität und die Ausscheidung von Aldosteron zeigen ähnliche Hyperbeln im Verhältnis zur Natriumausscheidung. Die Tatsache, daß eine randomisierte Auswahl ambulanter Personen, die eine unkontrollierte Diät einhalten, zu ähnlichen Ergebnissen führt, unterstreicht die Zuverlässigkeit dieses Normogramms für die Anwendung bei der Untersuchung ambulanter Patienten oder Personen, die keine konstante Diät einhalten. (Wiedergegeben mit Erlaubnis von Laragh 1973)

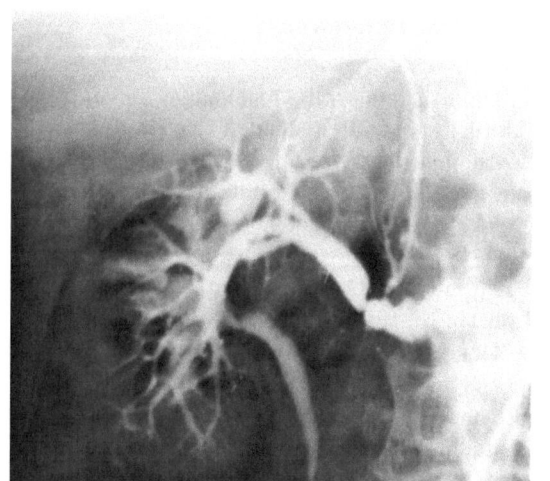

Abb. 35.4. Selektives Renovasogramm, das eine stark ausgeprägte Nierenarterienstenose bei einem 65jährigen Patienten mit normalem Blutdruck zeigt. (Wiedergegeben mit Erlaubnis von Vaughan 1979)

Laboruntersuchungen

Renovaskuläre Hypertonie

Basisuntersuchungen

Bei Patienten mit vermuteter renovaskulärer Hypertonie (Abb. 35.5) sollte zuerst eine Reihe von Tests durchgeführt werden, um den allgemeinen Gesundheitszustand zu beurteilen: rotes und weißes Blutbild, Bestimmung der Serumelektrolyte, Nüchternblutzucker, Harnstoffstickstoff und Kreatinin im Serum, Untersuchung des Urins und der Urinkultur und ein EKG.

Plasmareninaktivitätsprofil

Bei Patienten, bei denen eine Hypertonie endgültig diagnostisch gesichert ist, beginnt die Beurteilung mit einem Plasmareninaktivitätsprofil (dabei wird die

Tabelle 35.3. Wichtige klinische Zeichen, die auf eine renovaskuläre Hypertonie hindeuten

Wichtige anamnestische Angaben	Erklärung
Hypertonie, ohne in der Familienanamnese bekannte Hochdruckkrankheiten	Ein renovaskulärer Hochdruck liegt vermutlich vor, wenn die Familienanamnese negativ ist; allerdings haben etwa ⅓ der Patienten mit renovaskulärer Hypertonie auch eine positive Familienanamnese
Der Beginn der Hypertonie liegt unter 25 oder über 45 Jahren	Das Durchschnittsalter bei Beginn einer essentiellen Hypertonie liegt bei 31 ± 10 Jahren. Bei Kindern und Jugendlichen besteht gewöhnlich eine fibromuskuläre Erkrankungsform, wogegen Erwachsene über 45 Jahren häufiger arteriosklerotische Veränderungen der Arterien bieten
Plötzliches Einsetzen einer leichten bis mäßigen Hypertonie	Die essentielle Hypertonie beginnt gewöhnlich mit einer labilen Phase, bevor sich ein leichter Hypertonus einstellt. Dagegen ist die typische Vorgeschichte bei renovaskulärer Hypertonie gewöhnlich kürzer, wobei sich die Erkrankung oft in einer anfänglich leichten Hypertonie mit kurzem Beginn zeigt
Entwicklung einer schweren oder malignen Hypertonie	Die renovaskuläre Hypertonie wird oft mittelschwer und kann steigen oder sich zu einer malignen Hypertonie entwickeln. Beide Formen der Hypertonie führen zu einem deutlichen Anstieg der Reninsekretion
Kopfschmerzen	Die essentielle Hypertonie ist gewöhnlich asymptomatisch; Kopfschmerzen treten gewöhnlich mehr bei renovaskulärer Hypertonie auf und beziehen sich auf die größere Schwere oder die hohe Angiotensin-II-Spiegel (ein starker zerebrovaskulärer Vasokonstriktor), die bei dieser Erkrankung bestehen
Zigarettenrauchen	Eine neuere Untersuchung zeigt, daß 74% der Patienten mit fibromuskulärer Nierenarterienstenose Raucher sind. 88% mit einer Arteriosklerose sind Raucher
Weiße Rasse	Renovaskuläre Hypertonie ist bei Farbigen unbekannt
Resistenz oder Erfolglosigkeit einer adäquaten Blutdruckkontrolle mit Standarddiuretika oder bei antiadrenergischer Therapie	Die renovaskuläre Hypertonie reagiert typischerweise schlecht auf Diuretika, und oft spricht sie nur verzögert auf antiadrenerge Substanzen an
Die Converting-enzyme-Inhibitoren zeigen eine gute antihypertensive Wirkung, z. B. Captopril	Die Converting-enzyme-Inhibitoren blockieren das Renin-Angiotensin-Aldosteron-System sehr stark und sind hochspezifische Substanzen

Anhaltspunkte durch Untersuchung und Routinelaborwerte

Retinopathie	Hämorrhagien, Exsudate oder Papillenödem deuten auf eine schwere oder maligne Hypertonie hin
Strömungsgeräusche im Bereich des Abdomens oder der Flanken	Strömungsgeräusche sind nicht pathognomonisch für eine renovaskuläre Hypertonie, aber sie finden sich gewöhnlich bei älteren Personen; gelegentlich treten sie auch bei jüngeren Patienten auf, die keine vaskuläre Stenose haben
Strömungsgeräusche im Bereich der Karotiden oder andere Zeichen „large-vessel disease"	Vaskuläre pathologische Prozesse sind nicht auf das Nierenlager begrenzt
Im unbehandelten Stadium besteht eine Hypokaliämie, oder sie bleibt auch nach Gaben von Thiazid-Diuretika bestehen	Die steigende Aldosteronsekretion durch das Renin-Angiotensin-Aldosteron-System führt zu einem Abfall des Kaliumspiegels. Dies tritt bei einer unbehandelten essentiellen Hypertonie nicht auf. Thiazid-Diuretika verstärken dieses Phänomen bei renovaskulärer Hypertonie

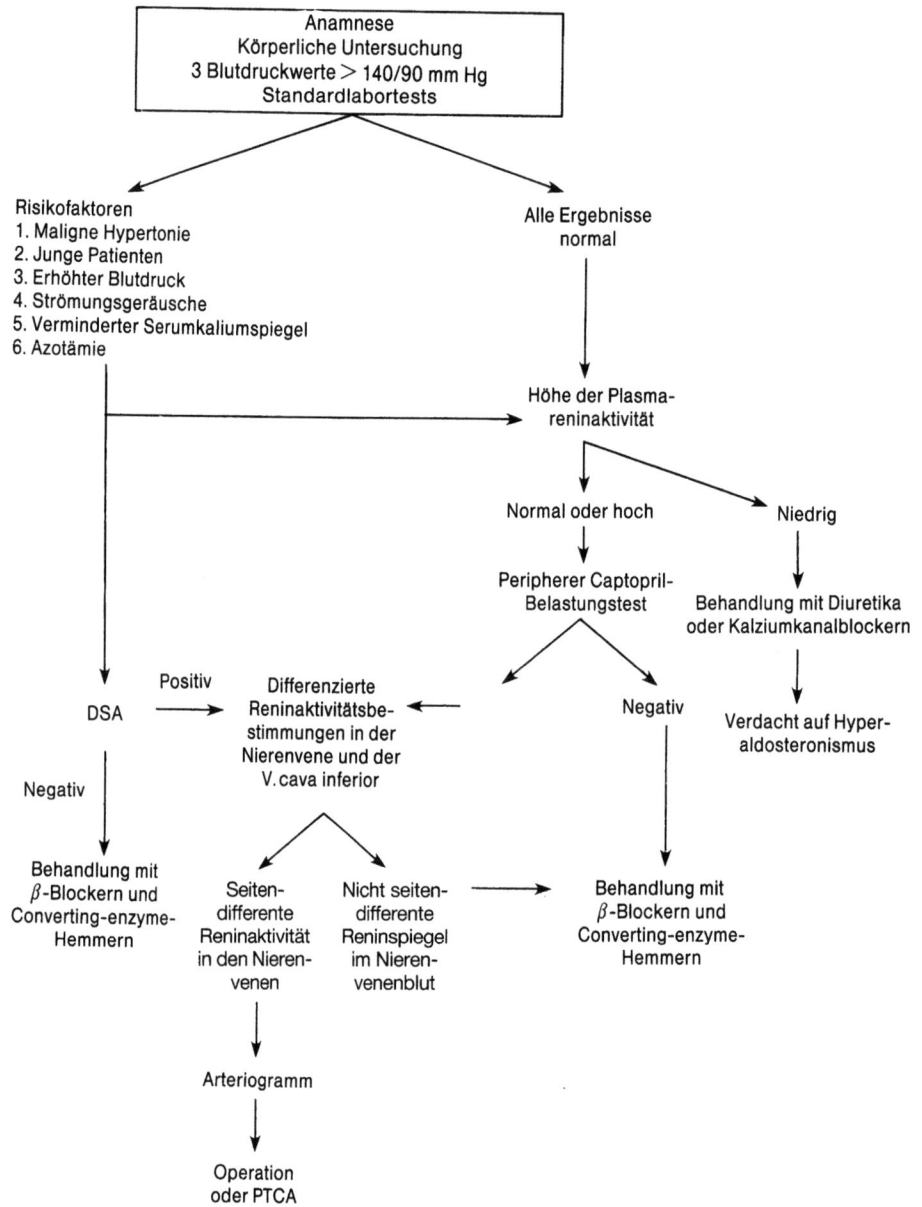

Abb. 35.5. Untersuchungsgang zur Auswahl derjenigen Patienten, die einen heilbaren renovaskulären Blutdruck aufweisen. [Abgeändert und wiedergegeben mit Erlaubnis von Sosa RE (1982) AVA Update Series, vol 2, No 31. Office of Education, American Urological Association, Houston, Texas]

Plasmareninaktivität gegen die 24-h-Natriumausscheidung im Urin aufgetragen). Dabei sollte der Patient eine Diät mit normalen Natriummengen einhalten. Antihypertensive Medikamente müssen 2 Wochen vor der Bestimmung abgesetzt werden. Die Blutprobe zur Reninbestimmung wird am Ende der 24-h-Sammelperiode und nach 4stündiger Mobilisation abgenommen. Bei etwa 80% der Patienten mit einer renovaskulären Hypertonie zeigt der Test eine erhöhte Plasmareninaktivität (Abb. 35.6a).

Captopril-Screening-Test

Die periphere Plasmareninaktivität wird vor und 60 min nach Gabe von Captopril (einem Convertingenzyme-Hemmer), 25 mg oral, gemessen. Bei einer reninabhängigen Hypertonie wird das Convertingenzym gehemmt (s. dazu Tabelle 35.4). Wenn die 3 in Tabelle 35.4 aufgeführten Kriterien bei einem Patienten mit normaler Nierenfunktion, der keine Diuretika einnimmt, vorhanden sind, kann eine renovasku-

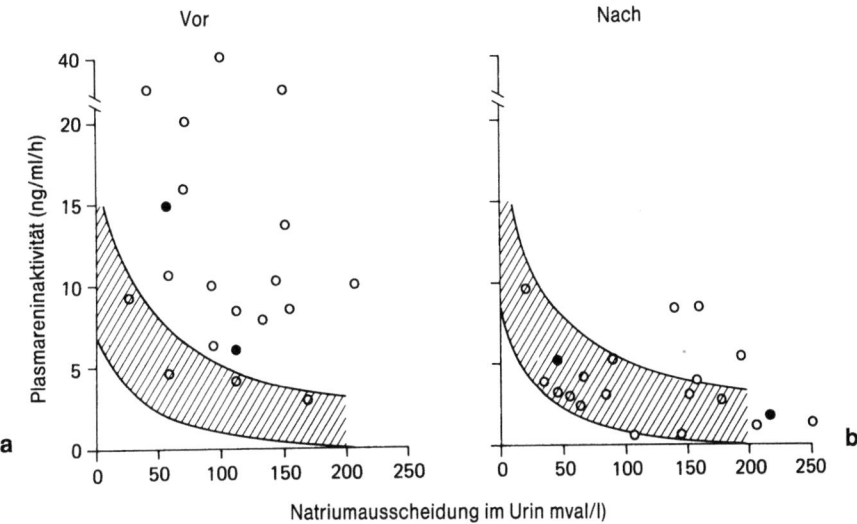

Abb. 35.6a, b. Auswirkung der Angioplastie auf die periphere Plasmareninaktivität, aufgetragen gegen die Natriumausscheidung im 24-h-Sammelurin. **a** Vor Angioplastie, **b** 6 Monate nach Angioplastie. Die *schraffierten* Felder zeigen den Normalbereich, ○ geheilt oder gebessert, ● keine Besserung. (Reproduziert mit Erlaubnis von Pickering et al. 1984)

Tabelle 35.4. Captopril-Test mit einer einmaligen Dosis. Kriterien zur Unterscheidung von Patienten mit renovaskulärer oder essentieller Hypertonie. (Wiedergegeben mit Erlaubnis von Müller et al. 1986)

Stimulierter Anstieg der Plasmareninaktivität von 12 ng/ml/h oder mehr *und* absoluter Anstieg der Plasmareninaktivität von 10 ng/ml/h oder mehr

Prozentuale Zunahme der Plasmareninaktivität um 150% oder mehr oder um 400%, wenn die Ausgangsplasmareninaktivität niedriger als 3 ng/ml/h ist

---

läre Hypertonie mit einer Spezifität von 100% und einer Sensitivität von 95% von einer essentiellen Hypertonie unterschieden werden (Muller et al. 1986). Ein durch vorherige Einnahme von Diuretika oder diätetische Maßnahmen bedingter Natriumverlust erhöht die Plasmareninaktivität und führt zu einem unspezifischen Resultat im Captopril-Screening-Test. Patienten, die β-Blocker einnehmen, sprechen – wie oben beschrieben – auf den Test an, solange die basale Plasmareninaktivität nicht weniger als 2,5 ng/ml/h beträgt; in diesem Fall kann der Test unzuverlässig sein.

Reninbestimmung im Nierenvenenblut

Hat man bei Patienten einen hohen peripheren Plasmareninaktivitätsspiegel nachgewiesen oder ist der Captopril-Belastungstest positiv ausgefallen, sollte eine Reninbestimmung im Nierenvenenblut vorgenommen werden. Die Proben werden aus jeder Nierenvene (V1 und V2) und aus der distalen V. cava inferior vor und nach Verabreichung von Captopril, 25 mg oral, entnommen (Tabelle 35.5).

Folgende Kriterien wurden von Vaughan et al. (1973) festgelegt: ein potentiell-reversibler Hypertonus ist durch folgende Werte charakterisiert. Ipsilaterale Hypersekretion von Renin ([V1 − A] : A ≥ 0,50), kontralaterale Suppression der Reninsekretion ([V2 − A] : A ≅ 0) und Anstieg des peripheren Plasmareninspiegels (Tabelle 35.5). Da bei Patienten, die diese Kriterien erfüllen, eine Interventionstherapie mit transluminaler Angioplastie (s. Kap. 7) mit ziemlicher Wahrscheinlichkeit erfolgreich ist, sollten weitere anatomische Untersuchungen durchgeführt werden. Nach erfolgreicher Angioplastie (Abb. 35.6 und 35.7) normalisiert sich die Reninsekretion.

Andere Tests

Die Ausscheidungsurographie wird i. allg. nicht als initialer Screening-Test für einen renovaskulären Hypertonus empfohlen, da ihre Sensitivität nur 75% und ihre Spezifität nur 86% beträgt (Harvey et al. 1985). Sie ist aber bei Patienten mit tatsächlicher oder vermuteter urologischer Erkrankung und zur Lokalisation anatomischer Defekte vor einem operativen Eingriff sinnvoll.

Der Arteriographie oder der intravenösen DSA sollten beim Screening nach einem renovaskulären

Tabelle 35.5. Reninwerte, die die Voraussage ermöglichen, daß sich eine renovaskuläre Hypertonie zurückbildet. [Modifiziert und wiedergegeben mit Erlaubnis von Vaughan ED jr (1981) Renal artery stenosis, chapt 10: Hypertension. In: Brenner BM, Stein JH (eds) Contemporary issues in nephrology, vol 8. Churchill Livingstone]

Sammlung der Proben
(Der Patient soll eine mäßige Kochsalzzufuhr einhalten, z.B. 40–100 mval/d.)
1. Beim ambulanten Patienten wird die periphere Plasmareninaktivität und die Kochsalzausscheidung im 24-h-Sammelurin unter Steady-state-Bedingungen gemessen (nicht am Tag der Arteriographie)
2. Vor und nach der Blockade mit dem Converting-enzyme-Inhibitor wird Blut zur Messung der Plasmareninaktivität entnommen
3. Am liegenden Patienten werden Blutproben zur Messung der Reninaktivität entnommen[a]: eine Probe aus dem Nierenvenenblut der vermutlich befallenen Niere (V1), eine entsprechende Probe aus der Aorta (A1) oder der V. cava inferior (VCI1), eine Probe aus der Nierenvene der kontralateralen Niere (V2) und eine 2. Probe aus der Aorta (A2) oder der V. cava inferior (VCI2)
4. Wenn die Ergebnisse der anfänglichen Reninaktivitätsbestimmung nicht beweisend sind, wird die Reninsekretion durch eine Blockade mit dem Converting-enzyme-Inhibitor gesteigert

Kriterien für die Voraussage, daß der Hochdruck reversibel ist

Hohe Plasmareninaktivität im Verhältnis zum Urinnatriumspiegel deutet auf eine Hypersekretion von Renin

Deutlich reaktiver Anstieg der Plasmareninaktivität und Blutdruckabfall als Reaktion auf Gaben von Converting-enzyme-Inhibitor

In der kontralateralen Niere, $V2 - A2 \simeq 0$, dies bedeutet eine Suppression der Reninsekretion in dieser Niere

In der betroffenen Niere, $(V1 - A1) : A1 > 0{,}5$. Dies deutet auf eine unilaterale Reninsekretion und einen reduzierten renalen Blutfluß

Bei Patienten mit hoher Plasmareninaktivität deutet ein niedriges Verhältnis von Renin im Nierenvenenblut im Verhältnis zur Reninaktivität in der Aorta ($[V1 - A1] : A1 + [V2 - A2] : A2 \leq 0{,}5$) auf eine unzuverlässige Probenentnahme oder segmentale Krankheit hin. Man wiederholt die Messungen mit fraktionierten Proben

[a] Die Reninspiegel in der V. cava inferior (VCI) entsprechen denen in der Aorta (A); die Werte sind identisch (Sealey 1973)

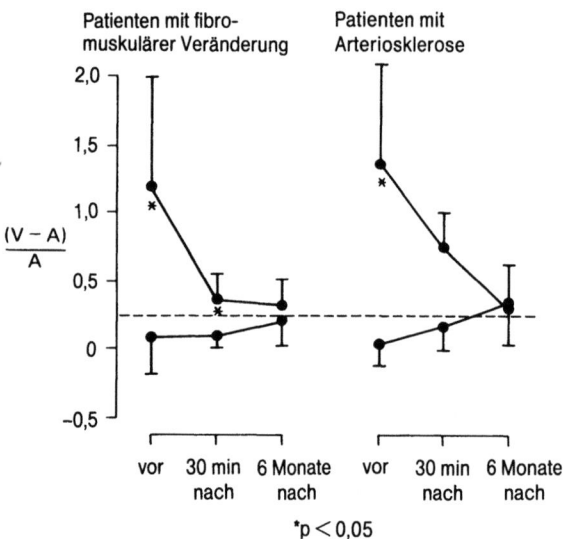

Abb. 35.7. Auswirkung der Angioplastie auf die Reninaktivität in der Nierenvene. Die Blutproben wurden kurz vor, 30 min nach und 6 Monate nach der Angioplastie entnommen. Die höheren Spiegel deuten auf die ischämische Niere. Die niedrigeren gehören zur kontralateralen Niere. * Signifikanter Unterschied zwischen den beiden Nieren, ---- Normalwert von $(V-A) \div A (0{,}24)$. (Wiedergegeben mit Erlaubnis von Pickering et al. 1984)

Hypertonus und bei der Beurteilung anatomischer Abnormitäten der Vorzug gegeben werden. Bei diesen Methoden wird Kontrastmittel intravenös injiziert, um die Anatomie der Nierenarterien und des Harntrakts darzustellen. Der arteriographische oder der angiographische Nachweis einer arteriellen Veränderung muß jedoch durch die pathologischen Reninsekretionswerte ergänzt werden, damit man sicher nachweisen kann, daß eine einseitige Ischämie die Ursache der renovaskulären Hypertonie ist.

Renale Parenchymerkrankungen

Bei Patienten mit vermuteter Nierenparenchymerkrankung wird die präoperative Plasmareninaktivität in ähnlicher Weise beurteilt wie bei Patienten mit renovaskulärer Hypertonie. Bei vielen dieser Patienten sind die peripheren Plasmareninspiegel normal, obwohl sich später bei der seitengetrennten Reninbestimmung im Nierenvenenblut veränderte Werte finden. Bei diesen Patienten wird deshalb der Captopril-Belastungstest empfohlen, um einen reaktiven Anstieg der Plasmareninaktivität und einen Blutdruckabfall nachzuweisen. Ein renaler parenchymatöser

Hochdruck ist durch operative Behandlung seltener heilbar als ein renovaskulärer. Eine Nephrektomie sollte auf jeden Fall vermieden werden bis der Blutdruck durch antihypertensive Medikation eingestellt werden kann. Sie ist lediglich indiziert, wenn die GFR der erkrankten Niere nicht ausreicht, um ein Überleben des Patienten mit diesem Organ zu ermöglichen.

Therapie

Patienten mit gesichertem oder vermutetem Hochdruck müssen sorgfältig untersucht werden, um reninabhängige Hypertonien zu erkennen und einer entsprechenden Behandlung zuzuführen.

Medikamentöse Maßnahmen

Die Behandlung von Patienten mit renovaskulären Hypertonien durch herkömmliche Antihypertonika hat sich als schwierig erwiesen. Bei einer prospektiven Untersuchung von 214 Patienten mit renovaskulärer Hypertonie unterzogen sich 100 Patienten einer operativen Korrektur der Nierenarterienstenose und 114 Patienten einer medikamentösen Behandlung (Hunt 1975). Nach 7–14 Jahren waren die Morbiditäts- und Mortalitätsraten bei der medikamentös behandelten Gruppe signifikant höher. Bei 90% der operativ behandelten Patienten kam es zu einer Heilung oder Besserung der Hypertonie, bei der medikamentös behandelten Gruppe lag die Zahl unter 50%. In dieser Untersuchung wurde die Wirksamkeit der operativen Korrektur des renovaskulären Hochdrucks nachgewiesen. In späteren Studien wurde jedoch gezeigt, daß die operative Mortalitätsrate bei diesen Patienten zwischen 2 und 9% liegt.

Durch Entwicklung neuer Medikamente, wie Captopril und β-Blocker, ist die medikamentöse Behandlung der renovaskulären Hypertonie wirkungsvoller geworden. Nierenarterienläsionen sind jedoch progredient, so daß es bei Patienten, die mit diesen Medikamenten erfolgreich behandelt wurden, zu einem totalen Verschluß der Nierenarterie kommen kann. Deshalb stellen interventionelle uroradiologische Eingriffe in ausgewählten Fällen primär die Behandlung der Wahl dar.

Die medikamentöse Behandlung mit Convertingenzyme-Inhibitoren und β-Blockern sollte stärker gefährdeten Patienten vorbehalten bleiben, die für ein operatives Vorgehen nicht geeignet sind, oder bei denen Revaskularisierungsmaßnahmen nicht erfolgreich waren. Die medikamentöse Behandlung von Patienten mit korrigierbaren Nierenarterienveränderungen

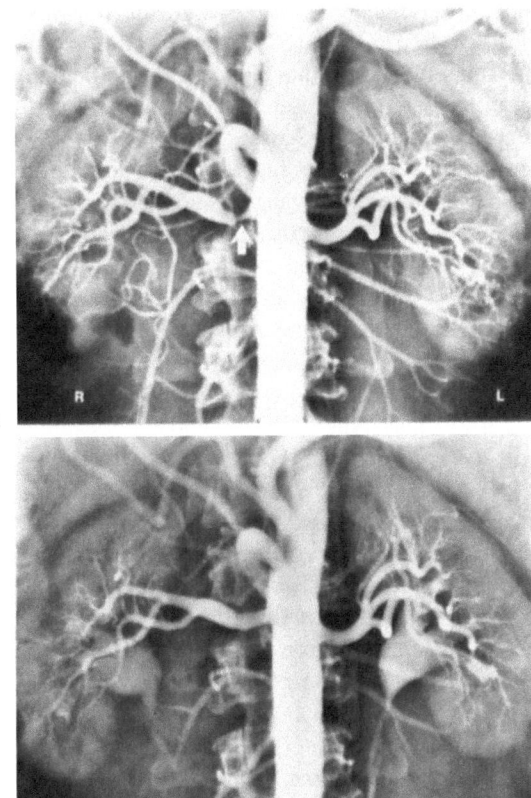

Abb. 35.8a, b. Aortogramme einer unilateralen rechten Nierenarterienstenose **a** vor und **b** nach erfolgreicher PTCA. [Wiedergegeben mit der Erlaubnis von Vaughan ED jr (1981) Renal artery stenosis. In: Brenner BM, Stein JH (eds) Hypertension, chapt 10. Churchill Livingstone (Contemporary Issues in Nephrology, vol 8)]

erfordern eine genaue Überwachung des Blutdrucks und der Nierenfunktion.

Transluminale Angioplastie (Angiodilatation)

Patienten, bei denen die Kriterien eines reversiblen renovaskulären Hochdrucks vorliegen, können heutzutage durch die PTCA der stenosierten Nierenarterie behandelt werden (transluminale Angioplastie, s. Kap. 7). Die vorläufigen Resultate sind ermutigend. In erfolgreichen Fällen konnte man auf Angiogrammen, die nach der transluminalen Angioplastie aufgenommen wurden, eine Erweiterung des Nierenarteriendurchmessers nachweisen (Abb. 35.8). Die Messungen zeigen, daß sich die Reninaktivität normalisiert und der Blutdruck zu normalen oder beinahe normalen Werten zurückkehrt. Bei einer kürzlich durchgeführten Studie an 89 Patienten mit atheromatösen und fibromuskulären Stenosen (Sos et al. 1983) erwies sich die PTCA bei 87% der Patienten mit fibromuskulären Stenosen und bei 47% der Patienten mit einseitigen atheromatösen Stenosen als technisch erfolgreich. Technische Schwierigkeiten traten bei Patienten mit beidseitiger atheromatöser Stenose, totalem Verschluß oder Abgangsstenose der Arterien auf. Bei ihnen konnten nur 10% der Veränderungen vollständig beseitigt werden. Nach erfolgreicher Angiodilatation normalisierte sich der Blutdruck bei 93% der Patienten mit fibromuskulärer Dysplasie und bei 84% der Patienten mit einseitiger atheromatöser Erkrankung. Obwohl der Langzeiteffekt des gesenkten Blutdrucks nach Angiodilatation noch unbekannt ist, stellt die PTCA eine akzeptable Alternative zur operativen Korrektur dar, insbesondere bei Patienten mit einer diffusen atherosklerotischen Erkrankung, bei der ein operativer Eingriff wenig sinnvoll ist. Eine erfolgreiche Dilatation schließt die Notwendigkeit des größeren chirurgischen Eingriffs aus und kann den Blutdruck senken, wobei die Nierenfunktion erhalten bleibt oder sich sogar verbessert.

Operative Maßnahmen

Ein chirurgischer Eingriff bleibt den Patienten vorbehalten, bei denen eine PTCA nicht erfolgreich ist. Die erste operative Heilung einer Hypertonie gelang durch einseitige Nephrektomie. Diese einseitige Nephrektomie führte jedoch nur bei 26–37% der Patienten der großen Gruppe nicht-ausgewählter Hypertoniker zur Heilung. Die einsetige Nephrektomie wird jetzt nur noch zur Behandlung von 2 Patientengruppen mit Hypertonie durchgeführt: 1. bei Patienten mit schlechter oder fehlender Nierenfunktion in der erkrankten Niere, aber mit normaler Funktion in der kontralateralen Niere und bei denen eine Revaskularisation mißlungen ist und 2. bei Patienten, die durch die signifikante exzessive Reninsekretion so stark gefährdet sind, daß der Verlust noch funktionierender Nephrone in Kauf genommen werden muß. Eine partielle Nephrektomie ist möglich, wenn die Niere mehrere Nierenarterien besitzt, von denen nur 1 stenotisch ist.

Heutzutage liegt die Betonung bei der chirurgischen Behandlung auf der Erhaltung der Nierenfunktion. Hierauf bezogen gibt es verschiedene Methoden einer Revaskularisation der ischämischen Niere. Hierzu zählen 1. die Endarteriektomie, 2. der aortorenale Bypass mit Hilfe der V. saphena oder der A. hypogastrica, 3. der hepatorenale und 4. der splenorenale Bypass bei Patienten mit schweren Veränderungen der Aorta. Bei über 90% der sorgfältig ausgewählten Patienten, die operativ von einem erfahrenen Operationsteam behandelt wurden, konnte der Hypertonus geheilt oder gebessert werden. Die Mortalitätsrate lag bei 2%. Bei Patienten mit fibromuskulären Erkrankungen sind günstigere Resultate erzielt worden, da sie meist jünger und gesünder waren als ältere Patienten mit einer atheromatösen Erkrankung.

Literatur

Ayers CR, Harris RH, Lefer LG: Control of renin release in experimental hypertension. Circ Res 1969; 24/25 (Suppl 1):103

Blake WD et al: Effect of renal arterial constriction on excretion of sodium and water. Am J Physiol 1950; 163:422

Brenner BM, Stenin JH (editors): Hypertension. Vol 8 of: Contemporary Issues in Nephrology. Churchill Livingstone, 1981

Brunner HR et al: Angiotensin II blockade in man by sar1-ala8-angiotensin II for understanding and treatment of high blood pressure. Lancet 1973; 2:1045

Brunner HR et al: Essential hypertension: Renin and aldosterone, heart attack, and stroke. N Engl J Med 1972; 286:441

Brunner HR et al: Hypertension of renal origin: Evidence for two different mechanisms. Science 1971; 174:1344

Case DB, Atlas SA, Laragh JH: Physiologic effects and blockade. Pages 541–550 in: Frontiers in Hypertension Research. Laragh JH, Buhler FR, Seldin DW (editors). Springer-Verlag, 1982

Case DB, Atlas SA, Laragh JH: Reactive hyperreninemia to angiotensin blockade-identified renovascular hypertension. Clin Sci 1979; 57 (Suppl 5):313S

Case DB et al: Possible role of renin in hypertension as suggested by renin-sodium profiling and inhibition of converting enzyme. N Engl J Med 1977; 296:641

Eyler WR et al: Angiography of the renal areas, including a comparative study of renal arterial stenosis in patients with and without hypertension. Radiology 1962; 78:879

Forster JH et al: Renovascular occlusive disease: Results of operative treatment. JAMA 1975; 231:1043

Goldblatt H, Lynch J, Hangel R: Studies on experimental hypertension. J Exp Med 1934; 59:347

Harvey RJ et al: Screening for renovascular hypertension. JAMA 1985; 254:388

Holley KE et al: Renal artery stenosis: A clinical-pathologic study in normotensive patients. Am J Med 1964; 37:14

Howard JE et al: Hypertension resulting from unilateral renovascular disease and its relief by nephrectomy. Bull Johns Hopkins Hosp 1954; 94:51

Hunt JC et al: Renal and renovascular hypertension: A reasoned approach to diagnosis and management. Arch Intern Med 1975; 133:988

Judson WE, Helmer OM: Diagnostic and prognostic value of renin activity in renal venous plasma in renovascular hypertension. Hypertension 1965; 13:79

Kaufman JJ: Renovascular hypertension: The UCLA experience. J Urol 1979; 121:139

Laragh JH (editor): Hypertension Manual. York Medical Books, 1973

Liard JF et al: Renin, aldosterone, body fluid volumes, and the baroreceptor reflex in the development and reversal of Goldblatt hypertension in conscious dogs. Circ Res 1974; 34:549

Libertino JA et al: Renal artery revascularization: Restoration of renal function. JAMA 1980; 244:1340

Lyons DE et al: Captopril stimulation of differential renins in renovascular hypertension. Hypertension 1983; 5:615

Marks LS, Maxwell MH: Renal vein renin value and limitations in the prediction of operative results. Urol Clin North Am 1975; 2:311

Maxwell MH, Lupu AN: Excretory urogram in renal arterial hypertension. J Urol 1968; 100:395

Maxwell MH, Lupu AN, Kaufman JJ: Individual kidney function tests in renal arterial hypertension. J Urol 1968; 100:384

Maxwell MH, Lupu AN, Taplin GV: Radioisotpe renogram in renal arterial hypertension. J Urol 1968; 100:376

Miller ED Jr, Samuels AI, Haber E: Inhibition of angiotensin conversion in experimental renovascular hypertension. Science 1972; 177:1108

Muller FB et al: The captopril test for identifying renovascular disease in hypertensive patients. Am J Med 1986; 80:633

Nicholson JP et al: Cigarette smoking in renovascular hypertension. Lancet 1983; 2:765

Novick AC et al: Diminished operative morbidity and mortality following revascularization for atherosclerotic renovascular disease. JAMA 1981; 246:749

Osborne RW e tal: Digital video subtraction angiography: Screening technique for renovascular hypertension. Surgery 1981; 90:932

Pickering TG et al: Predictive value and changes of renin secretion in hypertensive patients with unilateral renovascular disease undergoing successful renal angioplasty. Am J Med 1984; 76:398

Sealey JE et al: The physiology of renin secretion in essential hypertension: Estimation of renin secretion rate and renal plasma flow from peripheral and renal vein renin levels. Am J Med 1973; 55:391

Simon N et al: Clinical characteristics of renovascular hypertension. JAMA 1972; 220:1209

Sos TA et al: Percutaneous transluminal renal angioplasty in renovascular hypertension due to atheroma or fibromuscular dysplasia. N Engl J Med 1983; 309:274

Stockigt JR et al: Renal-vein renin in various forms of renal hypertension. Lancet 1972; 1:1194

Thibonnier M et al: Improved diagnosis of unilateral renal artery lesions after captopril administration. JAMA 1984; 25:56

Vaughan ED Jr: Laboratory tests in the evaluation of renal hypertension. Urol Clin North Am 1979; 6:485

Vaughan ED Jr et al: Clinical evaluation of renovascular hypertension and therapeutic decisions. Urol Clin North Am 1984; 11:393

Vaughan ED Jr et al: Hypertension and unilateral parenchymal renal disease: Evidence for abnormal vasoconstriction-volume interaction. JAMA 1975; 233:1177

Vaughan ED Jr et al: Renovascular hypertension: Renin measurements to indicate hypersecretion and contralateral suppression, estimate renal plasma flow, and score for surgical curability. Am J Med 1973; 55:402

36 Infertilität des Mannes

R. D. McClure

Physiologie der männlichen Fertilität

Das Verstehen der Physiologie der Fortpflanzung ist zur Beurteilung und Therapie der Sterilität des Mannes äußerst wichtig. Der menschliche Hoden ist ein Organ, das 2 Funktionen erfüllt: die Spermatogenese, die in den Tubuli seminiferi contorti stattfindet, und die Sekretion von Steroidhormonen (Androgenen) durch die Leydig-Zwischenzellen, die im interstitiellen Gewebe lokalisiert sind. Diese beiden testikulären Funktionen sind eng miteinander verknüpft, da die Testosteronsynthese nicht nur bei der Spermienproduktion, sondern auch bei der Entwicklung der sekundären Geschlechtsmerkmale und beim normalen sexuellen Verhalten von Bedeutung ist. Der Hypophysenvorderlappen kontrolliert diese 2 Funktionen durch Sekretion von Gonadotropinen, luteinisierendem Hormon (LH) und follikelstimulierendem Hormon (FSH). Der Hypophysenvorderlappen wiederum wird durch viele Teile des Gehirns über die Hypothalamussekretion vom Gonadotropin-Releasing-Hormon (GnRH), auch bekannt als luteinisierendes Hormon-releasing-Hormon (LH-RH), gesteuert. Bei dieser Hypothalamus-Hypophysen-Gonaden-Achse handelt es sich um ein Steuer- und Regelsystem, mit dem die normale Fortpflanzungsfunktion gesteuert und aufrechterhalten wird.

Hypothalamus-Hypophysen-Gonaden-System

Der Hypothalamus ist das integrierende Zentrum des Fortpflanzungssystems. Er empfängt seine Informationen für die Synthese und Sekretion von GnRH sowohl aus dem ZNS wie auch aus dem Hoden. Neurotransmitter (Noradrenalin, Dopamin, Serotonin und Acetylcholin) und Neuropeptide (endogene opioide Peptide) besitzen sowohl einen inhibierenden als auch einen stimulierenden Einfluß auf den Hypothalamus. Der Hypothalamus sezerniert episodisch das Dekapeptid GnRH. Diese periodische GnRH-Sekretion scheint von großer Bedeutung für die Stimulation der Synthese und Ausschüttung von LH und FSH zu sein. Paradoxerweise führt die konstante GnRH-Ausschüttung nach initialer Stimulation der Gonadotropine zu einer Inhibition ihrer Freisetzung.

LH und FSH sind Glykoproteine, die im Hypophysenvorderlappen synthetisiert und als Reaktion auf eine GnRH-Freisetzung periodisch sezerniert werden. Die niedrigere Plasmakonzentration und längere biologische Halbwertszeit von FSH gegenüber der LH hat geringere, aber deutlich meßbare Konzentrationsschwankungen zur Folge. LH und FSH binden sich an spezifische Rezeptoren auf der Membran der Leydig-Zwischen- und Sertoli-Zellen, um den Zellstoffwechsel zu stimulieren.

Beim Hypothalamus-Hypophysen-Gonaden-System handelt es sich um eine geschlossene Feedback-control-Regulation. Der Anstieg der Serum-FSH- und -LH-Spiegel nach einer Orchiektomie zeigt, daß die gonadalen Hormone inhibierend auf die LH- und FSH-Sekretion wirken. Testosteron, das Hauptsekretionsprodukt der Hoden, ist bei Männern ein primärer Inhibitor der LH-Sekretion. Testosteron kann im peripheren Gewebe in das potente Androgen Dihydrotestosteron oder das potente Östrogen Östradiol umgewandelt werden. Diese Androgene und Östrogene steuern unabhängig voneinander die LH-Sekretion. Der Anstieg der LH-Spiegel nach endogener GnRH-Zufuhr kann durch Östradiolgabe vermindert werden. Er bleibt jedoch bei einer Testosteroninfusion normal. Dies zeigt, daß Östradiol auf der Ebene der Hypophyse, Testosteron dagegen auf der des Hypothalamus wirkt. Obwohl bei Frauen ein positiver Feedbackmechanismus des Östrogens eindeutig nachgewiesen ist (Anstieg der LH-Sekretion als Reaktion auf eine längere Östrogenzufuhr), ist er bei Männern noch umstritten. Dieser Mechanismus konnte jedoch bei Patienten mit primärer Hodeninsuffizienz nachgewiesen werden (d. h. hypergonadotroper Hypogonadismus, Klinefelter-Syndrom, Sertoli-only-cell-Syndrom).

Der Mechanismus zur Feedbackkontrolle der FSH-Sekretion ist umstrittener als der des LH. Nach Kastration steigt FSH an; dies spricht für einen negativen Feedback aus den Hoden. Zahlreiche Studien bei Tieren und Menschen haben gezeigt, daß das In-

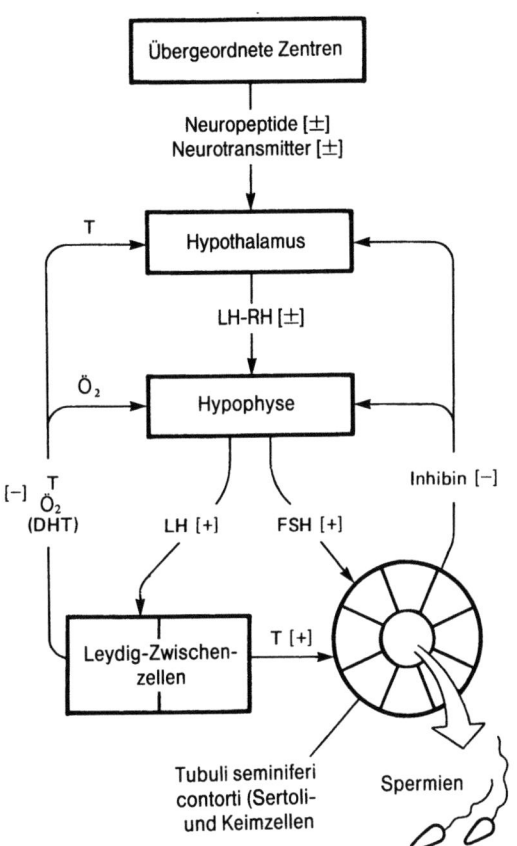

Abb. 36.1. Hypothalamus-Hypophysen-System. (*DHT* Dihydrotestosteron; *Ö$_2$* Östradiol; *FSH* follikelstimulierendes Hormon; *LH* luteinisierendes Hormon; *LH-RH* luteinisierendes Hormon-Releasing-Hormon; *T* Testosteron; + positiver Einfluß; – negativer Einfluß)

hibin, ein von den Sertoli-Zellen gebildetes hypothetisches Hodenhormon, eine äußerst wichtige Rolle bei der Feedbackregulation des FSH spielt. Eine verminderte Spermatogenese ist verbunden mit einer verminderten Inhibinproduktion. Diese Reduktion des negativen Feedbacks geht einher mit einer reziproken Erhöhung des FSH-Spiegels. Isoliert erhöhte FSH-Spiegel sind ein wichtiger, sehr empfindlicher Marker für den Zustand des Keimepithels.

Es gibt Belege dafür, daß auch das Sexualsteroid Testosteron einen negativen Feedback auf FSH ausübt. In mehreren Tierstudien konnte gezeigt werden, daß die LH- und FSH-Spiegel in ihrem Normalbereich gehalten werden können, wenn Testosteron nach einer Kastration in physiologischen Dosen substituiert wurde. Die Serum-FSH-Spiegel von Männern mit einer Schädigung der Tubuli seminiferi contorti durch Chemotherapie betragen nur 50% im Vergleich zu kastrierten Männern. Dies unterstützt die Theorie, daß Sexualsteroide beim Menschen eine Rolle bei der Steuerung der FSH-Sekretion spielen. Gonadale Steroide und Inhibin sind wichtig zur Aufrechterhaltung normaler FSH-Konzentrationen (Abb. 36.1).

Auch für Prolaktin besteht eine komplexe Wechselbeziehung mit den Gonadotropinen. Bei Männern mit einer Hyperprolaktinämie und einem Testosteronmangel sind die Serum-LH-Spiegel unangemessen niedrig. Dies zeigt, daß bei diesen Patienten das Hypothalamus-Hypophysen-System nicht auf reduzierte Testosteronspiegel reagieren kann. Prolaktin inhibiert auch die Produktion von GnRH. Menschen mit prolaktinsezernierenden Tumoren reagieren auf eine GnRH-Infusion mit einem Anstieg von LH. Neben der Inhibition der Androgensekretion können erhöhte Prolaktinspiegel deutliche Wirkung auf das ZNS haben. Bei Personen mit erhöhten Prolaktinspiegeln, denen man Androgene gibt, normalisieren sich Libido und Sexualfunktion nicht, solange die Prolaktinspiegel erhöht sind.

Hoden

Leydig-Zwischenzellen

Testosteron wird stoßweise als Reaktion auf eine schubweise LH-Stimulation von den Leydig-Zwischenzellen sezerniert. Der Spitzenwert wird am frühen Morgen, der Tiefstand am Abend erreicht. Mehrere Mechanismen können die Fähigkeit der Leydig-Zwischenzellen, Testosteron als Reaktion auf eine LH-Stimulation zu produzieren, beeinflussen. Es handelt sich hier um ein intratestikuläres Kontrollsystem zur Regulation der Testosteronproduktion. Bei intakten Hoden nimmt die Zahl der LH-Rezeptoren nach exogener LH-Gabe ab (Down-Regulation). Hohe Dosen von GnRH oder seiner Analoga reduzieren auch die Zahl der LH-Rezeptoren und inhibieren die LH-Sekretion. (Dies macht man sich klinisch zunutze, um bei Patienten mit Prostatakarzinom eine medikamentöse Kastration herbeizuführen.) Östrogen inhibiert die für die Testosteronsynthese wichtigen Enzyme und beeinflußt dadurch direkt die Produktion. Im Tiermodell erhöht Prolaktin die Zahl der Rezeptoren. Darüber hinaus scheint ein intratestikulärer, sehr kurzer Feedbackmechanismus zu bestehen, wobei exogen zugeführtes Testosteron die Wirkung des LH überspielt und die Testosteronproduktion somit inhibiert.

Bei gesunden Männern ist 2% des Testosterons ungebunden; 44% sind an das Testosteron-Östradiolbindende Globulin (TBG; auch als Testosteron-bindendes Globulin bezeichnet) und 54% an Albumin oder andere Proteine gebunden. In den Tubuli semi-

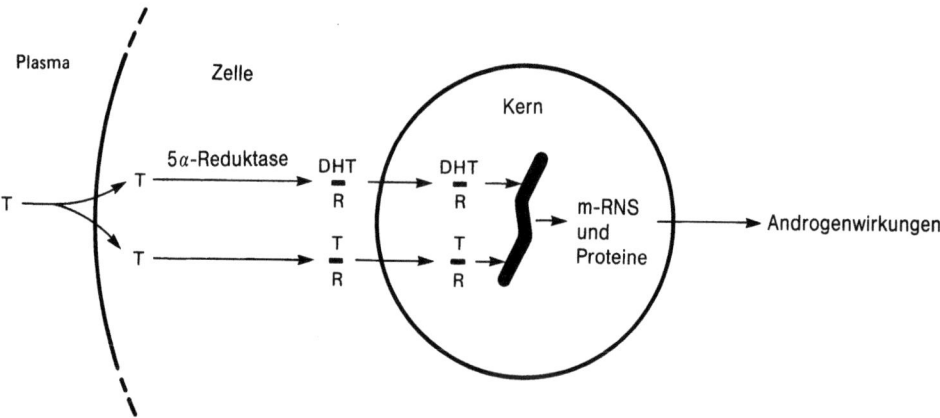

Abb. 36.2. Mechanismus der Androgenwirkung. Die Wirkung des Testosterons *(T)* auf die Zielzelle führt durch die 5α-Reduktase zu einer Umwandlung von Testosteron zu Dihydrotestosteron *(DH)*; Bindung von *T/DHT* an die zytoplasmatischen Androgenrezeptoren *(R)*; Überführung des Rezeptorkomplexes in den Kern mit Bindung an das Chromosom und Stimulation der Synthese der Messenger-Ribonukleinsäure *(m-RNS)* und von Proteinen. (Reproduktion mit freundlicher Genehmigung von McClure 1987)

niferi contorti ist Testosteron an das Androgen-bindende Protein (ABP), ein Produkt der Sertoli-Zellen, gebunden. Diese steroidbindenden Proteine steuern die Androgenwirkung. Früher glaubte man, daß der physiologisch-aktive Testosteronanteil das nicht-proteingebundene „freie" Testosteron sei. Heutzutage nimmt man jedoch an, daß der Transport der Steroidhormone in die Zellen wesentlich komplizierter ist und erhöhte Raten einer Hormondissoziation durch die Bindungsproteine in der Mikrozirkulation auftreten können. Pardridge (1981) hat nachgewiesen, daß auch an Albumin gebundenes Testosteron in Zielorgane wie Gehirn und Leber transportiert werden kann. TBG besitzt eine höhere Affinität zu Testosteron als zu Östradiol, und Schwankungen von TBG ändern oder verstärken das hormonelle Milieu.

Die TBG-Spiegel sind bei Östrogen- oder Thyreoglobulingabe und bei Leberzirrhose erhöht und können durch Androgene, Growth-Hormon (GH) und bei Adipositas vermindert sein.

Die biologischen Wirkungen der Androgene entfalten sich an Zielorganen, die ein spezifisches Androgenrezeptorprotein in ihrem Zytosol besitzen. Testosteron gelangt aus dem Blut in die Zielzellen, wo es durch die 5α-Reduktase in das potentere Androgen Dihydrotestosteron umgewandelt werden kann. Testosteron oder Dihydrotestosteron binden sich an ein Rezeptorprotein. Nach Eintritt in den Zellkern bindet sich dieser Androgen-Rezeptor-Komplex an nukleäres Chromatin und induziert die Synthese der Messenger-RNS (m-RNS). Die m-RNS veranlaßt die Proteinsynthese und andere Wirkungen der Androgene (Abb. 36.2).

Zu den Hauptwirkungen der Androgene im Zielgewebe gehören 1. die Regulation der Gonadotropinsekretion durch das Hypothalamus-Hypophysen-System, 2. die Induktion und Aufrechterhaltung der Spermatogenese, 3. die Differenzierung des inneren und äußeren männlichen Genitale während der Embryonalentwicklung und 4. die Förderung der Geschlechtsreife in der Pubertät.

Tubuli seminiferi contorti

Die Tubuli seminiferi contorti enthalten Sertoli-Zellen und Keimzellen in unterschiedlichen Reifestadien. Diese machen 85–90% des Hodenvolumens aus.

Sertoli-Zellen

Die Sertoli-Zellen sind Stützzellen, die sich nicht teilen. Sie sitzen breitbasig auf der Basalmembran der Tubuli seminiferi contorti und haben filamentöse zytoplasmatische Verzweigungen, die in das Lumen der Tubuli hineinragen. Die Sertoli-Zellen sind durch „tight junctions" miteinander verbunden. Diese teilen die Tubuli seminiferi contorti in einen basalen und einen luminalen Teil. Diese verbundenen Komplexe bilden zusammen mit den angrenzenden Muskelzellen der peritubulären, kontraktilen Zellschicht die Blut-Hoden-Schranke. Diese Schranke schafft ein einzigartiges Mikromilieu, das die Spermatogenese erleichtert und die Keimzellen an einer immunologisch günstigen Stelle bereithält. Diese Isolation ist sehr wichtig, da die Spermatozoen während der Pubertät produziert werden, lange nach der Phase der Registrierung durch das Immunsystem. Diese sich entwickelnden Spermatozoen werden immunologisch geschützt, da sie sonst als fremd erkannt und vom Immunsystem des Körpers angegriffen würden.

Die Sertoli-Zellen scheinen sowohl bei der Ernährung sich entwickelnder Keimzellen als auch bei der Phagozytose geschädigter Zellen eine Rolle zu spielen. Spermatogonien und junge Spermatozyten liegen im basalen Kompartiment. Reife Spermatozyten und Spermatiden sind dagegen hinter der Permeabilitätsschranke im adluminalen Kompartiment lokalisiert.

Obwohl unser Wissen bisher erst unvollständig ist, scheinen zwischen Sertoli-Zellen und Keimzellen multiple spermatogene Kontrollorte zu existieren. Diese Beziehung läßt sich wahrscheinlich durch folgende Komponenten erklären: 1. die Anwesenheit spezifischer hochaffiner membrangebundener Rezeptoren für FSH auf den Sertoli-Zellen; 2. die Produktion oder Konzentration des löslichen hochaffinen ABP durch die Sertoli-Zellen, das sich in der Flüssigkeit der Tubuli seminiferi contorti nachweisen läßt und innerhalb der Tubuli seminiferi contorti als Androgenreservoir dient; 3. die Produktion eines Makromoleküls durch die Tubuli seminiferi contorti, das vorzugsweise die FSH-Sekretion (Inhibin) hemmt, und 4. vermutlich die Umwandlung gewisser Steroide in 5α-reduzierte-Androgene und -Östrogene durch die Sertoli-Zellen. Die beschriebene funktionelle Rolle des ABP besteht in einer Konzentrierung der Androgene in der adluminalen Region des Tubulus. Hierdurch wird die Spermatogenese und die Konzentration von Testosteron im epididymalen Tubulus erleichtert.

Keimzellen

Die spermiogenetischen Zellen sind methodisch von der Basalmembran zum Lumen hin angeordnet. Die Spermatogonien liegen direkt auf der Basalmembran. Zum Lumen hin findet man in dieser Reihenfolge primäre Spermatozyten, sekundäre Spermatozyten und Spermatiden. Heller u. Clermont (1964) entdeckten 13 verschiedene Keimzellen, von denen sie glauben, daß sie verschiedene Stadien in der Keimzellentwicklung repräsentierten. Ausgehend von den am wenigsten zu den am höchsten differenzierten bezeichnet man sie als Dark-Typ-A-Spermatogonien (Ad); Pale-Typ-A-Spermatogonien (Ap); Typ-B-Spermatogonien (B); präleptotäne primäre Spermatozyten (R), leptotäne primäre Spermatozyten (L); zygotäne primäre Spermatozyten (Z), pachytäne primäre Spermatozyten (P); sekundäre Spermatozyten (II) und Sa-, Sb-, Sc-, Sd_1- und Sd_2-Spermatiden.

Spermatogenese

Die Spermatogenese ist ein komplexer Prozeß in den primitiven Stammzellen, den Spermatogonien, die sich entweder teilen, um den Bestand zu sichern (Stammzellerneuerung), oder Tochterzellen produzieren, die später zu Spermatozyten werden. Die primitivsten, undifferenziertesten Spermatogonien sind die Stammzellen. Um eine konstante Erneuerung der Stammzellen zu gewährleisten, produzieren die primitiven Stammzellen, Dark-Typ-A-Spermatogonien (Ad), durch mitotischer Teilung einen frischen Satz von Ad-Zellen und Pale-Typ-A-Spermatogonien (Ap). Die Pale-Typ-A-Spermatogonien entwickeln sich über Typ-B-Spermatogonien nach mitotischen Teilungen zu präleptotänen primären Spermatozyten. Bei der 1. Reifeteilung der primären Spermatozyten handelt es sich um eine Meiosis, durch die die Zahl der Chromosomen von 46 auf 23 reduziert wird. Aus jedem primären Spermatozyten entstehen 2 sekundäre Spermatozyten, von denen sich jeder wieder in 2 Spermatiden teilt. Diese Spermatiden werden dann in einem als Spermiogenese bezeichneten Prozeß zu Spermatozoen. Zu dieser Transformation gehört die Kondensierung des Kerns, die Akromsomenbildung, der Verlust des größten Teils des Zytoplasmas, die Entwicklung eines Schwanzes und die Anordnung der Mitochondrien im mittleren Teil der Spermie.

In den menschlichen Hoden kommen Gruppen von Keimzellen durch die Spermatogenese zusammen. Sie sind durch interzelluläre Brücken in denselben Entwicklungsstadien miteinander verbunden. Diese Sequenzphase der sich entwickelnden Keimzellen bezeichnet man als eine Generation. Diese Generationen von Keimzellen sind nicht zufällig gemischt, sondern repräsentieren eine begrenzte Anzahl von Zellassoziationen (Stadien). Histologisch findet man im Querschnitt viele Keimzellen, die wiederholt nur in Verbindung mit bestimmten anderen Zellen zu sehen sind. Diese sepzifischen zellulären Verknüpfungen sind bekannt als Stadien des Epithels der Tubuli seminiferi contorti, von denen es beim Mann 6 gibt (Heller u. Clermont 1964) (Abb. 36.3). Der Prozeß der Spermatogenese beeinflußt nacheinander die Zellassoziationen in jedem Stadium. Der Verlauf von Stadium I bis Stadium IV stellt in jedem einzelnen Segment des seminiferen Tubulus einen Zyklus dar. Beim Menschen dauert jeder Zyklus etwa 16 Tage. Für die Entwicklung zu einer reifen Spermie aus einer frühen Spermatogonie sind 4,6 Zyklen notwendig. Daraus

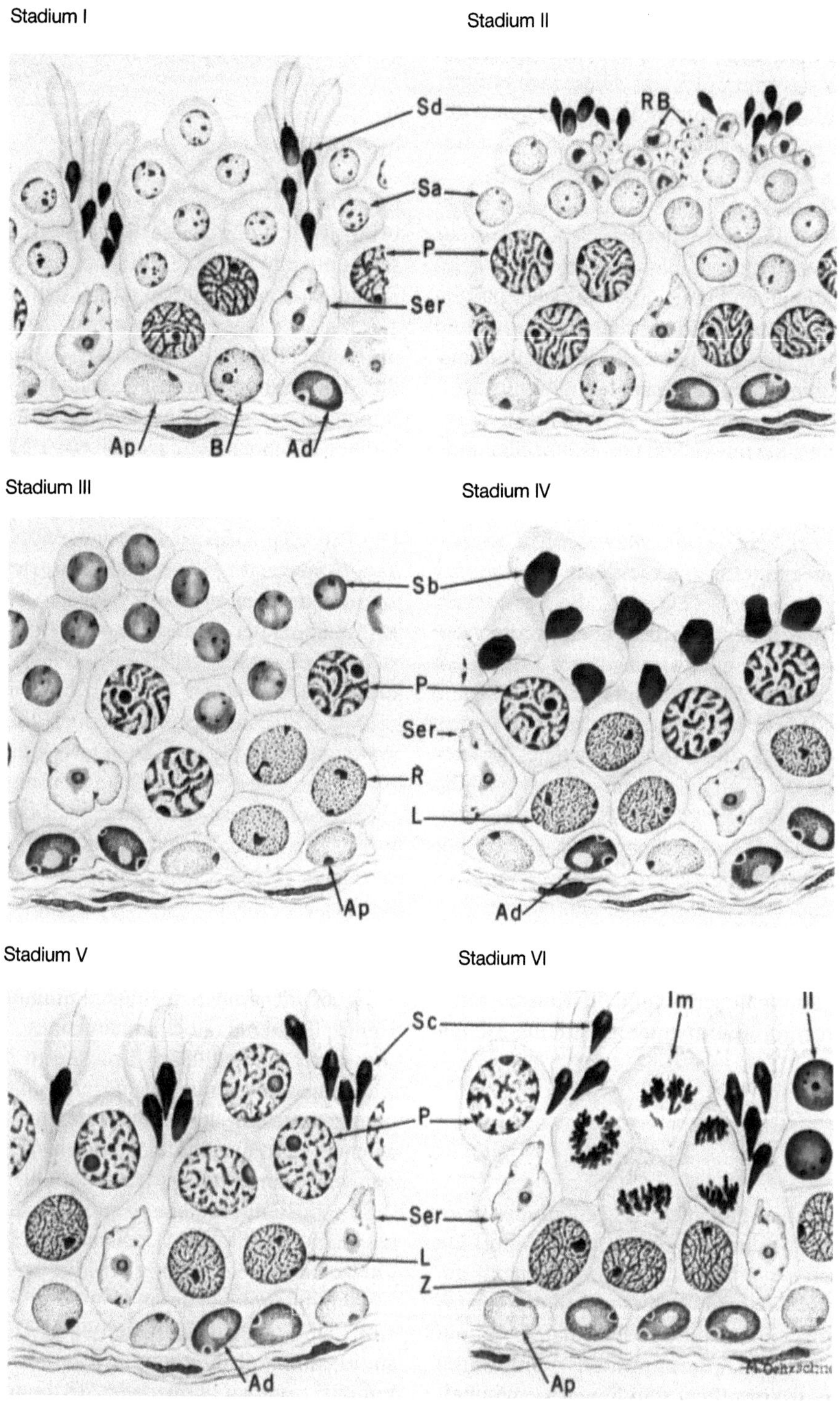

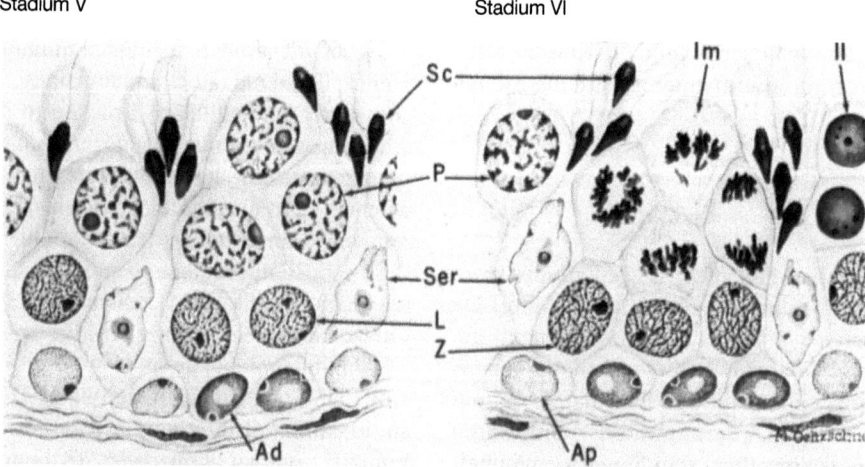

Abb. 36.3. Diagramm der 6 nachweisbaren Zellverbindungen in Abhängigkeit vom Zyklusstadium des menschlichen samenführenden Epitehls. *Ser* = Sertoli-Zelle; *Ad, Ap* = dunkler und blasser Typ der A-Spermatogonien; *B* = Typ-B-Spermatogonien; *R* = ruhender primärer Spermatozyt; *L* = leptotäner Spermatozyt; *Z* = zygotäner Spermatozyt; *P* = pachytäner Spermatozyt; *Im* = primärer Spermatozyt in Teilung; *II* = sekundärer Spermatozyt in der Interphase; *Sa, Sb, Sc, Sd* = Spermatiden in verschiedenen Differenzierungsphasen; *RB* = „residual bodies" nach Regnaud. (Reproduktion mit freundlicher Genehmigung von Clermont 1963)

folgt, daß die Dauer des gesamten spermatogenen Zyklus 74 Tage beträgt (4,6 × 16).

Hormonkontrolle der Spermatogenese

Zwischen den 2 separaten Kompartimenten des Hodens besteht eine enge strukturelle und funktionelle Beziehung. LH beeinflußt die Spermatogenese nur indirekt, indem es die Testosteronproduktion stimuliert. Das FSH beeinflußt die Sertoli-Zellen, da sie spezifische hochaffine FSH-Rezeptoren besitzen. Aus diesem Grund sind FSH und Testosteron die Hormone, die zum Epithel der Tubuli seminiferi contorti gelangen. Das ABP, ein Produkt der Sertoli-Zellen, transportiert zum einen Androgene intrazellulär und kann als Androgenspeicher innerhalb des Tubulus seminiferus dienen, zum anderen aber auch für den Transport von Testosteron aus dem Hoden in den Nebenhodengang verantwortlich gemacht werden. Die enge Nachbarschaft der Leydig-Zwischenzellen zu den Tubuli seminiferi contorti und die Bildung des ABP durch die Sertoli-Zellen, sorgen dafür, daß im Mikromilieu der sich entwickelnden Spermatozoen ein hoher Androgenspiegel herrscht und aufrechterhalten wird (Abb. 36.4).

Die hormonellen Bedingungen, die zu einer Einleitung der Spermatogenese führen, scheinen unabhängig von den Hormonen zu sein, die eine Aufrechterhaltung dieses Prozesses bewirken. Zu einer anhaltenden Spermatogenese ist direkt nach einer Hypophysektomie (Obliteration der Hypophyse) nur Testosteron erforderlich. Wenn die Spermatogenese jedoch wieder eingeleitet werden soll, nachdem sich das Keimepithel vollständig regeneriert hat, sind sowohl FSH als auch Testosteron erforderlich. Die Menge des benötigten Hormons hängt davon ab, ob eine qualitative (Produktion weniger sich bildender Spermatiden) oder eine quantitative Wiederherstellung (vollständige Wiederherstellung der Spermatidenzahl) der Spermatogenese erreicht werden soll. Testosteron kann beim Menschen zur qualitativen Wiederherstellung die Spermatogenese einleiten und aufrechterhalten. Da es jedoch schwierig ist, wieder ausreichend

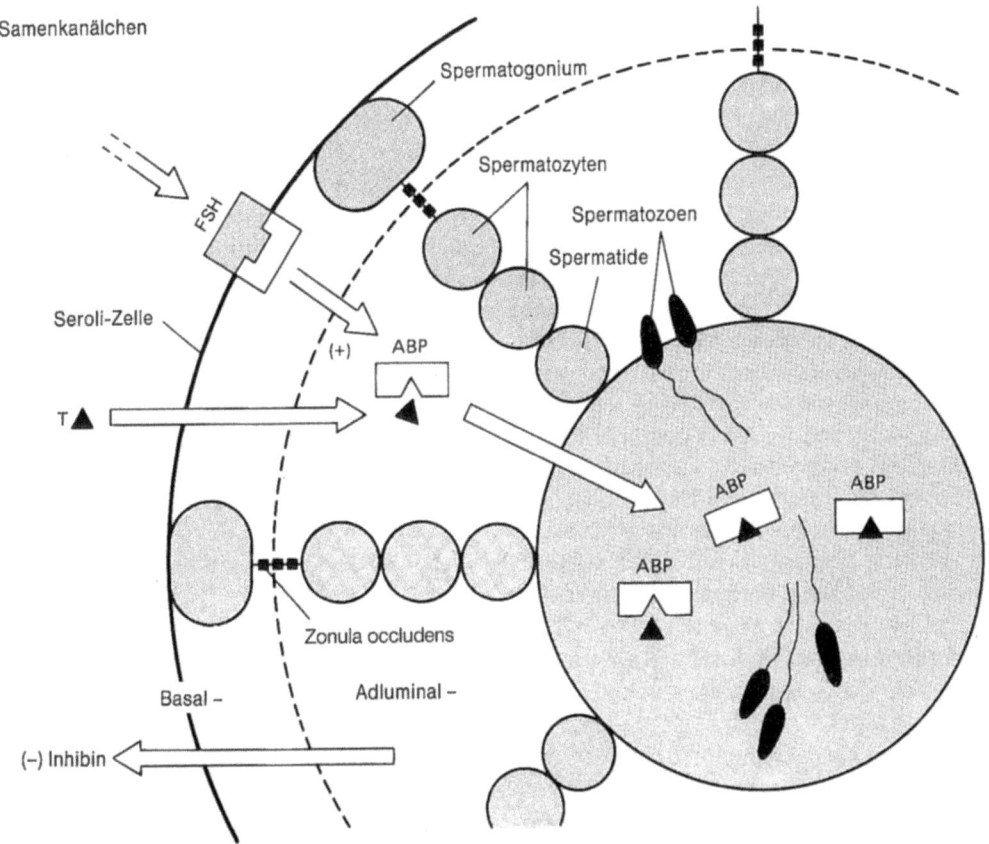

Abb. 36.4. Schema eines Samenkanälchens. Follikelstimulierendes Hormon *(FSH)* und Testosteron *(T)* wirken auf die Sertoli-Zellen, die sowohl androgenbindendes Protein *(ABP)* und Inhibin bilden. (Reproduktion mit freundlicher Genehmigung von McClure 1987)

hohe Testosteronspiegel im Blut zu erreichen, ist eine quantitative Aufrechterhaltung der Spermatogenese beim Menschen bisher nicht gelungen. FSH hat beim Menschen vermutlich nur wenig Einfluß auf diesen Prozeß. Es ist jedoch für die Produktion einer quantitativ normalen Spermienzahl erforderlich. FSH ist zur Einleitung der Spermatogenese bei jungen Männern in der Pubertät und zur Wiedereinleitung der Spermatogenese bei erwachsenen Männern notwendig, bei denen sich das Keimepithel nach einer Hypophysektomie wieder regeneriert hat.

Transport – Reifung – Speicherung von Spermien

Wenn auch der Hoden für die Spermienproduktion verantwortlich ist, so ist der Nebenhoden in engster Weise bei Reifung, Speicherung und Transport der Spermatozoen beteiligt. Testikuläre Spermatozoen sind unbeweglich und zur Befruchtung unfähig. Erst bei der Durchwanderung des Nebenhodens erhalten sie allmählich die Fähigkeit zur Bewegung und Befruchtung.

Von der Tunica albuginea oder der Hodenkapsel erstrecken sich fibröse Septen in den Hoden. Hierdurch wird er in 250 pyramidale Läppchen unterteilt, von denen jedes gewundene Tubuli seminiferi contorti enthält. Diese Tubuli münden in die Rete testis, die sich vereinigt, um die Ductuli efferentes testis zu bilden. Von hier aus kommen Hodenflüssigkeit und Spermatozoen in den Nebenhodenkopf. Der Nebenhoden besteht aus einem einzigen 5–6 m langen gewundenen Tubulus. Er ist in Kopf, Korpus und Schwanz unterteilt. Die Spermien sind in diesem Bereich unbeweglich, werden aber durch die hydrostatische Druckdifferenz, die Bewegung der Zilien und durch die peristaltischen Kontraktionen der Myoidzellen entlang des Nebenhodens transportiert. Obwohl die Transportzeit durch den Nebenhoden vom Alter (testikuläre Spermienproduktionsrate) und der sexuellen Aktivität abhängt, dauert die Passage der Spermatozoen durch Kopf, Korpus und Schwanz des Nebenhodens bei gesunden Männern 0,7–1,8 Tage. Während der Reifeperiode im Kopf und Korpus (<2 Tage) entwickeln die Spermien zunehmend die Fähigkeit zur Bewegung, die durch hochfrequente Geißelbewegungen mit kleiner Amplitude charakterisiert sind. Darüber hinaus erwerben sie die Fähigkeit, Oozyten während der Befruchtung zu penetrieren. Menschliche Spermatozoen sind in der Lage, sich an Hamstereier zu binden (human surrogate egg system). Die Fähigkeit zur Bindung und Penetration der Eier besitzen jedoch nur Spermatozoen aus der Cauda epididymidis. Dies bedeutet, daß die Fähigkeit der menschlichen Spermien zur Befruchtung erst in Höhe der Cauda epididymidis erworben wird. Der Nebenhoden ist außerdem ein Reservoir oder eine Speicherregion für die Spermien. Man schätzt, daß die extragonadale Spermienreserve $440 \cdot 10^6$ Spermien umfaßt und daß mehr als 50% von ihnen im Nebenhodenschwanz lokalisiert sind.

Diese in der Cauda epididymidis gespeicherten Spermatozoen gelangen in das Vas deferens, einen 30–35 cm langen mit Muskeln versehenen Gang, der seinen Inhalt durch peristaltische Bewegungen in den Ductus ejaculatorius weiterleitet. Von hier aus werden die Spermien durch Emission und Ejakulation nach außen transportiert. Während der Emission sammeln sich Sekrete aus den Samenblasen und der Prostata in der hinteren Harnröhre. Vor der Ejakulation kommt es unter Kontrolle des Sympathikus zu einer Peristaltik des Vas deferens und des Blasenhalses. Während der Ejakulation entspannt sich der äußere Schließmuskel, und der Samen wird durch rhythmische Kontraktionen der perinealen und bulbourethralen Muskeln, beides unter somatischer Kontrolle, durch die Harnröhre befördert.

Der erste Teil des Ejakulats enthält eine kleine Flüssigkeitsmenge aus dem Vas deferens, das reich an Spermien ist. Das Hauptvolumen stammt aus den Samenblasen (60%) und der Prostata (20%). Die Samenblasen liefern als Nährsubstrat Fruktose sowie Prostataglandine, Phosphatidylcholine und koagulierende Substanate. Eine bekannte Wirkung des Samenplasmas besteht darin, das saure Milieu der Vagina abzupuffern. Das durch den ejakulierten Samen gebildete Koagulum verflüssigt sich innerhalb von 20 min durch die aus der Prostata stammenden proteolytischen Enzyme. Die Prostata fügt Zink, Phospholipide, Spermin und Phosphatase zum Samenplasma zu. Während des Flüssigkeitstransports durch die penile Harnröhre kommen außerdem noch Flüssigkeiten aus der Glandula bulbo urethralis (Cowper-Drüse) und Glandulae urethrales (Littre-Drüsen) hinzu. Der erste Teil des Ejakulats enthält charakteristischerweise den größten Teil der Spermien und der Prostatasekrete, während der 2. Teil primär aus Samenblasensekreten zusammengesetzt ist und nur wenige Spermien enthält.

Befruchtung

Die Befruchtung findet normalerweise, nachdem es zur Ovulation gekommen ist, innerhalb der Eileiter statt. In der Mitte des Menstruationszyklus verändert sich der Zervixschleim. Er nimmt an Menge zu, wird dünnflüssiger und wäßriger. Diese Veränderung erleichtert den Eintritt der Spermien in den Uterus und schützt sie vor dem sehr sauren Vaginalsekret. Innerhalb des weiblichen Fortpflanzungstrakts muß es zu physiologischen Veränderungen der Spermatozoen kommen (Kapazitation), damit die Befruchtung stattfinden kann. Beim Kontakt der Spermie mit dem Ei setzt eine neue Geißelbewegung („hyperaktive Motilität") ein, und es kommt zu morphologischen Veränderungen im Spermium. Diese führen zur Freisetzung lytischer Enzyme, die Teile der Spermienstruktur durchbrechen („Akrosomenreaktion"). Als Folge dieser Veränderungen ist die befruchtende Spermienzelle in der Lage, die Oozyten zu erreichen, ihre verschiedenen Zellschichten zu durchdringen und in das Ooplasma inkorporiert zu werden.

Männliche Infertilität

Etwa 15% aller verheirateten Paare haben Schwierigkeiten bei der Fortpflanzung. Bei 80% der Paare, die keine kontrazeptiven Maßnahmen vorgenommen haben, kommt es innerhalb von 12 Monaten normalerweise zur Konzeption. Bei Personen, die sich nach diesem Zeitraum vorstellen, besteht möglicherweise eine Unfruchtbarkeit, und sie müssen untersucht werden.

Bei etwa ⅓ aller Infertilitätsfälle liegen die pathologischen Faktoren beim Mann. Bei etwa ⅓ liegen sie bei der Frau, und das letzte Drittel wird durch pathologische Faktoren beider Partner hervorgerufen. Deshalb ist in etwa 50% der unfruchtbaren Paare der männliche Partner zumindest teilweise verantwortlich. Zur Beurteilung der Unfruchtbarkeit ist es äußerst wichtig, das Paar bei der Untersuchung und Behandlung als Einheit zu betrachten und so lange parallel vorzugehen, bis ein signifikantes Problem erkannt wird. Die gleichzeitige Untersuchung der Frau wird unbedingt empfohlen, da häufig subtile Abnormitäten entdeckt werden. Schwangerschaftsraten von bis zu 50% sind beobachtet worden, wenn nur die Frau untersucht und behandelt wurde, selbst wenn beim Mann mäßig schwere Abnormitäten in der Samenqualität festgestellt wurden.

Klinische Befunde

Anamnese

Die Grundlage bei der Beurteilung unfruchtbarer Männer ist die sorgfältige Erhebung der Anamnese und die körperliche Untersuchung. Es sollte nach spezifischen Erkrankungen während der Kindheit, einschließlich Kryptorchismus, postpubertärer Mumpsorchitis und Hodentrauma oder Schmerzen (Torsion) gefahndet werden. Der genaue Zeitpunkt der Pubertät ist wichtig, da eine vorzeitige Pubertät auf ein adrenogenitales Syndrom hinweisen kann. Eine verspätete Pubertät spricht eher für ein Klinefelter-Syndrom oder einen idiopathischen Hypogonadismus. Man sollte einen pränatalen Kontakt mit Diäthylstilböstrol ausschließen, da dies zu einer erhöhten Inzidenz an Nebenhodenzysten führt und eine leicht erhöhte Kryptorchismusrate zur Folge hat. Darüber hinaus sollte man anamnestisch eruieren, ob Kontakt mit Berufs- oder Umweltgiften (z.B. Dibromochlorpropan, DBCP, oder Einwirkungen übermäßiger Hitze oder ionisierender Strahlung vorlagen. Die Chemotherapie bei Krebs besitzt eine dosisabhängige, möglicherweise verheerende Wirkung auf das testikuläre Keimepithel. Auch die Medikamentenvorgeschichte muß genau eruiert werden. Anabolika, Cimetidin und Spironolacton können den Fortpflanzungszyklus beeinflussen. Medikamente wie Sulfasalazin und Nitrofurantoin können die Spermienmotilität beeinflussen. Illegaler Drogenkonsum und Alkoholabusus gehen mit einer Verminderung der Spermienzahl und Hormonveränderungen einher.

Frühere internistische und chirurgische Erkrankungen und ihre Behandlung können gelegentlich die Fortpflanzungsfunktion beeinträchtigen. Männer mit einseitigem Maldescensus weisen selbst nach einer Therapie eine deutlich verminderte Samenqualität auf. Frühere operative Eingriffe wie eine Blasenhalsoperation (Y-V-Plastik) oder eine Dissektion retroperitonealer Lymphknoten wegen eines Hodenkarzinoms können eine retrograde Ejakulation oder fehlende Emission hervorrufen. Die diabetische Neuropathie kann zur retrograden Ejakulation oder zu Impotenz führen. Während einer Hernienoperation können sowohl das Vas deferens als auch die testikuläre Blutversorgung leicht verletzt werden. Bei der zystischen Fibrose können das Vas deferens oder der Nebenhoden und die Samenblasen fehlen.

Jede generalisierte Erkrankung oder Fieber kann die Spermatogenese beeinträchtigen. Das Ejakulat kann bis zu 3 Monaten nach dem Ereignis unverändert sein, da die Spermatogenese etwa 74 Tage vom Beginn bis zum Auftreten reifer Spermatozoen andauert und die Passagezeiten in die Ductus unterschiedlich lang sein können. Deshalb sind alle Ereignisse, die in den letzten 3–6 Monaten aufgetreten sind, äußerst wichtig.

Sexuelle Gewohnheiten wie die Häufigkeit des Geschlechtsverkehrs, Art der Ejakulation, Verwendung von Lubrikanzien (Spermizide) und die Kenntnis des Patienten über den Ovulationszyklus sollten angesprochen werden. Auch nach einer früheren Infertilitätsuntersuchung und -behandlung sowie über Fragen der Fortpflanzung aus früheren Ehen sollte man sprechen.

Rezidivierende respiratorische Infektionen und Unfruchtbarkeit können mit einem Syndrom immobiler Zilien einhergehen; hierbei ist die Spermienzahl normal, die Spermatozoen sind jedoch aufgrund ultrastruktureller Defekte vollkommen unbeweglich. Beim Kartagener-Syndrom, einer Variante des Syndroms der immobilen Zilien, bestehen chronische Bronchiektasien, Sinusitis, Situs inversus und unbewegliche Spermatozoen. Beim Young-Syndrom, das auch mit einer Lungenbeteiligung einhergeht, ist die Ultrastruktur der Zilien normal, der Nebenhoden jedoch infolge eingedickter Sekrete obstruiert. Bei diesen Patienten findet man eine Azoospermie.

Libidoverlust in Verbindung mit Kopfschmerzen, Sehstörungen und Galaktorrhö können auf einen Hypophysentumor hindeuten. Andere internistische Erkrankungen, die mit Infertilität einhergehen können, sind Schilddrüsenerkrankungen, Epilepsien (Phenytoin vermindert FSH) und Lebererkrankungen. Bei chronischen Systemerkrankungen wie Nierenkrankheiten und Sichelzellenanämie findet man abnorme Geschlechtshormonparameter.

Tabelle 36.1. Charakteristische Merkmale des Eunuchismus

Eunuchoide Skelettproportionen

Verhältnis von Ober- zu Unterkörper ist kleiner als 1

Armspanne mehr als 5 cm länger als die Körpergröße

Fehlen der männlichen Behaarung

Gering ausgeprägte Achsel-, Scham-, Gesichts- und Körperbehaarung

Infantile Genitalien

Kleiner Penis, kleine Hoden und Prostata, unterentwickeltes Skrotum

Entwicklung der Muskulatur und Muskelmasse verringert

Körperliche Untersuchung

Während der Untersuchung sollte besonderes Augenmerk auf die Charakteristika eines Hypogonadismus gelegt werden. Wenn vorhanden, findet man: nur schwach entwickelte sekundäre Geschlechtsmerkmale, eunuchoide Skelettproportionen (die Armspanne mißt 5,08 cm mehr als die Körperlänge); das Verhältnis des Oberkörpers (Kopf bis Schambein) zum Unterkörper (Schambein bis zum Boden) ist kleiner als 1; es fehlt das normale männliche Haarwachstum (spärliche Axillae, Scham-, Gesichts- und Körperbehaarung). Außerdem fehlt der mit der Zeit auftretende Rückgang der Haargrenze (Tabelle 36.1).

Die sorgfältige Beurteilung der Hoden ist ein wesentlicher Bestandteil der körperlichen Untersuchung. Die Tubuli seminiferi contorti machen etwa 95% des Hodenvolumens aus. Normale Hoden eines Erwachsenen sind durchschnittlich 4,6 cm lang (Bereich 3,6–5,5 cm) und 2,6 cm breit (Bereich 2,1–3,2 cm). Das mittlere Hodenvolumen beträgt 18,6 ± 4,8 ml (Abb. 36.5 u. 36.6). Um die Hodengröße zu messen, kann man ein Lineal, einen Zirkel oder ein Prader-Orchidometer einsetzen. Wenn die Tubuli seminiferi contorti von der Pubertät geschädigt wurden, sind die Hoden

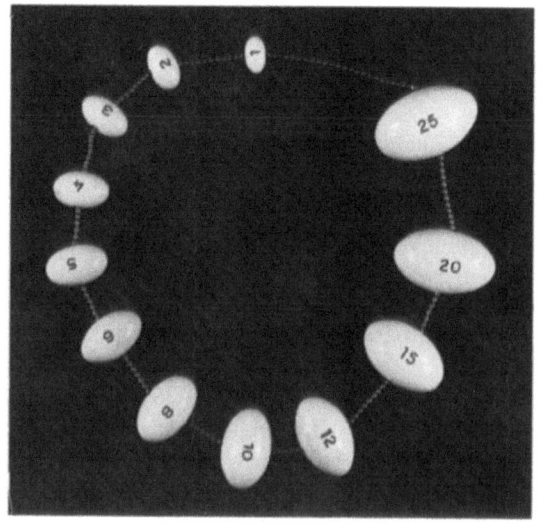

Abb. 36.5. Prader-Orchidometer zur Bestimmung des Hodenvolumens. (Wiedergegeben mit Erlaubnis von McClure 1987)

klein und fest; bei postpuberaler Schädigung sind sie normalerweise klein und weich.

Die Gynäkomastie ist ein deutliches Zeichen einer Feminisierung. Männer mit angeborenem Hypogonadismus können begleitende Mittelliniendefekte wie Anosmie, Farbenblindheit, zerebellare Ataxie, Hasenscharte und Gaumenspalte aufweisen. Die Hepatomegalie kann mit Hormonstoffwechselproblemen eng verbunden sein. Durch entsprechende Untersuchung des Halses läßt sich eine Thyreomegalie, ein Schwirren oder ein Knoten in Zusammenhang mit einer Schilddrüsenerkrankung häufig schon ausschließen. Bei der neurologischen Untersuchung sollten das Gesichtsfeld bestimmt und die Reflexe geprüft werden.

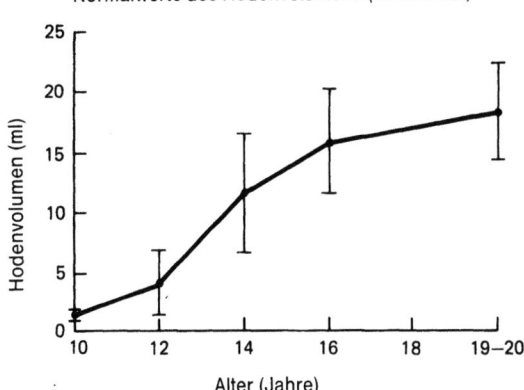

Abb. 36.6. Normalwerte des Hodenvolumens in Abhängigkeit vom Alter. (Wiedergegeben mit Erlaubnis von McClure 1987)

Unregelmäßigkeiten im Nebenhoden sprechen für eine frühere Infektion und mögliche Obstruktion. Manchmal findet sich bei der Untersuchung eine kleine Prostata bei Androgenmangel oder eine geringgradige Schmerzempfindlichkeit bei Männern mit einer Prostatainfektion. Der Untersucher sollte auch auf Veränderungen des Penis achten (Hypospadien, Verbiegung des Gliedes, Phimose). Der Skrotalinhalt sollte bei liegendem und stehendem Patienten vorsichtig untersucht werden. Viele Varikozelen sind unsichtbar und können erst im stehendem Versuch oder beim Valsalva-Versuch nachgewiesen werden. Varikozelen führen oft zu einem verkleinerten linken Hoden. Daran sollte man immer denken, wenn ein Größenunterschied der 2 Hoden besteht. Man sollte beide Samenstränge palpieren, da sie und die Samenblasen bei 2% der unfruchtbaren Männer kongenital fehlen können.

Laborbefunde

Samenanalyse

Die sorgfältig durchgeführte Samenanalyse liefert wertvolle Informationen über den männlichen Geschlechtshormonzyklus, die Spermatogenese und die Durchgängigkeit des Fortpflanzungstraktes. Das Labormanual der WHO zur Untersuchung des menschlichen Samens und der Samen-Zervikalschleim-Wechselwirkungen kann für technische Details sehr empfohlen werden. Die Standardanalysetechniken erlauben Abweichungen der Untersuchungsergebnisse zwischen den einzelnen Labors bis zu 20%. Neben den Laborfehlern gibt es bei den verschiedenen Proben desselben Mannes deutliche Unterschiede in der Spermiendichte, -motilität und -morphologie. Abstinenzintervalle können zu einer großen Variabilität führen. Mit jedem Tag der Abstinenz (bis zu 1 Woche) nimmt das Samenvolumen um 0,4 ml, die Spermienkonzentration um 10–15 Mio./ml und die totale Spermienzahl um 50–90 Mio. zu. Die Spermienmotilität und -morphologie scheinen bei einem Abstinenzzeitraum von 5–7 Tagen unbeeinflußt zu bleiben. Längere Perioden führen jedoch zu einer verminderten Spermienmotilität.

Bei der Interpretation der Samenanalyse muß die individuelle Variationsbreite der Proben der verschiedenen Männer berücksichtigt werden. Um von einer guten oder schlechten Samenqualität sprechen zu können, benötigt man mindestens 3 Proben. Sie sollten über 2 Monate verteilt sein und nach einer konsequenten Abstinenzperiode (48–72 h) untersucht werden. Bei einer Longitudinalstudie mit Samen fruchtbarer und unfruchtbarer Männer stellten Sherins et al. (1977) fest, daß 97% der Männer mit anfänglich guter Spermienkonzentration auch nach 3–6 Proben weiterhin eine gute Spermiendichte aufwiesen. War die Spermiendichte bei der 1. Untersuchung schlecht, so blieben die Untersuchungsergebnisse auch bei der 3. und 6. Untersuchung unzureichend. Die 1. Untersuchung ist wenig aussagekräftig, wenn der Befund bereits als zweifelhaft eingestuft wurde. Dann waren meistens 3 Untersuchungen erforderlich, um eine Stabilität zu erreichen. In dieser Longitudinalstudie beobachtete man nur geringe Unterschiede im Samenvolumen, und die Prozentzahlen der Spermien mit normaler Morphologie blieben stabil.

Mit der herkömmlichen Samenanalyse läßt sich das Fruchtbarkeitspotential indirekt beurteilen. Eine Schwangerschaft ist der einzige unwiderlegbare Beweis für die Fähigkeit der Spermien zur Befruchtung. Eine Vorhersage über die Fruchtbarkeit eines Mannes durch die Samenanalyse kann durch sorgfältige Gewinnung der Probe und vernünftige Interpretation der erhaltenen Informationen deutlich verbessert werden.

Gewinnen von Samen

Nach 48–72stündiger Abstinenz sollte die Samenprobe durch Masturbation in einem durchsichtigen Glas- oder Plastikgefäß mit weiter Öffnung aufgefangen werden. (Alternativ dazu kann der Samen jedoch auch nach einem Coitus interruptus gewonnen werden, wobei jedoch der erste Teil des Ejakulats, der spermienreich ist, verlorengeht.) Da die Beurteilung der Spermienmotilität äußerst wichtig ist, sollte die Probe innerhalb 1 h nach Gewinnung analysiert und bei Körpertemperatur aufbewahrt werden. Aus diesem Grund ist eine Samengewinnung am Analyseplatz ideal. Wenn der Patient die Probe von zu Hause mitbringt, sollte er sie eng am Körper tragen (z. B. in der Jackentasche).

Spermakonzentration

Mit Hilfe klinischer Untersuchungsstudien an unfruchtbaren Patienten konnte man die unteren Grenzwerte der Samenqualität, bei denen eine Schwangerschaft zunehmend unwahrscheinlich wird, ermitteln. Für die meisten Kliniker sind $20 \cdot 10^6$ Spermien/ml die untere Grenze der Norm. McLeod u. Gold (1951) stellen in ihrer klassischen Studie nur geringe Verteilungsunterschiede in den Spermienzahlen von 1000 fruchtbaren und 1000 unfruchtbaren Männern fest, solange die Spermienzahl $20 \cdot 10^6$/ml nicht unterschritten wurde.

Zur Beurteilung der totalen Spermienproduktion der Hoden muß auch das Samenvolumen berücksichtigt werden. Das Samenvolumen per se beeinflußt jedoch nur die Fertilität, wenn es unter 1,5 ml (inadäquate Pufferung der vaginalen Azidität) oder über 5 ml beträgt. Die retrograde Ejakulation, unvollständige Samengewinnung oder Androgenmangel führen zu niedrigen Samenvolumina.

Spermienmotilität

Für den normalen Transport durch den weiblichen Fortpflanzungstrakt und die Penetration des Eies ist eine adäquate motorische Aktivität des Spermiums erforderlich. Die Spermienmotilität ist das einzige entscheidende Kriterium der Samenqualität und kann ein Kompensationsfaktor bei Männern mit niedriger Spermienzahl sein. Die Spermienmotilität kann auf zweierlei Weise beurteilt werden: durch den prozentualen Anteil der beweglichen Spermien zur Gesamtzahl und die Qualität der Spermienbewegung (wie schnell und wie gerade sich die Spermien fortbewegen). Der Grad der Vorwärtsbewegung, basierend auf der Mehrheit der beweglichen Spermien, wird von 0 (keine Bewegung) bis 4 (ausgezeichnete Vorwärtsbewegung) beurteilt. Ein normaler Wert für die Spermienmotilität im Samen liegt vor, wenn mindestens 50–60% bewegliche Spermien bei einer Qualität von >2 nachweisbar sind. Die Subjektivität dieser Beurteilung kann ihren Nutzen einschränken und hat deshalb zum Einsatz verfeinerter Methoden (Laser, Computer und Videokameras) geführt.

Spermienmorphologie

Die menschliche Spermienmorphologie ist großen Variationen unterworfen. Es ist deshalb ungewöhnlich, wenn mehr als 80% normale Spermienköpfe in einer Probe enthalten sind. Die Morphologie wird im gefärbten Samenausstrich beurteilt und üblicherweise als Prozentsatz normaler Zellen ausgedrückt. Um als normal zu gelten, muß ein Spermium einen ovalen Kopf, ein normales Mittelstück und einen Schwanz besitzen. Im fruchtbaren Samen liegt der Prozentsatz üblicherweise bei etwa 60% oder mehr. McLeod u. Gold konnten zeigen, daß die zytologische Untersuchung ein empfindlicher Index für den Zustand des Keimepithels ist und eine erstaunliche Konstanz besitzt, wobei Variationen auf einen testikulären Insult hindeuten.

Obwohl man glaubte, daß ein zytologisches „Streß"-Bild (erhöhte Zahl spitz zulaufender, amorpher und unreifer Zellen) pathognomonisch für eine Varikozele sei, stellten Rodriquez-Rigau et al. fest, daß dieses zytologische Bild bei Männern mit Oligospermie mit und ohne Varikozele gleich häufig zu finden ist. Sie konnten nachweisen, daß die Prozentzahlen spitz zulaufender und amorpher Spermatozoen zu den Spermienzahlen im umgekehrten Verhältnis stehen und nicht von der Anwesenheit einer Varikozele abhängen. Samen mit besonders spitz zulaufenden Zellen sind nicht pathognomonisch für eine Varikozele, sondern sprechen eher für eine veränderte Hodenfunktion.

Fruktose

Fruktose ist androgenabhängig und wird in den Samenblasen produziert. Die Fruktosespiegel sollten bei jedem Patienten mit Azoospermie bestimmt werden. Dies gilt besonders für Patienten, deren Ejakulatsvolumen unter 1 ml liegt, da dies für eine Samenblasenobstruktion oder -atresie spricht. Der übliche Nachweistest für Fruktose ist ein qualitativer Test mit Resorzin und Salzsäure (50 mg Resorzinpulver und 33 mg konzentrierte Salzsäure in 100 ml Wasser verdünnen). Der Samen wird mit diesen Reagenzien im Verhältnis von 1:10 gemischt und dann gekocht. Bei Anwesenheit von Fruktose verfärbt sich die Probe innerhalb von 60 s orangerot. Fehlen von Fruktose, niedriges Samenvolumen und die Unfähigkeit des Samens zu koagulieren, sprechen für ein angeborenes Fehlen des Vas deferens und der Samenblasen oder für eine Obstruktion des Ductus ejaculatorius.

Zusätzliche Kriterien

Der Samen gesunder Männer koaguliert und verflüssigt sich in 5–20 min. Eine verzögerte Verflüssigung des Samens (>60 min) kann auf Fruktosestörungen der Bläschendrüsen hinweisen. Diagnostisch sollte man an ein Verflüssigungsproblem denken, wenn in den postkoitalen Tests keine Spermien nachzuweisen sind. Wenn die Spermien in der Lage sind, den Zervixschleim zu erreichen, ist eine Störung der Samenverflüssigung klinisch nicht relevant.

Eine erhöhte Samenviskosität, die nichts mit dem Koagulations-Verflüssigungs-Phänomen zu tun hat, deutet auf eine Störung der Bläschendrüsen und kann die Beurteilungsgenauigkeit der Spermiendichte und Motilität beeinflussen. Dies ist nur von klinischer Bedeutung, wenn sehr wenige Spermien in den postkoitalen Tests nachgewiesen werden können. Nicht selten werden Klumpen agglutinierter Spermien in Samenproben beobachtet. Eine verstärkte Verklumpung spricht für einen entzündlichen oder immunologischen Prozeß.

Normalwerte

Samenproben sollten als abnorm betrachtet werden, wenn folgende Werte für diese verschiedenen Parameter festgestellt werden: ein Volumen von weniger als 1,5 ml und mehr als 5 ml; eine Spermienkonzentration von weniger als $20 \cdot 10^6$/ml; eine totale Spermienzahl von weniger als $50 \cdot 10^6$; eine Spermienmotilität von weniger als 60% der Zellen mit Vorwärtsbewegung und eine Motilitätsqualität von weniger als 2; eine Spermienmorphologie mit weniger als 60% ovaler Formen.

Neuere Techniken der Samenanalyse

Der Coulter-Counter ermöglicht eine schnelle Bestimmung der Spermiendichte. Die Genauigkeit dieser Technik ist jedoch bei Spermiendichten von weniger als 10 Mio./ml reduziert. Mit dem Makler-Chamber-Device, ähnlich einem Hämozytometer, lassen sich Spermiendichte und Motilität gleichzeitig bestimmen.

Bis vor kurzem war die Spermiendichte der einzige Parameter des menschlichen Samens, der objektiv und quantitativ gemessen werden konnte. Leistungsfähige Computer, Laser und Videokameras ermöglichen heute jedoch die gleichzeitige Bestimmung der Spermiendichte und Motilität, einschließlich der Prozentzahl beweglicher Spermien, Richtungsgeschwindigkeit und Vorwärtsbewegung. Weitere vergleichende Arbeiten mit diesen neuen Techniken und den Standardtests der Spermienfunktion sind jedoch erforderlich, um präzise Aussagen über den Nutzen dieser neuen Tests machen zu können.

Hormonbestimmung

Die meisten Fälle männlicher Unfruchtbarkeit sind nicht-endokrinen Ursprungs. Die routinemäßige Bestimmung hormoneller Parameter ist nur gerechtfertigt, wenn die Spermiendichte extrem niedrig ist oder der klinische Verdacht auf eine Endokrinopathie besteht. Die Inzidenz primär-endokriner Defekte bei unfruchtbaren Männern liegt unter 3%. Solche Defekte sind bei Männern mit einer Spermienkonzentration von mehr als $5 \cdot 10^6$/ml selten. Wenn jedoch eine Endokrinopathie nachgewiesen ist, ist eine spezifische Hormontherapie oft erfolgreich.

Basishormonbestimmung

Wegen der periodischen LH-Sekretion und ihrer kurzen biologischen Halbwertszeit besitzt die einmalige LH-Bestimmung nur eine Genauigkeit von ± 50%. In ähnlicher Weise wird auch Testosteron periodisch als Reaktion auf eine LH-Stimulation sezerniert. Der Spitzenwert dieser tageszeitlichen Schwankung wird am frühen Morgen erreicht. Um diese Ungenauigkeiten zu vermeiden, sollten für eine Einzeluntersuchung 3 Blutproben und gleiche Samenvolumina in mindestens 15- bis 20minütlichem Abstand entnommen und gepoolt werden. Da LH nur bei gleichzeitiger Bewertung des Serumtestosterons interpretiert werden kann, müssen beide Spiegel in den gepoolten Proben beurteilt werden. Serum-FSH hat eine längere biologische Halbwertszeit, und diese Schwankungen sind weniger ausgeprägt.

Ein niedriger Serumtestosteronspiegel ist einer der besten Indikatoren für einen Hypogonadismus sowohl hypothalamischen wie auch hypophysären Ursprungs. Die mittleren LH- und FSH-Konzentrationen sind bei hypogonadotropen Patienten signifikant niedriger als bei Normalpersonen, obwohl sie bei einigen an der unteren Normgrenze liegen können. Niedrige LH- und FSH-Spiegel bei gleichzeitig niedrigen Serumtestosteronspiegeln deuten auf einen hypogonadotropen Hypogonadismus, der auch klinisch auffällig sein kann.

Erhöhte Serum-FSH und -LH-Werte erleichtern die Unterscheidung zwischen einem primären testikulären Versagen (hypergonadotroper Hypogonadismus) und einem sekundären testikulären Versagen (hypogonadotroper Hypogonadismus). Die meisten Patienten mit primärem Hypogonadismus weisen schwere irreversible testikuläre Schädigungen auf. Auf der anderen Seite ist der sekundäre Hypogonadismus hypothalamischen oder hypophysären Ursprungs, so daß bei diesen Patienten eine Infertilität reversibel sein kann.

Eine eingeschränkte Spermatogenese geht i. allg. mit einer verminderten „Inhibin"-Produktion einher; durch diese Abnahme des negativen Feedbacks kommt es zu einer reziproken Erhöhung der FSH-Spiegel. Erhöhte FSH-Spiegel sind meist ein verläßlicher Indikator einer Keimzellschädigung und gewöhnlich mit einer Azoospermie oder schweren Oligospermie ($<5 \cdot 10^6$ Spermien/ml) verbunden. Dies stellt meist einen signifikanten und meist irreversiblen Keimzellschaden dar. Bei Patienten mit Azoospermie und schwerer Oligospermie und normalen FSH-Spiegeln können primäre spermatogene Defekte von obstruktiven Veränderungen nicht allein durch Hormonuntersuchungen unterschieden werden. Skrotumuntersuchung, Hodenbiopsie und Vasographie sind notwendig. Ein erhöhter Serum-FSH-Spiegel, verbunden mit kleinen atrophischen Hoden, deutet auf eine irreversible Infertilität, so daß eine Biopsie nicht gerechtfertigt wäre.

Es wurde berichtet, daß eine Hyperprolaktinämie zur Oligospermie geführt hat. Der diagnostische Wert der Prolaktinmessungen ist jedoch bei Männern mit Samenanomalien äußerst gering, solange nicht gleichzeitig Libidoverlust, Impotenz und die Zeichen eines Hypogonadismus bestehen. Die Prolaktinbestimmung ist bei Patienten mit niedrigen Serumtestosteronspiegeln ohne gleichzeitigen Anstieg der Serum-LH-Spiegel gerechtfertigt.

Bei Personen mit Gynäkomastie oder vermuteter Androgenresistenz (erhöhte Serumtestosteron- und -LH-Spiegel mit gleichzeitiger verminderter Maskulinisierung) sollte das Serumöstradiol bestimmt werden. Bei Patienten mit raschem Verlust der sekundären Geschlechtsmerkmale, der sowohl testikulär als auch adrenal bedingt sein kann (Mangel an adrenalen Androgenen), ist eine Untersuchung der Nebennierenrindenfunktion notwendig. Bei Männern mit Pubertaspraecox-Anamnese sollte man an eine kongenitale Nebennierenrindenhyperplasie denken. Bei der häufigen Variante (21-Hydroxilasemangel) ist der Serumspiegel von 17α-Hydroxiprogesteron ebenso wie das Pregnandiol im Urin erhöht. Der Serumspiegel von 11-Desoxykortisol ist bei 11-Hydroxilasemangel erhöht.

Bei Patienten mit hypogonadotropem Hypogonadismus sollten auch die anderen Hypophysenhormone, außer LH und FSH, nämlich das adrenocorticotropic hormone (ACTH), das thyreoidastimulierende Hormon (TSH) und das Wachstumshormon (GH) bestimmt werden. Eine Schilddrüsenfunktionsstörung als Ursache einer Unfruchtbarkeit ist so selten, daß von Routine-Screening-Verfahren zum Nachweis von Schilddrüsenabnormitäten abgeraten wird.

Zusätzlich zu den Standardradioimmunassays zur Bestimmung des LH sind Bioassays entwickelt worden, um die Reaktion von Mäuse-Leydig-Zwischenzellen auf LH im Serum zu messen. Ein Patient ist nur selten aufgrund immunologisch-aktivem aber biologisch-inaktivem LH unfruchtbar.

Dynamische Hormontests

Zur Erforschung der Ursache einer Infertilität sind diese Tests nur selten erforderlich.

HCG-Test. Menschliches Choriongonadotropin, das eine biologische Wirkung ähnlich der des LH besitzt, benutzt man, um die Anwesenheit testikulärer Gewebe- oder Leydig-Zwischenzell-Reserven bei Patienten mit testikulären Störungen oder hypogonadotropen Zuständen nachzuweisen. Dies gilt besonders beim therapeutischen Einsatz von HCG. Die Gabe von 4000 I.E. für 4 Tage führt innerhalb von 3–4 Tagen zu einer Verdopplung der Serumtestosteronspiegel. Die Reaktionen darauf können jedoch, abhängig vom Grad des testikulären Versagens und der früheren Stimulation durch endogene Gonadotropine, schwach sein.

GnRH-Test. Da GnRH eine direkte Wirkung auf die Hypophyse haben sollte, hoffte man durch eine GnRH-Injektion zwischen einem hypogonadotropen Hypogonadismus hypophysärem oder hypothalamischen Ursprungs differenzieren zu können. Theoretisch sollten Patienten mit einer Hypophysenerkrankung nicht darauf ansprechen. Bei einer Hypothalamuserkrankung dagegen sollte die Injektion von GnRH zur Sekretion von LH und FSH führen. Oft ist die einmalige Injektion von GnRH nicht ausreichend, um zu einer Reaktion zu führen, so daß multiple Dosisgaben erforderlich sind. Wenn die Hypophyse chronisch unterstimuliert war, können ihr die Reserven oder die biosynthetischen Mechanismen fehlen, um auf eine Einzeldosis normal anzusprechen. Hypogonadale Personen mit Hypophysentumoren zeigen oft eine normale Reaktion; dies ist auf die Menge gespeicherter Hormone in der Hypophyse zurückzuführen, die auf der endogenen Produktion von GnRH beruht. Deshalb ist eine normale Reaktion weder zum Nachweis oder Ausschluß einer Erkrankung noch zur Unterscheidung zwischen einer hypophysären oder hypothalamischen Erkrankung von diagnostischem Wert.

Chromosomenuntersuchungen

Die Analyse bukkaler Abstriche liefert Informationen über die Zahl der X-Chromosomen. Man findet i. allg. ein Chromatid oder Barr-Körperchen, wenn mindestens 2 X-Chromosomen vorhanden sind. Bei schwierigen diagnostischen Problemen und dem Verdacht auf ein Mosaik oder eine strukturelle Chromosomenveränderung (besonders wenn die Serumgonadotropinspiegel erhöht sind) sollten Leukozyten aus dem peripheren Blut, Fibroblasten oder gonadales Gewebe für Gewebekulturen und zur Bestimmung des Karyotyps entnommen werden.

Eine Infertilität kann nur in Einzelfällen auf spezifische chromosomale Abnormitäten zurückgeführt werden; bei Männern mit einer schweren Oligospermie und Azoospermie sollten jedoch subtile genetische Untersuchungen in Betracht gezogen werden, um nach autosomalen oder Geschlechtschromosomenaberrationen zu fahnden. Der diagnostische Wert einer Untersuchung ist am größten bei Männern mit kleinen Hoden, Azoospermie und erhöhten FSH-Spiegeln.

Immunologische Untersuchungen

Bei 3–7% der infertilen Männer sind Spermienantikörper festgestellt worden, die eine relative Ursache der Unfruchtbarkeit sein können. Ärzte sollten die klinischen Parameter kennen, die mit einer antikörpervermittelten Unfruchtbarkeit bei Männern korrelieren. Eine frühere Orchitis, Entzündung des Urogenitaltrakts, Hodentrauma, Hodentorsion, Hodenatrophie oder -obstruktion können zur Bildung von Spermienantikörpern führen.

Obwohl die meisten infertilen Männer mit einer Spermienimmunität normale Befunde bei der Samenanalyse aufweisen, sollte eine Spontanagglutination oder schwere Störungen in der Spermienmotilität den Arzt an mögliche Antikörper denken lassen. Oft ist die Spermienagglutination unspezifisch und kann auf die Anwesenheit von Bakterien, Viren oder Zelltrümmern zurückgeführt werden, ohne daß ein immunologisches Problem vorliegt. Regelmäßige Postkoitaltests sind eine ausgezeichnete Screening-Methode auf Antispermienantikörper (beim Postkoitaltest handelt es sich um die mikroskopische Untersuchung des Zervixschleim nach dem Geschlechtsverkehr). Bei weniger als 5 beweglichen Spermien pro Gesichtsfeld in einer ausreichend östrogenhaltigen Schleimprobe oder bei der Feststellung, daß die Spermien zittern oder vibrieren, sollte ein Spermienantikörpertest vorgenommen werden.

Zirkulierende Antispermienantikörper gehören zu den IgG- und IgM-Klassen, während es sich bei den Samenplasmaantikörpern vorwiegend um IgG und IgA handelt. IgA ist größtenteils das Produkt einer lokalen Sekretion, dagegen bildet sich IgG hauptsächlich als Folge der prostatischen Transsudation von Serum-IgG. Die 3 Hauptwirkungsbereiche der Spermienantikörperaktivität sind 1. das Endstück des Spermienschwanzes, was wahrscheinlich ohne klinische Signifikanz ist, 2. der Hauptteil des Spermienschwan-

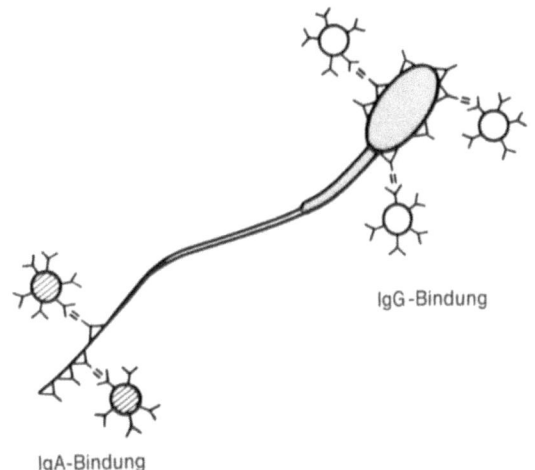

Abb. 36.7. Immunobead-Reaktion: Die Antikörper gegen menschliches IgG und IgA (Immunobead-Test) heften sich an die spermiengebundenen Antikörper

zes, der mit IgG- oder IgM-Antikörpern reagiert und zu einer verminderten Motilität führt, und 3. der Kopfteil. Gegen den Spermienkopf gerichtete Antikörper haben keinen Einfluß auf die Motilität, sie vermindern jedoch die Fähigkeit der Spermien, sich an die Zona pellucida anzuheften. Es scheint, daß sich nicht nur der Ort der Antigenaktivität, sondern auch auf die Art und Anzahl der anwesenden Antikörper auf die Fruchtbarkeitsminderung auswirkt.

Funktionstests wie die Spermienagglutination oder Immobilisationsassays waren die ersten, mit denen man Antispermienantikörper erkennen konnte. Spermienagglutinationstests (Franklin-Dukes-Test, Kibrick-Test, Tray-Agglutinationstest, Mikroagglutinationstest) sind indirekte Assays, die auf der Agglutination der Spermien durch Bindung von Antikörpern an die Antigenbindungsstellen basieren. Die Zahl der Bindungsstellen auf der Oberfläche des Immunglobulins bestimmt den Grad der Agglutination. Diese Agglutinationstests können durch nicht-immunglobulinvermittelte Faktoren wie etwa die bakterielle Kontamination oder Nicht-Immunoglobulinproteine im Serum beeinflußt werden. Diese führen zu falsch-positiven Testresultaten. Beim Spermienimmobilisationstest (Isojima-Test) verwendet man komplementabhängige IgG- und IgM-Antikörper, die zu einem Motilitätsverlust der Spermien bei meist gleichzeitiger Zytotoxizität führen. Hierbei handelt es sich um einen reproduzierbaren Test mit hoher Zuverlässigkeit, bei dem im wesentlichen keine falsch-positiven Resultate auftreten.

Mit neueren Techniken versucht man die Anwesenheit und Art der Immunglobuline auf der Spermienoberfläche nachzuweisen. Diese Technik scheint genauer zu sein und eine größere klinische Relevanz

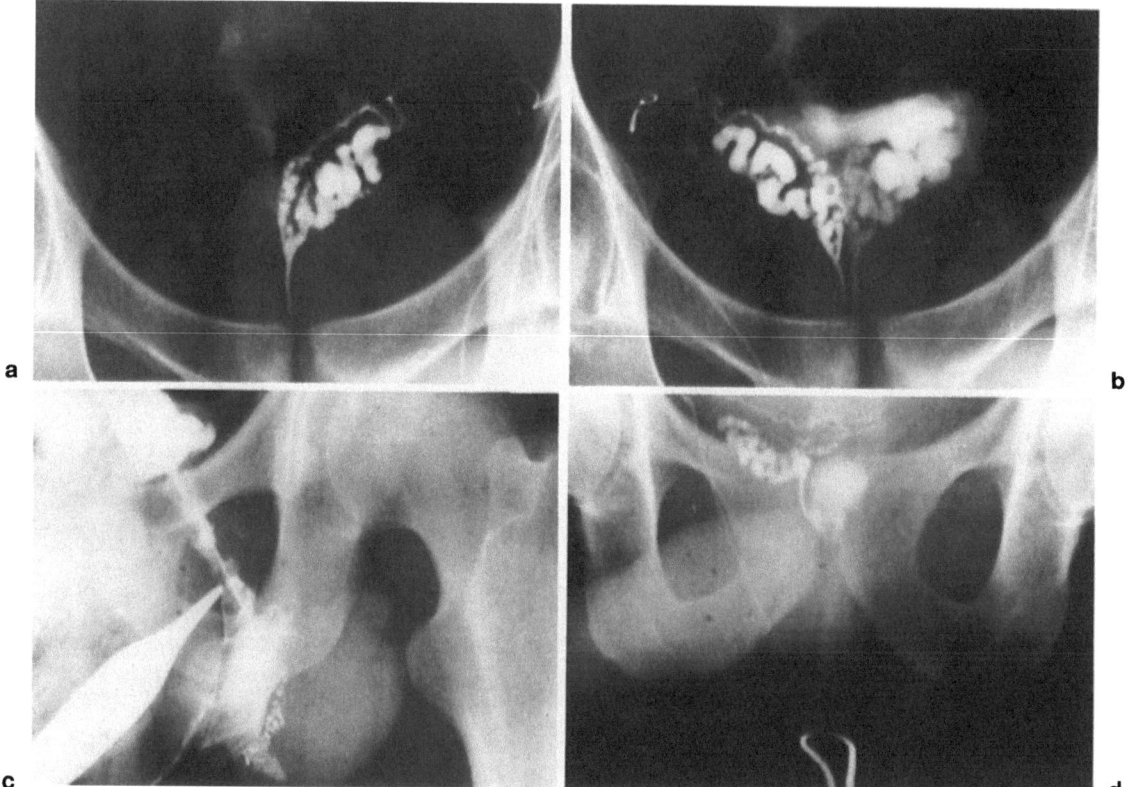

Abb. 36.8a–d. Vasographie. **a** Normale Darstellung von Samenleiter und Samenblasen. **b** Reflux in die Blase, Bestätigung der distalen Durchgängigkeit. **c** Die Darstellung des Nebenhodens ergibt eine Kontrastmittelextravasation und zeigt die Schwierigkeit, bei proximaler Vasographie die Stelle der Nebenhodenobstruktion nachzuweisen. **d** Eine Zyste des Ductus ejaculatorius *(Pfeil)* als Ursache der Azoospermie. (Wiedergegeben mit Erlaubnis von McClure 1987)

zu besitzen. Die Immunobead-binding-(IBB-)Technik verwendet Polyacrylamidkugeln (Immunobeads, hergestellt von Bio-Red), an die sich isotypenspezifische Kaninchenantihumanantikörper heften. Mit dieser Technik lassen sich die Anwesenheit der Antikörper, der Ort, an dem sich die Antikörper auf der Spermienoberfläche binden, und der Isotyp der Antikörper (IgG, IgM oder IgA) nachweisen. Eine neuere vergleichende Studie zeigt, daß die IBB-Technik gut mit dem Tray- und Gelatineagglutinationstest und den Spermienimmobilisationstest korreliert. Es handelt sich um einen schnellen einfachen Test, vorausgesetzt, daß genügend motile Spermien für die Untersuchung vorhanden sind. Bei schlechter Spermienmotilität können individuelle Immunobead-Bindungstests mit Serum oder Samenplasma und Spenderspermien vorgenommen werden (Abb. 36.7).

Hodenbiopsie, Vesikulographie und Vasographie

Die Verwendung der Hodenbiopsie ist in den letzten Jahren zurückgegangen. Histologische Untersuchungen der Biopsieproben geben weder Auskunft über den Grad der testikulären Funktion noch über die Ursache der testikulären Schädigung. Bei Patienten mit Azoospermie und normalen FSH-Spiegeln können jedoch primäre spermatogene Defekte von obstruktiven Veränderungen nicht allein durch Hormonuntersuchungen differenziert werden. Hier sollten eine Hodenbiopsie und Vasographie in Betracht gezogen werden. Wenn Patienten eine Azoospermie oder schwere Oligospermie und deutlich geschrumpfte Hoden aufweisen, sollte man die Serum-FSH-Spiegel bestimmen; wenn sie erhöht sind (> als das Doppelte des Normwertes), kann eine Hodenbiopsie unterbleiben. Ein solcher Patient hat beinahe immer einen irreversiblen Keimzellschaden. Die Ausnahme bilden chemotherapeutisch behandelte Patienten, bei denen sich der erhöhte FSH-Spiegel bei Einsetzen der Spermatogenese wieder normalisieren kann.

Nur in seltenen Fällen ist eine Hodenbiopsie bei Männern mit schwerer Oligospermie zum Ausschluß einer partiellen Obstruktion gerechtfertigt. Dies ist jedoch so selten, daß eine Routinebiopsie bei schwerer Oligospermie nicht indiziert ist. Vor einer Biopsie sollten augenfälligere Ursachen einer Azoospermie ausgeschlossen und wenigstens 2 Samenanalysen durchgeführt worden sein, um die Azoospermie zu sichern. Eine retrograde Ejakulation muß durch Untersuchung des postejakulatorischen Urins ausgeschlossen werden. Bei Männern mit saurem Samen (pH <7,0) und einem Samenvolumen von unter 1 ml besteht der Verdacht auf eine Ejakulationsobstruktion oder eine kongenitale Atresie von Samenblasen und Vas deferens. Die Diagnose wird durch Bestimmung der Fruktosespiegel im Samen bestätigt. Der Nachweis von Fruktose schließt eine Obstruktion oder Atresie der Ductus ejaculatorii aus. Hierdurch wird aber eine totale Durchgängigkeit der Ductus nicht garantiert. Die obstruierende Stelle wird durch Vasographie abgeklärt.

Nur wenn der klinische Verdacht auf unterschiedliche pathologische Veränderungen auf beiden Seiten besteht, ist eine bilaterale Biopsie indiziert. Das Hodenbiopsiegewebe sollte atraumatisch in einem Gefäß mit Bouin-, Zenker- oder Conroy-Lösung fixiert werden. Formalin ist zu vermeiden, da es die testikuläre Architektur verändert.

Bei einer Vasographie soll das Kontrastmittel in distaler Richtung (also in Richtung auf den Penis) injiziert werden. Wenn man das KM in proximaler Richtung (in Richtung auf den Hoden) injiziert, ist eine Beurteilung der Epididymisanatomie äußerst schwierig. Darüber hinaus besteht ein erhebliches Risiko, den zarten Nebenhodengang zu rupturieren. Durch Injektion von 3–5 ml Natriumamidodiatrizoat, 50%ig (Hypaque), oder Meglumamidodiatrizoat, 52%ig, plus Natriumamidodiatrizoat, 8%ig (Urografin), erhält man adäquate Aufnahmen des Vas deferens, der Samenblasen und des Ductus ejaculatorius (Abb. 36.8).

Spermienfunktionstests

Sperma-Zervikalschleim-Kontakttest (Sims-Huhner)

Durch Beurteilung der Spermien im Zervixschleim erhält man Informationen über die Spermienfunktion bei der Wanderung durch den weiblichen Genitaltrakt. Beim Postkoitaltest wird der Zervixschleim 2–8 h nach dem Geschlechtsverkehr zum Zeitpunkt der erwarteten Ovulation mikroskopisch untersucht. Ein positives Resultat ergibt normalen Samen und Schleim, während ein negatives Resultat bei einem Mann mit normalen Samenparametern entweder für eine Zervixabnormität oder für Anwesenheit von Spermienantikörpern spricht. Der Postkoitaltest ist von mehreren Variablen abhängig, einschließlich des Zeitpunktes der Ovulation. Der Zervixschleim ist außerhalb der Zyklusmitte extrem unempfänglich für Spermatozoen.

Der Kontakt zwischen Spermien und Zervixschleim läßt sich auch auf einem Objektträger oder in einer Kapillare beurteilen. Es gibt heute mehrere In-vitro-Sperma-Schleim-Tests, die entweder Rinderzervixschleim oder Schleim von einem nachweislich fruchtbaren Spender verwenden. Die Rate der Spermienbewegung kann objektiv verglichen werden, wenn eine schleimgefüllte Kammer mit einem Pooltestsamen inkubiert wird. Dies ermöglicht die Beurteilung des Kontakts zwischen Spermien und Zervixschleim unter definierten Bedingungen mit bekannten Normalstandards. Unglücklicherweise läßt sich mit keinem dieser Tests die Fertilität direkt beurteilen.

Wenn der Postkoitaltest abnorm ausfällt, kann ein gekreuzter Penetrationstest mit dem Patienten und fruchtbaren Spendern im 4fach-Vergleich vorgenommen werden, um die Abnormität genau zu erkennen.

Spermienpenetrationstest (zonafreier Hamstereipenetrationstest)

Die Zona pellucida ist die Hauptbarriere bei einer Befruchtung zwischen menschlichen Spermatozoen und Oozyten des Goldhamsters. Wenn Hamstereier zonafrei gemacht und von mehreren Spermatozoen in vitro penetriert werden, fungieren sie bei der Beurteilung der Befruchtungsfähigkeit der Spermien als Ersatz für das menschliche Ei. Da sowohl die Kapazitation als auch die Akrosomenbildung vor der Spermienfusion (und Penetration) mit dem Hamsterei erforderlich sind, läßt sich mit diesem Test die Befruchtungsfähigkeit menschlicher Spermatozoen direkt beurteilen. Ein positives Testresultat liegt vor, wenn das Ei penetriert und der Spermienkopf innerhalb des Oozyten nachgewiesen werden kann (Abb. 36.9).

Viele Wissenschaftler haben gezeigt, daß fertile und subfertile Populationen durch den Spermienpenetrationstest differenziert werden können. Spermien fruchtbarer Männer penetrieren 14–100% der Eier; Spermien unfruchtbarer Männer weniger als 10%. Obwohl es Unterschiede zwischen den einzelnen Laboratorien gibt, scheint allgemeine Übereinkunft darüber zu bestehen, daß weniger als 10% Penetration Beweis für eine Spermiendysfunktion und männliche Infertilität ist.

Hauptvorteil des Spermienpenetrationstests liegt darin, Defekte in der Spermienfunktion aufzuzeigen, die durch die herkömmliche Samenanalyse nicht nachweisbar sind. In einer Studie mit 62 fertilen Männern betrug die Rate falsch-negativer Resultate (Sensitivität) bei der herkömmlichen Analyse 32%, beim Spermienpenetrationstest nur 18% (Rogers 1985). Nimmt

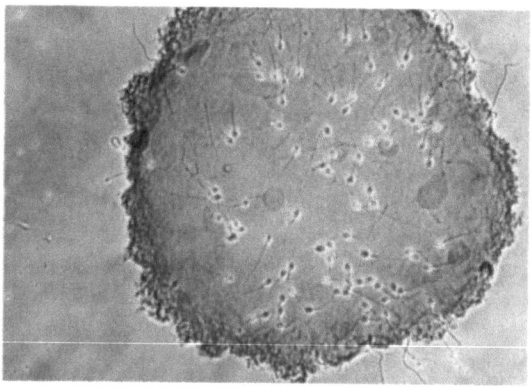

Abb. 36.9. Penetrationstest. Beachte die geschwollenen Spermienköpfe mit angeheftetem Schwanzteil, die zeigen, daß sie in das Hamsterei eingedrungen sind. (Wiedergegeben mit Erlaubnis von McClure 1987)

man die Männer mit sehr niedrigen Spermienzahlen (die nicht in der Lage waren, ihre Partner zu befruchten) und Personen mit hoher Anzahl Leukozyten im Samen (dies führt im Spermienpenetrationstest zu falsch-negativen Befunden) aus der Statistik heraus, kann die Rate falsch-negativer Ergebnisse auf 6,5% gesenkt werden. In derselben Studie betrug die Rate falsch-positiver Resultate (Spezifität) bei 53 unfruchtbaren Männern für die Routinesamenanalyse 30%, für den Spermienpenetrationstest jedoch nur 2%. Von 143 Männern, deren Spermien im Spermienpenetrationstest keine Hinweise für eine Penetration zeigten, hatten aber 16,3% bei der Routinesamenanalyse keine prompt nachweisbaren Abnormitäten.

Obwohl der Spermienpenetrationstest ein verläßlicher Indikator für die Befruchtungsfähigkeit menschlicher Spermatozoen ist, gibt er keine Auskunft über die Spermienmotilität, die Spermienprogression im weiblichen Fortpflanzungstrakt und über die Fähigkeit der Spermien, die Zona pellucida zu penetrieren. Da der Test jedoch jetzt klinisch zur Verfügung steht, ist er besonders bei ungeklärter Unfruchtbarkeit von Nutzen.

Bakteriologische Untersuchung

Schon bei der ersten Untersuchung sollte bei allen Patienten eine Urinanalyse vorgenommen werden, um eine Pyurie oder Bakteriurie auszuschließen. Wenn durch die Anamnese oder körperliche Untersuchung der Verdacht auf eine bakterielle Prostatitis besteht, sind eine Dreigläserprobe und entsprechende Bakterienkulturen angezeigt. Für die häufigen sexuell-übertragbaren Erreger wie Chlamydia trachomatis, Mycoplasma hominis und Ureaplasma urealyticum konnte bei Menschen und Tieren ein Zusammenhang mit der Infertilität nachgewiesen werden. Aufgrund dieser Vermutung leiten viele Ärzte eine Antibiotikatherapie ohne Infektionsnachweis ein, da sie hoffen, die Fertilität hierdurch verbessern zu können. Wir konnten vor kurzem keine Beweise dafür finden, daß eine bestehende asymptomatische Infektion durch Mykoplasmen oder Chlamydien eine Rolle bei der männlichen Unfruchtbarkeit spielt. Ohne Anzeichen einer Entzündung (>5 Leukozyten auf VB_1) besteht keine Indikation für eine Routinekultur oder Antibiotikabehandlung unfruchtbarer Männer.

Androgenrezeptorstörungen

Da die Diagnose von Androgenrezeptorstörungen äußerst schwierig und die Unfruchtbarkeit bei diesen Patienten nicht behandelbar ist, untersuchen nur wenige Ärzte diese Abnormität. In mehreren Forschungszentren werden Fibroblasten aus der Genitalhaut für Kulturen entnommen, um die Zahl der Androgenrezeptoren zu bestimmen.

Radiologische Untersuchung

Sowohl klinische wie auch Laboruntersuchungen haben überzeugende Beweise dafür erbracht, daß sich Varikozelen bei einigen Männern schädlich auf die Spermatogenese auswirken. Dubin u. Amelar (1970) berichteten, daß eine Verbesserung der Samenqualität nach Varikozelenoperation in keiner Beziehung zur palpablen Größe einer Varikozele steht. Da kleine, aber klinisch signifikante Varikozelen selbst bei sorgfältiger körperlicher Untersuchung übersehen werden können, sind mehrere diagnostische Untersuchungsverfahren überprüft worden. Als erstes sollte die Doppler-Sonographie durchgeführt werden. Ein Nachteil der Doppler-Sonographie sind zahlreiche nicht eindeutige Echos. Bei fraglichen Varikozelen erhält man auch nur zweifelhafte Befunde. Durch Polygraphie ist es für den Arzt allerdings nicht mehr nötig, die venösen Pulswellen allein mit dem Gehör zu erkennen. Ein anderes diagnostisches Verfahren ist die Thermographie des Skrotums. Bei Patienten mit einem Einzel- oder atrophischen Hoden oder beidseitigen Varikozelen ist dieser Test jedoch nicht durchführbar, da die Diagnose auf Temperaturunterschieden zwischen den 2 Skrotalseiten basiert.

Die heute zur Verfügung stehende Sonographie des Skrotums, ist ein nicht-invasives Verfahren, mit dem sich viele intraskrotale Veränderungen nachweisen

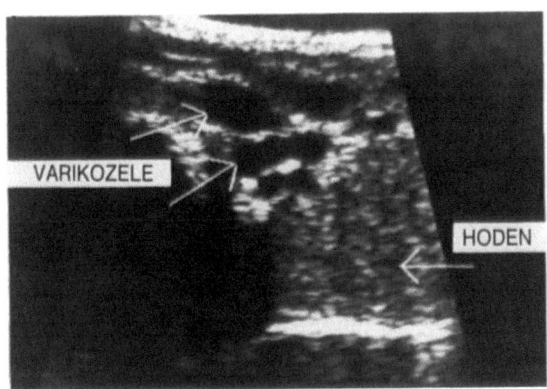

Abb. 36.10. Hodensonogramm. Varikozelen *(Pfeile)* stellen sich als tubuläre echofreie Strukturen dar. (Wiedergegeben mit Erlaubnis von McClure u. Hricak 1986)

Tabelle 36.2. Prätestikuläre Gründe für eine Infertilität

Hypothalamische Erkrankungen
Isolierter Gonadotropinmangel (Kallmann-Syndrom)
Isolierter LH-Mangel (fertiler Eunuch)
Isolierter FSH-Mangel
Kongenitales hypogonadotropes Syndrom

Hypophysäre Erkrankungen
Hypophyseninsuffizienz (Tumor, infiltrative Prozesse, Operationen, Bestrahlungsfolgen)
Hyperprolaktinämie
Hämochromatose
Exogene Hormone (Östrogen-Androgen-Überdosierung, Glukokortikoidüberschuß, Hyper- und Hypothyreoidismus)

lassen, und mit der man darüber hinaus die einzigartige Möglichkeit besitzt, sowohl den Hoden wie auch die anliegenden Strukturen darzustellen (Abb. 36.10).

Die Venographie scheint das spezifischste diagnostische Verfahren zu sein. Sie ist jedoch invasiv und mit einem gewissen Morbiditätsrisiko verbunden, erfordert spezielle Übung und Ausrüstung und ist teuer. Sie sollte daher nur bei rezidivierenden Varikozelen zum postoperativen Nachweis aberrierender Venen zum Einsatz kommen.

Ursachen der Infertilität

Prätestikuläre Ursachen (Tabelle 36.2)

Hypothalamuserkrankungen

Isolierter Gonadotropinmangel (Kallmann-Syndrom)

Der isolierte Gonadotropinmangel kommt sowohl sporadisch als auch in familiärer Form vor. Er tritt, obwohl selten (1:10000 bei Männern), sekundär beim Klinefelter-Syndrom als Ursache eines Hypogonadismus auf. Bei der ursprünglichen Beschreibung geht man nur von der familiären Form, die mit einer Anosmie verbunden ist, aus. Das Eponym bezieht sich heute jedoch auf beide Varianten mit oder ohne Anosmie. Dieses Syndrom kann auch mit anderen angeborenen Anomalien einhergehen (z.B. mit angeborener Taubheit, Hasenscharte, Gaumenspalte, kraniofazialer Asymmetrie, renalen Abnormitäten, Farbenblindheit). Das Hypothalamushormon GnRH scheint zu fehlen, da eine exogene Zufuhr von GnRH die Freisetzung von LH und FSH aus der Hypophyse stimuliert. Abgesehen vom Gonadotropinmangel ist die Hypophysenvorderlappenfunktion intakt. Das Syndrom scheint entweder autosomal-rezessiv oder autosomal-dominant mit unvollständiger Penetranz vererbt zu werden.

Differentialdiagnostisch muß eine konstitutionell bedingte verspätete Pubertät in Betracht gezogen werden. Das Vorliegen einer Anosmie, somatischer Mittelliniendefekte oder einer positiven Familienanamnese sind jedoch wichtige klinische Hinweise. Ein weiteres Unterscheidungsmerkmal des Kallmann-Syndroms ist der Hodendurchmesser von weniger als 2 cm.

Isolierter LH-Mangel („fertiler Eunuch")

Personen mit isoliertem LH-Mangel zeigen eunuchoide Proportionen mit unterschiedlichster Ausprägung einer Virilisierung und häufig Gynäkomastie. Sie haben charakteristischerweise große Hoden, und ihr Ejakulat enthält nur wenige Spermien. Die Plasma-FSH-Spiegel sind normal, die Serum-LH- und Serumtestosteronkonzentrationen liegen jedoch im unteren Normbereich. Die Ursache scheint ein partieller Gonadotropinmangel zu sein, bei dem ausreichend LH vorhanden ist, um einen hohen intratestikulären Testosteronanteil mit der daraus resultierenden Spermatogenese zu stimulieren. Das Testosteron reicht jedoch nicht aus, um die Virilisierung zu fördern.

Isolierter FSH-Mangel

Beim isolierten FSH-Mangel (selten) sind die Patienten normal virilisiert und haben eine normale Hodengröße und normale LH- und Testosteronbasisspiegel. Die Spermienzahlen liegen zwischen 0 (Azoospermie) und sehr wenigen (schwere Oligospermie). Die Serum-FSH-Spiegel sind niedrig und sprechen nicht auf eine GnRH-Stimulation an.

Angeborene hypogonadotrope Syndrome

Hierbei handelt es sich um angeborene Syndrome, die mit sekundärem Hypogonadismus und einer Vielzahl anderer somatischer Befunde einhergehen. Das Prader-Labhart-Willi-Syndrom ist durch Hypogonadismus, Oligophrenie, Hypotonie bei der Geburt und Fettleibigkeit charakterisiert. Die Serumtestosteronspiegel erhöhen sich nach HCG-Stimulation, und die LH- und FSH-Spiegel sprechen auf eine anhaltende GnRH-Therapie an. Diese Befunde sprechen dafür, daß es sich beim Basisdefekt um einen hypothalamischen GnRH-Mangel handelt. Das Laurence-Moon-Biedl-Bardet-Syndrom, eine autosomal-rezessiv vererbte Erkrankung, ist durch mentale Retardation, Retinitis pigmentosa, Polydaktylie und Hypogonadismus charakterisiert. Wie beim Prader-Labhart-Willi-Syndrom glaubt man, daß der Hypogonadismus hypothalamischen Ursprungs ist.

Hypophysenerkrankung

Eine Hypophyseninsuffizienz kann als Folge von Tumoren, Infarkten, iatrogenen Ursachen (Operation, Bestrahlung mit ionisierenden Strahlen) oder nach einem oder mehreren infiltrierenden oder granulomatösen Prozessen auftreten. Tritt die Hypophyseninsuffizienz vor der Pubertät auf, wird das klinische Bild hauptsächlich durch die Wachstumsverzögerung, verbunden mit einer Nebennieren- und Schilddrüsendysfunktion, bestimmt.

Der Hypogonadismus, der bei geschlechtsreifen Männern vorkommt, hat seinen Ursprung meist in einem Hypophysentumor. Libidoverlust, Impotenz und Infertilität können Jahre vor anderen Symptomen eines expandierenden Tumors (mit Symptomen wie Kopfschmerzen, Halluzinationen, Mangel an Schilddrüsen- oder Nebennierenhormonen) auftreten. Wenn ein Mensch erst einmal eine normale Pubertät durchgemacht hat, dauert es lange, bis sich die sekundären Geschlechtsmerkmale zurückgebildet haben, es sei denn, daß eine NNR-Insuffizienz vorliegt. Die Hoden werden klein und weich. Die Diagnose wird durch den Nachweis niedriger Serumtestosteronspiegel mit niedrigen oder unteren Grenzwerten an Plasmagonadotropinkonzentrationen gestellt. Abhängend vom Grad des Panhypopituitarismus sind die Plasmakortikosteroide und die Plasma-TSH- und Wachstumshormonspiegel erniedrigt.

Hyperprolaktinämie

Exzessiv erhöhte Serumprolaktinspiegel führen zu Fortpflanzungs- und sexuellen Störungen. Prolaktinsezernierende Tumoren der Hypophyse, ob Mikroadenom (<10 mm) oder Makroadenom, gehen mit Libidoverlust, Impotenz, Galaktorrhö, Gynäkomastie und gestörter Spermatogenese einher. Patienten mit einem Makroadenom präsentieren sich zu Beginn mit Gesichtsfeldausfällen und Kopfschmerzen. Bei ihnen sollten ein CT der Hypophyse und Labortests zur Bestimmung der Funktion von Hypophysenvorderlappen, Schilddrüse und Nebenniere durchgeführt werden. Diese Patienten weisen niedrige Serumtestosteronspiegel auf. Ihre basalen LH- und FSH-Serumspiegel sind jedoch erniedrigt oder im unteren Grenzbereich, was für eine unzureichende Hypophysenreaktion auf das verminderte Testosteron spricht. Dies ist durch eine verminderte GnRH-Sekretion verursacht. Besonders bei Patienten mit einem Makroadenom sollte nach klinischen Zeichen und Symptomen anderer Hormonstörungen gefahndet werden (Hypothyreoidismus und Hypoadrenalismus).

Hämochromatose

Etwa 80% aller Männer mit dieser Erkrankung weisen eine testikuläre Funktionsstörung auf. Ihr Hypogonadismus kann die Folge von Eisenablagerung in der Leber sein, er kann jedoch auch primär testikulären Ursprungs als Folge der Eisenablagerung in den Hoden vorkommen. Kürzlich konnte man jedoch Eisenablagerungen in der Hypophyse nachweisen. Das spricht dafür, daß hier die Hauptursache der Störung zu suchen ist.

Exogene oder endogene Hormone

Östrogen-Androgen-Überschuß

Sowohl NNR-Tumoren, Sertoli-Zelltumoren als auch Interstitialzellentumoren der Hoden, können gelegentlich Östrogen produzieren. In ähnlicher Weise ist die Leberzirrhose oft mit erhöhten endogenen Östrogenkonzentrationen vergesellschaftet. Östrogene wirken primär durch Suppression der hypophysären Gonadotropinsekretion, was zu sekundären Störungen der Hodenfunktion führt.

Androgene supprimieren auch die hypophysäre Gonadotropinausschüttung und führen zu sekundären Funktionsstörungen des Hodens. Die gegenwärtig zu beobachtende Einnahme exogener Androgene (anabole Steroide) von professionellen Sportlern kann eine vorübergehende Sterilität zur Folge haben. Ein endogener Überschuß kann auf einen androgenproduzierenden NNR-Tumor oder einen Hodentumor, wahrscheinlicher jedoch auf eine angeborene NNR-Hyperplasie zurückzuführen sein. Bei dieser Störung handelt es sich normalerweise um einen Mangel des Enzyms 21-Hydroxilase; die Folge ist eine gestörte Kortisolsynthese und eine übermäßige ACTH-Produktion. Dies bedingt eine gesteigerte Produktion androgener Steroide durch die NNR und führt zu vorzeitiger Entwicklung der sekundären Geschlechtsmerkmale mit abnormer Penisvergrößerung. Die Hoden können durch die Gonadotropininhibition nicht reifen und sind charakteristischerweise klein. Bei Fehlen einer Pubertas praecox ist die Diagnose nur äußerst schwer zu stellen, da eine übermäßige Virilisierung bei einem sonst normal geschlechtsreifen Mann schwer zu erkennen ist. Die sorgfältige Laboruntersuchung ist deshalb besonders bei Patienten mit einem leichten Enzymdefekt von großer Bedeutung. Wenn ein 21-Hydroxilasemangel vorliegt, sollten die 17α-Hydroxyprogesteron- und Androstedionserumspiegel sowie die Pregnandiolspiegel im Urin bestimmt werden.

Wenn man einen klassischen Fall mit Pubertas praecox und Minderwuchs in der Kindheit erkannt hat, zeigen Nachuntersuchungen, daß sich normale Spermienzahlen und Fertilität erreichen lassen, selbst wenn nicht mit Glukokortikoiden behandelt wurde. Wenn ein 21-Hydroxilasemangel durch einen ruhenden NNR-Tumor kompliziert wird, kann sich eine Oligospermie durch mechanische Obstruktion, Destruktion der Tubuli seminiferi contorti oder Veränderungen im testikulären oder homonellen Milieu entwickeln. Ruhende NNR-Tumoren müssen von Leydig-Zelltumoren unterschieden werden, da die ersteren mit Steroiden, die anderen aber durch Orchiektomie behandelt werden.

Eine Infertilität, die auf eine nachweisbare angeborene NNR-Hyperplasie zurückzuführen ist, wird mit Kortikosteroiden behandelt. Verschiedene Ärzte haben jedoch auch Kortikosteroide bei Patienten mit idiopathischer Infertilität und der Verdachtsdiagnose einer leichten Form einer angeborenen NNR-Hyperplasie eingesetzt. Solange derartige Veränderungen nicht bewiesen werden können, ist eine Steroidtherapie nicht indiziert.

Glukokortikoidüberschuß

Unabhägig davon ob der Glukokortikoidüberschuß exogen (z. B. Therapie der Colitis ulcerosa, von Asthma, Arthritis rheumatica) oder endogen (Cushing-Syndrom) bedingt ist, so ist die Folge eine verminderte Spermatogenese. Die erhöhten Plasmakortisonspiegel inhibieren die LH-Sekretion und verursachen eine sekundäre testikuläre Funktionsstörung. Eine Korrektur des Glukokortikoidüberschusses führt zu einer Verbesserung der Spermatogenese.

Schilddrüsenüber- und -unterfunktion

Erhöhte oder verminderte Schilddrüsenhormonserumspiegel beeinflussen die Spermatogenese. Der Hyperthyreoidismus wirkt sich sowohl auf die hypophysäre als auch auf die testikuläre Funktion aus. Sie führt zu Veränderungen in der Sekretion der Releasinghormone und zu vermehrter Umwandlung von Androgenen in Östrogene.

Hodenbedingte Ursachen der Infertilität
(Tabelle 36.3)

Chromosomenaberrationen

Mehrere somatische Chromosomenaberrationen gehen mit männlicher Unfruchtbarkeit einher, wobei die Infertilitätsrate mit Abnahme der Spermienzahl steigt. In einer Studie an 1263 unfruchtbaren Paaren stellte

Tabelle 36.3. Testikuläre Ursachen der Infertilität

Chromosomenanomalien (Klinefelter-Syndrom, XX-Störung [Syndrom der Geschlechtsumkehrung], XYY-Syndrom)

Noonans-Syndrom (männliches Turner-Syndrom)

Myotone Dystrophie

Bilaterale Anorchie (Syndrom der schwindenden Hoden)

Sertoli-Zell-only-Syndrom (Keimzellaplasie)

Gonadotoxine (Medikamente, Radiatio)

Orchitis

Traumata

Systemerkrankungen (Nierenversagen, Lebererkrankungen, Sichelzellenanämie)

Gestörte Androgensynthese oder -wirkung

Kryptorchismus

Varikozele

Kjessler (1974) fest, daß die Gesamtinzidenz männlicher Chromosomenaberrationen 6,2% betrug. In einer Untergruppe, in der die Spermienzahl des männlichen Partners weniger als 10 Mio. betrug, stieg die Inzidenz auf 11%. Unter Patienten mit Azoospermie wiesen 21% signifikante Chromosomenaberrationen auf. Nur in Einzelfällen konnte jedoch eine Verbindung zwischen Unfruchtbarkeit und einer spezifischen Chromosomenaberration einschließlich D-D-Translokationen, Ringchromosomenabnormitäten, reziproker Translokation und Robertson-Translokationen festgestellt werden. Bei Männern mit schwerer Oligospermie oder Azoospermie sollten aber zytogenetische Untersuchungen in Betracht gezogen werden, um nach autosomalen oder geschlechtschromosomalen Aberrationen zu fahnden.

Klinefelter-Syndrom

Diese genetische Störung ist auf ein zusätzliches X-Chromosom beim Mann zurückzuführen. Der Karyotyp ist dann häufig 47,XXY (klassische Form) oder 46,XY/47,XXY (Mosaikform). Die Inzidenz beträgt etwa 1:500 bei Männern.

Charakteristischerweise haben diese Patienten kleine feste Hoden, eine verminderte Androgenisierung (verzögerte sexuelle Reifung), Azoospermie und Gynäkomastie (Abb. 36.11). Da die Merkmale eines Hypogonadismus bis zur Pubertät nicht sichtbar sind, wird die Diagnose meist verspätet gestellt. Die Abnahme der Hodenmasse ist gewöhnlich auf die Sklerosierung und Hyalinisierung der Tubuli seminiferi zurückzuführen. Obwohl die Leydig-Zwischenzellen hyperplastisch erscheinen können, ist ihre Gesamtzahl pro Hoden normal. Der Hoden hat typischerweise eine Länge von weniger als 2 cm, auf jeden Fall weniger als 3,5 cm (dies entspricht einem Volumen von 2 bzw. 12 ml).

Die Gonadotropinspiegel, besonders FSH, sind typischerweise erhöht. Die Plasmatestosteronwerte sind normal, nehmen jedoch mit dem Alter ab. Durch die erhöhten Serumöstradiolspiegel resultiert ein Anstieg des TBG. Das erhöhte TBG, das zu höheren Werten an gebundenem als an freiem Testosteron führt, erklärt die Differenz zwischen dem Serumgesamttestosteronspiegel und dem Grad der Androgenisierung. Die im Verhältnis zum Testosteron höheren Östrogenspiegel sind für das feminine Aussehen und die Gynäkomastie verantwortlich.

Etwa 10% dieser Patienten haben ein Mosaik. Sie zeigen weniger schwere Ausprägungen des Klinefelter-Syndroms und können fruchtbar sein, da ein normaler Zellklon in den Hoden vorliegt.

Das Klinefelter-Syndrom kann mit anderen endokrinen Störungen wie der Thyreoiditis und dem Diabetes einhergehen. Bei diesen Patienten treten häufiger leichte geistige Retardation und restriktive Lungenerkrankungen auf als in der übrigen Bevölkerung.

Die Unfruchtbarkeit ist reversibel. Im späteren Leben benötigen die meisten dieser Männer eine Androgensubstitutionstherapie zur Förderung einer optimalen Virilisierung und normalen Sexualfunktion.

XX-Männer

Dieses Syndrom ist eine Variante des Klinefelter-Syndroms. Die klinischen Zeichen sind ähnlich, außer daß die durchschnittliche Körpergröße unterhalb der Norm liegt. Hypospadien sind häufig, und die Inzidenz geistiger Retardation ist nicht erhöht. Diese Patienten haben einen 46,XX-Karyotyp. Dieses Paradoxon kann durch die Tatsache erklärt werden, daß ihre Zellen des H-Y-Antigen exprimieren, das durch genetisches Material kodiert wird, das normalerweise auf dem Y-Chromosom lokalisiert ist und bei diesen Patienten vermutlich an anderer Stelle in den Genomen vorhanden ist.

XYY-Syndrom

Das XYY-Syndrom hat die gleiche Inzidenz wie das Klinefelter-Syndrom. Seine phänotypische Ausprägung ist jedoch variabel. Die Ejakulate dieser Patienten können eine Azoospermie aufweisen oder normal sein. Diese Patienten sind übermäßig groß und haben eine pustulöse Akne. Ein gewisser Prozentsatz zeigt antisoziales Verhalten. Die meisten haben normale Plasma-LH- und -testosteronspiegel. Die Plasma-FSH-Spiegel hängen vom Ausmaß der Keimzellschädigung ab. Bei verminderter Spermatogenese gibt es keine Therapie.

Noonan-Syndrom (Pseudo-Ullrich-Turner-Syndrom)

Das Noonan-Syndrom ist das männliche Gegenstück zum Turner-Syndrom (X0). Die erkrankten Patienten weisen typischerweise ähnliche klinische Merkmale [kurzer Körperwuchs, Pterygium, tiefliegende Ohren, Cubitus valgus, Augenabnormitäten (Ptosis)] und kardiovaskuläre Abnormitäten auf. Die meisten Männer mit einem Noonan-Syndrom haben einen Kryptorschismus, eine verminderte Spermatogenese

Ursachen der Infertilität

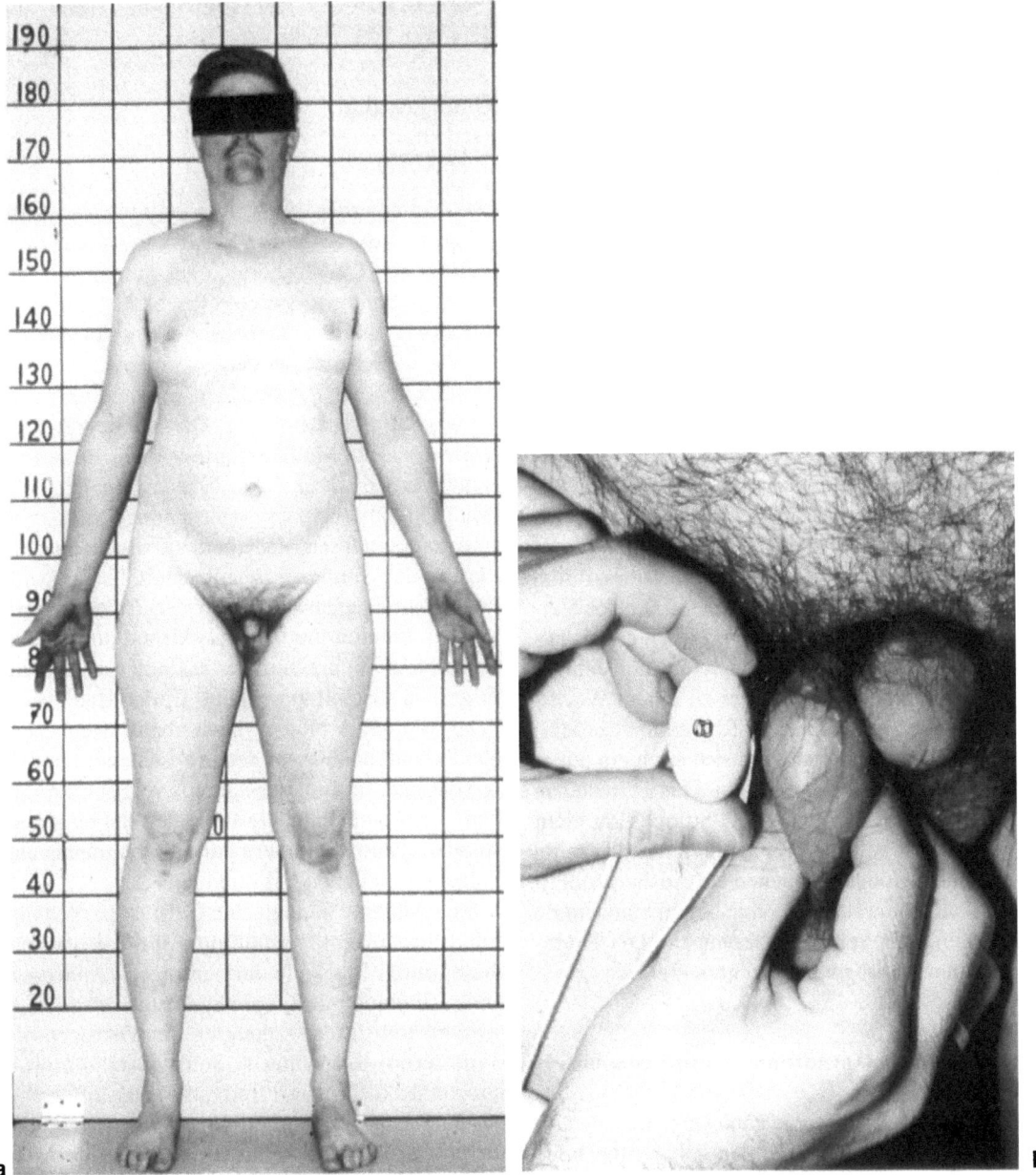

Abb. 36.11a, b. Klinefelter-Syndrom. **a** Beachte den eunuchoiden Habitus, die weibliche Schambehaarung, die Gynäkomastie, den Rückgang der Haargrenze. **b** Charakteristische feste, kleine Hoden. Gesteigertes Knochenwachstum der unteren Extremitäten verändert das Verhältnis von oberem zu unterem Körpersegment, wie man es gewöhnlich bei Hypogonadismus sieht. (Wiedergegeben mit Erlaubnis von McClure 1987)

und sind unfruchtbar. Bei verminderter Hodenfunktion sind die Serum-FSH- und -LH-Werte erhöht. Im Karyogramm findet man eine Geschlechtschromosomenaberration wie beim X0/XY-Mosaik. Hierbei handelt es sich um eine partielle Geschlechtschromosomenmonosomievariante des Turner-Syndroms. Für die verminderte Spermatogenese gibt es keine Therapie.

Myotonische Dystrophie

Neben der Myotonie (verzögerte Muskelentspannung nach initialer Kontraktion) sind die klinischen Hauptmerkmale der myotonischen Dystrophie die Linsentrübungen, Stirnglatze und Hodenatrophie. Die Erkrankung wird autosomal-dominant vererbt, das Erscheinungsbild ist variabel (d. h. 80% entwickeln eine

Hodenatrophie). Die puberale Entwicklung verläuft meist normal. Zur Hodenschädigung kommt es erst später im Erwachsenenalter. Die Funktion der Leydig-Zwischenzellen bleibt normal, eine Gynäkomastie fehlt. Der Serum-FSH-Spiegel ist proportional zum Grad der Hodenatrophie erhöht. Für die Infertilität gibt es keine Therapie und bei normalen Testosteronspiegeln ist keine Androgentherapie erforderlich.

Die beidseitige Anorchie (Vanishing-testes-Syndrom)

Die bilaterale Anorchie ist eine äußerst seltene Erkrankung (1:20000 Männer). Durch das Fehlen testikulärer Androgene präsentieren sich die Patienten mit nicht-palpablen Hoden und sexueller Unreife. Der Karyotyp ist normal, die Serum-LH- und -FSH-Spiegel sind jedoch erhöht und die Serumtestosteronspiegel extrem erniedrigt. Die Hoden können durch eine Hodentorsion, ein Trauma, eine vaskuläre Verletzung oder eine Infektion fehlen. In den ersten 14–16 Wochen der Fetalzeit muß jedoch funktionsfähiges Hodengewebe vorliegen, damit es zu einem Wachstum des Wolff-Ganges und einer Regression des Müller-Ganges kommt. Nur so kann sich auch ein äußeres männliches Genitale entwickeln. Das Testosteron steigt als Reaktion auf eine HCG-Stimulation nicht an, im Gegensatz zu anderen Patienten mit beidseitig nicht-palpablen Hoden, bei denen ein Anstieg erfolgt. Patienten mit bilateraler Anorchie haben eunuchoide Proportionen, aber keine Gynäkomastie. Die Therapie ist auf den Androgenmangel gerichtet.

Das Sertoli only cell syndrome (Germinalaplasie)

Das Sertoli only cell syndrome kann verschiedene Ursachen wie das angeborene Fehlen von Keimzellen, genetische Defekte oder Androgenresistenz haben. In der Hodenbiopsie beobachtet man ein völliges Fehlen von Keimelementen. Die klinischen Befunde sind Azoospermie in Verbindung mit normaler Virilisierung. Die Hoden zeigen normale Konsistenz, sind aber etwas kleiner. Es liegt keine Gynäkomastie vor. Die Plasmatestosteron- und Serum-LH-Spiegel zeigen normale, die Plasma-FSH-Spiegel jedoch leicht erhöhte Werte. Bei anderen testikulären Störungen (Mumps, Kryptorchismus, Schädigung durch ionisierende Strahlen oder Toxine, Versagen der Tubuli seminiferi contorti bei Erwachsenen) enthalten die Tubuli seminiferi contorti nur Sertoli-Zellen. Bei diesen Männern sind die Hoden jedoch klein, das histologische Bild ist nicht so uniform, und eine schwere Sklerose und Hyalinose sind prominente Merkmale. Die Prognose ist schlecht.

Gonadotoxine

Medikamente

Das Keimepithel, ein sich rasch teilendes Gewebe, ist sehr empfänglich für Einwirkungen auf die Zellteilung. Die Chemotherapie bei Tumoren besitzt eine dosisabhängige potentiell schädigende Wirkung auf das testikuläre Keimepithel und kann auch die Leydig-Zwischenzellen beeinträchtigen. Die Wirkung ist auch von der Art der Medikamente und dem Alter des Patienten abhängig. Das Keimepithel scheint gegen toxische Medikamente vor der Pubertät resistenter zu sein als im Erwachsenenalter. Die Alkylanzien (Chlorambucil, Cyclophosphamid, Stickstofflost) sind im besonderen Maße hodentoxisch. Eine Verhinderung der chemotherapeutischen Toxizität für die Hoden wird gegenwärtig erforscht. In mehreren Tierstudien konnten die Hoden während der Chemotherapie durch Suppression der testikulären Aktivität erfolgreich geschützt werden. Endgültige Resultate beim Menschen bleiben noch abzuwarten. Bei einigen Patienten kann vor der Krebschemotherapie eine Kryokonservierung des Samens vorgenommen werden. Viele unbehandelte Patienten haben jedoch testikuläre Defekte und erniedrigte Spermienzahlen als Folge der malignen Erkrankung.

Medikamente können eine Unfruchtbarkeit hervorrufen durch direkte Inhibition der Testosteronsynthese, durch Blockade der peripheren Androgenwirkung, Inhibition der hypophysären Gonadotropinsekretion und durch Anhebung der Östrogenspiegel. Cyproteron, Ketoconazol, Spironolacton und Alkohol können die Testosteronsynthese beeinflussen. Das am häufigsten verwendete Medikament, das als Androgenantagonist bekannt ist, ist Cimetidin. Bei mit Cemitidin behandelten Männern besteht eine Gynäkomastie. Sie können verminderte Spermienzahlen aufweisen. Drogen (z. B. Marihuana, Heroin und Methadon) gehen mit niedrigen Serumtestosteronspiegeln ohne gleichzeitige Erhöhung der Plasma-LH-Spiegel einher. Dies spricht sowohl für eine zentrale Störung wie auch für einen testikulären Defekt. Bestimmte Pestizide (Dibromochloropropan, DBCP) führen bei Männern zu einer Beeinträchtigung der Hodenfunktion.

Strahlentherapie

Die Keimzellen sind besonders strahlensensibel, während die Leydig-Zwischenzellen relativ resistent sind.

Bei Einzelbestrahlungen unter 6 Gy ist die Keimzellschädigung reversibel, bei höheren Dosen ist ein dauerhafter Schaden wahrscheinlich. Bei Patienten, die wegen eines Morbus Hodgkin bestrahlt werden, liegt die Dosis der Hoden bei etwa 2 Gy. Die Spermatogenese kann sich bei diesen Männern wieder erholen, obwohl dies 2–3 Jahre dauern kann. Erhöhte Serum-FSH-Spiegel deuten auf eine verminderte Spermatogenese. Wenn sich die Hoden wieder erholen und sich die Spermatogenese normalisiert, können auch die erhöhten FSH-Werte zur Norm abfallen.

Orchitis

Bei etwa 15–25% der erwachsenen Männer, die an Mumps (Parotitis epidemica) erkranken, entwickelt sich eine Orchitis, die meistens einseitig auftritt (nur bei etwa 10% der betroffenen Männer ist die Orchitis bilateral). Nach 1–6 Monaten oder sogar nach Jahren kann sich eine Hodenatrophie entwickeln. Mit der Einführung des Mumpsimpfstoffs ist das Auftreten von Mumps und der damit verbundenen Orchitis zunehmend seltener geworden. Bei weniger als ⅓ der Männer mit beidseitiger Orchitis normalisieren sich die Samenparameter wieder.

Die Syphilis kann den Hoden befallen und zu einer Orchitis mit diffusem interstitiellem Ödem, Gummabildung und Endarteriitis führen.

Trauma

Durch die exponierte Lage sind die Hoden für Verletzungen mit nachfolgender Atrophie sehr empfänglich. Durch eine iatrogene Verletzung während eines operativen inguinalen Eingriffs kann die testikuläre Blutversorgung oder das Vas deferens betroffen sein.

Systemische Erkrankungen

Nierenversagen

Eine Urämie beim Mann geht mit Libidoverlust, Impotenz, veränderter Spermatogenese und Gynäkomastie einher. Die Plasmatestosteronspiegel sind vermindert, die Plasma-LH- und -FSH-Spiegel erhöht. Es kommt zu keinem Anstieg des Serumtestosterons nach exogener Gonadotropinzufuhr. Dies spricht für einen primären Defekt im testikulären Bereich.

Die Ursache des Hypogonadismus bei Urämie ist noch umstritten und wahrscheinlich multifaktoriell. Bei ¼ der Patienten sind die Serumprolaktinspiegel erhöht. Eine andere Theorie besagt, daß die Impotenz auf einen direkten neurotoxischen Effekt der hohen Serumparathyreoidhormonspiegel zurückzuführen ist. Eine 3. Theorie macht einen Zinkmangel hierfür verantwortlich. Ein Östrogenüberschuß kann die größte Rolle bei der Beeinträchtigung des Hypothalamus-Hypophysen-Systems spielen. Andere nichthormonelle Faktoren wie Antihypertonika oder die urämische Neuropathie können bei der urämischen Impotenz und beim Hypogonadismus ebenfalls von Bedeutung sein. Bei Patienten mit erfolgreicher Nierentransplantation bessert sich der Hypogonadismus.

Leberzirrhose

Bei einem großen Prozentsatz von Männern mit Leberzirrhose kommt es zu Hodenatrophie, Impotenz und Gynäkomastie. Die Plasmatestosteronwerte und die metabolischen Clearanceraten sind erniedrigt. Das Plasmaöstradiol ist als Folge der verminderten hepatischen Ausscheidung der Androgene und der vermehrten peripheren Umwandlung in Östrogen erhöht. Die Reaktion des Plasmatestosterons auf eine HCG-Stimulation ist vermindert, was für einen Defekt im testikulären Bereich spricht. Die basalen Serum-LH- und -FSH-Spiegel sind in bezug auf die niedrigen Serumtestosteronspiegel nur mäßig erhöht. Zusammen mit dem Fehlen einer Überreaktion auf GnRH spricht dies für eine beeinträchtigte Funktion des Hyphthalamus-Hypophysen-Systems. Unabhängig von seiner toxischen Wirkung auf die Leber reduziert Äthanol darüber hinaus akut den Testosteronspiegel durch Inhibition der testikulären Testosteronsynthese.

Sichelzellenanämie

Viele Männer mit einer Sichelzellenanämie zeigen die Symptome eines Hypogonadismus (verzögerte sexuelle Reife, vermindertes Skelettwachstum, reduzierte Hodengröße und manchmal verminderte Spermienzahl). Die Serumtestosteronspiegel sind niedrig, Untersuchungen haben jedoch gezeigt, daß die basalen Serum-LH- und -FSH-Spiegel normal, erhöht oder vermindert sein können. Diese Diskrepanzen machen es unmöglich definitiv festzulegen, ob der Hypogonadismus bei Sichelzellenanämie primären (testikulären), sekundären (hypophysär-hypothalamischen) Ursprungs oder eine Mischung von beiden ist.

Gestörte Androgensynthese oder -wirkung

Hohe intratestikuläre Testosteronspiegel sind für die Spermatogenese unbedingt erforderlich, so daß diese durch jeden Defekt in der Testosteronsynthese oder -wirkung deutlich verzögert ist. Mehrere seltene Erbkrankheiten, die durch Enzymopathien bedingt sind, führen zu einer gestörten Testosteronsynthese und gehen mit einer unzureichenden Virilisierung, die sich bei der Geburt als Intersexualität manifestiert, einher. Enzymopathien könnten selbst in geringster Ausprägung eine Unfruchtbarkeit verursachen. Bis jetzt wurde dies jedoch noch nicht beschrieben.

Mehrere Formen der Androgenresistenz führen bei Männern mit sonst normal entwickeltem äußeren Genitale zu einer verminderten Maskulinisierung und Unfruchtbarkeit. Die Diagnose wird durch den Nachweis abnormer Androgenrezeptoren in einer Kultur von Genitalhautfibroblasten gestellt. Charakteristischerweise findet man eine Erhöhung des Serumtestosterons und der Serum-LH-Spiegel. Diese Befunde sind jedoch keine verläßlichen Indikatoren dafür, welche Männer einen Rezeptordefekt haben. Aimann u. Griffin (1982) fanden heraus, daß in einer Gruppe von Männern mit idiopathischer Unfruchtbarkeit (Azoospermie) 40% einen Androgenrezeptordefekt aufwiesen. In neueren Studien konnte die Androgenresistenz nicht als häufige Ursache einer männlichen Unfruchtbarkeit nachgewiesen werden.

Kryptorchismus

Der Kryptorchismus ist ein häufig auftretender Entwicklungsdefekt mit einer Inzidenz von 0,8% bei erwachsenen Männern. Der Maldescensus wird nach dem 2. Lebensjahr morphologisch abnorm. Trotz prophylaktischer Orchipexie weisen Patienten mit einseitigem Kryptorchismus ein reduziertes Fruchtbarkeitspotential auf. Es scheint, daß es bei Patienten mit Kryptorchismus sowohl in den normal als auch in den abnorm deszendierten Hoden zu einer Dysgenesie kommt. Bei den meisten Patienten mit beidseitigem Kryptorchismus ist die Samenqualität besonders schlecht. Obwohl die Serumtestosteron- und -gonadotropinbasisspiegel normal sind, beobachtet man eine erhöhte LH- und FSH-Sekretion nach GnRH-Stimulation, was auf die eingeschränkte testikuläre Funktion hindeutet. Obwohl die frühen morphologischen Veränderungen im Hoden bei Maldescensus nach Orchipexie reversibel oder auch nicht-reversibel sein können, wird ein operativer Eingriff bis zum Alter von 24 Monaten empfohlen.

Varikozele

Die Varikozele, die Dilatation der Venen des Plexus pampiniformis, ist der häufigste ursächliche Befund bei infertilen Männern. Sie entsteht durch einen Rückfluß von Blut infolge insuffizienter oder fehlender Klappen in den Vv. spermaticae. Dieser Klappendefekt führt zusammen mit dem langen vertikalen Verlauf der V. spermatica sinistra auf der linken Seite dazu, daß die meisten Varikozelen links zu finden sind (90%). Varikozelen werden auf der rechten Seite wegen des schrägen Verlaufs der V. spermatica dextra aus der V. cava nicht häufig beobachtet. Eine einseitige Varikozele auf der rechten Seite deutet auf eine venöse Thrombose (Tumor) oder einen Situs inversus hin. Obwohl man früher glaubte, daß beidseitige Varikozelen selten sind, haben neuere diagnostische Untersuchungen gezeigt, daß die Inzidenz bilateraler Varikozelen größer als 40% ist.

Die Häufigkeit von Varikozelen bei der erwachsenen männlichen Bevölkerung liegt bei 10–15%. Bei Patienten, die wegen Infertilität untersucht wurden, lag sie zwischen 21 und 41%. Etwa 50% der Männer mit Varikozelen haben eine verminderte Samenqualität, aber viele sind auch fruchtbar.

Um die Abnormitäten der Spermatogenese bei der Varikozele erklären zu können, sind folgende Theorien entwickelt worden, von denen jedoch keine bisher bewiesen ist: 1. Erhöhung der Hodentemperatur durch die venöse Stase, 2. retrograder Fluß toxischer Metaboliten aus der Nebenniere oder der Niere, 3. Blutstase mit Hypoxie des Keimepithels und 4. Änderungen im Hypothalamus-Hypophysen-System. Neuere experimentelle Modelle konnten einen beidseitigen Anstieg des testikulären Blutflusses und der Temperatur bei veränderter Spermatogenese nachweisen.

Idiopathische Infertilität

Wenigstens 40% der unfruchtbaren Männer haben eine idiopathische Infertilität, für die keine Ursache gefunden werden kann. Durch die Erweiterung des Wissens über die männliche Fortpflanzungsphysiologie werden mehr unbekannte Ursachen aufgedeckt werden können.

Posttestikuläre Ursachen (Tabelle 36.4)

Störungen des Spermientransports

Angeborene Störungen

Nur selten fehlen Teile des männlichen Gangsystems oder sind atrophiert. Das Vas deferens kann auf einer oder auf beiden Seiten fehlen. Gleichzeitig sind meist die Samenblasen, die Ampulla und ein großer

Tabelle 36.4. Posttestikuläre Gründe der Infertilität

Störungen des Samentransportes
Angeborene Störungen
Erworbene Störungen
Funktionelle Störungen

Störungen der Spermienbeweglichkeit oder -funktion
Kongenitale Defekte des Spermienschwanzes
Reifungsdefekte
Immunologische Störungen
Sexuelle Dysfunktion
Infektionen

Teil des Nebenhodens ebenfalls nicht ausgebildet. Männer mit einer zystischen Fibrose weisen eine hohe Rate an angeborener Hypoplasie oder Fehlen von Ductus deferens und epididymis auf. Ein Fehlen der Samenblasen geht immer mit Azoospermie einher. Außerdem kommt es bei der Ejakulation des Samens nicht zu einer Koagulation und Fruktose fehlt. Beim Young-Syndrom, das mit einer Lungenerkrankung verbunden ist, ist die Ultrastruktur der Zilien normal, der Nebenhoden ist jedoch aufgrund eingedickten Materials obstruiert, und diese Patienten haben eine Azoospermie.

Erworbene Störungen

Heutzutage tritt eine akute oder chronische Nebenhodenentzündung durch bakterielle Infektion (Escherichia coli) bei älteren Männern (>35 Jahre) oder mit Chlamydia trachomatis bei jüngeren Männern auf. Anschließend kommt es zur Vernarbung und Obstruktion. Abgesehen von freiwilliger Sterilisation kann das Vas deferens unbeabsichtigt bei einer Herniotomie, Orchipexie und selbst bei einer Varikozelenoperation ligiert werden.

Funktionelle Obstruktion

Verletzungen der sympathischen Nerven bei einer retroperitonealen Lymphadenektomie oder einem ausgedehnten Beckeneingriff können die Peristaltik des Vas deferens lähmen. Die Folge ist eine retrograde Ejakulation durch Insuffizienz des Blasenhalsverschlusses oder Störung der Samenemission. Bei diabetischen Männern mit autonomer Neuropathie kommt es häufig zu Impotenz und retrograder Ejakulation. Auch verschiedene pharmakologische Substanzen wie Phenoxybenzamin, Guanethidin und Methyldopa können das sympathische Nervensystem beeinflussen.

Rückenmarkläsionen, die zu einer Quadriplegie oder Paraplegie führen, können den Samentransport beeinflussen. Man beobachtet darüber hinaus eine Störung der Spermatogenese, die mit der Zeit nach der Verletzung zunimmt und auf eine veränderte testikuläre Temperaturregulation zurückzuführen sein könnte.

Störungen der Spermienmotilität oder -funktion

Angeborene Defekte des Spermienschwanzes

Das Syndrom der immotilen Zilien umfaßt eine Gruppe von Störungen, die durch Immotilisation oder schlechte Motilität der Spermien charakterisiert sind. Beim Kartagener-Syndrom, einer Variante des Syndroms der immobilen Zilien, bestehen chronische Sinusitis, Bronchiektasen, Situs inversus und immotile Spermien. Bei diesen Störungen ergibt die Hodenbiopsie einen normalen Befund, und die Spermienzahl ist angemessen. Die Spermienmotilität ist jedoch deutlich vermindert oder fehlt ganz. Die defekte strukturelle Abnormität, die zu einer Beeinträchtigung der Zilien- und Spermienmotilität führt, ist nur elektronenmikroskopisch sichtbar. Zu den Defekten, von denen man weiß, daß sie zum Immotilen-Zilien-Syndrom führen, gehören fehlende „dynein-arms", kurze oder fehlende Sprossen ohne zentrale Hülle und fehlende zentrale Mikrotubuli.

Motilitätsprobleme können auch durch einen Mangel an Proteincarboximethylase im Spermienschwanz entstehen. Dieses Enzym ist für die Spermienbewegung erforderlich.

Reifungsdefekte

Normale Spermienzahlen, aber eine schlechte Motilität nach Vasotomierekonstruktion, können die Folge einer Nebenhodendysfunktion sein. Chronischer intratubulärer Druck nach Vasotomie kann eine so schädigende Wirkung auf den Nebenhoden haben, daß die Spermien keine normale Reife und Fähigkeit zur Motilität erlangen, und sie nach der Operation durch den Nebenhoden wandern.

Immunologische Defekte

Der Zusammenbruch der Blut-Hoden-Schranke durch eine Infektion, ein Trauma oder eine Operation ermöglicht eine Sensibilisierung von Spermienantigenen. Bei 3–7% der unfruchtbaren Männer können Spermienantikörper die relative Ursache der Unfruchtbarkeit sein. Die Immunität scheint keinem Alles-oder-nichts-Phänomen zu unterliegen, kann jedoch zu einem verminderten Fruchtbarkeitspotential beitragen. Es scheint, daß die Zahl der Spermien, der Ort der Antigenaktivität und die Art des Antikörpers von Bedeutung sind.

Sexuelle Dysfunktion

Verminderter sexueller Antrieb, Impotenz, vorzeitige Ejakulation und Versagen der Immissio sind potentiell korrigierbare Ursachen eines Fortpflanzungsversagens. Libidoverlust und Impotenz können auf niedrige Testosteronspiegel durch organische Ursache hindeuten. Orthodoxe jüdische Ehepaare sollen aus religiösen Gründen für 1 Woche nach der letzten Menstruationsblutung Abstinenz üben. Das kann offensichtlich das richtige Timing des Geschlechtsverkehrs bei der Schwangerschaftsplanung stören.

Infektionen

Hohe Konzentrationen gramnegativer Bakterien (Escherichia coli) im Samen beeinträchtigen die Spermienmotilität. Sexuell-übertragbare Organismen wie Chlamydia trachomatis, Mycoplasma hominis und Ureaplasma urealyticum sind nur in seltenen Fällen mit einem Fortpflanzungsversagen in Verbindung gebracht worden. Sowohl beim Menschen wie auch beim Tier gibt es keine überzeugenden Beweise, die die Durchführung von routinemäßigen Kulturen oder eine empirische Therapie bei asymptomatisch-unfruchtbaren Männern unterstützen würden.

Therapie

Operative Maßnahmen

Varikozelenoperation

Die Beziehung zwischen Varikozele, veränderter Spermatogenese und Infertilität ist heute auf so breiter Basis akzeptiert, daß die Varikozelenoperation der am häufigsten durchgeführte operative Eingriff bei der männlichen Infertilität ist. Diese Operation verbessert bei etwa ⅔ der Männer die Samenqualität und verdoppelte die Chance einer Konzeption. Die Ligatur der Varikozele verhindert den testikulovenösen Reflux durch Unterbindung der V. spermatica sinistra. Die Operation kann über einen skrotalen, inguinalen oder retroperitonealen Zugang durchgeführt werden. Der skrotale Zugang ist wegen der zahlreichen beteiligten Venen und der Gefahr einer Verletzung der Arterie am wenigsten populär. Neuerdings hat sich die perkutane venöse Embolisation zu einer populären Alternative zum operativen Vorgehen entwickelt. Die Morbiditätsraten bei diesem Vorgehen liegen zwischen 0,5 und 9% im Gegensatz zu 1–3% bei der operativen Behandlung. Zu den Risiken zählen die periphere Wanderung eines Ballons mit nachfolgender Lungenembolie und die erhöhte Strahlenbelastung der Gonaden. Selbst nach operativem Eingriff können Komplikationen wie rezidivierende Varikozelen oder Hydrozelen auftreten.

Vasovasostomie

Die Popularität der Vasektomie als eine Form der männlichen Kontrazeption hat zusammen mit den hohen Scheidungs- und Wiederverheiratungsraten zu einer zunehmenden Zahl an Vasoresektionsrekonstruktionen geführt (Abb. 36.12). Mit Hilfe mikroskopischer Techniken läßt sich heute eine exakte Rekanalisierung dieser feinen Gangstrukturen erreichen. Der Erfolg der Vasovasostomie scheint vom Zeitraum, der seit der Vasoresektion vergangen ist, abhängig zu sein. Bis zu 7–8 Jahre nach dem Eingriff liegt die Rate einer erfolgreichen Rekanalisation (im Ejakulat finden sich Spermien) bei 80–90%. Die funktionelle Erfolgsrate (Schwangerschaftsrate) schwankt zwischen 50–60%. Ein Mißerfolg der Vasovasostomie kann auf eine Sklerosierung der Anastomose, auf Spermienantikörper, eine Epididymodysfunktion oder eine unerkannt gebliebene Extravasation des Nebenhodenganges mit nachfolgender Obstruktion zurückzuführen sein. Hieran sollte man denken, wenn bei der ersten Vasovasostomie aus dem Teil des abgetrennten Vas deferens, das zum Hoden führt, keine Flüssigkeit mit Spermatozoen austritt. Ein chronischer intratubulärer Druckanstieg kann zu einer Extravasation des Nebenhodens mit nachfolgendem Spermagranulom und Obstruktion des Nebenhodenganges führen.

Epididymovasostomie

Der solitäre Nebenhodengang kann wie oben beschrieben durch ein Granulom obstruiert sein. Hierbei kann es sich um eine angeborene Störung oder einen ent-

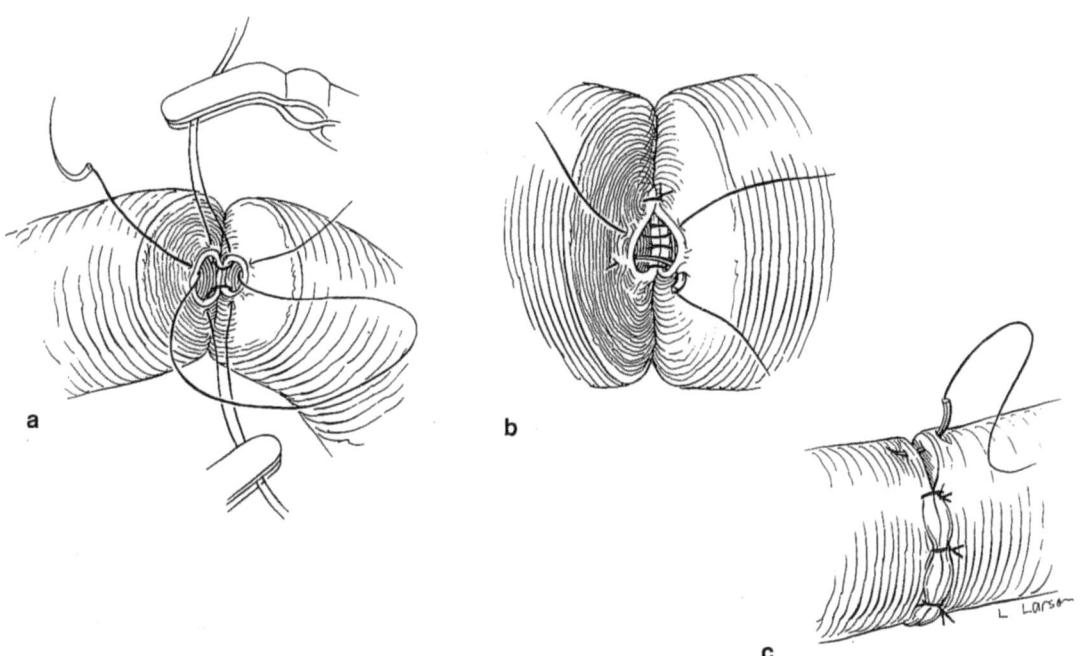

Abb. 36.12a–c. 2schichtige mikrochirurgische Vasovasostomie. **a** Die beiden ersten Mukosanähte werden mit 10-0-Nylonfäden an 2 gegenüberliegenden (180°-)Stellen gelegt und mit Heifetz-Mikroclips aus der Neurochirurgie gehalten. Bei der Naht wird die elastische Schicht nahe der Mukosa mitgefaßt. Der 3. Stich wird zwischen die Suturen gelegt und verknotet. Nach Entfernung der Clips werden die 2 ersten Nähte geknotet. **b** Die vordere Muskelschicht wird mit 9-0-Nylonfäden genäht. Die Klemme wird dann um 180° gedreht, so daß die Rückseite des Samenleiters genäht werden kann. **c** Anlegen der Nähte in der hinteren Muskelschicht. (Wiedergegeben mit Erlaubnis von McClure 1986)

zündungsbedingten Zustand handeln. Die Spermatozoen erlangen die Reife und Fähigkeit zur Motilität auf dem Weg vom Kopf zum Schwanz des Nebenhodens. Der Bypass sollte aus diesem Grund so tief wie möglich am Nebenhoden angelegt werden. Die Mikrochirurgie ermöglicht eine direkte mikrotubuläre Anastomose zwischen dem Nebenhodengang und dem durchtrennten Ende des Vas deferens. Diese Operation ist sehr viel schwieriger als die Vasovasostomie, und die Erfolgsraten liegen meist unter 30%.

TUR des Ductus ejaculatorius

Bei diesen Patienten bestehen eine Azoospermie, normal große Hoden, ein normaler Hodenbiopsiebefund, und eine Obstruktion des Ductus ejaculatorius wird in der Vasographie sichtbar. Vor der TUR der Mündung des Ductus ejaculatorius sollten hintere Harnröhre und Blasenhals endoskopisch inspiziert werden. Die distalen Enden der Ductus müssen inzidiert oder eröffnet werden, da sie innerhalb des hinteren Anteils der prostatischen Harnröhre lateral des Verumontanums, aber proximal des externen Sphinkters liegen.

Künstliche Spermatozele

Chirurgen haben kleine Kunststoffkapseln entwickelt (künstliche Spermatozelen), um die Spermien von Patienten mit irreparablen Fortpflanzungsgängen (angeborene Aplasie des Vas deferens, extensive Vernarbung, Obstruktion des Ductus ejaculatorius) auffangen zu können. Die Spermatozoen, die auf diese Weise aufgefangen werden, sind für eine künstliche Befruchtung verwendet worden. Die resultierende niedrige Schwangerschaftsrate (Erfolgsrate in den USA = 0) ist darauf zurückzuführen, daß man den Nebenhodengang nicht durchgängig halten kann und die aufgefangenen Spermien eine äußerst schlechte Motilität besitzen. Eine neue Zusammenfassung der europäischen Literatur zeigte, daß es bei insgesamt 130 künstlichen Spermatozelen, die bei 91 Patienten eingesetzt wurden, nur 5 Lebendgeburten gab. Stellt man bei Patienten intraoperativ einen Anteil von weniger als 20% beweglicher Spermien fest, sollte die künstliche Spermatozele nicht implantiert werden. Eine nützliche alternative Behandlung einer obstruktiven Azoospermie besteht im Auffangen von Spermatozoen durch Mikroaspiration und Durchführung einer In-vitro-Befruchtung.

Ablation eines Hypophysenadenoms

Der therapeutische Einsatz des Dopaminagonisten Bromocriptin oder, in ausgewählten Fällen, die transphenoidale chirurgische Ablation eines Hypophysenmikro- oder -makroadenoms kann bei Personen mit Impotenz und einem Spermatogenesedefekt, der mit erhöhtem Prolaktinspiegel einhergeht (Hyperprolaktinämie), erforderlich sein.

Prophylaktische operative Maßnahmen

Orchipexie

Nach einem Alter von 9 Monaten deszendieren nur wenige Hoden spontan. In der Histologie findet man vom 2. Lebensjahr an eine progrediente Abnahme der Zahl der Spermatogonien pro Tubulus, so daß eine Orchipexie vor Erreichen dieses Alters empfohlen wird. Der sehr unterschiedliche Erfolg einer medikamentösen Therapie mit HCG führte neuerdings zur intranasalen Anwendung von GnRH. Eine Reihe von Studien zeigte, daß hierdurch ein Deszensus der Hoden erreicht werden kann. In anderen Studien ließ sich keine Wirkung nachweisen. Der Unterschied mag mit dem Zeitpunkt der Dosierung des Medikaments zusammenhängen.

Operation bei Hodentorsion

In einer großen Zahl von Tierstudien, aber nur bei wenigen Untersuchungen am Menschen, ließ sich eine nachteilige Wirkung des infarzierten Hodens (Torsionshoden) auf den kontralateralen Hoden nachweisen. Man glaubt, daß dieser Effekt auf einen Autoimmunprozeß durch Zusammenbruch der Blut-Hoden-Schranke zurückzuführen sei. Aus diesem Grund wird empfohlen, einen nicht vitalen Hoden zum Zeitpunkt der Diagnose einer Torsion zu entfernen.

Medikamentöse Maßnahmen

Endokrine Therapie

Infertile Männer mit hypogonadotropem Hypogonadismus (sekundärer Hypogonadismus) sind die einzigen geeigneten Kandidaten für eine exogene Gonadotropintherapie. Eine früher während der Pubertät durchgeführte Androgentherapie wird das spätere Ansprechen der Hoden nicht beeinflussen.

Zur Einleitung der Spermatogenese muß LH verabreicht werden, um die Leydig-Zwischenzellen zu stimulieren und hohe intratestikuläre Testosteronspiegel zu erzeugen. HCG, 2000 I.E. intramuskulär 3mal wöchentlich, ist zur wirksamen Stimulation einer angemessenen Testosteronproduktion für die vollständige Androgenisierung ausreichend. Wenn bei dem Patienten der Vorgang der Androgenisierung abgeschlossen ist und 8–12 Monate HCG-Therapie zu einer Spermienproduktion geführt haben, sollte die FSH-Therapie begonnen werden. FSH gibt es als menschliches Menopausengonadotropin (HMG). Das käufliche Präparat Pergonal enthält 75 I.E. FSH und 75 I.E. LH pro Amp. Die normale Dosis ist 3mal wöchentlich ½–1 Amp. Da HCG und HMG in 1 Lösung mischbar sind, kann dieselbe Spritze verwendet werden. Nach Beginn der FSH-Therapie dauert es Monate, bis Spermien im Ejakulat zu finden sind. Deshalb ist es wichtig, monatlich eine Samenanalyse durchzuführen. Bei normalem Ansprechen auf die Therapie erreichen die meisten Patienten eine Spermienzahl zwischen 2 und 5 Mio. pro Ejakulat. Trotz dieser niedrigen Zahlen ist eine Befruchtung und Schwangerschaft möglich.

Wenn es zur Schwangerschaft gekommen ist, kann die FSH-Therapie gestoppt und bei vielen Patienten die Spermatogenese allein mit HCG aufrechterhalten werden.

Eine Alternative zur exogenen Gonadotropinzufuhr ist der Einsatz von GnRH, um LH und FSH endogen zu stimulieren. GnRH muß intermittierend verabreicht werden, da eine kontinuierliche Gabe zu einer Hypophyseninsuffizienz führt. Die Initialdosis beträgt 25–50 ng/kg KG alle 2 h über eine kleine Infusionspumpe. Der Therapieerfolg kann an der Auswirkung auf die Gonadotropin- und Testosteronspiegel und evtl. auf die Spermatogenese nachgewiesen werden. Bei einer Hypophysenerkrankung ist eine GnRH-Therapie sinnlos; in diesem Fall ist eine kombinierte Behandlung mit HCG und HMG erforderlich. Beide Gonadotropine und GnRH sind teuer, und obwohl sich mit GnRH eine physiologischere Gonadotropinstimulation erreichen läßt, muß seine Überlegenheit noch bewiesen werden.

Bei Menschen mit fertilem Eunuchoidismus (partiellem LH-Mangel) kann eine alleinige HCG-Therapie ausreichen.

Therapie bei immunologischer Infertilität

Obwohl man bei immunologischer Infertilität schon gewaschene Spermien eingesetzt hat, ist ihre Wirksamkeit, wenn sich die Antikörper erst einmal angelagert haben, bei einer einmaligen Aufarbeitung unwahrscheinlich. Eine der ältesten Methoden ist die

Verwendung von Kondomen über einen Zeitraum von 6–7 Monaten, um die Zahl der Spermienantikörper bei der Frau zu reduzieren. Es sind bisher jedoch keine Untersuchungen durchgeführt worden, um die Reduzierung der Antikörperspiegel oder die Wirksamkeit dieser Methode zu dokumentieren.

Die optimale Therapieform scheint jedoch die Gabe von Kortikosteroiden zu sein. Niedrige Prednisondosen (15 mg/d) über 3–12 Monate haben bei ⅔ der Patienten mit Oligospermie zu einer Normalisierung der Spermienzahlen und bei ⅓ der Männer mit Oligospermie zu einer Schwangerschaft bei der Partnerin geführt (Hendry 1979). Bessere Resultate konnten durch den kurzzeitigen hochdosierten Einsatz von Steroiden erzielt werden (Schwangerschaftsrate 44%). Empfohlen wird Methylprednisolon, 96 mg/d über 7 Tage, beginnend am 21. Tag des weiblichen Menstruationszyklus über 3 nachfolgende Zyklen. Zu den Nebenwirkungen, die bei diesen hohen Dosen auftreten, zählen gastrointestinale Störungen, Hypertonie, Persönlichkeitsveränderungen und selten eine aseptische Nekrose der Hüfte. Ein etwas vorsichtigeres Vorgehen sind Prednisongaben, 40 mg 2mal tgl. über 10 Tage, mit einem Ausschleichen der Dosis an den Tagen 11 und 12 (20 mg 2mal tgl. an dem einen, 10 mg 2mal tgl. am anderen Tag (Lipshultz, persönliche Mitteilung).

Therapie bei retrograder Ejakulation

Die Alkalisierung des Blasenurins mit oral zugeführtem Natriumbikarbonat und die Wiedergewinnung von Spermien aus der Blase nach der Ejakulation sind erfolgreich zur künstlichen Befruchtung eingesetzt worden. Der Zusatz von 4%igem Humanalbumin zu den Spermien kann das Fertilitätspotential noch erhöhen.

Eine anterograde Ejakulation kann durch α-adrenerge Stimulation mit Sympathomimetika erreicht werden. Ephedrin und Pseudoephedrin sind häufig verwendete Medikamente. Andere erzielten Erfolge mit dem Antidepressivum Imipramin (Tofranil), 25–50 mg/d.

Behandlung der Infektion

Patienten mit einer symptomatischen Infektion des Urogenitaltrakts sollten mit entsprechenden Antibiotika behandelt werden. Tetrazykline sind bei Chlamydia- und Mykoplasmainfektionen das Mittel der Wahl.

Empirische Therapie

Ein großer Prozentsatz der infertilen Männer (40%) fällt in die Kategorie der idiopathischen oder ungeklärten Infertilität. Viele von ihnen werden empirisch behandelt. Der größte Teil dieser therapeutischen Versuche zeigt, daß es schwierig ist, 1 oder 2 wirklich wirksame Therapieschemata nachzuweisen. Die meisten dieser Medikamentenstudien sind weder kontrolliert noch als Blindstudie oder als Cross-over-Studie vorgenommen worden. Auch wenn es nur wenige wissenschaftliche Daten gibt, auf der eine Therapie basieren könnte, wünschen beinahe alle Patienten behandelt zu werden, obwohl die einzig verfügbare Therapie bisher unspezifisch ist.

Antiöstrogene

Antiöstrogene greifen in den normalen Rückkopplungsmechanismus zirkulierender Östrogene ein. Dies führt zu einem GnRH-Anstieg, der eine Stimulation der endogenen Gonadotropinsekretion bewirkt. Durch die hieraus resultierende testikuläre Stimulation steigt der intratestikuläre Testosteronspiegel an und müßte theoretisch zu einer Verbesserung der Spermatogenese führen.

Clomifen, eins der bei männlicher Infertilität am meisten verwendeten Medikamente, wirkt als kompetitiver Inhibitor der Östrogenwirkung. Clomifen wird in einer Dosis von 25–50 mg/d über 3–6 Monate verabreicht. Obwohl mehrere Studien vorliegen, die eine positive Wirkung des Medikaments auf die Samenparameter zeigen, gibt es keine Belege dafür, daß Clomifen die Schwangerschaftsraten substantiell verbessert. In neuen Studien (Wang 1985) konnte bei einigen Patienten eine Zunahme der Spermienzahl nachgewiesen werden. Es kam jedoch nicht zu begleitender Besserung der Spermienfunktion im Penetrationstest.

Tamoxifen (Novaldex), das in seiner Wirkung dem Clomifen ähnelt, ist ein populäres Medikament bei der Behandlung männlicher Infertilität in Europa. Es wird in einer Dosis von 20 mg/d verabreicht. Wie bei Clomifen gibt es keine Beweise für die Gesamtwirksamkeit dieses Medikaments bei infertilen Männern mit normalen Gonadotropinspiegeln.

Testolacton verhindert die Umwandlung von Testosteron in Östradiol. Da Östrogen einen schädigenden Einfluß auf die Spermatogenese besitzen und die Reproduktionsachse beeinflussen, glaubte man, daß Testolacton die Spermatogenese verbessern könnte. Die Anfangsstudien mit 10 Patienten, die über 6–12 Monate mit 1 g/d behandelt wurden, ergab einen signifikanten Anstieg der Spermienzahlen. Die Spermienmotilität verbesserte sich nicht, es kam zu 3 Schwangerschaften. Unglücklicherweise zeigte eine spätere Studie mit einer Kontrollgruppe keine signifikante Besserung.

Androgene

Der Testosteronreboundeffekt war eine Zeitlang eine recht populäre Therapieform. Parenteral verabreichtes Testosteron supprimierte die Gonadotropinausschüttung, so daß es zu einer Inhibition der Spermatogenese kam. Nach vorübergehender 3- bis 4monatiger Suppression der testikulären Funktion wurde die Therapie gestoppt, und man hoffte, daß die Spermatogenese wieder einsetzen würde und durch den Reboundeffekt Spermien besserer Qualität und in größerer Zahl als vor der Therapie produziert würden. Der enthusiastische Bericht von Rowley u. Heller (1972), in dem bei 157 Männern mit einer nachfolgenden Schwangerschaftsrate ihrer Partnerinnen von 41% berichtet wurde, konnte von anderen Wissenschaftlern nicht bestätigt werden. Die beschwerlichen parenteralen Injektionen und die Tatsache, daß die Spermienzahlen sich nach Suppression gelegentlich nicht wieder normalisieren, haben dazu geführt, daß diese Therapie heute selten durchgeführt wird.

Niedrig dosierte orale Androgene sind in therapeutischen Gaben, von denen man glaubte, daß sie die Gonadotropinausschüttung nicht supprimierten, verabreicht worden, um das Keimepithel und den Nebenhoden direkt zu stimulieren. Methyltestosteron, 10–15 mg/d, Fluoxymesteron, 15–20 mg/d, oder Mesterolon, 50–75 mg/d supprimieren die Spermatogenese vermutlich nicht; es gibt jedoch auch keine überzeugenden Belege dafür, daß sie die Spermienmotilität verbessern. Obwohl Brown (1975) über eine Zunahme der Motilität bei 30–58% der Männer mit Asthenospermie berichtete, erzielten andere sehr unterschiedliche Erfolge mit der Androgentherapie.

HMG und HCG

Basierend auf der Stimulation der Spermiogenese durch Gonadotropine der hypogonadotropen Patienten verwendete man HMG und HCG, um die Spermatogenese zu stimulieren. Die alleinige Gabe von HMG führte zu einer Zunahme der Spermiendichte. Die Konzeptionsrate betrug jedoch weniger als 20%. Darüber hinaus waren die Ergebnisse mehrere Berichte nicht hinreichend vielversprechend, um seinen Einsatz zu unterstützen. Sherins (1974) behandelte 11 Männer mit idiopathischer Infertilität mit HCG und stellte eine Verdopplung der Serumtestosteronspiegel fest. Die Samenqualität verbesserte sich jedoch nicht, und es kam zu keiner Schwangerschaft. Eine nachfolgende Kombinationstherapie mit HCG und HMG führte weder zu einer Verbesserung der Spermienqualität noch der Schwangerschaftsrate. HCG wurde bei Patienten mit einer Spermiendichte von weniger als 10 Mio., die sich einer Varikozelenoperation unterzogen, eingesetzt. Dies führte zu einer Verbesserung der Fertilitätsrate allein durch die Operation von 22 auf 44%.

GnRH

Studien mit GnRH als Therapeutikum bei Infertilität stecken noch in den Kinderschuhen. In mehreren Versuchsreihen in Europa beobachtete man eine Zunahme der Spermienzahlen und -motilität (67% bzw. 71%); die Schwangerschaftsraten betrugen 24–49%. Dieses Hormon hat eine kurze biologische Halbwertszeit und muß intermittierend über eine tragbare Pumpe oder durch häufige Anwendung nasaler Sprays verabreicht werden.

Kallikrein

Kallikrein ist ein Gewebshormon-freisetzendes Polypeptid, das in männlichen wie in weiblichen Genitalsekreten Kinine freisetzt. Diese Kinine sollen die Spermienmotilität verbessern. In europäischen Studien kam es zu einem 67%igen Anstieg der Spermienmotilität, die Schwangerschaftsraten betrugen 17–38%. Eine Nebenwirkung dieses Medikaments ist die Epididymitis oder Prostatitis.

Historische Therapie

Arginin, Bromocriptin, Kortikosteroide und Schilddrüsenhormone sollten nicht mehr angewendet werden, da sie, wenn empirisch eingesetzt, keinen Effekt auf die Infertilität hatten.

Künstliche homologe Insemination

Per definitionem wird bei der künstlichen homologen Insemination der Samen des Ehemannes verwendet. Sie ist bei niedrigen Samenvolumina von besonderem Nutzen. Das gleiche gilt, wenn bei wiederholten Postkoitaltests keine zervikale Aufnahmebereitschaft nachgewiesen werden konnte. Ein Vorteil bei Patienten mit Oligospermie oder Asthenospermie ist bisher nicht dokumentiert worden. Die Technik der Insemination kann variieren. Der Samen kann in der

Neue Therapien

Präparation des Samens

Verschiedene Versuche einer In-vitro-Manipulation zur Verbesserung der Spermafunktion können potentiell von Nutzen sein: z. B. die Entfernung störender Faktoren aus der Samenflüssigkeit oder die Extraktion einer normalen und motilen Spermienpopulation. Percoll- oder Albumingradienten sind zur Selektion motiler Spermatozoen verwendet worden (Spermienverbesserung). Die „Swim-up"-Technik ermöglicht es, motilere Spermatozoen zu einer konzentrierteren Lösung aufzuschwemmen (Ham's-F-10- oder Bigger's Whitten-Whittingham-(BWW-)Lösung). Es scheint ein signifikanter Anstieg der Zahl zunehmend motiler Spermien zu bestehen, wenn man sie durch diese Techniken selektiert. Diese neuen Verfahren sind bei der intrauterinen oder In-vitro-Befruchtung vielversprechend.

In-vitro-Fertilisation (IVF)

Ursprünglich wurde diese Technik nur bei Personen mit ungeklärter oder durch die Frau bedingte Infertilität angewendet. Der Einsatz der In-vitro-Fertilisation ist mittlerweile jedoch auch auf Paare ausgedehnt worden, bei denen die Infertilität durch den Mann bedingt ist. Gegenwärtig können menschliche Eier mit dieser Technik befruchtet werden, wobei die Konzentration beweglicher Spermien 20000–100000 beträgt. Durch die In-vitro-Fertilisation werden für die menschlichen Spermatozoen viele der erheblichen Hindernisse im weiblichen Genitaltrakt eliminiert. Es werden z. Z. geeignete Screeningtests erarbeitet, mit denen man festlegen kann, für welche Menschen mit Oligoasthenospermie eine IVF sinnvoll ist.

Literatur

Physiologie der männlichen Fertilität

Amann RP, Howards SS: Daily spermatozoal production and epididymal spermatozoal reserves of the human male. J Urol 1980; 124:211

Bardin CW, Paulson CA: The testes. In: Textbook of Endocrinology, 6th ed. Williams RH (editor). Saunders 1981

Clermont Y: The cycle of the seminiferous epithelium in man. Am J Anat 1963; 112:35

Ewing LL, Chang TSK: The testis, epididymis, and ductus deferens. In: Campbell's Urology, 5th ed. Walsh PC et al (editors). Saunders, 1986

Griffin JE, Wilson JD: Disorders of the testes and male reproductive tract. In: Williams Textbook of Endocrinology, 7th ed. Wilson JD, Foster DW (editors). Saunders, 1985

Heller CG, Clermont Y: Kinetics of the germinal epithelium. Recent Prog Horm Res 1964; 20:545

Hinrichsen MJ, Blaquier JA: Evidence supporting the existence of sperm maturation in the human epididymis. J Reprod Fertil 1980; 60:291

Howards SS: The epididymis, sperm maturation and capacitation. In: Infertility in the Male. Lipshultz LI, Howards SS (editors). Churchill Livingstone, 1983

Matsumoto AM, Karpas AE, Bremner WJ: Chronic human chorionic gonadotropin administration in normal men: Evidence that follicle-stimulating hormone is necessary for the maintenance of quantitatively normal spermatogenesis in man. J Clin Endocrinol Metab 1986; 62:1184

Pardridge WM: Transport of protein-bound hormones into tissues in vivo. Endocr Rev 1981; 2:103

Steinberger E: Hormonal control of mammalian spermatogenesis. Physiol Rev 1971; 51:1

Vigersky RA: Normal testicular physiology. In: Urologic Endocrinology. Rajfer J (editor). Saunders, 1986

Abklärung der männlichen Infertilität

Aitken RJ: Use of sperm-ova penetration tests to evaluate the infertile couple. In: Male Reproductive Dysfunction. Santen RJ, Swerdloff RS (editors). Marcel Dekker, 1986

Baker HWG et al: Relative incidence of etiological disorders in male infertility. In: Male Reproductive Dysfunction. Santen RJ, Swerdloff RS (editors). Marcel Dekker, 1986

Beitins IZ et al: Hypogonadism in a male with an immunologically active, biologically inactive luteinizing hormone: Characterization of the abnormal hormone. J Clin Endocrinol Metab 1981; 52:1143

Boreau J: Images of the Seminal Tracts. Karger, 1974

Bronson R et al: Anti-sperm antibodies, detected by agglutination, immobilization, microcytoxicity and immunobead-binding assays. J Reprod Immunol 1985; 8:279

Dubin L, Amelar RD: Varicocele size and results of varicocelectomy in selected subfertile men with variocele. Fertil Steril 1970; 21:606

Eil C et al: Whole cell and nuclear androgen uptake in skin fibroblasts from infertile men. J Androl 1985; 6:365

Eliasson R et al: The immotile-cilia syndrome: A congenital ciliary abnormality as an etiologic factor in chronic airway infections and male sterility. N Engl J Med 1977; 297:1

Goldzieher JW et al: Improving the diagnostic reliability of rapidly fluctuating plasma hormone levels by optimized multiple-sampling techniques. J Clin Endocrinol Metab 1976; 43:824

Hellström WJG et al: Is there a role for Chlamydia trachomatis and genital mycoplasma in male infertility? Fertil Steril 1987; 48:337

Katz DF et al: Real-time analysis of sperm motion using automatic video image digitization. Comput Methods Programs Biomed 1985; 21:173

Kidd GS, Glass AR, Vigersky RA: The hypothalamic-pituitary-testicular axis in thyrotoxicosis. J Clin Endocrinol Metab 1979; 48:798

Kjessler B: Facteurs genetiques dans la subfertile male humaine. In: Fécondité et Stérilité du Male: Acquisitions récents. Masson, 1972

Lipshultz LI, Howards SS: Evaluation of the subfertile male. In: Infertility in the Male. Lipshultz LI, Howards SS (editors). Churchill Livingstone, 1983

MacLeod J, Gold RZ: The male factor in fertility and infertility. 2. Spermatozoan counts in 1000 men of known fertility and in 1000 cases of infertile marriage. J Urol 1951; 66:436

Marshall JC: Investigative procedures. Clin Endocrinol Metab 1975; 4:545

McClure RD: Endocrine investigation and therapy. Urol Clin North Am 1987; 14:471

McClure RD: Evaluation of the infertile male. In: Problems in Urology. DeVere White R (editor). Lippincott, 1987. [In press.]

McClure RD, Hricak H: Scrotal ultrasound in the infertile man: Detection of subclinical unilateral and bilateral varicoceles. J Urol 1986; 135:711

Overstreet JW: Sperm penetration of cervical mucus. Fertil Steril 1986; 45:324

Rajfer J (editor): Cryptorchidism. Urol Clin North Am 1982; 9:315

Rodriguez-Rigau LJ, Smith KD, Steinberger E: Varicocele and the morphology of spermatozoa. Fertil Steril 1981; 35:54

Rogers BJ: The sperm penetration assay: Its usefulness re-evaluated. Fertil Steril 1985; 43:821

Santen RJ, Bardin CW: Episodic luteinizing hormone secretion in man: Pulse analysis, clinical interpretation, physiologic mechanisms. J Clin Invest 1973; 52:2617

Saypol DC: Varicocele. J Androl 1981; 2:61

Sherins RJ, Brightwell D, Sternthal PM: Longitudinal analysis of semen of fertile and infertile men. In: The Testis in Normal and Infertile Men. Troen P, Nankin HR (editors). Raven Press, 1977

Smith KD, Rodriguez-Rigau LJ, Steinberger E: Relation between indices of semen analysis and pregnancy rate in infertile couple. Fertil Steril 1977; 28:1314

Snyder PJ et al: Repetitive infusion of gonadotropin-releasing hormone distinguishes hypothalamic from pituitary hypogonadism. J Clin Endocrinol Metab 1979; 48:864

Swerdloff RS, Boyers SP: Evaluation of the male partner of an infertile couple: An algorithmic approach. JAMA 1982; 247:2418

World Health Organization: Laboratory Manual for the Examination of Human Semen and Semen-Cervical Mucus Interaction. Belsey MA et al (editors). Press Concern, 1980

Zachmann M et al: Testicular volume during adolescence: Cross-sectional and longitudinal studies. Helv Paediatr Acta 1974; 29:61

Ursachen männlicher Infertilität – prätestikulär

Bray GA et al: The Prader-Willi syndrome: A study of 40 patients and a review of the literature. Medicine 1983; 62:59

Carter JN et al: Prolactin-secreting tumors and hypogonadism in 22 men. N Engl J Med 1978; 299:847

Charbonnel B et al: Pituitary function in idiopathic haemochromatosis: Hormonal study in 36 male patients. Acta Endocrinol 1981; 98:178

Cutfield RG, Bateman JM, Odell WD: Infertility caused by bilateral testicular masses secondary to congenital adrenal hyperplasia (21-hydroxylase deficiency). Fertil Steril 1983; 40:809

Danish RK et al: Micropenis. 2. Hypogonadotropic hypogonadism. Johns Hopkins Med J 1980; 146:177

Fairman C et al: The "fertile eunuch" syndrome: Demonstration of isolated luteinizing hormone deficiency by radioimmunoassay technique. Mayo Clin Proc 1968; 43:661

Lieblich JM et al: Syndrome of anosmia with hypogonadotropic hypogonadism (Kallmann syndrome): Clinical and laboratory studies in 23 cases. Am J Med 1982; 73:506

Mozaffarian GA, Higley M, Paulsen CA: Clinical studies in an adult male patient with "isolated follicle stimulating hormone (FSH) deficiency." J Androl 1983; 4:393

Segal S, Polishuk WZ, Ben-David M: Hyperprolactinemic male infertility. Fertil Steril 1976; 27:1425

Urban MD, Lee PA, Migeon CJ: Adult height and fertility in men with congenital virilizing adrenal hyperplasia. N Engl J Med 1978; 299:1392

Ursachen männlicher Infertilität – testikulär

Abbasi AA et al: Gonadal function abnormalities in sickle cell anemia: Studies in adult male patients. Ann Intern Med 1976; 85:601

Aiman J, Griffin JE: The frequency of androgen receptor deficiency in infertile men. J Clin Endocrinol Metab 1982; 54:725

Aynsley-Green A et al: Congenital bilateral anorchia in childhood: A clinical, endocrine and therapeutic evaluation of twenty-one cases. Clin Endocrinol 1976; 5:381

Beard CM et al: The incidence and outcome of mumps orchitis in Rochester, Minnesota, 1935 to 1974, Mayo Clin Proc 1977; 52:3

Collins E, Turner G: The Noonan syndrome: A review of the clinical and genetic features of 27 caes. J Pediatr 1973; 83:941

Damewood MD, Grochow LB: Prospects for fertility after chemotherapy or radiation for neoplastic disease. Fertil Steril 1986; 45:443

DeKretser DM et al: Hormonal, histological and chromosomal studies in adult males with testicular disorders. J Clin Endocrinol Metab 1972; 35:392

Fowler JE Jr: Infections of the male reproductive tract and infertility: A selected review. J Androl 1981; 3:121

Griffin JE: Wilson JD: The syndromes of androgen resistance. N Engl J Med 1980; 302:198

Handelsman DJ: Hypothalamic-pituitary gonadal dysfunction in renal failure, dialysis and renal transplantation. Endocr Rev 1985; 6:151

Kjessler B: Chromosomal constitution and male reproductive failure. In: Male Fertility and Sterility. Mancini RE, Martini L (editors). Academic Press, 1974

Lipshultz LI et al: Testicular function after orchiopexy for unilaterally undescended testis. N Engl J Med 1976; 295:15

Paulsen CA et al: Klinefelter's syndrome and its variants: A hormonal and chromosomal study. Recent Prog Horm Res 1968; 24:321

Saypol D: Varicocele. J Androl 1981; 2:61

Schilsky RL, Sherins RJ: Gonadal dysfunction. In: Cancer: Principles and Practice of Oncology. DeVita VT Jr, Hellman S, Rosenberg S (editors). Lippincott, 1985

Takeda R, Ueda M: Pituitary-gonadal function in male patients with myotonic dystrophy: Serum luteinizing hormone, follicle stimulating hormone and testosterone levels and histological damage of the testis. Acta Endocrinol 1977; 84:382

Toth A et al: Subsequent pregnancies among 161 couples treated for T-mycoplasma genital-tract infection. N Engl J Med 1983; 308:505

Van Thiel DH, Lester R, Sherins RJ: Evidence for a defect in pituitary secretions of luteinizing hormone in chronic alcoholic men. J Clin Endocrinol Metab 1978; 47:499

Whorton MD: Male occupational reproductive hazards. West J Med 1982; 137:521

Wong TW et al: Pathological aspects of the infertile testis. Urol Clin North Am 1978; 5:503

Ursachen männlicher Infertilität – posttestikulär

Afzelius BA, Mossberg B: The immotile-cilia syndrome including Kartagener's syndrome. Chap 91, pp 1986–1994, in: The Metabolic Basis of Inherited Disease, 5th ed. Stanbury JB et al (editors). McGraw-Hill, 1983

Bronson R, Cooper G, Rosenfeld D: Sperm antibodies: Their role in infertility. Fertil Steril 1984; 42:171

Gagnon C et al: Deficiency of protein-carboxyl methylase in immotile spermatozoa of infertile men. N Engl J Med 1982; 306:821

Handelsman DJ et al: Young's syndrome: Obstructive azoospermia and chronic sinopulmonary infections. N Engl J Med 1984; 310:3

Nagler HM, Deitch AD, de Vere White R: Testicular torsion: Temporal considerations. Fertil Steril 1984; 42:257

Therapie

Acosta AA et al: In vitro fertilization and the male factor. Urology 1986; 28:1

Al-Ansari AA et al: Isolated follicle-stimulating hormone deficiency in men: Successful long-term gonadotropin therapy. Fertil Steril 1984; 42:618

Aparicio NJ et al: Treatment of idiopathic normogonadotropic oligoasthenospermia with synthetic luteinizing hormone-releasing hormone. Fertile Steril 1976; 27:549

Belker AM et al: Absence of motile epididymal sperm contraindicates implantation of alloplastic spermatocele. J Androl 1985; 6:26

Brown JS: The effect of orally administered androgens on sperm motility. Fertil Steril 1975; 26:305

Buvat J et al: Increased sperm count in 25 cases of idiopathic normogonadotropic oligospermia following treatment with tamoxifen. Fertil Steril 1983; 39:700

Clark RV, Sherins RJ: Clinical trial of testolactone for treatment of idiopathic male infertility. (Abstract.) J Androl 1983; 4:31

Dubin L, Amelar RD: Varicocelectomy as therapy in male infertility: A study of 504 cases. Fertil Steril 1975; 26:217

Finkel DM, Phillips JL, Snyder PJ: Stimulation of spermatogenesis by gonadotropins in men with hypogonadotropic hypogonadism. N Engl J Med 1985; 313:651

Hendry WF et al: Cyclic prednisolone therapy for male infertility associated with autoantibodies to spermatozoa. Fertil Steril 1986; 45:249

Hendry WF et al: The results of intermittent high dose steroid therapy for male infertility due to antisperm antibodies. Fertil Steril 1981; 36:351

Hendry WF et al: Steroid treatment of male subfertility caused by antisperm antibodies. Lancet 1979; 2:498

Homonnai ZT, Shilon M, Paz G: Evaluation of semen quality following kallikrein treatment. Gynecol Obstet Invest 1978; 9:132

Lee HY: Observations of the results of 300 vasovasostomies. J Androl 1980; 1:11

McClure RD: Microsurgery of the male reproductive system. World J Urol 1986; 4:105

Rajfer J et al: Hormonal therapy of cryptorchidism: A randomized, double-blind study comparing human chorionic gonadotropin and gonadotropin-releasing hormone. N Engl J Med 1986; 314:466

Ronnberg L: The effect of clomiphene treatment on different sperm parameters in men with idiopathic oligozoospermia. Andrologia 1980; 12:261

Rowley MJ, Heller CG: The testosterone rebound phenomenon in the treatment of male infertility. Fertil Steril 1972; 23:498

Schill WB: Treatment of idiopathic oligozoospermia by kallikrein: Results of a double-blind study. Arch Androl 1979; 2:163

Sherins RJ: Clinical aspects of treatment of male infertility with gonadotropins: Testicular response of some men given HCG with and without pergonal. Page 545 in: Male Infertility and Sterility. Mancini RE, Martini L (editors). Academic Press, 1974

Sherins RJ: Hypogonadotropic hypogonadism. In: Current Therapy of Infertility, 2nd ed. Garcia CR et al (editors). Mosby, 1984

Shulman JF, Shulman S: Methylprednisolone treatment of immunologic infertility in the male. Fertil Steril 1982; 38:591

Silber SJ: Vasectomy and its microsurgical reversal. Urol Clin North Am 1978; 5:573

Spratt DI, Hoffman AR, Crowley WF: Hypogonadotropic hypogonadism and its treatment. In: Male Reproductive Dysfunction. Santen RJ, Swerdloff RS (editors). Marcel Dekker, 1986

Vance ML, Thorner MO: Medical treatment of male infertility. Semin Urol 1984; 2:115

Vigersky RA, Glass AR: Effects of delta 1-testolactone on the pituitary-testicular axis in oligospermic men. J Clin Endocrinol Metab 1981; 52:897

Vigersky RA, Glass AR: Treatment of idiopathic oligospermia with testolactone plus tamoxifen. Page 262 in: Proceedings of the Endocrine Society 65th Annual Meeting. San Antonio, 1983

Wang C et al: Clomiphene citrate does not improve spermatozoal fertilizing capacity in idiopathic oligospermia. Fertil Steril 1985; 44:102

37 Sexualstörungen beim Mann

T. F. LUE

Durch neuere Laboruntersuchungen und klinische Erforschung der Hämodynamik, der Neurophysiologie und Pharmakologie der Peniserektion wurde ein besseres Verstehen der männlichen Sexualstörungen möglich. Die erektile Funktion kann jetzt in der Praxis durch intrakavernöse Injektion vasoaktiver Substanzen beurteilt werden. Durch verbesserte diagnostische Tests lassen sich die verschiedenen Formen der Impotenz unterscheiden. Weitere Behandlungsmethoden befinden sich in der Entwicklungsphase. Die neueste Generation der Penisprothesen ist wesentlich verfeinerter und dauerhafter als frühere. Die kontinuierliche Forschung ermöglicht eine physiologischere Lösung des Problems der Erektionsstörungen.

Physiologie der Peniserektion

Innervation des Penis

Die die Erektion steuernden spinalen Zentren konnten durch eine Tracertechnik der Nerven mit Hilfe von Meerrettichperoxidase nachgewiesen werden (Lue et al. 1984b). Das autonome Erektionszentrum ist im Nucleus intermediolateralis des Rückenmarks in Höhe von S_2–S_4 und Th_{12}–L_2 lokalisiert. Äste der thorakolumbalen Segmente münden in den Plexus hypogastricus inferior, der Nebenäste in den Plexus pelvinus, der durch die Vereinigung der sakralen Nerven entsteht, abgibt. Bündel aus diesen Plexus verlaufen radiär zu den Beckenorganen. Die den Penis innervierenden Nervenfasern (Nn. cavernosi penis) verlaufen entlang des posterolateralen Anteils der Samenblasen und der Prostata und begleiten die membranöse Harnröhre durch das Diaphragma urogenitale (Walsh u. Donker 1982). In Höhe der Pars prostatica liegen die Fasern bei 5 und 7 Uhr, an der membranösen Harnröhre bei 3 und 9 Uhr, um dann allmählich in eine Position bei 1 und 11 Uhr aufzusteigen (in Höhe des mittleren Anteils des Bulbus urethrale). Sie erreichen schließlich den Penis in der Höhe des distalen Anteils des Bulbus urethrale (Abb. 37.1). Einige Fasern verlaufen zusammen mit den Aa. bulbi penis und Aa. urethrales zu den Corpora cavernosa penis und zum Corpus spongiosum. Andere laufen weiter nach distal und penetrieren die Tunica albuginea im Bereich des mittleren Schaftanteils. Die Endäste der Nn. cavernosi penis innervieren die Aa. helicinae und die trabekuläre glatte Muskulatur. Sie sind für die vaskulären Abläufe während der Tumeszenz und Detumeszenz verantwortlich.

Das Zentrum für die somatomotorischen Nerven ist am Nucleus Onuf des Vorderhorns des Segments S_2–S_4 lokalisiert (Gomes de Araujo et al. 1982). Die motorischen Fasern verbinden sich mit dem N. pudendus, um die Mm. bulbocavernosi und Mm. ischiocavernosi zu innervieren. Die somatosensiblen Nerven entspringen an den Rezeptoren in der Glans und der Penishaut. Schmerz- und Temperaturempfindun-

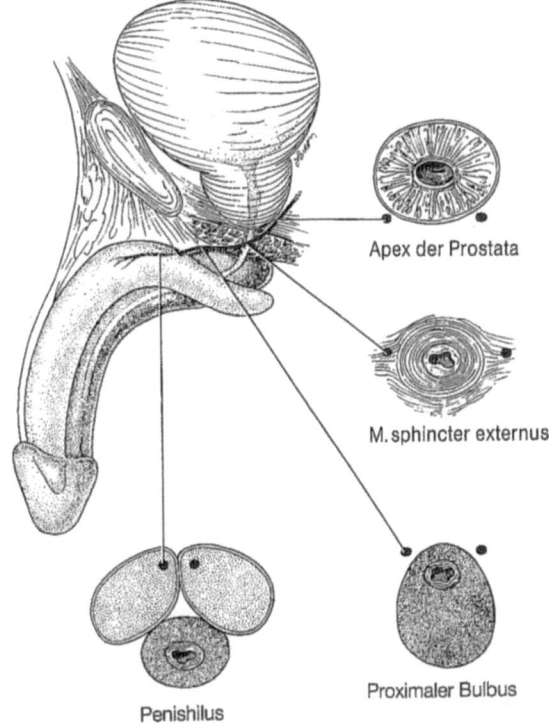

Abb. 37.1. Lage der Nn. cavernosi penis in Relation zur Urethra

gen steigen über den Tractus spinothalamicus auf. Vibrationsstimuli werden im Hinterstrang des Rückenmarks weitergeleitet. Berührungs- und Druckempfindungen werden über beide Wege zum Thalamus übertragen. Die Wahrnehmung angenehmer oder unangenehmer Gefühle beeinflußt wahrscheinlich abgelaufene Empfindungen und die kortikale Verarbeitung.

3 Arten der Erektion sind bekannt: reflexbedingte, psychogene und nächtliche Erektionen. Die reflexbedingte Erektion wird durch genitale Stimulation induziert. Die afferenten Nervenfasern, die diese Form der Erektion steuern, verlaufen im N. pudendus, die efferenten Fasern in den sakralen parasympathischen Nerven. Diese Erektionsart kann bei Patienten mit zervikalen oder thorakalen Rückenmarkläsionen erhalten bleiben. Die durch visuelle oder akustische Stimuli und durch die Phantasie ausgelöste psychogene Erektion ist komplexer. Die zerebralen Impulse werden wahrscheinlich über die thorakolumbalen und sakralen Zentren zu den Nn. cavernosi penis geleitet. Die Tatsache, daß nur bei einem kleinen Prozentsatz der Patienten mit kompletten sakralen Rückenmarkläsionen eine Erektion auftritt, spricht dafür, daß das sakrale Zentrum die Hauptkontrolle ausübt. Die nächtliche (unbewußte) Erektion tritt meistens während der REM-Phasen des Schlafes auf (rapid eye movements) und kann durch den nächtlichen Penistumeszenztest (NPT) erfaßt werden. Dieser Ablauf unterscheidet sich erheblich von der durch visuelle oder genitale Stimulation induzierten Erektion und bleibt auch bei psychogener (Karacan et al. 1975; Fisher et al. 1975) und hormonaler Impotenz (Bancroft u. Wu 1983; Kwan et al. 1983) sowie bei einigen Patienten mit neurogener Impotenz erhalten.

Hämodynamik der Peniserektion

Der Penis wird hauptsächlich aus der paarig angelegten A. pudenda interna mit Blut versorgt. Der terminale Teil dieser Arterie zweigt sich in 4 Äste auf: die A. bulbi penis, die A. urethralis, die A. dorsalis penis und die A. profunda penis (tiefe Arterie). Die A. profunda penis versorgt die Corpora cavernosa penis. Die A. dorsalis penis versorgt die Glans penis, und die Aa. bulbae penis und Aa. urethrales sorgen für die Durchblutung des Corpus spongiosum während der Erektion. Der venöse Abfluß der Glans erfolgt hauptsächlich über die V. dorsalis penis profunda.

Das Corpus spongiosum wird über die Vv. profundae penis und die Vv. bulbae penis drainiert. Der Abfluß der Corpora cavernosa ist jedoch komplexer: Der mittlere und distale Schaft werden über die V. dorsalis penis profunda in den Plexus prostaticus, die proximalen Corpora über die V. profunda penis in den Plexus prostaticus und die V. pudenda interna drainiert. Der Abfluß aller 3 Corpora cavernosa hat seinen Ursprung in den subtunikalen Venulae, die sich vereinigen und Venenaustrittsstellen formen, welche dann die Tunica albuginea durchdringen. Die abführenden Venen können direkt oder durch die Vv. profundae penis in die V. dorsalis penis profunda abfließen. Die Glans penis bildet zahlreiche große und kleine Venen, die frei mit den dorsalen Venen kommunizieren. Die Penishaut und das subkutane Gewebe werden von den Vv. dorsales penis superficiales, die sich dann in die Vv. saphenae entleeren, drainiert.

Zu den am menschlichen Penis durchgeführten hämorrhagischen Untersuchungen zählen die Newman-Infusionsstudie an Leichen (Newman et al. 1964) und die radioaktiven Xenonauswaschstudien von Wagner u. Uhrenholdt (1980) und Shirai et al. (1978) an Freiwilligen während visueller erotischer Stimulation. Während die Bedeutung des erhöhten arteriellen Blutflusses eindeutig bewiesen ist, bleibt die Rolle des venösen Systems weiter umstritten. Durch Studien an Hunden und Affen nach einer elektrischen Stimulation des N. pudendus und der Nn. cavernosi penis, und am Menschen während einer papaverininduzierten Erektion, konnte die Rolle der arteriellen, venösen und sinusähnlichen Systeme schließlich geklärt werden.

Der Ablauf der Erektion kann, wie in Tabelle 37.1 und Abb. 37.2 gezeigt wird, in verschiedene Phasen eingeteilt werden.

Untersuchungen der Erektion während visueller sexueller Stimulation (Wagner 1968, persönliche Mitteilung) und im REM-Schlaf (Karacan et al. 1983) haben eine synergistische Aktivität des M. bulbocavernosus und des M. ischiocavernosus während des Erektionsablaufs ergeben. Sowohl die separate Elektrodenimplantation in die Nn. cavernosi penis und N. pudendus im Tiermodell wie auch die Papaverininjektion bei Menschen und Tieren haben es möglich gemacht, den Anteil der autonomen und somatischen Nerven beim Erektionsablauf zu untersuchen. Die autonome Nervenstimulation ist verantwortlich für das vaskuläre Stadium der Erektion, d. h. für den Einstrom und das Zurückhalten von Blut in den Corpora cavernosa. Nachdem die vollständige Erektion eingetreten ist, kann es durch Kontraktionen des M. ischiocavernosus zu einer Kompression der proximalen Corpora-cavernosa-Anteile und zu einem Druckanstieg in den gesamten Schwellkörpern kommen, der über dem systolischen Blutdruck liegt und zu einer rigiden Erektion führt (Tabelle 37.1) (Skelettmuskel-

Tabelle 37.1. Phasen der Erektion (die Nummern *1–6* korrespondieren mit den Phasen, die in Abb. 37.2 gezeigt werden)

1. *Schlaffe Phase*

   Geringer arterieller und venöser Blutfluß; die Blutgaswerte entsprechen denen des venösen Blutes. Flußrate: 2,5–8 ml/100 g/min (Wagner u. Uhrenholdt 1980); 0,5–6,5 ml/100 g/min (Shirai et al. 1978)

2. *Latente (Füllungs-) Phase*

   Ansteigender Blutfluß in der A. pudenda interna während der systolischen und diastolischen Phase. Abfallender Druck in der A. pudenda interna; intrakavernöser Druck unverändert. Leichte Vergrößerung des Penis

3. *Phase der Tumeneszenz*

   Ansteigender intrakavernöser Druck bis zur vollen Erektion. Der Penis zeigt eine Erweiterung und Längenzunahme mit Pulsation. Die arterielle Flußrate nimmt mit zunehmendem Druck ab. Wenn der intrakavernöse Druck über den diastolischen Druck steigt, erfolgt nur noch während der systolischen Phase ein Blutfluß

4. *Phase der vollen Erektion*

   Der intrakavernöse Druck kann 80–90% des systolischen Drucks erreichen. Der Druck in der A. pudenda interna steigt an, aber er bleibt leicht unter dem systemischen Blutdruck. Die arterielle Flußrate ist erheblich niedriger als in der Füllungsphase, aber noch höher als in der schlaffen Phase. Obwohl die venösen Kanäle komprimiert sind, ist die venöse Flußrate deutlich höher als während der schlaffen Phase. Die Blutgasspiegel sind ähnlich denen des arteriellen Blutes

5. *Phase der harten Erektion*

   Als Ergebnis der Kontraktion des M. ischiocavernosus steigt der intrakavernöse Druck über den systolischen Druck an und führt zu einer harten Erektion. Während dieser Phase besteht kein Blutfluß durch die A. bulbi penis. Die kurze Phase der starken Verhärtung verhindert die Entwicklung einer Ischämie oder einer Gewebezerstörung

6. *Phase der Detumeszenz*

   Nach der Ejakulation oder dem Nachlassen der erotischen Stimulation kommt es zu einem Abfall des Sympathikotonus, der zu einer Kontraktion der glatten Muskulatur im Bereich der Sinusoide und Arteriolen führt. Dies führt zu einer wirksamen Verringerung des arteriellen Blutflusses und niedrigeren Spiegeln, zu einem Abfluß eines erheblichen Blutanteils zu den Sinusoiden und zu einer Öffnung der venösen Kanäle. Länge und Umfang des Penis werden wieder so wie vor der Erektion

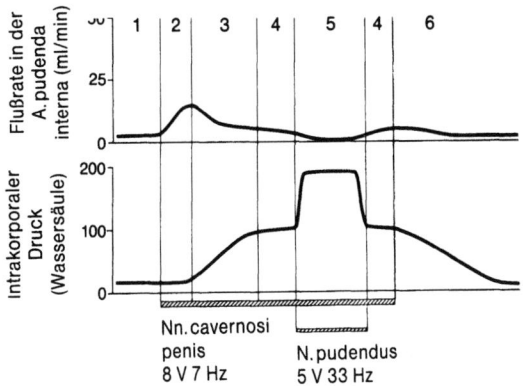

Abb. 37.2. Phasen der Erektion des Penis (hervorgerufen bei Affen durch Neurostimulation). Die Zahlen *(1–6)* korrespondieren mit den Phasen, die in Tabelle 37.1. gezeigt werden *(obere Kurve* intrakavernöser Druck, *untere Kurve* Flußrate in der A. pudenda interna)

stadium der Erektion). Diese rigide Phase kommt während der Masturbation oder beim Geschlechtsverkehr natürlich vor. Sie kann jedoch auch durch leichtes Biegen des Penis ohne Muskeleinwirkung auftreten. Untersuchungen an Tieren haben gezeigt (Lue 1986b), daß während der rigiden Erektionsphase beinahe kein Blutfluß in der A. pudenda interna zu verzeichnen war. Da diese Phase jedoch nur für einen kurzen Zeitraum andauert, besteht nicht die Gefahr einer Ischämie oder eines Gewebeschadens.

Die Hämodynamik in der Glans penis unterscheidet sich hiervon etwas. Der arterielle Blutfluß steigt in der Glans wie im Schaft in ähnlicher Weise. Da dieser jedoch keine Tunica albuginea besitzt, fungiert die Glans während der vollen Erektionsphase wie eine arteriovenöse Fistel. Die partielle Kompression der V. dorsalis penis profunda in der Buck-Faszie durch die geschwollenen Corpora cavernosa trägt nicht zum Druckanstieg in Glans und dorsaler Vene bei. Trotzdem werden während der rigiden Erektion die meisten der venösen Kanäle vorübergehend komprimiert, und man beobachtet eine zunehmende Prallfüllung der Glans mit Blut.

Mechanismus der Peniserektion

Basierend auf Leichensektionen stellte Conti (1952) die Theorie auf, daß die Peniserektion durch Polster in den Penisarterien und -venen reguliert wird. Die synergistischen Kontraktionen oder Relaxationen dieser Polster würde den arteriovenösen Shunt steuern und zu einer Erektion oder Detumeszenz führen. In Frage gestellt wurde diese Theorie von Newman u. Tchertkoff (1980), die bei Neugeborenen keine derartigen Polster nachweisen konnten. Das gleiche gilt für die Untersuchungen von Benson et al. (1980), die die von Conti beschriebenen Polster als arteriosklerotische Veränderungen deuteten.

Durch Fixierung des Corpus cavernosum penis im steifen und schlaffen Zustand können anatomische Veränderungen beim Hund und Affen untersucht werden (Lue 1986a). In diesen Modellen war sowohl in histologischen als auch in elektronenmikroskopischen Untersuchungen die Dilatation des Arterienbaums, die Ausdehnung der Sinusoide und die Kompression der subtunikalen und abführenden Venen im erigierten Zustand des Penis deutlich erkennbar. Das erschlaffte Corpus cavernosum zeigte kontrahierte Sinusoide und gewundene und kontrahierte Arterien und Arteriolen. Die subtunikalen und abführenden Venen waren weit offen. Die histologische und elektronenmikroskopische Untersuchung von menschlichem Penisgewebe und Stanzzylindern ergab Befunde, die denen des schlaffen Corpus cavernosum penis beim Tier ähnelten. Aufgrund dieser Studien und der Beobachtung von papaverininduzierten Erektionen scheint es so, daß die glatten Muskeln im arteriolären Gefäßbaum und die Trabekulae der Schlüsselmechanismus im Erektionsprozeß sind. Der innere glatte Muskeltonus und möglicherweise die adrenerge tonische Innervation halten die Kontraktion der glatten Muskeln im schlaffen Zustand aufrecht. Dieser hohe periphere Widerstand, der sich über die kontrahierten Sinusoide und den gewundenen kontrahierten arteriolären und arteriellen Gefäßbaum verteilt, sorgt dafür, daß es nur zu einem minimalen Blutfluß in die Sinusoide kommt. Wenn die glatten Muskelfasern durch Freisetzung von Neurotransmittern oder eine Injektion von α-Adrenergika oder durch ein glattes Muskelrelaxans relaxieren, steigt die Compliance der Sinusoide und des arteriellen Gefäßbaums, während der gegen den ankommenden Blutfluß gerichtete Widerstand auf ein Minimum abfällt. Dies ermöglicht die arterielle und arterioläre Vasodilatation und die einfache Ausweitung der Sinusoide um den starken Anstieg des Blutflusses aufzunehmen. Der Einstrom von Blut durch die erhöhte Compliance im gesamten sinusoiden System führt so lange zu einer raschen Vergrößerung und Erweiterung des Penis, bis die Kapazitätsgrenze der Tunica albuginea erreicht ist. Währenddessen führt die Ausweitung der Sinusoidwände gegeneinander und gegen die Tunica albuginea zu einer Kompression des subtunikalen Venulaekomplexes. Weiterer Volumenanstieg dehnt die Tunica albuginea und reduziert sehr effektiv den Bluteinstrom in die abführenden Venen auf ein Minimum (Abb. 37.3a, b). Da der Blutstrom in den Penis nicht konstant ist (nachgewiesen durch den enormen Blutstromanstieg in die A. pudenda interna während der Erektion), besteht nicht die Notwendigkeit eines arteriovenösen Shunts, um überschüssiges Blut aus dem Penis abfließen zu lassen. Somit hätten Polster, wenn

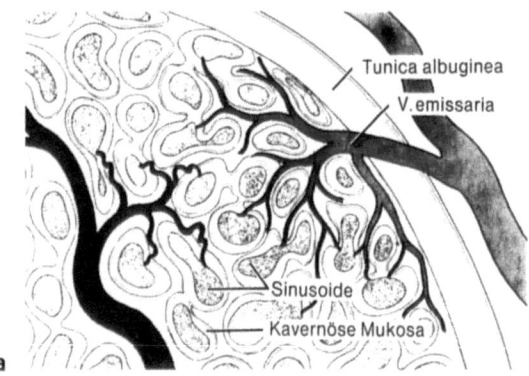

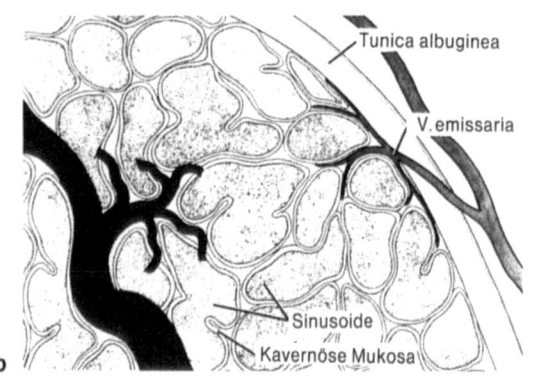

Abb. 37.3a, b. Mechanismus der Erektion des Penis. **a** Im nicht-erigierten Zustand sind die Arterien, die Arteriolen und Sinusoide verschlossen. Die Plexus der Venulae, die intersinusoidal und subtunikal liegen, sind weit offen mit freiem Flow zu den Vv. emissariae. **b** Im erigierten Stadium sind die Muskeln der Sinusoidwand und die Arteriolen entspannt und ermöglichen einen maximalen Zufluß zu den dehnbaren sinusoidalen Zwischenräumen. Fast alle kleinen Venen werden zwischen den sich ausdehnenden Sinusoiden komprimiert. Besonders die größeren intermediären Venulae werden zwischen den sich ausdehnenden Sinusoiden und der nicht nachgebenden Tunica albuginea eingeklemmt und verschlossen. Hierdurch wird die Venenkapazität effektiv auf ein Minimum reduziert

sie existieren würden, keine notwendige Funktion. Darüber hinaus wird klar, daß es die Kontraktion und die Relaxation der glatten Muskulatur der Trabekulae und des arteriolären Gefäßbaums sind, die die Erektion steuern.

Hormone und Sexualfunktion

Androgene sind für die sexuelle Reifung des Mannes von wesentlicher Bedeutung. Testosteron reguliert die Gonadotropinsekretion und die Muskelentwicklung. Dihydrotestosteron beeinflußt alle übrige Aspekte der sexuellen Reife des Mannes, einschließlich des

Haarwachstums, der Akne und der Spermatogenese. Bei Erwachsenen führt ein Androgenmangel zu einem Verlust an Libido und zu einer verminderten Samenemission. Zahl, Stärke und Dauer der nächtlichen Peniserektionen sind reduziert. Untersuchungen haben jedoch gezeigt, daß eine durch visuelle sexuelle Stimulation hervorgerufene Erektion bei Männern mit Hypogonadismus nicht durch Androgenentzug beeinflußbar ist. Dies spricht dafür, daß Androgene die Erektionszahl steigern können, jedoch nicht allein dafür notwendig sind (Bancroft u. Wu 1983; Kwan et al. 1983).

Nach der 7. Lebensdekade kommt es zu einer fortschreitenden Testosteronabnahme. Untersuchungen sprechen dafür, daß sie teilweise testikulären Ursprungs, teilweise aber auch auf eine Hypothalamus-Hypophysen-Störung zurückzuführen sein könnte (Deslypere u. Vermeulen 1984). Es ist nicht bekannt, ob es einen Schwellenwert für Androgene gibt, über den ein weiterer Anstieg keinen Einfluß mehr auf das sexuelle Interesse hat. Es konnte jedoch gezeigt werden, daß exogenes Testosteron das sexuelle Interesse bei einigen Männern mit im Normalbereich liegenden Werten erhöht. Weitere Untersuchungen sind jedoch erforderlich, um festzustellen, ob es einen solchen Schwellenwert gibt und ob sich dieser mit dem Alter verändert (O'Caroll u. Bancroft 1984).

Neurotransmitter und die Pharmakologie der Erektion

Die die Peniserektion steuernden Neurotransmitter werden gegenwärtig noch erforscht. Mehrere konnten im Penisgewebe und um die Aa. helicinae jedoch schon nachgewiesen werden: das vasoaktive intestinal polypeptide (VIP) (Polack et al. 1981), Acetylcholin (Saenz de Tejada et al. 1985) und Noradrenalin (Levin u. Wein 1980; McConnell et al. 1979). Außerdem werden als Neurotransmitter noch genannt: Serotonin, Histamin, Prostaglandine und der „endothelium-derived relaxation factor". In der Phase der Tumeszenz sind wahrscheinlich multiple Transmitter beteiligt. Es ist möglich, daß die Freisetzung von VIP und Acetylcholin synergistisch wirkt, um die arteriolären und trabekulären glatten Muskelfasern zu relaxieren. Die Inhibition der α-adrenergen tonischen Entladung könnte auch eine Rolle spielen. Die Detumeszenz ist wahrscheinlich eine Folge der Erholung des inneren Muskeltonus und der Reaktivierung der Noradrenalinfreisetzung. Hierdurch kontrahieren sich die Muskeln der Trabekulae und des arteriolären Systems, wodurch der Einstrom von Blut vermindert und der Blutausstrom erleichtert wird.

Tabelle 37.2. Substanzen, die eine Peniserektion beim Mann herbeiführen oder verhindern

Fördernde Wirkung	Hemmende Wirkung
Vasoaktive intestinale Polypeptide (VIP)	Metaraminol, Adrenalin, Noradrenalin, Ephedrin, Dopamin, Phenylephedrin, Guanethidin
Phentolamin[a], Papaverin[a], Nitroglyzerin, Thymoxamin, Imipramin, Verapamil, Phenoxybenzamin	

[a] Allein oder in Kombination

Tabelle 37.3. Substanzen, von denen man weiß, daß sie zu einer Kontraktion oder Entspannung der menschlichen kavernösen quergestreiften Muskeln in vitro führen

Substanzen mit kontrahierender Wirkung	Substanzen mit relaxierender Wirkung
Noradrenalin, Adrenalin, Substanz P, $PGF_{2\alpha}$, PGI_2, Acetylcholin	Vasoaktive intestinale Polypeptide (VIP), Carbachol, PGE_1, PGE_2, Papaverin, Phentolamin, Phenoxybenzamin und Acetylcholin

Die direkte Injektion vasoaktiver Substanzen trug auf der anderen Seite zum besseren Verstehen der Wirkungen der Pharmaka auf den Penis bei und veränderte die Diagnose- und Behandlungsstrategien. Die Substanzen, die in der Lage sind, eine Erektion zu induzieren und eine Detumeszenz zu verursachen, sind in Tabelle 37.2 und 37.3 zusammengefaßt. Obwohl die Wirkungsmechanismen der verschiedenen Substanzen variieren, führen alle erektionsauslösenden Stoffe in hoher Dosierung zu einer Relaxation der glatten Muskelfasern und alle eine Detumeszenz herbeiführenden Stoffe zu einer Kontraktion der glatten Muskulatur.

Sexuelle Funktionsstörungen beim Mann

Sexualstörungen beim Mann bedeuten, daß keine befriedigende sexuelle Beziehung möglich ist. Es können Probleme bei der Erektion, der Emission, der Ejakulation oder dem Orgasmus bestehen.

Die erektile Impotenz ist die Unfähigkeit, eine intensive Erektion zu erreichen und aufrechtzuerhalten. Wenn diese Störung über einen Zeitraum von 6 Monaten anhält oder bei mehr als 50% der Versuche auftritt, sollten die Patienten ärztlich betreut werden.

Bei der Ejaculatio praecox besteht eine unkontrollierte Ejakulation vor oder kurz nach der Penetration des Penis in die Vagina. Bei der verzögerten Ejakulation kommt es zu einer sich ungewöhnlich lang hinziehenden Ejakulation.

Die retrograde Ejakulation führt während der Ejakulation zu einem Rückfluß des Samens in die Blase als Folge eines funktionsunfähigen Verschlußmechanismus des Blasenhalses.

Pathogenese

Die Erektion unterliegt, psychologischen, neurologischen, hormonellen, arteriellen, venösen und sinusoiden Einflüssen (Abb. 37.4). Die Formen der Impotenz mit klar definierter Ursache werden unter den entsprechenden Überschriften behandelt. Ist mehr als ein Faktor beteiligt oder ist der Entstehungsgrund nicht genau festgelegt, so werden diese Störungen unter der Überschrift „andere Ursachen" besprochen.

Psychologische Störungen

In früheren Theorien wurde die erektile Impotenz auf Angst zurückgeführt (Wolpe 1958; Ellis 1962). Masters u. Johnson (1970) führten das Konzept des Leistungsdrucks und der Zuschauerrolle ein. LoPiccolo (1986) differenzierte die verschiedenen psychologischen Ursachen wie religiöse Orthodoxie, besessenzwanghafte oder anhädonische Persönlichkeit, sexuelle Phobien oder Perversionen, Syndrom des Wittwers, Depressionen, fehlende körperliche Anziehungskraft oder schlechtes Aussehen, das „Madonna-Prostituierten-Syndrom", Altersängste oder ein Mangel an Wissen über die physiologischen Veränderungen im Alter. In den 50er Jahren glaubte man, daß 90% der Ursachen einer Impotenz psychogen seien. Heute nehmen die meisten Autoren an, daß sich in mehr als 50% eine organische Ursache nachweisen läßt. In der älteren Bevölkerung ist der Prozentsatz wahrscheinlich noch höher (Collins et al. 1983; Legros et al. 1978; Montague et al. 1979; Spark et al. 1980). Die Pathogenese der psychogenen Impotenz ist unbekannt. Sympathikotonus und Inhibition der Neurotransmitterfreisetzung sind 2 der propagierten Ursachen.

Neurogene Störungen

Die erektile Impotenz kann durch eine Erkrankung oder Funktionsstörung des Gehirns, des Rückenmarks, der Nn. cavernosi penis und des N. pudendus sowie der terminalen Nervenendigungen und der Re-

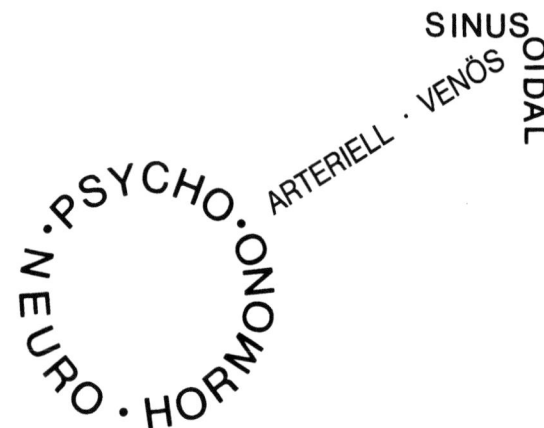

Abb. 37.4. Die Erektion führt zu psychologischen, neurologischen, hormonalen, arteriellen, venösen und sinusoidalen Reaktionen

zeptoren hervorgerufen werden. Von diesen ist die Rückenmarkverletzung besonders interessant. Bors u. Comarr (1971) stellten fest, daß etwa 95% der Patienten mit vollständiger Lähmung des oberen Motoneurons zu einer Erektion fähig sind (reflektorisch), während etwa 25% der Patienten mit vollständiger Zerstörung des unteren Motoneurons Erektionen (psychogen) aufwiesen. Bei nicht vollständiger Zerstörung bleibt jedoch bei mehr als 90% der Patienten aus beiden Gruppen die Fähigkeit zur Erektion erhalten. Man vermutet, daß die Erkrankungen im Gehirn (z.B. Tumoren, Epilepsie, zerebrovaskuläre Insulte, Parkinsonismus oder Alzheimer-Krankheit) wahrscheinlich durch vermindertes sexuelles Interesse oder eine zu starke Inhibition der spinalen Erektionszentren eine erektile Impotenz verursachen können (Weiss 1972). Erkrankungen im Bereich des Rükkenmarks (z.B. Spina bifida, Diskushernie, Syringomyelie, Rückenmarktumor, Tabes dorsalis und multiple Sklerose) können sowohl die afferenten als auch die efferenten Nervenbahnen zum Penis beeinträchtigen. Die beim Diabetes mellitus, beim chronischen Alkoholabusus und Vitaminmangel beobachtete periphere Neuropathie kann die Nervenendigungen beeinträchtigen und zu einem Mangel an Neurotransmittern führen. Eine direkte Verletzung der Nn. cavernosi penis und des N. pudendus durch ein Trauma oder einen radikalen Prostata- oder Rektumeingriff kann ebenfalls zu einer Unterbrechung der Nervenleitung und damit zur Impotenz führen.

Hormonstörungen

Der Diabetes mellitus ist die häufigste hormonelle Erkrankung, die mit erektiler Impotenz einhergeht. Die

Impotenz bei Diabetikern ist jedoch meist eine Folge vaskulärer, neurogener oder psychologischer Einflüsse (oder einer Kombination beider) und ist nicht per se durch hormonelle Veränderungen bedingt. Ein durch Hypothalamus- oder Hypophysentumoren, Östrogen- oder Antiandrogentherapie oder durch eine Orchiektomie wegen Prostatakarzinoms verursachter Hypogonadismus kann die Libido und nächtliche Erektion verhindern. Diese Patienten können jedoch durch visuelle und sexuelle Stimulation eine normale Erektion haben (Bancroft u. Wu 1983). Die Fähigkeit zur Erektion ist also intakt. In ähnlicher Weise wird wahrscheinlich die Impotenz bei Hyperprolaktinämie durch verminderte Libido hervorgerufen. Hyperthyreose, Hypothyreose, Cushing-Syndrom und Addison-Krankheit gehen alle mit Libidoverlust und Impotenz einher. Ob jedoch die Hormonstörung oder andere Faktoren für die Impotenz verantwortlich sind, muß noch eingehend untersucht werden.

Arterielle Störungen

Wenn der Penis schlaff ist, strömt nur eine minimale Blutmenge in die Corpora cavernosa, um die metabolischen Bedürfnisse zu befriedigen. Die Blutgaswerte in den Corpora cavernosa sind dieselben wie im venösen Blut. Nach sexueller Stimulation strömt sofort eine große Menge arteriellen Blutes durch die dilatierten Arterien, um das gesamte Sinusoidsystem zu erweitern (Tumeszenz). Nach Einstellung eines neuen Gleichgewichts bei etwa 100 mm Hg (vollständige Erektion) strömen nur noch geringe Mengen Blutes in die Corpora cavernosa hinein oder heraus, um die Erektion aufrechtzuerhalten.

In Tierexperimenten erhöht sich mit zunehmender arterieller Insuffizienz die Zeit, die notwendig war, um eine vollständige Erektion zu erreichen. Eine Einengung des Arterienlumens (oder beim Menschen eine Verhärtung der Arterienwand) führt zu einem niedrigen Druck in den Aa. profundae penis und schwachem arteriellem Blutstrom. Damit wird das Sinusoidsystem nur teilweise mit Blut gefüllt, wobei der Druck nicht ausreicht, die sinusoide Wand so stark zu dehnen, daß die meisten Venulae komprimiert werden. Diese Insuffizienz führt zur partiellen Erektion, zu Schwierigkeiten bei der Aufrechterhaltung der Erektion oder zu früher Detumeszenz, den am häufigsten auftretenden Beschwerden.

Michal et al. (1984) fanden heraus, daß die Inzidenz und das Alter beim Beginn einer koronaren Herzkrankheit mit der Impotenz korreliert. Vom Trauma oder angeborenen Störungen abgesehen, ist die von den Arterien ausgehende Impotenz sehr häufig wahrscheinlich eine Komponente einer generalisierten systemischen arteriellen Erkrankung. Verteilung und Schweregrad der Erkrankung sind jedoch von Person zu Person unterschiedlich. Einige Patienten mit einer schweren arteriellen Erkrankung können noch potent sein, solange der arterielle Blutstrom den venösen übersteigt. Umgekehrt können Patienten mit einer leichten arteriellen Erkrankung durch den relativ großen venösen Ausstrom, durch eine Störung der glatten Muskelfasern des M. bulbocavernosus und durch unzureichende Freisetzung von Neurotransmittern teilweise oder vollständig impotent sein. Deshalb müssen bei der Beurteilung des arteriellen Gefäßsystems auch andere beteiligte Faktoren in die diagnostischen Überlegungen miteinbezogen werden.

Die arterielle Gefäßkrankheit kann in eine extra- oder intrapenile arterielle Insuffizienz eingeteilt werden. Die extrapenile arterielle Erkrankung ist für eine operative Korrektur zugänglich und umfaßt Erkrankungen der Aa. pudendae internae, der Aa. iliacae internae und communes und der Aorta (Leriche-Syndrom, Leriche u. Morel 1968), das Pelvic-steal-Syndrom (Michal u. Pospichal 1978) und das Beckentrauma. Die intrapenile arterielle Erkrankung, die durch Alter, Arteriosklerose oder Diabetes mellitus verursacht wird, spricht auf gegenwärtig verfügbare operative Techniken nicht gut an.

Venöse und sinusoide Störungen

Die Beziehung zwischen aberrierendem venösem Blutfluß und Erektionsstörungen wurde durch Ebbehoj u. Wagner (1979) bestätigt. Diese führten während visueller erotischer Stimulation eine Kavernographie durch. Tierexperimente haben gezeigt, daß die venöse Kompression durch die sich ausdehnende Sinusoidwand und die Tunica albuginea abhängig ist von der Relaxation der trabekulären glatten Muskulatur und einem funktionierenden sinusoiden System. Gegenwärtig sind 3 Formen von venösen Blutflußstörungen bekannt: 1. ein Defekt der Tunica albuginea oder eine zu hohe Anzahl oder zu großkalibrige Venen, 2. eine unzureichende Freisetzung von Neurotransmittern und 3. ein fibröser Umbau der glatten Muskelfasern des M. bulbocavernosus. Beispiele für die 1. Störung sind von Tudoriu u. Bourmer (1983) bei jungen Patienten mit primärer Impotenz und bei alten Patieten mit einer „dünnen" Tunica albuginea oder nach einer Shunt-Operation wegen eines Priapismus beschrieben worden. Eine unzureichende Neurotransmitterfreisetzung kann durch neurogene Störungen, psychogene Hemmung oder selbst durch Zigarettenrauchen bedingt sein. Bei Patienten mit einem Diabetes mellitus, einer schweren arteriellen Gefäßerkrankung oder bei Patienten, bei denen ein Priapismus bestanden hat, kann es zu einer Fibrosierung der Corpora cavernosa kommen.

Bei einem insuffizienten venösen Verschlußmechanismus tritt nur eine partielle oder kurzzeitige Erektion auf. Die Patienten können eine primäre Impotenz aufweisen oder schon in jungen Jahren mit Anfang 30 oder 40 impotent werden. Lokale Erkrankungen wie die Peyronie-Krankheit, der Penistumor oder die Penisfraktur können die Sinusoide verändern und eine Erektion verhindern. Bei mehr als 50% der Patienten kommt es nach Priapismus durch die Fibrose der Corpora cavernosa zu einer Impotenz (Winter 1978).

Andere Ursachen

Andere Ursachen können einen oder mehrere Faktoren, die den Erektionsmechanismus kontrollieren, betreffen. Aufgrund fehlender wissenschaftlicher Untersuchungen kann über die genauen pathogenetischen Beziehungen bisher nur spekuliert werden.

Medikamente

Bei älteren Patienten, die wegen verschiedener Erkrankungen mehrere Medikamente einnehmen, ist es oft schwierig festzustellen, ob die Sexualstörungen durch ein besonderes Medikament oder durch Interaktionen verschiedener Medikamente durch die zugrundeliegenden Erkrankungen oder durch begleitende psychogene Faktoren bedingt sind (Van Arsdalen et al. 1983).

Beinahe alle Antihypertonika führen zur Impotenz, und hierzu gehören besonders die zentralwirkenden Sympatholytika wie α-Methyldopa, Clonidin und Reserpin. Ihre Hauptwirkung liegt wahrscheinlich in einer Depression des ZNS, in erhöhten Prolaktinspiegeln und dem Libidoverlust (Reichgott 1979). Die peripheren α-adrenergen Rezeptorblocker wie Phenoxybenzamin oder Prazosin beeinflussen nur selten die Erektion. Zu den bekannten Nebenwirkungen gehört aber die retrograde Ejakulation. β-Blocker wie Propranolol vermindern die Libido wie es auch Spironolacton tut, was bei einigen Patienten zu einer Gynäkomastie führt. Theoretisch dürften Diuretika und Vasodilatanzien nicht zu Störungen der erektilen Impotenz führen. Bei Patienten mit schwerer Arteriosklerose ist allerdings ein höherer Blutdruck erforderlich, um einen ausreichenden Blutstrom in den Penis zu gewährleisten. Eine Blutdruckerniedrigung durch diese Medikamente kann deshalb zu einer Verminderung der Erektion führen.

Die trizyklischen Antidepressiva und die Monoaminoxidasehemmer vermindern die Libido wahrscheinlich aufgrund ihrer sedierenden und anticholinergischen Wirkung. Auch bei den Tranquilizern und den Hypnotika wurde festgestellt, daß sie zu Libidoverlust führen können. Als Mechanismen vermutet man die Sedierung, die anticholinerge Wirkung und die Prolaktinfreisetzung durch Blockade der Dopaminrezeptoren. Zu diesen 2 Medikamentengruppen zählen die Phenothiazinderivate, die Benzodiazepine, das Meprobamat und die Barbiturate.

Andere Medikamente oder Substanzen, die eine Impotenz hervorrufen können, sind Östrogene und Antiandrogene (Cimetidin, Ketoconazol, Cyproteronacetat). Marihuana senkt den Testosteronspiegel. Der Alkohol kann eine alkoholbedingte Neuropathie hervorrufen oder durch eine Störung der Leberfunktion zu einem Anstieg des Östrogenspiegels führen. Narkotika vermindern die Libido. Das Zigarettenrauchen trägt zur Vasokonstriktion und „venous leakage" bei.

Systemische Erkrankungen und andere Störungen

Diabetes mellitus

Bei 25% der jungen Diabetiker und bei fast 75% der älteren Patienten kommt es nach Berichten zu einer Impotenz (Rubin u. Babbott 1958). Insulindosis, Dauer der Insulingabe und Sorgfalt bei den Kontrollen scheinen jedoch in keiner Beziehung zu den sexuellen Funktionsstörungen zu stehen. Obwohl der Diabetes mellitus eine endokrine Störung ist, läßt sich in den meisten Studien keine andere hormonelle Beeinträchtigung oder ein Androgenmangel nachweisen, die zur Entstehung der Impotenz beitragen könnten (Jensen et al. 1979; Kolodny et al. 1974B). Eine psychogene Impotenz ist wahrscheinlich selten; eine organische Impotenz kann jedoch häufig sekundär durch psychologische Faktoren kompliziert werden.

Der Diabetes mellitus involviert hauptsächlich das Nerven- und Gefäßsystem. Nach 10–15 Jahren findet man bei der neurologischen Untersuchung häufig eine funktionelle Beeinträchtigung des somatischen und autonomen Nervensystems. Faerman et al. (1974) konnten eine gute Korrelation zwischen Sexualstörungen und dem Vorliegen einer peripheren Neuropathie, nicht jedoch mit Retinopathie oder Arrhythmie nachweisen. Die Pathogenese der neurogenen Impotenz beim Diabetes mellitus wird gegenwärtig noch erforscht. Inzwischen werden auch verminderte Spiegel des vasoactive intestinale peptide (VIP)

(Crowe et al. 1983) und des Noradrenalins (Melman u. Henry 1979) als Ursachen angegeben. Man weiß, daß der Diabetes mellitus, sowohl die großen als auch die kleinen Gefäße befällt. Ruzbarsky u. Michal (1977) beobachteten bei 15 Männern mit einem Diabetes mellitus von durchschnittlich 13jähriger Dauer fibrosierende Veränderungen der Aa. bulbi penis mit Proliferation der Intima, Kalzifikation und Stenosierung des Lumens. Jevtich et al. (1982) fanden eine hohe Inzidenz krankhafter Veränderungen bei der Doppler-Untersuchung der Penisarterien. Obwohl eine neurologische Störung oder eine arterielle Gefäßerkrankung allein keine Impotenz verursachen kann, wenn eine entsprechende Kompensation erreicht wird, wird das gleichzeitige Vorliegen beider Veränderungen das Krankheitsbild sicherlich verschlimmern.

Nierenerkrankung

Bei etwa 50% der Dialysepatienten tritt eine Impotenz auf (Sherman 1975; Thurm 1975). Daran sind multiple Faktoren beteiligt, einschließlich verminderter Testosteronspiegel, autonomer Neuropathie, schnell verlaufender vaskulärer Erkrankungen, Auswirkungen multipler Medikamente, Verschlechterung der Primärerkrankung und psychogenen Stresses. In einer Serie von Patienten, die sich erfolgreich einer Nierentransplantation unterzogen, konnte bei 75% die Potenz wiederhergestellt werden (Salvatierra et al. 1975). Eine bilaterale Nierentransplantation mit End-zu-End-Anastomose an die Aa. iliacae internae kann zu einer postoperativen Impotenz als Folge des geschädigten Blutflusses in die Aa. pudendae internae führen.

Andere Erkrankungen

Bei Patienten mit kürzlich durchgemachtem Myokardinfarkt oder bei Patienten mit Angina pectoris oder Herzinsuffizienz kann sich eine Impotenz durch Angst, arterielle Insuffizienz oder aufgrund von Nebenwirkungen von Medikamenten entwickeln. Patienten mit schwerem pulmonalem Emphysem und Dyspnoe entwickeln oft eine Impotenz aus Angst. Dies kann die Dyspnoe noch verschlimmern und zu Konflikten mit dem Geschlechtspartner führen. Bei Patienten mit Kolostomien, Ileostomien oder Ileum-Conduit können auch durch Depression und Verlust der Selbstachtung Probleme auftreten. Von der Leberzirrhose, Sklerodermie und der chronischen Debilität und Kachexie weiß man, daß sie auch zu Impotenz führen können.

Obwohl eine Hypertonie unter impotenten Patienten häufig beobachtet wird, stellten Newman u. Marcus (1985) fest, daß die Häufigkeit erektiler Impotenz im Vergleich zu einer Kontrollgruppe ähnlichen Alters nur sehr wenig differierte. Darüber hinaus fanden sie, daß das Altern in allen Altersgruppen einen negativen Einfluß auf die Potenz hat, mit oder ohne Hypertonie oder Diabetes mellitus.

Diagnose und Behandlung

Die detaillierte internistische und sexuelle Anamnese sowie die sorgfältige körperliche Untersuchung sind die wichtigsten Schritte zur Differentialdiagnose der sexuellen Impotenz. Die Befragung des Partners, wenn möglich, ist unerläßlich zur Erhebung einer verläßlichen Anamnese, zur Planung der Behandlung und Erzielung eines erfolgreichen Resultats. Da multiple Faktoren eine Rolle spielen können, sollte bei allen Patienten eine nicht-invasive Routinediagnostik, die auf die Erkennung der Hauptursache ausgerichtet ist, durchgeführt werden. Dazu gehören die Basislaboruntersuchungen wie das vollständige Blutbild, die Urinanalyse, die Bestimmung der Nüchtern- und postprandialen 2-h-Glukosewerte im Blut, die Bestimmung des Serumkreatininspiegels und der morgendlichen Serumtestosteron- und -prolaktinspiegel sowie der serologischen Tests zum Nachweis der Syphilis. Bei Patienten mit den Symptomen einer Prostataerkrankung sollte das Prostataexprimat untersucht werden.

Psychogene Impotenz

In der Vergangenheit wurde die Impotenz willkürlich entweder als organisch oder als psychogen eingestuft. Wenn sie mit einer Erkrankung einherging, von der bekannt war, daß sie zum erektilen Versagen führte, wurde sie als organisch bezeichnet. Alle anderen Fälle bezeichnete mal als psychogen. Tatsächlich ist eher die Art des sexuellen Versagens und nicht das Vorliegen oder das Fehlen eines organischen Faktors der wichtigste Parameter bei der Diagnosestellung. Da psychogene Impotenz als Folge von Veränderungen des Affekts und der Stimmung auftritt, zeigt sie sich meist in einer ganz spezifischen Art. Anamnestisch verdächtig hierfür sind das plötzliche Auftreten sexueller Störungen (z. B. ausgeprägte Erektionen bei einer, schwache Erektionen bei einer anderen Partnerin; das gleiche gilt für normale Erektionen bei der Masturbation oder sexuellen Vorstellungen in der Phantasie, nicht aber beim Geschlechtsverkehr). Hierzu gehören auch normal ablaufende nächtliche Erektionen, die sich im wachen Zustand nicht erreichen lassen. Die psychogene Impotenz ist häufig mit Angst, Schuld, emotionalem Streß und Hemmungen religiöser und erzieherischer Art vergesellschaftet.

Ergänzende psychometrische Tests (z.B. Minnesota Multiphasic Personality Inventory, Walker Sex Form und Derogatis Sexual Function Inventory) sollen zur Bewertung des psychologischen Status hilfreich sein. Einige Forscher sind jedoch davon überzeugt, daß diese Tests keine wesentlichen Informationen liefern. Der inzwischen entwickelte Papaverintest kann zur Diagnostik nützlich sein. Wenn keine neurologische Erkrankung oder eine Hormonstörung vorliegt, ist ein positiver Testausfall (vollständige Erektion nach Papaverininjektion) hochgradig verdächtig auf eine psychogene Ursache der Erkrankung.

Theoretisch sollte die bevorzugte Behandlung der psychogenen Impotenz die Psychotherapie sein. Mehrere Techniken sind dazu entwickelt worden. Die individuelle Therapie mit der psychoanalytischen Methode basiert auf der Freud-Theorie, daß das erektile Versagen die Folge unbewußter Ängste ist, die sich auf den Ödipuskomplex zentrieren. Masters u. Johnson (1976) entwickelten die individuelle und die Paarberatung basierend auf dem Konzept der Performanceangst. Hieraus folgte die von Kaplan (1979) entwickelte psychodynamisch orientierte Paartherapie. Andere Techniken sind die Verhaltenstherapie, das Feedbacktraining und die Hypnotherapie. Da die Kenntnisse der Urologen auf dem Gebiet der Psychotherapie begrenzt sind, wird die Betreuung durch einen Sexualtherapeuten oder Psychotherapeuten empfohlen. Sollte der Patient eine Psychotherapie ablehnen oder ist diese nach einer angemessenen Zahl von Sitzungen erfolglos, kann man alternative Behandlungen empfehlen. Hierzu zählen die Penisprothese, die Pharmakotherapie mit Medikamenten wie Yohimbin oder die intrakavernöse Injektion vasoaktiver Substanzen. (Die Pharmakotherapie befindet sich noch in einem frühen Entwicklungsstadium.)

Neurogene Impotenz

Idealerweise sollte man bei der neurologischen Untersuchung nachweisen, daß das gesamte Nervensystem einschließlich der afferenten und efferenten Komponenten des ZNS sowie die autonomen und somatischen Funktionen intakt sind. Eine solche Untersuchung ist jedoch zeitaufwendig und in den meisten Fällen nicht notwendig. Darüber hinaus kann die Fähigkeit zur Erektion auch bei Vorliegen einer Neuropathie erhalten bleiben (z.B. bei einigen Diabetikern), so daß ein pathologisch-neurologischer Befund nicht immer auch die Ursache einer Impotenz sein muß. Die Korrelation mit der Anamnese und mit anderen Testresultaten ist von großer Bedeutung, bevor man die Diagnose einer neurogenen Impotenz stellen kann.

In der Praxis sollte man mit einer detaillierten Erhebung der Anamnese beginnen. Ganz besonders sollte man auf die autonomen und somatischen Funktionen der sakralen Nerven achten (Sphinkterkontrolle von Blase und Darm, Sensibilität des äußeren Genitales, einschließlich der Lust oder Schmerzempfindungen bei Penisstimulation, und Richtung und Stärke der Ejakulation). In der Anamnese sollte man auch nach Diabetes mellitus, Alkoholismus, Traumen oder Verletzungen des Schädels und des Rückenmarks sowie nach multipler Sklerose fahnden. Wenn sich aus der Anamnese keine Hinweise auf eine neurologische Erkrankung oder eine neurologische Störung ergeben, ist wahrscheinlich eine einfache neurologische Untersuchung, einschließlich Nadelstich-, Berührungs- und Vibrationsempfindung im Bereich des äußeren Genitales, des Perineums und der unteren Extremitäten sowie die Beurteilung des Bulbokavernosusreflexes ausreichend. Wenn die Prüfungen normal ausfallen, besteht in den seltensten Fällen eine neurologische Schädigung.

Besteht in der Anamnese ein Anhalt für eine neurologische Erkrankung oder Störung oder pathologische Befunde bei der neurologischen Untersuchung, so ist eine genaue und sehr eingehende Diagnostik gerechtfertigt. Wenn der Urologe für folgende Tests nicht entsprechend ausgerüstet ist, sollte der Patient an einen Neurologen überwiesen werden.

Somatosensorische und motorische Funktion

Die Biothesiometrie (Newman 1970; Padma-Nathan et al. 1986) kann man anwenden, um dorsale Nervenfunktionsstörungen zu quantifizieren, da der Verlust des Vibrationsempfindens eines der frühesten Zeichen der diabetischen peripheren Neuropathie ist. Messungen der evozierten Potentiale sind hilfreich zur Bestimmung der dorsalen Nervenleitgeschwindigkeit (Gerstenberg u. Bradley 1983), der sakralen evozierten Potentiale (Ertekin u. Reel 1976; Krane u. Siroky 1980) und der genitozerebralen Reaktionen (Haldeman et al. 1982).

Afferente und efferente autonome Komponenten

Es gibt mehrere Methoden zur Beurteilung der autonomen Neuropathie: 1. Herzfrequenzänderungen während vertiefter Atmung (Watkins u. McKay 1980), die einen pathologisch-kardialen Reflex als Frühzeichen der autonomen Neuropathie anzeigen; 2. Pupillenreaktion auf Lichteinfall; 3. Zystometrie mit oder ohne Bethanechol-Test und Urethradruckprofil; 4. Bulbuskavernosusreflex zur Stimulation der Pars prostatica. Alle diese Tests sind jedoch indirekt. Eine direkte Prüfung der erektilen Funktion ist gegenwärtig noch nicht möglich. Idealerweise sollten bei dieser Prüfung des genitalen Stimulationsreflexes folgende Untersuchungen durchgeführt werden: Prüfung des N. dorsalis penis (somatisch) und der Nn. cavernosi penis (autonom) und des visuellen Sexualstimulationsreflexes, der die Nn. optici, die zerebralen und spinalen Zentren sowie die Nn. cavernosi penis betrifft.

ZNS

Der nächtliche Penistumeszenztest ist die Standardmethode zur Beurteilung nächtlicher Erektionen. Karacan u. Moore (1982) haben diese Technik durch Verbindung mit der Elektroenzephalographie (EEG), der Elektromyographie (EMG) und der Elektrokardiographie (EKG) perfektioniert. Unregelmäßigkeiten bei diesen Tests können zusammen mit abnormen NPT-Ergebnissen auf eine Schädigung des ZNS hinweisen.

Da bei einigen Patienten während der nächtlichen Aufzeichnung eine Dissoziation zwischen Penistumeszenz und -rigidität festgestellt wurde, sind mehrere Techniken zur Messung der Rigidität eingeführt worden, z.B. der Stamptest (Barry et al. 1980), der SnapGauge-Test (Ek et al. 1983) und die dann entwickelte Rigiscan-continuous-testing-Technik (Kaneko u. Bradley 1986).

Inzwischen wurden von Spark et al. (1984) auch eine Gruppe von Männern mit Sexualstörungen und einer Temporallappenepilepsie nachgewiesen. Sie schlugen vor, daß ein Schlafentzugs-EEG oder eine Single-Photon-Emissionscomputertomographie (SPECT) durchgeführt werden sollte, um die Veränderungen, die zu sekundären Störungen führen, lokalisieren zu können.

Die Behandlung der neurogenen Impotenz ist vom Schweregrad der Erkrankung und den begleitenden Faktoren abhängig. Patienten mit einer rein neurogenen Erkrankung können durch intrakavernöse Injektionen vasoaktiver Substanzen oder durch den Einsatz einer Penisprothese behandelt werden. Eine Implantation von Elektroden auf die erektilen Nerven wird gegenwärtig erforscht. Die Patienten, deren Neuropathie auf Alkoholismus oder Nahrungsmangel zurückzuführen ist, können durch Vitaminsubstitution und Reduzierung des Alkoholkonsums behandelt werden.

Hormonelle Impotenz

Die Beurteilung der endokrinen Funktion sollte mit einer sorgfältigen medizinischen Anamnese und einer systemischen Überprüfung beginnen. Man muß die Funktion des Hypothalamus-Hypophysen-Gonadensystems genauso überprüfen wie die Schilddrüsen- und NNR-Funktion. Der Diabetes mellitus ist die häufigste endokrine Störung, wobei er besonders die vaskulären und neurologischen Funktionen beeinträchtigt. Bei der Anamneseerhebung sollte nach folgenden Faktoren gefragt werden: Chemotherapie, Strahlentherapie, Kontakt mit Toxinen, Alkohol und Medikamenten oder chronischer Niereninsuffizienz. Die meisten Patienten mit endokrinen Störungen geben eher ein Nachlassen der Libido als erektiles Versagen an. Eine detaillierte Sexualanamnese ist deshalb differentialdiagnostisch sehr wichtig.

Während der körperlichen Untersuchung sollte man besonders nach den Zeichen eines Hypogonadismus suchen (kleine atrophierte Hoden, Verlust der Bart- oder Körperbehaarung und Gynäkomastie). Wenn ein Leydig-Zell-Versagen vor der Pubertät auftritt, finden sich Anzeichen für einen Eunuchismus (spärliche Gesichts-, Scham- und Achselbehaarung, infantile Genitalien und eine hohe Stimme). Die Labortests sollten die Testosteron- und Prolaktinspiegel einschließen. Da 97% des Testosterons im Plasma an Proteine gebunden ist, kann die Bestimmung des freien Testosterons erforderlich sein, wenn eine Proteinbindungsstörung vermutet wird.

Bei Patienten mit erhöhtem Prolaktinspiegel sollte man den Wert häufiger bestimmen. Bleibt das Ergebnis pathologisch, ist eine Überweisung an einen Endokrinologen mit der Verdachtsdiagnose Hypophysentumor notwendig. Stellt man bei Patienten wiederholt niedrige morgendliche Testosteronspiegel fest, dann sollte man auch die Hormonspiegel des luteinisierenden Hormons (LH) und des follikelstimulierenden Hormons (FSH) bestimmen. Wenn das Testosteron niedrig, die LH- und FSH-Spiegel aber nicht erhöht sind, ist ein endokrinologisches Konsilium zu empfehlen, um eine Hypophysen- oder Hypothalamusstörung abzuklären. Wenn die LH- und FSH-Spiegel bei gleichzeitig niedrigen Testosteronspiegeln jedoch entsprechend erhöht sind, ist ein primäres testikuläres Versagen die Ursache der Impotenz.

Patienten mit einer Erkrankung der Schilddrüse, der Nebennieren oder der Hypophyse sollten zur Behandlung an einen Endokrinologen überwiesen werden. Erkrankungen des Hodens wie z.B. das primäre Hodenversagen kann man mit intramuskulären oder oralen Testosterongaben behandeln. Auch das luteinisierende Hormon-Releasing-Hormon (LH-RH) hat sich bei Patienten mit Störungen des Hypothalamus-Hypophysen-Systems als nützlich erwiesen. Bei Patienten mit einem Hypopituitarismus kann man menschliches Choriongonadotropin (HCG) verwenden, um die Testosteronproduktion im Hoden zu stimulieren. Bei Patienten mit Hyperprolaktinämie scheint eine Behandlung mit dopaminergen Substanzen wie Bromocriptin die Sexualfunktion zu verbessern. Bei Patienten mit einem Hypophysentumor, der exzessiv Prolaktin sezerniert, läßt sich die Potenz durch eine Behandlung mit Bromocriptin oder durch einen operativen Eingriff wiederherstellen.

Arteriell bedingte Impotenz

Außer bei Traumen ist die arterielle Gefäßerkrankung eine generalisierte systemische Störung, die meist multiple Organsysteme befällt. Eine periphere Gefäßerkrankung, Claudicatio intermittens und atrophische Veränderungen an den Extremitäten in der Vorgeschichte liefern Hinweise auf eine mögliche Beteiligung der Penisarterien. Patienten mit einem koronaren oder peripheren vaskulären Bypass weisen als Folge der arteriellen Erkrankung eine erhöhte Impotenzinzidenz auf. Bei der körperlichen Untersuchung sollten die Karotiden, die Aa. brachiales, Aa. femorales und die Aa. dorsales penis palpiert und auskultiert werden.

Die Messung des Blutdrucks im Penis wird als Screening-Test für die arterielle Erkrankung befürwortet. Das Verhältnis des systolischen Blutdrucks des Penis zum brachialen systolischen Druck, auch als penobrachialer Druckindex bezeichnet, ist ein guter Indikator der arteriellen Erkrankung. Ein Index unter 0,6 ist für eine arteriogene Impotenz sehr verdächtig. Für den PBI verwendet man die kontinuierliche Doppler-Sonographie. Mit dieser Technik wird eine Mischung von Signalen aus allen Penisarterien und nicht die Signale einer einzigen Arterie gemessen. Somit korreliert ein niedriger Wert (z. B. 0,6) gut mit der Arteriographie, die eine schwere arterielle Erkrankung erkennen läßt. Ein normaler PBI spricht jedoch keineswegs für einen normalen Blutstrom im Penis. Der Druck wird am schlaffen Penis gemessen und sagt nichts über die erektile Funktion aus. Trotzdem läßt sich, wenn der Test mit Beckenübungen kombiniert wird, das pelvine Stealgeräusch manchmal nachweisen (Goldstein et al. 1982). Einige Autoren berichten von einer besseren Korrelation zwischen der Penisarteriographie und anderen Techniken [z. B. die Bestimmung der Differenz zwischen mittlerem arteriellem Druck und dem Blutdruck des Penis (Montague et al. 1980) oder durch Analyse der Pulswelle (Velcek et al. 1980) oder der Aufzeichnung des Pulsvolumens (Merchant u. DePalma 1981)].

Funktionelle Beurteilung der Penisarterien

Die Xenon-Auswaschtechnik, die während visueller erotischer Stimulation durchgeführt wird, ist ein ausgezeichneter funktioneller Test zur Beurteilung der psychogenen Erektion (Wagner 1981). Bei Patienten mit abnormer venöser „leakage" oder arterieller Erkrankung beobachtet man unterschiedliche Auswaschkurven. Diese Technik erfordert jedoch die Anwendung eines Radioisotops. Die individuelle Reaktion auf erotische Videobänder variiert außerdem sehr stark.

Mit der Einführung der intrakavernösen Injektion vasoaktiver Substanzen wurde eine neue Ära in der funktionellen Untersuchung der Penisgefäße eingeleitet. Obwohl eine psychische Überlagerung die Reaktion des Patienten in seltenen Fällen beeinflussen kann (Buvat et al. 1986), ist die intrakavernöse Injektion in den meisten Fällen ein verläßlicher Indikator des vaskulären Zustandes des Penis (Abber et al. 1986). Eine negative Reaktion (keine oder partielle Erektion) ist nicht beweisend. Wenn der Patient jedoch innerhalb von 12 min nach der Injektion von 60 mg Papaverin eine Erektion entwickelt, kann ein adäquater arterieller Blutstrom und ein intakter venöser Mechanismus angenommen werden. Patienten, die nach Papaverininjektion keine vollständige Erektion erreichen, können mit Hilfe der hoch auflösenden Ultrasonographie in Kombination mit den Pulskurven der Doppler-Sonographie der Penisarterien während der papaverininduzierten Erektion näher untersucht werden (Lue et al. 1986a). Mit dieser Technik läßt sich der Aufbau des Penis beurteilen, die Dichte der Peyronie-Plaques bestimmen, Veränderungen im Durchmesser der Aa. cavernosae vor und nach Papaverininjektion messen und die Pulsationen der Penisarterien visuell überprüfen. Mit den Pulskurven der Doppler-Sonographie kann man auch die Geschwindigkeit des Blutstroms durch einzelne Gefäße im Penis messen. Die Kombination aus Sonographie und Doppler-Sonographie ist ein nicht-invasiver Weg zur Beurteilung der individuellen Penisarterien und ist viel genauer als der PBI (Abb. 37.5).

Die Arteriographie der A. iliaca interna oder A. pudenda interna ist in selektierten Fällen einer Beckenverletzung oder bei jungen gesunden Patienten mit Verdacht auf isolierte arterielle Erkrankung indiziert. In den meisten Fällen lassen sich die Aa. bulbi penis nur schlecht darstellen, wenn die Arteriographie in Lokalanästhesie vorgenommen wird. Dies ist auf den

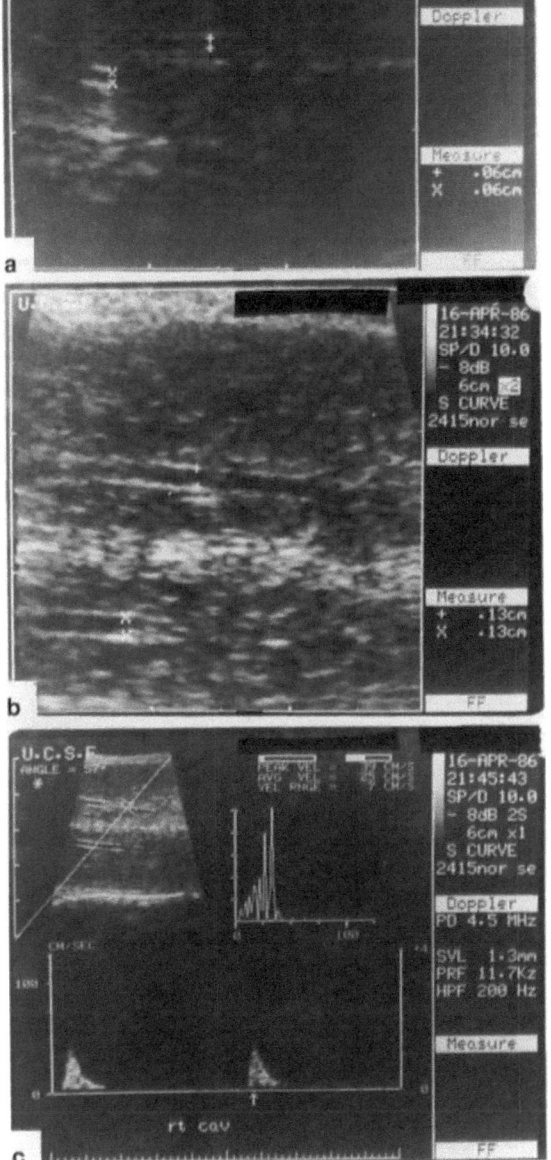

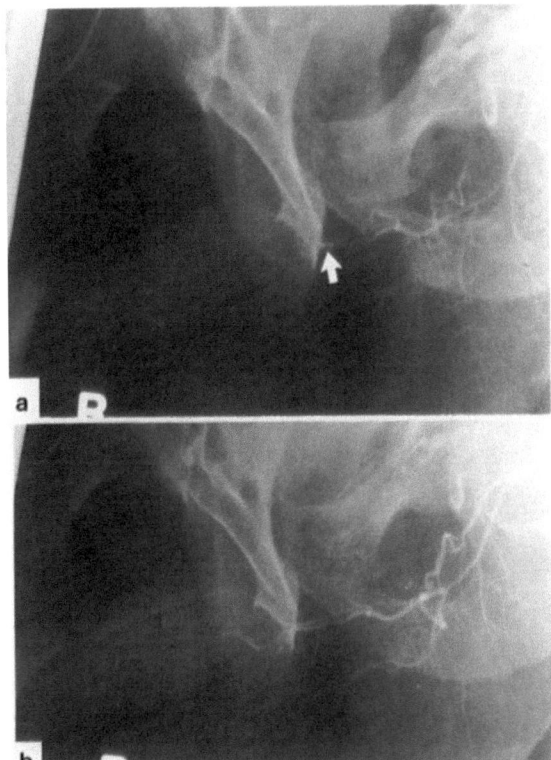

Abb. 37.6. a Das Arteriogramm der A. ilica interna zeigt bei erschlafftem Penis nur eine schlechte Darstellung der Penisarterien, die einen Verschluß vortäuschen *(Pfeil)*. **b** Nach Injektion von 60 mg Papaverin intrakavernös sind alle Äste der Penisarterie gut dargestellt

nellen Kapazität der Penisarterien sinnvoll sein (Abb. 37.6) (Virag et al. 1984; Zorgniotti u. Lefleur 1985).

Behandlung der arteriell bedingten Impotenz

Eine isolierte Stenose oder Okklusion der extrapenilen Arterien kann chirurgisch korrigiert werden. Von einer Wiederherstellung der Potenz ist nach chirurgischen Eingriffen an den Aa. iliacae, Aa. pudendae und Aa. dorsales penis berichtet worden. Michal et al. (1977) waren die ersten, die extrapenile Gefäße zur Revaskularisation der Corpora cavernosa verwendeten (epigastrikokorporale Anastomose). Spätere Modifikationen sind die Verwendung eines venösen Transplantats zur femorokavernösen Anastomose und das direkte Anastomosieren der A. epigastrica mit der A. bulbi penis (Crespo et al. 1982). Obwohl die Kurzzeitresultate aller 3 Techniken gut sind, sind die Langzeitergebnisse der epigastrikokorporalen und der femorokavernösen Anastomose eher schlecht (für den epigastrikokavernösen Bypass sind sie noch nicht bekannt). Eine Anastomose der A. epigastrica mit

Abb. 37.5 a–c. Duplex- und Doppler-Sonographie der arteriellen Reaktion auf eine intrakavernöse Papaverininjektion. **a** Im erschlafften Stadium ist der Durchmesser des Lumens der A. bulbi penis 0,06 cm. **b** Nach Papaverininjektion steigt dieser an auf 0,13 cm. **c** Die Analyse der Doppler-Kurve zeigt eine normale Flußrate in der kavernösen Arterie (Spitzenflußgeschwindigkeit 39 cm/s)

hohen Widerstand und minimalen Blutfluß im schlaffen Zustand des Penis zurückzuführen. Intracavernöse oder intraarterille Injektion eines Vasodilatators vor der Aufnahme kann zur Beurteilung der funktio-

Tabelle 37.4. Arten der Penisprothese

Semirigid
Small-Carrion
Flexirod
Jonas
AMS 600 (biegsam)
Mentor malleable

Aufblasbare Penisprothesen (mehrteilig)
AMS 700
Mentor

Aufblasbare Penisprothesen (einteilig)
Hydroflex
Flexi-Flate

Durch ein Gelenk beweglich
Omni Phase

---

der V. dorsalis penis profunda wurde zuerst von Virag (1982c) beschrieben. Der Sinn dieser Technik besteht darin, Blut aus der dorsalen Vene in die kavernösen Räume zurückzuleiten. Mit einer weiteren Modifikation, der Anastomose eines Astes der dorsalen Vene mit den Corpora cavernosa nach Anastomose der A. epigastrica mit der V. dorsalis penis profunda, sollen noch bessere Resultate erzielt worden sein. Der Beobachtungszeitraum der Nachsorge ist jedoch noch zu kurz.

Die Penisprothesen werden gegenwärtig noch verfeinert (Tabelle 37.4). Zusätzlich zur verbesserten Haltbarkeit der semirigiden Prothesen (Small-Carrion, Jonas, Flexirod, AMS und Mentor malleable), ist auch die Mechanik und Stärke der aufblasbaren Prothesen (z. B. AMS aufblasbar und Mentor aufblasbar) verbessert worden. Es gibt jetzt 2 neu entwickelte Prothesen. Eine ist die aufblasbare Einkomponentenprothese (Flexi-Flate und Hydroflex), die einen Aufblas- und Auslaßmechanismus besitzt, der in einem einzigen Zylinder enthalten ist und leichter implantiert werden kann. Die andere (Omni Phase) besteht aus einem segmentierten beweglichen Gelenk und einem Draht, der durch die Mitte von jedem Segment läuft und an einem Ende einen mechanischen Aktivator hat. In mehr als 95% der Fälle wurden nach der Implantation der Penisprothese erfolgreiche Resultate verzeichnet, besonders wenn Patient und Partner präoperativ gründlich informiert wurden (Kaufman et al. 1982; Montague 1983). Die Hauptkomplikationen sind Infektionen, anhaltende Schmerzen, Empfindlichkeit und Probleme, die aus der inadäquaten Lage der Prothese resultieren (SST-Syndrom).

Die intrakavernöse Injektion vasoaktiver Substanzen stellt eine attraktive Alternative zum chirurgischen Vorgehen dar. Die beschriebenen Substanzen sind Papaverin allein (Virag 1982B) oder in Kombination mit Phentolamin (Zorgniotti u. Lefleur 1985; Sidi et al. 1986), Phenoxybenzamin (Brindley 1983) und Prostaglandin E_1 (Ishii et al. 1986). Diese verursachen eine prologierte arterielle Dilatation und venöse Kompression. Eine große Anzahl von Patienten erreicht Erektionen, die ausgeprägter sind als ihre natürlichen waren. Eine wiederholte Injektion kann die Hämodynamik im Penis verbessern. Nach einer Kurzzeitbehandlung haben einige Patienten auch gute Erektionen ohne Injektion. Mehrere Komplikationen sind beschrieben worden: Ekchymose am Injektionsort, vorübergehende Benommenheit oder Blutdruckabfall, Parästhesien, Versagen der Ejakulation, Infektion und Priapismus. Ein Priapismus von weniger als 24 h Dauer kann durch Aspiration oder Instillation α-adrenerger Stoffe wie Adrenalin, Noradrenalin, Metaraminol, Phenylephrin oder Ephedrin behoben werden (Lue et al. 1986B). Hält der Priapismus länger an, so muß evtl. ein Shunt angelegt werden. Mehrere Patienten sollen nach längerem Priapismus durch Fibrosierung der Corpora cavernosa sogar völlig impotent geworden sein (Halsted et al. 1986). In einer Nachuntersuchungsstudie über 3 Jahre zeigte sich in einigen großen Studien nach häufigen und wiederholten Injektionen mehrere Fälle von Fibrose des kavernösen Gewebes (Zorgniotti 1986) Anstieg der Leberenzyme (Goldstein, persönliche Mitteilung). Bei Affen trat nach 100 Papaverininjektionen über einen Zeitraum von über 1 Jahr eine gewisse Fibrose nahe der Injektionsstelle auf. Außerdem kam es zu einer Hypertrophie der glatten Muskulatur in anderen Teilen des Corpus cavernosum. Zur Sicherung dieser Befunde sind jedoch weitere Untersuchungen notwendig.

Eine andere Alternative ist der Einsatz einer Vakuumsaugvorrichtung mit einem konstriktorischen Band an der Basis des Penis. Bei richtiger Anwendung gelang es bei einer Reihe von Patienten adäquate Erektionen für den Geschlechtsverkehr zu erreichen und aufrechtzuerhalten. Bei etwa 40% entstanden Ekchymosen und Petechien, einige berichten von vorübergehender Taubheit des Penis (Nadig et al. 1986). Bisher gibt es für dieses Verfahren keine Langzeitergebnisse.

Venösbedingte Impotenz und Erkrankungen der kavernösen glatten Muskulatur

Diagnose

Die Forschergruppe um Wagner war der Pionier bei der Aufdeckung der venösen Störungen des Penis.

Diagnose und Behandlung

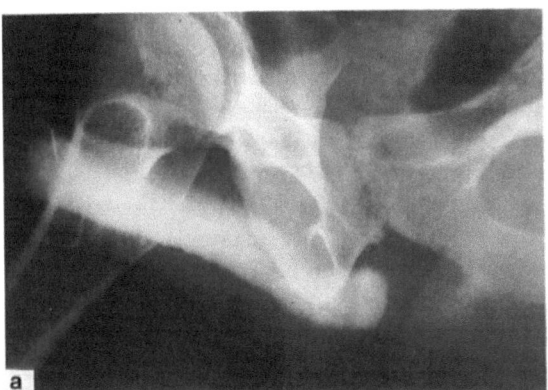
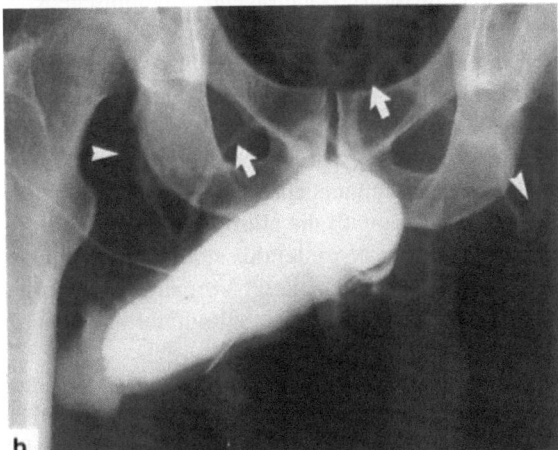
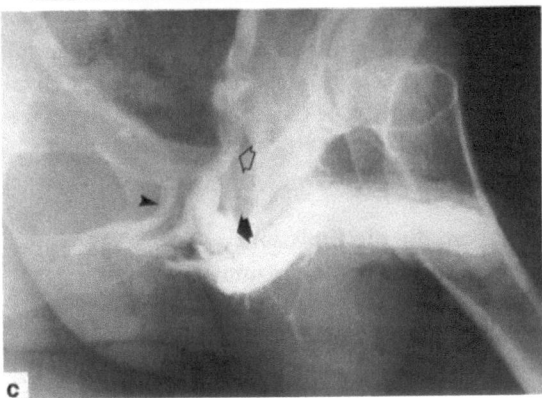

Abb. 37.7a–c. Kavernosographie nach intrakavernöser Injektion von Papaverin. **a** Bei einem normalen Mann zeigt das Kavernosogramm eine Kontrastdarstellung der erigierten Corpora cavernosa ohne Darstellung der Venen des Penis. **b** Der Patient zeigt ein breites Leak über beide Vv. dorsales superficiales *(Pfeile)* zu den Vv. saphenae. **c** Anomale venöse Drainage über die kavernösen Venen *(dicker Pfeil)* zum Plexus praeprostaticus *(offener Pfeil)* und den Vv. pudendae internae *(Pfeilspitze)*. [Wiedergegeben mit Erlaubnis von Lue TF, Tanagho EA (1987) Physiology of erection and pharmacological management of impotence. J Urol 137:829. Abb. c: Williams & Wilkins]

Sie führten während visueller erotischer Stimulation eine Kavernosographie durch (Wagner 1981). Virag (1982A) und Wespes et al. (1984) modifizierten dieses Verfahren und führten die Technik der Kavernosometrie ein (d. h. die Bestimmung der Perfusionsrate einer Salzlösung, die zum Erreichen und zur Aufrechterhaltung einer Erektion erforderlich ist). Dies wird vor der Kavernosographie vorgenommen. Eine weitere Verfeinerung ist die Durchführung einer intrakavernösen Papaverininjektion. Sie bietet wahrscheinlich bessere Möglichkeiten, um den funktionellen Status des venösen Okklusionsmechanismus im Penis zu studieren. Die Gruppe um Wespe (1986) hat festgestellt, daß die notwendige Flüssigkeitsrate nach Papaverininjektionen bei potenten Freiwilligen weniger als 5 ml/min beträgt. Die Darstellung der Penisvenen ist von der Menge des Kontrastmittels im venösen System abhängig. Deshalb kommt es bei hoher Flußrate zur Darstellung abnormer venöser Systeme. Eine niedrige Flußrate zeigt eine minimale oder keine venöse Drainage außerhalb der Corpora cavernosa (Abb. 37.7). Manchmal kann eine pathologische Kommunikation zwischen den Corpora cavernosa und dem Corpus spongiosum oder der Glans penis nachgewiesen werden. Eine Kavernosographie ohne Kavernosometrie ist jedoch zur Diagnostik einer venösen Leakage nicht angemessen.

Rasche Detumeszenz oder partielle Erektionen sind besonders bei jungen Männern sehr verdächtig auf eine venöse Störung, obwohl auch eine arterielle Insuffizienz dieselben Symptome hervorrufen kann. Schwindel, Gesichtsrötung oder Abfall des systemischen Blutdrucks nach Papaverininjektion können auf eine autonome Neuropathie oder eine größere venöse Leakage zurückzuführen sein. Die Bestätigung durch eine Kavernosographie ist erforderlich.

Die am häufigsten beobachtete Erkrankung des M. bulbospongiosus ist die Fibrose nach Priapismus oder der totale Ersatz durch fibrotische Plaques bei der Peyronie-Krankheit. Veränderungen dieser Muskeln durch schwere arterielle Störungen, diabetische Angiopathie oder Alter sind bisher nicht eindeutig nachgewiesen. In diesen Fällen sind Anamnese, körperliche Untersuchung, Sonographie des Penis und Kavernographie häufig nicht diagnostisch relevant. Eine Biopsie und Spezialfärbung des kavernösen Gewebes kann notwendig sein.

Therapie

Obwohl zu Beginn des 20. Jahrhunderts eine Besserung der Potenz durch Ligatur der Penisvenen beschrieben wurde, überwog bei den Urologen die Skepsis, bis Kavernosographie und Kavernosometrie einen wissenschaftlichen Nachweis der venösen Leakage erbringen konnten. Ligatur und Stripping der oberflächlichen und tiefen dorsalen Venen sowie die Beseitigung einer Fistel zwischen der Glans penis und den Corpora cavernosa sind die schon angeführten Techniken. Die Technik nach Virag mit der Anastomose der A. epigastrica mit der V. profunda penis führt aufgrund des höheren venösen Widerstands wahrscheinlich auch zu einer Verminderung des venösen Ausstroms. Obwohl diese Technik vielversprechend zu sein scheint, gibt es darüber noch keine Langzeitresultate, und es sind inzwischen nur wenige Studien hierüber bekannt geworden (Wespes u. Schulman 1985; Lewis u. Puyau 1986).

Wenn die Impotenz durch eine Erkrankung des kavernösen Gewebes hervorgerufen wird, ist grundsätzlich eine chirurgische Therapie erforderlich. Wenn nur ein begrenzter Anteil dieses Gewebes befallen ist, wie bei den Peyronie-Plaques, können Injektionen mit Kollagenase die Plaques verkleinern und eine Verbesserung der Peniskrümmung bewirken (Gelbard et al. 1985). Wenn der größte Teil der Corpora cavernosa fibrotisch wird, ist bei den meisten Patienten eine Prothese erforderlich.

Impotenz aus anderen Gründen

Medizinische Anamnese, Lebensgeschichte, Laboruntersuchungen und Beurteilung eingenommener Medikamente führen nicht immer zu einer präzisen Klärung der Ursache einer erektilen Dysfunktion. Die Beurteilung der Potenz nach einer entsprechend behandelten systemischen Erkrankung, dem Absetzen oder dem Wechsel eines Medikaments ist manchmal die einzige Möglichkeit, die Ursache der Impotenz aufzuklären. Anfangs sollte man immer eine konservative Therapie versuchen und erst als letzte Möglichkeit eine operative Versorgung in Betracht ziehen.

Sexualstörungen bei der Emission, der Ejakulation und dem Orgasmus

Physiologie von Emission, Ejakulation und Orgasmus

Unterschiedliche Mechanismen sind bei der Erektion, der Emission, der Ejakulation und dem Orgasmus beteiligt. Sie können deshalb auch unabhängig voneinander ablaufen (so klagen z.B. viele impotente Patienten über eine Ejakulation bei schlaffem Penis). Außer bei nächtlichen Emissionen oder Ejakulation im Traum, bedürfen sowohl die Emission wie auch die Ejakulation einer Stimulierung der äußeren Genitalien. Die Impulse laufen über den N. pudendus und erreichen den oberen lumbalen sympathischen Nukleus. Efferente Erregungen, die im N. hypogastricus weitergeleitet werden, aktivieren die Sekretion und den Transport der Spermien vom distalen Nebenhodenanteil über die Vasa deferentia, die Samenblasen und die Prostata bis zur Pars prostatica der Urethra. Der koordinierte Verschluß des M. sphincter urethrae internus und die Öffnung des M. sphincter urethrae externus leiten den Samen in den Bulbus urethrae (Emission). Nachfolgende rhythmische Kontraktionen des M. bulbocavernosus treiben den Samen mit Druck durch die Harnröhre, dabei werden 2–5 ml Ejakulat produziert. Das deutlich verengte Urethralumen wird durch die stark gefüllten Corpora cavernosa und das Corpus spongiosum innerhalb der Buck-Faszie zusammengepreßt. Der externe Ejakulationsprozeß veranlaßt die efferenten somatomotorischen Fasern des N. pudendus zur Kontraktion des M. bulbospongiosus. Da dieser Vorgang unwillkürlich abläuft, sind dazu integrierte autonome und somatische Reaktionen notwendig.

Von den sexuellen Prozessen ist der Mechanismus des Orgasmus am wenigsten bekannt. Wahrscheinlich sind zur sexuellen Stimulation zerebrale Interpretation und Reaktion notwendig. Während der Emission und Ejakulation erfolgen auch viele nicht-genitale Reaktionen. Hierzu gehören unwillkürliche rhythmische Kontraktionen des M. sphincter ani, Hyperventilation, Tachykardie und Anstieg des Blutdrucks.

Störungen, die die Emission, Ejakulation und den Orgasmus betreffen

Eine bilaterale Sympathektomie in Höhe von L2 führt bei etwa 40% der Patienten zu einer Störung der Ejakulation. Die hohe bilaterale retroperitoneale Lymphadenektomie bedingt einen noch höheren Prozentsatz an Ejakulationsstörungen.

Eine retrograde Ejakulation ist üblicherweise durch eine Störung des M. sphincter urethrae internus oder des Blasenhalses bedingt, wie man es nach Prostatektomie, bei Behandlung mit α-Blockern und bei autonomer diabetischer Neuropathie sieht.

Erfolgreiche Emission und Ejakulation ohne Orgasmus tritt bei Patienten mit Verletzungen des Spinalmarks auf. Bei einem paraplegischen Mann wurden auch Phantomorgasmen beschrieben. Durch die Anamnese von Erkrankungen oder Operationen kann eine Emissionsstörung von einer retrograden Ejakulation unterschieden werden. Finden sich bei der mikroskopischen Untersuchung Spermien im Blasenurin nach einer trockenen Ejakulation, so muß eine retrograde Ejakulation angenommen werden. Sind keine Spermien nachweisbar, liegt eine Emissionsstörung vor.

Therapie

Bei manchen Patienten werden Emissionsstörungen oder retrograde Ejakulationen durch Absetzen der α-Blocker gebessert. Bei Patienten mit retrograder Ejakulation hat man erfolgreich α-Sympathikomimetika wie z.B. Ephedrin oder eine Kombination aus Chlorphenamin und Norephedrin eingesetzt. Einigermaßen erfolgreich wurde auch eine Elektroejakulation durch eine rektal eingeführte Sonde bei Patienten angewandt, die an einer Wirbelsäulenverletzung litten (Brindley 1981; Perkash et al. 1985). Patienten, bei denen normale Ejakulationen im Traum auftreten, die aber keinen normalen Orgasmus und normale Ejakulation haben, kann man durch psychosexuelle Beratung helfen. Zu frühe Ejakulationen lassen sich durch Unterbinden der Sensibilität (Semans 1956), die Squeezingtechnik (Masters u. Johnsons 1976) oder durch Applikation eines Lokalanästhetikums oder die Anwendung eines Kondoms bessern, wobei eine Abnahme der Empfindlichkeit von Glans und Frenulum praeputii eintritt.

Literatur

Physiologie der Peniserektion

Adaikan PG, Kottegoda SR, Ratnam SS: Is vasoactive intestinal polypeptide the principal transmitter involved in human penile erection? J Urol 1986; 135:638

Adaikan PG et al: Cholinoreceptors in the corpus cavernosum muscle of the human penis. J Auton Pharmacol 1983; 3:107

Bancroft J, Wu FCW: Changes in erectile responsiveness during androgen replacement therapy. Arch Sex Behav 1983; 12:59

Benson GS: Penile erection: In search of a neurotransmitter. World J Urol 1983; 1:209

Benson GS et al: Neuromorphology and neuropharmacology of the human penis: An in vitro study. J Clin Invest 1980; 65:506

Brindley GS: Pilot experiments on the actions of drugs injected into the human corpus cavernosum penis. Br J Pharmacol 1986; 87:495

Carati CJ et al: Pharmacology of the erectile tissue of the canine penis. Pharmacol Res Commun 1985; 3:951

Conti G: L'erection du penis humain et ses bases morphologico-vasculaires. Acta Anat 1952; 14:217

Deslypere JP, Vermeulen A: Leydig cell function in normal men: Effect of age, life-style, residence, diet, and activity. J Clin Endocrinol Metab 1984; 59:955

Fisher C et al: The assessment of nocturnal REM erection in the differential diagnosis of sexual impotence. J Sex Marital Ther 1975; 1:277

Fournier GR Jr et al: Mechanism of venous occlusion during canine penile erection: Anatomic demonstration. J Urol 1987; 137:163

Gomes de Araujo C, Schmidt RA, Tanagho EA: Neural pathways to lower urinary tract identified by retrograde axonal transport of horseradish peroxidase. Invest Urol 1982; 19:290

Hedlund H, Andersson KE: Contraction and relaxation induced by some prostanoids in isolated human penile erectile tissue and cavernous artery. J Urol 1985; 134:1245

Juenemann KP et al: Hemodynamics of papaverine- and phentolamine-induced penile erection. J Urol 1986; 136:158

Karacan I, Aslan C, Hirshkowitz M: Erectile mechanisms in man. Science 1983; 220:1080

Karacan I et al: Sleep-related penile tumescence as a function of age. Am J Psychiatry 1975; 132:932

Kawatani M, Nagel J, de Groat WC: Identification of neuropeptides in pelvic and pudendal nerve afferent pathway to the sacral spinal cord of the cat. J Comp Neuro 1986; 249:117

Klinge E, Sjöstrand NO: Comparative study of some isolated mammalian smooth muscle effectors of penile erection. Acta Physiol Scand 1977; 100:354

Kwan M et al: The nature of androgen action on male sexuality: A combined laboratory/self-report study on hypogonadal men. J Clin Endocrinol Metab 1983; 57:557

Levin RM, Wein AJ: Adrenergic alpha receptors outnumber beta receptors in human corpus cavernosum. Invest Urol 1980; 18:225

Lue TF: The erectile mechanism. Pages 7–9 in: The Scientific Basis of Sexual Dysfunction. US Government Printing Office Publication No. 491–292:41090, 1986A

Lue TF: The mechanism of penile erection in the monkey. Semin Urol 1986B; 4:217

Lue TF et al: Hemodynamics of canine corpora cavernosa during erection. Urology 1984A; 24:347

Lue TF et al: Hemodynamics of erection in the monkey. J Urol 1983; 130:1237

Lue TF et al: Neuroanatomy of penile erection: Its relevance to iatrogenic impotence. J Urol 1984B; 131:273

Marberger H: The mechanisms of ejaculation. In: Physiology and Genetics of Reproduction. Coutinho E, Fuchs F (editors). Plenum Press, 1974

McConnell J, Benson GS, Wood J: Autonomic innervation of the mammalian penis: A histochemical and physiological study. J Neural Transm 1979; 45:227

Michal V et al: Haemodynamics of erection in man. Physiol Bohemoslov 1983; 32:497

Newman HF, Northup JP, Devlin J: Mechanism of human penile erection. Invest Urol 1964; 1:350

Newman HF, Tchertkoff V: Penile vascular cushions and erection. Invest Urol 1980; 18:43

O'Carroll R, Bancroft J: Testosterone therapy for low sexual interest and erectile dysfunction in men: A controlled study. Br J Psychiatry 1984; 145:146

Padma-Nathan H et al: In vivo and in vitro studies on the physiology of penile erection. Semin Urol 1986; 4:209

Polack JM et al: VIP-ergic nerves in the penis. Lancet 1981; 2:217

Saenz de Tejada I et al: Cholinergic neurotransmission in human penile corpus cavernosum smooth muscle. Fed Proc 1985; 256:454

Shirai M et al: Hemodynamic mechanism of erection in the human penis. Arch Androl 1978; 1:345

Virag R: Intracavernous injection of papaverine for erectile failure. Lancet 1982; 2:938

Wagner G, Uhrenholdt A: Blood flow measurement by the clearance method in the human corpus cavernosum in the flaccid and erect states. Pages 41–46 in: Vasculogenic Impotence. (Proceedings of the First International Conference on Corpus Cavernosum Revascularization.) Zorgniotti WA, Rossi G (editors). Thomas, 1980

Wagner G et al: New theory on the mechanism of erection involving hitherto undescribed vessels. Lancet 1982; 1:416

Walsh PC, Donker PJ: Impotence following radical prostatectomy: Insight into etiology and prevention. J Urol 1982; 128:492

Willis E et al: Vasoactive intestinal polypeptide (VIP) as a possible neurotransmitter involved in penile erection. Acta Physiol Scand 1981; 113:545

Sexualstörungen beim Mann

Abber JC et al: Diagnostic tests for impotence: Comparison of papaverine injection with penile-brachial index and nocturnal penile tumescence monitoring. J Urol 1986; 135:923

Abelson D: Diagnostic value of the penile pulse and blood pressure: A Doppler study of impotence in diabetics. J Urol 1975; 113:636

Adlercreutz H: Hepatic metabolism of estrogens in health and disease. N Engl J Med 1974; 290:1081

Antoniou LD et al: Reversal of uraemic impotence by zinc. Lancet 1977; 2:895

Bancroft J, Wu FCW: Changes in erectile responsiveness during androgen therapy. Arch Sex Behav 1983; 12:59

Barry JM, Blank B, Boileau M: Nocturnal penile tumescence monitoring with stamps. Urology 1980; 15:171

Bennett AH: Revascularization using the dorsal vein of the penis in vasculogenic impotence. Semin Urol 1986; 4:259

Bors E, Comarr AE: Neurological Urology. University Park Press, 1971

Bradley WE et al: New method for continuous measurement of nocturnal penile tumescence and rigidity. Urology 1985; 26:4

Brindley GS: Cavernosal alpha-blockade: A new technique for investigating and treating erectile impotence. Br J Psychiatry 1983; 143:332

Brindley GS: Electroejaculation: Its technique, neurological implication and uses. J Neurol Neurosurg Psychiatry 1981; 44:9

Brindley GS: Pilot experiments on the actions of drugs injected into the human corpus cavernosum penis. Br J Pharmacol 1986; 87:495

Britt DB, Kemmerer WT, Robison JR: Penile blood flow determination by mercury strain gauge plethysmography. Invest Urol 1971; 8:673

Buvat J et al: Is intracavernous injection of papaverine a reliable screening test for vascular impotence? J Urol 1986; 135:476

Collins WE et al: Multidisciplinary survey of erectile impotence. Can Med Assoc J 1983; 128:1393

Crespo E et al: Treatment of vasculogenic sexual impotence by revascularizing of cavernous and/or dorsal arteries using microvascular techniques. Urology 1982; 20:271

Crowe R et al: Vasoactive intestinal polypeptide-like immunoreactive nerves in diabetic penis: A comparison between streptozotocin-treated rats and man. Diabetes 1983; 32:1075

DePalma RG, Levine SB, Feldman S: Preservation of erectile function after aortoiliac reconstruction. Arch Surg 1978; 113:958

Ebbehoj J, Wagner G: Insufficient penile erections due to abnormal drainage of cavernous bodies. Urology 1979; 13:507

Ek A, Bradley WE, Krane RJ: Nocturnal penile rigidity measured by the snap gauge band. J Urol 1983; 129:964

Ellenberg M: Impotence in diabetes: The neurologic factor. Ann Intern Med 1971; 75:213

Ellis A: Reason and Emotion in Psychotherapy. Lyle Stuart, 1962

Engel G, Burnham SJ, Carter MF: Penile blood pressure in the evaluation of erectile impotence. Fertil Steril 1978; 30:687

Ertekin C, Reel F: Bulbocavernosus reflex in normal men and in patients with neurogenic bladder and/or impotence. J Neurol Sci 1976; 28:1

Faerman J et al: Impotence and diabetes: Histological studies of the autonomic nervous fibers of the corpora cavernosa in impotent diabetic males. Diabetes 1974; 23:971

Finkle A, Prian D: Sexual potency in elderly men before and after prostatectomy. JAMA 1966; 196:125

Finney RP: Finney flexirod prosthesis. Urology 1984; 23 (5 Spec No):79

Finney RP: Flexi-flate penile prosthesis. Semin Urol 1986; 4:244

Fishman IJ: Experience with the Hydroflex penile prosthesis. Semin Urol 1986; 4:239

Fishman IJ, Shabsign R, Scott FB: A comparison of the hydroflex and inflatable penile prosthesis. J Urol 1986; 135:358

Flanigan DP et al: Elimination of iatrogenic impotence and improvement of sexual function after aortoiliac revascularization. Arch Surg 1982; 117:544

Flanigan DP et al: Internal iliac artery revascularization in the treatment of vasculogenic impotence. Arch Surg 1985; 120:271

Forsberg L, Olsson AM, Neglen P: Erectile function before and after aortoiliac reconstruction: A comparison between measurements of Doppler acceleration ratio, blood pressure and angiography. J Urol 1982; 127:379

Gaskell P: The importance of penile blood pressure in cases of impotence. Can Med Assoc J 1971; 105:1047

Gelbard MK, Lindner A, Kaufman JJ: The use of collagenase in the treatment of Peyronie's disease. J Urol 1985; 134:280

Gerstenberg TC, Bradley WE: Nerve conduction velocity measurement of dorsal nerve of the penis in normal and impotent males. Urology 1983; 21:90

Gerstenberger DL, Osborne D, Furlow WL: Inflatable penile prosthesis: Follow-up study of patient-partner satisfaction. Urology 1979; 14:583

Ginestie J, Romieu A: Radiologic Exploration of Impotence. Martinus Nijhoff, 1978

Goldstein I: Arterial revascularization procedures. Semin Urol 1986; 4:252

Goldstein I: Neurologic impotence. In: Male Sexual Dysfunction. Krane RJ, Siroky MB, Goldstein I (editors). Little, Brown, 1983

Goldstein I et al: Vasculogenic impotence: Role of the pelvic steal test. J Urol 1982; 128:300

Gordon GG et al: Effect of alcohol (ethanol) administration on sex-hormone metabolism in normal men. N Engl J Med 1976; 295:793

Haldeman S, Bradley WE, Bhatia N: Evoked responses from the pudendal nerve. J Urol 1982; 128:974

Haldeman S et al: Pudendal evoked responses. Arch Neurol 1982; 39:280

Halsted DS et al: Papaverine-induced priapism. J Urol 1986; 136:109

Ishii N et al: Therapeutic trial with prostaglandin E_1 for organic impotence. Jpn J Urol 1986; 77:954

Jensen SB et al: Sexual function and pituitary axis in insulin treated diabetic men. Acta Med Scand 1979; 624 (Suppl): 65

Jevtich MJ: Importance of penile arterial pulse sound examination in impotence. J Urol 1980; 124:820

Jevtich MJ et al: Vascular factor in erectile failure among diabetics. Urology 1982; 19:163

Kaneko S, Bradley WE: Evaluation of erectile dysfunction with continuous monitoring of penile rigidity. J Urol 1986; 136:1026

Kaplan HS: Disorders of Sexual Desire. Brunner/Mazel, 1979

Karacan I, Moore CA: Nocturnal penile tumescence: An objective diagnostic aid for erectile dysfunction. Pages 62–72 in: Management of Male Impotence. Bennett AH (editor). Williams & Wilkins, 1982

Karacan I et al: Sleep-related penile tumescence as a function of age. Am J Psychiatry 1975; 132:932

Kaufman JJ, Lindner A, Raz S: Complications of penile prosthesis surgery for impotence. J Urol 1982; 128:1192

Kedia KR, Markland C: The effect of pharmacologic agents on ejaculation. J Urol 1975; 114:237

Kedia KR, Markland C, Fraley EE: Sexual function following high retroperitoneal lymphadenectomy. J Urol 1975; 114:237

Kolodny RC et al: Depression of plasma testosterone levels after chronic intensive marihuana use. N Engl J Med 1974A; 290:872

Kolodny RC et al: Sexual dysfunction in diabetic men. Diabetes 1974B; 23:306

Krane RJ: Omniphase penile prosthesis. Semin Urol 1986; 4:247

Krane RJ, Siroky MB: Studies on sacral-evoked potentials. J Urol 1980; 124:872

Legros JJ, Mormont C, Servais J: Psychoneuroendocrinological study of erectile "psychogenic impotence": A comparison between normal patients and patients with abnormal reaction to glucose tolerance test. Pages 301–319 in: Clinical Psychoneuroendocrinology in Reproduction. Carenza L, Pancheri P, Zichella L (editors). Academic Press, 1978

Leriche A, Morel A: The syndrome of thrombotic obliteration of aortic bifurcation. Ann Surg 1968; 127:193

Lewis RW, Puyau FA: Procedures for decreasing venous drainage. Semin Urol 1986; 4:263

LoPiccolo J: Diagnosis and treatment of male sexual dysfunction. J Sex Marital Ther 1986; 11:215

Lowsley OS, Bray JL: The surgical relief of impotence: Further experiences with a new operative procedure. JAMA 1936; 107:2029

Lue TF et al: Functional evaluation of penile veins by cavernosography in papaverine-induced erection. J Urol 1986A; 135:479

Lue TF et al: Priapism: A refined approach to diagnosis and treatment. J Urol 1986B; 136:104

Lue TF et al: Vasculogenic impotence evaluated by high-resolution ultrasonography and pulsed Doppler spectrum analysis. Radiology 1985; 155:777

MacGregor RJ, Konnak JW: Treatment of vasculogenic erectile dysfunction by direct anastamosis of the inferior epigastric artery to the central artery to the corpus cavernosum. J Urol 1982; 127:136

Mackay JD et al: Diabetic autonomic neuropathy: The diagnostic value of heart rate monitoring. Diabetologia 1980; 18:471

Masters WH, Johnson VE: Human Sexual Inadequacy. Little, Brown, 1970

Masters WH, Johnson VE: Principles of the new sex therapy. Am J Psychol 1976; 133:548

Melman A, Henry D: The possible role of the catecholamines of the corpora in penile erection. J Urol 1979; 121:419

Merchant RF Jr, DePalma RG: Effects of femorofemoral grafts on postoperative sexual function: Correlation with penile pulse volume recordings. Surgery 1981; 90:962

Merrill DC: Clinical experience with Mentor inflatable penile prosthesis in 206 patients. Urology 1986; 28:185

Michal V, Kovac J, Belan A: Arterial lesions in impotence: Phalloarteriography. Int Angiol 1984; 3:247

Michal V, Kramar R, Pospichal J: External iliac "steal syndrome." J Cardiovasc Surg 1978; 19:355

Michal V, Pospichal J: Phalloarteriography in the diagnosis of erectile impotence. World J Surg 1978; 2:239

Michal V et al: Aortoiliac occlusive disease. Chapter 24 in: Vasculogenic Impotence. Zorgniotti AW, Rossi G (editors). Thomas, 1980

Michal V et al: Arterial epigastricocavernous anastomosis for the treatment of sexual impotence. World J Surg 1977; 1:515

Money J: Phantom orgasm in the dreams of paraplegic men and women. Arch Gen Psychiatry 1960; 3:373

Montague DK: Experience with semirigid rod and inflatable penile prostheses. J Urol 1983; 129:967

Montague DK, James RE, deWolfe V: Diagnostic screening for vasculogenic impotence. In: Vasculogenic Impotence. Zorgniotti AW, Rossi G (editors). Thomas, 1980

Montague DK et al: Diagnostic evaluation, classification, and treatment of men with sexual dysfunction. Urology 1979; 14:545

Morales A et al: Nonhormonal pharmacological treatment of organic impotence. J Urol 1982; 128:45

Morley JE, Melmed S: Gonadal dysfunction in systemic disorders. Metabolism 1979; 28:1051

Moul JW, McLeod DG: Experience with the AMS 600 malleable penile prosthesis. J Urol 1986; 135:929

Nadig PW, Ware JC, Blumoff R: A noninvasive device to produce and maintain an erection-like state. Urology 1986; 27:126

Newman HF: Vibratory sensitivity of the penis. Fertil Steril 1970; 21:791

Newman HF, Marcus H: Erectile dysfunction in diabetes and hypertension. Urology 1985; 26:135

Padma-Nathan H, Goldstein I, Krane RJ: Evaluation of the impotent patient. Semin Urol 1986A; 4:225

Padma-Nathan H, Goldstein I, Krane RJ: Treatment of prolonged or priapistic erections following intracavernosal papaverine therapy. Semin Urol 1986B; 4:236

Papadopoulos C: Cardiovascular drugs and sexuality: A cardiologist's review. Arch Intern Med 1980; 140:1341

Perkash I et al: Reproductive biology of paraplegics: Results of semen collection, testicular biopsy and serum hormone evaluation. J Urol 1985; 134:284

Reichgott MJ: Problems of sexual function in patients with hypertension. Cardiovasc Med 1979; 4:149

Rubin A, Babbott D: Impotence and diabetes mellitus. J Am Med Assoc 1958; 168:498

Ružbarský V, Michal V: Morphologic changes in the arterial bed of the penis with aging: Relationship to the pathogenesis of impotence. Invest Urol 1977; 15:194

Rydin E, Lundberg PO, Brattberg A: Cystometry and micrometry as tools in diagnosing neurogenic impotence. Acta Neurol Scand 1981; 63:181

Salvatierra O, Fortmann JL, Belzer FO: Sexual function of males before and after renal transplantation. Urology 1975; 5:64

Semans JH: Premature ejaculation: A new approach. South Med J 1956; 49:353

Sharlip ID: Penile arteriography in impotence after pelvic trauma. J Urol 1981A; 126:477

Sharlip ID: Penile revascularization in the treatment of impotence. West J Med 1981B; 134:206

Sherman FP: Impotence in patients with chronic renal failure on dialysis: Its frequency and etiology. Fertil Steril 1975; 26:221

Sidi AA et al: Intracavernous drug-induced erections in the management of male erectile dysfunction: Experience with 100 patients. J Urol 1986; 135:704

Siroky MB, Krane RJ: Physiology of sexual function. Chapter 3 in: Clinical Neuro-Urology. Krane RJ, Siroky MB (editors). Little, Brown, 1979

Small MP: Surgical treatment of impotence with Small-Carrion prosthesis: Preoperative, intraoperative, and postoperative considerations. J Urol 1984; 23 (5 Spec No):93

Spark RF, White RA, Connolly PB: Impotence is not always psychogenic: Newer insights into hypothalamic-pituitary-gonadal dysfunction. JAMA 1980; 243:750

Spark RF, Wills CA, Royal H: Hypogonadism, hyperprolactinaemia, and temporal lobe epilepsy in hyposexual men. Lancet 1984; 1:413

Thurm J: Sexual potency of patients on chronic hemodialysis. Urology 1975; 5:60

Tudoriu T, Bourmer H: The hemodynamics of erection at the level of the penis and its local deterioration. J Urol 1983; 129:741

Van Arsdalen KN, Malloy TR, Wein AJ: Erectile physiology, dysfunction and evaluation. 2. Etiology and evaluation of erectile dysfunction. Monogr Urol 1983; 4:165

Van Thiel DH et al: Hypothalamic-pituitary-gonadal dysfunction in men using cimetidine. N Engl J Med 1979; 300:1012

Velcek D et al: Penile flow index utilizing a Doppler pulse wave analysis to identify penile vascular insufficiency. J Urol 1980; 123:669

Virag R: Arterial and venous hemodynamics in male impotence. Chap 7, pp 108–126, in: Management of Male Impotence. Bennett AH (editor). Williams & Wilkins, 1982A

Virag R: Intracavernous injection of papaverine for erectile failure. (Letter.) Lancet 1982B; 2:938

Virag R: Revascularization of the penis. Chap 17, pp 219–233, in: Management of Male Impotence. Bennett AH (editor). Williams & Wilkins, 1982C

Virag R et al: Intracavernous injection of papaverine as a diagnostic and therapeutic method in erectile failure. Angiology 1984; 35:79

Wagner G: Methods for differential diagnosis of psychogenic and organic erectile failure. Chap 8, pp 89–130, in: Impotence: Physiological, Psychological, Surgical Diagnosis and Treatment. Wagner G, Green R (editors). Plenum Press, 1981

Wagner G, Uhrenholdt A: Blood flow measurement by the clearance method in the human corpus cavernosum in the flaccid and erect status. Chapter 6 in: Vasculogenic Impotence. Zorgniotti AW, Rossi G (editors). Thomas 1980

Walsh PC, Donker PJ: Impotence following radical prostatectomy: Insight into etiology and preservation. J Urol 1982; 128:492

Waltzer WC: Sexual and reproductive function in men treated with hemodialysis and renal transplantation. J Urol 1981; 126:713

Watkins PJ, Mackay JD: Assessment of diabetic autonomic neuropathy using heart rate monitoring. Horm Metab Res 1980; 9 (Suppl):69

Weinstein MH, Machleder HI: Sexual function after aortoiliac surgery. Ann Surg 1975; 181:787

Weinstein MH, Roberts M: Sexual potency following surgery for rectal carcinoma: A follow-up of 44 patients. Ann Surg 1977; 185:295

Weiss HD: The physiology of human penile erection. Ann Intern Med 1972; 76:793

Wespes E, Schulman CC: Parameters of erection. Br J Urol 1984; 56:416

Wespes E, Schulman CC: Venous leakage: Surgical treatment of a curable cause of impotence. J Urol 1985; 133:796

Wespes E et al: Cavernometry-cavernography: Its role in organic impotence. Eur Urol 1984; 10:229

Wespes E et al: Pharmacocavernometry-cavernography in impotence. Br J Urol 1986; 58:429

Whitelaw GP, Smithwick RA: Some secondary effects of sympathectomy with particular reference to sexual function. N Engl J Med 1951; 245:121

Winter CC: Priapism. Urol Surv 1978; 28:163

Winter CC: Priapism treated by modification of creation of fistulas between glans penis and corpora cavernosa. J Urol 1979; 121:743

Wolpe J: Psychotherapy by Reciprocal Inhibition. Stanford Univ Press, 1958

Wooten JS: Ligation of the dorsal vein of the penis as a cure for atonic impotence. Tex Med J 1902–1903: 18:325

Zorgniotti AW: Corpus cavernosum blockade for impotence: Practical aspects and results in 250 cases. J Urol 1986; 135:306

Zorgniotti AW, Lefleur RS: Auto-injection of the corpus cavernosum with a vasoactive drug combination for vasculogenic impotence. J Urol 1985; 133:39

Sachverzeichnis

Abdomenübersichtsaufnahme 72–73
– beim Nieren-Ca 408
Abstoßungsreaktion, Nierentransplantation 662–663
Acetylcholin 821
Aciclovir (Zovirax) 324–325, 740
ACTH s. adrenokortikotropes Hormon
Adenomatose, multiple-endokrine 598
Adrenalektomie, bilaterale 591
Adrenalin 599
Adrenogenitales Syndrom 49
Adrenokortikotropes Hormon (ACTH) 461, 587
– –, Mangel 699
– –, Plasmaspiegel 588
AFP s. α-Fetoprotein
Aids 325–326, 385, 492, 739
Aktinomykose 302
Aldosteron 593, 596, 758
Aldosteronom 598
Alkylanzien 500, 503
Allantoin 346
Allantois 21, 681
Allopurinol 329, 341, 348, 519
Alport-Syndrom 636
Amenorrhoe 592
– primäre 593
Amikacin 283
Aminoazidurie 644
ε-Aminocapronsäure 135, 136
Aminoglutethimid 502, 507, 510
Aminoglykoside 283
p-Aminosalicylsäure (PAS) 298
Amphenon B 507
Amphotericin B 301
Ampicillin 245, 276, 280
Amyloidose 636, 641
– renale 551
Analatresie 703
Analgetika-Myelopathie 247, 423, 642
Anämie 399, 408
–, chron. Niereninsuffizienz 655
Androgen-bindendes Protein (ABP) 784
Androgene 500, 502, 812
–, Wirkung 784
–, Resistenz 764–765
Androstendion 461
Angiographie 87, 92–95

Angioplastie, transluminale 136–138, 777–780
Angiotensin 596, 772
Aniridie 417, 419
Anomalien der Niere
– –, kongenital 608–625
– –, erworben 625–629
Anorchie, beidseitig 804
Antiandrogene 824
Antibasalmembrannephritis 639
Antibiotika 274–286
– in der Schwangerschaft 278
–, Dosierung 276, 280–281
Anti-GBM-Nephritis 635, 636
Antihormone 500, 502
Antimetabolite 501, 504
Antiöstrogene 811
Antistreptolysintiter 637
Anurie 41
Aortographie 88, 92–94
Apatit 225, 232, 332, 334
Appendix epididymis 13
Appendizitis 37, 38
APUD-Zellen 510
Arteria renalis 4
–, pudenda interna 818
–, dorsalis penis 818
Arteriovenöses Aneurysma, Niere 629
Arteriovenöse Fistel, Niere 628
Ascorbinsäure 340
ASK-Upmark-Syndrom 771
Aszites 517
Atonische Blase, s. schlaffe neurogene Blase
Ausfluß, gonorhoischer 313
–, nicht-gonorhoischer 317
Ausscheidungsurogramm 73–80
–, bei Nieren-Ca 409
–, pathologisch 77–78
–, bei Prostata-Ca 452
–, Technik 76
Autoantikörper 636
Azathioprin 657, 663
Azetylsalizylsäure 137
Azidose, metabolische 655
Azoospermie 29, 750, 764, 795, 796, 806

Bacillus Calmette-Guérin (BCG) 386, 390, 392
Bakteriämie s. unter Schock, septischer

Bakterien, harnstoffspaltend 344
–, Kultur 63–64
–, Schnelltest 64
Bakteriurie, asymptomatisch 227
–, signifikant 274
Balkan-Nephropathie 423
Bandscheibenprolaps 543
Barr-Körperchen 742–743
BCNU 501, 504
Becken, Abszeß 373
–, Fraktur 372
–, Hämatom 374
Beckenniere 620–622
Beckenpneumographie 70
Befruchtung 788–789
Bence-Jones-Proteine 643
Berger-Nephropathie s. IgA-Nephritis 638
Bergman-Zeichen 429
Bethanecholchlorid 567, 575
Bildverstärker 71
Bilharziose 302–307, 297, 683
–, Ätiologie 302
–, Klinische Befunde 303, 304
–, Pathogenese 303
–, Therapie 304–307
Biotherapie von Tumoren 391–394
Biothesiometrie 826
Blase, Anatomie 8
–, Blutversorgung 8–9
–, Divertikel 690
–, Empyem 694
–, Fisteln 691–693
–, Fremdkörper 690
–, Histologie 8
–, Untersuchung 47
Blasenekstrophie 680–681, 706
Blasenentleerungsstörung, neurogen 542–558
–, Differentialdiagnose 549–550
–, Einteilung 542–545
–, Klinische Befunde 545–549
–, Komplikationen 550–552
–, Therapie 552–556
Blasenfunktion 565–566
Blasenhals, Obstruktion 199
–, Stenose 682
Blasenhernie 685
Blasenkapazität, normal 539, 566
–, pathologisch 569–570
Blasenkatheter 175–176
Blasenkarzinom 431–438
–, Ätiologie 431–432

Blasenkarzinom
—, Klinische Befunde 433–436
—, Pathogenese, Pathologie 432
—, Prognose 438
—, Therapie 436–438
—, Tumorstaging, -grading 432–433
Blasenmißbildungen, angeboren 680–682
—, Blasenekstrophie 680
—, Blasenhalsstenose 682
—, Persistierender Urachus 681
Blasenpunktion, suprapubisch 127
Blasenruptur 374
Blasenschrittmacher 554
Blasenstein 354–355
Blasensuspension, retropubische Urethrovesikale 686
Blasentuberkulose 683
Blasenverletzung 371–374
Bleomycin 501, 506
Blutung, retroperitoneal 366
Bougie á boule 177–178
—, filiform 710
Bowman-Kapsel 4, 5, 19
Brödel-Linie 6
Bromocriptin 810
Bubo, inguinal 322
Buck-Faszie 819
Bulbocavernosusreflex 53
Burkitt-Lymphom 325, 492–493
Bürstenbiopsie 184
Bürstensonde (Wilson-Eskridge) 125
Buschke-Löwenstein-Kondylome 712
Buserelin 464
Busulfan (Myleran) 500, 503

Café-au-lait-Flecken 599
Calcitonin 519
Calix s. auch Kelche 5
Calymmatobacterium granulomatis 323
Candida albicans 301
Candidose 301, 738–739
CAPD s. Peritonealdialyse
Captopril 776
—, Screening-Test 776
Carcinoma in situ
—, Blase 436
—, Penis 487
Carrel-Patch 661
CCNU 501, 504
—, Methyl- 501, 504
CEA s. Karzinoembryonales Antigen
Cephalosperine 279–282
Chalone 394
Charrière (Charr) 175
Chemolitholyse, perkutane 147–148
Chemotherapeutika 499–507
—, Dosierung 500–502
—, Nebenwirkungen 500–508
Chemotherapie 495–515
— bei Blasen-Ca 437, 513

— bei Blasensarkom 513
—, Chemotherapeutika 499–507
— bei Keimzelltumoren des Hodens 479–480, 514
— bei Nierenzellkarzinom 511
— bei Penis-Ca 515
— bei Prostata-Ca 464, 513
—, Richtlinien 495–498
—, Spätkomplikationen 508
— bei spezifischen Urogenitaltumoren 510–515
— bei Übergangszell-Ca 512
— bei Wilmstumor 421, 512
Chevassu-Mock-Zeichen 429
Chlamydia trachomatis 259, 282, 315–316, 718–719
Chlorambucil (Leukeran) 500, 503
Chloramphenicol 283
Chlormethin 500, 503
Cholesteatom, Nierenbecken 427
Chorda 705, 706
Choriongonadotropin, menschliches (HCG) 477, 514
—, α-HCG 477
—, β-HCG 385, 389, 477, 514
Chorionkarzinom 473
—, Therapie 479–480
Chrom-51-EDTA 161
Chromosomen 741
—, Aberration 801
—, Mosaik 751
—, Untersuchung 794
Chromosomenanalyse, Blasenkarzinom 436
Chvostek-Zeichen 596
Chylurie 41, 307–308
Cinetidin 804
Cinoxacin 285
Cisplatin 502, 507
Cisterna chyli 405
Clomifen 811
Clonidin 824
Computertomographie 105–108
— beim Nieren-Ca 410
Condylomata acuminata 711–712, 739
Condylomata lata 739
Conn-Syndrom 169
Coulter-Counter 793
Corpora cavernosa 15, 548, 707, 818, 820
Corpus spongiosum 15, 818
Credé-Handgriff 548, 550, 554
CT-Zahl 107
Cushing-Syndrom 169, 337, 584–592
—, Differentialdiagnose 589
—, Komplikationen 589–590
—, Klinische Befunde 586–589
—, Pathologie 585–586
—, Pathophysiologie 584–585
—, Therapie 590–592
Cyclophosphamid 500, 503, 694
Cycloserin 298
Cyclosporin 663
Cyproteronacetat 444, 463

Dacarbazin 507
Dactinomycin (Actinomycin D) 501, 505, 512
Davis-Te Linde-Katheter 721
Debré-Toni-Fanconi-Syndrom 645
Dehydroepiandrosteron 461
Denervierungshypersensitivitätstest 548
Dermatitis Seborrhoica 737
Dermatomyositis 642
20,22-Desmolase 593
11-Desoxykortikosteron 585
Desoxykortikosteronacetat (Doca) 760
—, Test 597
Detrusor, Anatomie 536
—, Neurophysiologie 539–540
—, Nerven 537
—, Physiologie 540
Detrusorhyperreflexie 539, 540
Detrusor-Sphinkter-Dyssynergie 442, 564, 572, 576
Detumeszenz 819
Dexamethason-Suppressionstest 587, 595
Diabetes insipidus 55, 58, 596
—, renaler 646
Diabetes mellitus 58, 822, 824
Dialyse s. Hämodialyse
Dialysepatienten 825
Diaphanoskopie 48
Diaphragma urogenitale 536
^{99m}Tc-Diäthylentriaminpentaessigsäure (^{99m}Tc-DTPA) 161, 162
Diethylstilböstrol 462–463, 499
— Zäpfchen 719
Dihydrotestosteron (DHT) 439, 749, 783–784
Dinitrochlorbenzol (DNCB) 386, 388
Dimethylsulfoxid (DMSO) 684
Diureserenogramm 161
Divertikel der Blase 192
Divertikulitis 37, 691
Donovan-Körperchen 323
Dopamin 246
Doppelniere 4
Doppelureter 20, 211, 213, 665–666
Doxorubicin (Adriamycin) 501, 505, 512
Drake-Uroflowmeter 562
Dreigläserprobe 60
Druck, intravesikal 566, 567–568
—, intraabdominell 568, 577
Ductus deferens 13
—, Ejaculatorius 788
Dupuytren-Kontraktur 707
Durchflußzytometrie 436
Dysfunktion, neuromuskuläre 547
—, sexuelle 551
Dysgerminom 482
Dysreflexie, autonome 545, 551
Dysurie 39, 399

Eagle-Barrett-Syndrom 212
Echinokokkose 308–309

Echinokokkuszyste 75, 618
Ejaculatio praecox 822
Ejakulation, Physiologie 832–833
–, retrograde 811, 822, 832, 833
–, Störungen 832–833
–, verzögerte 822
Ektopische Niere 20
Ektopisches Harnleiterostium 669
Ekzema atopicum 736
Elektromyographie, Sphinktermuskulatur 560, 571
Elektroresektion, transurethral 180–181
Elephantiasis 48, 307–308
ELISA-Test 326
Elongation des Harnleiters 194
Embolisation, präoperativ arterielle 414
Embryonales Karzinom 472
– –, Therapie 479–480
Endotoxine 241
Endourethrotomie, endoskopische 178
Enuresis 39, 687–690
Eosinophilie 304
Ephedrin 687
Epididymitis, akut 227, 269–271, 478, 732
–, Ätiologie 269
–, chronisch 271–272
–, Differentialdiagnose 270
–, Klinische Befunde 269–270
–, Pathogenese, Pathologie 269
–, Therapie 271
–, tuberkulöse 270, 272
Epididymovasostomie 808
Epispadie 48, 49, 30, 706
Erbrechen bei Chemotherapie 515–516
Erektion s. Peniserektion
Erythema exsudativum multiforme 737
Erythromycin 284
Erythroplasie von Queyrat 486, 487
Erythropoetin 411
Erythrozytenzylinder 634, 637
Escherichia coli 63, 230
Estramustinphosphat (Estracyt) 567
ESWL s. Stoßwellenlithotripsie, extra Korporal
Ethambutol 298
Eunuchismus 790
Extravasat, Medikamente 516–517

Fabry-Syndrom 655
Faszie, Buck 11, 15
–, Colles 11, 15
–, Dartos 11
–, Denonvillier 11
–, Gerota 421, 254
–, Penis superficialis
–, perirenal 1
Feinnadelbiopsie, geführte 124–125
Feminisierung, testikuläre 764
Fertilisation, In-vitro (IVF) 813

α-Fetoprotein (AFP) 385, 389, 477, 514
Fettzylinder 634
Fibromuskuläre Dysplasie 92, 136, 771, 772
Fibrose, retroperitoneal 82
Fieber 33, 399
Filariose 307–308
Fistel, Blasen–Darm 691
–, Nieren–Darm 629
–, Renobronchiale 629
–, Ureter–Haut 369
–, Ureterovaginale 369, 720
–, Urethrorectale 703
–, Vesikoadnexale 691
–, Vesikorectale 703
–, Vesikovaginale 691
Flankenschwellung 603, 615
Flitterwochenzystitis 258
Fluorouracil 501, 504
Flutamid 444, 500, 502
Foetor urämicus 655
Follikulitis 739
Fornixruptur 41, 153
Franklin-Silverman-Nadel 154
French 175
Frühurogramm 76
Fruktose im Samen 792
FSH-Mangel 799
– Spiegel 753, 782
– Therapie 810
FTA-ABS-Test 319
Furunkulose 739

Gartner-Gang 746
Genitale, äußere
–, Entwicklung 748
Genitalgänge, Differenzierung 748
Genitalhöcker 27
Gentamicin 283
–, Dosierung bei Sepsis 245
Gesamtdruck, urethraler 573
Geschlechtschromatinkörperchen 742
Geschlechtschromosomen 741
Geschlechtsdifferenzierung, Mann u. Frau 746–748
–, Störungen 750–770
Geschlechtsentwicklung, männliche u. weibliche 746–748, 749
Geschlechtsidentität 748, 749
Geschlechtsumwandlung 768
Gewichtsverlust 407
Glans penis 29
Glomerulonephritis 634–636
–, chronische 638
–, latente 638
–, membranöse 640
–, membranoproliferative 640
–, proliferative 640
–, Urinbefunde 635
Glomerulus 4, 19
Glukortikoide 499, 500
B₁-Glykoprotein (SP-1) 477
GnRH-Test 794

Goldblatt-Mechanismus 771, 772
Gonade, primordiale 744, 745, 749
Gonaden 26, 27
–, Agenesie 27
–, Embryonalentwicklungg 24
Gonadendysgenesie 750
–, X-Chromatin-posit. Variante 753
–, X-Chroatin-neg. Variante 754
–, XO- 752
–, XX- 755
–, XY- 755
Gonadoblastom 482
Gonadotoxine 804
Gonadotropin 727
–, Mangel 799
–, Releasing-Hormon 503
Gonorrhoe 259, 284, 312–315
–, Differentialdiagnose 313
–, Komplikationen 315
–, Symptome 312
–, Therapie 314
Goodpasture-Syndrom 639
Gram-Färbung 59
Granuloma inguinale 320, 323–324
Grawitz-Tumor s. Nierenzellkarzinom
Gubernaculum testis 26, 27, 727
Gynäkomastie 42, 45, 463, 475, 482, 750, 764, 790

Haemophilus ducreyi 321
Hamartom, Nebenhoden 485
Hämangioperizytom 422
Hämaturie 41–42, 60, 370, 399, 407, 424, 428, 433
–, initial 42
–, schmerzlos 42
–, terminal 41–42
Hämochromatose 800
Hämodialyse 613, 639, 654–656
Hämoglobinurie 41
Harnabflußstörung 191–204
–, Ätiologie 191
–, Behandlung 203–204
–, Klinische Befunde 200–203
–, Pathogenese, Pathologie 191–200
Harndrang 40
Harnflußprofil, normal und pathologisch 562–565
Harnflußrate 538, 561, 200
Harninkontinenz, s. Inkontinenz
Harnleiter, Anatomie 7–8
–, Atresie 665
–, Fistel 130
–, Perforation 186
–, Verletzung 369–371
Harnleiterabgangsstenose 672–675
Harnleiter-Blasen-Implantation 222
Harnleiterengen 7, 329–330
Harnleitererkrankungen, angeboren 665–675
–, erworben 675–678
Harnleiterkarzinom 428–430

Harnleiterkatheter 182
Harnleitermißbildungen, angeboren 665–675
–, Atresie 665
–, Doppelureter 665–666
–, ektopisches Harnleiterostium 669
–, kongenitale Obstruktion 672–675
–, retrokavaler Verlauf 669–672
–, Ureterozele 666–669
Harnleitermündung, Anatomie 207–208
–, Physiologie 208–210
Harnleiterobstruktion, erworben 652, 675–678
Harnleitersteine 329–331
–, Behandlung 352–354
–, distal 330
–, proximal 329
Harnleiterstriktur Ballondilatation 132
Harnröhre 15–16
–, Divertikel 721
–, Karunkel 467, 719, 720
–, Prolaps 720
–, Stein 355
Harnröhrenausfluß 48, 65–66
–, blutig 48
–, gonorrhoisch 48
–, nicht-gonorrhoisch 48
Harnröhrenkarzinom 88, 466–470
–, bei der Frau 466–468
–, beim Mann 468–470
Harnröhrenklappen, hintere 700–703
–, vordere 703
Harnröhrenstenose, angeboren 716–717
Harnröhrenstriktur, angeboren 700
–, erworben 708–711, 722
–, Therapie 710–711
Harnröhrenverletzung, hintere 375–380
–, vordere 378–380
Harnsäure 346
Harnsäuresteine 346–348
–, Chemolitholyse 147
Harnsäurenephropathie 642
Harnstauung s. Harnabflußstörung
Harnsteine 328–356
–, Behandlung 349–356
–, Klinische Befunde 330–334
– in der Schwangerschaft 348
–, Symptome 329–330
Harnstoff-Kreatinin-Verhältnis 201
Harnstoff-Stickstoff im Blut 67
Harnstrahl, Nachlassen 40
–, Nachträufeln 40
–, Unterbrechung 40
Harnverhaltung, akut 40, 262, 440
–, chronisch 40
Harnwegsinfektion, Antibiotikabehandlung 274–286
–, chronisch 227

–, Einteilung 229
–, neue Erkenntnisse 228–229
–, Pathogenese 230–232
Harnwegsobstruktion s. Harnabflußstörung
HCG 729, 810, 812
–, Test 728, 794
–, Therapie 810
Henle-Schleife 4
Hepatolentikuläre Degeneration 644
Hermaphroditismus, echter 595, 750, 756, 769
Herpes genitalis 320, 324
Herpes Simplex 740
Herpes Zoster 47
γ-Hexachlorzyklohexan 738
Hippel-Lindau-Erkrankung 612
Hippel-Lindau-Syndrom 485
^{131}J-Hippuran 161, 162
Hirsutismus 587, 593, 594
Histokompatibilität 659
–, System 744
HLA-Antigen 659
HLA-B27 318
HLA-System 744
HMG 812
Hoden 14–15
–, Anatomie 14
–, Blutversorgung 14
–, Histologie 14
–, Organogenese 745–748
–, Physiologie 783–786
–, Untersuchung 48
–, Verletzung 380
Hodenatrophie 592
Hodenbiopsie 796
Hodendeszensus 26
Hodenektopie 726–729 s. auch Kryptorchismus
Hodenregression 766
Hodenschwellung, schmerzlos 399, 475, 483
Hodentorsion 168, 732–733
Hodentumoren 470–484
–, Keimzelltumoren 471–482
–, sekundäre Tumoren 483
–, T. des gonadalen Stromas 482–483
Hormontherapie bei Prostatahyperplasie 444
– bei Prostatakarzinom 461–464
Horseradish-Peroxidase-Tracing-Technik (HRP) 537
Hufeisenniere 20, 619, 620
H-Y-Antigen 743–744, 755
Hydatidose s. Echinokokkose
Hydrochlorothiazid 337, 641
Hydronephrose 194–200, 214, 551, 612, 617
3-β-Hydroxidehydrogenase 593
Hydroxilase 21-H. 593
–, 17-H. 593
–, 11-H. 594
Hydroxilasemangel, C 21- 757–759
–, 17α- 750, 759, 762

–, C 11- 759
5-Hydroxindolacetat 498
17-Hydroxykortikosteroide 587, 591, 595
17-Hydroxyprogesteron, Plasmaspiegel 594
3βHydroxysteroid-Dehydrogenasemangel 750, 759, 762
17β-Hydroxysteroid-Oxidoreductasemangel 750, 763
Hydrozele 478, 731–732
Hypalbuminämien 639, 640
Hyperaldosteronismus, primärer 596–598
–, –, Laborbefunde 597
–, –, Pathophysiologie 596
–, –, Therapie 598
Hypergonadismus 482
Hyperkaliämie 655
Hyperkalzämie 408, 416
– bei malignen Tumoren 519
Hyperkalziurie 335–338
–, absorptive 336
–, renale 337
–, resorptive 337–338
Hyperlipidämie 639
Hypernephrom s. Nierenzellkarzinom
Hyperoxalurie 339–341
–, enteral 341
–, durch Nahrung 340
–, primär 340
Hyperparathyreoidismus 337–338, 598, 655
Hyperphosphatämie 655
Hyperprolaktinämie 794, 800
Hypertonie 399, 407, 585, 589, 603, 762
–, maligne 650
prim. Hyperaldosteronismus 596, 598
Hypertonie, renovaskuläre 771–780
–, –, Ätiologie 771
–, –, Klinische Befunde 773–775
–, –, Labor 775–778
–, –, Pathogenese 771–772
–, –, Pathologie 772
–, –, Therapie 779–780
Hyperurikämie 347
–, bei malignen Tumoren 519
Hyperurikosurie (s. auch Harnsäuresteine) 341, 347
Hyperzystinurie, leicht und schwer (s. Zystinurie)
Hypogonadismus 725–726, 727, 750, 793, 810
Hypokalzämie 451
Hypophyseninsuffizienz 800
Hypopituitarismus 728
Hypospadie 30, 48, 593–594, 703–706, 756, 767
Hypothalamus-Hypophysen-System 582, 782–784
Hypothermie 349
Hypozitraturie 342

IgA-Nephritis 638
Ileostomie 347
Ileum-conduit 553
Ileus, paralytisch 369
Imipramin 689
Immunglobuline 384
Immunität 383–389
–, humoral 384
–, zellulär 383
Immunkomplexkrankheit 635–636
Immunstimulanzien, biologisch 391
Immunsuppresive Therapie, Nierentransplantation 663
Immuntherapie von Tumoren 390–391, 494–495
– –, adoptiv 391
– –, aktiv 390
– –, passiv 390
– –, restorativ 391
Impetigo follikularis 739
Impotenz 707, 808, 817
–, arteriell bedingte 828
–, erektile 821–822
–, hormonelle 827
–, neurogene 826
–, Pathogenese 822–825
–, psychogene 825
–, Therapie 825–832
Imurek s. Azathioprin
Indigokarmin 218–219
Induratio penis plastica 707–708
Infektsteine 343–346
Infertilität, männliche 750, 782–812
–, –, Klinische Befunde 789–790
–, –, Laborbefunde 791–798
–, –, Physiologie 782–787
–, –, Ursachen 799–807
–, –, Therapie 808–813
Infusionsurogramm 76
Inguinalhernie 729, 731
Inkontinenz 40–41, 687
–, Behandlung 556–557
–, echte 40
– nach Prostatektomie 576
–, Streß- 40, 575, 685–686
–, Urge- 40, 575, 686
Insemination, künstliche homologe 812
Interferon 393, 416, 492, 495, 507
Intersexualität 769
Interleukin 393
Interstitielle Nephritis, chronisch (s. auch unter Papillennekrose) 247
Intertrigo 736
Intumescentia lumbalis 537
Inulin 161
IPPD s. Peritonealdialyse
Ischuria paradoxa s. Überlaufblase
Isoniazid (INH) 298, 432
Isoproterenol 246
Isotopennephrogramm 197, 201
Isotopenuntersuchung bei
– akuter Pyelonephritis 164, 234
– chronischer Pyelonephritis 164–165
– Nierentransplantation 165

– Nierenzellkarzinom 410
– bei Obstruktion des oberen Harntrakts 162–164
– renovaskulärer Hypertonie 165–166

Jod 131 (^{131}J) 160

Kalibrierung der Harnröhre 178
Kallikrein 812
Kallmann-Syndrom 799
Kalziumbelastungstest 335
Kalzium-Kreatinin-Verhältnis im Urin 335
Kalziumoxalat 334, 339
Kalziumsteine 334–340
Kanamycin 283
Kapazitation 789
Kaposi-Sarkom 325
Kardiomyopathie 505
Karnofsky-Index 499
Kartagener-Syndrom 790
Karyotyp 741, 742, 753
Karzinoembryonales Antigen (CEA) 385
Karzinogene 431
Karzinogenese 491–493
–, Harnblasen-Ca 431
Katecholamine 599, 600
Katheter, s. Blasenkatheter, Harnleiterkatheter
Katheterembolisation beim Nierenkarzinom 132
– bei Blutungen 135, 136
– bei arteriovenösen Fisteln 135
Katheterisierung der Harnröhre 174–178
– – bei Frauen 177–178
– – intermittierend 555
– – bei Männern 176–177
Katheterisierung des Harnleiters 181–184
Katheterspanner 177
Kavale Obstruktion 518
Kavographie 90, 95–97
Kayser-Fleischer-Cornealring 644
Keimzellen 785
Keimzellentumoren des Hodens 471–482
– –, Klinische Befunde 475–478
– –, Pathogenese, Pathologie 472–473
– –, Prognose 481
– –, Therapie 478–481
– –, Tumorstaging 474
Keimzelltumoren, extragonadal 484
Kelche 7–8
Kelchstein 329
Ketamin 707
17-Ketosteroide, Blut 483
–, Urin 483, 591, 594, 595, 725
Kleinwuchs 752
Klinefelter-Syndrom 45, 726, 750–751, 799, 801–802

Kloake 18, 19, 21
Knochenmetastasen 518
Knochenschmerzen 451
Kock-Pouch 553
Kokken, gramnegativ 225, 282
–, grampositiv 225, 282
Kokzidioidomykose 297
Kollagenosen, Nierenbeteiligung 641–642
Kollimator 160
Kontaktdermatitis 736
Kontrastmittel 71
–, ionisch 72
–, nicht-ionisch 72
–, Zwischenfall 71–72
Kopfschmerzen 599
Korallenstein 344
Kortikosteroide im septischen Schock 245
Kortisol 584, 593, 758
Krätze s. Skabies
Kreatininclearence, endogen 66–67
Kristallisationsinhibitortheorie 328
Kryptorchismus 471, 593, 594, 725, 726–729, 756, 766, 801, 806
–, Ätiologie 726
–, Klinische Befunde 727–728
–, Komplikationen 728
–, Pathogenese 727
–, Therapie 729–730
Kupffer-Sternzellen 383

Lactatdehydrogenase (LDH) 475, 477, 604
Laetril (Amygdalin) 509
Laktat im Serum 243
Laktoferrin 171
Laserkoagulation, transurethral 180–181
Lateralsklerose, amyotrophische 536
Lebendspender 659
Leberzirrhose 805
Leichenniere 659
Leiomyosarkom 422
Leistenhoden 471
Leriche-Syndrom 823
Lesch-Nyhan-Syndrom 347
Leuprorelin 463, 513
Levamisol 392
Le Veen-Shunt 517
Leydig-Zelltumoren 482
Leydig-Zwischenzellen 761, 783–784
Libidoverlust 724
Lichen simplex 736
– ruber planus 737
– sclerosus et atrophilus 737
Lidocain 140
Lipidurie 639
Lipoidnephrose 635–636, 639, 641
Lipomatose, perivesikale 693
Liposarkom 422
Litholapaxie 128, 140
Lithotripsie 128–129
–, transurethral 180–181

Lungenfibrose 503
Lungenversagen, akutes 242
Lupus erythematodes, systemischer 642, 654
Luteinisierendes Hormon (LH) 461, 477, 782
– –, Mangel 799
– –, Releasing-Hormon 461, 503, 782
17,20-Lyasemangel 750–762
Lymphadenektomie 413, 427, 468, 479, 480
Lymphangiographie 83, 91
– bei Keimzelltumoren des Hodens 476
– beim Prostata-Ca 452
Lymphgefäße, Niere 405
Lymphknoten 53, 400
–, Sentinel 489
Lymphknotenmetastasen, Hodentumoren 474
–, Prostata-Ca 453
Lymphogranuloma venereum 320, 322–323
Lymphokine 384, 393
Lymphom, malignes 483
Lymphozele 153
Lymphozyten 383–384
Lyon-Hypothese 742

Makrogenitosomie 593
Makrophagen 383
Malabsorptionssyndrom 341
Maldeszensus des Hodens s. Kryptorchismus
Marion-Zeichen 429
Markschwammniere 623–625, 644, 655
Marshall-Marchetti-Operation 686
McBurney-Punkt 37
Meatusstenose 712
Megalopenis 699
Megaureter 674–675
Megavoltbestrahlung, externe 460–461
Megestrolacetat 444
Melphalan (Alkeran) 500, 503
Membrankathetertechnik 571
Meningomyelozele 536, 547
α-Merkaptopropionylglyzin 343
Mesoderm 19
Mesonephros 18, 746
Messanger-RNA 763, 784
Metanephros 19
Metastasierung
–, Keimzelltumoren des Hodens 473–474
–, Peniskarzinom 488
–, Urogenitaltumoren 401–402
Methenamin 285
Methionin 343
Methotrexat 501, 504
Metrifonat 305
Metronidazol 319

^{99m}Tc-Methylendiphosphonat (MDP) 170
Methysergid 677
Meyer-Weigert-Regel 665
Mikrognathie 752
Mikropenis 699, 767–768
Mikrotransducertechnik 571
Miktion, Beschwerden 38–41
–, Frequenz 39
–, Zentrum 537, 542–543
–, Kontrolle, Ablauf 541–542, 560
–, verzögerter Beginn 39–40
Miktionszystogramm 80, 83
Miktionszystourethrogramm 700
Mißbildungen, angeborene
–, – Blase 680–682
–, – Harnleiter 665–675
–, –, Harnröhre 700–706
–, –, Niere 608–625
–, – Penis 699–700
Mißbildungen der Niere, erworben
–, –, Nierenarterienaneurysma 625–627
–, – Arteriovenöse Fistel 628
–, –, Arteriovenöses Aneurysma 629
–, –, Niereninfarkt 627
–, –, Nierenvenenthrombose 627–628
–, –, Renobronchiale Fistel 629
Mißbildungen der Niere, kongenital
–, –, Dysplasie 609
–, –, Hypo-, Aplasie 608
–, –, Markschwammniere 623–625, 644
–, –, Polyzystische Nierendegeneration 609–613, 643
–, –, Solitärzyste 613–619
–, –, Verschmelzungsniere 619–623
Mithramycin 501, 505, 519
Mitomycin 506
Mitotane 595
Mitoxantron (Novantron) 505
Molluscum contagiosum 739
Monoklonale Antikörper 171–172
Morbus Addison 594
Morbus Bowen 486, 487, 737
Morbus Koch 130
Morbus Paget 489
Morbus Parkinson 536, 540, 543, 547
Morbus Cushing 584–592
s. Cushing-Syndrom
Morbus Ormond 677 s. Retroperitoneale Fibrose
Multiple Sklerose 536, 543, 547, 822
Multiples Myelom 643
Mumpsorchitis s. Orchitis, akut
Muskelschwäche 586
Musculus bulbocavernosus 817, 818, 823, 832
Musculus cremaster 728, 732
Musculus detrusor vesicae 536
Musculus ischiocavernosus 817, 818
Musculus levator ani 536

Musculus psoas 7
Musculus quadratus lumborum 7
Musculus quadriceps femoris 586
Musculus sacrospinalis 34
Musculus sphincter ani externus 50
Musculus sphincter vesicae ext. 536, 832
Musculus sphincter vesicae int. 8, 541, 832
Müller-Gang 23, 27, 28, 746, 748
–, Hemmfaktor 748, 760, 767
Mycobakterium tuberculosis 291
Myelodysplasie 689
Myotonische Dystrophie 803–804

Nachniere s. Metanephros
Nadelaspiration, perkutan
–, –, Nierenzellkarzinom 411
–, –, Prostatakarzinom 455
Nalidixinsäure 285
β-Naphthylamin 431
Nebenhoden 13–14
–, Untersuchung 49
–, Tumor 470, 484–485
Nebenniere, Anatomie 1
–, Blutung 584
–, Blutversorgung 1
–, Myelolipom 584
–, Zyste 584, 589
Nebennierenblutung, neonatal 604
Nebennierenhyperplasie, kongenitale, androgene 593–595
Nebennierenmarkstumoren, Neuroblastom 602–604
–, Phäochromozytom 598–602
Nebennierenrinde
–, Adenom 586, 591, 595, 584
–, Hyperplasie, bilateral 584, 591
–, Kongenital-androgen 593–595
–, Karzinom 510, 584, 586, 591, 595
–, Tumor, ektopisch ACTH-produzierend 584, 589
Nebennierenrindenhyperplasie, angeboren 757–760, 769
Nebennierenrindeninsuffizienz 591, 761, 762
Neisseria gonorrhoeae 312, 316
Nelson-Syndrom 591
Neodym-YAG-Laser 151, 181, 487
Neomycin 283
Nephrektomie 345, 350, 413, 414, 427, 780
Nephritis, hereditäre chronische 643
–, interstitielle 642
Nephroblastom 417–422, 604
–, Ätiologie 417
–, Differentialdiagnose 420
–, Klinische Befunde 419–420
–, Pathogenese, Pathologie 417–418
–, Prognose 422
–, Therapie 421
–, Tumorstaging 418

Nephrogenes System 18–20
Nephrokalzinose 625
Nephrolithotomie, anatrophische 345, 350
–, perkutane 150–151
–, radiale 351
Nephron 3–5, 20
Nephroskop 148–149
Nephrostomie, perkutane 145–147
–, –, Katheter 146–147
–, –, Set 142
Nephrotisches Syndrom 639–641
– –, Differentialdiagnose 641
– –, Klinische Befunde 640
– –, Therapie 641
– –, Prognose 641
Nervenversorgung des Urogenitaltrakts
– –, sensorisch 36
– –, autonom 35
Nervus hypogastricus 832
– pudendus 537, 817, 818, 822
– pelvicus 537
Nn. cavernosi penis 817, 822
Neurektomie, sakrale 684
Neuroblastom 45, 64, 77, 420, 602–604
–, Chemotherapie 511
–, Differentialdiagnose 604
–, Klinische Befunde 603
–, Therapie 604
Neurodermitis circumscripta 736
Neurofibromatose 598
Neurogene Blase s. Blasenentleerungsstörung, neurogen; Spastische Neurogene Blase; Schlaffe Neurogene Blase
Neuropathie, autonome 827
–, periphere 506, 655, 822
Neurostimulation der Blase 554
Niere 1–6
–, Anatomie 1–3
–, Blutversorgung 4–5
–, Dysplasie 609
–, Histologie 3–4
–, Kongenitale Ektopie 623
–, Mißbildungen 608–629
–, Untersuchung 45–47
–, Zyste s. Solitärzyste
Nierenabszeß 251–254, 617
–, Ätiologie 251
–, Klinische Befunde 252–253
–, Pathogenese, Pathologie 251–252
–, Therapie 254
Nierenaplasie 608
Nierenarterienaneurysma 625–627
Nierenarterienstenose 663, 772
Nierenbeckenplastik 674
Nierenbeckenstein 329
Nierenbeckentumoren 422–428
–, Ätiologie 422–423
–, Klinische Befunde 424
–, Pathogenese, Pathologie 423
–, Therapie 427–428
–, Tumorstaging 424

Nierenbiopsie 154, 634, 655–656
Nierendystopie, gekreuzt 620–621
Nierenfunktionstests 66–67
Niereninfarkt 627
Niereninsuffizienz, terminale 654–657
–, –, Ätiologie 654
–, –, Klinische Befunde 654–655
–, –, Therapie 656–657
Nierenkarbunkel s. Nierenabszeß
Nierenpunktion 123–124
Nierensarkom 422
Nierenteilresektion 345, 350
Nierentransplantation 657, 658–667
–, Abstoßungsreaktion 662
–, Ergebnisse 663–664
–, Immunsuppressive Therapie 663
–, Technik 661–662
Nierentrauma 364–365 s. auch Nierenverletzung
Nierentuberkulose s. Tuberkulose
Nierenvenenthrombose 627–628
Nierenverletzung 363–368
Nierenversagen, akut 648–652, 805
–, –, postrenal 652
–, –, prärenal 648–650
–, –, renal 650–652
–, –, vaskulär 650
Nierenversagen, chronisch 654–657
Nierenzellkarzinom 403–417
–, Ätiologie 404
–, Diagnostik 408–412
–, Differentialdiagnose 412
–, Klinische Befunde 406–408
–, Pathogenese, Pathologie 404–406
–, Prognose 417
–, Therapie 412–416, 511
–, Tumorstaging, -grading 406
Nitrofurane 284
Nitroprussidtest 342
NMR-Spektroskopie 112
NMR-Tomographie 109–116
– beim Nieren-Ca 411
Noonan-Syndrom 802–803
Noradrenalin 246, 599
Nucleus Onuf 817
Nukleationstheorie 328
Nykturie 39, 440

Obstruktion, infravesikal 550
Ödeme 42, 639, 640
Oligospermie 794, 796
Oligurie 41, 649–650
Onkogene 493
Onkogenese
–, chemische 492
–, immunolog. Konzepte 385–388
–, virale 493
Onkozytom 405
Oogonien 745, 748
Orchidopexie 729, 810
Orchiektomie 729
–, bilateral skrotal 461
–, radikal 479, 483

Orchioblastom 473
Orchitis, akut 272–274, 805
–, –, Ätiologie 272
–, –, Differentialdiagnose 273
–, –, Klinische Befunde 273
–, –, Pathogenese 272
–, –, Therapie 273–274
Orgasmus 832
Orthophosphat 336, 337
Osteomalazie 645, 655
Osteoporose 584, 586
Ostium 219–220
–, ektopisches 211
–, Golflochostium 211, 219
Östrogene 499, 500, 824
Ovar, Organogenese, ovarielle 745–748
Oxalsäure 339
Oxamniquin 305

Pankreaszyste 46
Pankreatitis, akute 235
Papaverin 828
Papillennekrose, akut, chronisch 247–251, 625
–, –, Ätiologie 247
–, –, –, Klinische Befunde 248–250
–, –, –, Pathogenese, Pathologie 247–248
–, –, –, Therapie 250–251
Papavirus 711, 739
Paraaminohippursäure (PAH) 161
Paraphimose 708
Paraneoplastische Syndrome 407, 510, 511
Pediculosis pubis 738
Pelvic-steal-Syndrom 823
Pendelhoden s. Kryptorchismus
Penicillamin 343, 644
Penicillin 279
Penis 15–16
–, Anatomie 15
–, Blutversorgung 818
–, Histologie 15
–, Innervation 817–818
–, Thrombophlebitis 712
–, Untersuchung 47–48
–, Verletzung 380
Penisagenesie 699
Penisprothese 830
Peniserektion 817–820
–, Papaverin induziert 828
Peniskarzinom 485–489
–, Ätiologie 485
–, Klinische Befunde 486
–, Pathogenese, Pathologie 485–486
–, Therapie 486–488
–, Tumorstaging 486
Penistumeszenztest, nächtlicher (NPT) 818, 827
Periarteriitis nodosa 641, 642
Perikarderguß 517
Perinephritis 1
Perinephritischer Abszeß 254–257

Perinephritischer Abszeß
--, Ätiologie 254
--, Klinische Befunde 256
--, Pathogenese, Pathologie 254–255
--, Therapie 257
Peritonealdialyse 656
Perkutane anterograde Endourologie 140–154
---, Punktionstechniken 140–144
Peyronie-Krankheit s. Induratio penis plastica
Pflanzenalkaloide 501, 506
Phäochromozytom 64, 169, 598–602
--, Differentialdiagnose 600
--, Klinische Befunde 598–599
--, Laborbefunde 599
--, Therapie 601–602
Phenacetin-Niere 423
Phenolsulfonphthalein s. PSP-Test
Phenoxybenzamin 443, 601
Phentolamin 601
Philadelphia-Chromosom 493
Phimose 48, 708
Phosphatase, alkalische 68, 451
--, saure 68, 389, 453, 454
Photomultiplier 160
Plattenepithelkarzinom
--, Blase 432
--, Harnleiter 428
--, Harnröhre 466, 468
--, Nierenbecken 423
--, Penis 488
Plasmapherese 651
Plasma-Reagin-Card-Test (RPR-Test) 319
Plasmareninaktivitätsprofil 774–776
Plazentalaktogen (HPL) 477
Pleuraerguß 517
Plexus pampiniformis 730
Pneumaturie
Pneumocystis-Carinii-Pneumonie 325
Podophyllotoxin (Proresid) 507
Pollakisurie 39, 440
Polymyxine 284
Polyzystische Nierendegeneration 609–613, 643–644
--, Ätiologie 609
--, Differentialdiagnose 612, 617
--, Klinische Befunde 610–612
--, Therapie 613
Poststreptokokkennephritis 636–638
--, Klinische Befunde 637
--, Prognose 638
--, Therapie 638
Potter-Syndrom 608
Prader-Orchidometer 790
Präputium 29
Praziquantel 305
Prehn-Zeichen 270
Priapismus 706–707, 830
Primärkomplex, syphilitischer 319
Primärtumor, unbekannt 509–510

Processus vaginalis peritonaei 728, 731
Profilometrie 575
Progesteron 593
Pronephros 18
Prostata, Anatomie 9
--, Blutversorgung 11
--, Embryonalentwicklung 24
--, Histologie 10
--, Massage 52
--, Untersuchung 50–52
Prostataabszeß 263
Prostatabiopsie 187
Prostataadenom s. Protatahyperplasie, benigne
Prostatahyperplasie, benigne 39, 439–446
--, --, Ätiologie 439–440
--, --, Differentialdiagnose 442
--, --, Klinische Befunde 440–442
--, --, Pathogenese, Pathologie 440
--, --, Therapie 443–446
Prostatakarzinom 446–465
--, Ätiologie 447–448
--, Klinische Befunde 450–456
--, Nachsorge 465
--, Pathogenese, Pathologie 448
--, Therapie 456–465
--, Tumorgrading, -staging 449–450
Prostatasarkom 465
Prostataspezifisches Antigen (PSA) 68, 389, 455
Prostatektomie 445, 687
--, offen 446
--, radikal 458–459
Prostatischer antibakterieller Faktor 266
Prostatitis, abakteriell 267–268
--, --, Ätiologie 267
--, --, Klinische Befunde 267
--, --, Therapie 267–268
Prostatitis, akut-bakteriell 261–263, 227
--, --, Ätiologie 261
--, --, Differentialdiagnose 262
--, --, Klinische Befunde 261–262
--, --, Pathogenese, Pathologie 261
--, --, Therapie 263
Prostatitis, chronisch-bakteriell 227, 264–266
--, --, Ätiologie 264
--, --, Klinische Befunde 264–265
--, --, Pathogenese 264
--, --, Therapie 266
Prostatitis, nicht-spezifisch granulomatös 268
Prostatopathie 268
Protein-Kreatinin-Verhältnis 58
Proteinurie 58, 633–634, 639
PSA s. Prostataspezifisches Antigen
Pseudodivertikel der Blase 192
Pseudohermaphroditismus, männlicher 593, 594, 750, 760–768, 769
Pseudohypoparathyreoidismus 645
Psoriasis 737
PSP-Test 197, 201, 548

Psychotherapie 826
Pubertas praecox 794
Pulmonaler Kapillarverschlußdruck (PCWP) 244–245
Punktion, percutan
--, --, Niere 123, 124
--, --, Nierenzyste 123, 124, 152
--, --, renale und retroperitoneale Tumoren 153, 154
--, --, retroperitoneale Flüssigkeitsansammlung 153
IV-Pyelogramm s. Ausscheidungsurogramm
Pyelolithotomie 345, 350
--, Koagulum 350
Pyelonephritis, akut 214, 227, 232–236
--, --, Ätiologie 232
--, --, Differentialdiagnose 235
--, --, Klinische Zeichen 234
--, --, Pathologie, Pathogenese 233–234
--, --, Therapie 236
Pyelonephritis, asymptomatisch 33
Pyelonephritis, chronisch 236–240, 228
--, --, Ätiologie, Pathogenese 236–237
--, --, Differentialdiagnose 238–239
--, --, Klinische Befunde 238
--, --, Pathologische Befunde 237–238
--, --, Therapie 240
Pyelonephritis, emphysematöse 75
Pyelonephritis, xanthogranulomatöse 240–241, 412
Pyodermie 739
Pyonephrose 203
Pyrazinamid 298
Pyridoxin 340
Pyurie 60
--, sterile 60, 260, 295

Queyrat-Erythroplasie 319

Rachitis, glukosurische 645
--, Vitamin-D-resistale 645
Radiculitis 34
Radiographie, energieselektiv 100
Radionuklide 160
Radiopharmaka 160
Radiotherapie (Strahlentherapie)
- bei Blasen-Ca 437
- bei Nieren-Ca 414–415
- bei Prostata-Ca 459–461
- bei nicht-seminomatösen Tumoren 479
- bei Seminom 478
- bei Wilmstumor 421
5α-Reduktasemangel 765
Refraktometer 57
Reifenstein-Syndrom 750, 764
Reinfektion der Harnwege 229
Reinke-Kristalle 482

Sachverzeichnis

Reiter-Syndrom 318
Reizblase 199
Rektale Untersuchung 50–52
REM-Phase 818
Renale tubuläre Azidose (RTA) 338, 646
Renin 596, 771, 772, 774
–, Nierenvenenblut 777
–, Plasmaspiegel 774
Renin-Angiotensin-Aldosteron-System 771–772, 773
Renointestinaler Reflex 38
Resektoskop 180
Resistenzbestimmung 275
Restharn 700
Retikuloendotheliales System (RES) 383
Retinopathie 775
Rete testis 788
Retrokavaler Harnleiterverlauf 669–672
Retroperitoneale Fibrose 652, 677
– Tumoren 489–490
Rhodamin B 41
Rhizotomie, sakrale 553
Rifampicin 298
Röntgen, Wilhelm C. 70
Röntgenstrahlen 70
Rückenmarksverletzung 536, 544, 546
–, traumatische s. auch spinaler Schock

Samenanalyse 791–798
–, neuere Techniken 793–796
Samenblasen 12–13
–, Untersuchung 49, 52
Samenkanälchen 787
Samenstrang 13
24-h-Sammelurin 334, 335
–, 17-Hydroxykortikosteroide 588
–, 17-Kitosteroide 588
–, freies Kortisol 587
– bei Phäochromozytom 599
Sarkoidose 338
Scarpa-Dreieck 726
Schanker, hart s. Syphilis
–, weich s. Schankroid
Schankroid 321–322
Schlaffe neurogene Blase
– – –, Ätiologie 543–544
– – –, Klinische Befunde 547–549
– – –, Therapie 554–556
Schiller-Duval-Körperchen 473
Schistosomiasis s. Bilharziose
Schlinge 184
–, Dormia- 352
–, Zeiss- 352
Schmerz
–, Blasen- 37, 398
–, fortgeleitet 33
–, Nieren- 34, 398
–, örtlich 33
–, Prostata-, Hoden-, Nebenhoden- 37, 398

–, pseudorenaler 34
–, radikulär 47
–, Ureter- 37, 398
Schock, septischer 241–247
–, –, Klinische Befunde 242–243
–, –, Komplikationen 243
–, –, Pathophysiologie 241–242
–, –, Therapie 244–247
Seminom 472
–, Therapie 478–479
Sepsis, bakteriell 241
– bei Krebspatienten 516
Sertoli only cell-Syndrom 804
Sertoli-Zellen 744, 745, 784–785
Sertoli-Zelltumoren 482
Serumkreatinin 66
Sexualentwicklung, menschliche 749
Sexuelle Differenzierung
– –, Hoden 745, 749
– –, Ovar 745, 749
Sexuelle Dysfunktion 808
Sichelzellenanämie 42, 55, 707, 801, 805
Sigmoid-Niere 620
Sinus Urogenitalis 22, 23, 27, 29, 593, 680, 746
Skabies 738
Sklerodermie 642
Skrotalfistel, chronisch-sezernierend 294
Skrotum 15
–, Verletzung 380
Skrotumtumor 489
Solitärzyste, Niere 613–619
–, –, Ätiologie 613
–, –, Differentialdiagnose 617
–, –, Klinische Befunde 615–617
–, –, Pathologie 615
–, –, Therapie 618–619
Sonographie 100–105
–, bei Nieren-Ca 411
–, transurethral, transrektal 179
Spastische Neurogene Blase
– – –, Ätiologie 542–543
– – –, Klinische Befunde 545–547
– – –, Therapie 553–554
Spectinomycin 284
Spendernephrektomie 660
Spermatiden 785, 786
Spermatogenese 785–788
–, hormonelle Kontrolle 787–788
Spermatogonien 745, 785–786
Spermatozele 730
Spermatozylin 785, 786
Spermien, Agglutinationstest 795
–, Antikörper 795
–, Immobilisationstest 795
–, Morphologie 792
–, Motilität 792, 807
–, Penetrationstest 797
–, Transport, Reifung 788, 806
Spezifisches Gewicht, Urin 57, 66, 648, 649, 651
Sphinkter, extern
–, – Anatomie 536

–, –, Neurophysiologie 540
–, –, Nierenversorgung 537
–, –, Physiologie 541
Sphinkterfunktion 560, 570–575
Sphinktertonus 50
Spina bifida 547, 555
Spinaler Schock 544–545
– –, Therapie 552
Spironolacton 824
Splenektomie 659
Stäbchen, grau negativ 225, 282
Staging, Verletzungen im Urogenitaltrakt 361–362
Stamey-Zystostomie 186
Staphylokokkus aureus 739
Steinauflösung, perkutan 127–128
Steinmatrixtheorie 328
Steroide, Biosynthese 757
Stoßwellenlithotripsie, extrakorporal (ESWL) 129, 349, 351–352
Strahlentherapie s. Radiotherapie
Strahlenzystitis 693–694
Streifenschnelltest, Urin 57
Streßinkontinenz 575 s. Inkontinenz
Striae, Abdomen 586
Struvit 225, 232, 332, 343
Struvitsteine s. Infektsteine
Substitutionstherapie, hormonelle 768–769
Subtraktionsangiographie 99–100, 137
Sulfonamide 278
Swan-Ganz-Katheter 244
Sympathektomie, bilaterale 832
Synechien, Labien 717
Syphilis 319–321
Syringomyelie 543, 822
Szintigramm
–, Blase 167
–, Hoden 167–168
–, Knochen 170, 453–454
–, Nebenniere 168–170
Szintillationskamera 160

Tabes dorsalis 543, 547, 822
Tamoxyfen (Novaldex) 811
Target-Zellen 748
Technetium-99m (^{99m}Tc) 160
Teratom 473
–, Therapie 479–480
Testolacton 811
Testosteron 461, 699, 748
–, Biosynthese 761
– metabolismus 765
– önanthat 751, 755
–, Wirkung am Zielorgan 763
Testosteron-bindendes Globulin (TBG) 783, 784
Tetrazykline 282–283
Thiotepa 501, 503, 512
Tinea cruris 738
TNM-System 406, 493
–, Blasenkarzinom 432–433
–, Nierenzellkarzinom 406

TNM-System
–, Prostatakarzinom 450
Tobramycin 283
–, Dosierung bei Sepsis 245
Tomographie 76, 79
Torsion des Samenstrangs s. Hodentorsion
Trabekelblase 192, 213
Transducer 101
Transplantatantigene 385
Transurethrale Resektion (TUR)
– – bei benigner Prostatahyperplasie 445–446
– – bei Blasenkarzinom 436
– – bei Prostata-Ca 457
Treponema pallidum 319
Trichomonas vaginalis 318
Trichomoniase 318–319
Trigeminusneuralgie
Trigonum 207–210
Trimethoprim 278–279
–, T.-Sulfamethoxazol 279
Tru-cut-Nadel 154
TSH-Mangel 699
Tuberkulose 291–299
–, Ätiologie 291
–, Differentialdiagnose 297
–, Klinische Befunde 294–297
–, Kulturen 64
–, Komplikationen 297–298
–, Pathogenese 291–293
–, Pathologie 293–294
–, Prognose 299
–, Therapie 298–299
Tuberöse Sklerose 612
Tubuli seminiferi contorti 784
Tubulusnekrose, akute 651
Tumeszenz 819, 823
Tumor
–, Diagnostik, immunolog. 388
–, Heterogenität 387
–, Komplikationen 517–519
Tumorassoziierte Antigene 385, 389
Tumoren des Nierenparenchyms
– –, Adenokarzinom 403–417
– –, Angiomyolipom 400, 403, 412
– –, benigne T. 400
– –, juxtaglomeruläre T. 400
– –, Nephroblastom 417–422
– –, Nierensarkom 422
Tumoren der Prostata 438–466
– –, Benigne Prostatahyperplasie 439–446
– –, Karzinom der Ausführungsgänge 465–466
– –, Prostatakarzinom 446–465
– –, Prostatasarkom 465
Tumorimmunologie 383ff.
Tumormarker
–, Blasen-Ca 435–436
–, Keimzelltumoren des Hodens 477
–, Nieren-Ca 411
–, Prostata-Ca 455
Tumornekrosefaktor (TNF) 495
Tunica

–, albuginea 788, 820
–, Dartos 15
–, vaginalis 15
TUR 687 s. Transurethrale Resektion
TUR-Syndrom 151
Turner-Syndrom 744, 750, 752–753
Thymusfaktoren 394
Thyreotoxikose 600
Tzanck-Test 320, 324, 740

Überempfindlichkeitsreaktion auf Antibiotika 275
Übergangszellkarzinom
–, Blase 432
–, Harnleiter 428
–, Harnröhre 466
–, Nierenbecken 423
–, Prostata 466
Überlaufblase 41, 200
Unfruchtbarkeit 43 s. auch Infertilität
Ulcus molle 321–322
Urachus, persistierender 681
Urachuszyste 24
–, divertikel 24
Urate 346
Urämie 217, 610
Ureaplasma urealytikum 316, 718, 719
Ureaseinhibitoren 346
Ureter s. Harnleiter
Ureter Duplex 665–666, 667 s. auch Doppelureter
Ureterkatheter s. Harnleiterkatheter
Ureterknospe 21, 23
Uretero-Neozystostomie 662
Ureteropyeloneostomie 674
Ureterorenoskopie 184–186
Ureterozele 210, 213, 666–669
Urethra duplex 700
Urethradruckprofil 570–571
–, normal 574–575
–, pathologisch 575–576
Urethrales Syndrom, akutes 227, 259
Urethralsonden 177
Urethritis, akut 227, 718
–, chronisch 718, 549
–, gonorrhoica 312–315
–, nongonorrhoica 315–318
–, senil 719
Urethrogramm 83, 87–89
Urethroskopie 178
Urethrotomie 710, 722
Urethrozele 686
Urethrozystoskopie 178–179
Urge-Inkontinenz 575
Urin
–, blutiger 41
–, Eiweiß 58
–, Glucose 58
–, pH-Wert 39, 57
–, trüber 41
–, Untersuchung 57–65

Urinantiseptika 284–286
Urinflußrate s. Harnflußrate
Uringewinnung
–, Frau 56
–, Kind 56
–, Mann 55–56
Urinom 130, 153, 365
Urinosmolalität 649
Urinsediment 59–61
–, Epithelzellen 61
–, Erythrozyten 60
–, Leukozyten 59–60
–, Nephrotisches Syndrom 635, 640
–, Zylinder 61
Urinuntersuchung 57–65
–, Chemische Tests 57–58
–, Färberverfahren 59
–, Hormondiagnostik 64
–, makroskopisch 57–58
–, mikroskopisch 58
–, bei Steinbildnern 65
Urniere s. Mesonephros
Urnierengang 27
Urodynamische Untersuchung 538–539, 560–580
– –, Simultanaufzeichnung 576–580
– –, Untersuchungseinheit 577
Uroflowmetrie 538, 562–565
Uroflowrate s. Harnflußrate
Urogenitaltrakt, Embryonalentwicklung 18
Urogenitaltuberkulose s. Tuberkulose
Urogenitalsinus s. Sinus urogenitalis
Urogramm 73–80
–, Ausscheidungs- 73–80
–, antegrades 80, 125, 144
–, retrogrades 80, 81–82
Urosepsis 241
Utriculus prostaticus 746

Vagina
–, Abstrich 50, 66
–, Untersuchung 49–50
Valsalva-Versuch 49
Vanillinmandelsäure (VMA) 64, 599, 600, 602, 603
Varikozele 37, 730–731, 801, 806
Vas deferens 788
Vasoaktives intestinales Polypeptid (VIP) 821
Vasographie 83, 90
Vasoseminale Vesikulographie 90
Vasovasostomie 808
VDRL-Test 319
Vena dorsalis penis 818, 819
Vena renalis 4
Vena spermatica interna 730
Verbrauchskoagulopathie 242, 243
–, Therapie 246
Verletzungen des Urogenitaltrakts 361–380
– –, Blase 371–374
– –, Harnleiter 369–371
– –, Harnröhre 374–380
– –, Niere 363–368

– –, Penis, Skrotum, Hoden   380
Verschlußdruck, urethraler   573
Verschmelzungsniere   619–623
Vesikostomie   703
Vesikourethrale Einheit   21–24
Vesikoureteraler Reflex   207–222
– –, Klinische Symptome   217–218
– –, Komplikationen   214–217
– –, Untersuchungsbefunde
   218–220
– –, Ursachen   210–214
– –, Therapie   220–222
Vesikulographie   796
Vinblastin   501, 506, 511
Vincristin   502, 506, 512
Virilisierung   758, 763, 765
Vitaminmangel   822
Vollmondgesicht   586
Vorniere s. Pronephros

Waldeyer-Scheide   207–208, 213
Warzen   739
Wegner-Granulomatose   642
Weigert-Meyer-Gesetz   21
Wertheim-Operation   544
Whitaker-Test   126, 144, 197
Wilms-Tumor s. Nephroblastom

Wolff-Gang   27, 28, 746, 748
Wuchereria bancrofti   307

Xenon-Auswaschtechnik   828

Young-Syndrom   790

Zellulosephosphat   336
Zentraler Venendruck   649, 651
Zerkarien   302–303
Zervixkarzinom   693
Zidovudin (Retrovir)   492
Ziehl-Neelsen-Färbung   60
Zigarettenrauchen   431
Zirkumzision   48, 705, 708
Zona
–, Faszikulata   758
–, Glomerulosa   758
–, Pellucida   797
Zylinder, Urinsediment   634
Zystadenom, Nebenhoden   485
Zystektomie, radikale   437
Zystenaspiration, perkutane   617, 618
Zystinsteine   342–343
–, Chemolitholyse   147
Zystinurie
–, angeborene   644

–, heterozygote   341
–, homozygote   342–343
Zystitis, akute   227, 257–259
– –, Ätiologie   257
– –, Differentialdiagnose   258
– –, Klinische Befunde   258
– –, Pathologie   258
– –, Therapie   259
Zystitis, chronische   260–261
–, –, Ätiologie   260
–, –, Klinische Befunde   260
–, –, Pathologie   260
–, –, Therapie   261
Zystitis
–, abakterielle   299–301
–, hämorrhagische   503, 694
–, interstitielle   549, 682–684
Zystogramm   80, 84–85
Zystometrie   538, 566
–, Gas-   566
Zystometrogramm   566
Zystostomie, suprapubische
   186–187
Zystourethrographie, perkutane
   126
Zystozele   550
Zytostatika   497–507
–, Dosierung   500–502
–, Nebenwirkungen   500–508

List of Authors

William J. C. Amend, Jr., MD
Clinical Professor of Medicine, University of California School of Medicine, San Francisco.

Susan Barbour, RN, MS, CETN
Clinical Nurse Specialist, Department of Nursing, The Medical Center at the University of California, San Francisco.

Richard E. Berger, MD
Associate Professor of Urology, University of Washington School of Medicine, Seattle.

Timothy G. Berger, MD
Assistant Clinical Professor of Dermatology, University of California School of Medicine, San Francisco.

Peter R. Carroll, MD
Assistant Professor of Urology, University of California School of Medicine, San Francisco.

Felix A. Conte, MD
Professor of Pediatrics, University of California School of Medicine, San Francisco.

Robert Dreicer, MD, MS
Assistant Professor of Medicine (Hematology/Oncology) and Urology, University of Iowa Hospitals and Clinics, Iowa City.

Nicholas J. Feduska, MD
Director, Renal Transplant Program, Pacific Transplant Institute, California Pacific Medical Center, San Francisco.

Peter H. Forsham, MA, MD
Professor Emeritus of Medicine and Pediatrics, Former Chief of Endocrinology, and Former Director of Metabolic Research Unit, University of California School of Medicine, San Francisco.

George R. Fournier, Jr., MD
Assistant Professor of Urology, University of California School of Medicine, San Francisco; Associate Investigator, Veterans Administration Medical Center, San Francisco.

Melvin M. Grumbach, MD
Edward B. Shaw Professor of Pediatrics and Chairman Emeritus, Department of Pediatrics, University of California School of Medicine, San Francisco.

Robert S. Hattner, MD
Associate Professor and Principal Nuclear Physician, Department of Nuclear Medicine, University of California School of Medicine, San Francisco.

Harry W. Herr, MD
Associate Professor, Department of Urology, Cornell University, New York; Associate Attending Surgeon, Urology Service, Department of Surgery, Memorial Sloan-Kettering Cancer Center, New York.

Hedvig Hricak, MD
Professor of Radiology and Urology and Chief, Uroradiology Section, University of California School of Medicine, San Francisco.

Barry A. Kogan, MD
Associate Professor of Urology and Chief, Pediatric Urology Service, University of California School of Medicine, San Francisco.

Marcus A. Krupp, MD
Clinical Professor Emeritus of Medicine, Stanford University School of Medicine, Stanford.

Erich K. Lang, MD
Professor and Chairman, Department of Radiology, and Professor of Urology, Louisiana State University Medical Center, New Orleans; Professor of Radiology, Tulane University School of Medicine, New Orleans; Director, Department of Radiology, Charity Hospital, New Orleans.

Tom F. Lue, MD
Associate Professor of Urology, University of California School of Medicine, San Francisco.

Bruce M. Mayer, MD
Newport News, Virginia.

Jack W. McAninch, MD
Professor and Vice Chairman, Department of Urology, University of California School of Medicine, San Fran-

cisco; Chief of Urology, San Francisco General Hospital, San Francisco.

R. Dale McClure, MD, FRCS(C)
Associate Clinical Professor of Urology, University of Washington School of Medicine, Seattle; Director of Male Infertility and Microsurgical Unit, Virginia Mason Medical Center, Seattle.

Edwin M. Meares, Jr., MD, FACS, FIDSA
Charles M. Whitney Professor and Chairman, Division of Urology, Tufts University School of Medicine, Boston; Chairman, Department of Urology, New England Medical Center Hospitals, Boston.

Perinchery Narayan, MD
Associate Professor of Urology, University of California School of Medicine, San Francisco; Chief, Division of Urology, Veterans Administration Medical Center, San Francisco.

Joseph C. Presti, Jr., MD
Fellow, Urology Service, Department of Surgery, Memorial Sloan-Kettering Cancer Center, New York.

Martin I. Resnick, MD
Lester Persky Professor and Chairman, Division of Urology, Case Western Reserve University School of Medicine, Cleveland.

Oscar Salvatierra, Jr., MD
Executive Director, Pediatric Renal Transplant Program, Pediatric Transplant Institute, California Pacific Medical Center, San Francisco.

Richard A. Schmidt, MD, FACS
Professor of Urology, University of California School of Medicine, San Francisco.

R. Ernest Sosa, MD
Assistant Professor of Surgery, Division of Urology, The James Buchanan Brady Foundation, The New York Hospital-Cornell Medical Center, New York.

J. Patrick Spirnak, MD
Assistant Professor of Urology, Case Western Reserve University School of Medicine, Cleveland; Director, Division of Urology, MetroHealth Medical Center, Cleveland.

Marshall L. Stoller, MD
Assistant Professor of Urology, University of California School of Medicine, San Francisco.

Emil A. Tanagho, MD
Professor and Chairman, Department of Urology, University of California School of Medicine, San Francisco.

Joachim W. Thüroff, MD
Professor of Urology and Chairman, Department of Urology, Klinikum Barmen, Wuppertal, Germany.

E. Darracott Vaughan, Jr., MD
James J. Colt Professor of Urology in Surgery and Chairman, Division of Urology, Cornell University Medical College, New York; Attending Urologist-in-Chief and Director, The James Buchanan Brady Foundation, The New York Hospital-Cornell Medical Center, New York.

Flavio G. Vincenti, MD
Clinical Professor of Medicine, University of California School of Medicine, San Francisco.

Mary Wilkinson, MD
Assistant Clinical Professor of Medicine, Cancer Research Institute, University of California School of Medicine, San Francisco.

Richard D. Williams, MD
Professor and Chairman, Department of Urology, University of Iowa Hospitals and Clinics, Iowa City.

P. Rathert, St. Roth, Düren

Urinzytologie
Praxis und Atlas

Unter Mitarbeit von A. Böcking, R. Friedrichs, F. Hofstädter,
J.-D. Hoppe, E. Huland, H. Huland, C. Hunold, St. Peter,
P. Röttger, H. Rübben, B. J. Schmitz-Dräger

2., völlig neubearb. u. erw. Aufl. 1991. XI, 208 S. 195 überw.
farb. Abb. in 278 Einzeldarst. 9 Tab. Geb. DM 248,-
ISBN 3-540-52740-0

Das Buch vermittelt sowohl dem praktisch tätigen Urologen
als auch dem wissenschaftlich arbeitenden Zytopathologen den
aktuellen Wissensstand und die in Praxis, Klinik bzw.
Forschungslabor möglichen Techniken in neuer didaktischer
Aufbereitung. Damit ist das Buch die Grundlage urinzytologischer Arbeiten in Praxis, Klinik und Forschung.
Erstmalig wurde ein gemeinsames Konzept von Pathologen,
Zytopathologen und Urologen zur Indikationsstellung, den histologischen Grundlagen und den derzeitigen technischen Möglichkeiten der Urinzytologie verwirklicht.
Der Schwerpunkt liegt auf der Vermittlung anwendbarer Techniken in der Urinzytologie im Hinblick auf die Zellanreicherung,
Färbung und Mikroskopie. Für die neuen Techniken
wird das Indikationsspektrum dargelegt und
ihre Relevanz für schwierige urinzytologische
Detailfragen erläutert. Der Atlasteil gibt
Beispiele zur Urinzytologie, setzt sie in
Vergleich mit Normalbefunden, erläutert
die differentialdiagnostischen Schwierigkeiten
und vermittelt Lösungswege.

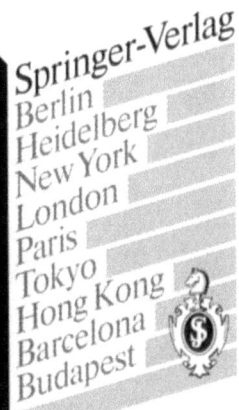

Springer-Verlag
Berlin
Heidelberg
New York
London
Paris
Tokyo
Hong Kong
Barcelona
Budapest

R. Hartung, TU München; **W. Hübner**, Wien;
W. Kropp, TU München (Hrsg.)

Urologische Beckenchirurgie

1991. XIV, 316 S. 159 Abb. 97 Tab. Geb. DM 248,–
ISBN 3-540-53255-2

Das Buch informiert umfassend über den derzeitigen Stand urologischer Eingriffe im Becken. Beiträge von Urologen, Chirurgen und Gynäkologen belegen den hohen Stellenwert interdisziplinärer Zusammenarbeit im Rahmen der Tumorchirurgie im Becken. Daneben werden Indikationen, Technik und Ergebnisse heute gängiger Harnableitungen, Streßinkontinenzoperationen, der radikalen Prostatektomie sowie der Behandlung von Weichteiltumoren und Beckenverletzungen vorgestellt.

A. Sigel, Universität Erlangen-Nürnberg, Erlangen (Hrsg.)

Kinderurologie

1992. Etwa 300 S. Geb. ISBN 3-540-53227-7
In Vorbereitung.

Die Fortschritte und Veränderungen in der Kinderurologie in den letzten 10–15 Jahren haben in diesem Werk Berücksichtigung gefunden.
In 28 Einzelkapiteln wird die gesamte Kinderurologie abgehandelt: Darstellung der angeborenen Fehlformen und Fehlfunktionen der Urogenitalorgane von pränatal bis adult, Aufgliederung der kongenitalreduktiven Nephropathie nach Dysplasie, Obstruktion und Refluxkrankheit, diagnostische und indikatorische Abklärung zwischen konservativer und operativer Therapie, insbesondere der kanzerologischen Krankheiten, der Nephrolithiasis, der Harnableitung, der Grenzgebiete zu pädiatrischer Nephrologie samt Nierentransplantation, Fortschritte in der Behandlung der Spaltfehlbildungen, der testikulären Erkrankung, der ambivalenten Geschlechtsmerkmale, der urogenitalen Traumatologie des Kindesalters.

Springer-Verlag
Berlin
Heidelberg
New York
London
Paris
Tokyo
Hong Kong
Barcelona
Budapest

Preisänderungen vorbehalten.

If you have any concerns about our products,
you can contact us on
ProductSafety@springernature.com

In case Publisher is established outside the EU,
the EU authorized representative is:
**Springer Nature Customer Service Center GmbH
Europaplatz 3, 69115 Heidelberg, Germany**

Printed by Libri Plureos GmbH
in Hamburg, Germany